CB046619

Rotinas em
Cirurgia Digestiva

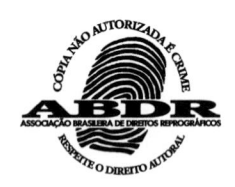

R845   Rotinas em cirurgia digestiva / Organizadores, Luiz Rohde ;
       Alessandro Bersch Osvaldt. – 3. ed. – Porto Alegre :
       Artmed, 2018.
       xviii, 926 p. : il. ; 25 cm.

       ISBN 978-85-8271-470-6

       1. Medicina. 2. Aparelho digestivo – Cirurgia. 3.
       Diagnóstico – Prática. I. Osvald, Alessandro Bersch. II.Título.

                                                CDU 616.3-089.8

Catalogação na publicação: Karin Lorien Menoncin – CRB 10/2147

3ª EDIÇÃO

Luiz Rohde
Alessandro Bersch Osvaldt

organizadores

Rotinas em Cirurgia Digestiva

artmed

2018

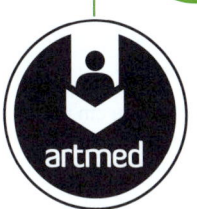

Reimpressão 2023

© Artmed Editora Ltda., 2018

Gerente editorial
Letícia Bispo de Lima

Colaboraram nesta edição

Editora
Mirian Raquel Fachinetto

Preparação de originais
Caroline Castilhos Melo e Madi Pacheco

Leitura final
Amanda Skieresz Zembruski Dorneles, Juliana Cunha da Rocha Pompermaier e Caroline Castilhos Melo

Projeto gráfico e capa
Paola Manica

Ilustrações
Gilnei da Costa Cunha

Editoração eletrônica
Kaéle Finalizando Ideias

Nota: A medicina é uma ciência em constante evolução. À medida que novas pesquisas e a própria experiência clínica ampliam o nosso conhecimento, são necessárias modificações na terapêutica, onde também se insere o uso de medicamentos. Os autores desta obra consultaram as fontes consideradas confiáveis, num esforço para oferecer informações completas e, geralmente, de acordo com os padrões aceitos à época da publicação. Entretanto, tendo em vista a possibilidade de falha humana ou de alterações nas ciências médicas, os leitores devem confirmar estas informações com outras fontes. Por exemplo, e em particular, os leitores são aconselhados a conferir a bula completa de todo medicamento que pretendam administrar, para se certificar de que a informação contida neste livro está correta e de que não houve alteração na dose recomendada nem nas precauções e contraindicações para o seu uso. Essa recomendação é particularmente importante em relação a medicamentos introduzidos recentemente no mercado farmacêutico ou raramente utilizados.

Reservados todos os direitos de publicação, em língua portuguesa, à
ARTMED EDITORA LTDA., uma empresa do GRUPO A EDUCAÇÃO S.A.
Av. Jerônimo de Ornelas, 670 – Santana
90040-340 Porto Alegre RS
Fone: (51) 3027-7000 Fax: (51) 3027-7070

SÃO PAULO
Rua Doutor Cesário Mota Jr., 63 – Vila Buarque
01221-020 – São Paulo – SP
Fone: (11) 3221-9033

SAC 0800 703-3444 – www.grupoa.com.br

É proibida a duplicação ou reprodução deste volume, no todo ou em parte,
sob quaisquer formas ou por quaisquer meios (eletrônico, mecânico, gravação,
fotocópia, distribuição na Web e outros), sem permissão expressa da Editora.

IMPRESSO NO BRASIL
PRINTED IN BRAZIL

Autores

Organizadores

Luiz Rohde *(Vias biliares e pâncreas)* Cirurgião. Professor emérito e titular aposentado de Cirurgia da Faculdade de Medicina (FAMED) da Universidade Federal do Rio Grande do Sul (UFRGS). Livre-Docente pela Universidade Federal de Ciências da Saúde de Porto Alegre (UFCSPA). Especialista em Cirurgia do Aparelho Digestivo pela Universidade de São Paulo (USP). Benemérito e ex-Presidente do Colégio Brasileiro de Cirurgia Digestiva (CBCD). Emérito do Colégio Brasileiro de Cirurgiões (CBC). Ex-Presidente da Academia Sul-Rio-Grandense de Medicina.

Alessandro Bersch Osvaldt *(Temas gerais, Vias biliares e pâncreas)* Cirurgião do aparelho digestivo. Professor adjunto do Departamento de Cirurgia da FAMED/UFRGS. Chefe do Grupo de Pâncreas e Vias Biliares do Serviço de Cirurgia do Aparelho Digestivo do Hospital de Clínicas de Porto Alegre (HCPA). Cirurgião do Grupo de Pâncreas do Hospital Moinhos de Vento (HMV), Porto Alegre. Especialista em Cirurgia Geral pelo CBC e em Cirurgia do Aparelho Digestivo pelo CBCD. Mestre e Doutor em Cirurgia pela UFRGS.

Coordenadores

Carlos Cauduro Schirmer *(Esôfago, estômago e intestino delgado)* Cirurgião do aparelho digestivo contratado e preceptor do HCPA. Especialista em Cirurgia Geral e Digestiva pelo CBCD. Mestre em Cirurgia e Doutor em Clínica Médica pela UFRGS. Membro titular do CBCD e do CBC.

Carlos Otavio Corso *(Emergências em cirurgia do aparelho digestivo)* Professor associado do Departamento de Cirurgia e do Curso de Pós-Graduação em Ciências Cirúrgicas da UFRGS. Mestre em Ciências pela UFRGS. Doutor e Pós-Doutor em Medicina pela Universidade Ludwig-Maximilians de Munique. *Fellow* do American College of Surgeons. Membro titular do CBC.

Cleber Dario Pinto Kruel *(Esôfago, estômago e intestino delgado)* Professor titular de Cirurgia Geral do Departamento de Cirurgia da FAMED/UFRGS. Doutor em Cirurgia Gastrenterológica pela Escola Paulista de Medicina da Universidade Federal de São Paulo (EPM/UNIFESP). Pós-Doutor pela Università degli Studi di Milano, Itália.

Cleber Rosito P. Kruel *(Fígado)* Médico. Professor adjunto de Cirurgia Digestiva do Departamento de Cirurgia da FAMED/UFRGS. Mestre e Doutor em Cirurgia pela UFRGS. Pós-Doutor pelo Simmons Transplant Institute/Baylor University Medical Center, Dallas, Texas. Membro titular do CBCD.

Daniel C. Damin *(Cólon, reto e ânus)* Chefe do Serviço de Coloproctologia do HCPA. Professor do Departamento de Cirurgia da FAMED/UFRGS. Coordenador do Programa de Pós-Graduação em Ciências Cirúrgicas da UFRGS.

Hamilton Petry de Souza *(Trauma)* Cirurgião geral. Professor adjunto da Faculdade de Medicina da PUCRS. Especialista em Cirurgia do Aparelho Digestivo e Cirurgia do Trauma. Doutor em Cirurgia pela Universidade Estadual de Campinas (UNICAMP). *Fellow* do American College of Surgeons. Membro emérito do CBC e da Sociedade Brasileira de Atendimento Integrado ao Traumatizado (SBAIT). Membro do Surgical Infection Society (SIS).

Jose Carlos Fraga *(Cirurgia digestiva na criança)* Cirurgião pediátrico. Professor titular de Cirurgia Pediátrica do Departamento de Cirurgia da FAMED/UFRGS. Professor Livre-Docente de Cirurgia Pediátrica pela USP. Especialista em Cirurgia Pediátrica pela CIPE. Mestre e Doutor em Medicina pela UFRGS.

Leandro Totti Cavazzola *(Temas gerais, Parede abdominal)* Cirurgião geral e do aparelho digestivo. Professor adjunto do Departamento de Cirurgia da FAMED/UFRGS. Coordenador do Programa de Cirurgia Robótica do HCPA. Especialista em Cirurgia Geral pelo CBC e em Cirurgia do Aparelho Digestivo pelo CBCD. Mestre e Doutor em Cirurgia pela UFRGS. Pós-Doutor em Cirurgia Minimamente Invasiva pela Case Western Reserve University, Cleveland, Ohio.

Autores

Manoel R. M. Trindade *(Cirurgia metabólica e bariátrica)* Médico. Professor titular de Cirurgia da FAMED/UFRGS. Especialista em Cirurgia do Aparelho Digestivo pelo CBCD. Mestre em Gastrenterologia pela UFRGS. Doutor em Cirurgia pela UNIFESP.

Richard Ricachenevsky Gurski *(Esôfago, estômago e intestino delgado)* Cirurgião do aparelho digestivo. Chefe do Departamento de Cirurgia da FAMED/UFRGS. Chefe do Serviço de Cirurgia do Aparelho Digestivo do HCPA. Diretor executivo do Instituto do Aparelho Digestivo (iaD) do Rio Grande do Sul. Mestre em Cirurgia pela UFRGS. Doutor em Medicina pela UFRGS. Pós-Doutor em Doenças Esofagogástricas pela Universidade do Sul da Califórnia, EUA.

Vivian Pierri Bersch *(Vias biliares e pâncreas)* Cirurgiã da equipe de Cirurgia do Pâncreas e Vias Biliares do Serviço de Cirurgia do Aparelho Digestivo do HCPA e do Grupo de Pâncreas do HMV. Mestre e Doutora em Cirurgia pela UFRGS.

Adamastor H. Pereira Médico. Professor titular de Cirurgia da FAMED/UFRGS. Especialista em Cirurgia Vascular pela UFRGS. Mestre em Ciências Médicas pela UFRGS. Doutor em Cirurgia pela UNIFESP.

Alberto Bicudo-Salomão Cirurgião. Professor adjunto da Faculdade de Medicina da Universidade de Cuiabá (UNIC). Cirurgião da Unidade de Cirurgia Geral do Hospital Universitário Júlio Müller (HUJM) da Universidade Federal de Mato Grosso (UFMT). Coordenador do Programa de Mestrado do HUJM/UFMT e do Programa de Residência Médica em Cirurgia Geral da Santa Casa de Cuiabá. Especialista em Cirurgia Geral e em Cirurgia do Aparelho Digestivo pela UFMT. Mestre e Doutor em Ciências da Saúde: Cirurgia e Metabolismo pela UFMT.

Alceu Migliavacca Médico. Professor adjunto do Departamento de Cirurgia da FAMED/UFRGS.

Alexandre Luis Klamt Gastrenterologista. Médico contratado do Serviço de Gastrenterologia do HCPA. Especialista em Endoscopia pela Sociedade Brasileira de Endoscopia Digestiva (SOBED). Mestrando do Programa de Ciências Cirúrgicas da UFRGS.

Alice Schuch Radiologista. Coordenadora da Equipe de Radiologia Abdominal do HMV. Especialista em Imagem em Oncologia pelo Hospital AC Camargo, São Paulo.

Aline Spader Casagrande Médica do Serviço de Radiologia do HCPA e da Irmandade da Santa Casa de Misericórdia de Porto Alegre (ISCMPA).

Aljamir D. Chedid Cirurgião do Programa de Transplante Hepático e do Serviço de Cirurgia do Aparelho Digestivo do HCPA. Especialista em Cirurgia Geral e Mestre e Doutor em Cirurgia pela UFRGS.

Ana Luiza Mattos da Silva Oncologista. Especialista em Medicina Interna pela UFCSPA e em Oncologia Clínica pelo HMV.

Anderson Rech Lazzaron Coloproctologista. Médico contratado do Serviço de Coloproctologia do HCPA. Mestre em Medicina: Ciências Cirúrgicas pela UFRGS.

Andre Gorgen Cirurgião do aparelho digestivo. Mestrando do Programa de Pós-Graduação em Ciências Cirúrgicas da UFRGS. *Research fellow* do Toronto General Hospital/University of Toronto.

André Ricardo Pereira da Rosa Cirurgião do aparelho digestivo do HCPA. Mestre e Doutor em Cirurgia pela UFRGS.

Antonio Carlos Grüber Especialista em Clínica Médica. Doutor em Gastrenterologia pela UFRGS.

Antonio Carlos Maciel Radiologista. Coordenador do Programa de Residência Médica em Radiologia da ISCMPA. Especialista em Radiologia e Diagnóstico por Imagem pela ISCMPA. Mestre em Gastrenterologia pela UFRGS. Doutor em Radiologia pela Universidade Federal do Rio de Janeiro (UFRJ).

Antônio Rebello Horta Görgen Residente em Cirurgia Geral do HCPA.

Ariane Backes Cirurgiã pediátrica. Médica contratada da Equipe de Transplante Hepático do HCPA. Especialista em Transplante Hepático Infantil e Doutora em Transplante Hepático pela USP.

Belisa G. Müller Contin Coloproctologista. Mestranda em Ciências Cirúrgicas da UFRGS. Membro da Sociedade Brasileira de Coloproctologia (SBCP). Membro da Diretoria da Associação Gaúcha de Coloproctologia (AGCP) (gestão 2017).

Bernardo S. Volkweis Cirurgião geral. Membro do Serviço de Cirurgia Geral do HCPA e do Hospital Nossa Senhora da Conceição do Grupo Hospitalar Conceição (HNSC-GHC). Mestre em Cirurgia pela UFRGS.

Bruno De Lucia Hernani Cirurgião do aparelho digestivo. Médico segundo assistente do Serviço de Emergência da Irmandade da Santa Casa de Misericórdia de São Paulo (ISCMSP). Especialista pelo CBCD.

Cácio Ricardo Wietzycoski Cirurgião geral. Coordenador da Equipe de Cirurgia Bariátrica e Metabólica da Unimed Vale do Caí. Diretor do Centro Especializado Multiprofissional para o Tratamento da Obesidade e Metabolismo. Especialista em Cirurgia do Aparelho

Digestivo pelo HCPA. Mestre em Ciências Cirúrgicas pela UFRGS. Membro titular da Sociedade Brasileira de Cirurgia Bariátrica e Metabólica (SBCBM), CBCD, American Society for Metabolic and Bariatric Surgery (ASMBS), International Federation for the Surgery of Obesity and Metabolic Disorders (IFSO) e Sociedade Brasileira de Videocirurgia (SOBRACIL).

Camila Matzenbacher Bittar Geneticista do HMV e do Hospital do Câncer Mãe de Deus, Porto Alegre. Especialista em Genética Médica: Oncogenética pelo HCPA. Mestre e Doutoranda em Genética e Biologia Molecular da UFRGS.

Carine Motter Oncologista clínica. Preceptora da Residência de Oncologia Clínica do HMV.

Carlos A. H. Peterson Cirurgião pediátrico.

Carlos Alberto Fagundes Cirurgião geral e coloproctologista. Coordenador do Núcleo ATLS no Espírito Santo. Diretor do Capítulo do Espírito Santo da SBAIT. Especialista em Cirurgia do Trauma. *State faculty* do American College of Surgeons.

Carolin Desire Nava Gastrenterologista. Especialista em Ecoendoscopia pelos Hospitais Ipiranga e Nove de Julho.

Caroline Lorenzoni Almeida Ghezzi Radiologista do HCPA e do HMV (Equipe de Abdome). Chefe da Unidade de Ensino e Pesquisa do Servico de Radiologia do HCPA. Especialista em Radiologia e Diagnóstico por Imagem pelo Colégio Brasileiro de Radiologia (CBR). Doutoranda do Programa de Pós-Graduação em Ciências Médicas da UFRGS.

Caroline Petersen da Costa Ferreira Cirurgiã do aparelho digestivo. Médico segundo assistente do Serviço de Emergência da ISCMSP.

Cesar Chiele Neto Proctologista. Especialista pela SBCP. Mestre em Gastrenterologia pela UFRGS. Membro titular da SBCP.

Cláudio Tarta Coloproctologista do HCPA. Especialista em Coloproctologia, Mestre em Cirurgia e Doutor em Gastrenterologia pela UFRGS.

Cristina B. O. Netto Geneticista. Especialista em Genética Médica. Doutora em Ciências Biológicas: Bioquímica pela UFRGS.

Cristina Flores Gastrenterologista. Especialista em Gastrenterologia e Endoscopia Digestiva pelo HCPA. Mestre e Doutora em Gastrenterologia pela UFRGS. Membro titular da SOBED e do Grupo de Estudos da Doença Inflamatória Intestinal do Brasil (GEDIIB).

Cristina M. Dorneles Cirurgiã. Professora da Universidade de Santa Cruz do Sul (UNISC). Especialista em Metodologia de Ensino em Medicina pela UNISC. Especialista em Cirurgia Pediátrica. Mestre em Saúde da Criança pela PUCRS.

Daniel Navarini Cirurgião do aparelho digestivo. Preceptor da Residência Médica em Cirurgia Geral do Hospital São Vicente de Paulo, Passo Fundo. Professor da Faculdade de Medicina da Universidade de Passo Fundo (UPF). Especialista em Cirurgia do Aparelho Digestivo pelo HCPA. Mestre e Doutorando em Ciências Cirúrgicas da UFRGS.

Daniel Weiss Vilhordo Preceptor da Residência Médica em Cirurgia Geral e do Aparelho Digestivo do Hospital São Lucas da Pontifícia Universidade Católica do Rio Grande do Sul (PUCRS). Mestre em Cirurgia pela UFRGS. Membro da SBAIT, titular do CBCD e adjunto do CBC.

Diego da Fonseca Mossmann Cirurgião do Serviço de Cirurgia Geral do HCPA. Especialista em Cirurgia Geral e Cirurgia do Aparelho Digestivo. Mestre em Ciências Cirúrgicas pela UFRGS. Membro titular do CBCD.

Domingos André Fernandes Drumond Cirurgião. Professor convidado da Faculdade de Medicina da Universidade Federal de Minas Gerais (UFMG). Especialista em Cirurgia Geral pelo Hospital Felício Rocho, Belo Horizonte. Membro da Academia Mineira de Medicina.

Eduardo Corrêa Costa Cirurgião pediátrico. Médico contratado do Serviço de Cirurgia Pediátrica do HCPA. Coordenador do Programa de Simulação em Cirurgia Pediátrica do HCPA. Coordenador do Programa de Anomalias da Diferenciação Sexual (PADS) do HCPA. Coordenador da Cirurgia Pediátrica do HMV. Especialista em Cirurgia Pediátrica pela Associação Brasileira de Cirurgia Pediátrica (CIPE). Presidente da CIPE-RS.

Eduardo Neubarth Trindade Cirurgião do aparelho digestivo. Especialista em Cirurgia Geral pela UFCSPA e em Cirurgia do Aparelho Digestivo pelo HCPA. Doutor em Cirurgia pela FAMED/UFRGS. Gerente de Unidades de Internação e responsável técnico do Hospital Fêmina-GHC.

Elcio Shiyoiti Hirano Professor da Disciplina de Cirurgia do Trauma do Departamento de Cirurgia da UNICAMP. Titular especialista pelo CBC e pelo CBCD. Membro titular da SBAIT.

Eliziane E. Takamatu Cirurgiã. Mestre em Pediatria pela UFRGS.

Ernidio Luiz Bassani Filho Residente de Cirurgia do Aparelho Digestivo do HCPA.

Fabio Segal Gastrenterologista. Especialista em Endoscopia Digestiva Alta pela Universidade Federal de Pelotas (UFPel). Mestre em Gastrenterologia pela UFRGS. Doutor em Medicina: Ciências da Saúde pela UFRGS. Membro titular da SOBED.

Fabíola Doff Sotta Souza Radiologista.

Fernando Herz Wolff Gastrenterologista. Professor do Programa de Pós-Graduação em Gastrenterologia da UFRGS. Especialista em Endoscopia Digestiva pela SOBED. Doutor em Ciências Médicas pela UFRGS. Pós-Doutor em Epidemiologia pela UFRGS e em Avaliação de Tecnologias em Saúde pelo Instituto Nacional de Ciência e Tecnologia para Avaliação de Tecnologias em Saúde (IATES)/CNPq/HCPA.

Gibran Roder Feguri Cirurgião cardiovascular. Preceptor e chefe da Residência em Cirurgia Cardiovascular do HUJM/UNIC. Especialista em Cirurgia Cardiovascular, Endovascular e Estimulação Cardíaca Artificial pela Sociedade Brasileira de Cirurgia Cardiovascular (SBCCV). Mestre em Cirurgia e Metabolismo e Doutorando em Ciências da Saúde da UFMT.

Guilherme Pretto Cirurgião geral e do aparelho digestivo. Médico contratado do Serviço de Cirurgia Geral do HCPA. Cirurgião do aparelho digestivo do HMV. Mestre em Ciências da Saúde pela UFRGS.

Guilherme S. Mazzini Cirurgião do aparelho digestivo. Membro do Serviço de Cirurgia do Aparelho Digestivo do HCPA. Professor assistente da Faculdade de Medicina da Universidade do Vale do Rio dos Sinos (UNISINOS). Doutor em Cirurgia pela UFRGS.

Gustavo Felipe Luersen Radiologista do HMV e da Empresa Medvia. Chefe do Serviço de Radiologia do HMV. Especialista em Radiologia Abdominal pelo HCPA.

Gustavo Pereira Fraga Professor associado da Disciplina de Cirurgia do Trauma do Departamento de Cirurgia da Faculdade de Ciências Médicas da UNICAMP. Especialista em Cirurgia Geral e Cirurgia do Trauma pela UNICAMP. *Fellow* do American College of Surgeons. Coordenador do Comitê de Prevenção e ex-Presidente da SBAIT. Membro e ex--Presidente da Sociedade Panamericana de Trauma.

Helena A. S. Goldani Pediatra. Professora associada do Departamento de Pediatria da FAMED/UFRGS. Especialista em Gastrenterologista Pediátrica pela Sociedade Brasileira de Pediatria (SBP). Mestre e Doutora em Ciências Médicas: Pediatria pela USP.

Helenice P. Breyer Médica. Especialista em Gastrenterologia pelo HCPA e em Endoscopia Digestiva pela SOBED. Mestre em Gastrenterologia pela UFRGS.

Henrique Rasia Bosi Cirurgião geral. Residente do Serviço de Cirurgia do Aparelho Digestivo do HCPA.

Ian Leipnitz Cirurgião geral e de transplantes (fígado, rins e pâncreas). Cirurgião do Programa de Transplante Hepático Adulto e Infantil do HCPA. Cirurgião do Grupo de Transplante Hepático e da Equipe de Transplante Renal do Hospital Dom Vicente Scherer da ISCMPA. Médico regulador do Serviço de Atendimento Móvel de Urgência (SAMU) de Porto Alegre.

Ignacio Osorio Mallmann Médico. Especialista em Coloproctologia e em Cirurgia Geral pelo HCPA.

Ilton Vicente Stella Gastrenterologista. Mestre em Gastrenterologia pela UFRGS. Membro titular da SOBED.

Ismael Maguilnik Professor de Medicina Interna da FAMED/UFRGS. Chefe da Unidade de Endoscopia Digestiva do HCPA. Chefe do Serviço de Gastrenterologia do HMV.

Jacqueline Arantes Giannini Perlingeiro Cirurgiã. Professora assistente do Departamento de Cirurgia da FCMSCSP. Chefe de Plantão e médica primeiro assistente do Serviço de Emergência da ISCMSP. Especialista em Cirurgia Geral e Torácica pela FCMSCSP. Especialista em Urgências e Emergências. Mestre e Doutora pela FCMSCSP.

João C. Ketzer de Souza Cirurgião pediátrico. Especialista em Cirurgia Pediátrica pelo Hospital da Criança Santo Antônio da ISCMPA. Mestre e Doutor em Cirurgia pela UFRGS.

José Celso Ardengh Médico gastrenterologista. Professor Livre-Docente colaborador do Hospital das Clínicas da Faculdade de Medicina de Ribeirão Preto (FMRP)/USP. Orientador do Programa de Pós-Graduação em Medicina: Radiologia Clínica do Departamento de Diagnóstico por Imagem da UNIFESP. Especialista em Gastrenterologia pela Federação Brasileira de Gastrenterologia (FBG) e em Endoscopia e Ecoendoscopia Digestiva pela SOBED. Mestre e Doutor em Medicina pela FCMSCSP.

José Cesar Assef Diretor do Serviço de Emergência da ISCMSP. Professor adjunto do Departamento de Cirurgia da FCMSCSP.

José Eduardo de Aguilar-Nascimento Cirurgião do aparelho digestivo. Diretor do Curso de Medicina do Centro Universitário de Várzea Grande (UNIVAG). Pesquisador nível 2 do CNPq. Mestre em Gastrenterologia Cirúrgica e Doutor em Medicina pela UNIFESP.

José Gustavo Parreira Cirurgião geral e gastrenterologista. Médico assistente do Serviço de Emergência da ISCMSP. Professor assistente do Departamento de Cirurgia da FCMSCSP. Mestre e Doutor em Cirurgia pela FCMSCSP.

José Ricardo Guimarães Cirurgião geral. Especialista em Cirurgia Oncológica e em Endocrinologia pela UFRGS. Mestre em Gastrenterologia pela UFRGS.

Josué Almeida Victorino Médico intensivista e pneumologista. Professor adjunto da UFCSPA. Especialista pela Associação de Medicina Intensiva Brasileira (AMIB) e pela Sociedade Brasileira de Pneumologia e Tisiologia (SBPT). Doutor em Medicina pela USP.

Karen Delacoste Pires Mallmann Coloproctologista. Professora de Coloproctologia da UFCSPA. Membro titular e Ex-Presidente da SBCP.

Leandro Scaffaro Radiologista intervencionista. Especialista em Radiologia Intervencionista pela Sociedade Brasileira de Radiologia Intervencionista e Cirurgia Endovascular (SOBRICE). Mestre em Ciências Cardiovasculares e Doutor em Hepatologia e Ciências Gastrintestinais pela UFRGS.

Letícia Feldens Cirurgiã pediátrica. Mestre em Ciências Cirúrgicas pela UFRGS.

Leticia Maffazzioli Santos Radiologista. Especialista em Imagem Hepatobiliopancreática pelo Hospital Beaujon, França.

Lidia Marques Silveira Cirurgiã do Serviço de Cirurgia Geral do HCPA. Especialista em Videocirurgia pela SOBRACIL.

Lucas Nascimento dos Santos Cirurgião da Equipe de Transplante Renal da ISCMPA. Especialista em Cirurgia Geral pelo HNSC-GHC e em Cirurgia Digestiva pelo HCPA.

Luciano Ferraz Schopf Médico. Especialista, Mestre e Doutor em Cirurgia Pediátrica pela UFRGS.

Luciano Folador Radiologista. Especialista em Radiologia e em Radiologia Intervencionista pelo HCPA.

Luciano Paludo Marcelino Cirurgião geral do HCPA. Residente de Cirurgia Digestiva do HCPA.

Luiz Roberto Rigo Wendt Cirurgião geral e do aparelho digestivo. Cirurgião do Serviço de Cirurgia Geral do HCPA. Mestre e Doutor em Cirurgia pela UFRGS.

Marcelo de Abreu Pinto Cirurgião geral, do aparelho digestivo e do trauma.

Márcia Vaz Cirurgiã. Professora adjunta de Medicina Legal e Deontologia Médica da Escola de Medicina da PUCRS. Especialista em Cirurgia Geral, Mestre em Gastrenterologia e Doutora em Ciências Cirúrgicas pela UFRGS.

Marcio Brandão Radiologista. Chefe do Serviço de Ultrassonografia do Hospital São Vicente de Paulo, Passo Fundo. Especialista em Ultrassonografia pelo CBR. Membro titular do CBR.

Marcio F. Chedid Cirurgião do Serviço de Cirurgia do Aparelho Digestivo do HCPA. Professor do Programa de Pós-Graduação em Cirurgia da Faculdade de Medicina da UFRGS. Especialista certificado pela Educational Council for Foreign Medical Graduates (ECFMG), EUA. *Clinical fellowship* em Cirurgia de Transplantes de Órgãos Abdominais da Mayo Clinic, Rochester, MN, EUA. Doutor em Cirurgia pela FAMED/UFRGS.

Marcio Fernando Boff Cirurgião oncológico. Chefe do Serviço de Cirurgia Oncológica do Hospital do Câncer Mãe de Deus. Especialista em Cirurgia Geral. Mestre em Cirurgia pela UFRGS. Vice-Presidente da Sociedade Brasileira de Cirurgia Oncológica (SBCO)-RS.

Marco Aurélio Grudtner Cirurgião vascular. Médico contratado do Serviço de Cirurgia Vascular e Endovascular do HCPA. Especialista em Angiologia e Cirurgia Vascular (angiorradiologia, cirurgia endovascular e ecografia vascular com Doppler) pela Sociedade Brasileira de Angiologia e de Cirurgia Vascular (SBACV)/CBR. Mestre e Doutor em Ciências Cirúrgicas pela UFRGS.

Mariana Blanck Zilio Cirurgiã do aparelho digestivo. Mestranda do Departamento Ciências Cirúrgicas da FAMED/UFRGS.

Marina Franzim Munhoz Anestesiologista.

Mario Eduardo de Faria Mantovani Cirurgião geral e do trauma. Médico assistente da Disciplina de Cirurgia do Trauma da UNICAMP. Médico assistente da Cirurgia de Urgência e Trauma da PUC-Campinas. Mestre em Ciências pela UNICAMP.

Mário Henrique Meine Cirurgião. Mestre em Medicina: Cirurgia pela UFRGS. Doutor em Medicina: Hepatologia pela UFCSPA.

Mário Sérgio Borges da Costa Cirurgião do HCPA e do HMV. Especialista em Cirurgia Geral e Cirurgia do Aparelho Digestivo pela UFRGS. Mestre em Gastrenterologia pela UFRGS. Membro titular do CBCD.

Marvin Nessi Maurer Radiologista, com ênfase em abdome. Especialista em Radiologia e Diagnóstico por Imagem pelo CBR. Mestre em Medicina pelo Programa de Pós-Graduação em Pediatria e Saúde da Criança da PUCRS.

Maurício Cardoso Zulian Cirurgião geral e do aparelho digestivo. Cirurgião geral do Hospital Municipal Dr. Mário Gatti, Campinas. Médico plantonista da Cirurgia do Trauma do Hospital de Clínicas da UNICAMP. Especialista em Cirurgia Geral pelo CBC. Mestre em Ciências Cirúrgicas pela UFRGS.

Mauricio Farenzena Radiologista. Especialista em Radiologia Intervencionista pela SOBRICE/Associação Médica Brasileira (AMB).

Maurício Jacques Ramos Cirurgião geral e do aparelho digestivo. Coordenador do Programa de Residência Médica em Cirurgia do Aparelho Digestivo do HNSC-GHC. Preceptor do Programa de Residência Médica em Cirurgia Geral do HNSC-GHC. Especialista em Cirurgia pelo CBC. Mestre em Cirurgia pela UFRGS.

Nelson Coelho Gastrenterologista. Diretor-Presidente da Fundação Riograndense Universitária de Gastrenterologia. American Society for Gastrointestinal Endoscopy (ASGE) *member*. Aperfeiçoamento em Vias Biliares e Pâncreas pelo Hôpital Edouard

Herriot e em Ecoendoscopia pelo Institut Paoli Calmettes. Especialista e membro titular da SOBED. Mestre em Gastrenterologia pela UFRGS.

Oly Campos Corleta Médico cirurgião. Professor adjunto de Cirurgia da UFRGS. Especialista em Cirurgia Geral, em Cirurgia do Aparelho Digestivo e em Cirurgia Videolaparoscópica pelo HCPA. Mestre e Doutor em Clínica Cirúrgica pela FMRP/USP.

Paola Brolin Santis-Isolan Cirurgiã pediátrica. Professora adjunta de Cirurgia Pediátrica da UFRGS. Especialista em Cirurgia Pediátrica e Mestre e Doutora em Cirurgia pela Universidade Federal do Paraná (UFPR).

Patricia Ashton-Prolla Médica. Professora adjunta do Departamento de Genética da UFRGS. Coordenadora da Rede Brasileira de Câncer Hereditário. Especialista em Genética Médica pelo HCPA. Doutora em Ciências pela UFRGS.

Paulo de Carvalho Contu Coloproctologista. Professor adjunto do Departamento de Cirurgia da FAMED/UFRGS. Mestre e Doutor em Ciências Cirúrgicas pela UFRGS.

Paulo Roberto Reichert Cirurgião hepatobiliar. Chefe do Serviço de Transplante Hepático do Hospital São Vicente de Paulo, Passo Fundo. Mestre e Doutor em Cirurgia do Aparelho Digestivo pela USP.

Pedro Funari Pereira Cirurgião geral. Residente de Cirurgia do Aparelho Digestivo do HCPA. Médico do SAMU de Porto Alegre. Pesquisador da área de Cirurgia Bariátrica do HCPA.

Ricardo Breigeiron Cirurgião. Professor adjunto da Escola de Medicina da PUCRS. Coordenador da Residência em Cirurgia Geral e do Trauma do Hospital de Pronto-Socorro de Porto Alegre. Especialista em Cirurgia Geral e do Trauma. Mestre em Cirurgia pela PUCRS. Doutor em Cirurgia pela UFRGS.

Rogério Knebel Cirurgião pediátrico. Mestre em Cirurgia pela UFRGS.

Rui F. Weschenfelder Oncologista clínico. Coordenador do Núcleo de Oncologia Gastrintestinal do HMV. Supervisor do Programa de Residência Médica em Oncologia Clínica do HMV. Diretor Científico do Grupo Brasileiro de Tumores Gastrintestinais (GTG).

Santo Pascual Vitola Cirurgião do aparelho digestivo. Professor associado do Departamento de Cirurgia da FAMED/UFRGS. Cirurgião de transplantes da ISCMPA. Doutor em Cirurgia pela UFRGS.

Sergio Henrique Loss Intensivista e nutrólogo. Especialista em Terapia Nutricional pela Associação Brasileira de Nutrologia (ABRAN) e pela Sociedade Brasileira de Nutrição Parenteral e Enteral (SBNPE). Mestre em Ciências Médicas pela UFRGS.

Simone Santana Contu Cirurgiã geral. Mestre e Doutora em Ciências Cirúrgicas pela UFRGS.

Sizenando Vieira Starling Cirurgião geral. Cirurgião titular do Hospital João XXIII (FHEMIG), Belo Horizonte. Professor convidado do Departamento de Cirurgia da Faculdade de Medicina da UFMG. Especialista em Cirurgia Geral e do Trauma.

Tatiana Falcão Eyff Cirurgiã do aparelho digestivo. Mestre em Ciências Cirúrgicas pela UFRGS.

Tercio de Campos Diretor técnico do Hospital Santa Isabel, São Paulo. Professor adjunto da FCMSCSP. Chefe de equipe do Pronto-Socorro da Santa Casa de São Paulo. Membro titular do CBC. Vice-Presidente da SBAIT.

Tiago Cataldo Breitenbach Cirurgião geral e do trauma. Membro titular da SBAIT.

Tiago Leal Ghezzi Coloproctologista. Especialista em Cirurgia Geral e em Coloproctologia pelo Hospital São Lucas da PUCRS. Mestre e Doutor em Medicina: Ciências Cirúrgicas pela UFRGS. *Fellowship* em Cirurgia Abdominopélvica e Robótica pelo Instituto Europeu de Oncologia, Milão, Itália.

Tomaz de Jesus Maria Grezzana Filho Cirurgião. Preceptor de Cirurgia Digestiva do HCPA e de Cirurgia Geral do HNSC-GHC. Coordenador do Grupo de Pesquisa em Hipotermia Orgânica/CNPq. Especialista em Cirurgia Geral, Hepatobiliar e Cirurgia dos Transplantes pela UFCSPA. Mestre e Doutor em Cirurgia pela UFRGS. *Fellowship* em Cirurgia HPB pela Universidade de Heidelberg.

Vinicius Jardim Campos Cirurgião geral e do aparelho digestivo. Mestrando do Programa de Pós-Graduação em Medicina: Ciências Cirúrgicas da FAMED/UFRGS. Membro titular do CBCD.

Vinicius von Diemen Cirurgião do aparelho digestivo. Professor de Medicina da UNISINOS. Especialista em Videolaparoscopia pelo HCPA. Mestre e Doutor em Cirurgia pela UFRGS.

Agradecimentos

Monteiro Lobato afirmou que um País se faz com homens e livros. O Sr. Henrique Leão Kiperman sabia que, para que ocorressem avanços na medicina, precisávamos de conteúdo nacinal sólido com divulgação para além da Região Sul. Agradecemos a ele e à sua equipe a realização desta obra com a qualidade editorial que hoje é marca do Grupo A.

Os organizadores

Os meus sinceros agradecimentos vocês que participaram da elaboração deste livro, que nos proporcionou uma agradável aproximação. Em especial ao professor Alessandro Bersch Osvaldt, figura principal desta nova edição.

Luiz Rohde

Ao professor Rohde, meu grande mestre, muito obrigado pela companhia nos meus passos.
À minha linda filha Laura que, com sua alegria infantil, me dá a energia necessária para levar meus sonhos adiante.

Alessandro Bersch Osvaldt

Apresentação

É com imensa satisfação que apresentamos a 3ª edição do *Rotinas em cirurgia digestiva*. Um livro escrito e reescrito pelas melhores mãos e pelas melhores cabeças, em sua maioria, da nossa Faculdade de Medicina da UFRGS e do nosso Hospital de Clínicas de Porto Alegre.

Sob a liderança incontesta do sempre professor titular Dr. Luiz Rohde, *Rotinas em cirurgia digestiva* nos traz, mais uma vez, de maneira organizada e didática, o conhecimento científico consolidado e atualizado, com as melhores e mais modernas técnicas cirúrgicas, tornando-se uma ferramenta indispensável àqueles que desejem explorar os fundamentos da cirurgia digestiva. Professor Rohde, além de sua vasta carreira acadêmica, nacional e internacionalmente reconhecida, nos deixa mais um ensinamento: a importância de montar equipes, criar seguidores e difusores da ciência e das melhores práticas médicas. Não estamos frente a uma publicação de teóricos ou de neófitos no assunto, mas sim de profissionais que se dedicam ao estudo e à prática da cirurgia digestiva, discípulos ou simples admiradores do professor Rohde. Muita experiência e horas de campo cirúrgico precederam a redação e a revisão dos diversos capítulos.

Como consequência desta atuação continuada do professor Rohde formando profissionais renomados, muitos deles autores desta obra, o Hospital de Clínicas também se vê espelhado neste livro. De fato, os modelos assistenciais e as práticas baseadas nas melhores evidências e na evolução tecnológica envolvendo a Cirurgia Geral e posteriormente a Cirurgia do Aparelho Digestivo, sob a liderança do professor Rohde e seus discípulos, norteiam a qualificação da área cirúrgica do nosso Hospital. Associado a uma atuação assistencial exigente, presente, correta e sempre moderna, professor Rohde foi artífice da montagem e do desenvolvimento do Programa de Pós-Graduação em Medicina: Cirurgia da UFRGS há mais de 20 anos, o qual abriu caminhos e qualificação acadêmica para vários colegas que vieram a se somar ao corpo clínico do Hospital de Clínicas e para outros tantos professores da nossa Faculdade de Medicina da UFRGS. Esses legados, assim como esta 3ª edição do *Rotinas em cirurgia digestiva*, consolidam o professor Rohde como um indivíduo singular e modelo para tantos de nós, sempre envolvido em assistência, ensino e pesquisa, com uma preocupação constante na formação e promoção de carreiras acadêmicas, buscando consolidar o papel de professor num Hospital Universitário como o Clínicas.

Em uma sociedade com imensas desigualdades – em que privilégios individuais se sobrepõem a necessidades básicas da população, incluindo a existência de bons médicos –, a abnegação e disposição dos autores em, de maneira voluntária, dedicarem-se à redação desta obra, deve ser ressaltada. Alunos de graduação, de pós-graduação, médicos residentes e todos os demais médicos e profissionais da saúde que tem interesse na área, ou necessidade de aprofundarem-se no assunto, encontrarão nesta 3ª edição uma ótima referência sobre o assunto.

A busca pelo conhecimento não pode parar! Temos certeza de que esta edição do *Rotinas em cirurgia digestiva* contribuirá para que toda a nossa comunidade possa manter-se em atualização constante, requisito indispensável ao cumprimento de nossas obrigações como médicos.

Temos certeza de que será de muito proveito para aqueles interessados em consolidar conhecimento aliado à experiência transmitida por aqueles que fazem a diferença na área de Cirurgia do Aparelho Digestivo.

Muito obrigada aos professores Rohde e Osvaldt e a todos os que contribuíram para a realização desta obra.

Lúcia Maria Kliemann
Diretora da Faculdade de Medicina da
Universidade Federal do Rio Grande do Sul

Nadine Oliveira Clausell
Presidente do Hospital de Clínicas
de Porto Alegre

Cirurgia Digestiva: o início, a evolução e o futuro

A maioria das especialidades cirúrgicas se originou da Cirurgia Geral. Nela se desenvolveram e se firmaram como atividade própria, mantendo os princípios básicos. Com a Cirurgia Digestiva não foi diferente.

Em 1988 foi criado o Colégio Brasileiro de Cirurgia Digestiva (CBCD) sob a liderança do professor Walter Henrique Pinotti e tendo como membros-fundadores a maioria dos professores titulares de Cirurgia das Faculdades de Medicina do Brasil da época.

O CBCD foi fundado não só com a finalidade de participar ativamente na formação do cirurgião do aparelho digestivo e no seu contínuo aprendizado, mas também para dar-lhe promoção, prestígio e proteção: promoção com ética; prestígio por meio de qualificação; a proteção foi e continua sendo buscada por meio de melhores condições de trabalho e valorização do profissional.

Os primeiros congressos realizaram-se em São Paulo, nas dependências da Universidade de São Paulo (USP). O VI Congresso do CBCD, realizado em Porto Alegre no ano de 1994, foi a primeiro a ser realizado fora de São Paulo. Junto com ele ocorreram o XXXIII Congresso Brasileiro de Gastrenterologia, o IX Congresso Brasileiro de Endoscopia Digestiva, a Jornada Brasileira de Hepatologia e a 1ª Semana Brasileira do Aparelho Digestivo. Era o início e a tentativa para integrar as áreas que atuavam e atuam no mesmo setor. Seguiram-se então outros encontros em São Paulo, Goiás, Curitiba, Recife e em Porto Alegre mais uma vez.

Entre os momentos importantes para os profissionais da área destacam-se: o reconhecimento pelo Conselho Federal de Medicina (CFM) como especialidade médica; aumento significativo do número de inscritos e aprovados na prova de título da especialidade; criação da Comissão de Qualificação em Cirurgia Videolaparoscópica, do Departamento Jurídico, da Comissão de Ensino e de Ética, além da distribuição da Revista ABCD para todos os membros.

Em sua evolução, a cirurgia do aparelho digestivo cresceu significativamente e se firmou como disciplina, constituindo-se, hoje, em uma especialidade consolidada.

Um futuro ainda mais promissor depende da integração com as diversas áreas que estudam e colocam em prática os conhecimentos sobre o aparelho digestivo. Atualmente, nas Faculdades de Medicina, a inclusão de várias especialidades em um mesmo Departamento de Cirurgia, como é o caso da urologia, ortopedia, vascular, torácica, infantil, proctologia, cirurgia geral e cirurgia digestiva, não tem sentido. A relação entre elas torna-se a cada dia menor e menos proveitosa. Cada uma deveria se organizar em um departamento próprio, praticando e estudando as mesmas doenças. Assim, cirurgia digestiva, gastrenterologia, endoscopia digestiva e fígado deveriam se reunir no Departamento do Aparelho Digestivo. Em conjunto todos cresceriam, entender-se-iam melhor, em benefício próprio, para o doente e para a instituição.

A semente da união das áreas e disciplinas comuns e administradas em um mesmo departamento já foi plantada com a intenção de acertar. Vale a pena lembrar um verso que vi na casa de um Ex-Presidente do CBCD:

Se a planta não deu frutos / Não importa. Valeu pela beleza da flor. Se ela não deu flores / Não importa. Valeu pela sombra das folhas. Se ela não deu folhas. Valeu pela intenção da semente.

Luiz Rohde
Organizador

Sumário

Apresentação xii
Lúcia Maria Kliemann
Nadine Oliveira Clausell

Parte I
Temas gerais
Alessandro Bersch Osvaldt
Leandro Totti Cavazzola

1. Principais reconstruções digestivas 3
   Guilherme S. Mazzini
   Santo Pascual Vitola
   Luiz Rohde

2. Aplicações da cirurgia robótica 9
   Leandro Totti Cavazzola

3. Sondas e drenos 15
   Oly Campos Corleta
   Andre Gorgen

4. Cirurgia do baço 24
   Vinicius von Diemen
   Eduardo Neubarth Trindade
   Márcia Vaz
   Manoel R. M. Trindade

5. Síndromes hereditárias de tumores do aparelho digestivo 29
   Cristina B. O. Netto
   Camila Matzenbacher Bittar
   Patricia Ashton-Prolla

6. Avaliação e manejo do risco nutricional 36
   Alberto Bicudo-Salomão
   Marina Franzim Munhoz
   Gibran Roder Feguri
   José Eduardo de Aguilar-Nascimento

Parte II
Cirurgia digestiva na criança
Jose Carlos Fraga

7. Anomalias gastroduodenais congênitas 61
   Eduardo Corrêa Costa
   Cristina M. Dorneles
   Jose Carlos Fraga

8. Anomalias congênitas das vias biliares 68
   Carlos A. H. Peterson
   Eduardo Corrêa Costa
   Jose Carlos Fraga

9. Anomalias congênitas do pâncreas 74
   Luciano Ferraz Schopf
   Jose Carlos Fraga

10. Atresia de esôfago 80
    Jose Carlos Fraga
    João C. Ketzer de Souza
    Paola Brolin Santis-Isolan

11. Estenose hipertrófica de piloro 86
    Letícia Feldens
    Rogério Knebel
    Jose Carlos Fraga

12. Defeitos congênitos da parede abdominal e do diafragma 91
    João C. Ketzer de Souza
    Paola Brolin Santis-Isolan
    Jose Carlos Fraga

13. Síndrome do intestino curto e falência intestinal 109
    Letícia Feldens
    Luciano Ferraz Schopf
    Helena A. S. Goldani

14. Obstrução intestinal em crianças 121
    Eliziane E. Takamatu
    Jose Carlos Fraga

15. Tumores hepáticos malignos e benignos na criança 131
    Ariane Backes
    Ian Leipnitz

16. Transplante hepático pediátrico 138
    Ariane Backes
    Ian Leipnitz

Parte III
Esôfago, estômago e intestino delgado
Richard Ricachenevsky Gurski
Carlos Cauduro Schirmer
Cleber Dario Pinto Kruel

17 Diagnóstico por imagem em esôfago e estômago 147
Luciano Folador
Marvin Nessi Maurer

18 Ultrassonografia endoscópica na avaliação das doenças esofagogástricas 155
Alexandre Luis Klamt

19 Anéis, membranas e divertículos esofágicos 161
Vinicius Jardim Campos
Leandro Totti Cavazzola
Richard Ricachenevsky Gurski
Carlos Cauduro Schirmer

20 Corpo estranho, perfuração, estenose cáustica e ruptura esofágica 169
Vinicius Jardim Campos
Ilton Vicente Stella
Carlos Cauduro Schirmer
Richard Ricachenevsky Gurski

21 Tumores benignos do esôfago 174
Guilherme S. Mazzini
André Ricardo Pereira da Rosa
Richard Ricachenevsky Gurski
Carlos Cauduro Schirmer

22 Acalásia e outras doenças motoras do esôfago 185
Antonio Carlos Grüber
Carlos Cauduro Schirmer
André Ricardo Pereira da Rosa
Richard Ricachenevsky Gurski

23 Tratamento oncológico das doenças de esôfago e estômago 192
Rui F. Weschenfelder
Carine Motter
Ana Luiza Mattos da Silva

24 Hérnia hiatal e doença do refluxo gastresofágico 200
Richard Ricachenevsky Gurski
Guilherme Pretto
Carlos Cauduro Schirmer
Daniel Navarini

25 Esôfago de Barrett 212
Richard Ricachenevsky Gurski
Bernardo S. Volkweis
Vinicius Jardim Campos
Carlos Cauduro Schirmer

26 Adenocarcinoma do esôfago e da junção esofagogástrica 217
Guilherme S. Mazzini
Bernardo S. Volkweis
Richard Ricachenevsky Gurski
Carlos Cauduro Schirmer

27 Carcinoma escamoso do esôfago 222
André Ricardo Pereira da Rosa
Carlos Cauduro Schirmer
Cleber Dario Pinto Kruel
Richard Ricachenevsky Gurski

28 Lesões subepiteliais, tumores estromais e pólipos do estômago 237
Vinicius Jardim Campos
André Ricardo Pereira da Rosa
Richard Ricachenevsky Gurski
Carlos Cauduro Schirmer

29 Câncer gástrico 246
Carlos Cauduro Schirmer
Marcio Fernando Boff
Maurício Jacques Ramos
Richard Ricachenevsky Gurski

30 Tumores do intestino delgado 257
Guilherme Pretto
Daniel Navarini
Guilherme S. Mazzini
Richard Ricachenevsky Gurski

31 Fístulas intestinais 264
Sergio Henrique Loss
Carlos Cauduro Schirmer
Josué Almeida Victorino
Cleber Dario Pinto Kruel

Parte IV
Cólon, reto e ânus
Daniel C. Damin

32 Diagnóstico por imagem das doenças inflamatórias intestinais e do câncer colorretal 275
Caroline Lorenzoni Almeida Ghezzi
Alice Schuch

33 Doença diverticular do cólon 289
Ignacio Osorio Mallmann
Karen Delacoste Pires Mallmann

34 Prolapso retal 300
Paulo de Carvalho Contu
Simone Santana Contu

35 Doença inflamatória intestinal 305
Cristina Flores

36 Pólipos colorretais 315
Cláudio Tarta
Cesar Chiele Neto

37 Síndromes de câncer colorretal hereditário 322
Belisa G. Müller Contin
Cláudio Tarta

38	Câncer de cólon 329

Belisa G. Müller Contin
Cesar Chiele Neto
Cláudio Tarta
Paulo de Carvalho Contu

39	Neoplasia do apêndice cecal 336

Guilherme Pretto
Henrique Rasia Bosi

40	Câncer de reto 342

Anderson Rech Lazzaron
Daniel C. Damin

41	Câncer de canal anal 350

Daniel C. Damin
Anderson Rech Lazzaron

42	Fissura anal 355

Tiago Leal Ghezzi
Daniel C. Damin

43	Doença hemorroidária 362

Cláudio Tarta

44	Abscessos e fístulas anorretais 369

Paulo de Carvalho Contu

45	Incontinência anal 378

Tiago Leal Ghezzi
Daniel C. Damin

46	Colopatia isquêmica 387

Tiago Leal Ghezzi
Daniel C. Damin

Parte V
Fígado
Cleber Rosito P. Kruel

47	Diagnóstico por imagem no fígado 397

Leticia Maffazzioli Santos
Gustavo Felipe Luersen

48	Classificação das ressecções hepáticas 410

Guilherme S. Mazzini
Andre Gorgen
Cleber Rosito P. Kruel

49	Abscessos hepáticos 414

Tomaz de Jesus Maria Grezzana Filho
Ian Leipnitz
Aljamir D. Chedid
Mário Henrique Meine

50	Doença cística do fígado 419

Tomaz de Jesus Maria Grezzana Filho
Cleber Rosito P. Kruel
Ian Leipnitz
Marcio F. Chedid

51	Tumores hepáticos benignos 430

Aljamir D. Chedid
Cleber Rosito P. Kruel
Tomaz de Jesus Maria Grezzana Filho
Ian Leipnitz

52	Carcinoma hepatocelular 438

Tomaz de Jesus Maria Grezzana Filho
Aljamir D. Chedid
Ian Leipnitz
Cleber Rosito P. Kruel

53	Metástases hepáticas 449

Aljamir D. Chedid
Cleber Rosito P. Kruel
Tomaz de Jesus Maria Grezzana Filho
Ian Leipnitz

54	Transplante hepático adulto 458

Ian Leipnitz
Aljamir D. Chedid
Cleber Rosito P. Kruel
Tomaz de Jesus Maria Grezzana Filho

55	Cirurgia da hipertensão portal 468

Paulo Roberto Reichert
Ernidio Luiz Bassani Filho

56	Tratamento locorregional de lesões focais hepáticas 473

Leandro Scaffaro
Antonio Carlos Maciel
Mauricio Farenzena
Luciano Folador

Parte VI
Vias biliares e pâncreas
Luiz Rohde
Alessandro Bersch Osvaldt
Vivian Pierri Bersch

57	Radiologia de vias biliares 487

Caroline Lorenzoni Almeida Ghezzi
Leticia Maffazzioli Santos
Gustavo Felipe Luersen

58	Radiologia do pâncreas 499

Gustavo Felipe Luersen
Leticia Maffazzioli Santos

59	Aplicações da ultrassonografia endoscópica no pâncreas e nas vias biliares 510

Carolin Desire Nava
Nelson Coelho
José Celso Ardengh

60	Pancreatite aguda 523

Alessandro Bersch Osvaldt
Diego da Fonseca Mossmann
Mariana Blanck Zilio
Luiz Rohde

61 **Pancreatite crônica** 535
Luciano Paludo Marcelino
Luiz Roberto Rigo Wendt
Luiz Rohde
Alessandro Bersch Osvaldt

62 **Colecistite crônica calculosa sintomática e assintomática** 545
Vivian Pierri Bersch
Henrique Rasia Bosi
Luiz Rohde
Alessandro Bersch Osvaldt

63 **Colecistite aguda litiásica e alitiásica** .. 554
Mariana Blanck Zilio
Luiz Roberto Rigo Wendt
Luiz Rohde
Alessandro Bersch Osvaldt

64 **Litíase das vias biliares** 564
Daniel Navarini
Luiz Rohde
Santo Pascual Vitola
Alessandro Bersch Osvaldt

65 **Lesões iatrogênicas da via biliar** 571
Luiz Rohde
Carlos Otavio Corso
Alessandro Bersch Osvaldt

66 **Fístula biliar interna e íleo biliar** 580
Tatiana Falcão Eyff
Alessandro Bersch Osvaldt
Luiz Rohde

67 **Colangiocarcinomas hilar e intra-hepático** 586
Aljamir D. Chedid
Cleber Rosito P. Kruel
Tomaz de Jesus Maria Grezzana Filho
Marcelo de Abreu Pinto

68 **Neoplasia da vesícula biliar** 595
Vivian Pierri Bersch
Mariana Blanck Zilio
Alessandro Bersch Osvaldt
Luiz Rohde

69 **Pólipos da vesícula biliar** 604
Mariana Blanck Zilio
Luiz Rohde
Alessandro Bersch Osvaldt

70 **Cistos biliares** 609
Maurício Cardoso Zulian
Andre Gorgen
Alessandro Bersch Osvaldt

71 **Drenagem biliar endoscópica** 615
Ismael Maguilnik
Helenice P. Breyer

72 **Radiologia intervencionista em vias biliares** 625
Leandro Scaffaro
Mauricio Farenzena
Fabíola Doff Sotta Souza

73 **Pseudocisto e necrose pancreática bem-delimitada** 633
Ernidio Luiz Bassani Filho
Luiz Rohde
Alessandro Bersch Osvaldt
Mariana Blanck Zilio

74 **Neoplasias císticas do pâncreas** 643
Alessandro Bersch Osvaldt
Mariana Blanck Zilio
Luiz Rohde

75 **Carcinoma do pâncreas** 651
Mário Sérgio Borges da Costa
Alessandro Bersch Osvaldt
Luiz Rohde

76 **Neoplasias periampulares** 661
Tatiana Falcão Eyff
Lucas Nascimento dos Santos
Alessandro Bersch Osvaldt

77 **Tumores neuroendócrinos do pâncreas** 668
Alessandro Bersch Osvaldt
Mário Sérgio Borges da Costa
Luiz Rohde
Mariana Blanck Zilio

78 **Transplante pancreático** 679
Marcio F. Chedid
Tomaz de Jesus Maria Grezzana Filho
Ian Leipnitz
Luciano Paludo Marcelino

Parte VII
Trauma
Hamilton Petry de Souza

79 **O trauma abdominal grave na sala de emergência** 689
Hamilton Petry de Souza
Ricardo Breigeiron
Daniel Weiss Vilhordo

80 **Tratamento não operatório do trauma abdominal penetrante** 696
Sizenando Vieira Starling

81 **Trauma hepático complexo** 705
Carlos Otavio Corso
Tiago Cataldo Breitenbach
Tomaz de Jesus Maria Grezzana Filho

Sumário

82 Trauma duodenopancreático complexo 716
    Domingos André Fernandes Drumond

83 Cirurgia de controle de danos 727
    Bruno De Lucia Hernani
    Caroline Petersen da Costa Ferreira
    Tercio de Campos

84 Abdome aberto e parede abdominal 733
    José Cesar Assef
    Jacqueline Arantes Giannini Perlingeiro
    José Gustavo Parreira

85 Trauma da transição toracoabdominal 740
    Mario Eduardo de Faria Mantovani
    Elcio Shiyoiti Hirano
    Gustavo Pereira Fraga

86 Trauma do reto extraperitoneal 747
    Carlos Alberto Fagundes

Parte VIII
Parede abdominal
Leandro Totti Cavazzola

87 Acesso à cavidade peritoneal 757
    Maurício Cardoso Zulian
    Oly Campos Corleta
    Leandro Totti Cavazzola

88 Hérnia incisional da parede abdominal 768
    Henrique Rasia Bosi
    José Ricardo Guimarães
    Alceu Migliavacca
    Leandro Totti Cavazzola

89 Hérnias inguinal e femoral 779
    Leandro Totti Cavazzola
    José Ricardo Guimarães
    Alceu Migliavacca

90 Hérnias primárias da parede abdominal 789
    Antônio Rebello Horta Görgen
    Leandro Totti Cavazzola
    José Ricardo Guimarães
    Alceu Migliavacca

Parte IX
Cirurgia metabólica e bariátrica
Manoel R. M. Trindade

91 Obesidade mórbida 797
    Márcia Vaz
    Eduardo Neubarth Trindade
    Vinicius von Diemen
    Manoel R. M. Trindade

92 Cirurgia bariátrica 810
    Eduardo Neubarth Trindade
    Cácio Ricardo Wietzycoski
    Márcia Vaz
    Vinicius von Diemen
    Manoel R. M. Trindade

93 Cirurgia metabólica 824
    Manoel R. M. Trindade
    Pedro Funari Pereira
    Vinicius von Diemen
    Eduardo Neubarth Trindade
    Cácio Ricardo Wietzycoski

Parte X
Emergências em cirurgia do aparelho digestivo
Carlos Otavio Corso

94 Investigação radiológica em emergência 835
    Marvin Nessi Maurer
    Aline Spader Casagrande

95 Dor e síndromes abdominais agudas 843
    Mário Sérgio Borges da Costa
    Alessandro Bersch Osvaldt
    Luiz Rohde

96 Manejo cirúrgico das complicações da doença ulcerosa péptica 851
    Fernando Herz Wolff
    Carlos Cauduro Schirmer
    Henrique Rasia Bosi

97 Obstrução intestinal em adultos 858
    Oly Campos Corleta
    Leandro Totti Cavazzola

98 Hemorragia digestiva alta e baixa 866
    Fabio Segal
    Ilton Vicente Stella
    Fernando Herz Wolff

99 Isquemia mesentérica 877
    Marco Aurélio Grudtner
    Adamastor H. Pereira

100 Apendicite aguda 891
    Guilherme Pretto
    Lidia Marques Silveira

101 Abscessos intra-abdominais 910
    Marcio Brandão
    Paulo Roberto Reichert

Índice 915

Parte I

Temas gerais

Coordenadores:
Alessandro Bersch Osvaldt e Leandro Totti Cavazzola

Principais reconstruções digestivas

Guilherme S. Mazzini
Santo Pascual Vitola
Luiz Rohde

Neste capítulo, são apresentadas, em figuras, algumas técnicas de reconstrução após ressecções digestivas, para dar início aos estudos em cirurgia do sistema digestório.

Gastrectomia parcial

Na gastrectomia parcial, é ressecada a porção distal do estômago, e o trânsito é reconstituído por meio da anastomose de alguma porção do intestino delgado proximal com o remanescente gástrico.

Na gastrectomia à Billroth I (**FIG. 1.1**), o trânsito digestivo é reconstruído mediante anastomose do duodeno com o estômago junto à porção da grande curvatura, após sutura (fechamento) da parte do estômago não utilizada na anastomose.

Na gastrectomia à Billroth II tipo Reichel-Polya (**FIG. 1.2**), o duodeno é suturado (fechado) e o trânsito digestivo é reconstituído mediante anastomose das primeiras porções do jejuno com o estômago. O jejuno é levado ao andar supramesocólico através de abertura feita no mesocólon transverso (transmesocólica). A anastomose engloba toda a luz do estômago (*boca oralis totalis*). Pode ser isoperistáltica ou anisoperistáltica.

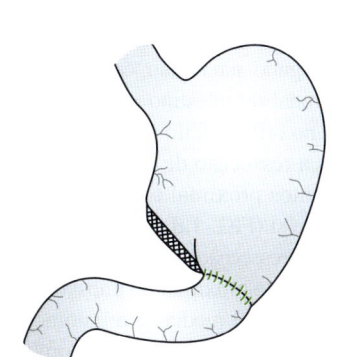

FIGURA 1.1 Gastrectomia à Billroth I.
Fonte: Adaptada de Guilherme S. Mazzini.

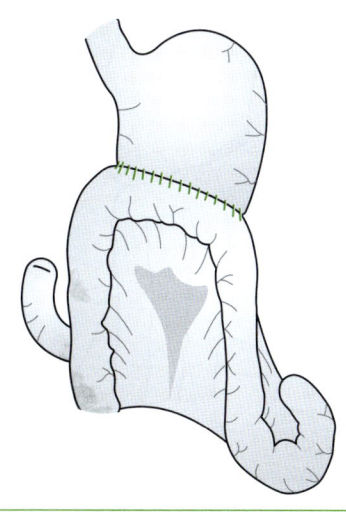

FIGURA 1.2 Gastrectomia à Billroth II (Reichel-Polya).
Fonte: Adaptada de Guilherme S. Mazzini.

Na gastrectomia à Billroth II tipo Hoffmeister-Finsterer (FIG. 1.3), o duodeno é suturado (fechado) e o trânsito digestivo é reconstituído mediante anastomose das primeiras porções do jejuno com o estômago. O jejuno é levado ao estômago através de abertura no mesocólon transverso (transmesocólica) ou pela frente do cólon transverso (pré-cólica). A anastomose engloba a luz do estômago parcialmente (*boca oralis partialis*) após sutura (fechamento) da parte do estômago não utilizada na anastomose.

A gastrectomia à Billroth II associada à anastomose de Braun (FIG. 1.4) consiste em uma gastrectomia à Reichel-Polya ou Hoffmeister-Finsterer em que é feita uma anastomose do jejuno com o jejuno, laterolateral. Essa anastomose permitirá que a secreção biliar e o suco pancreático sigam seu curso sem transitar pela anastomose gastrojejunal.

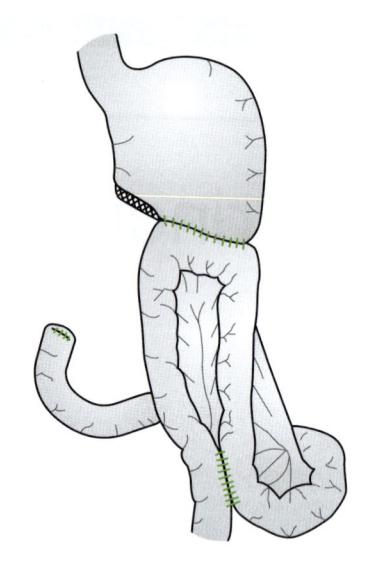

FIGURA 1.4 Gastrectomia à Billroth II associada à anastomose de Braun.
Fonte: Adaptada de Guilherme S. Mazzini.

Gastrectomia total

Na gastrectomia total, o estômago é ressecado e o trânsito é reconstituído por meio da anastomose do jejuno com o esôfago distal. Ressecado o estômago, o jejuno é seccionado e a boca distal é levantada e anastomosada ao esôfago, mediante anastomose terminoterminal ou terminolateral. A boca proximal é usada para a anastomose jejunojejunal em Y de Roux, em técnica terminolateral ou laterolateral (FIG. 1.5). Na anastomose esofagojejunal, quando terminolateral no jejuno, pode-se estabelecer comunicação com o jejuno (alça do jejuno), simulando um neoestômago (FIG. 1.6).

Reconstrução pós-ressecção intestinal

Após abertura (orifício do tamanho da luz) do intestino delgado na região contramesenterial, a boca terminal do intestino é anastomosada lateralmente no orifício feito no intestino (FIG. 1.7).

Após a ressecção de uma porção do cólon, os segmentos proximal e distal são anastomosados entre si (FIG. 1.8).

Após a ressecção do ceco, do cólon ascendente e do terço proximal do transverso, o trânsito é reconstituído mediante anastomose do íleo com o cólon transverso. Essa anastomose poderá ser terminoterminal, terminolateral ou laterolateral (FIG. 1.9). Nesse caso, as bocas do cólon transverso e do íleo terão de ser fechadas.

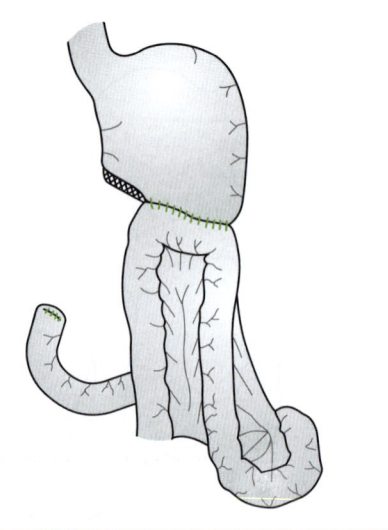

FIGURA 1.3 Gastrectomia à Billroth II (Hoffmeister-Finsterer).
Fonte: Adaptada de Guilherme S. Mazzini.

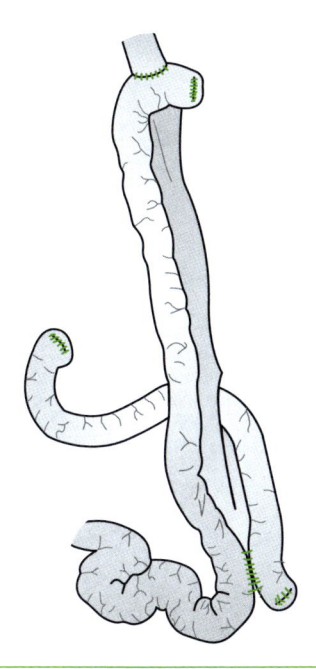

FIGURA 1.5 Gastrectomia total com anastomose esofagojejunal em Y de Roux.
Fonte: Adaptada de Guilherme S. Mazzini.

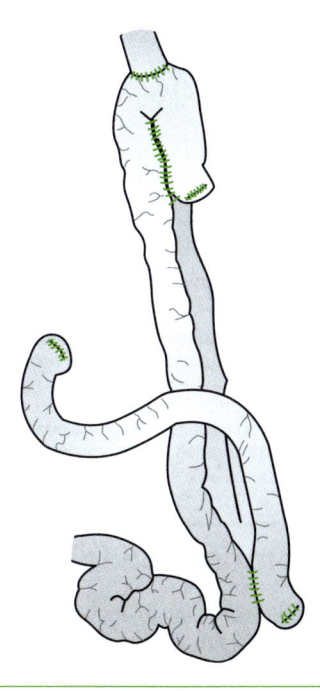

FIGURA 1.6 Anastomose esofagojejunal com neoestômago.
Fonte: Adaptada de Guilherme S. Mazzini.

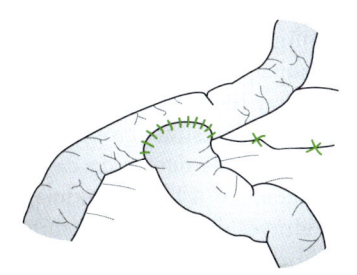

FIGURA 1.7 Anastomose terminolateral de intestino delgado.
Fonte: Adaptada de Guilherme S. Mazzini.

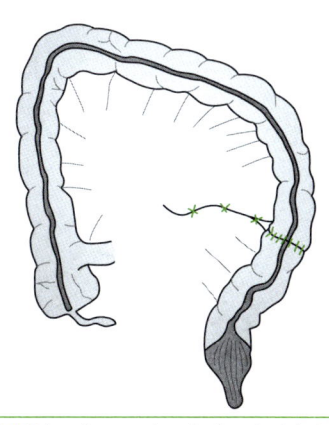

FIGURA 1.8 Anastomose terminoterminal de intestino grosso.
Fonte: Adaptada de Guilherme S. Mazzini.

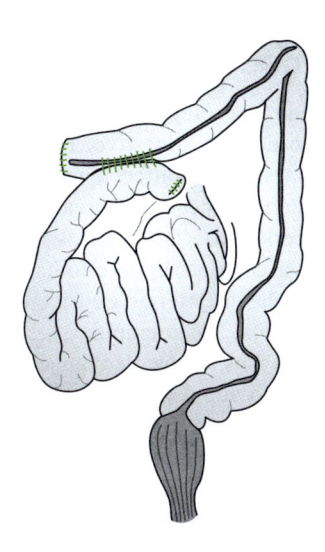

FIGURA 1.9 Anastomose do íleo com o cólon transverso.
Fonte: Adaptada de Guilherme S. Mazzini.

Na cirurgia de Hartmann (**FIG. 1.10**), é ressecada uma porção do cólon descendente, sigmoide e/ou reto proximal, sendo que a boca distal do intestino grosso é suturada (fechada) e deixada dentro da cavidade abdominal, enquanto a boca proximal é exteriorizada através da parede abdominal como colostomia.

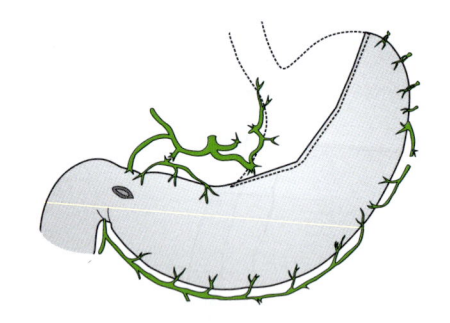

FIGURA 1.11 Preparo do tubo gástrico. Pequena curvatura ressecada junto com o esôfago, piloroplastia (ou piloromiotomia) e vascularização original do estômago, com artérias ligadas e irrigação definitiva do tubo gástrico.
Fonte: Adaptada de Guilherme S. Mazzini.

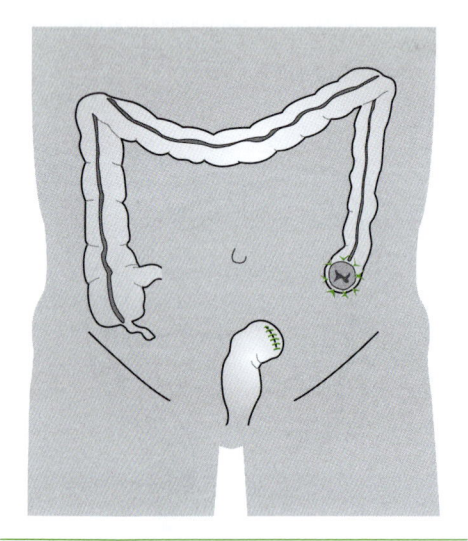

FIGURA 1.10 Cirurgia de Hartmann.
Fonte: Adaptada de Guilherme S. Mazzini.

Esofagectomia

Retirado o esôfago, parte-se para a reconstrução do tubo digestivo. Para a substituição do esôfago confecciona-se um tubo gástrico. Parte da pequena curvatura do estômago é ressecada, tendo-se o cuidado de manter a vascularização do estômago restante. São ligadas as artérias gástrica esquerda, gástrica direita, gastroepiploica esquerda e também os vasos curtos. Permanece apenas a vascularização através da gastroepiploica direita, que é um ramo da gastroduodenal. Além disso, é feita ampla manobra de Kocher (liberação do duodeno) e piloroplastia ou piloromiotomia (**FIG. 1.11**). O estômago é levantado por via mediastinal ou retroesternal até a região cervical para permitir a anastomose esofagogástrica (**FIG. 1.12**).

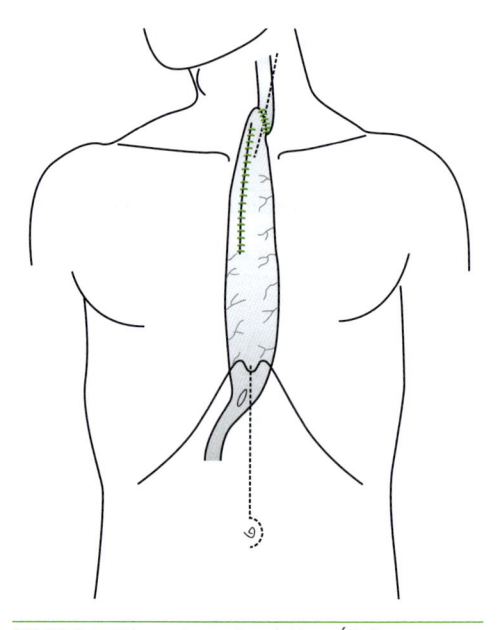

FIGURA 1.12 Levantamento gástrico. É feita uma incisão abdominal para a dissecção do esôfago mediastinal através do hiato diafragmático e preparo do tubo gástrico. Então é feita uma incisão cervical esquerda para abordagem do esôfago cervical e realização da anastomose esofagogástrica.
Fonte: Adaptada de Guilherme S. Mazzini.

Anastomose biliodigestiva

Seccionado o ducto hepático comum ou o colédoco, a boca distal é fechada ou ressecada com a peça. A boca proximal é anastomosada ao jejuno geralmente em técnica terminolateral. A boca distal do jejuno seccionada é implantada no jejuno, em Y de Roux, com uma anastomose terminolateral ou laterolateral (**FIG. 1.13**).

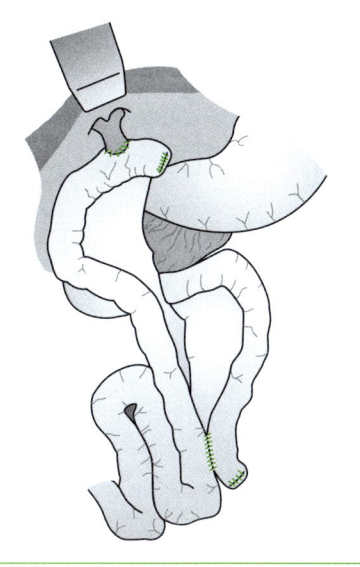

FIGURA 1.13 Anastomose biliodigestiva em Y de Roux.
Fonte: Adaptada de Guilherme S. Mazzini.

Duodenopancreatectomia

Na duodenopancreatectomia são ressecados estômago distal, duodeno, 10 cm iniciais do jejuno, via biliar distal e cabeça do pâncreas. O ducto de Wirsung é anastomosado ao jejuno (**FIG. 1.14**), assim como a via biliar, realizando-se então a anastomose gastrojejunal. A anastomose de Braun, quando realizada, impede a passagem do suco pancreático e biliar pela anastomose gastrojejunal (**FIG. 1.15**).

Como alternativa, quando possível, pode-se preservar o piloro. Portanto, são ressecadas a segunda porção duodenal até os 10 cm do jejuno, a cabeça pancreática e a via biliar distal. É realizada anastomose do ducto de Wirsung, da via biliar e da primeira porção do duodeno com o jejuno, portanto, com preservação do piloro (**FIG. 1.16**).

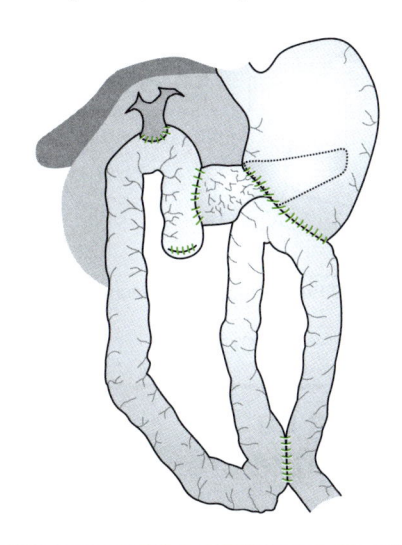

FIGURA 1.15 Reconstrução do trânsito pós-duodenopancreatectomia.
Fonte: Adaptada de Guilherme S. Mazzini.

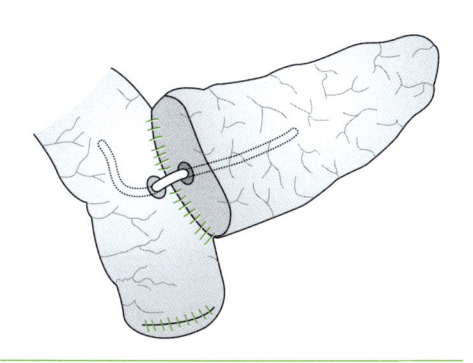

FIGURA 1.14 Anastomose entre ducto de Wirsung e jejuno (ou anastomose ductomucosa), com colocação de cateter transanastomótico.
Fonte: Adaptada de Guilherme S. Mazzini.

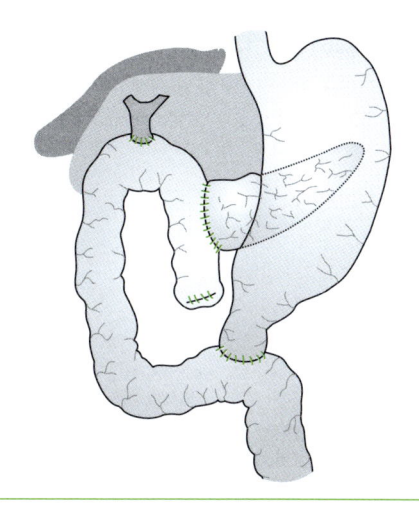

FIGURA 1.16 Reconstrução do trânsito pós-duodenopancreatectomia com preservação do piloro.
Fonte: Adaptada de Guilherme S. Mazzini.

Pancreatectomia central

O corpo do pâncreas é ressecado, e o ducto de Wirsung da cauda remanescente do pâncreas é anastomosado ao jejuno. O ducto de Wirsung da cabeça do pâncreas deve ser suturado (**FIG. 1.17**).

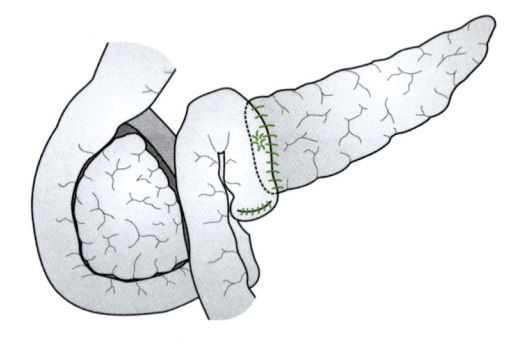

FIGURA 1.17 Reconstrução pós-pancreatectomia central.
Fonte: Adaptada de Guilherme S. Mazzini.

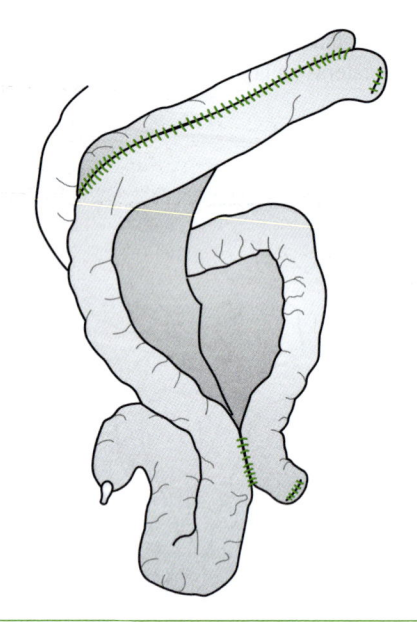

FIGURA 1.18 Anastomose pancreatojejunal (cirurgia de Partington-Rochelle).
Fonte: Adaptada de Guilherme S. Mazzini.

Cirurgia na pancreatite crônica

Na pancreatite crônica, o ducto de Wirsung com dilatações, estenoses e cálculos é aberto o mais amplo possível, longitudinalmente. A alça do jejuno, em Y de Roux, é aberta e anastomosada com o ducto de Wirsung em toda a sua extensão (**FIG. 1.18**).

Aplicações da cirurgia robótica

Leandro Totti Cavazzola

Conceitos

A origem do termo "robô" é um tanto quanto controversa, mas a maior parte das fontes cita a palavra tcheca *robota*, cujo significado é "trabalho forçado". O primeiro relato de sua utilização remonta a uma peça de 1921, de um dramaturgo checo chamado Karel Čapek, na qual um autômato com forma humana era capaz de substituí-lo em todas as suas tarefas.

Segundo definido pelo Robotics Institute of America, em 1979, o robô é um manipulador reprogramável e multifuncional, projetado para mover materiais, peças, ferramentas ou dispositivos especializados por meio de vários movimentos programados para o desempenho de uma variedade de tarefas, e pressupõe, na maior parte das vezes, uma atividade autônoma – ou seja, sem interferência do ser humano em sua tomada de decisões.

Breve história do uso de dispositivos robóticos em procedimentos cirúrgicos

Os primeiros relatos do uso de sistemas robóticos em procedimentos cirúrgicos datam da década de 1980, e consistiam na utilização de robôs universais utilizados em outros ramos da indústria (como a automobilística), denominados PUMA® (do inglês *Programmable Universal Machine for Assembly*), adaptados para a realização de biópsias estereotáxicas em pacientes neurocirúrgicos. Utilizados posteriormente em cirurgias de quadril e de joelho, os robôs cirúrgicos primitivos eram uma adaptação de máquinas já utilizadas para outros fins e que podiam realizar tarefas com uma precisão bastante acurada neste tipo de procedimento, com limites ósseos precisos e estabilidade relativa (p. ex., sem variação com a movimentação respiratória).

A evolução para o uso em cirurgia visceral não foi tão simples, tendo em vista os múltiplos empecilhos desses procedimentos, como variações anatômicas decorrentes da mecânica ventilatória e impossibilidade de estabelecer referências anatômicas seguras para sua utilização. Dentro desse contexto, foi fundamental, na década de 1990, a participação do Exército Americano, que tinha como objetivo a realização de cirurgias remotas sem a presença do cirurgião no campo de batalha. Sem dúvida, a pesquisa militar nessa área foi fundamental, e permitiu o desenvolvimento do robô cirúrgico da maneira que se conhece hoje. Mesmo mostrando-se extremamente dispendiosa para a tarefa de cirurgia à distância, os demais benefícios demonstrados com a utilização da cirurgia robótica para a realização de cirurgia visceral (que serão ressaltados a seguir neste capítulo) levaram ao desenvolvimento dessa tecnologia e à sua adoção em larga escala. O primeiro sistema funcional a ser utilizado comercialmente, em 1993, foi uma câmera cirúrgica estável, controlada por voz denominada AESOP® (do inglês *Automated Endoscopic System for Optimal Positioning*), que se mostrou bastante valiosa em procedimentos mais longos, nos quais, por vezes, é difícil manter a concentração e o foco de toda a equipe cirúrgica.

O próximo passo no desenvolvimento de sistemas robóticos para serem utilizados em procedimentos cirúrgicos foi a adição de braços manipulados remotamente para realizar procedimentos minimamente invasivos similares aos laparoscópicos. No fim da década de 1990, surgiu o sistema ZEUS® (da Computer Motion Inc, 1999, mesma fabricante do AESOP®). O conceito de telemanipulação à distância fica comprovado com a realização de um procedimento cirúrgico em 2001, com o paciente em Estrasburgo, na França, com o cirurgião controlando os instrumentos de um prédio em Nova Iorque, nos Estados Unidos.

No fim da década de 1990, a Computer Motion foi extinta após ser adquirida pela Intuitive Surgical, que, então, passa a ter todas as patentes sobre sistemas robóticos, motivo pelo qual ela é atualmente a única empresa produtora de robôs cirúrgicos em larga escala comercialmente disponíveis no mundo. A Intuitive Surgical já desenvolvia tecnologia robótica desde 1997, mas é em 2006, com o da Vinci S®, composto por quatro braços robóticos (um deles exclusivo para a câmera), que ocorre a disseminação dos sistemas pelo mundo. Em 2009, é lançado o sistema da Vinci Si®, com o acréscimo de novas tecnologias como a imagem em altíssima resolução (*full HD*) e melhoras expressivas no console cirúrgico (a ser descrito posteriormente). Este é o sistema atualmente disponível na maioria dos hospitais do mundo inteiro, que vem sendo gradativamente substituído pelo sistema da Vinci Xi®, que foi lançado nos Estados Unidos em 2014 e representa um avanço importante nos sistemas robóticos, pois permite a utilização da câmera em qualquer um de seus quatro braços robóticos, favorecendo determinados passos do procedimento cirúrgico, além de evolução nos sistemas de pinças e de novos dispositivos (seladores de vasos, grampeadores robóticos, entre outros). No Brasil, o início da utilização desse sistema está previsto para o segundo semestre de 2017.

Paralelamente ao desenvolvimento dos sistemas da Intuitive Surgical, diversos outros sistemas têm sido desenvolvidos no mundo todo e deverão estar disponíveis nos próximos anos para uso comercial.

O robô cirurgião

O sistema cirúrgico da Vinci® é composto por três componentes principais: um console ergonômico do cirurgião, um totem de quatro braços cirúrgicos interativos com o paciente (denominado *patient side cart*) e uma torre de vídeo de alta definição que abriga processadores do sistema dedicados (o chamado núcleo central ou *core*).

Os dedos do cirurgião manipulam controles que transferem remotamente às pinças todos os comandos, filtrando pequenos tremores ou movimentos muito bruscos. A visão acontece a partir de dois sistemas ópticos de alta qualidade, que fundem a imagem e a transmitem ao console cirúrgico (**FIG. 2.1**),

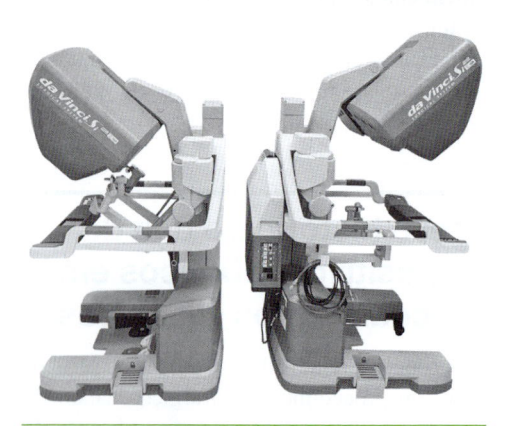

FIGURA 2.1 Console cirúrgico do Sistema Robótico da Vinci Si®. Na imagem observam-se dois consoles que permitem treinamento em tempo real de um cirurgião no console adicional.

resultando em uma visão em três dimensões com altíssima definição (*full HD*). Os detalhes dos tecidos podem ser ampliados com aumento digital sem perder sua definição, aumentando a imagem sem perder espaço para o avanço da óptica e sem perder compreensão na anatomia mais difícil.

As pinças proporcionam sete graus de liberdade para sua movimentação (tecnologia denominada *EndoWrist®*), permitindo movimentos de 360° no seu maior eixo (até 720°, dependendo da configuração) e maior precisão da dissecção, pois os movimentos podem ser escalonados até 5:1 (i.e., um movimento de 5 cm no console cirúrgico pode refletir-se em um movimento de 1 cm no paciente).

O sistema produz cada movimento diretamente guiado pelo cirurgião com níveis redundantes de segurança que impedem movimentos autônomos do braço robótico ou incompatíveis com atitude humana. Este é um ponto importante na tecnologia do "robô-cirurgião". Diferentemente da definição clássica de robô, que pressupõe atividade autônoma, o robô cirúrgico apenas replica movimentos realizados pelo cirurgião de forma mais precisa, possuindo, inclusive, um sensor de presença que irá abolir os movimentos robóticos caso o cirurgião retire sua cabeça do console cirúrgico. Essa diferença é tão importante que alguns autores sugerem o nome telemanipuladores ou unidades escravas (*master/slave unit*), ou, ainda, sistemas de manipulação remota, tendo em vista que nada é realizado se não houver participação direta do cirurgião no console cirúrgico.

Diferentemente da videocirurgia, os braços robóticos movem-se ao redor de um ponto pivotante fixo (centro remoto) na sua entrada da parede abdominal, diminuindo o trauma local (**FIG. 2.2**).

Um monitor na torre de vídeo permite que um tutor ou auxiliar junto ao doente possa desenhar sobre a imagem que aparece no console para o cirurgião, ampliando a comunicação e a troca de ideias pelos membros da equipe.

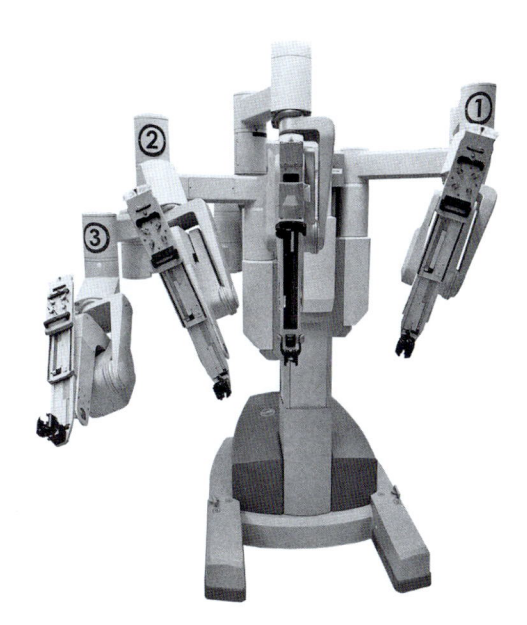

FIGURA 2.2 Carro efetor do Sistema Robótico da Vinci Si® (*Patient Side Cart*). Os números correspondem aos braços manipulados pelo cirurgião.
O braço central que manipula a câmera também é contradolo pelo cirurgião no console.

Existe também a possibilidade de associar um segundo console do cirurgião, como demonstrado na **FIGURA 2.1**. Isso permite que ensino e treinamento possam ser feitos com cirurgiões mais experientes. Na torre central (ou *core*), ocorre a integração das imagens captadas pelas duas câmeras que são enviadas ao console cirúrgico, proporcionando a visão em *full HD* em três dimensões ao cirurgião, com aumento de 10 a 12× em relação à imagem real, conforme a configuração.

O monitor do console do cirurgião pode funcionar como um terminal de computador remoto com várias janelas arranjadas para permitir ver exames de radiologia durante o ato cirúrgico integradas. Monitorização do paciente e visão do sistema de imagem do hospital podem ser disponibilizadas, em tempo real, ao mesmo momento no console do cirurgião, com informações críticas ao alcance imediato durante o procedimento cirúrgico (**FIG. 2.3**).

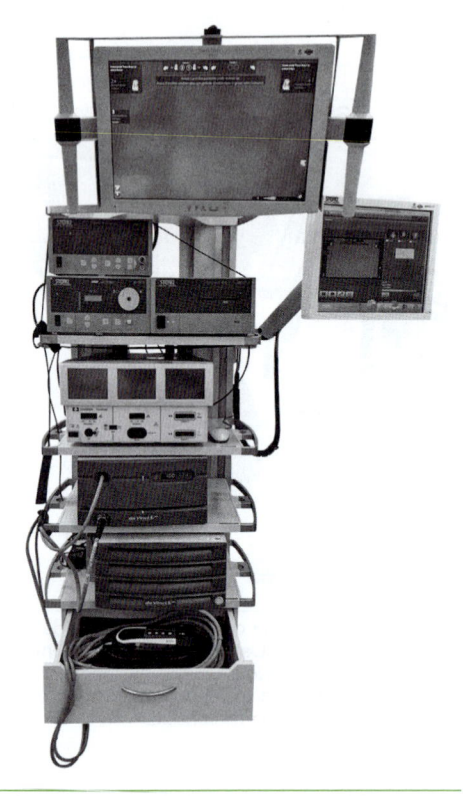

FIGURA 2.3 Central de processamento do Sistema Robótico da Vinci Si® (*core*). Local onde ocorre a integração das imagens captadas pelas duas câmeras que são enviadas ao console cirúrgico.

Aplicações da cirurgia robótica em cirurgia geral e do aparelho digestivo

O sistema cirúrgico robótico já foi utilizado para realização de praticamente todos os procedimentos de cirurgia minimamente invasiva já consagrados em cirurgia geral e do aparelho digestivo. O sistema robótico mostrou ser seguro e eficaz na realização de procedimentos em diversas séries de casos e estudos prospectivos da literatura. A principal questão atual na adoção desses procedimentos, como rotina, esbarra nos custos dos procedimentos que utilizam a tecnologia robótica.

Não existem ensaios clínicos randomizados controlados para a maior parte dos procedimentos em cirurgia geral e do aparelho digestivo. Na maior parte das vezes, os procedimentos robóticos foram associados com melhor ergonomia para o cirurgião, melhor visualização da anatomia, melhor dissecção fina (p. ex., linfadenectomia) – quando necessária – e custos mais elevados.

Nas cirurgias do andar superior do abdome, o sistema robótico está associado a uma taxa significativamente menor de perfuração da mucosa na miotomia de Heller em comparação com a laparoscopia. O sistema robótico parece ser especialmente útil em casos mais complexos, de reoperações de cirurgias para acalásia ou refluxo gastresofágico. Quando analisadas as cirurgias para neoplasia esofágica, o sistema robótico permite dissecções mediastinais mais precisas e linfadenectomias extensas reprodutíveis por um maior número de cirurgiões. O mesmo ocorre em relação às gastrectomias, nas quais as linfadenectomias D2 são realizadas de maneira mais uniforme por grupos heterogêneos de cirurgiões, demonstrando a facilidade proporcionada pelo sistema robótico nesse contexto.

Na cirurgia bariátrica, as vantagens clínicas ainda não foram bem documentadas. No entanto, acredita-se que a robótica reduz a curva de aprendizado do *bypass* gástrico. Em cirurgias revisionais (pacientes já operados e com ganho de peso) e para pacientes denominados super-superobesos (índice de massa corporal [IMC] acima de 50 ou 60, dependendo da literatura), a cirurgia bariátrica robótica tem mostrado ser custo-efetiva quando comparada com a cirurgia laparoscópica, sendo a primeira escolha para esses pacientes em vários serviços no primeiro mundo.

Casuísticas com dados consistentes de pancreatectomias, duodenopancreatectomias totalmente robóticas ou mistas (ressecções laparoscópicas com reconstrução robótica) têm sido relatadas com resultados similares aos procedimentos laparoscópicos, mas demonstrando facilitação no processo de reconstrução quando comparados aos primeiros. Procedimentos complexos, como hepatectomias e reconstruções biliares em lesões complexas, também apresentam bons resultados em serviços de referência, devendo ser mais bem estudados em longo prazo para que se determine o real papel do sistema robótico em seu tratamento.

Uma das áreas em que houve o maior crescimento do uso da tecnologia robótica nos últimos anos é a reconstrução da parede abdominal, notadamente as cirurgias mais complexas de reconstrução. Do ponto de vista prático, o sistema é um facilitador especialmente de partes do procedimento em que é necessária a sutura na parede abdominal anterior, o que é tecnicamente desafiador para o cirurgião na laparoscopia. A experiência publicada tem demonstrado que a utilização do robô em casos complexos permite diminuir a morbidade e o tempo de internação dos pacientes, oferecendo uma alternativa minimamente invasiva que antes não era possível (ou era reservada para poucos cirurgiões, não sendo replicável em larga escala).

O sistema robótico tem mostrado ser um facilitador importante para a utilização de técnicas de acesso único (*single-site surgery*). Apresentada como uma alternativa à cirurgia endoscópica transluminal por orifícios naturais (NOTES, do inglês *natural orifice translumenal endoscopic surgery*; procedimento cirúrgico realizado através de um acesso por um orifício natural do paciente, como a boca, a vagina ou o ânus, utilizando dispositivos especiais), a cirurgia por acesso único consiste na utilização de um orifício cutâneo único (normalmente o umbigo) por onde todos os dispositivos cirúrgicos são inseridos. Pode ser denominada incisão única, quando diversos orifícios na aponeurose são agrupados em um orifício cutâneo único, ou portal único, em que dispositivos especiais com múltiplos portais de acesso permitem a realização de cirurgias sem a necessidade de utilizar outros acessos. Após um entusiasmo inicial com seu uso, no fim da década passada, as limitações inerentes à colisão dos instrumentos inseridos por incisões muito próximas provocaram arrefecimento dessa técnica, pois a segurança dos procedimentos estava comprometida em função, principalmente, de um benefício estético.

A utilização do sistema da Vinci Single Site®, um dispositivo especial para realização de cirurgias por acesso único, tem demonstrado ser tão segura e eficaz quanto a laparoscopia convencional para cirurgias menos complexas como as colecistectomias e as histerectomias. Cirurgias mais complexas, como hérnias ventrais e inguinais e nefrectomias totais e parciais, também têm sido relatadas por esse método. A estabilidade da plataforma robótica, aliada à amplitude de movimentos proporcionada pela configuração desse dispositivo quando comparada ao acesso único não robótico, faz o observador desatento à cirurgia vê-la como se estivesse ocorrendo uma cirurgia laparoscópica multiportal, o que tem recrudescido o interesse nessa técnica desde a implementação do dispositivo da Vinci Single Site®.

O sistema robótico da Vinci Si® também possui, como opcional, uma tecnologia de obtenção de análise de espectros diferentes de luz através de uma óptica especial, que é bastante útil, denominada da Vinci Firefly®. Esse sistema permite, por exemplo, avaliar a perfusão de uma zona de ressecção ou anastomose (o que pode evitar um evento isquêmico tardio e suas complicações), bem como colaborar para a identificação da anatomia da via biliar extra-hepática ou do pedículo renal, dependendo da concentração e do tempo de injeção de fármacos. Também tem sido utilizado como modelo de pesquisa de linfonodo-sentinela em câncer gástrico, utilizando concentrações diferentes de fluoresceína com substâncias que seguem a cadeia ganglionar de uma determinada região.

Notadamente, os sistemas robóticos vieram para dar sua contribuição no campo da cirurgia geral e do aparelho digestivo. Em um futuro não muito distante, a realização de ensaios clínicos bem-conduzidos e o acompanhamento em longo prazo dos pacientes operados por essa nova ferramenta da cirurgia minimamente invasiva definirão o real papel dessa tecnologia no tratamento dos pacientes com afecções do trato digestivo.

Leituras recomendadas

Amaral MVF, Guimarães JR, Paula V, Oliveira FMM, Domene CE, Roll S, et al. Robotic Transversus Abdominis Release (TAR): is it possible to offer minimally invasive surgery for abdominal wall complex defects? Rev Col Bras Cir. 2017;44(2):216-9.

Bosi HR, Guimarães JR, Cavazzola LT. Robotic assisted single site for bilateral inguinal hernia repair. ABCD, Arq Bras Cir Dig. 2016;29(2):109-11.

Buchs NC, Pugin F, Volonté F, Morel P. Reliability of robotic system during general surgical procedures in a university hospital. Am J Surg. 2014;207(1):84-8.

Carbonell AM, Warren JA, Prabhu AS, Ballecer CD, Janczyk RJ, Herrera J, et al. Reducing length of stay using a robotic-assisted approach for retromuscular ventral hernia repair: a comparative analysis from the americas hernia society quality collaborative. Ann Surg. 2017 Mar 27. [Epub ahead of print]

Diana M, Marescaux J. Robotic surgery. Br J Surg. 2015; 102(2):e15-28.

Germain A, Bresler L. Robotic-assisted surgical procedures in visceral and digestive surgery. J Visc Surg. 2011;148(5 Suppl):e40-6.

Hamed OH, Gusani NJ, Kimchi ET, Kavic SM. Minimally invasive surgery in gastrointestinal cancer: benefits, challenges, and solutions for underutilization. JSLS. 2014; 18(4):e2014.00134.

Herron DM, Marohn M; SAGES-MIRA Robotic Surgery Consensus Group. A consensus document on robotic surgery. Surg Endosc. 2008;22(2):313-25.

Jung M, Morel P, Buehler L, Buchs NC, Hagen ME. Robotic general surgery: current practice, evidence, and perspective. Langenbecks Arch Surg. 2015;400(3):283-92.

Jung MK, Hagen ME, Buchs NC, Buehler LH, Morel P. Robotic bariatric surgery: a general review of the current status. Int J Med Robot. 2017 May 23. [Epub ahead of print]

Maeso S, Reza M, Mayol JA, Blasco JA, Guerra M, Andradas E, et al. Efficacy of the Da Vinci surgical system in abdominal surgery compared with that of laparoscopy: a systematic review and meta-analysis. Ann Surg. 2010; 252(2):254-62.

Marescaux J, Leroy J, Gagner M, Rubino F, Mutter D, Vix M, et al. Transatlantic robot-assisted telesurgery. Nature. 2001;413(6854):379-80.

Morelli L, Guadagni S, Di Franco G, Palmeri M, Di Candio G, Mosca F. Da Vinci single site© surgical platform in clinical practice: a systematic review. Int J Med Robot. 2016; 12(4):724-34.

Pugin F, Bucher P, Morel P. History of robotic surgery: from AESOP® and ZEUS® to da Vinci®. J Visc Surg. 2011;148(5 Suppl):e3-8.

Rodríguez-Sanjuán JC, Gómez-Ruiz M, Trugeda-Carrera S, Manuel-Palazuelos C, López-Useros A, Gómez-Fleitas M. Laparoscopic and robot-assisted laparoscopic digestive surgery: present and future directions. World J Gastroenterol. 2016;22(6):1975-2004.

Szold A, Bergamaschi R, Broeders I, Dankelman J, Forgione A, Langø T, et al. European Association of Endoscopic Surgeons (EAES) consensus statement on the use of robotics in general surgery. Surg Endosc. 2015;29(2):253-88.

Tsuda S, Oleynikov D, Gould J, Azagury D, Sandler B, Hutter M, et al. SAGES TAVAC safety and effectiveness analysis: da Vinci® Surgical System (Intuitive Surgical, Sunnyvale, CA). Surg Endosc. 2015;29(10):2873-84.

Sondas e drenos

Oly Campos Corleta
Andre Gorgen

Sondas e drenos são utilizados na prática médica desde a antiguidade. Nas últimas décadas, seu uso passou a ser rotineiro em diversas situações envolvendo pacientes submetidos à cirurgia do aparelho digestivo. Recentemente, protocolos para recuperação pós-operatória otimizada (ERAS, do inglês *enhanced recovery after surgery*) têm indicado benefício em adotar política restritiva para uso de sondas e drenos, reservando-os para indicações específicas e mantendo-os o menor tempo possível. É essencial que o cirurgião conheça os diferentes tipos de sondas e drenos, as indicações de seus usos e seus possíveis efeitos adversos. Neste capítulo, são abordados as sondas e os drenos mais comumente utilizados em cirurgia do aparelho digestivo.

Sondas

Sondas são estruturas tubulares que, introduzidas em um orifício natural ou instaladas cirurgicamente na luz de uma víscera, são utilizadas para os seguintes propósitos:

- Examinar um trajeto ou uma cavidade;
- Obter fluidos para exame ou medida de volume;
- Drenar secreções;
- Administrar alimento ou medicação.

A maioria das sondas utilizadas em cirurgia é fabricada em látex, silicone ou poliuretano. Algumas sondas têm um balão próximo da extremidade. Ao ser inflado, o balão mantém a extremidade da sonda na cavidade e previne ou dificulta a sua remoção acidental.

Sonda nasogástrica

Como sugerido pelo nome, a sonda nasogástrica (SNG) é uma estrutura tubular de polivinil que é introduzida pela narina até que sua extremidade fique posicionada na luz do estômago. O idealizador da SNG foi o médico polonês Abraham Levin; por isso, a sonda é por muitos denominada sonda de Levin (ou Levine) (**FIG 3.1**). Uma variante da via de acesso é a introdução pela cavidade oral (sonda orogástrica). Essa via é muito desagradável para o paciente consciente e, por isso, é restrita ao uso transoperatório, quando há dificuldade ou contraindicação na introdução pela narina.

O emprego mais comum da SNG é a necessidade de drenagem do conteúdo gástrico. Essa drenagem é benéfica em pacientes com obstrução da saída gástrica ou com obstrução intestinal. Nessa indicação, a sonda também tem ação terapêutica. A distensão do intestino proximal ao ponto de obstrução causa ineficiência da peristalse. A drenagem gástrica alivia a distensão, e muitos casos de obstrução intestinal incom-

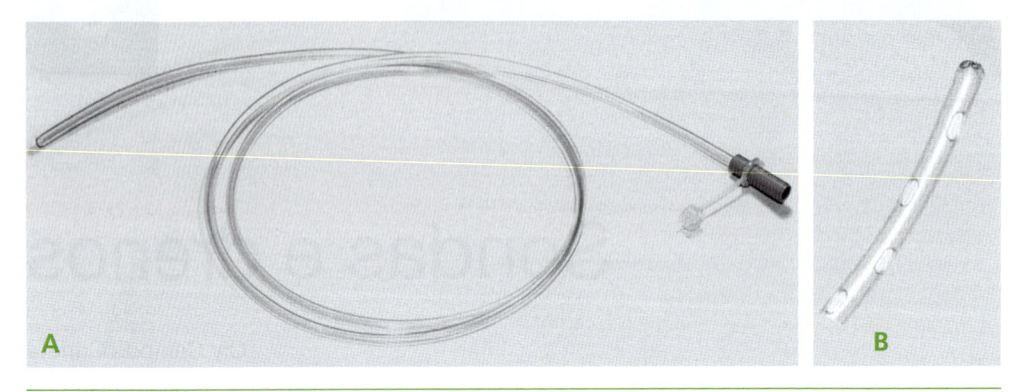

FIGURA 3.1 (A) Sonda Levine. **(B)** Detalhe da sonda Levine.

pletasão resolvidos sem necessidade de intervenção cirúrgica. No paciente com trauma grave, a SNG é empregada como meio diagnóstico de hemorragia digestiva alta, bem como para prevenir a distensão gástrica aguda, que pode ocorrer nesses pacientes. Outra indicação da SNG é a necessidade de aspiração e lavagem do conteúdo gástrico quando há ingestão de substâncias tóxicas. A administração de alimentos e medicações pela SNG é possível, mas atualmente seu uso é restrito, devido ao fato de as sondas posicionadas no jejuno (ver seção Nasoentérica) serem mais bem toleradas e terem menor índice de complicações. O uso de SNG no período pós-operatório de cirurgias sobre o aparelho digestivo, que no passado recente foi rotineiro, não traz benefício para a maioria dos pacientes. Indica-se quando existe previsão de íleo adinâmico prolongado, suturas ou anastomoses do estômago e duodeno realizadas em condições adversas ou após cirurgia para correção de obstrução gástrica ou intestinal.

A instalação da SNG em pacientes conscientes deve ser feita comcabeceira elevada, paciente semissentado e com a cabeça inclinada para a frente. O paciente deve ser informado previamente dos passos do procedimento e da necessidade de sua colaboração. O comprimento de sonda a ser inserido pode ser estimado medindo-se, externamente, com a própria sonda, a distância entre a narina e a asa da orelha e daí até o epigástrio. A narina é lubrificada com gel anestésico e a sonda é introduzida pela narina no sentido anteroposterior. Solicita-se que, ao sentir a extremidade da sonda na faringe, o paciente faça movimentos de deglutição, o que facilita o progresso da sonda. Após atingir o comprimento inserido planejado, deve ser solicitado que o paciente fale algo. Fonação normal significa que não houve intubação da árvore respiratória. Por outro lado, se o paciente tiver tosse e ficar disfônico ao progredir a sonda, esta deve ser imediatamente retirada, pois possivelmente foi introduzida na via aérea. A confirmação do posicionamento adequado da sonda deve ser feita logo após o procedimento. Após injeção rápida de ar pela sonda, deve-se auscultar borborigmo no epigástrio. A drenagem imediata de secreção gástrica, biliosa ou entérica (nos casos de obstrução intestinal), também confirma a posição correta da sonda. Em casos de dúvida, um exame radiológico simples do abdome deve ser realizado. Quando a instalação da sonda for feita durante uma cirurgia abdominal, o posicionamento pode ser aferido por visualização da impressão da sonda na parede gástrica em laparoscopia, ou pela palpação do cirurgião na laparotomia.

As contraindicações à instalação de SNG são suspeita de fratura de base do crânio no traumatizado (olhos de guaxinim, equimose retroauricular, hemotímpano), varizes esofágicas de grande calibre, cirurgia recente do esôfago, estenose esofágica e lesões potencialmente sangrantes da orofaringe.

A SNG predispõe ao refluxo gastrosofágico e, especialmente em pacientes com alteração do nível de consciência, à aspiração brônquica de conteúdo gástrico. Pacientes com SNG instalada, quando no leito, devem manter a cabeceira elevada, como uma das formas de prevenir o refluxo. A instalação da SNG pode causar trauma na mucosa nasofaríngea, posicionamento em árvore respiratória e perfuração de esôfago, principalmente quando há doença neste órgão. O uso prolongado, principalmente na população pediátrica, pode causar necrose da asa do nariz. Em pacientes com fratura de base do crânio, a sonda pode ser introduzida na cavidade craniana. O tempo de uso da SNG deve ser limitado ao mínimo possível e não deve ser maior do que alguns dias.

Sonda de gastrostomia

O procedimento denominado gastrostomia consiste na instalação, através de orifício cirúrgico na parede abdominal, de uma sonda cuja extremidade é posicionada na luz gástrica. As sondas são de curto comprimento e têm dispositivo na extremidade para evitar sua extrusão, mais comumente um balonete (**FIG. 3.1**). A gastrostomia é uma confortável alternativa para alimentação em médio e longo prazo de pacientes que têm dificuldade de ingestão por via oral. Além disso, diferentemente das sondas nasoentéricae de jejunostomia, o alimento injetado pode ter maior densidade, permitindo o uso de dietas artesanais com mais liberdade. A gastrostomia é um procedimento cirúrgico invasivo que pode ser realizado por laparotomia, por videolaparoscopia ou por endoscopia digestiva.

As sondas especialmente fabricadas para gastrostomia têm duas vias para infusão, uma mais calibrosa para alimentação, e outra menos calibrosa para administração de medicações. Uma terceira via serve para injeção de líquido para o enchimento do balonete. Uma modalidade de sonda instalada por endoscopia é conhecida como sonda de gastrostomia tipo *bottom* (**FIG. 3.2**). Essa sonda é de curto comprimento, a extremidade externa fica posicionada junto à pele. A vantagem desse tipo de sonda é que seu curto trajeto externo é mais confortável e evita que pacientes com alteração do estado de consciência tracionem e retirem traumaticamente a sonda.

A complicação mais comum da gastrostomia é o vazamento de conteúdo gástrico ao redor da ostomia. Nesses casos, o enchimento do balonete deve ser verificado e uma moderada tração deve ser mantida. No caso de persistência do vazamento, deve-se tentar fracionar a dieta e administrar fármacos procinéticos. Em pacientes com doença do refluxo gastresofágico e alteração do nível de consciência, pode haver regurgitação e aspiração do conteúdo gástrico. Nos primeiros dias após a instalação da sonda, se a tração da sonda não for mantida ou houver remoção da sonda, pode haver deiscência da fixação da parede gástrica no peritônio parietal e vazamento do líquido injetado e do conteúdo gástrico para a cavidade peritoneal, determinando necessidade de cirurgia. Na instalação realizada por endoscopia, a fixação do estômago não é tão robusta quanto na instalação por cirurgia, e essa compli-

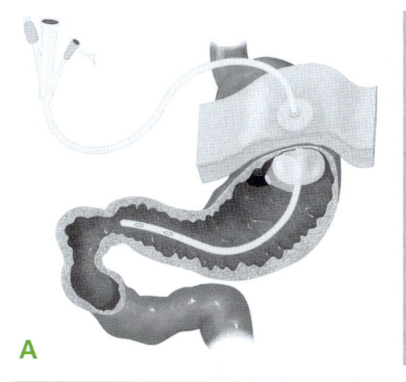

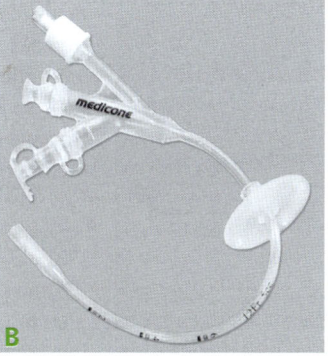

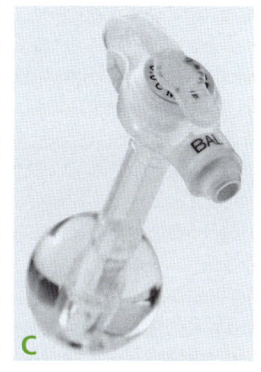

FIGURA 3.2 (A) Representação de gastrostomia. **(B)** Sonda de gastrostomia. **(C)** Sonda de gastrostomia tipo *bottom*.
Fonte: (A) Blamb/shutterstock.com (B) Medicone.[1] (C) Halyard.[2]

cação é mais provável. A gastrostomia não tem prazo fixo de utilização e pode ser a forma definitiva de alimentação.

Sonda nasoentérica

A sonda nasoentérica (SNE) consiste em estrutura tubular longa (50-150 cm), relativamente delgada (diâmetro externo de 4 mm), geralmente de silicone ou poliuretano. Alguns modelos têm um segmento um pouco mais calibroso e pesado na extremidade distal (**FIG. 3.3**). Esse desenho facilita a progressão da sonda pela peristalse, até seu posicionamento desejado, que é o jejuno proximal.

Essa sonda foi descrita na década de 1970 por dois autores, Dobbie e Hoffmeister; por isso é também conhecida como sonda Dobbhoff. Essa sonda, por ser de menor calibre e mais maleável que a SNG, é menos incômoda, causa menor refluxo gastresofágico e menor trauma à pele do nariz e à mucosa faríngea. Portanto, pode ser utilizada por períodos de tempo mais longos que a SNG. A SNE é utilizada para alimentação e administração de medicações em pacientes com dificuldades de ingestão pela via oral. As contraindicações ao seu uso são as mesmas da SNG, com exceção do refluxo gastresofágico. Quando há dificuldade na instalação da sonda por obstáculo mecânico ou quando a sonda não progride até o jejuno, tanto a instalação quanto o posicionamento podem ser feitos com auxílio de endoscopia. A confirmação do posicionamento da sonda sempre deve ser feita por exame radiológico simples do abdome ou pela palpação, quando instalada durante uma laparotomia.

A principal complicação de sua instalação é a introdução na árvore respiratória. Após algumas semanas de uso, a SNE pode causar faringite e erosões da mucosa nasofaríngea. O uso prolongado da SNE predispõe à parotidite infecciosa. A SNE pode ser usada por longos períodos de tempo, mas, se houver trauma na orofaringe ou se o paciente estiver vígil e desconfortável com a sonda, uma via cirúrgica de acesso alimentar deve ser providenciada. Por isso, para muitos pacientes o período de utilização deverá ser limitado a 60 dias.

Sonda de jejunostomia

A sonda de jejunostomia é um tubo de polivinil ou de silicone, com aproximadamente 30 cm, que é inserido na luz do jejuno através de um orifício cirúrgico. A instalação pode ser feita por laparotomia, laparoscopia ou punção percutânea. Por não causar trauma e desconforto na orofaringe, trata-se de boa alternativa ao uso da sonda nasoentérica para alimentação em longo prazo. A sonda de jejunostomia não tem balonete, é fixada por ponto na pele. Quando houver remoção não planejada da sonda após 1 semana de sua instalação, a sonda pode ser reintroduzida. A reintrodução realizada pouco tempo após a instalação cirúrgica, antes que se formem aderências e um trajeto fibroso, pode ter como complicação a colocação em cavidade abdominal. Se isso não for identificado e a alimentação for introduzida, haverá peritonite e necessidade de intervenção cirúrgica.

Sonda retal

É uma sonda de polivinil com aproximadamente 20 cm, introduzida pelo ânus, com extremidade posicionada no reto. Seu uso é bastante limitado. Em casos de pseudo-obstrução intestinal (síndrome de Olgivie), com distensão do reto, a instala-

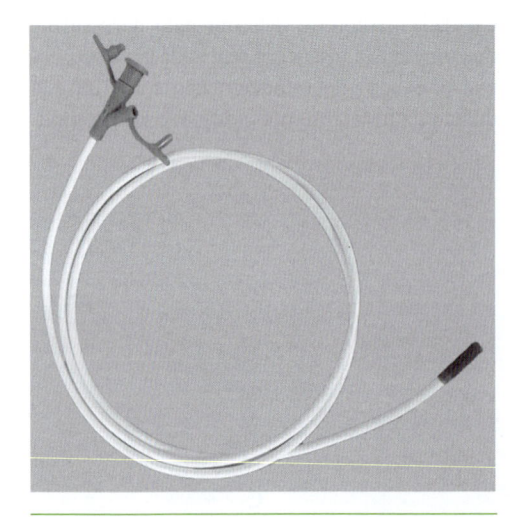

FIGURA 3.3 Sonda nasoentérica com extremidade alargada.
Fonte: Medicone.[1]

ção de sonda retal faz parte de alguns protocolos de tratamento. Também é usada em enema de limpeza e para injeção de contraste radiológico. Outro uso da sonda retal é na "manobra do borracheiro", indicada após anastomoses de um segmento intestinal com o reto. A equipe cirúrgica no campo abdominal preenche a pelve com solução líquida e obstrui o segmento proximal à anastomose. Um membro da equipe injeta ar pela sonda até que seja percebida a distensão do intestino. Borbulhamento no líquido significa vazamento na anastomose.

Sonda Sengstaken-Blakemore

É um tipo especial de sonda nasogástrica, utilizada especificamente para controle de sangramento de varizes esofagogástricas. A sonda é de látex ou de PVC e tem um balão na sua extremidade que a mantém posicionada no estômago eoutro, mais longo,posicionado acima da junção esofagogástrica (**FIG. 3.4**). Este, ao ser inflado, exerce pressão sobre a parede do esôfago e colaba as veias varicosas. Atualmente, tem indicações muito restritas, limitadas a casos em que outros métodos falharam. O tempo de uso deve ser o menor possível, em torno de 12 horas após a cessação da hemorragia, até, no máximo, 72 horas, para evitar necrose da parede esofágica.

Sonda nasobiliar

Tubo de lúmen simples, introduzido pela narina e, com auxílio de endoscopia e controle radiológico, introduzido através da papila duodenal na via biliar. Essa sonda é utilizada para drenagem de bile em casos de obstrução biliar e colangite aguda. Atualmente, a indicação de seu uso compete com a da instalação de prótese biliar interna, um segmento de tubo colocado na via biliar mantido com extremidade no duodeno.

Drenos

Drenos são estruturas tubulares ou laminares que são colocadas através de orifícios criados cirurgicamente e introduzidos no interior de um espaço ou cavidade corporal, para os seguintes propósitos:

- Promover a saída de líquidos ou *debris*;
- Prevenir infecções decorrentes do acúmulo de secreções normais ou patológicas;
- Manter um trajeto permeável entre cavidades e o meio externo.

Os materiais mais utilizados na fabricação de drenos são o látex, o polietileno e o silicone. O mecanismo de ação comum aos drenos tubulares é a diferença de pressão entre a cavidade

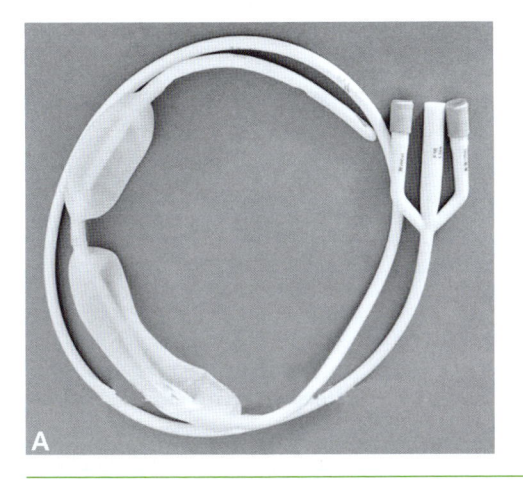

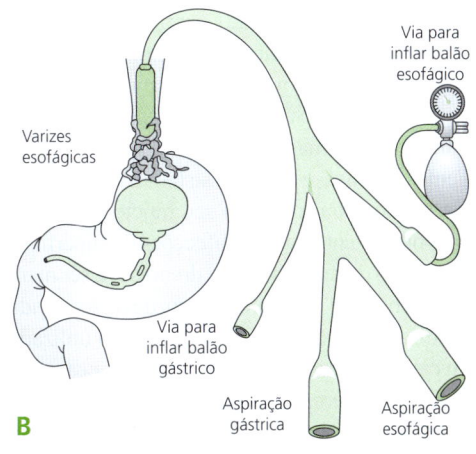

FIGURA 3.4 Sonda de Sengstaken-Blackmore para tamponamento de sangramento de varizes esofágicas.
Fonte: Cristian.[3]

e o exterior. Essa diferença pode ser obtida por gravitação, mecanismo conhecido como sifonagem, ou pelo acoplamento do dreno a sistemas de sucção. Os drenos laminares funcionam por embebimento e capilaridade. Esse mecanismo advém da propriedade que os líquidos apresentam de deslocar-se ao longo de superfícies porosas ou tubos capilares, mesmo contra a gravidade. Os principais drenos utilizados em cirurgia do aparelho digestivo são apresentados a seguir.

Dreno de Penrose

Esse dreno consiste em uma estrutura de látex em formato de tubo, que permanece colabado devido à sua delgada parede; por isso, é considerado um dreno laminar. Seu idealizador foi o ginecologista norte-americano Charles Bingham Penrose (1862-1925). Está disponível em diferentes larguras, mais comumente de 1, 2 ou 3 cm, denominados, respectivamente, Penrose 1, 2 ou 3.

Esse dreno tem, genericamente, duas principais indicações: a manutenção de um orifício de drenagem, como no caso da drenagem de abscessos; e a prevenção do acúmulo de secreções que não têm componente sólido e não coagulam, como a bile e a urina. As incisões e orifícios na parede abdominal são suficientemente largos para acomodar o dreno sem estreitá-lo, geralmente trajetos que permitem a passagem de 1 ou 2 dedos. Uma importante propriedade do dreno de Penrose é sua maciez, o que permite seu contato prolongado com vísceras com mínimo risco de erosão destas. Suas desvantagens são: (a) não é um bom sistema para drenar e indicar sangramentos internos, e (b) é um sistema de drenagem aberta, o que transforma o seu trajeto em potencial porta de entrada para infecções da superfície. O curativo do orifício com o dreno deve ser mantido fechado, e um antisséptico deve ser usado nas trocas. O dreno de Penrose, quando utilizado em cavidades corporais, deve ter um mecanismo de fixação externa, para prevenir sua intrusão indesejada, o que geralmente demanda reoperação. Frequentemente, essa fixação é feita com ponto cirúrgico. O mecanismo de capilaridade do dreno pode ficar diminuído pelo acúmulo de coágulos de fibrina em torno do dreno. Por isso, recomenda-se que ele seja mobilizado alguns centímetros periodicamente no pós-operatório. Como o látex induz reação inflamatória, acredita-se que um trajeto seja formado a partir de 3 dias da instalação do dreno. Para orientação de vazamentos de suturas do sistema biliar ou urológico, frequentemente o dreno é mantido por períodos maiores de tempo.

Drenos tubulares de sistema fechado

Um sistema de drenagem com recipiente coletor que não está aberto ao ambiente é considerado fechado. Dois drenos desse tipo são atualmente muito utilizados: o dreno Jackson-Pratt (da Allegiance Healthcare) e o dreno Blake (da Ethicon).

O dreno Jackson-Pratt, que foi descrito por dois neurocirurgiões, Frederick E. Jackson e Richard A. Pratt, em 1972, consiste em estrutura tubular achatada, com múltiplos furos e pilar interno que previne o seu colapso (**FIG. 3.5**).

O dreno Blake, qur foi idealizado por Larry W. Blake e patenteado em 1983, consiste em um tubo cilíndrico redondo ou achatado, de silicone, que tem colunas em cruz no centro e quatro canais laterais na periferia, entre cada uma das colunas internas. Essa estrutura propicia proteção contra o colabamento (**FIG. 3.6**).

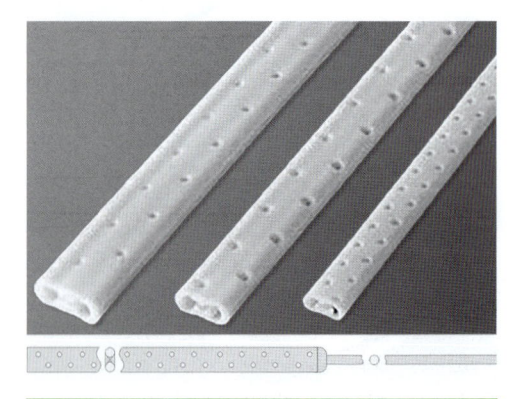

FIGURA 3.5 Dreno tipo Jackson-Pratt.
Fonte: Ucomfor.[4]

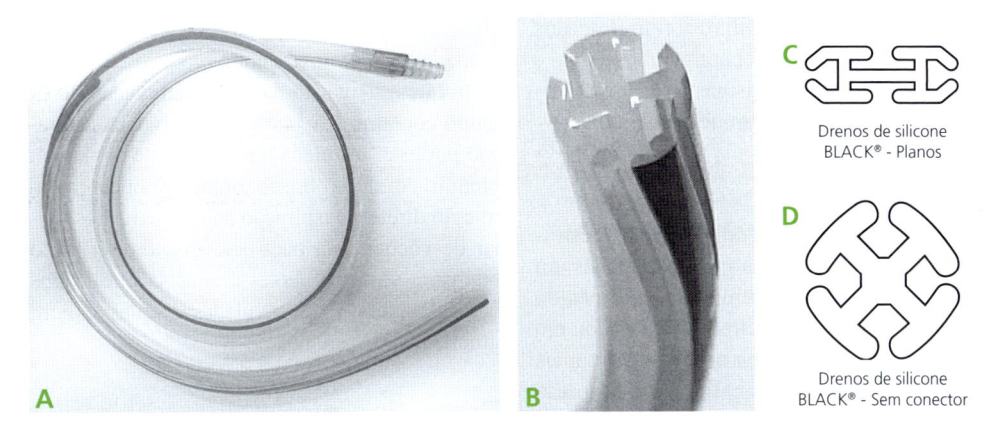

FIGURA 3.6 (A-B) Dreno tipo Blake. (C-D) Representação de cortes transversais da extremidade de dreno tipo Blake.

Ambos são conectados a dispositivos coletores formadores de vácuo, o que torna o dreno aspirativo. Além do mecanismo de aspiração, a conformação desses drenos induz drenagem por capilaridade. Os recipientes acoplados a esses drenos permitem a mensuração do volume de drenagem. Além disso, sendo um sistema fechado, dosagens bioquímicas (amilase ou bilirrubina, p. ex.) têm maior fidedignidade. São drenos macios, maleáveis e, por isso, têm baixo risco de erosão de vísceras, uma potencial complicação de drenos tubulares. Esses drenos representam boas alternativas para drenagem de abscessos, secreções digestivas e sangue da cavidade abdominal. São alternativas utilizadas em cirurgias biliar, pancreática, hepática e intestinal. Comparados com os drenos de estrutura mais simples, como a dos drenos cilíndricos de múltiplos orifícios (drenos pleurais, p. ex.), esses drenos têm a vantagem de ter menor probabilidade de sofrer obstrução de todas as suas entradas, mesmo com a instalação do vácuo.

Dreno de Kehr ou em T

É um dreno tubular de látex ou silicone, maleável, que tem uma bifurcação de ângulo reto na sua extremidade. Foi idealizado pelo cirurgião alemão Johanes Otto Kehr (1862-1896). É muito utilizado para drenagem da via biliar, em que a conformação em T permite o fluxo de bile através do canal transverso do dreno, enquanto a parede externa do dreno molda a área suturada da via biliar. Considerado de uso mandatório após coledocotomia no passado, atualmente o uso do dreno em T é seletivo. Quando a sutura da via biliar é realizada em boas condições técnicas, o dreno em T pode ser desnecessário.

A drenagem de bile ocorre por gravidade: após o preenchimento do dreno, a coluna líquida, ficando abaixo da altura da drenagem, exerce suave aspiração do conteúdo, mecanismo conhecido em mecânica como sifonagem. Quando possível, a porção longa do dreno deve ser passada pelo coto do ducto cístico, caso contrário será pela própria incisão da via biliar. Quando a drenagem de bile para o duodeno for ou tornar-se normal, há tendência de diminuir a drenagem pelo dreno. O dreno pode ser usado para fazer colangiografia. Nesse exame, sendo verificadas integridade da via biliar, boa drenagem e ausência de vazamentos, o dreno pode ser ocluído e assim mantido. A retirada precoce do dreno pode causar extravasamento de bile para a cavidade peritoneal, o coleperitônio. A estrutura de látex ou de borracha de silicone do dreno induz reação inflamatória e fibrosante ao seu redor, o que, depois de algum tempo, em geral 3 semanas, torna impermeável o trajeto entre a via biliar e a pele. Após esse período, o dreno pode ser removido na maioria dos casos. O deslocamento acidental com coleperitônio ou obstrução biliar por mau posicionamento são as principais complicações do dreno de Kehr.

Além do uso na via biliar, foram descritos usos do dreno de Kehr para jejunostomia e para tratamento de fístulas gástricas e esofágicas e de hematomas de parede duodenal.

Dreno tipo *sump*

O dreno tipo *sump* é um conjunto de três estruturas tubulares cilíndricas multiperfuradas em um segmento de sua extremidade. É fornecido em monobloco, em modelos industriais ou em junção de três drenos, nos modelos artesanais (**FIG. 3.7**). O dreno mais calibroso é utilizado para aspiração. Outro é utilizado para entrada de ar, um "respiro", que previne a aderência dos tecidos adjacentes aos orifícios do dreno de aspiração. O terceiro dreno é utilizado para instilação de solução salina ou para realizar irrigação contínua ou intermitente da área drenada. Em geral, o modelo artesanal é feito com um dreno torácico e duas sondas plásticas (SNG ou aspiração traqueal), os três envoltos por um dreno de Penrose. A sonda usada para entrada de ar deve ser mantida com a extremidade externa aberta, envolta por compressa de gaze, fixa em altura superior à da região drenada, em geral em um suporte de frascos de fluidos. Modelos industriais já vêm com filtro de ar nessa via.

Quando uma cavidade de abscesso tem suas paredes parcialmente desfeitas na intervenção cirúrgica, a lavagem contínua pela via de irrigação deve ser iniciada somente 48 horas após a cirurgia. Supõe-se que, após esse período, a área drenada esteja novamente bloqueada, o que evita que a irrigação cause disseminação de líquido contaminado na cavidade livre. A aspiração pode ser instalada em sistema de drenagem pleural, em duplo frasco, o que previne a transmissão direta da aspiração pelo sistema hospitalar de vácuo, que, para esse objetivo, é muito intensa e variável. Esses drenos são utilizados para tratamento de cavidades amplas e com grande quantidade de *debris*.

Dreno tipo *pigtail*

É uma estrutura tubular de Teflon® ou poliuretano, com orifícios em segmento de sua extremidade, com calibre mais delgado do que o dos drenos antes apresentados. Esse dreno é instalado por via percutânea, em procedimento orientado por tomografia computadorizada ou por ultrassonografia. Após a extremidade ser posicionada no interior da cavidade líquida a ser drenada, o guia rígido que auxilia a introdução é retirado. Por ser moldado com extremidade em círculo, o dreno sem o guia volta a ter esta conformação (**FIG. 3.8**). Alguns modelos são munidos de um fio que une a ponta do dreno a um ponto mais proximal da sua parede. Quando tracionado e fixado, o fio mantém formato de círculo na extremidade do dreno. Esse formato previne a saída não desejada da extremidade do dreno do interior da cavidade. Essa drenagem, frequentemente feita sob anestesia

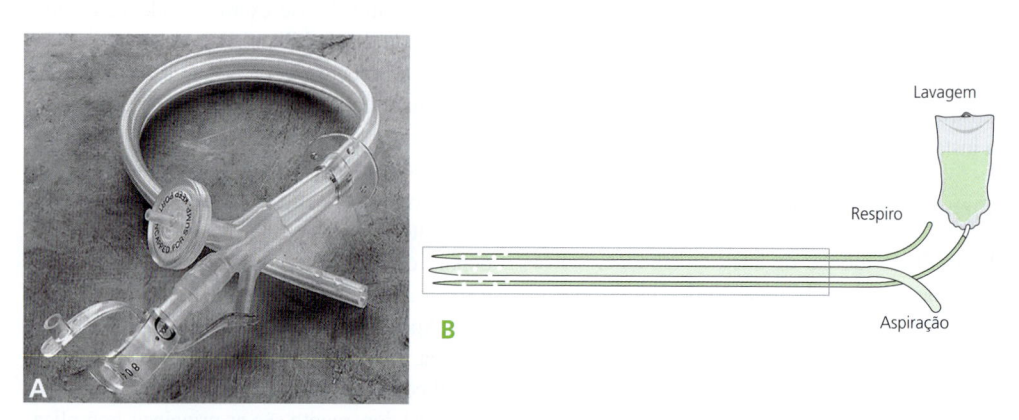

FIGURA 3.7 Drenos tipo *sump*. **(A)** Industrial. **(B)** Artesanal.
Fonte: (A) Amazon.[5] (B) Montagem dos autores.

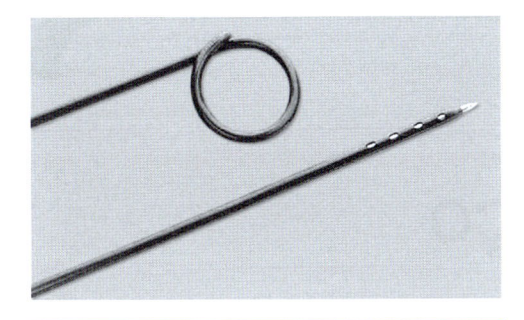

FIGURA 3.8 Dreno tipo *pigtail*, demonstrado com e sem o guia de inserção.
Fonte: Medical EXPO.[6]

local, tem bons resultados para a resolução de coleções líquidas pouco densas, como linfoceles e abscessos recentes.

Esse dreno não é adequado para drenagem de coleções de conteúdo espesso ou com *debris* sólidos, pois seu delgado diâmetro interno predispõe à obstrução. Nos casos de abscessos, devem ser feitas irrigação e aspiração intermitentes de solução salina, para prevenir a obstrução e potencializar a extração da secreção purulenta. Esse dreno também pode ser utilizado para drenagem percutânea da via biliar. Para isso, o sistema biliar é puncionado através da pele, e o dreno é avançado até a luz duodenal, onde a ponta do dreno ficará enrolada após a retirada da guia.

A complicação mais frequente associada ao uso desse dreno é a sua oclusão e a consequente necessidade de novo procedimento de drenagem. Complicações mais graves geralmente estão relacionadas com lesões durante o procedimento de instalação – as mais frequentes são vasculares e intestinais.

Referências

1. Medicone [Internet]. Produtos: alimentação enteral. Cachoeirinha: Medicone; [2017 ; capturado em 18 maio 2017]. Disponível em: http://www.medicone.com.br/sonda-alimentacao-enteral
2. Halyard [Internet]. Low-Profile G Tubes: MIC-KEY* G Feeding Tube. Alpharetta (GA): HLY; c2016 [capturado em 18 maio 2017]. Disponível em: https://products.halyardhealth.com/digestive-health/enteral-g-tubes/low-profile-g-feeding-tubes/mic-key-g-feeding-tube.html
3. Cristian. Recapitulare examen (2) – Sonde si catetere. 17 jul 2015 [capturado em 18 maio 2017]. In: Lungul drum pana departe [Internet]. Wordpress.com; 2012. Disponível em: https://lunguldrumpanadeparte.wordpress.com/2015/07/17/sonde-si-catetere/
4. Ucomfor [Internet]. Silicone Jackson Pratt flat wound drain. Changshu City; c2008-2020 [capturado em 18 maio 2017]. Disponível em: http://www.disposable-med.com/Silicone-Jackson-pratt-Flat-Wound-Drain-6.html
5. Amazon [Internet]. Bard Medical: Drain Sump 17mm Dia 15 (5/case). Seattle (WA): Amazon.com; c1996-2017 [capturado em 18 maio 2017]. Disponível em: https://www.amazon.com/Drain-Sump-17mm-Dia-case/dp/B001CD36BE
6. Medical EXPO [Internet]. COOK Medical: Cateter para drenagem pleural / torácico / lúmen simples. Virtual EXPO Group: Marseille; c2017 [capturado em 18 maio 2017]. Disponível em: http://www.medicalexpo.com/pt/prod/cook-medical/product-78422-532201.html

Leituras recomendadas

Cesaretti UR, Saad SS. Drenos laminares e tubulares em cirurgia abdominal: fundamentos básicos e assistência. Acta Paul Enferm. 2002;15(3):97-106.

Feldheiser A, Aziz O, Baldini G, Cox BP, Fearon KC, Feldman LS, et al. Enhanced Recovery After Surgery (ERAS) for gastrointestinal surgery, part 2: consensus statement for anaesthesia practice. Acta Anaesthesiol Scand. 2016;60(3): 289-334.

Gurusamy KS, Koti R, Davidson BR. T-tube drainage versus primary closure after laparoscopic common bile duct exploration. Cochrane Database Syst Rev. 2013;(6):CD005641.

Meyerson JM. A brief history of two common surgical drains. Ann Plast Surg. 2016;77(1):4-5.

Skandalakis LJ, Skandalakis JE, Skandalakis PN. Extrahepatic biliary tract. In: Skandalakis LJ, Skandalakis JE, Skandalakis PN, editors. Surgical Anatomy and Technique. 3rd ed. New York: Springer: 2009. p. 533-72.

Cirurgia do baço

Vinicius von Diemen
Eduardo Neubarth Trindade
Márcia Vaz
Manoel R. M. Trindade

As indicações mais comuns para esplenectomia eletiva são púrpura trombocitopênica idiopática (PTI), púrpura trombocitopênica trombótica (PTT), esferocitose hereditária e anemia hemolítica autoimune. A cirurgia também está indicada, embora com menor frequência, para o tratamento de cistos esplênicos, tumores, linfomas, leucemias e outras doenças. A melhor resposta clínica com a esplenectomia ocorre no tratamento da PTI, quando se atinge remissão da doença em cerca 80% dos casos. A PTI é a responsável pela indicação de 44 a 76% das esplenectomias. A indicação de cirurgia nas doenças hematológicas ocorre devido a falhas no tratamento clínico.

O baço é um órgão do sistema linfático que participa da defesa contra infecções por microrganismos por meio de detecção e filtração de células alteradas na sua estrutura. A asplenia – ausência congênita do baço ou sua retirada cirúrgica – está associada a um aumento da ocorrência de sepse fatal ou muito grave, causada por bactérias encapsuladas. Recentemente foram reconhecidas funções do baço além da imunidade, e a ausência desse órgão parece ser um fator de risco para complicações vasculares, como trombose e hipertensão pulmonar, devido à alteração gerada na coagulação e na resposta inflamatória. Além disso, a substância vermelha do baço facilita a fagocitose de eritrócitos infectados com parasitas, como a babesiose e a malária; portanto, pacientes asplênicos apresentam essas doenças com maiores gravidade e mortalidade.[1]

A incidência de sepse pós-esplenectomia é baixa: atinge cerca de 3% dos pacientes esplenectomizados, com risco maior em crianças do que em adultos. A mortalidade dessa sepse é extremamente elevada, chegando a cerca de 40 a 50%. A sepse é responsável pela morte de cerca de 2% das crianças submetidas à esplenectomia. O risco de infecção é maior dentro de 2 anos após a cirurgia, mas um terço de todas as infecções ocorrem após 5 anos da cirurgia. Sabe-se que esse risco permanece por toda a vida.

Os principais microrganismos envolvidos são *Streptococcus pneumoniae*, *Haemophilus influenzae* (tipo B) e *Neisseria meningitidis*. A vacina contra esses microrganismos deve ser dada pelo menos 15 dias previamente à cirurgia. Em caso de esplenectomia de urgência, recomenda-se aplicar a vacina após o trigésimo dia de pós-operatório.[2,3] Está indicada a realização de profilaxia antimicrobiana com cefazolina (ou clindamicina, se houver alergia a cefalosporinas) imediatamente antes da cirurgia. Alguns autores recomendam manter profilaxia, no pós-operatório, com penicilina oral (ou eritromicina em caso de alergia a betalactâmicos) por 2 anos para adultos e 5 anos para crianças. A conduta preconizada e utilizada pelos autores no Serviço de Cirurgia Digestiva do Hospital de

Clínicas de Porto Alegre é cefazolina no pré-operatório imediato e sua manutenção por 24 horas. Além disso, todos os pacientes são orientados a procurar um serviço de emergência no surgimento dos primeiros sinais e sintomas de infecção, sempre informando ao médico a ausência do baço.

A forma de abordagem cirúrgica do baço – por via laparotômica ou videolaparoscópica – ainda tem sido debatida nos últimos anos, com vantagens para a última. Estudos recentes confirmaram resultados anteriores ao concluírem que a esplenectomia por videolaparoscopia, embora com maior tempo operatório, tem menores índices de complicações (pulmonares, de ferida operatória e de infecção) e menor tempo de internação hospitalar. Portanto, a indicação desse procedimento por videolaparoscopia consolidou-se como a técnica de escolha na grande maioria dos casos. O interesse das pesquisas atuais está focado na utilização dos novos recursos em cirurgia minimamente invasiva, como a cirurgia por portal único e a robótica. O principal limitador da videolaparoscopia continua sendo a esplenomegalia (tamanho do baço acima de 15-20 cm); no entanto, essa não é considerada uma contraindicação à laparoscopia, apesar de estudos demonstrarem aumento das taxas de sangramento e de tempo operatório, e conversão para cirurgia aberta nessas circunstâncias. Nesses casos, muitos autores indicam a utilização de um portal maior, que permita a introdução da mão do cirurgião na cavidade abdominal sem perder o pneumoperitôneo (hand-assisted). Apesar da falta de estudos conclusivos, existe uma tendência de utilização da plataforma robótica para cirurgias mais difíceis, como em casos de esplenectomia parcial, esplenomegalia e pacientes com índice de massa corporal acima de 35 kg/m².[1-3]

Na avaliação pré-operatória, todos os pacientes devem passar por ultrassonografia (US) para determinar o tamanho e o volume do baço. A tomografia computadorizada (TC) tem sido dispensada como exame necessário prévio à esplenectomia, pois publicações recentes demonstraram que sua sensibilidade e especificidade na detecção de baço acessório são de 60 e 95,6%, respectivamente; por meio da laparoscopia, são de 93,3 e 100%, respectivamente.[4] No planejamento cirúrgico de pacientes com contagem de plaquetas inferior a 20.000/dL, o hematologista pode administrar corticosteroides e/ou imunoglobulina para aumentar o número de plaquetas e diminuir o risco de sangramento. No transoperatório, se não houver sangramento, devem-se transfundir plaquetas somente após ligadura da artéria esplênica.

Abscesso esplênico

Apesar de o abscesso esplênico ser incomum, sua frequência parece estar aumentando nos últimos anos, acompanhando o crescente uso de exames de imagem. Também está relacionado aos quadros de imunodepressão, como síndrome da imunodeficiência adquirida (Aids), tratamento quimioterápico e transplantes. Sua etiologia mais comum é disseminação por via hematogênica que, na maioria dos casos, ocorre devido à endocardite bacteriana, seguida por infecção do trato urinário e sepse abdominal (**FIG. 4.1**). Também ocorre em pacientes com hemoglobinopatias que, ao desenvolverem microinfartos esplênicos, ficam presdispostos à formação de abscessos. O diagnóstico é difícil e depende de alta suspeição clínica, principalmente nos pacientes imunossuprimidos. As lesões são, geralmente, anecoicas ou hipoecoicas, com parede irregular, podendo ter conteúdo ecogênico no seu interior.

A TC é superior à US para o diagnóstico de abscesso esplênico, evidenciando lesões de baixa densidade com captação periférica após administração de contraste endovenoso. O desfecho é fatal se a condição não for tratada. No passado, utilizava-se a esplenotomia para tratamento. Atualmente, o tratamento mais aceito é a esplenectomia total com antibioticoterapia, de acordo com o microrganismo isolado, por 10 a 14 dias. Alguns casos selecionados e muito favoráveis podem ser inicialmente manejados com drenagem percutânea e antibioticoterapia, deixando a esplenectomia para o

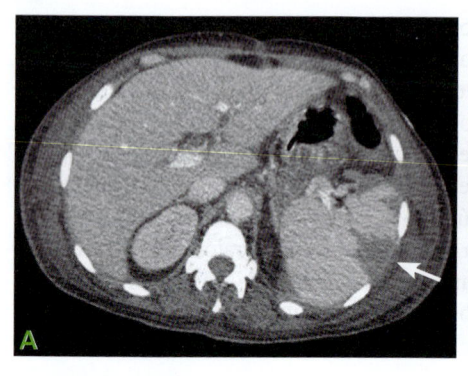

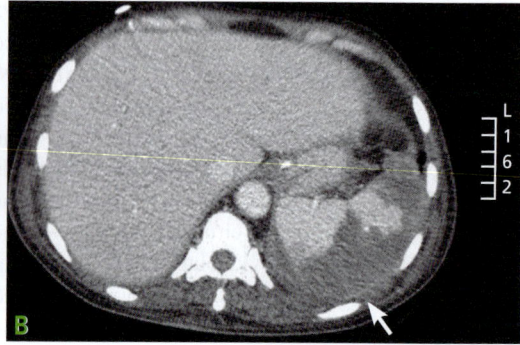

FIGURA 4.1 Abscesso esplênico em paciente com endocardite bacteriana com disseminação hemática de êmbolos sépticos. **(A)** Pequena área (*seta*) hipodensa. **(B)** Evolução da pequena área hipodensa para abscesso hepático (*seta*).

caso de falha do tratamento. Tratamento medicamentoso único só é apropriado, inicialmente, para abscessos fúngicos.[5]

Tumores benignos e cistos esplênicos

Os hemangiomas são os tumores benignos mais comuns do baço, normalmente assintomáticos e incidentais. A maioria é menor que 2 cm de diâmetro e solitário, mas podem ocorrer casos múltiplos ou associados a hemangiomas em outros órgãos.[6]

O número de cistos esplênicos diagnosticados tem aumentado nos últimos anos, principalmente devido à crescente utilização de exames de imagem como US, TC e ressonância magnética (RM). Também tem aumentado o aparecimento de pseudocistos esplênicos, o que se acredita ser decorrente dos novos tratamentos conservadores em caso de lesões esplênicas traumáticas e cirurgias de esplenectomia parcial.

Os cistos podem ser primários ou secundários. Os primários, por sua vez, podem ter origem parasitária (cistos hidáticos – infecção por *Taenia Echinococcus*) **(FIG. 4.2)** e não parasitária. Esses últimos podem ser congênitos (90% são epidermoides, cerca de 10% são dermoides, e os endodermoides são raros) ou neoplásicos. Os secundários, mais comumente, são pós-traumáticos e decorrem do processo de reabsorção de hematomas, mas também podem advir de infartos ou infecções no baço. Sintomas vagos de saciedade precoce, náusea, vômito, flatulência, dor epigástrica e perda de peso ocorrem em mais de 70% dos pacientes com cistos; em mais da metade dos pacientes assintomáticos, os cistos são palpáveis ao exame físico.

Durante a investigação diagnóstica, deve-se ter cautela ao pensar em puncionar um cisto esplênico, principalmente em doentes oriundos de áreas endêmicas de hidatidose, como no caso do Rio Grande do Sul. Do contrário, poderá ocorrer choque anafilático. Além disso, em caso de suspeita de malignidade, existe o risco teórico de disseminação ou implante de células malignas no trajeto peritoneal.

Apesar de não haver consenso a respeito do tratamento dos cistos esplênicos, a maioria dos autores considera que os cistos maiores de 5 cm

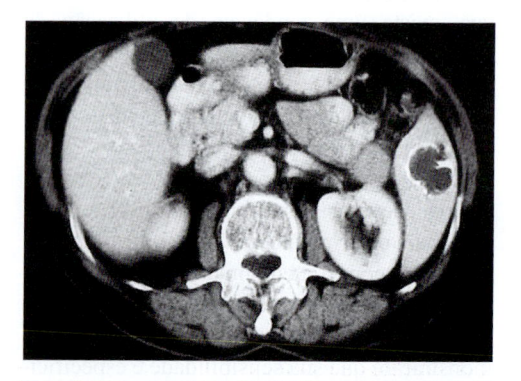

FIGURA 4.2 Cisto hidático esplênico.

ou sintomáticos devem ser operados. Os parasitários devem receber tratamento medicamentoso seguido por cirurgia. Os cistos não parasitários menores que 5 cm podem ser acompanhados por US e operados se apresentarem progressão ou tornarem-se sintomáticos.[7]

Tumores malignos

Lesões malignas no baço são incomuns, e tumores primários são extremamente raros.

O linfoma é a neoplasia esplênica mais comum, mas normalmente representa uma manifestação de linfoma sistêmico. A esplenectomia em pacientes com linfoma está indicada em três situações: pancitopenia refratária ao tratamento clínico, estadiamento do linfoma, e realização de diagnóstico do linfoma.

Metástases para o baço são frequentemente assintomáticas e ocorrem em estágio avançado da doença. Os sítios primários mais comuns são melanoma e carcinomas de pulmão, mama e ovário.[6]

Hemangiossarcoma é o tumor primário maligno mais comum do baço, mas é extremamente raro: representa somente de 1 a 2% de todos os sarcomas de partes moles. Porém, é altamente agressivo e apresenta pobre prognóstico.[3,6]

Uma revisão sistemática aceita para publicação em novembro de 2016 demonstrou que a radioterapia esplênica pode ser uma opção de tratamento para esplenomegalia sintomática secundária ao câncer.[8]

Técnica cirúrgica por videolaparoscopia

A esplenectomia videolaparoscópica pode ser realizada colocando-se o paciente em posição lateral, semilateral ou anterior. Nos últimos estudos, há uma tendência à maior utilização da posição anterior. Essa é a técnica que os autores utilizam rotineiramente e que será descrita a seguir. É importante salientar que, independentemente da técnica escolhida, deve-se sempre realizar a pesquisa por baços acessórios.

Abordagem anterior

Após anestesia geral, é colocado um coxim na região dorsal esquerda do paciente estendendo-se desde a escápula até a pelve, causando uma elevação de cerca de 20 a 30 graus no eixo horizontal. O paciente deve ser fixado à mesa cirúrgica para permitir alterações da inclinação lateral durante o procedimento. Realiza-se então o pneumoperitôneo com agulha de Verres até 15 mmHg junto à cicatriz umbilical e coloca-se o portal umbilical. Insere-se a óptica de 30 graus e, após a revisão do sítio de punção e da cavidade abdominal, colocam-se mais quatro portais: um junto ao apêndice xifoide; outro no ponto médio entre o xifoide e a cicatriz umbilical; outro na linha axilar média, logo abaixo do rebordo costal esquerdo; e o último no ponto médio entre este e a cicatriz umbilical.

Posiciona-se a mesa em céfaloaclive. É possível variar a posição da óptica e dos instrumentos de apreensão conforme a necessidade. Inicia-se a dissecção liberando o ângulo esplênico do colón e o ligamento gastroesplênico com a ligadura dos vasos gástricos curtos, utilizando bisturi ultrassônico. Assim, é possível visualizar o corpo e a cauda do pâncreas e identificar os vasos esplênicos que correm na superfície anterossuperior desse órgão.

Realiza-se, primeiramente, a ligadura da artéria esplênica e seus principais ramos com clipes metálicos, fio ou clipes plásticos (*hemolock*); em seguida, executa-se o mesmo procedimento com a veia esplênica. Parte-se então para a liberação da região posterior (ligamento esplenorrenal) e de aderências ao diafragma, até soltar totalmente o baço. Depois, coloca-se o órgão em envoltório plástico e executam-se o morcelamento e a retirada do órgão pelo portal mais lateral à esquerda. As aponeuroses dos portais de 10 mm e a pele dos orifícios são, então, suturadas.

Deve-se ter extremo cuidado na retirada do baço morcelado, para evitar que ocorra espalhamento de tecido esplênico na cavidade abdominal. Isso poderá ocasionar o implante desses fragmentos, que poderão se tornar funcionantes, originando o que se denomina esplenose.[9]

Referências

1. O'Neal HR Jr., Niven AS, Karam GH. Critical Illness in Patients with Asplenia. Chest. 2016;150(6):1394-402.
2. Habermalz B, Sauerland S, Decker G, Delaitre B, Gigot JF, Leandros E, et al. Laparoscopic splenectomy: the clinical practice guidelines of the European Association for Endoscopic Surgery (EAES). Surg Endosc. 2008;22(4):821-48.
3. Wolwacz A, Wolwacz I, Trindade M, Pereira, JPM. Antibioticoprofilaxia e cuidados especiais em pacientes esplenectomizados. Rev HCPA & Fac Med Univ Fed Rio Gd Sul, 1994;14(1):47-51.
4. Trindade EN, Trindade MRM, Francio R, Zanella EP. A via videolaparoscópica pode ser utilizada como rotina nas esplenectomias?ABCD, Arq Bras Cir Dig. 2013;26(2):92-5.
5. Chen J, Ma R, Yang S, Lin S, He S, Cai X. Perioperative outcomes of laparoscopic versus open splenectomy for nontraumatic diseases: a meta-analysis. Chin Med J. 2014;127(13):2504-10.
6. Gamme G, Birch DW, Karmali S. Minimally invasive splenectomy: an updade and review. Can J Surg. 2013;56(4):280-5.
7. Qhah C, Ayiomamitis GD, Shah A, Ammori BJ. Computed tomography to detect accessory spleens before laparoscopic splenectomy: is it necessary? Surg Endosc. 2011;25(1):261-5.
8. Green BT. Splenic abscess: report of six cases and review of the literature. Am Surg. 2001;67(1):80-5.
9. Giovagnoni A, Giorgi C, Goteri G. Tumours of the spleen. Cancer Imaging. 2005;5(1):73-7.

Leituras recomendadas

Hansen MB, Moller AC. Splenic cysts. Surg Laparosc Endosc Percutan Tech. 2004;14(6):316-22.

Fremont RD, Rice TW. Splenosis: a review. South Med J. 2007;100(6):589-93.

Trindade MRM, Trindade EN, von Diemen V, Mottin M, Boza JC, Mossmann DF, et al. Esplenectomia videolaparoscópica em pacientes com doenças hematológicas. Rev AMRIGS. 2007;51(1):67-9.

Trindade MR, Blaya R, Trindade EN. Melanoma metastasis to the spleen: laparoscopic approach. J Minim Access Surg. 2009; 5(1):17-19.

Zaorsky NG, Williams GR, Barta SK, Esnaola NF, Kropf PL, Hayes SB, et al. Splenic irradiation for splenomegaly: a systematic review. Cancer Treatment Reviews. 2017;53:47-52.

Síndromes hereditárias de tumores do aparelho digestivo

Cristina B. O. Netto
Camila Matzenbacher Bittar
Patricia Ashton-Prolla

O câncer colorretal (CCR) é o segundo tipo de câncer mais comum nos países desenvolvidos em ambos os sexos e a terceira causa mais comum de morte por câncer no mundo. No Brasil, o número de casos novos de câncer de cólon e reto estimado para o ano de 2016 foi de 16.660 casos em homens e de 17.620 em mulheres. Esses valores correspondem a um risco estimado de 16 e 17 casos novos a cada 100 mil homens e mulheres, respectivamente.[1]

Como a maioria das neoplasias, o CCR resulta da interação entre o componente genético do indivíduo e o ambiente. No entanto, um percentual significativo decorre principalmente de alterações genéticas herdadas que conferem predisposição significativa. Atualmente, estima-se que cerca de 5 a 10% de todos os diagnósticos de CCR estejam associados à predisposição hereditária.

A história familiar de câncer de cólon e reto e a presença de mutações de perda de função em genes supressores de tumor relacionados ao câncer de cólon são os fatores de risco mais importantes para o desenvolvimento desse tipo de neoplasia. O câncer de pâncreas e o câncer gástrico também fazem parte de algumas síndromes de câncer familial, e o diagnóstico dessas neoplasias em um indivíduo confere risco aumentado para seus familiares de primeiro grau (5 e 3 vezes maior, respectivamente) (**TAB. 5.1**).[2]

Quando suspeitar de uma síndrome de câncer hereditário?

- Idade jovem no diagnóstico (em geral, pelo menos 10 anos antes da idade média de diagnóstico na população em geral);
- História de mais de 1 tumor primário do mesmo tipo histológico ou de tipos distintos, especialmente quando associados em

TABELA 5.1 Risco empírico para câncer colorretal, considerando a história familiar

Cenário	Risco cumulativo vital
População geral	1:50
CCR em 1 familiar de 1° grau	1:17
CCR em 1 familiar de 1° grau e 1 familiar de 2° grau	1:12
CCR em 1 familiar de 1° grau com menos de 45 anos	1:10
CCR em 2 familiares de 1° grau	1:6
CCR em 3 familiares de 1° grau	1:3

CCR, câncer colorretal.
Fonte: Adaptada de Lalloo e colaboradores.[2]

um espectro sindrômico, que podem ser sincrônicos ou metacrônicos;
- Mais de uma geração afetada ou, no caso de CCR associado à polipose, uma geração afetada com evidência de consanguinidade parental;
- Diversos indivíduos de uma família afetados com o mesmo tumor ou com tumores que façam parte de uma síndrome genética.

Mais de 60 síndromes de predisposição hereditária ao câncer (SPHCs) já foram definidas. Neste capítulo, serão destacadas as síndromes de câncer hereditário em que o fenótipo característico é o desenvolvimento de câncer no aparelho digestivo, como síndrome de Lynch (ou câncer colorretal hereditário não polipoide [HNPCC, do inglês *hereditary nonpolypoid colorectal cancer*]), polipose adenomatosa familiar (PAF), câncer gástrico difuso hereditário, entre outras.

As alterações genéticas que predispõem ao desenvolvimento de neoplasias na maioria das SPHCs são mutações em genes supressores de tumor ou genes de reparo do ácido desoxirribonucleico (DNA, do inglês *deoxyribonucleic acid*) que podem ser transmitidas de uma geração para outra (mutações germinativas), geralmente, de forma autossômica dominante. Os portadores dessas mutações têm risco aumentado de desenvolver uma ou mais neoplasias em idade jovem. No entanto, devido a graus de penetrância variáveis, nem sempre um portador de mutação germinativa em gene de predisposição efetivamente desenvolve câncer, embora possa transmitir essa alteração aos seus descendentes com chance de 50% nos casos de herança autossômica dominante.

Por que a identificação precoce dos indivíduos portadores dessas condições é importante?

- Esses indivíduos apresentam alto risco de desenvolver câncer ao longo da vida;
- Frequentemente outros familiares do indivíduo identificado com uma SPHC também apresentam alto risco de desenvolver câncer, já que a maioria dessas doenças genéticas segue um padrão de herança autossômico dominante. Assim, 50% dos irmãos e 50% dos filhos de um portador de mutação podem ser portadores da mesma mutação;
- Medidas de vigilância e/ou de prevenção específicas, e muitas vezes distintas das preconizadas para a população, em geral são indicadas para portadores(as) de mutação, visando à detecção precoce e/ou à redução de risco de desenvolvimento de câncer.

O papel do aconselhamento genético na avaliação genética

Os objetivos principais do aconselhamento genético em situações de risco para câncer hereditário são identificar os indivíduos portadores de SPHC, fazer o diagnóstico diferencial e o diagnóstico clínico e/ou molecular e, uma vez que estes aspectos estejam definidos, discutir a etiologia da SPHC, o prognóstico, o manejo e a recorrência para o paciente e seus familiares em risco.

Deve-se realizar uma abordagem multidisciplinar, informando o paciente e os familiares sobre o diagnóstico e as estratégias de redução de risco, que incluem medidas de vigilância ou prevenção aplicáveis às diferentes situações de alto risco de desenvolvimento de câncer, bem como terapêutica direcionada com esquemas de tratamento específicos em casos selecionados. Terapias-alvo moleculares em portadores de mutação em genes específicos estão sendo estudadas.

A dinâmica do processo de aconselhamento genético envolve:

1. **Coleta de informação** – Pessoal e familiar, por meio da elaboração de heredograma com pelo menos três gerações, com posterior confirmação das informações fornecidas acerca dos diagnósticos de câncer

na família por meio de atestado de óbito ou laudos anatomopatológicos dos tumores referidos na família;
2. **Diagnóstico diferencial com base no heredograma para identificação da SPHC** – A definição do diagnóstico é fundamental para conhecer o prognóstico (evolução natural, definição de riscos, indicação de teste genético e estabelecimento de condutas);
3. **Estimativa de risco** – A definição dos riscos associados ao desenvolvimento da doença, assim como riscos reprodutivos, isto é, associação à transmissão da mutação;
4. **Transmissão da informação** – Esclarecer os aspectos relevantes acerca do risco de recorrência, da evolução e do prognóstico da doença, das condutas de vigilância e da redução de riscos disponíveis aos demais familiares;
5. **Avaliação psicológica** – Pode ser feita antes e após a realização do teste genético quando indicado. Embora seja de grande importância, não é obrigatória;
6. **Suporte e seguimento** – Orientação antecipatória, encaminhamento a grupos de pacientes e estratégias de seguimento.

Essas medidas, quando adequadamente conduzidas por profissionais habilitados, podem contribuir significativamente para diminuir a morbidade e a mortalidade do câncer hereditário por meio de orientação e inclusão de indivíduos em risco em programas de triagem apropriados.

As Principais síndromes de predisposição hereditária ao câncer com envolvimento do aparelho digestivo

A seguir, serão detalhadas algumas das principais síndromes genéticas associadas à maior ocorrência de tumores digestivos e a **TABELA 5.2** resume os genes associados e as características mais importantes dessas síndromes.

Síndrome de Lynch

Também chamada de câncer colorretal hereditário não polipomatoso, é a síndrome de CCR hereditário mais comum, e tem herança autossômica dominante. Deve ser suspeitada quando houver história de CCR com diagnóstico antes dos 50 anos (especialmente se em cólon ascendente) e/ou quando houver história familiar de CCR e outros tumores do espectro da síndrome (cânceres gástrico, de intestino delgado, de vias biliares ou do endométrio; gliomas, leucemia, linfoma não Hodgkin, meduloblastoma, câncer de ovário, tumores de células transicionais do epitélio urinário, tumores de glândulas sebáceas e carcinoma hepatocelular).

Etiologia

É causada por mutação germinativa em um dos genes do sistema MMR de reparo de malpareamento do DNA: *MLH1* e *MSH2* (mais comuns), *MSH6* e *PMS2*.

Diagnóstico

Para o diagnóstico clínico, ver **QUADROS 5.1** e **5.2**.

O diagnóstico laboratorial e molecular inclui avaliação imuno-histoquímica da presença das quatro principais proteínas do sistema MMR (MLH1, MSH2, MSH6 e PMS2) no tecido tumoral emblocado em parafina. As análises de instabilidade de microssatélite no tecido tumoral e não tumoral do paciente podem ser usadas quando critérios clínicos sugerirem síndrome de Lynch. Essas metodologias indicam o diagnóstico em um indivíduo afetado por câncer. No entanto, para definir a mutação germinativa causadora e para fazer diagnóstico preditivo em uma família, é necessário realizar análise molecular direta dos genes MLH1 e MSH2, MSH6 e PMS2. Como essa análise é laboriosa, de alto custo e ainda pouco disponível, a imuno-histoquímica pode ser usada para direcionar a análise inicial de mutação ao gene mais provavelmente mutado.

TABELA 5.2 Mutações em genes de predisposição ao câncer do trato digestivo e respectivos riscos cumulativos vitais de câncer

	Gene mutado						
Riscos cumulativos vitais de câncer (%)	MLH1, MSH2, MSH6, PMS2 e EPCAM	MUTYH*	SMAD4 ou BMPR1A	STK11	CDH1	APC	BRCA2
Cólon/reto	10-82	43-100	40-50	39	**	100	n/a
Endométrio	15-60	n/a	n/a	9-10	n/a	n/a	n/a
Gástrico	3-13	n/a	21	29	80	*	n/a
Ovário	1-24	n/a	n/a	18-21	n/a	n/a	27
Via hepatobiliar	1-4	n/a	n/a	n/a	n/a	*	n/a
Via urinária	1-7	n/a	n/a	n/a	n/a	n/a	n/a
Intestino delgado	3-6	5	*	13	n/a	4-12	n/a
Pâncreas	1-6	n/a	*	11-36	n/a	2	7
Mama	n/a	n/a	n/a	40-50	39-52***	n/a	28-84
Sistema nervoso central	1-3	n/a	n/a	n/a	n/a	1	n/a

*Mutações bialélicas. **Risco levemente elevado em relação à população em geral. ***Câncer lobular da mama.
n/a, não há evidência de associação até o momento.
Nota – Outros genes, como *POLE*, *POLD1* e *NTHL1*, estão em estudo. Evidências iniciais mostram associação moderada de mutações germinativas nesses genes com câncer de cólon e pólipos colônicos quando presentes em heterozigose.

QUADRO 5.1
Critérios de Amsterdã II de diagnóstico clínico da síndrome de Lynch

Pelo menos 3 membros de uma mesma família com tumores associados à síndrome de Lynch – câncer correlacional, endométrio, intestino delgado, ureter, pelve renal – **e todos os critérios a seguir:**

- Um dos membros é familiar em 1º grau dos outros dois **e**
- Pelo menos duas gerações acometidas **e**
- Pelo menos um dos casos de câncer ocorreu antes dos 50 anos **e**
- PAF deve ser excluída

PAF, polipose adenomatosa familiar.

Seguimento de portadores de mutação nos genes MMR

- Colonoscopia a cada 1 a 2 anos (começando a partir dos 20-25 anos) ou 10 anos antes do diagnóstico mais precoce de CCR na família;
- Nas mulheres, associar exame citopatógico docolo uterino + ultrassonografia transvaginal anual e biópsia de endométrio + antígeno tumoral 125 (CA-125, do inglês *cancer antigen 125*) → considerar pan-histerectomia;
- Exame qualitativo de urina + exame citopatológico do sedimento urinário anuais, iniciando aos 30 a 35 anos;
- Exame físico (com dermatoscopia) anual;
- Ácido acetilsalicílico (AAS) – Os estudos são insuficientes, e as doses não estão esta-

> **QUADRO 5.2**
> **Critérios de Bethesda de suspeição da síndrome de Lynch**
>
> - CCR antes dos 50 anos **ou**
> - Indivíduos com dois tumores relacionados à síndrome de Lynch, incluindo CCR sincrônico ou metacrônico, ou tumores extracolônicos, independentemente da idade **ou**
> - CCR com imuno-histoquímica sugestiva de alta instabilidade de microssatélite antes dos 60 anos **ou**
> - Indivíduos com CCR, e um familiar em 1º grau com CCR, e/ou tumor extracolônico relacionado à síndrome, diagnosticado antes dos 50 anos **ou**
> - Indivíduos com CCR, e dois ou mais familiares em 1º grau com CCR, e/ou tumor extracolônico relacionado à síndrome, diagnosticado independentemente da idade
>
> CCR, câncer colorretal.

belecidas para indicar formalmente o uso do AAS (via oral) para prevenção de câncer de cólon em portadores de mutação.

Câncer familial associado a maior risco de câncer gástrico

Os familiares de 1º grau de pacientes com diagnóstico de câncer gástrico têm risco aumentado para desenvolver o mesmo tipo de neoplasia, e esse risco pode variar de 1,5 a 7 vezes, dependendo do tipo histológico do tumor (tipo intestinal e difuso, respectivamente). Uma síndrome conhecida como síndrome de câncer gástrico difuso hereditário (CGDH) foi descrita por ter padrão de herança autossômico dominante e está associada a mutações germinativas no gene da E-caderina (*CDH1*). Indivíduos com a síndrome têm também maior predisposição ao câncer de mama (especialmente tipo lobular).

Seguimento de portadores de mutação em *CDH1* e familiares em risco

- Gastroscopia anual (discutir indicação de gastrectomia profilática em portadores da mutação pela alta incidência de falso-negativo do exame);
- Cromoendoscopia (com uso de azul de metileno/vermelho-congo) para pacientes com alto risco e sem condições/indicação de gastrectomia;
- Endoscopia com erradicação da infecção pelo *H. pylori*; repetir a cada 1 a 2 anos se o resultado for normal. Essa conduta parece ser suficiente em pacientes sem a mutação identificada;
- Incluir ressonância magnética de mamas bilateral e consulta anual com mastologista a partir dos 35 anos (ou 10 anos antes do câncer mais jovem na família). Pode ser discutida mastectomia redutora de risco de acordo com a história familiar.

Câncer familial associado a maior risco de câncer de pâncreas

A causa mais comum de câncer pancreático familiar é a presença de mutação germinativa no gene *BRCA2* (2,8-17% das famílias com câncer de pâncreas recorrente têm mutação em *BRCA2*). Outras SPHCs associadas ao risco aumentado para câncer de pâncreas são síndrome de Lynch (mutação em um dos genes MMR), síndrome de Peutz-Jeghers (mutação em *STK11*), polipose adenomatosa familiar (mutação em *APC*) e melanoma hereditário (mutação em *CDKN2A*). Além dessas síndromes, mutações nos genes *PALB2* e *ATM* estão associadas ao risco moderadamente aumentado para câncer de pâncreas hereditário.

Predisposição hereditária ao câncer de pâncreas deve ser suspeitada em famílias com dois familiares de 1º ou 2º graus afetados por câncer de pâncreas, ascendência judaica asquenazi ou que preencham critérios para uma das SPHCs que incluam risco aumentado para câncer de pâncreas. O seguimento depende tanto da história familiar quanto da mutação/gene mutado.

Poliposes hereditárias

As síndromes mais comumente associadas a pólipos do trato gastrintestinal estão descritas a seguir.

Polipose adenomatosa familiar

É uma síndrome autossômica dominante caracterizada pela presença de numerosos pólipos adenomatosos no trato gastrintestinal. Na PAF clássica, encontram-se, por definição, mais de 100 pólipos intestinais, podendo ser esta a única manifestação da síndrome ou haver manifestações extracolônicas associadas, caracterizando o fenótipo de Gardner (osteomas de mandíbula, cistos epidermoides, hipertrofia do epitélio da retina, pólipos ou adenocarcinomas em trato digestivo alto e tumores desmoides de retroperitônio).

Adenocarcinoma de pâncreas, tumores de intestino delgado, hepatoblastoma, meduloblastoma, sarcomas e neoplasia de tireoide (não medular) fazem parte do espectro da PAF.

A etiologia consiste na mutação germinativa no gene *APC* (do inglês *adenomatous polyposis coli*).

Diagnóstico

O diagnóstico clínico é feito pela presença de mais de 100 pólipos adenomatosos colorretais com ou sem manifestações extracolônicas (forma clássica). Há uma forma atenuada que, pela clínica, deve ser considerada no diagnóstico diferencial difícil de síndrome de Lynch.

A associação de múltiplos pólipos colônicos adenomatosos com tumor cerebral é chamada de síndrome de Turcot.

No diagnóstico laboratorial e molecular, a análise molecular da mutação do gene *APC* pode ser oferecida aos familiares em risco quando disponível e já detectada em indivíduos afetados.

Seguimento dos portadores e pacientes em risco:

- Colectomia está indicada quando critérios específicos são atingidos, geralmente no adulto jovem;
- Rastreamento anual para hepatoblastoma (0-6 anos de vida), com exame físico associado à ultrassonografia abdominal e à dosagem de alfafetoproteína;
- Sigmoidoscopia (opção para adolescentes e crianças) ou colonoscopia a cada 1 a 2 anos, começando com 10 a 12 anos de idade; após cirurgia, retoscopia semestral ou anual para controle de pólipos retais;
- Esofagogastroduodenoscopia a cada 1 a 3 anos após detecção de pólipos duodenais ou a partir dos 25 anos de idade (neste caso, a periodicidade depende do estágio de Spigelman);
- Palpação anual da tireoide.

Síndrome de Peutz-Jeghers

É uma síndrome autossômica dominante caracterizada por pólipos hamartomatosos gastrintestinais (mais comumente no jejuno). Em geral, tem sangramentos intestinais e/ou intussuscepção como manifestação inicial e está associada a lesões hiperpigmentadas dos lábios e da mucosa, assim como das palmas das mãos e das plantas dos pés.

Câncer de pâncreas, pulmão, testículos, mama, colo do útero, endométrio, ovário e câncer gástrico fazem parte do espectro da síndrome.

A etiologia consiste em mutações germinativas em *STK11/LKB1*.

Diagnóstico

É clínico e feito com base em história de dores abdominais, sangramento e obstruções intestinais na infância e hiperpigmentação (lábios, mucosa oral e intestinal, palma das mãos e planta dos pés, região perianal e membros – lesões que podem diminuir com a idade) associada a pólipos hamartomatosos ou adenomatosos do trato gastrintestinal.

Seguimento de portadores e pacientes em risco:

- Esofagogastroduodenoscopia e enema baritado a partir dos 10 anos de idade (ou antes, se houver sintomas) a cada 2 anos;
- Retirada de pólipos endoscópica ou cirurgicamente quando sintomáticos ou maiores do que 1,5 cm;
- Colonoscopia a partir dos 25 anos, repetir a cada 2 a 3 anos;
- Para mulheres, fazer rastreamento anual para câncer de mama com mamografia a partir dos 25 a 35 anos, e ultrassonografia pélvica abdominal e exame de Papanicolaou do esfregaço vaginal a partir dos 20 anos;
- Para homens, realiza-se exame testicular anual a partir dos 10 anos de idade.

Polipose associada a mutações no gene *MUTYH*

Consiste em uma síndrome de polipose intestinal com padrão de herança **autossômico recessivo**, em que a mutação germinativa dos dois alelos do gene *MUTYH* pode resultar em um fenótipo semelhante à PAF clássica ou atenuada, dependendo das mutações identificadas. Os tumores associados são de intestino delgado, cólon ou reto.

A etiologia está em mutações bialélicas do gene *MUTYH*.

O diagnóstico é feito por meio da suspeita clínica pela história familiar e pela análise molecular do gene.

O seguimento de portadores e pacientes em risco é realizado com colonoscopia a cada 3 a 5 anos a partir dos 25 a 30 anos e esofagogastroduodenoscopia a cada 3 a 5 anos a partir dos 30 a 35 anos.

Polipose juvenil

É uma síndrome de polipose intestinal com padrão de herança autossômico dominante, causada por mutação germinativa nos genes *SMAD4* ou *BMPR1A*. A denominação "juvenil" refere-se ao tipo de pólipo (hamartomatoso) e não à idade de apresentação, apesar de o diagnóstico ser mais comum nas primeiras décadas. Os pólipos podem ocorrer no cólon, no reto e no estômago. Também há risco levemente aumentado para câncer de pâncreas e intestino delgado.

Referências

1. Instituto Nacional de Câncer José Alencar Gomes da Silva. Estimativa 2016: incidência de câncer no Brasil [Internet]. Rio de Janeiro: INCA; c1996-2017 [capturado em 18 maio 2017]. Disponível em: http://www.inca.gov.br/estimativa/2016/sintese-de-resultados-comentarios.asp
2. Lalloo F, Kerr B, Friedman J, Evans G, editors. Risk assessment and management in cancer genetics. Oxford (UK): Oxford University Press; 2005.

Leituras recomendadas

Biesecker BB. Goals of genetic counseling. Clin Genet. 2001;60(5):323-30.

Bui QM, Lin D, Ho W. Approach to Lynch Syndrome for the gastroenterologist. Dig Dis Sci. 2017;62(2):299-304.

Firth HV, Hurst JA, Hall JG, editors. Oxford desk reference: clinical genetics. Oxford (UK): Oxford University Press; 2005.

Hampel H, Bennett RL, Buchanan A, Pearlman R, Wiesner GL; Guideline Development Group, American College of Medical Genetics and Genomics Professional Practice and Guidelines Committee and National Society of Genetic Counselors Practice Guidelines Committee. A practice guideline from the American College of Medical Genetics and Genomics and the National Society of Genetic Counselors: referral indications for cancer predisposition assessment. Genet Med. 2015;17(1):70-87.

GeneTests [Internet]. Chiasmata. Elmwood Park (NJ): GeneTests; c2017 [capturado em 18 maio 2017]. Disponível em: https://www.genetests.org/chiasmata/

Hogson SV, Maher ER. A practical guide to human cancer genetics. Cambridge (UK): Cambridge University Press; 1993.

Lindor NM, McMaster ML, Lindor CJ, Greene MH; National Cancer Institute, Division of Cancer Prevention, Community Oncology and Prevention Trials Research Group. Concise handbook of familial cancer susceptibility syndromes - second edition. J Natl Cancer Inst Monogr. 2008;(38):1-93.

Parkin DM, Pisani P, Ferlay J. Estimates of the worldwide incidence of eighteen major cancers in 1985. Int J Cancer. 1993;54(4):594-606.

Avaliação e manejo do risco nutricional

Alberto Bicudo-Salomão
Marina Franzim Munhoz
Gibran Roder Feguri
José Eduardo de Aguilar-Nascimento

Foi Studley, em 1936, quem primeiro relacionou índices de mortalidade e de complicações pós-operatórias com o estado nutricional de pacientes cirúrgicos. Desde então, muitos estudos comprovaram essa relação, demonstrando impacto significativo da avaliação e da terapia nutricional na melhoria de resultados operatórios. Não obstante, mesmo nos dias de hoje, a avaliação do estado nutricional vem sendo muitas vezes negligenciada em pacientes hospitalizados. Em nosso meio, o estudo Ibanutri identificou que aproximadamente 50% dos pacientes da rede pública de saúde (SUS) encontravam-se desnutridos de forma moderada a grave. Destes, pouquíssimos possuíam em seus prontuários sequer algum registro de avaliação nutricional ou terapia nutricional especializada.

Define-se desnutrição como o estado em que há deficiência, excesso ou desequilíbrio de energia, proteínas e outros nutrientes que causem efeitos adversos mensuráveis na estrutura tecidual ou corporal, na função orgânica e na evolução clínica. Trata-se de uma conceituação ampla, que inclui tanto desnutrição proteico-energética como desequilíbrio de micronutrientes – encontrado frequentemente em idosos, obesos e portadores de doenças crônicas debilitantes. A desnutrição é um problema estatisticamente apreciável em pacientes cirúrgicos e predispõe ao aumento da incidência de complicações e mortalidade pós-operatórias em comparação com doentes eutróficos, culminando em maiores custos hospitalares e maior tempo de internação.

A prevalência da desnutrição em pacientes cirúrgicos varia de 22 a 58% dos casos, que parecem ocorrer igualmente em países desenvolvidos e em desenvolvimento. A prevalência da desnutrição ao longo das últimas décadas continua alta, principalmente em pacientes portadores de doenças do aparelho digestório, mesmo com o advento e a larga utilização de técnicas de avaliação e de terapia para a recuperação do estado nutricional hoje disponíveis. Portanto, conhecer a importante influência da avaliação nutricional, a fisiopatologia da desnutrição e do jejum prolongado e suas repercussões clínicas, assim como o manejo adequado para cada paciente, tornou-se imprescindível na formação dos cirurgiões.

Etiologia e epidemiologia

A desnutrição é um grave problema entre pacientes cirúrgicos no Brasil, mesmo em pacientes candidatos a cirurgias de médio porte. Dos pacientes candidatos a herniorrafias e cirurgia do aparelho digestório, 55% estão desnutridos. Mas, de maneira geral, a desnutrição é mais prevalente em portadores de neoplasia maligna e em idosos.

Embora as internações em razão de traumas sejam predominantes em jovens saudáveis, sem desnutrição prévia, uma avaliação em pacientes internados em hospitais brasileiros constatou desnutrição em 60% deles, sendo 14,7% de desnutridos graves. A desnutrição no paciente cirúrgico pode ainda decorrer da evolução de complicações pós-operatórias graves, especialmente em enfermo previamente desnutrido e submetido a intervenções cirúrgicas de grande porte.

Fisiopatologia do jejum e desnutrição

Durante o jejum, ocorrem alterações metabólicas e hormonais para adaptação do organismo à situação imposta, as quais contribuem para uma resposta majorada ao trauma cirúrgico. Após algumas horas de jejum, os índices de insulina diminuem e os de glucagon se elevam, determinando a utilização dos moderados recursos de glicogênio armazenados no organismo, especialmente o estoque hepático. Os níveis séricos do hormônio do crescimento (GH, do inglês *growth hormone*) também se elevam.

Como a reserva de glicogênio é modesta e rapidamente exaurida, a atuação da gliconeogênese é vital, já que o sistema nervoso central e as células sanguíneas são altamente dependentes da glicose para suas atividades metabólicas durante o período inicial do jejum não adaptado. Assim, o fígado converterá em glicose os aminoácidos e o glicerol oriundos da quebra de triglicérides estocados em glicerol e ácidos graxos. Esse fenômeno parece ter regulação central, envolvendo uma maior secreção de hormônio adrenocorticotrófico (ACTH, do inglês *adrenocorticotropic hormone*) pela hipófise e consequente aumento de cortisol secretado pelas suprarrenais.

O cortisol, associado à queda de insulina e ao aumento dos hormônios tiroidianos e adrenérgicos, determina a mobilização das proteínas musculares que passam a fornecer, por meio de reações catabólicas, aminoácidos na corrente sanguínea. Com o prolongamento do jejum, progressivamente o cérebro passa a consumir mais corpos cetônicos e menos glicose. Nessa fase, a excreção urinária de amônia aumenta e passa a ser a forma de excreção nitrogenada mais comum.

Notam-se de modo mais evidente as manifestações de desnutrição quando a perda involuntária de peso ultrapassa 10%. Entre elas, encontra-se perda da massa muscular, levando a diminuição de funções respiratórias e cardíacas, diminuição dos processos digestivos e absortivos, maior permeabilidade intestinal favorecendo a translocação bacteriana, além de evidentes apatia e astenia. Há retardo de cicatrização de feridas, facilitando a ocorrência de deiscência e posterior fistulização de anastomoses, além da má cicatrização da ferida operatória. Além disso, ocorre diminuição da função imunológica, particularmente a resposta tipo tardia ou celular, promovendo maior suscetibilidade a infecções; a imunidade pode estar ainda mais comprometida em vigência de estado inflamatório prolongado, hemorragia, sepse, cirrose, uremia e queimaduras.

As alterações no metabolismo energético têm reflexos diretos na composição corporal do paciente desnutrido. Nota-se aumento relativo da água corporal e diminuição de gordura e massa magra total. A qualidade de perda varia com o sexo: nas mulheres, constata-se uma maior perda de massa gorda. Na desnutrição por doenças benignas, muitos autores sugerem que cerca de 75% do peso é perdido sob a forma de gordura, e somente uma pequena parte em músculo. Em contrapartida, pacientes com câncer teriam perda relativamente igual de massa magra e gorda. Assim, para um mesmo grau de perda de peso, haveria uma maior queima muscular nos pacientes portadores de câncer. Contudo, outros autores não conseguiram evidenciar essa diferença. Pereira e Aguilar-Nascimento, em 1999, estudaram pacientes desnutridos com índice de massa corpórea inferior a 18,5 e portadores de doenças do aparelho digestório; eles mostraram que a quantidade de massa gordurosa e de massa magra não foi diferente em pacientes portadores ou não de neoplasias malignas. As razões da caquexia no câncer não foram ainda totalmente esclarecidas, mas se acredita que seja decorrência de múltiplos fatores, entre os quais se destacam a anorexia, a exagerada proteólise pela ativação do sistema ubequitina-proteozoma e a ação de mediadores inflamatórios como as citocinas. Fatores estimulantes da lipólise ou o aumento de hormônios lipolíticos circulantes parecem também contribuir desde o início do crescimento do tumor.

Classificação dos pacientes desnutridos

Clinicamente, existem três tipos de desnutrição: o marasmo, o kwashiorkor e as formas mistas. O marasmo se caracteriza pela escassez de depósitos, especialmente de massa gordurosa. Classicamente o paciente se apresenta caquético, com uma magreza visível. Há linfopenia periférica e hipoalbuminemia. Esse tipo de desnutrição é encontrado em condições de jejum prolongado, anorexia, doenças crônicas, idade avançada e o câncer do aparelho digestório não obstrutivo. A fisiopatologia do marasmo é explicada pela mobilização de gordura para preencher as necessidades energéticas não proteicas e de aminoácidos da massa somática, que atuam como substrato para a gliconeogênese e a síntese de ureia, para fornecer a quantidade mínima de glicose para cérebro, tecidos nervosos e hemácias.

O kwashiorkor é frequente em doentes cirúrgicos e, muitas vezes, não é diagnosticado. É comum em pós-operatórios eletivos complicados, traumas, infecções e em situações críticas que comprometem a vida durante o pré ou pós-operatório. Ao exame clínico, o paciente pode apresentar-se com suas reservas de tecido adiposo e massa magra normais, o que falseia a impressão de desnutrição e largamente infere um diagnóstico errado, levando a negligenciar a preocupação com o estado nutricional. Nesses pacientes, são comuns o edema, a fragilidade a infecções e a má cicatrização. A saída de dois ou três fios de cabelo ao se puxar um tufo dos cabelos é um indicativo de provável desnutrição.

Como no marasmo, há também queda da albumina sérica e de linfócitos periféricos, além de anergia a testes de sensibilidade cutâneos.

A forma mista de desnutrição geralmente acontece em pacientes marasmáticos submetidos a uma agressão cirúrgica, sendo uma condição muito grave e associada a altos índices de mortalidade.

Triagem

A evolução pós-operatória é fortemente influenciada pelo estado nutricional. A perda de peso e a desnutrição aumentam a mortalidade e as chances de complicações, sendo esta parte um problema estatisticamente apreciável em pacientes cirúrgicos quando comparados a pacientes não desnutridos. Há uma relação direta entre desnutrição em cirurgia e maior tempo de internação, maior incidência de complicações e consequente aumento de custos em internações hospitalares.

A prevalência de desnutrição em pacientes candidatos à intervenção cirúrgica ocorre igualmente em países desenvolvidos e em desenvolvimento, variando entre taxas de 22 a 58%. Um estudo realizado no Hospital Universitário Júlio Muller (UFMT, Brasil), com 241 pacientes submetidos a cirurgias eletivas, mostrou taxa de desnutrição de 31,5% e constatou que a desnutrição é considerada um fator de risco para complicações pós-operatórias; após 15 anos, novo estudo no mesmo hospital revelou que 41% dos pacientes estavam desnutridos.

A triagem deve possuir sensibilidade suficiente para detectar precocemente alterações funcionais orgânicas que antecedem o quadro de desnutrição. Ela ser realizada nas primeiras 24 a 48 horas após a internação, podendo ser conduzida por médicos, nutricionistas ou corpo de enfermagem. A triagem deve ser rápida, simples e sensível, para que possa distinguir em uma enfermaria ou em outro ambiente os pacientes em risco nutricional.

A triagem recomendada pela Sociedade Europeia para Nutrição Clínica e Metabolismo (ESPEN, de *European Society for Clinical Nutrition and Metabolism*) para pacientes hospitalizados é a NRS-2002 (do nglês *Nutritional Risk Screening*). Essa ferramenta mostrou-se capaz de detectar desnutrição em pacientes internados e contém componentes para determinar o risco de desnutrição e gravidade da doença, que reflete o aumento do requerimento nutricional.

A NRS-2002 inclui inicialmente um quadro com quatro questões denominadas de pré-triagem – Passo 1: triagem inicial. Caso o paciente se encaixe em pelo menos uma dessas questões, o examinador deverá dar seguimento à triagem, indo ao quadro dois – Passo 2: triagem final. O paciente estará em risco nutricional se apresentar escore maior ou igual a 3. Uma retriagem após uma semana deve ser feita se não houver risco (escore menor que 3). Em uma triagem positiva, um plano nutricional deverá ser instituído conforme as necessidades do paciente. Na resposta de escore inferior a 3, um plano nutricional também deverá ser precocemente prescrito caso o paciente seja candidato a cirurgia de grande porte, conforme descrito no **QUADRO 6.1**.

QUADRO 6.1
Triagem nutricional segundo a ESPEN (NRS-2002)

PASSO 1 – TRIAGEM INICIAL

1	O IMC do paciente está < 20,5?
2	O paciente perdeu peso nos últimos três meses?
3	O paciente diminuiu a ingestão dietética na última semana?
4	Trata-se de um paciente gravemente doente? (p. ex., em UTI)

Sim: se a resposta foi sim para qualquer uma das questões acima, vá para o Passo 2 da triagem.

Não: se a resposta foi não para todas as questões, o paciente deve ser submetido a nova triagem no intervalo de uma semana. Se o paciente for submetido, por exemplo, a cirurgia de grande porte, um plano nutricional preventivo deve ser traçado para evitar deterioração do estado nutricional.

PASSO 2 – TRIAGEM FINAL

A) Alteração do estado nutricional		B) Gravidade da doença	
Ausente 0 pontos	Estado nutricional normal	**Ausente** 0 pontos	Necessidades nutricionais normais
Leve 1 ponto	Perda de peso > 5% em três meses ou ingestão abaixo de 50 a 75% do normal na semana anterior	**Leve** 1 ponto	Trauma de colo de fêmur,* hemodiálise em paciente crônico diabete e doença oncológica
Moderada 2 pontos	Perda de peso > 5% em dois meses ou IMC de 18,5 a 20,5 kg/m² 1 queda na condição geral ou ingestão entre 25 e 60% do normal na semana anterior	**Moderada** 2 pontos	Cirurgia abdominal de grande porte, AVE, pneumonia grave, doença hematológica maligna
Grave 3 pontos	Perda de peso > 5% em um mês (>15% em três meses) ou IMC < 18,5 kg/m² 1 queda na condição geral ou ingestão entre 0 e 25% do normal na semana anterior	**Grave** 3 pontos	TCE, transplante de medula óssea, paciente em UTI (APACHE > 10)

*Se idade > 70 anos, adicionar 1 ponto à pontuação final.

(Continua)

QUADRO 6.1
Triagem nutricional segundo a ESPEN (NRS-2002) (Continuação)

Resultado:	
Escore ≥ 3:	Paciente em risco; iniciar plano nutricional
Escore < 3:	Repetir semanalmente. Se o paciente for escalado para cirurgia de grande porte, iniciar plano nutricional preventivo para evitar prejuízos à condição nutricional.

IMC, índice de massa corporal; UTI, unidade de terapia intensiva; AVE, acidente vascular encefálico; TCE, traumatismo craniencefálico.

Já em pacientes em acompanhamento ambulatorial ou na comunidade, a ESPEN recomenda o usa do formulário MUST (do inglês *Malnutrition Universal Screening Control*). Trata-se de uma ferramenta cujo objetivo é detectar a desnutrição por meio de associação entre prejuízo no status e prejuízo na função nutricional. Outro método a ser citado é a miniavaliação nutricional, indicada para idosos.

Avaliação do estado nutricional

A avaliação do estado nutricional é a primeira etapa de assistência nutricional ao paciente eletivo cirúrgico, devendo ser iniciada ainda no período pré-operatório, por ocasião da consulta e indicação cirúrgica, juntamente à avaliação dos órgãos e sistemas (**QUADRO 6.2**).

História clínica e exame físico

Quando avaliados por um examinador qualificado, a história clínica e o exame físico revelam sinais e sintomas associados à má nutrição. A história clínica pode revelar alterações de hábitos alimentares e levar o examinador a suspeitar de possível perda ponderal. A perda não intencional de 10% ou mais do peso habitual nos últimos 6 meses ou de 5% em 3 meses significa importante déficit nutricional e está relacionada a um pior prognóstico. De maneira isolada, história clínica associada ao exame físico são insuficientes para o diagnóstico nutricional definitivo, pois são limitados a sinais e sintomas que são encontrados apenas quando a

QUADRO 6.2
Parâmetros comumente utilizados na avaliação do estado nutricional

Dados antropométricos
- Peso corporal atual
- Peso habitual, relatado pelo paciente
- Altura atual
- Índice de massa corporal – IMC (kg/m^2)
- Prega cutânea tricipital
- Prega cutânea subescapular
- Circunferência braquial
- Circunferência muscular braquial
- Área muscular do braço

Dados laboratoriais
- Albumina sérica
- Transferrina
- Pré-albumina
- Proteínas de fase aguda
- Balanço nitrogenado
- Contagem total de linfócitos
- Hemoglobina
- Hematócrito

Dados dietéticos
- Anamnese alimentar antes e depois do surgimento da doença

Dados físicos
- Pele, cabelo, unha e mucosa
- Edema
- Tecido subcutâneo: face (abaixo dos olhos), membros superiores e inferiores
- Massa muscular: têmporas, clavícula, deltoide, escápula, intercostais e quadríceps

doença nutricional já se encontra instalada; portanto, é pouco sensível na identificação precoce das alterações nutricionais.

Ocasionalmente, percebem-se características físicas da desnutrição, como pele seca, escamosa e atrófica, propensa à formação de úlceras de decúbito pela perda do tecido gorduroso; redução de força e massa muscular; depleção dos estoques de gordura, entre outras. Ademais, muitas deficiências nutricionais específicas são diagnosticadas, incluindo as deficiências de vitaminas e minerais, como dermatite folicular (vitamina A), polineurite (tiamina), estomatite e glossite (niacina e riboflavina), aumento da fragilidade capilar e hemorragias (ácido ascórbico) ou aumento da tireoide (iodo).

Antropometria nutricional

A antropometria nutricional ainda é o método mais utilizado para avaliar o estado nutricional. Definida por Jelliffe, em 1966, a técnica mede as variações das dimensões físicas e da composição corporal de indivíduos em diferentes idades e graus de nutrição. Sua aplicação em pacientes hospitalizados apresenta vantagens, pois se trata de um método simples, seguro e não invasivo, que pode ser realizado no leito, sem necessidade de equipamentos sofisticados. Além disso, pode ser repetido o quanto necessário para o seguimento da evolução nutricional do paciente. Entretanto, muitas dessas medidas podem subestimar o real estado nutricional.

A avaliação antropométrica em adultos é obtida principalmente pela relação entre peso, estatura, circunferência braquial e medidas das pregas cutâneas[13]. O uso dessas medidas e da relação entre elas tem o propósito de estimar determinados compartimentos do organismo, compostos por massa corpórea magra, tecido adiposo e proteína visceral.

Peso

O peso é a medida antropométrica mais utilizada. Recomenda-se que seja aferido pela manhã, com o paciente ainda em jejum, após esvaziamento vesical, sem sapatos e com o mínimo de vestes possível. Ressalta-se a importância da calibração frequente da balança, para evitar erros cumulativos.

Estatura

A estatura deve ser aferida com o paciente em posição ortostática, descalço, com nuca, calcanhares e nádegas em contato com a barra vertical fixa, inextensível e graduada, com linha de visão em posição horizontal. Caso o paciente seja portador de curvaturas anormais na coluna ou na impossibilidade de se aferir a estatura com o paciente em posição ortostática, recomenda-se que a medida seja referida pelo paciente ou estimada pela medida da altura dos joelhos. Esta medida é obtida com o auxílio de um antropômetro ajustável do calcanhar ao joelho fletido em 90 graus, com o paciente em decúbito, aplicando ao número encontrado as seguintes fórmulas:

- Sexo masculino (cm) = (2,02 × altura do joelho) – (0,04 × idade) + 64,19
- Sexo feminino (cm) = (1,83 × altura do joelho) – (0,24 × idade) + 84,88

Circunferência braquial

A circunferência braquial (CB) reflete o conjunto de massa dos tecidos ósseo, muscular e adiposo, sendo os dois últimos particularmente sensíveis ao ganho ou à perda de peso. Mudanças na CB, portanto, revelam mais acuradamente as alterações nos tecidos de reserva de proteínas e gordura do que o peso corporal isoladamente. É também usada para identificar a desnutrição proteico-energética e para monitorizar o progresso durante a terapia nutricional.

As aferições da CB devem ser obtidas no braço não dominante. A circunferência é medida no ponto médio do braço, entre o acrômio e o olécrano, com o braço fletido junto ao tórax em um ângulo de 90 graus. Para tal, deve ser utilizada uma fita inextensível graduada em milímetros. A fita deverá ficar firme, mas sem comprimir os tecidos ao redor do braço.

Circunferência muscular braquial

A circunferência muscular braquial (CMB) é correlacionada com a medida da massa muscular total; portanto, é utilizada para indicar o compartimento de massa magra, estimando as proteínas corporais de reserva. Trata-se de um indicador derivado da CB e da prega cutânea tricipital (PCT), tomadas no braço não dominante. Representa a circunferência do círculo interno de massa muscular ao redor de um pequeno núcleo ósseo central. A fórmula utilizada para o seu cálculo está descrita a seguir.

$$CMB = CB \text{ (cm)} - [\pi \times PCT(mm)]$$

Pregas cutâneas

As medidas das pregas cutâneas tricipital (PCT), bicipital, subescapular e suprailíaca são utilizadas para estimar o depósito de gordura subcutânea, estimando o conteúdo de tecido adiposo corporal. Essa extrapolação é devida ao fato de que a maioria da gordura corporal se encontra no tecido subcutâneo, e existe uma relação consistente entre a gordura subcutânea e a gordura visceral.

Essas medidas devem ser obtidas com plicômetro que mantenha pressão padronizada e constante. As pregas tricipital e bicipital são aferidas no ponto médio do braço não dominante, respectivamente sobre o tríceps e o bíceps. A prega subescapular é medida abaixo da extremidade inferior da escápula, em um ângulo escapular de 45 graus à vertical, com o braço em extensão. A prega suprailíaca é avaliada acima da crista ilíaca anterior e superior na linha axilar média, com o tronco estendido. Em geral, toma-se a média das três medidas sucessivas como o valor final a ser considerado. Se somente uma medida puder ser avaliada, recomenda-se a PCT, que apresenta maior correlação com a massa de gordura corporal e é um local de fácil acesso para a aferição.

Índice de massa corporal

Não obstante seja um dos métodos mais adotados, o índice de massa corporal (IMC) subestima a real incidência de desnutrição, devendo ser substituída por outros métodos, como a avaliação subjetiva global (ASG). Calculada pela relação entre peso (em kg) e estatura (em m^2), ainda é largamente utilizada em estudos de obesidade em todo o mundo.

São considerados valores normais para o IMC entre 18,5 e 25 kg/m^2 (**TABELA 6.1**). Contudo, especialmente em alguns grupos especiais de pacientes – como aqueles de idade mais avançada –, esse índice tem sido considerado um indicador pobre para avaliação de risco nutricional, já que desconsidera as alterações de composição e estrutura corporais que são típicas desse grupo. Alguns autores recomendam o termo "baixo peso" para os indivíduos com IMC entre 18,5 e 20 kg/m^2. Analisando-se os dados disponíveis na literatura sobre a relação entre IMC e condições que levam à morte, verificou-se que o valor de 12 para o IMC é o limite mínimo para a sobrevivência humana. Um estudo recente realizado por Bicudo-Salomão e colaboradoress (2008) mostrou que, em idosos, o IMC inferior a 24 kg/m^2 está relacionado com a ocorrência de complicações pós-operatórias e tempo prolongado de internação hospitalar.

TABELA 6.1 Classificação do estado nutricional do indivíduo adulto pelo IMC (kg/m^2) – OMS, 1998

IMC = Peso (kg) / Altura (m^2)	
< 18,5	Baixo peso
18,5 a 24,9	Eutrofia
25 a 29,9	Sobrepeso
30 a 34,9	Obesidade leve
35 a 39,9	Obesidade moderada
≥ 40	Obesidade grave (mórbida)

Avaliação subjetiva global

A ASG consiste em um conjunto de observações que consideram fatores como:

- Perda de peso do paciente;
- Modificação de ingestão alimentar;

- Presença de sintomas gastrintestinais;
- Grau de estresse metabólico;
- Mudanças de mobilidade do paciente;
- Ocorrência de perda de massa muscular e gordurosa;
- Edema em diferentes regiões.

Essas alterações funcionais precedem as mudanças na composição corporal, que normalmente são a causa de morbidade e mortalidade dos pacientes. A ASG possui significativa correspondência clínica com o grau de complicações pós-operatórias do paciente; além disso, não requer instrumentos especiais, necessita de 9 minutos para a sua prática, e identifica indivíduos desnutridos ou em risco nutricional. Nos últimos anos, a ASG tem sido amplamente utilizada na prática clínica, favorecendo a avaliação dos riscos nutricionais em pacientes hospitalizados por meio de uma abordagem ampla e não invasiva.

Além dos itens supracitados, o exame físico deve considerar a perda de gordura subcutânea (abaixo dos olhos, bíceps e tríceps), a perda muscular (têmporas, deltoide, clavícula, escápulas, intercostais, músculos interósseos do dorso da mão, joelho, panturrilha e quadríceps) e a presença de edema. Por meios desses parâmetros subjetivos, os pacientes são classificados em bem nutridos (ASG-A), desnutridos moderados ou em risco de desnutrição (ASG-B) e desnutridos graves (ASG-C) (**QUADRO 6.3**).

Perda de peso não intencional

Segundo a Organização Mundial de Saúde (OMS), um dos melhores indicadores de risco individual em adultos é o grau de perda ponderal não intencional (**TABELA 6.2**). Sugerido inicialmente para identificar riscos em pacientes no período pré-operatório, o percentual de perda de peso vem sendo bastante utilizado na avaliação do estado nutricional. Recomenda-se usar o registro do peso habitual em vez do peso teórico ou ideal (calculado de acordo com sexo, estatura e estrutura óssea do indivíduo e obtido por meio de tabelas), pois é o peso habitual que registra com fidedignidade o percentual de ganho ou perda de peso. Para avaliar o percentual da perda de peso, este pode ser calculado e relacionado com o período de tempo em que ocorreu, usando a classificação de Blackburn e colaboradores, cuja fórmula é apresentada a seguir.

$$\% \text{ Perda de peso} = \frac{(\text{Peso habitual} - \text{Peso atual}) \times 100}{\text{Peso habitual}}$$

Durante a hospitalização e o tratamento, algum grau de perda de peso é esperado. A perda ponderal rápida ocasionada por vômitos e diarreia altera pouco a composição corporal, e pode ser facilmente revertida apenas com hidratação e alimentação adequada. Para história clinica superior a 6 meses, a perda de 10% do peso habitual traduz desnutrição grave. Uma perda entre 5 e 10% para em 3 meses também dever ser interpretada da mesma forma.

Bioimpedância elétrica

Os compartimentos de composição corpórea podem ser medidos objetivamente por meio da bioimpedância elétrica, que gera a passagem de uma corrente elétrica de baixa intensidade pelo organismo. A bioimpedância elétrica estima mudanças na massa magra e na gordura corporal durante a perda e o ganho de peso, e pode ser utilizada para acompanhar a evolução de pacientes que necessitem de suporte nutricional. Trata-se de método simples, seguro e sensível, que pode ser aplicado à beira do leito e é bem

TABELA 6.2 Avaliação da porcentagem de perda ponderal

Tempo	Perda de peso significativa (%)	Perda de peso severa (%)
1 semana	1-2	> 2
1 mês	5	> 5
3 meses	7,5	> 7,5
6 meses	10	> 10

QUADRO 6.3
Avaliação subjetiva global segundo Detsky e colaboradores[6]

A. Avaliação subjetiva global do estado nutricional
(Selecione a categoria apropriada com um X ou entre com valor numérico onde indicado por "#")

A. História
1. Alteração no peso
   Perda total nos últimos seis meses: total = # _____ kg; %perda = # _____
   Alterações nas últimas duas semanas: ____ aumento ____ sem alterações ____ diminuição.
2. Alteração na ingestão alimentar
   ____ sem alteração
   ____ alterada ____ duração = # ____ semanas.
   ____ tipo: ____ dieta sólida subótima ____ dieta líquida completa ____ líquidos hipocalóricos
   ____ inanição.
3. Sintomas gastrintestinais (que persistam por > 2 semanas)
   ____ Nenhum ____ náusea ____ vômitos ____ diarreia ____ anorexia.
4. Capacidade funcional
   ____ sem disfunção (capacidade completa)
   ____ disfunção ____ duração = # ____ semanas.
   ____ tipo: ____ trabalho subótimo ____ ambulatório ____ acamado.
5. Doença e sua relação com necessidades nutricionais
   Diagnóstico primário
   (especificar) _____
   demanda metabólica (estresse): ____ sem estresse ____ baixo estresse ____ estresse moderado ____ estresse elevado.

B. Exame físico (para cada categoria, especificar: 0 = normal, 1 + = leve, 2 + = moderada, 3 + = grave).
____ perda de gordura subcutânea (tríceps, tórax)
____ perda muscular (quadríceps, deltoide)
____ edema de tornozelo

C. Avaliação subjetiva global (selecione uma)
____ A = bem nutrido
____ B = moderadamente (ou suspeita de ser) desnutrido
____ C = gravemente desnutrido

validado em âmbitos hospitalares. Entre suas vantagens, cita-se a eliminação dos erros de medida que normalmente ocorrem quando são utilizados os métodos antropométricos.

Avaliação bioquímica

Exames laboratoriais de rotina complementam a avaliação do estado nutricional em pacientes cirúrgicos e possuem a vantagem de diagnosticar alterações nutricionais ainda na fase subclínica. Na verdade, os exames aqui citados medem o *status* inflamatório do paciente. Níveis de albumina e proteína C reativa, por exemplo, são excelentes índices de atividade inflamatória de fase aguda. Erroneamente interpretados como exames de avaliação nutricional, esses métodos devem ser vistos mais como avaliação de risco nutricional do que como avaliação de estado nutricional.

Os níveis de proteínas séricas e a contagem linfocitária no sangue periférico mostram-se específicos e sensíveis para prever complicações pós-operatórias, taxas de permanência hospitalar e mortalidade em pacientes cirúrgicos. Os métodos mais comumente utilizados são a dosagem da albumina sérica, da pré-albumina e da transferrina.

Albumina

A albumina é uma das proteínas mais extensivamente estudadas e de uso rotineiro na prática cirúrgica. Sua taxa é normalmente baixa na presença da desnutrição proteico-energética. Também tem sido amplamente indicada na avaliação do estado nutricional, para indicar o risco de morbidade e mortalidade. O longo período de meia-vida da albumina (21 dias, em média) e sua grande reserva corporal (4-5 g/kg) têm sido responsabilizados pela sua má correlação com processos agudos que levam à desnutrição. Entretanto, a facilidade de seu uso, seu baixo custo e utilização rotineira, assim como sua correlação com alterações da circunferência braquial, tornam a avaliação da albumina uma prática clínica de grande valia.

Num indivíduo do sexo masculino pesando 70 kg, o total de albumina corporal é de aproximadamente 300 g (3,5-5,3 g/kg). Em relação à concentração sérica de albumina, os valores a seguir são considerados para classificação:

- **Normal** – Acima de 3,5 g/dL;
- **Depleção proteica visceral leve** – Entre 2,8 e 3,4 g/dL;
- **Depleção moderada** – Entre 2,1 e 2,7 g/dL;
- **Depleção grave** – Inferior a 2,1 g/dL.

Em recente estudo transversal, Brock e colaboradores (2016) avaliaram 200 pacientes internados em um hospital de grande porte no sul do Brasil em um período de três meses. A média (desvio-padrão) de albuminemia foi 2,9 ± 0,5 g/dL. O diagnóstico de hipoalbuminemia foi encontrado em 173 sujeitos (87%), contra 27 (13%) com albuminemia normal (p = 0,000). Após seis dias de internação, a prevalência de níveis baixos aumentou significativamente para 90% (p = 0,002), com média de 2,7 ± 0,5 g/dL. Pela avaliação nutricional, 41 pacientes que estavam desnutridos e 40 apresentavam hipoalbuminemia. Como conclusão, a prevalência de hipoalbuminemia foi elevada, acometendo aproximadamente nove entre dez idosos; o estado nutricional e o tempo de internação também foram relacionados à diminuição dos níveis de albumina sérica.

Pré-albumina

A pré-albumina fixadora da tirosina desempenha grande papel no transporte da tiroxina, carreando a proteína fixadora do retinol. Sua meia-vida sérica foi calculada em dois dias, e sua reserva corporal é pequena. Assim, qualquer demanda brusca de síntese proteica – como ocorre em casos de infecção aguda ou traumatismo – deprime rapidamente seus níveis. Os valores para classificação são os seguintes:

- **Concentração sérica normal** – 15,7 a 29,6 mg/dL (média de 22,4 mg/dL);
- **Depleção proteica visceral leve** – Entre 10 e 15 mg/dL;
- **Depleção proteica visceral moderada** – 5 a 10mg/dL;
- **Depleção proteica visceral grave** – Menos de 5mg/dL.

Han e colaboradores (2016) demonstraram que níveis altos de pré-albumina pré-operatória foram considerados um fator independente de bom prognóstico para pacientes submetidos a operações para tratamento do adenocarcinoma da junção esofagogástrica, além de prever maior tempo de sobrevida geral nesses pacientes.

Transferrina

A transferrina sérica é uma β-globulina transportadora de ferro no plasma. De síntese hepática, apresenta concentrações séricas normais oscilando de 250 a 300 mg/dL e reserva plasmática média de 5,29 g. Sua meia-vida varia de 8 a 10 dias, com uma média de 8,8 dias. A transferrina tem baixa reserva corporal e vida média mais curta. Assim, admite-se que a transferrina reflete com maior exatidão as alterações agudas ocorridas no estado da proteína visceral. Entretanto, sua taxa pode sofrer influência por carência de ferro, pela diminuição na ingestão e/ou pelo consumo bacteriano em infecções.

Índice creatinina/altura

O índice creatinina/altura é utilizado para o cálculo da massa muscular. A excreção da creatinina numa coleta de 24 horas reflete diariamente o nível de creatinina corporal total e consequentemente a massa muscular corporal total. A determinação é feita pela coleta de urina de 24 horas por três dias consecutivos. A média obtida é avaliada pela fórmula:

$$\% \text{ Creatinina} = \frac{\text{Creatinina urinária atual} \times 100}{\text{Creatinina urinária ideal}}$$

Quando o índice se encontra entre 60 e 80% do ideal, considera-se déficit nutricional moderado; valores menores que 60% do ideal representam déficit grave. Uma das desvantagens na determinação desse índice é a dificuldade na coleta da amostra. Um engano de 15 minutos no tempo de coleta no período de 24 horas resulta em um erro de 1% no cálculo da excreção de creatinina nesse período. O método não tem muito valor para idosos devido à diminuição em 10% na excreção da creatinina por década de vida.

Avaliação da competência imunológica

A interação entre o estado nutricional e a imunocompetência é clara. A infecção decorrente da diminuição da imunocompetência é a maior causa de morbidade e mortalidade em indivíduos gravemente desnutridos, formando um ciclo no qual cada fator pode exacerbar outro. Atualmente, o estudo imunitário faz parte do conjunto de métodos usados para avaliar o estado nutricional. Como a maioria dos laboratórios em nosso país não está equipada para realizar extensas avaliações do sistema imune, recomenda-se que sejam realizadas, principalmente, a contagem total de linfócitos e as provas de hipersensibilidade cutânea. A interpretação da contagem total de linfócitos é feita de acordo com os seguintes valores:

- **Depleção nutricional leve** – Entre 1.200 e 2.000/mm^3;
- **Depleção nutricional moderada** – Entre 800 e 1.199/mm^3;
- **Depleção nutricional grave** – Inferior a 800/mm^3.

A reação de hipersensibilidade do tipo tardio aos antígenos comuns dos testes cutâneos avalia a função do sistema imune celular. São vários os antígenos úteis aos testes cutâneos, sendo mais utilizados a estreptoquinase-estreptodornase, a cândida e a tuberculina. Entretanto, esses testes não são de uso rotineiro em cirurgia.

Espessura do músculo adutor do polegar

Desde a década de 1970, estudos mostram as alterações funcionais e morfológicas que acometem o músculo adutor do polegar (MAP) em adultos hígidos e em várias condições clínicas. A desnutrição reduz a força de contração e relaxamento da musculatura, e aumenta a fadiga do MAP. Sua determinação é simples. O método pode ser utilizado em pacientes acamados ou não. Em estudo realizado com 87 pacientes candidatos a cirurgia de grande porte, Aguilar-Nascimento e colaboradores (2009) demonstraram que a medida do MAP é confiável para avaliação nutricional de pacientes cirúrgicos e se correlaciona bem com outros parâmetros antropométricos, bioquímicos e clínicos. Quando agrupados os pacientes desnutridos e não desnutridos (ASG-B e ASG-C), a sensibilidade do método em mão dominante apresenta sensibilidade de 74% e especificidade de 90%; em mão não dominante, a sensibilidade é de 77%, e a especificidade, de 100%.

Recomenda-se que o paciente se mantenha sentado, com a mão relaxada sobre o joelho e cotovelo em ângulo de 90 graus com o membro inferior homolateral. Um vértice imaginário é formado entre polegar e indicador, onde o plicômetro é aplicado, exercendo pressão contínua de 10 g/mm no local (**FIG. 6.1**). Considera-se a espessura do MAP (em mm) a média de três medidas, e sua avaliação sofre influências como idade, sexo e imobilização no leito.

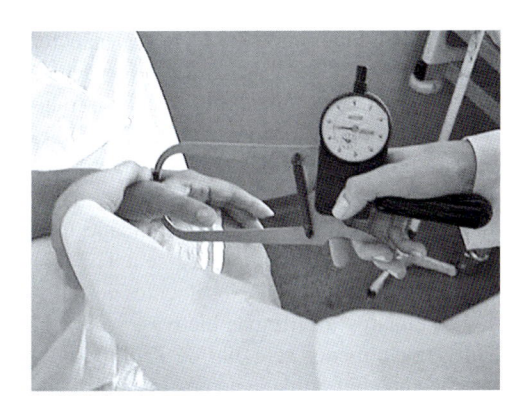

FIGURA 6.1 Método de determinação da espessura do músculo adutor do polegar.

Na tentativa de definir valores de referência para uma população adulta saudável, Lameu e colaboradores (2004) estimaram a espessura do MAP e correlacionaram os achados com outros parâmetros antropométricos, como sexo, idade, estatura e etnia, em um estudo com amostra de 421 indivíduos. Os valores encontrados variam de acordo com o sexo e a idade: média de 12 mm para mão dominante no sexo masculino, 10 mm no sexo feminino. Davila SPL e colaboradores (2014) publicaram uma interessante discussão sobre a aplicabilidade desse método também para avaliação nutricional em pacientes portadores de HIV e Aids.

Hand-grip ou força de preensão palmar

A perda de musculatura esquelética na desnutrição já é bem conhecida e resulta em prejuízos na função muscular do indivíduo. Essas alterações funcionais causadas pela desnutrição precedem as modificações laboratoriais e antropométricas. Logo, a avaliação da função muscular determinada pela dinamometria palmar é bastante eficaz.

Para a realização do teste de avaliação da força muscular, o paciente deve estar sentado, encostando o dorso em apoio, com joelhos flexionados em 90 graus. Durante a mensuração, pede-se ao paciente que aperte o dinamômetro com a máxima força possível e assim permaneça por 3 segundos. São coletadas três medidas de cada mão, e então é calculada a média para futura análise.

Alguns estudos têm demonstrado que a redução da força muscular avaliada pela dinamometria associa-se a complicações pós-operatórias e é preditiva para perda do *status* funcional em pacientes hospitalizados. Após o início da intervenção nutricional, a melhora da função muscular ocorre em dias; isso contrasta com a recuperação da perda de massa magra, que necessita de semanas a meses do período de convalescença. A função muscular, portanto, é mais sensível na avaliação de mudanças do estado nutricional em um curto período de tempo e para avaliar a resposta à terapia nutricional.

Embora estudos recentes validem o uso força de preensão palmar como método de avaliação nutricional, há discordância entre os autores sobre os valores de referência. Tais discrepâncias podem ser devidas não só à distribuição da amostra nos diferentes grupos a serem analisados, como idade e sexo, mas também ao uso de instrumentos de diferentes marcas.

Terapia nutricional perioperatória

Quando iniciar? Conceito e aplicação de intervenção nutricional imediata

A desnutrição pré-operatória é reconhecidamente um fator independente de maiores riscos de morbidade e mortalidade no pós-operatório, devido à diminuição dos compartimentos de composição corporais, especialmente de massa magra, à imunodepressão do tipo celular e ao retardo de cicatrização de feridas.

O impacto da desnutrição não diagnosticada (ou não devidamente tratada) em pacientes candidatos a operações ou naqueles em recuperação pós-operatória pode ser devastador. Inúmeros trabalhos demonstram com facilidade o aumento das complicações operatórias, dos índices de infecção, do tempo de internação e dos custos. Assim, determinam-se piores índices de morbidade e mortalidade nas mais diversas áreas de atuação.

Indica-se iniciar a terapia nutricional perioperatória para pacientes classificados como desnutridos moderados ou graves (ASG-B e ASG-C) candidatos a operações de grande porte. Mesmo os pacientes considerados bem nutridos (ASG-A), quando candidatos a cirurgias de grande porte, podem se beneficiar de suplementação nutricional pré-operatória. Esse grupo, em especial, é beneficiado com o uso de dietas contendo imunonutrientes.

A triagem detecta pacientes idosos e aqueles com perda de peso, doença maligna, hiporexia ou níveis séricos de albumina inferiores a 3 mg/dL, e os encaminha para avaliação do estado nutricional por meio de ASG. Os pacientes com ASG-B ou ASG-C candidatos a operações de grande porte devem iniciar imediatamente terapia nutricional. Com base nessa premissa, o protocolo ACERTO cunhou o conceito de "intervenção nutricional imediata" (Internuti). A Internuti deve ser mantida por 7 a 14 dias, na dependência de fatores relacionados ao próprio estado nutricional do paciente e ao porte da operação. Se o paciente não apresentar hiporexia, ingerir mais que 70% da dieta prescrita e seu trato gastrintestinal (TGI) estiver íntegro e apto, ele deve receber suplementação proteica por via oral.

A terapia nutricional enteral (TNE) está indicada quando o TGI é íntegro e apto, mas o paciente apresenta hiporexia e ingere menos que 70% da dieta prescrita. Já a terapia de nutrição parenteral (TNP) é recomendada quando o TGI não está apropriado e quando a via enteral não supre mais que 70% das necessidades nutricionais do paciente. Os indivíduos que apresentaram triagem negativa e aqueles classificados como ASG-A devem ser reavaliados semanalmente no período pré e pós-operatório.

No período pré-operatorio, caso não haja impedimento para a via oral, podem-se prescrever suplementos orais enriquecidos com nutrientes imunomoduladores (arginina, ácido graxo ω-3, glutamina). Se a via oral não for disponível – devido à presença de obstáculos no trato digestório alto –, opta-se pela introdução de sondas nasoenterais colocadas à beira do leito ou com auxílio de endoscopia digestiva alta (EDA) ou fluoroscopia no estômago, duodeno ou jejuno. Na impossibilidade total de uso da via digestiva, pratica-se a TNP por via central ou periférica. Nos doentes desnutridos candidatos a cirurgias eletivas, recomendam-se pelo menos sete dias de TNP pré-operatória com continuidade no pós-operatório até a recuperação do uso do trato digestório para alimentação. Não se recomenda iniciar a TNP apenas no período pós-operatório.

Pacientes bem nutridos (ASG-A) não necessitam de cuidados especiais em casos de intervenções cirúrgicas de pequeno e médio porte. Mas, em todos aqueles candidatos a intervenções cirúrgicas de grande porte, com previsão de um período considerável de jejum oral pós-operatório, a preocupação com a manutenção do bom estado nutricional deve fazer parte do planejamento cirúrgico. No pré-operatório, esses pacientes são beneficiados com o uso de formulações dietéticas especiais, contendo imunonutrientes, por cinco a dez dias antecedendo a operação. Estudos demonstram que esse tipo de intervenção pode reduzir em pelo menos 10% a taxa de complicações pós-operatórias, em especial aquelas relacionadas à infecção do sítio cirúrgico. Recomenda-se ainda que o cirurgião tenha a preocupação de garantir uma via adequada de suporte nutricional a esses pacientes durante o ato operatório. As opções são a colocação de sondas, que devem ser adequadamente posicionadas durante o ato cirúrgico, ou a realização de ostomias para alimentação (gastrostomia ou jejunostomia). Esses procedimentos, quando realizados com apuro técnico, são bem tolerados e permitem nutrir o enfermo precocemente no pós-operatório (12-48 horas depois da cirurgia). Eles garantem uma via de nutrição adequada na superveniência de complicações como fístulas e deiscências de anastomose proximais ao estoma realizado.

No paciente grave portador de complicações pós-operatórias, sempre que possível, prefere-se a via enteral. Na impossibilidade de uso dessa via, não se deve hesitar em utilizar a via parenteral. A TNP está bem indicada em peritonite com íleo adinâmico, obstrução intestinal, hemorragia digestiva e fístula digestiva de alto débito. A terapia nutricional mista deve ser empregada em algumas situações. Por vezes, pacientes com nutrição enteral recebem menos de 50% da oferta nutricional prescrita e podem constituir uma indicação de suplementação com nutrição parenteral por via central ou mesmo por veia periférica. Não se indica o uso de terapia nutricional em condições de instabilidade hemodinâmica, por qualquer via de acesso, particularmente com uso de altas doses de fármacos vasoconstritores. Somente se inicia a nutrição se existir estabilidade hemodinâmica, além de condições hidreletrolíticas e de equilíbrio ácido-básico adequadas.

Objetivos da terapia nutricional perioperatória

Nos últimos anos, ganhou impulso o conceito de *fast-track surgery*, significando um conjunto de medidas com a intenção de reduzir o estresse cirúrgico e, assim, possibilitar uma melhor recuperação operatória. Isso tem reflexo em menores taxas de complicações e alta hospitalar precoce para pacientes cirúrgicos. A adoção de um protocolo multimodal deve envolver a correta indicação de terapia nutricional em cirurgia, técnicas anestésicas que permitam controle efetivo da dor e minimização de efeitos colaterais, acesso operatório minimamente invasivo (métodos de laparoscopia ou toracoscopia), prevenção da hipotermia, mobilização precoce, etc. No Brasil, o protocolo ACERTO foi pioneiro em incorporar esse conceito à realidade nacional. Têm sido amplamente divulgados os resultados extremamente satisfatórios em termos de redução de complicações pós-operatórias e custos hospitalares. A avaliação e a terapia nutricionais são condições inexoráveis para a aplicação de tais protocolos. Fazem parte de um conjunto de medidas interdependentes que têm demonstrado acelerar sobremaneira a recuperação de pacientes que passaram por cirurgia.

O objetivo da terapia nutricional pré-operatória não deve ser recuperar totalmente o estado nutricional de pacientes sob risco nutricional ou sabidamente desnutridos. Basicamente, a intervenção nutricional neste momento destina-se a preparar o paciente para o ato operatório proposto. Isso pode ser alcançado no período de 7 a 14 dias, desde que sejam utilizados os métodos adequados que permitem a boa tolerância ao tratamento. Portanto, os parâmetros nutricionais do paciente, em especial os bioquímicos, não estarão totalmente reestabelecidos nesse período. Esse preparo nutricional permitirá uma modulação da resposta imunoinflamatória consequente à má nutrição, repercutindo em menores taxas de complicações pós-operatórias.

Mesmo para pacientes nutricionalmente eutróficos, existem evidências de que a oferta pré-operatória, por 5 dias a 7 dias, de suplementos orais enriquecidos com nutrientes imunomoduladores (arginina, nucleotídeos, ácidos graxos ômega-3 e antioxidantes), na quantidade de 500 a 1.000 kcal/dia, é capaz de atenuar a resposta inflamatória e modular a resposta imune. Com isso se lograva reduzir em níveis expressivos a taxa de complicações pós-operatórias e também o tempo de estadia hospitalar.

A oferta de líquidos claros, contendo carboidratos a 12,5%, de 6 até 2 horas antes de determinadas intervenções cirúrgicas, tem sido uma conduta aceita e bem tolerada pelos doentes. Esse recurso se reflete na redução da sede e da ansiedade pré-operatórias. Ocorre também diminuição da resistência insulínica, atenuando a resposta metabólica ao trauma subsequente. A oferta de líquidos enriquecidos com carboidratos no período pré-operatório imediato não se aplica a doentes com gastroparesia ou obstáculos mecânicos que prejudiquem o esvaziamento gástrico. A aplicação de protocolos envolvendo abreviação do jejum pré-operatório para 2 horas – com oferta de bebida com carboidratos, retorno precoce da alimentação no pós-operatório e redução da hidratação fluídica por via parenteral perioperatória – tem sido associada a uma menor taxa de complicações pós-operatórias e ao encurtamento do período de internação.

Nutrição oral e enteral

Faz parte do planejamento nutricional estabelecer a melhor via de acesso nutricional. Sempre que a via digestiva estiver funcional e estruturalmente disponível, ela deve ser de uso preferencial – seja oral ou enteral, por meio de sondas nasoenterais ou de estomias localizadas na câmara gástrica ou no jejuno.

Define-se TNE pela administração forçada de nutrientes e calorias pelo trato gastrintestinal por meio de sondas nasoenterais ou estomias com preparações líquidas, completas ou incompletas, prontas ou não para uso, com fórmulas poliméricas, semielementares ou elementares, com ou sem nutrientes imunomoduladores ou alimentos funcionais.

Por meio de uma avaliação minuciosa do estado nutricional, podem-se diagnosticar os pacientes incapazes de manter a ingestão calórico-proteica adequada pela via oral normal e com trato intestinal funcionante. A indicação deve ser criteriosa, pois apresenta alto custo quando comparada com a dieta por via oral normal. A TNE está indicada quando o paciente não pode ser alimentado por via oral ou o faz de maneira insuficiente para atender suas necessidades. Tem sua maior indicação quando a quantidade de calorias e de nutrientes ofertados pela via oral não é suficiente para a satisfação das necessidades basais.

Vários quadros clínicos patológicos requerem a indicação da TNE por um tempo curto ou prolongado. Quando o paciente consegue ingerir algumas preparações por via oral, pode-se indicar a terapia nutricional oral com preparações líquidas hipercalóricas e hiperproteicas que vão complementar as necessidades nutricionais. Nessa situação, deve-se monitorizar atentamente o paciente para garantir que a suplementação oral está sendo totalmente ingerida; caso contrário, a TNE passa a ser o método de escolha.

A intervenção nutricional em pacientes hipercatabólicos aumenta a retenção nitrogenada, melhora a renovação celular, melhora a cicatrização de feridas, melhora a resposta imunológica e reduz a perda de peso. A nutrição enteral é indicada como via única de alimentação ou associada à nutrição parenteral ou à via oral, o que frequentemente ocorre nos momentos de transição de uma via para outra. Os **QUADROS 6.4** e **6.5** sintetizam as principais indicações e contraindicações da TNE em cirurgia.

Caso a TNE seja indicada, esta deve ser iniciada o mais precocemente possível, logo que houver estabilidade hemodinâmica. O intestino é um órgão que influencia diretamente na homeostase metabólica por meio das fun-

---

QUADRO 6.4

Indicações da terapia nutricional enteral em cirurgia

Trato gastrintestinal íntegro
- Lesão do sistema nervoso central, acidente vascular cerebral
- Trauma muscular, cirurgias ortopédicas
- Grandes queimados
- Neoplasias
- Anorexia / perda de peso
- Desnutrição aguda ou crônica

Dificuldade de acesso ao trato gastrintestinal
- Lesões orais ou esofágicas
- Deglutição comprometida: estenoses, adenocarcinomas, megaesôfago
- Câncer de boca, faringe e esôfago

Outras
- Preparo nutricional pré-operatório para cirurgias do trato gastrintestinal
- Doença inflamatória do intestino delgado e grosso
- Síndromes de má absorção
- Fístulas digestivas
- Pancreatite aguda
- Enterite actínica ou por quimioterapia
- Estados hipermetabólicos
- Síndrome do intestino curto
- Desnutrição grave com ou sem doença de base

QUADRO 6.5
Contraindicações absolutas e relativas da nutrição enteral

- Íleo paralítico prolongado
- Vômitos incoercíveis
- Diarreias intratáveis
- Fístulas de alto débito
- Desnutrição grave com diarreia crônica intratável
- Enterite aguda (processo inflamatório grave, Crohn, colite ulcerativa)
- Obstrução intestinal
- Sangramento crônico do trato gastrintestinal

ções digestivas, absortivas, endócrinas e imunológicas. Sua integridade está ligada à prevenção de transtornos clínicos graves, como sepse e síndrome da falência ou disfunção de órgãos, ocorrências responsáveis por um significativo número de óbitos em pacientes críticos. A TNE precoce (iniciada 1-48 horas após o trauma), em comparação com a terapia nutricional tardia, melhora a resposta imunológica; mantém bactérias e toxinas na luz do intestino, evitando a translocação bacteriana; proporciona menor resposta metabólica ao trauma; e gera menor ocorrência de sepse.

A TNE deve ser progressiva e iniciada em pequenos volumes, com densidade calórica de 1 cal/mL. Geralmente, entre 4 e 7 dias, o paciente passa a receber todo o aporte calórico e proteico necessário. Deve-se finalizar a TNE quando houver condições clínicas favoráveis para a dieta oral e esta for capaz de satisfazer pelo menos 60% das necessidades calóricas do paciente. O desmame deve ser gradativo (25%, 50%, 75% e 100%) em aproximadamente 4 dias.

A via de acesso – gástrica, duodenal ou jejunal – depende do quadro clínico, do tipo de formulação a ser prescrita e das condições fisiológicas dos mecanismos de digestão e absorção. A escolha do local também é dependente do tempo em que o paciente deverá permanecer com a terapia. As sondas nasoentéricas estão indicadas para pacientes que permanecerão por até 10 semanas com esse suporte nutricional; as estomias, para os que necessitarão de um tempo maior.

Nutrição parenteral

A TNP consiste na administração, em veia central ou periférica (por meio de cateteres apropriados), de uma solução estéril contendo aminoácidos, glicose, triglicérides, minerais, vitaminas e oligoelementos, com a finalidade de atender as necessidades energéticas, proteicas e minerais de pacientes que não têm condições clínicas de utilizar o seu trato digestório total ou parcialmente para a manutenção de forma adequada de suas necessidades nutricionais. Essa modalidade de nutrição encontra-se bem respaldada e discutida por diversos *guidelines*, principalmente quando indicada de forma apropriada.

A TNP pode ser ministrada de duas formas em relação aos macronutrientes: aminoácidos e glicose (solução 2 em 1), e aminoácidos, glicose e lipídeos (solução 3 em 1). Existem vantagens no uso de TNP do tipo solução 3 em 1, pois exige menos manipulação, tem dupla fonte de energia (lipídeos e carboidratos) e possui todos os nutrientes. As soluções de TNP podem ser manufaturadas, segundo prescrição médica individualizada, por farmácias hospitalares ou de manipulação, devidamente preparadas para essa finalidade; ou podem, ainda, ser adquiridas em bolsas prontas para uso imediato contendo formulações padronizadas e comercializadas por laboratórios farmacêuticos especializados.

Cuidado especial deve ser dedicado à via de acesso venoso para TNP. A punção venosa deve ser realizada por médico treinado, paramentado e, de preferência, em sala cirúrgica apropriada para reduzir os riscos de contaminação. Os locais preferenciais de acesso venoso são as veias subclávias e as jugulares internas. O uso do cateter venoso deve ser exclusivo para TNP. Após sua passagem, realiza-se radiografia de tórax para localizar a extremidade distal do cateter central, que deve estar na veia cava superior junto ao átrio direito. O uso de TNP implica o controle de alterações metabólicas do paciente, com particular atenção para o controle glicêmico, que deve ser rigoroso, com o objetivo de reduzir as complicações ligadas à hiperglicemia.

Na fase pré-operatória, em doentes muito desnutridos, o uso de TNP pode deflagrar a síndrome do roubo celular (síndrome da realimentação), manifestada por queda importante de potássio, magnésio e fósforo e com graves consequências clínicas. Sua prevenção consiste na infusão da solução de TNP de modo cauteloso e na monitorização eletrolítica rigorosa. A função renal e hepática também deve ser controlada no início da terapia e, depois, semanalmente. Com o uso de emulsões lipídicas, é fundamental o controle inicial e semanal da trigliceridemia.

Na fase de pós-operatório e em doentes criticamente graves, quando hiperglicemia e disfunções orgânicas não são raras, a observação clínica e laboratorial do paciente poderá indicar modificações na prescrição de TNP, notadamente com prescrição hipocalórica. Braun K e colaboradores (2016) publicaram estudo no qual se discutiu a síndrome da realimentação e os distúrbios metabólicos, dividindo-se em dois grupos de pacientes tratados, sendo um dos grupos tratados por equipe especializada em nutrição parenteral. Foram estudados 753 pacientes, de 2007 a 2010, sendo avaliados os distúrbios eletrolíticos após 3 dias de nutrição parenteral e a mortalidade. Os resultados mostraram menos casos de distúrbios eletrolíticos graves após implementação de uma equipe especializada (53%; χ^2 = 10.906, P = 0,004), assim como menor número de distúrbios eletrolíticos. A mortalidade de 30 dias foi menor no grupo conduzido por essa equipe (12,7% *vs.* 10,6%, P = 0,012).

A TNP, prescrita de forma coerente e bem administrada por equipe multiprofissional treinada e seguindo protocolos preestabelecidos, tem geralmente uma boa evolução. No entanto, existem complicações que podem ser de natureza mecânica (ligadas a vias de acesso), infecciosa e metabólica. As complicações técnicas ligadas à punção venosa (pneumotórax, hemotórax, punção arterial e nervosa, entre outras) podem ser prevenidas com treinamento da equipe médica e uniformização de procedimentos. Trombose venosa pode ocorrer principalmente com o uso de cateteres pouco biocompatíveis. A sepse por cateter venoso central (CVC) não é rara, tem graves consequências clínicas e altos custos institucionais. Sua prevenção implica, principalmente, o manuseio adequado do CVC pelos profissionais da equipe de saúde, atendendo às recomendações das comissões de controle de infecção hospitalar e de enfermagem. As complicações metabólicas são controladas por meio de avaliações clínicas e laboratoriais frequentes. Atenção especial deve ser prestada quanto ao aporte de água e sódio em TNP.

Imunonutrientes

Com a evolução das últimas décadas, a atenuação da resposta inflamatória, a modulação do sistema imune, a redução do estresse oxidativo e o fortalecimento da capacidade de defesa anti-infecciosa e de cicatrização de feridas, visando à redução de morbidade e mortalidade, tornaram-se alvos da terapia nutricional, principalmente em pacientes cirúrgicos e críticos. Alguns nutrientes, quando oferecidos em doses superiores às doses habituais, determinam modificações anti-inflamatórias positivas e modulam o sistema imune. Os aminoácidos glutamina e arginina, os nucleotídeos e ácidos graxos poli-insaturados do tipo ômega-3, além de vitaminas (A, C, E) e minerais (como o zinco e selênio, de características antioxidantes) são exemplos. Usados por via enteral ou parenteral, isolados ou associados, apresentam resultados benéficos particularmente em pacientes cirúrgicos eletivos.

Glutamina

A glutamina é o aminoácido não essencial mais abundante no plasma e sintetizado em quase todos os tecidos do organismo. É avidamente captada pelo enterócito, tanto pela corrente sanguínea quanto pela luz intestinal, que a usa como seu substrato energético de excelência. Em pacientes em uso de TNP, a falta desse nutriente na luz intestinal ou na composição da solução formulada pode determinar uma atrofia das vilosidades intestinais e favorecer a translocação bacteriana.

Trata-se de um aminoácido considerado um nutriente indispensável em estados catabólicos. Diversos estudos mostram que, em situações de estresse catabólico, ocorre diminuição da concentração de glutamina no plasma e na musculatura, sendo esse efeito proporcional à gravidade do estresse. Quando liberada pela musculatura esquelética, a glutamina circula no plasma e se transforma em uma importante carreadora de nitrogênio entre os órgãos, sendo precursora de diversas proteínas e fonte de energia para mucosa intestinal, fibroblastos e linfócitos.

A maioria das composições de dietas enterais contém glutamina em quantidades insuficientes. Por essa razão, recomenda-se sua adição à nutrição enteral, já que apresenta boa tolerância, efeitos similares à infusão endovenosa, boa absorção na luz intestinal e manutenção do trofismo intestinal. Recomenda-se a dose de 0,4 a 0,5 g/kg ao dia, dividida em 3 ou 4 tomadas. O preparo deve ser realizado logo antes da oferta ao paciente, porque sua instabilidade em solução é alta. O uso de glutamina por via endovenosa em NPT é recente e foi limitado pela instabilidade da glutamina quando em solução pela sua decomposição em ácido piroglutâmico e amônia. Essa restrição ao uso clínico estimulou uma intensa pesquisa por alternativas, que culminou no advento dos dipeptídeos. Os dipeptídeos contendo geralmente glicil-L--glutamina (Gly-Gln) ou alanil-L-glutamina (Ala-Gln) apresentam boa estabilidade durante esterilização e estocagem, e parecem ser adequados ao uso clínico. Vários trabalhos enfatizam o papel imunoestimulador da glutamina tanto por via enteral quanto por via endovenosa, na forma de dipeptídeo, em pacientes em NPT. Aumentos do número de linfócitos totais circulantes e da síntese de linfócitos T são achados comuns em pacientes que receberam a glutamina como suplemento nutricional.

Alguns estudos, incluindo metanálises, testaram a aplicabilidade da glutamina em situações específicas e obtiveram resultados contraditórios. Shu e colaboradores (2016), em uma recente metanálise, avaliaram a resposta inflamatória e a permeabilidade da mucosa intestinal no pós-operatório de cirurgias abdominais, com excelentes resultados e menor inflamação constatada. Já Oldani e colaboradores (2015), em outra metanálise, questionam o uso da glutamina para grande parte das suas indicações atuais. Em um trabalho recente, Smedberg e colaboradores (2016) fizeram duras críticas ao uso indiscriminado da glutamina, questionando inclusive se ainda existe espaço para a prescrição desse imunonutriente.

As principais indicações do uso de glutamina são em casos de doenças catabólicas graves; queimaduras; trauma; infecções moderadas e graves; transplante de medula óssea; cirurgias de grande porte; disfunção intestinal; doença inflamatória intestinal; enterite infecciosa; enterocolite necrosante; síndrome do intestino curto; dano de mucosa por quimioterapia, radioterapia ou doença crítica; Aids; e neoplasias. A glutamina está formalmente contraindicada em falência hepática e renal.

Arginina

A arginina é um aminoácido semiessencial: embora seja produzido pelo organismo, isso é feito em quantidade inferior à necessária. Tem papel fundamental no metabolismo nitrogenado, na creatina e na síntese das poliaminas no organismo, sendo também substrato principal da formação de óxido nítrico.

Acredita-se que a arginina exerça ação imunomoduladora. Quando convertida em ureia e ornitina, há formação de poliaminas, pela ação da enzima ornitina-descarboxilase. As poliaminas são sabidamente importantes na divisão celular, especialmente de células do sistema retículo-endotelial; dessa forma, fomentam um incremento da mitogênese de linfócitos e macrófagos. Ademais, a arginina é substrato da formação de óxido nítrico, por meio da enzima óxido nítrico sintetase, que exerce importante ação no tônus vascular, no mecanismo da coagulação e no sistema imune.

Vários trabalhos clínicos e experimentais estudaram o valor da suplementação nutricional com arginina na prevenção e no tratamento de sepse e cicatrização. Em estudo multicêntrico prospectivo envolvendo 296 pacientes cirúrgicos, a suplementação com arginina, nucleotídeos e óleo de peixe em dietas enterais determinou significativa redução da hospitalização em pacientes sépticos e naqueles que receberam, pelo menos, 7 dias de terapia nutricional, além de importante queda no número de complicações infecciosas. Braga e colaboradores (1996), usando a mesma dieta em pacientes cirúrgicos portadores de câncer, não encontraram diferença na incidência de complicações infecciosas, mas estas foram menos graves nos pacientes que receberam a suplementação dietética que continha arginina, nucleotídeos e ácidos graxos ω-3.

Rosenthal e colaboradores (2016) fizeram um interessante trabalho de revisão sobre o uso da arginina em pacientes internados em estado crítico (internados em UTI), sépticos e também operados; o uso desse imunonutriente foi considerado eficaz e seguro.

Nucleotídeos

Os nucleotídeos são proteínas precursoras do DNA em cuja composição entram uma base nitrogenada (purinas ou pirimidinas), um açúcar com 5 carbonos e um ou mais grupos fosfatos. Na função imune, aumentam a hipersensibilidade retardada, melhoram a resistência à infecção e elevam a produção de interleucina 2. Assim, estudos mostram que a introdução de nucleotídeos na dieta reverte a imunossupressão adquirida pela desnutrição.

Kudsk e colaboradores (1996) demonstraram que a suplementação enteral com dieta contendo nucleotídeos, glutamina, arginina e ácidos graxos ω-3 em pacientes com trauma abdominal propiciou um número menor de complicações graves do que o grupo controle com uma dieta isocalórica e isonitrogenada. Em estudo multicêntrico, Moore e colaboradores (1994) testaram uma dieta de composição semelhante, contendo nucleotídeos, em pacientes com trauma. Foram observados desmame mais rápido do respirador, menor permanência na UTI e menor mortalidade naqueles que usaram essa dieta imunomoduladora. Entretanto, Weimann e colaboradores (1997) não observaram diferenças nas taxas de morbidade e de mortalidade em pacientes com trauma grave que receberam ou não dieta contendo nucleotídeos, arginina e ácidos graxos ω-3.

Ácidos graxos de cadeia longa, ω-3 e ω-6

Lipídeos são nutrientes importantes para todas as células, pois são constituintes da membrana celular. São também fonte de energia e precursores de várias substâncias ativas do organismo. O ser humano pode sintetizar todos os lipídeos necessários para a sua vida, com exceção daqueles pertencentes às famílias ω-3 e ω-6 dos ácidos graxos de cadeia longa.

Do metabolismo dos ácidos graxos poli-insaturados originam-se os eicosanoides. Estes são mediadores derivados de lipídeos de vida curta, responsáveis por muitos efeitos na resposta inflamatória aguda, tais como a síntese de leucotrienos, prostaglandinas e tromboxanos. Também interferem na produção de citocinas e sinalização celular. Sabe-se que os eicosanoides derivados dos ácidos graxos ω-3 têm uma potência de 10 a 100 vezes menor de induzir uma resposta inflamatória celular do que os ω-6. Os ácidos graxos ω-3 e ω-6 têm ação contrária na produção de citocinas e na função do sistema imune. Acredita-se que, enquanto os ω-3 diminuem a produção de citocinas e, consequentemente, a resposta celular, os ω-6 as aumentam. O melhor balanço entre a oferta de ω-6 e ω-3 é na faixa de 2:1 a 4:1.

Estudos experimentais mostram que animais alimentados com ácidos graxos ω-3 têm maior proteção à infecção quando comparados aos alimentados somente com ω-6. Essa maior proteção à infecção parece estar incrementada quando à dieta associam-se outros imunonutrientes, como arginina, glutamina e nucleotídeos. Em pacientes cirúrgicos, estudos randomizados demonstram uma redução de infecção da ferida cirúrgica, de complicações e da permanência hospitalar. A síndrome da angústia respiratória aguda (SARA) pode ser prevenida ou mais bem tratada com os ácidos graxos ω-3.

Em *guidelines* atualizados, já é possível encontrar as principais indicações e estudos relacionados à suplementação e à terapia com ácidos graxos tipo ω-3. Recentes trabalhos, incluindo metanálises, confirmam os benefícios com uso desse imunonutriente, principalmente em relação a pacientes críticos, denotando melhora na resposta inflamatória e diminuição de complicações, infecções, tempo de ventilação mecânica e tempo de internação (hospitalar e de UTI), além de menor morbidade em pacientes cirúrgicos. No entanto, grande parte desses trabalhos não demonstra impacto na mortalidade geral, embora Hall TC e colaboradores (2016) tenham encontrado possibilidade de melhor sobrevivência com o uso de ω-3 em pacientes graves acometidos por sepse e internados em UTI.

Considerações finais

Em cirurgia, a preocupação com o estado nutricional e a intervenção nutricional ótima são capazes de modificar favoravelmente a evolução pós-operatória em cirurgia de caráter eletivo, emergencial e no trauma. A avaliação nutricional pré-operatória de rotina deve ser incorporada na boa prática médica, pois permite identificar, tratar e controlar distúrbios e déficits nutricionais por perda e excesso na fase pré-operatória.

Um único parâmetro pode não oferecer um diagnóstico nutricional preciso. Assim, o uso de múltiplos métodos de avaliação do estado nutricional aumenta a confiabilidade do diagnóstico, compensando a dificuldade na obtenção de informações confiáveis na história dietética dos pacientes e na interpretação das medidas antropométricas isoladamente.

A oferta oral de líquidos claros com carboidratos de 6 a 4 horas no pré-operatório imediato reduz a resistência periférica à insulina pós-operatória e colabora para a melhora subjetiva do paciente. Em certos tipos de operações eletivas, a realimentação oral precoce é alcançada com sucesso e deve ser incentivada, devidos a seus inegáveis benefícios. O uso judicioso de fórmulas contendo nutrientes com atividade imunomoduladora no pré e pós-operatório contribui para atenuar o estado inflamatório e modular a resposta imunológica pós-operatória, com bons resultados para a evolução clínica do enfermo. A preferência pela TNE sempre que o trato gastrintestinal for disponível não deve impedir o uso de TNP quando indicado. O doente cirúrgico criticamente grave deve receber terapia nutricional com cautela, evitando-se a hipernutrição e o consequente aumento das demandas metabólicas. Tais pacientes devem sempre ser rigorosamente controlados em relação aos níveis glicêmicos, prevenindo-se e tratando-se precocemente a hiperglicemia.

A preocupação com o estado nutricional não deve se extinguir após a alta hospitalar. A desnutrição pode advir nesse momento e, portanto, deve ser igualmente prevenida e combatida. Após a alta, é sempre necessário adequar a dieta às novas condições do trato digestório impostas pela intervenção cirúrgica, incluindo terapia nutricional domiciliar.

Referências

1. Waitzberg DL, Caiaffa WT, Correia MITD. Hospital malnutrition: the Brazilian national survey (IBRANUT): a study of 4000 patients. Nutrition 2001; 17 (7-8): 573-80.
2. Correa MITD, Caiaffa WT, Silva AL, Waitzberg DL. Risk factors for malnutrition in patients undergoing gastrintestinal and hernia surgery: an analysis of 374 patients Nutrición Hosp 2001; 16(2): 59-64.
3. Waitzberg DL, Saito H, Planck L, Jamilson GG, Schmid A, Bihari D et al. Immunonutrition (IMN) for prophylaxis of postoperative infection in major surgery. Clinical Nutrition 2003; 22 (1): S81.
4. Waitzberg DL. Nutrição Enteral e Parenteral na Clínica Prática. Atheneu 3º Ed. Rio de Janeiro, 1997.
5. Aguilar-Nascimento JE, Caporrosi C, Serra MC et al. Implicações da desnutrição em cirurgia. Ver Col Bras Cir 1991;28:193-7.
6. Bicudo-Salomão A, Aguilar-Nascimento JE, Caporossi C. Risco nutricional em cirurgia avaliado pelo índice de massa corporal ajustado ou não para pacientes idosos. Arq Gastroenterol 2006; 43(3):219-223.
7. Kondrup J, Allison SP, Elia M, Vellas B, Plauth M. ESPEN Guidelines for nutrition screening 2002. Clin Nutri 2003; 22(4):415-21
8. Sheean, P.M., Peterson, S.J., Chen, Y., Liu, D., Lateef, O., Braunschweig, C.A. Utilizing multiple methods to classify malnutrition among elderly patients admitted to the medical and surgical intensive care units (ICU). Clin Nutr. 2013;32:752–757.
9. Poulia, K.A., Klek, S., Doundoulakis, I., Bouras, E., Karayiannis, D., Baschali, A. et al, The two most popular malnutrition screening tools in the light of the new ESPEN consensus definition of the diagnostic criteria for malnutrition. Clin Nutr. 2016.
10. Dock-Nascimento DB, Aguilar-Nascimento JE, Balster MM. Índice de massa corporal e peso teórico subestimam o diagnóstico de desnutrição em pacientes cirúrgicos. Rev Bra Nutr Clin 2005;20 (4):251-4.
11. Brock F, Bettinelli LA, Dobner T, Stobbe JC, Pomatti G, Telles CT. Prevalence of hypoalbuminemia and nutritional issues in hospitalized elders. Rev Lat Am Enfermagem. 2016 Aug 8;24:e2736.
12. Ref: Han WX, Chen ZM, Wei ZJ, Xu AM. Preoperative prealbumin predicts prognosis of patients after gastrectomy for adenocarcinoma of esophagogastric junction. World J Surg Oncol. 2016 Nov 3;14(1):279.
13. Campos AC, Chen M, Meguid MM. Comparisons of body composition derived from anthropometric and bioelectrical impedance methods. J Am Coll Nutr 1989; 8:484-9
14. Aguilar-Nascimento JE, Dock-Nascimento D, Caporossi FS, Bragagnolo R. Adductor pollicis muscle thickness is a fast method and a reliable parameter for a nutritrional assessment in surgical patients.
15. Davila SPL, Reis VFF, Santos CH. Applicability of muscle thickness of the thumb in the nutricional assessment of hospital inpatients living with HIV/AIDS. Rev Panam Infectol 2014;16(1):25-3.
16. Ihle C, Freude T, Bahrs C, Zehendner E, Braunsberger J, Biesalski HK, Lambert C, Stöckle U, Wintermeyer E, Grünwald J, Grünwald L, Ochs G, Flesch I, Nüssler A. Malnutrition - An underestimated factor in the inpatient treatment of traumatology and orthopedic patients: A prospective evaluation of 1055 patients. 2017 Mar;48(3):628-636.
17. Thomas, M.N., Kufeldt, J., Kisser, U., Hornung, H.M., Hoffmann, J., Andraschko, M. et al, Effects of malnutrition on complication rates, length of hospital stay, and revenue in elective surgical patients in the G-DRG-system. Nutrition. 2016;32:249–254.
18. Felder, S., Felder, S., Lechtenboehmer, C., Bally, M., Fehr, R., Deiss, M., Faessler, L. et al, Association of nutritional risk and adverse medical outcomes across different medical inpatient populations. Nutrition. 2015;31:1385–1393.Lobo DN, Allison SP. Nutritional support and functional recovery. Curr Opin Clin Nutr Metab Care 2000; 3:120-34.
19. Wilmore DW. From Cuthbertson to fast-track surgery: 70 years of progress in reducing stress in surgical patients. Ann Surg 2002; 236(5):643-8.
20. Bond-Smith G, Belgaumkar AP, Davidson BR, Gurusamy KS. Enhanced recovery protocols for major upper gastrointestinal, liver and pancreatic surgery.Cochrane Database Syst Rev. 2016 Feb 1;2:CD011382. doi: 10.1002/14651858.CD011382.pub2. Review. PubMed PMID: 26829903.
21. Ljungqvist O, Nygren J, Thorel A. Insulin resistance and elective surgery. Surgery 2000 ; 128 (5):757-60.
22. Aguilar-Nascimento JE, Bicudo-Salomão A, Caporossi C, Silva RM, Cardoso EA, Santos TP. Acerto pós-operatório: avaliação dos resultados da implantação de um protocolo multidisciplinar de cuidados peri-operatórios em cirurgia geral. Rev Col Bras Cir 2006; 33(8):181-88.
23. McClave SA, Taylor BE, Martindale RG. Guidelines for the provision and assessment of nutrition support therapy in the adult critically ill patient: Society of Critical Care Medicine (SCCM) and American Society for Parenteral and Enteral Nutrition (ASPEN). JPEN J Parenter Enteral Nutr. 2016;40(2):159-211.
24. Boullata JI, Gilbert K, Sacks G. ASPEN clinical guidelines: parenteral nutrition ordering, order review, compounding, labeling, and dispensing. JPEN J Parenter Enteral Nutr. 2014;38(3):334-377.
25. Evans CH, Lee J, Ruhlman MK. Optimal glucose management in the perioperative period. Surg Clin North Am. 2015 Apr;95(2):337-54.
26. Braun K, Utech A, Velez ME, Walker R. Parenteral Nutrition Electrolyte Abnormalities and Associated Factors Before and After Nutrition Support Team Initiation. JPEN J Parenter Enteral Nutr. 2016 Oct 18. pii: 0148607116673186.
27. Gunst J, Van den Berghe G. Parenteral nutrition in the critically ill. Curr Opin Crit Care. 2017 Jan 11. doi: 10.1097/MCC.0000000000000385. [Epub ahead of print] PubMed PMID: 28079708.
28. Mundi MS, Nystrom EM, Hurley DL, McMahon MM. Management of Parenteral Nutrition in Hospitalized Adult Patients. JPEN J Parenter Enteral Nutr. 2016 Sep 1. pii: 0148607116667060. [Epub ahead of print] Erratum in: JPEN J Parenter Enteral Nutr. 2016 Oct 13.

29. Nygren J, Hausel J, Kehlet H, Revhaug K, Lassen K, Dejong C et al. A comparison in five European Centers of case mix, clinical management and outcomes following either conventional or fast-track perioperative care in colorectal surgery. Clin Nutr 2005; 24(3):455-61.
30. Lei Q, Wang X, Zheng H, Bi J, Tan S, Li N. Peri-operative immunonutrition in patients undergoing liver transplantation: a meta-analysis of randomized controlled trials. Asia Pac J Clin Nutr. 2015;24(4):583-90.
31. Campos FG, Waitzberg DL, Logulo AF, Mucerino DR, Habr-Gama. A importância da glutamina em nutrição na prática clínica. Arq Gastroenterol 1996; 33(2):86-92.
32. Souba WW, Smith RJ, Wilmore DW. Glutamine metabolism by the intestinal tract. JPEN 1985; 9:608-17.
33. Shu XL, Yu TT, Kang K, Zhao J. Effects of glutamine on markers of intestinal inflammatory response and mucosal permeability in abdominal surgery patients: A meta-analysis. Exp Ther Med. 2016 Dec;12(6):3499-3506.
34. Smedberg M, Wernerman J. Is the glutamine story over? Crit Care. 2016 Nov 10;20(1):361.
35. Oldani M, Sandini M, Nespoli L, Coppola S, Bernasconi DP, Gianotti L. Glutamine Supplementation in Intensive Care Patients: A Meta-Analysis of Randomized Clinical Trials. Medicine (Baltimore). 2015 Aug;94(31):e1319.
36. Rosenthal MD, Carrott PW, Patel J, Kiraly L, Martindale RG. Parenteral or Enteral Arginine Supplementation Safety and Efficacy. J Nutr. 2016 Dec;146(12):2594s-2600s.
37. Kudsk KA, Minard G, Croce MA et al. A randomized trial of isonitrogenenous enteral diets after severe trauma. Ann Surg 1996; 224:531-40.
38. Moore FA, Moore EE, Kusdsk KA et al. – Clinical benefits of na immune-enhancing diet for early postinjury enteral feeding. J Trauma 1994; 37:607-15
39. Alexander JW. Immunonutrition: the role of -3 fatty acids. Nutrition 1998;14:627-33.
40. Pradelli L, Mayer K, Muscaritoli M, Heller AR. n-3 fatty acid-enriched parenteral nutrition regimens in elective surgical and ICU patients: a meta-analysis. Crit Care. 2012 Oct 4;16(5):R184.
41. Manzanares W, Langlois PL, Dhaliwal R, Lemieux M, Heyland DK. Intravenous fish oil lipid emulsions in critically ill patients: an updated systematic review and meta-analysis. Crit Care. 2015;19:167
42. McClave SA, Taylor BE, Martindale RG. Guidelines for the provision and assessment of nutrition support therapy in the adult critically ill patient: Society of Critical Care Medicine (SCCM) and American Society for Parenteral and Enteral Nutrition (A.S.P.E.N.). JPEN J Parenter Enteral Nutr. 2016;40(2):159-211.
43. Hall TC, Bilku DK, Neal CP, Cooke J, Fisk HL, Calder PC, Dennison AR. The impact of an omega-3 fatty acid rich lipid emulsion on fatty acid profiles in critically ill septic patients. Prostaglandins Leukot Essent Fatty Acids. 2016 Sep;112:1-11.

Parte II
Cirurgia digestiva na criança

Coordenador:
Jose Carlos Fraga

7

Anomalias gastroduodenais congênitas

Eduardo Corrêa Costa
Cristina M. Dorneles
Jose Carlos Fraga

Entre as anomalias gastroduodenais congênitas, destacam-se as obstruções antral e pilórica, as duplicações gástrica e duodenal, a obstrução duodenal intrínseca (atresia e estenose) e a obstrução duodenal extrínseca (má-rotação intestinal). É importante salientar que esses defeitos costumam levar à obstrução intestinal, que é responsável por 90% dos casos de abdome agudo cirúrgico do recém-nascido.

Obstruções congênitas antral e pilórica

São as obstruções decorrentes de atresia ou diafragma parcial na saída gástrica. Quando na forma de diafragma, este é composto por uma membrana circunferencial com duas camadas, geralmente apresentando um orifício central permeável. Sua etiologia é desconhecida. As obstruções podem ser classificadas como obstrução antral (ou pré-pilórica), quando a lesão está no mínimo a 1 cm do piloro, e como obstrução pilórica (**FIG. 7.1**). Entre as más-formações, as membranas são mais frequentes do que as atresias. As obstruções da saída gástrica apresentam prevalência de 1 a cada 100 mil nascidos vivos, correspondendo a menos de 1% das obstruções do tubo digestivo.[1] Metade das crianças apresenta baixo peso ao nascer, 45% são prematuras e não há predisposição por sexo. Em cerca de 30% dos casos,[2] existe associação com outras más-formações, sendo a mais comum a atresia de esôfago. Há história de polidrâmnio em 50% dos casos. Em raras ocasiões, a atresia pilórica está associada à epidermólise bolhosa ou à aplasia congênita da cútis.

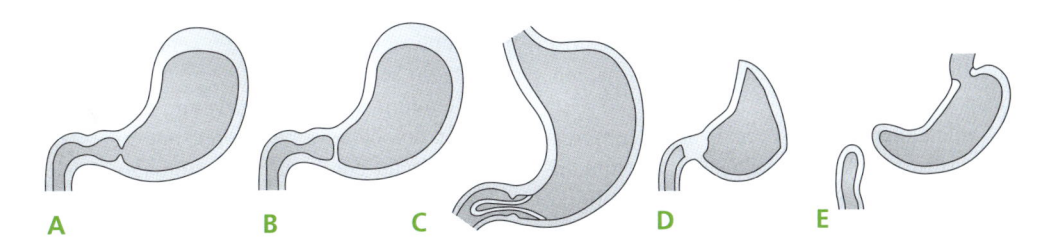

FIGURA 7.1 Variedades anatômicas mais comuns das obstruções gástricas congênitas. **(A)** Membrana antral perfurada. **(B)** Membrana antral completa. **(C)** Membrana antral tipo biruta. **(D)** Atresia pilórica. **(E)** Atresia pilórica com cotos separados.

As manifestações clínicas dependem do grau de obstrução. Quando se apresenta como atresia, os sintomas surgem nos primeiros dias de vida. Durante o acompanhamento ultrassonográfico pré-natal, em torno de 50% dos casos apresentam polidrâmnios. Nos pacientes com obstrução completa, há vômitos não biliosos persistentes, com distensão epigástrica, podendo também haver salivação excessiva, disfunção respiratória e, raramente, perfuração gástrica. É comum apresentarem baixo peso ao nascer e resíduo gástrico aumentado (> 20 mL) nas primeiras 12 horas de vida. Já nos pacientes com obstrução incompleta, os sintomas são inespecíficos, podendo ocorrer dor epigástrica, náuseas, vômitos não biliosos intermitentes e baixo ganho de peso.

Além das manifestações clínicas, o diagnóstico de atresia pode ser confirmado com radiografia simples de abdome, que mostra estômago bastante dilatado e sem ar distal (sinal da bolha única). Nos pacientes com obstrução parcial, a radiografia contrastada do trato digestivo superior geralmente é suficiente, fazendo o diagnóstico em 90% dos casos, podendo-se visualizar dilatação gástrica com passagem do meio de contraste através do orifício do diafragma, ou defeito de enchimento provocado pelo septo. Em certas ocasiões, o diafragma antral produz imagem semelhante à estenose hipertrófica de piloro (EHP). Em geral, outros métodos de investigação são desnecessários. A ultrassonografia abdominal pode excluir EHP, uma vez que demonstrará um piloro não hipertrofiado e a presença de diafragma. O diagnóstico por endoscopia digestiva alta, além de ser muito difícil, requer muita experiência do examinador. Exames bioquímicos mostram alcalose metabólica hipoclorêmica, como nos pacientes com EHP.

Inicialmente, deve-se realizar descompressão gástrica com sonda nasogástrica, jejum, hidratação e correção do distúrbio eletrolítico. Após estabilização, o paciente deve ser submetido à cirurgia, sendo que a abordagem cirúrgica depende do tipo de obstrução. Nos casos de membrana, é realizada a sua ressecção com fechamento transversal tipo piloroplastia; quando há atresia curta, opta-se por excisão da membrana e piloroplastia de Finney ou Heineke-Mikulicz; quando os cotos estão separados, é necessária anastomose tipo gastroduodenostomia terminoterminal. Com o avanço da cirurgia minimamente invasiva, alguns cirurgiões propõem correção endoscópica com auxílio de *laser* e dilatações com balão; porém, são poucos os casos com seguimento em longo prazo. Além disso, o uso de material mais delicado tem tornado possível a realização da correção completa por videocirurgia com resultados semelhantes aos da cirurgia convencional.

Duplicações gástrica e duodenal

Essa má-formação pode estar presente em qualquer localização do tubo digestivo. Corresponde a uma estrutura tubular ou esférica bem-definida, com musculatura lisa em sua parede em contato com o trato digestivo, localizada na borda mesentérica da porção afetada, apresentando o mesmo suporte vascular. Pode haver comunicação com a luz do tubo digestivo. É comum a presença de mucosa ectópica. Sua etiologia não é conhecida, mas é atribuída a um defeito na recanalização da luz do intestino após a fase sólida do desenvolvimento intestinal embrionário, em torno da 5ª semana gestacional.

Duplicação gástrica

Sua apresentação é rara – em torno de 3 a 7% das duplicações intestinais –, sendo mais frequente no sexo feminino (2:1).[3] A localização mais comum é a grande curvatura em mais da metade dos casos e, em geral, não apresenta comunicação com a luz do estômago. As lesões superiores ou maiores podem atravessar o hiato diafragmático, alcançando o mediastino posterior. Em torno de dois terços dos casos são diagnosticados no primeiro ano de vida, mas a sintomatologia é pobre, geralmente sendo um achado incidental na investigação de queixas vagas como dor abdominal, tosse ou refluxo gastresofágico. Suas complicações, como sangramento e perfuração, são raras. Quando são grandes, as duplicações podem ser palpadas ao exame físico na forma de uma massa móvel e lisa.

O diagnóstico pode ser feito pela ultrassonografia pré-natal. Nesse exame, são observadas a estrutura cística e extragástrica e a atividade peristáltica. A radiografia contrastada do trato digestivo superior também é útil ao demonstrar defeito de enchimento no sítio da lesão (**FIG. 7.2**). O diagnóstico pode ser realizado, ainda, por tomografia computadorizada (TC) ou ressonância magnética (RM); porém, esses exames são reservados para casos de dúvida diagnóstica. Quando há necessidade de pesquisa de mucosa ectópica, deve-se realizar cintilografia com tecnécio.

O tratamento ideal consiste na ressecção total da duplicação, preservando a porção do tubo digestivo onde ela está localizada. Porém, nos casos de duplicações tubulares, pode-se optar pela ressecção da maior parte da lesão por mucosectomia, com sutura da parede seromuscular sobre a área sem mucosa. A drenagem, mesmo quando interna, deve ser reservada para pacientes que apresentam alta morbidade com a cirurgia. Atualmente, esses procedimentos podem ser realizados tanto por laparotomia quanto por laparoscopia.

Duplicação duodenal

É ainda mais rara do que a duplicação gástrica, ocorrendo em menos de 5% dos casos. Costuma ser cística e não apresenta comunicação com o lúmen intestinal. Sua localização mais frequente é junto da segunda e da terceira porção do duodeno. A apresentação geralmente ocorre por dor abdominal recorrente, vômitos biliosos e, em alguns casos, icterícia e pancreatite. Há incidência de 15% de mucosa ectópica, que é responsável por sangramento e perfuração.

Os achados nos exames de imagem são semelhantes aos descritos anteriormente. Porém, a RM da via biliar e pancreática é muito útil na avaliação da relação anatômica das estruturas e no planejamento cirúrgico. Além da RM, a TC, a colangiopancreatografia retrógrada endoscópica e a colangiografia transparieto-hepática também podem ser realizadas.

Como já mencionado, o ponto mais importante no tratamento cirúrgico dessa má-formação é o conhecimento da relação da lesão com a via biliopancreática. A ressecção completa continua sendo o tratamento ideal, com possibilidade de ressecção parcial com mucosectomia. Porém, nesse tipo específico de lesão, quando há envolvimento da via biliopancreática, pode-se optar por drenagem interna com o tubo digestivo, realizando cistoduodenostomia ou cistojejunostomia em Y de Roux e, em último caso, drenagem endoscópica para o duodeno.

Má-rotação intestinal

Entre a 10ª e a 12ª semana de gestação, o intestino médio que se encontra fora da cavidade celômica retorna para dentro do abdome, realizando rotação de 270° no sentido anti-horário em torno da artéria mesentérica superior. No fim da rotação, o ceco é fixado no quadrante inferior direito, havendo também a fixação dos cólons ascendente, transverso e descendente, bem

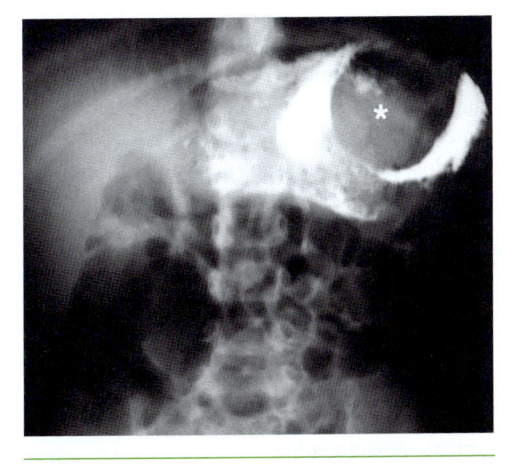

FIGURA 7.2 Radiografia contrastada de estômago mostrando defeito de enchimento (*asterisco*) causado por duplicação cística.

como do mesentério do ângulo de Treitz até o ceco. São consideradas más-rotações intestinais todas as alterações, tanto dessa rotação quanto da fixação do intestino. Sendo assim, a apresentação pode variar desde a ausência total de rotação até um simples ceco móvel.

Essa má-formação não é tão rara, visto que tem taxa de prevalência de 1:500 nascidos vivos. Porém, essa taxa diminui para 1:6.000 nascidos vivos se forem considerados somente os sintomáticos. Costuma ser mais frequente em meninos (até 2:1). Há forte associação com outras más-formações (30-60%),[4] principalmente com defeitos congênitos da parede abdominal (gastrosquise, onfalocele e síndrome de *prune belly*) e do diafragma (hérnia diafragmática). Doença de Hirschsprung, invaginação intestinal, refluxo gastresofágico, divertículo de Meckel e anomalias dos canais biliares extra-hepáticos também estão associados.

Sua apresentação é variada, sendo mais comuns as manifestações de volvo intestinal, obstrução duodenal, hérnia interna e dor abdominal crônica e intermitente. Quando ocorre a torção do intestino médio em torno da artéria mesentérica superior no sentido horário, tem-se o volvo de intestino, considerado uma emergência cirúrgica. É muito mais comum no período neonatal, chegando a 30% na primeira semana de vida e 75% no primeiro mês. Seus sinais e sintomas surgem de forma súbita, como vômitos biliosos, dor e distensão abdominais, choro persistente e, algumas vezes, sangramento intestinal baixo. Massa abdominal pode ser um achado à palpação no exame físico. Geralmente, o paciente apresenta mau estado geral, com desequilíbrio hidreletrolítico, toxemia, hipovolemia e choque.

A obstrução duodenal pode ser aguda ou crônica. Na forma aguda, costuma estar associada ao volvo de intestino médio (50% dos casos); na crônica, geralmente é causada pela obstrução por bridas de Ladd (o ceco permanece sobre o duodeno ou ligeiramente à esquerda com a formação de aderências que unem o ceco ao peritônio parietal do hipocôndrio direito), as quais causam obstrução incompleta com vômitos biliosos e distensão abdominal.

Uma falha na fixação do mesentério do cólon direito ou esquerdo, e até mesmo do duodeno, pode formar um espaço potencial para hérnias internas. Seus achados são inespecíficos, em geral dores em cólicas intermitentes. Em sua evolução, apresenta-se com dor abdominal constante, vômitos e, algumas vezes, constipação. Porém, como os sintomas são brandos, costuma ser confundida com dores de fundo emocional. Pode, ainda, manifestar-se somente por dor abdominal e vômitos biliosos ou não biliosos intermitentes, constipação intestinal ou diarreia crônica e retardo de crescimento, todos achados muito vagos.

Na investigação, a radiografia simples de abdome geralmente não é diagnóstica, sendo, inclusive, normal em 20% das vezes. Quando há alteração, a única informação é a presença de obstrução ou suboclusão intestinal, com distensão gasosa proximal e pouco ar distal. Nos casos em que o paciente apresenta mau estado geral, esse exame é suficiente para a indicação da cirurgia.

A radiografia contrastada do trato digestivo superior é o exame de eleição para o diagnóstico, mas deve ser reservada aos pacientes que não apresentam sinais de obstrução intestinal. Durante o exame, pode-se encontrar distensão gástrica e duodenal, duodeno dilatado e torcido, obstrução duodenal entre a segunda e a terceira porções, e o ângulo de Treitz ou todo o intestino delgado posicionados à direita da coluna vertebral (**FIG. 7.3**).

O enema opaco perdeu sua importância diagnóstica, visto que o ceco pode estar corretamente posicionado em 20% dos casos. Seus achados principais são posição anormal do ceco (35% dos casos) e obstrução no nível do transverso. Outro exame que pode sugerir má-rotação intestinal é a ultrassonografia abdominal com Doppler a cores, visualizando-se posição invertida dos vasos mesentéricos, com a veia mesentérica superior localizando-se à esquerda da artéria. Porém, em 30% dos pacientes com má-rotação, os vasos estão corretamente posicionados.

Seu tratamento é sempre cirúrgico, sendo que o volvo é uma emergência cirúrgica pelo

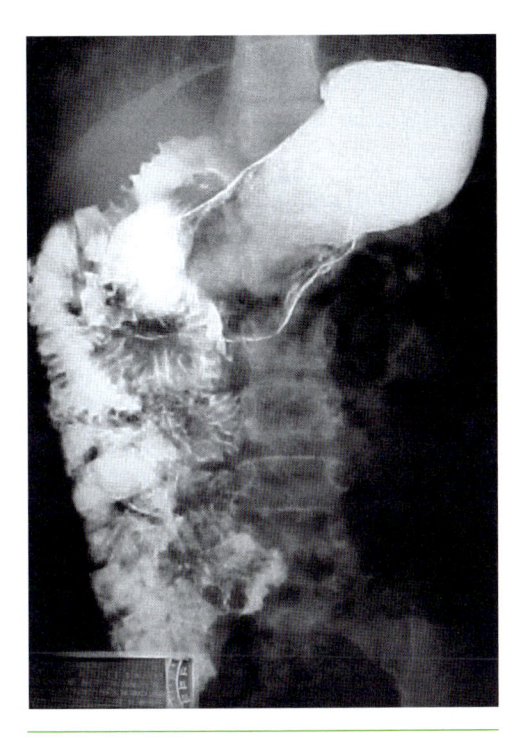

FIGURA 7.3 Trânsito intestinal em paciente com má-rotação sem volvo demonstrando o ângulo de Treitz à direita da coluna vertebral e todo o intestino delgado no lado direito do abdome.

risco de necrose e consequente intestino curto. Na cirurgia, exteriorizam-se todas as alças intestinais. Quando há volvo, ele deve ser reduzido no sentido anti-horário. A seguir, são realizados divisão das bridas de Ladd, alargamento da base do mesentério, alívio da obstrução duodenal e apendicectomia. A maioria dos autores sugere apendicectomia profilática, pois no fim da cirurgia o apêndice ficará localizado no quadrante superior esquerdo, o que representará dificuldade diagnóstica em caso de futuro quadro inflamatório. Com o advento da videocirurgia, alguns autores consideram esse procedimento desnecessário. A permeabilidade do duodeno sempre deve ser testada com uma sonda. No momento de recolocar as alças intestinais na cavidade abdominal, deve-se ter o cuidado de deixar o intestino delgado à direita e o cólon à esquerda. Quando há áreas de viabilidade duvidosa, pode-se optar, posteriormente, por uma nova laparotomia. Além da cirurgia, são necessários uso de antibióticos, descompressão do trato digestivo com sonda nasogástrica e reposição de volume. Nos casos crônicos, a cirurgia pode ser realizada por laparoscopia, respeitando-se os procedimentos previamente descritos. Recentemente, houve aumento do número de relatos de correções por videocirurgia mesmo em casos agudos e para correção primária de pacientes estáveis; porém, sugere-se maior ocorrência de volvo no pós-operatório laparoscópico em algumas séries.

Atresia e estenose do duodeno

Por volta da 5ª semana gestacional ocorre a recanalização intestinal após a fase sólida do desenvolvimento embrionário. Uma falha nesse período pode levar a alterações na permeabilidade do duodeno. A atresia e a estenose tendem a acontecer na primeira ou na segunda porção do duodeno. O pâncreas anular pode estar associado, mas não costuma ser a causa da obstrução. As obstruções podem ser classificadas em membranosas (completa, membrana com pequeno orifício central, membrana tipo biruta), em cotos cegos unidos por cordão fibroso e em cotos separados (**FIG. 7.4**).

Sua prevalência gira em torno de 1:5.000 a 10.000 nascidos vivos, e é responsável por 25 a 40% de todas as atresias intestinais. Apresenta leve predileção pelo sexo feminino. Anomalias associadas ocorrem em quase 70% dos casos. As mais frequentes são má-rotação intestinal (40%), pâncreas anular (40%), trissomia do cromossomo 21 (30%), cardiopatia congênita (20%), atresia de esôfago (10%), ânus imperfurado (8%) e divertículo de Meckel (8%).[5,6]

Cerca de 50% dos pacientes pesam menos de 2.500 g e são prematuros. Costumam apresentar vômitos com poucas horas de vida, em torno de 24 horas nas atresias e até 48 horas nas estenoses. Na maioria dos casos (85%), esses vômitos serão biliosos, uma vez que a obstrução é distal à ampola de Vater; mas, em

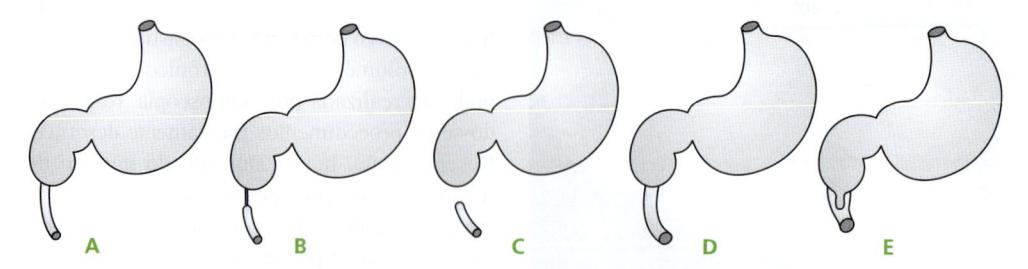

FIGURA 7.4 Representação esquemática dos tipos anatômicos mais frequentes de atresias e estenoses duodenais. **(A)** Atresia membranosa. **(B)** Atresia com cotos conectados por cordão fibroso. **(C)** Atresia com cotos separados. **(D)** Membrana perfurada. **(E)** Membrana tipo biruta.

15% das vezes,[6] os vômitos serão claros, pelo fato de a obstrução ser proximal à ampola de Vater. A distensão abdominal não costuma ser muito evidente e, quando ocorre, localiza-se no andar superior do abdome. Observa-se icterícia em até 50% dos casos.

Na ultrassonografia pré-natal, a presença de polidrâmnio sugere o diagnóstico, pois ele está presente em até 60% das atresias e 15% das estenoses. Além disso, o sinal da dupla bolha repleta de líquido também pode ser visualizado durante esse exame. O sinal da dupla bolha de ar (estômago e bulbo duodenal) foi descrito primeiramente em radiografias abdominais com raios horizontais e em posição supina, sendo considerado sinal patognomônico de atresia ou estenose do duodeno (**FIG. 7.5**). Segundo a literatura, quando não há ar distal no intestino, trata-se de atresia; quando há pouco ar, é estenose.

Os exames radiológicos contrastados não estão indicados, podendo ser utilizados somente em casos de dúvida diagnóstica, especialmente com má-rotação intestinal. Porém, os pacientes deverão ser submetidos à cirurgia de qualquer forma.

Como foi citado, o tratamento é cirúrgico. São essenciais a estabilização do paciente no pré-operatório, a descompressão do estômago com sonda, a reanimação hidreletrolítica e a antibioticoterapia parenteral, bem como a investigação das más-formações associadas.

Na exploração cirúrgica, deve-se realizar a manobra de Kocher, que é a liberação do ângulo hepático do cólon, a fim de identificar o duodeno e sua provável má-formação anatômica. Em certas circunstâncias, a passagem de uma sonda possibilita a localização exata da alteração. Quando há exclusivamente uma membrana, pode-se optar por ressecá-la em formato de "V". Nesse caso, é muito importante visualizar a ampola de Vater e não utilizar eletrocautério para prevenir estenoses da ampola. Já quando a atresia é completa, ou em casos de associação com pâncreas anular, opta-se por anastomose duodeno-duodenal em formato de diamante, descrita por

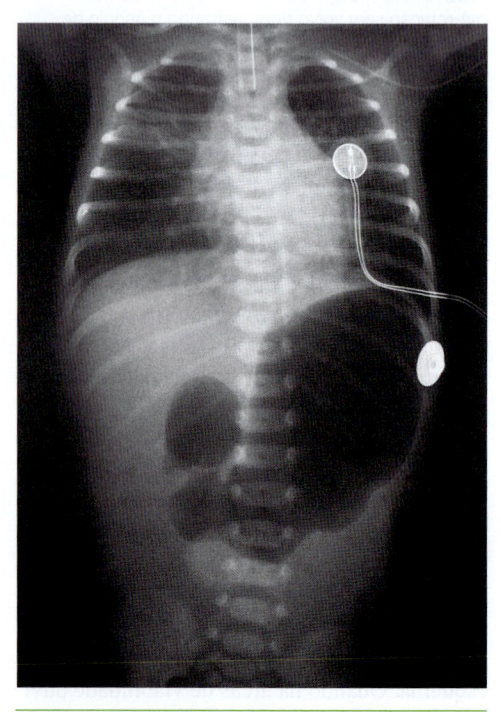

FIGURA 7.5 Radiografia simples em posição supina mostrando a presença de distensão gástrica e duodenal proximal, sem ar distal.

Kimura,[7] onde se anastomosa o duodeno proximal, aberto transversalmente, com o duodeno distal, aberto longitudinalmente. O tecido pancreático não deve ser seccionado. É muito importante avaliar a permeabilidade do intestino distal, pelo risco de associação com outras atresias ou estenoses. Hoje, alguns autores sugerem que a correção pode ser feita por laparoscopia ou, ao menos, ser videoassistida, com realização da anastomose fora da cavidade abdominal. Uma metanálise publicada em 2017 mostra que o procedimento por videocirurgia é factível e seguro; porém, o tempo de duração ainda permanece significativamente maior.[8]

Referências

1. Scherer III LR. Peptic ulcer and other conditions of the stomach. In: Grosfeld JL, O'Neill JA, Coran AG, Fonkalsrud EW, Caldamone AA. Pediatric surgery. Philadelphia: Mosby; 2006. p.1225 41.
2. Souza JCK. Obstrução congênita antral e pilórica. In: Souza JCK. Cirurgia pediátrica: teoria e prática. São Paulo: Roca; 2008. p. 351 2.
3. Keckler SJ, Holcomb III GW. Alimentary tract duplication. In: Holcomb III GW, Murphy JP, Ostlie DJ, editors. Ashcraft's pediatric surgery. 6th ed. Philadelphia: Elsevier Saunders; 2014. p. 539-47.
4. Souza JCK. Má rotação intestinal. In: Souza JCK. Cirurgia pediátrica: teoria e prática. São Paulo: Roca; 2008. p. 368 70.
5. Applebaum H, Lee SL, Puanpong DP. Duodenal atresia and stenosis: annular pancreas. In: Grosfeld JL, O'Neill JA, Coran AG, Fonkalsrud EW, Caldamone AA. Pediatric surgery. Philadelphia: Mosby; 2006. p. 1260 8.
6. Souza JCK. Atresia de duodeno. In: Souza JCK. Cirurgia pediátrica: teoria e prática. São Paulo: Roca; 2008. p. 365 7.
7. Kimura K, Mukohara N, Nishijima E, Muraji T, Tsugawa C, Matsumoto Y. Diamond shaped anastomosis for duodenal atresia: an experience with 44 patients over 15 years. J Pediatr Surg. 1990;25(9):977-9.
8. Mentessidou A, Saxena AK. Laparoscopic repair of duodenal atresia: systematic review and meta-analysis. World J Surg. 2017;41(8):2178-84.

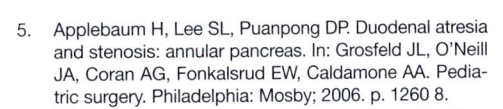

Leituras recomendadas

Aguayo P, Ostlie DJ. Duodenal and Intestinal atresia and stenosis. In: Holcomb III GW, Murphy JP, Ostlie DJ, editors. Ashcraft's pediatric surgery. 6th ed. Philadelphia: Elsevier Saunders; 2014. p. 414-29.

Dassinger III MS, Smith SD. Malrotation. In: Holcomb III GW, Murphy JP, Ostlie DJ, editors. Ashcraft's pediatric surgery. 6th ed. Philadelphia: Elsevier Saunders; 2014. p. 430-8.

Devos AS, Meradji M, Blickman JG. The small bowel. In: Devos AS, Blickman JG, editors. Radiological imaging of the digestive tract in infants and children. Berlin: Springer; 2008. p.167 92.

Dogan MS, Doganay S, Koc G, Gorkem SB, Ciraci S, Coskun A. Imaging findings of intraluminal duodenal duplication cyst in a pediatric patient. Pediatr Neonatol. 2017;58(2):194-5.

Fraga JCS, Costa EC. Malformações cirúrgicas do sistema digestório. In: Picon PX, Marostica PJC, Barros E. Pediatria: consulta rápida. Porto Alegre: Artmed; 2010. p.309 20.

Kinlin C, Shawyer AC. The surgical management of malrotation: a Canadian Association of Pediatric Surgeons survey. J Pediatr Surg. 2017;52(5):853-858

Koontz CS, Wulkan ML. Lesions of the stomach. In: Holcomb III GW, Murphy JP, Ostlie DJ, editors. Ashcraft's pediatric surgery. 6th ed. Philadelphia: Elsevier Saunders; 2014. p. 403-13.

Losty PD, Almond SL, Smith NP. Duodenal atresia and stenosis. In: Zachariou Z, editor. Pediatric surgery digest. Berlin: Springer; 2009. p. 398 404.

Lund DP. Alimentary tract duplications. In: Grosfeld JL, O'Neill JA, Coran AG, Fonkalsrud EW, Caldamone AA. Pediatric surgery. Philadelphia: Mosby; 2006. p. 1389 98.

Nijs E. Stomach. In: Devos AS, Blickman JG, editors. Radiological imaging of the digestive tract in infants and children. Berlin: Springer; 2008. p. 109 32.

Petersons A. Duplications of the gastrintestinal tract. In: Zachariou Z, editor. Pediatric surgery digest. Berlin: Springer; 2009.p. 417 21.

Petersons A. Intestinal volvulus. In: Zachariou Z, editor. Pediatric surgery digest. Berlin: Springer; 2009. p. 416 7.

Petersons A. Malrotation/ ladd's band. In: Zachariou Z, editor. Pediatric surgery digest. Berlin: Springer; 2009. p. 411 5.

Smith SD. Disorders of intestinal rotation and fixation. In: Grosfeld JL, O'Neill JA, Coran AG, Fonkalsrud EW, Caldamone AA. Pediatric Surgery. Philadelphia: Mosby; 2006. p. 1342 57.

Souza JCK. Duplicações do trato digestivo. In: Souza JCK. Cirurgia pediátrica: teoria e prática. São Paulo: Roca; 2008. p. 467 75.

Wyllie R. Intestinal atresia, stenosis, and malrotation. In: Kliegman RM, Behram RE, Jenson HB, Stanton BF. Nelson textbook of pediatrics. 18th ed. Phildadelphia: Elsevier Saunders; 2007. p. 1558 61.

Wyllie R. Intestinal duplication, Meckel diverticulum, and other remnants of the omphalomesenteric duct. In: Kliegman RM, Behram RE, Jenson HB, Stanton BF. Nelson textbook of pediatrics. 18th ed. Phildadelphia: Elsevier Saunders; 2007. p. 1562.

Wylllie R. Pyloric stenosis and congenital anomalies of the stomach. In: Kliegman RM, Behram RE, Jenson HB, Stanton BF. Nelson textbook of pediatrics. 18th ed. Phildadelphia: Elsevier Saunders; 2007. p. 1555 57.

Anomalias congênitas das vias biliares

Carlos A. H. Peterson
Eduardo Corrêa Costa
Jose Carlos Fraga

Alterações no trato biliar no período perinatal podem resultar em anormalidades nas vias biliares, como atresia, cisto de colédoco, hipoplasia e perfuração espontânea de vias biliares.

Embriologia

O fígado, a vesícula biliar e o sistema de ductos biliares surgem de uma saliência ventral da parte caudal do intestino anterior no início da 4ª semana de desenvolvimento embrionário. A formação de bile pelas células hepáticas começa durante a 12ª semana. Inicialmente, o aparelho biliar extra-hepático é ocluído por células epiteliais, mas é canalizado mais tarde em função da vacuolização resultante da degeneração dessas células. A bile chega ao duodeno pelo canal biliar após a 13ª semana e confere ao mecônio (conteúdo intestinal) uma cor verde-escura. Quando o duodeno gira para a direita e assume o formato de "C", o broto pancreatoventral é tracionado dorsalmente junto ao canal biliar.

Atresia de vias biliares

A atresia de vias biliares pode ser definida como um processo necroinflamatório progressivo que envolve um segmento ou a totalidade da árvore biliar, com a obliteração de sua luz e do fluxo biliar. A etiologia é desconhecida, embora haja hipóteses de infecção viral, anormalidades na junção dos ductos biliopancreáticos e alterações vasculares. A atresia de vias biliares ocorre em 1:10.000 (China) a 1:16.000 (Reino Unido) nascimentos, tendo a maior incidência na Polinésia Francesa, com 1:3.400 nascidos vivos. Há leve predominância no sexo feminino.[1] É a causa mais comum de icterícia neonatal que exige tratamento cirúrgico, e a indicação mais comum de transplante hepático em crianças. As crianças não tratadas morrem nos primeiros anos de vida devido à cirrose biliar secundária e à falência hepática.

Aproximadamente 10 a 20% das atresias de vias biliares estão associadas a um ou mais componentes da síndrome de poliesplenia, que podem incluir poliesplenia (90%), má-rotação intestinal (30%), veia porta pré-duodenal (50%), ausência de veia cava inferior (45%), fígado bilobulado simétrico, pulmão direito bilobulado, artéria hepática aberrante, *situs inversus* abdominal (50%) e defeitos cardíacos (35%), principalmente dextrocardia, retorno venoso pulmonar anômalo e defeitos do septo atrial.[2]

A manifestação mais típica é de um recém-nascido ictérico com fezes acólicas, colúria e hepatomegalia com fígado endurecido. O primeiro mecônio costuma ser normal. Os pacientes são inicialmente ativos e o crescimento parece normal nas primeiras semanas de vida.

A obstrução biliar persistente leva ao aumento gradual de tamanho do e ao desenvolvimento de uma consistência firme. A cirrose desenvolve-se e a esplenomegalia pode aparecer. A má-absorção de vitaminas lipossolúveis pode causar anemia, má-nutrição e déficit de crescimento. Se não tratadas, as crianças seguirão para descompensação hepática, sangramento de varizes esofágicas ou infecções.

Devido à dificuldade de diferenciar atresia de vias biliares e coléstase neonatal antes de 2 a 3 semanas de idade, a American Academy of Pediatrics atualmente recomenda a medida de bilirrubina total e direta em recém-nascidos com icterícia na 3ª semana. Embora mais de 95% dos recém-nascidos ictéricos com 3 semanas de vida sejam normais, a medida do nível sérico de bilirrubina direta pode identificar crianças com coléstase precocemente.

Deve-se suspeitar de atresia de vias biliares quando a fração conjugada da bilirrubina for > 20% do total da bilirrubina sérica. Devem ser investigadas outras causas de icterícia, como doenças infecciosas e metabólicas. É importante salientar que o aumento nos níveis séricos de γ-glutamiltransferase (GGT) é um marcador sensível de obstrução biliar ou inflamação.

A ultrassonografia (US) abdominal pode sugerir o diagnóstico quando se observa cordão triangular (tecido fibroso de formato triangular ou cônico, cranial à bifurcação da veia porta) e ausência de vesícula biliar após jejum de 6 horas. Já a identificação de vesícula biliar não afasta essa possibilidade.

A cintilografia com radiofármacos hepatocelulares (tecnécio-99) é utilizada para diferenciar atresia de vias biliares de outras formas de doença colestática. Na atresia de vias biliares, a captação pelos hepatócitos costuma ser rápida, mas a excreção no intestino é ausente. Para melhorar a fluidez biliar e diminuir o número de falso-positivos, sugere-se administrar 5 mg/kg de fenobarbital durante 5 dias antes da realização do exame.

A biópsia hepática percutânea, além de diferenciar atresia de vias biliares de hepatite neonatal, pode diagnosticar outras doenças que provocam icterícia colestática, como hipoplasia de vias biliares, deficiência de α_1-antitripsina, inclusões hepatocelulares (citomegalovírus), granulomas (tuberculose), etc.

A sondagem do duodeno com coleta do fluido duodenal também pode afastar atresia de vias biliares quando é aspirado fluido amarelo, com dosagem de bilirrubina e comparação dos níveis séricos.

Embora o diagnóstico possa ser sugerido pelos exames antes citados, a colangiografia é geralmente necessária para diferenciar atresia de vias biliares, hipoplasia de vias biliares e hepatite neonatal. Ela pode ser realizada por via percutânea, por laparoscopia ou por laparotomia.

No fim da década de 1950, Morio Kasai relatou na literatura japonesa a presença de canais biliares microscópicos permeáveis na placa hilar (*porta hepatis*) dos lactentes jovens com atresia de vias biliares. Demorou uma década para que o Ocidente tomasse conhecimento dessa abordagem cirúrgica e começasse a utilizá-la. A hepatoportoenterostomia, ou operação de Kasai, é atualmente aceita como o tratamento ideal para a vasta maioria dos casos de atresia de vias biliares. O sucesso do procedimento é definido como a regressão completa da icterícia. Se a criança permanece anictérica nos primeiros 3 anos de vida, há mais de 80% de chance de ela chegar à idade adulta com seu fígado nativo, sem necessidade de transplante. Dados recentes sugerem que quando esse procedimento é realizado nos primeiros 30 a 45 dias de vida, há aumento significativo da sobrevida, adiando ou mesmo tornando desnecessário o transplante hepático.

O procedimento inicia com laparotomia subcostal direita, realizando-se biópsia hepática. Depois de identificada, a vesícula biliar é canulada, e realiza-se colangiografia para demonstrar a árvore biliar. Se houver bile na vesícula biliar e o contraste "drenar" para o duodeno, contrastando ductos hepáticos e intra-hepáticos, afasta-se o diagnóstico de atresia de vias biliares. Caso ocorra dúvida quanto à permeabilidade da árvore biliar, passa-se para a exploração cirúrgica. Após confirmado o diagnóstico, a incisão cirúrgica é ampliada e os ligamentos hepáticos são divididos, viabilizando a exteriorização do fígado.

A cirurgia de Kasai consiste na remoção dos ductos extra-hepáticos obliterados (cordão fibroso inflamatório). Essa massa fibrosa é mobilizada até a bifurcação da veia porta, com dissecção ampla e extensa do hilo hepático (*porta hepatis*) (**FIG. 8.1**). Realiza-se a dissecção da veia porta esquerda até a origem da veia umbilical, e da veia porta direita até a visualização do ramo anterior da artéria hepática direita, além da liberação do espaço posterior à bifurcação da porta, expondo o lobo caudado, até o cone fibroso. Após a dissecção e a remoção do cordão fibroso atrésico, que é enviado para exame anatomopatológico a fim de avaliar presença e calibre de canalículos biliares, realiza-se a anastomose de uma alça de jejuno (Y de Roux), com 40 cm de extensão para diminuir o risco de colangite ascendente.

Estão indicadas a administração de antibiótico profilático por cerca de 3 a 12 meses, para diminuir o risco de colangite, e a reposição de vitaminas A, D, E e K, além de ferro, cálcio, fósforo, magnésio e zinco. Estimulantes do fluxo biliar, como o fenobarbital, além do ácido ursodesoxicólico, podem ser empregados. O uso de corticosteroides ainda é controverso.

A portoenterostomia de Kasai modificou o prognóstico de lactentes com atresia de vias biliares, e os resultados do tratamento cirúrgico têm melhorado nos últimos 30 anos. Os principais fatores prognósticos do resultado cirúrgico são: idade no momento da cirurgia, presença de fluxo biliar pós-operatório, presença de estruturas ductais biliares microscópicas, estado do parênquima hepático e técnica de anastomose cirúrgica. A idade é o fator prognóstico isolado mais importante, já que se espera resultado favorável se a cirurgia de portoenterostomia for realizada antes dos 60 dias de idade. Após a idade de 3 a 4 meses, pode haver colangiopatia obliterante e fibrose hepática, com resultados piores à portoenterostomia.

Sugere-se que os pacientes com suspeita de atresia de vias biliares sejam encaminhados a centros de referência, pois, além de ser uma doença pouco frequente e de característica sazonal, seu manejo ideal exige equipe treinada e cirurgião com experiência. Os resultados são melhores quando o tratamento é realizado em centro de referência. Na Inglaterra, após a centralização do tratamento, foi identificada melhora na sobrevida aos 5 anos com fígado nativo, passando de 40 para 60%.[3]

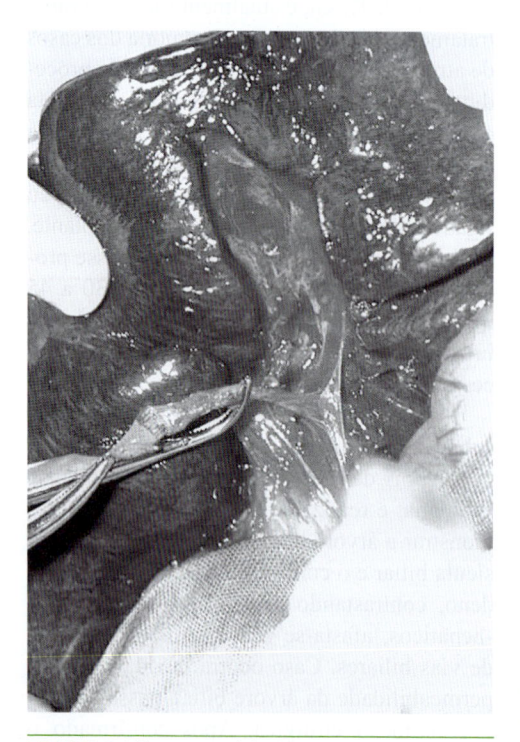

FIGURA 8.1 Transoperatório de atresia de via biliar.

Dilatação congênita das vias biliares

Também conhecida como cisto de colédoco, a dilatação congênita das vias biliares é uma má-formação rara, caracterizada por dilatação cística ou fusiforme, com obstrução distal da via biliar e potencial para malignização.

Sua prevalência é baixa, em torno de 1:100.000 a 200.000 nascidos vivos, sendo mais frequente nos países asiáticos, com forte tendência hereditária. É mais comum em meninas (4:1). O diagnóstico costuma ser feito antes dos 10 anos de idade (60% dos casos), não sendo comum no período neonatal. É a segunda causa mais comum de má-formação da via biliar. Seu potencial carcinogênico é progressivo em relação à idade, sendo de 1% até os 10 anos, 7% dos 11 aos 20 anos e 14% acima dos 20 anos.[4]

Existem diversas classificações com relação às variações de apresentação do cisto de colédoco. Todas baseiam-se no aspecto anatômico, colangiográfico e da junção biliopancreática. Entre as disponíveis, a classificação de Todani[5] leva em consideração esses aspectos e é vastamente utilizada (**FIG. 8.2**). Há várias teorias sobre a causa do cisto de colédoco, porém, todas apontam para a obstrução distal e para a fraqueza da parede ductal.

A apresentação clínica divide-se praticamente em dois picos: um em recém-nascido e lactentes, e o outro em crianças com mais de 6 anos de idade. No primeiro grupo, as queixas são parecidas com as da atresia de vias biliares, com icterícia persistente, hepatomegalia e fezes acólicas, podendo também apresentar massa abdominal palpável. Já no segundo grupo, a tríade clássica com dor abdominal recorrente, icterícia flutuante e massa palpável é verificada em um terço das vezes. Febre também é um sinal frequente, porém, colangite, sepse e abdome agudo, apesar de complicações possíveis, não são comuns. Até 30% dos diagnósticos podem ocorrer na idade

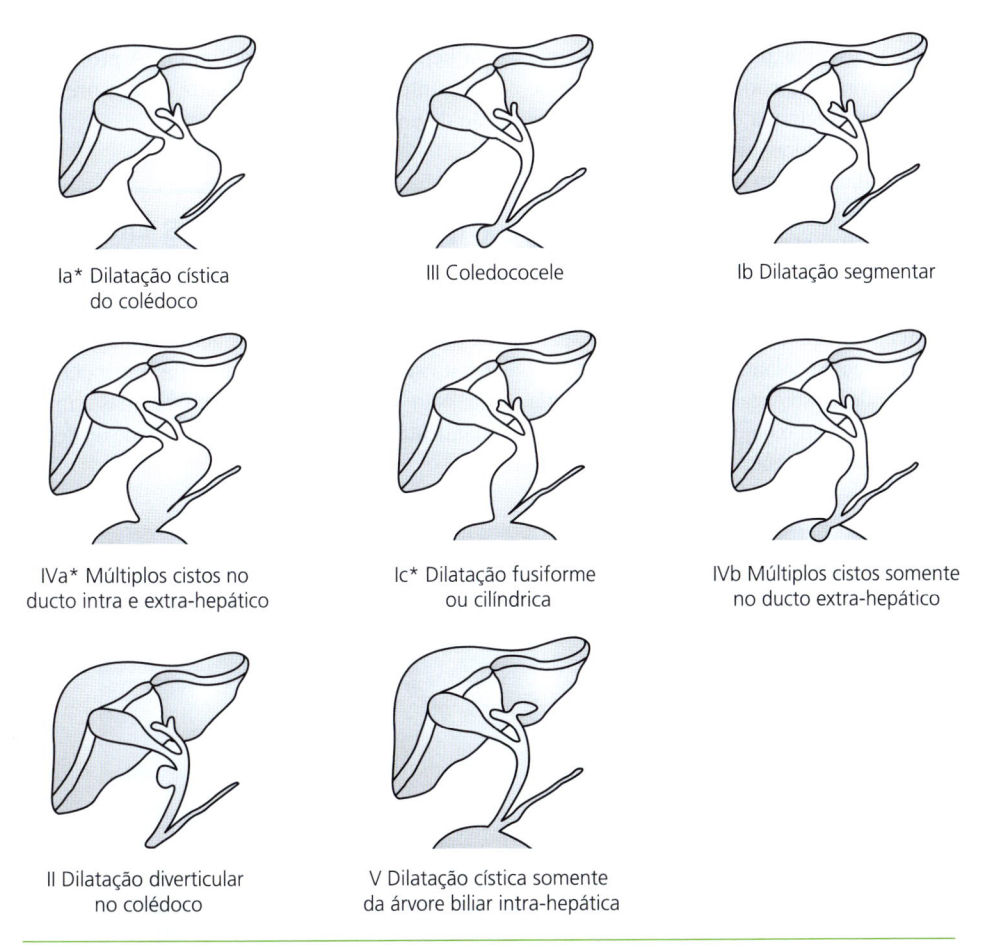

FIGURA 8.2 Classificação da dilatação congênita das vias biliares.
*Esses tipos de dilatação congênita das vias biliares apresentam má junção biliopancreática.
Fonte: Adaptado de Todani.[5]

- Ia* Dilatação cística do colédoco
- III Coledococele
- Ib Dilatação segmentar
- IVa* Múltiplos cistos no ducto intra e extra-hepático
- Ic* Dilatação fusiforme ou cilíndrica
- IVb Múltiplos cistos somente no ducto extra-hepático
- II Dilatação diverticular no colédoco
- V Dilatação cística somente da árvore biliar intra-hepática

adulta, com sintomas de dor abdominal e icterícia, muitas vezes confundidos com pancreatite aguda.

Durante a investigação, o quadro clínico e a US abdominal são suficientes para o diagnóstico. Em casos de dúvida, a tomografia computadorizada e a colangiopancreatorressonância magnética (**FIG. 8.3**) auxiliam com imagens mais precisas, sendo que atualmente a colangiorressonância é considerada o exame mais completo. A colangiopancreatografia retrógrada endoscópica (CPRE) pode ser utilizada em crianças maiores e em adultos, porém, há riscos de colangite e pancreatite.

O tratamento é sempre cirúrgico, principalmente em função do risco de malignização da mucosa do cisto. A ressecção total do cisto é o tratamento de escolha; porém, nos casos em que a ressecção completa não for possível, pode-se optar pela mucosectomia quando há aderências do cisto com estruturas vitais ou, ainda, drenagem da via biliar quando o paciente se encontra em mau estado geral. A derivação definitiva da via biliar é realizada com hepaticojejunostomia em Y de Roux. Assim como na atresia de vias biliares, é recomendado que o Y de Roux tenha comprimento de aproximadamente 40 cm, para diminuir o risco de colangite.

Sempre deve ser realizada colangiografia transoperatória, com o objetivo de avaliar a anatomia da junção biliopancreática, fator importante para a tomada de decisão em relação à porção inferior do cisto. Deve-se ressecar o cisto o mais distalmente possível, tendo o cuidado de não lesar o ducto pancreático. É recomendada a biópsia hepática para avaliar o grau de cirrose.

Nos casos de coledococele, a abordagem recomendada é a papiloesfincterotomia por via endoscópica ou cirurgia aberta. Quando há coledococele de pequena extensão, o tratamento só está indicado em caso de complicações.

Quando há doença de Caroli, o tratamento é sintomático. Quando restrita a somente uma porção hepática, a ressecção está indicada. Na doença difusa, o transplante hepático pode ser considerado. O risco de malignização é baixo.

As complicações são colangite, sepse, estreitamento da anastomose, carcinoma, falência hepática e hipertensão portal. A profilaxia com antibióticos está indicada para a prevenção de colangite.

Hipoplasia das vias biliares

Faz parte do diagnóstico diferencial da atresia de vias biliares, caracterizando-se pela redução de toda a via biliar. Muitas vezes, o diagnóstico é feito somente na colangiografia transoperatória. Não é uma doença específica, mas, sim, a manifestação de uma grande variedade de doen-

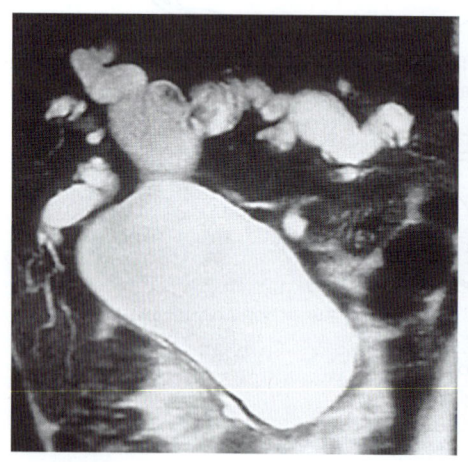

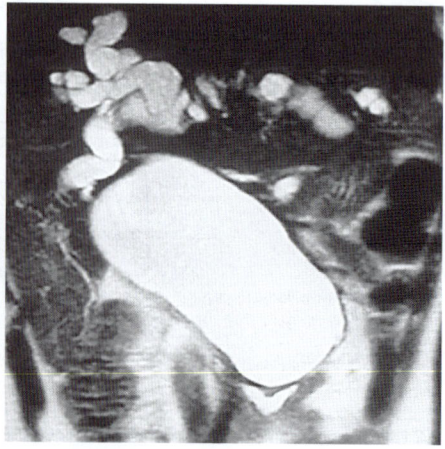

FIGURA 8.3 Lesão sugestiva de cisto de colédoco: colangiorressonância magnética.

ças, como hepatite neonatal, deficiência de α_1-antitripsina e síndrome de Alagille.

O tratamento é clínico, estando indicado o uso de ácido ursodesoxicólico e fenobarbital. Na falha do tratamento medicamentoso ou na ocorrência de carcinoma hepatocelular, o transplante hepático está indicado.

Perfuração espontânea das vias biliares

Em geral, ocorre na inserção do ducto cístico no hepático comum. Sua etiologia é desconhecida, sendo rara e um pouco mais frequente em meninas. Suas principais consequências são peritonite biliar, icterícia e distensão abdominal. É comum a formação de um pseudocisto.

Apresenta-se de forma insidiosa (até 70% dos casos) ou de forma aguda. Na forma aguda, ocorrem febre, dor abdominal, vômitos biliosos, distensão abdominal, icterícia progressiva, sinais de peritonite, choque séptico e leucocitose. Na forma insidiosa, há formação de pseudocisto. A US abdominal demonstra líquido livre na cavidade abdominal ou coleção loculada. A cintilografia hepatobiliar auxilia no diagnóstico ao demonstrar extravasamento de contraste para a cavidade abdominal ou formação de pseudocisto.

O tratamento é cirúrgico, devendo ser realizado o mais cedo possível. Está indicada a realização de colangiografia transoperatória, que demonstrará o local da perfuração e a anatomia da junção biliopancreática a fim de excluir possível obstrução. Deve-se realizar a drenagem da cavidade abdominal com dreno de Penrose. A colecistostomia intubada com dreno de Kehr é uma possibilidade, e seu objetivo é diminuir a pressão temporária dentro da via biliar. A sutura da perfuração não é recomendada por ser um procedimento arriscado devido às possibilidades de complicações. Os drenos devem permanecer até que haja evidência de completa resolução do quadro. Há indicação de NPO (nada por via oral), NPT (nutrição parenteral total) e antibióticos no pós-operatório.

Referências

1. Myano T. Biliar tract disorders an portal hypertension. In: Ashcraft KW, Holcomb GW, III, Murphy JP, editors. Pediatric surgery. 4th ed. Philadelphia: Eselvier; 2005. p. 586-608.
2. Souza JCK. Atresia de vias biliares. In: Souza JCK. Cirurgia pediátrica: teoria e prática. São Paulo: Roca; 2008. p. 523-9.
3. Lillergard JB. Biliary atresia. In: Mattei P. Fundamentals of pediatric surgery. Philadelphia: Springer; 2017. p. 629-36.
4. Souza JCK. Cisto de colédoco. In: Souza JCK. Cirurgia pediátrica: teoria e prática. São Paulo: Roca; 2008. p. 530-4.
5. Todani T. Cysts coledochal. In: Stringer MD, Oldham KT, Mouriquand PDE, Howard ER, editors. Pediatric surgery and urology: long term outcomes. London: WB Saunders; 1998. p. 402-16.

Leituras recomendadas

Altman P, Buchmuller TL. The jaundiced infant: biliary atresia. In: Grosfeld JL, O'Neill JA, Coran AG, Fonkalsrud EW. Pediatric surgery. Philadelphia: Mosby Elsevier; 2006. p. 1603-19.

Davenport M. Surgery for biliary atresia. In: Spitz L, Coran AG. Operative pediatric surgery. 6th ed. London: Hodder Arnold; 2006. p. 661-72.

Hanauer AD, Bersch VP, Rohde L. Anomalias congênita das vias biliares. In: Rohde L, organizador. Rotinas em cirurgia digestiva. Porto Alegre: Artmed; 2005. p. 294-301.

O'Neill JA. Choledochal cyst. In: Grosfeld JL, O'Neill JA, Coran AG, Fonkalsrud EW. Pediatric surgery. Philadelphia: Mosby; 2006. p. 1619-34.

Souza JCK. Perfuração espontânea de via biliar extra-hepática. In: Souza JCK. Cirurgia pediátrica: teoria e prática. São Paulo: Roca; 2008. p. 535-7.

Stringer MD. Coledochal cysts. In: Spitz L, Coran AG. Operative pediatric surgery. 6th ed. London: Hodder Arnold; 2006. p. 673-82.

Yamataka A, Kato Y, Miano T. Biliary tract disorders and portal hypertension. In: Holcomb III GW, Murphy JP. Ashcraft's pediatric surgery. 5th ed. Elsevier; 2010. p. 557-77.

9

Anomalias congênitas do pâncreas

Luciano Ferraz Schopf
Jose Carlos Fraga

As principais anomalias congênitas do pâncreas (**FIG. 9.1**) são o pâncreas *divisum*, o pâncreas anular, a hipoglicemia hiperinsulinêmica persistente da infância (HHPI) ou hiperinsulinemia congênita do lactente (HCL), e o pâncreas ectópico. Enquanto o primeiro costuma apresentar-se com quadro de pancreatites repetidas, o último deve ser lembrado em casos de sangramento gastrintestinal, podendo ainda ser confundido com tumores malignos ou benignos. A HHPI, antigamente também denominada nesidioblastose, deve ser suspeitada em quadros de hipoglicemia do recém-nascido sem resposta ao tratamento clínico, enquanto o pâncreas anular deve ser suspeitado em casos de obstrução duodenal.

Embriologia

Durante a 4ª semana de gestação, o pâncreas tem origem em dois brotos: um dorsal (junto ao duodeno) e outro ventral (junto ao broto biliopancreático). O broto dorsal é maior e dá origem à metade superior da cabeça, do corpo e da cauda do pâncreas; o broto ventral é menor e dá origem à metade inferior da cabeça e ao processo uncinado. Nesse momento, os ductos excretores do broto ventral drenam para o ducto biliar, enquanto os ductos do broto dorsal escoam sua secreção para o duodeno.

O desenvolvimento e a rotação do duodeno levam à fusão dos brotos dorsal e ventral por volta da 10ª semana gestacional e, concomitantemente a essa união, ocorre a anastomose dos ductos excretores. O ducto de Wirsung é formado pelo ducto do broto pancreático ventral e pela porção distal do ducto do broto dorsal; o ducto de Santorini é formado pelos ductos excretores da parte proximal do broto dorsal. A papila duodenal maior (papila de Vater) recebe a drenagem do ducto de Wirsung. O ducto de Santorini drena para o ducto

Anomalias congênitas do pâncreas
- Anomalias de rotação (Pâncreas anular)
- Anomalias funcionais (Nesidioblastose)
- Tecido pancreático ectópico (Divertículo de Meckel)
- Anomalias ductulares (Pâncreas *divisum*)

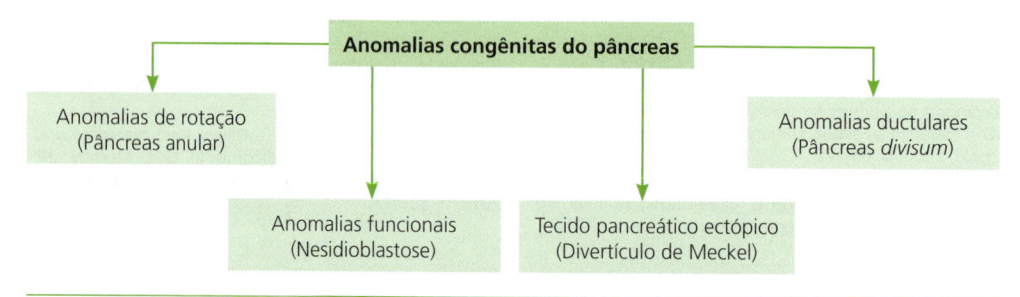

FIGURA 9.1 Fluxograma para classificação das anomalias congênitas do pâncreas.

de Wirsung ou diretamente para o duodeno (papila menor do duodeno).

O parênquima pancreático tem origem em uma rede de túbulos endodérmicos. Os ácinos derivam de agregados celulares em torno da parte final desses ductos primitivos. As ilhotas de Langerhans desenvolvem-se a partir de grupos de células que se desprendem dos ductos e se distribuem entre os ácinos. A secreção fetal de insulina inicia no 5º mês gestacional, e a secreção exócrina está presente ao nascimento.

Pâncreas anular

No pâncreas anular, um anel de tecido pancreático envolve o duodeno, podendo causar obstrução total (atresia) ou parcial (estenose). No caso da atresia, as manifestações clínicas estão presentes no recém-nascido e exigirão tratamento cirúrgico neste momento; no caso da estenose, ela pode manifestar-se na infância ou na vida adulta, bem como ser assintomática por toda a vida. Entre as teorias embriológicas que tentam explicar a alteração do pâncreas anular, estão o broto ventral bífido ou a hipertrofia de ambos os brotos que envolvem a segunda porção do duodeno, causando constrição da luz. O tecido pancreático que forma o anel apresenta características histológicas semelhantes às do restante da glândula, tanto em ácinos como em ilhotas, e costuma drenar sua secreção exócrina por um único canal para o ducto de Wirsung. Um detalhe anatômico cirúrgico importante é que o tecido pode não apenas envolver o duodeno, mas também invadir sua parede.

Na criança, a suspeita de pâncreas anular pode surgir ainda no período pré-natal, com os achados de "dupla bolha" e polidrâmnio. Translucência nucal ou amniocentese positivas para síndrome de Down, associadas aos achados supracitados, levantam a possibilidade de obstrução duodenal causada por pâncreas anular. A ultrassonografia (US) morfológica do feto pode ainda demonstrar alterações nas vértebras, no osso rádio, no coração e nos rins (síndrome VACTERL [malformações **v**ertebrais, atresia **a**norretal, más-formações **c**ardíacas, fístula **t**raqueoesofágica, atresia de **e**sôfago e anomalias **r**enais e de membros – L, do inglês *limb anomalies*]), indicando que o recém-nascido deve ser investigado também quanto à permeabilidade esofágica e anal. Ao nascimento, pode ser encontrados um resíduo gástrico bilioso (obstruções pós-ampulares em 85% dos casos) maior que 30 mL e a "dupla bolha" clássica na radiografia de abdome. Se existir ar apenas nas duas bolhas correspondentes ao estômago e à porção inicial do duodeno, sem ar distal, há grande possibilidade de que seja atresia; quando há "dupla bolha", mas com ar na porção distal do intestino, há possibilidade de tratar-se de estenose. Nesta última situação, está indicado o estudo contrastado com bário. O sinal radiológico de "dupla bolha" (**FIG. 9.2**) pode não ser visto quando a radiografia é realizada logo após a aspiração do estômago do recém-nascido ainda na sala

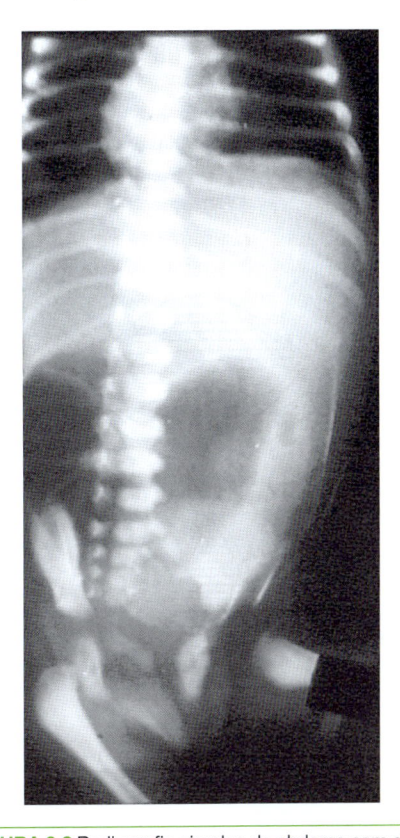

FIGURA 9.2 Radiografia simples de abdome com sinal da "dupla bolha".

de parto, sendo ideal a realização do exame após 1 hora de fechamento da sonda ou após a introdução de 20 mL de ar.

Após o diagnóstico, o recém-nascido permanece em jejum, com sonda orogástrica aberta em frasco. Iniciam-se antibióticos profiláticos e coletam-se exames pré-operatórios, como hemograma, plaquetas, coagulação e eletrólitos. As perdas pela sonda gástrica são criteriosamente repostas com soro fisiológico e potássio.

A correção cirúrgica pode ser realizada por cirurgia aberta ou por videolaparoscopia. Na cirurgia aberta, é feita por uma incisão transversa, supraumbilical à direita, ampla o suficiente para abordar com segurança toda a região do duodeno e do pâncreas. Ao constatar o anel de tecido pancreático na segunda porção do duodeno, a cirurgia começa pela manobra de Kocher e identificação dos dois segmentos duodenais pré-obstrução e pós-obstrução. Não se realiza ressecção do tecido pancreático, mas, sim, um *bypass* por meio de uma anastomose duodenoduodenal em formato de diamante (*diamond-shaped*) (**FIG. 9.3**). Nessa anastomose, é feita uma incisão transversa no coto proximal e uma incisão longitudinal no coto distal, sendo a extremidade lateral da primeira unida com a porção medial da segunda e vice-versa. O resultado final é uma anastomose mais aberta, que permite trânsito precoce e recuperação mais rápida do paciente, que pode ser alimentado plenamente em 7 a 10 dias. A peristalse ineficaz do duodeno dilatado pode ocasionar pós-operatório com elevação de resíduo bilioso por até 4 semanas.

Pâncreas anular associado à atresia duodenal também pode ser corrigido por videolaparoscopia. São geralmente utilizados três portais, com a óptica no portal umbilical, e dois outros portais de trabalho no quadrante inferior direito e na região epigástrica. Se necessário, pode-se colocar outro trocater no quadrante superior direito ou esquerdo para a colocação de afastador de fígado. O duodeno é mobilizado, e a localização do pâncreas anular e da atresia é identificada. Usando os mesmos princípios da cirurgia aberta, é realizada uma anastomose duodenoduodenal em diamante.

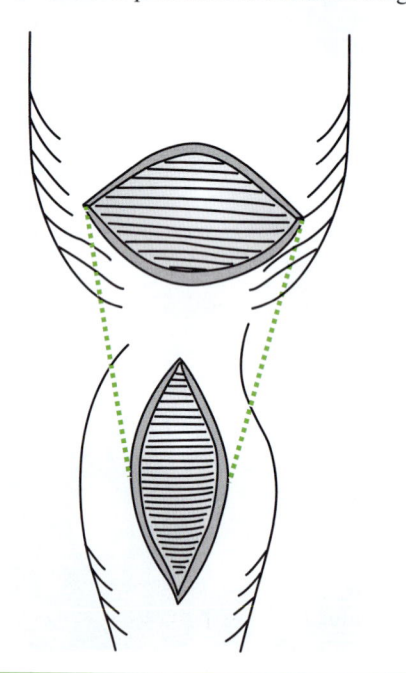

FIGURA 9.3 Anastomose em formato de diamante (*diamondshaped*).

Pâncreas *divisum*

Pâncreas *divisum* é a anomalia congênita mais comum do pâncreas. Ocorre por falha na fusão dos brotos pancreáticos, com manutenção das formas primitivas dos ductos. Nessas crianças, o ducto de Santorini adquire a função de ducto principal, drenando a secreção da maior parte da glândula por meio da papila duodenal menor. Isso pode ocasionar pancreatites repetidas, que ocasionam fibrose e estenose do ducto, com piora progressiva da drenagem e consequente dilatação e ectasia dos ductos excretores. O pâncreas *divisum* ocorre em 1 a 6% dos pacientes com pancreatites e sempre deve ser lembrado no caso de pancreatites de repetição.

A colangiopancreatografia retrógrada endoscópica (CPRE) é o melhor método para o diagnóstico de pâncreas *divisum*. Se a cateterização da papila maior do duodeno for difícil e o ducto de Wirsung for estreito, deve-se tentar canular a papila menor do duodeno. O diagnóstico fica estabelecido se fluir contraste para todo o sistema ductal (**FIG. 9.4**). A US e a tomografia computadorizada (TC) não são úteis para o diagnóstico, mas podem fornecer dados como dilatações ductais, cistos e achados de pancreatite crônica. A pancreatografia feita por ressonância magnética (RM) pode ser uma alternativa à CPRE.

O tratamento visa ao alívio da obstrução ductal e pode ser feito por via endoscópica ou por laparotomia. A papiloesfincteroplastia pode ser realizada em uma ou em ambas as papilas, sendo aconselhável a realização conjunta de colecistectomia pelo risco de barro biliar ou cálculo após o procedimento. Casos com dilatação ductal pós-papiloesfincteroplastia podem ser tratados com órtese biliar, ao passo que casos com obstruções mais distais ou ectasia ductal podem beneficiar-se de pancreatojejunostomia longitudinal.

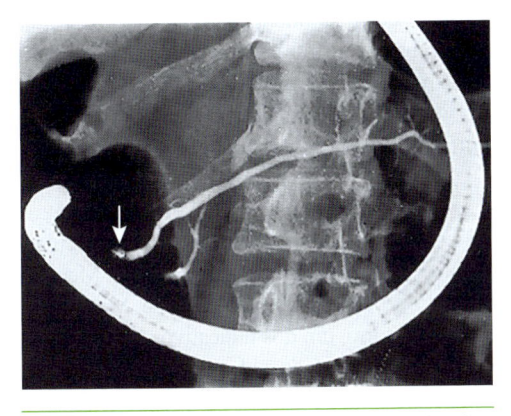

FIGURA 9.4 Pâncreas *divisum*. Ducto principal (*seta*) e ducto acessório abaixo.

Hipoglicemia hiperinsulinêmica persistente da infância ou hiperinsulinemia congênita do lactente

A hipoglicemia do recém-nascido é uma entidade clínica comum no período neonatal, especialmente em bebês macrossômicos filhos de mães diabéticas, prematuros ou recém-nascidos com retardo do crescimento intrauterino. Após o clampeamento do cordão umbilical, ocorre interrupção no alto fluxo de glicose transplacentária vindo da mãe. Os altos níveis de insulina do recém-nascido esgotam logo as suas reservas de glicose, ocasionando hipoglicemia e até convulsões. Essa situação é transitória e pode ser tratada com infusão contínua de glicose intravenosa enquanto não ocorre ajuste da taxa de insulina plasmática a essa nova glicemia extrauterina. Na hipoglicemia refratária ao tratamento, sobretudo em meninas macrossômicas cujas mães não são diabéticas, deve-se considerar o diagnóstico de HHPI ou HCL. O diagnóstico é de extrema importância porque pode haver necessidade de tratamento cirúrgico (pancreatectomia) para evitar danos irreversíveis ao sistema nervoso central secundários à hipoglicemia.

A HHPI ou HCL pode ser focal ou difusa, e a diferenciação entre elas é fundamental para o manejo cirúrgico. Entretanto, a apresentação clínica de ambos os tipos é idêntica. A suspeita diagnóstica ocorre quando, no tratamento de uma hipoglicemia não cetótica no recém-nascido, há impossibilidade de manutenção da glicemia normal com a infusão de glicose a 20% (10-20 mg de glicose/kg/min) via acesso venoso central. O próximo passo é a dosagem sérica de glicose e insulina. Os níveis de insulina podem ser normais, mas inapropriados na presença de hipoglicemia. É confirmada HHPI quando ocorre hipoglicemia (< 50 mg/dL) associada à elevada insulina plasmática (> 2 µUI/mL), com baixa dosagem plasmática de β-hidroxibutirato (< 2 mmol/L) e de ácidos graxos livres (< 1,5 mmol/L), e inapropriada resposta glicêmica ao uso de glucagon intravenoso.

As lesões pancreáticas costumam ser microscópicas e distribuídas difusamente ou em aglomerados no parênquima, sendo difícil o diagnóstico por imagem ou por palpação no transoperatório. Na análise histopatológica, estão presentes células hipertrofiadas com núcleos gigantes. Na imuno-histoquímica, é descrito aumento na proporção de células produtoras de insulina.

O tratamento da HHPI ou HCL começa com manejo medicamentoso, com uso de diazoxida, glucagon e octreotida. Se esses medicamentos forem insuficientes para controlar a hipoglicemia, há necessidade de intervenção cirúrgica. O recente desenvolvimento de tomografia por emissão de pósitrons associada à tomografia computadorizada (PET-TC) com 18-fluoro--DOPA permite a diferenciação entre doença focal e difusa, com sensibilidade de 94% e especificidade de 100%. US transoperatória pode ajudar na definição anatômica e, assim, evitar lesões da árvore biliar. Para lesões focais, a ressecção do foco hipermetabólico é curativa; para crianças com doença difusa, é necessária a realização de pancreatectomia quase total, com remoção de 95 a 98% do tecido pancreático, deixando apenas uma pequena porção de tecido pancreático entre o ducto colédoco e o duodeno. É importante preservar o baço na criança em função do alto índice de sepse estreptocócica em lactentes. A abordagem laparoscópica tem sido descrita, mas dados de sua eficácia ainda são limitados. As complicações cirúrgicas observadas podem ser lesão do colédoco e insuficiência pancreática. A ocorrência de hiperglicemia será um indício de sucesso na extensão da ressecção cirúrgica, sendo necessária a administração exógena de insulina.

Fato interessante é que a maioria das crianças submetidas a ressecções pancreáticas de até 95 a 98% por HHPI não apresenta diabetes ou insuficiência exócrina. Quando ocorrem, geralmente são tardios em relação à cirurgia, e o manejo clínico é fácil. Nos casos com necessidade de pancreatectomia total, existem trabalhos sugerindo que o tecido pancreático seja congelado para ser reimplantado futuramente, conforme a necessidade do paciente. O desenvolvimento ponderoestatural e neurológico desses pacientes tende a ser excelente quando o diagnóstico e o tratamento são feitos precocemente.

Pâncreas ectópico

Um tecido pancreático localizado fora do pâncreas ou em descontinuidade com ele é chamado de pâncreas ectópico ou aberrante. As localizações mais comuns são estômago, duodeno, jejuno e divertículo de Meckel, sendo menos frequente encontrá-lo no mesentério, no omento, no baço, na vesícula biliar, no cólon transverso e em teratomas císticos mediastinais. A apresentação morfológica comum é de lesão única, nodular e firme, variando de 2 a 5 cm de diâmetro.

Clinicamente, o tecido ectópico por si só, raras vezes, produz sintomas de obstrução intestinal, mas pode apresentar-se como fonte de sangramento gastrintestinal ou ser confundido com tumor benigno ou maligno. No estômago, sítio mais comum, ele localiza-se no terço distal, dentro da submucosa, em 60% dos casos. Pode causar sintomas por bloqueio mecânico do piloro, e produzir espasmo gástrico, ulcerações ou sangramento.

A investigação diagnóstica pode ser feita por radiografia contrastada do esôfago, do estômago e do duodeno (REED), endoscopia com biópsia ou ultrassonografia endoscópica. A suspeita de tumor pode levar à realização de TC ou RM. O diagnóstico também pode ser feito como achado ocasional transoperatório.

Em 15 a 25% de todos os divertículos intestinais de origem embriológica, pode ser encontrado tecido pancreático aberrante, sendo particularmente frequente no divertículo de Meckel. Quando se encontra divertículo de Meckel no transoperatório, um dos indicativos de ressecção é a palpação de tecido endurecido, que pode corresponder à presença de tecido pancreático ou gástrico. Nessa situação, pode haver produção de suco pancreático, ocasionando inflamação, sangramento ou perfuração do divertículo. Finalmente, um divertículo contendo tecido ectópico pancreático pode servir como cabeça de invaginação intestinal (*lead-point*).

Todo tecido pancreático ectópico sintomático deve ser ressecado e, quando for achado ocasional, também deve ser ressecado, a não ser que o procedimento principal não comporte esse procedimento adicional. A análise histopatológica é mandatória para excluir neoplasia.

A **TABELA 9.1** resume a conduta nas principais anomalias congênitas do pâncreas.

TABELA 9.1 Conduta nas principais anomalias congênitas do pâncreas

Anomalia	Sintomas	Diagnóstico	Conduta
Pâncreas *divisum*	Pancreatites de repetição	CPRE	Papilotomia + colecistectomia
Pâncreas anular	Obstrução duodenal	Radiografia simples de abdome ou REED	Derivação duodenal
Pâncreas ectópico	Sangramento/ diverticulite	Endoscopia, USE, cintilografia	Ressecção cirúrgica
HHPI ou HCL	Hipoglicemia resistente ao tratamento clínico	Hipoglicemia + aumento da insulina plasmática; PET-TC com 18-fluoro-DOPA mostra doença focal	Tratamento medicamentoso/ pancreatectomia (95-98%)

CPRE, colangiopancreatografia retrógrada endoscópica; HCL, hiperinsulinemia congênita do lactente; HHPI, hipoglicemia hiperinsulinêmica persistente da infância; PET-TC, tomografia por emissão de pósitrons associada à tomografia computadorizada; REED, radiografia contrastada do esôfago, do estômago e do duodeno; USE, ultrassonografia endoscópica.

Leituras recomendadas

Lin TK, Troendle DM, Wallihan DB, Barth B, Fox VL, Fishman DS, et al. Specialized imaging and procedures in pediatric pancreatology: a North American society for pediatric gastroenterology, hepatology, and nutrition clinical report. J Pediatr Gastroenterol Nutr. 2017 ;64(3):472-84.

Neblett WW, III, O'Neill JA, Jr. Surgical management of recurrent pancreatitis in children with pancreas divisum. Ann Surg. 2000;231(6):899 908.

Passos ID, Chatzoulis G, Milias K, Tzoi E, Christoforakis C, Spyridopoulos P. Gastric duplication cyst (gdc) associated with ectopic pancreas: case report and review of the literature. Int J Surg Case Rep. 2017;31:109-13.

Wiersch J, Gittes GK. Lesions of the pancreas. In: Holcomb III GW, III, Murphy JP, Ostlie DJ. Ashcraft's pediatric surgery. 6th ed. London: Elsevier; 2014. p. 636-47.

Wood LD, Noë M, Hackeng W, Brosens LA, Bhaijee F, Debeljak M, et al. Patients with McCune-Albright syndrome have a broad spectrum of abnormalities in the gastrointestinal tract and pancreas. Virchows Arch. 2017;470(4):391-400.

Yimcharoen P, Fogel EL, McHenry L, Watkins J, Sherman S, Lehman GA. State art: diagnosis and management in pancreas divisum. Rev Gastroenterol Mex. 2005;70(Suppl 1):133 40.

Atresia de esôfago

Jose Carlos Fraga
João C. Ketzer de Souza
Paola Brolin Santis-Isolan

Por definição, atresia de esôfago é a anomalia congênita em que há ausência de formação da porção média do esôfago, e as porções remanescentes podem ou não apresentar comunicação com a árvore traqueobrônquica. Embora o mecanismo embriológico que origina essa má-formação ainda seja discutível, estudos em modelos animais têm sugerido que o defeito primário consiste em alguma anormalidade da formação do septo traqueoesofágico. A ausência ou má-formação desse septo impossibilitaria a separação completa do intestino anterior em esôfago e tubo laringotraqueal, o que normalmente ocorre durante a 4ª e a 5ª semana de gestação.

A atresia de esôfago ocorre em 1:3.000 a 4.500 nascidos vivos, sendo que a fístula traqueoesofágica (FTE) isolada tem menor prevalência, ocorrendo em 1:50.000 a 80.000. Há leve predominância no sexo masculino (1,2:1 [masculino:feminino]). Más-formações associadas são comuns (50-70%), bem como prematuridade e retardo de crescimento intrauterino (35%). A gemelaridade é mais comum do que na população em geral, e a incidência familiar é de 0,4 a 0,9%.[1]

A classificação mais utilizada da atresia de esôfago é aquela proposta por Gross, e posteriormente modificada (**FIG. 10.1**).[1] A má-formação do tipo A compreende a atresia de esôfago sem FTE e é responsável por 8% dos casos; a má-formação do tipo B apresenta atresia de esôfago com FTE proximal e compreende 1% dos pacientes; a má-formação do tipo C apresenta atresia de esôfago com FTE distal e compreende 86% dos pacientes; a má-formação do tipo D apresenta atresia de esôfago com FTE distal e proximal e é observada em 1% das crianças; e a má-formação do tipo E, na qual há FTE sem atresia de esôfago, ocorre em

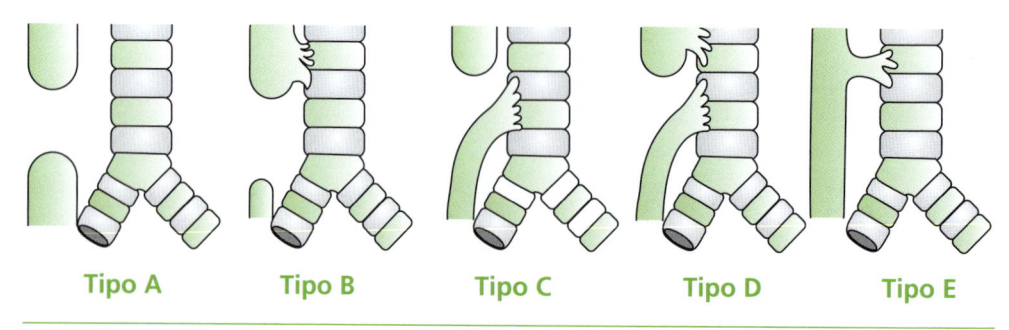

Tipo A   Tipo B   Tipo C   Tipo D   Tipo E

FIGURA 10.1 Tipos de atresias de esôfago de acordo com a classificação de Gross modificada.

4% dos pacientes.[1] Esta fístula foi inicialmente descrita como em "H", mas, na verdade, tem formato de "N". Ela ocorre entre a 7ª vértebra cervical e a 4ª vértebra torácica, sendo que a grande maioria está localizada acima da 2ª vértebra torácica.

A atresia de esôfago também pode ser classificada em grupos de risco. A primeira classificação foi proposta por Waterson, e era baseada no peso e em complicações pré-operatórias.[1] A mais utilizada atualmente é aquela proposta por Spitz, que divide os pacientes em três grupos distintos, de acordo com o peso e a presença de más-formações cardíacas.[2] O grupo I é composto por crianças com peso ≥ 1.500 gramas e sem doença cardíaca associada; o grupo II tem crianças com peso < 1.500 gramas ou com doença cardíaca associada; e o grupo III é formado por crianças com peso < 1.500 gramas e com doença cardíaca associada.

Como as anomalias congênitas são comuns, elas devem ser pesquisadas antes da correção cirúrgica. Más-formações do coração e de grandes vasos estão presentes em 20 a 50% das crianças com atresia de esôfago, sendo as mais comuns a persistência do ducto arterioso, as comunicações interventriculares (CIVs), a tetralogia de Fallot e a coarctação da aorta.[1] Más-formações do trato gastrintestinal ocorrem em 2 a 22% dos casos, e as mais frequentes são as anomalias anorretais (9%), a atresia de duodeno (5%) e a má-rotação intestinal (4-4,5%). As más-formações urinárias ocorrem em 15 a 20%, sendo mais comuns o refluxo vesicoureteral, o rim em ferradura e a agenesia renal. Más-formações do sistema musculoesquelético são observadas em 15% das crianças, e as hemivértebras e as anormalidades dos membros (agenesia do rádio) ocorrem com mais frequência. Más-formações neurológicas podem ser observadas em até 10% das crianças, sendo observados hidrocefalia e defeito do tubo neural. Anormalidades cromossômicas são observadas em 5,5% das crianças, e podem ser observadas síndrome de Down e trissomias 18 e 13.[1]

Algumas associações são bem descritas com a atresia de esôfago, como VACTERL e CHARGE. A primeira é composta por anormalias vertebrais (V), atresia **a**norretal (A), más-formações **c**ardíacas (C), fístula **t**raqueoesofágica (T), atresia de **e**sôfago (E) e anomalias **r**enais (R) e de membros (L, do inglês *limb anomalies*). Ela é completa quando há no mínimo três más-formações associadas, incluindo a atresia de esôfago, e está presente em 20 a 25% das crianças com esse diagnóstico. A segunda associação pode apresentar **c**oloboma da íris (C), más-formações cardíacas (H, do inglês *heart defects*), **a**tresia de cóanas (A), **r**etardo mental (R), hipoplasia **g**enital com ou sem criptorquia (G) e más-formações da orelha (E, do inglês *ear abnormalities*), mais comumente a surdez.

O diagnóstico de atresia de esôfago pode ser feito intra-útero por meio da observação de polidrâmnio, estômago pequeno ou ausente e presença de coto esofágico superior dilatado. Como o polidrâmnio ocorre somente nas crianças sem FTE, ou com FTE muito pequena, e os demais achados ultrassonográficos intrauterinos são difíceis de observar, a sensibilidade do diagnóstico pré-natal é muito baixa, sendo observado em apenas 25 a 30% das crianças com atresia de esôfago. Nas crianças com FTE distal, o volume de líquido amniótico não aumenta, pois ele passa para o tubo digestivo através da fístula com a árvore traqueobrônquica.

As manifestações clínicas mais comuns das crianças com atresia de esôfago são salivação excessiva e aerada (**FIG. 10.2**), cianose e dispneia. Quando há suspeita desse diagnóstico, deve-se passar sonda nasogástrica calibrosa (nº 8 ou 10), que nas crianças com atresia de esôfago em geral não progride após 8 a 12 cm das narinas. Importante não utilizar sondas finas, pois elas podem dobrar dentro do coto esofágico superior, dando a impressão de terem progredido até o estômago. A seguir, devem ser realizadas radiografias simples do tórax e do abdome. A primeira é importante para excluir complicações pulmonares (pneumonias) decorrentes da aspiração de secreção

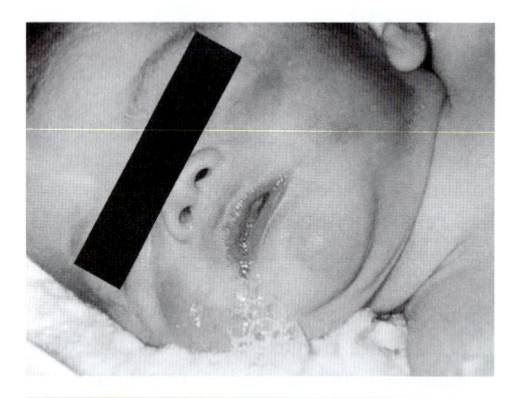

FIGURA 10.2 Recém-nascido com salivação excessiva ao nascimento, cuja investigação revelou atresia de esôfago.

da cavidade oral ou do tubo digestivo naquelas com FTE. Embora controversa, alguns autores preconizam a instilação de 1 mL de bário no coto superior, com o objetivo de avaliar seu comprimento, bem como excluir a presença de FTE proximal ou mesmo fenda laringotraqueoesofágica. Se isso for realizado, é importante que seja feito junto com cirurgião pediátrico, a fim de garantir que o volume de bário injetado na sonda não seja maior do que o preconizado, já que volumes maiores podem ser aspirados para a árvore traqueobrônquica, com graves consequências respiratórias e infecciosas. A radiografia de abdome é importante para detectar presença ou ausência de ar no tubo digestivo (**FIG. 10.3**). A presença de ar indica a presença de FTE entre o coto inferior e a árvore traqueobrônquica. As radiografias de tórax e abdome também são úteis para detectar alterações na coluna vertebral.[1]

Após confirmação do diagnóstico, a criança é colocada em jejum completo e com aspiração permanente do coto esofágico superior com sonda de duplo lúmen, na qual seja possível irrigar ocasionalmente uma das vias com líquido estéril e impedir sua obstrução. A criança é mantida em decúbito dorsal na posição semissentada em 45 graus, com o objetivo de evitar o refluxo do conteúdo gástrico através da FTE. Nas crianças sem fístula, a posição correta é a de Trendelenburg. Deve-se fornecer oxigênio através de cateter nasal e iniciar antibioticoterapia sistêmica, com cobertura para gram-positivos e gram-negativos (ampicilina e gentamicina). É importante obter acesso venoso seguro e iniciar hidratação parenteral. A avaliação laboratorial deve incluir hemograma, coagulação sanguínea, glicose, bilirrubinas, eletrólitos, ureia, creatinina e exame comum de urina. É importante também realizar ecocardiografia para descartar a presença de más-formações cardíacas, bem como avaliar a localização do arco aórtico e da aorta descendente. A avaliação de cardiologista pediátrico é solicitada somente se houver indícios de cardiopatia ou alteração na ecocardiografia.

A broncoscopia pré-operatória, ou no momento da correção cirúrgica, é discutível porque a incidência de FTEs simultâneas é menor do que 1%, e também devido aos riscos de ventilação pulmonar com maiores pressões durante a anestesia, com possíveis danos pulmonares, dis-

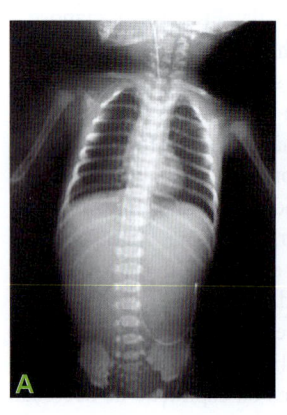

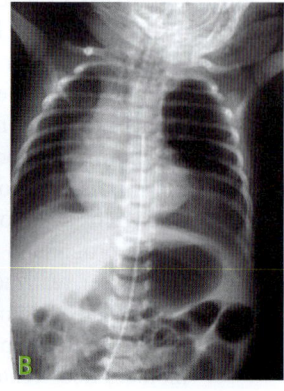

FIGURA 10.3 Radiografia realizada em criança com atresia de esôfago. **(A)** Ausência de ar abdominal na atresia de esôfago sem fístula (tipo A de Gross). **(B)** Ar no tubo digestivo em crianças com fístula traqueoesofágica.

tensão e risco de perfuração gástrica.[1] Entretanto, a broncoscopia pode revelar anormalidades, como segunda fístula proximal, fenda laringotraqueoesofágica, estenose traqueal ou brônquio traqueal do lobo superior direito. A entrada da fístula distal na traqueia também é visualizada e, dependendo de sua localização, pode ajudar a pressupor a distância entre os cotos esofágicos. Se a criança estiver em respiração espontânea, o exame também pode avaliar a gravidade da traqueomalacia associada. A equipe deve discutir as vantagens e as desvantagens da broncoscopia para cada paciente individualmente.

A cirurgia na criança com atresia de esôfago não é urgente, mas deve ser realizada o mais breve possível para evitar as complicações pulmonares decorrentes da aspiração. Nas crianças com má-formação do tipo C, a abordagem cirúrgica é realizada por meio de toracotomia no hemitórax contralateral ao arco aórtico. A incisão pode ser feita por toracotomia clássica, ou pode-se utilizar a incisão de Marchese no triângulo auscultatório, com afastamento das fibras dos músculos grande dorsal, trapézio e romboide.[3] A abertura da parede torácica deve ser realizada mantendo-se a pleura parietal íntegra, a fim de abordar o mediastino pela via extrapleural. Isso é muito importante para excluir a região da anastomose esofágica do espaço pleural, evitando complicações infecciosas em casos de fístula da anastomose cirúrgica. Após identificação do coto inferior, a fístula é seccionada junto à região traqueobrônquica (deixando 1-2 mm de esôfago no lado traqueal) e fechada com pontos separados de fio não absorvível (polipropileno 4-0 ou 5-0). Após fechamento da fístula, é importante testar se há algum vazamento de ar antes de prosseguir com o procedimento cirúrgico.

A seguir, a cirurgia preferencial na criança com atresia de esôfago é a anastomose esofágica terminoterminal em plano único, com fio absorvível polidioxanona (PDS) 4-0 ou 5-0. Se houver tensão para a aproximação dos cotos esofágicos, podem ser utilizadas algumas manobras transoperatórias que facilitam sua aproximação. A dissecção do coto superior deve ser ampla, e, algumas vezes, para facilitar essa liberação, ele pode ser retirado do tórax por uma incisão cervical baixa. O coto inferior não deve ser muito dissecado; caso seja necessária, a dissecção deve ser cuidadosa para evitar o risco de desvascularização. A miotomia circular única ou múltipla de Livaditis pode ser realizada, mas está associada com piora da dismotilidade esofágica, já presente nas crianças com atresia de esôfago, bem como com surgimento de divertículos esofágicos nas regiões com falta de estrutura muscular. O ideal é realizar a anastomose esofágica sem tensão; entretanto, se for possível a anastomose somente sob tensão, ela deve ser realizada na tentativa de salvar o esôfago primitivo. Nesses casos, a criança permanece intubada e paralisada de 3 a 5 dias após a cirurgia, com a cabeça em posição neutra, evitando flexões ou extensões exageradas. Caso não seja possível a anastomose esofágica após a ligadura da FTE, uma das opções é a abertura do coto superior, exteriorização por incisão cervical, e sua fixação na região torácica anterior, como proposto por Kimura.[4] Abordagens repetidas tracionam gradativamente o coto superior, que é colocado cada vez mais para baixo na parede torácica. Após atingir o comprimento adequado, o coto é liberado da parede torácica anterior e reintroduzido para o tórax pela incisão cervical, com realização da anastomose esofágica. Quando o comprimento do esôfago não é atingido ou a criança apresenta outras complicações com risco de vida, algumas vezes, mesmo não sendo o melhor procedimento, é necessário desistir da anastomose esofágica e realizar esofagostomia cervical e gastrostomia, com programação de substituição de esôfago posteriormente. Não se costuma realizar a drenagem torácica pós-operatória de rotina, a não ser que a anastomose tenha sido realizada sob tensão ou que haja risco de sangramento local.

Nas crianças com atresia de esôfago do tipo A, com atresia pura e sem FTE, a conduta inicial consiste em realizar gastrostomia para alimentação e manter a aspiração do coto superior durante 2 a 3 meses, para que ocorra crescimento dos cotos esofágicos e uma possível anastomose primária. A distância entre os cotos é avaliada mensalmente, e, nas crianças cuja distância é menor ou igual a duas vértebras, a anastomose é realizada por meio de toracotomia. Nas crianças em que a distância permanece maior do que dois corpos vertebrais, é aconselhável aguardar o crescimento dos cotos por mais 1 ou 2 meses ou tentar técnicas de alongamento do coto superior. Pode-se também realizar a técnica de Kimura relatada anteriormente[4] ou a técnica proposta por Foker,[5] na qual pontos de sutura extramucosas são colocados nos cotos inferior e superior, e exteriorizados no tórax. Tração externa é aplicada gradualmente nesses pontos até que os cotos se aproximem, e, então, é realizada a anastomose esofágica.

Novas técnicas cirúrgicas têm sido relatadas para o tratamento de atresia de esôfago com ou sem FTE, entre elas a cirurgia videoassistida por minitoracotomia ou a correção cirúrgica totalmente toracoscópica.[1] A abordagem toracoscópica tem sido cada vez mais descrita, sendo realizada através de três trocartes: 1 cm abaixo da ponta da escápula, levemente anterior (ótica); outro na linha axilar média na axila; e o último na mesma linha do trocarte da ótica, mas em uma posição mais posterior da caixa torácica. As técnicas de dissecção e anastomose esofágica são semelhantes às realizadas pela técnica aberta.

No pós-operatório, as crianças ficam intubadas até que o tubo traqueal possa ser removido com segurança, sem os riscos de necessitar de reintubações. É iniciada nutrição parenteral total, e os antibióticos são mantidos. No 5º ou 7º dia pós-operatório, é realizado estudo contrastado de esôfago, a fim de avaliar a permeabilidade da anastomose esofágica. Com evolução favorável, a nutrição via oral pode ser iniciada.

As complicações pós-operatórias mais comumente observadas são estenose da anastomose esofágica (10-20%), presença de traqueomalacia (10-15%), FTE recorrente (3-14%), deiscência da anastomose esofágica (5-15%) e refluxo gastresofágico (30-60%). A estenose esofágica é mais comum após deiscência da anastomose e, em geral, melhora após dilatações repetidas a cada 3 a 6 semanas por 3 a 6 meses. Nas anastomoses resistentes à dilatação, pensar na possibilidade de refluxo gastresofágico associado. A traqueomalacia está presente em todas as crianças operadas por atresia de esôfago com FTE, e, nos casos leves e moderados, ela tende a melhorar com o crescimento do paciente.[6] As crianças com traqueomalacia grave (**FIG. 10.4**) que apresentam pneumonias de repetição, crises de sufocação ou apneia ou que não consigam ser extubadas logo após a cirurgia necessitam de tratamento cirúrgico, que pode ser realizado atualmente por aortopexia e/ou traqueopexia.[6] Em geral, a FTE recorrente manifesta-se por pneumonias de repetição, tosse e cianose com as alimentações. Na maioria dos casos, o diagnóstico é realizado pela broncoscopia, durante injeção de azul de metileno no esôfago. A correção pode ser realizada por toracotomia ou, em casos de fístulas pequenas, pelo tratamento endoscópico. A tentativa de manejo endoscópico com cautério, cola de fibri-

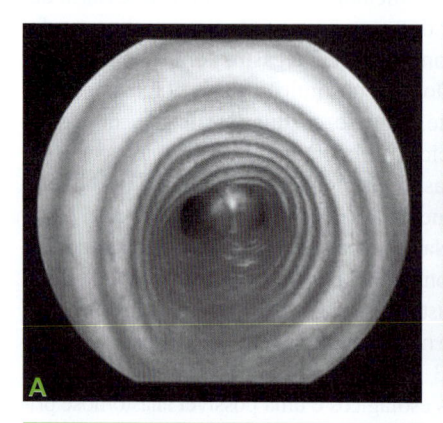

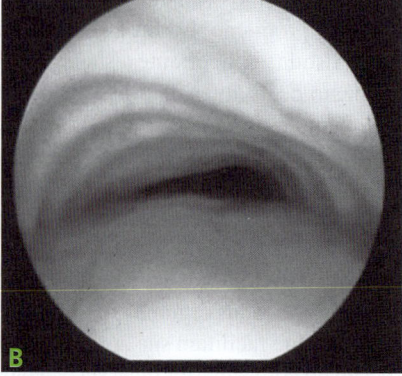

FIGURA 10.4 Broncoscopia mostrando **(A)** traqueia normal e **(B)** com traqueomalacia grave.

na ou ácido tricloroacético tem mostrado resultados variáveis, com sucesso na resolução da fístula em 20 a 80% das crianças. Na maioria das vezes, as deiscências de anastomose esofágica são pequenas e cicatrizam espontaneamente, em geral com melhora após drenagem torácica extrapleural adequada. As grandes deiscências são reconhecidas precocemente (24-72 horas), com alto débito e tendendo a ocasionar pneumotórax hipertensivo e mediastinite. Em geral, elas requerem tratamento cirúrgico, com reanastomose esofágica se possível, ou realização de esofagostomia cervical e gastrostomia. O refluxo gastresofágico é muito comum após a anastomose esofágica para correção de atresia de esôfago, e é decorrente de dismotilidade esofágica, incompetência do esfíncter esofágico inferior e encurtamento do esôfago intra-abdominal. O tratamento é clínico, com resposta na maioria das crianças. Cerca de 30% destas necessitam de tratamento cirúrgico, por meio da realização de fundoplicatura.

A sobrevida de crianças operadas por atresia de esôfago melhorou muito nas últimas décadas. De acordo com a classificação de Spitz, a sobrevida é de 97% das crianças do grupo I, 59% para as do grupo II e 22% para as do grupo III.[2]

Referências

1. Rothenberg SS. Esophageal atresia and tracheoesophageal fistula malformations. In: Holcomb III GW, Murphy JP, Ostlie DJ. Ashcraft's pediatric surgery. London: Elsevier Saunders; 2014. p. 365-84.
2. Spitz L, Kiely EM, Morecroft JA, Drake DP. Oesophageal atresia: at-risk groups for the 1990s. J Pediatr Surg. 1994;29(6):723-5.
3. Marchese LT, Costa F, Villari Filho S, Komatsu ES, Pietrobon LH. Toracotomia posterior no acesso cirúrgico ao esôfago atrésico: uma via simplificada. Rev Col Bras Cirurg. 1995;12(4):105-10.
4. Kimura K, Nishijima E, Tsugawa C, Collins DL, Lazar EL, Stylianos S, et al. Mutistaged extrathoracic esophageal elongation procedure for long gap esophageal atresia: experience with 12 patients. J Pediat Surg. 2001;36(11):1725-7.
5. Foker JE, Kendall TC, Catton K, Khan KM. A flexible approach to achieve a true primary repair for all infants with esophageal atresia. Semin Pediatr Surg. 2005;14(1):8-15.
6. Fraga JC, Jennings R, Kim P. Pediatric tracheomalacia. Sem Pediat Surg. 2016;25(3):156-64.

Estenose hipertrófica de piloro

Letícia Feldens
Rogério Knebel
Jose Carlos Fraga

A estenose hipertrófica de piloro (EHP) é definida como a hipertrofia adquirida, sem hiperplasia, da musculatura circular pilórica, o que ocasiona a projeção do músculo espessado para o lúmen duodenal, com reflexão da mucosa e obstrução do esvaziamento gástrico. Então, o canal pilórico torna-se estreitado, alongado e espessado.

A incidência está em declínio em alguns países, situando-se entre 2 a 5 casos para cada 1.000 recém-nascidos vivos. Afeta entre 4 e 5 meninos para cada menina, geralmente ocorrendo em primogênitos (30%) e com mais frequência em indivíduos brancos. Das patologias cirúrgicas, é a causa mais comum de vômitos em recém-nascidos e lactentes. Pais afetados têm 6,9% de chance de terem filhos com essa doença. Em 7% das crianças, a EHP está associada a outras más-formações, como má-rotação intestinal, uropatias obstrutivas, atresia de esôfago, doença de Hirschsprung, anomalia anorretal, rim policístico e hérnias inguinal e hiatal.[1-3] Algumas síndromes, como Smith-Lemli-Opitz, Cornélia de Lange e alterações cromossômicas, podem estar associadas à doença.

A etiologia da EHP ainda é desconhecida. Especula-se que possa ser multifatorial, causada por redundância congênita da mucosa pilórica, anomalias de inserção entérica local, pilorospasmo, imaturidade ou alterações degenerativas das células mioentéricas e deficiência na síntese de óxido nítrico. Alguns pesquisadores têm demonstrado hipergastrinemia, redução do pH gástrico e presença de alcalose hipoclorêmica na gênese da EHP. A exposição à eritromicina e à azitromicina no período pré-natal, ou na segunda semana de vida, também pode estar associada à doença. Estudos demonstram que crianças alimentadas por mamadeira com fórmula podem estar mais sujeitas à doença, seja pelo efeito da osmolaridade mais alta da dieta ou por esvaziamento gástrico mais lento que ela proporciona.

Diagnóstico

Os vômitos são o principal sintoma, e costumam aparecer em torno da 2ª e 3ª semana de vida, podendo surgir até próximo da 6ª semana. Raramente surgem logo após o nascimento, bem como após os 5 meses de idade. Os vômitos são pós-alimentares, em projétil e não biliosos. Entretanto, uma pequena parcela de pacientes – cerca de 4% – poderá apresentar vômitos de aspecto bilioso. Raras vezes, com raias de sangue, devido à gastrite e à esofagite associadas, e o aspecto dos vômitos pode ser confundido com bile; por essa razão, a presença de vômitos biliosos não exclui o diagnóstico.

Nos prematuros, a apresentação é mais tardia (cerca de 2 semanas). Os vômitos não são em jato, o que pode causar retardo no diagnóstico.

O recém-nascido persiste com fome após os episódios de vômitos pós-alimentares, e, sem diagnóstico e tratamento precoces, ele perde peso, podendo evoluir para um quadro de desnutrição grave.

As crianças com EHP podem apresentar icterícia (2-5% dos pacientes), causada pela redução na atividade da glicuronil transferase hepática ou pelo aumento da circulação êntero-hepática. A constipação intestinal também é frequente nessas crianças. Atualmente, 90% dos pacientes têm diagnóstico precoce e não evoluem para quadros graves de desnutrição e alterações eletrolíticas.

Os doentes apresentam desidratação, devido à perda de água pelos vômitos, e aumento de aldosterona, com consequente maior absorção de potássio, que passa a ser excretado pela urina em troca da maior reabsorção de sódio. Origina-se depleção de potássio extracelular, com reabsorção de sódio e excreção de hidrogênio na urina, levando ao quadro de acidúria paradoxal. Para que haja compensação do organismo, há retenção de CO_2 e hipoventilação. As perdas ocasionam quadro de hiponatremia, hipocloremia, alcalose metabólica hipopotassêmica e acidúria paradoxal.

Ao exame, o paciente apresenta abdome escavado e distensão da região hipogástrica. Na parede abdominal, pode ser notada a presença de peristalse gástrica visível, ondas que vão da esquerda para a direita e para baixo, denominadas "ondas de Kussmaul". O melhor momento para a realização do exame do paciente é logo após os vômitos ou após a passagem de sonda nasogástrica. A criança deve estar calma, e o examinador precisa dispor de tempo para realizar o exame. Alimentar a criança com mamadeira de chá ou com um bico adoçado com glicose durante a palpação abdominal permite um melhor exame. O piloro hipertrofiado pode ser palpado no quadrante superior direito ou no epigástrio, logo abaixo da borda hepática, em 44 a 89% dos pacientes doentes, dependendo da experiência e da técnica de cada examinador. Mede entre 1 a 2 cm, é ovoide e móvel, oliva pilórica. A palpação é mais fácil em crianças mais novas e com o abdome mais propenso ao relaxamento. Quando a oliva pilórica é palpada por um cirurgião experiente, não há necessidade de nenhum exame complementar.

A radiografia simples de abdome pode mostrar uma bolha de ar única, que corresponde ao estômago distendido e à escassa quantidade de ar distal (bulbo duodenal sem ar), com pneumatose gástrica podendo ser observada raramente.

Os casos suspeitos poderão ser confirmados por ultrassonografia (US), que atualmente é considerada padrão-ouro, pois examina o paciente em tempo real e não o expõe à radiação. Apresenta sensibilidade de 97% e especificidade de 100%. As medidas observadas à US não são consenso, mas o diagnóstico é confirmado na observação de parede pilórica com mais de 3 mm de espessura transversal (medida mais importante), com canal pilórico alongado (mais de 14 mm) e estreitado, com mucosa estreita redundante (**FIG. 11.1**). Há controvérsias sobre a dependência de idade e peso do paciente nessas medidas, mas nem todos os estudos comprovam associação clara entre o peso e a idade do paciente na espessura ou no comprimento do canal pilórico. Mais importantes que as medidas propriamente ditas, são outros sinais perceptíveis à US, como retardo de esvaziamento, com peristalse exagerada e retrógrada do estômago, além de dificuldades de relaxamento da musculatura pilórica. Pode ser

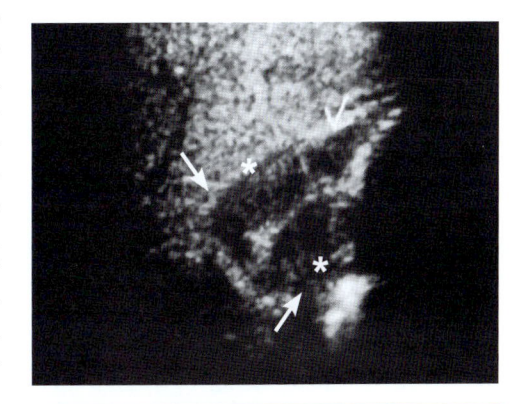

FIGURA 11.1 Achados ultrassonográficos na estenose hipertrófica do piloro: aumento da espessura da camada muscular do piloro (*asteriscos*) e do comprimento do canal pilórico (*setas*).

administrada uma solução de hidratação ao paciente durante o exame, a fim de melhor examinar o esvaziamento do conteúdo gástrico para o duodeno. Nos casos duvidosos, o exame poderá ser repetido ou ser indicado à radiografia contrastada.

Quando não houver disponibilidade de US, poderá ser realizada uma radiografia contrastada do esôfago, do estômago e do duodeno (REED), que apresenta sensibilidade de 89 a 100% para o diagnóstico. O meio de contraste a ser utilizado deve ser o bário, por possibilitar imagens mais nítidas e ter repercussão menos catastrófica se aspirado. Percebe-se canal pilórico estreitado, com grande dilatação gástrica. Pode haver ainda refluxo gastresofágico, retardo de esvaziamento gástrico, presença de membrana pré-pilórica e curvatura gástrica abaixo da segunda vértebra lombar. Esse exame também permite avaliações sobre a anatomia esofágica e sua motilidade.

O diagnóstico diferencial deve ser feito principalmente com pilorospasmo, gastrenterite, doença do refluxo gastresofágico, membrana antral ou pilórica, estenose duodenal, má-rotação, duplicação gástrica, hipertensão intracraniana e hiperplasia suprarrenal perdedora de sal.

No pré-operatório, as crianças são colocadas em jejum, em decúbito elevado e com sonda nasogástrica aberta. A correção dos distúrbios eletrolíticos pode ser feita apenas com soro fisiológico (SF) a 0,45% em soro glicosado (SG) a 5% na diluição de 1:1 nos casos mais leves, com 20 a 40 mEq/L de cloreto de potássio que será reposto após os exames. Casos mais graves podem exigir uso de SF a 0,9%, 10 a 20 mL/kg em 2 horas, seguido de SF a 0,9% em SG a 5% nas diluições 3:1 ou 4:1, empregados uma vez e meia o cálculo da manutenção. O potássio pode ser acrescentado nas crianças com diurese preservada, de 3 a 5 mEq/L na taxa de 25 a 50% da manutenção. A reposição de fluidos deve ser guiada pelas dosagens de eletrólitos (cloreto, bicarbonato, sódio e potássio) e pela gasometria arterial. O débito urinário também deve estar normalizado, entre 1,5 e 2 mL/kg/h.

Tratamento

A correção cirúrgica não é procedimento de urgência e deve ser realizada somente após a correção dos distúrbios hidreletrolíticos. Considera-se que o momento apropriado para a cirurgia é quando o bicarbonato está em torno de 30 mEq/L, pois a alcalose metabólica pode ocasionar depleção miocárdica e depressão respiratória.

O tratamento cirúrgico clássico consiste na piloromiotomia, descrita primeiramente por Fredet e Ramstedt.[2] Existem diversas maneiras de abordar a cavidade abdominal para a realização do procedimento. As mais comumente realizadas consistem em uma pequena laparotomia transversa no quadrante superior direito e por meio de incisão umbilical. Na laparotomia transversa, a exteriorização da oliva pilórica é mais fácil, e na abordagem umbilical são obtidos os melhores resultados estéticos, apesar de uma exteriorização mais difícil. Na abordagem umbilical, além de uma incisão arciforme na porção superior do umbigo, é feita uma incisão de cerca de 5 cm na linha alba, em direção ao xifoide.

A utilização de antibiótico como profilaxia cirúrgica é controversa, sendo mais indicada nas crianças que serão submetidas à piloromiotomia por incisão umbilical, por estar mais associada à infecção de ferida no pós-operatório. Recomenda-se utilizar uma cefalosporina em dose única, 30 minutos antes da cirurgia.

Após a abertura da cavidade, o piloro é exteriorizado por meio de tração aplicada ao epíploo; dessa forma, a oliva pilórica é retirada através da incisão. A piloromiotomia inicia-se pela secção da camada seromuscular da extremidade anterossuperior do piloro, local menos vascularizado, estendendo-se distalmente até 1 ou 2 mm antes da veia pilórica. O importante é evitar a perfuração da mucosa duodenal, que ocorre em 1 a 4% das cirurgias. As fibras musculares devem ser separadas por dissecção romba, permitindo a exteriorização sem perfuração da mucosa (**FIG. 11.2**). Considera-se que a piloromiotomia foi realizada de forma adequada quando o indicador se move livremente

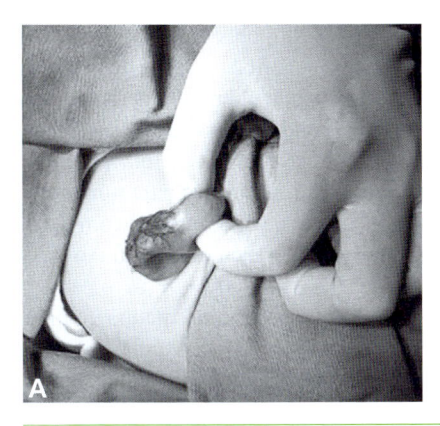

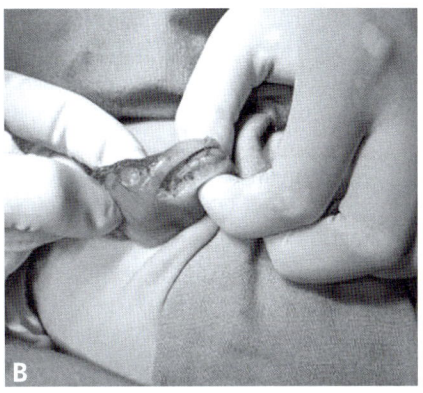

FIGURA 11.2 Aspecto do piloro **(A)** antes e **(B)** após a piloromiotomia transumbilical. A *seta* mostra a veia pré-pilórica (ou veia de Mayo).

para ambos os lados. Coloca-se SF pela sonda nasogástrica para avaliar qualquer evidência de perfuração.

Nos últimos anos, a abordagem laparoscópica passou a ser bastante empregada, de maneira tão efetiva quanto as abordagens anteriores e também com complicações aceitáveis. Utilizam-se três trocartes de 5 e 3 mm, um deles na região umbilical (para a entrada da ótica de 3 mm e 30°), outro na linha clavicular média e 1 cm abaixo da borda hepática, e o terceiro diretamente em cima do piloro. Insufla-se a cavidade abdominal com 6 a 8 mmHg de pressão. Após a abertura da parede seromuscular com o bisturi, a pinça de piloromiotomia é usada para separar as paredes musculares do piloro (**FIG. 11.3**).

Prematuros com até 52 semanas pós-concepção devem ter monitorização cardiológica por 24 horas e têm maior chance de apresentar apneias após a anestesia.

Quando ocorre a perfuração da mucosa duodenal, complicação mais comum da cirurgia, ela é fechada com fio PDS 5-0 e, a seguir, coberta por epíploo. Nova piloromiotomia é feita rodando-se 90° da incisão anterior. Há indicação de manutenção da sonda nasogástrica nessas crianças por 24 horas, e o início da dieta deve ser postergado para 36 ou 48 horas após a cirurgia.

Pequenos sangramentos podem ocorrer pela congestão pilórica, desaparecendo após o retorno do piloro à cavidade abdominal.

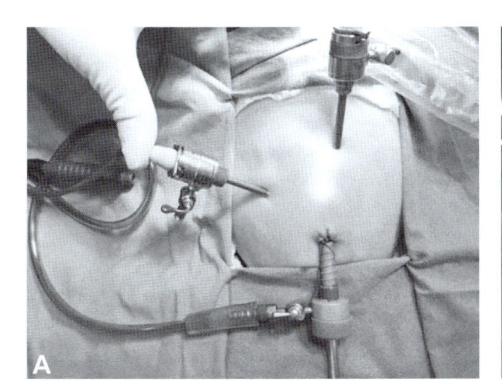

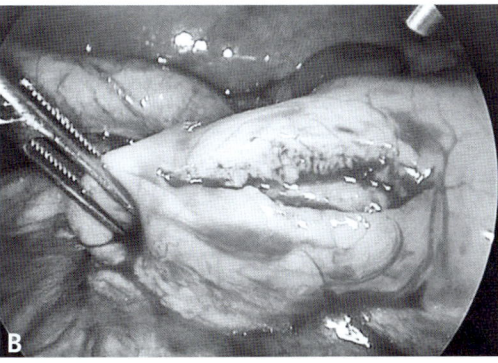

FIGURA 11.3 Piloromiotomia por videolaparoscopia. **(A)** Posição dos trocartes. **(B)** Aspecto após secção laparoscópica da camada muscular do piloro.

Nos pacientes sem perfuração, a sonda nasogástrica é retirada logo após a cirurgia. Inicia-se a alimentação 4 a 6 horas depois da cirurgia, em pequenos volumes, com cerca de 5 mL de leite materno ou líquidos claros, aumentando 5 ou 10 mL a cada mamada, conforme a aceitação da criança. Se ocorrer vômitos, retorna-se ao volume anteriormente empregado. A alta hospitalar pode ocorrer em até 24 a 48 horas do procedimento.

Uma complicação frequente, que ocorre em 3 a 31% dos pacientes operados, é a atonia gástrica, que provoca persistência dos vômitos por até 48 horas após a cirurgia. É tratada com pausa alimentar e antieméticos.

Infecção de ferida operatória e deiscência podem ocorrer em 1 a 5% dos pacientes operados.

Vômitos após 48 horas da cirurgia são incomuns e podem sugerir a presença de perfuração não diagnosticada ou miotomia incompleta. Os exames contrastados são úteis apenas para descartar uma perfuração. Na ausência desta, espera-se até 2 semanas para uma nova cirurgia nos casos de miotomia incompleta, por ser difícil de diferenciá-la de refluxo gastresofágico.

No pós-operatório, a musculatura retorna ao normal, sendo vista apenas uma linha no local da miotomia quando realizados exames de imagem. Durante os primeiros 6 meses de pós-operatório, a REED pode ser semelhante à do pré-operatório, até mesmo em crianças assintomáticas operadas por EHP.

Referências

1. Souza JCK. Estenose hipertrófica de piloro. In: Souza JCK. Cirurgia pediátrica: teoria e prática. São Paulo: Roca; 2008. p. 345-50.
2. Georgoula C, Gardiner M. Pyloric stenosis a 100 years after Ramstedt. Arch Dis Child 2012;97(8):741-45.
3. Pandya S, Heiss K. Pyloric stenosis in pediatric surgery. Surg Clin N Am. 2012;92(3):527-39.

Leituras recomendadas

Cascio S, Steven M, Livingstone H, Young D, Carachi R. Hypertrophic pyloric stenosis in premature infants: evaluation of sonographic criteria and short-term outcomes. Pediatr Surg Int. 2013;29(7):697-702.

Gilchrist BF, Lessin MS. Lesions of the stomach. In: Aschraft KW, Holcomb III GW, Murphy JP, editors. Pediatric surgery. 4th ed. Philadelphia: Elsevier Saunders; 2005. p. 405-15.

Gogley JR, O'Conner SG, Houshyar R, Dulainy KA. Emergent pediatric US: what every radiologist should know. Radiographics. 2012;32(3):651-65.

Hsu P, Klimek J, Nanan R. Infantile hypertrophic pyloric stenosis: does size really matter? J Pediatr Child Health. 2014;50(10): 827-28.

McAteer JP, Ledbetter DJ, Goldin AB. Role of bottle feeding in the etiology of hipertrophic pyloric stenosis. JAMA Pediatr. 2013;167(12):1143-49.

Schwartz MZ, Magnusom DK. Stomach and duodenum. In: Oldham KT, Colombani PM, Foglia RP, Skinner MA, editors. Principles and practice of pediatric surgery. Philadelphia: Lippincott Williams & Wilkins; 2005. p. 1168-72.

Schwartz MZ. Hypertrophic pyloric stenosis. In: Grosfeld JL, O'Neill JA, Coran AG, Fonkalsrud EW, Caldamore AA. Pediatric surgery. Philadelphia: Mosby Elsevier; 2006. p. 1215-24.

Defeitos congênitos da parede abdominal e do diafragma

João C. Ketzer de Souza
Paola Brolin Santis-Isolan
Jose Carlos Fraga

Onfalocele e gastrosquise

Onfalocele é o defeito congênito da linha média da parede abdominal, que resulta na herniação de conteúdo abdominal recoberto por membrana avascular translúcida, onde se insere o cordão umbilical (**FIG. 12.1**). O conteúdo é formado pelos intestinos delgado e grosso, pelo estômago e pelo fígado (35%). Cerca de 10% dos casos podem apresentar ruptura da membrana.

Gastrosquise é o defeito congênito da parede abdominal paraumbilical, adjacente e lateral ao cordão umbilical, quase sempre à direita, acompanhado pela evisceração de órgãos abdominais não recobertos por saco membranoso (**FIG. 12.2**). As vísceras prolapsadas costumam ser intestino delgado (100%), intestino grosso (90%), estômago (50%), tubas e ovários (15%), bexiga (4%), testículos (6%) e fígado (1%). Os órgãos eviscerados ficam edematosos, rígidos, encurtados, aglomerados e revestidos por exsudato espesso. Essas alterações são causadas pela prolongada exposição intrauterina ao líquido amniótico e/ou alterações isquêmicas

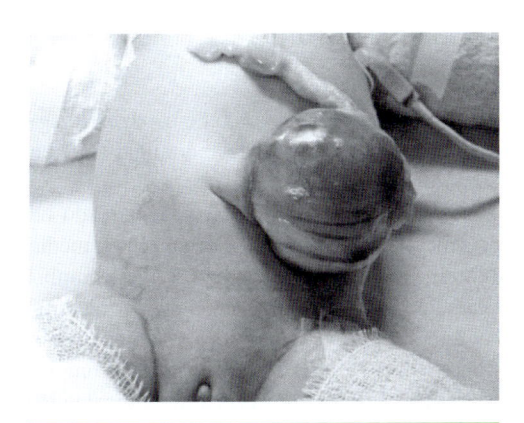

FIGURA 12.1 Onfalocele típica com membrana recobrindo o conteúdo herniado e cordão inserido no ápice da membrana.

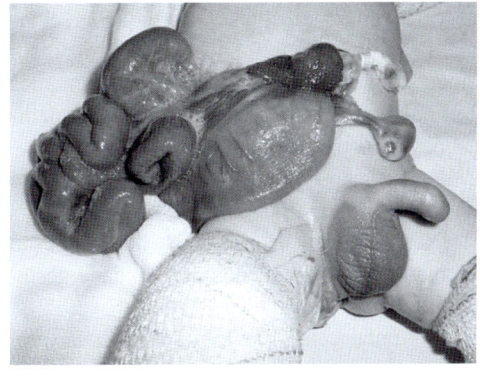

FIGURA 12.2 Gastrosquise com defeito de parede à direita do cordão umbilical (comum). Observa-se evisceração dos intestinos, do estômago e do testículo.

do intestino secundárias à sua compressão e de seu mesentério nas margens do defeito da parede abdominal.

Embriogênese

A embriogênese de ambos os defeitos é controversa. A parede anterior do abdome forma-se pela fusão de quatro pregas abdominais (2 laterais, 1 caudal e 1 cefálica). Quando as pregas laterais falham em fundir-se centralmente, ocorre onfalocele central. A falha de fusão da prega cefálica forma a onfalocele epigástrica (celosomia superior), e a falha de fusão da prega caudal (celosomia inferior) forma anormalidades cloacais e extrofia de bexiga.

Várias hipóteses embriológicas têm sido propostas na formação de gastrosquise. A mais aceita atualmente baseia-se na oclusão/regressão intrauterina prematura da artéria onfalomesentérica direita, levando a alterações isquêmicas da parede abdominal em desenvolvimento e à necrose da base do cordão umbilical, por onde herniarão vísceras abdominais.

Epidemiologia

A prevalência da onfalocele é de 1:5.000 nascidos vivos, e a prevalência da gastrosquise é de 5:10.000 nascidos vivos. Nas últimas décadas, a prevalência da gastrosquise tem aumentado por razões ainda desconhecidas.

Crianças com maior suscetibilidade de nascer com gastrosquise são aquelas cujas mães são jovens (< 20 anos), têm posição socioeconômica pouco favorecida, são fumantes compulsivas e usaram drogas ilícitas ou medicações vasoativas durante a gestação.

A predisposição sexual na gastrosquise é de 1 M:1 F e na onfalocele, de 1,5 a 2 M:1 F.

Nas gastrosquises, 50 a 65% dos bebês são prematuros e/ou pequenos para a idade gestacional.

Nas onfaloceles, 10 a 15% dos bebês são prematuros e/ou pequenos para a idade gestacional.

Anomalias congênitas associadas nas gastrosquises estão presentes em 15% (três quartos são originados no intestino médio). As principais são estenose intestinal, atresia intestinal e perfuração intestinal, e todas são consequências da isquemia mesentérica causada por diferentes fenômenos.

Anomalias congênitas associadas nas onfaloceles estão presentes em mais de 50% dos casos. São divididas em **estruturais**, sendo cardiovasculares em 20%, defeitos do tubo neural, divertículo de Meckel, anomalias musculoesqueléticas; e **associadas com anormalidades cromossômicas ou síndromes específicas** (15-20%), incluindo as trissomias cromossômicas 13, 15, 18, 21 (12%), síndrome de Beckwith-Wiedemann (SBW), pentalogia de Cantrell e celosomia inferior (podendo incluir extrofia de cloaca ou de bexiga, anomalia anorretal, anomalias de vértebras sacras).

Onfalocele com fígado extracorpóreo costuma estar mais associada a anomalias congênitas estruturais graves, principalmente cardíacas. Onfalocele menor, sem fígado extracorpóreo, costuma apresentar mais anomalias cromossômicas e síndromes associadas.

Estratificação de risco da gastrosquise

Atualmente, as gastrosquises estão sendo divididas em duas categorias: aquelas com defeitos isolados **simples**, compreendendo cerca de 80% dos casos, e as **complexas**, associadas com atresia, estenose, perfuração ou volvo intestinal.

Ultrassonografia e conduta pré-natal

A ultrassonografia (US) fetal é capaz de diagnosticar defeitos de parede abdominal em 75 a 80% dos casos.

O diagnóstico de onfalocele é baseado na presença de massa arredondada de linha média ventral, recoberta por membrana e vasos umbilicais inserindo-se nela. Deve-se tentar identificar anomalias do coração e do sistema nervoso central (SNC) e a presença de fígado. Completar a investigação com ecocardiografia fetal e realização de amniocentese com análise cromossômica e molecular. Orientar transferência *in utero* para centro terciário.

O diagnóstico de gastrosquise é feito com base na identificação de múltiplas alças intestinais fora da cavidade abdominal fetal flutuando livremente no líquido amniótico, sem cobertura membranosa, com cordão umbilical distinto e separado, de inserção normal, à esquerda do intestino herniado. Orientar transferência *in utero* para centro terciário. A presença de intestino intra-abdominal dilatado associado a polidrâmnios na gastrosquise parece ser fator de risco para atresia intestinal. A literatura costuma mostrar resultados contraditórios com base em definições variáveis do que é intestino dilatado, dificultando a comparação das diversas publicações existentes na literatura. Análise da alfafetoproteína materna costuma estar aumentada em ambos os defeitos de parede abdominal, sendo mais elevada na gastrosquise.

Indicações de cesárea

Correspondem às indicações obstétricas: na onfalocele gigante com fígado extracorpóreo, devido ao risco potencial de distocia, ruptura do saco amniótico e trauma das vísceras abdominais; e na gastrosquise com complicações.

Tratamento

Onfalocele

Primeiro atendimento

Há pouca urgência no fechamento da onfalocele. O retardo cirúrgico permite melhor avaliação do caso, estabilização cardiorrespiratória, identificação dos defeitos associados e planejamento cirúrgico adequado. A presença de hipoplasia pulmonar nos defeitos grandes pode requerer técnica de ventilação especializada, similar à requerida na hérnia diafragmática congênita com hipertensão pulmonar (HP). A investigação de defeitos cardíacos (frequentes) é mandatória por meio de ecocardiografia. Crianças com SBW requerem dosagens frequentes de glicose.

Tratamento cirúrgico da onfalocele

Na onfalocele rota, quando possível, o saco amniótico deve ser suturado e a onfalocele transformada em íntegra. Após, adotar conduta de acordo com as situações descritas a seguir. Nas onfaloceles pequenas, o fechamento fascial primário deve ser realizado com ou sem a retirada do saco. Refazer o umbigo com sutura subcuticular em bolsa. Nas onfaloceles grandes, o saco deve ser mantido intacto Uma tela de silicone é suturada na margem medial do músculo reto abdominal, após incisão da junção onfalocele-pele deixando 1 a 2 mm de pele junto ao saco da onfalocele, ou é suturada diretamente na pele, perto da junção pele-âmnio (**FIG. 12.3**). O silo e o saco da onfalocele vão sendo reduzidos diariamente até redução completa. Posteriormente, a tela é removida, e a fáscia muscular e a pele são aproximadas.

Nas onfaloceles gigantes – as que medem mais de 5 cm de diâmetro e contêm a maior parte do fígado extracorpóreo –, o tratamento inicial baseia-se no uso de substâncias escarificantes até o saco ficar completamente seco e epitelizado. Após, é realizada compressão elástica abdominal, que deverá ser mantida contínua por 1 a 2 anos. Após esse período, a parede abdominal deverá ser reconstruída. Vários métodos de fechamento têm sido propostos. Os métodos mais utilizados baseiam-se na técnica de confecção de retalhos musculoaponeuróticos. Os mais conhecidos são a transposição peritônio-aponeurótica bilateral (*Transpab*), descrita em 1971 por Lázaro da Silva[2] e a separação anterior dos componentes, descrita em 1990 por Ramirez e colaboradores.[3] Diversas variações da técnica foram descritas, sendo as principais: a separação posterior dos componentes, a separação dos componentes com o uso de reforço com telas sintéticas/biológicas, a separação dos componentes por via endoscópica e o uso de expansores teciduais colocados nos espaços intermusculares ou intra-abdominal (**FIG. 12.4**).

Nas onfaloceles associadas a anormalidades cromossômicas graves ou estruturais inoperáveis ou múltiplas, está indicado o tratamento com substâncias escarificantes como o álcool 70º (melhor escolha, pois não é absorvido), solução alcoólica de iodopovidona, nitrato de prata 0,25% ou sulfadiazina de prata.

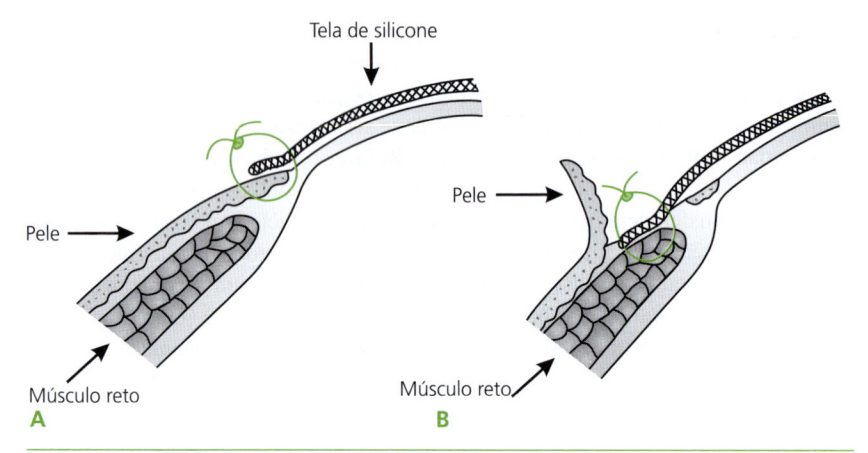

FIGURA 12.3 Técnicas de fixação do silo em onfalocele grande, mantendo o saco amniótico íntegro. **(A)** Técnica de inversão do âmnio, em que o silo é fixado diretamente na junção pele-âmnio que recobre a fáscia do músculo reto abdominal. **(B)** Técnica de Shuster, em que o silo é fixado nas bordas do músculo reto abdominal. A pele é liberada do saco amniótico e da fáscia medial do músculo reto abdominal.
Fonte: Adaptada de Yokomori e colaboradores.[1]

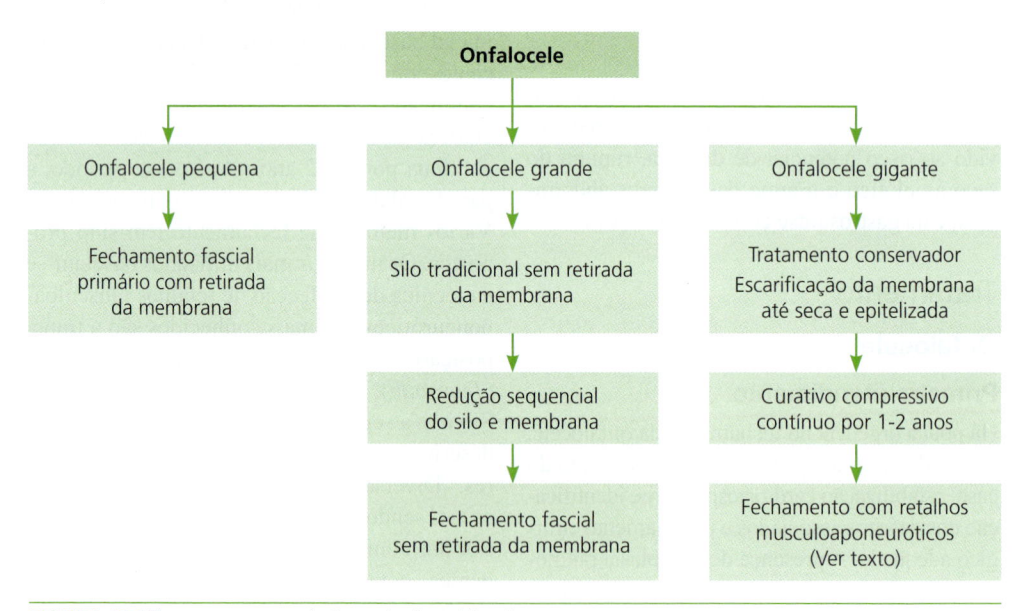

FIGURA 12.4 Fluxograma para o tratamento da onfalocele.

Complicações pós-operatórias da onfalocele

Refluxo gastresofágico sintomático é comum e manifesta-se por pressão intra-abdominal (PIA) elevada, retardo no esvaziamento gástrico pela má-rotação ou trânsito intestinal retardado. Obstrução por bridas é maior nos bebês operados com o uso de tela, naqueles que tiveram enterocolite necrosante ou nos que necessitaram de derivações ventriculoperitoneais (DVPs). Hipoplasia pulmonar pode causar vários graus de HP.

Gastrosquise

Primeiro atendimento

Reconhecer a presença de alças isquêmicas ou escuras na gastrosquise. Se for observado defeito constritivo de parede abdominal, realizar incisão fascial de urgência sob anestesia local. Se for observado volvo das alças, distorcê-las e apoiá-las com compressas secas estéreis. Operar assim que for possível. Cobrir alças expostas ou saco com compressas mornas, secas e estéreis. Cobrir a criança com saco plástico impermeável estéril (bolsa de colostomia) até quase a região axilar. Colocar o bebê, preferencialmente, em decúbito lateral direito para minimizar o encurvamento do intestino no defeito da parede abdominal. A hidratação necessária nas gastrosquises e onfaloceles rotas é de duas vezes a manutenção.

Tratamento cirúrgico da gastrosquise: medidas gerais transoperatórias

Nas gastrosquises, realizar descompressão gastrintestinal por sonda nasogástrica (SNG) e enemas com soro fisiológico morno no bloco cirúrgico antes do procedimento cirúrgico. O procedimento cirúrgico inicia com a revisão da cavidade e das alças intestinais e com manobras de distensão (*stretching*) da parede abdominal nos quatro quadrantes. A técnica de fechamento do defeito vai depender principalmente das condições do intestino: se há complicação associada, do estado da perfusão periférica, do estado clínico da criança (presença de choque ou acidose) e da medida da pressão intra-abdominal (pressão intravesical), a qual não deve ultrapassar 10 mmHg.

Na população pediátrica, até recentemente, havia falta de consenso na definição da pressão intra-abdominal (PIA). O último consenso da World Society of the Abdominal Compartment Syndrome (WSACS), em 2013, definiu os valores que devem ser usados para definir a PIA nas crianças.[4] A medida da PIA maior do que 10 mmHg deve ser considerada elevada em crianças. A PIA elevada pode causar síndrome compartimental com compressão de vasos renais, compressão dos vasos mesentéricos com diminuição da perfusão e necrose intestinal, diminuição da complacência da cavidade torácica, redução da capacidade residual funcional dos pulmões, diminuição da pré-carga (por compressão da veia cava inferior) e aumento da pós-carga do ventrículo esquerdo (VE) (pela resistência aumentada da aorta e de vasos esplâncnicos).

A PIA é medida por meio de um cateter vesical cuja instilação de soro fisiológico, na criança com menos de 4,5 kg, deve ser de 1 mL/kg, com instilação mínima de 3 mL, com paciente sedado/anestesiado, em posição supina, no ponto zero ao nível da linha axilar média. Pode ser medida por transdutor de pressão ou coluna de água. Para transformar cm H_2O em mmHg, basta dividir por 1,36 ou multiplicar por 0,74 (1 cm H_2O = 0,74 mmHg).

O fechamento do defeito de parede abdominal costuma ser realizado por três técnicas cirúrgicas distintas: fechamento fascial primário imediato; colocação de silo com fechamento fascial retardado; ou colocação de silo pré-moldado com fechamento fascial retardado (ver **FIG. 12.4**).

O ideal no tratamento cirúrgico da gastrosquise é não estender/aumentar o defeito fascial, mas nem sempre isso é possível. Se for necessário, a incisão não deve ultrapassar 2 cm cranial e 1 cm caudal (risco de lesão da bexiga). O fechamento do defeito pode ser no sentido vertical ou horizontal. O fechamento no sentido horizontal desvia muito o umbigo da linha média para o lado esquerdo.

Fechamento fascial primário

É realizado dentro das primeiras 6 horas de vida. Só deve ser efetuado se a PIA for ≤10 mmHg. PIA até 12 mmHg pode ser aceitável se não alterar muito os parâmetros ventilatórios durante a cirurgia e os pulsos femorais permanecerem palpáveis. Neste caso, a criança deverá ser atentamente observada nas próximas 4 a 6 horas em relação à perfusão periférica, aos parâmetros ventilatórios, à necessidade de medicações vasoativas ou aumento da dose, aos pulsos femorais (palpação/Doppler) e ao débito urinário.

Colocação de silo com fechamento fascial retardado

É realizada por meio de tela de silicone formal que é suturada nas bordas da fáscia. É indicada quando a PIA for maior do que 10 mmHg. No pós-operatório, o conteúdo do silo deve ser reduzido diariamente ou a cada 2 dias até redução completa. O tempo máximo ideal de tela é de 7 a 10 dias. O silo é fixado e suspenso à incubadora, evitando sua angulação. O fechamento fascial deve ser realizado 24 horas após a redução completa do conteúdo do silo. Se a PIA mantiver-se elevada nesse fechamento, pode-se interpor um segmento de tela biológica entre as fáscias (**FIG. 12.5**).

Colocação de silo pré-moldado com fechamento fascial retardado

É realizado na incubadora ou no bloco cirúrgico nas primeiras 6 horas de vida. É colocado um silo transparente pré-confeccionado de silicone contendo um anel em sua base, que é introduzido debaixo da fáscia sem a necessidade de fixação com pontos (*silastic spring-loaded silo*). O procedimento pode ser realizado na unidade de terapia intensiva (UTI) neonatal sob sedação e técnica estéril. Após obter-se a redução, o defeito pode ser fechado da forma tradicional ou o próprio cordão umbilical pode ser usado para cobrir um defeito pequeno. Esse método não tem sido utilizado pelo custo elevado do silo pré-moldado e pelas dificuldades para obtê-lo.

Tratamento de atresia e necrose/perfuração intestinal associada com gastrosquise

Na necrose/perfuração está indicada a excisão da alça comprometida e anastomose primária ou realização de estoma intestinal temporário, dependendo das condições clínicas da criança e das alças intestinais.

Na atresia, as opções são a enterostomia temporária, a redução do intestino eviscerado com anastomose retardada e a anastomose primária. O tratamento da atresia depende da localização da atresia e do grau de perivisceríte. Em geral, a atresia proximal é tratada com anastomose pri-

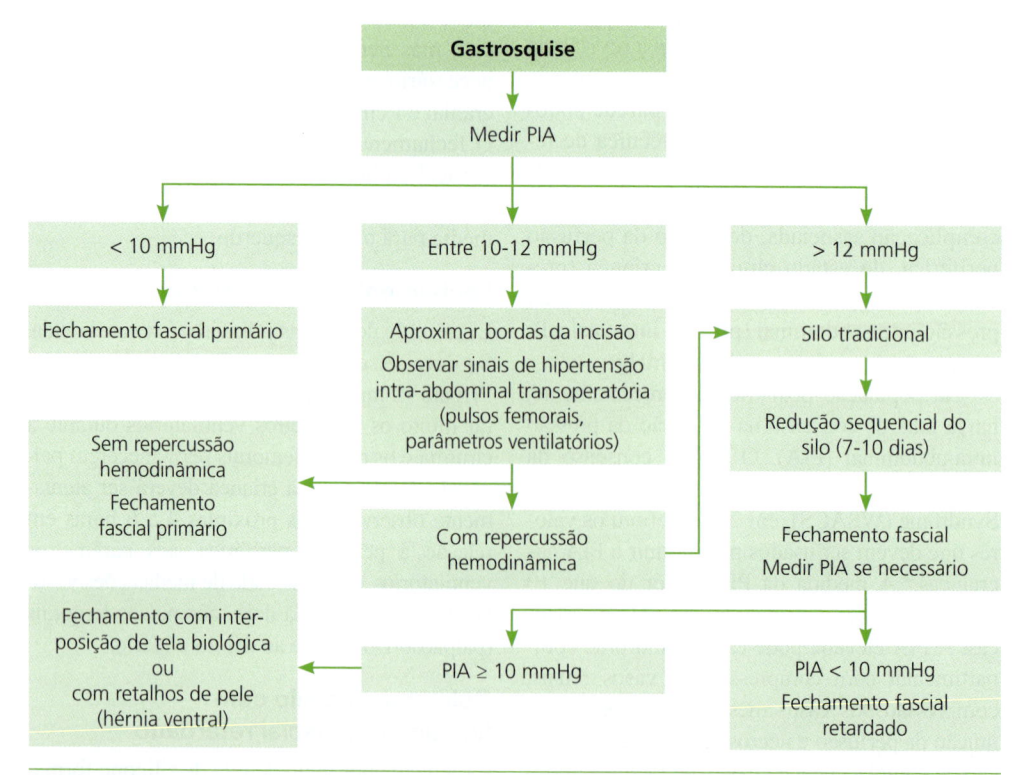

FIGURA 12.5 Fluxograma para o tratamento da gastrosquise simples, não complicada, adotada no Serviço de Cirurgia Pediátrica do Hospital da Criança Conceição.
PIA, pressão intra-abdominal.

mária ou anastomose retardada e a atresia distal é tratada com enterostomia temporária.

Cuidados pós-operatórios

Na troca de curativo, revisar diariamente a coloração das alças dentro do silo, que é transparente. Se houver dúvida, abrir o topo do silo e observar a coloração e o aspecto das alças.

Suspeitar da possibilidade de síndrome compartimental quando surgir abdome tenso com descoloração da parede abdominal e dos membros inferiores; piora progressiva da acidose metabólica; hipotensão requerendo aumento na dose das medicações inotrópicas; anúria ou oligúria (débito urinário < 0,5 mL/kg/h); trombocitopenia (número de plaquetas < 50.000); ou má-perfusão periférica. O rendimento cardíaco diminui pelo aumento da pós-carga imposta ao VE pelo aumento da PIA. A PIA elevada causa diminuição do retorno venoso das extremidades inferiores e diminuição da circulação sanguínea renal e mesentérica.

Iniciar alimentação por via oral (VO) somente quando as funções gastrintestinais estiverem recuperadas (pouca drenagem clara pela SNG, início das evacuações, ausência de distensão abdominal). Manter nutrição parenteral total (NPT) até tolerar dieta enteral.

Complicações pós-operatórias da gastrosquise

Podem ocorrer íleo prolongado por disfunção intestinal, sepse, infarto intestinal (por compressão), enterocolite necrosante, fístula enterocutânea, bridas pós-operatórias ou refluxo gastresofágico em até 40% dos casos. Algumas crianças podem mostrar distúrbios prolongados de motilidade intestinal após a correção cirúrgica (10%). Acredita-se que a dismotilidade possa ser causada pela diferenciação retardada ou pela redução na densidade das células intersticiais de Cajal. Sua imaturidade ou diminuição pode causar falha no processo de despolarização e repolarização espontânea das células musculares lisas, ocasionando padrão muito lento ou anormal de ondas peristálticas. Essa disfunção é mais prolongada quando associada com atresia ou necrose intestinal. Na maioria dos casos, o íleo é temporário, mas pode ser prolongado, necessitando de NPT em longo prazo ou de enterostomia proximal temporária.

Prognóstico na gastrosquise e na onfalocele

A sobrevida na gastrosquise é de 85 a 90%. As principais causas de mortalidade estão relacionadas ao fechamento primário, à prematuridade, à sepse, à perda de intestino e a complicações da síndrome do intestino curto.

A sobrevida na onfalocele é de 70 a 75%. A mortalidade é principalmente baseada na presença de anomalias congênitas associadas, tamanho do defeito e insuficiência respiratória nas onfaloceles gigantes.

Ducto onfalomesentérico

Durante o desenvolvimento fetal, o ducto onfalomesentérico ou ducto vitelino conecta o intestino primitivo ao saco vitelino, sofrendo regressão entre a 5ª e a 7ª semanas de gestação. A persistência de remanescentes constitui as más-formações do ducto onfalomesentérico. Um amplo espectro de anomalias pode resultar, dependendo do estágio de parada da obliteração/regressão normal, como divertículo de Meckel (aproximadamente 82,5%), cisto vitelino, bandas fibrosas ligando o intestino com a parede abdominal, *sinus* umbilical, pólipo umbilical e persistência completa do ducto onfalomesentérico.

O ducto é suplementado pelas artérias vitelinas, que se originam da aorta embrionária. A artéria esquerda involui e a direita persiste como artéria mesentérica superior. O ducto persistente costuma ser suplementado por um ramo ileal distal da artéria mesentérica superior. Remanescentes distais dessa artéria podem persistir como banda mesodiverticular, estendendo-se até a ponta do divertículo.

Divertículo de Meckel

O divertículo de Meckel é a anomalia congênita mais comum do trato gastrintestinal, sendo encontrada em 1 a 3% da população em geral.

O divertículo de Meckel costuma localizar-se no lado antimesentérico do íleo distal. A maioria (75-90%) é encontrada no íleo a até 100 cm da válvula ileocecal, com comprimento e diâmetro médios de 2 cm. É considerado um divertículo verdadeiro, pois é constituído de todas as camadas da parede intestinal e revestido por mucosa ileal. O divertículo de Meckel contém mucosa heterotópica em até 60% dos casos sintomáticos e 15% dos incidentais, sendo a mucosa gástrica a mais comum (80%), seguida pela pancreática (5%).

Aproximadamente 75% dos divertículos de Meckel são livres (não estão fixos em nenhuma estrutura), e 25% são fixos ou conectados a alguma estrutura, de forma congênita ou adquirida (banda onfalodiverticular, banda mesodiverticular, aderências inflamatórias em outras estruturas e cordão fibroso fusionado em outras estruturas).

Ocorre com igual frequência em ambos os sexos, mas os sintomáticos são mais comuns nos pacientes do sexo masculino (3:1).

Apenas 4 a 6% dos divertículos se tornarão sintomáticos durante a vida. O estudo da probabilidade de complicações do divertículo de Meckel descoberto incidentalmente é estimado em 4,2% na infância, diminuindo progressivamente para menos de 3% no adulto e quase zero no idoso.

Manifestações clínicas e diagnóstico

Cerca de 50% dos pacientes tornam-se sintomáticos até os 2 anos de idade, 60% apresentam manifestações clínicas antes dos 10 anos de idade e o restante, na adolescência e na idade adulta.

Muitas vezes, o diagnóstico pré-operatório de divertículo de Meckel complicado é difícil de ser estabelecido. Os achados clínicos e radiológicos podem sobrepor-se a muitas doenças que causam dor abdominal aguda ou sangramento digestivo.

Os sintomas clínicos surgem de complicações como obstrução intestinal (40%), hemorragia digestiva (35%), diverticulite (20%) e outras (5%).

As complicações devem-se à existência de tecidos heterotópicos, a bandas diverticulares, à inflamação e a aderências secundárias.

A **obstrução intestinal** é a complicação mais frequente na maioria das estatísticas, seguida pela hemorragia digestiva. O divertículo de Meckel pode causar obstrução por meio de diversos mecanismos, como intussuscepção (mais comum), volvo, hérnia interna, hérnia de Littré encarcerada e inflamação. A média de idade no momento da apresentação clínica está em torno de 7 meses.

O diagnóstico de obstrução intestinal é realizado pelo quadro clínico e por radiografias de abdome; porém, o diagnóstico de certeza de obstrução intestinal por divertículo de Meckel só costuma ser obtido na laparotomia. O quadro clínico de obstrução intestinal compreende vômitos, dor abdominal intermitente, hematoquezia e, algumas vezes, massa abdominal palpável e desidratação. Ultimamente, têm sido descritos alguns achados ultrassonográficos que podem sugerir a presença de divertículo de Meckel complicado. O divertículo de Meckel apresenta o mesmo padrão ultrassonográfico de uma parede intestinal normal (esse achado é denominado *gut signature*). Os achados mais encontrados são presença de estrutura tubular alongada, hiperdistendida com fluido em seu interior, aperistáltica, com ausência de compressibilidade e de fundo cego. No caso de intussuscepção, podem ser visualizados dois sinais em alvo de diferentes tamanhos (divertículo de Meckel no íleo e íleo no cólon).

Na maioria das estatísticas, o **sangramento digestivo** ocupa a segunda posição em frequência. A idade média de aparecimento do sangramento é ≤ 2 anos. A hemorragia é sempre associada com mucosa gástrica heterotópica e resulta da formação de uma úlcera péptica que, na maioria das vezes, situa-se na base do divertículo na junção da mucosa gástrica heterotópica com a mucosa ileal normal. Também pode ser encontrada dentro da própria mucosa gástrica heterotópica do divertículo ou até no lado mesentérico do íleo, oposto ao divertículo. A mucosa gástrica heterotópica contém células parietais, que podem causar ulceração e sangramento.

O sangramento costuma ser indolor, frequentemente episódico e muitas vezes massivo. O sangramento retal pode ser vermelho-vivo, vermelho-escuro, marrom e, mais raramente, tipo melena. História de sangramento prévio está presente em 40% dos casos. Embora o sangramento possa ser significativo, a cessação espontânea é frequente, com episódios de recorrência.

O diagnóstico de divertículo sangrante pode ser realizado por cintilografia com tecnécio-99m, mostrando captação do isótopo no abdome direito. Embora o divertículo de Meckel seja encontrado mais comumente no quadrante inferior direito, sua localização pode variar, podendo deslocar-se de posição entre tomadas consecutivas devido à mobilidade do intestino delgado. A grande afinidade do isótopo pelas células parietais da mucosa gástrica permite a visualização da mucosa gástrica heterotópica e da nativa. O restante do isótopo é concentrado dentro da bexiga. Se a cintilografia é negativa, mas a suspeita continua alta, ela deve ser repetida. Se há persistência de sangramento importante, deve ser indicada videolaparoscopia, que servirá como método diagnóstico e terapêutico.

A **diverticulite** costuma ocorrer mais tardiamente e oferece diagnóstico diferencial difícil com apendicite aguda. A inflamação aguda do divertículo de Meckel é menos comum do que a apendicite aguda, pois geralmente o divertículo tem base larga e contém pouco tecido linfoide. A perfuração pode ocorrer como complicação da diverticulite, ou o divertículo inflamado pode fixar-se em outra alça ou mesentério e provocar hérnia interna. Mucosa heterotópica está quase sempre presente na diverticulite. Como se situa anatomicamente na borda antimesentérica, é mais provável a perfuração em cavidade livre e peritonite generalizada.

Tratamento

O tratamento cirúrgico baseia-se na diverticulectomia cuneiforme ou ressecção intestinal com anastomose, que pode ser realizada por laparotomia transversa infraumbilical direita ou laparotomia videoassistida. Neste último caso, o divertículo é exteriorizado, permitindo realizar diverticulectomia ou ressecção segmentar e anastomose mais facilmente.

Ressecção ileal é admitida no divertículo de Meckel sangrante, pois a úlcera pode estar situada no íleo adjacente, e também nos casos de divertículos de base edematosa, inflamada ou perfurada; no divertículo de base larga; quando tecido heterotópico está claramente presente (espesso e com consistência firme); no íleo adjacente alterado pelo processo patológico; e no divertículo com gangrena. Diverticulectomia pode ser realizada se há certeza de que a ulceração está confinada ao divertículo.

Ressecção eletiva de divertículo de Meckel incidental está indicada em pacientes com cirurgia não complicada e com nódulo palpável sugestivo de mucosa heterotópica, divertículos longos, divertículos de base estreita e história prévia de dor abdominal inexplicável. A complicação mais comum que pode desenvolver-se após remoção eletiva é a obstrução por bridas (5-10%).

Hérnia diafragmática congênita (hérnia de Bochdalek)

A hérnia diafragmática congênita (HDC) continua a ser uma das mais desafiadoras anomalias da neonatologia cirúrgica. É o defeito congênito do diafragma causado pela persistência do canal pleuroperitoneal que permite a passagem de vísceras abdominais para a cavidade torácica. As vísceras herniadas vão comprimir o pulmão e causar hipoplasia do parênquima e de vasos pulmonares. A gravidade dos efeitos da HDC é altamente variável e parece estar relacionada com o tempo de ocorrência e a quantidade de vísceras herniadas.

Embriogênese

O diafragma é formado entre a 4ª e a 8ª semana de vida intrauterina pela fusão de quatro componentes mesodérmicos: membrana pleuroperitoneal, septo transverso, mesentério dorsal do esôfago e parede da cavidade torácica (porção muscular circunferencial derivada da escavação dos músculos da parede).

No caso da hérnia de Bochdalek (o tipo mais comum de hérnia diafragmática congênita), ocorre desenvolvimento anormal da membrana pleuropulmonar, resultando em um típico defeito posterolateral do diafragma. Esse defeito ocorre precocemente na gestação, no período em que o intestino está retornando à cavidade peritoneal (entre a 8ª e a 10ª semana de vida intrauterina) e o pulmão encontra-se no estágio pseudoglandular de desenvolvimento.

Embora a etiologia exata ainda permaneça incerta, acredita-se que, tradicionalmente, a hipoplasia pulmonar resulte da compressão do pulmão em desenvolvimento pelas vísceras herniadas. Entretanto, outras teorias têm surgido explicando diferentemente a hipoplasia pulmonar e o defeito diafragmático.

Até o fim da 16ª semana de vida intrauterina (estágio pseudoglandular do desenvolvimento pulmonar), quase todas as ramificações da árvore traqueobrônquica (da traqueia aos bronquíolos terminais) estão completamente desenvolvidas. Essas ramificações, denominadas pré-acinares, aumentam em tamanho acompanhando o crescimento do pulmão, mas não formam novas ramificações. Qualquer compressão pulmonar no estágio pseudoglandular provoca a diminuição no número e no calibre das vias aéreas condutoras. O número absoluto de alvéolos estará diminuído devido ao número reduzido de ramificações brônquicas. Concomitantemente ao desenvolvimento pseudoglandular da árvore traqueobrônquica há o desenvolvimento das artérias musculares denominadas pré-acinares. Até a 16ª semana todos os ramos arteriais pré-acinares também devem estar desenvolvidos. Os vasos que acompanham os bronquíolos respiratórios, os ductos alveolares e os ácinos são denominados intra-acinares e, proximalmente, são muscularizados de modo parcial (muscularização espiralada). Os mais distais não são muscularizados. Na presença de hérnia diafragmática com hipóxia persistente, ocorre aumento anormal da espessura das camadas média e adventícia das artérias pré-acinares (artérias musculares) com a consequente diminuição do diâmetro interno dessas artérias e extensão da muscularização mais perifericamente (**FIG. 12.6**).

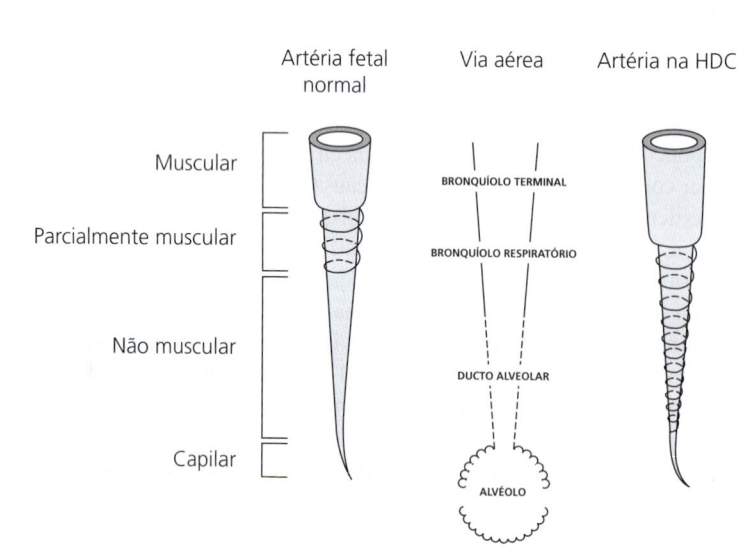

FIGURA 12.6 Representação diagramática da vascularização pulmonar no feto normal e na hérnia diafragmática congênita. Observa-se muscularização excessiva das arteríolas pré-acinares e intra-acinares na hérnia diafragmática congênita.

HDC, hérnia diafragmática congênita.

Epidemiologia

A prevalência é de 1:3.000 a 5.000 nascidos vivos. Esta estimativa ignora o significativo número de óbitos fetal e neonatal que não são reconhecidos ou que ocorrem antes da transferência para um centro de atendimento terciário. A hérnia diafragmática de Bochdalek corresponde a 90% de todas as anormalidades diafragmáticas que afetam o feto e o recém-nascido. Cerca de 85 a 90% são esquerdas, 10 a 15% são direitas e 1 a 2% são bilaterais. Há leve predominância do sexo masculino. Anomalias associadas estão presentes em 10 a 50% dos casos. As anomalias congênitas mais comuns são cardíacas (10-30%), urogenitais, gastrintestinais, do SNC, esqueléticas e anormalidades cromossômicas (trissomias 13, 18 e 21, e síndromes de Turner, de Cornélia de Lange e de Fryns).

Diagnóstico pré-natal

Cerca de 40 a 60% dos casos são diagnosticados no período pré-natal. Os principais sinais evidenciados na US da HDC **esquerda** são a presença de alças intestinais e da bolha gástrica dentro do tórax, o desvio do mediastino e do coração para a direita, a ausência de bolha gástrica no abdome e o peristaltismo presente no tórax. Na HDC **direita**, o diagnóstico é mais difícil porque o fígado possui ecogenicidade similar a do pulmão e pode ser o único órgão herniado no tórax. A identificação do fígado depende da informação indireta da presença das veias porta e hepática e da vesícula biliar acima ou abaixo do diafragma e do deslocamento ou curso anormal da veia umbilical ou ducto venoso, na observação pela US Doppler.

Diagnóstico pós-natal

O início dos sintomas está relacionado com o grau de hipoplasia pulmonar e com o aparecimento de HP. Cerca de 90% das hérnias são sintomáticas nas primeiras 24 horas. Recém-nascido sintomático nas primeiras 6 horas de vida é considerado de alto risco e é fator prognóstico de mortalidade.

Os principais sintomas e sinais são sofrimento respiratório (taquipneia, retrações, cianose), hemitórax afetado abaulado, abdome escafoide, dextrocardia para o lado contralateral ao da hérnia, ausência ou diminuição do murmúrio vesicular e diminuição dos ruídos hidroaéreos abdominais. As principais manifestações tardias da hérnia são obstrução intestinal, retardo de crescimento, estrangulamento e/ou perfuração de víscera oca intratorácica (principalmente estômago) e pneumonias de repetição.

Radiografias de tórax mostram desvio do mediastino para o lado contralateral e imagens císticas aéreas compatíveis com o padrão radiológico de alças intestinais no hemitórax comprometido (geralmente esquerdo) (**FIG. 12.7**). Com hérnia direita, alças intestinais também podem causar esse padrão de imagens císticas, embora o fígado possa

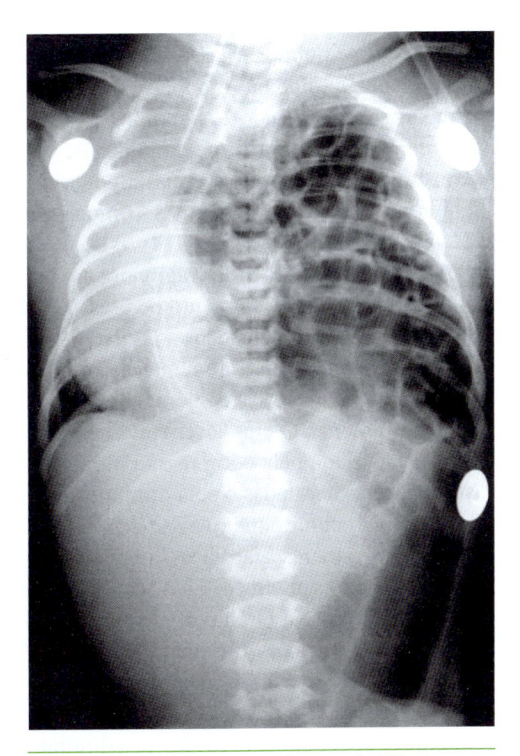

FIGURA 12.7 Radiografia de tórax em incidência anteroposterior, mostrando o hemitórax esquerdo com imagens císticas aéreas, desvio do mediastino e pouco ar no abdome, característicos de hérnia diafragmática congênita.

bloquear a passagem delas para dentro do tórax e até herniar no hemitórax direito, mostrando imagem radiológica sugestiva de eventração diafragmática.

A radiografia de abdome mostra diminuição de ar no abdome. Na dúvida diagnóstica, pode ser realizada radiografia contrastada do tubo digestivo alto (esôfago, estômago e duodeno).

Fisiopatologia

A compressão dos pulmões fetais pela herniação de vísceras para dentro da cavidade torácica resulta em hipoplasia pulmonar. A hipoplasia pulmonar poderá ser moderada, com presença de parênquima pulmonar ainda compatível com a sobrevida e com períodos de adequada oxigenação e ventilação, ou grave, com inadequado parênquima pulmonar e leito vascular, com lesão refratária a todas as formas de tratamento e incompatível com a sobrevida.

Hipertensão pulmonar (HP) é causada pelo leito vascular pulmonar hipoplásico e anormalmente muscularizado e, portanto, excessivamente reativo a fatores precipitantes de vasoconstrição (acidose, hipoxemia, hipotermia, hipotensão) e estímulos externos comuns em UTIs pediátricas.

A presença de hérnia diafragmática no período fetal pode causar aumento de pressão no átrio esquerdo, diminuição do *shunt* D → E através do forame oval e aumento da pressão arterial pulmonar (PAP) e no pequeno leito vascular pulmonar. O hipodesenvolvimento do coração é causado pela compressão intrauterina das vísceras herniadas e pela diminuição do *shunt* D → E pelo forame oval. O desenvolvimento das câmaras cardíacas depende do volume de fluxo sanguíneo. Essa insuficiência do VE pode tornar a circulação sistêmica dependente do ventrículo direito (VD) para alcançar adequada perfusão sistêmica. A hipoplasia ventricular esquerda contribui para a diminuição do rendimento cardíaco, a diminuição da pressão sanguínea sistêmica e o consequente aumento do *shunt* D → E em níveis atrial e ductal.

Tratamento pré-natal

Pulmões fetais secretam ativamente fluidos que saem pela traqueia e misturam-se com o líquido amniótico. O tratamento pré-natal atual é baseado no bloqueio da saída desse líquido pulmonar secretado. Ao bloquear temporariamente a saída de líquido pulmonar, a oclusão traqueal (OT) fetal resulta em aumento do líquido pulmonar com aumento da pressão dentro da via aérea e consequente crescimento pulmonar, maturação da vasculatura e redução gradual das vísceras abdominais.

A técnica denominada Fetendo (do inglês *fetal tracheal endoscopy occlusion* [oclusão traqueal fetal endoscópica]) é uma forma de OT videofetoscópica realizada com colocação de balão intratraqueal ou *plug*. O balão ou *plug* é inserido percutaneamente entre a 26ª e a 28ª semana de gestação. A desobstrução é realizada na 34ª semana de gestação por traqueoscopia fetal, utilizando punção do balão guiada por US ou pelo esvaziamento de um balão expansivo. As indicações são hérnia diafragmática isolada, cariótipo normal, diagnóstico antes da 25ª semana de gestação, fígado herniado e índice pulmão-cabeça (LHR, do inglês *lung-to-head ratio*) < 1,0 ou relação O/E LHR < 25 (medida da relação observada/esperada do pulmão contralateral e da circunferência da cabeça fetal medida no 3º trimestre). Esse procedimento é altamente especializado, podendo causar risco significativo de prematuridade e todas as suas consequências. Atualmente, está sendo avaliado em um ensaio clínico multicêntrico.

Tratamento pré-operatório pós-natal

Avanços na reanimação neonatal melhoraram o prognóstico dos bebês em estado grave, nascidos com HDC. A introdução de diferentes técnicas de ventilação (principalmente), o uso de óxido nítrico inalatório (NOi) e o uso de oxigenação por membrana extracorpórea (ECMO, do inglês *extracorporeal membrane oxygenation*) foram os responsáveis por essa melhora. Contudo, os benefícios dessas várias técnicas e fármacos ainda estão sendo debatidos, e até agora não há concordância geral nas condutas adotadas nos diversos serviços de neonatologia e cirurgia pediátrica.

Tratamento na sala de parto

Os princípios básicos de uma reanimação e estabilização bem-sucedida são baseados na intubação precoce e na ventilação com pressão positiva menor do que 25 cm H_2O, evitando a ventilação com máscara e prevenindo a distensão gasosa do intestino, que se encontra no tórax. Procedimentos adicionais devem incluir passagem de SNG nº 10 com aspirações frequentes, medida da saturação pré-ductal (membro superior direito) e pós-ductal (qualquer outro membro) e manutenção da temperatura corporal. A forma de tratamento atual tem sido baseada nas dosagens e nas medidas pré-ductais, que oferecem estimativa da oxigenação do sangue que entra no pulmão e contribui para a circulação pré-ductal, incluindo o cérebro. As medidas pós-ductais sofrem o impacto e influência de variáveis não quantificáveis de HP, como hipotermia, hipotensão, anomalias cardíacas associadas e outras.

Tratamento na unidade de terapia intensiva neonatal

Medidas gerais

- Monitorizações pré-ductal e pós-ductal da pressão parcial arterial de oxigênio (PaO_2) e da pressão parcial arterial de dióxido de carbono ($PaCO_2$) realizadas, respectivamente, por meio de cateteres colocados na artéria radial direita (ou punções arteriais repetidas no membro superior direito) e na artéria umbilical;
- Restrição hídrica moderada de 40 a 50 mL/kg/dia;
- Radiografias de tórax e de abdome para confirmar o diagnóstico, a posição do tubo endotraqueal, a posição da SNG e a posição do cateter na artéria umbilical;
- Ecocardiografia com Doppler em todos os casos para identificar a presença de doença cardíaca estrutural, determinar se há hipoplasia do coração, estimar a PAP e o grau de *shunt* e definir o momento ideal da cirurgia.

Estratégias ventilatórias

- **Ventilação mecânica convencional suave** – Deve ser iniciada com pico de pressão inspiratória limitada (< 25 cm H_2O) para evitar barotrauma, estimulando a ventilação espontânea, tolerando saturação de oxigênio (SaO_2) pré-ductal ≥ 85% e pós-ductal ≥ 70%, e permitindo hipercapnia pré-ductal com $PaCO_2$ entre 60 e 65 mmHg;
- **Formas alternativas de ventilação mecânica** – Se durante a utilização da técnica convencional de ventilação mecânica o paciente apresentar SaO_2 pré-ductal < 85%, SaO_2 pós-ductal < 70%, $PaCO_2$ > 65 mmHg, respiração inefetiva e necessidade de pico de pressão inspiratória (PIP, do inglês *peak inspiratory pressure*) > 25, deve-se alterar a ventilação para um método não convencional;
  - **Ventilação com pressão positiva de alta frequência (VPPAF)** – Utiliza frequência entre 80 e 100 cpm. Tem o objetivo de aumentar a ventilação-minuto, suavizando os movimentos paradoxais da caixa torácica sem aumentar o PIP;
  - **Ventilação oscilatória de alta frequência (VOAF)** – Técnica que combina frequência respiratória alta com baixo volume corrente. Indicada quando a hipercarbia persiste refratária à ventilação convencional e à VPPAF. Pode ser usada como estratégia ventilatória de primeira escolha nos bebês nascidos com HDC. Não há prova atual de que a VOAF seja melhor que a ventilação convencional, mas o baixo volume corrente utilizado parece ser menos deletério aos pulmões.

Suporte circulatório

A pressão arterial (PA) sistêmica deve ser mantida ≥ 50 mmHg ou igual a estimada para a idade gestacional. Se houver hipotensão ou má-perfusão periférica, está indicada a expansão com líquidos (10-20 mL/kg de soro fisiológico). Esse soro pode ser repetido. Se não houver melhora, está indicado o uso de agentes inotrópicos. Os agentes inotrópicos são utilizados para manter a PA sistêmica e melhorar a contratilidade miocárdica. Quando há HP e/ou hipotensão sistêmica, agentes inotrópicos devem ser usados para elevar a PA sistêmica acima da PAP e, assim, diminuir o *shunt* D → E.

Sedação e surfactante

A sedação deve ser mínima e tem como objetivo minimizar os efeitos da estimulação ambiental e o desconforto do tratamento. As substâncias mais utilizadas são a fentanila e o midazolam.

O surfactante é contraindicado no uso geral.

Tratamento da hipertensão pulmonar

O padrão-ouro no diagnóstico de HP persistente é a ecocardiografia (seriada), utilizada para excluir doença cardíaca estrutural associada, definir a permeabilidade e a direção do *shunt* no ducto arterial, diagnosticar HP e determinar a função do VD (disfunção/sobrecarga).

A ecocardiografia mostra os seguintes dados na HP:

- Presença de *shunt* contínuo D → E ou *shunt* bidirecional pelo ducto arterial;
- Presença de regurgitação da valva tricúspide (RVT);
- Septo interventricular plano ou deslocado para a esquerda;
- Dilatação do átrio direito;
- PAP estimada igual ou maior do que dois terços da pressão arterial sistólica sistêmica.

A presença de jato de RVT permite ao operador estimar a pressão do VD. O cálculo da pressão sistólica ventricular direita estimada (RVSPE, do inglês *right ventricular systolic pressure estimate*) é realizado por meio da equação modificada de Bernoulli e é baseado na velocidade de regurgitação da válva tricúspide (TRJV, do inglês *tricuspid regurgitant jet velocity*) medida por Doppler contínuo (RVSPE = 4 × pico TRJV^2 + PAD). PAD corresponde à pressão do átrio direito e tem valor fixo ajustado de 5 mmHg na criança.

O diagnóstico também pode ser realizado pela observação clínica de uma diferença significativa no gradiente de saturação de oxigênio pré-ductal e pós-ductal. A presença de dessaturação pré-ductal significa que há *shunt* D → E e que a pressão pulmonar está bem acima da pressão sistêmica durante todo o ciclo cardíaco.

Na presença de pressão ventricular direita elevada ou diminuição da função ventricular direita, tratamentos adjuntos são requeridos para controlar a HP antes do tratamento cirúrgico.

A utilidade de vasodilatadores pulmonares farmacológicos, como NOi, sildenafila, prostaglandinas e outros, permanece especulativa na HDC.

Óxido nítrico inalatório

O NO difunde-se nos músculos lisos dos vasos, estimulando a síntese de monofosfato cíclico de guanosina (GMPc) e monofosfato cíclico de adenosina (AMPc), que relaxam a musculatura lisa local dos vasos onde estão presentes em grande quantidade (pulmões e corpos cavernosos). Uma vez na circulação sistêmica, o NO é rapidamente ligado à hemoglobina e inativado. Esse mecanismo evita hipotensão sistêmica e limita o efeito vasodilatador pulmonar. O NOi difunde-se do alvéolo para dentro da musculatura lisa dos vasos pulmonares, causando a dilatação das mesmas. A GMPc é rapidamente inativada pela fosfodiesterase tipo 5 (PDE-5).

O NOi parece ter papel importante na HP persistente do recém-nascido, mostrando diminuição significativa da necessidade de ECMO. Estudos de metanálise mostraram que o NOi não melhora a sobrevida na hérnia diafragmática. Mesmo assim, continua sendo usado na esperança de algum sucesso e/ou redução da necessidade de ECMO nessas crianças. O efeito do NOi pode ser aumentado e prolongado pela adição de inibidores da PDE-5 (sildenafila). Seu uso deve ser limitado aos pacientes com resistência vascular pulmonar suprassistêmica.

Trabalhos recentes têm mostrado que, em alguns pacientes com hérnia diafragmática, a massa ventricular esquerda também está diminuída (além da hipoplasia do parênquima pulmonar e de sua vascularização), contribuindo para a HP e o rendimento ventricular esquerdo diminuído. Talvez esses sejam os mais importantes determinantes da pouca ou nenhuma resposta ao NOi.

Na HP grave não responsiva ao NOi, está indicada a realização de ecocardiografia imediata para avaliar a função dos ventrículos direito e esquerdo.

Vasodilatador pulmonar seletivo

A sildenafila é um inibidor da PDE-5, sendo também um potente vasodilatador pulmonar seletivo ao promover nível aumentado e sustentado da GMPc. Além de causar diminuição da resistência vascular pulmonar, aumenta o rendimento cardíaco. O mecanismo que causa aumento do rendimento cardíaco é incerto. Talvez seja secundário à redução na pós-carga do VD ou ao efeito miocárdico pelo aumento da GMPc. Ele melhora a ação do NO, podendo, também, ser usado na sua retirada.

Pode ser usado VO e intravenoso (IV). A dose VO sugerida é de 0,5 a 2 mg/kg a cada 6 ou 8 horas. Pode causar hipotensão sistêmica.

Prostaglandina e milrinona

A soma do fluxo sanguíneo pulmonar e do fluxo que passa através do forame oval do átrio direito em direção ao átrio esquerdo corresponde à pré-carga do VE fetal. O fluxo sanguíneo pulmonar tem papel importante no desenvolvimento do VE fetal. Em fetos com HDC, a hipoplasia pulmonar causada por compressão das vísceras herniadas resulta em falta da pré-carga do VE, inibindo, em consequência, o desenvolvimento ventricular de maneira sinérgica.

Se o VE não está totalmente desenvolvido para bombear sangue para o corpo, o VD deve compensar essa carência através do ducto arterial. A identificação da presença de um ducto amplamente patente é importante porque permite a descompressão do VD, prevenindo a insuficiência do coração direito quando a pressão pulmonar se torna suprassistêmica.

Os achados de dessaturação pré-ductal de insuficiência do coração direito e de hipotensão sistêmica em uma criança previamente estável podem indicar que o ducto arterial fechou ou tornou-se restritivo, o que deve ser confirmado por ecocardiografias seriadas. Se confirmado, requer o uso de prostaglandina E (PGE) com o objetivo de reabrir o ducto, prevenir a insuficiência ventricular direita ao reduzir a pós-carga do VD e melhorar a contribuição do VD na circulação sistêmica. Nesses casos, além da permeabilidade do *shunt*, é importante melhorar a contratilidade miocárdica e o rendimento do VE com o uso de milrinona. A milrinona, além de ser vasodilatador pulmonar, melhora a função ventricular na disfunção do VE. Tem ação inotrópica com melhora da função sistólica e ação lusitrópica com melhora da função diastólica. O risco do uso de milrinona é a diminuição da PA sistêmica.

A dosagem da milrinona na disfunção do VE é 50 µg/kg em 60 minutos; após, infusão de 0,25 a 0,7 µg/kg/min.

A dosagem de prostaglandina na insuficiência do VD/ducto arterial fechado ou pequeno é 10 a 15 ng/kg/min como dose inicial; após, manutenção com 20 a 30 ng/kg/min.

Oxigenação por membrana extracorpórea

A ECMO tem sido indicada, nos centros que a possuem, para os bebês sem anomalias letais associadas e com saturação pré-ductal > 85% presente em algum momento do seu curso. Isso evidencia presença de adequado parênquima pulmonar compatível com sobrevida.

As indicações são saturação de oxigênio pré-ductal < 80% refratária às mudanças de técnicas ventilatórias e tratamento farmacológico. Excluir os pacientes com anomalias cromossômicas letais, peso menor do que 2.000 g, anomalias cardíacas graves e hemorragia intracraniana significativa.

Estabilização pré-operatória com retardo do reparo cirúrgico

A transição pós-natal da função pulmonar e vascular é prolongada na HDC, complicando o reparo cirúrgico imediato. Cirurgia retardada parece proporcionar tempo adicional para esse remodelamento, tornando o bebê mais estável e capaz de tolerar a diminuição na complacência toracopulmonar pós-operatória.

O momento adequado para a correção cirúrgica é controverso. Esse período de adaptação ao nascimento permite a estabilização da lábil fisiologia e hemodinâmica dos pulmões afetados pela HDC. O período de preparo pré-operatório é muito variável e ainda está em investigação (geralmente entre 4-8 dias, podendo atingir até 3 semanas). Crianças com formas mais moderadas de HDC, necessitando de PIP baixo e *shunt* mínimo, podem ser corrigidas cirurgicamente dentro das primeiras 24 a 48 horas de vida. O tempo do reparo cirúrgico parece não influir na sobrevida.

Mesmo assim, tem sido sugerido que o **reparo cirúrgico** seja adiado até que os parâmetros apresentados a seguir sejam alcançados:

- Diferença da PaO_2 pré-ductal e pós-ductal menor do que 10 mmHg entre dosagens simultâneas, com nenhuma flutuação na oxigenação pré-ductal e pós-ductal notada aos estímulos externos (aspiração endotraqueal, estímulos dolorosos e outros);
- Estabilidade hemodinâmica (pressão arterial e frequência cardíaca estáveis, perfusão periférica adequada, débito urinário > 1 mL/kg/h, lactato < 3 mmol/L);
- $PaCO_2$ < 60 mmHg, saturação pré-ductal ≥ 85% com fração inspirada de oxigênio (FiO_2) < 50%;
- Exame ecocardiográfico em que há melhora da HP, com relação PAP/PA sistêmica < 2/3;
- Ausência de *shunt* ou *shunt* bidirecional E → D dominante.

Tratamento cirúrgico

Os objetivos do tratamento cirúrgico baseiam-se na redução do conteúdo herniado, no fechamento primário do defeito sem tensão e no fechamento com prótese nos defeitos extensos. O tratamento convencional é realizado pelo abdome e com incisão subcostal. Pequenos defeitos diafragmáticos devem ser fechados com pontos inabsorvíveis separados em formato de "U", e, grandes defeitos, com telas sintéticas ou retalhos musculares. Se houver saco herniário presente, este deve ser ressecado. Dreno torácico não deve ser usado. O crescimento normal da criança pode ocasionar tração e eventual despregamento da prótese e/ou deformidade da caixa torácica.

Se o fechamento da parede abdominal ocorrer sob tensão, com risco de restringir a ventilação e/ou de criar síndrome compartimental abdominal (compressão da veia cava inferior e diminuição do fluxo sanguíneo renal e mesentérico), deve-se realizar distensão digital da cavidade abdominal (como se faz nos casos dos defeitos da parede abdominal anterior) e colocação de tela de silicone, formando um silo, ou o fechamento somente da pele, criando uma hérnia ventral.

Após o reparo cirúrgico do diafragma, certas situações indesejáveis ocorrem pela desproporção de pulmões, tórax (bem desenvolvido) e abdome (pouco desenvolvido), causando diminuição da complacência pulmonar e risco de barotrauma (**FIG. 12.8**).

Sobrevida

As principais causas de mortalidade por HDC são anomalias congênitas associadas, principalmente cardíacas, hipoplasia pulmonar, HP refratária aos tratamentos instituídos, hemorragia do SNC, barotrauma/volutrauma/atelectotrauma iatrogênicos; e agenesia do diafragma. A sobrevida global é de 40 a 70%.

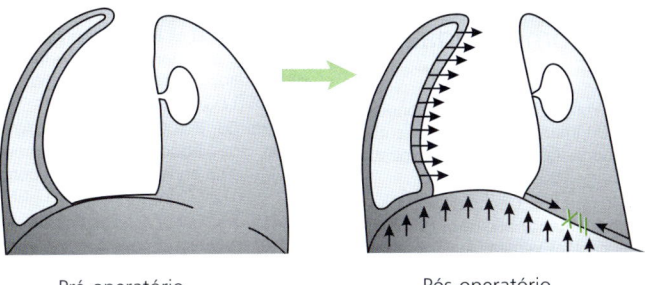

Pré-operatório   Pós-operatório

FIGURA 12.8 Representação diagramática do tórax, do diafragma e do abdome de hérnia diafragmática congênita esquerda antes e depois do reparo cirúrgico. As setas mostram as mudanças nas forças mecânicas que podem ocorrer após o reparo operatório. O aumento de tensão da parede abdominal, após o retorno das vísceras que estavam dentro do tórax, causa elevação da pressão intra-abdominal, deixando o diafragma e a caixa torácica menos complacentes. A sutura do diafragma faz com que ele fique retificado e abaixado, criando um grande espaço livre no hemitórax esquerdo, que deixa a caixa torácica menos complacente e menos flexível. O mediastino tende a reposicionar-se centralmente, desviando-se para o lado com espaço livre (devido à descompressão da cavidade torácica), e o pulmão contralateral, também hipoplásico, sofre hiperdistensão, possibilitando o aparecimento de pneumotórax.
Fonte: Sakai e colaboradores.[5]

Resultados em longo prazo

Os sobreviventes de HDC têm alta incidência de complicações respiratórias crônicas (30-50%), como HP residual ou recorrente, nutricionais, musculoesqueléticas (*pectus excavatum* e escoliose), neurológicas (retardo de desenvolvimento, perda da audição) e gastrintestinais (refluxo gastresofágico, obstrução intestinal por bridas) e recorrência da hérnia.

A frequência de refluxo gastresofágico em bebês sobreviventes é de 40 a 50% no primeiro ano de vida. Embora possam ser tratados clinicamente, aqueles com maior hipoplasia pulmonar e grandes defeitos, necessitando de correção cirúrgica, requerem tratamento cirúrgico com mais frequência.

Podem ocorrer déficits de neurodesenvolvimento, mas eles são raros entre os sobreviventes de HDC. Cerca de 15 a 20% desses pacientes demonstram dano neuromuscular ou neurológico devido ao uso de relaxantes musculares, substâncias ototóxicas e ECMO.

Referências

1. Yokomori K, Ohkura M, Kitano Y, Hori T, Nakajo T. Advantages and pitfalls of amnion inversion repair for the treatment of large unruptured omphalocele: results of 22 cases. J Pediatr Surg. 1992;27(7):882 4.
2. Lázaro da Silva A. Plástica com o saco herniário na correção das hernias incisionais. O Hospital. 1971; 79:129-40.
3. Ramirez OM, Ruas E, Dellon AL. "Components separation" method for closure of abdominal-wall defects: an anatomic and clinical study. Plast Reconstr Surg. 1990;86(3):519-26.
4. Kirkpatrick A, Roberts DJ, De Waele J, Jaeschke R, Malbrain MLNG, Keulenaer B, et al. Intra-abdominal hypertension and the abdominal compartment syndrome: updated consensus definitions and clinical practice guidelines from the World Society of the Abdominal Compartment Syndrome. Intensive Care Med. 2013;39(7):1190-206.
5. Sakai H, Tamura M, Hosokawa Y, Bryan AC, Barker GA, Bohn DJ. Effect of surgical repair on respiratory mechanics in congenital diaphragmatic hernia. J Pediatr. 1987;111(3):432 8.

Leituras recomendadas

Boloker J, Bateman DA, Wung JT, Stolar CJ. Congenital diaphragmatic hernia in 120 infants treated consecutively with permissive hypercapnea/spontaneous respiration/ elective repair. J Pediatr Surg. 2002;37(3):357-66.

Cacciari A, Ruggeri G, Mordenti M, Ceccarelli PL, Baccarini E, Pigna A, et al. High-frequency oscillatory ventilation versus conventional mechanical ventilation in congenital diaphragmatic hernia. Eur J Pediatr Surg. 2001;11(1):3-7.

de Lorimier AA, Adzick NS, Harrison MR. Amnion inversion in the treatment of giant omphalocele. J Pediatr Surg. 1991;26(7):804-7.

Deb B, Bradford K, Pearl RG. Additive effects of inhaled nitric oxide and intravenous milrinone in experimental pulmonary hypertension. Crit Care Med. 2000;28(3):795-9.

Huang CC, Lai MW, Hwang FM, Yeh YC, Chen SY, Kong MS. Diverse presentations in pediatric Meckel's diverticulum: a review of 100 cases. Pediatr Neonatol. 2014;55(5):369-75.

Kinsella JP, Ivy DD, Abman SH. Pulmonary vasodilator therapy in congenital diaphragmatic hernia: acute, late, and chronic pulmonary hypertension. Semin Perinatol. 2005;29(2):123-8.

Park JL, Wolff BG, Tollefson MK, Walsh EE, Larson DR. Meckel diverticulum: the Mayo Clinic experience with 1476 patients (1950-2002). Ann Surg. 2005;241(3):529-33.

Pereira RM, Tatsuo ES, Silva ACS, Guimarães JT, Paixão RM, Lanna JC, et al. New method of surgical delayed closure of giant omphaloceles: Lazaro da Silva's technique. J Pediar Surg. 2004;39(7):1111-5.

Puligandla PS, Grabowski J, Austin M, Hedrick H, Renaud E, Arnold M, et al. Management of congenital diaphragmatic hernia: a systematic review from the APSA outcomes and evidence based practice committee. J Pediatr Surg. 2015;50(11):1958-70.

Roberts DJ, Ball CG, Kirkpatrick AW. Increased pressure within the abdominal compartment: intra-abdominal hypertension and the abdominal compartment syndrome. Curr Opin Crit Care. 2016;22(2):174-85.

Ruscher KA, Fisher JN, Hughes CD, Neff S, Lerer TJ, Hight DW, et al. National trends in the surgical management of Meckel's diverticulum. J Pediatr Surg. 2011;46(5):893-6.

Skarsgard ED. Management of gastroschisis. Curr Opin Pediatr. 2016;28(3):363-9.

Snoek KG, Reiss IK, Greenough A, Capolupo I, Urlesberger B, Wessel L, et al. Standardized postnatal management of infants with congenital diaphragmatic hernia in Europe: the CDH EURO Consortium Consensus – 2015 Update. Neonatology. 2016;110(1):66-74.

van den Hout L, Sluiter I, Gischler S, Klein A, Rottier R, Ijsselstijn H, et al. Can we improve outcome of congenital diaphragmatic hernia? Pediatr Surg Int. 2009;25(9):733-43.

van Eijck FC, Blaauw I, Bleichrodt RP, Rieu PN, van der Staak FH, Wijnen MH, et al. Closure of giant omphaloceles by the abdominal wall component separation technique in infants. J Pediatr Surg. 2008;43(1):246-50.

van Eijck FC, Hoogeveen IL, van Weel C, Rieu PN, Wijnen RM. Minor and giant omphalocele: long-term outcomes and quality of life. J Pediatr Surg. 2009;44(7):1355-9.

Síndrome do intestino curto e falência intestinal

Letícia Feldens
Luciano Ferraz Schopf
Helena A. S. Goldani

Atualmente, a falência intestinal (FI) é definida como a redução da função intestinal abaixo do mínimo necessário para a absorção de macronutrientes, e/ou água e eletrólitos, com necessidade de suplementação intravenosa para a manutenção da saúde e/ou crescimento.[1] A causa mais frequente de FI é a síndrome do intestino curto, que indica a necessidade de nutrição parenteral (NP) prolongada.

Existem três principais causas de falência intestinal:

- **Síndrome do intestino curto** – Resultante da perda do comprimento intestinal que acarreta a FI;
- **Estados malabsortivos** – Doenças de inclusão de microvilosidades;
- **Distúrbios de motilidade** – Como a pseudo-obstrução intestinal.

Em alguns casos, os pacientes podem se enquadrar em mais de uma categoria. Como exemplo, a gastrosquise e o volvo de intestino médio podem ter perdas importantes de porções intestinais, deixando o paciente com intestino "curto". Esses pacientes têm uma reabilitação intestinal mais complicada em função da dismotilidade associada, principalmente nas gastrosquises. Antes de 1960, todos os pacientes morriam dessa condição; depois de 1968, com o advento da NP, muitos passaram a sobreviver.

A prevalência de FI é de 0,1% dos recém-nascidos e 0,5% dos neonatos internados, sendo 100 vezes maior nos prematuros. A mortalidade de pacientes com FI é mais alta que em crianças normais da mesma faixa etária, podendo chegar a 37,5%.

Após extensas ressecções intestinais, há uma fase de adaptação: o intestino sofre um remodelamento na tentativa de aumentar sua superfície e sua capacidade absortiva, a fim de maximizar a função intestinal. Os mecanismos exatos dessa adaptação ainda não estão totalmente elucidados, e resultam em uma dilatação intestinal própria dos pacientes com intestino curto.

O prognóstico de pacientes com FI tem melhorado dramaticamente nos últimos 50 anos, em função dos avanços nos cuidados médicos. A FI é uma condição cada vez mais prevalente entre os pacientes que sobrevivem a grandes ressecções intestinais, demandando cuidados especializados e acompanhamento cirúrgico e gastrenterológico dirigidos para a doença de base e para todas as mudanças adaptativas decorrentes da reabilitação intestinal. Nas últimas décadas, a sobrevida chegou a 75%. Em centros especializados de reabilitação intestinal que trabalham com equipes multidisciplinares, a sobrevida poderá alcançar o patamar de 90 a 95% dos pacientes.

Etiologia e fisiopatologia

A maioria dos pacientes desenvolve a síndrome do intestino curto no período neonatal. As doenças que levam à perda de grandes segmentos intestinais podem ser congênitas ou adquiridas (**TAB. 13.1**). Algumas doenças são ilustradas na **FIGURA 13.1**.

Outras causas de FI são relacionadas a distúrbios de motilidade (doença de Hirschsprung e pseudo-obstrução intestinal) e a anomalias mucosas (doença de inclusão de microvilosidades, enteropatia do tipo Tufting e enteropatias autoimunes).

O desenvolvimento da FI depende não só da quantidade de intestino ressecado, em termos de número absoluto, mas também da habilidade do paciente de se adaptar, levando ao desmame da NP, e de se tornar enteralmente independente. Os fatores preditores de autonomia enteral são extensão do intestino residual, preservação de vál-

TABELA 13.1 Doenças que geram perda de grandes segmentos intestinais e sua relação com FI

Doença de base	Porcentagem dos casos de FI
Enterocolite necrosante	35-50%
Gastrosquise	12,5%
Onfalocele	12,5%
Atresia jejunoileal	10%
Íleo meconial	10-20%
Má rotação e volvo	10%
Deformidades da artéria mesentérica superior	< 1%
Doença de Hirschsprung	< 1%
Síndrome do intestino curto congênito	Muito raro

FI, falência intestinal.

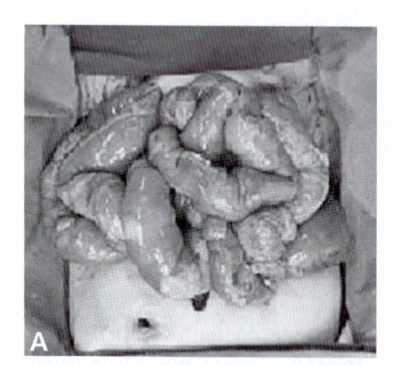

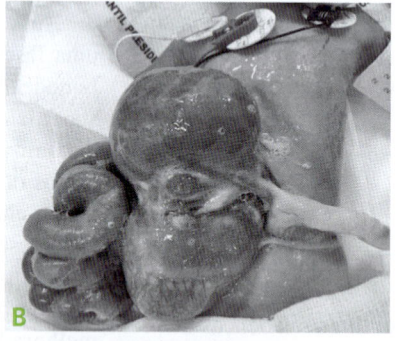

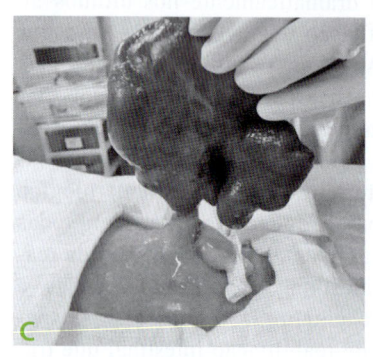

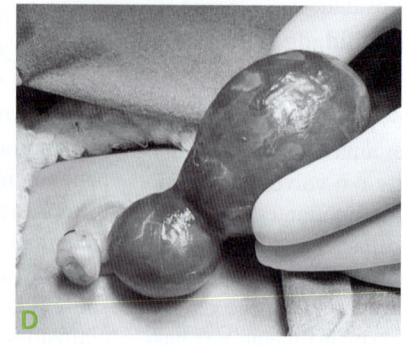

FIGURA 13.1 Causas de FI e distúrbios da motilidade. **(A)** Paciente com enterocolite grave e necrose de alças. **(B)** Paciente portador de gastrosquise ampla com periviscerite grave ao redor das alças de delgado. **(C)** Paciente com "*closing gastroschisis*", subtipo de gastrosquise que pode se associar à atresia intestinal. **(D)** "*Closing gastroschisis*" associada a atresias intestinais múltiplas e intestino curto congênito.

vula ileocecal (VIC) e enterocolite necrosante como doença de base. A extensão do intestino remanescente é um preditor útil para estimar os pacientes que irão alcançar a independência enteral: extensões menores de 35 cm de intestino residual parecem ser indicadores de pior prognóstico adaptativo. A quantidade de intestino residual não é somente um preditor da adaptação, mas estima também o tempo em que o paciente dependerá da NP. A doença de base, o momento de ocorrência da lesão (pré ou pós-natal) e o grau de prematuridade também têm relevância nos pacientes com FI e em sua potencialidade de serem independentes da NP.

Os fatores de risco para dependência da NP são os seguintes:

- Doenças com alterações graves da motilidade intestinal;
- Enteropatias;
- Jejunostomia terminal;
- Menos de 40 cm de intestino delgado, sem VIC e cólon parcialmente preservado;
- Menos de 15 cm de intestino delgado, com VIC e com cólon preservado;
- Menos de 10% de comprimento de intestino delgado esperado para a idade;
- Inexistência de íleo;
- Gastrosquises.

Na **TABELA 13.2**, são apresentados os dados de crescimento e desenvolvimento do intestino, de acordo com a idade gestacional e a idade cronológica dos pacientes pediátricos.

A região do intestino que foi ressecada tem um papel primordial na adaptação dos pacientes. O duodeno e o jejuno possuem maior diâmetro que o íleo, são locais de digestão e de absorção, com maior concentração enzimática e de proteínas transportadoras. Essas funções poderão ser assumidas pelo íleo remanescente.

No íleo, e de maneira exclusiva, ocorre a absorção de ácidos biliares e de vitamina B_{12}, resultando em anemia e má absorção de ácidos biliares quando há perda de sua porção terminal.

A presença da VIC é um fator importante nesses pacientes: alguns deles com menos comprimento de intestino remanescente podem se tornar independentes da NP. A VIC é responsável pela regulação do trânsito intestinal. Em situações de trânsito acelerado, ocorrerá a exacerbação das perdas de fluidos e eletrólitos. Outro papel importante é prevenir o refluxo de bactérias para o intestino delgado, evitando o supercrescimento bacteriano. Estudos têm comprovado que a sobrevida do paciente é maior quando há preservação da VIC.

TABELA 13.2 Crescimento e desenvolvimento do intestino

Idade	Comprimento (cm)
Idade gestacional	
27-35 semanas	217,9 ± 24
> 35 semanas	304 ± 44
Idade pós-natal	
1 mês-1 ano	344 (104-591)
1-5 anos	396 (232-485)
5-10 anos	428 (275-510)
> 10 anos	407 (340-475)
Adulto	600-800

O cólon tem função primordial na absorção de água e carboidratos. É o local de fermentação de carboidratos não digeridos, com formação de ácidos graxos de cadeia curta que serão absorvidos pelos colonócitos.

Outros problemas importantes relacionados à FI são:

- Dificuldade na absorção dos carboidratos devido à ressecção jejunal;
- Atrofia da mucosa intestinal, que segue as grandes ressecções;
- Perda da integridade da barreira mucosa, que pode ocasionar o prejuízo de mecanismos imunológicos nas mucosas.

A adaptação intestinal é anatômica e funcional. O aumento da capacidade de absorção e digestão ocorre já nas primeiras horas pós-ressecção, por meio do aumento do fluxo sanguíneo, nas alças intestinais. Mais tardiamente, há hiperplasia epitelial e alongamento de vilos e criptas. Sabe-se que a resposta adaptativa é maior no íleo do que no jejuno.

O achado mais comum de longo prazo é a distensão de alças, podendo duplicar o diâmetro da alça esperado para a idade e o peso. Esse fator possibilita a realização de cirurgias de "alongamento intestinal".

A dieta, os hormônios e as secreções pancreáticas e biliares são fatores desencadeantes do processo adaptativo, cabendo à dieta o papel mais relevante no estímulo a esses processos. A adaptação é melhor entre os pacientes que possuem íleo e cólon.

As fases adaptativas dividem-se da seguinte forma (**FIG. 13.2**):

- **Fase 1 (2 meses)** – Desequilíbrio hidreletrolítico, momento que se segue às ressecções amplas, em que os pacientes são mais sintomáticos e dependentes de nutrição parenteral total (NPT);
- **Fase 2 (2 meses-2 anos)** – Adaptação intestinal propriamente dita; momento de transição entre a dieta enteral e a necessidade exclusiva de NP;
- **Fase 3 (a partir de 2 anos)** – Adaptação intestinal com dieta enteral exclusiva e desmame da NP.

Manejo médico do paciente com falência intestinal

O cuidado dos pacientes com FI inclui o foco no cuidado médico, com atenção ao cuidado nutricional e farmacológico e com as intervenções gastrintestinais e cirúrgicas. O objetivo é garantir nutrição suficiente para o crescimento e para a otimização da terapia farmacológica, minimizando sintomas e complicações. Além disso, os procedimentos cirúrgicos necessários devem ser sempre bem planejados, e restritos àqueles realmente indispensáveis.

Entre os procedimentos necessários estão os acessos centrais e as ostomias (quando indicadas), os procedimentos de reconstrução e os alongamentos intestinais, "*tapering*" ou transplantes.

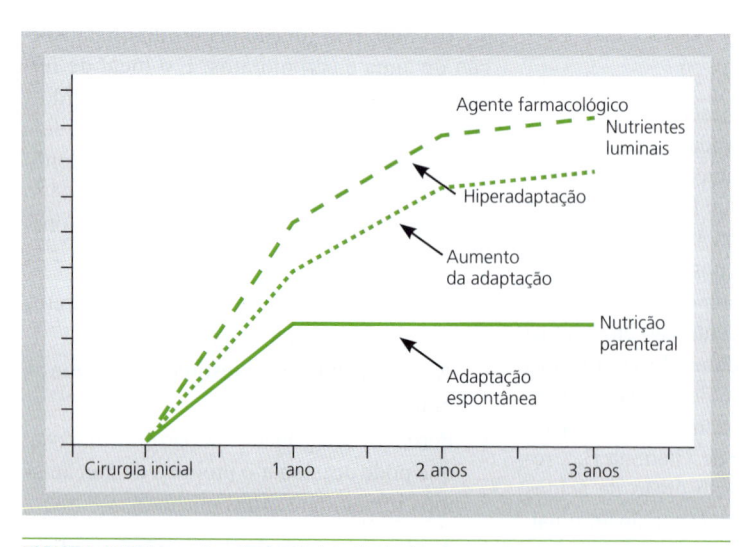

FIGURA 13.2 Fases de adaptação intestinal pós-ressecções.
Fonte: Adaptada de Roy e colaboradores.[2]

Cuidados pós-operatórios

Nos momentos que sucedem as ressecções intestinais, deve-se dar atenção à manutenção de fluidos e eletrólitos. As perdas pelas ostomias precisam ser repostas com soro fisiológico na concentração de 0,45%, associado à reposição de potássio. A melhor maneira de reposição após estabilização hidreletrolítica é com o uso da NP.

Devido à hipergastrinemia, o ideal é niciar o uso de bloqueador da bomba de prótons logo após as ressecções intestinais, e mantê-lo por até 2 meses.

Alimentação enteral no pós-operatório

A dieta enteral reduz complicações associadas à NP, tem papel fundamental na promoção da adaptação intestinal, melhora a saúde da mucosa intestinal, podendo diminuir ou até reverter a FI, e evita, em algumas situações, a necessidade de acesso central para a NP.

O uso de dieta enteral é preconizado logo que se reiniciam os movimentos intestinais. Tentar alimentar uma criança com intestino curto é mandatório, independentemente do comprimento do intestino remanescente.

O uso de dietas por sonda orogástrica, nasogástrica ou nasoentérica se mostra benéfica nos primeiros dias de pós-operatório, uma vez que reduz a carga osmolar ao intestino por unidade de tempo. Reduz também a carga de trabalho digestivo e de absorção por unidade de tempo, devendo ser administrada de maneira contínua. O objetivo é maximizar o uso do intestino residual, e saturá-lo de uma maneira mais uniforme.

Tipos de dieta enteral no pós-operatório

Entre os tipos de dieta enteral que poderão ser empregados após a ressecção cirúrgica, destacam-se:

- Hidrolisada de proteínas (Alfaré®, Pregomim®, Progestimil®) – Fórmula em que houve a hidrólise enzimática ou térmica da proteína do leite;
- Sem lactose ou com algum teor de lactose;
- Enriquecida com triglicerídeos de cadeia média (TCM);
- À base de aminoácidos (Neocate®) – Mais indicada para pacientes com atrofia vilositária grave.

Em neonatos submetidos a ressecções intestinais, o ideal é tentar iniciar a dieta com uso de leite materno ou dietas elementares à base de aminoácidos, pois estudos têm mostrado que são capazes de reduzir o tempo de uso da NP.

A dieta deve ser iniciada bem diluída; mais tarde, conforme a aceitação, se aumenta sua concentração, evitando assim uma sobrecarga de carboidratos. A má absorção de carboidratos é significativa, e também é o fator mais importante para a não aceitação da dieta. É importante lembrar que, em prematuros, os polímeros de glicose são absorvidos com mais facilidade do que a lactose. Os açúcares não digeridos aumentam a carga osmótica no cólon e a perda de água nesse local.

A dieta com gordura na forma de TCMs é mais facilmente absorvida, por não necessitar de ácidos biliares na absorção e formação micelar. Lipídeos são mais eficazes em aumentar a adaptação intestinal do que proteínas e carboidratos, mas há maior chance de deficiência de ácidos graxos essenciais se não houver fonte de TCMs. Os triglicerídeos criam menor carga osmótica, oferecem mais calorias a serem absorvidas e maior densidade calórica.

Os indícios de má absorção, que podem significar necessidade de interrupção da dieta ou uso de medicações que possam reduzir as perdas pelas fezes, são:

- Aumento do volume de fezes em 50%;
- Saída de fezes em taxa superior a 40 a 50 mL/kg/dia;
- Substâncias redutoras positivas nas fezes;
- pH das fezes inferior a 5,5.

Nas crianças, a preservação da aceitação da dieta por via oral é muito importante: os quadros de aversão alimentar já podem ocorrer com 3 semanas de não administração da dieta por via oral. Há necessidade de manter um mínimo de dieta por via oral sempre que possível, e manter alimentação sólida e líquida, além do uso da sucção não nutritiva.

Nutrição parenteral

O principal mantenedor da homeostase, inicialmente, é a NP, que consegue proporcionar mais calorias por volume do que a dieta enteral e fornece macronutrientes, micronutrientes, vitaminas e eletrólitos. As necessidades específicas que devem ser supridas são analisadas em cada paciente, pois mesmo dois pacientes com igualquantidade de intestino podem reagir de maneira diferente.

O paciente submetido à ressecção intestinal tem maior propensão à perda de bicarbonato, devido ao aumento de perda nas fezes ou nos ostomas, e hiponatremia, pelas perdas e pela absorção inadequada. Portanto, é mandatório o controle desses eletrólitos no pós-operatório desses pacientes.

A NP utilizada no pós-operatório imediato deve conter:

- Dextrose – 8 a 12 mg/kg/min (50-60% da energia ofertada);
- Aminoácidos com suplemento de taurina e cisteína em prematuros;
- Proteína – 2,5 a 3 g/kg/dia (15-20% da energia ofertada) em lactentes;
- Lipídeos – 2 a 3 g/kg/dia; deve-se considerar emulsões lipídicas com óleo de soja, óleo de coco, óleo de oliva e óleo de peixe (chamadas de SMOF®) em pacientes com uso prolongado de NP.

A NP deve ser administrada em períodos de 14 a 18 horas, de forma cíclica, pois esse recurso melhora a mobilidade do paciente durante o dia. A extensão de intestino delgado ressecado se correlaciona diretamente ao tempo de uso de NP. O que resta de intestino não necessariamente se correlaciona com a saída precoce da NP. Em casos com maiores perdas de intestino, a adaptação completa sem NP pode ocorrer até os 3 ou 4 anos de idade.

Medicações

Pacientes com FI têm um estado de hipergastrinemia, não estando claro se isso ocorre por aumento de produção gástrica. Devem ser utilizados os inibidores da bomba de prótons, principalmente logo após a cirurgia. Os bloqueadores H_2 podem diminuir a diarreia e a perda de líquido entérico.

A motilidade intestinal pode ser maximizada com agentes farmacológicos (eritromicina, azitromicina ou metoclopramida), desde que não haja causas mecânicas que justifiquem a redução de motilidade. Esses agentes podem melhorar a aceitação da dieta e sua tolerância, principalmente nos pacientes com gastrosquise.

A loperamida, opiácio que aumenta o tempo de trânsito intestinal e a absorção de fluidos e eletrólitos, pode ser empregada para reduzir o débito de ostomias e maximizar a absorção intestinal.

A colestiramina, quelante de ácido biliar, pode reduzir a acidez das fezes, mas pode exacerbar a esteatorreia e a má absorção de vitaminas solúveis em gordura.

Complicações decorrentes de falência intestinal

Complicações da nutrição parenteral

A doença hepática grave, a coléstase e a sepse são as maiores causas de morte nos pacientes com FI, podendo estar associadas à prematuridade e ao uso prolongado de NP (em especial pelo uso de lipídeos). Clinicamente, a doença hepática grave se manifesta por elevação das transaminases (especialmente a alanina transferase) e hiperbilirrubinemia direta. A gravidade da doença e o grau de dano hepático não podem ser traduzidos em um único exame.

Com a progressão do dano hepático, haverá elevação do tempo de protrombina, com eventual plaquetopenia em um cenário de hipertensão portal e esplenomegalia. Terapias apropriadas poderão reverter a doença hepática grave, com resolução da coléstase e, mais tarde, normalização da alanina transferase. Quando não tiver ocorrido cirrose, as alterações hepáticas ainda serão reversíveis.

Embora a prematuridade não possa ser modificada, outros fatores de risco podem ser. O uso de lipídeos à base de uma emulsão de soja, rica em ácidos graxos ω-6, com efeito pró-inflamatório, pode ter um papel de relevância na gênese da doença hepática grave. O ideal é limitar a administração desses compostos.

O uso de lipídeo parenteral de óleo de peixe (Omegaven®), com efeito anti-inflamatório, pode ser benéfico no tratamento da coléstase associada à NP. Além disso, o uso de emulsões lipídicas compostas de óleo de soja, óleo de coco, óleo de oliva e óleo de peixe (SMOF®) pode ter efeito na prevenção da falência hepática associada à NP.

Em alguns pacientes, pode ser necessária a suspensão da NP e a utilização de medicações como o ácido ursodesoxicólico.

Infecção associada a cateter venoso central

Outra complicação frequente nos pacientes com FI são as infecções de corrente sanguínea associadas a cateter venoso central. Os cateteres venosos centrais são fundamentais para que a criança possa receber a NP e o aporte necessário para seu crescimento e desenvolvimento; porém, também são um sítio de infecção, sepse e, potencialmente, morte.

Deve-se buscar a implementação de medidas que reduzam os casos de infecção para taxas abaixo de 1 infecção por 1.000 dias de cateter. As taxas de infecção em pacientes com FI costumam chegar até a 10 episódios por 1.000 dias de cateter. Os pacientes com FI que recebem NP prolongada estão 1,5 a 2 vezes mais sujeitos à infecção associada a cateter.

Outra fonte infecciosa são as bactérias provenientes de translocação intestinal.

A citrulina pode ser utilizada como um marcador da função enteral do intestino funcionante: baixas dosagens representam redução da massa enteral do intestino remanescente na síndrome do intestino curto (SIC).

Pacientes com FI e uso de NP que apresentarem febre, letargia ou íleo adinâmico devem ser tratados como portadores de infecção de corrente sanguínea associada a cateter, até que se prove o contrário. O ponto principal do diagnóstico é a coleta de hemocultura tanto do sangue periférico como do cateter central. Logo após, pode-se iniciar o tratamento com antibióticos de largo espectro pelo acesso central, até que a hemocultura esteja negativa por 48 horas ou até que um antibiograma comprove a sensibilidade das bactérias ao antibiótico administrado.

Em pacientes com quadros sépticos persistentes, febre, hipotensão ou trombocitopenia, recomenda-se a remoção do cateter. O mesmo é indicado para pacientes em que não haja a negativação de três hemoculturas seriadas após o início do tratamento. Nestes pacientes, somente deverá ser passado novo acesso central para reiniciar a NP após a negativação da hemocultura por 72 horas.

Em caso de infecção fúngica do cateter, o acesso deve ser removido, e deve-se realizar pesquisa para disseminação para válvulas cardíacas, exame oftalmológico e ultrassom abdominal, à procura de disseminação fúngica.

Vários estudos têm demonstrado a eficácia das soluções para manutenção do cateter venoso fechado, ou "*locks*", para evitar infecção, seja com antibióticos, etanol a 70% ou taurolidina. O etanol é capaz de reduzir a taxa de infecção de 9,9 para 2,1 a cada 1.000 dias de cateter, sem eventos adversos. Além disso, ele penetra no biofilme do cateter, destruindo bactérias resistentes aos antibióticos, mostrando-se um excelente agente antimicrobiano profilático.

A trombose de vasos está fortemente associada à sepse e à alta osmolaridade da solução de NP, sendo complicação frequente nos pacientes com infecções associadas a cateter.

Supercrescimento bacteriano

Em mais de 50% dos pacientes com FI, há supercrescimento bacteriano no intestino delgado. O intestino delgado pode sofrer dilatação durante o período adaptativo, o que pode levar a distúrbios da motilidade. Nessa situação, as bactérias encontram um ambiente propício para o crescimento. Em seguida, pode haver inflamação, que provoca lesão da mucosa intestinal, potencializa a translocação bacteriana e pode ocasionar sangramentos gastrintestinais. As bactérias podem aumentar a desconjugação dos ácidos biliares e causar inflamação da mucosa com redução de absorção; isso gera produtos tóxicos, como ácido lático, podendo resultar em ataxia, alterações do estado mental e acidose.

Os sinais clínicos são pouca aceitação da dieta, piora ou desorganização da motilidade, distensão abdominal, dor e sangramento gastrintestinal resultantes do supercrescimento bacteriano. O tratamento é empírico, com uso de antibióticos por via enteral. Os antibióticos devem tratar anaeróbios e bactérias gram-negativas, sugerindo-se a administração por via oral de metronidazol, sulfametoxazol + trimetoprima, amoxicilina + clavulanato de potássio, ciprofloxacina ou gentamicina.

O uso de probióticos também pode se mostrar benéfico em pacientes com supercrescimento bacteriano, mas não há evidências sobre seu uso.

A coleta de culturas de aspirado duodenal, guiada por endoscopia, pode ser útil em pacientes muito sintomáticos e que não estejam respondendo à terapêutica habitual. O exame endoscópico pode mostrar ainda enterites alérgicas, úlceras marginais, estenoses de anastomose ou inflamação intestinal que necessite tratamento.

Deficiência de nutrientes

A perda de grandes porções de íleo terminal acaba ocasionando a perda de vitaminas lipossolúveis (A, D, E, K), de vitamina B_{12} e de outros micronutrientes como zinco, magnésio e cálcio. A atenção à reposição desses micronutrientes e vitaminas precisa ser dada quando os pacientes estiverem em uso de apenas dietas enterais.

Cirurgias

A primeira cirurgia tem o maior efeito sobre o prognóstico; assim, sempre se deve ter em mente que qualquer segmento passível de preservação pode representar a chance de vida e de independência da NP nos pacientes com FI. Deve-se tentar recrutar todo o intestino viável, evitando fístulas, "alças cegas" e estenoses. Correção de estenoses e técnicas de reconstrução são preferíveis à ressecção.

A primeira cirurgia é considerada a mais importante, devendo conservar todo o segmento intestinal funcionalmente viável. Nos casos de pacientes que possam ter risco de disfunção intestinal por períodos mais prolongados, é necessário definir abordagens cirúrgicas adequadas, pois a prioridade deve ser salvar a vida do paciente e tentar conservar cada centímetro de intestino que for possível. Embora a ressecção de segmentos francamente necróticos seja necessária, a observação cuidadosa da viabilidade das margens, com economia de segmentos ressecados, pode significar independência de NP. Em casos de perdas agudas, como volvo de intestino médio, podem ser necessárias várias ressecções e "*second looks*" para determinar a verdadeira extensão da perda intestinal. O fechamento abdominal temporário com silos ajuda a observar a viabilidade das alças e a decidir sobre a necessidade de uma segunda exploração, além de prevenir o desenvolvimento da síndrome compartimental por piora do quadro abdominal.

Estomas e fístulas mucosas podem ajudar no uso de nutrição enteral. O fechamento precoce de estomas pode mostrar uma possibilidade de desmame mais precoce da NP, prevenindo suas complicações.

Acessos centrais

Assim que for detectada a possibilidade de um paciente evoluir com FI, deve ser planejada a colocação de um acesso central para medicações e NP prolongada. A escolha do cateter recai sobre os tipos considerados semi-implantáveis, menos trombogênicos e sujeitos à infecção, como os cateteres de Broviac® e Hickman®. Os cateteres centrais de inserção periférica (PICC, do inglês *peripherally inserted central catheter*) também são indicados para esses pacientes, devido ao menor risco de infecção que oferecem, principalmente nos neonatos. A flebotomia, com ligadura de veias, deve ser evitada ao máximo nos pacientes com necessidade de uso prolongado de NP.

Quando houver a perda da possibilidade de canulação de grandes veias, jugulares, femorais ou subclávias, outras localizações incomuns poderão ser utilizadas, incluindo cateteres transepáticos, translombares ou em veias mamárias, obtidos por punção percutânea, além dos vasos gonadais. Casos mais complexos podem necessitar do auxílio da radiologia intervencionista.

A perda de veias canuláveis por tromboses ou outras complicações deve ser evitada sempre que possível, pois a vida do paciente depende do uso da NP. A perda de veias puncionáveis poderá indicar a necessidade de transplante multivisceral ou intestinal. Pelo menos 50% dos pacientes transplantados tiveram essa indicação. A melhora dos critérios de indicação dos acessos, escolha do tipo de cateter e protocolos que estabeleçam indicações de retirada dos acessos pode reduzir a indicação de transplantes por perda de sítios para acesso central e perpetuação da administração da NP.

Acessos enterais

Em alguns pacientes com FI, a gastrostomia pode se mostrar benéfica em aumentar a tolerância à dieta enteral, contribuindo para seu avanço mais rápido e também para o desmame precoce da NP. A abordagem poderá ser aberta, laparoscópica ou endoscópica.

Outros pacientes precisam de ostomias gastrojejunais que facilitem a drenagem gástrica com motilidade reduzida, podendo fornecer nutrição enteral via jejunostomia, otimizando a função intestinal.

Cirurgias de alongamento intestinal

As mudanças adaptativas compreendem a dilatação de alças, que pode ter como consequências o supercrescimento bacteriano e maior chance de infecções associadas a cateteres centrais. Técnicas cirúrgicas com remodelamento intestinal ("*tapering*") do intestino dilatado podem auxiliar na obtenção de maior comprimento intestinal (**FIG. 13.3**).

Em 1980, Bianchi descreveu a técnica de alongamento intestinal longitudinal e "*tapering*" (LILT, do inglês *longitudinal intestinal*

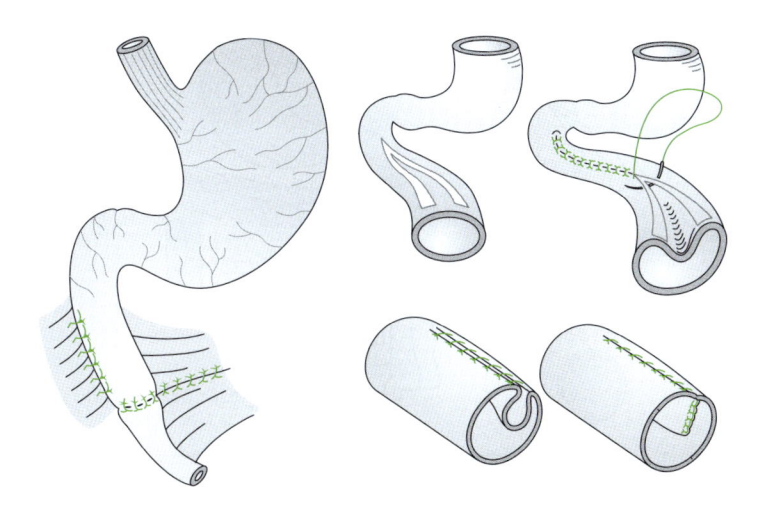

FIGURA 13.3 Técnicas de remodelagem do intestino, ou "*tapering*".
Fonte: Adaptada de Puri.[3]

lengthening and tapering), com a vantagem de preservar a anatomia dos vasos mesentéricos.[4] As alças dilatadas são divididas ao meio; depois, o trânsito é reconstruído, e o comprimento intestinal é duplicado, deixando a alça com a metade do diâmetro. Essa técnica depende de uma dilatação uniforme do intestino e é tecnicamente mais complexa, mas melhora a motilidade, aumenta a absorção de carboidratos e gorduras, reduz a estase e auxilia no desmame da NP (**FIG. 13.4**).

A técnica LILT envolve a divisão da alça e do mesentério – acompanhado de seu suprimento sanguíneo – em duas camadas, produzindo dois segmentos que são anastomosados em sentido isoperistáltico, para que se possa duplicar o comprimento intestinal (**FIG. 13.5**).

Em 2003 surgiu uma técnica mais simples, a enteroplastia seriada transversa (STEP, do inglês *serial transverse enteroplasty*), que compreende a aplicação de grampeadores lineares sequenciais nas porções dilatadas e em ambos os lados do intestino, permitindo o aumento do diâmetro e do comprimento intestinal (ver **FIG. 13.5**). Essa técnica dispensa a necessidade de uma dilatação uniforme e, além disso, provoca menos isquemia de alças que a técnica de Bianchi. A STEP pode ser o procedimento primário, pode ser feita após um alongamento de Bianchi, ou pode ser repetida várias vezes após a primeiro STEP. A técnica melhora a motilidade, aumenta a absorção de nutrientes, beneficia o crescimento dos pacientes e aumenta a superfície de mucosa intestinal, mas precisa haver dilatação intestinal para que possa ser realizada. A STEP oferece a chance de o paciente sair mais cedo da NP. Estudos não mostram diferença na mortalidade entre os procedimentos de alongamento intestinal. A STEP já foi utilizada com segurança em pacientes neonatais e com dilatações intestinais secundárias a atresias intestinais. Outro efeito benéfico desta técnica é reduzir o supercrescimento bacteriano em pacientes com FI.

As cirurgias de alongamento são a primeira tentativa de maximizar a função intestinal e, muitas vezes, o primeiro passo na reabilitação. Quando não for possível avançar na aceitação e na tolerância da dieta enteral, esse será o momento de solicitar estudos contrastados que determinem a presença de anomalias anatômicas e de avaliar o grau de dilatação das alças de delgado. Caso não existam causas mecânicas que impeçam o avanço da dieta enteral – como as estenoses, por exemplo – e o intestino esteja com a dilatação necessária, considera-se o momento de realizar um procedimento de alongamento intestinal a partir da reconstrução autóloga.

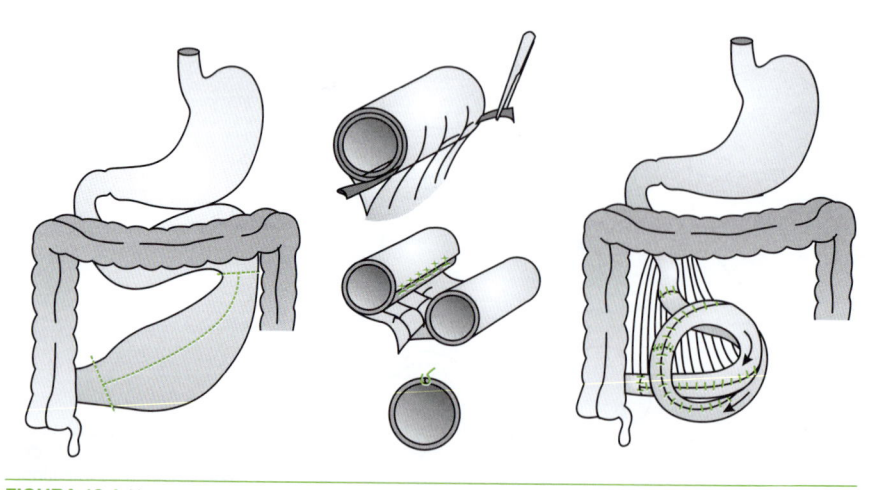

FIGURA 13.4 Alongamento intestinal segundo a técnica de Bianchi.
Fonte: Adaptada de Puri.[3]

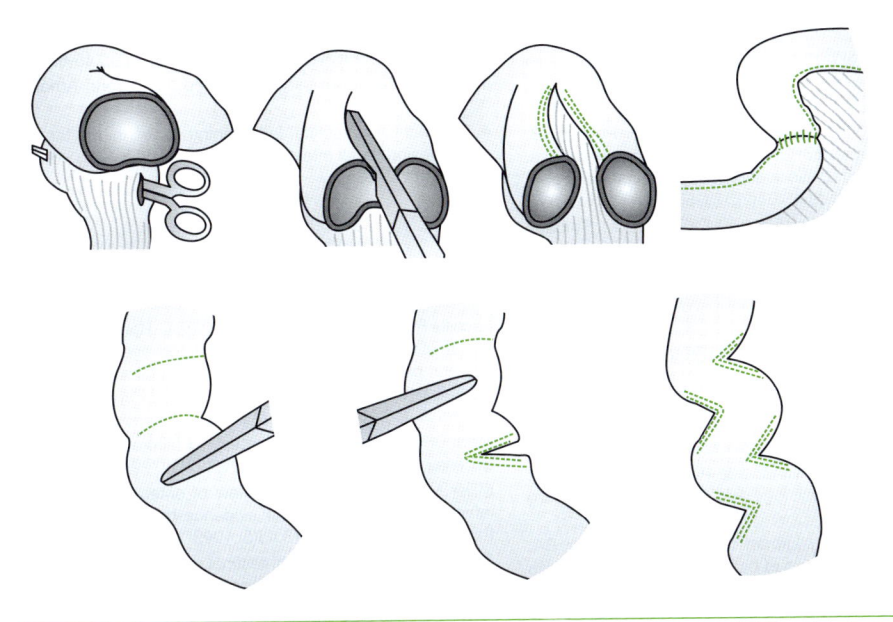

FIGURA 13.5 Procedimentos de alongamento intestinal: LILT na porção superior, e STEP na inferior.
LILT, alongamento intestinal longitudinal e "tapering" (do inglês l*ongitudinal intestinal lengthening and tapering*); STEP, enteroplastia seriada transversa (do inglês *serial transverse enteroplasty*).

Transplante intestinal

A última linha de tratamento para pacientes com FI é o transplante intestinal, indicado especialmente para pacientes com doença hepática grave. Embora tecnicamente possível, esta não é uma opção viável para neonatos e crianças muito pequenas. O transplante multivisceral é indicado para pacientes em estágio terminal de doença hepática, tendo havido melhora da sobrevida nos últimos anos.

Existem algumas dificuldades relacionadas ao transplante intestinal, pois se trata do órgão mais imunologicamente abundante e com mais linfócitos, com mais estímulo para rejeição, maior reserva de patógenos em cólon e intestino delgado. Além disso, necessita do uso de substâncias imunossupressoras e apresenta maior suscetibilidade a infecções.

A mortalidade é dependente de cada centro, tendo atingido taxas de 70% de sobrevida em um ano, e 55% de sobrevida em 3 anos; a sobrevida global do paciente com FI fica entre 80 e 94%.

Prognóstico

A sobrevida dos pacientes com FI teve mudanças drásticas em função dos avanços no seu cuidado e suporte. Entre esses avanços, pode-se citar:

- Uso de cateteres semi-implantáveis siliconados;
- NP domiciliar;
- Serviços de cuidado domiciliar (*home care*);
- Novas substâncias na composição da NP, capazes de reduzir a chance de desenvolvimento de doença hepática terminal;
- Terapias profiláticas para evitar infecção relacionada ao cateter;
- Procedimentos de alongamento intestinal.

A importância de equipes multidisciplinares para reabilitação intestinal pode ser demonstrada pelo aumento da sobrevida de 72 para 100%, conseguindo até melhores resultados do que o transplante.

Referências

1. Pironi L, Arends J, Baxter J, Bozzetti F, Peláez RB, Cuerda C, et al. ESPEN endorsed recommendations. Definition and classification of intestinal failure in adults. Clin Nutr. 2015;34(2):171-80.
2. Roy CC, Groleau V, Bouthillier L, Pineault M, Thibault M, Marchand V. Short bowel syndrome in infants: the critical role of luminal nutrients in a management program. Appl Physiol Nutr Metab. 2014;39(7):745-53.
3. Puri P. Newborn surgery. 2nd ed. New York: Arnold; 2003.
4. Bianchi A. Intestinal lengthening: a technique for increasing small intestinal length. J Pediatr Surg. 1980; 15(2):145-51.

Leituras recomendadas

Batra A, Beattie RM. Management of short bowel syndrome in infancy. Early Hum Develop. 2013;89(11):899-904.

Carlson SJ, Chang MI, Nandivada P, Cowan E, Puder M. Neonatal intestinal physiology and failure. Sem Ped Surg 2013;22(4):190-4.

Khan FA, Squires RH, Litman HJ, Balint J, Carter BA, Fisher JG, et al. Predictors of enteral autonomy in children with intestinal failure: a multicenter cohort study. J Pediatr. 2015;167(1):29-34.e1.

Lacaille F, Gupte G, Colomb V, D'Antiga L, Hartman C, Hojsak I, et al. Intestinal failure-associated liver disease: a position paper of the ESPGHAN Working Group of Intestinal Failure and Intestinal Transplantation. J Pediatr Gastroenterol Nutr. 2015;60(2):272-83.

Modi BP, Jaksic T. Pediatric intestinal failure and vascular accesss. Surg Clin North Am. 2012;92(3):729-43.

Miller M, Burjonrappa S. A review of enteral strategies in infant short bowel syndrome: evidence-based or NICU culture? J Pediatr Surg. 2013;48(5):1099-112.

Pakarinen MP. Autologous intestinal reconstruction surgery as part of comprehensive management of intestinal failure. Pediatr Surg Int. 2015;31(5):453-64.

Obstrução intestinal em crianças

Eliziane E. Takamatu
Jose Carlos Fraga

Obstrução intestinal é definida como a dificuldade de passagem de gazes, líquidos e pastosos através do lúmen intestinal. Ela pode ser causada por uma grande variedade de doenças que interferem no calibre do intestino (atresias ou estenoses) ou no seu funcionamento (doenças da motilidade intestinal) e que podem ser decorrentes tanto de doenças congênitas como de doenças adquiridas.

A obstrução intestinal é um dos diagnósticos cirúrgicos mais comuns nas unidades de terapia intensiva neonatais e, em geral, manifesta-se por ausência de evacuação de mecônio nas primeiras 24 a 48 horas de vida, intolerância alimentar e distensão abdominal. O vômito intestinal bilioso é característico de obstrução intestinal no período neonatal, e a sua presença indica necessidade de excluir obstrução intestinal devido a causas anatômicas, metabólicas ou até funcionais.

No recém-nascido (RN), as principais causas de obstrução intestinal são atresias intestinais, má-rotação, íleo meconial, doença de Hirschsprung (DH) e má-formação anorretal. No lactente, a principal causa de obstrução intestinal é a invaginação intestinal.

A obstrução no intestino provoca acúmulo de gases e líquidos no interior da luz intestinal, acarretando piora progressiva da obstrução. A perda de secreções e a redução da volemia costumam levar à acidose metabólica. Quanto mais alta for a obstrução, maiores serão as alterações metabólicas. Nas obstruções com sofrimento de alça, estabelece-se inicialmente uma dificuldade do retorno venoso, seguida de interrupção do fluxo arterial, que culmina em gangrena intestinal e perfuração. A estase permite a translocação bacteriana através da parede intestinal para a cavidade peritoneal, onde as toxinas são absorvidas, com piora progressiva da gravidade do quadro.

Atresias jejunoileais

As atresias e as estenoses jejunoileais são a maior causa de obstrução intestinal neonatal, com incidência de 1:5.000 nascidos vivos. A mais comum é a atresia, correspondendo a 95% dos casos. A oclusão da luz intestinal é completa na atresia e parcial na estenose, resultando em obstrução intestinal incompleta. Ocorrem em 1:1.000 nascimentos, sem predisposição por sexo. Resultam de lesões mesentéricas vasculares localizadas, no período intrauterino, com reabsorção do segmento comprometido. O jejuno proximal é o local mais comum de ocorrência de atresias intestinais (31%), seguido do jejuno distal (20%).

Os achados mais comuns são polidrâmnio, vômitos biliosos, distensão abdominal e ausência de eliminação de mecônio nas primeiras 24 horas de vida.

As atresias jejunoileais podem ser classificadas em (**FIG. 14.1**):

- **Tipo I** – Presença de diafragma mucoso obstrutivo com mesentério e parede intestinal em continuidade;
- **Tipo II** – Presença de cordão fibroso entre o intestino em fundo cego (**FIG. 14.2**);
- **Tipo IIIa** – Mais comum; presença de intestino em fundo cego, com extremidades separadas por defeito de mesentério em formato de V;
- **Tipo IIIb** – Cotos separados, com intestino distal e seu mesentério em formato espiralado (*apple peel*);
- **Tipo IV** – Múltiplas atresias.

Anomalias extraintestinais associadas são infrequentes (< 10%). Têm sido raramente encontradas em pacientes com DH, má-rotação, fibrose cística, síndrome de Down, anormalidades vertebrais e anorretais, defeitos do tubo neural e outras atresias. A presença de alças de intestino delgado dilatadas na ultrassonografia (US) pré-natal sugere a existência de atresias intestinais. O polidrâmnio ocorre em metade dos casos de pacientes com atresia duodenal e jejunal proximal, mas é pouco observado em bebês com atresias ileais e colônicas.

O diagnóstico é realizado pela radiografia de abdome, com presença de alças dilatadas de intestino delgado e múltiplos níveis hidroaéreos. Quanto mais distal for a obstrução, maior será o número de níveis e de alças dilatadas. O enema opaco é utilizado para demonstrar microcólon e para localizar a posição do cólon e afastar má-rotação intestinal e atresia colônica.

O tratamento clínico consiste em correção do desequilíbrio hidreletrolítico, descompressão do trato gastrintestinal por sonda nasogástrica (SNG) aberta em frasco e antibioticoterapia parenteral. O tratamento cirúrgico consiste em laparotomia, exteriorização de todo o intestino, avaliação do sítio e tipo de obstrução, avaliação de outras estenoses ou atresias distais, presença de má-rotação ou íleo meconial. Deve-se realizar ressecção de 15 a 20 cm de intestino proximal dilatado e hipertrofiado, pois este não possui peristalse adequada e pode causar obstrução funcional pós-operatória. Realizar, preferencialmente, anastomose primária dos cotos intestinais. A anastomose primária está contraindicada nos RNs com peritonite, volvo com comprometimento vascular e íleo meconial.

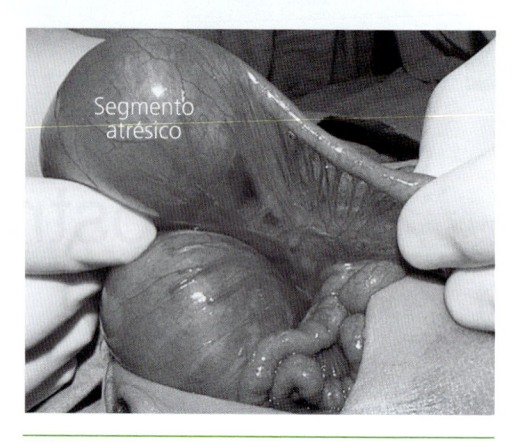

FIGURA 14.2 Atresia intestinal tipo II. Observa-se intestino proximal atrésico, em fundo cego, com dilatação proximal.

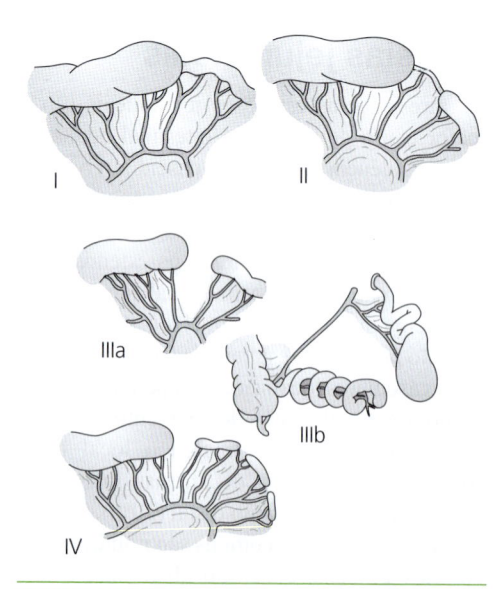

FIGURA 14.1 Classificação da atresia intestinal.
Fonte: Welch e colaboradores.[1]

Má-rotação intestinal

A má-rotação intestinal é uma anomalia congênita causada por rotação incompleta ou não rotação do intestino no eixo da artéria mesentérica superior durante o desenvolvimento embriológico. Em condições normais, o intestino, durante sua formação, realiza rotação de 270 graus no sentido anti-horário, permitindo que a junção duodenojejunal se localize à esquerda da coluna vertebral, no ângulo de Treitz, e que o segmento ileocecal se localize no quadrante inferior direito. Constitui um espectro de condições anatômicas, que vão desde pacientes assintomáticos até aqueles com volvo e necrose intestinal. As anomalias de rotação e fixação são duas vezes mais comuns em homens do que em mulheres. Elas podem ser classificadas como não rotação, rotação incompleta, rotação reversa e fixação anômala do mesentério.

Na **não rotação**, o intestino médio fica suspenso em relação aos vasos mesentéricos superiores, o intestino delgado localiza-se predominantemente à direita do abdome, e o intestino grosso, no abdome esquerdo. Não ocorre fixação e não há bandas de aderências. Essa é a anatomia fetal antes de 10 semanas de gestação. Como a sua base é muito curta, o mesentério é estreito e fica predisposto ao volvo, com giro do intestino em sentido horário em relação aos vasos mesentéricos superiores. Essa anomalia costuma ser encontrada em pacientes com onfalocele, gastrosquise e hérnia diafragmática congênita.

Na **rotação incompleta** ou **má-rotação**, podem ser afetados o segmento duodenojejunal, o segmento cecocólico ou ambos. Costuma haver bandas de aderências (bandas de Ladd). Na forma mais comum, o ceco para a rotação e fixa-se perto da origem dos vasos mesentéricos superiores, e densas bandas peritoneais estendem-se desde o flanco direito até o ceco, obstruindo a segunda e a terceira porção do duodeno ou outros segmentos do intestino delgado. O segmento duodenojejunal também faz rotação apenas parcial, geralmente parando nos corpos vertebrais ou à sua direita. O mesentério intestinal é fixado posteriormente, mas é muito estreito, estendendo-se apenas na distância entre o ceco e o segmento duodenojejunal. Isso predispõe ao volvo (**FIG. 14.3**).

Na **rotação reversa**, o intestino faz rotação de graus variáveis em direção horária em relação ao eixo da artéria mesentérica superior. A alça duodenojejunal fica anterior à artéria mesentérica superior, e a alça cecocólica pode ser pré-arterial ou pode fazer rotação em sentido horário ou anti-horário em posição retroarterial. Em ambos os casos, o ceco pode estar do lado direito ou esquerdo. A anomalia mais frequente é a rotação retroarterial em sentido horário, a qual causa obstrução do cólon direito.

Na **fixação anômala do mesentério**, as anomalias da fixação do mesentério são responsáveis por hérnias paraduodenais e mesentéricas internas, ceco móvel ou bandas aderentes obstrutivas na ausência de rotação intestinal anômala. A rotação excessiva da junção

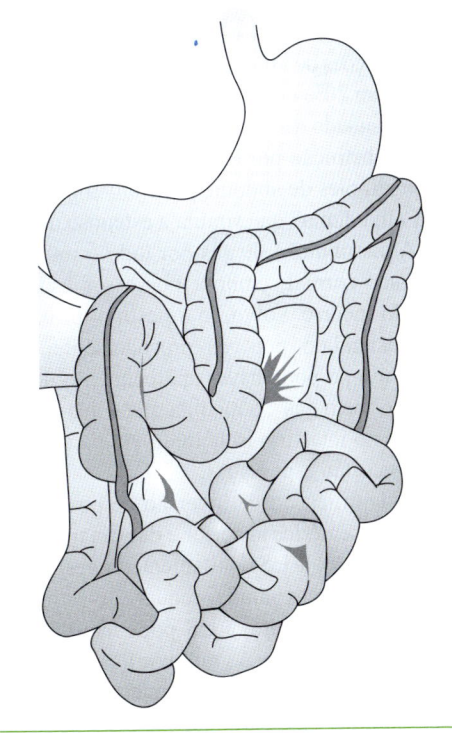

FIGURA 14.3 Má-rotação intestinal: interrupção da rotação entre 90 e 180°. O ceco fica próximo do duodeno, que é retificado, e as bridas de Ladd passam sobre o duodeno, causando obstrução extrínseca.

duodenojejunal pode resultar em compressão da terceira porção do duodeno pela artéria mesentérica superior.

As anomalias de rotação intestinal podem causar sintomas relacionados à obstrução intestinal, à ulceração péptica ou à má-absorção. Lactentes compõem a maioria dos pacientes que desenvolvem obstrução intestinal. Os pacientes maiores podem desenvolver obstrução intermitente. A obstrução localiza-se no duodeno ou no jejuno proximal como resultado de bandas aderentes ou volvo de intestino médio, respectivamente. Inicialmente, ocorrem vômitos biliosos. Os pacientes maiores podem ser magros e abaixo do peso devido ao desconforto pós-prandial crônico ou à má-absorção. A má-absorção com esteatorreia pode resultar de obstrução parcial venosa e linfática, o que está associado a pregas intestinais grosseiras no intestino delgado. Na obstrução intestinal por bandas, a distensão abdominal não é proeminente. Porém, o volvo de intestino médio produz distensão abdominal marcada. Fezes sanguinolentas e sinais de peritonite são manifestações de infarto intestinal. Ocorre úlcera péptica em 20% dos pacientes, presumivelmente como resultado de estase antral e duodenal.

Na obstrução por bandas de Ladd, a radiografia simples de abdome pode mostrar o sinal da "bolha dupla" que simula a estenose duodenal. A distribuição de gás por todo o intestino pode ser normal, embora possa ser escassa. Quando ocorre volvo, o intestino proximal será distendido por gás precocemente, mas com o tempo pode haver aparecimento de um abdome "sem gás", à medida que o gás é reabsorvido no intestino isquêmico. As paredes intestinais estão espessadas.

A identificação de inversão de posição da artéria mesentérica superior e da veia mesentérica superior na US é altamente sugestiva de má-rotação, mas ainda requer investigação adicional. Entretanto, a US pode não detectar 10 a 15% dos casos. As radiografias contrastadas de estômago, duodeno e intestino delgado são o padrão-ouro para diagnóstico e demonstram distensão do duodeno, posicionamento anormal do segmento duodenojejunal (em geral, à direita da linha média) e estreitamento no ponto de obstrução. O intestino delgado é comumente visualizado no lado direito do abdome, e o cólon, à esquerda. O enema contrastado demonstra posição anormal do ceco, embora este possa completar sua rotação e fixação após o nascimento. Dessa forma, o enema contrastado não é um exame diagnóstico útil para a má-rotação.

Na correção cirúrgica, todo o intestino deve ser liberado da cavidade abdominal para avaliação de arranjo anômalo das alças intestinais. O volvo deve ser desfeito em direção anti-horária. O procedimento de Ladd é utilizado para a rotação incompleta com obstrução do duodeno por bandas congênitas. Ele consiste na divisão das bandas entre o cólon proximal e a parede abdominal lateral que recobre e comprime (obstrui) o duodeno. O mesentério é, muitas vezes, dobrado sobre si por aderências intermesentéricas, as quais são incisadas. O apêndice é removido. O ceco é, então, colocado no quadrante inferior esquerdo; o duodeno é liberado e posicionado à direita da linha média. O procedimento de Ladd é geralmente realizado por laparotomia, embora também possa ser realizado com o uso de técnicas laparoscópicas.

Íleo meconial

O íleo meconial é a obstrução no segmento ileal distal por mecônio espesso. Anormalidades das secreções exócrinas intestinais de muco e deficiência de enzimas pancreáticas provocam anormalidades do mecônio, que apresenta menor quantidade de água, lactose e açúcares, bem como maior quantidade de albumina. Essas alterações tornam o mecônio extremamente viscoso, com consequente obstrução do lúmen intestinal. Constitui a terceira causa de obstrução do intestino delgado no período neonatal, depois das atresias e da má-rotação intestinal, sendo responsável por 9 a 33% de todas as obstruções intestinais neonatais.

A fibrose cística é uma doença genética que afeta indivíduos brancos, com incidência de 1:2.500 nascidos vivos, sendo a causa predominante de doença meconial em crianças. O íleo meconial ocorre em até 20% dos pacientes com fibrose cística, e pode ser a primeira manifestação da doença. Sua incidência é de 1:3.000 nascimentos. Uma família cujo primeiro filho tem fibrose cística e íleo meconial possui chance de 30% de o segundo filho, com fibrose cística, apresentar íleo meconial. A fibrose cística é rara em populações não brancas, e sua transmissão é genética (doença autossômica recessiva), sendo o marcador genético mais comum (70%) a mutação no gene *F508* do braço longo do cromossomo 7. O quadro clínico é o resultante da obstrução intestinal pelo muco espesso.

Pode ocorrer perfuração pré-natal em aproximadamente 50% dos casos, como consequência de volvo ou distensão, resultando em atresia intestinal, peritonite meconial ou pseudocisto meconial.

O íleo meconial pode ser dividido clinicamente em íleo meconial simples e complicado.

O íleo meconial simples ocorre em 42% dos casos, apresentando distensão abdominal e vômitos biliosos, sem eliminação de mecônio nas primeiras 24 a 48 horas de vida. A radiografia do abdome é essencial para estabelecer o diagnóstico de íleo meconial e diferenciá-lo de outras condições comuns com apresentações semelhantes, como DH, síndrome do hemicólon esquerdo, síndrome do plugue de mecônio e atresias intestinais. Não há uma característica patognomônica, ocorrendo maior variação no calibre de alças intestinais, menor quantidade de níveis hidroaéreos e aspecto de vidro moído. O enema opaco é o melhor estudo diagnóstico, que também pode ser terapêutico. Demonstra a presença de microcólon de desuso (**FIG. 14.4**). O tratamento é realizado com enema de *N*-acetilcisteína, com melhora em 60 a 75% dos casos. Quando não ocorre melhora com o tratamento clínico, está indicada a realização de laparotomia com enterotomia na porção dilatada proximal, irrigação com *N*-acetilcisteína e mobilização do mecônio espesso para o cólon. Em algumas ocasiões, pode ser necessária a realização de ileostomia.

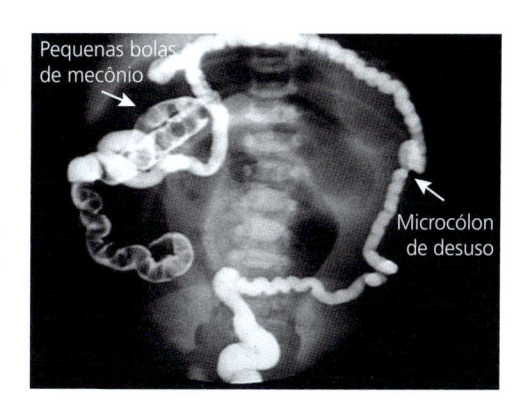

FIGURA 14.4 Enema opaco demonstrando microcólon de desuso e pequenas bolas (*pellets*) de mecônio.

O polidrâmnio é a característica mais frequente no diagnóstico pré-natal do íleo meconial complicado. Nessa apresentação ocorre perfuração intrauterina decorrente de volvo e necrose intestinal, acarretando peritonite meconial com calcificação e atresia intestinal. Manifesta-se como distensão abdominal, massa palpável, eritema, edema em parede abdominal e perda de fluidos para o terceiro espaço. O tratamento cirúrgico consiste em ressecção do cisto e intestino desvitalizados, com anastomose primária ou realização de ostomia.

Outras condições que também apresentam características de doença meconial são íleo meconial sem fibrose cística, obstrução meconial nos prematuros, síndrome do plugue de mecônio, DH e síndrome do cólon esquerdo.

Invaginação intestinal

A intussuscepção ou invaginação intestinal ocorre quando uma porção do intestino penetra no lúmen de outra parte imediatamente adjacente. Mais de 80% das invaginações são ileocólicas, sendo os demais tipos cecocólicas ou colocolônicas. As invaginações jejunojejunais ou jejunoileais são raras (**FIG. 14.5**).

Em geral, há relato de episódios de infecção do trato respiratório superior ou de gastrenterites previamente ao quadro obstrutivo intestinal. Acredita-se que a presença de hipertrofia importante do tecido linfoide da parede

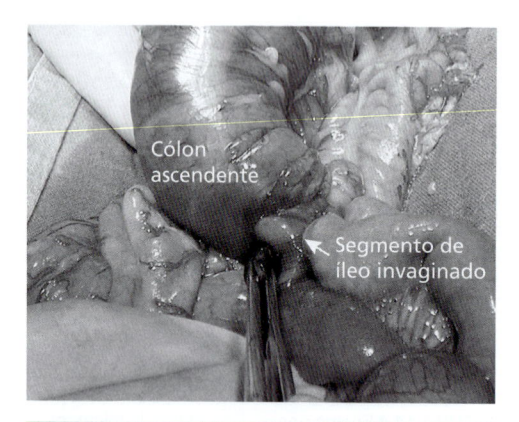

FIGURA 14.5 Invaginação intestinal: observa-se o segmento de íleo invaginado (ileocólico).

ileal funcione como fixação e, durante a atividade peristáltica, facilite a entrada de um segmento proximal de intestino para o interior do segmento distal. Em 2 a 8% dos casos, a invaginação pode ser decorrente de uma lesão identificável que serve como ponto de tração, como o divertículo de Meckel, os pólipos, os tumores carcinoides, a hemorragia submucosa decorrente de púrpura de Henoch-Schönlein, o linfoma não Hodgkin, o pâncreas ectópico, a mucosa gástrica ectópica, os corpos estranhos e a duplicação intestinal.

Pode ocorrer em qualquer idade, mas sua incidência é maior em crianças com 5 a 9 meses de vida. Mais da metade dos casos surge no primeiro ano de vida, e somente 10 a 25% dos casos surgem após os 2 anos de idade. A predominância é do sexo masculino (dois terços dos casos).

A invaginação manifesta-se como dor abdominal tipo cólica, intermitente, que se inicia de modo abrupto, com sinais de desconforto intenso em paciente previamente hígido, acompanhados de vômitos e fezes com sangue (aspecto de "geleia de morango" ou sangramento retal vivo). Entre os episódios de cólica, a criança não apresenta dor, podendo até mesmo adormecer ou tornar-se letárgica. Ao exame físico, há ausência de alças no quadrante inferior direito, com massa palpável na região do hipocôndrio direito, estendendo-se para o epigástrio. Raramente a invaginação chega ao reto, sendo palpada no toque retal nessas ocasiões. Também podem ocorrer febre, palidez, alteração de pulso decorrente de hipovolemia e desidratação. A US abdominal é o melhor exame diagnóstico, com os achados característicos de alça dentro de alça, conhecido como imagem em alvo, ou o sinal de um pseudorrim (imagem em corte longitudinal em que a invaginação aparece como uma superposição de camadas hiperecoicas e hipoecoicas decorrentes do edema das paredes das alças intestinais).

Inicialmente, deve-se buscar o equilíbrio hidreletrolítico com hidratação intravenosa com reposição da perda de líquidos e colocação de SNG para promover a drenagem do conteúdo gastrintestinal e evitar aspirações. Inicia-se antibioticoterapia para combater a infecção por translocação bacteriana.

O tratamento não cirúrgico é o método de escolha, estando indicado nas crianças com sinais vitais estáveis e sem sinais clínicos de peritonite. É realizado geralmente mediante redução hidrostática, utilizando enemas com bário sob controle radiológico. Ocorre redução da invaginação intestinal quando não há sombras dentro da alça intestinal e o contraste ultrapassa a válvula ileocecal, alcançando o intestino delgado. A principal complicação desse procedimento é a ruptura de alça intestinal, com extravasamento de contraste para a cavidade peritoneal. Pode ser realizado também com enemas, empregando solução salina e sendo acompanhado por US.

O tratamento cirúrgico é realizado quando ocorre falha na terapia clínica ou a criança apresenta sinais de peritonite. É realizada laparotomia com ordenha da alça intestinal invaginada. A tração indelicada pode levar à sua ruptura. Nos pacientes com necrose intestinal, pode ser necessária ressecção intestinal com anastomose primária ou realização de ostomia.

Pode ocorrer reinvaginação intestinal em 2 a 10% dos casos. É indicado tratamento cirúrgico nas crianças com mais de 2 anos cujo primeiro episódio foi reduzido por enema, em crianças com suspeita de alteração patológica que promova a invaginação e nas crianças com menos de 2 anos de idade após o segundo episódio de reinvaginação.

Doença de Hirschsprung

O megacólon aganglônico, ou doença de Hirschsprung (DH), é a doença decorrente das alterações congênitas da motilidade intestinal, caracterizada pela ausência de células ganglionares nas camadas submucosas e musculares intestinais. O segmento aganglônico pode estender-se da região anorretal até uma distância variável no cólon e no intestino delgado. A incidência da DH é de 1:5.000 nascidos vivos, e ocorre mais frequentemente em meninos (4:1). Corresponde a 20 a 25% das causas de obstrução intestinal neonatal.

A apresentação clínica da DH é dependente da extensão da aganglionose e da idade do paciente. Em geral, o RN com DH é uma criança nascida a termo com atraso na eliminação de mecônio e distensão abdominal acompanhada de vômitos biliosos. A maioria das crianças (60-90%) não elimina mecônio nas primeiras 24 a 48 horas de vida. A porção do retossigmoide está comprometida em 75% dos casos.

A radiografia do abdome apresenta distensão de alças com ausência de ar nos segmentos distais. O enema opaco apresenta zona de transição, geralmente no nível do retossigmoide, que mostra zona aganglônica distal e estreitada, associada a uma porção intestinal proximal dilatada com presença de células ganglionares. A transição entre o intestino estreitado e dilatado é denominada cone de transição (65% dos casos) (**FIG. 14.6**).

A manometria anorretal mede alterações na pressão do canal anal durante e após a distensão retal. Quando as células ganglionares estão presentes, a distensão retal com balão inibe o esfíncter anal interno, resultando em queda da pressão anal – reflexo retoesfincteriano. O reflexo está ausente nos pacientes com DH. É mais útil na exclusão do diagnóstico de megacólon congênito em RNs.

A biópsia retal, demonstrando ausência de células ganglionares (coloração de hematoxilina-eosina) e hipertrofia de fibras nervosas acetilcolinesterase-positivas, é confirmatória de DH. Pode ser realizada por sucção de parede retal total ou retirando-se uma fita muscular.

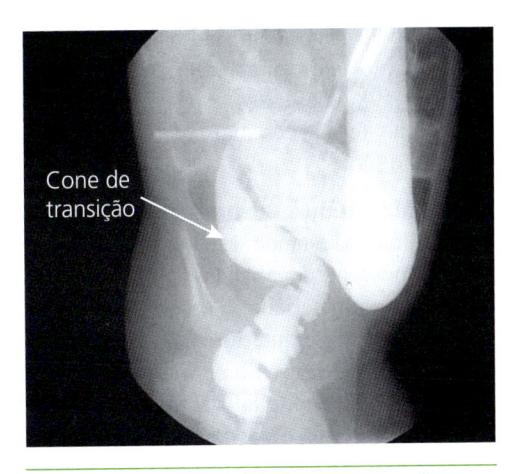

FIGURA 14.6 Doença de Hirschsprung: cone de transição, correspondendo ao segmento aganglônico.

Várias técnicas têm sido descritas para o tratamento da DH. Os procedimentos mais comuns incluem a retossigmoidectomia descrita por Swenson, a técnica retrorretal e transanal descrita por Duhamel e o procedimento endorretal descrito por Soave. Esses procedimentos também podem ser realizados por laparoscopia assistida em pacientes selecionados. Mais recentemente, o abaixamento de cólon endoanal descrito por De La Torre-Mondragón também tem sido usado, em especial como procedimento primário (sem colostomia) no período neonatal. As complicações mais comuns do tratamento cirúrgico são deiscência de anastomose (10%), abscesso local (5%), obstrução intestinal, complicações do estoma, infecção de parede e deiscência de parede abdominal.

Má-formação anorretal

Antigamente denominadas ânus imperfurado, as más-formações anorretais correspondem a um grupo de anomalias decorrentes de defeitos no desenvolvimento do intestino primitivo posterior, ocorrendo em 1:5.000 nascidos vivos, com leve predominância no sexo masculino. O defeito mais comum no sexo masculino é a fístula retouretral e, no sexo feminino, a fístula retovestibular. Ânus imperfurado sem fístula é raro, correspondendo a aproximadamente 5%

dos casos. Pacientes com síndrome de Down e má-formação anorretal apresentam esse tipo de defeito em 95% dos casos.

As más-formações mais comuns no sexo masculino são:

- **Fístula cutânea** – Corresponde a um defeito baixo, estando a maior parte do reto remanescente localizada dentro do mecanismo esfincteriano. Somente sua parte mais inferior é anteriorizada. Às vezes, a fístula não se abre no períneo e segue um caminho subepitelial, com abertura na rafe, no escroto ou na base do pênis;
- **Fístula retouretral** – Constitui o defeito mais comum, podendo localizar-se em qualquer lugar da uretra. Imediatamente acima da fístula, o reto e a uretra compartilham uma parede comum. Fístulas altas são mais frequentemente associadas com músculos esfincterianos de pior qualidade, anormalidade no desenvolvimento do sacro e sem impressão anal. O diagnóstico é realizado com a visualização de saída de mecônio através da uretra;
- **Fístula retovesical** – Abre-se no colo vesical. É de pior prognóstico porque o músculo elevador do ânus, o complexo muscular e o esfíncter externo são frequentemente pouco desenvolvidos. O sacro geralmente é deformado. Ocorre em 10% dos casos no sexo masculino;
- **Agenesia anorretal sem fístula** – Apresenta sacro desenvolvido e com boa musculatura. O reto termina aproximadamente a 2 cm da pele, e possui bom prognóstico. Metade dos casos de pacientes sem fístula apresenta síndrome de Down, e mais de 90% dos pacientes com síndrome de Down e ânus imperfurado sofrem deste defeito específico;
- **Atresia retal** – É um defeito raro em que o lúmen do reto pode ser total ou parcialmente interrompido. Representa 1% dos casos de má-formação. Possui excelente prognóstico.

As más-formações mais comuns no sexo feminino são:

- **Fístula perineal** – Equivale à fístula cutânea do sexo masculino;
- **Fístula vestibular** – Apresenta bom prognóstico se tratada adequadamente. O intestino abre-se imediatamente após o hímen no vestíbulo da genitália feminina. Imediatamente acima da fístula, o reto e a vagina são separados por uma parede fina. A musculatura e o sacro são bem desenvolvidos. Com frequência, é designada erroneamente como fístula vaginal;
- **Fístula vaginal** – É rara, compreendendo menos de 1% dos casos;
- **Agenesia retal sem fístula** – Mesmas implicações terapêuticas e prognósticas da agenesia anorretal sem fístula do sexo masculino;
- **Persistência de cloaca** – É o defeito em que o reto, a vagina e o trato urinário se fundem em um canal comum. O diagnóstico é clínico.

A maioria dos RNs (50-60%) com más-formações anorretais apresenta uma ou mais anormalidades que afetam outros sistemas. Anormalidades cardiovasculares ocorrem em um terço dos casos, mas somente 10% necessitam de tratamento. As lesões mais comuns são os defeitos do septo atrial e o ducto arterioso patente, seguido da tetralogia de Fallot e dos defeitos do septo ventricular. Anormalidades gastrintestinais estão presentes em 10% dos casos e geralmente estão associadas às más-formações traqueoesofágicas. Obstrução duodenal causada por atresia ou má-rotação apresenta incidência de 1 a 2%. Deformidades da coluna vertebral também podem ser observadas, como hemivértebra, escoliose e hemissacro. Defeitos urogenitais são frequentes, ocorrendo em 50% dos casos. Quanto maior for a má-formação, mais frequentes serão as anormalidades urológicas, assim como crianças com defeitos baixos têm menos 10% de chance de apresentar esses defeitos.

Após suspeita clínica da má-formação, devem ser realizadas radiografia de abdome e de coluna lombossacra (avaliação de vértebras displásicas, ausência de vértebras, vértebras em borboleta, hemivértebras), uretrocistografia miccional (avaliação da posição e do calibre da fístula retourinária), US abdominal (avaliação de rins e bexiga) e ecocardiografia. Nos pacientes sem fístula ao exame clínico e sem mecônio visível no períneo, realizar invertograma de Wangensteen-Rice ou radiografia lateral em posição prona (determinar a distância entre o coto retal cego e o períneo). Este último somente deve ser realizado após as primeiras 24 a 36 horas de vida.

Os manejos dos pacientes de sexos masculino e feminino podem ser observados nas **FIGURAS 14.7** e **14.8**, respectivamente.

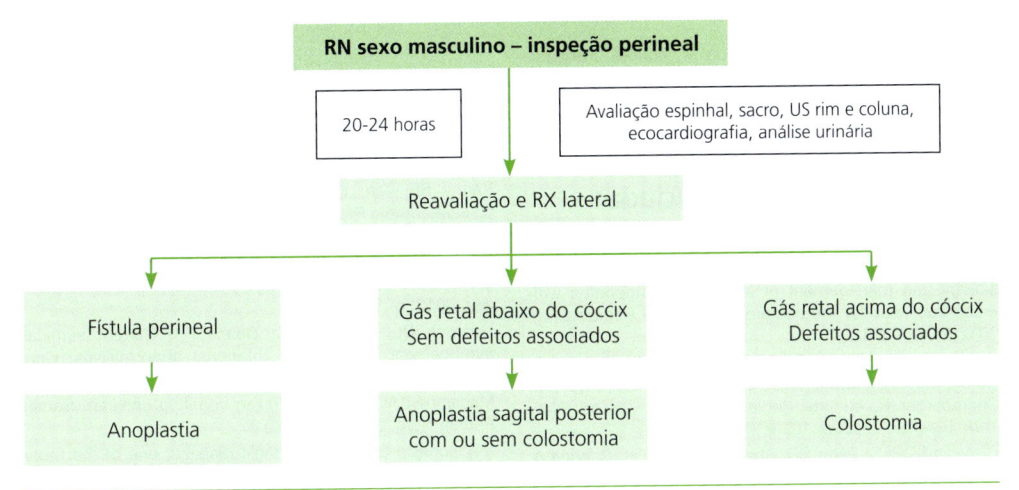

FIGURA 14.7 Fluxograma para manejo da má-formação anorretal no sexo masculino.
RN, recém-nascido; RX, radiografia; US, ultrassonografia.

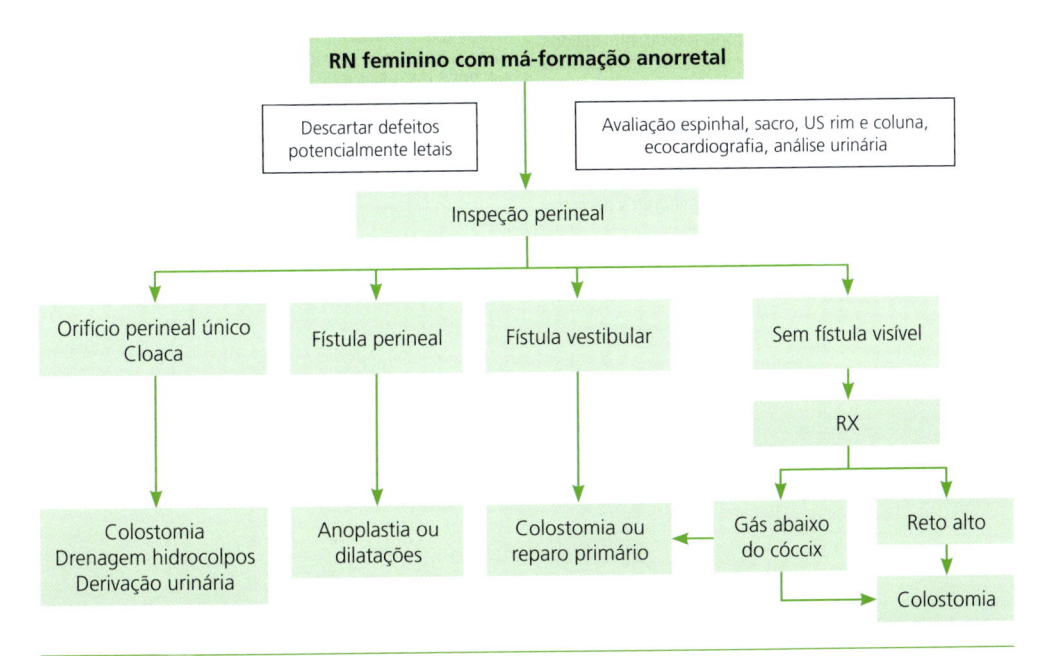

FIGURA 14.8 Fluxograma para manejo da má-formação anorretal no sexo feminino.
RN, recém-nascido; RX, radiografia; US, ultrassonografia.

Para o tratamento dessas más-formações, a reconstrução anorretal é feita utilizando a técnica de anorretoplastia sagital posterior descrita por Peña. Em aproximadamente 10% dos pacientes do sexo masculino (com fístula retovesical) e 40% das pacientes do sexo feminino (cloaca) é necessária uma abordagem abdominal para mobilização do reto ou da vagina.

Referência

1. Welch K, Randolph J, Ravitch M, editors. Pediatric surgery. 4th ed. Chicago: Year Book Medical Publishers; 1986.

Leituras recomendadas

Carlyle BE, Borowitz DS, Glick PL. A review of pathophysiology and management of fetuses and neonates with meconium ileus for the pediatric surgeon. J Pediatr Surg. 2012;47(4):772-81.

Columbani PM, Scholz S. Intussusception. In: Coran AG, Caldamone A, Adzick NS, Krummel TM, Laberge JM, Shamberger R, editors. Pediatric surgery. 7th ed. New York: Elsevier; 2012. p. 1093-110.

Copeland DR, St Peter SD, Sharp SW, Islam S, Cuenca A, Tolleson JS, et al. Diminishing role of contrast enema in simple meconium ileus. J Pediatr Surg. 2009;44(11):2130 2.

Coran AG, Caldamone A, Adzick NS, Krummel TM, Laberge JM, Shamberger R, editors. Pediatric surgery. 7th ed. New York: Elsevier; 2012.

El-Gohary Y, Alagtal M, Gillick J. Long-term complications following operative intervention for intestinal malrotation: a 10-year review. Pediatr Surg Int. 2010;26(2):203-6.

Gosain A, Frykman PK, Cowles RA, Horton J, Levitt M, Rothstein DH, et al. Guidelines for the diagnosis and management of Hirschsprung-associated enterocolitis. Pediatr Surg Int. 2017;33(5):517-21.

Holcomb GW III, Murphy JP, Ostlie DJ. Ashcraft's pediatric surgery. 6th ed. London: Saunders; 2014.

Kenny SE, Tam KH, Garcia-Barcelo M. Hirschsprung's disease. Semin Pediatr Surg. 2010;19(3):194-200.

Langer JC. Hirchsprung Disease. In: Coran AG, Caldamone A, Adzick NS, Krummel TM, Laberge JM, Shamberger R, editors. Pediatric surgery. 7th ed. New York: Elsevier; 2012. p. 1265-78.

Lodwick DL, Minneci PC, Deans KJ. Current surgical management of intestinal rotational abnormalities. Curr Opin Pediatr. 2015;27(3):383-8.

Maclennan AC. Investigation in vomiting children. Semin Pediatr Surg. 2003;12(4):220 8.

Martucciello G. Hirschsprung's disease, one of the most difficult diagnoses in pediatric surgery: a review of the problems from clinical practice to the bench. Eur J Pediatr Surg. 2008;18(3):140 9.

Padilla BE, Willieford M. Lower gastrointestinal Bleeding & Intussusception. Surg Clin North Am. 2017;97(1):173-88.

Shinohara T, Tsuda M, Koyama N. Management of meconium related ileus in very low birthweight infants. Pediatr Int. 2007;49(5):641 4.

Ziegler MM. Meconium ileus. In: Coran AG, Caldamone A, Adzick NS, Krummel TM, Laberge JM, Shamberger R, editors. Pediatric surgery. 7th ed. New York: Elsevier; 2012. p. 1073-83.

Tumores hepáticos malignos e benignos na criança

Ariane Backes
Ian Leipnitz

Os tumores hepáticos primários correspondem a menos de 5% das neoplasias em crianças. Cerca de um terço dessas lesões é benigno e inclui as más-formações vasculares, os adenomas hepáticos, os hamartomas mesenquimais e a hiperplasia nodular focal.

O hepatoblastoma (HB) é o mais frequente dos tumores hepáticos malignos, sendo o terceiro tumor sólido abdominal mais comum em crianças jovens. O carcinoma hepatocelular (CHC) é encontrado em crianças mais velhas e adolescentes, muitas vezes associado a uma doença hepática de base. O HB com achados de hepatocarcinoma (tumor transicional) tem sua maior incidência entre 5 e 10 anos.

O tratamento de escolha para as neoplasias malignas, assim como para determinadas lesões benignas, é a ressecção cirúrgica. Os avanços da cirurgia hepática e dos exames de imagem permitiram a realização de hepatectomias mais complexas e ressecções tumorais completas, com menor índice de complicações. A associação de protocolos de tratamento quimioterápico neoadjuvante e adjuvante tem sido empregada com aumento significativo da sobrevida dos pacientes, especialmente daqueles com diagnóstico de HB. A indicação de transplante hepático nos casos irressecáveis pela cirurgia tem permitido aumentar os índices de cura.

Tumores hepáticos malignos

O *Children's Hepatic tumors International Collaboration* (CHIC) criou uma base de dados em 2011, unindo os quatro principais grupos mundiais de estudo dos tumores hepáticos pediátricos: SIOPEL (*International Childhood Liver Tumors Strategy Group*), GPOH (*German Society for Pediatric Oncology and Hematology*), COG (*Children's Oncology Group*) e JPLT (*Japanese Study Group for Pediatric Liver Tumors*). Dessa colaboração, surgiu a estratificação de risco universal para o HB usando o PRETEXT (***Pre**treatment **Ex**tent of Disease*) e o POSTTEXT (***Post-Treat**ment **Ex**tent of Disease*), com avaliação da extensão do envolvimento do fígado após a quimioterapia pré-operatória, do novo consenso histopatológico de classificação dos tumores hepáticos pediátricos, dos avanços nas opções de quimioterapia e do aumento das indicações de transplante hepático para tumores irressecáveis. O CHIC tem como plano futuro a realização do PHITT (*Paediatric Hepatic International Tumour Trial*) para validação e unificação mundial de protocolos de tratamento.

Hepatoblastoma

É o tumor maligno primário do fígado mais comum nas crianças, sendo mais prevalente entre 1 e 3 anos de idade (80% dos casos). Está associado à síndrome de Beckwith-Wiedemann, à polipose adenomatosa familiar, à síndrome de Gardner e ao baixo peso ao nascimento (< 1.000 g). Pacientes com HB apresentam-se geralmente assintomáticos, com tumor palpável no quadrante superior direito. Em torno de 20% das vezes pode haver sintomas como dor abdominal, anorexia e perda de peso.

Exames laboratoriais mostram trombocitose e anemia (70% dos casos), e níveis elevados de alfafetoproteína (AFP) (valores maiores que 500 mg/mL são muito sugestivos). Histologicamente, o HB é dividido em subtipos que variam do fetal ao indiferenciado de pequenas células, sendo este o de pior prognóstico. Níveis baixos ou muito elevados de AFP também estão relacionados com mau prognóstico. É importante lembrar que os lactentes apresentam normalmente níveis mais elevados de AFP até os 8 meses.

A tomografia computadorizada (TC) demonstra lesão hipodensa, podendo haver calcificação em 50% dos casos. A angiotomografia computadorizada (ATC) e a ressonância magnética (RM) são importantes para confirmar o comprometimento vascular e a possibilidade de ressecção cirúrgica. Os locais mais comuns de metástases são pulmão (20% no diagnóstico), ossos e cérebro.

Os sistemas de estadiamento pré-tratamento (PRETEXT, do inglês *pretreatment extent of disease*) e pós-tratamento (POSTTEXT, do inglês *post-treatment extent of disease* – realizado após a quimioterapia e antes da cirurgia) baseiam-se em exames de imagem para definir a extensão da doença no parênquima hepático, com uso de critérios adicionais para avaliar o comprometimento vascular e extra-hepático (**FIG. 15.1**). A avaliação de risco é feita com base no PRETEXT (**TAB. 15.1**), e o tratamento é estabelecido conforme os principais protocolos mundiais de HB.

A cirurgia primária (realizada no diagnóstico da lesão) está indicada para tumores PRETEXT I e II com margens vasculares livres. A recomendação para tumores PRETEXT III ou POSTTEXT I e II ou III sem comprometimento de vasos principais (P– e V–) é a quimioterapia neoadjuvante e, posteriormente, cirurgia.

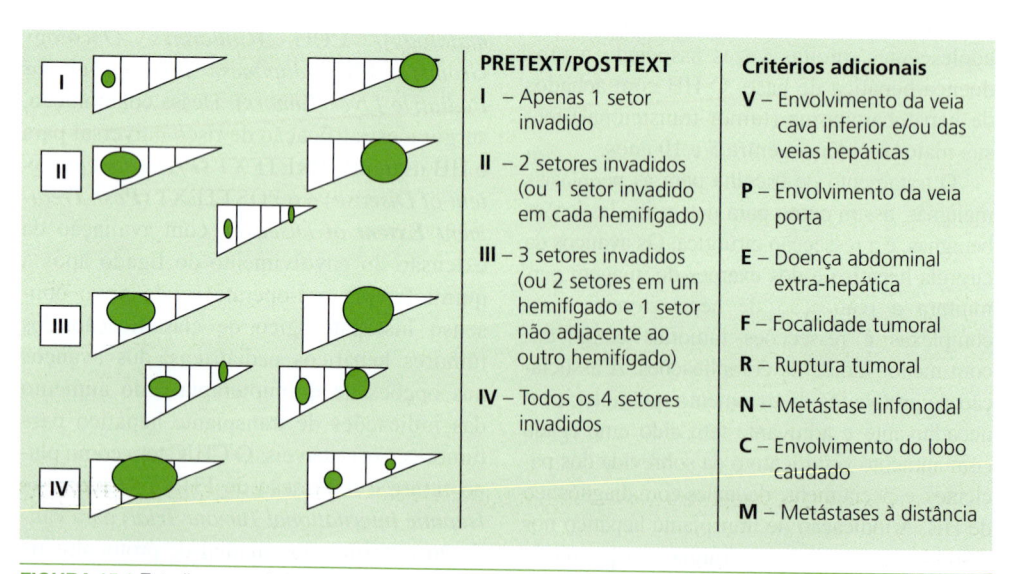

PRETEXT/POSTTEXT	Critérios adicionais
I – Apenas 1 setor invadido	V – Envolvimento da veia cava inferior e/ou das veias hepáticas
II – 2 setores invadidos (ou 1 setor invadido em cada hemifígado)	P – Envolvimento da veia porta
III – 3 setores invadidos (ou 2 setores em um hemifígado e 1 setor não adjacente ao outro hemifígado)	E – Doença abdominal extra-hepática
	F – Focalidade tumoral
	R – Ruptura tumoral
IV – Todos os 4 setores invadidos	N – Metástase linfonodal
	C – Envolvimento do lobo caudado
	M – Metástases à distância

FIGURA 15.1 Estadiamento de hepatoblastoma preconizado de acordo com a anatomia cirúrgica.
Fonte: Instituto Nacional de Câncer.[1]

TABELA 15.1 Avaliação de risco para tratamento de acordo com os principais protocolos mundiais			
Protocolo	Muito baixo risco	Baixo risco/ risco-padrão	Risco intermediário	Alto risco
COG	PRETEXT I ou II, histologia puramente fetal, ressecção primária	PRETEXT I ou II, qualquer histologia, ressecção primária	PRETEXT II-IV, irressecabilidade no diagnóstico, V+, P+, E+, histologia com pequenas células indiferenciadas	Qualquer PRETEXT com M+, AFP < 100
SIOPEL		PRETEXT I-III		PRETEXT IV, V+, P+, E+, indiferenciado, AFP < 100, ruptura tumoral
GPOH		PRETEXT I-III		PRETEXT IV, V+, E+, P+, multifocal, AFP < 100
JPLT		PRETEXT I-III		Qualquer PRETEXT, M1N2, AFP < 100

AFP, alfafetoproteína; COG, Children's Oncology Group; GPOH, German Society for Pediatric Oncology and Hematology; JPLT, Japanese Study Group for Pediatric Liver Tumors; PRETEXT, Pretreatment Extent of Disease; SIOPEL, International Childhood Liver Tumors Strategy Group.
Fonte: Meyers e colaboradores.[2]

Por fim, PRETEXT IV e/ou POSTTEXT III com comprometimento de vasos principais (P+ e V+) devem ser referenciados para serviços capacitados em transplante hepático pediátrico, pois a ressecção completa do tumor é essencial para a cura.

O tratamento quimioterápico é definido conforme a avaliação de risco. Pacientes classificados como baixíssimo risco não necessitarão de quimioterapia após a cirurgia com ressecção completa do tumor, com índice de cura próximo a 100%. Pacientes de baixo risco, risco-padrão e risco intermediário necessitarão de esquema quimioterápico com cisplatina isolada ou em associação conforme protocolo utilizado, com sobrevida próxima a 90% em 3 anos. Já os pacientes classificados como alto risco recebem esquema quimioterápico intensificado, apresentando pior prognóstico, com sobrevida de 60% em 3 anos na presença de metástases.

A ressecção cirúrgica permanece sendo pré--requisito para a cura (**FIG. 15.2**). Os índices de

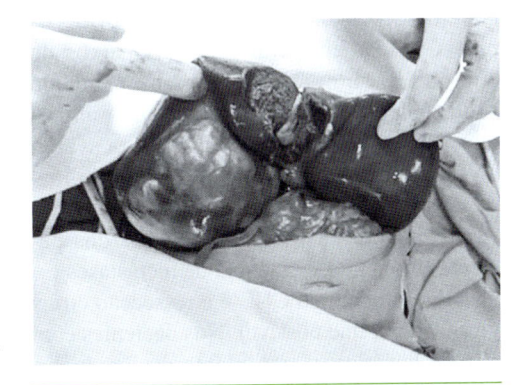

FIGURA 15.2 Hepatoblastoma no transoperatório: ressecção completa.

ressecção tumoral têm crescido ao longo dos anos, devido à quimioterapia neoadjuvante, que reduz o tamanho do tumor e permite sua ressecção, e à indicação de transplante hepático nos casos de irressecabilidade.

No Hospital de Clínicas de Porto Alegre, foram realizadas 18 hepatectomias em crianças com HB no período de 10 anos (2006-

2016). Apenas 2 casos tiveram indicação de transplante por irressecabilidade cirúrgica.

Carcinoma hepatocelular

É um tumor pouco frequente na criança, com incidência de 0,29 caso a cada 1 milhão de habitantes. Apresenta ocorrência bimodal, sendo o primeiro pico aos 5 anos de idade, e o segundo, aos 15 anos. Diferentemente do HB, as doenças hepáticas de base – como hepatite por vírus B e vírus C, tirosinemia, atresia de vias biliares, deficiência de α_1-antitripsina, galactosemia, coléstase intra-hepática familiar e doenças de armazenamento do glicogênio – são fatores de risco. Em crianças, existe um subtipo de CHC que ocorre na ausência de doença hepática prévia, com comportamento biológico diferente do CHC associado à doença hepática de base, cuja classificação está sendo estudada para melhor definição de tratamento.

Clinicamente, a criança pode apresentar dor abdominal, anorexia, perda de peso ou até mesmo tumor abdominal palpável. Nos casos em que se encontra expressão de AFP, os níveis séricos em geral são mais baixos do que no HB. Em geral, a TC mostra nódulo sólido, hipodenso ou isodenso, sendo importante a realização de ATC ou RM para avaliar a vascularização do nódulo e a ressecabilidade da lesão. O comprometimento bilobar do fígado pode estar presente em 50% dos pacientes, com alta incidência de metástases.

O tratamento do CHC é a ressecção cirúrgica, sempre que possível. Nos pacientes com cirrose hepática, o transplante de fígado é a melhor opção, pois trata tanto o tumor quanto a doença de base. São considerados fatores de pior prognóstico na avaliação pré-operatória, por exames de imagem, tumor único maior do que 5 cm, tumores múltiplos (mais do que três nódulos e com diâmetro maior do que 3 cm), invasão vascular e metástases. Nos dados histológicos obtidos por biópsia percutânea ou da peça ressecada, estão incluídos a invasão vascular microscópica e o grau nuclear (diferenciação tumoral).

A resposta à quimioterapia é limitada em comparação com o HB, sendo o índice de ressecabilidade, após quimioterapia neoadjuvante, inferior a 30%.

Tumores hepáticos benignos

Hiperplasia nodular focal

Trata-se de lesão benigna caracterizada pela arquitetura nodular com cicatriz central fibrosa. A média de idade no diagnóstico é de cerca de 5 anos, sendo mais comum em meninas (4:1). A maioria desses tumores é descoberta acidentalmente em exames de imagem, sendo que 85% deles são assintomáticos. Sua etiologia pode estar relacionada com um processo de reparação secundária à morte celular focal de células hepáticas em associação com más-formações vasculares.

A TC com contraste mostra lesão hipervascular com cicatriz densa estrelada central confirmando o diagnóstico (**FIG. 15.3**). A possibilidade de degeneração maligna é tão rara que a maioria dos autores a desconsidera, sendo a ressecção cirúrgica indicada apenas se as lesões forem de grande volume, se estiverem crescendo, se houver sintomas ou em caso de dúvida diagnóstica.

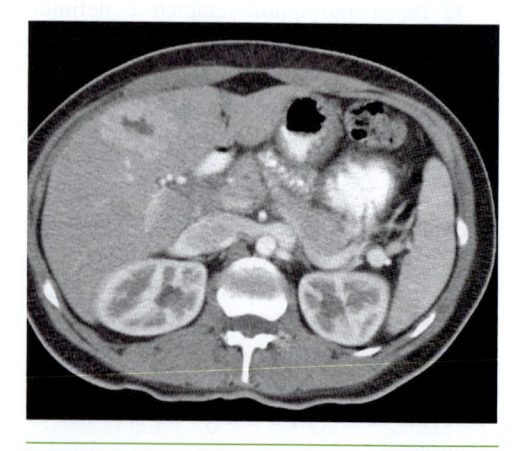

FIGURA 15.3 Tomografia computadorizada mostrando lesão hipervascular com cicatriz densa estrelada central compatível com hiperplasia nodular focal.

Adenoma

É uma lesão benigna rara em crianças. Em geral, está associado ao uso de anticoncepcionais orais ou anabolizantes esteroides e a doenças de armazenamento do glicogênio (doença de von Gierke tipo I), podendo ocorrer degeneração para CHC especialmente no último caso.

Costuma ser assintomático, embora haja predisposição para o sangramento, sobretudo em tumores com mais de 5 cm e próximos à cápsula hepática. Na TC com contraste, a lesão pode aparecer com diversas densidades devido à presença de gordura e glicogênio em seu interior.

O tratamento consiste na suspensão dos anticoncepcionais e dos andrógenos (como os usados na anemia de Fanconi para estimular a eritropoiese). A ressecção cirúrgica está indicada nos tumores maiores do que 5 cm, com crescimento evolutivo, sintomáticos ou de natureza incerta.

Hemangioendotelioma

Os hemangioendoteliomas, juntamente com os hemangiomas, constituem os tumores benignos do fígado que acometem o grupo pediátrico com mais frequência. Ocorrem igualmente em ambos os sexos, sendo diagnosticados 90% das vezes nos primeiros 3 a 6 meses de vida. O hemangioendotelioma infantil corresponde ao hemangioma cavernoso do adulto.

O hemangioendotelioma caracteriza-se pela presença de múltiplos lagos vasculares revestidos por células endoteliais que podem infiltrar o tecido hepático. Diferentemente das outras lesões benignas, costuma ser sintomático, podendo causar hepatomegalia, insuficiência cardíaca congestiva (devido ao *shunt* esquerdo-direito do tecido angiomatoso), anemia, icterícia e disfunção respiratória. As lesões volumosas podem evoluir com trombocitopenia, anemia hemolítica microangiopática e coagulopatia (síndrome de Kasabach-Merritt), além de hipotireoidismo, com alta mortalidade. A associação com hemangiomas cutâneos e pulmonares está presente em 50 e 10% dos casos, respectivamente.

A TC demonstra lesão única ou múltipla, com captação precoce do contraste da periferia em direção ao centro, mostrando áreas com hemorragia. Outro método diagnóstico com alta sensibilidade e especificidade é a cintilografia com hemácias marcadas.

O tratamento depende da gravidade dos sintomas apresentados e da localização da lesão, visto que a regressão espontânea pode ocorrer a partir do primeiro ano de vida. Nos pacientes assintomáticos, monitoriza-se a lesão. Nos sintomáticos, inicia-se o manejo clínico da insuficiência cardíaca, associado ao controle farmacológico da lesão (corticosteroide, propranolol, interferona ou vincristina), embora a ressecção cirúrgica da lesão seja o tratamento ideal. Nas lesões múltiplas bilaterais ou irressecáveis, pode haver necessidade de embolização arterial ou até mesmo de transplante hepático.

Hamartoma mesenquimal

Os hamartomas correspondem a 5% das lesões hepáticas primárias, sendo que em 85% das vezes são detectados antes dos 2 anos de idade (**FIG. 15.4**). Trata-se de uma lesão predominantemente cística, contendo grande variedade de tecido conectivo, ductos biliares, hepatócitos e células hematopoiéticas. Seu potencial de transformação maligna ainda é controverso.

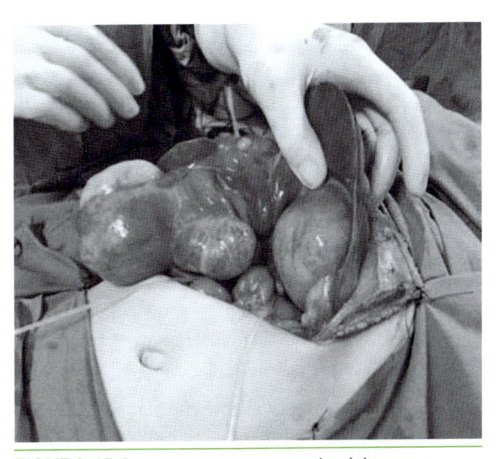

FIGURA 15.4 Hamartoma mesenquimal: imagem transoperatória das lesões císticas.

A lesão desenvolve-se no período pré-natal, podendo ser detectada por ultrassonografia. Nos casos de hidropsia fetal por compressão da veia cava inferior ou da veia umbilical, pode-se induzir o parto prematuro se o feto for viável ou realizar tratamento fetal intrauterino com aspiração do cisto e colocação de dreno, comunicando o cisto mais volumoso com a cavidade amniótica.

Na maioria dos casos, a criança apresenta tumor palpável assintomático no hipocôndrio direito. Sintomas como dor, vômitos e edema de membros inferiores podem ocorrer pelo efeito compressivo abdominal decorrente do volume do fígado consequentemente ao crescimento dos cistos. A TC mostra lesão multilocular circunscrita, com cistos de baixa densidade separados por septos e estroma que se intensificam com a administração do contraste.

O tratamento consiste na ressecção completa da lesão. A marsupialização com biópsia dos cistos está indicada nos casos irressecáveis. Nessas situações, é necessário o acompanhamento cuidadoso das crianças pela possibilidade de associação com sarcoma embrionário indiferenciado.

A **FIGURA 15.5** apresenta um fluxograma para diagnóstico e tratamento das lesões hepáticas nas crianças.

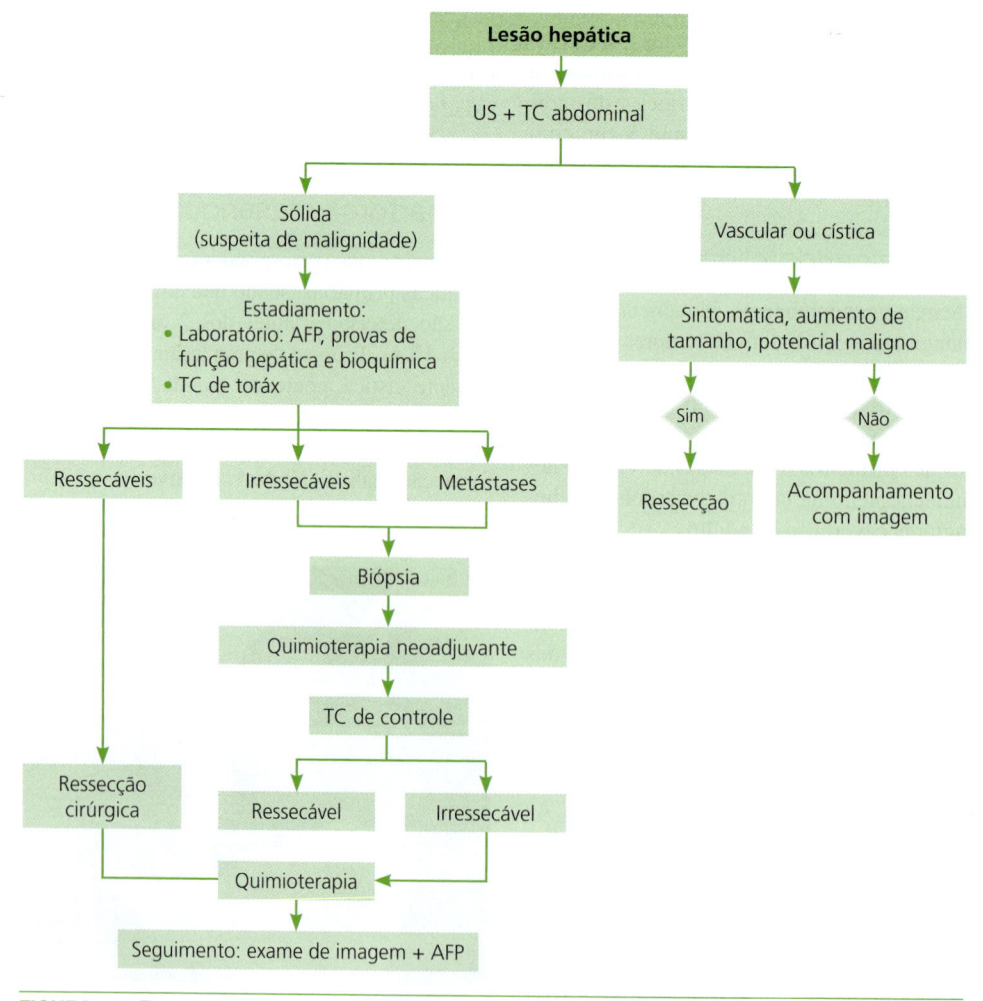

FIGURA 15.5 Fluxograma para diagnóstico e tratamento das lesões hepáticas nas crianças.
AFP, alfafetoproteína; TC, tomografia computadorizada; US, ultrassonografia.

Os tumores hepáticos primários do fígado são menos frequentes nas crianças em comparação com os adultos. O HB é o tumor maligno mais comum, e a associação do tratamento cirúrgico com o quimioterápico determina resultados satisfatórios em termos de sobrevida.

Embora os fatores de risco e a incidência do CHC sejam menores na faixa etária pediátrica, é importante rastrear esse tipo de tumor na tentativa de fazer o diagnóstico precoce, melhorando a sobrevida dos pacientes com a possibilidade de ressecção cirúrgica.

Referências

1. Instituto Nacional de Câncer. Hepatoblastoma [Internet]. Rio de Janeiro: INCA; c1996-2017 [capturado em 1 jun. 2016]. Disponível em: http://www.inca.gov.br/conteudo_view.asp?id=331.
2. Meyers RL, Tiao G, de Ville de Goyet J, Superina R, Aronson DC. Hepatoblastoma state of the art: pretreatment extent of disease, surgical resection guidelines and the role of liver transplantation. Curr Opin Pediatr. 2014;26(1):29-36.

Leituras recomendadas

Aronson DC, Meyers RL. Malignant tumors of the liver in children. Semin Pediatr Surg. 2016;25(5):265-75.

Chiorean L, Cui XW, Tannapfel A, Franke D, Stenzel M, Kosiak W, et al. Benign liver tumors in pediatric patients: review with emphasis on imaging features. World J Gastroenterol. 2015;21(28):8541-61.

Czauderna P, Lopez-Terrada D, Hiyama E, Häberle B, Malogolowkin MH, Meyers RL. Hepatoblastoma state of the art: pathology, genetics, risk stratification, and chemotherapy. Curr Opin Pediatr. 2014;26(1):19-28.

Dezsőfi A, McLin V, Hadzic N. Hepatic neoplasms in children: a focus on differential diagnosis. Clin Res Hepatol Gastroenterol. 2014;38(4):399-402.

Meyers RL, Tiao GM, Dunn SP, Langham MR Jr. Liver transplantation in the management of unresectable hepatoblastoma in children. Front Biosci (Elite Ed). 2012;4:1293-302.

Stringer MD, Alizai NK. Mesenchymal hamartoma of the liver: a systematic review.J Pediatr Surg. 2005;40(11):1681-90.

Trobaugh-Lotrario AD, Meyers RL, O'Neill AF, Feusner JH. Unresectable hepatoblastoma: current perspectives. Hepat Med. 2017;9:1-6.

Trobaugh-Lotrario AD, Meyers RL, Tiao GM, Feusner JH. Pediatric liver transplantation for hepatoblastoma. Transl Gastroenterol Hepatol. 2016;1:44.

Van der Meijs BB, Merks JH, de Haan TR, Tabbers MM, van Rijn RR. Neonatal hepatic haemangioendothelioma: treatment options and dilemmas. Pediatr Radiol. 2009;39(3):277-81.

Transplante hepático pediátrico

Ariane Backes
Ian Leipnitz

Em 1963, Thomas Starzl realizou o primeiro transplante hepático em uma criança de 3 anos com atresia de vias biliares. Nos primeiros anos, a sobrevida após o transplante hepático pediátrico era de apenas de 11%.

Atualmente, o transplante hepático infantil (THI) é um procedimento seguro e de rotina para o tratamento de insuficiência hepática aguda e crônica, assim como para o tratamento das doenças metabólicas, com sobrevida superior a 85%. Em comparação com a população adulta, o THI difere nas indicações para o transplante, na prática de alocação dos órgãos, na técnica cirúrgica, na imunossupressão e no cuidado pós-operatório.

O advento de novas técnicas cirúrgicas e o uso de doadores vivos e de enxertos hepáticos parciais (fígado reduzido e bipartido), associados aos avanços na imunossupressão e nos cuidados intensivos, levaram ao aumento do número de transplantes pediátricos, com melhores resultados e menor morbidade. Cerca de 30% dos THIs são realizados em crianças com menos de 1 ano de idade, que necessitarão de acompanhamento multidisciplinar por toda a vida e de controle das complicações em longo prazo, secundárias ao transplante e à imunossupressão.

Indicações e avaliação pré-transplante

As indicações para o THI são múltiplas e estão descritas no **QUADRO 16.1**. As contraindicações mais comuns ao THI são a não ressecabilidade de doença maligna extra-hepática, a falência orgânica concomitante que não possa ser corrigida com transplante combinado, a sepse não controlada e o dano neurológico irreversível.

Em crianças com doença hepática crônica, a decisão de indicar o transplante é decorrente da redução da função de síntese do fígado, da hipertensão portal com ou sem sangramento gastrintestinal, hiperesplenismo grave e/ou ascite refratária; da falha de crescimento a despeito de terapia nutricional adequada, da colangite recorrente, do desenvolvimento de síndrome hepatorrenal e/ou hepatopulmonar, do quadro recorrente ou persistente de encefalopatia hepática; da significativa redução da qualidade de vida; e precocemente nas doenças hepáticas metabólicas potencialmente fatais.

O objetivo inicial no processo de avaliação é identificar os candidatos adequados para o transplante e estabelecer o planejamento pré-cirúrgico. Dessa forma, a Equipe Multidisciplinar de THI do Hospital de Clínicas de Porto Alegre (HCPA) realiza o seguinte fluxo de avaliação:

- Confirmar indicação do transplante;
- Determinar gravidade da doença;
- Considerar tratamentos alternativos ao transplante;
- Excluir contraindicações ao transplante;
- Identificar infecções ativas e verificar estado imunológico da criança;
- Considerar más-formações cardíacas que necessitem de correção pré-transplante;

QUADRO 16.1
Indicações de transplante hepático infantil

Doenças colestáticas
- Atresia de vias biliares extra-hepáticas
- Hipoplasia biliar intra-hepática (p. ex., doença de Alagille)
- Coléstase familiar intra-hepática progressiva
- Colangite esclerosante (primária, neonatal, secundária)
- Cirrose nutritiva tóxica
- Doença de Caroli
- Colangiodisplasia
- Fibrose hepática congênita
- Histiocitose de células de Langerhans

Insuficiência hepática aguda

Doença metabólica com cirrose
- Deficiência de α_1-antitripsina
- Doença de Wilson
- Tirosinemia
- Galactosemia
- Hemocromatose neonatal
- Fibrose cística
- Glicogenose tipo IV
- Disfunção metabólica de ácidos biliares
- Doença de Niemann-Pick
- Doença de Gaucher

Doença metabólica sem cirrose
- Hiperoxalúria
- Síndrome de Crigler-Najjar
- Distúrbios do ciclo da ureia
- Hipercolesteremia familiar tipo IIA
- Glicogenose tipo IA
- Hemofilia tipo A e tipo B
- Deficiência de proteína C
- Doença de Wolman
- Acidemia orgânica

Hepatites
- Hepatite B
- Hepatite C
- Hepatite não ABC

Tumores hepáticos
- Hepatoblastoma
- Carcinoma hepatocelular
- Carcinoma fibrolamelar
- Hemangioendotelioma

Outros
- Síndrome de Budd-Chiari
- Cirrose hepática criptogênica
- Sobrecarga infantil de cobre

- Estabelecer plano terapêutico, que inclui imunizações, otimização do suporte nutricional, cuidados dentários, prevenção de efeitos colaterais ao uso de medicações (p. ex., osteopenia secundária ao uso de corticoide);
- Informar os pais e o paciente sobre o transplante, o pós-operatório e o seguimento;
- Realizar avaliação social e logística para o transplante.

Alocação de órgãos

Após liberação para o transplante, o paciente é inscrito em lista única de receptores no Sistema Nacional de Transplantes (SNT). Como não existe disponibilidade imediata de órgãos para todos os potenciais receptores, há necessidade de um sistema de alocação para os enxertos, e diferentes soluções foram criadas. Na população adulta, é utilizada a escala MELD (do inglês *Model for End-Stage Liver Disease*) para determinar a gravidade e, consequentemente, a posição na lista de transplante. Na população pediátrica, como os valores de creatinina séricos costumam ser baixos mesmo em pacientes com doença hepática terminal, a escala MELD não se mostrou um bom modelo preditor de gravidade.

Dessa forma, um modelo especial de alocação foi criado para pacientes com menos de 12 anos, chamada escala PELD (do inglês *Pediatric Model for End-Stage Liver Disease*). A escala PELD é calculada utilizando os seguintes parâmetros: albumina, bilirrubina, índice normalizado internacional (INR) do tempo de protrombina, idade e falha de crescimento (com base em altura, peso e sexo). O valor da escala PELD é multiplicado por 3 para harmonizar com os valores da escala MELD, pois a lista de espera para transplante é única. Quanto mais alto for o escore (PELD ou MELD), maior a prioridade para transplante. Situações especiais, como tumores, síndrome hepatopulmonar e doenças metabólicas, estão previstas em lei e recebem pontuação especial.

Técnicas cirúrgicas

Transplante ortotópico de fígado

Ocorre quando um enxerto hepático total ou parcial é implantado no lugar do fígado nativo.

Transplante com uso de fígado inteiro

Necessita de doador com tamanho similar ao do receptor, podendo ser realizado de duas formas: a técnica clássica, com substituição da veia cava inferior retro-hepática, e a técnica de *piggyback*, com preservação de veia cava inferior nativa do receptor. Como o número de doadores pediátricos é pequeno e grande parte dos receptores tem peso inferior a 10 kg, esse tipo de transplante torna-se raro nessa população.

Transplante com uso de fígado reduzido

Esse procedimento foi descrito por Bismuth, que, após captação de um fígado de doador adulto falecido, realizou uma hepatectomia direita: o lobo direito foi descartado, enquanto o lobo esquerdo, incluindo a veia cava, foi transplantado em uma criança. Essa técnica beneficiou as crianças em lista de espera, que passaram a receber fígados de doadores adultos.

Transplante com uso de fígado bipartido (*split*)

Nesse tipo de transplante, o fígado de um doador adulto falecido é dividido em duas partes, preservando as estruturas vasculares das duas porções com o parênquima hepático intacto. Dessa forma, dois "fígados parciais" são obtidos de um único fígado: o lobo esquerdo (segmentos 2 e 3) pode ser transplantado em um paciente pediátrico, e o fígado direito (segmentos 1 e 4-8) pode ser usado em um receptor adulto.

Essa técnica aumenta o tempo de isquemia devido à complexidade da cirurgia de bipartição, e necessita de doadores falecidos ideais (doadores jovens, sem alteração significativa das enzimas hepáticas, com estabilidade hemodinâmica e pouco tempo de internação). A grande vantagem do uso de *split* é a possibilidade de haver um mesmo doador para dois receptores diferentes da lista, reduzindo o tempo de espera.

Transplante intervivos

A primeira descrição de transplante intervivos ocorreu em 1988, quando os segmentos 2 e 3 do fígado de uma doadora viva (a mãe do paciente) foram transplantados para o filho com atresia de vias biliares. Os resultados do THI estão diretamente relacionados com a gravidade e a morbidade da doença no momento do transplante.

Dessa forma, o transplante intervivos oferece a possibilidade de realizar a cirurgia no melhor momento para o receptor, ou seja, antes que as complicações da doença de base tenham deteriorado o estado do paciente. Isso ocorre porque o órgão está disponível, não sendo necessário aguardar em uma lista de espera. Além disso, o transplante intervivos tem como vantagens: uso de doador saudável, tempo de isquemia mínimo e realização da cirurgia eletivamente (**FIG. 16.1**).

No entanto, a cirurgia não é isenta de riscos para o doador, com morbidade estimada de 10% e mortalidade de 0,2%. Entre as principais complicações estão sangramento, fístula biliar e hérnia incisional. Por essew motivo, o

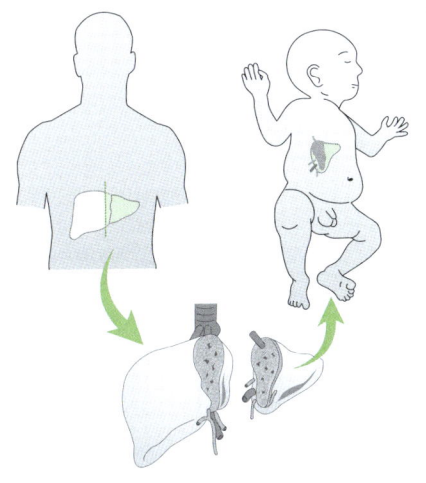

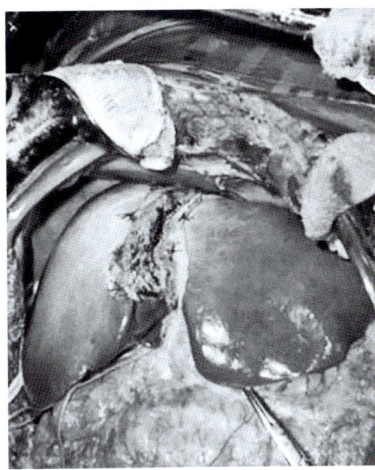

FIGURA 16.1 Transplante intervivos. A fotografia mostra o transoperatório da hepatectomia do doador.

transplante intervivos tem sido amplamente debatido do ponto de vista ético, no que diz respeito a submeter uma pessoa saudável a uma cirurgia de grande porte.

A avaliação minuciosa de um potencial doador é essencial para detectar e excluir potenciais fatores de risco. No HCPA, o candidato a doador de fígado é avaliado por uma equipe multidisciplinar, incluindo avaliação clínica, psicológica e anestésica. Exames laboratoriais e de imagem (angiotomografia computadorizada e colangiorressonância magnética) são realizados como rotina com o intuito de minimizar possíveis complicações (**FIG. 16.2**).

Cirurgia do receptor

O transplante de fígado inteirodo receptor pediátrico, pela técnica de *piggyback*, é similar ao do receptor adulto, descrito no Capítulo 54, Transplante hepático adulto.

Para implantação do segmento lateral esquerdo é realizada, primeiramente, a anastomose entre a veia hepática esquerda do enxerto e a veia cava inferior do receptor, a fim de assegurar adequada drenagem venosa. A segunda anastomose é feita entre o segmento de veia porta esquerda do doador e a veia porta do receptor, permitindo a reperfusão do fígado (**FIG. 16.3**).

Nos pacientes com atresia de vias biliares, não é incomum a hipoplasia de veia porta, sendo necessária a colocação de um enxerto de veia para um adequado influxo de sangue para o fígado transplantado.

Em seguida, é realizada a anastomose da artéria hepática esquerda do enxerto com a artéria hepática comum do receptor (ver **FIG. 16.3**). Devido ao pequeno diâmetro dessa anastomose, a sua confecção com técnica microcirúrgica reduziu os índices de trombose arterial no pós-operatório. Por fim, é feita a derivação biliar.

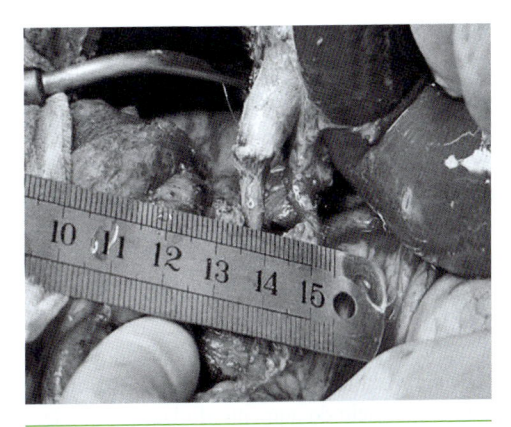

FIGURA 16.3 Anastomose da veia porta e da artéria hepática.

```
                    ┌─────────────────────────────┐
                    │ Familiar disponível para doação │
                    └─────────────────────────────┘
                                   │
                    ┌─────────────────────────────┐
                    │      ABO compatível          │
                    └─────────────────────────────┘
```

- Grupo sanguíneo, hemograma, plaquetas
- TP, TTPa, fibrinogênio
- Creatinina, ureia
- Glicose, hemoglobina glicosilada, colesterol total e frações, triglicerídeos
- GGT, TGO, TGP, FA

Anti-HCV
Anti-HIV
HBsAg
Anti-Hbc IgG

Comorbidades: fumo, álcool, hipertensão arterial sistêmica, diabetes melito, sobrepeso/obesidade (IMC), alergias, asma

Angiotomografia abdominal: avaliação arterial (AHE) e venosa (VP e veias hepáticas); volumetria (SLE)
Colangiorressonância

Avaliação anestésica

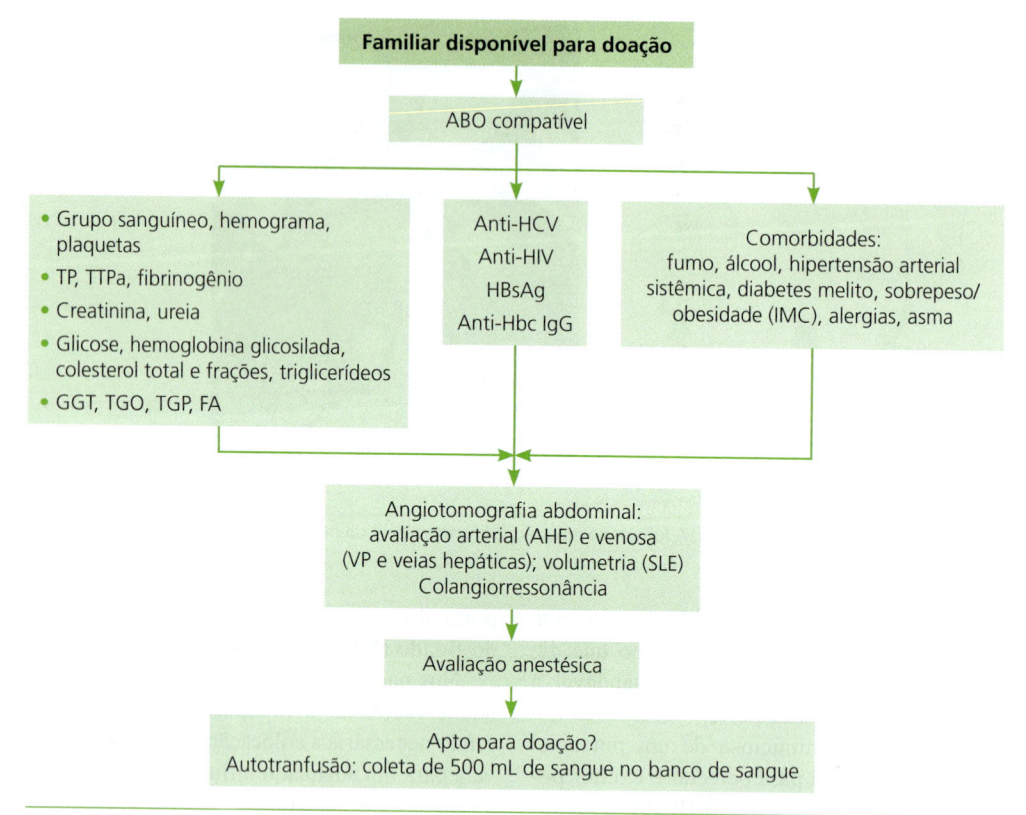

Apto para doação?
Autotranfusão: coleta de 500 mL de sangue no banco de sangue

FIGURA 16.2 Fluxograma para avaliação do candidato a doador de fígado no Hospital de Clínicas de Porto Alegre.
TTPa, tempo de tromboplastina parcial ativada.
Fonte: Maria Lúcia Zanotelli; Ian Leipnitz; Flavia Heinz Feier. Transplante hepático pediátrico. In Luiz Rohde; Alessandro Bersh Osvaldt e colaboradores. Rotinas em Cirurgia Digestiva – 2ª edição. Porto Alegre: Artmed, 2011.

Pós-operatório

O manejo pós-operatório inicial consiste em prevenir, diagnosticar e tratar a rejeição aguda e os episódios de infecção. Em geral, as complicações precoces apresentam-se por colestase, aumento das enzimas hepáticas, febre, letargia e anorexia. Esses sintomas inespecíficos exigem um diagnóstico preciso para o adequado tratamento.

Não funcionamento primário do enxerto

A falha de recuperação funcional do enxerto pode ser vista nas primeiras horas após o transplante, por meio do aumento do lactato, do alargamento do INR e do fato de o paciente não acordar mesmo após a suspensão da sedação. Se os sinais de não funcionamento do fígado persistirem, o paciente necessitará de retransplante de urgência, com alta taxa de mortalidade.

Complicações vasculares

A incidência de trombose da artéria hepática é alta (5-18%), ocasionando necrose do fígado quando ocorre precocemente no pós-transplante. A trombose arterial é quatro vezes maior na população pediátrica, devido especialmente ao pequeno tamanho dos vasos em receptores com menos de 10 kg. Quando a obstrução é identificada agudamente, a embolectomia e a reconstrução vascular podem ser alternativas de tratamento; após ocorrer necrose do enxerto, a única opção terapêutica é o retransplante.

Os casos de trombose arterial tardia (semanas após o transplante) manifestam-se por complicações biliares ou sepse. As modalidades de tratamento incluem revisão da anastomose e angioplastia, sendo o tratamento comum a intervenção da complicação biliar.

Nos enxertos de segmento lateral esquerdo, é típica a estenose da anastomose entre a veia hepática esquerda do enxerto e a veia cava nativa do receptor, levando à síndrome de Budd-Chiari. Quando presente, a obstrução venosa pode ser tratada por angioplastia (**FIG. 16.4**).

Finalmente, a trombose da veia porta ocorre em 5 a 10% dos THIs, ocasionando hipertensão portal. O tratamento pode ser feito por trombectomia precoce ou colocação de *stent* por radiologia intervencionista ou confecção de derivação cirúrgica nos casos refratários.

Complicações biliares

Ocorrem em aproximadamente 10 a 30% dos transplantes pediátricos, dependendo do tipo de enxerto utilizado. No pós-operatório imediato, podem manifestar-se por fístula biliar e, tardiamente, por quadro de colangites de repetição secundárias à estenose biliar. O tratamento é realizado por radiologista intervencionista, com dilatação e colocação de drenos biliares internos ou externos.

Rejeição aguda

Cerca de 20 a 50% dos pacientes pediátricos apresentam algum grau de rejeição aguda nas primeiras semanas pós-transplante. O quadro clínico de rejeição caracteriza-se por febre, irritabilidade, leucocitose, eosinofilia e aumento de bilirrubinas e transaminases. O diagnóstico é confirmado pela biópsia hepática, que mostra endotelite, infiltração linfocitária portal e lesão do hepatócito. O tratamento primário inclui cursos curtos com altas doses de corticoide e adequação da imunossupressão.

Infecções

Os fármacos imunossupressores utilizados para prevenir rejeição inibem a ativação dos linfócitos T, a proliferação celular medular e a função dos macrófagos, criando um ambiente propício para as infecções. Atualmente, as complicações infecciosas representam a principal causa de morbidade e mortalidade pós-transplante.

As infecções podem ser bacterianas, fúngicas e virais. Existem protocolos pós-transplante para profilaxia, acompanhamento e tratamento de pacientes imunossuprimidos. Nos pacientes pediátricos, em especial, o estado sorológico, tanto do receptor quando do doador, determinará a terapia antiviral no pós-transplante.

Complicações tardias e qualidade de vida

Adicionalmente às complicações relacionadas diretamente ao transplante, a morbidade em longo prazo e a qualidade de vida são pontos importantes no transplante hepático pediátrico. As complicações tardias incluem redução da função renal (17-32% dos pacientes pós-THI), hipertensão arterial (15-30%) e desenvolvi-

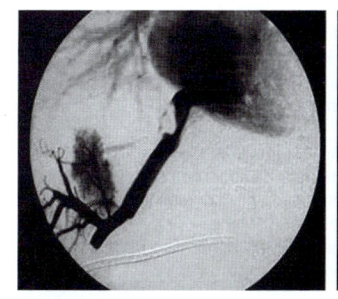

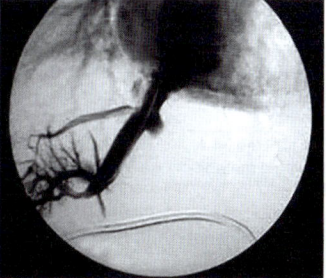

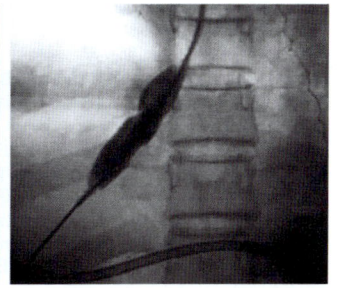

FIGURA 16.4 Cavografia mostrando estenose da veia hepática pós-transplante e resposta ao tratamento com angioplastia.

mento de neoplasia secundária, particularmente a doença linfoproliferativa pós-transplante (PTLD, do inglês *post-transplant lymphoproliferative disease*) (5-15%).

A rejeição crônica, apesar de rara em números absolutos, é responsável por 30% das perdas tardias de enxerto hepático. Os fatores de risco para falência tardia do enxerto são transplante por doença maligna, transplante por insuficiência hepática aguda, mais de 5 admissões hospitalares no primeiro ano pós-transplante e rejeições agudas resistentes a corticoide.

A PTLD é observada em até 15% dos pacientes pós-THI, com taxa de mortalidade de 30%. Os principais fatores de risco para o seu desenvolvimento são os receptores negativos para vírus Epstein-Barr, o uso de altas doses de imunossupressores e a contagem viral elevada. A otimização da terapia antiviral e a escolha do regime imunossupressor adequado parecem influenciar o desenvolvimento de PTLD.

A transição de cuidados do paciente pediátrico para a fase adulta é de especial importância. A não adesão ao tratamento medicamentoso chega a 53% nos adolescentes após o transplante hepático. Isso aumenta as taxas de complicações, a rejeição de enxerto, a utilização dos serviços de saúde e a mortalidade. Portanto, a atenção aos problemas de não adesão deve ser uma das estratégias para melhorar o processo de transição.

O THI é um procedimento seguro no tratamento da falência hepática aguda e crônica e em casos selecionados de doença metabólica em crianças. A sobrevida média em curto e longo prazo é de 90 e 75%, respectivamente. Esse excelente resultado, associado ao aumento do uso de fígado bipartido e à aplicação criteriosa de programas de doadores vivos, tornou o THI uma realidade.

O desenvolvimento da terapia de imunossupressão foi fundamental para o sucesso dos transplantes. Os efeitos em longo prazo dos fármacos imunossupressores são particularmente importantes em crianças, que terão décadas de exposição a essas terapias. O objetivo de alcançar a tolerância específica exigirá novos protocolos de indução, assim como melhor compreensão da imunorreatividade do receptor.

A incidência de complicações cirúrgicas, como trombose arterial e estenoses biliares, diminuiu na última década, graças ao refinamento da técnica e do uso de magnificação óptica durante o procedimento. A melhora dos cuidados pré, peri e pós-operatórios possibilitou que o THI se tornasse um procedimento de rotina, com diminuição da morbidade e do tempo de internação hospitalar. Uma vez que a grande maioria das crianças transplantadas de fígado terá uma expectativa de vida razoavelmente normal, o foco deve ser mudado para a sua reabilitação em longo prazo e para a qualidade de vida quando atingirem a idade adulta.

Leituras recomendadas

Cotton RT, Nguyen NT, Guiteau JJ, Goss JA. Current techniques for pediatric liver transplantation. Curr Opin Organ Transplant. 2014;19(5):468-73.

Hackl C, Schlitt HJ, Melter M, Knoppke B, Loss M. Current developments in pediatric liver transplantation. World J Hepatol. 2015;7(11):1509-20.

Mazariegos G, Shneider B, Burton B, Fox IJ, Hadzic N, Kishnani P, et al. Liver transplantation for pediatric metabolic disease. Mol Genet Metab. 2014;111(4):418-27.

Meyers RL, Tiao GM, Dunn SP, Langham MR Jr. Liver transplantation in the management of unresectable hepatoblastoma in children. Front Biosci (Elite Ed). 2012;4:1293-302.

Rajchert J, Rosa M, Pawłowska J, Parczewski M, Wawrzynowicz-Syczewska M. follow-up of pediatric liver transplant patients after reaching adulthood. Ann Transplant. 2016;21:644-8.

Reddy SS, Civan JM. From child-pugh to model for end-stage liver disease: deciding who needs a liver transplant. Med Clin North Am. 2016;100(3):449-64.

Schilsky ML, Moini M. Advances in liver transplantation allocation systems. World J Gastroenterol. 2016;22(10):2922-30.

Spada M, Riva S, Maggiore G, Cintorino D, Gridelli B. Pediatric liver transplantation. World J Gastroenterol. 2009;15(6):648-74.

Tannuri U, Tannuri AC, Santos MM, Miyatani HT. Technique advance to avoid hepatic venous outflow obstruction in pediatric living-donor liver transplantation. Pediatr Transplant. 2015;19(3):261-6.

Trotter JF. Challenges in living donor liver transplantation. Clin Liver Dis. 2014;18(3):651-60.

Youssef D, Niazi A, Alkhouri N. Long term complications in pediatric liver transplant recipients: what every pediatrician should know. Curr Pediatr Rev. 2016;12(3):209-21.

Parte III

Esôfago, estômago e intestino delgado

Coordenadores:
Richard Ricachenevsky Gurski, Carlos Cauduro Schirmer
e Cleber Dario Pinto Kruel

Diagnóstico por imagem em esôfago e estômago

Luciano Folador
Marvin Nessi Maurer

Os métodos de imagem têm papel fundamental na investigação de sintomas e no planejamento do tratamento nos pacientes com doenças do esôfago e do estômago. A radiografia contrastada com bário do esôfago, do estômago e do duodeno (REED) e a videofluoroscopia com bário são excelentes métodos rotineiramente usados na avaliação inicial de pacientes com sintomas de disfagia esofágica, pois não são invasivos, possuem baixo custo e são amplamente disponíveis. Além disso, a REED permite uma avaliação funcional e anatômica das estruturas do trato gastrintestinal superior.

A tomografia computadorizada (TC) também é comumente utilizada, sobretudo com a endoscopia digestiva alta ou com a REED, para avaliar as doenças do esôfago e do estômago. A utilização da TC é justificada por sua capacidade de demonstrar mais claramente a extensão e a localização das doenças, a relação do trato gastrintestinal superior com as estruturas vizinhas e também por ajudar a excluir diagnósticos alternativos. A otimização da técnica da TC com uso de aparelhos multidetectores para melhor resolução espacial e utilização de meio de contraste intravenoso aumenta a acurácia desse método. É importante ressaltar que na avaliação das paredes gástricas por TC é fundamental usar também meio de contraste negativo (água) por via oral para distender o estômago.

Outros métodos radiológicos, como tomografia por emissão de pósitrons associada à tomografia computadorizada (PET-TC) e ressonância magnética (RM), podem ser úteis em casos selecionados, especialmente em pacientes com doença oncológica. Entretanto, não são exames usados rotineiramente na avaliação do trato gastrintestinal superior.

Avaliação de doenças motoras do esôfago

A motilidade esofágica pode ser adequadamente avaliada pela REED, sendo que o registro dinâmico das imagens aumenta a acurácia do método. Existem doenças da motilidade esofágica, como espasmo esofagiano difuso, esclerodermia e acalásia, com critérios mais definidos para o diagnóstico. Entretanto, há alterações inespecíficas da motilidade esofágica detectadas no exame que podem ser responsáveis pelos sintomas dos pacientes.[1]

A peristalse esofágica inicia com o estímulo exercido pelo bolo alimentar ao distender o esôfago após passar pela transição cricofaríngea. Essa onda de peristalse primária é responsável por levar o bolo alimentar coordenadamente por toda a extensão esofágica até o estômago. Se algum resto alimentar permanecer no interior do esôfago após a passagem da onda de peristalse primária, uma nova onda de peristalse iniciará a partir do ponto onde o alimento está retido e o transportará de maneira coordenada até o estômago. Essa nova onda de peristalse é denominada peristalse secundária. A peristalse esofágica deve ser adequadamente propulsiva e sincronizada com a abertura do esfíncter esofágico inferior (EEI). Em geral, ao exame, considera-se que o tempo de trânsito de meio de contraste no esôfago é de 8 a 10 segundos. Além disso, deve-se observar clareamento da luz esofágica, sem meio de contraste retido. Apesar do uso de manobras provocadoras, não deve haver refluxo gastresofágico durante o exame.

Estase de contraste no interior do estômago, aumento do tempo de trânsito do contraste pelo esôfago, perda da coordenação entre a onda de peristalse e a abertura do EEI ou presença de contrações esofágicas não propulsivas (também chamadas de contrações terciárias) durante o exame são sinais inespecíficos de distúrbio da motilidade esofagiana, pois não permitem diagnosticar nenhuma doença específica. Esses sinais podem ser ausentes de significado clínico ou podem estar relacionados aos sintomas do paciente e devem ser avaliados com dados de história e de outros exames, especialmente manometria.[1]

A esclerodermia tem, como uma de suas manifestações, o distúrbio da motilidade esofágica por doença do músculo liso localizado nos dois terços inferiores do esôfago. Na REED observa-se ausência ou diminuição da peristalse nos dois terços inferiores do esôfago (inferiormente ao arco aórtico) e abertura permanente do EEI com presença de refluxo gastresofágico. Pode haver segmentos de estenose esofágica devido ao refluxo de conteúdo gástrico.[2]

O espasmo esofagiano difuso caracteriza-se por contrações múltiplas, incoordenadas e espontâneas do esôfago. Na REED, identificam-se contrações esofágicas múltiplas, de alta intensidade e não coordenadas que obliteram a luz esofágica, sendo que o esôfago tem aparência de um "saca-rolhas" no exame.[1]

A acalásia é caracterizada por ausência de peristalse primária esofagiana e falha na abertura do EEI. Os achados no exame contrastado são esôfago dilatado com retenção de conteúdo alimentar, ausência de peristalse primária e estenose de aspecto "em bico" na transição gastresofágica (**FIG. 17.1**).[1,2]

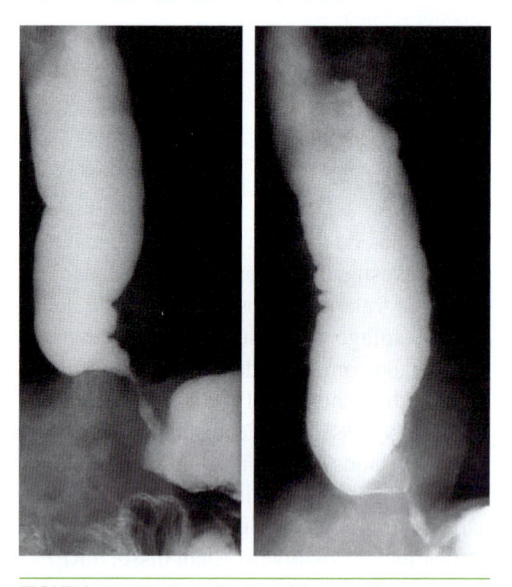

FIGURA 17.1 Radiografia de esôfago, estômago e duodeno (REED) com acalásia mostrando estenose "em bico" da transição esofagogástrica com dilatação esofágica a montante.

Anormalidades estruturais (divertículos, anéis e estenoses)

As anormalidades estruturais do esôfago são bem identificadas na REED, sendo muitas vezes avaliadas por endoscopia digestiva alta de maneira complementar. Os achados de imagem a serem procurados nesses casos são imagens de adição (opacificação pelo contraste de estruturas além das paredes do esôfago) nos divertículos, defeitos de enchimento (ausência de opacificação pelo contraste de algum ponto da luz esofágica) nos anéis e *webs* e redução do calibre e da distensibilidade de algum segmento nos casos de estenose. É importante avaliar se as alterações nas imagens são fixas ou transitórias. Alterações fixas – ou seja, presentes no mesmo local em diversas incidências durante o exame – são alterações verdadeiras e valorizáveis. Já alterações transitórias – isto é, identificadas apenas em uma incidência – podem estar relacionadas a bolhas de ar, movimentos peristálticos, entre outros, não caracterizando achado patológico.

O divertículo de Zenker é o mais comum dos divertículos sintomáticos, embora tenha sua origem na faringe. Na REED, identifica-se uma imagem de adição com origem na hipofaringe cranialmente ao músculo cricofaríngeo, que se estende posterior e caudalmente em direção ao mediastino, sendo mais bem identificados posteriormente ao esôfago cervical nos clichês em perfil. Já o divertículo de Killian-Jamieson tem origem no esôfago cervical, caudalmente ao músculo cricofaríngeo, sendo caracterizado no exame como imagem de adição em situação anterior e lateral ao esôfago cervical. Existem também os divertículos de tração e de pulsão, caracterizados na REED como pequenas imagens de adição no terço médio (tração) e inferior (pulsão) do esôfago torácico, em geral assintomáticos. Na maioria dos casos, os divertículos de pulsão estão associados a distúrbios da motilidade esofágica.[1]

Anéis esofágicos são identificados na REED como pequeno defeito de enchimento circunferencial, com espessura de 1 a 3 mm. O mais comum deles é o anel de Schatzki, localizado no terço inferior do esôfago torácico e geralmente associado à hérnia hiatal e à doença do refluxo gastresofágico (DRGE). As *webs* esofágicas apresentam-se no exame como finas pregas mucosas, com espessura de 1 a 2 mm, na maioria das vezes anteriores na porção cervical do esôfago.[3]

As causas de estenose benigna do esôfago são múltiplas, como doença inflamatória intestinal, refluxo alcalino em pacientes com gastrectomia, ingestão de substâncias cáusticas, radioterapia mediastinal, entre outras. Entretanto, estenose péptica associada com DRGE é a causa mais comum de estenose esofágica benigna. O terço inferior do esôfago torácico é o local geralmente acometido nas estenoses pépticas.[1-3]

Além de identificar as estenoses, é importante diferenciar entre estenose benigna e estenose maligna na REED. As características para diferenciação estão no **QUADRO 17.1** e na **FIGURA 17.2**.

QUADRO 17.1
Diferenciação entre estenose benigna e estenose maligna

Estenose benigna
- Transição gradual com o esôfago normal
- Em geral, simétrica e concêntrica
- Contornos lisos e regulares

Estenose maligna
- Transição abrupta com o esôfago normal
- Em geral, assimétrica
- Contornos irregulares e nodulares

Doença do refluxo gastresofágico

A avaliação pré-operatória com REED de pacientes com DRGE permite obter informações importantes para o planejamento terapêutico e permite avaliar complicações da doença, como estenose ou anéis. Além disso, a identificação de refluxo gastroesofágico durante o exame, espontâneo ou após manobras provocativas, acontece em até 70% dos casos, sendo a REED o único exame que permite registrar a extensão do refluxo de maneira objetiva.[4,5]

A REED permite identificar hérnias hiatais, associadas à DRGE, e classificá-las em quatro tipos:[4,5]

1. **Tipo 1** – Hérnia por deslizamento (mais comum);
2. **Tipo 2** – Hérnia paraesofágica. A junção esofagogástrica permanece no nível do

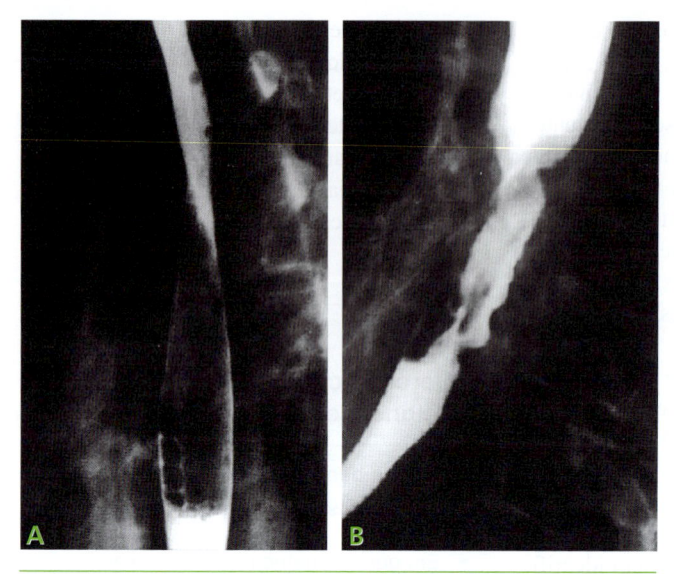

FIGURA 17.2 (A) Estenose péptica benigna. **(B)** Estenose maligna por câncer.

diafragma ou abaixo dele, e o fundo gástrico desliza superiormente para o interior do tórax;
3. **Tipo 3** – Hérnia mista. Há características associadas das hérnias tipos 1 e 2;
4. **Tipo 4** – Grande parte do estômago e outras estruturas abdominais estão no interior do tórax.

Hérnia hiatal que não reduz quando o paciente está em pé, hérnia gástrica maior que 5 cm, grandes hérnias tipos 3 e 4 e estenose ou anéis esofágicos são sinais sugestivos de encurtamento do esôfago, fator que pode dificultar a correção cirúrgica. A REED também permite identificar distúrbios da motilidade esofágica, comumente presente nos pacientes com DRGE.[4]

A REED também fornece importantes informações na avaliação de pacientes com sintomas após o tratamento cirúrgico da DRGE. O aspecto de imagem característico da fundoplicatura é a identificação de uma estenose de contornos lisos e bem-definidos na porção distal do esôfago e junção esofagogástrica. Ela mede até 3 cm, tem calibre de pelo menos 1,5 cm, e está localizada imediatamente caudal ao hiato esofágico, havendo adequada passagem de meio de contraste durante o exame e sem refluxo de conteúdo gástrico para o esôfago.[4]

Os sinais de falha da cirurgia ao exame contrastado são hérnia recorrente, deslocamento da fundoplicatura íntegra acima do diafragma, devido ao encurtamento esofágico, e deiscência parcial ou total da fundoplicatura. Em outros casos, o exame pode identificar retenção de alimento e contraste no esôfago devido à torção da fundoplicatura ou à redução muita acentuada da luz na transição gastresofágica.[4,5]

Neoplasias esofágicas benignas

A maioria das neoplasias esofágicas benignas é pequena e não causa sintomas. Os tumores benignos mais comuns são o leiomioma esofágico e o pólipo fibrovascular. Outras neoplasias benignas, como hemangiomas, schwanomas, neurofibromas, entre outras, são extremamente raras. As características de imagem dessas lesões benignas são contornos lisos, limites bem-definidos, sem nodularidades ou irregularidades e ausência de invasão peritumoral, linfonodomegalias ou metástases.

Avaliação de emergências do esôfago (corpo estranho e perfuração)

A ingestão de corpo estranho é relativamente comum, sobretudo por crianças e pacientes com distúrbios psiquiátricos. A maioria dos corpos estranhos passa pelo esôfago sem complicações. Entretanto, os corpos estranhos que permaneceram impactados são fatores de risco para perfuração esofágica. Em geral, a avaliação inicial é realizada com radiografia cervical, do tórax e do abdome. A REED é desaconselhada, tendo em vista que o bário pode esconder o corpo estranho e prejudicar a avaliação e a retirada endoscópica. A TC é realizada nos casos com suspeita de perfuração, quando é necessário determinar a localização do corpo estranho impactado antes da endoscopia digestiva alta ou quando a história clínica não é clara para excluir outros diagnósticos. Os aspectos de imagem na TC dependem da natureza do corpo estranho (ossículos e materiais metálicos são identificados mais claramente) e da presença de complicações ou processo patológico esofágico subjacente que predispôs à impactação.[6]

Perfurações esofágicas são transtornos graves com alta morbimortalidade que têm como causa complicações de doenças esofágicas prévias, trauma, lesões iatrogênicas, entre outras. Os achados de imagem são variáveis e dependem do tamanho e do local da perfuração, do tempo decorrido entre a perfuração e o exame, bem como do mecanismo da lesão. O exame mais utilizado para avaliação nesses casos é a TC. Os sinais tomográficos de perfuração esofágica incluem defeito focal na parede do esôfago, espessamento da parede do esôfago, presença de gás ou lâminas líquidas periesofágicas, pneumomediastino, enfisema de tecidos moles no pescoço, coleções líquidas mediastinais e derrame pleural. Nos casos em que o diagnóstico não está claro, pode ser realizada ingestão oral de meio de contraste iodado hidrossolúvel (bário é contraindicado), com realização de imagem por TC ou REED para procurar extravasamento do contraste da luz do esôfago, indicando a presença de perfuração.[6]

Câncer de esôfago

Os dois tipos histológicos mais comuns de neoplasia maligna do esôfago são carcinoma epidermoide e adenocarcinoma. Não existem características que diferenciem o tipo histológico nos exames de imagens. Entretanto, é possível ter ideia do tipo com base na localização do tumor. Os adenocarcinomas geralmente estão localizados no terço inferior do esôfago e os carcinomas epidermoides, nos terços superior e médio.

Neoplasias esofágicas avançadas podem ser identificadas na REED como lesões infiltrativas, polipoides, ulcerativas ou varicosas. Lesões infiltrativas são as mais comuns, sendo identificadas como estenoses com características malignas, como contornos irregulares e lobulados, assimetria e transição abrupta com o esôfago normal (ver **FIG. 17.2B**). Lesões polipoides aparecem como pólipos intraluminais, ulcerados ou não. Também podem ser identificadas fístulas devido à invasão de estruturas mediastinais.[3]

A ultrassonografia (US) endoscópica é considerada o método mais acurado de imagem para o estadiamento local (T) e linfonodal (N).[7] A TC é incapaz de diferenciar entre T1, T2 e T3, pois ao exame identifica-se apenas um espessamento focal da parede esofágica. A grande utilidade da TC no estadiamento de câncer de esôfago é avaliar a invasão de estruturas adjacentes (T4) e pesquisar metástases.[8]

Os critérios tomográficos para invasão local incluem perda dos planos adiposos entre o tumor e as estruturas adjacentes e abaulamento ou indentação das estruturas adjacentes. Suspeita-se de invasão do pericárdio se as imagens mostram perda do plano de gordura entre a massa esofágica e o pericárdio, espessamento pericárdico, derrame pericárdico ou abaulamento do coração de aspecto côncavo

(**FIG. 17.3A**). A presença de fístula traqueobrônquica ou extensão direta intraluminal é sinal inequívoco de invasão da via aérea pelo tumor (**FIG. 17.3B**). Suspeita-se de invasão tranqueobrônquica também quando há abaulamento da membrana posterior da traqueia ou do brônquio causado pelo tumor (**FIG. 17.3C**). Contato do tumor com a aorta ou outro vaso por mais de 90° da circunferência do vaso ou obliteração do plano triangular de gordura entre o esôfago, a aorta e a coluna torácica são sinais sugestivos de invasão vascular[8,9] (**FIG. 17.3D**). A sensibilidade e a especificidade reportadas para a detecção de invasão mediastinal são de 88 a 100% e 85 a 100%, respectivamente.[9]

Os linfonodos regionais são considerados suspeitos para disseminação linfática na TC quando medem mais de 1 cm no menor eixo ou quando apresentam realce heterogêneo pelo contraste com centro hipodenso sugestivo de necrose.[8,9]

Câncer gástrico

No Hemisfério Ocidental, a avaliação inicial dos pacientes com suspeita de câncer gástrico é realizada com endoscopia digestiva alta. Essa conduta é justificada devido à baixa sensibilidade (14%) da REED para detecção de neoplasia precoce. Entretanto, existem alterações na REED

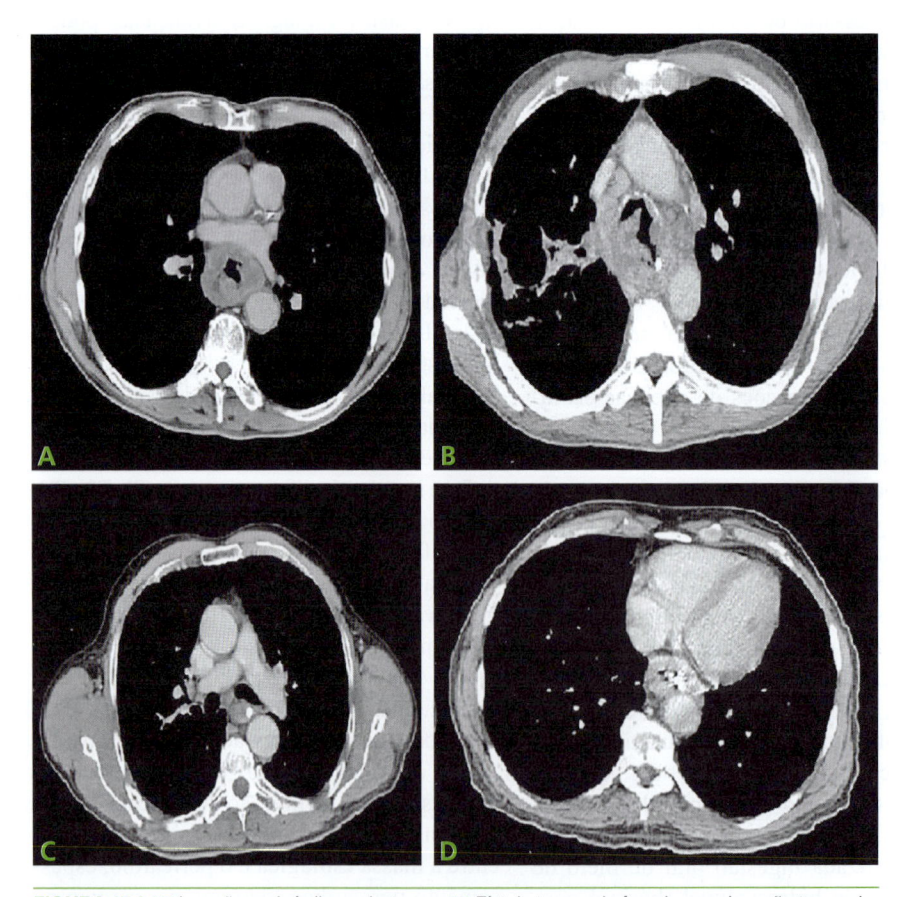

FIGURA 17.3 (A) Invasão pericárdica pelo tumor. **(B)** Fístula traqueobrônquica por invasão tumoral. **(C)** Suspeita de invasão brônquica devido ao abaulamento da membrana posterior do brônquio principal esquerdo. **(D)** Tumor envolvendo mais de 90° da circunferência aórtica, sugestivo de invasão vascular.

sugestivas de neoplasia gástrica, especialmente nos casos avançados. Úlceras que apresentem contornos irregulares e nodulares, que determinem distorção e irregularidade das pregas da mucosa gástrica adjacente e que se projetem dentro de uma massa, são critérios que sugerem lesão ulcerada maligna na REED. Estenose gástrica que apresente contornos irregulares, transição abrupta com a parede gástrica e presença de pólipos ou massas intraluminais maiores que 2 cm, são também são sugestivas de neoplasia gástrica. Nos casos de acometimento difuso do estômago (linite plástica), observa-se espessamento parietal difuso e redução da distensibilidade gástrica.[10]

Nas últimas décadas, a US endoscópica vem sendo utilizada como modalidade de escolha no estadiamento T e N das neoplasias gástricas, devido à sua alta acurácia quando comparada a outras modalidades em estudos realizados na década de 1990 e início dos anos 2000. Entretanto, estudos mais recentes comparando US endoscópica às TCs realizadas com aparelhos de múltiplos detectores, com melhores técnicas para obtenção e reconstrução das imagens, demonstraram acurácia semelhante nos dois métodos.[11-13]

Em um estudo retrospectivo de 2011, a acurácia no estadiamento T com TC de múltiplos canais e com US endoscópica foi 80,1 e 83,7%, respectivamente.[11] Uma revisão sistemática publicada em 2007 demonstrou que a acurácia no estadiamento T com TC variou entre 77,1 e 88,9%, com sensibilidade e especificidade para acometimento da serosa variando entre 82,8 e 100% e 80 e 96,8%, respectivamente.[12] Essa mesma revisão sistemática mostrou que a acurácia no estadiamento T com US endoscópica variou entre 65 e 96,1%, com sensibilidade e especificidade para acometimento da serosa variando entre 77,8 e 100% e 67,9 e 100%, respectivamente.[12] Em relação ao estadiamento linfonodal (N), uma metanálise de 2012 mostrou que a acurácia foi de 68,1% com US endoscópica e 66,1% com TC.[13] A TC também permite a avaliação de doença metastática (M).

Em uma TC tecnicamente adequada, com o estômago repleto de água, são identificadas três camadas das paredes gástricas:

1. A camada mucosa é a mais interna que impregna acentuadamente, sobretudo na fase arterial;
2. A camada submucosa é intermediária, com baixa densidade em relação às demais;
3. A camada seromuscular é a mais externa e apresenta impregnação intermediária.[14]

A **TABELA 17.1** mostra a aparência da parede gástrica de acordo com a profundidade da invasão.

TABELA 17.1 Aparência da parede gástrica de acordo com a profundidade da invasão

Profundidade da invasão	Aparência da parede gástrica
T1	Espessamento e impregnação da camada mucosa, sem acometimento da camada intermediária
T2	Toda a parede gástrica está espessada e com impregnação, porém, a camada externa tem contornos regulares e não há infiltração do tecido adiposo adjacente
T3	Toda a parede gástrica está espessada e com impregnação, e a camada externa tem contornos irregulares e identifica-se infiltração e nodulações nos planos adiposos adjacentes
T3-T4	Obliteração dos planos de gordura entre o estômago e as estruturas adjacentes (indeterminado)
T4	Invasão das estruturas adjacentes

Fonte: Hallinan e Venkatesh[15] e Ba-Ssalamah e colaboradores.[16]

Na avaliação linfonodal, são considerados linfonodos suspeitos para acometimentoos que apresentem impregnação heterogênea pelo contraste com centro hipodenso sugestivo de necrose, os que perderam o formato fusiforme e os linfonodos perigástricos que medem mais de 0,6 cm no menor eixo ou mais de 0,8 cm nas demais cadeias.[16]

Referências

1. Carucci LR, Turner MA. Dysphagia revisited: common and unusual causes. Radiographics. 2015;35(1):105-22.
2. Luedtke P, Levine MS, Rubesin SE, Weinstein DS, Laufer I. Radiologic diagnosis of benign esophageal strictures: a pattern approach. Radiographics. 2003; 23(4):897-909.
3. Levine MS, Rubesin SE. Review for residents radiology diseases of the esophagus: diagnosis with esophagography. Radiology. 2005;237(2):414-27.
4. Baker ME, Einstein DM, Herts BR, Remer EM, Motta-Ramirez GA, Ehrenwald E, et al. Gastroesophageal reflux disease: integrating the barium esophagram before and after anti-reflux surgery. Radiology. 2007; 243(2):329-39.
5. Canon CL, Morgan DE, Einstein DM, Herts BR, Hawn MT, Johnson LF. Surgical approach to gastroesophageal reflux disease: what the radiologist needs to know. Radiographics. 2005;25(6):1485-99.
6. Young CA, Menias CO, Bhalla S, Prasad SR. CT features of esophageal emergencies. Radiographics. 2008;28(6):1541-53.
7. Lordick F, Mariette C, Haustermans K, Obermannová R, Arnold D; ESMO Guidelines Committee. Oesophageal cancer: ESMO Clinical Practice Guidelines for diagnosis, treatment and follow-up. Ann Oncol. 2016; 27(suppl 5):v50-7.
8. Hong SJ, Kim TJ, Nam KB, Lee IS, Yang HC, Cho S, et al. New TNM staging system for esophageal cancer: what chest radiologists need to know. RadioGraphics. 2014;34(6):1722-40.
9. Kim TJ, Kim HY, Lee KW, Kim MS. Multimodality assessment of esophageal cancer: preoperative staging and monitoring of response to therapy. Radiographics. 2009;29(2):403-21.
10. Rubesin SE, Levine MS, Laufer I. Double-contrast Upper gastrintestinal radiography : a pattern approach for diseases of the stomach. Radiology. 2008; 246(1):33-48.
11. Furukawa K, Miyahara R, Itoh A, Ohmiya N, Hirooka Y, Mori K, et al. diagnosis of the invasion depth of gastric cancer using MDCT with virtual gastroscopy: comparison with staging with endoscopic ultrasound. AJR Am J Roenterology. 2011;197(4):867-75.
12. Kwee RM, Kwee TC. Imaging in local staging of gastric cancer: a systematic review. J Clin Oncol. 2013 ;25(15):2107-16.
13. Seevaratnam R, Cardoso R, McGregor C, Lourenco L, Mahar A, Sutradhar R, et al. How useful is preoperative imaging for tumor, node, metastasis (TNM) staging of gastric cancer? A meta-analysis. Gastric Cancer. 2012;15 Suppl 1:S3-18.
14. Choi J, Joo I, Lee JM. State-of-the-art preoperative staging of gastric cancer by MDCT and magnetic resonance imaging. World J Gastroenterol. 2014; 20(16):4546-57.
15. Hallinan JT, Venkatesh SK. Gastric carcinoma: imaging diagnosis, staging and assessment of treatment response. Cancer Imanging. 2013;13:212-27.
16. Ba-Ssalamah A, Prokop M, Uffmann M, Pokieser P, Teleky B, Lechner G. Dedicated multidetector CT of the stomach: spectrum of diseases. Radiographics. 2003;23(3):625-44.

18

Ultrassonografia endoscópica na avaliação das doenças esofagogástricas

Alexandre Luis Klamt

A ultrassonografia (US) endoscópica, também conhecida como ecoendoscopia, é um método endoscópico que permite a realização, em tempo real, de US das paredes do trato digestivo e das estruturas adjacentes. Seu uso teve início na década de 1980, e, ao longo dos anos, a evolução dos equipamentos permitiu a aquisição de imagens ultrassonográficas de alta resolução. Existem dois tipos de aparelho: um com transdutor ultrassonográfico radial, que fornece imagens ultrassonográficas em 360° das estruturas adjacentes ao aparelho; e outro com transdutor lateral, que permite a aquisição de imagens setoriais das estruturas com as quais ele faz contato. Este último permite a realização de punção com agulha para análise citopatológica, histológica e bioquímica. Ambos os aparelhos permitem a realização de Doppler para a avaliação de estruturas vasculares.

Na avaliação por US endoscópica, a parede do esôfago e do estômago é visualizada em cinco camadas distintas quando se usa aparelho convencional, cuja frequência utilizada varia de 5 a 12 MHz. A primeira camada é a mucosa superficial, a segunda camada é a muscular da mucosa, a terceira camada é a submucosa, a quarta camada é a muscular própria e a quinta camada é a adventícia (esôfago) ou a serosa (estômago) (**FIG. 18.1**). Existem também minitransdutores de US endoscópica que são acoplados a um aparelho de endoscopia convencional e que permitem utilizar frequências de até 20 MHz. Nesse caso, a parede do órgão é subdividida em nove camadas, mas esse aparelho não é amplamente utilizado devido ao alto custo, à fragilidade do material e à incapacidade de avaliar estruturas adjacentes mais profundamente (lembrando que quanto maior for a frequência, menor será a profundidade de avaliação do ultrassom).

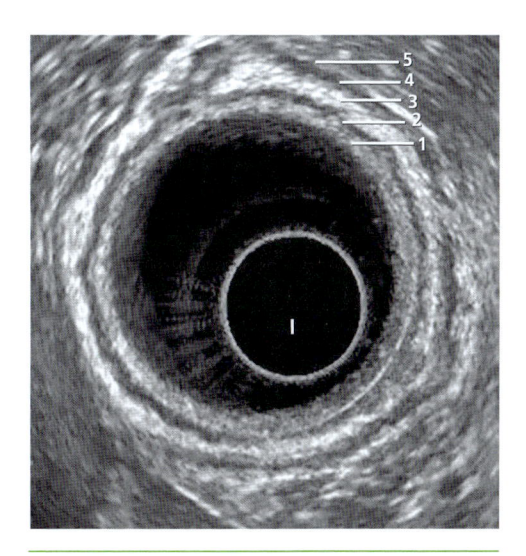

FIGURA 18.1 Parede gástrica normal subdividida em cinco camadas: **(1)** mucosa superficial; **(2)** muscular da mucosa; **(3)** submucosa; **(4)** muscular própria; e **(5)** serosa (adventícia, no caso de parede esofágica).

O objetivo deste capítulo é revisar o papel da US endoscópica na avaliação das lesões da parede do trato digestivo e dos tumores de esôfago e estômago.

Lesões subepiteliais

As lesões com origem na parede do trato digestivo que não se originam do epitélio superficial são chamadas de subepiteliais. Elas possuem vários diagnósticos diferenciais, que podem ser mais bem elucidados com a realização da US endoscópica. São lesões raras, com prevalência estimada em torno de 0,36% em endoscopias de rotina. Caracterizam-se por causar abaulamento da luz do esôfago ou do estômago e serem recobertas por mucosa de aspecto normal. Em alguns casos, a avaliação endoscópica pode ser normal devido ao crescimento predominante exofítico à luz do órgão. Geralmente são assintomáticas e consideradas como um achado ocasional, mas, conforme o tamanho e a compressão de estruturas adjacentes, podem causar sintomas como disfagia, icterícia, dor torácica ou abdominal, hemorragia digestiva, entre outros.

A realização da US endoscópica permite avaliar em qual camada do órgão a lesão tem origem e afastar, com grande acurácia, a possibilidade de o abaulamento ser causado por compressão extrínseca por estrutura adjacente. A possibilidade de punção da lesão pode ajudar no diagnóstico, mas nem todas têm indicação. Em metanálise recente, Zhang e colaboradores[1] concluíram que a punção guiada por US endoscópica dessas lesões é segura, mas apenas moderadamente efetiva como método patológico diagnóstico, pois encontrou acurácia diagnóstica de apenas 59,9%.

As possibilidades diagnósticas de cada lesão podem ser mais bem avaliadas de acordo com a parede de origem e as características ultrassonográficas (anecoica, hipoecogênica ou hiperecogênica).

A **FIGURA 18.2** apresenta um fluxograma para manejo das lesões subepiteliais.

Lesões anecoicas

Estruturas císticas podem ser facilmente avaliadas, pois se apresentam anecoicas e com sinal Doppler negativo. Algumas com conteúdo mais denso podem apresentar, por vezes, eco-

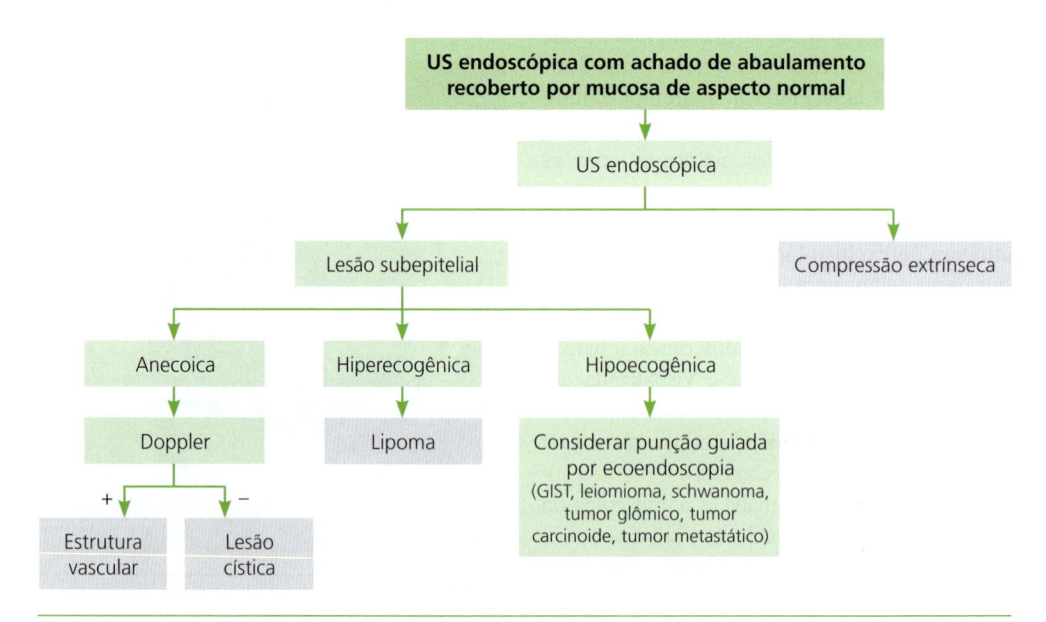

FIGURA 18.2 Fluxograma para manejo de lesões subepiteliais.
GIST, tumor estromal gastrintestinal (do inglês *gastrointestinal stromal tumor*); US, ultrassonografia.

textura hipoecogênica, e o diagnóstico pode ser obtido após a punção da lesão. Porém, em geral, não se recomenda fazer a punção de estruturas císticas no mediastino devido à possibilidade de infecção secundária, mesmo com o uso de antibiótico profilático, mas a literatura é controversa nesse ponto.

Entre as lesões císticas que se originam na parede do trato digestivo, destacam-se os cistos de duplicação, os cistos broncogênicos, os cistos de retenção, os linfangiomas e os hemangiomas cavernosos.

A presença de Doppler positivo em estrutura anecoica faz o diagnóstico de estrutura vascular, como varizes esofagogástricas e de fundo gástrico.

O manejo dessas lesões císticas varia de acordo com sua localização e com a presença de sintomas associados. A ressecção é indicada para pacientes com sintomas que sejam atribuídos à lesão. Porém, para pacientes assintomáticos, a literatura é controversa e o manejo depende de cada caso. Deve-se, junto com o paciente, decidir entre tratamento cirúrgico ou seguimento por imagem, relacionada com o crescimento da lesão e a possibilidade de transformação maligna, a qual é rara.

Lesões hipoecogênicas

As lesões hipoecogênicas têm diagnóstico mais difícil, apenas com a avaliação ultrassonográfica. Algumas vezes, indica-se a realização da punção guiada pela US endoscópica, a qual permite coletar material para avaliação citopatológica e histológica e até realizar imuno-histoquímica.

As principais lesões subepiteliais hipoecogênicas são o tumor estromal gastrintestinal (GIST, do inglês *gastrointestinal stromal tumor*) e o leiomioma, que costumam originar-se da segunda camada (muscular da mucosa) ou, mais frequentemente, da quarta camada (muscular própria). Mais raramente, o schwanoma e o tumor glômico podem ter características semelhantes, e a realização da punção guiada por US endoscópica auxilia no diagnóstico.

O GIST é uma neoplasia que deve ser considerada como tendo potencial de malignização, a qual depende do tamanho da lesão, do índice mitótico e da localização dela no trato digestivo. Na US endoscópica, alguns achados podem favorecer o diagnóstico de GIST: ecogenicidade heterogênea da lesão diferente da camada muscular da qual tem origem, áreas císticas de permeio, bordas irregulares e halo periférico (**FIG. 18.3**). A literatura atual recomenda a ressecção das lesões com mais de 2 cm. Para as lesões com menos de 2 cm, não há consenso que oriente sua ressecção, mas elas devem ser, pelo menos, seguidas com exames de imagem e ressecadas se houver crescimento ou mudança do padrão ultrassonográfico. A punção guiada por US endoscópica dessas lesões tem acurácia que varia de 58 a 82,5% na literatura, mas nem sempre permite a avaliação do índice mitótico, o qual tem valor prognóstico. Portanto, nem sempre a punção é indicada.

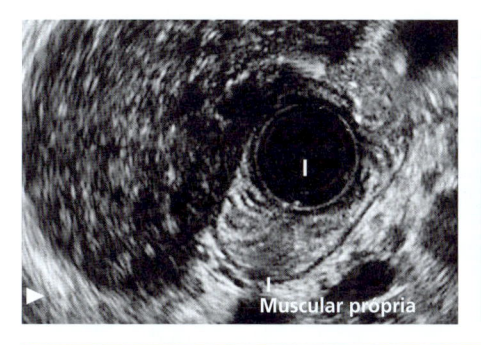

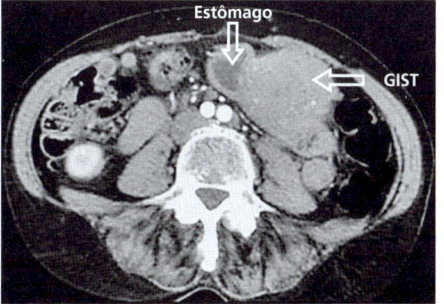

FIGURA 18.3 Tumor com origem na quarta camada. Tumor estromal gastrintestinal confirmado na peça cirúrgica.
GIST, tumor estromal gastrintestinal (do inglês *gastrointestinal stromal tumor*).

Lesões hipoecogênicas com origem na terceira camada (submucosa) podem ser secundárias à metástase de neoplasia prévia, principalmente melanoma, mama, esôfago, rim e tireoide, mas podem ter origem em qualquer uma das camadas. A história clínica do paciente é importante na elucidação diagnóstica.

O tumor de células granulares, ou tumor de Abrikossoff, é raro e caracteriza-se por acometer o terço distal do esôfago. Tem coloração superficial amarelada e apresenta consistência endurecida ao toque da pinça, sendo que na US endoscópica pode originar-se da primeira, da segunda ou da terceira camada, e costuma ter padrão hipoecogênico. Geralmente, tem baixo risco de transformação maligna, mas a literatura recomenda remoção para tumores com mais de 2 cm.

No estômago, também é possível fazer a avaliação do pâncreas ectópico, que na endoscopia convencional se manifesta geralmente como lesão subepitelial com umbilicação central, na maioria das vezes localizada na grande curvatura do antro gástrico. Na US endoscópica, apresenta-se com aspecto heterogêneo com origem na primeira, na segunda ou na terceira camada e com presença de estruturas tubulares (ductos pancreáticos) em seu interior. A realização de US endoscópica não é obrigatória quando a lesão tem características típicas na avaliação endoscópica.

O tumor carcinoide é raro, mas é o tumor neuroendócrino mais comum com localização no estômago. Geralmente, é assintomático e costuma ser um achado ocasional de uma endoscopia de rotina. Na endoscopia convencional, costuma ter aspecto de um pólipo, mas pode ter origem na primeira, na segunda e na terceira camada do órgão na avaliação por US endoscópica. O risco de malignização aumenta com o seu tamanho, sendo raro em tumores com menos de 2 cm. Pode ser classificado como tipo I, quando associado à gastrite atrófica, tipo II, quando associado à neoplasia endócrina múltipla do tipo I (NEM I) e tipo III, quando surge de forma esporádica. Este último é o que apresenta o pior prognóstico, pois tem maior risco de metástase. A US endoscópica pode auxiliar a selecionar os tumores capazes de ressecção endoscópica, pois aqueles com acometimento da quarta camada devem ser removidos cirurgicamente.

O tumor glômico é extremamente raro no estômago. Tem origem nas células do canal neuromioarterial do corpo glômico. O diagnóstico geralmente é feito na peça cirúrgica, pois, na maioria dos casos, o tumor tem origem na muscular própria do estômago e entra no diagnóstico diferencial do GIST.

Lesões hiperecogênicas

O lipoma da parede esofagogástrica é facilmente diagnosticado pela US endoscópica por ter origem na terceira camada (submucosa) e ter padrão hiperecogênico homogêneo, sendo dispensada a realização de punção (**FIG. 18.4**). Em geral, na avaliação endoscópica, caracteriza-se por ser um abaulamento recoberto por mucosa amarelada, macio ao toque da pinça, com "sinal do travesseiro" positivo. Se essas características estiverem presentes, dispensa-se até mesmo a realização da US endoscópica.

Neoplasia de esôfago

A US endoscópica tem um papel muito importante no estadiamento dos tumores do esôfago e da transição esofagogástrica. O tratamento subsequente depende da avaliação ini-

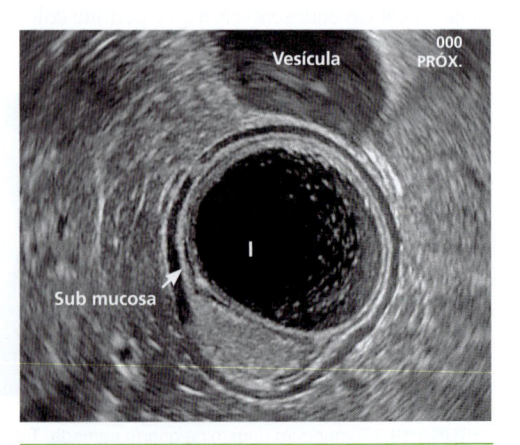

FIGURA 18.4 Lipoma gástrico.

cial com métodos endoscópicos e de imagem. A classificação mais utilizada no Serviço de Cirurgia do Aparelho Digestivo do Hospital de Clínicas de Porto Alegre é a sétima edição do sistema TNM,[2] a qual avalia o grau de invasão tumoral na parede do órgão (T), a presença de linfonodos regionais (N) e a presença de metástase à distância (M).

Estadiamento T

O estadiamento T classifica os tumores de acordo com a camada mais profunda acometida pela neoplasia, sendo que a US endoscópica é o método de imagem mais acurado para esse propósito, quando comparada com a peça histológica.

Em metanálise publicada em 2008, Puli e colaboradores[3] mostraram que, para o estadiamento T, a sensibilidade varia de 81,4 a 92,4%, sendo superior para lesões em estádios T3 e T4, com especificidade superior a 94% para todos os estádios.

Em 2012, Thosani e colaboradores[4] mostraram sensibilidade e especificidade para o estádio T1a de 85 e 87%, respectivamente. Para o estádio T1b, a sensibilidade e a especificidade foram de 86%, com acurácia geral superior a 93% para o estádio T1.

Uma publicação recente, de 2016, de Luo e colaboradores,[5] mostrou acurácia geral de 79% para o estadiamento T quando avaliado apenas o subtipo histológico epidermoide.

Em relação aos tumores estenosantes, a literatura mostra risco de perfuração quando se realiza dilatação do tumor para a passagem do aparelho, sendo que, a partir disso, os autores deste capítulo contraindicam a realização de dilatação para esse fim, tendo em vistas que tumores estenosantes, na sua grande maioria, terão estadiamento T3 ou T4.

Estadiamento N

A US endoscópica também mostra superioridade para o estadiamento N, além de permitir a punção de linfonodos para confirmação histológica.

Sobre o estadiamento N, a metanálise de Puli e colaboradores[3] mostra sensibilidade e especificidade próximas a 85% apenas com o uso da US endoscópica, sendo superiores a 95% se realizada punção aspirativa dos linfonodos por agulha fina (EUS-FNA).

Em metanálise publicada em 2008 por van Vliet e colaboradores,[6] os autores concluem que a US endoscópica é o método mais sensível para avaliação de linfonodos regionais, mas, também, o menos específico. A punção do linfonodo suspeito é indicada apenas se o resultado positivo para acometimento mudar a conduta.

Estadiamento M

Para o estadiamento M, são preferidos outros métodos de imagem. Porém, a US endoscópica, por vezes, permite a percepção de pequenas quantidades de líquido de ascite não visualizadas por outros métodos de imagem, e isso pode ajudar a mudar a conduta.

Reestadiamento pós-tratamento neoadjuvante

A avaliação da massa tumoral, após a realização de tratamento neoadjuvante, tem baixa acurácia devido ao fato de não ser possível distinguir com certeza o que é tumor viável de fibrose e reação inflamatória pós-quimioterapia e radioterapia. A metanálise publicada por Sun e colaboradores,[7] em 2015, mostra sensibilidade que varia de 23 a 83% e especificidade que varia de 42 a 96% para o reestadiamento T, de acordo com a camada acometida. Já para o reestadiamento N, esse mesmo estudo mostra acurácia de 64%.

Neoplasia de estômago

O papel da US endoscópica no estadiamento das neoplasias gástricas é o mesmo em relação ao câncer esofágico. Porém, o estômago não é um órgão reto, como é o esôfago, e o estadiamento de tumores em determinadas localizações é de difícil realização; portanto, possui acurácia subótima. Outros fatores, como o tamanho do tumor, o tipo histológico e a presença de ulceração, também podem contribuir para a baixa acurácia. No entanto, com o advento da neoadjuvância, o melhor estadiamento pré-operatório deve ser oferecido ao paciente, devendo-se levar em conta a possibilidade tanto de subestadiamento, quanto de superestadiamento.

Em metanálise recente, Mocellin e colaboradores[8] mostram acurácia em torno de 85% para o estadiamento T; já para o estadiamento N, a sensibilidade é de 83%, com especificidade de 67%. Para a diferenciação de tumores T1 e T2 de tumores T3 e T4, o estudo mostrou sensibilidade de 86% e especificidade de 90%. Os autores concluem que a US endoscópica pode ser utilizada na avaliação locorregional, mas que os estudos avaliados apresentam muita heterogeneidade.

No caso de tumores precoces que possam ser removidos por endoscopia, a US endoscópica pode ser utilizada para afastar doença T2, que contraindicaria a realização do tratamento endoscópico. Posteriormente, a peça endoscópica pode ser utilizada para um estadiamento mais preciso. Porém, em metanálise recente, Pei e colaboradores[9] mostraram baixa acurácia para o estadiamento de invasão de mucosa e submucosa, tendo sensibilidade e especificidade de 76 e 72%, respectivamente, para invasão da mucosa, e 62 e 78%, respectivamente, para invasão da submucosa.

Espessamento das pregas gástricas

A US endoscópica pode ser utilizada para avaliar o espessamento das pregas gástricas por permitir analisar com clareza até qual camada do estômago há envolvimento pela doença. Os estudos disponíveis na literatura mostram que o acometimento da muscular própria (quarta camada) e o espessamento maior ou igual a 9,8 mm são os fatores que mais se correlacionam com a possibilidade de malignidade.[10,11]

No caso de o espessamento ser inicialmente visto em uma tomografia computadorizada de abdome, uma endoscopia convencional normal correlaciona-se com grande acurácia com uma US endoscópica também normal. Sendo assim, a realização de US endoscópica estaria indicada apenas se a endoscopia convencional apresentar alteração e o resultado das biópsias não for capaz de elucidar o diagnóstico.

Referências

1. Zhang XC, Li QL, Yu YF, Yao LQ, Xu MD, Zhang YQ, et al. Diagnostic efficacy of endoscopic ultrasound-guided needle sampling for upper gastrointestinal subepithelial lesions: a meta-analysis. Surg Endosc. 2016;30(6):2431-41.
2. Edge SB, Byrd DR, Compton CC, Fritz AG, Greene FL, Trotti A, editors. AJCC cancer staging manual. 7th ed. New York: Springer, 2010.
3. Puli SR, Reddy JB, Bechtold ML, Antillon D, Ibdah JA, Antillon MR. Staging accuracy of esophageal cancer by endoscopic ultrasound: a meta-analysis and systematic review. World J Gastroenterol. 2008;14(10):1479-90.
4. Thosani N, Singh H, Kapadia A, Ochi N, Lee JH, Ajani J, et al. Diagnostic accuracy of EUS in differentiating mucosal versus submucosal invasion of superficial esophageal cancers: a systematic review and meta-analysis. Gastrointest Endosc. 2012;75(2):242-53.
5. Luo LN, He LJ, Gao XY, Huang XX, Shan HB, Luo GY, et al. Endoscopic ultrasound for preoperative esophageal squamous cell carcinoma: a meta-analysis. PLoS ONE. 2016;11(7):e0158373.
6. van Vliet EPM, Heijenbrok-Kal MH, Hunink MGM, Kuipers EJ, Siersema PD. Staging investigations for oesophageal cancer: a meta-analysis. Br J Cancer. 2008;98(3):547-57.
7. Sun F, Chen T, Han J, Ye P, Hu J. Staging accuracy of endoscopic ultrasound for esophageal cancer after neoadjuvant chemotherapy: a meta-analysis and systematic review. Dis Esophagus. 2015;28(8):757-71.
8. Mocellin S, Pasquali S. Diagnostic accuracy of endoscopic ultrasonography (EUS) for the preoperative locoregional staging of primary gastric cancer. Cochrane Database Syst Rev. 2015;(2):CD009944.
9. Pei Q, Wang L, Pan J, Ling T, Lv Y, Zou X. Endoscopic ultrasonography for staging depth of invasion in early gastric cancer: a meta-analysis. J Gastroenterol Hepatol. 2015;30(11):1566-73.
10. Ginès A, Pellise M, Fernández-Esparrach G, Soria MT, Mata A, Membrillo A, et al. Endoscopic ultrasonography in patients with large gastric folds at endoscopy and biopsies negative for malignancy: predictors of malignant disease and clinical impact. Am J Gastroenterol. 2006;101(1):64-9.
11. Lim H, Lee GH, Na HK, Ahn JY, Lee JH, Choi KS, et al. Use of endoscopic ultrasound to evaluate large gastric folds: features predictive of malignancy. Ultrasound Med Biol. 2015;41(10):2614-20.

Anéis, membranas e divertículos esofágicos

Vinicius Jardim Campos
Leandro Totti Cavazzola
Richard Ricachenevsky Gurski
Carlos Cauduro Schirmer

Os anéis e as membranas esofágicas são estruturas geralmente finas e delicadas que interrompem parcial ou totalmente o lúmen esofágico, podendo ou não causar sintomas pela obstrução mecânica à passagem do bolo alimentar. Têm causas bastante variadas, constituindo, com frequência, sinais de alerta para outras patologias esofágicas ou extraesofágicas.

São descritas como anéis as lesões que ocorrem na junção esofagogástrica (JEG), ou próximo dela, encontrando-se, em geral, recobertas por epitélio escamoso na sua face proximal e por epitélio colunar na face distal. Já as chamadas membranas ocorrem no restante do esôfago e são recobertas por epitélio apenas do tipo escamoso. São achados relativamente comuns e, muitas vezes, incidentais em radiografias contrastadas de esôfago ou endoscopias. Os pacientes são assintomáticos, na maioria dos casos.

Divertículos são dilatações saculares, que podem ocorrer ao longo de todo o tubo digestivo. No esôfago, podem estar associados a sintomas como disfagia, regurgitação, aspiração e halitose.

Anéis e membranas

Membranas esofágicas

São lesões delgadas compostas por mucosa e submucosa que causam estreitamento focal da luz do esôfago, encontradas mais comumente no terço proximal do órgão, imediatamente após a cartilagem cricóidea. Situam-se, em geral, na face anterior do lúmen e são recobertas por mucosa de aspecto normal. Estão presentes em cerca de 5 a 15% dos pacientes submetidos ao esofagograma contrastado por disfagia, e em cerca de 1,3% das endoscopias em pacientes assintomáticos.

O tipo mais comum de membranas esofágicas está associado à síndrome de Plummer-Vinson (também conhecida por Patterson-Kelly), cuja tríade clássica é anemia ferropriva, disfagia alta e membrana esofágica cervical, podendo estar também relacionada a outros achados como glossite atrófica, fragilidade ungueal, esplenomegalia e acloridria. Essa síndrome ocorre com mais frequência em mulheres (80-90%) pós-menopáusicas e está associada à incidência aumentada de carcinoma epidermoide de esôfago e faringe. Esse tipo de membrana situa-se, geralmente, na região cervical, projetando-se a partir da parede anterior do lúmen, junto ao músculo cricofaríngeo.

As membranas do terço médio do esôfago são menos frequentes. Diversas outras patologias sistêmicas podem estar associadas a membranas esofágicas. Entre as principais estão algumas doenças dermatológicas, como pênfigo vulgar, epidermólise bolhosa, síndrome de Stevens-Johnson e psoríase.

Não se conhece a fisiopatologia da formação das membranas esofágicas. Em pacientes pós-transplantados de medula óssea, observa-se a sua ocorrência de forma secundária à esofagite descamativa induzida pela doença do enxerto *versus* hospedeiro.

Normalmente, são achados incidentais em pacientes assintomáticos, mas podem, algumas vezes, estar associadas à disfagia, à impactação alimentar e à pneumonia aspirativa. O principal exame diagnóstico é a radiografia contrastada de esôfago, que deve ser realizada com a ingestão cuidadosa de volume de bário suficiente para que haja adequada distensão da luz do órgão. São mais facilmente visualizadas na projeção lateral (perfil), onde costumam aparecer como uma projeção delgada na luz esofágica, ocasionando súbito estreitamento luminal, de grau variável. A endoscopia digestiva alta é menos sensível que a radiografia contrastada para detecção das membranas esofágicas. O tratamento consiste na ruptura da membrana, o que, na maior parte das vezes, ocorre durante a passagem do endoscópio. A dilatação guiada por endoscopia pode ser utilizada em casos refratários.

Anéis esofágicos

Os anéis esofágicos são estreitamentos anulares que ocorrem no esôfago distal. Juntamente com as estenoses pépticas, constituem a causa mais comum de disfagia benigna. A etiologia dos anéis esofágicos não é bem definida, porém, acredita-se que ocorram de forma secundária à lesão por refluxo gastresofágico ou de forma congênita, pela formação de tecido mucoso redundante, durante o desenvolvimento do órgão.

Existem dois tipos de anéis esofágicos: os anéis musculares (tipo A) e os anéis mucosos (tipo B).

Os anéis musculares situam-se logo acima da JEG, no ponto de maior pressão do esfíncter esofágico inferior (EEI). São de ocorrência rara e, em geral, são encontrados em crianças. Dificilmente causam sintomas. Devido à sua relação com a contração da musculatura lisa da região, o seu calibre é geralmente variável durante a peristalse.

Os anéis mucosos ocorrem na transição dos epitélios da JEG e são formados apenas pelas camadas mucosa e submucosa do esôfago. Devido à sua localização, apresentam epitélio escamoso em sua face proximal e epitélio colunar em sua face distal. O subtipo mais comum dos anéis mucosos são os chamados anéis de Schatzki, termo que é considerado, para muitos autores, como sinônimo de anéis do tipo B. São encontrados em cerca de 15% das radiografias contrastadas de esôfago.

A etiologia dos anéis de Schatzki não é bem estabelecida. Uma das teorias aventadas é que o encurtamento esofágico secundário à inflamação crônica ou à presença de hérnia hiatal poderia ocasionar dobradura da mucosa ao nível da JEG. O anel de Schatzki não parece constituir uma condição distinta, pois, geralmente, se encontra associado a outras anormalidades esofágicas; entre elas, as mais importantes são hérnia de hiato (97%), esofagite por refluxo (28%) e esofagite eosinofílica (3%). O quadro clínico típico é de disfagia crônica para sólidos (média 4-5 anos) e de caráter intermitente, por vezes com longos intervalos entre os episódios. Sintomas relacionados à doença do refluxo gastresofágico (DRGE) também são frequentemente observados, como pirose (50%). Anéis que ocasionam estenoses luminais de 13 mm de diâmetro ou menos, costumam causar disfagia na maioria dos pacientes. No entanto, a ocorrência de disfagia nem sempre acompanha o grau de estenose luminal, sugerindo que outros fatores, como distúrbios motores associados, contribuam para a sua ocorrência. Portanto, o achado de anel de Schatzki em pacientes com disfagia não deve desencorajar a realização de esofagomanometria. Da mesma forma, casos associados à impactação alimentar devem ter o corpo esofágico biopsiado para avaliação de esofagite eosinofílica.

O exame inicial para avaliação dos anéis esofágicos é a endoscopia digestiva alta, fundamental para avaliação de patologias associadas e descarte de outras causas de disfagia, incluindo estenose péptica e neoplasia. A radiografia contrastada com bário é mais sensível que a endoscopia para anéis mais largos, com diâmetro luminal maior que 13 mm. Em ambos os métodos, a distensão adequada da luz esofágica é fundamental para a detecção dos anéis, de modo que o grau de suspeição e a execução da técnica adequada são essenciais para o diagnóstico.

O tratamento inicial dos anéis de Schatzki consiste na dilatação com o uso de velas (*bougies*) de Savary-Gilliard ou de balão pneumático. Devido ao baixo risco de ruptura esofágica nesse contexto, recomenda-se iniciar com dilatadores de grande calibre (18 mm). É importante que, na suspeita de esofagite eosinofílica associada, esta seja descartada antes da dilatação, pois sua ocorrência está associada ao maior risco de laceração esofágica. Os inibidores da bomba de prótons (IBPs) devem ser utilizados por pelo menos 6 semanas após a dilatação, havendo benefício na redução da recorrência mesmo em pacientes com pHmetria negativa. Pacientes com estenoses recorrentes ou com DRGE associada devem permanecer com dose de manutenção do IBP por tempo indefinido. A cirurgia antirrefluxo é opção para pacientes devidamente selecionados com DRGE confirmada. Estenoses refratárias podem ser tratadas por dilatação pneumática, caso tenha sido inicialmente manejada com velas, com injeção intralesional de corticosteroides ou por incisão eletrocirúrgica endoscópica.

Divertículos

São classificados em falsos ou verdadeiros (de acordo com as camadas que os compõem), em congênitos ou adquiridos, de pulsão ou tração (com base em sua etiologia) e, ainda, conforme sua localização anatômica. A maior parte dos divertículos esofágicos é "falsa" ("pseudodivertículos") – ou seja, consiste em projeções saculares contendo apenas as camadas mucosa e submucosa –, enquanto divertículos "verdadeiros", por definição, contêm todas as camadas do órgão. Os divertículos também podem ser "intramurais", contendo, nesses casos, apenas a camada submucosa.

A maior parte dos divertículos do esôfago é adquirida e diagnosticada na vida adulta, sendo feita, frequente, a sua associação com distúrbios motores do órgão. A maioria dos pacientes é assintomática. Em pacientes sintomáticos, a disfagia e a regurgitação são os achados mais frequentes. Em geral, os divertículos de pulsão são falsos divertículos que ocorrem por um gradiente de pressão transmural aumentado no interior do esôfago, resultando em herniação da mucosa e da submucosa por um ponto de fragilidade na parede muscular do órgão. Já os divertículos de tração ocorrem, geralmente, por retração de todas as camadas da parede esofágica por tecidos adjacentes, como linfonodos mediastinais, que se encontram em processo inflamatório ou cicatricial.

Divertículo faringoesofágico, hipofaríngeo ou de Zenker

É definido como uma herniação de mucosa e submucosa em uma zona de debilidade natural da transição entre a faringe e o esôfago, situada entre as fibras oblíquas do músculo constritor inferior da faringe e o músculo cricofaríngeo, e conhecida como triângulo de Killian (**FIG. 19.1**). Descrito em meados do século XVIII, tentativas pioneiras de tratamento resultavam invariavelmente em altas taxas de recidiva e/ou fístula salivar. Somente dois séculos depois, levando em conta as alterações do esfíncter esofágico superior (EES) na fisiopatologia do divertículo de Zenker (DZ), a miotomia do músculo cricofaríngeo foi introduzida como parte do tratamento, aumentando significativamente sua taxa de sucesso.

O mecanismo exato do desenvolvimento do DZ permanece desconhecido. De forma geral, entende-se que um distúrbio adjacente do EES resulta em obstrução à passagem do bolo alimentar durante a deglutição. Esse aumento da chamada "pressão intrabólus" gera gradiente de pressão através da parede esofágica, que leva à herniação da mucosa através da área de fragilidade do triângulo de Killian. Os

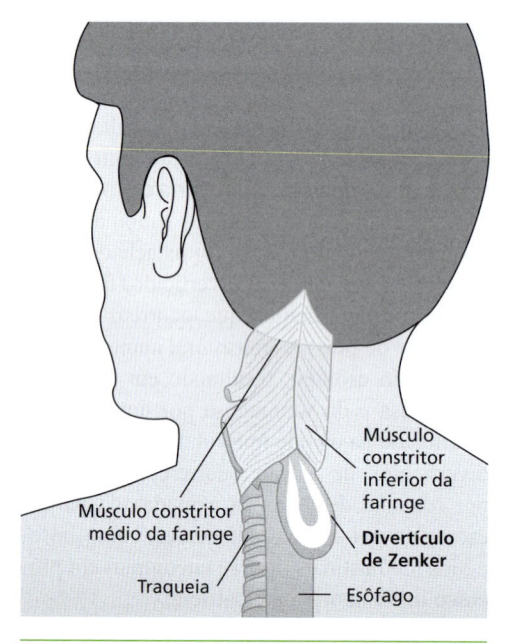

FIGURA 19.1 Divertículo faringoesofágico ou de Zenker.

principais mecanismos de disfunção do EES associados ao DZ são aumento do tônus basal do esfíncter, déficit de relaxamento e incoordenação entre o relaxamento do EES e a contração da hipofaringe. Estudos realizados com manometria e videodeglutograma simultâneos falharam em demonstrar essas alterações. No entanto, observou-se significativa redução do diâmetro da abertura esfincteriana nos pacientes com DZ, em relação aos controles.[1,2] Um estudo subsequente com cadáveres evidenciou a ocorrência de alterações fibrodegenerativas nas fibras do músculo cricofaríngeo de pacientes com DZ, em relação a controles, com aumento da taxa de colágeno em relação à elastina.[1] Aventou-se a hipótese de que essas alterações estruturais levem à redução da complacência das fibras musculares do EES, ocasionando abertura inadequada durante o seu relaxamento.

O DZ costuma apresentar-se à esquerda da linha média, projetando-se inferiormente com o passar do tempo. Por estar no mesmo eixo da hipofaringe, torna-se a via preferencial no caminho do bolo alimentar. É responsável por aproximadamente 70% dos casos de divertículo do esôfago e representa 1% de todos os distúrbios esofágicos. A prevalência dessa patologia é estimada em 1:1.500 indivíduos. Ocorre mais comumente em homens com idade superior a 50 anos. É um achado ocasional de 0,1% de todos os estudos radiológicos do trato gastrintestinal superior e está presente em 1,8 a 2,3% dos pacientes com disfagia.

O quadro clínico varia conforme o tamanho do divertículo, que, por sua vez, está relacionado ao seu tempo de evolução. No entanto, disfagia pode ser observada em todas as fases e constitui o sintoma principal, sendo provavelmente relacionada com a disfunção intrínseca do EES.

Inicialmente, o colo diverticular é estreito e uma pequena saculação projeta-se lateralmente, ocasionando desconforto vago durante a deglutição, por vezes referido como sensação de corpo estranho. Com o passar do tempo, uma crescente quantidade de alimentos passa a acumular-se no interior do divertículo, podendo ocasionar halitose, regurgitação de alimentos não digeridos, borborejo cervical, além de piora na disfagia, secundária à compressão extrínseca, ocasionada pelo divertículo repleto de resíduos sobre a parede esofágica. Sintomas relacionados à aspiração de conteúdo para a via aérea também são frequentes nesse estágio, normalmente referidos como tosse, sibilância ou dispneia, que, em geral, pioram na posição de decúbito. Histórias de pneumonias aspirativas, bronquiectasias e abscessos pulmonares são observadas em menos de 10% dos pacientes. Perda ponderal variável pode ser observada em até um terço dos pacientes. A dificuldade em nutrir-se, associada a complicações pulmonares e a faixa etária avançada em que normalmente ocorre, torna o DZ uma condição potencialmente mórbida em casos avançados.

Observam-se, com frequência, manobras adaptativas adotadas pelos pacientes para facilitar a deglutição, sendo mais típica a compressão manual do lado esquerdo do pescoço durante a deglutição, em que o paciente instintivamente comprime o divertículo, ocluindo a sua abertura e facilitando a passagem do bolo alimentar pela via natural.

Outras complicações descritas incluem o aparecimento de ulcerações dentro da saculação, carcinoma e fistulização espontânea.

Alguns estudos correlacionaram a ocorrência de DZ em associação a outras patologias esofágicas, como distúrbios motores do corpo esofágico, DRGE (44%) e esôfago de Barrett (15%). No entanto, a relação fisiopatológica entre o DZ e essas patologias permanece no campo teórico.

A investigação diagnóstica é simples. O esofagograma é o exame de escolha e, quando bem realizado com contraste de bário, deve localizar a presença e a dimensão do divertículo, mais bem visualizadas em incidências lateral e anteroposterior (**FIG. 19.2**). A associação de imagens dinâmicas da deglutição por fluoroscopia e a rotação do paciente em diferentes posições durante o exame aumentam a acurácia do método. A ultrassonografia, em mãos experientes, pode contribuir para o diagnóstico diferencial entre DZ e outras massas cervicais.

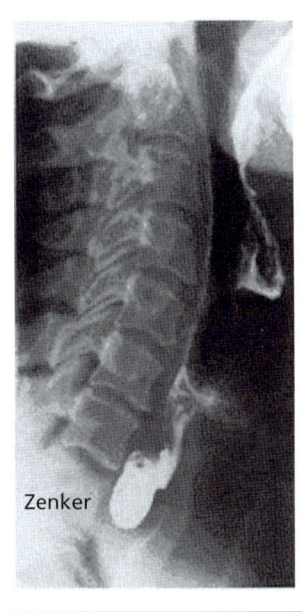

FIGURA 19.2 Radiografia contrastada de esôfago cervical demonstrando presença de divertículo de Zenker.

Uma avaliação completa do trato digestivo superior por meio de endoscopia digestiva alta, manometria e pHmetria, embora não obrigatória, pode adicionar importantes informações a respeito da patogenia do divertículo e de patologias associadas.

É importante ressaltar que qualquer tipo de intubação esofágica, em especial se realizada às cegas (sonda nasogástrica, sonda de manometria, ecocardiógrafo), acarreta risco de perfuração esofágica por intubação inadvertida do divertículo. Endoscópios de visão lateral, ultrassonografia endoscópica e outros aparelhos de visão restrita também levam a risco aumentado. Uma endoscopia de visão frontal realizada com cuidado e com passagem de fio-guia pela luz esofágica é o método mais seguro para orientar a realização desses procedimentos.

Pequenos divertículos assintomáticos podem ser observados. Existem diversas possibilidades terapêuticas para os pacientes sintomáticos, apresentando resultado global considerado bom a ótimo em mais de 90% dos casos e com baixa morbimortalidade, independentemente da técnica empregada.

Os princípios do tratamento do DZ consistem em tratamento do distúrbio motor de base, por meio de ampla miotomia do EES; e normalização do fluxo do alimento através da luz normal do esôfago, o que pode ser obtido pela simples mudança do eixo do divertículo (diverticulopexia), pela incisão do septo entre o lúmen diverticular e esofágico, tornando-os uma cavidade única (diverticulostomia), ou pela excisão total do divertículo (diverticulectomia).

A miotomia extramucosa associada à diverticulectomia, realizada por cervicotomia esquerda, é a técnica clássica para o tratamento do DZ, e é indicada especialmente para divertículos com mais de 2 a 3 cm e em pacientes com menos de 50 a 60 anos, por provavelmente apresentar os resultados mais duradouros em longo prazo. A fístula esofágica é a complicação mais temida após ressecção, com incidência variando de 1 a 25% na literatura. O uso de grampeadores parece reduzir a incidência dessa complicação. A evolução da fístula salivar pode ser benigna, quando bem orientada para o meio externo, ou pode evoluir para um quadro infeccioso mais grave e potencialmente letal, como a mediastinite. Após ressecção do divertículo, a liberação precoce da via oral, por via de regra, não é recomendada, podendo ser utilizada a passagem de sonda nasoentérica como garantia de via alimentar em caso de fístula. A diverticulopexia, que consiste na mobilização cranial do divertículo e na sua fixação na fáscia pré-vertebral, associada à miotomia, apresenta excelentes resultados e menor morbidade, sendo preferível à resseção em pacientes mais idosos ou debilitados.

Para divertículos menores, por vezes apenas a miotomia já é suficiente para reposicionar o divertículo ao mesmo nível da camada muscular. Se necessário, pode-se associar diverticulopexia (caso o divertículo tenha tamanho suficiente para ser mobilizado e fixado) ou diverticulectomia.

As técnicas convencionais por cervicotomia apresentam morbidade geral de 11%, com infecção cervical em 2%, fístula ou perfuração em 3% e lesão do nervo laríngeo recorrente em 3% dos casos.

As técnicas de correção endoluminal são uma alternativa menos invasiva aos procedimentos cirúrgicos convencionais. Elas consistem na incisão da parede comum entre o esôfago e o divertículo, de modo a formar uma cavidade única (diverticulostomia) e, ao mesmo tempo, incisar as fibras do músculo cricofaríngeo (miotomia). A técnica clássica de correção endoluminal de Dohlman, realizada com eletrocautério por meio de um endoscópio rígido, foi aprimorada com o uso de bisturis ultrassônicos, suturas mecânicas e, mais recentemente, endoscopia flexível. Um ponto crucial para a indicação desses procedimentos é que o divertículo apresente um tamanho mínimo para que haja um septo comum amplo que possa ser incisado. Por outro lado, divertículos excessivamente volumosos podem seguir com esvaziamento inadequado mesmo após a diverticulostomia, sendo preferíveis, para as técnicas endoluminais, divertículos de médio porte. Essas técnicas apresentam excelentes resultados e menor morbidade em relação às técnicas abertas, tendo como maior limitação a pouca disponibilidade de equipamentos e de equipe especializada.

Divertículos esofágicos (ou medioesofágicos)

São saculações que ocorrem no terço médio do esôfago. Na maior parte das vezes, são causados por forças de tração, normalmente secundárias a patologias mediastinais ou pulmonares adjacentes. A cicatriz inflamatória mediastinal resultante fixa o esôfago e, com a deglutição, ocorrerá tração na parede esofágica, levando à formação do divertículo com o tempo. Além disso, estudos recentes demonstram elevada concomitância de distúrbios da motilidade esofágica.

Correspondem a 15 a 20% de todos os divertículos esofágicos, frequentemente como achados incidentais nas radiografias contrastadas. São mais comuns à direita da bifurcação da traqueia.

Em geral, são assintomáticos, mas podem cursar com dor torácica e disfagia, na maior parte das vezes relacionadas com doença motora ou patologia de base do que com o divertículo propriamente dito. Sintomas de DRGE podem estar presentes em até 50% dos pacientes. Complicações são raras, normalmente associadas à pneumonia de aspiração.

O diagnóstico também é realizado pela radiografia contrastada. A realização de endoscopia está indicada para o diagnóstico diferencial, além da manometria, que pode determinar o tipo de distúrbio motor associado e auxiliar na definição do tratamento.

A observação clínica está indicada na maioria dos casos em que os divertículos são pequenos e assintomáticos. Para os pacientes sintomáticos e com distúrbios motores associados, o tratamento deve ser individualizado.

Divertículos epifrênicos

Estão localizados nos 10 cm distais do esôfago, em geral 4 a 8 cm acima da JEG, normalmente à direita do esôfago.

Estão associados a distúrbios motores do esôfago em mais de dois terços dos casos. A esofagite de refluxo pode colaborar para a ocorrência desse tipo de divertículo, tendo em vista o distúrbio motor secundário à DRGE.

São raros e, quando sintomáticos (o que ocorre em 15-20% dos casos), apresentam-se com disfagia, regurgitação e dor torácica, na dependência do distúrbio motor associado. A regurgitação é precipitada por mudança de posição, e normalmente ocorre à noite e em grande quantidade. Complicações pulmonares, apesar de descritas, são infrequentes. Podem ocorrer obstrução do esôfago, bezoar e perfuração.

O diagnóstico é feito pela radiografia contrastada. A endoscopia corrobora o diagnóstico e é de grande valia no diagnóstico diferencial das complicações. A manometria é importante para definir o distúrbio motor associado e guiar o tratamento.

Deve-se cogitar tratamento cirúrgico apenas na vigência de complicações. Podem ser associados procedimentos que aliviem a obstrução abaixo do divertículo (miotomias amplas ou curtas, na dependência do distúrbio motor associado, mas que sempre devem incluir o EEI) com pexias ou ressecção dele. Hoje estão disponíveis diversas alternativas minimamente invasivas, incluindo procedimentos realizados por toracoscopia ou por videolaparoscopia com abordagem trans-hiatal. Quando realizados de forma adequada, esses procedimentos possuem alto índice de sucesso com poucas complicações associadas. A utilização de procedimentos antirrefluxo, associados ao tratamento do divertículo, propicia "proteção" para a miotomia e defende a mucosa de complicações associadas à DRGE.

Pseudodiverticulose intramural

Os pseudodivertículos intramurais são uma condição rara (menos de 100 casos relatados na literatura indexada), associada à disfagia e composta por múltiplas saculações no esôfago, que correspondem a ductos excretórios dilatados das glândulas submucosas. Ocorrem após processos inflamatórios crônicos dessas glândulas, com consequentes adesões periesofágicas, fibrose da mucosa e formação dos pseudodivertículos. O sintoma predominante é a disfagia, podendo ser devido ao estreitamento de todo o lúmen do órgão.

O diagnóstico é realizado pela radiografia contrastada, com múltiplas pequenas saculações, e o tratamento é feito por meio de dilatação das zonas de estenose.

Outros divertículos

Pseudodivertículos pós-trauma (sondagem nasoentérica ou nasogástrica) e divertículos que ocorrem nos substitutos esofágicos pós-cirurgia de ressecção (cólon ou jejuno) estão classificados neste item e devem ter seu tratamento individualizado conforme a etiologia.

Referências

1. Cook IJ, Gabb M, Panagopoulos V, Jamieson GG, Dodds WJ, Dent J, et al. Pharyngeal (Zenker's) diverticulum is a disorder of upper esophageal sphincter opening. Gastroenterology. 1992;103(4):1229-35.

2. Cook IJ, Blumbergs P, Cash K, Jamieson GG, Shearman DJ. Structural abnormalities of the cricopharyngeus muscle in patients with pharyngeal (Zenker's) diverticulum. J Gastroenterol Hepatol. 1992;7(6):556-62.

Leituras recomendadas

Bohm M, Richter JE, Kelsen S, Thomas R. Esophageal dilation: simple and effective treatment for adults with eosinophilic esophagitis and esophageal rings and narrowing. Dis Esophagus. 2010;23(5):377-85.

Cassivi SD, Deschamps C, Nichols FC 3rd, Allen MS, Pairolero PC. Diverticula of the esophagus. Surg Clin North Am. 2005;85(3):495 503, ix.

do Nascimento FA, Lemme EM, Costa MM. Esophageal diverticula: pathogenesis, clinical aspects, and natural history. Dysphagia. 2006;21(3):198 205.

Gutschow CA, Hamoir M, Rombaux P, Otte JB, Goncette L, Collard JM. Management of pharyngoesophageal (Zenker's) diverticulum: which technique? Ann Thorac Surg. 2002;74(5):1677-82.

Hazebroek EJ, van der Harst E. Mid esophageal diverticulum. J Am Coll Surg. 2008;207(2):293.

Hoghooghi D, Coakley FV, Breiman RS, Qayyum A, Yeh BM. Frequency and etiology of midesophageal diverticula at barium esophagography. Clin Imaging. 2006;30(4):245 7.

Ibrahim A, Cole RA, Qureshi WA, Helaly AZ, Jamecci A, Graham DY, et al. Schatzki's ring: to cut or break an unresolved problem? Dig Dis Sci. 2004;49(3):379 83.

Kilic A, Schuchert MJ, Awais O, Luketich JD, Landreneau RJ. Surgical management of epiphrenic diverticula in the minimally invasive era. JSLS. 2009;13(2):160 4.

Levine MS, Rubesin SE, Laufer I. Barium esophagography: a study for all seasons. Clin Gastroenterol Hepatol. 2008;6(1):11 25.

Melman L, Quinlan J, Robertson B, Brunt LM, Halpin VJ, Eagon JC, et al. Esophageal manometric characteristics and outcomes for laparoscopic esophageal diverticulectomy, myotomy, and partial fundoplication for epiphrenic diverticula. Surg Endosc. 2009;23(6):1337 41.

Mulder CJ, Costamagna G, Sakai P. Zenker's diverticulum: treatment using a flexible endoscope. Endoscopy. 2001;33(11):991-7.

Müller M, Gockel I, Hedwig P, Eckardt AJ, Kuhr K, König J, et al. Is the Schatzki ring a unique esophageal entity? World J Gastroenterol. 2011;17(23):2838-43.

Olson JS, Lieberman DA, Sonnenberg A. Practice patterns in the management of patients with esophageal strictures and rings. Gastrointest Endosc. 2007;66(4):670 5.

Palanivelu C, Rangarajan M, John SJ, Parthasarathi R, Senthilkumar R. Laparoscopic transhiatal approach for benign supra diaphragmatic lesions of the esophagus: a replacement for thoracoscopy? Dis Esophagus. 2008;21(2):176 80.

Reznik SI, Rice TW, Murthy SC, Mason DP, Apperson Hansen C, Blackstone EH. Assessment of a pathophysiology directed treatment for symptomatic epiphrenic diverticulum. Dis Esophagus. 2007;20(4):320 7.

Rice TW, Goldblum JR, Yearsley MM, Shay SS, Reznik SI, Murthy SC, et al. Myenteric plexus abnormalities associated with epiphrenic diverticula. Eur J Cardiothorac Surg. 2009;35(1):22 7.

Rizzetto C, Zaninotto G, Costantini M, Bottin R, Finotti E, Zanatta L, et al. Zenker's diverticula: feasibility of a tailored approach based on diverticulum size. J Gastrointest Surg. 2008;12(12):2057 65.

Sgouros SN, Vlachogiannakos J, Karamanolis G, Vassiliadis K, Stefanidis G, Bergele C, et al. Long-term acid suppressive therapy may prevent the relapse of lower esophageal (Schatzki's) rings: a prospective, randomized, placebo-controlled study. Am J Gastroenterol. 2005;100(9):1929-34.

Simić AP, Gurski RR, Pesko PM. The story beyond the Zenker's pouch. Acta Chir Iugosl. 2009;56(1):9 16.

Varghese TK Jr, Marshall B, Chang AC, Pickens A, Lau CL, Orringer MB. Surgical treatment of epiphrenic diverticula: a 30 year experience. Ann Thorac Surg. 2007;84(6):1801 9.

Wasserzug O, Zikk D, Raziel A, Cavel O, Fleece D, Szold A. Endoscopically stapled diverticulostomy for Zenker's diverticulum: results of a multidisciplinary team approach. Surg Endosc. 2010;24(3):637 41.

Yeo CJ, editor. Shackelford's surgery of the alimentary tract. 7th ed. New York: Elsevier; 2013.

Yuan Y, Zhao YF, Hu Y, Chen LQ. Surgical treatment of Zenker's diverticulum. Dig Surg. 2013;30(3):207-18.

20

Corpo estranho, perfuração, estenose cáustica e ruptura esofágica

Vinicius Jardim Campos
Ilton Vicente Stella
Carlos Cauduro Schirmer
Richard Ricachenevsky Gurski

A presença de corpo estranho (CE) no trato gastrintestinal (TGI) é motivo frequente de consultas em serviços de emergência, e a adoção de rotinas para o manejo desses casos determina menor risco para o paciente e maior segurança para a equipe médica. Embora menos comum, a ocorrência de ruptura ou perfuração esofágica demanda, por parte da equipe assistente, ações imediatas que visam diminuir a morbidade e a mortalidade desses casos. Os objetivos deste capítulo são caracterizar clinicamente essas condições e enfatizar aspectos do diagnóstico e do tratamento.

Corpo estranho gastresofágico

A grande maioria dos CEs ingeridos progredirá espontaneamente pelo TGI, sendo necessária a sua remoção endoscópica em apenas 10 a 20% dos casos e sua retirada cirúrgica em 1% ou menos. Cerca de 80% dos casos ocorrem em crianças, com pico de incidência dos 6 meses aos 3 anos de idade. Na população adulta, a frequência é maior em pacientes psiquiátricos ou com alterações do sensório, provocadas por álcool ou drogas. A presença de próteses dentárias pelo comprometimento da sensação tátil durante a deglutição constitui fator de risco para a ingesta acidental de CE em adultos. A impactação de bolo alimentar também é frequente em adultos, geralmente ocorrendo em pessoas com alterações estruturais no esôfago, como membranas, anéis, estenoses ou cirurgias prévias, em até 75 a 100% dos casos. A possibilidade de esofagite eosinofílica também deve ser considerada em pacientes adultos com impactação de bolo alimentar. Algumas séries de casos recentes referem essa patologia como responsável por até 50% dos casos.

Apesar de algumas estatísticas indicarem até 1.500 mortes anuais por ingestão de CE acidental ou não, nos Estados Unidos, as taxas de mortalidade foram extremamente baixas em uma compilação de múltiplos estudos, incluindo duas grandes séries, não relatando óbitos em 852 adultos e apenas 1 óbito em 2.206 crianças. A baixa mortalidade foi atribuída à intervenção precoce endoscópica resolutiva e aos altos índices de passagem espontânea, sem qualquer lesão do TGI.

As áreas mais comuns de impactação de CE são os estreitamentos fisiológicos do esôfago: músculo cricofaríngeo, áreas de compressão do arco aórtico e do brônquio principal esquerdo e junção esofagogástrica. Objetos com diâmetro maior do que 2,5 cm provavelmente não progredirão além do canal pilórico.

Quadro clínico

CEs esofágicos estão associados a sintomas de disfagia, odinofagia ou obstrução esofágica completa com regurgitação e sialorreia. Sinais sugestivos de complicações podem estar presentes nos casos de perfuração. Em crianças, objetos impactados no esôfago proximal podem determinar compressão da traqueia, com sintomas respiratórios de tosse, dispneia e estridor, ou aspiração do conteúdo alimentar.

Diagnóstico

O diagnóstico depende basicamente da história clínica. Em crianças, deve-se suspeitar de CE, sobretudo em casos de sintomas respiratórios, recusa alimentar ou regurgitação de início súbito. O exame físico costuma ser normal, sendo mais utilizado para avaliação da presença de complicações.

Exames radiológicos sem contraste devem ser utilizados como avaliação de rotina em incidências frontal e lateral para melhor avaliação dos objetos radiopacos. Radiografia normal não exclui a presença de CE. É importante lembrar dos objetos radiotransparentes e até de alguns pequenos objetos radiopacos, como ossos, espinhas ou cartilagens, que podem não aparecer. Inicialmente, está contraindicada a realização de exames radiológicos contrastados, pelos riscos de aspiração e pela dificuldade de visualização no exame endoscópico posterior. Então, é necessário um procedimento endoscópico.

Manejo

A endoscopia digestiva alta é o procedimento de escolha para o diagnóstico e o tratamento de CE no TGI alto. O momento da intervenção endoscópica é determinado pela sintomatologia do paciente e pelos riscos de aspiração ou perfuração que o objeto ingerido pode ocasionar. A localização, o tamanho, o tipo de CE e a idade do paciente influenciam nas taxas de sucesso. A presença de jejum adequado também deve ser avaliada caso haja necessidade de anestesia. A habilidade técnica do endoscopista e os acessórios disponíveis para remoção também são importantes. Estima-se que os CEs possam ser removidos por endoscopia bem-sucedida em até 90 a 100% dos casos.

Endoscópios rígidos ou flexíveis podem ser utilizados na retirada do CE. Exames com esofagoscópios rígidos são realizados sob anestesia geral e, geralmente, são executados pelo otorrinolaringologista; são mais úteis na retirada de objetos perfurocortantes impactados na hipofaringe ou no músculo cricofaríngeo. O endoscópio flexível é vantajoso porque possibilita a realização do exame apenas sob sedação e permite a avaliação do esôfago, do estômago e do duodeno. Em crianças e pacientes não colaborativos, os exames sempre devem ser feitos sob anestesia geral. No **QUADRO 20.1**, estão resumidas as indicações para remoção de CE.

De maneira geral, todos os objetos no esôfago devem ser removidos. São indicações para remoção imediata qualquer objeto perfurocortante, baterias e moedas no esôfago. A impactação de bolo alimentar também constitui indicação para retirada de urgência, conforme os sintomas apresentados. De qualquer forma, não se deve postergar a retirada de alimentos impactados no esôfago por mais de 12 horas, pelos

---

QUADRO 20.1

Indicações para remoção de corpos estranhos no trato gastrintestinal alto

Esôfago
- Todos os tipos

Estômago
- Objetos perfurocortantes
- Objetos grandes
  - 6 cm em crianças
  - 10 cm em adultos
- Objetos rombos
  - Após 2 semanas no estômago
  - Após 1 semana no duodeno
- Baterias após 48 horas

riscos de lesão profunda e perfuração. Uma vez que o CE atinja o estômago, a conduta pode ser expectante, exceto nos casos de objetos grandes ou perfurocortantes. Quando CEs pontiagudos ou cortantes progridem além do estômago ou do duodeno proximal, podem ocasionar perfuração do TGI em até 35% dos casos. Sugere-se a realização de radiografias diárias, e a intervenção cirúrgica deve ser considerada quando não ocorrer progressão por 3 dias consecutivos ou se houver sinais de perfuração.

A abordagem endoscópica está contraindicada para a remoção de cápsulas ou recipientes plásticos contendo drogas ilícitas, ingeridos intencionalmente com o objetivo de tráfico, devido aos riscos de ruptura, que podem ser fatais. Recomenda-se conduta expectante ou cirúrgica.

Os aspectos detalhados da técnica endoscópica e a utilização dos diferentes tipos de acessórios, com objetivo de tornar o procedimento mais seguro, podem ser obtidos nas referências Eisen[1] e Silva.[2]

Nos casos de impactação alimentar em esôfago distal, pode-se tentar a utilização de fármacos relaxantes do esfíncter esofágico inferior. O glucagon na dosagem de 0,5 a 2 mg aplicada por via intravenosa, lentamente, pode relaxar a musculatura lisa e diminuir o espasmo muscular presente na área de impactação. O efeito é imediato e dura aproximadamente 15 minutos. A taxa de sucesso variou de 12 a 58% em algumas séries. Os efeitos adversos mais frequentes são náuseas e vômitos.

O tratamento cirúrgico está indicado quando ocorre perfuração, hemorragia, formação de fístulas ou obstrução intestinal. Também há indicação cirúrgica nos casos de insucesso da retirada endoscópica, quando não ocorre progressão do CE e na presença de alterações anatômicas ou cirúrgicas prévias que impeçam a progressão.

Perfuração e ruptura gastresofágica

Nas últimas duas décadas, houve mudança na frequência das diferentes causas de perfuração esofágica. Antes, a causa mais comum era traumática ou a ruptura espontânea. Porém, atualmente, cerca de 70% de todas as perfurações são secundárias a procedimentos diagnósticos e terapêuticos, sobretudo aqueles relacionados com instrumentos médicos introduzidos no esôfago.

O risco de perfuração em uma endoscopia digestiva alta varia de 0,03 a 0,1% dos procedimentos. Nos casos de procedimentos terapêuticos, esses índices são maiores, podendo chegar a 0,4% em dilatações de estenoses ou a até 5% nos casos de terapêutica paliativa para neoplasia esofágica avançada com *laser* ou eletrocoagulação. A ruptura esofágica espontânea (síndrome de Boerhaave) está relacionada com a ocorrência de vômitos forçados ou arcadas vigorosas que podem provocar lacerações transmurais com perfuração. Essa condição geralmente está relacionada com o alcoolismo. Algumas patologias ou medicações podem provocar ulcerações esofágicas profundas e perfuração espontânea, como o uso de alendronato, infecções em pacientes imunodeficientes e refluxo gastresofágico grave.

Quadro clínico

A tríade clínica de um paciente com perfuração esofágica é dor, febre e ar livre no tecido subcutâneo ou no mediastino. A dor costuma estar localizada no sítio da perfuração, assim como o ar livre. O enfisema subcutâneo na região do pescoço ocorre em perfurações cervicais, e o pneumomediastino, nas perfurações torácicas. Pequenas perfurações podem não ter qualquer manifestação inicial, e os sinais irão aparecer após algumas horas. Nos serviços de emergência, deve-se sempre pesquisar a realização de algum procedimento prévio nos pacientes com suspeita de perfuração.

Diagnóstico

Mesmo com a presença da tríade clínica característica, é preciso confirmar a suspeita de perfuração por meio de exames radiológicos. A radiografia simples de tórax e abdome mostra alterações em até 90% dos casos. Enfisema subcutâneo, pneumomediastino, alargamento mediastinal, níveis líquidos no mediastino, pneumotórax, hidrotórax, derrame pleural, infiltrado pulmonar ou pneumoperitônio podem ser encontrados. Exames contrastados demonstram o local da perfuração e sua extensão. Deve-se inicialmente utilizar contraste hidrossolúvel.

Nos casos negativos, mas com forte suspeita, deve-se usar contrastes baritados, que são mais sensíveis para mostrar pequenas perfurações. Persistindo exames negativos, está indicada a realização de tomografia computadorizada (TC), que apresenta alta sensibilidade para mostrar extravasamento de ar adjacente ao esôfago ou no mediastino. Nos casos mais antigos, a TC também avalia a presença de coleções. Não se deve utilizar a endoscopia digestiva para o diagnóstico de perfuração de esôfago, pois o ar insuflado durante o procedimento pode agravar uma perfuração parcial.

Manejo

A definição da conduta a ser adotada nos caso de perfuração esofágica depende do tempo do diagnóstico e da causa da perfuração. O diagnóstico precoce tem melhor prognóstico e maior possibilidade de tratamento clínico. Ao contrário, diagnósticos tardios (mais de 24 horas) implicam maior possibilidade de tratamento cirúrgico com mortalidade de até 25 a 50%.

De maneira geral, são candidatos a tratamento não cirúrgico, pacientes com pequenas perfurações em esôfago cervical, pacientes em que o diagnóstico é precoce e pacientes estáveis clinicamente. O tratamento cirúrgico sempre está indicado nos casos evidentes de contaminação, nas perfurações para o espaço pleural e no esôfago abdominal.

No **QUADRO 20.2**, estão resumidas as indicações para tratamento clínico ou cirúrgico.

Após o diagnóstico de perfuração, caso seja escolhido tratamento clínico, deve-se iniciar imediatamente antibioticoterapia de amplo espectro, hidratação e jejum. Com o quadro estabilizado, programa-se suporte nutricional enteral ou parenteral. O tempo de jejum estimado varia de 10 a 14 dias. Estudos radiológicos contrastados devem ser repetidos após 10 a 14 dias para avaliação da cicatrização. Caso ocorra deterioração clínica, o tratamento cirúrgico está indicado.

Pequenas perfurações diagnosticadas durante procedimentos endoscópicos terapêuticos são passíveis de tratamento imediato com a utilização de endoclipes. Pacientes com neoplasia esofágica irressecável podem beneficiar-se da colocação de endopróteses por endoscopia ou por cirurgia quando ocorrem perfurações após manipulação. O uso de drenagem por controle fluoroscópico de coleções também é útil no tratamento clínico.

O tipo de tratamento cirúrgico adotado depende do local da perfuração. Na região

---

QUADRO 20.2

Indicações para tratamento clínico ou cirúrgico no paciente com perfuração esofágica

Tratamento clínico
- Pacientes estáveis (sem febre, dor mínima, leucocitose discreta, normotensos)
- Perfurações após procedimentos com paciente em NPO e diagnóstico dentro de 2 horas
- Diagnósticos tardios em pacientes estáveis ("tolerância à perfuração")
- Perfurações bloqueadas com drenagem para o lúmen esofágico (sem sinais de ar livre na região cervical, no mediastino, no pulmão ou no abdome)

Tratamento cirúrgico
- Síndrome de Boerhaave
- Pacientes instáveis (sepse, hipotensão, insuficiência respiratória)
- Perfurações não bloqueadas para mediastino e espaço pleural
- Perfuração de esôfago intra-abdominal
- Pneumotórax associado
- Perfurações com CEs retidos
- Perfurações com doenças esofágicas e indicação cirúrgica prévia

CEs, corpos estranhos; NPO, nada por via oral.

cervical, estão indicadas esofagorrafia e drenagem, caso se trate de perfuração com pouco tempo de evolução. No esôfago torácico, deve-se, sempre que possível, corrigir a perfuração no mesmo tempo cirúrgico. Em casos com menos de 12 a 24 horas de evolução, a possibilidade de fístula na sutura é menor, recomendando-se a cirurgia como a conduta de escolha.

Nos casos de mediastinite, está contraindicado o reparo primário. As opções são procedimento de exclusão e diversão esofágica, como esofagostomia com alguma ostomia (gastrostomia ou jejunostomia) para alimentação e reconstrução posterior ou esofagectomia. A doença de base deve ser sempre considerada, quando presente, na definição do tipo de conduta cirúrgica do paciente com perfuração.

Referências

1. Eisen GM, Baron TH, Dominitz JA, Faigel DO, Goldstein JL, Johanson JF, et al. Guideline for the management of ingested foreign bodies. Gastrointest Endosc. 2002;55(7):802 6.
2. Silva AF, Silva FF. Corpos estranhos da faringe e do esôfago. In: Parada A, editor. Endoscopia gastrintestinal terapêutica. São Paulo: Tecmedd; 2006. p. 1269.

Leituras recomendadas

Abbas G, Schuchert MJ, Pettiford BL, Pennathur A, Landreneau J, Landreneau J, et al. Contemporaneous management of esophageal perforation. Surgery. 2009;146(4):749 55.

Bufkin BL, Miller JI Jr, Mansour KA. Esophageal perforation: emphasis on management. Ann Thorac Surg. 1996;61(5):1447 51.

Costa L, Laranjeiro J, Vales F, Santos M. Esophageal foreign bodies: when flexible endoscopy fails. Acta Otorrinolaringol. Gallega. 2015;8(1):91-100.

Eroglu A, Turkyilmaz A, Aydin Y, Yekeler E, Karaoglanoglu N. Current management of esophageal perforation: 20 years experience. Dis Esophagus. 2009;22(4):374 80.

Geraci G, Sciume C, Carlo GD, Picciurro A, Modica G. Retrospective analysis of management of ingested foreign bodies and food impactions in emergency endoscopic setting in adults. BMC Emerg Med. 2016;16:42.

Gupta NM, Kaman L. Personal management of 57 consecutive patients with esophageal perforation. Am J Surg. 2004;187(1):58 63.

Ikenberry SO, Jue TL, Anderson MA, Appalaneni V, Banerjee S, Ben-Menachem T, et al. Management of ingested foreign bodies and food impactions. Gastrointest Endosc. 2011;73(6):1085-91.

Kaman L, Iqbal J, Kundil B, Kochhar R. Management of esophageal perforation in adults. Gastroenterology Res. 2010;3(6):235-44.

Katzka DA. Esophageal disorders caused by medications, trauma, and infection. In: Sleisenger MH, Feldman M, Friedman LS, Brandt LJ. Sleisenger and Fordtran's gastrointestinal and liver disease. 9th ed. Philadelphia: Saunders; 2010. p. 735 43.

Kerlin P, Jones D, Remedios M, Campbell C. Prevalence of eosinophilic esophagitis in adults with food bolus obstruction of the esophagus. J Clin Gastroenterol. 2007;41(4):356 61.

Nunes DL. Retirada de corpo estranho. In: Santos CEO, Lopes CV, Alves AV, Leão ABHS, Lima JCP, editores. Manual de endoscopia digestiva: diagnóstico e tratamento. Rio de Janeiro: Revinter; 2016.

Palta R, Sahota A, Bemarki A, Salama P, Simpson N, Laine L. Foreign-body ingestion: characteristics and outcomes in a lower socioeconomic population with predominantly intentional ingestion. Gastrointest Endosc. 2009;69(3):426-33.

Raju GS. Endoscopic closure of gastrintestinal leaks. Am J Gastroenterol. 2009;104(5):1315 20.

Ribeiro LT. Corpo estranho. In: Sociedade Brasileira de Endoscopia Digestiva, editor. Endoscopia digestiva. 3. ed. MEDSI: Rio de Janeiro; 2000. p. 104.

Schmidt SC, Strauch S, Rösch T, Veltzke Schlieker W, Jonas S, Pratschke J, et al. Management of esophageal perforations. Surg Endosc. 2010;24(11):2809-13.

Sugawa C, Ono H, Taleb M, Lucas CE. Endoscopic management of foreign bodies in the upper gastrointestinal tract: a review. World J Gastroinest Endosc. 2014;6(10):475-81.

Vallböhmer D, Hölscher AH, Hölscher M, Bludau M, Gutschow C, Stippel D, et al. Options in the management of esophageal perforation: analysis over 12 year period. Dis Esophagus. 2010r;23(3):185 90.

Wu JT, Mattox KL, Wall MJ Jr. Esophageal perforations: new perspectives and treatment paradigms. J Trauma. 2007;63(5):1173 84.

21

Tumores benignos do esôfago

Guilherme S. Mazzini
André Ricardo Pereira da Rosa
Richard Ricachenevsky Gurski
Carlos Cauduro Schirmer

Os tumores benignos do esôfago são raros, com prevalência de menos de 0,5%, e representam cerca de 20% de todos os tumores do órgão. Aproximadamente 60% dos casos são leiomiomas, 20% são cistos e 5% são pólipos. A maioria é assintomática e exige apenas observação e seguimento. O tratamento normalmente é indicado quando há sintomas associados. Esses tumores têm sido diagnosticados com mais frequência, na medida em que exames radiológicos e endoscópicos estão sendo realizados em maior quantidade.

Os tumores benignos do esôfago podem ser classificados de acordo com a sua localização, sendo intraluminais quando se apresentam na mucosa esofágica, intramurais (ou subepiteliais) quando se originam na parede esofágica sem envolver a mucosa, ou extraesofágicos (**QUADRO 21.1**). O leiomioma é o tumor benigno mais comum, sendo sempre intramural. Os cistos congênitos extraesofágicos e as duplicações estão em segundo lugar, embora não sejam verdadeiras neoplasias. A maioria desses tumores está localizada nos terços médio e inferior do esôfago. Os tumores originados do esôfago cervical são menos comuns, exceto os pólipos fibrovasculares.

Características clínicas

Em geral, os tumores benignos do esôfago crescem muito lentamente e podem permanecer estáveis por vários anos. Cerca de 50% são assintomáticos, diagnosticados incidentalmente por exames de imagem ou endoscópicos, realizados por outras causas. A disfagia é o sintoma mais comum, e, à medida que o tumor aumenta de tamanho, pode obstruir o lúmen esofágico ou comprimir estruturas adjacentes. Em decorrência da complacência do esôfago, a obstrução esofágica significativa é causada so-

---

QUADRO 21.1

Classificação dos tumores benignos do esôfago

Localização intraluminal
- Pólipos fibrovasculares
- Papilomas de células escamosas
- Pseudotumores inflamatórios
- Pólipos inflamatórios
- Pólipos adenomatosos
- Hemangiomas
- Tumores de células granulares

Localização intramural
- Leiomiomas
- GISTs
- Schwannomas
- Linfangiomas

Localização extraesofágica
- Cistos e duplicações

GISTs, tumores estromais gastrintestinais (do inglês *gastrointestinal stromal tumors*).

mente por tumores com mais de 5 cm. Pode haver também graus variáveis de sangramento e sintomas relacionados com o efeito de pressão sobre as estruturas mediastinais.

De acordo com a apresentação clínica, essas lesões podem ser assintomáticas: obstrução da luz esofágica, compressão de estruturas adjacentes, regurgitação de tumor pedunculado e ulceração com sangramento.

Diagnóstico

A radiografia contrastada de esôfago com bário talvez seja o melhor exame inicial para avaliar o paciente sintomático. Muitos tumores benignos podem não ser identificados por outros métodos de investigação, como endoscopia digestiva alta (EDA), radiografia de tórax ou tomografia computadorizada (TC). A TC é útil para definir a relação entre o tumor e as estruturas adjacentes. Tumores muito pequenos podem não ser identificados na EDA, especialmente quando próximos ao músculo cricofaríngeo. No entanto, a EDA é essencial para excluir câncer, podendo ajudar a confirmar o diagnóstico de lesão benigna e avaliar o grau de obstrução. Tumores intramurais, como o leiomioma, apresentam-se como uma protuberância dentro do lúmen, completamente encoberta por mucosa esofágica normal. Em geral, a biópsia das lesões intraluminais não é complicada, embora os hemangiomas possam sangrar. Já a biópsia de tumores subepiteliais (p. ex., leiomioma) normalmente é ineficaz, porque o material retirado é insuficiente para fazer o diagnóstico e excluir malignidade. O comprometimento da mucosa pela biópsia pode prejudicar a enucleação da lesão.

A ultrassonografia (US) endoscópica é, hoje, uma ferramenta fundamental na avaliação das lesões benignas do esôfago. Ela pode auxiliar no diagnóstico, no planejamento da cirurgia e no seguimento. A US endoscópica delineia claramente as camadas da parede esofágica, permitindo determinar a localização precisa da lesão dentro da parede e diferenciar tumores benignos de malignos. A US endoscópica também pode determinar se a abordagem endoscópica para ressecção é possível ou se o tumor deve ser tratado cirurgicamente.

Leiomiomas

Os leiomiomas são tumores benignos de músculo liso, que ocorrem em todos os níveis do esôfago, mais comumente nos terços médio e inferior (80%). Representam 10% de todos os leiomiomas do trato gastrintestinal (TGI). Para fins de comparação, os carcinomas de esôfago são 50 vezes mais comuns do que os leiomiomas. São geralmente encontrados em pacientes do sexo masculino com idade entre 20 e 50 anos (proporção 2:1) e são múltiplos em 3 a 10% dos casos.

Os leiomiomas devem ser distinguidos dos leiomiossarcomas e dos tumores estromais gastrintestinais (GISTs, do inglês *gastrintestinal stromal tumors*). O termo GIST refere-se aos tumores mesenquimais do TGI. A maioria dos GISTs compreende um grupo de neoplasias distintas do verdadeiro leiomioma e do leiomiossarcoma, baseando-se em marcadores imuno-histoquímicos, ultraestruturais e moleculares. Os patologistas atualmente classificam os leiomiomas e os GISTs como dois tipos distintos de tumores. O leiomioma é o tumor mesenquimal mais comum do esôfago, sendo, porém, muito raro em outras partes do TGI. Em contrapartida, o GIST é mais comum no estômago e nos intestinos, mas, raramente, é encontrado no esôfago. Na imuno-histoquímica, os leiomiomas são positivos para a SM-actina e a desmina e negativos para mutações de CD34 e CD117 (c-KIT), ao passo que os GISTs são geralmente positivos para CD117 e também podem mostrar mutações de CD34.

Há controvérsia sobre o fato de o leiomioma sofrer ou não transformação maligna. Se isso acontecer, é excepcionalmente raro. Entretanto, pode ser difícil diferenciar – do ponto de vista histológico – leiomioma e leiomiossarcoma. Leiomiomas caracterizam-se histologicamente como fibras musculares lisas, arranjadas em redes de células alongadas com citoplasma eosinofílico, circundadas por tecido conectivo hipovascular. Leiomiossarcomas mostram-se com índice mitótico aumentado, atipia celular, pleomorfismo e núcleo hipercromático.

Os leiomiomas costumam surgir da camada muscular própria do esôfago (quarta camada da US endoscópica), o que lhes confere localização mais próxima da face externa da víscera. Em alguns casos, podem originar-se da muscular da mucosa (segunda camada da US endoscópica).

A maioria dos leiomiomas não causa sintomas. Se o tumor atingir mais do que 5 cm, podem surgir disfagia e desconforto retroesternal. Queixas respiratórias, como tosse, dispneia ou sibilos, podem resultar de grandes tumores, causando compressão local da árvore traqueobrônquica. Como a mucosa é normal, sangramento gastrintestinal também é muito raro.

O diagnóstico de leiomioma pode ser feito mediante história cuidadosa, exame físico, radiografia contrastada de esôfago com bário, TC e EDA (**FIG. 21.1**). O exame contrastado do esôfago demonstra falha de enchimento semilunar com a mucosa intacta. Em geral, a EDA identifica uma lesão elevada (Yamada I ou II), de superfície lisa, raramente ulcerada, com tamanho variável e de aspecto submucoso. A TC determina com precisão a localização, o tamanho e as relações com as estruturas adjacentes. O melhor exame para avaliar as características macroscópicas do tumor é a US endoscópica, que permite identificar a presença de calcificações e definir os limites da lesão.

O diagnóstico histológico não é necessário e, conforme discutido anteriormente, distingui-lo de leiomiossarcoma pode ser muito difícil, mesmo com o exame de toda a peça cirúrgica. A US endoscópica pode auxiliar no diagnóstico. Lesões homogeneamente anecoicas ou hiperecoicas são quase exclusivamente benignas. Um padrão ultrassonográfico heterogêneo pode ser visto em tumores benignos, mas esse achado pode sugerir malignidade, sobretudo em lesões maiores do que 4 cm.

Há consenso na literatura de que o leiomioma esofágico deve ser cirurgicamente ressecado em pacientes sintomáticos. Contudo, o tratamento de pacientes assintomáticos continua a ser debatido. Muitos defendem a ressecção dos tumores em pacientes assintomáticos pela possibilidade de transformação maligna e de desenvolvimento de sintomas no futuro, além do desejo de obter um diagnóstico histológico. Entretanto, a literatura e a experiência têm demonstrado não apenas que pacientes assintomáticos não desenvolvem complicações se não tratados, mas também que o risco de malignidade ou de transformação maligna é extremamente

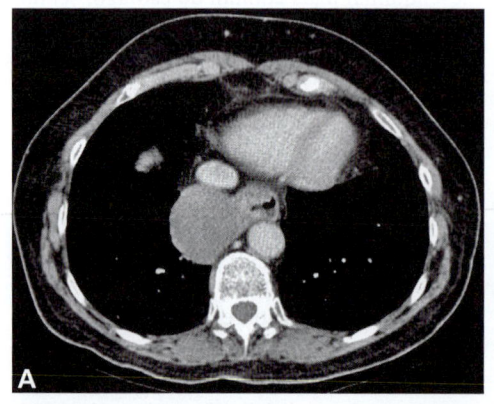

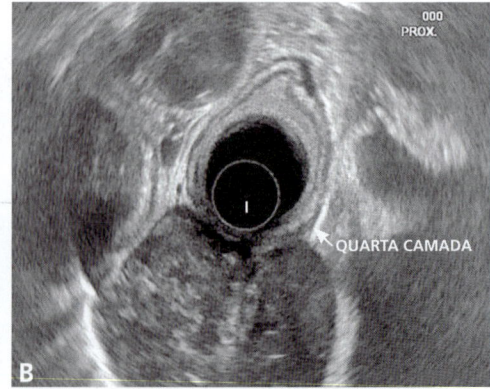

FIGURA 21.1 Leiomioma do esôfago distal. **(A)** Tomografia computadorizada de tórax evidenciando a lesão esofágica com crescimento exofítico. **(B)** Ultrassonografia endoscópica evidenciando a mesma lesão esofágica originando-se da quarta camada (muscular própria).

baixo. Portanto, pacientes assintomáticos com tumores menores do que 4 cm podem ser acompanhados por avaliação clínica, endoscópica e radiológica. Além disso, a US endoscópica pode ser feita a cada 1 ou 2 anos.

As indicações para ressecção cirúrgica de um leiomioma incluem sintomas recorrentes, aumento do tamanho do tumor e características atípicas que sugerem a possibilidade de malignidade, como padrão heterogêneo na US endoscópica, bordas irregulares e adenomegalias regionais. A enucleação é o tratamento cirúrgico preferencial. Há, neste momento, uma variedade de abordagens cirúrgicas, incluindo toracotomia, toracoscopia e ressecções endoscópicas. Os princípios da operação incluem ressecção do tumor sem lesão da mucosa e fechamento da muscular própria para prevenir a formação de um divertículo. A abordagem endoscópica pode ser considerada para leiomiomas que se originam da camada muscular da mucosa – os quais frequentemente crescem em um padrão intraluminal ou polipoide – e que sejam menores do que 2 cm.

A dificuldade para realizar a enucleação pode ser um sinal de leiomiossarcoma, o qual geralmente infiltra a camada muscular adjacente. Se houver forte suspeita ou diagnóstico de leiomiossarcoma, a esofagectomia com margens livres é o tratamento de escolha.

O tratamento minimamente invasivo tornou-se um método seguro e eficaz para tratar os leiomiomas. A abordagem é realizada por videotoracoscopia para as lesões localizadas no esôfago torácico ou por videolaparoscopia nos casos de leiomiomas situados no esôfago abdominal ou na junção esofagogástrica (JEG). Portanto, a enucleação mediante toracoscopia ou laparoscopia é o tratamento de escolha para os leiomiomas esofágicos com indicação de remoção cirúrgica. A fundoplicatura total ou parcial pode ser realizada para evitar o refluxo gastresofágico, quando a ressecção envolver o esôfago distal e comprometer o esfíncter esofágico inferior. A ressecção por laparotomia ou toracotomia é reservada para lesões extensas (> 7 cm) e múltiplas, ou para quando houver um carcinoma esofágico concomitante. Simultaneamente, a EDA pode auxiliar a cirurgia laparoscópica na retirada dos leiomiomas, mediante transiluminação pela parede esofágica, possibilitando maior segurança e acurácia na dissecção, com menor risco de perfuração da camada mucosa.

Tumor estromal gastrintestinal

O segundo tumor mesenquimal esofágico mais comum é o tumor estromal gastrintestinal (GIST, do inglês *gastrintestinal stromal tumors*). Embora essas lesões tenham potencial maligno, muitas se comportam de maneira benigna. Além disso, os GISTs devem ser distinguidos de outras lesões no diagnóstico diferencial dos tumores benignos do esôfago. Menos de 5% dos GISTs são encontrados no esôfago, em comparação com 60% no estômago e 30% no intestino delgado.

Os GISTs originam-se das células intersticiais de Cajal, também conhecidas como células marca-passo gastrintestinais ou células precursoras mesenquimais intestinais. A maioria desses tumores ocorre entre a quinta e a sétima década de vida. Eles raramente são encontrados antes dos 40 anos. Assim como os leiomiomas, aproximadamente metade é assintomática. No restante, o sintoma de apresentação mais comum é a disfagia seguida de desconforto torácico. Outros sintomas menos comuns incluem tosse, perda gradual de peso e hemorragia. De maneira semelhante à maioria dos outros tumores benignos do esôfago, os GISTs esofágicos são mais frequentemente localizados no terço distal e podem envolver a JEG. O tamanho é variável, com séries de casos variando de 2,6 a 25 cm.

Os achados histológicos característicos incluem basofilia com alta celularidade e pouco a nenhum pleomorfismo nuclear na coloração com hematoxilina-eosina. Como os GISTs gástricos, 70 a 80% dos GISTs esofágicos são tumores de células fusiformes, e o restante, tumores predominantemente epitelioides. As figuras mitóticas são encontradas mais frequentemente nos GISTs do que nos leiomiomas, nos quais são completamente raras. Contudo, a atividade mitótica pode variar amplamente entre os GISTs e desempenha papel-chave na previsão do potencial maligno.

Conforme mencionado anteriormente, GISTs foram previamente classificados ao lado de leiomioma, schwanoma e outros tumores mesenquimais, mas descobertas e estudos recentes têm mostrado que os GISTs são distintos destes. Embora as características macroscópicas e histológicas possam ajudar a diferenciar os GISTs de outros tumores semelhantes, o melhor método é o teste imuno-histoquímico. O marcador mais confiável é a expressão da proteína c-KIT (CD117), que é observada uniformemente em GISTs. Além disso, a grande maioria também expressa CD34. Por sua vez, os GISTs quase nunca são positivos para a desmina, e a maioria não é positiva para alfa-SM-actina (SMA). A maioria dos estudos mostra frequência de 20 a 40% de positividade para SMA em todos os GISTs ao longo do trato digestivo, e a expressão é geralmente parcial e focal, em comparação com a reatividade difusa vista em leiomiomas. Além disso, GISTs são negativos para S-100, ao contrário dos schwanomas. Esses marcadores são fundamentais para distinguir essas lesões e orientar as decisões terapêuticas.

Como os GISTs também são lesões intramurais, a investigação diagnóstica é similar à do leiomioma. O estudo típico inclui radiografia contrastada de esôfago com bário, esofagogastroduodenoscopia (EGD) e US endoscópica. Os achados são, geralmente, semelhantes aos do leiomioma, o que dificulta a distinção entre os dois tumores com base unicamente nesses critérios.

Cerca de 70% de todos os GISTs são benignos. No passado, esses tumores foram classificados como benignos ou malignos com base na atividade mitótica e no tamanho, mas estudos têm demonstrado que a predição e a classificação dos GISTs em pacientes com comportamento benigno *versus* maligno pode ser um desafio. Como resultado, o National Institutes of Health (NIH) desenvolveu um esquema de classificação para GISTs em geral, classificando esses tumores em quatro categorias de risco para recorrência e metástase, especificamente de muito baixo risco, baixo risco, risco intermediário e alto risco, com base na atividade mitótica e no tamanho (**TAB. 21.1**).[1]

Embora essa classificação possa servir para distinguir baixo e alto risco em relação ao potencial maligno, menor tamanho e/ou baixa atividade mitótica não garantem um comportamento benigno. Outros fatores prognósticos favoráveis incluem localização gástrica e ausência de infiltração em órgãos adjacentes. Em relação aos GISTs esofágicos, em particular, o

TABELA 21.1 Classificação de risco para tumores estromais gastrintestinais

Classificação	Tamanho e/ou atividade mitótica
Muito baixo risco	< 2 cm e < 5 mitoses/50 CGAs
Baixo risco	2-5 cm e < 5 mitoses/50 CGAs
Risco intermediário	< 5 cm e 6-10 mitoses/50 CGAs
	5-10 cm e 5 mitoses/50 CGAs
Alto risco	> 5 cm e > 5 mitoses/50 CGAs
	> 10 cm e qualquer índice mitótico
	> 10 mitoses/50 CGAs

CGAs, campos de grande aumento.
Fonte: Joensuu.[1]

índice mitótico e o tamanho não são fatores prognósticos comprovados, possivelmente devido à baixa incidência. Os GISTs esofágicos são mais comumente agressivos e malignos do ponto de vista histológico.

Embora seja importante diferenciar GIST de leiomioma pelas razões descritas, muitas vezes é difícil, porque os resultados dos estudos diagnósticos típicos de radiografia contrastada de esôfago com bário, EGD e US endoscópica frequentemente se sobrepõem entre as duas condições. Alterações da mucosa podem ser observadas nos GISTs com mais frequência do que nos leiomiomas, que raramente estão associados a esses achados, como mencionado anteriormente. O aparecimento de ulceração, portanto, requer investigação mais aprofundada para excluir GIST, assim como outros possíveis tumores malignos, como o carcinoma. No entanto, as alterações mucosas ainda são incomuns.

O manejo dos GISTs mudou significativamente após a introdução do imatinibe, um inibidor do receptor associado à proteína tirosinocinase. O uso de imatinibe está indicado para GISTs não ressecáveis, recorrentes ou residuais e, por sua vez, pode ser usado como tratamento primário, adjuvante ou neoadjuvante. Sua introdução levou ao aumento significativo na sobrevida de pacientes com GIST avançado. O imatinibe adjuvante é recomendado para a maioria dos pacientes durante 3 anos, incluindo aqueles com doença residual após ressecção ou tumores primários maiores. Os exames de TC seriadas e/ou tomografia por emissão de pósitrons (PET, do inglês *positron emission tomography*) podem ajudar a documentar a resposta da doença, que pode ser manifestada mais pela diminuição da densidade da lesão do que pela diminuição do tamanho, bem como pela diminuição do valor máximo de captação-padrão na PET.

Juntamente com o uso do imatinibe, a excisão cirúrgica completa é recomendada sempre que possível e ainda está associada com a melhor chance de sobrevida. Embora o padrão de tratamento cirúrgico seja a excisão completa, a extensão ótima da cirurgia, no que diz respeito aos tamanhos e às abordagens das margens, ainda não está bem definida. Entretanto, margens negativas sem linfadenectomia são, geralmente, consideradas uma ressecção adequada. A enucleação pode ser realizada por meio de abordagens abertas ou minimamente invasivas para tumores menores e de baixo potencial maligno. Em geral, a abordagem aberta é preferida para manter a integridade do tumor e pela alta frequência de invasão da mucosa ou da submucosa. No entanto, a experiência cirúrgica pessoal também deve ser levada em conta na determinação da abordagem cirúrgica.

Para tumores maiores, é recomendada a esofagectomia com levantamento de tubo gástrico. O limiar de tamanho específico para enucleação *versus* esofagectomia não é bem estabelecido. Os achados simultâneos de invasão mucosa e/ou muscular, o envolvimento da JEG e outras características relacionadas ao risco de comportamento maligno, conforme descrito, desempenham um papel na determinação da melhor abordagem e da extensão da ressecção. As técnicas de enucleação e esofagectomia são semelhantes às descritas para os leiomiomas. Em comparação com o leiomioma, é frequentemente mais difícil avaliar a adequação da ressecção intraoperatória, devido à presença ocasional de invasão de tecidos adjacentes, com indefinição de planos anatômicos. A adequação da ressecção só pode ser avaliada pelo exame anatomopatológico, com exame imuno-histoquímico, que determina a presença ou a ausência de células tumorais ao longo das margens.

No passado, os GISTs esofágicos foram associados ao mau prognóstico com alta mortalidade e às altas taxas de recorrência, mas a introdução do imatinibe alterou os desfechos e os prognósticos significativamente. A disponibilidade de inibidores de tirosinocinase de nova geração para pacientes que não respondem ao imatinibe, como gefitinibe, erlotinibe e sunitinibe, oferece esperança para terapias alternativas focadas na biologia tumoral subjacente dessas lesões.

Schwanomas

O schwanoma é o tumor mesenquimal esofágico menos comum. Em geral, são raramente encontrados no trato digestivo, e, destes, a maioria ocorre no estômago, com a localização esofágica sendo muito rara. Esses tumores submucosos surgem a partir das células de Schwann do plexo neural, dentro da parede do trato digestivo, e, embora possam ocorrer em qualquer idade, aparecem mais comumente entre 50 e 60 anos.

Ao contrário de outros tumores esofágicos benignos, os schwanomas são localizados mais frequentemente no esôfago superior, especificamente nas regiões cervical e torácica proximal. O tamanho é variável, com relatos variando de menos de 0,5 cm até 15 a 16 cm. De maneira semelhante ao leiomioma e ao GIST, o schwanoma é muitas vezes assintomático, e, quando provoca sintomas, os mais comuns são disfagia e desconforto torácico. Macroscopicamente, esses tumores são amarelo-esbranquiçados, elásticos e/ou firmes, com superfície lisa brilhante.

A investigação diagnóstica dos schwanomas é similar à do leiomioma e à do GIST, consistindo em estudo de radiografia contrastada de esôfago com bário, EGD e US endoscópica. TC também pode ser adicionada para mais detalhamento anatômico, como mencionado anteriormente. Os schwanomas caracteristicamente aparecem homogêneos em imagens de TC com contraste. No entanto, em geral, os achados desses testes diagnósticos sobrepõem-se aos de outros tumores submucosos, incluindo GIST, e a imuno-histoquímica é necessária para o diagnóstico definitivo. Os schwanomas expressam a proteína S-100 de forma característica, assim como vimentina e proteína glial fibrilar ácida (GFAP, do inglês *glial fibrillary acidic protein*), sendo negativos para CD117, CD34, desmina e SMA. Esses marcadores permitem a diferenciação com GISTs e leiomiomas.

O tratamento de schwanomas é semelhante ao dos leiomiomas. Os tumores menores e assintomáticos podem ser observados em exames seriados. As indicações para excisão incluem tamanho maior (geralmente > 2 cm), presença de sintomas e/ou crescimento em exames seriados. Schwanomas menores que 2 cm podem ser seguramente excisados por endoscopia. Os maiores podem ser enucleados por toracotomia ou toracoscopia.

Há potencial maligno associado com schwanomas, com raros casos relatados de schwanoma maligno na literatura. Os critérios de malignidade são histológicos e baseados na atividade mitótica, na celularidade, na atipia nuclear e na presença de necrose tumoral. Destes, a taxa mitótica é o mais confiável. A presença de 5 ou mais figuras mitóticas, por 50 campos de grande aumento, correlaciona-se mais fortemente com malignidade. Com o diagnóstico de doença maligna, é necessária excisão cirúrgica completa e, embora alguns estudos sugiram que a enucleação pode ser adequada para tumores menores com mucosa intacta e ausência de invasão local, o padrão ainda é esofagectomia.

Cistos esofágicos e duplicações

Cistos congênitos e duplicações surgem do intestino primitivo e são geralmente encontrados nas proximidades da parede esofágica ou dentro dela. Eles não são neoplasias verdadeiras, costumam apresentar-se com achado clínico semelhante ao de outros tumores benignos do esôfago.

Os cistos são teoricamente classificados em duplicações, cistos broncogênicos e cistos neuroentéricos. Devido à dificuldade para distinguir um tipo de cisto do outro, eles podem ser considerados coletivamente como cistos de duplicação. Podem apresentar diferentes tipos de epitélios (esofágico, gástrico ou intestinal), conter calcificações e estar recobertos por músculo liso, que é a característica dos cistos do esôfago. A duplicação é uma anomalia caracterizada por uma segunda luz recoberta pelo mesmo epitélio do esôfago normal, podendo ou não ter comunicação (formação cística alongada), através do extremo superior e/ou inferior, com a luz principal do trato digestivo.

Os cistos podem ser encontrados em qualquer localização, mas os associados ao esôfago intratorácico são os mais comuns. Eles podem ter aparência característica na TC, com seu interior completamente preenchido por líquido; todavia, devido à hemorragia e à infecção secundária, o conteúdo de um cisto pode ser mais complexo. A diferenciação com tumor sólido pode ser mais difícil no último caso. A US endoscópica pode auxiliar na diferenciação entre lesões císticas e sólidas.

Cistos e duplicações costumam apresentar-se na infância com disfagia, dispneia, estridor, chiado ou massa. Se não forem diagnosticados na infância, eles serão geralmente encontrados na idade adulta como lesões incidentais assintomáticas.

A história natural dos cistos é variável. Devido à possibilidade de aumento, infecção e sangramento, a ressecção cirúrgica está indicada na maioria dos pacientes. Os cistos esofágicos devem ser retirados por ressecção extramucosa, da mesma maneira que os leiomiomas, se possível. A maior parte do cisto está fora do esôfago, e a ressecção é factível por toracotomia ou toracoscopia, na maioria dos casos.

Pólipos fibrovasculares

Os pólipos fibrovasculares do esôfago são tumores benignos raros, pedunculados e intraluminais, recobertos por mucosa normal e compostos por tecidos vascular, fibroso e adiposo. As características tumorais e seu componente adiposo são identificados precisamente na TC, permitindo diagnóstico acurado e auxiliando no manejo cirúrgico do paciente. A maioria (85-90%) surge no terço superior do esôfago, em áreas originalmente frágeis da parede posterior, na junção faringoesofágica, entre os músculos cricofaríngeos superior e inferior (área de fragilidade do triângulo Killian) e inferiormente ao músculo cricofaríngeo (triângulo de Laimer). Há relatos, contudo, de seu surgimento em vários locais dos tratos respiratório e digestivo, incluindo faringe, tonsilas, laringe, brônquios, espaço parafaríngeo e cavidade oral. Cerca de 75% dos casos são relatados em homens na quinta e na sexta décadas de vida, por motivos não esclarecidos. Sua patogenia não é completamente compreendida, mas eles provavelmente surgem do espessamento nodular de uma prega de mucosa redundante. Essas áreas podem alongar-se como resultado de forças propulsivas durante a deglutição.

A apresentação clínica é variada, desde casos assintomáticos até asfixia por regurgitação e aspiração do pólipo. Disfagia progressiva é o sintoma mais frequente. Outras manifestações incluem odinofagia, náuseas, desconforto retroesternal, sensação de corpo estranho, regurgitação da lesão, tosse, dispneia, mudança de voz e roncos. Eles podem inicialmente ser tumores polipoides da mucosa, tornando-se, com o tempo, alongados e pedunculados devido à peristalse do esôfago. Cerca de 75% desses pólipos têm mais de 7 cm no momento da apresentação clínica. Tumores de 20 cm de comprimento têm sido descritos (**FIG. 21.2**). Entretanto, tumores grandes são, com frequência, assintomáticos. O pedículo desses tumores pode ser bastante espesso e conter vasos de tamanho considerável. O pólipo tem aparência grosseira de uma massa cilíndrica carnosa. Mesmo quando grandes, esses tumores podem passar despercebidos na EDA, sendo flagrados na radiografia contrastada de esôfago com bário.

Os procedimentos diagnósticos habituais são a radiografia contrastada de esôfago com bário e a EDA. A radiografia evidencia lesão expansiva na submucosa, lobulada, de limites precisos e aspecto ovalado alongado (formato de salsicha), mostrando-se móvel às deglutições. Em muitos casos, pode-se identificar o pedículo tumoral, necessário à sua caracterização. À EDA, 25% dos tumores intraluminais e intramurais não são detectados. Os pólipos fibrovasculares podem passar despercebidos, pois são revestidos por mucosa esofágica intacta, confundindo-se com a da parede adjacente.

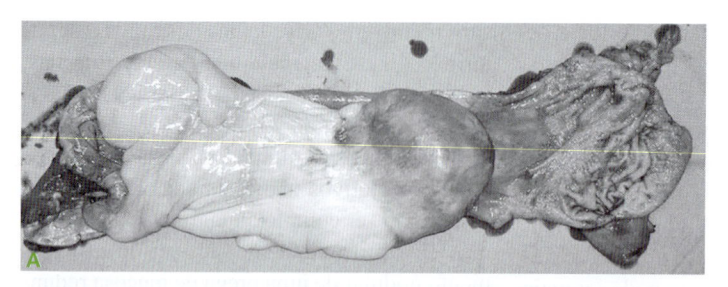

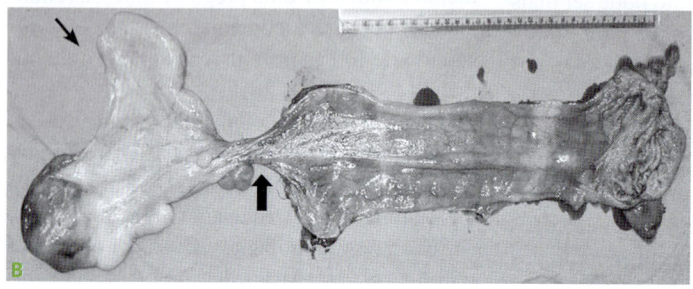

FIGURA 21.2 (A) Peça de esofagectomia por pólipo fibrovascular (20 cm) que ocupa toda a luz até a junção esofagogástrica. **(B)** Detalhe do pólipo (*seta estreita*) com pedículo do pólipo (*seta larga*).

Uma vez feito o diagnóstico de pólipo fibrovascular, a ressecção está indicada para prevenir a asfixia fatal por obstrução aguda da via aérea. O método de ressecção depende do tamanho do tumor, da localização do pedículo e da sua vascularização. Tumores com menos de 2 cm de diâmetro com pedículo fino podem ser removidos por endoscopia. Tumores com mais de 8 cm ou com pedículo muito vascularizado devem ser ressecados por via cirúrgica convencional. A abordagem dependerá da localização de origem do tumor. A excisão local é curativa.

Papilomas de células escamosas

Os papilomas correspondem a uma lesão epitelial benigna, localizada na camada mucosa do esôfago e formada por tecido fibroso recoberto pela mucosa normal do esôfago. Podem estar associados a infecções virais (papilomavírus humano) ou ao processo de cicatrização normal da mucosa do esôfago (irritação crônica por refluxo). A história natural do papiloma humano ainda permanece pouco entendida, e sua relação com o câncer de esôfago é controversa. Assim, a confirmação do diagnóstico histológico é importante para diferenciação de outras patologias como o carcinoma escamoso. Os papilomas de células escamosas são muito raros e ocorrem mais frequentemente em pacientes idosos como lesões verrucosas de 1 a 2 cm, localizadas no terço inferior do esôfago.

Ao exame endoscópico, o achado mais frequente é uma lesão elevada (Yamada II) de tamanho variável (3-5 mm), superfície granulosa e coloração branca. O aspecto endoscópico é praticamente patognomônico, com a maioria das lesões sendo totalmente removidas com pinça de biópsia ou alça de polipectomia.

Os papilomas raramente causam disfagia. As indicações para ressecção incluem obstrução esofágica e impossibilidade de excluir malignidade. A ressecção endoscópica deve ser tentada inicialmente. A ressecção cirúrgica será necessária se ainda houver suspeita de câncer após a ressecção endoscópica ou, se esta não for possível, com a realização de exame de congelação para exclusão de malignidade.

Pseudotumores inflamatórios

Os pseudotumores inflamatórios são massas localizadas geralmente no terço inferior do esôfago. Eles surgem da camada mucosa e apresentam alterações inflamatórias difíceis de distinguir do carcinoma. Podem originar-se de ulceração prévia da mucosa. Múltiplas biópsias, em diferentes ocasiões, ajudarão a excluir carcinoma. Não exigem tratamento específico. Se estiver presente refluxo gastresofágico, o tratamento do refluxo propriamente dito deve ser realizado.

Pólipos inflamatórios

Os pólipos inflamatórios são o resultado do refluxo gastresofágico, sendo compostos por pregas gástricas inflamadas na JEG. A biópsia do pólipo demonstra apenas inflamação não específica, distinta do pseudotumor inflamatório. A ressecção não é necessária, exceto para lesões que causem sintomas, exigindo polipectomia ou ressecção cirúrgica. O tratamento é direcionado ao refluxo gastresofágico.

Pólipos adenomatosos

Em geral, os pólipos adenomatosos surgem no epitélio colunar do esôfago distal. A proliferação neoplásica benigna ocorre quase exclusivamente no esôfago de Barrett, onde representa, mais provavelmente, uma forma polipoide ou nodular de displasia do que um adenoma polipoide. A associação com esôfago de Barrett é sustentada pelo achado concomitante de adenocarcinoma de esôfago em muitos pacientes. Eles devem ser agressivamente vigiados com biópsias do epitélio colunar do esôfago. Se a lesão for um adenoma isolado, sem esôfago de Barrett associado, o tratamento é semelhante ao de um pólipo colônico: lesões com menos de 1 cm devem ser ressecadas endoscopicamente; lesões com mais de 1 cm e que contenham displasia de alto grau podem ser ressecadas endoscopicamente; e lesões mais avançadas exigem esofagectomia. Grandes áreas de epitélio displásico não são bem tratadas apenas com ressecção endoscópica.

Hemangiomas

Os hemangiomas surgem na camada submucosa e representam uma má-formação localizada de vasos sanguíneos. Representam apenas 3% de todos os tumores benignos do esôfago e costumam ser encontrados no esôfago distal. Grosseiramente, eles aparecem como uma lesão nodular vinhosa na submucosa. A maioria é do tipo cavernoso, embora lesões capilares também tenham sido descritas. Podem ser confundidos com varizes de esôfago. Os pacientes geralmente são assintomáticos e as lesões costumam ser achados incidentais na EDA. Sangramento digestivo alto e disfagia são os sintomas mais comuns. O sangramento é resultado da ulceração da mucosa ou do trauma endoscópico ou da biópsia.

O diagnóstico pode ser suspeitado pela aparência endoscópica e confirmado com TC e/ou angiografia com radionuclídeo. A US endoscópica mostra massa hipoecoica com margens pontiagudas surgidas da submucosa. A observação é uma opção para pacientes assintomáticos sem evidência de perda oculta de sangue. Vários tratamentos estão disponíveis para a lesão sintomática: fulguração, escleroterapia, radioterapia, excisão cirúrgica e ressecção endoscópica.

Tumores de células granulares

Constituem uma neoplasia rara, na maioria das vezes, benigna, que pode ocorrer em praticamente todos os sítios anatômicos. Os locais primários predominantes são a língua (40%), a pele (30%) e a mama (15%) e, menos comumente, o trato alimentar (5%).

Representam 1 a 2% de todos os tumores benignos do esôfago. Em geral, os pacientes são assintomáticos, e, na maioria dos casos, as lesões estão localizadas no terço inferior do esôfago. A idade média do diagnóstico é 45 anos, e 60% dos pacientes são homens. A EDA revela lesão de aparência submucosa, polipoide ou séssil, de coloração amarelada, recoberta por mucosa intacta com tamanho que varia de 0,5 a 2 cm. Em 20% das vezes, são lesões múltiplas. Microscopicamente, consistem em agrupamentos de células poligonais grandes com núcleos pequenos hipercromáticos e abundante citoplasma contendo numerosos grânulos eosinofílicos. A origem das células tumorais é controversa, embora existam evidências de origem neural. O diagnóstico pode ser difícil pela localização submucosa; porém, múltiplas biópsias profundas ajudarão a excluir carcinoma. A US endoscópica também pode ajudar a diferenciar a lesão benigna do carcinoma.

Embora sejam raras, devido ao seu potencial maligno, recomenda-se a ressecção endoscópica de todas as lesões. Pequenas lesões podem ser removidas com biópsia simples; porém, lesões com mais de 1 cm podem exigir ressecção endoscópica da mucosa. As indicações para cirurgia incluem tumores sintomáticos grandes (> 2 cm), com crescimento durante o seguimento, e tumores em que a malignidade não pode ser excluída. Não foi descrita recorrência após a ressecção.

Linfangiomas

Os linfangiomas são lesões benignas resultantes da má-formação de tecido linfático sequestrado. São mais comumente encontrados na pele, mas têm sido descritos em outros locais, exceto o cérebro. À endoscopia, aparecem como massa facilmente compressível, transluzente, amarelada, em geral com menos de 5 mm. O exame histológico revela espaços endoteliais dilatados com cavidades forradas por células endoteliais achatadas contendo material eosinofílico. O diagnóstico pode ser sugerido pela US endoscópica – na qual a lesão é sólida e está localizada na camada submucosa do esôfago –, sendo confirmado pela biópsia. O tratamento conservador costuma ser adequado. Em alguns casos, essas lesões podem crescer e atingir 4 a 5 cm; então, a ressecção está indicada.

Referência

1. Joensuu H. Risk stratification of patients diagnosed with gastrointestinal stromal tumor. Hum Pathol. 2008;39(10):1411–9.

Leituras recomendadas

Choong CK, Meyers BF. Benign esophageal tumors: introduction, incidence, classification, and clinical features. Semin Thorac Cardiovasc Surg. 2003;15(1):3 8.

Ha C, Regan J, Cetindag IB, Ali A, Mellinger JD. Benign esophageal tumors. Surg Clin North Am. 2015;95(3):491-514.

Kent M, d'Amato T, Nordman C, Schuchert M, Landreneau R, Alvelo Rivera M, et al. Minimally invasive resection of benign esophageal tumors. J Thorac Cardiovasc Surg. 2007;134(1):176 81.

Maish M. Esophagus. In: Townsend CM Jr, Beauchamp RD, Evers BM, Mattox KL. Sabiston textbook of surgery: the biological basis of modern surgical practice. 20th ed. Philadelphia: Elsevier; 2017. p. 1049 106.

Mutrie CJ, Donahue DM, Wain JC, Wrigth CD, Gaissert HA, Grillo HC, et al. Esophageal leiomyoma: a 40 year experience. Ann Thorac Surg. 2005;79(4):1122 5.

Palanivelu C, Rangarajan M, John SJ, Parthasarathi R, Senthilkumar R. Laparoscopic transhiatal approach for benign supra diaphragmatic lesions of the esophagus: a replacement for thoracoscopy? Dis Esophagus. 2008; 21(2):176 80.

Pierre A. Benign esophageal tumors. In: Patterson GA, Cooper JD, Deslauriers J, Lerut AE, Luketich JD, Rice TW, editors. Pearson's thoracic and esophageal surgery. 3rd ed. Philadelphia: Churchill Livingstone; 2008. p. 431 8.

Prenzel KL, Schäfer E, Stippel D, Beckurts KT, Hölscher AH. Multiple giant leiomyomas of the esophagus and stomach. Dis Esophagus. 2006;19(6):504 8.

Rijcken E, Kersting CM, Senninger N, Bruewer M. Esophageal resection for giant leiomyoma: report of two cases and a review of the literature. Langenbecks Arch Surg. 2009;394(4):623 9.

Tsai SJ, Lin CC, Chang CW, Hung CY, Shieh TY, Wang HY, et al. Benign esophageal lesions: endoscopic and pathologic features. World J Gastroenterol. 2015;21(4):1091-8.

Acalásia e outras doenças motoras do esôfago

Antonio Carlos Grüber
Carlos Cauduro Schirmer
André Ricardo Pereira da Rosa
Richard Ricachenevsky Gurski

Disfagia e dor torácica são sintomas frequentemente encontrados na prática clínica. Quando episódios de dor torácica são acompanhados de disfagia e quando causas cardíacas são afastadas, o esôfago torna-se o foco de investigação. Algumas vezes, a doença do refluxo gastresofágico (DRGE) pode estar implicada como causa desses sintomas. O diagnóstico diferencial deve ser feito com doenças motoras do esfíncter esofágico inferior (EEI) e com doenças espásticas do corpo esofágico. A característica comum dos distúrbios motores do esôfago é a alteração da função do músculo liso esofágico, tanto do peristaltismo do corpo esofágico quanto da pressão e/ou do relaxamento do EEI. Esses distúrbios diferenciam-se em primários (QUADRO 22.1), os quais não estão associados a nenhuma outra situação que possa ser sua causa, e secundários (QUADRO 22.2), que aparecem no contexto de outra enfermidade.

QUADRO 22.1

Distúrbios motores primários do esôfago

- Acalásia
- Espasmo esofágico difuso
- Esôfago hipercontrátil (ou esôfago em quebra-nozes)
- Esôfago hipocontrátil

QUADRO 22.2

Distúrbios motores secundários do esôfago

Lesões estenosantes esofágicas
- Estenose péptica
- Estenose cáustica
- Carcinoma esofágico
- Adenocarcinoma da cárdia
- Obstrução por fundoplicatura

Doenças neoplásicas não esofágicas
- Carcinoma pulmonar
- Carcinoma pancreático
- Carcinoma prostático
- Outras

Doenças sistêmicas
- Esclerodermia e doenças afins
- Diabetes melito
- Neuropatia alcoólica

Outras causas
- Pseudo-obstrução crônica idiopática
- Amiloidose
- Doença de Chagas
- Sarcoidose
- Vagotomia

Neste capítulo, são abordados os três distúrbios motores primários do esôfago mais estudados.

Acalásia

A acalásia é uma doença tanto do EEI quanto da musculatura lisa do corpo esofágico. Os problemas primários no paciente com acalásia são a insuficiência do relaxamento completo do EEI durante a deglutição e a incapacidade de o músculo liso esofágico produzir peristaltismo adequado. A causa definitiva da acalásia permanece desconhecida, mas acredita-se que seja devida à denervação da musculatura lisa esofágica. A acalásia é mais comumente uma doença idiopática, mas também tem sido fortemente associada à doença de Chagas, como resultado da infecção pelo *Trypanosoma cruzi*. No Brasil, existem várias regiões endêmicas para essa doença, o que proporcionou grande experiência em seu tratamento, principalmente em suas fases avançadas.

Sintomas

A acalásia manifesta-se clinicamente com sintomas de dor torácica e disfagia, que podem se tornar, progressivamente, mais intensos. Está muitas vezes associada a complicações graves, como perda de peso, regurgitação de alimentos não digeridos e pneumonia aspirativa. Os alimentos permanecem por muito tempo no esôfago antes de progredir para o estômago ou são regurgitados. A regurgitação é mais comum em decúbito, frequentemente acordando o paciente durante a noite.

Diagnóstico

Para o diagnóstico, são necessárias manometria, radiografia contrastada do esôfago e endoscopia. A manometria (**FIG. 22.1**) é o estudo de eleição quando se suspeita de acalásia. Os achados clássicos da acalásia são ausência de peristalse primária esofágica, relaxamento inadequado e aumento do tônus do EEI. As amplitudes de contração são geralmente baixas (10-40 mmHg) e podem ser repetitivas. Algumas vezes, o termo "acalásia vigorosa" é utilizado nos

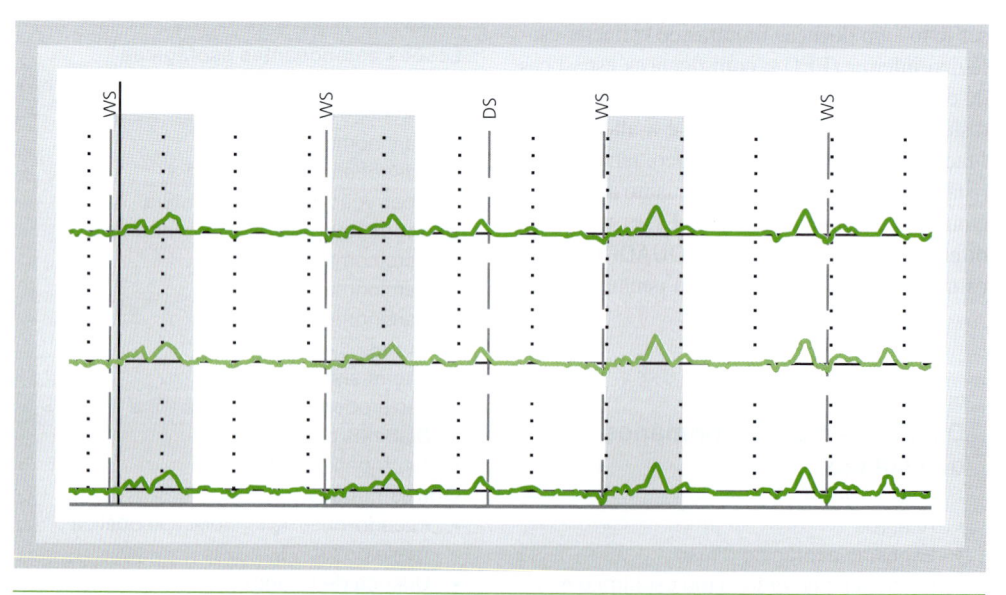

FIGURA 22.1 Manometria esofágica mostrando ausência de peristalse no corpo esofágico.

casos de peristalse com contrações de amplitudes normais ou até mesmo elevadas no corpo esofágico. A pressão no EEI está geralmente elevada, mas pode ser normal (10-45 mmHg) em mais da metade dos pacientes. A manometria de alta resolução, que surgiu nos últimos anos, permite classificar a acalásia em subtipos e orientar a terapêutica mais efetiva. O subtipo I é caracterizado por 100% de falha nas contrações esofágicas; o subtipo II tem pressurização esofágica em pelo menos 20% das deglutições; e o subtipo III é definido pela presença de segmentos preservados de peristalse distal em pelo menos 20% das deglutições. Estudos demonstram que o subtipo II tem melhor prognóstico, enquanto o subtipo I é um pouco menor. O subtipo III é o mais difícil de tratar, com pior prognóstico.

O Rx contrastado com bário mostra esôfago dilatado e afilamento em sua porção distal. A endoscopia pode ser normal e/ou confirmar os diagnósticos anteriores de retenção alimentar e dilatação esofágica. Alguns tumores da junção esofagogástrica podem produzir pseudoacalásia, de modo que todos os pacientes com suspeita de acalásia devem ser submetidos à endoscopia digestiva alta. Conforme o grau de dilatação do esôfago, medido em centímetros na radiografia, o megaesôfago é classificado em graus I, II, III e IV, sendo os dois últimos encontrados em fases avançadas da doença e com indicação cirúrgica definida.

Tratamento

Nenhum tratamento restaura a atividade muscular do esôfago denervado na acalásia. Portanto, todas as opções de tratamento para acalásia são limitadas para diminuir o gradiente de pressão do EEI, facilitando o esvaziamento esofágico pela gravidade, na esperança de evitar o futuro desenvolvimento de megaesôfago. Essa redução do gradiente de pressão pode ser feita mais efetivamente por dilatação pneumática e miotomia cirúrgica ou, de modo menos efetivo, por agentes farmacológicos injetados por endoscopia no EEI (p. ex., toxina botulínica) ou tomados oralmente (como os inibidores dos canais de cálcio e os nitratos).

A dilatação pneumática é o tratamento não cirúrgico para pacientes com acalásia. Ela envolve a colocação de um balão no EEI, que é inflado em pressão adequada para rasgar as fibras musculares do esfíncter. A resposta clínica melhora proporcionalmente ao aumento do diâmetro do balão. O procedimento pode ser feito em nível ambulatorial, o desconforto é mínimo e a recuperação é rápida. Cerca de 30 a 70% dos pacientes necessitam de futuras dilatações. O principal evento adverso da dilatação pneumática, que ocorre em taxa acumulativa de 2%, é a perfuração esofágica. As dilatações pneumáticas produzem reação inflamatória na parede do esôfago terminal, que dificulta muito a miotomia cirúrgica *a posteriori*. Esse tratamento endoscópico é a melhor opção para pacientes com alto risco cirúrgico.

Originalmente descrita por Heller, a miotomia cirúrgica do EEI tem sido modificada nas últimas décadas e pode ser realizada por laparoscopia, estando a conduta cirúrgica indicada nas fases iniciais da doença com megaesôfago de graus I e II. Nas miotomias, é feita uma incisão com 8 cm, sendo 5 cm no esôfago e 3 cm descendo abaixo da cárdia, separando as fibras musculares longitudinais e circulares hipertrofiadas da parede do esôfago, responsáveis pela estenose esofágica. Pinotti e colaboradores[1] preconizam a retirada de uma "fita" muscular para evitar a recidiva. As miotomias modernas são realizadas juntamente com uma cirurgia antirrefluxo (fundoplicatura anterior) para prevenir complicações em longo prazo. O tipo de fundoplicatura varia de acordo com a prática cirúrgica e ainda é motivo de debate. A escola europeia utiliza a fundoplicatura anterior, recobrindo a área desnuda da mucosa esofágica com duas linhas de sutura apostas entre o fundo gástrico e as bordas laterais direita e esquerda da miotomia. A escola nacional segue a técnica descrita por Pinotti, na qual se realiza, além das duas linhas de sutura já descritas, uma terceira ancorando o fundo gástrico à face lateral esquerda do esôfago antes de iniciar a miotomia. Essa linha de sutura evita a tensão sobre as outras. A miotomia pode ser realizada tanto pela via convencional quanto pela via laparoscópica, porém, nos serviços de referência para cirurgia do esôfago, a via laparoscópica é a preferencial. A maior complicação é a DRGE não controlada em 10% dos pacientes.

Nos pacientes com megaesôfago avançado de graus III e IV, existem várias alternativas cirúrgicas com o objetivo de melhorar o esvaziamento, como a operação de Serra-Dória e as ressecções parciais longitudinais do esôfago. Porém, a mais empregada é a esofagectomia sem toracotomia, com levantamento gástrico pelo mediastino posterior, e anastomose esofagogástrica cervical. A desnutrição grave, presente em muitos desses pacientes, deve ser corrigida antes do procedimento cirúrgico, com alimentação por sondas nasoenterais, colocadas via endoscopia ou com nutrição parenteral.

Os relaxantes musculares, incluindo dinitrato de isossorbida sublingual ou inibidores dos canais de cálcio, podem ser tomados profilaticamente antes das refeições ou quando necessário para dor. Essas medicações promovem alívio variável dos sintomas, e sua efetividade tende a diminuir com o passar do tempo. A injeção endoscópica de toxina botulínica tipo A no EEI é o tratamento alternativo mais recente para acalásia. A toxina botulínica inibe a liberação da acetilcolina cálcio-dependente dos terminais nervosos, impedindo, desse modo, o efeito de perda seletiva dos neurotransmissores inibitórios. Inicialmente, é efetiva no alívio dos sintomas em 85% dos pacientes, mas os sintomas recorrem em mais de 50% dos casos após 6 meses, possivelmente por regeneração dos receptores afetados. Alguns relatos, entretanto, indicam que a miotomia pode ficar mais difícil e menos efetiva nos pacientes previamente tratados com toxina botulínica, provavelmente pelo processo cicatricial na submucosa no sítio da injeção. Pacientes idosos (> 60 anos) e aqueles com acalásia vigorosa parecem ter resposta sustentada à injeção de toxina botulínica.

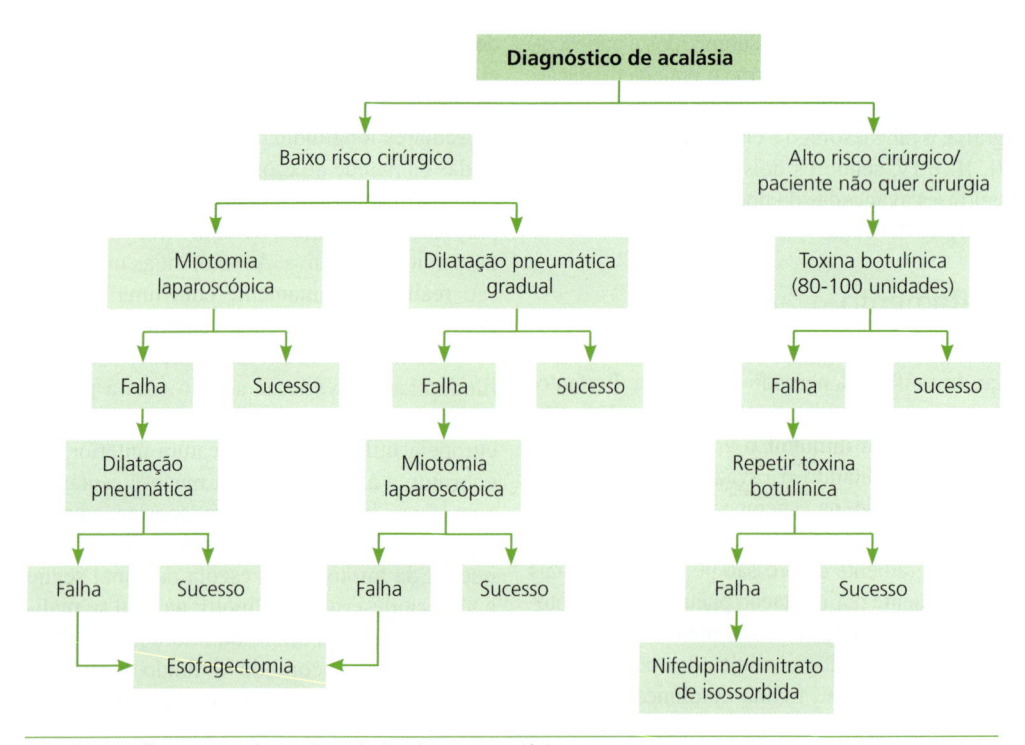

FIGURA 22.2 Fluxograma de condutas indicadas para acalásia.

A **FIGURA 22.2** mostra um fluxograma com a sugestão de tratamento para pacientes com acalásia.

Espasmo esofágico difuso

O espasmo esofágico difuso (EED) é caracterizado pela peristalse normal interrompida por contrações simultâneas, e sua causa é desconhecida. Alguns estudos sugerem que a DRGE e eventos estressantes podem produzir o espasmo esofágico. Pode ser visto em qualquer idade, mas ocorre mais frequentemente em pacientes com mais de 50 anos.

Sintomas

Clinicamente, os pacientes apresentam dor torácica intermitente e disfagia. A dor torácica pode variar de moderada a intensa, irradiando para as costas e para a mandíbula, e pode durar segundos a minutos. A dor não se manifesta sempre com a deglutição, a regurgitação não é frequente e a disfagia pode ocorrer com alimentos sólidos e líquidos, sendo mais comum com a ingestão de alimentos muito gelados ou muito quentes.

Diagnóstico

O EED é diagnosticado pela manometria esofágica (**FIG. 22.3**), que mostra contrações simultâneas intermitentes, juntamente com peristalse normal. Os critérios diagnósticos menores da manometria incluem contrações esofágicas repetitivas e prolongadas (mais de 6 segundos) e anormalidades da pressão ou do relaxamento do EEI. O estudo radiográfico com bário mostra o esôfago com aparência de "saca-rolhas" ou "contas de rosário". A monitorização ambulatorial de 24 horas do pH é útil na identificação de DRGE associada, que está presente em 20 a 50% dos pacientes.

Tratamento

Muitos pacientes melhoram apenas por saber que sua dor não é de origem cardíaca, e sim esofágica.

A DRGE deve ser identificada e tratada, conforme Capítulo 24, Hérnia hiatal e doença do refluxo gastresofágico.

Por outro lado, nenhum outro fármaco isolado mostrou ser eficaz no tratamento do EED. Relaxantes musculares, como nitratos de longa duração, inibidores dos canais de cálcio e anticolinérgicos, podem diminuir as contrações de

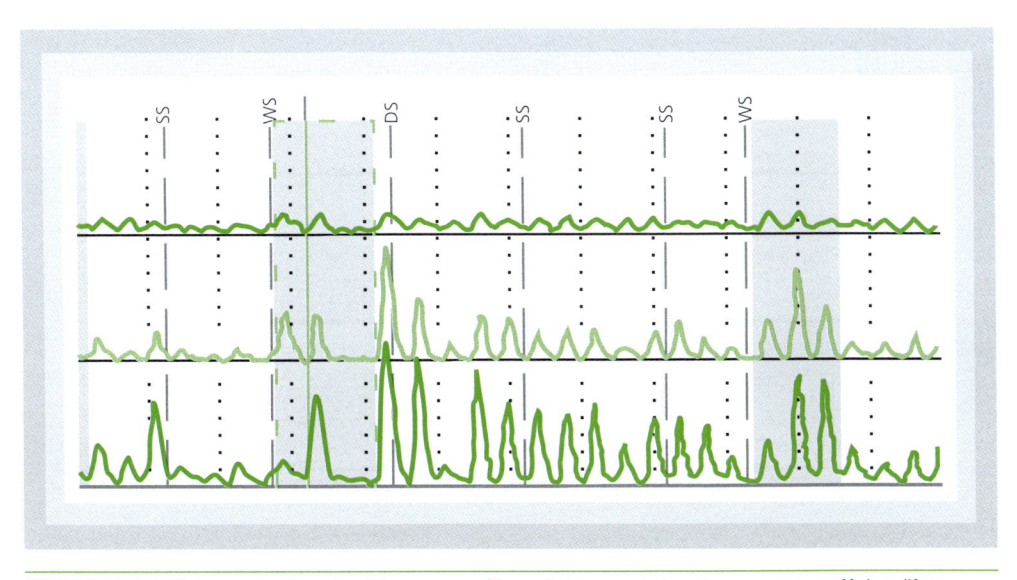

FIGURA 22.3 Múltiplas contrações simultâneas em esôfago distal, caracterizando espasmo esofágico difuso.

alta amplitude, mas não aliviam totalmente a dor. Medicações antidepressivas podem reduzir o desconforto e a reação do paciente à dor, sem melhorar a alteração de motilidade. A dilatação passiva do esôfago, com sondas de dilatação (*bougies*), não tem valor, mas a dilatação pneumática ou a toxina botulínica podem ajudar os pacientes com EED e anormalidades de relaxamento do EEI que se queixam de disfagia grave com demora documentada do esvaziamento esofágico. A miotomia cirúrgica pode ajudar alguns pacientes com dor torácica, mas a intervenção deve ser bem analisada e discutida, porque os sintomas nem sempre são aliviados. Nos casos mais graves de disfagia acentuada e difícil controle clínico, a esofagectomia é a opção.

Esôfago hipercontrátil (ou esôfago em quebra-nozes)

O termo esôfago hipercontrátil esôfago hipercontrátil é utilizado para descrever um achado manométrico de contrações peristálticas de alta amplitude no esôfago distal, excedendo 220 mmHg após 10 ou mais deglutições de 5 mL de água. Este é um achado puramente manométrico, não tendo requisitos para caracterizar uma doença. Permanecem muitas controvérsias a respeito de sua relação com sintomas. A causa é desconhecida, mas parece ser secundário a fatores exógenos, como estresse e DRGE.

Sintomas

A manifestação clínica mais comum do esôfago hipercontrátil é a dor torácica. A disfagia é relativamente incomum.

Diagnóstico

A manometria mostra amplitude peristáltica média do esôfago distal > 220 mmHg (**FIG. 22.4**). O EEI apresenta pressão normal ou elevada. Por definição, todos os pacientes com esôfago hipercontrátil têm peristalse normal, de modo que o exame radiográfico com bário costuma ser normal.

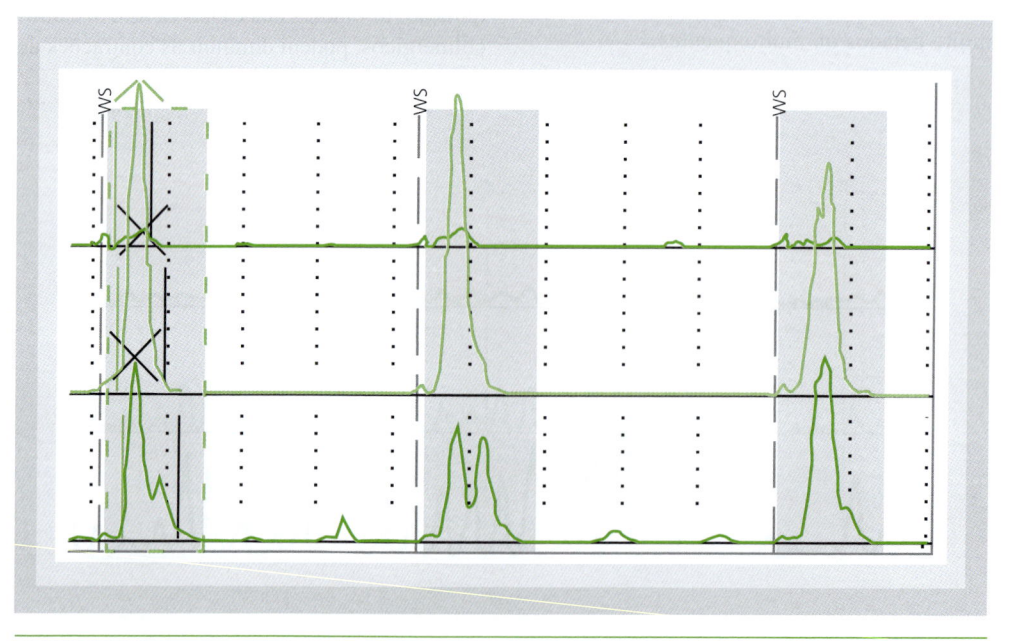

FIGURA 22.4 Contrações esofágicas com amplitude elevada.

Tratamento

O tratamento é semelhante ao do EED, e os resultados são igualmente imprevisíveis.

Considerações finais

Os sintomas dos distúrbios da motilidade esofágica incluem dor torácica, disfagia para líquidos e sólidos e regurgitação. Em um primeiro momento, é difícil – se não, impossível – separar as doenças benignas das malignas. Uma história completa e um exame físico minucioso, junto com estudos manométricos, endoscópicos e radiológicos adequados, identificam a maioria dos distúrbios da motilidade esofágica.

Referência

1. Pinotti HW, Zilberstein B, Cecconello I, Pollara WM, Domene CE, Oliveira MA. Atlas de cirurgia do esôfago. São Paulo: Kronos; 1983.

Leituras recomendadas

Adler DG, Romero Y. Primary esophageal motility disorders. Mayo Clin Proc. 2001;76(2):195-200.

Agrawal A, Hila A, Tutuian R, Mainie I, Castell DO. Clinical relevance of the nutcracker esophagus: suggested revision of criteria for diagnosis. J Clin Gastroenterol. 2006; 40(6):504-9.

Bennett J. Oesophagus: atypical chest pain and motility disorders. BMJ. 2001;323(7316):791-4.

Hunter JG, Richardson WS. Surgical management of achalasia. Surg Clin North Am. 1997;77(5):993-15.

Kahrilas PJ, Smout AJ. Esophageal disorders. Am J Gastroenterol. 2010;105(4):747-56.

Kahrilas PJ. Esophageal motility disorders: current concepts of pathogenesis and treatment. Can J Gastroenterol. 2000;14(3):221-31.

Pandolfino JE, Howden CW, Kahrilas PJ. Motility-modifying agents and management of disorders of gastrointestinal motility. Gastroenterology. 2000;118(2 Suppl 1):S32-47.

Richter JE. Oesophageal motility disorders. Lancet. 2001 Sep 8;358(9284):823-8.

Rosemurgy AS, Morton CA, Rosas M, Albrink M, Ross SB. A single institution's experience with more than 500 laparoscopic Heller myotomies for achalasia. J Am Coll Surg. 2010;210(5):637-45, 645-7.

Vaezi MF, Pandolfino JE, Vela MF. ACG clinical guideline: diagnosis and management of achalasia. Am J Gastroenterol. 2013;108(8):1238-49.

Williams VA, Peters JH. Achalasia of the esophagus: a surgical disease. J Am Coll Surg. 2009;208(1):151-62.

Tratamento oncológico das doenças de esôfago e estômago

Rui F. Weschenfelder
Carine Motter
Ana Luiza Mattos da Silva

Neoplasia de esôfago

O câncer de esôfago é o 8º câncer mais comum em todo o mundo e o 6º em causa de morte.[1] Sua incidência é aumentada em alguns locais da África e da Ásia e em algumas áreas da Europa Ocidental. Na América do Sul, as regiões com maior incidência são o Uruguai e o Sul do Brasil.

Carcinoma epidermoide e adenocarcinoma perfazem mais de 95% desses tumores. Nas últimas décadas houve mudança na predominância dos tipos histológicos, principalmente nos países ocidentais, sendo que, nos anos 1960, o carcinoma epidermoide estava presente em cerca de 90% dos tumores malignos esofágicos e, hoje, o adenocarcinoma acomete mais de 60% dos casos nos Estados Unidos. Esses tipos histológicos diferem principalmente em relação à localização tumoral e aos fatores de risco. Enquanto tabagismo e etilismo são os maiores fatores de risco para carcinoma epidermoide, o adenocarcinoma tem como principais fatores de risco doença do refluxo gastresofágico, esôfago de Barrett com metaplasia intestinal, obesidade e tabagismo.[2]

Em 2010, uma revisão do estadiamento TNM (T, tamanho tumoral; N, acometimento linfonodal; M, presença de metástases) pela American Joint Committee on Cancer (AJCC) também diferenciou sua classificação entre carcinoma epidermoide e adenocarcinoma de esôfago e junção esofagogástrica (JEG). Na prática, entretanto, mesmo com lesões precursoras, comportamento biológico e biologia molecular distintos, há controvérsias sobre a influência do tipo histológico no tratamento.[3] O adenocarcinoma pode ser associado com melhor prognóstico em longo prazo quando comparado ao carcinoma epidermoide, porém, mais dados são necessários para essa confirmação.

A melhor modalidade de tratamento com intenção curativa é a ressecção cirúrgica (R0), tratamento de escolha para tumores de esôfago precoce. Entretanto, independentemente da histologia, 50 a 60% dos pacientes já se apresentam com doença localmente avançada incurável ou metastática. Dessa forma, na maior parte das vezes, o tratamento é paliativo. Nesse contexto, a radioterapia e a quimioterapia são modalidades terapêuticas importantes, podendo ser usadas de forma exclusiva ou combinada. Essas terapias também têm sido utilizadas para melhorar a ressecabilidade tumoral, o controle locorregional em longo prazo e a sobrevida global, por meio da sua adição à cirurgia em pacientes com tumores localmente avançados ressecáveis.[4]

Tumores de esôfago cervical

O carcinoma de esôfago cervical é relativamente incomum, acometendo 2 a 10% de todos os pacientes com cânceres de esôfago, e o seu prognóstico é pior, muito provavelmente pelo atraso do diagnóstico e pela abundante drenagem linfática do esôfago cervical. Devido a sua anatomia, invade facilmente a hipofaringe e o esôfago torácico. Dessa forma, o procedimento cirúrgico para neoplasia de esôfago cervical é bastante extenso e com alta morbimortalidade, pois, na maioria das vezes, é requerida a remoção de porções da laringe, da faringe, da tireoide e do esôfago proximal. Adicionalmente, grandes dissecções do pescoço também podem ser necessárias.

Um estudo multicêntrico de fase II, publicado em 2016, testou a quimiorradiação, com 5-fluoruracila/cisplatina e radioterapia (60 Gy em 30 sessões) e evidenciou taxa de resposta completa de 73% com sobrevida global em 3 anos de 66,5%. Esse foi o primeiro estudo a mostrar eficácia e segurança no uso da quimiorradiação como alternativa à cirurgia nos pacientes com câncer de esôfago cervical.[5] Esses pacientes são geralmente tratados dessa forma e parecem ter sobrevida comparável ao tratamento cirúrgico, porém, com menor morbidade.

Tumores de esôfago torácico

A sobrevida dos pacientes com câncer de esôfago ressecável permanece pobre, a despeito das mudanças de seu tratamento nos últimos 20 anos. A sobrevida global em 5 anos é de cerca de 15 a 34%.[6] Os pacientes com doença precoce são candidatos à esofagectomia, porém, a minoria dos pacientes apresenta-se com doença inicial. Logo, outras medidas terapêuticas são necessárias para o controle da doença.

Radioterapia

Altas taxas de recorrência local após ressecção cirúrgica levaram à realização de estudos, nas décadas de 1980 e 1990, com o objetivo de avaliar o papel da radioterapia pré-operatória e pós-operatória no câncer de esôfago.

De forma geral, os estudos falharam em mostrar o benefício da radioterapia isolada como ferramenta para melhorar os resultados cirúrgicos ou como tratamento único para o câncer de esôfago como opção curativa.

Atualmente, recomenda-se que o tratamento com radioterapia exclusiva seja reservado para paliação ou para pacientes sem condições clínicas de receber o tratamento combinado.

Quimiorradioterapia definitiva (sem cirurgia)

Agentes citotóxicos e radioterapia concomitante podem promover melhor evolução em pacientes com câncer de esôfago avançado. As primeiras evidências de que a integração de quimioterapia com radioterapia poderia melhorar os desfechos ocorreram no início da década de 1980.

Quimiorradiação *versus* radioterapia isolada, ambas sem ressecção cirúrgica, foram investigadas em um estudo de fase III, prospectivo e randomizado (RTOG 85-01). Avaliou-se o tratamento com 5-fluoruracila e cisplatina associado à radioterapia (50 Gy) ou radioterapia exclusiva (64 Gy). Esse estudo foi fechado prematuramente depois de acumular resultados de 121 pacientes, mostrando o benefício do tratamento combinado. A média de sobrevida foi de 8,9 meses para pacientes que realizaram radioterapia isolada e 12,5 meses para os pacientes que foram submetidos à quimiorradioterapia.[7]

Estudos recentes têm confirmado a eficácia da quimiorradiação definitiva em pacientes com câncer esofágico localmente avançado. Entretanto, não há dados definitivos comparando quimiorradiação à cirurgia.

Quimiorradioterapia pré-operatória

Devido ao prognóstico ruim em longo prazo, à dificuldade para realizar tratamento no pós-operatório e ao efeito sensibilizador dos agentes citotóxicos sobre a radioterapia, o foco de recentes estudos tem sido o tratamento neoadjuvante. Existem pelo menos 10 estudos prospectivos, randomizados, de fase III que comparam quimiorradioterapia concomitante seguida de cirurgia *versus* cirurgia isolada nesse cenário. Somente 2 demonstram ganho de sobrevida global estatisticamente significativa para o grupo de tratamento neoadjuvante. Os outros 3 não demonstraram, porém, 2 deles tinham poder insuficiente para isso. Resultados de metanálises têm demonstrado redução da mortalidade em 3 anos e da recidiva locorregional.[8,9]

De modo geral, estudo antigos apresentavam problemas relacionados à toxicidade de tratamentos atualmente em desuso, baixa alocação de pacientes ou braço de controle com resultados cirúrgicos inferiores aos esperados.

Recentemente, o estudo CROSS avaliou 368 pacientes com câncer de esôfago (23% com carcinoma epidermoide e 75% com adenocarcinoma), os quais foram arrolados para receber quimiorradiação neoadjuvante (radioterapia – 41,4 Gy em 23 frações – concomitante à quimioterapia com carboplatina AUC2 e paclitaxel 50 mg/m² por semana) seguida de cirurgia versus cirurgia isolada. A taxa de resposta patológica completa foi de 29% e a média de sobrevida global foi de 48,6 meses para os pacientes que receberam o tratamento multimodal em comparação a 24 meses dos pacientes submetidos à cirurgia somente. Essa diferença foi ainda maior para os pacientes com carcinoma epidermoide (81,6 meses *vs.* 21,1 meses). De maneira importante, não houve toxicidade significativa, e a morbimortalidade pós-operatória é semelhante entre os dois grupos.[10]

Tendo em vista as evidências atuais, o benefício da quimiorradioterapia concomitante no câncer de esôfago é robusto. O paciente deve ser submetido à esofagectomia 4 a 6 semanas após o término do tratamento neoadjuvante. Para os pacientes que alcançam resposta completa, não realizar a cirurgia é considerado uma exceção e é opção exclusiva para histologia epidermoide.

Quimiorradioterapia sequencial

Diferentemente do tratamento combinado, os estudos de tratamento sequencial (quimioterapia ou radioterapia seguidos de cirurgia) *versus* cirurgia falharam ao mostrar qualquer ganho de sobrevida do tratamento multimodal.

Quimioterapia

O papel da quimioterapia pré-operatória ou perioperatória nos pacientes com carcinoma epidermoide não está definido. Entretanto, há maiores evidências para pacientes com adenocarcinoma de esôfago distal.

Pela sua posição anatômica, o manejo do adenocarcinoma de JEG pode refletir tanto o câncer de esôfago quanto o de estômago. Alguns autores consideram que o adenocarcinoma de esôfago distal de JEG e o adenocarcinoma gástrico possuem o mesmo comportamento biológico e, portanto, compartilham os mesmos princípios de tratamento. Em geral, estudos de adenocarcinoma de esôfago incluem pacientes com adenocarcinoma gástrico e vice-versa.

Quatro estudos comparando quimioterapia neoadjuvante à cirurgia isolada foram negativos, enquanto cinco outros estudos foram positivos, demonstrando benefício de sobrevida da abordagem com quimioterapia pré-operatória. Esse benefício também foi evidenciado em duas metanálises.

Um dos principais estudos que mostram o benefício do tratamento quimioterápico neoadjuvante comparado à cirurgia isoladamente é o estudo MAGIC, publicado em 2006. Esse estudo demonstrou que, em pacientes com adenocarcinoma de estômago ou esôfago distal ressecáveis, a quimioterapia perioperatória com ECF (epirrubicina, cisplatina e fluoruracila) reduziu o tamanho e o estágio tumoral, melhorando a sobrevida livre de doença e a sobrevida global (36% *vs.* 23% de sobrevida global em 5 anos em favor do tratamento combinado).[11] Outros estudos mostraram resultados similares, tanto em relação à sobrevida quanto ao fato de que somente metade dos pacientes completam o tratamento no pós-operatório.

Embora nenhum estudo tenha mostrado vantagem na sobrevida entre quimiorradiação ou quimioterapia, a quimiorradioterapia geralmente confere aumento da ressecção completa e da resposta patológica completa.[10]

Tratamento do câncer de esôfago T2N0

O melhor tratamento para os pacientes com neoplasia de esôfago em estágio clínico T2N0 é controverso. Embora haja alguns estudos avaliando se esses pacientes se beneficiam de tratamento neoadjuvante, não há consenso sobre a melhor abordagem (tratamento neoadjuvante *vs.* cirurgia). Tendo em vista o pequeno número de pacientes em estudos clínicos, a dificuldade no adequado estadiamento pré-operatório e o prognóstico, geralmente as diretrizes recomendam o tratamento neoadjuvante nesse grupo.

Uso de tomografia computadorizada por emissão de pósitrons durante o tratamento

Dados mostram que a tomografia por emissão de pósitrons associada à tomografia computadorizada (PET-TC) é capaz de detectar cerca de 8% de doença metastática em pacientes que realizam o tratamento pré-operatório. Em adição à detecção de doença à distância, a avaliação da resposta metabólica precoce durante o tratamento de quimioterapia de indução pode ter valor preditivo e prognóstico.[12] Entretanto, a terapia direcionada pela PET ainda faz parte da rotina.

Tratamento sistêmico para doença irressecável ou metastática

Tratamento sistêmico com quimioterapia é uma modalidade terapêutica efetiva que consegue paliar sintomas como disfagia, melhorar a qualidade de vida e aumentar a sobrevida. Outros sintomas (náuseas, obstrução, sangramento) necessitarão de manejo multidisciplinar.

Com a mudança epidemiológica nos Estados Unidos e na Europa, em que adenocarcinoma passou a ser a histologia dominante, não há estudos randomizados com pacientes com carcinoma epidermoide de esôfago metastático. Dessa forma, na prática, esses pacientes são tratados utilizando-se os dados de estudos de adenocarcinoma de esôfago e estômago.

Os fármacos e os protocolos empregados, bem como os princípios de seus usos, estão detalhados a seguir no manejo do câncer gástrico metastático.

Vale ressaltar que o uso dos anticorpos monoclonais trastuzumabe e ramucirumabe não está indicado em histologias epidermoides.

Câncer gástrico

O câncer gástrico é a quinta neoplasia mais comum no mundo, com 952 mil novos casos em 2012, sendo que 72% destes casos acontecem em países menos desenvolvidos, com sua maior incidência na Ásia. O pico de incidência ocorre por volta dos 70 anos, sendo mais comum em homens. No Brasil, a estimativa de incidência para 2016 era 20.520 novos casos, sendo 12.920 homens e 7.600 mulheres. No mundo, a incidência dessa doença tem diminuído. A alta mortalidade da doença significa que apenas 30,4% dos pacientes estarão vivos em 5 anos após o diagnóstico.[13]

A neoplasia gástrica é uma malignidade complexa e multifatorial. A infecção endêmica por *Helicobacter pylori* foi bem relacionada com o risco de adenocarcinoma gástrico, dobrando o risco de desenvolver essa neoplasia. O vírus Epstein-Barr está relacionado com 5 a 10% das neoplasias de estômago no mundo. Outros fatores também estão relacionados ao câncer gástrico, como o tabagismo, o etilismo, o alto consumo de sal, as dietas pobres em vitamina C, o alto consumo de carnes defumadas e a obesidade. Cirurgias gástricas após 15 a 20 anos também aumentam o risco de neoplasia de estômago provavelmente relacionado com refluxo alcalino. Apenas 5% das neoplasias de estômago são relacionadas com mutações genéticas germinativas.[14]

Patologia

Aproximadamente 95% dos tumores gástricos são adenocarcinomas. Assim, outros tumores malignos são raros, e incluem carcinoma escamoso, tumores carcinoides, carcinoma mucinoso, linfomas, tumor estromal gastrintestinal (GIST, do inglês *gastrointestinal stromal tumor*) e leiomiossarcomas.

O adenocarcinoma de estômago apresenta diversas classificações. Uma das mais tradicionais é a classificação de Lauren, que distingue esse tipo de adenocarcinoma em difuso, intestinal e indeterminado, conforme a histologia. As frequências são 54% do tipo intestinal, 32% do tipo difuso e 15% do tipo indeterminado. O tipo intestinal é de melhor prognóstico e está associado com infecção por *H. pylori* e com metaplasia intestinal, enquanto o tipo difuso é mais comum em mulheres e em pacientes mais jovens.[15]

Apresentação clínica

Devido aos sintomas inespecíficos, a maioria dos pacientes é diagnosticada em estádios avançados. Os pacientes apresentam dispepsia, perda de peso, anorexia, fadiga, saciedade precoce, náuseas e vômitos. Em cuidados primários, os sintomas com maior especificidade com câncer esofagogástrico são perda de peso, dispepsia e anemia. A perda de peso apresenta relação prognóstica, tendo sido demonstrada menor sobrevida entre pacientes que apresentaram perda ponderal significativa *versus* pacientes sem perda ponderal.[14]

Estadiamento

A endoscopia é o melhor método para avaliar o câncer gástrico, permitindo a biópsia com a avaliação histológica subsequente para o diagnóstico. A ultrassonografia endoscópica é uma ferramenta útil para avaliar a doença locorregional, sendo útil ao considerar tratamento neoadjuvante, chegando à acurácia de 75% quando for T3.[10] A tomografia computadorizada tem papel tanto na avaliação local como na avaliação à distância. No entanto, há boa chance de subestadiar a doença, com valores preditivos negativos para doença linfonodal e doença intra-abdominal entre 40 e 50%. Embora a PET-TC possa ser útil em detectar metástases em câncer gástrico, sua sensibilidade é de apenas 20%. A laparoscopia diagnóstica com lavado peritoneal faz parte da avaliação do câncer gástrico localizado, exceto em tumores bastante iniciais (Tis-T1a). O objetivo da laparoscopia diagnóstica é a detecção de doença metastática peritoneal não evidenciada nos exames não invasivos, alterando o estadiamento em 20 a 40% dos casos e evitando procedimentos cirúrgicos desnecessários em pacientes com doença avançada.[16]

Tratamento de doença localizada: estádio I

Os pacientes com adenocarcinoma de estômago sem evidência de comprometimento linfonodal apresentam a ressecção cirúrgica como único tratamento necessário e com boa chance de cura.

Uma pequena parcela de pacientes com potencial muito baixo de metástases linfonodais é candidata à mucosectomia, principalmente em tumores bem-diferenciados, < 2 cm em tumores elevados, < 1 cm em tumores ulcerados, até T1a, não ulcerados. No entanto, não há ensaios clínicos randomizados comparando essa abordagem à gastrectomia; assim, esse tratamento é uma opção de exceção em locais de referência.[15] Assim, a gastrectomia com linfadenectomia D2 é o tratamento-padrão para essa população. O papel da gastrectomia sem esvaziamento linfonodal é incerto e não deve ser encorajado.

Uma metanálise recente da Cochrane evidenciou o benefício em sobrevida livre de doença da linfadenectomia D2 *versus* linfadenectomia D1 (HR 0,81; intervalo de confiança [IC] 95%, 0,71-0,92), no entanto, sem aumento de sobrevida global e quase dobrando a mortalidade pós-operatória dos primeiros 30 dias.[17]

Tratamento de doença localmente avançada

Doença potencialmente ressecável (cT2-T4 ou cN+)

A gastrectomia com linfadenectomia é o principal tratamento do câncer gástrico localizado. No entanto, quando a doença é localmente avançada, a cirurgia não é suficiente para a cura do paciente.[6] O tratamento perioperatório apresenta alguns benefícios: aumentar a chance de uma cirurgia R0, tratar doença micrometastástica, aliviar rapidamente os sintomas relacionados ao tumor e determinar a sensibilidade ao tratamento quimioterápico. Após a gastrectomia, muitos pacientes apresentam longa recuperação pós-operatória, postergando o tratamento adjuvante,[6] e os estudos mostram que aproximadamente 50% dos pacientes não conseguem realizar tratamento complementar.

O estudo MAGIC foi o primeiro que evidenciou benefício dessa estratégia de tratamento, randomizando 503 pacientes com câncer gástrico, câncer de JEG e esôfago distal para esofagogastrectomia com linfadenectomia *versus* quimioterapia perioperatória (com ECF) – 3 ciclos antes e após a cirurgia. Nesse estudo, houve aumento de sobrevida global (HR 0,75; p = 0,009) com 36% *versus* 23% dos pacientes vivos em 5 anos. As taxas de complicações pós-operatórias foram semelhantes (46 *vs.* 45%).[11]

Um estudo francês confirmou aumento de sobrevida livre de doença e sobrevida global, tendo randomizado 224 pacientes para cirurgia ou cirurgia com quimioterapia perioperatória (cisplatina e 5-fluoruracila).[18]

Doença localmente avançada ressecada (pT3-T4 pN0 ou qualquer N+)

Historicamente, diversos ensaios clínicos de fase III não mostraram benefício de quimioterapia isolada adjuvante. O ceticismo no tratamento complementar foi abandonado quando um estudo demonstrou benefício de quimiorradioterapia adjuvante.

Um estudo americano publicado em 2001 randomizou 556 pacientes submetidos à gastrectomia com linfadenectomia para observação ou quimiorradioterapia (5-fluoruracila, leucovorina e radioterapia). Esse estudo demonstrou benefício em sobrevida global de 36 meses *versus* 27 meses (HR 1,35; p < 0,005) em favor do tratamento combinado. Sendo a limitação desse estudo o total de 54% dos pacientes submetidos a uma ressecção linfonodal menor do que D1.[19]

Dois estudos asiáticos evidenciaram benefício de quimioterapia isolada em sobrevida global e sobrevida livre de doença.[20,21] O estudo CLASSIC randomizou 1.035 pacientes submetidos à gastrectomia D2, com margens livres em observação *versus* CAPOX (capecitabina e oxaliplatina), demonstrando benefício em sobrevida global em 62 meses com 27% de mortalidade no grupo cirúrgico *versus* 20% no grupo do tratamento combinado (HR 0,66; p = 0,0029). Desse modo, em pacientes com adenocarcinoma gástrico completamente ressecado (cirurgia R0), duas abordagens são opções de tratamento – quimiorradioterapia concomitante ou quimioterapia exclusiva.

Em pacientes submetidos à ressecção cirúrgica, mas com margens R1 (microscopicamente comprometidas) ou R2 (macroscopicamente comprometidas), é recomendada quimiorradioterapia concomitante, com base em estudos retrospectivos que evidenciaram aumento de sobrevida global em 2 anos (29 *vs.* 66%; p = 0,002) e diminuição da taxa de recidiva local (6 *vs.* 26%; p = 0,02).

Tratamento de doença localmente avançada (cT3-T4) e aparentemente irressecável

A estratégia recomendada em pacientes inicialmente irressecáveis é tratamento neoadjuvante com o objetivo de resposta da doença, possibilitando a ressecção cirúrgica. A quimioterapia neoadjuvante consegue converter aproximadamente 40% dos pacientes. Além disso, os pacientes que apresentam resposta clínica à quimioterapia e são submetidos à ressecção cirúrgica apresentam melhor prognóstico.[22]

Tratamento de doença avançada (estádio clínico IV)

Os pacientes com câncer gástrico metastático, recidivado ou inoperável apresentam prognóstico pobre, com sobrevida mediana em 3 a 5 meses sem quimioterapia. Assim, o objetivo do tratamento nesse contexto é paliativo com o intuito de melhorar os sintomas, melhorar a qualidade de vida e aumentar a sobrevida. Quando se compara suporte clínico *versus* quimioterapia, observa-se aumento de aproximadamente 7 meses na sobrevida global (4 meses *vs.* 11 meses; HR 0,37; IC 95%, 0,19-0,70) e melhora da qualidade de vida.[23]

O papel da gastrectomia em pacientes metastáticos foi recentemente avaliado no estudo asiático REGATTA, que randomizou 175 pacientes com um sítio metastático para gastrectomia seguida de quimioterapia *versus* quimioterapia isolada. Não houve benefício para pacientes submetidos à gastrectomia.[24]

Existem diversos fármacos ativos no cenário paliativo: fluoropirimidinas (5-fluoruracila e capecitabina), platinas (oxaliplatina e cisplatina), taxanos (paclitaxel e docetaxel), irinotecano, antraciclinas (doxorrubicina e epirrubicina), além dos anticorpos monoclonais trastuzumabe (se houver hiperexpressão de c-erb-B2) e ramucirumabe.

Atualmente, as principais opções de tratamento envolvem a combinação de duas ou três classes de fármacos. Para definição dos protocolos são levados em conta fatores como idade, volume de doença metastática, condição clínica, capacidade de aceitar fármacos por via oral (capecitabina), comorbidades, expectativas do paciente e hiperexpressão de HER-2. Como regra geral, a base dos protocolos é feita a partir da combinação de uma fluoropirimidina e uma platina, sendo a terceira classe de fármacos acrescentada dependendo dos fatores citados.

O benefício de quimioterapia de segunda linha no manejo do câncer gástrico paliativo também está bem definida por pelo menos quatro ensaios clínicos randomizados que demonstraram benefício de paclitaxel, docetaxel, irinotecano e ramucirumabe para pacientes que falham na primeira linha de quimioterapia.[25]

Papel das terapias-alvo

Aproximadamente 5 a 30% dos tumores gástricos apresentam hiperexpressão de HER-2, um receptor tirosinocinase transmembrana que regula a proliferação celular. Trastuzumabe é um anticorpo monoclonal que atua quando há hiperexpressão de HER-2 na membrana da célula neoplásica. O estudo randomizado ToGA demonstrou benefício na sobrevida global (13,8 meses *vs.* 11,1 meses; HR 0,74; p = 0,0046) quando o trastuzumabe é adicionado à quimioterapia-padrão.[26] Desse modo, a avaliação da expressão de HER-2 é mandatória em pacientes com câncer gástrico metastático ou irressecável.

O ramucirumabe é um antiangiogênico que aumenta a sobrevida de pacientes com câncer gástrico em segunda linha de tratamento oncológico. Estudos randomizados mostraram que ramucirumabe pode ser utilizado como monoterapia ou em associação com paclitaxel.[27,28]

Referências

1. Bohanes P, Yang D, Chhibar RS, Labonte MJ, Winder T, Ning Y, et al. Influence of sex on the survival of patient with esophageal cancer. J Clin Oncol. 2012;30(18):2265-72.
2. Engel LS, Chow WH, Vaughan TL, et al. Population attributable risks of esophageal and gastric cancer. J Natl Cancer Inst. 2003;95(18):1404-13.
3. Edge SB, Byrd DR, Compton CC, Fritz AG, Greene FL, Trotti A, editors. AJC cancer staging manual. 7th ed. New York: Springer; 2010.
4. Cohen DJ, Leichman L. Controversies in the treatment of local and locally advanced gastric and esophageal cancers. J Clin Oncol. 2015; 33(16):1754-9.
5. Zenda S, Kojima T, Kato K, Izumi S, Ozawa T, Kiyota N, et al. Multicenter phase 2 study of cisplatin and 5-fluorouracil with concurrent radiation therapy as an organ preservation approach in patients with squamous cell carcinoma of the cervical esophagus. Int J Radiat Oncol Biol Phys. 2016;96(5):976-84.
6. Sjoquist KM, Burmeister BH, Smithers BM, Zalcberg JR, Simes RJ, Barbour A, et al. Survival after neoadjuvant chemotherapy or chemoradiotherapy for resectable oesophageal carcinoma: an updated meta-analysis. Lancet Oncol. 2011;12(7):681-92.
7. Cooper JS, Guo MD, Herskovic A, Macdonald JS, Martenson JA Jr, Al-Sarraf M, et al. Chemoradiotherapy of locally advanced esophageal cancer: long-term follow-up of a prospective randomized trial (RTOG 85-01). Radiation Therapy Oncology Group. JAMA 1999; 281(17):1623-7.

8. Urshel JD, Vasan H. A meta-analysis of randomized controlled trials that compared neoadjuvant chemoradiation and surgery alone for resectable esophageal cancer. Am J Surg. 2003;185(6):538-43.
9. Florica F, Di bona D, Sphepis F, Licata A, Shahied L, Venturi A, et al. Prospective chemoradiotherapy for oesophageal cancer: a systemic review and meta-analysis. Gut 2004;53(7):925-30.
10. Shapiro J, van Lanschot JJ, Hulshof MC, van Hagen P, van Berge Henegouwen MI, Wijnhoven BP, et al. Neoadjuvant chemoradiotherapy plus surgery versus surgery alone for oesophageal or junctional cancer (CROSS): long-term results of a randomized controlled trial. Lancet Oncol. 2015;16(9):1090-8.
11. Cunningham D, Allum WH, Stenning SP, Thompson JN, Van de Velde CJ, Nicolson M, et al. Perioperative chemotherapy versus surgery alone for resectable gastroesophageal cancer. N Engl J Med. 2006;355(1):11-20.
12. Lordick F, Ott K, Krause BJ, Weber WA, Becker K, Stein HJ, et al. PET to assess early metabolic response and to guide treatment of adenocarcinoma of the oesophagogastric junction: the MUNICON phase II trial. Lancet Oncol. 2007;8(9):797-805.
13. Instituto Nacional do Câncer. Estômago [Internet]. Rio de Janeiro: INCA; 2016 [capturado em 29 jun. 2017]. Disponível em: http://www2.inca.gov.br/wps/wcm/connect/tiposdecancer/site/home/estomago
14. Goral V. Etiopathogenesis of gastric cancer. Asian Pac J Cancer Prev. 2016;17(6):2745-50.
15. Hu B, El Hajj N, Sittler S., Lammert N, Barnes R., Meloni-Ehrig A. Gastric cancer: classification, histology and application of molecular pathology. J Gastrointest Oncol. 2012;3(3):251-61.
16. Mirza A, Galloway S. Laparoscopy, computerised tomography and fluorodeoxyglucose positron emission tomography in the management of gastric and gastro--oesophageal junction cancers. Surg Endosc. 2016; 30(7):2690-6.
17. Mocellin S, McCulloch P, Kazi H, Gama-Rodrigues JJ, Yuan Y, Nitti D. Extent of lymph node dissection for adenocarcinoma of the stomach. Cochrane Database Syst Rev. 2015;(8):CD001964.
18. Ychou M, Boige V, Pignon JP, Conroy T, Bouché O, Lebreton G, et al. Perioperative chemotherapy compared with surgery alone for resectable gastroesophageal adenocarcinoma: an FNCLCC and FFCD multicenter phase III trial. J Clin Oncol. 2011;29(13):1715-21.
19. Macdonald JS, Smalley SR, Benedetti J, Hundahl SA, Estes NC, Stemmermann GN, et al. Chemoradiotherapy after surgery compared with surgery alone for adenocarcinoma of stomach or gastroesophageal junction. N Engl J Med. 2001;345(10):725-30.
20. Sasako M, Sakuramoto S, Katai H, Kinoshita T, Furukawa H, Yamaguchi T, et al; Five-year outcomes of a randomized phase III trial comparing adjuvant chemotherapy with S-1 versus surgery alone in stage II or III gastric cancer. J Clin Oncol. 2011;29(33):4387-93.
21. Bang YJ, Kim YW, Yang HK, Chung HC, Park YK, Lee KH, et al. Adjuvant capecitabine and oxaliplatin for gastric cancer after D2 gastrectomy (CLASSIC): a phase 3 open-label, randomised controlled trial. Lancet. 2012; 379(9813):315-21.
22. Yano M, Shiozaki H, Inoue M, Tamura Y, Doki Y, Yasuda T, et al. Neoadjuvant chemotherapy followed by salvage surgery: effect on survival of patients with primary noncurative gastric cancer. World J Surg. 2002; 26(9):1155-9.
23. Wagner AD, Unverzagt S, Grothe W, Kleber G, Grothey A, Haerting J, et al. Chemotherapy for advanced gastric cancer. Cochrane Database Syst Rev. 2010; (3):CD004064.
24. Fujitani K, Yang HK, Mizusawa J, Kim YW, Terashima M, Han SU, et al. Gastrectomy plus chemotherapy versus chemotherapy alone for advanced gastric cancer with a single non-curable factor (REGATTA): a phase 3, randomised controlled trial. Lancet Oncol. 2016;17(3):309-18.
25. Hironaka S, Ueda S, Yasui H, Nishina T, Tsuda M, Tsumuraa T, et al. Randomized, Open-Label, Phase III Study Comparing Irinotecan With Paclitaxel in Patients With Advanced Gastric Cancer Without Severe Peritoneal Metastasis After Failure of Prior Combination Chemotherapy Using Fluoropyrimidine Plus Platinum: WJOG 4007 Trial. J Clin Oncol. 2013;31(35):4438-44.
26. Bang YJ, Van Cutsem E, Feyereislova A, Chung HC, Shen L, Sawaki A, et al. Trastuzumab in combination with chemotherapy versus chemotherapy alone for treatment of HER2-positive advanced gastric or gastro--oesophageal junction cancer (ToGA): a phase 3, open--label, randomised controlled trial. Lancet. 2010; 376(9742):687-97.
27. Fuchs CS, Tomasek J, Yong CJ, Dumitru F, Passalacqua R, Goswami C, et al. Ramucirumab monotherapy for previously treated advanced gastric or gastro-oesophageal junction adenocarcinoma (REGARD): an international, randomised, multicentre, placebo-controlled, phase 3 trial. Lancet. 2014;383(9911):31-9.
28. Wilke H, Muro K, Van Cutsem E, Oh SC, Bodoky G, Shimada Y, et al. Ramucirumab plus paclitaxel versus placebo plus paclitaxel in patients with previously treated advanced gastric or gastro-oesophageal junction adenocarcinoma (RAINBOW): a double-blind, randomised phase 3 trial. Lancet Oncol. 2014;15(11):1224-35.

Hérnia hiatal e doença do refluxo gastresofágico

Richard Ricachenevsky Gurski
Guilherme Pretto
Carlos Cauduro Schirmer
Daniel Navarini

A doença do refluxo gastresofágico (DRGE) é definida pelo Consenso de Montreal como a condição na qual o refluxo do conteúdo gástrico causa sintomas perturbadores (incomodativos) ou complicações. A DRGE é um distúrbio crônico relacionado com o refluxo retrógrado de conteúdo gastroduodenal para o interior do esôfago e/ou órgãos adjacentes, com ou sem lesão tecidual, resultando em variável espectro de sintomas e complicações.

Sua prevalência tem aumentado na maioria dos países e acomete pessoas relativamente jovens, com pico de incidência entre 30 e 40 anos. É responsável por uma das principais queixas de pacientes com problemas digestivos. Por sua prevalência e morbidade, apresenta significativo impacto econômico.

O refluxo ácido pode ocorrer sob condições fisiológicas, mesmo em pacientes totalmente assintomáticos, sobretudo após as refeições. Cerca de 40% da população norte-americana apresenta pirose pelo menos 1 vez ao mês, 14%, semanalmente, e 7%, todos os dias. Esses episódios de refluxo ácido fisiológico não produzem sintomas nem ocasionam alterações histológicas na mucosa esofágica. No entanto, a mudança na composição desses episódios ou o aumento do volume do refluxato ou da sua frequência podem promover o surgimento de sintomas significativos e até mesmo provocar danos teciduais no esôfago e no trato respiratório.

A principal alteração fisiopatológica na DRGE é a presença de esfíncter esofágico inferior (EEI) deficiente, geralmente associado à presença de hérnia hiatal. Considerada por muitos autores como o fator etiológico primário da DRGE, a hérnia hiatal tem incidência de até 15% entre a população normal, comparada à incidência de 63 a 94% nos pacientes com esofagite.

Classificação da hérnia hiatal

Existem três tipos de hérnia hiatal (**FIG. 24.1**):

1. Hérnia deslizante ou tipo I, em que a junção esofagogástrica (JEG) migra em direção cefálica pelo hiato esofágico;
2. Hérnia paraesofágica ou tipo II, caracterizada pela herniação do fundo gástrico para dentro do tórax sem alteração do posicionamento da JEG;
3. Hérnia mista ou tipo III, quando tanto a JEG quanto o fundo gástrico migram pelo hiato esofágico.

A hérnia hiatal deslizante produz alterações importantes na fisiologia e na integridade funcional da JEG, podendo resultar em DRGE. A hérnia paraesofágica tende a crescer com o

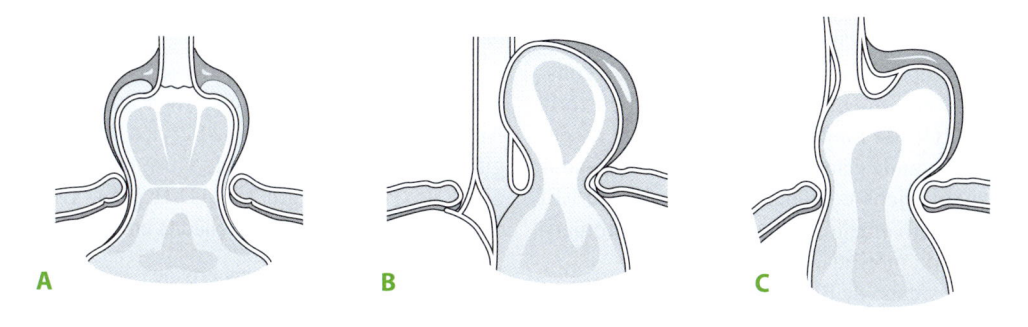

FIGURA 24.1 Tipos de hérnia hiatal. **(A)** Hérnia deslizante ou tipo I. **(B)** Hérnia paraesofágica ou tipo II. **(C)** Hérnia mista ou tipo III.

tempo e pode, podendo permitir a migração de todo o estômago para a cavidade torácica, mas exerce poucos efeitos sobre a fisiologia da JEG. Ela pode resultar em graves complicações, como volvo, encarceramento, ulceração ou perfuração gástrica com consequente mediastinite. A hérnia mista, por sua vez, possui características dos dois primeiros tipos e pode apresentar quadros clínicos semelhantes a ambos.

Sintomas

O principal sintoma relacionado com a DRGE é a sensação de queimação retroesternal ou pirose, presente em mais de 60% dos casos. O segundo sintoma mais prevalente é a regurgitação, caracterizada pelo refluxo de material ácido misturado com restos de alimentos não digeridos até a boca ou a hipofaringe. Ela deve ser distinguida do vômito por não ser precedida de náuseas nem acompanhada de contração abdominal. A disfagia é mais comumente referida por pacientes com esofagite grave ou esôfago de Barrett. A odinofagia e a salivação excessiva são sintomas relatados em alguns casos. Sempre que presente, a disfagia deve ser investigada, pois pode ser um sintoma de alerta para outras doenças.

A DRGE pode apresentar quadros de dor torácica que se assemelham a quadros anginosos. Também podem ocorrer rouquidão, tosse crônica, broncoespasmo e infecções respiratórias de repetição, os quais são considerados sintomas atípicos. A expressão "sintomas atípicos", embora amplamente utilizada, não é a mais adequada, sendo preferida a denominação "sintomas extraesofágicos". Outros sintomas ainda podem estar relacionados com a doença, como sensação de plenitude, saciedade precoce, náuseas, soluço e eructação.

A gravidade da DRGE não está relacionada com a intensidade dos sintomas. A quantidade de conteúdo refluído para dentro do esôfago, o tempo de permanência da secreção em contato com a mucosa esofágica e a suscetibilidade desta ao refluxato são fatores determinantes da evolução da doença. A capacidade de o esôfago impulsionar o suco gástrico de volta para o estômago (*clearance* esofágico) e a composição do refluxato, associadas ao tempo de exposição, são os principais fatores que podem influenciar na gravidade da DRGE. A evolução da doença pode levar ao surgimento de complicações morfológicas, como esofagite grave, ulceração esofágica e estenoses, e ao desenvolvimento de esôfago de Barrett, bem como às complicações funcionais, como motilidade esofágica ineficaz e outras alterações motoras do esôfago.

A ulceração esofágica é um indicativo de doença avançada e geralmente acomete a junção escamocolunar. Embora dois terços dos pacientes com esse tipo de complicação possam melhorar com o tratamento medicamentoso, o processo de cicatrização pode ser acompanhado de estenose. O grupo de risco mais propenso a desenvolver estenose é constituído de pacientes mais velhos, com história de DRGE de longa data, hérnia hiatal moderada a grande e aqueles que apresentam dados manométricos evidenciando pressões de EEI significativamente menores ou comprometimento da motilidade esofágica.

O esôfago de Barrett é definido como a presença de epitélio esofágico colunar visível à endoscopia, contendo metaplasia intestinal à análise histopatológica, e representa grau avançado da doença. Frequentemente associado à hérnia hiatal grande e ao encurtamento esofágico, o esôfago de Barrett possui natureza pré-maligna, aumentando o risco de os pacientes desenvolverem adenocarcinoma esofágico. O risco anual estimado varia de 0,2 a 2% e é 30 a 125 vezes maior do que em uma população normal.

Diagnóstico

A DRGE, quando diagnosticada com base apenas nos sintomas típicos (pirose e/ou regurgitação), nem sempre apresenta altos graus de sensibilidade e especificidade. Esses sintomas, embora sugestivos, não são específicos dessa doença. O diagnóstico deve considerar a sua presença e procurar associá-los a achados endoscópicos, radiológicos e fisiológicos sugestivos e a exames que possam estabelecer correlação entre os sintomas e a exposição esofágica patológica ao refluxato.

A endoscopia digestiva alta (EDA) é essencial no paciente com suspeita de DRGE. Além de identificar e quantificar, quando presente, os graus de lesão esofágica, permite reconhecer complicações decorrentes dessa doença, como ulceração, estenoses esofágicas e esôfago de Barrett, assim como outras alterações que possam estar relacionadas com a queixa do paciente, como úlcera péptica, hérnia hiatal, anel de Schatzki e até mesmo carcinoma de esôfago. Entretanto, 40 a 50% dos pacientes com sintomas de DRGE não apresentam alterações endoscópicas na mucosa esofágica e, para estes, é necessária uma investigação mais detalhada.

Entre as diversas classificações para os achados endoscópicos, a classificação de Los Angeles é a mais utilizada no Serviço de Cirurgia do Aparelho Digestivo do Hospital de Clínicas de Porto Alegre (SCAD/HCPA). Essa classificação distingue os achados em:

- **Grau A** – Uma ou mais erosões, cada uma menor ou igual a 5 mm de comprimento;
- **Grau B** – Pelo menos uma erosão maior do que 5 mm de comprimento, mas não contínuas entre os ápices de duas pregas esofágicas;
- **Grau C** – Erosões contínuas (ou convergentes) entre os ápices de pelo menos duas pregas, envolvendo menos de 75% do órgão;
- **Grau D** – Erosão que envolve pelo menos três quartos da circunferência da luz esofágica.

A classificação endoscópica de Savary-Miller também é frequentemente utilizada:

- **Grau 1** – Uma ou mais erosões lineares ou ovaladas em uma única prega longitudinal;
- **Grau 2** – Várias erosões situadas em mais de uma prega longitudinal, confluentes ou não, mas que não ocupam toda a circunferência do esôfago;
- **Grau 3** – Erosões confluentes que se estendem por toda a circunferência do esôfago;
- **Grau 4** – Lesões crônicas, como úlceras, estenose ou esôfago de Barrett.

A esofagografia baritada também faz parte da avaliação, podendo auxiliar no diagnóstico de estreitamento esofágico ou hérnia hiatal de grande volume e estimar o comprimento esofágico, uma vez que o encurtamento do esôfago é sinal de doença avançada e pode comprometer o resultado cirúrgico, determinando altos índices de recidiva pós-operatória.

A pHmetria de 24 horas pode estabelecer o diagnóstico de DRGE. Ela teve suas vantagens e aplicabilidades clínicas demonstradas por DeMeester e Jonhson, em 1975.[1] A análise de seus 6 componentes pHmétricos fornece dados quantitativos que permitem avaliar a frequência dos episódios de refluxo (número total de episódios de refluxo), a duração da exposição da mucosa esofágica ao ácido (porcentagem de tempo em que o pH esofágico foi menor que 4, durante as 24 horas, durante o período em que o paciente esteve na posição supina, em ortostatismo e no total) e a capacidade esofágica de eliminar o refluxato (número de episódios em que o pH permaneceu abaixo de 4 por 5 ou mais minutos e o episódio de refluxo mais longo), o chamado *clearance* esofágico. Os dados obtidos são quantificados de acordo com um sistema de escore (escore de DeMeester), que possui como valor-limite o índice 14,8. Resultados pHmétricos com valores superiores indicam pHmetria esofágica positiva e a presença de refluxo gastresofágico patológico.

A impedanciometria é um método diagnóstico que permite avaliar, de forma mais ampla, as características do refluxo gastresofágico. Ela baseia-se na condução de corrente elétrica entre anéis metálicos de uma sonda inserida no esôfago e permite avaliar o movimento do bolo intraesofágico. Quando associada à manometria, informa sobre o componente funcional do trânsito do bolo alimentar; quando combinada com a pHmetria, informa sobre a presença de refluxo independentemente da natureza ácida ou alcalina. Assim, além de mensurar o refluxo de líquido ácido, também detecta o refluxo não ácido e o refluxo gasoso. Vários estudos sugerem que ela é útil para avaliar pacientes com sintomas típicos de refluxo, como tosse crônica, eructações excessivas e ruminação, e que apresentam resistência ao tratamento com inibidores da bomba de prótons (IBPs).

Tratamento clínico

O tratamento clínico da DRGE baseia-se na adoção de tratamento farmacológico associado a medidas comportamentais e dietéticas (**QUADRO 24.1**).

QUADRO 24.1

Medidas comportamentais no tratamento da doença do refluxo gastresofágico

- Elevar a cabeceira da cama (15 cm)
- Moderar a ingestão dos seguintes alimentos, na dependência da correlação com sintomas: alimentos gordurosos, alimentos cítricos, café, bebidas alcoólicas, bebidas gasosas, menta, hortelã, produtos à base de tomate, chocolate
- Ter cuidados especiais com medicamentos potencialmente "de risco", como colinérgicos, teofilina, bloqueadores dos canais de cálcio, alendronato
- Evitar deitar-se nas 2 horas posteriores às refeições
- Evitar refeições copiosas
- Suspender o tabagismo
- Reduzir o peso corporal no caso de pacientes obesos ou com sobrepeso

---

A utilização de fármacos visa a neutralização do ácido e a melhora do esvaziamento gástrico. Esses efeitos podem ser obtidos com a utilização de antiácidos, bloqueadores de receptores H_2, IBPs ou procinéticos.

Atualmente, os bloqueadores de receptores H_2 foram amplamente substituídos pelos IBPs. Os IBPs apresentam melhores resultados, tanto na melhora sintomática como nas taxas de regressão da esofagite e dos sintomas. Esses fármacos não impedem a ocorrência de refluxo do estômago para o esôfago, mas possibilitam que o pH do conteúdo que reflui seja mais alto e, como consequência, melhoram os sintomas e diminuem o dano esofágico causado pelo ácido. Inúmeros estudos têm demonstrado que a utilização de IBPs por longos períodos pode trazer alguns efeitos adversos, os quais ainda são objetos de estudos, o que pode restringir a sua utilização.

Os fármacos procinéticos podem ser úteis no tratamento por promover aumento da pressão do EEI, além de melhorar a peristalse e o esvaziamento gástrico. Outras classes de fármacos também têm demonstrado resultados promissores. Uma metanálise recente avaliou os efeitos do uso de baclofeno no tratamento da DRGE. Os resultados demonstram redução significativa na ocorrência e na duração dos episódios de refluxo em pacientes tratados. O estudo também demonstra a segurança do fármaco e a ausência de efeitos adversos de maior gravidade durante o tratamento.

Tratamento cirúrgico

A DRGE não era reconhecida como condição clinicamente significativa até a década de 1930. A partir da década de 1950, começou a ser reconhecida a associação existente entre a DRGE e a hérnia hiatal. Allison, em 1951,[2] realizou o primeiro reparo cirúrgico para DRGE, considerado um marco para a cirurgia antirrefluxo. Em 1956, Nissen[3] descreveu sua técnica para DRGE, e, a partir daí, outras surgiram como alternativas para o tratamento cirúrgico dessa doença, com relatos de resultados cada vez melhores.

A demonstração dos resultados do tratamento cirúrgico e da factibilidade da cirurgia antirrefluxo pelo método laparoscópico, evidenciada pelo primeiro reparo laparoscópico em 1991, descrito por Dallegmane,[4] impulsionou a indicação do método para o tratamento da DRGE. Atualmente, inúmeros estudos demonstram a eficácia, a segurança e os bons resultados da fundoplicatura laparoscópica como terapia definitiva para a DRGE.

Indicação cirúrgica

Após estabelecido o diagnóstico de DRGE, deve-se considerar a possibilidade de tratamento cirúrgico, considerando os riscos e os benefícios dessa terapêutica. Vários aspectos são considerados na tomada de decisão. Algumas características dos pacientes podem limitar a indicação de cirurgia, tornando o tratamento clínico mais indicado. Pacientes com idade avançada, com maior risco cirúrgico e com obesidade têm maiores restrições à indicação de tratamento cirúrgico. Já nos pacientes jovens e com risco cirúrgico baixo, por exemplo, a cirurgia deve ser oferecida como tratamento definitivo. Consequentemente, os custos são reduzidos e os efeitos colaterais do uso prolongado de fármacos são evitados.

Após avaliação adequada e consideração dos riscos e dos benefícios, a intervenção cirúrgica está indicada. Deve-se atentar para os seguintes aspectos:

- Persistência de sintomas relatados pelo paciente, sem observação de melhora após o tratamento medicamentoso e/ou surgimento de complicações (esofagite acentuada [graus C e D], estenose, ulceração ou Barrett) na vigência do tratamento clínico;
- Intolerância ou incapacidade de manter o tratamento medicamentoso (efeitos colaterais, não adesão, alto custo);
- Desejo do paciente de submeter-se ao tratamento cirúrgico, após exposição dos riscos e dos benefícios dos tratamentos;
- Necessidade de doses cada vez maiores de medicação, caracterizando doença progressiva;
- Presença de sintomas atípicos, com pHmetria evidenciando exposição esofágica ácida proximal acentuada;
- Necessidade de tratamento medicamentoso agressivo de longa duração, principalmente em jovens;
- Esofagite leve (graus A e B) em pacientes com EEI mecanicamente defeituoso e propensos a persistirem com episódios de refluxo patológico;
- Presença de hérnia hiatal grande (> 5 cm), refratária ao tratamento medicamentoso, ou com hérnia paraesofágica.

Avaliação pré-operatória

É necessária investigação detalhada dos pacientes com DRGE candidatos ao tratamento cirúrgico, mesmo que apresentem sintomas típicos. O principal objetivo dessa avaliação é descartar outras patologias que possam estar associadas ou causando os sintomas do paciente. A EDA, a esofagografia baritada e a manometria esofágica auxiliam na investigação de doenças como anel de Schatzki, tumores esofágicos e, principalmente, distúrbios da motilidade esofágica.

A avaliação esofágica pré-operatória com manometria esofágica (**QUADRO 24.2**) é fundamental no paciente candidato ao tratamento cirúrgico. Ela permite avaliar a presença de disfunção do EEI e alterações na peristalse do corpo esofágico. Esses dados são importantes na definição das causas da DRGE e na avaliação de possíveis contraindicações ao tratamento cirúrgico.

A manometria esofágica permite avaliar a competência do EEI – cuja disfunção é a causa mais comum de refluxo gastresofágico – por meio das medidas de pressão de repouso, do comprimento total e do comprimento abdominal do esfíncter inferior. Um EEI é incompetente quando um ou mais destes parâmetros estão presentes: pressão de repouso menor do que 6 mmHg, comprimento total inferior a 2 cm ou comprimento abdominal menor do que 1 cm.

O número de componentes defeituosos do EEI tem sido correlacionado com o grau de gravidade da esofagite.

A avaliação manométrica do esôfago também fornece informações relativas à motilidade do corpo esofágico, analisando o número de contrações eficazes e ineficazes e a amplitude de cada onda peristáltica. A identificação de propagações peristálticas eficazes em menos de 8 a 10 deglutições estudadas ou a constatação de uma média da amplitude de contração do corpo esofágico igual ou inferior a 30 mmHg caracteriza um esôfago de motilidade alterada. A análise desses parâmetros, além de identificar um esôfago com clareamento alterado e, portanto, mais suscetível à ação ácida e ao desenvolvimento de complicações da DRGE, exerce influência na conduta cirúrgica, relacionada principalmente com o tipo de fundoplicatura a ser construída. Pacientes que apresentam menos de 30% de ondas esofágicas propulsivas e amplitude de onda em esôfago distal < 30 mmHg poderão ter dificuldade para deglutir após fundoplicatura total, preferindo-se a realização de fundoplicatura parcial. Além disso, a manometria esofágica permite identificar outros distúrbios de motilidade, como esclerodermia, esôfago em quebra-nozes (*nutcracker*), acalásia ou espasmo esofágico difuso.

Cirurgia antirrefluxo

O objetivo do tratamento cirúrgico da DRGE é restabelecer a competência da barreira cardioesofágica antirrefluxo. Isso acontece pela criação de uma válvula antirrefluxo e pela aproximação ou plicatura dos pilares diafragmáticos.

As técnicas de fundoplicatura variam de acordo com a abordagem cirúrgica empregada – torácica ou abdominal – e conforme o tipo de válvula construída – total ou parcial. Os procedimentos cirúrgicos mais frequentemente utilizados no tratamento da DRGE são

---

QUADRO 24.2
Avaliação pré-operatória

Esofagogastroduodenoscopia
- Mede o comprimento esofágico
- Determina a posição do EEI
- Avalia complicações da DRGE
- Auxilia no diagnóstico diferencial

Esofagografia
- Define hérnia hiatal
- Identifica refluxo gastresofágico
- Avalia o tamanho do esôfago
- Avalia complicações da DRGE
- Auxilia no diagnóstico diferencial

pHmetria de 24 horas
- Diagnostica refluxo patológico
- Avalia o *clearance* esofágico

Manometria esofágica
- Avalia a eficiência do EEI
- Avalia a contratilidade esofágica
- Auxilia no diagnóstico diferencial

DRGE, doença do refluxo gastresofágico; EEI, esfíncter esofágico inferior.

a fundoplicatura de Nissen, a fundoplicatura de Toupet e a cirurgia de Belsey Mark IV.

Cirurgia de Nissen

Esta técnica cirúrgica é a mais utilizada no tratamento de DRGE. Caracteriza-se pela criação de uma válvula de 360 graus, com envolvimento completo do esôfago terminal pela parede posterior do fundo gástrico.

O procedimento cirúrgico é executado pela exposição do hiato esofágico por meio da abertura da membrana frenoesofágica, estendendo-se para a esquerda com o intuito de liberar a porção mais cranial e medial do fundo gástrico. A maioria dos autores concorda que a ligadura dos vasos gástricos curtos é necessária para a adequada liberação do fundo gástrico. Em seguida, por meio do pequeno omento, dissecam-se os ramos direito e esquerdo do pilar diafragmático direito até que se consiga visualizar a união dos dois ramos caudalmente. É feita a plicatura deles por meio de 2 a 3 pontos de um fio inabsorvível. Para finalizar, realiza-se a construção da válvula por meio da passagem da parede posterior do fundo gástrico por trás do esôfago, para então ser suturada com a parede anterior do estômago em frente ao esôfago. Essa sutura é realizada com 2 a 3 pontos, também com fio inabsorvível, que envolvem as duas partes gástricas e a camada muscular do esôfago em pelo menos 2 pontos, evitando que a válvula deslize sobre o esôfago (**FIG. 24.2**).

Cirurgia de Toupet

É muito semelhante à técnica de Nissen, diferindo apenas quanto ao tipo de válvula construída. Nesta técnica, inicialmente descrita como uma válvula de 180 graus, cria-se uma válvula posterior de 240 a 270 graus, suturando o fundo gástrico por meio de 3 pontos em cada lado do esôfago. Ela tem sido empregada principalmente em pacientes com DRGE avançada, nos quais a avaliação manométrica esofágica demonstra comprometimento importante da motilidade. Dessa forma, a criação de uma válvula parcial poderia diminuir o risco de disfagia pós-operatória, embora existam estudos recentes demonstrando resultados semelhantes na fundoplicatura de Nissen e na técnica de Toupet (**FIG. 24.3**).

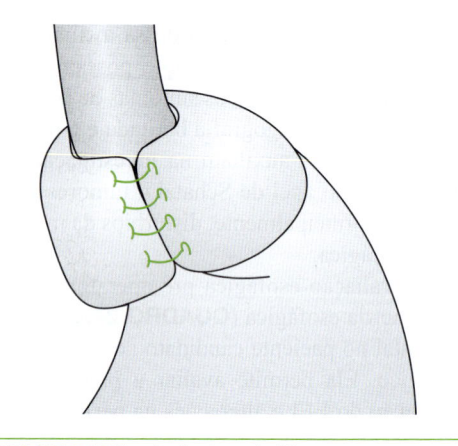

FIGURA 24.2 Fundoplicatura de Nissen.

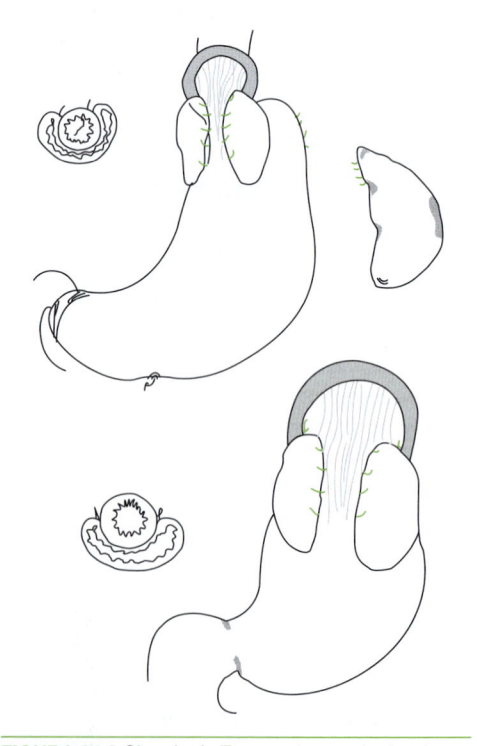

FIGURA 24.3 Cirurgia de Toupet: confecção de válvula posterior com 240 a 270 graus.
Fonte: Adaptada de Herbella e colaboradores.[5]

Cirurgia de Belsey Mark IV

Nesta técnica, é realizada essencialmente uma fundoplicatura parcial por via transtorácica. Realiza-se uma válvula anterior de 240 graus por meio de 2 linhas de sutura. A primeira envolve o fundo gástrico já liberado e a parede anterolateral do esôfago, aproximadamente 1,5 cm acima da JEG, com 3 pontos dispostos nas posições 12, 8 e 4 horas. A segunda linha de sutura é feita também por 3 pontos, distantes 1,5 a 2 cm da primeira linha de sutura, incluindo, dessa vez, a borda do hiato esofágico, o fundo gástrico e a parede muscular do esôfago, de forma que, quando amarrados os pontos de sutura, a válvula criada permaneça na cavidade abdominal. O procedimento encerra com a aproximação dos pilares diafragmáticos, ajustando estes ao terço inferior do esôfago e impedindo a migração cefálica da fundoplicatura.

A cirurgia de Belsey Mark, assim como a fundoplicatura de Nissen via torácica, tem sido indicada em pacientes já submetidos à cirurgia antirrefluxo via abdominal que não foi efetiva, ou que possuem cirurgias prévias em andar superior do abdome, onde as bridas e os tecidos cicatriciais podem tornar a dissecção insegura, ou, ainda, quando se suspeita que o paciente possui esôfago encurtado.

Fundoplicatura à dor

Esse procedimento consiste na confecção de uma válvula anterior com 90 graus. Em sua origem, foi criada para ser utilizada concomitantemente em pacientes submetidos à esofagocardiomiotomia para acalásia. O objetivo dessa válvula é diminuir os sintomas de refluxo, uma vez que a esofagocardiomiotomia desfaz a função esfincteriana do órgão. Ao mesmo tempo, uma válvula parcial não provocaria disfagia nos pacientes, que já não apresentam função de motilidade esofágica. A válvula anterior também serve como proteção da área cruenta. Essa técnica pode não exigir a liberação dos vasos curtos. No SCAD/HCPA é utilizada somente nas esofagocardiomiotomias. Em centros que, após esse procedimento, realizam válvulas à Toupet e outros à Nissen, com bons resultados (**FIG. 24.4**).

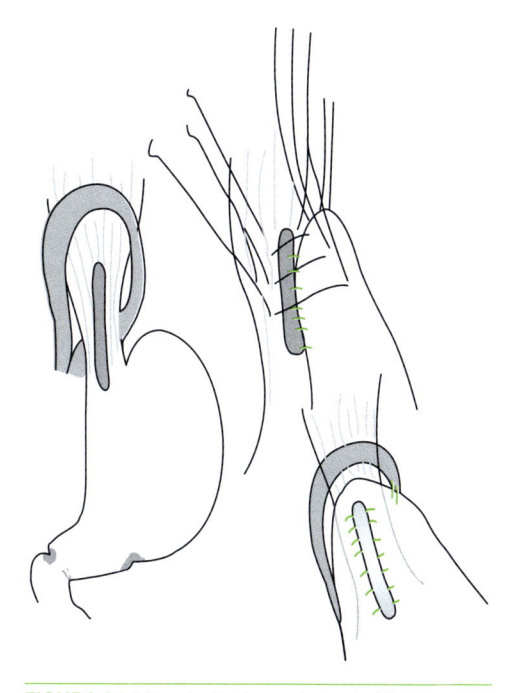

FIGURA 24.4 Fundoplicatura anterior de 90 graus utilizada nas esofagocardiomiotomias – tratamento da acalásia.
Fonte: Herbella e colaboradores.[5]

Cirurgia antirrefluxo de Hill

Este procedimento baseia-se nos seguintes princípios:

- Reconstrução da JEG, reduzindo a hérnia e ancorando a junção posteriormente junto à fáscia pré-aórtica;
- Restabelecimento da válvula gastresofágica, recriando o ângulo de Hiss;
- Restabelecimento da pressão esfincteriana ao calibrar a cárdia, em alguns centros, com manometria transoperatória.

Cirurgia antirrefluxo de Lortat-Jacob

Nesta técnica, é realizada redução da hérnia com fechamento dos pilares diafragmáticos e sutura do fundo gástrico na borda esquerda do esôfago, acentuando o ângulo de Hiss (**FIG. 24.5**).

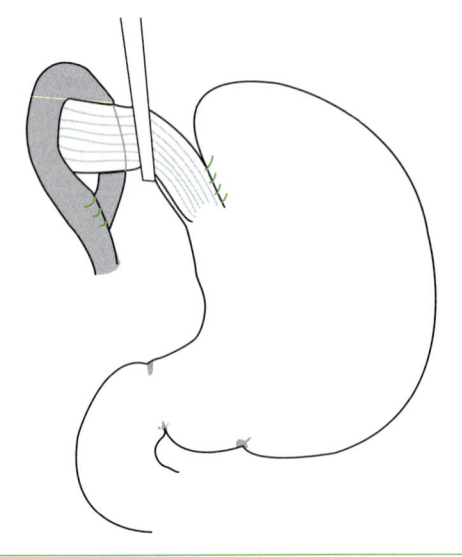

FIGURA 24.5 Cirurgia de Lortat-Jacob, caracterizada pelo restabelecimento do ângulo de Hiss.
Fonte: Herbella e colaboradores.[5]

Supressão ácida e derivação duodenal

Descrita pelo chileno Attila Csendes, esta técnica pode ser utilizada em pacientes com esofagite e recidiva de refluxo após falha do tratamento primário com fundoplicatura. O objetivo é impedir tanto o refluxo ácido quanto o refluxo alcalino. Consiste na realização de antrectomia, com construção de uma alça alimentar longa, associada à vagotomia e à reconfecção da fundoplicatura. A antrectomia e a vagotomia têm como objetivo diminuir a produção de ácido pelo estômago. A construção de uma alça alimentar longa em Y de Roux evita o refluxo alcalino, e a confecção de uma nova válvula na transição esofagogástrica restabelece a função esfincteriana. Na casuística de Csendes, nem todos os pacientes foram submetidos à vagotomia e à reconstrução da válvula. Nos pacientes em que as aderências junto ao hiato eram muito intensas, optou-se apenas pela realização da antrectomia.

Apesar de ser um procedimento de maior morbidade, na série descrita por Csendes, o número de complicações foi pequeno e a taxa de cicatrização da esofagite foi maior do que em pacientes submetidos à nova fundoplicatura clássica. Esse procedimento pode ser uma opção no tratamento de pacientes com esofagite grave que necessitem de uma segunda intervenção no hiato (**FIG. 24.6**).

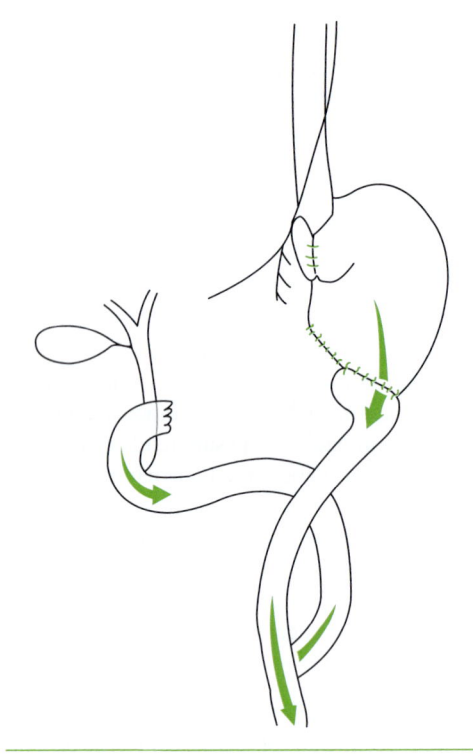

FIGURA 24.6 Cirurgia de Attila Csendes, caracterizada pela realização de antrectomia, com construção de uma alça alimentar longa em Y de Roux, associada à vagotomia e à confecção de fundoplicatura.
Fonte: Herbella e colaboradores.[5]

Uso de tela no hiato

A recidiva da hérnia hiatal, com migração torácica da fundoplicatura, é uma das principais causas de falha na cirurgia antirrefluxo. Com o objetivo de diminuir esse número, alguns cirurgiões defendem o uso de material protético junto ao hiato. Diversos materiais foram testados, como tela de polipropileno, pericárdio bovino, telas de dupla face e telas oriundas da submucosa porcina.

A utilização de tela de polipropileno, já consagrada na correção das hérnias ventrais e inguinais, é a opção mais barata e vem sendo cada vez mais empregada. Vários estudos têm demonstrado frequência de recidiva de hérnia menor com o uso de tela de polipropileno. Porém, complicações com o uso de tela de polipropileno são cada vez mais descritas na literatura médica. Devido à anatomia do hiato esofágico e sua íntima relação com estruturas nobres, as complicações podem levar a situações clínicas de difícil manejo. As mais comumente descritas são a erosão da tela para dentro do tubo digestivo, complicação que pode exigir esofagectomia. Tendo em vista que a DRGE é benigna e as possíveis complicações associadas ao uso de tela são graves, muitos questionamentos têm sido feitos sobre essa prática, não existindo consenso sobre sua indicação.

No SCAD/HCPA não se faz uso de próteses em correções primárias de hérnia de hiato, pois, de acordo com a experiência adquirida pelo grupo de profissionais desse Serviço, esse material deve ficar restrito a protocolos de pesquisa, até que sejam estabelecidas mais evidências de benefícios e segurança. O emprego de telas é restrito a reoperações, optando-se por telas de origem biológica, como PTFE (pericárdio bovino) ou Surgisis® (submucosa porcina).

Uso de esfíncter magnético

Este novo método de tratamento da DRGE consiste na colocação de um dispositivo magnético na JEG por via laparoscópica. Esse dispositivo permite criar uma área de pressão intermitente na JEG, que reduz, durante a passagem do bolo alimentar nesta região, reproduzindo de forma mais fisiológica a função do EEI.

Estudos avaliaram os resultados em longo prazo (2-5 anos) deste método. Foram demonstradas a segurança e a eficácia desse dispositivo como alternativa no tratamento da DRGE, com resultados promissores para esse método. Sua maior limitação ainda é o custo elevado do dispositivo magnético.

Resultados

A fundoplicatura laparoscópica é efetiva na eliminação dos sintomas da DRGE e na melhora da qualidade de vida dos pacientes, além de reduzir significativamente a necessidade de uso de medicações de forma crônica. Revisões sistemáticas compararam a fundoplicatura aberta com a laparoscópica e demonstraram resultados semelhantes no controle dos sintomas de DRGE, porém, com maior ocorrência de hérnias incisionais na técnica aberta.

No seguimento de 1 ano de pós-operatório, aproximadamente 90% apresentam melhora sintomática, regressão da esofagite e normalização da pHmetria.

Entre as complicações cirúrgicas, a disfagia é a mais frequente, geralmente secundária ao edema pós-operatório. A incidência de disfagia varia de 9 a 20%, sendo que, na maioria dos pacientes, ocorre nos primeiros 3 meses. No entanto, 5% dos pacientes persistem com disfagia nos primeiros 6 meses e 2% ainda referem esse sintoma ao longo de 1 ano.

Sintomas menos frequentes incluem desconforto e distensão de andar superior do abdome, meteorismo e diarreia. Os dois primeiros sintomas estariam relacionados com a mobilização cirúrgica do fundo gástrico e com a ligadura dos vasos curtos, que acometeriam a mobilidade gástrica, ao passo que a diarreia pode ser decorrente de manipulação ou lesão do nervo vago durante a dissecção esofágica.

Inúmeras revisões sistemáticas recentes, comparando o tratamento clínico e o tratamento cirúrgico (fundoplicatura videolaparoscópica), demonstram resultados semelhantes no controle de sintomas e na resolução de complicações relacionadas à DRGE. Alguns desses estudos demonstram resultados ligeiramente superiores com o tratamento cirúrgico e evidenciam a segurança do procedimento cirúrgico e melhora da qualidade de vida nos pacientes operados, em comparação com os clinicamente tratados. Também há relação custo-efetividade favorável ao tratamento cirúrgico, quando é analisado o tratamento em longo prazo. A segurança do tratamento cirúrgico laparoscópico foi demonstrada em inúmeros estudos e confirmada por metanálises recentes. Nos pacientes em tratamento medicamentoso, verifica-se tendência para a progressão da dose do medicamento, enquanto, nos pacientes cirúrgicos, há maior taxa de queixas relacionadas com o tratamento pós-fundoplicatura.

Em pacientes com obesidade, a prevalência de DRGE é maior, sendo que a terapêutica farmacológica e cirúrgica com fundoplicatura é menos efetiva nessa situação. Inúmeros estudos demonstram que o tratamento da obesidade promove melhora significativa nos sintomas, nos episódios de refluxo e na esofagite. Também está bem estabelecida a resposta favorável no controle da DRGE em pacientes obesos submetidos ao tratamento bariátrico. Nesses pacientes, o tratamento bariátrico é a principal medida de tratamento definitivo da DRGE.

Diversos estudos avaliaram a resposta das várias técnicas cirúrgicas utilizadas no tratamento da DRGE. Embora todas as técnicas demonstrem resultados favoráveis, as técnicas cujos resultados são mais consistentes são a fundoplicatura de Nissen (360 graus) e a fundoplicatura posterior (de Toupet). Uma metanálise,[6] publicada em 2016, que avaliou apenas ensaios clínicos randomizados, demonstrou resultados semelhantes em ambas, tanto no controle de sintomas quanto na ocorrência de efeitos adversos e complicações precoces e tardias.

Referências

1. DeMeester TR, Johnson LF. Evaluation of the Nissen antireflux procedure by esophageal manometry and twenty-four hour pH monitoring. Am J Surg. 1975;129(1):94-100.
2. Allison PR. Reflux esophagitis, sliding hiatal hernia, and the anatomy of repair. Surg Gynecol Obstet. 1951;92(4):419-31.
3. Nissen R. A simple operation for control of reflux esophagitis. Schweiz Med Wochenschr. 1956;86(Suppl 20):590-2.
4. Dallemagne B, Weerts JM, Jehaes C, Markiewicz S, Lombard R. Laparoscopic Nissen fundoplication: preliminary report. Surg Laparosc Endosc. 1991;1(3):138-43.
5. Herbella FA, Oliveira DR, Del Grande JC. Eponyms in esophageal surgery. Dis Esophagus. 2004;17(1):1-9.
6. Du X, Hu Z, Yan C, Zhang C, Wang Z, Wu J. A meta-analysis of long follow-up outcomes of laparoscopic Nissen (total) versus Toupet (270°) fundoplication for gastro-esophageal reflux disease based on randomized controlled trials in adults. BMC Gastroenterol. 2016;16(1):88.

Leituras recomendadas

Broeders JA, Roks DJ, Ahmed Ali U, Draaisma WA, Smout AJ, Hazebroek EJ. Laparoscopic anterior versus posterior fundoplication for gastroesophageal reflux disease: systematic review and meta-analysis of randomized clinical trials. Ann Surg. 2011;254(1):39-47.

Cookson R, Flood C, Koo B, Mahon D, Rhodes M. Short-term cost effectiveness and long-term cost analysis comparing laparoscopic Nissen fundoplication with proton-pump inhibitor maintenance for gastro-oesophageal reflux disease. Br J Surg. 2005;92(6):700-6.

Del Campo SE, Mansfield SA, Suzo AJ, Hazey JW, Perry KA. Laparoscopic redo fundoplication improves disease-specific and global quality of life following failed laparoscopic or open fundoplication. Surg Endosc. 2017 Apr 7. [Epub ahead of print].

DeMeester SR, Sillin LF, Lin HW, Gurski RR. Increasing esophageal lenght: a comparison of laparoscopic versus transthoracic esophageal mobilization with and without vagal trunk division in pigs. J Am Coll Surg. 2003; 197(4):558-64.

DeVault KR, Castell DO; American College of Gastroenterology. Updated guidelines for the diagnosis and treatment of gastroesophageal reflux disease. Am J Gastroenterol. 2005;100(1):190-200.

Gurski RR, Peters JH, Hagen JA, DeMeester SR, Bremner CG, Chandrasoma PT, et al. Barrett's esophagus can and does regress after antireflux surgery: a study of prevalence and predictive features. J Am Coll Surg. 2003;196(5):706-13.

Hofstetter WL, Peters JH, DeMeester TR, Hagen JA, DeMeester SR, Crookes PF, et al. Long-term outcome of antireflux surgery in patients with Barrett's esophagus. Ann Surg. 2001;234(4):532-9.

Khan A, Kim A, Sanossian C, Francois F. Impact of obesity treatment on gastroesophageal reflux disease. World J Gastroenterol. 2016;22(4):1627-38.

Li S, Shi S, Chen F, Lin J. The effects of baclofen for the treatment of gastroesophageal reflux disease: a meta-analysis of randomized controlled trials. Gastroenterol Res Pract. 2014;2014:ID307805.

Lundell L, Attwood S, Ell C, Fiocca R, Galmiche JP, Hatlebakk J, et al. Comparing laparoscopic antireflux surgery with esomeprazole in the management of patients with chronic gastro-oesophageal reflux disease: a 3-year interim analysis of the LOTUS trial. Gut. 2008;57(9):1207-13.

Ma S, Qian B, Shang L, Shi R, Zhang G. A meta-analysis comparing laparoscopic partial versus Nissen fundoplication. ANZ J Surg. 2012;82(1-2):17-22.

Madalosso CA, Gurski RR, Callegari-Jacques SM, Navarini D, Thiesen V, Fornari F. The impact of gastric bypass on gastroesophageal reflux disease in patients with morbid obesity: a prospective study based on the Montreal Consensus. Ann Surg. 2010;251(2):244-8.

Philip OK, Lauren BG, Marcelo FV. Diagnosis and management of gastroesophageal reflux disease. Am J Gastroenterol. 2013;108:308-28.

Rickenbacher N, Kötter T, Kochen MM, Scherer M, Blozik E. Fundoplication versus medical management of gastroesophageal reflux disease: systematic review and meta-analysis. Surg Endosc. 2014;28(1):143-55.

Spechler SJ, Lee E, Ahnen D, Goyal RK, Hirano I, Ramirez F, et al. Long-term outcome of medical and surgical therapies for gastroesophageal reflux disease: follow-up of a randomized controlled trial. JAMA. 2001;285(18):2331-8.

Vakil N, van Zanten SV, Kahrilas P, Dent J, Jones R; Global Consensus Group. The Montreal definition and classification of gastroesophageal reflux disease: a global evidence-based consensus. Am J Gastroenterol. 2006;101(8):1900-20.

Wileman SM, McCann S, Grant AM, Krukowski ZH, Bruce J. Medical versus surgical management for gastrooesophageal reflux disease (GORD) in adults. Cochrane Database Syst Rev. 2010;(3):CD003243.

Esôfago de Barrett

Richard Ricachenevsky Gurski
Bernardo S. Volkweis
Vinicius Jardim Campos
Carlos Cauduro Schirmer

O esôfago de Barrett (EB) é uma condição adquirida, que representa o estágio avançado da doença do refluxo gastresofágico (DRGE). É definido pela presença de mucosa colunar em esôfago distal, visível na endoscopia digestiva alta (EDA), de qualquer extensão, e que à biópsia demonstra metaplasia intestinal especializada, confirmada pela presença de células caliciformes. A área de epitélio esofágico colunar pode ser identificada quando há prolongamento de mucosa de aspecto gástrico sobre o esôfago distal, deslocando a junção escamocolunar proximalmente à junção esofagogástrica. A presença de metaplasia intestinal vista à biópsia da junção escamocolunar normal, na ausência de epitélio colunar visível, não é considerada EB, sendo denominada metaplasia intestinal da cárdia. Essa entidade também está associada ao refluxo gastresofágico (RGE), mas é decorrente da presença de *Helicobacter pylori* em cerca de 50% dos casos.

O EB é mais comum em homens, brancos, com idade média de 50 anos, sintomas de RGE de longa duração (mais de 10 anos) e hérnia hiatal volumosa. Associa-se ao RGE mais grave do que em pacientes sem metaplasia intestinal e cursa com índices mais elevados de complicações como esofagite, úlcera e estenose esofágica. De acordo com sua extensão longitudinal vista à EDA, pode ser classificado em EB curto (< 3 cm) ou longo (≥ 3 cm). Em pacientes com sintomas de RGE, 3 a 5% terão EB longo e 10 a 15% terão EB curto.

Epidemiologia

A prevalência relatada do EB é variável nos estudos, devido às diferentes definições dessa doença desde a sua descrição por Norman Barrett, na década de 1950, até hoje. Os relatos variam de 0,5 a 2,2%, na população em geral, a até 4 a 12% em pacientes com sintomas de RGE. Um dado a ser salientado é que essa variabilidade relaciona-se principalmente com a presença ou não de protocolo adequado de biópsias endoscópicas.

O protocolo do Departamento de Cirurgia da University of Southern California preconiza que se realizem biópsias na junção escamocolunar, nos quatro quadrantes, bem como proximalmente a cada 2 cm por toda a extensão do epitélio colunar. Essa metodologia dificulta a ocorrência de falso-negativo no diagnóstico de metaplasia intestinal.

Etiologia

O desenvolvimento do EB depende da intensidade, da duração e da periodicidade do RGE. Os estudos da fisiologia esofágica nos pacientes com EB revelam, à pHmetria, refluxo ácido patológico em quase 100% dos casos. A manometria mostra incompetência do esfíncter esofágico inferior em 90% dos casos, e frequentemente existem alterações secundárias da motilidade esofágica. Pacientes com lesões mais graves possuem refluxo ácido e duodenal.

Alguns autores têm demonstrado que o refluxo biliar pode contribuir para a associação entre o EB e o adenocarcinoma da cárdia. O pH entre 3 e 5 favorece a entrada de sais biliares – que se encontram solúveis e não ionizados nesse pH – pela membrana celular, permitindo a penetração de compostos nitrosos, sabidamente carcinogênicos, no espaço intracelular.

Relatos mais recentes explicam a fisiopatogenia do EB como um processo que ocorre em duas etapas.

Na primeira etapa, há estímulo para a formação da mucosa cárdica decorrente do RGE ácido. É caracterizada pela substituição da mucosa escamosa do esôfago distal por uma mucosa colunar simples sem células especializadas. Frequentemente está associada à reação inflamatória (cardite). Quanto maior for a extensão do epitélio colunar, maior será a chance de metaplasia intestinal: se for menor que 3 cm, a chance é de 36 a 50%; e, se for maior ou igual a 3 cm, a chance é de 93 a 100%. Pacientes com EB, comparados a pacientes com epitélio colunar não metaplásico, apresentam sintomas de duração mais longa e maior exposição esofágica à bilirrubina.

Na segunda etapa, ocorre refluxo duodenogástrico sobre a mucosa colunar, levando à sua intestinalização e ao surgimento de metaplasia intestinal. Caso o estímulo de agressão persista, esse epitélio poderá sofrer alterações displásicas, de baixo ou alto grau, e evoluir até mesmo para um adenocarcinoma invasor. A incidência de adenocarcinoma no EB é de 0,2 a 2,1% por ano para um paciente sem displasia, sendo em média de 1 caso a cada 100 pacientes por ano de seguimento, representando risco 30 a 125 vezes maior que para a população geral.

A biologia molecular do EB, bem como da sequência metaplasia-displasia-carcinoma, tem sido bastante estudada, principalmente para identificar marcadores biológicos preditivos de evolução da doença e resposta às diferentes terapêuticas. A mucosa de Barrett apresenta índices proliferativos aumentados com elevação de mediadores como cicloxigenase-2 (COX-2). O processo de displasia-câncer associa-se a alterações genéticas diversas, como deleção cromossômica e mutação e metilação do ácido desoxirribonucleico (DNA, do inglês *deoxyribonucleic acid*), resultando em maior expressão de fatores de crescimento e seus receptores, bem como em aumento da proteína p53 e c-erbB2 e aneuploidias.

Vigilância

Tem como objetivos a identificação da progressão da doença e a detecção precoce do adenocarcinoma de esôfago.

Existem muitas controvérsias quanto à periodicidade ideal de acompanhamento dos pacientes com EB. O American College of Gastroenterology recomenda endoscopia a cada 2 a 3 anos para os pacientes sem displasia, após 2 endoscopias anuais sem progressão da doença. Para aqueles com displasia, está recomendada endoscopia a cada 6 meses no primeiro ano e, não havendo progressão, 1 vez por ano nos anos seguintes. As biópsias devem ser realizadas em quatro quadrantes, a cada 2 cm para os pacientes sem displasia e a cada 1 cm para aqueles com displasia (**FIG. 25.1**).

Tratamento

Como já mencionado, o EB representa um estágio avançado da DRGE, portanto, o controle do RGE deve ser rigoroso. Recentemente, a cirurgia antirrefluxo tem mostrado ser a melhor opção de tratamento eficaz e duradouro, estando indicada para a maioria dos pacientes com EB.

Seja clínico ou cirúrgico, os objetivos do tratamento são alívio permanente dos sintomas, cicatrização da esofagite concomitante e alteração da evolução natural do epitélio metaplásico. Os dois primeiros objetivos foram al-

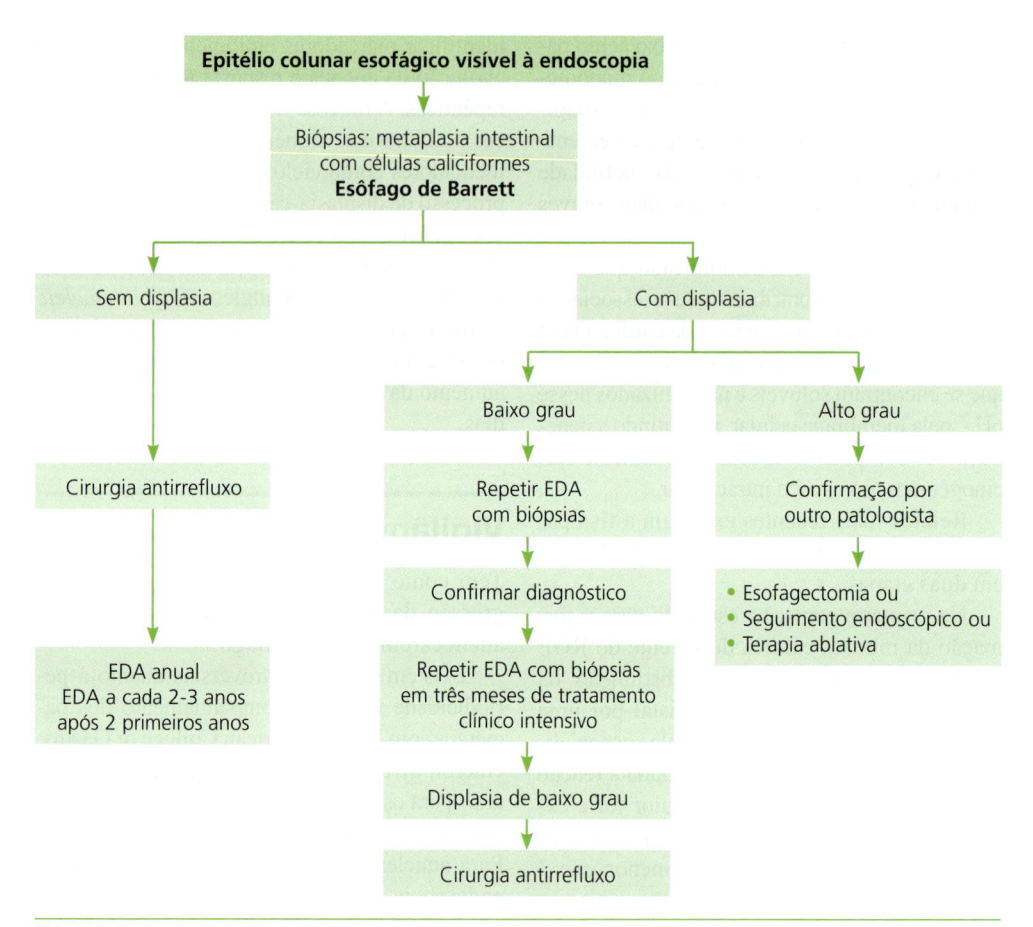

```
Epitélio colunar esofágico visível à endoscopia
                          │
                          ▼
         Biópsias: metaplasia intestinal
              com células caliciformes
                 Esôfago de Barrett
         ┌────────────────┴────────────────┐
         ▼                                 ▼
   Sem displasia                     Com displasia
         │                    ┌────────────┴────────────┐
         │                    ▼                         ▼
         │               Baixo grau                 Alto grau
         ▼                    │                         │
  Cirurgia antirrefluxo   Repetir EDA             Confirmação por
         │               com biópsias             outro patologista
         │                    │                         │
         │             Confirmar diagnóstico      • Esofagectomia ou
         │                    │                   • Seguimento endoscópico ou
         ▼             Repetir EDA com biópsias   • Terapia ablativa
    EDA anual          em três meses de tratamento
  EDA a cada 2-3 anos      clínico intensivo
   após 2 primeiros anos        │
                          Displasia de baixo grau
                                │
                          Cirurgia antirrefluxo
```

FIGURA 25.1 Fluxograma para manejo do esôfago de Barrett.
EDA, endoscopia digestiva alta.

cançados por ambas as terapêuticas, com resultados melhores na cirurgia e grandemente demonstrados na literatura. Atualmente, a alteração da evolução do epitélio vem sendo estudada por alguns centros com larga experiência e grande número de casos de EB.

O tratamento clínico com inibidor da bomba de prótons (IBP), mesmo em doses elevadas e com melhora sintomática, não controla satisfatoriamente o RGE – com pHmetria anormal em 40 a 80% dos pacientes – nem o refluxo duodenogástrico. A melhora sintomática não é um bom indicador de resposta terapêutica. O controle inadequado do refluxo resulta em alternância do pH em níveis que ocasionam agressão ácida e permitem que os sais biliares se encontrem solúveis e não ionizados, promovendo, possivelmente, uma situação favorável à progressão da doença.

Estudos controlados têm relatado que o tratamento cirúrgico diminui a progressão para displasia e promove a regressão do EB em até um terço dos pacientes, além de diminuir a incidência de estenoses esofágicas em relação ao tratamento clínico. Um estudo inédito publicado por Gurski e colaboradores,[1] com 91 pacientes com EB, demonstrou regressão histopatológica do EB em 36% dos pacientes após cirurgia antirrefluxo e em 7% com tratamento clínico, e regressão da displasia em 68% e da metaplasia intestinal em 21% dos casos. Os principais preditores de regressão foram EB curto e tratamento cirúrgico. Além disso, demonstrou-se que, assim como a doença é de aparecimento lento, o tempo necessário para que ocorra regressão da metaplasia após a cirurgia é de cerca de 5 anos.

A DRGE em pacientes com EB é mais grave, com maior frequência de hérnias grandes, esofagite grave, estenose e distúrbios da motilidade esofágica, comprometendo também o resultado cirúrgico em relação aos pacientes sem EB. O resultado sintomático é bom a excelente em 72 a 95% dos casos, em 5 anos.

Técnicas envolvendo a ablação da mucosa têm sido indicadas de forma crescente no tratamento do EB com e sem displasia, com a promessa de promover taxas mais consistentes de erradicação do epitélio. As técnicas mais utilizadas são *laser*, ablação por radiofrequência (RFA, do inglês *radiofrequency ablation*), terapia fotodinâmica, eletrocoagulação multipolar e aspirador ultrassônico.

Um estudo multicêntrico europeu,[3] com 136 pacientes portadores de displasia de baixo grau, demonstrou, após seguimento de 3 anos, redução de 25% do risco de progressão para displasia de alto grau ou câncer com a RFA, em comparação com a vigilância endoscópica isolada. A regressão da displasia e da metaplasia intestinal ocorreu em 92 e 88%, respectivamente, no grupo da RFA, em comparação com 28 e 0% no grupo da vigilância endoscópica. A complicação mais frequente relacionada à RFA foi a estenose esofágica, em 12% dos pacientes, resolvida após dilatação na totalidade dos casos.

Todas as técnicas ablativas são associadas a um estrito controle do RGE após o tratamento. A fundoplicatura de Nissen foi comparada ao tratamento com IBP após RFA em um estudo[3] com 56 pacientes com metaplasia intestinal isolada ou displasia de baixo grau, demonstrando recorrência do EB em 9% dos pacientes no grupo cirúrgico em comparação com 20% dos pacientes do grupo clínico, após 2 anos de seguimento. No entanto, na análise geral da amostra, essa diferença permaneceu significativa somente nos pacientes com EB > 4 cm.

Questões a respeito da eficácia em médio e longo prazo das terapias ablativas no EB seguem em aberto, restando dúvidas quanto ao risco de permanência de epitélio doente residual em camadas mais profundas da mucosa, assim como quanto à capacidade de os métodos convencionais de vigilância detectarem essas alterações após o procedimento. No entanto, essas terapias apresentam-se como alternativa de baixa morbidade à vigilância endoscópica isolada, chegando a ser indicadas, inclusive, para casos com displasia de alto grau ou carcinoma precoce, em alguns centros.

Esôfago de Barrett com displasia de baixo grau

A prevalência é de 15 a 25% nos pacientes com EB. A incidência de displasia é de 5% ao ano. Após o primeiro diagnóstico de displasia de baixo grau, a endoscopia deve ser repetida com biópsias sistemáticas dos quatro quadrantes do epitélio metaplásico a cada 1 cm, com a finalidade de confirmar o diagnóstico e afastar a possibilidade de displasia de alto grau e câncer. Confirmado o diagnóstico, deve-se realizar tratamento clínico intensivo por 3 meses e repetir a endoscopia depois. Caso o diagnóstico de displasia de baixo grau persista, deve-se indicar cirurgia antirrefluxo e seguimento endoscópico.

Esôfago de Barrett com displasia de alto grau

Tem prevalência de 5% nos pacientes com EB. Até 60% dos pacientes submetidos à esofagectomia por displasia de alto grau apresentam câncer no estudo anatomopatológico da peça cirúrgica. A diferenciação histológica entre displasia de alto grau e câncer é difícil em biópsias do epitélio metaplásico, exigindo um patologista experiente.

As opções para tratamento da displasia de alto grau são esofagectomia, seguimento endoscópico e terapia ablativa em caráter experimental. A esofagectomia é atualmente o tratamento de escolha e dispensa a linfadenectomia na ausência de lesão visível na endoscopia. A anastomose esofagogástrica é feita, preferencialmente, na região cervical para diminuir a reincidência de EB no esôfago residual. A esofagectomia com preservação vagal com interposição de cólon tem sido realizada para displasia de alto grau, com bons resultados funcionais e menor incidência de síndrome de *dumping*, estase gástrica e diarreia. Em caso de lesão visível na mucosa, a frequência de tumor submucoso é elevada e o risco de metástases linfáticas é de 60%, havendo indicação de esofagectomia e linfadenectomia.

A **FIGURA 25.1** sumariza a conduta no esôfago de Barrett.

Referências

1. Gurski RR, Peters JH, Hagen JA, DeMeester SR, Bremner CG, Chandrasoma PT, et al. Barrett's esophagus can and does regress after antireflux surgery: a study of prevalence and predictive features. J Am Coll Surg. 2003;196(5):706 12.
2. Phoa KN, van Vilsteren FG, Weusten BL, Bisschops R, Schoon EJ, Ragunath K, et al. Radiofrequency ablation vs endoscopic surveillance for patients with Barrett esophagus and low-grade dysplasia: a randomized clinical trial. JAMA. 2014;311(12):1209-17.
3. Skrobić O, Simić A, Radovanović N, Ivanović N, Micev M, Peško P. Significance of Nissen fundoplication after endoscopic radiofrequency ablation of Barrett's esophagus. Surg Endosc. 2016;30(9):3802-7.

Leituras recomendadas

Castell DO. Medical, surgical, and endoscopic treatment of gastroesophageal reflux disease and Barrett's esophagus. J Clin Gastroenterol. 2001;33(4):262 6.

Chang EY, Morris CD, Seltman AK, O'Rourke RW, Chan BK, Hunter JG, et al. The effect of antireflux surgery on esophageal carcinogenesis in patients with Barrett esophagus: a systematic review. Ann Surg. 2007;246(1):11 21.

DeMeester SR, DeMeester TR. Columnar mucosa and intestinal metaplasia of the esophagus: fifty years of controversy. Ann Surg. 2000;231(3):303 21.

Morales CP, Souza RF, Spechler SJ. Hallmarks of cancer progression in Barrett's oesophagus. Lancet. 2002; 360 (9345):1587 9.

Peters JH. SSAT controversies intramucosal esophageal cancer and high grade dysplasia: which treatment? Surgical therapy: improved outcomes and piece of mind. J Gastrointest Surg. 2009;13(7):1179 81.

Rees JR, Lao Sirieix P, Wong A, Fitzgerald RC. Treatment for Barrett's oesophagus. Cochrane Database Syst Rev. 2010;(1):CD004060.

Shaheen NJ, Richter JE. Barrett's oesophagus. Lancet. 2009;373(9666):850 61.

Sharma P. Clinical practice. Barrett's esophagus. N Engl J Med. 2009;361(26):2548 56.

Spechler SJ, Fitzgerald RC, Prasad GA, Wang KK. History, molecular mechanisms, and endoscopic treatment of Barrett's esophagus. Gastroenterology. 2010;138(3):854 69.

Wang KK, Sampliner RE; Practice Parameters Committee of the American College of Gastroenterology. Updated Guidelines 2008 for the Diagnosis, Surveillance and Therapy of Barrett's Esophagus. Am J Gastroenterol. 2008; 103(3):788-97.

Adenocarcinoma do esôfago e da junção esofagogástrica

Guilherme S. Mazzini
Bernardo S. Volkweis
Richard Ricachenevsky Gurski
Carlos Cauduro Schirmer

Estima-se que o câncer de esôfago seja a oitava causa mais comum de câncer no mundo e a sexta causa mais comum de morte por câncer. Os dois principais tipos histológicos são o adenocarcinoma do esôfago (ACE) e o carcinoma epidermoide. A incidência de ACE tem aumentado exponencialmente nas últimas décadas, e esse tipo histológico está se tornando predominante no ocidente, especialmente na América do Norte e na Europa Ocidental. É provável que isso esteja correlacionado com aumento na incidência de fatores de risco para a neoplasia, como esôfago de Barrett (EB) e obesidade. No momento do diagnóstico, mais de 50% dos pacientes apresentam doença metastática ou irressecável.

O ACE é mais comum em indivíduos brancos, e 90% dos casos ocorrem em homens. Cerca de 75 a 90% dos casos localizam-se no esôfago distal e, quando se originam entre os 5 cm proximais à transição esofagogástrica e os 5 cm distais à transição, são classificados como adenocarcinoma da junção esofagogástrica (JEG). Para os ACEs dos terços proximal e médio, a avaliação diagnóstica e o tratamento são semelhantes ao carcinoma epidermoide. A seguir, serão abordados os adenocarcinomas da JEG.

Adenocarcinoma da junção esofagogástrica

Foram identificados múltiplos fatores de risco para o desenvolvimento de tumores da JEG. A doença do refluxo gastresofágico (DRGE) está associada, e o risco parece aumentar com a gravidade da DRGE, medida pela frequência e/ou duração dos sintomas. O EB, consequência da DRGE, também é um fator de risco para os tumores da JEG, sendo que o EB longo (definido como comprimento ≥ 3 cm) apresenta maior risco do que o EB curto. A incidência de adenocarcinoma em pacientes com EB é de cerca de 1 caso a cada 100 pacientes por ano.

A obesidade é um fator de risco independente para tumores da JEG. Possivelmente, o aumento da incidência de obesidade contribui para o aumento da incidência de adenocarcinoma da JEG. À medida que o índice de massa corporal (IMC) aumenta, o risco de câncer também aumenta.

O tabagismo também é um fator de risco reconhecido, e o risco de tumores da JEG aumenta com a quantidade crescente de tabagismo, conforme medido por maços por ano.

Apresentação clínica

O principal sintoma é a disfagia, presente em 74% dos pacientes. Pode ocorrer regurgitação, odinofagia, emagrecimento, anemia e dor abdominal. Pacientes com adenocarcinoma apresentam-se menos desnutridos em comparação aos pacientes com carcinoma epidermoide. Dispneia, disfonia, tosse e dor torácica podem significar doença avançada.

Aproximadamente 80% dos pacientes apresentam doença metastática ou localmente avançada no momento do diagnóstico. Muitos pacientes também têm linfonodos positivos no momento da apresentação. Essa alta incidência resulta da configuração anatômica do esôfago, que possui rico plexo submucoso de vasos linfáticos e ausência de camada serosa. Esse rico plexo permite a disseminação para os linfonodos, mesmo em lesões superficiais.

Diagnóstico e estadiamento

A endoscopia digestiva alta permite visualizar e fazer o diagnóstico definitivo com biópsias da neoplasia, além de possibilitar a localização e a avaliação da extensão longitudinal e o estudo de condições associadas, como EB. A radiografia contrastada do esôfago pode evidenciar áreas de estenose ou úlcera (**FIG. 26.1**). Permite a localização e a extensão da neoplasia, junto com o estudo endoscópico. Alterações da angulação esofágica sugerem invasão de estruturas adjacentes e irressecabilidade.

A ultrassonografia endoscópica é o melhor exame pré-operatório para avaliar a penetração tumoral na parede do órgão e os linfonodos regionais, com acurácia de 80 a 90%.

A tomografia computadorizada (TC) de tórax é realizada como rotina para avaliar o tamanho do tumor e sua relação com estruturas adjacentes e linfonodos mediastinais, com acurácia de 88 a 100% e 78 a 85%, respectivamente. Também devem ser avaliados os campos pulmonares. A TC de abdome é realizada como rotina para avaliar principalmente fígado, linfonodos do tronco celíaco e suprarrenais, ou o próprio tumor, nos casos de tumor da transição esofagogástrica.

A tomografia por emissão de pósitrons (PET, do inglês *positron emission tomography*) é mais sensível do que a TC para a avaliação de metástases à distância, podendo alterar a conduta em até 20% dos casos avaliados inicialmente com TC.

O estadiamento do ACE é realizado de acordo com o sistema TNM (tamanho tumoral [T], acometimento linfonodal [N] e presença de metástases [M]) da American Joint Commission on Cancer (AJCC), de 2017 (**QUADRO 26.1**).[1] A sobrevida geral, em 5 anos, é de 14%. Também são fatores de mau prognóstico o emagrecimento superior a 10% do peso corporal, a disfagia, a idade avançada e os tumores grandes. Mais de 50% dos pacientes operados apresentam tumor transmural (T3) ou metástases linfonodais; estes são os dois principais fatores

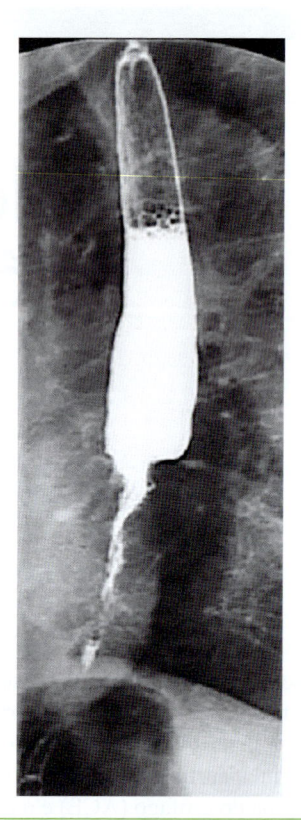

FIGURA 26.1 Lesão estenosante de esôfago distal com dilatação esofágica a montante.

QUADRO 26.1

Estadiamento dos adenocarcinomas do esôfago e da junção esofagogástrica, de acordo com a American Joint Commission on Cancer

T – Tumor primário
TX – Tumor primário não pode ser avaliado
T0 – Sem evidência de tumor primário
Tis – Displasia de alto grau, definida pela presença de células malignas no epitélio, limitadas pela membrana basal
T1 – Tumor invade a lâmina própria, a muscular da mucosa ou a submucosa
  T1a – Tumor invade a lâmina própria ou a muscular da mucosa
  T1b – Tumor invade a submucosa
T2 – Tumor invade a muscular própria
T3 – Tumor invade a adventícia
T4 – Tumor invade as estruturas adjacentes
  T4a – Tumor invade a pleura, o pericárdio, a veia ázigos, o diafragma ou o peritônio
  T4b – Tumor invade outras estruturas adjacentes, como aorta, corpo vertebral ou árvore respiratória

N – Linfonodos regionais
NX – Linfonodos regionais não podem ser avaliados
N0 – Ausência de metástases em linfonodos regionais
N1 – Metástase em 1-2 linfonodos regionais
N2 – Metástase em 3-6 linfonodos regionais
N3 – Metástase em 7 ou mais linfonodos regionais

M – Metástases à distância
M0 – Ausência de metástase à distância
M1 – Metástases à distância

G – Grau de diferenciação histológica
GX – Grau não pode ser avaliado
G1 – Bem diferenciado
G2 – Moderadamente diferenciado
G3 – Pouco diferenciado

Fonte: Amin e colaboradores.[1]

---

prognósticos. A chance de presença de metástases linfonodais é de 6% para os tumores intramucosos, 31% para os submucosos, 76% para os intramurais e 85% para os transmurais.

A localização primária do tumor é definida pelo epicentro da lesão. Os tumores que envolvem a JEG e têm seu epicentro até os 2 cm proximais da cárdia (tipos Siewert I e II) devem ser estadiados como câncer de esôfago. Os tumores cujo epicentro está a mais de 2 cm distais à JEG, mesmo que a JEG esteja envolvida, devem ser estadiados usando TNM para câncer de estômago.

Muitas vezes, o estadiamento pré-operatório é impreciso, sendo a avaliação transoperatória um componente fundamental do estadiamento e da decisão terapêutica.

A **FIGURA 26.2** sumariza os estadiamentos TNM clínico, patológico e pós-neoadjuvância, de acordo com a AJCC.[1]

Tratamento

A cirurgia está indicada com intenções curativas para pacientes com ausência de metástases à distância, com tumor sem evidência de invasão de estruturas adjacentes e com condição clínica satisfatória para a cirurgia.

Pacientes com displasia de alto grau (ou carcinoma *in situ*), cuja doença é restrita ao epitélio, devem ser submetidos à esofagectomia ou à ressecção endoscópica em casos selecionados em serviços com experiência. Pacientes com câncer invasor devem ser submetidos a tratamento cirúrgico, que pode variar de acordo com a localização da lesão.

O adenocarcinoma da JEG é definido como o tumor cujo centro está 5 cm proximal ou distalmente à JEG (**FIG. 26.3**). De acordo com a classificação de Siewert, podem ser principalmente esofágicos (tipo I), da cárdia propriamente dita (tipo II) e gástricos subcárdicos (tipo III). Os tumores do tipo I representam 36% dos casos, os do tipo II, 27% e os do tipo III, 37%.

Os tumores Siewert I devem ser tratados com esofagectomia e levantamento gástrico. Caso a lesão se estenda por mais de 3 cm proximais à cárdia, a abordagem deverá ser

A cTNM adenocarcinoma

	N0	N1	N2	N3	M1
TIs	0				
T1		I	II	IVA	IVA	IVB
T2		IIB	III	IVA	IVA	IVB
T3		III	III	IVA	IVA	IVB
T4a		III	III	IVA	IVA	IVB
T4b		IVA	IVA	IVA	IVA	IVB

B pTNM adenocarcinoma

		N0	N1	N2	N3	M1
TIs		0				
	G1		IA			
T1a	G2		IB	IIB	IIIA| IVA	IVB
	G3		IC			
	G1		IB			
T1b	G2		IB	IIB	IIIA| IVA	IVB
	G3		IC			
	G1		IC			
T2	G2			IIIA	IIIB| IVA	IVB
	G3		IIA			
T3			IIB	IIIB	IIIB| IVA	IVB
T4a			IIB	IIB	IVA	IVA	IVB
T4b			IVA	IVA	IVA	IVA	IVB

C ypTNM

	N0	N1	N2	N3	M1
T0		I	IIIA	IIIB	IVA	IVB
TIs		I	IIIA	IIIB	IVA	IVB
T1		I	IIIA	IIIB	IVA	IVB
T2		I	IIIA	IIIB	IVA	IVB
T3		II	IIIB	IIIB	IVA	IVB
T4a		IIIB| IVA	IVA	IVA	IVB
T4b		IVA	IVA	IVA	IVA	IVB

FIGURA 26.2 Estadiamentos TNM **(A)** clínico, **(B)** patológico e **(C)** pós-neoadjuvância, de acordo com a American Joint Commission on Cancer.
Fonte: Amin e colaboradores.[1]

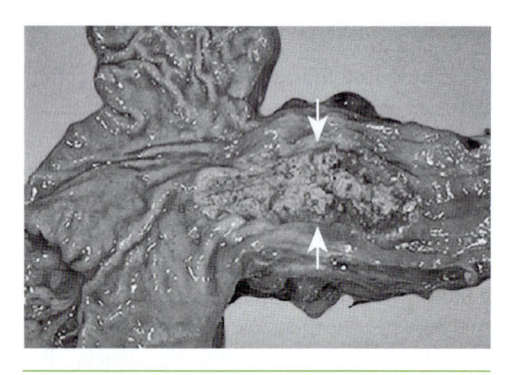

FIGURA 26.3 Adenocarcinoma da junção esofagogástrica.
Fonte: Rice e colaboradores.[2]

transtorácica (aberta ou por vídeo) com linfadenectomia dos mediastinos superior, médio e inferior. Caso a lesão se estenda por menos de 3 cm proximais à cárdia, a abordagem da esofagectomia poderá ser trans-hiatal, com linfadenectomia apenas do mediastino inferior.

Os tumores Siewert II podem ser tratados tanto por esofagectomia quanto por gastrectomia total a D2, com ressecção do esôfago distal, sempre com linfadenectomia do mediastino inferior. A escolha dependerá da extensão proximal ou distal da lesão.

Os tumores Siewert III devem ser tratados com gastrectomia total a D2.

Na esofagectomia, a reconstrução do trânsito pode ser realizada com estômago, cólon ou jejuno. O estômago é frequentemente utilizado pela facilidade de reconstrução do trânsito e por sua boa vascularização. Porém, margens livres satisfatórias podem ser um problema para tumores da JEG, e anastomoses baixas associam-se a refluxo gastresofágico importante e recidiva do EB. O jejuno costuma ser utilizado para reconstrução em Y de Roux nas gastrectomias estendidas.

As complicações pós-operatórias mais comuns são as respiratórias, seguidas por aquelas relacionadas com a reconstrução, como necrose, sangramento e fístula.

Pacientes com lesões irressecáveis e/ou metástases à distância devem receber tratamento paliativo preferencialmente não cirúrgico.

A cirurgia oferece o melhor tratamento em longo prazo para a disfagia em pacientes com doença localizada. Pacientes com doença irressecável podem ser tratados com radioterapia e quimioterapia. O uso de *stents* pode estar indicado, com a ressalva de que não apresentam bons resultados quando são posicionados além da JEG em função da alta incidência de refluxo gastresofágico.

Tratamento multimodal

O elemento principal do tratamento do adenocarcinoma consiste na cirurgia. No entanto, descartando as lesões iniciais, o tratamento atual dos tumores da JEG envolvem quimiorradioterapia neoadjuvante ou quimioterapia perioperatória, conforme descrito no Capítulo 23, Tratamento oncológico das doenças de esôfago e estômago.

Em pacientes em estágio I, não há evidências suficientes para recomendação da quimioterapia ou da radioterapia, sendo a cirurgia isolada o tratamento-padrão.

Referências

1. Amin MB, Edge S, Greene F, Byrd DR, Brookland RK, Washington MK, et al., editors. AJCC Cancer Staging Manual. 8th ed. New York: Springer; 2016.
2. Rice TW, Ishwaran H, Ferguson MK, Blackstone EH, Goldstraw P. Cancer of the esophagus and esophagogastric junction: an eighth edition staging primer. J Thorac Oncol. 2017;12(1):36-42.

Leituras recomendadas

Fox MP, van Berkel V. Management of gastroesophageal junction tumors. Surg Clin North Am. 2012;92(5):1199-212.

Dubecz A, Molena D, Peters JH. Modern surgery for esophageal cancer. Gastroenterol Clin North Am. 2008;37(4):965 87, xi.

Gebski V,Burmeister B, Smithers BM, Foo K, Zalcberg J, Simes J. Survival benefits from neoadjuvant chemoradiotherapy or chemotherapy in oesophageal carcinoma: a meta analysis. Lancet Oncol. 2007;8(3):226 34.

Gilbert S, Jobe BA. Surgical therapy for Barrett's esophagus with high grade dysplasia and early esophageal carcinoma. Surg Oncol Clin N Am. 2009;18(3):523 31.

Hagen JA, DeMeester SR, Peters JH, Chandrasoma P, DeMeester TR. Curative resection for esophageal adenocarcinoma: analysis of 100 en bloc esophagectomies. Ann Surg. 2001;234(4):520 31.

Lagarde SM, Reitsma JB, Ten Kate FJ, Busch OR, Obertop H, Zwinderman AH, et al. Predicting individual survival after potentially curative esophagectomy for adenocarcinoma of the esophagus or gastroesophageal junction. Ann Surg. 2008;248(6):1006 13.

Leers JM, DeMeester SR, Chan N, Ayazi S, Oezcelik A, Abate E, et al. Clinical characteristics, biologic bahavior, and survival after esophagectomy are similar for adenocarcinoma of the gastroesophageal junction and the distal esophagus. J Thorac Cardiovasc Surg. 2009;138(3):594 602.

Orringer MB, Marshall B, Chang AC, Lee J, Pickens A, Lau CL. Two thousand transhiatal esophagectomies: changing trends, lessons learned. Ann Surg. 2007;246(3):363 72.

Rüdiger Siewert J, Feith M, Werner M, Stein HJ. Adenocarcinoma of the esophagogastric junction: results of surgical therapy based on anatomical/topographic classification in 1,002 consecutive patients. Ann Surg. 2000;232(3):353 61.

Carcinoma escamoso do esôfago

André Ricardo Pereira da Rosa
Carlos Cauduro Schirmer
Cleber Dario Pinto Kruel
Richard Ricachenevsky Gurski

O câncer de esôfago é um dos tumores mais agressivos do trato digestório, motivando a busca incessante por novos avanços, desde o diagnóstico precoce até o tratamento curativo. A maioria dos tumores malignos do esôfago é de origem epitelial, sendo o carcinoma escamoso o tipo histológico mais comum no Rio Grande do Sul. O carcinoma escamoso do esôfago (CEE) é definido como o tumor do epitélio escamoso que recobre o esôfago normal, podendo desenvolver-se sob a forma de crescimento exofítico ou de lesão ulcerada. Tem origem na camada mucosa, propaga-se para a camada submucosa e, na maioria das vezes, penetra profundamente nas camadas musculares. Devido à ausência de serosa, o tumor pode crescer além dos limites do esôfago e invadir estruturas adjacentes, determinando que a maioria dos pacientes com câncer de esôfago se apresente com doença localmente avançada ou doença metastática no momento do diagnóstico.

Epidemiologia e fatores de risco

A epidemiologia do câncer de esôfago é caracterizada por dois fatores: a grande diferença de incidência entre países e entre regiões de um mesmo país e a predominância no sexo masculino. Esse câncer é raro em adultos jovens e tem rápido aumento de incidência em idades mais avançadas (pico entre 50-70 anos), sugerindo como causa a exposição prolongada a agentes carcinogênicos do ambiente externo. Com maior incidência na população masculina, o câncer de esôfago é a quarta causa de morte por câncer entre homens no Brasil e ocupa o quinto lugar em incidência de novos casos de câncer por ano em toda a população.

Há clara associação entre CEE e uso de tabaco e álcool. Há também definida associação com tumores de cabeça e pescoço e outros tumores do trato aerodigestivo, provavelmente porque esses tumores também estão relacionados ao uso de tabaco e álcool. Outras condições associadas são inflamação crônica do esôfago e estase de longa duração (como ocorre com estenoses após ingestão de soda cáustica), acalásia, síndrome de Plummer-Vinson, doença celíaca, tilose e esclerodermia. Agentes infecciosos também têm sido implicados na patogenia do CEE (papilomavírus humano). Evidências também apontam para uma doença característica de locais com precárias condições socioeconômicas e dietéticas.

Sinais e sintomas

Os tumores precoces do esôfago geralmente são assintomáticos, embora lesões ulceradas possam, algumas vezes, causar hemorragia digestiva (melena) ou anemia ferropriva. A disfagia e a perda de peso são as principais manifestações clínicas. A disfagia progressiva, inicialmente para alimentos sólidos, costuma manifestar-se em um estágio tardio da história natural da doença, em função da capacidade de distensão do órgão. Ocorre quando mais de 60% da circunferência do esôfago estiver comprometida pelo tumor e o lúmen for menor do que 10 a 12 mm. A dor é frequente e pode ocorrer na ausência de disfagia. Ela pode estar relacionada à deglutição por si só (odinofagia) ou significar extensão do tumor para estruturas vizinhas, como pleura, mediastino e corpos vertebrais. A perda de peso é verificada em mais de 70% dos casos e, se presente, caracteriza pior prognóstico, estando diretamente relacionada à disfagia, a mudanças na dieta e à anorexia associada ao tumor. Outros sinais e sintomas refletem complicações da disseminação da doença, como tosse secundária à fístula para o trato respiratório, sangramento gastrintestinal (GI) alto e baixo, rouquidão por envolvimento do nervo laríngeo recorrente e soluços por envolvimento do nervo frênico.

Sintomas relacionados à doença metastática nos pulmões, nos ossos, no fígado e no sistema nervoso central também podem ser encontrados como manifestação inicial. A hipercalcemia é a síndrome paraneoplásica mais comum. Na ausência de metástases ósseas, pode ser causada pela produção de uma proteína relacionada ao paratormônio. O exame físico é geralmente inexpressivo, mas deve ser direcionado à busca de doença metastática, incluindo linfadenopatia supraclavicular, hepatoesplenomegalia e derrame pleural.

Diagnóstico

A investigação diagnóstica pode ser iniciada por meio de radiografia contrastada do esôfago com bário, necessariamente seguida por endoscopia e biópsia. Nos casos de forte suspeita diagnóstica, devem ser coletadas, no mínimo, 6 amostras de tecido, preferencialmente do centro e das bordas da lesão, para que possa ser estabelecido o diagnóstico histológico de forma definitiva.

Estadiamento

O esôfago apresenta características únicas que o distinguem de outros órgãos do TGI. Como não possui camada serosa, é comum a disseminação local com invasão de estruturas vizinhas. Além disso, o esôfago tem uma extensa rede linfática, permitindo não só a disseminação linfática, mas também a disseminação hematogênica (sistêmica). A presença de ductos linfáticos na lâmina própria e na camada muscular da mucosa distingue o esôfago de outros órgãos do TGI, nos quais os ductos linfáticos são vistos primeiramente na submucosa.

No câncer de esôfago, a disseminação linfática ocorre precocemente por uma das três rotas: longitudinalmente, ao longo do plexo submucoso a linfonodos regionais e não regionais; perpendicularmente, pela camada muscular própria para linfonodos regionais; e mais uma vez perpendicularmente, pela camada muscular da mucosa para o ducto torácico e para a circulação venosa sistêmica.

O CEE, com pequenas variações, tem a seguinte distribuição ao longo do órgão: 5% no esôfago cervical, 15% no terço superior, 45% no terço médio e 35% no terço inferior.

Com o objetivo de estabelecer o tratamento mais adequado, é indispensável realizar o estadiamento clínico do tumor, determinando a profundidade da penetração do tumor na parede esofágica (T) e a presença de metástases em linfonodos regionais (N) e metástases à distância (M). A seguinte rotina deve ser realizada: história clínica e exame físico, radiografia contrastada de esôfago (ajuda a definir a distância do tumor da bifurcação traqueal e avalia o grau de estenose), endoscopia digestiva alta (EDA) associada à ultrassonografia endoscópica (USE), à tomografia computadorizada (TC) de mediastino e de abdome com contraste oral e à broncoscopia (nos casos de tumor dos terços superior e médio do esôfago torácico, para excluir invasão da árvore respiratória). A classificação

TNM proposta pela Union for International Cancer Control (UICC) e pelo American Joint Committee on Cancer (AJCC)[1] é atualmente a mais aceita na América do Norte e na Europa (**QUADRO 27.1** e **TAB. 27.1**). A classificação TNM recomenda a retirada de, no mínimo, 6 ou mais linfonodos para determinar o comprometimento linfonodal.

QUADRO 27.1
Estadiamento do carcinoma escamoso do esôfago pela American Joint Commission on Cancer

T – Tumor primário
TX – Tumor primário não pode ser avaliado
T0 – Sem evidência do tumor primário
Tis – Displasia de alto grau, definida pela presença de células malignas no epitélio, limitadas pela membrana basal
T1 – Tumor invade a lâmina própria, muscular da mucosa ou submucosa
   T1a – Tumor invade a lâmina própria ou muscular da mucosa
   T1b – Tumor invade a submucosa
T2 – Tumor invade a muscular própria
T3 – Tumor invade a camada adventícia
T4 – Tumor invade as estruturas adjacentes
   T4a – Tumor invade a pleura, o pericárdio, a veia ázigos, o diafragma ou o peritônio
   T4b – Tumor invade outras estruturas adjacentes, como aorta, corpo vertebral ou árvore respiratória

N – Linfonodos regionais
NX – Linfonodos regionais não podem ser avaliados
N0 – Ausência de metástases em linfonodos regionais
N1 – Metástase em 1-2 linfonodos regionais
N2 – Metástase em 3-6 linfonodos regionais
N3 – Metástase em 7 ou mais linfonodos regionais

M – Metástases à distância
M0 – Ausência de metástases à distância
M1 – Metástases à distância

G – Grau de diferenciação histológica
GX – Grau não pode ser avaliado
G1 – Bem diferenciado
G2 – Moderadamente diferenciado
G3 – Pouco diferenciado ou indiferenciado

Localização
X – Localização desconhecida
Superior – Esôfago cervical à borda inferior da veia ázigos
Médio – Borda inferior da veia ázigos à borda inferior da veia pulmonar
Inferior – Borda inferior da veia pulmonar ao estômago, incluindo a JEG

JEG, junção esofagogástrica.
Fonte: Amin e colaboradores.[1]

A USE tem a capacidade de identificar as camadas da parede esofágica e estabelecer correlação histopatológica, superando a TC na avaliação da profundidade de penetração do tumor na parede esofágica. USE e EDA são exames complementares e devem ser realizadas como um exame único.

Com relação ao comprometimento linfonodal, linfonodos com mais de 10 mm de diâmetro na TC são geralmente considerados metastáticos. Essa medida também é utilizada na avaliação de linfonodos pela USE, porém, critérios adicionais de malignidade, como nódulos uniformemente hipoecoicos, claramente demarcados da gordura adjacente e arredondados, acrescentam especificidade ao método. Além disso, a aspiração endoscópica com agulha fina dos linfonodos suspeitos auxilia na avaliação, mas isso só pode ser obtido se os linfonodos forem acessíveis e o tumor primário não estiver no trajeto da agulha. A acurácia é máxima para linfonodos periesofágicos e varia inversamente com a distância axial dos linfonodos em relação ao eixo esofágico. Em geral, o grupo linfonodal mais importante a ser examinado é o do tronco celíaco. Com base em dados da literatura, a acurácia da USE para a avaliação da profundidade de penetração da parede esofágica (T) varia de 85 a 90%, se comparada com a análise histopatológica da peça cirúrgica. Em contrapartida, a acurácia para o comprometimento linfonodal (N) é

TABELA 27.1 Câncer de esôfago por estádio

Estádio clínico (cTNM)	T	N	M	—	—
Estádio 0	Tis	N0	M0	—	—
Estádio I	T1	N0-1	M0	—	—
Estádio II	T2	N0-1	M0	—	—
	T3	N0	M0		
Estádio III	T3	N1	M0	—	—
	T1-3	N2	M0		
Estádio IVA	T4	N0-2	M0	—	—
	Qualquer T	N3	M0		
Estádio IVB	Qualquer T	Qualquer N	M1	—	—
Estádio patológico (pTNM)	**T**	**N**	**M**	**G**	**L**
Estádio 0	Tis	N0	M0	–	Qualquer
Estádio IA	T1a	N0	M0	G1	Qualquer
	T1a	N0	M0	GX	Qualquer
Estádio IB	T1a	N0	M0	G2-3	Qualquer
	T1b	N0	M0	G1-3	Qualquer
	T1b	N0	M0	GX	Qualquer
	T2	N0	M0	G1	Qualquer
Estádio IIA	T2	N0	M0	G2-3	Qualquer
	T2	N0	M0	GX	Qualquer
	T3	N0	M0	Qualquer	Inferior
	T3	N0	M0	G1	Superior/médio
Estádio IIB	T3	N0	M0	G2-3	Superior/médio
	T3	N0	M0	GX	Superior/médio
	T3	N0	M0	Qualquer	Qualquer
	T1	N1	M0	Qualquer	X Qualquer
Estádio IIIA	T1	N2	M0	Qualquer	Qualquer
	T2	N1	M0	Qualquer	Qualquer
Estádio IIIB	T2	N2	M0	Qualquer	Qualquer
	T3	N1-2	M0	Qualquer	Qualquer
	T4a	N0-1	M0	Qualquer	Qualquer
Estádio IVA	T4a	N2	M0	Qualquer	Qualquer
	T4b	N0-2	M0	Qualquer	Qualquer
	Qualquer T	N3	M0	Qualquer	Qualquer
Estádio IVB	Qualquer T	Qualquer N	M1	Qualquer	Qualquer

(Continua)

TABELA 27.1 Câncer de esôfago por estádio *(Continuação)*					
Estádio pós-neoadjuvância (ypTNM)	T	N	M	—	—
Estádio I	T0-2	N0	M0	—	—
Estádio II	T3	N0	M0	—	—
Estádio IIIA	T0-2	N1	M0	—	—
Estádio IIIB	T3	N1	M0	—	—
	T0-3	N2	M0		
	T4a	N0	M0		
Estádio IIIA	T1	N2	M0	—	—
	T2	N1	M0		
Estádio IVA	T4a	N1-2	M0	—	—
	T4a	NX	M0		
	T4b	N0-2	M0		
	Qualquer T	N3	M0		
Estádio IVB	Qualquer T	Qualquer N	M1	—	—
Fonte: Amin e colaboradores.[1]					

menor (70-90%), devido principalmente à dificuldade de distinção entre nódulos benignos e malignos. Sua acurácia pode ser melhorada pela punção por agulha fina (acima de 90%). Por outro lado, a acurácia pode ser diminuída nos casos de tumores primários com mais de 5 cm, estenosantes e localizados na junção esofagogástrica (JEG). No entanto, é superior à TC para a avaliação de linfonodos regionais. Atualmente, a presença de linfonodo comprometido no tronco celíaco significa doença regional, permitindo ainda o tratamento com intenção curativa.

A TC isoladamente não é muito acurada para estabelecer o comprometimento linfonodal. Entretanto, ela pode demonstrar a invasão de estruturas adjacentes. Na suspeita de invasão da árvore respiratória, a broncoscopia deve ser realizada para ratificar o achado tomográfico.

A tomografia por emissão de pósitrons (PET, do inglês *positron emission tomography*) associada à TC (PET-TC) detecta metástases ocultas à distância em 10 a 20% dos pacientes, com acurácia diagnóstica de 80 a 92%, e evita cirurgia desnecessária em 90% dos casos. O uso combinado da PET-TC e da TC – cada vez mais empregado – pode ser de valor clínico, com a PET-TC detectando possíveis metástases ocultas e a TC confirmando ou excluindo sua presença e determinando precisamente a sua localização. A **TABELA 27.2** resume a utilidade clínica e a acurácia dos exames mais importantes do estadiamento clínico.

A broncoscopia é fundamental para avaliação do comprometimento traqueobrônquico dos tumores dos terços superior e médio, além de ser útil para identificar tumores pulmonares sincrônicos. Sinais de comprometimento incluem alargamento da carina, compressão extrínseca, infiltração tumoral e fistulização.

Atualmente, a laparoscopia para estadiamento do CEE é opcional se não houver evidência de doença metastática e se a doença estiver localizada na JEG. Entretanto, em pacientes com adenocarcinoma do terço distal do esôfago ou da JEG com suspeita de doença metastática intraperitoneal, a laparoscopia diagnóstica tem o seu espaço de forma mais clara.

A ausência ou a presença de tumor residual após a ressecção cirúrgica são descritas pelo

TABELA 27.2 Utilidade clínica e acurácia dos principais exames de estadiamento no câncer de esôfago

Exame	Utilidade clínica	Acurácia
TC (tórax e abdome)	Invasão de estruturas adjacentes Doença metastática	≥ 90%
Endoscopia	Profundidade de penetração do tumor na parede (examinador-dependente)	80-90%
USE (com ou sem aspiração por agulha fina de linfonodos suspeitos)	Comprometimento linfonodal (examinador--dependente)	70-90%
PET	Doença metastática	≥ 90%
PET-TC	T, N e M	80-92%

PET, tomografia por emissão de pósitrons; TC, tomografia computadorizada; USE, ultrassonografia endoscópica.

símbolo R. Assim, as ressecções são divididas em curativas e paliativas. A ressecção curativa (R0) é definida pela ausência de tumor residual macroscópico ou microscópico após a cirurgia em qualquer das margens cirúrgicas (proximal, distal e lateral), e a ressecção paliativa, pela presença de tumor residual microscópico (R1) ou macroscópico (R2) na área do tumor primário e seus linfonodos regionais (tumor locorregional residual), bem como tumor residual em locais distantes (i.e., metástases remanescentes à distância).

Avaliação do risco cirúrgico

A ressecção cirúrgica permanece como o elemento basilar do tratamento curativo do câncer localizado. A esofagectomia está associada com mortalidade de 3 a 5% e morbidade de 30 a 40% em centros de grande volume (mais de 20 procedimentos por ano) com cirurgiões experientes. Em centros de baixo volume (20 procedimentos ou menos por ano) ou com cirurgiões menos experientes, a taxa de mortalidade da ressecção esofágica pode estar acima de 20%. As causas mais frequentes de mortalidade cirúrgica são complicações respiratórias, arritmias e deiscência de anastomose. Os fatores mais importantes no prognóstico incluem ressecção R0, extensão da linfadenectomia, não realização de transfusão de sangue e ausência de complicações respiratórias.

Por tratar-se de procedimento de grande porte, a seleção adequada do paciente é fundamental para atingir melhores resultados. A idade avançada, por si só, não significa contraindicação para esofagectomia; as condições clínicas do paciente devem ser consideradas.

Pacientes com CEE são mais suscetíveis à desnutrição, apresentam maior ingestão de álcool e são fumantes, com consequente piora das funções pulmonar e hepática. Recomenda-se, a fim de reduzir a morbimortalidade associada à esofagectomia, parar de fumar, no mínimo, 3 semanas antes do procedimento e estimular a deambulação no pré-operatório como preparatória para a deambulação precoce no pós-operatório.

A avaliação do risco cirúrgico invariavelmente é determinada pela seguinte rotina:

- Avaliação hematológica e bioquímica (hemograma com plaquetas, tempo de protrombina [TP], tempo de tromboplastina parcial ativada [TTPa], glicemia de jejum, ureia, creatinina, sódio, potássio);
- Gasometria arterial;

- Espirometria;
- Eletrocardiograma (avaliação cardiológica, se necessário);
- Avaliação nutricional.

A avaliação pré-operatória da função pulmonar é indispensável nos pacientes candidatos à ressecção esofágica. Procedimentos realizados no tórax, que necessitam de ventilação em um único pulmão e no abdome superior, podem diminuir a função pulmonar e predispor a complicações. Os testes mais relevantes incluem o volume expiratório forçado no primeiro segundo (VEF_1), a capacidade vital forçada (CVF) e a capacidade de difusão do monóxido de carbono (CDMC). Adultos com VEF_1 inferior a 800 mL/segundo ou 30% do previsto têm alto risco de complicações e insuficiência respiratória pós-operatória. É importante orientar o paciente a parar de fumar, utilizar medicação broncodilatadora e tratar infecção respiratória preexistente. Deve-se compensar pacientes asmáticos com corticoides.

A perda de peso e a desnutrição em pacientes com câncer de esôfago são muito frequentes. A desnutrição preexistente e a resposta ao trauma cirúrgico são os principais fatores negativos para a evolução pós-operatória do paciente oncológico. Os principais fatores determinantes da desnutrição são redução na ingestão total de alimentos, alterações metabólicas provocadas pelo tumor e aumento da demanda calórica pelo crescimento do tumor. É consenso que pacientes que apresentam grave risco nutricional se beneficiam de suporte nutricional (dieta hiperproteica imunomoduladora) por um período de 5 a 14 dias antes de cirurgias de grande porte.

A avaliação pré-operatória do estado nutricional do paciente cirúrgico deve ser prioridade no plano terapêutico. Ela tem como objetivo auxiliar na determinação do risco cirúrgico, na seleção dos pacientes candidatos ao suporte nutricional e na identificação dos pacientes desnutridos. A triagem do risco nutricional e a avaliação da condição nutricional devem ser realizadas dentro das primeiras 48 horas após a internação hospitalar. Entre as ferramentas utilizadas para triagem do risco nutricional em pacientes com câncer destacam-se a avaliação subjetiva global (ASG) e a avaliação subjetiva global produzida pelo próprio paciente (ASG-PPP) (ver Cap. 6, Avaliação e manejo do risco nutricional). Seu propósito é identificar, já na admissão, indivíduos em risco de desnutrição ou que já estão desnutridos e que são candidatos à terapia nutricional (TN).

Os indicadores de risco que devem ser utilizados são:

- ASG-PPP ≥ 2 e ASG = B (moderadamente ou com suspeita de ser desnutrido) ou C (gravemente desnutrido)
- Ingestão alimentar < 75% das necessidades nutricionais nas 2 últimas semanas;
- Sintomas do TGI de impacto nutricional;
- Percentual de perda de peso corporal > 10%;
- Índice de massa corporal (IMC) < 18,5 kg/m^2;
- Albumina sérica < 3 mg/L;
- Transferrina sérica < 200 mg/dL;
- Possível cirurgia de grande porte;
- Localização da doença no TGI.

Os pacientes identificados como desnutridos ou em risco nutricional deverão ser submetidos a uma avaliação nutricional completa, composta por dados clínicos e dietéticos. Quando indicada, a TN deve ser iniciada logo após o diagnóstico de risco nutricional ou desnutrição, tanto em pacientes ambulatoriais como em pacientes internados. A TN pode ser enteral por via oral, enteral via sonda ou parenteral, ou combinação dessas, rica em proteínas e imunomoduladores. A melhor opção é a via oral, visto que é a mais natural e menos invasiva, além de melhorar a resposta imune do paciente. A via sonda é indicada quando a ingestão via oral for insuficiente para garantir as necessidades diárias do paciente, geralmente na presença de ingestão oral inferior a 60% das necessidades nutricionais. Os complementos enterais devem ser a primeira opção quando a ingestão alimentar for < 75% das recomendações em até 5 dias, sem expectativa de melhora da ingestão. A terapia nutricional parenteral (TNP) estará indicada quando o TGI estiver parcial ou totalmente impossibilitado para uso. Nos pacientes internados, a revisão da TN deve ser feita diariamente por nutricionista. Nos pacientes ambulatoriais, essa revisão deve ser, no mínimo, semanal, associada com a dosagem de transferrina sérica.

Manejo

Apesar dos recentes avanços do tratamento endoscópico dos tumores precoces e dos estudos preliminares que sugerem que pacientes que respondem à quimiorradioterapia primária podem ter resultados semelhantes à ressecção em casos selecionados, a esofagectomia permanece como a maior possibilidade de cura para o câncer de esôfago.

Historicamente, o câncer de esôfago apresenta prognóstico ruim, devido ao diagnóstico tardio e à dificuldade técnica de adequada ressecção cirúrgica na presença de doença localmente avançada e/ou de comprometimento linfonodal extenso. No momento do diagnóstico, a maioria dos tumores do esôfago está em estágio avançado; a esofagectomia é contraindicada em 40 a 60% dos pacientes, principalmente devido à doença irressecável, a metástases à distância ou ao alto risco operatório. São considerados critérios de incurabilidade a presença de metástases à distância (pulmão, fígado, ossos, glândula suprarrenal, cérebro ou linfonodos para-aórticos e mesentéricos) e a invasão de estruturas adjacentes (aorta, traqueia, coração, grandes vasos ou fístula traqueoesofágica). A invasão de pleura, pericárdio, diafragma, veia ázigos ou peritônio é classificada como T4a, sendo consideradas lesões potencialmente ressecáveis.

Dada a ampla associação entre margens e cirurgia, alcançar uma ressecção R0 deve ser o objetivo principal da cirurgia do câncer de esôfago. A margem radial é a mais comumente envolvida em pacientes com tumores localmente avançados (T3 e T4).

Após o estadiamento clínico, os pacientes são classificados clinicamente nos estágios I a IV e também quanto ao risco cirúrgico (baixo ou alto). Com base nessas duas informações, é estabelecido o manejo do CEE, conforme o fluxograma a seguir (**FIG. 27.1**).

Os pacientes com doença no estágio I são geralmente tratados pela ressecção cirúrgica isolada, uma vez que o benefício do tratamento neoadjuvante nesses pacientes não está definido. A ressecção endoscópica ou ablação pode ter espaço em casos selecionados. Todavia, nos estágios II e III, o tratamento neoadjuvante seguido de esofagectomia é atualmente considerado o tratamento-padrão. Em pacientes com doença metastática (estágio IV), serão consideradas radioterapia, quimioterapia e uma variedade de métodos endoscópicos para aliviar a disfagia.

Técnicas de esofagectomia

A escolha da abordagem cirúrgica depende de muitos fatores, incluindo a localização, o tamanho do tumor e a sua relação com estruturas vizinhas, o tipo e a extensão da linfadenectomia desejada e a preferência do cirurgião. As principais controvérsias em relação ao tratamento cirúrgico são a escolha do tipo de acesso ao esôfago e a extensão da linfadenectomia.

Dada a propensão de lesões multicêntricas na submucosa, geralmente é recomendável a esofagectomia subtotal (ver **FIG. 27.1**). Já a probabilidade de metástases para linfonodos aumenta com a profundidade de penetração do tumor na parede esofágica. Com o tumor limitado à camada mucosa (T1a), a probabilidade de metástases é inferior a 10%. Entretanto, com invasão da submucosa (T1b), a taxa de metástases para linfonodos aumenta para 30 a 50%. No Serviço de Cirurgia do Aparelho Digestivo do HCPA, a maioria dos casos definidos com doença localizada e que são tratados por esofagectomia é de tumores em estágios II e III.

É amplamente aceito que a linfadenectomia estendida, conforme realizada na esofagectomia transtorácica, proporciona o benefício de um estadiamento mais adequado, mas o efeito na melhora da sobrevida ainda é controverso. A literatura é contraditória, e a escolha da abordagem cirúrgica é primariamente deter-

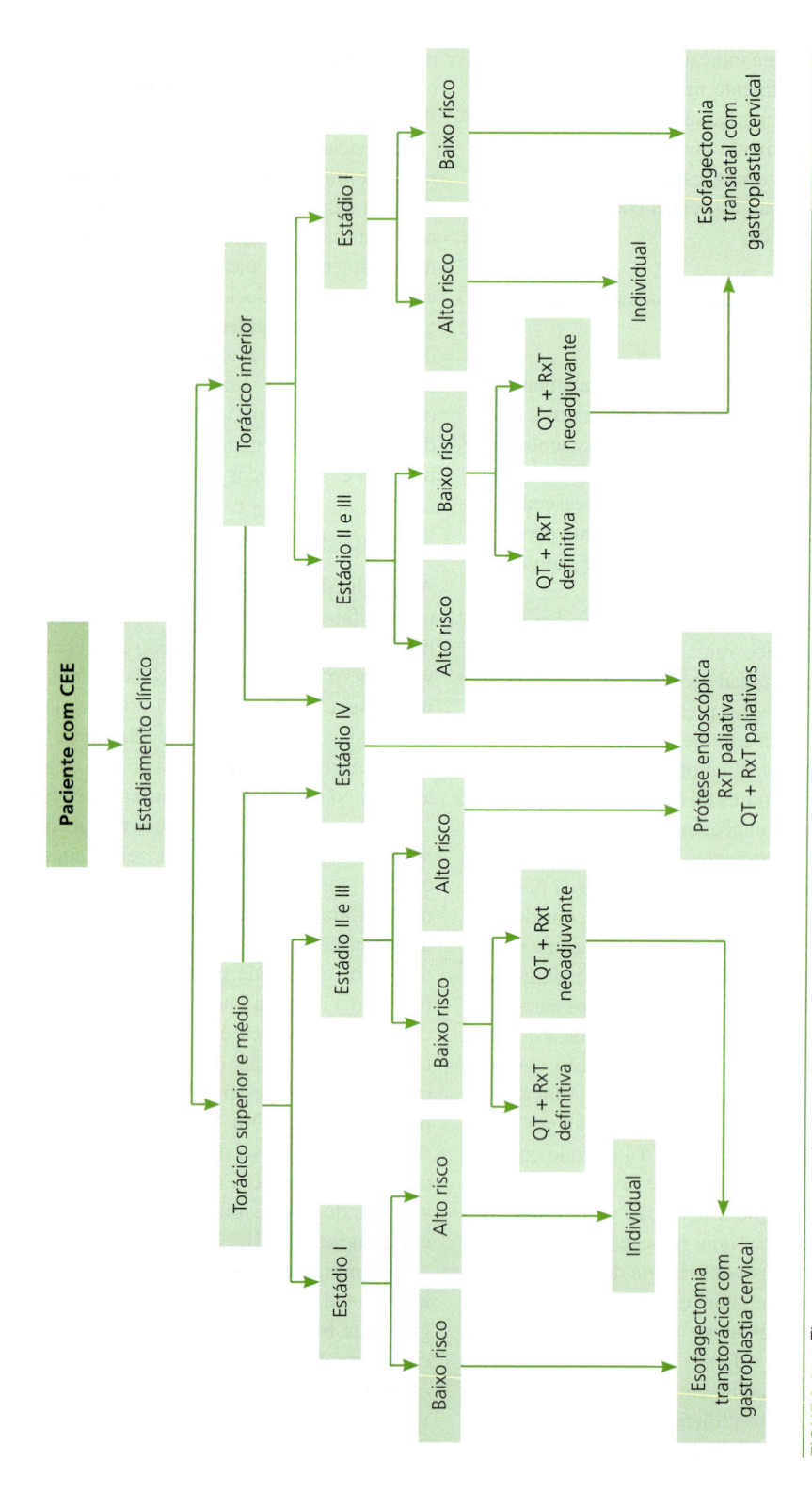

FIGURA 27.1 Fluxograma para manejo do carcinoma escamoso do esôfago (CEE).
QT, quimioterapia; RxT, radiografia torácica.

minada pela preferência da instituição. Entretanto, a evidência disponível é principalmente baseada em pacientes que se submetem à cirurgia isoladamente, sem tratamento neoadjuvante. Resultados de estudos recentes sugerem que o tratamento neoadjuvante elimina qualquer possibilidade de efeito positivo da linfadenectomia estendida.

A víscera mais comumente utilizada para esofagoplastia é o estômago, seguida do cólon e do jejuno. As vantagens do estômago em relação às outras vísceras são: suprimento sanguíneo constante e confiável, dissecção e preparação relativamente fáceis e necessidade de apenas uma anastomose. A colocação do tubo gástrico no mediastino posterior é o procedimento que apresenta melhores resultados funcionais. No entanto, se a ressecção for paliativa, com necessidade de radioterapia pós-operatória, a rota retroesternal é uma opção a ser considerada.

A recidiva na área da anastomose após a esofagectomia é dependente da margem. Recomenda-se margem longitudinal de 6 cm ou mais, medida antes da secção do esôfago. Por outro lado, a margem lateral (circunferencial) comprometida está associada à pior sobrevida. A obtenção de uma margem lateral livre é mais difícil no câncer de esôfago se comparado a outras neoplasias gastrintestinais, em virtude de sua posição anatômica e das nobres estruturas adjacentes a ele. A recidiva mediastinal é o modo de recorrência mais comum (50%) após a esofagectomia transiatal sem linfadenecto-

TABELA 27.3 Indicações, vantagens e desvantagens das diferentes técnicas de esofagectomia

Técnica	Indicações	Vantagens	Desvantagens	Comentários
Transtorácica (Ivor Lewis)	Tumores do terço inferior e JEG	Dissecção do esôfago sob visão direta	Deiscência da anastomose intratorácica com alta mortalidade Maior probabilidade de complicações respiratórias Maior refluxo biliar	2 incisões: toracotomia direita + laparotomia
Transiatal (Orringer)	Tumores do terço inferior Tumores precoces	Evita a toracotomia Anastomose esofagogástrica cervical (deiscência mais bem tolerada) Menor refluxo alcalino	Maior prevalência de deiscência na anastomose cervical Linfadenectomia incompleta Dissecção da porção média e proximal é feita às cegas	2 incisões: cervicotomia esquerda + laparotomia
Tri-incisional (McKeown)	Tumores do esôfago torácico (acima da carina)	Dissecção do esôfago sob visão direta Dissecção linfonodal ampla Anastomose cervical	Maior probabilidade de complicações respiratórias	3 incisões: cervicotomia esquerda + toracotomia direita + laparotomia

(Continua)

TABELA 27.3 Indicações, vantagens e desvantagens das diferentes técnicas de esofagectomia
(Continuação)

Técnica	Indicações	Vantagens	Desvantagens	Comentários
Linfadenectomia em três campos	Tumores do esôfago torácico	Linfadenectomia ampla	Maior morbidade	3 incisões: cervicotomia bilateral + toracotomia direita + laparotomia
Minimamente invasiva	Tumores precoces Tumores do terço inferior	Toracoscopia Laparoscopia Menor morbidade	Requer habilidade avançada em videocirurgia Extensão da linfadenectomia e resultado oncológico comparado às abordagens tradicionais ainda em avaliação	2 abordagens: toracoscopia e/ou laparoscopia Maioria dos estudos inclui pacientes em estágio II ou menos e displasia de alto grau

JEG, junção esofagogástrica.

mia formal. Entretanto, a taxa de recidiva cervical é geralmente baixa (1,3% se a margem proximal for adequada).

Muitas abordagens e combinações de técnicas têm sido descritas, variando de procedimentos híbridos (toracoscopia em combinação com laparotomia ou toracotomia com laparoscopia) a abordagens completamente minimamente invasivas (toracoscopia e laparoscopia). Várias abordagens cirúrgicas foram propostas para a ressecção esofágica, variando por tipo, número e localização das incisões, bem como localização e natureza da anastomose (**TAB. 27.3**).

A mobilização da porção intratorácica do esôfago e a dissecção linfonodal por videotoracoscopia são alternativas aceitáveis à toracotomia em centros com experiência nessas técnicas, quando realizadas em combinação com laparotomia para completar a mobilização e a dissecção linfonodal do abdome superior. Contraindicações relativas à toracoscopia incluem inadequada função pulmonar, aderências pleurais extensas, pneumonectomia prévia e tumores volumosos e localmente infiltrativos, particularmente com envolvimento da via aérea.

Embora a literatura destaque a importância da esofagectomia minimamente invasiva, ela ainda não pode ser considerada um procedimento-padrão. Dados adicionais, principalmente em relação a complicações e sobrevida em longo prazo, ainda são necessários antes de concluir que os resultados são comparáveis à esofagectomia convencional.

Papel da quimiorradioterapia neoadjuvante na doença localizada e na doença localmente avançada

Atualmente, muitos pacientes com CEE são submetidos à quimiorradioterapia antes da ressecção cirúrgica, de acordo com o que foi proposto em estudo multicêntrico randomizado holandês denominado *Cross Trial*,[2] o qual comparou quimiorradioterapia neoadjuvante mais cirurgia com cirurgia apenas em pacientes com carcinoma escamoso e adenocarcinoma. Não houve diferença na morbimortalidade hospitalar entre os dois grupos. No entanto, a sobrevida média do grupo com tratamento neoadjuvante foi o dobro (49 *vs.* 24 meses) e a sobrevida em 5 anos melhorou de 34 para 47%.

De acordo com o *Cross Trial*,[2] o tratamento neoadjuvante tem papel significativo na diminuição do tamanho do tumor e na disseminação do tumor para linfonodos regionais. O percentual de pacientes com linfonodos positivos (residuais) na peça cirúrgica diminuiu de 76% no grupo com cirurgia para somente 32% no grupo com tratamento combinado. Além disso, um substancial grupo de pacientes (29%) submetido ao tratamento neoadjuvante não tinha qualquer evidência de tumor na peça.

Com base nesses resultados, a quimiorradioterapia neoadjuvante seguida pela cirurgia é agora considerada padrão de cuidado em muitos países. A ressecção cirúrgica deve ser realizada 4 a 6 semanas após o término do tratamento combinado, para minimizar a mortalidade cirúrgica.

O tratamento multimodal com quimiorradioterapia seguida de cirurgia em pacientes com CEE T4 é factível. Entretanto, a ressecção cirúrgica deve ser limitada a pacientes que apresentam significativa resposta ao tratamento neoadjuvante e alta probabilidade de ressecção R0. Por outro lado, o manejo ideal dos pacientes com CEE que apresentam comprometimento linfonodal mesmo após quimiorradioterapia neoadjuvante é incerto.

Quimiorradioterapia definitiva

A utilização da quimiorradioterapia definitiva é uma abordagem aceitável para pacientes que apresentam contraindicação para a ressecção cirúrgica. Por outro lado, em pacientes com CEE localmente avançado, a realização da cirurgia em pacientes que responderam à quimiorradioterapia definitiva pode ser questionada. Entretanto, a esofagectomia deve ser considerada em pacientes que apresentam controle local insuficiente depois da quimiorradioterapia definitiva. Uma vez decidida a realização da esofagectomia, a ressecabilidade deve ser determinada e a presença de metástases à distância, excluída. Além disso, a esofagectomia deve ser realizada somente quando a ressecção R0 for possível.

Quando comparada à quimiorradioterapia definitiva, a cirurgia apresenta maior mortalidade em 3 meses, porém, menor taxa de recorrência local e menor necessidade de procedimentos para aliviar a disfagia (próteses e dilatações). Em vista disso, pode ser prematuro negar o valor da ressecção cirúrgica. Primeiramente, porque a quimiorradioterapia não é isenta de complicações e a ressecção cirúrgica pode não ser tão mórbida como descrita. A duração da quimiorradioterapia é frequentemente longa e a adesão é problemática. Em segundo lugar, porque o controle da doença local com a quimiorradioterapia sozinha é subótimo. Independentemente da sobrevida em longo prazo, o controle local da doença é importante, a fim de evitar sintomas locais de recorrência como obstrução da via aérea e fistulização, os quais são frequentemente perturbadores e muito difíceis de controlar. E, em terceiro lugar, porque a doença local persiste na maioria dos pacientes tratados por quimiorradioterapia. A resposta patológica completa na maioria dos estudos é de aproximadamente 25%. Então, é lógico assumir que a ressecção cirúrgica é a única possibilidade de cura, necessariamente com a retirada da doença residual.

Doença metastática

O tratamento paliativo ideal no câncer de esôfago deve considerar não só a nutrição, mas também o retorno à deglutição e à degustação, com mínima morbidade e máxima qualidade de vida.

As opções para aliviar a disfagia no CEE podem ser divididas em procedimentos endoscópicos e não endoscópicos. É geralmente aceito que um procedimento cirúrgico não deve ser realizado na presença de metástases ou de doença local ou regional irressecável. Tratamentos endoscópicos paliativos para tumores avançados incluem colocação de prótese esofágica, terapia com laser, injeção intralesional de várias substâncias e terapia fotodinâmica. As duas técnicas mais comumente utilizadas são inserção de próteses (metálicas) e terapia com laser. Para tumores dos terços médio e distal do esôfago, as próteses metálicas parcial ou completamente cobertas dão melhor resultado em longo prazo do que as próteses descobertas. Para tumores do terço proximal, a radioterapia paliativa é frequentemente proposta, uma vez que próteses metálicas colocadas próximas ao esfíncter esofágico superior apresentam risco aumentado de complicações como perfuração, pneumonia de aspiração, migração proximal e intolerância por sensação de corpo estranho. No entanto, novos tipos de prótese, mais maleáveis e com menor força radial, estão sendo cada vez mais utilizados nos tumores do terço proximal.

A quimiorradioterapia ou a radioterapia isolada podem ser usadas para alívio da disfagia, embora a toxicidade e a duração do tratamento devam ser balanceadas em relação aos benefícios e à curta expectativa de vida. Entretanto, a braquiterapia em dose única (radioterapia intraluminal) está ganhando espaço terapêutico.

Os procedimentos cirúrgicos paliativos (sem ressecção tumoral), sejam por meio de bypass gástrico ou de esofagocoloplastia por via retroesternal, estão sendo abandonados em virtude de apresentarem elevada morbimortalidade e má qualidade de vida (p. ex., na presença de fístula cervical pós-operatória). Representam uma alternativa adequada aos procedimentos endoscópicos e não endoscópicos paliativos para pacientes que não dispõem dessas opções terapêuticas.

Tumor precoce

Por muitos anos, a esofagectomia foi o tratamento-padrão, tanto para displasia de alto grau como para câncer de esôfago superficial. Altas taxas de cura foram alcançadas, porém, à custa da morbimortalidade associada à ressecção. Tratamentos por endoscopia em caráter definitivo (ressecção endoscópica da mucosa, terapia fotodinâmica, laser e coagulação com argônio) têm sido usados cada vez com mais frequência. Entretanto, essas técnicas estão indicadas somente para pacientes com baixo risco de metástases para linfonodos e que não são candidatos à esofagectomia.

As principais indicações do tratamento endoscópico são neoplasia intraepitelial de alto grau e câncer de esôfago restrito à mucosa. Para estratificação de risco, é importante considerar o grau de diferenciação, a infiltração linfática e venosa e a infiltração profunda do carcinoma. Todos os tumores que invadem a camada submucosa têm risco substancial de metástases para linfonodos, estando a esofagectomia com linfadenectomia formalmente indicada.

Câncer de esôfago cervical

O esôfago cervical mede cerca de 6 a 8 cm de comprimento e estende-se do músculo cricofaríngeo à fúrcula esternal, onde é contíguo com o esôfago torácico. O CEE cervical é relativamente incomum, representando menos de 5% de todos os casos. Frequentemente, encontra-se como doença localmente avançada no momento do diagnóstico. Embora a cirurgia possa ser considerada para pacientes selecionados com câncer precoce, a radioterapia combinada com quimioterapia é preferida em relação à ressecção cirúrgica nos demais casos, uma vez que as taxas de sobrevida são comparáveis e há menor morbimortalidade.

Papel da quimioterapia

A quimioterapia neoadjuvante pode melhorar a sobrevida em longo prazo, provavelmente em um grupo restrito de pacientes. Tem sido demonstrado que a quimioterapia de indução pode produzir resposta clínica acima de 50%, mas menos de 10% de resposta patológica completa, e que a taxa de sobrevida em 2 anos é de cerca de 35%. Portanto, os pacientes que respondem à quimioterapia, especialmente aqueles que respondem de forma completa, sobrevivem mais do que os que não responderam. Os últimos, inclusive, têm pior prognóstico se comparados com ressecção somente, talvez pelo atraso desnecessário da cirurgia ou pela maior agressividade do tumor.

A despeito da pouca resposta em relação à sobrevida usando a quimioterapia isolada na doença avançada, a quimioterapia neoadjuvante está associada com benefícios teóricos: avaliar o potencial da resposta tumoral à quimioterapia e orientar o uso de quimioterapia no pós-operatório. A quimioterapia também pode melhorar a disfagia, diminuindo o tamanho do tumor, pode aumentar as taxas de ressecção e tratar a doença micrometastática indetectável no momento do diagnóstico. Infelizmente, esse potencial terapêutico possui resultados menos animadores em pacientes com CEE.

Papel da radioterapia

A radioterapia foi utilizada no passado como modalidade única com intenção curativa. Entretanto, exceto para os casos de doença muito precoce, a radioterapia tem pouco impacto na sobrevida em longo prazo. Para a doença mais avançada, a radioterapia isolada deve ser considerada uma intervenção paliativa em pacientes com comorbidades clínicas que contraindicam a ressecção cirúrgica ou o tratamento multimodal agressivo.

A radioterapia definitiva em altas doses, como alternativa à ressecção cirúrgica, é desafiadora devido à localização anatômica do esôfago. Qualquer janela para radioterapia necessariamente incluirá outras estruturas vitais, como vasos sanguíneos maiores, vias aéreas principais, coração e pulmões. Embora as técnicas modernas de radioterapia tenham poucos efeitos adversos, a toxicidade ainda é comum com a radiação nas doses recomendadas.

Situações especiais

Em pacientes submetidos somente à esofagectomia com margem de ressecção positiva, considerar o tratamento adjuvante com radioterapia combinada à quimioterapia. Na presença de fístula traqueoesofágica, recomenda-se a colocação de prótese esofágica, seguida de tratamento quimioterápico sistêmico exclusivo ou associado à radioterapia. Embora o tratamento combinado tenha sido contraindicado no passado, o seu uso parece não agravar a fístula. Para os pacientes com recidiva local após a esofagectomia, o tratamento agressivo local é justificado para paliação e controle regional, sendo utilizadas quimioterapia e radioterapia combinadas, exceto para os pacientes previamente tratados com radioterapia, cujo tratamento será a quimioterapia sistêmica exclusiva.

Prognóstico

O prognóstico do câncer de esôfago tem apresentado discreta melhora nos últimos anos, notadamente nos pacientes submetidos à esofagectomia. Mesmo assim, a taxa de sobrevida em 5 anos no grupo ressecado não ultrapassa 30 a 35%. Já para o total de pacientes com câncer de esôfago, independentemente do tipo de tratamento, a taxa de sobrevida em 5 anos atinge, no máximo, 20%. As taxas de sobrevida relativa em 5 anos são 34,4% para doença localizada, 17,1% para doença localmente avançada e apenas 2,8% para doença metastática.[3] Esses resultados, ainda aquém do desejado, devem-se principalmente à disseminação precoce do tumor e à doença avançada na época do diagnóstico.

Mesmo com a seleção cuidadosa dos pacientes com ressecção cirúrgica potencialmente curativa, a sobrevida em 5 anos raramente excede 40%, e a maioria dos pacientes morre devido à recidiva da doença. A falha mais comum da esofagectomia no tratamento do câncer de esôfago é a recorrência da doença, 80% das vezes ocorrendo nos primeiros 2 anos, sendo um terço recorrência local e dois terços recorrência sistêmica.

Referências

1. Amin MB, Edge S, Greene F, Byrd DR, Brookland RK, Washington MK, et al., editors. AJCC Cancer Staging Manual. 8th ed. New York: Springer; 2016.
2. Shapiro J, van Lanschot JJ, Hulshof MC, van Hagen P, van Berge Henegouwen MI, Wijnhoven BP, et al. Neoadjuvant chemoradiotherapy plus surgery versus surgery alone for esophageal or junctional cancer (CROSS): long-term results of a randomised controlled trial. Lancet Oncol. 2015;16(9):1090-8.
3. Uzunoglu FG, Reeh M, Kutup A, Izbicki JR. Surgery of esophageal cancer. Langenbecks Arch Surg. 2013; 398(2):189-93.

Leituras recomendadas

Becker Veronese CB, Guerra LT, Souza Grigolleti S, Vargas J, Pereira da Rosa AR, Pinto Kruel CD. Basal energy expenditure measured by indirect calorimetry in patients with squamous cell carcinoma of the esophagus. Nutr Hosp. 2013;28(1):142-7.

Brusselaers N, Mattsson F, Lagergren J. Hospital and surgeon volume in relation to long-term survival after oesophagectomy: systematic review and meta-analysis. Gut. 2014;63(9):1393-400.

Connors RC, Reuben BC, Neumayer LA, Bull DA. Comparing outcomes after transthoracic and transhiatal esophagectomy: a 5-year prospective cohort of 17,395 patients. J Am Coll Surg. 2007;205(6):735-40.

Guerra LT, Rosa AR, Romani RF, Gurski RR, Schirmer CC, Kruel CD. Serum transferrin and serum prealbumin as markers of response to nutritional support in patients with esophageal cancer. Nutr Hosp. 2009;24(2):241-2.

Instituto Nacional de Câncer. Consenso Nacional de Nutrição Oncológica. 2. ed. Rio de Janeiro: INCA; 2015.

Li Z, Rice TW. Diagnosis and staging of cancer of the esophagus and esophagogastric junction. Surg Clin N Am. 2012;92(5):1105-26.

Nieman DR, Peters JH. Treatment strategies for esophageal cancer. Gastroenterol Clin N Am. 2013;42(1):187-97.

Noordman BJ, Wijnhouen BP, van Lanschot JJ. Optimal surgical approach for esophageal cancer in the era of minimally invasive esophagectomy and neoadjuvant therapy. Dis Esophagus. 2016;29(7):773-9.

Pennathur A, Gibson MK, Jobe BA, Luketich JD. Oesophageal carcinoma. Lancet. 2013;381(9864):400-12.

Orringer MB, Marshall B, Chang AC, Lee J, Pickens A, Lau CL. Two thousand transhiatal esophagectomies: changing trends, lessons learned. Ann Surg. 2007;246(3):363-72; discussion 372-4.

Rizk N. Surgery for esophageal cancer: goals of resection and optimizing outcomes. Thorac Surg Clin. 2013; 23(4):491-8.

Rosa AR, Gurski RR, Schirmer CC, Brentano L, Kruel CD. Survival and prognostic factors in patients with resected epidermoid oesophageal carcinoma. Int Surg. 1999; 84(3):193-8.

Rosa AR, Schirmer CC, Gurski RR, Meurer L, Edelweiss MI, Kruel CD. Prognostic value of p53 protein expression and vascular endothelial growth factor expression in resected squamous cell carcinoma of the esophagus. Dis Esophagus. 2003;16(2):112-8.

van Hagen P, Hulshof MC, van Lanschot JJ, Steyerberg EW, van Berge Heregouwen MI, Wijnhoven BP, et al. Preoperative chemoradiotherapy for esophageal or junctional cancer. N Eng J Med. 2012;366(22):2074-84.

Lesões subepiteliais, tumores estromais e pólipos do estômago

Vinicius Jardim Campos
André Ricardo Pereira da Rosa
Richard Ricachenevsky Gurski
Carlos Cauduro Schirmer

O trato gastrintestinal (TGI), com sua vasta e complexa superfície epitelial, tem notória predominância das neoplasias de origem endodérmica, perceptíveis, por via de regra, por meio de manifestações na mucosa desde suas fases iniciais. Os tumores mesenquimais do TGI, por sua vez, geralmente apresentam-se como lesões subepiteliais. Apesar de não haver dados epidemiológicos precisos quanto à sua incidência no Brasil e no mundo, é notória a sua crescente importância na prática médica nas últimas décadas, principalmente pela maior conhecimento dos tumores estromais gastrintestinais (GISTs, do inglês *gastrointestinal stromal tumors*) e de seu potencial maligno.

Lesões subepiteliais gástricas

Lesões murais abaixo da mucosa, nas diferentes camadas da parede gástrica, ou até mesmo a compressão extrínseca de estruturas adjacentes ao estômago, manifestam-se indistintamente ao exame endoscópico como protuberâncias subepiteliais. A mucosa é geralmente normal, embora possa apresentar ulceração pelos efeitos compressivos da massa subjacente.

A maioria das lesões subepiteliais gástricas (LSGs) é descoberta casualmente durante exames endoscópicos. Quando sintomáticas, observam-se manifestações do efeito de massa de lesões maiores, que podem ocasionar sintomas obstrutivos em alguns casos ou, mais frequentemente, ulcerar a mucosa e causar sangramento (anemia crônica). Lesões benignas e malignas de origem sarcomatosa constituem as LSGs de maior importância. Sua imensa maioria é classificada em um grupo distinto de tumores específicos do TGI, conhecidos como GIST, seguido, de longe, pelos leiomiomas. Leiomiossarcomas gástricos são raros. Também de rara ocorrência, podem ser encontrados no estômago uma miscelânea de tumores mesenquimais idênticos aos seus correspondentes em outras partes do corpo, como os lipomas, os schwanomas, os tumores desmoides e os tumores da bainha de nervos periféricos.

Tanto os GISTs quantos os leiomiomas podem apresentar-se como lesões milimétricas ou como grandes massas de 20 cm ou mais. Enquanto estes tendem a crescer preferencialmente em direção ao lúmen e raramente ocasionam sintomas, os GISTs (assim como os leiomiossarcomas), tornam-se mais exofíticos e sintomáticos à medida que crescem.

Após o achado endoscópico de uma LSG, a realização de uma tomografia computadorizada (TC) do abdome com contraste intravenoso é o primeiro passo para definição diagnóstica. Lesões intrínsecas à parede gástrica devem ser avaliadas quanto à sua localização e às características (sólida ou cística, homogênea ou heterogênea), à vascularização e à presença de metástases. Compressão mural por anormalidades em estruturas adjacentes, ou até mesmo por órgãos normais, será identificada. O local de origem de tumores volumosos pode ser difícil de determinar, devido ao contato com diversas estruturas, de maneira simultânea. O GIST apresenta-se geralmente na TC como uma lesão sólida, de contornos suaves e com intenso realce após administração do contraste intravenoso. Lesões maiores (> 10 cm) apresentam, com frequência, imagem mais complexa, heterogênea, com componente necrótico. Os leiomiomas, por sua vez, apresentam-se como lesões hipodensas, homogêneas, com crescimento em direção ao lúmen, enquanto os leiomiossarcomas apresentam-se, em geral, como grandes massas heterogêneas de impregnação irregular pelo contraste. Calcificações distróficas também podem ser observadas. A ressonância magnética (RM) e a tomografia por emissão de pósitrons (PET, do inglês *positron emission tomography*) acrescentam pouca informação na avaliação das LSGs, não sendo recomendadas como rotina.

A ultrassonografia (US) endoscópica (**FIG. 28.1**) é o exame mais importante no diagnóstico diferencial das lesões subepiteliais, devendo sempre fazer parte da avaliação. Tanto os GISTs quanto os leiomiomas são lesões típicas da quarta camada da parede gástrica (muscular própria), embora lesões menores possam surgir da camada muscular da mucosa (segunda camada) em alguns casos. Apresentam-se como lesões hipoecoicas, homogêneas e de margens bem-definidas. Indefinição das margens, degenerações císticas e adenomegalias adjacentes sugerem GIST de comportamento agressivo ou leiomiossarcoma. Tendo em vista a similaridade das duas lesões à US endoscópica e a importância prognóstica na sua diferenciação – dado o comportamento benigno dos leiomiomas em contrapartida ao risco de malignização, em praticamente qualquer GIST –, a aspiração por agulha fina guiada por US endoscópica tem sido utilizada para esse fim. Os lipomas – raros no estômago – são lesões hiperecoicas originadas na terceira camada (submucosa).

O diagnóstico histológico, por meio de biópsias convencionais por endoscopia, apresenta baixo rendimento devido ao caráter mais profundo das lesões. Técnicas como biópsia-sobrebiópsia, destelhamento, aspiração por agulha fina, biópsia por Tru-Cut® e dissecção endoscópica da submucosa (ESD, do inglês *endoscopic submucosal dissection*) aumentam a chance de obtenção do diagnóstico histológico, porém, requerem treinamento e material

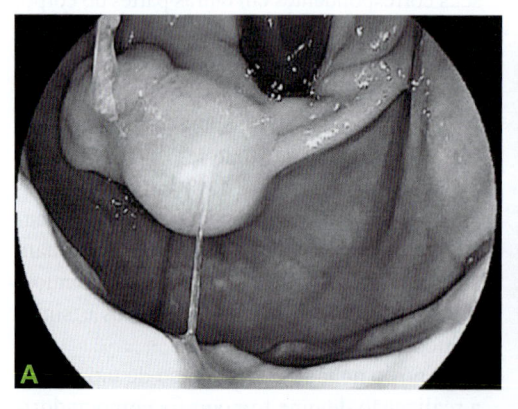

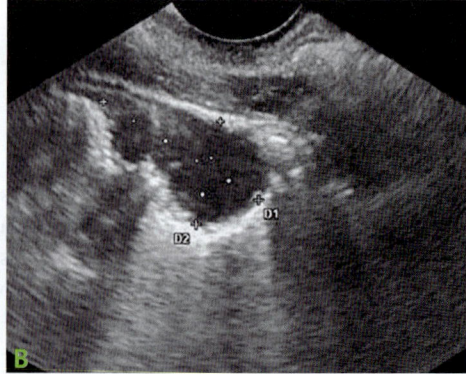

FIGURA 28.1 Aspecto à endoscopia e à ultrassonografia endoscópica de um tumor estromal gastrintestinal localizado na cárdia.
Fonte: Imagens gentilmente cedidas pelo Dr. Guilherme S. Mazzini.

específico. Outro limitante é o fato de que, quanto maior for a profundidade da lesão, maior será o risco de perfuração mural. Além disso, amostras escassas podem ser insuficientes para a realização da imuno-histoquímica (IHQ), que é fundamental para o diagnóstico diferencial entre as lesões sarcomatosas. Por essas razões, a definição de conduta perante as LSGs prescinde, na maioria das vezes, da sua confirmação histológica pré-operatória, devendo-se levar em conta os aspectos da TC e da US endoscópica para formulação de suspeitas diagnósticas. A combinação de endoscopia digestiva alta com US endoscópica permite o diagnóstico etiológico das LSGs em até 80% dos casos. A confirmação histológica, por outro lado, pode desempenhar papel fundamental em casos nos quais a ressecção cirúrgica agregaria maior morbidade (como nas lesões da cárdia) ou na suspeita de GIST com indicação de tratamento farmacológico (imatinibe), tanto por doença metastática quanto em cenários de neoadjuvância.

Como regra geral, as LSGs > 2 cm devem ser ressecadas. Em geral, ressecções endoscópicas são factíveis apenas em lesões subcentimétricas, ainda assim, com papel limitado pelo risco de perfuração. A via cirúrgica é a mais indicada, sendo preferível a videolaparoscopia, sempre que estiverem disponíveis equipamentos adequados e equipe treinada.

A **TABELA 28.1** lista as LSGs de maior importância e o seu manejo.

Tumores estromais gastrintestinais do estômago

Os GISTs são os tumores não epiteliais mais frequentes do TGI. Podem acometer qualquer segmento do esôfago ao reto, além do peritônio e do mesentério. São mais frequentes no estômago (50-60%) e no intestino delgado proximal (20%). Estão relacionados, histologicamente, às células intersticiais de Cajal, conhecidas pela função de "marca-passo" do TGI. No entanto, há controvérsias sobre originam-se dessas células ou diferenciam-se em direção a elas a partir de células pluripotenciais. São lesões de comportamento variado, indolente ou agressivo, podendo evoluir para doença metastática. Diversos critérios prognósticos

TABELA 28.1 Manejo das lesões subepiteliais gástricas

Nenhuma investigação adicional ou seguimento indicados	Seguimento com endoscopia e/ou US endoscópica ou ressecção	Ressecção	Manejo conforme doença de base
Órgão extramural normal	GIST ou leiomioma < 2 cm	GIST ou leiomioma ≥ 2 cm	Alterações em estruturas adjacentes (tumores do fígado, aneurisma de aorta ou artéria esplênica, pseudocisto pancreático)
Lipoma	Tumores glômicos		
Cisto de duplicação			
Pâncreas ectópico			
Tumores neurogênicos (p. ex., schwanoma)			Lesões vasculares (varizes, hemangiomas)
Pólipo fibroide inflamatório			Linfoma
			Metástases*

*Metástases para o estômago são raras. Carcinoma lobular da mama, carcinoma de pulmão e carcinomas de células renais são exemplos de tumores associados a metástases gástricas, que podem apresentar-se como lesões subepiteliais ou linite plástica.
GIST, tumor estromal gastrintestinal (do inglês *gastrointestinal stromal tumor*); US, ultrassonografia.

são adotados como maneira de prever o comportamento de determinada lesão, embora praticamente qualquer GIST possa apresentar comportamento maligno.

A distinção dos GISTs em relação aos demais tumores sarcomatosos do TGI começou a ser reconhecida a partir de sua caracterização molecular nas décadas de 1980 e 1990, especialmente a partir da identificação da proteína CD117, um receptor de tirosinocinase conhecido como "KIT", expresso em cerca de 95% dos GISTs e ausente nos leiomiomas e demais tumores mesenquimatosos do TGI. Mais recentemente, um novo marcador imuno-histoquímico chamado DOG1 (discovered on GIST) foi identificado na quase totalidade dos GISTs, sendo útil para diagnóstico nas lesões KIT-negativas.

Os GISTs podem ser subdivididos em três tipos histológicos: de células fusiformes, epitélioide e misto. Há controvérsias quanto à importância prognóstica dessa classificação.

A **TABELA 28.2** resume as principais características imuno-histoquímicas no diagnóstico diferencial do GIST com outras lesões subepiteliais.

Os GISTs podem ocorrer em qualquer região do estômago, sendo o fundo a mais acometida. São mais comuns após os 50 anos de idade e em homens. Sangramento ou anemia crônica são as manifestações mais frequentes. Outros sintomas incluem dispepsia, náuseas, perda ponderal e anorexia.

O manejo do GIST gástrico passa pela avaliação dos sintomas associados e do risco de a lesão apresentar comportamento maligno (**TAB. 28.3**). Os principais parâmetros morfológicos relacionados ao comportamento dos GISTs são o tamanho da lesão e o número de mitoses por campo de grande aumento (CGA). Além destes, ulceração da mucosa, necrose, alta celularidade e ruptura tumoral também estão associadas a pior prognóstico. Lesões gástricas > 2 cm ou sintomáticas de qualquer tamanho têm indicação de ressecção. Lesões < 1 cm podem ser seguramente acompanhadas com endoscopia e/ou US endoscópica a intervalores regulares de 6 meses a 1 ano. Não há consenso na literatura quanto ao manejo de lesões entre 1 e 2 cm, que devem ser avaliadas caso a caso. Pelo fato de o GIST gástrico apresentar melhor prognóstico em relação a outras localizações, tumores < 2 cm raramente apresentam comportamento maligno, sendo o acompanhamento dessas lesões uma opção factível na ausência de critérios de alto risco à US endoscópica (margens irregulares, heterogeneidade, focos ecogênicos, degeneração cística, ulceração). Pela alta variabilidade no comportamento dessas lesões, a ressecção cirúrgica é sempre uma opção a ser considerada quando houver localização favorável em pacientes com baixo risco. Neste cenário, agrega-se o benefício de um diagnóstico definitivo e uma melhor avaliação prognóstica a partir de dados histológicos e moleculares da peça cirúrgica.

TABELA 28.2 Características imuno-histoquímicas das principais lesões subepiteliais gástricas

Tipo	CD117 (KIT)	CD34	SMA	Proteína S100	Desmina	PKC-teta	DOG-1
GIST	+ (> 95%)	+ (60-70%)	+ (30-40%)	– (5% +)	Muito raro	+ (72%)	+ (97%)
Leiomioma	–	+ (10-15%)	+	–	+	–	–
Leiomiossarcoma	–	–	+	–	+	+ (10%)	–
Schwanoma	–	–	–	+	–	+ (10%)	–

GIST, tumor estromal gastrintestinal (do inglês *gastrointestinal stromal tumor*).

TABELA 28.3 Critérios para avaliação do potencial maligno dos tumores estromais gastrintestinais gástricos

Tamanho do tumor	Nº de mitoses/50 CGAs	Risco de progressão para doença metastática
≤ 2 cm	≤ 5	Muito baixo
	> 5	Intermediário
> 2 e ≤ 5 cm	≤ 5	Baixo
	> 5	Intermediário
> 5 e ≤ 10 cm	≤ 5	Intermediário
	> 5	Alto
> 10 cm	≤ 5	Alto
	> 5	Alto

CGAs, campos de grande aumento.
Fonte: Adaptada de Fletcher e colaboradores[1] e National Comprehensive Cancer Network.[2]

A ressecção é a única opção de tratamento com possibilidade curativa para os GISTs. Não há necessidade de linfadenectomia ou de ressecções anatômicas do estômago, sendo indicada a ressecção em cunha da parede gástrica sempre que o tamanho ou a localização da lesão permitir. Ressecções por endoscopia têm papel limitado devido ao caráter intramural da lesão. A ruptura tumoral constitui critério de grande importância prognóstica, devendo ser evitada a todo custo durante o procedimento. Recomenda-se o revestimento da peça durante sua retirada.

Os inibidores da tirosinocinase – dos quais o imatinibe é o mais utilizado – são fármacos de grande eficácia no manejo dos GISTs. Possuem indicação de uso em casos de doença localmente invasiva ou quando se antecipa ressecção de maior morbidade, com o intuito de obter *downstaging* da doença e torná-la ressecável ou permitir um procedimento menos mórbido. Também está indicado como tratamento adjuvante (após ressecção) quando já utilizado no pré-operatório em esquema neoadjuvante e em lesões com risco intermediário a alto de recorrência. A duração ideal do tratamento é assunto controverso, já que o fármaco tem como principal mecanismo de ação o controle do crescimento tumoral, e não necessariamente a morte celular. Por via de regra, mantém-se o tratamento por um período mínimo de 3 anos, podendo ser, inclusive, mantido por toda a vida, em alguns casos.

Doença metastática ou recorrente deve ser manejada inicialmente com imatinibe. Pode ser considerado o manejo cirúrgico caso haja boa resposta ao tratamento, com lesões ressecáveis e em poucos sítios.

Os locais mais frequentes de progressão dos GISTs são o fígado e o peritônio. Após o tratamento, recomenda-se seguimento com história, exame físico e TC de abdome a cada 3 a 6 meses por 3 a 5 anos e, depois, anualmente.

O Memorial Sloan Kettering Cancer Center disponibiliza uma calculadora para o risco de recorrência dos GISTs em seu site.*

Pólipos gástricos

Os pólipos gástricos são definidos como elevações circunscritas da mucosa gástrica, com origem em sua porção glandular. Podem ser únicos

*Disponível em: https://www.mskcc.org/nomograms/gastrointestinal/stromal-tumor

ou múltiplos, sendo em geral arredondados e recobertos por mucosa lisa. Raramente causam sintomas ou outros sinais clínicos. Entretanto, sua identificação pode ser importante, visto que alguns pólipos têm potencial maligno.

Os pólipos são os tumores benignos mais comuns do estômago. São classificados em hiperplásicos (inflamatórios), das glândulas fúndicas, adenomatosos e polipose gástrica. A frequência e o tipo de pólipo gástrico variam amplamente, dependendo da população estudada. Os pólipos hiperplásicos e adenomatosos são relativamente mais frequentes nas regiões onde a infecção pelo Helicobacter pylori é comum. Ao contrário, em países ocidentais, onde a infecção pelo H. pylori é menos frequente e o uso de inibidor da bomba de prótons (IBP) é comum, são encontrados pólipos das glândulas gástricas fúndicas. Dessa forma, os pólipos hiperplásicos correspondem a 40% do total dos tumores gástricos benignos e os pólipos adenomatosos, a 10%. De acordo com a Classificação de Tumores Gástricos e Pólipos, estabelecida pela Organização Mundial da Saúde, a frequência de transformação maligna depende do tipo histológico: 0 a 8,6% para pólipos hiperplásicos, cerca de 5% para adenomas tubulares e 28,5 a 40% para adenomas vilosos e adenomas das glândulas pilóricas.[3]

A patogenia do pólipo gástrico é pouco compreendida. Os pólipos hiperplásicos parecem resultar de irritação da mucosa ou inflamação crônica, uma vez que há forte correlação entre pólipos hiperplásicos, infecção por H. pylori e lesões da mucosa. Já os pólipos das glândulas fúndicas estão associados a longos períodos de tratamento com IBP, tanto que a suspensão desse medicamento está associada à sua regressão.

Pólipos hiperplásicos

Os pólipos hiperplásicos costumam ser sésseis, e estão localizados no antro (60%) ou no fundo gástrico. Têm tamanho médio entre 0,5 a 1 cm e são múltiplos em cerca de 50% dos casos. São caracterizados por proeminente hiperplasia foveolar, tortuosidade, edema e inflamação da lâmina própria, e estão associados à infecção pelo H. pylori (80%) e à gastrite crônica. Depois do tratamento com antibióticos, os pólipos hiperplásicos podem desaparecer, mas reaparecem com a reinfecção pelo H. pylori. Por essa razão, sua erradicação deve ser realizada antes da ressecção endoscópica.

Embora os pólipos hiperplásicos raramente sofram transformação maligna, eles sinalizam risco aumentado de neoplasia na mucosa gástrica circunjacente. O risco de malignidade é maior em pólipos com mais de 2 cm, embora um câncer francamente invasivo (dentro da muscular própria ou da serosa) seja raro. São assintomáticos na maioria dos casos, porém, podem causar obstrução gástrica se estiverem adjacentes ao piloro. Em seu aspecto histológico, os pólipos hiperplásicos sobrepõem-se ao hamartoma (polipose juvenil, síndrome de Peutz-Jeghers, doença de Cowden) e às condições hiperplásicas ou inflamatórias mais generalizadas (doença de Ménétrier).

Pólipos das glândulas fúndicas

Ocorrem com maior frequência em pacientes do sexo feminino com idade inferior a 60 anos, e constituem o segundo tipo mais comum entre os pólipos epiteliais do estômago. Quanto ao aspecto endoscópico, quase sempre são múltiplos, agrupados e menores do que 1 cm, de superfície lisa, sésseis ou semipediculados, localizados no fundo e no corpo gástrico.

Pólipos adenomatosos

Os adenomas representam menos de 5% de todos os tumores gástricos de origem epitelial. Acometem indivíduos na faixa dos 40 anos. Lembram, histológica e histoquimicamente, os adenomas colônicos e podem ser classificados em adenomas tubulares ou vilosos. São formados pelo epitélio colunar que reveste glândulas tubulares profundas e ramificadas, com estroma semelhante ao da mucosa normal. Nos adenomas em que a metaplasia intestinal é difusa e está acompanhada de atipia celular, há maior chance de transformação maligna. A grande maioria dos adenomas não apresenta tendência invasiva. Já em relação ao adenoma viloso, sobretudo os maiores de 2 cm, o risco de câncer é realmente grande, em torno de 50%.

Os adenomas gástricos formam-se geralmente na mucosa gástrica atrófica. Embora 10% dos pólipos adenomatosos benignos possam transformar-se em malignos ao longo do tempo, em geral cerca de 30% dos pólipos adenomatosos contêm focos de adenocarcinoma. A incidência de displasia, carcinoma in situ e carcinoma invasivo aumenta com o tamanho do pólipo. Adenocarcinoma é encontrado em apenas 4% dos pólipos com menos de 2 cm; porém, a chance aumenta para 24% naqueles com mais de 2 cm de diâmetro.

É necessária a distinção entre pólipos adenomatosos ou adenomas simples e adenomas papilares. Os primeiros caracterizam-se pela superfície lisa e pelo contorno regular. Nos adenomas papilares, a hiperplasia epitelial dá origem a digitações ou formações papilares, responsáveis pelo aspecto da superfície: a base da implantação da mucosa é mais ampla e o risco de degeneração maligna é acentuadamente maior.

Os pólipos adenomatosos, apesar de menos frequentes, representam a lesão mais importante, porque são neoplasias verdadeiras e podem apresentar potencial maligno. A etiologia desses tumores é desconhecida. Todavia, há muito tempo verificou-se nítida relação entre adenoma gástrico e gastrite atrófica da anemia perniciosa, com acloridria em até 90% dos casos. Podem também estar associados à polipose múltipla do intestino delgado da síndrome de Peutz-Jeghers ou à polipose familiar da síndrome de Gardner.

Polipose gástrica

Pólipos múltiplos são frequentes. Porém, quando muito numerosos, dispostos de maneira compacta em extensas áreas da mucosa, constituem a polipose gástrica, que é muito rara. A estrutura da lesão é adenomatosa, na maioria dos casos, podendo ser inflamatória crônica ou devida a tumores mesenquimais ou neuroectodérmicos.

A incidência de adenocarcinoma associado pode ser superior a 20%. A polipose gástrica múltipla está, muitas vezes, associada a síndromes familiares de polipose, embora possa ocorrer isoladamente. Também pode ocorrer como manifestação das síndromes de Gardner, de Peutz-Jeghers, de Cowden ou de Cronkhite-Canada, além da polipose juvenil generalizada. No entanto, em pacientes apresentando essas síndromes, pode ocorrer polipose gástrica, mas o achado de uns poucos pólipos no estômago é mais provável.

Conduta

Em função do risco de câncer, todos os pólipos gástricos devem ser examinados microscopicamente para caracterização histológica. Mesmo considerando que a taxa de sangramento após polipectomia parece ser mais alta no estômago do que no cólon, a maioria dos casos pode ser manejada por endoscopia. Assim, recomenda-se a remoção, por um endoscopista experiente, de todos os pólipos gástricos epiteliais com mais de 5 mm após completa análise individualizada da relação risco-benefício. Os pólipos malignos devem ser tratados como neoplasia gástrica por gastrectomia.

Os pólipos das glândulas fúndicas são frequentemente múltiplos, e a amostra de um deles é suficiente. Entretanto, pólipos ≥ 1 cm devem ser removidos, e a retirada do IBP deve ser considerada, se forem múltiplos.

Pelo fato de os pólipos hiperplásicos e adenomatosos estarem associados à gastrite atrófica e à infecção pelo *H. pylori*, a mucosa aparentemente normal do corpo e do antro deve ser amostrada para avaliar o estágio da gastrite e o risco de câncer. Além disso, o *H. pylori* deve ser erradicado e o sucesso da erradicação, confirmado. A erradicação do *H. pylori* pode ser uma opção terapêutica para pacientes com pólipos hiperplásicos, visto que a sua regressão pode ocorrer com o tratamento bem-sucedido do *H. pylori*.

Em casos de pólipos solitários com mais de 2 cm de diâmetro, principalmente se ulcerados, ou em caso de polipose, deve-se indicar, dado o risco de malignidade, a ressecção do segmento gástrico acometido. As lesões polipoides por tumores submucosos, quando volumosas, também devem ser ressecadas, pois sempre será difícil afirmar sua benignidade.

Depois de remover um pólipo adenomatoso, é mandatória a vigilância endoscópica da mucosa gástrica, devido ao risco aumentado de neoplasia. A ressecção cirúrgica está indicada para lesões que não podem ser retiradas endoscopicamente ou para pólipos que apresentem adenocarcinoma invasor. Quando um adenocarcinoma invasor é identificado, a ressecção gástrica está indicada.

Pólipos múltiplos envolvendo o estômago distal devem ser tratados por gastrectomia distal. Se poucos pólipos permanecerem no estômago proximal, eles devem ser completamente ressecados e enviados para congelação. Quando a polipose difusa envolve o fundo do estômago e a coexistência de adenocarcinoma não pode ser descartada, a gastrectomia total está indicada.

A American Society for Gastrointestinal Endoscopy estabeleceu as seguintes recomendações para o manejo dos pólipos gástricos:

- Pólipos gástricos adenomatosos e pólipos hiperplásicos grandes (≥ 2 cm) são de risco aumentado para transformação maligna e devem ser ressecados;
- Defeitos de enchimento polipoides de qualquer tamanho, detectados radiograficamente, devem ser avaliados por endoscopia, com biópsia e/ou remoção das lesões;
- Pólipos que causam sintomas devem ser retirados endoscopicamente, se possível. Se a polipectomia não for possível, a biópsia dos pólipos deve ser realizada, e, se for encontrado pólipo adenomatoso ou tecido displásico, o paciente deve ser encaminhado a um centro de referência para tratamento endoscópico, ou a ressecção cirúrgica deve ser considerada;
- Quando múltiplos pólipos são encontrados, a biópsia dos pólipos maiores deve ser realizada ou eles devem ser retirados, e amostras representativas dos outros devem ser retiradas. Manejo adicional deve ser feito de acordo com os resultados histológicos;
- Uma endoscopia de controle deve ser realizada 1 ano depois da remoção de pólipos adenomatosos para avaliar a recorrência no local previamente biopsiado, reavaliar outros pólipos, confirmar a erradicação do *H. pylori* e identificar um carcinoma precoce. Se os resultados dos exames forem negativos, a endoscopia deve ser repetida, de acordo com o risco de câncer. O seguimento depois da ressecção de pólipos com displasia de alto grau ou câncer precoce deve ser individualizado. Não é necessária vigilância endoscópica depois de amostra adequada ou remoção de pólipos gástricos fúndicos.

Referências

1. Fletcher, CD, Berman, JJ, Corless, C, Gorstein F, Lasota J, Longley BJ, et al. Diagnosis of gastrointestinal stromal tumors: a consensus approach. Hum Pathol. 2002;33(5):459-65.
2. National Comprehensive Cancer Network. Soft Tissue Sarcoma: version 2.2017 [Internet]. NCCC; c2017 [capturado em 28 jun. 2017]. Disponível em: http://www.richclinics.com/upload/201702/15/201702150922080333.pdf
3. World Health Organization[Internet]. Geneva: WHO; c2017. Disponível em: http://www.who.int/en/

Leituras recomendadas

ASGE Standards of Practice Committee, Evans JA, Chandrasekhara V, Chathadi KV, Decker GA, Early DS, et al. The role of endoscopy in the management of premalignant and malignant conditions of the stomach. Gastrointest Endosc. 2015;82(1):1-8.

ASGE Standards of Practice Committee, Sharaf RN, Shergill AK, Odze RD, Krinsky ML, Fukami N, et al. Endoscopic mucosal tissue sampling. Gastrointest Endosc. 2013;78(2):216-24.

Carmack SW, Genta RM, Graham DY, Lauwers GY. Management of gastric polyps: a pathology-based guide for gastroenterologists. Nat Rev Gastroenterol Hepatol. 2009;6(6):331-41.

Carmack SW, Genta RM, Schuler CM, Saboorian MH. The current spectrum of gastric polyps: a 1-year national study of over 120,000 patients. Am J Gastroenterol. 2009;104(6):1524-32.

Cho JW; Korean ESD Study Group. Current guidelines in the management of upper gastrointestinal subepithelial tumors. Clin Endosc. 2016;49(3):235-40.

Duensing A, Joseph NE, Medeiros F, Smith F, Hornick JL, Heinrich MC, et al. Protein Kinase C theta (PKCtheta) expression and constitutive activation in gastrointestinal stromal tumors (GISTs). Cancer Res. 2004;64(15):5127-31.

Gold JS, DeMatteo RP. MD. Combined surgical and molecular therapy: the gastrointestinal stromal tumor model. Ann Surg. 2006;244(2):176–84.

Miettinen M, Sobin LH, Sarlomo-Rikala M. Immunohistochemical spectrum of GISTs at different sites and their differential diagnosis with a reference to CD117 (KIT). Mod Pathol. 2000;13(10):1134-42.

Miettinen M, Wang ZF, Lasota J. DOG1 antibody in the differential diagnosis of gastrointestinal stromal tumors: a study of 1840 cases. Am J Surg Pathol. 2009;33(9):1401-8.

Morais DJ, Yamanaka A, Zeitune JM, Andreollo NA. Gastric polyps: a retrospective analysis of 26,000 digestive endoscopies. Arq Gastroenterol. 2007;44(1):14-7.

Novitsky YW, Kercher KW, Sing RF, Heniford BT. Long-term outcomes of laparoscopic resection of gastric gastrointestinal stromal tumors. Ann Surg. 2006;243(6):738-45; discussion 745-7.

Piessen G, Lefèvre JH, Cabau M, Duhamel A, Behal H, Perniceni T, et al. Laparoscopic versus open surgery for gastric gastrointestinal stromal tumors: what is the impact on postoperative outcome and oncologic results. Ann Surg. 2015;262(5):831-9; discussion 829-40.

Câncer gástrico

Carlos Cauduro Schirmer
Marcio Fernando Boff
Maurício Jacques Ramos
Richard Ricachenevsky Gurski

Epidemiologia

O câncer gástrico é uma causa comum de mortalidade em todo o mundo, e possui incidência variada de acordo com a região geográfica. Em média, acomete duas vezes mais homens do que mulheres. Países asiáticos (Japão, Coreia e China) com alta incidência chegam a registrar 69 novos casos a cada 100 mil habitantes por ano. Países europeus e sul-americanos, incluindo o Brasil, possuem incidência intermediária. A incidência de câncer gástrico vem diminuindo ao longo dos anos, e fatores nutricionais, como o melhor acondicionamento de alimentos, estão implicados nesse fenômeno. Porém, tem sido observado aumento gradual da incidência de tumores de cárdia, que possuem características demográficas e patológicas semelhantes ao adenocarcinoma esofágico associado ao esôfago de Barrett, à doença do refluxo gastresofágico e à obesidade.

No ano de 2014, 14.028 pacientes morreram devido ao câncer gástrico no Brasil, correspondendo a 6,70 mortes a cada 100 mil habitantes. Apesar de ter ocorrido uma pequena diminuição nos últimos 10 anos, o câncer gástrico ainda é um dos cinco tumores com maior mortalidade no País. Segundo o Instituto Nacional do Câncer (INCA),[1] o número de casos novos de câncer de estômago estimado para o Brasil no ano de 2016 foi de 12.920 para homens e 7.600 para mulheres, perfazendo uma estimativa bruta total de 11 casos novos a cada 100 mil habitantes.

Fatores de risco

Consumo de alimentos preservados com sal ou defumados, tabagismo e baixa ingestão de frutas frescas, vegetais, vitamina C e antioxidantes são fatores de risco para o câncer gástrico.

Helicobacter pylori está implicado na gênese do adenocarcinoma gástrico do tipo intestinal, por meio de uma sequência que consiste em gastrite crônica, atrofia, metaplasia intestinal, displasia e câncer. Em metanálise de 12 estudos, a infecção por *H. pylori* foi associada a um incremento de seis vezes no risco de desenvolvimento de adenocarcinoma gástrico.[2]

Outros fatores de risco são cirurgia gástrica prévia, anemia perniciosa e grupo sanguíneo A. Apesar de a maioria dos casos ser esporádica, estima-se que 5 a 10% tenham componente familiar e 3 a 5% estejam associados a síndromes hereditárias, como síndromes de Lynch, de Peutz-Jeghers e de Cowden, câncer gástrico hereditário difuso, síndrome da polipose juvenil e polipose adenomatosa familiar.

Patologia e biologia molecular

Cerca de 95% dos tumores gástricos são adenocarcinomas, sendo o restante dividido entre linfomas, tumores carcinoides, carcinomas escamosos e sarcomas.

Existem dois subtipos histológicos de tumores gástricos: intestinal e difuso.

O tipo intestinal possui estruturas ductais bem-definidas; as células tumorais são grandes e as figuras mitóticas são facilmente detectáveis. Está associado ao *H. pylori* (90% dos casos), é mais frequente em indivíduos idosos e em países com alta incidência de câncer gástrico.

Por outro lado, o tipo difuso acomete indivíduos jovens e não possui associação com *H. pylori* (em torno de 30% de indivíduos infectados). Sua incidência tem apresentação endêmica, variando pouco entre os países. As células do tipo difuso são solitárias ou estão em pequenos grupos, sem formação de estrutura glandular. É notável a vacuolização citoplasmática, que desloca o núcleo para a periferia, configurando o aspecto de "célula em anel de sinete".

O câncer gástrico é o resultado de uma sequência de danos ao genoma, que afetam as funções celulares essenciais e permitem o surgimento do câncer. Essas mutações surgem por dois mecanismos principais de instabilidade genômica: instabilidade microssatélite e instabilidade cromossômica, responsáveis por 15 e 85% dos casos de câncer gástrico, respectivamente. A inatividade de proteínas do grupo MLH1, responsáveis por reparos ao ácido desoxirribonucleico (DNA, do inglês *deoxyribonucleic acid*), é a principal causa de instabilidade microssatélite, que está associada ao carcinoma tipo intestinal, à localização antral, à menor incidência de metástase linfonodal e à maior sobrevida. Por outro lado, a instabilidade cromossômica resulta em alterações numéricas e estruturais de partes ou até mesmo de cromossomos inteiros, com um padrão de DNA aneuploide. Também estão associadas a características clinicopatológicas, como tipo tumoral, progressão e metástases.

O gene do receptor 2 do fator de crescimento epidérmico humano (*HER2*, do inglês *human epidermal growth factor receptor 2*) e/ou a expressão da sua proteína, têm sido implicados no desenvolvimento do câncer gástrico e de junção esofagogástrica. Apesar de estudos ainda serem necessários para elucidar a significância prognóstica do *HER2*, a sua aplicação clínica mais importante é no manejo de pacientes com tumores avançados ou metastáticos, sendo indicada sua dosagem no momento do diagnóstico.

Quadro clínico

Os sintomas são inespecíficos e podem ser confundidos pelo próprio paciente com condições benignas, atrasando o diagnóstico. Dor abdominal persistente e perda de peso são os sintomas mais comuns, seguidos de náusea, disfagia, melena e saciedade precoce.

Ao exame físico, alguns sinais podem indicar doença avançada. Devido à extensa invasão linfática, podem ser notadas adenopatias supraclavicular esquerda (nódulo de Virchow), periumbilical (nódulo de Sister Mary Joseph) e axilar (nódulo de Ireland). A disseminação peritoneal pode ser evidenciada por aumento ovariano (tumor de Krukenberg) ou massa em fundo de saco ao toque retal (prateleira de Blumer).

Em casos avançados, massa palpável, ascite e fígado aumentado podem ser evidentes ao exame físico.

Diagnóstico

Radiografia com contraste

O exame contrastado do aparelho digestivo superior é capaz de detectar lesões ulceradas, defeitos de enchimento e vegetações em mucosa. Porém, os falso-positivos podem chegar a 50%. Desse modo, a endoscopia digestiva alta permanece como principal exame diagnóstico.

Endoscopia digestiva alta

A endoscopia digestiva alta permite visualizar o tumor, localizá-lo (cárdia, fundo, corpo, antro) e medir sua extensão, bem como permite planejar o tratamento paliativo, quando indicado.

A biópsia do tumor é essencial. Até 5% das neoplasias têm aspecto macroscópico de úlcera benigna, de modo que toda úlcera gástrica deve ser biopsiada. As biópsias devem ser múltiplas, e há evidências de que até 7 biópsias aumentem a sensibilidade do exame para 98%.

Ultrassonografia endoscópica

O papel da ultrassonografia (US) endoscópica na avaliação pré-operatória do câncer gástrico tem sido discutido em diversos estudos. Pelo fato de ser um exame operador-dependente, sua acurácia pode variar tanto no diagnóstico de invasão tumoral (T) como de linfonodos (N).

Em um estudo recente que avaliou a acurácia da US endoscópica em pacientes submetidos à ressecção curativa de adenocarcinoma gástrico, a acurácia geral para classificação de T foi de 46,2%, e a acurácia para N, de 66,7%.[3]

Atualmente a US endoscópica se restringe a centros especializados.

Tomografia computadorizada e tomografia por emissão de pósitrons associada à tomografia computadorizada

Tomografias computadorizadas (TCs) de tórax, abdome e pelve são preconizadas como rotina no estadiamento de tumores intra-abdominais, tendo papel relevante na avaliação de doença metastática torácica, hepática e anexial e na presença de ascite.

Em um estudo com 278 pacientes com câncer gástrico precoce, a acurácia da TC *multislice* para detectar extensão de envolvimento linfonodal foi de 86% em um intervalo de confiança de 95%.[4]

Porém, em casos avançados, até 30% dos pacientes com exame negativo têm carcinomatose peritoneal descoberta na cirurgia.

A tomografia por emissão de pósitrons (PET, do inglês *positron emission tomography*) é única em sua capacidade de visualizar áreas metabolicamente ativas. A maioria dos tumores pode ser identificada; porém, sua estratificação em estágios não é possível. No entanto, a combinação de imagem PET-TC tem vantagens adicionais. A PET-TC tem significativamente mais acurácia no estadiamento pré-operatório que PET ou TC separadamente.

Laparoscopia e citologia peritoneal

A laparoscopia pode detectar metástases ocultas. Em estudo conduzido com 657 pacientes com câncer gástrico potencialmente curável, foi detectada doença metastática em 31% dos pacientes.[5] Pode ser indicada, também, em pacientes com suspeita de doença irressecável, para estadiamento e planejamento de tratamento adjuvante e neoadjuvante.

A análise citológica do líquido peritoneal pode ajudar no diagnóstico de carcinomatose oculta. Há evidências de que a citologia positiva seja um fator independente para recorrência após ressecção com intenção curativa.

Dessa forma, todos os pacientes que estão em planejamento de quimioterapia perioperatória devem ser encaminhados para estadiamento videolaparoscópico e para coleta de citologia peritoneal. Pacientes com citologia peritoneal positiva ou carcinomatose deverão ser considerados para tratamentos em protocolos de pesquisa de quimioterapia intraperitoneal hipertérmica (HIPEC, do inglês *hyperthermic intraperitoneal chemotherapy*) ou encaminhados para tratamento paliativo.

Estadiamento

Existem duas classificações atualmente utilizadas. A classificação japonesa é mais elaborada e baseada no envolvimento anatômico dos linfonodos. No mundo ocidental, a classificação mais utilizada é a do American Joint Committee on Cancer (AJCC).[6] É importante salientar que é recomendada a excisão de pelo menos 15 linfonodos para estadiamento adequado (TABS. 29.1 e 29.2).

Tratamento

Todos os casos de pacientes diagnosticados com câncer gástrico devem ser discutidos preferencialmente em equipes multidisciplinares, as quais incluem cirurgião habilitado e treinado, oncologista, radiologista, patologista e radioterapeuta. A decisão sobre a melhor sequência de tratamento deverá ser discutida nesse ambiente, no qual possibilidades de personalização e identificação de fatores individuais podem otimizar os resultados.

Apesar das modificações ocorridas nos últimos anos, o principal tratamento continua sendo a cirurgia, a qual traz o maior impacto sobre a doença. Sempre que possível e bem indicada, a cirurgia deve fazer parte do tratamento do câncer gástrico, principalmente em tumores localmente avançados e com comprometimento linfonodal.

TABELA 29.1 Classificação TNM

Classificação	Descrição
Tumor primário (T)	
Tx	Tumor primário não pode ser acessado
T0	Sem evidência de tumor primário
Tis	Carcinoma *in situ*: tumor intraepitelial sem invasão de lâmina própria
T1	Tumor invade a lâmina própria, a muscular da mucosa ou a submucosa
T1a	Tumor invade a lâmina própria ou a muscular da mucosa
T1b	Tumor invade a submucosa
T2	Tumor invade a muscular própria
T3	Tumor penetra no tecido conectivo da subserosa sem invadir o peritônio visceral ou as estruturas adjacentes
T4	Tumor invade a serosa (peritônio visceral) ou as estruturas adjacentes
T4a	Tumor invade a serosa (peritônio visceral)
T4b	Tumor invade as estruturas adjacentes
Linfonodos regionais (N)	
NX	Linfonodos regionais não podem ser acessados
N0	Sem evidência de metástase em linfonodos
N1	Metástase em 1-2 linfonodos regionais
N2	Metástase em 3-6 linfonodos regionais
N3	Metástase em 7-15 linfonodos regionais
N3a	Metástase em 7-15 linfonodos regionais
N3b	Metástase em 16 ou mais linfonodos regionais
Metástase à distância (M)	
M0	Sem evidência de metástase à distância
M1	Metástase à distância

(Continua)

TABELA 29.1 Classificação TNM *(Continuação)*

Classificação	Descrição
Grau histológico	
GX	Grau não pode ser acessado
G1	Bem diferenciado
G2	Moderadamente diferenciado
G3	Pouco diferenciado
G4	Indiferenciado

Edge e colaboradores.[6]

TABELA 29.2 Estadiamento do câncer gástrico

Estádio anatômico	Grupo prognóstico		
	T	N	M
Estádio 0	Tis	N0	M0
Estádio IA	T1	N0	M0
Estádio IB	T2	N0	M0
	T1	N1	M0
Estádio IIA	T3	N0	M0
	T2	N1	M0
	T1	N2	M0
Estádio IIB	T4a	N0	M0
	T3	N1	M0
	T2	N2	M0
	T1	N3	M0
Estádio IIIA	T4a	N1	M0
	T3	N2	M0
	T2	N3	M0
Estádio IIIB	T4b	N0	M0
	T4b	N1	M0
	T4a	N2	M0
	T3	N3	M0
Estádio IIIC	T4b	N2	M0
	T4b	N3	M0
	T4a	N3	M0
Estádio IV	Qualquer T	Qualquer N	M1

Fonte: Edge e colaboradores.[6]

Após completar o estadiamento, o tratamento do câncer gástrico pode ser realizado de diferentes formas, dependendo de se o tumor é considerado precoce ou avançado.

Tratamento do câncer gástrico precoce

O tratamento endoscópico de lesões precoces consegue alcançar índices de cura muito altos, desde que realizado por equipes experientes. Índices de cura acima de 90% podem ser conseguidos quando são respeitadas algumas restrições pela visualização endoscópica e pela classificação anatomopatológica.

Para os tumores restritos à mucosa gástrica, pode ser discutida a realização de ressecção endoscópica da mucosa (REM). As principais indicações para a realização de ressecções endoscópicas são as lesões superficiais, limitadas à mucosa ou chegando à camada muscular da mucosa. Essas lesões devem apresentar-se como protrusas, superficiais elevadas ou planas. Evita-se a realização de mucosectomia em lesões superficiais deprimidas ou escavadas, devido ao risco de envolvimento de submucosa, o que ocasionaria aumento do risco de disseminação de metástases para linfonodos e para outros órgãos.

Utilizando a classificação japonesa para tumores precoces (**FIG. 29.1**), pode-se indicar o tratamento de lesões tipos I, IIa e IIb, e deve-se evitar a realização de ressecções endoscópicas em lesões tipos IIc e III.

Existem outros fatores que devem ser levados em consideração. Tumores bem ou moderadamente diferenciados favorecem indicação de tratamentos endoscópicos, assim como tamanho tumoral, com limite de até 2 cm de diâmetro. Nas lesões fora desses padrões, a realização de tratamento endoscópico pode ser questionável.

Existem várias técnicas de ressecção endoscópica, mas todas possuem os mesmos resultados, desde que realizadas por profissionais com experiência. Da mesma forma, é fundamental a análise anatomopatológica por patologistas experientes para averiguar a ade-

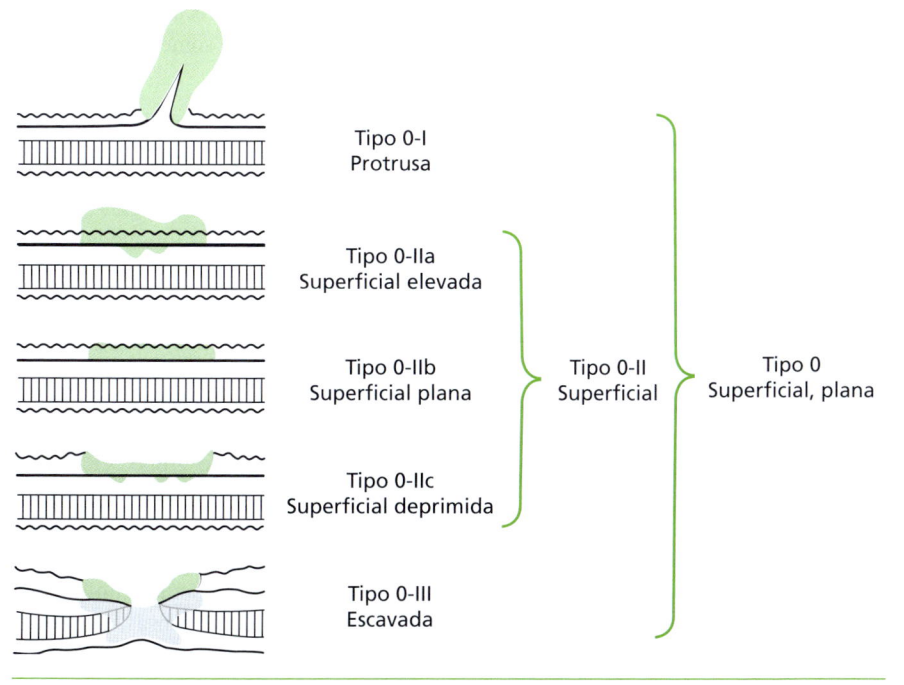

FIGURA 29.1 Classificação japonesa de tumores precoces gástricos.
Fonte: Adaptada de Japanese Gastric Cancer Association.[7]

quação da ressecção, pois o tratamento endoscópico não inviabiliza a indicação subsequente de tratamento cirúrgico.

Tratamentos do câncer gástrico avançado

Gastrectomia

O tratamento cirúrgico do câncer gástrico consiste na retirada do tumor com margens cirúrgicas adequadas e também das estações linfonodais. Os tipos de ressecções aceitas para o adenocarcinoma gástrico são gastrectomia distal, gastrectomia proximal e gastrectomia total. Também é possível fazer ressecções combinadas, como esofagogastrectomia ou ressecções de órgãos invadidos pelo tumor, ou ressecções que sejam ampliadas pela localização tumoral, como a gastrectomia 4/5, também conhecida como gastrectomia subtotal. Como regra geral, a gastrectomia subtotal está indicada para tumores distais (antro), com menos complicações e limitações nutricionais em longo prazo, sendo a gastrectomia total indicada para tumores proximais e de corpo gástrico.

O objetivo cirúrgico é efetuar ressecção completa, com margens negativas (ressecção R0). Cabe lembrar que R1 indica ressecção com doença microscópica residual (margens positivas), e R2, doença macroscópica residual. Margens distais e proximais de 4 cm são aceitas a fim de obter o menor índice de recidiva.

Indica-se a realização de gastrectomia em tumores T1 a T4, ressecando os tumores em bloco com as estruturas envolvidas. Ressecções de outros órgãos invadidos por câncer gástrico são permitidas e necessárias desde que a morbimortalidade do procedimento seja aceitável. Casos em que as lesões tenham envolvimento de tronco celíaco ou artéria hepática ou cujas margens tenham risco de comprometimento podem ser levados para tratamentos sistêmicos pré-operatórios e reestadiamento, para avaliar respostas *in vivo* e aumentar as chances de cirurgias R0. A principal contraindicação à ressecção cirúrgica é a presença de metástases à distância ou carcinomatose peritoneal. Porém, ressecções "higiênicas" são aceitáveis nesses casos como paliação sintomática, em casos de obstrução ou sangramento ativo.

Gastrectomias videolaparoscópicas

A abordagem laparoscópica em câncer gástrico vem sendo estudada e difundida pelo mundo. Todos os dados levam a crer que existe uma não inferioridade da laparoscopia em relação à cirurgia convencional. Muitos trabalhos modernos e em centros especializados em neoplasia gástrica, devido ao alto fluxo e à padronização da técnica laparoscópica, demonstram superioridade desse procedimento.

Menor tempo cirúrgico, menor tempo de internação e diminuição do sangramento e das complicações perioperatórias são algumas vantagens em relação aos procedimentos convencionais. As linfadenectomias também parecem não apresentar prejuízo quanto ao número de linfonodos ressecados.

Porém, pela dificuldade em extrapolar esses resultados para serviços com menor volume, recomenda-se realizar gastrectomia laparoscópica por neoplasia gástrica somente em centros de referência.

Linfadenectomias

A Japanese Research Society for Gastric Cancer (JRSGC) estabeleceu regras para o estudo patológico dos grupos linfonodais perigástricos (**FIG. 29.2** e **FIG. 29.3**). As estações 1 a 6 compreendem os linfonodos do grupo N1. As estações 7 a 11 correspondem ao grupo N2. As demais estações referem-se aos grupos N3 e N4, e são consideradas metástases à distância. Uma dissecção D0 refere-se à remoção incompleta dos linfonodos do grupo N1. A dissecção D1 corresponde à gastrectomia associada à excisão de todos os linfonodos gástricos. Na dissecção D2, associam-se a esplenectomia, a omentectomia e os demais linfonodos do grupo N2. Dissecções extensas, como D3 (ressecção dos grupos linfonodais 12-16) e pancreatectomia distal, também são descritas. Os grupos japoneses enfatizam a necessidade

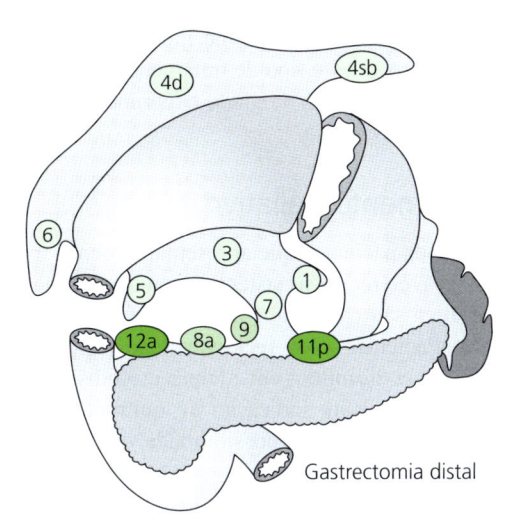

FIGURA 29.2 Estações linfonodais de uma gastrectomia distal: **(1)** periesofágicos direitos; **(3)** pequena curvatura; **(4)** grande curvatura; **(5)** suprapilórico; **(6)** infrapilórico; **(7)** artéria gástrica esquerda; **(8)** artéria hepática comum anterior; **(9)** tronco celíaco; **(11)** artéria esplênica proximal; e **(12)** pedículo hepático anterior.
Fonte: Adaptada de Japanese Gastric Cancer Association.[7]

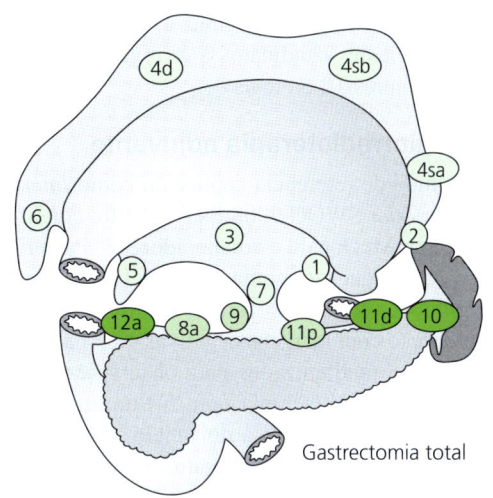

FIGURA 29.3 Estações linfonodais de uma gastrectomia total: **(1)** periesofágicos direitos; **(2)** periesofágicos esquerdos; **(3)** pequena curvatura; **(4)** grande curvatura; **(5)** suprapilórico; **(6)** infrapilórico; **(7)** artéria gástrica esquerda; **(8)** artéria hepática comum anterior; **(9)** tronco celíaco; **(10)** pedículo esplênico; **(11d)** artéria esplênica distal; **(11p)** artéria esplênica proximal; e **(12)** pedículo hepático anterior.
Fonte: Adaptada de Japanese Gastric Cancer Association.[7]

da ressecção D2; este é o tratamento-padrão para tumores curáveis no Leste Asiático.[7]

Em um estudo de fase 2, conduzido pelo Italian Gastric Cancer Study Group (IGCSG), foi relatado benefício de sobrevida em pacientes submetidos à dissecção D2 com preservação de pâncreas.[8] A sobrevida geral em 5 anos foi de 55%, e a mortalidade operatória, 3,1%. Outros autores também relataram melhora de sobrevida com disseção D2, com morbimortalidade aceitável.

Nos países ocidentais, a dissecção D2 modificada (sem pancreatectomia e esplenectomia) é recomendada em serviços de referência e com capacidade de suporte pós-operatório avançado. Devem ser retirados pelo menos 15 linfonodos para que a linfadenectomia seja considerada adequada. Linfonodos fora das cadeias D1 e D2 são considerados metástases à distância (M1). Linfonodos em raiz do mesentério são considerados fora das áreas de linfadenectomia, e a indicação da cirurgia deve ser reconsiderada se forem encontrados linfonodos positivos para neoplasia nessa região.

Tratamento multidisciplinar do câncer gástrico

O câncer gástrico é uma das patologias para as quais o tratamento multidisciplinar deve ser sempre instituído, pois nenhuma das modalidades obtém os mesmos resultados isoladamente. A discussão multidisciplinar possibilitou a instituição de protocolos que demonstraram melhora na sobrevida geral dos pacientes, assim como diminuição nas recidivas locorregionais do câncer gástrico.

Quimioterapia perioperatória

Estudo de fase III realizado pelo British Medical Research Council, conhecido como *MAGIC Trial*, foi o primeiro com poder adequado para demonstrar benefício da quimioterapia perioperatória.[9] Nesse estudo, 503 pacientes foram randomizados para receber ECF (epirrubicina, cisplatina e 5-fluoruracila) no pré-operatório e no pós-operatório *versus* cirurgia, somente. A sobrevida em 5 anos foi 36% *versus* 23%, respectivamente.

Atualmente, esse regime é recomendado para pacientes candidatos à cirurgia curativa, com tumores T2 ou mais.

Quimiorradioterapia adjuvante

O estudo de referência conhecido como *Intergroup Trial* SWOG 9008/INT-0116 foi conduzido por McDonald e colaboradores.[10] Pacientes com adenocarcinoma gástrico T3, T4 e/ou linfonodos positivos foram incluídos. Após ressecção com margens negativas, 603 pacientes foram randomizados para observação *versus* quimiorradioterapia com 5-fluoruracila e leucovorina associada a dois ciclos de 45 Gy. Com o tratamento combinado, houve significativa redução de recidiva local (19% *vs.* 29%), assim como aumento na sobrevida média (27 *vs.* 36 meses).

Com base nisso, pacientes que não receberam tratamento neoadjuvante e tiveram cirurgia R0 sem evidência de metástase têm indicação de tratamento adjuvante. As exceções são os pacientes com Tis, T1N0 ou T2N0, que podem ser observados.

Cabe ressaltar que esses tipos de tratamentos são efetivos e devem ser discutidos para esses pacientes, mas todos os tratamentos oferecidos no pós-operatório apresentam baixa tolerância.

Quimioterapia intraperitoneal hipertérmica

Assim como em outros tumores do abdome, o câncer gástrico também apresenta disseminação celômica, e, por isso, tem sido visto constante investimento em pesquisa em tratamento dessa via de disseminação. O tratamento conhecido como HIPEC está sendo testado, e está apresentando bons resultados em um grupo de pacientes muito selecionados. Há evidências de que pacientes com citologia positiva em lavado peritoneal, com alto risco para disseminação intraperitoneal (T4), e pacientes com carcinomatose peritoneal pouco disseminada, com índice de carcinomatose peritoneal (PCI, do inglês *peritoneal carcinomatosis index*) limitado à pontuação máxima de 6, podem beneficiar-se da utilização do método. Porém, no momento não se deve oferecer esse tipo de tratamento em nível assistencial, apenas de modo experimental, em centros de pesquisa.

Tratamento paliativo

Todos os pacientes que apresentam doença irressecável, recidivas sistêmicas ou doença metastática são candidatos a tratamentos paliativos. Pacientes com recidivas locorregionais devem ser discutidos em equipes multidisciplinares, tanto para indicação de quimioterapia paliativa como para possibilidade de realização de resgate cirúrgico.

Recomenda-se testar todos os pacientes para presença de receptores HER2 (+3 cruzes na imuno-histoquímica ou ≥ 2 cruzes em teste de hibridização fluorescente *in situ* [FISH, do inglês *fluorescence in situ hybridization*]). Indica-se quimioterapia associada a anticorpo monoclonal (trastuzumabe ou ramucirumabe) para pacientes com positividade para receptores HER2, pois há evidência de melhora de sobrevida se comparados com quimioterapia exclusiva.

Sangramento

Pacientes com doença metastática e que se apresentam com sangramento gástrico importante por neoplasia, podem ser discutidos para ressecções gástricas de forma paliativa, se possível com margens livres. Porém, a abordagem endoscópica para diagnóstico e tratamento deve ser inicialmente oferecida.

Tratamentos com clipes, cauterização, terapias ablativas com argônio ou combinações de modalidades, também são opções. Arteriografias com embolizações podem ser efetivas em casos em que não há condições de controle endoscópico ou acesso cirúrgico. Discussão em grupo multidisciplinar é outra ferramenta que pode ser útil para otimizar tempo e usufruir da experiênciada equipe no tratamento das complicações. A radioterapia tem mostrado ser efetiva em sangramentos de menorfluxo e em sangramentos crônicos.

Obstrução

Pacientes em tratamento paliativo podem evoluir para obstruções por progressão tumoral, principalmente em tumores de junção esofagogástrica e tumores gástricos distais. Tratamentos endoscópicos com colocação de próteses podem ser efetivos e tendem a ser estimulados em caráter de urgência.

No entanto, para pacientes que apresentam expectativa de vida mais longa, as derivações gástricas ou mesmo a ressecção tumoral podem ser mais efetivas e duradouras. Porém, em pacientes que não são candidatos à ressecção, também devem ser consideradas como alternativas a gastroenteroanastomose, a esofagostomia, a gastrostomia ou a jejunostomia.

Referências

1. Instituto Nacional do Câncer (BR). Estimativas 2016: incidência de câncer no Brasil [Internet]. Rio de Janeiro: INCA; 2016 [Capturado em 21 maio 2017]. Disponível em: http://www.inca.gov.br/estimativa/2016/tabelaestados.asp?UF=BR
2. Helicobacter and Cancer Collaborative Group. Gastric cancer and Helicobacter pylori: a combined analysis of 12 case control studies nested within prospective cohorts. Gut. 2001;49(3):347-53.
3. Spolverato G, Ejaz A, Kim Y, Squires MH, Poultsides GA, Fields RC, et al. Use of endoscopic ultrasound in the preoperative staging of gastric cancer: a multi-institutional study of the US gastric cancer collaborative. J Am Coll Surg. 2015;220(1):48-56.
4. Shinohara T, Ohyama S, Yamaguchi T, Muto T, Kohno A, Kato Y, et al. Clinical value of multidetector row computed tomography in detecting lymph node metastasis of early gastric cancer. Eur J Surg Oncol. 2005;31(7):743-8.
5. Sarela AI, Lefkowitz R, Brennan MF, Karpeh MS. Selection of patients with gastric adenocarcinoma for laparoscopic staging. Am J Surg. 2006;191(1):134-8.
6. Edge SB, Byrd DR, Compton CC, Fritz AG, Greene FL, Trotti A, editors. AJCC cancer staging manual. 7th ed. Chicago: Springer; 2011.
7. Japanese Gastric Cancer Association. Japanese gastric cancer treatment guidelines 2010 (ver. 3). Gastric Cancer. 2011;14(2):113-23.
8. Bozzetti F, Marubini E, Bonfanti G, Miceli R, Piano C, Gennari L. Subtotal versus total gastrectomy for gastric cancer: five-year survival rates in a multicenter randomized Italian trial. Italian Gastrointestinal Tumor Study Group. Ann Surg. 1999;230(2):170-8.
9. Cunningham D, Allum WH, Stenning SP, Thompson JN, Van de Velde CJ, Nicolson M, et al. Perioperative chemotherapy versus surgery alone for resectable gastroesophageal cancer. N Engl J Med. 2006;355(1):11-20.
10. MacDonald JS, Smalley SR, Benedetti J, Hundahl SA, Estes NC, Stemmermann GN, et al. Chemoradiotherapy after surgery compared with surgery alone for adenocarcinoma of the stomach or gastroesophageal junction. N Engl J Med. 2001;345(10):725-30.

Leituras recomendadas

Bentrem D, Wilton A, Mazumdar M, Brennan M, Coit D. The Value of peritoneal cytology as a preoperative predictor in patients with gastric carcinoma undergoing a curative resection. Ann Surg Oncol. 2005;12(5):347-53.

Bonenkamp JJ, van de Velde CJ, Kampschoer GH, Hermans J, Hermanek P, Bemelmans M, et al. Comparison of factors influencing the prognosis of Japanese, German, and Dutch gastric cancer patients. World J Surg. 1993;17(3):410-4.

Chen K, Pan Y, Cai JQ, Xiao-Wu Xu, Di Wu, Yi-Ping Mou. Totally laparoscopic gastrectomy for gastric cancer: a systematic review and meta-analysis of outcomes compared with open surgery. World J Gastroenterol. 2014;20 (42):15867-78.

Csendes A, Burdiles P, Rojas J, Braghetto I, Diaz JC, Maluenda F. A prospective randomized study comparing D2 total gastrectomy versus D2 total gastrectomy plus splenectomy in 187 patients with gastric carcinoma. Surgery. 2002;131(4):401-7.

Cuschieri A, Weeden S, Fielding J, Bancewicz J, Craven J, Joypaul V, et al. Patient survival after D1 and D2 resections for gastric cancer: long-term results of the MRC randomized surgical trial. Surgical cooperative Group. Br J Cancer. 1999;79(9-10):1522-30.

Degiuli M, Sasako M, Ponti A, Calvo F. Survival results of a multicentre phase II study to evaluate D2 gastrectomy dor gastric cancer. Br J Cancer. 2004;90(9):1727-32.

Hartgrink HH, Jansen EP, van Grieken NC, van de Velde CJ. Gastric cancer. Lancet. 2009;374(9688):477-90.

Hartgrink HH, van de Velde CJ, Putter H, Bonenkamp JJ, Klein Kranenbarg E, Songun I, et al. Extended lymph node dissection for gastric cancer: who may benefit? Final results of the randomized Dutch Gastric cancer group trial. J Clin Oncol. 2004;22(11):2069-77.

Holt AP, Patel M, Ahmed MM. Palliation of patients with malignant gastroduodenal obstruction with self-expanding metallic stents: the treatment of choice? Gastrointest Endosc. 2004;60(6):1010-17.

Imbesi JJ, Kurtz RC. A multidisciplinary approach to gastrointestinal bleeding in cancer patients. J Support Oncol. 2005;3(2):101-10.

Instituto Nacional do Câncer (BR). Atlas on-line de mortalidade [Internet]. Rio de Janeiro: INCA; c2014 [Capturado em 21 maio 2017]. Disponível em: https://mortalidade.inca.gov.br/MortalidadeWeb/

Jatzko GR, Lisborg PH, Denk H, Klimpfinger M, Stettner HM. A 10 year experience with Japanese-type radical lymph node dissection for gastric cancer outside of Japan. Cancer. 1995;76(8):1302-12.

Kim W, Kim HH, Han SU, Kim MC, Hyung WJ, Ryu SW, et al. Decreased morbidity of laparoscopic distal gastrectomy compared with open distal gastrectomy for stage i gastric cancer: short-term outcomes from a multicenter randomized controlled trial (KLASS-01). Ann Surg. 2016;263(1):28-35.

Kooby DA, Suriawinata A, Klimstra DS, Brennan MF, Karpeh MS. Biologic predictors of survival in node-negative gastric cancer. Ann Surg. 2003;237(6):828-37.

Lim JS, Yun MJ, Kim MJ, Hyung WJ, Park MS, Choi JY, et al. CT an PET in stomach cancer: preoperative staging and monitoring of response to therapy. Radiographics. 2006; 26(1):143-56.

Mansfield PF. Clinical features, diagnosis, and staging of gastric cancer [Internet]. UpToDate; 2017 [capturado em 21 maio 2017]. Disponível em: http://www.uptodate.com/contents/clinical-features-diagnosis-and-staging-of-gastric-cancer

National Comprehensive Cancer Network. NCCN guidelines for treatment of cancer by site [Internet]. Washington: NCCN; 2017 [capturado em 21 maio 2017]. Disponível em: https://www.nccn.org/professionals/physician_gls/f_guidelines.asp#gastric

Sakuramoto S, Sasako M, Yamaguchi T, Kinoshita T, Fujii M, Nashimoto A, et al. Adjuvant chemotherapy for gastric cancer with S-1, an oral fluoropyrimidine. N Engl J Med 2007;357(18):1810-20.

Sheibani S, Kim JJ, Chen B, Sasako M, van de Velde CJ, et al. Natural history of acute upper GI bleeding due to tumours: short-term success and long-term recurrence with or without endoscopic therapy. Aliment Pharmacol Ther. 2013;38(2):144-50.

Songun I, Putter H, Kranenbarg EM, Sasako M, van de Velde CJ. Surgical treatment of gastric cancer: 15-year follow-up results of the randomised nationwide Dutch D1D2 trial. Lancet Oncol. 2010;11(5):439-49.

Sugimoto T, Okamoto M, Mitsuno Y, Kondo S, Ogura K, Ohmae T, et al. Endoscopic submucosal dissection is an effective and safe therapy for early gastric neoplasms: a multicenter feasible study. J Clin Gastroenterol. 2012; 46(2):124-9.

Yamaoka Y, Kato M, Asaka M. Geographic differences in gastric cancer incidence can be explained by differences between Helicobacter pylori strains. Intern Med. 2008; 47(12):1077-83.

Zou ZH, Zhao LY, Mou TY, Hu YF, Yu J, Liu H, et al. Laparoscopic vs open D2 gastrectomy for locally advanced gastric cancer: a meta-analysis. World J Gastroenterol. 2014;20(44):16750-64.

Tumores do intestino delgado

Guilherme Pretto
Daniel Navarini
Guilherme S. Mazzini
Richard Ricachenevsky Gurski

Os tumores do intestino delgado são pouco comuns e são responsáveis por menos de 3% de todos os tumores gastrintestinais, representando somente 0,5% de todos os casos de neoplasias nos Estados Unidos. Suas manifestações clínicas são pouco específicas, o que gera atraso no diagnóstico e acarreta piores resultados do tratamento. Aproximadamente 85% dos pacientes estão acima dos 40 anos de idade no momento do diagnóstico.

Existem diferentes tipos histológicos, e sua prevalência mudou da década de 1980 para os anos 2000. Antigamente, o tipo histológico mais comum era o adenocarcinoma. Hoje, o tipo histológico mais comum consiste em tumores carcinoides (44%), seguidos por adenocarcinoma (33%), tumores estromais (17%) e linfoma (8%).

Existe predominância em homens na proporção 1,5:1. Há discreta predominância em negros. A idade média de diagnóstico é em torno dos 65 anos.

O adenocarcinoma mais frequentemente é encontrado no duodeno, o tumor carcinoide no íleo, mas podem originar-se em qualquer porção do intestino delgado. Já o linfoma e os tumores estromais se distribuem igualmente pelos diferentes segmentos do intestino delgado. A etiologia da maior parte dos tumores do intestino delgado é desconhecida.

Sintomas

Não existem sintomas específicos relacionados aos tumores do intestino delgado. A sintomatologia está relacionada à localização do tumor e ao seu padrão de crescimento. As lesões malignas costumam ser mais sintomáticas. Pela ausência de sintomas específicos, é comum ocorrer atraso significativo no diagnóstico da doença. Em uma série, o tempo médio para o diagnóstico foi de pelo menos 30 semanas, o que pode proporcionar estadiamento mais avançado no momento do diagnóstico com invasão linfonodal ou até metástases à distância.

Menos de 50% dos portadores de doença benigna apresentam sintomas antes do diagnóstico, enquanto mais de 90% dos pacientes com doença maligna apresentam sintomas. A manifestação mais comum é a dor abdominal, geralmente intermitente e em cólica. Outras manifestações podem ser: massa abdominal, perda de peso (25-45%), obstrução intestinal (20%), sangramento (20-40%) e perfuração (7%). A causa mais comum de invaginação em adultos deve-se a pequenos tumores benignos do intestino delgado (**FIG. 30.1**).

Diagnóstico

O diagnóstico raramente é realizado antes da cirurgia. Devido à falta de sintomas ou ao qua-

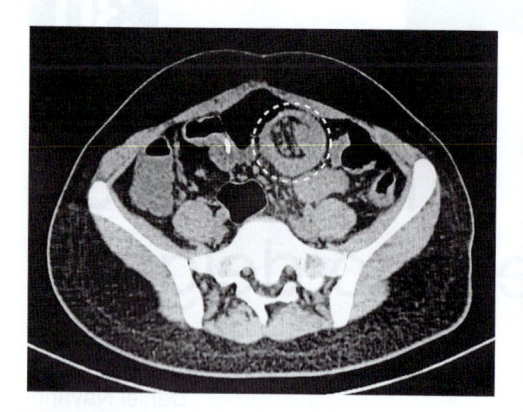

FIGURA 30.1 Tomografia computadorizada mostrando invaginação intestinal. Paciente com quadro clínico de dor abdominal e suboclusão intestinal. Ela é portadora da síndrome de Peutz-Jeghers, sendo um hamartoma a causa da obstrução. Entre a linha tracejada, há a tradicional imagem em alvo, na qual se percebe a parede da alça circundando e envolvendo os vasos mesentéricos.

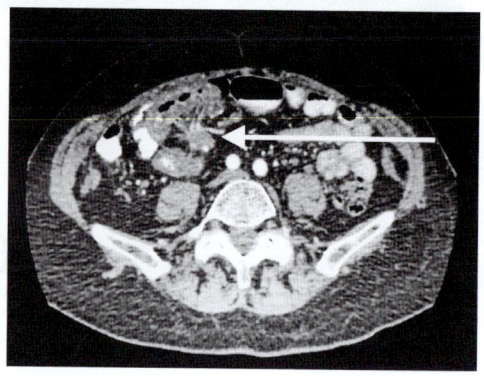

FIGURA 30.2 Tomografia computadorizada de paciente com tumor carcinoide de íleo distal. Percebe-se a tradicional imagem da reação desmoplásica com espiculações da gordura mesentérica adjacente.

dro clínico específico, geralmente ocorre retardo no diagnóstico. Com exceção da elevação da dosagem urinária do ácido 5-hidroxi-indolacético, elevado em pacientes com tumores carcinoides, todos os outros achados são inespecíficos. Exames laboratoriais podem mostrar anemia moderada na presença de perda crônica de sangue.

A tomografia computadorizada é considerada um dos exames mais acurados na detecção dos tumores do intestino delgado. Os achados tomográficos costumam mostrar características distintas entre os diversos tipos de tumores (**FIG. 30.2**). Ela demonstra alterações em 70 a 80% dos pacientes com tumores do intestino delgado. Além de avaliar a lesão primária, podem ser determinadas a extensão linfonodal e a presença de doença metastática. Em alguns casos, pode-se complementar a avaliação com a enterotomografia, que se utiliza da ingestão de grande quantidade de contraste em baixa concentração ou mesmo água para avaliar o desenho da mucosa do intestino delgado em mais detalhes.

A endoscopia tem papel fundamental na investigação. Uma endoscopia digestiva alta com duodenoscopia total pode ser decisiva no diagnóstico e, em alguns casos, no tratamento de lesões mais proximais. A enteroscopia pode, com um bom instrumento e alguma experiência, ser realizada em grande parte do intestino delgado. A colonoscopia com ileoscopia retrógrada pode ser útil no diagnóstico de linfoma primário de íleo. A utilização da cápsula endoscópica tem sido cada vez mais frequente. Tem sido utilizada principalmente em pacientes com sangramento digestivo de origem não localizável pela endoscopia digestiva alta e pela colonoscopia e, às vezes, a presença de tumores do intestino delgado tem sido relatada nesses resultados.

Adenocarcinomas

Cerca de 55 a 65% dos adenocarcinomas do intestino delgado ocorrem no duodeno (15% na primeira porção, 40% na segunda porção e 45% no duodeno distal). A maioria dos adenocarcinomas provavelmente segue a mesma evolução adenoma-carcinoma que os pólipos colônicos apresentam. Os adenocarcinomas do intestino delgado são mais comuns nas síndromes hereditárias da polipose adenomatosa familiar (PAF), na síndrome hereditária não polipoide familiar (síndrome de Lynch), na síndrome de Peutz-Jeghers e na doença de Crohn. Entretanto, somente 10% dos adenocarcinomas do intestino delgado estão correlacionados com as síndromes genéticas. A maioria dos pacientes já apresenta metástases quando seu diagnóstico é feito.

O tratamento dos adenocarcinomas localizados do intestino delgado é cirúrgico e deve incluir, além da ressecção tumoral, uma linfadenectomia regional pela probabilidade de metástases em linfonodos. Também deve incluir a ressecção, em bloco, de órgãos ou estruturas aderidas ao tumor, com objetivo de incluir margens cirúrgicas negativas. A amostragem linfonodal é importante para orientar a terapia adjuvante, sendo que, idealmente, pelo menos 8 linfonodos devem ser ressecados. No entanto, a ressecção do mesentério pode ser limitada pela proximidade com a artéria mesentérica superior. Em geral, tumores com linfonodos positivos recebem tratamento complementar com quimioterapia. O tratamento do adenocarcinoma de duodeno é abordado em mais detalhes em outro capítulo deste livro, mas, de maneira geral, desde que se possa obter margens livres, a ressecção segmentar é preferida à duodenopancreatectomia para os tumores que surgem na terceira e na quarta porções do duodeno. Colectomia direita pode ser necessária nos tumores do íleo distal.

Em pacientes com doença avançada, irressecável, a radioterapia paliativa pode ser útil no controle do sangramento. A terapia adjuvante com quimioterapia e radioterapia não apresenta eficácia significativa.

O prognóstico geralmente é ruim, com sobrevida em torno de 20 a 30% em 5 anos.

Tumores carcinoides (neuroendócrinos)

O intestino delgado é a segunda localização mais comum de tumores carcinoides, perdendo somente para o apêndice cecal. Acometem igualmente pacientes dos sexos masculino e feminino, podendo ocorrer em qualquer faixa etária, com pico de incidência na 6ª e na 7ª década de vida. A prevalência estimada é de 0,32 a 1,12:100 mil habitantes por ano. Exames *post mortem* relataram possível prevalência de até 1,22%. Apresentam características morfológicas únicas e produzem hormônios biologicamente ativos. A secreção desses produtos pelas células tumorais pode resultar em uma variedade de síndromes clínicas. Mais de 90% dos pacientes com a síndrome carcinoide têm doença metastática hepática.

A grande maioria consiste em tumores neuroendócrinos bem-diferenciados. Apresentam baixo índice mitótico e baixo índice de expressão de Ki-67, sendo classificados como de baixo grau (ou grau I) e grau intermediário (ou grau II). Em geral, são doenças indolentes. Os sintomas podem aparecer 2 a 20 anos antes do diagnóstico.

Macroscopicamente, os tumores carcinoides caracterizam-se por nódulos intramucosos ou submucosos firmes com aspecto discretamente amarelado pelo intenso acúmulo de gordura. Essas lesões tendem a infiltrar a parede intestinal e podem estender-se pela serosa, causando encurtamento e espessamento do mesentério devido a uma intensa reação desmoplásica – característica desse tipo de tumor (**FIG. 30.3**). A maior parte dos tumores carcinoides do intestino delgado é encontrada no íleo distal a 60 cm da válvula ileocecal. São

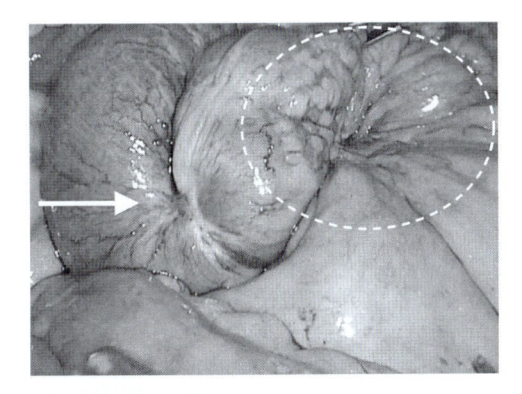

FIGURA 30.3 Imagem laparoscópica de tumor carcinoide de íleo terminal. A *seta* indica o tumor primário. O círculo tracejado mostra a reação desmoplásica gerada pelo conglomerado de metástases linfonodais. Comparando o aspecto macroscópico da alça acometida com a alça sadia adjacente que aparece no canto inferior esquerdo da imagem, percebe-se o edema e a congestão vascular que essa lesão gera, podendo ocasionar isquemia intestinal.

multifocais em aproximadamente 30% dos casos, o que requer inspeção de todo o intestino durante a exploração cirúrgica.

Devido ao seu crescimento lento e indolente, a maioria dos tumores carcinoides é assintomática na apresentação, sendo encontrada incidentalmente. Os sintomas, quando existentes, geralmente são secundários ao efeito de massa do tumor primário (obstrução ou suboclusão) ou secundários aos hormônios produzidos pelas lesões metastáticas – síndrome carcinoide.

A síndrome carcinoide compreende sintomas resultantes de uma secreção excessiva de serotonina e outros compostos biologicamente ativos (incluindo quininas, prostaglandinas e histamina). A serotonina produzida no tumor primário é secretada para o sistema venoso portal e é metabolizada no fígado, não causando nenhum sintoma clínico. Os sintomas ocorrem se a serotonina for secretada diretamente para a circulação sistêmica, geralmente no cenário de metástases hepáticas (cerca de 95% dos casos). Os sintomas mais comuns da síndrome carcinoide são diarreia aquosa e rubor facial intermitente. Estima-se que 50% dos pacientes com síndrome carcinoide apresentem doença cardíaca, que geralmente ocorre acometendo as valvas do lado direito do coração, levando à regurgitação da valva tricúspide (o defeito mais comum) e à estenose ou à regurgitação da valva pulmonar. Essas alterações geram um quadro de insuficiência cardíaca, que é a principal causa de morte dos pacientes com síndrome carcinoide. No momento do diagnóstico, é imperativa a realização de ecocardiograma para a avaliação da função cardíaca.

Em pacientes sintomáticos, a dor abdominal é o sintoma inicial mais comum, ocorrendo em aproximadamente 40% dos pacientes. Em geral, a dor é vaga e inespecífica. Obstrução intestinal intermitente ocorre em 25% de todos os tumores carcinoides do intestino delgado. A obstrução pode ser causada por tumor intraluminal, mas muitas vezes resulta de torção mesentérica e distorção provocada pela resposta desmoplásica secundária ao crescimento tumoral. A dor também pode ser secundária ao comprometimento vascular, seja por metástases linfonodais mesentéricas ou pela resposta desmoplásica.

A doença metastática (**FIG. 30.4**), que está presente em 90% dos pacientes sintomáticos, correlaciona-se com o tamanho da lesão primária. Para tumores < 1 cm, o risco de metástase à distância é de 15 a 18% para lesões primárias do intestino delgado. Em tumores > 2 cm, 47% apresentam metástase hepática ou, mais raramente, para pulmões e ossos. O tumor carcinoide apresenta essa característica exclusiva. Geralmente, as neoplasias caracterizam-se por apresentar o tumor primário com tamanho normalmente maior do que o envolvimento linfonodal, que por sua vez é maior do que as lesões metastáticas. Essa regra é inversa no caso dos tumores neuroendócrinos. Normalmente, o tumor primário é menor do que a massa linfonodal, que, por sua vez, é menor do que o envolvimento metastático do fígado.

O tratamento cirúrgico recomendado é a ampla ressecção em bloco, que inclui o mesentério adjacente independentemente do tamanho da lesão primária. A cirurgia pode curar a maior parte dos pacientes. Nos pacientes com doença metastática, a ressecção da lesão primária geralmente é indicada, pois proporciona melhor controle local da doença e evita o risco de obstrução intestinal ou o risco de isquemia intestinal secundária à compressão dos vasos mesentéricos pela reação desmoplásica e pelo crescimento linfonodal característico da doença. A ressecção dessas lesões pode ser difícil pelo edema e pela fibrose que envolvem o mesentério.

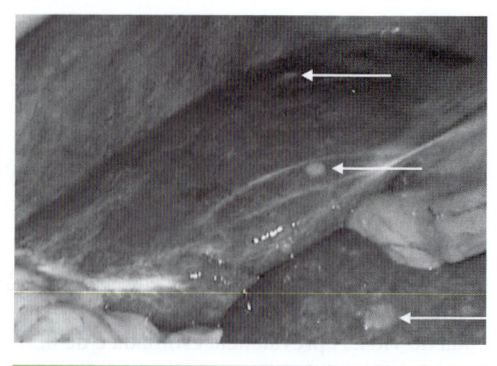

FIGURA 30.4 Imagem laparoscópica de múltiplas lesões metastáticas na periferia do parênquima hepático.

O papel da cirurgia para a ressecção das metástases não está claramente definido. Quando a doença metastática está presente (geralmente para o fígado), é necessário estabelecer se o paciente tem sintomas da síndrome carcinoide e se a ressecção curativa é possível. Em um paciente assintomático, se não houver contraindicações para a cirurgia e se as metástases forem ressecáveis, uma tentativa de excisão completa é indicada. A ressecção de metástases hepáticas prolonga a sobrevida livre de doença e, possivelmente, também pode aumentar a sobrevida global. O transplante hepático pode ser uma possibilidade de tratamento em casos específicos.

A cirurgia desempenha um papel limitado no tratamento dos pacientes com a síndrome carcinoide devido à abrangência multifocal comum das lesões. Prefere-se o tratamento com análogos da somatostatina, que proporciona alívio sintomático adequado em longo prazo. Os pacientes com síndrome carcinoide, que serão submetidos a procedimentos cirúrgicos, apresentam risco de desenvolver a temida crise carcinoide durante a indução anestésica ou a manipulação cirúrgica. As manifestações incluem rubor intenso, diarreia, taquicardia, hipertensão ou hipotensão, broncoespasmo e alteração do estado mental. Os sintomas são geralmente refratários à reanimação com fluidos e à administração de vasopressores. Por esse motivo, pacientes com tumor carcinoide metastático que serão submetidos à cirurgia devem receber octreotida pré-operatória preventivamente.

O prognóstico dos pacientes com tumor carcinoide do intestino delgado é muito melhor do que aquele dos portadores de adenocarcinoma. Mesmo pacientes com doença metastática apresentam sobrevida de 40 a 60% em 10 anos. Tendo em vista a relação direta do tamanho da lesão primária com o risco de envolvimento linfonodal e o risco de metástases à distância, o tamanho da lesão tem significado no prognóstico da doença.

Linfomas

Os linfomas podem comprometer o trato gastrintestinal primariamente ou como manifestação de doença disseminada sistêmica. Para o diagnóstico de linfoma primário do intestino delgado, os seguintes critérios devem ser preenchidos:

- Não podem existir linfadenopatias periféricas ou mediastinais;
- As contagens de leucócitos e diferencial devem ser normais;
- O envolvimento do tumor deve ser predominantemente no trato gastrintestinal;
- Não pode haver envolvimento hepático ou esplênico.

A maioria dos pacientes apresenta dor abdominal, anorexia e perda de peso. Com menos frequência, pode haver sangramento por infiltração e ulceração da mucosa. A extensão para a serosa e os tecidos adjacentes pode resultar em uma grande massa obstrutiva com ou sem intussuscepção. O risco de perfuração depende do local do envolvimento, podendo chegar a 9% nos linfomas originados no intestino delgado.

O tratamento cirúrgico está indicado nos linfomas intestinais localizados e inclui ressecção segmentar com o mesentério correspondente nos linfomas intermediários ou de alto grau. Nos linfomas da infância, a ressecção antes da terapia sistêmica pode ser necessária pelo alto risco de perfuração. No linfoma mediterrâneo, o tratamento de escolha é a quimioterapia sistêmica.

Sarcomas

Os tumores mesenquimais malignos (sarcomas) representam cerca de 10% das neoplasias do intestino delgado e são mais comuns no jejuno, no íleo e no divertículo de Meckel. O tipo mais comum de sarcoma intestinal é o tumor estromal gastrintestinal (GIST, do inglês *gastrointestinal stromal tumor*), representando 83 a 86% dos casos. Os GISTs originam-se das células mesenquimais e têm distribuição uniforme nos diferentes segmentos do intestino delgado. Podem complicar com sangramento, obstrução intestinal ou perfuração, derivada de necrose tumoral. A disseminação tumoral ocorre por contiguidade e por via hematogênica; por isso, os principais sítios de metástases são o fígado e o pulmão. Apresentam características específicas na imuno-histoquímica, na qual se observa a expressão de c-Kit (antígeno CD117), que representa um componente do receptor da tirosinocinase.

Os sarcomas geralmente se manifestam com sintomas de dor abdominal, perda de peso, sangramento, perfuração ou massa palpável. Apresentam crescimento extraluminal e, por esse motivo, só apresentam sintomas obstrutivos em fases mais avançadas.

O tratamento dessas neoplasias é cirúrgico, por meio de ressecção completa da lesão e das estruturas envolvidas, com margens negativas. Por não apresentarem disseminação linfática, não há necessidade de ressecção linfonodal extensa.

Esses tumores não apresentam resposta à radioterapia e à quimioterapia convencional. Nos GISTs, em casos de doença avançada não ressecável ou metastática, o tratamento com mesilato de imatinibe apresenta benefício bem-estabelecido com resposta favorável em cerca de 80% dos pacientes. Cerca de 50 a 60% deles apresentam redução no volume tumoral.

O prognóstico depende do tamanho e do grau de diferenciação tumoral, sendo pior nos pacientes com tumores maiores e pobremente diferenciados.

Tumores benignos

A frequência de tumores benignos do intestino delgado aumenta do duodeno para o íleo. Dos vários tipos histológicos, os adenomas, os leiomiomas e os lipomas são os mais comuns. Existem três tipos de adenomas do intestino delgado: vilosos, tubulares e adenomas da glândula de Brunner. Essas lesões apresentam risco de desenvolvimento para lesões malignas da mesma maneira que os pólipos adenomatosos colônicos.

Não existe consenso sobre o manejo dos adenomas duodenais, mas a ressecção endoscópica geralmente é aconselhável. Outros tumores benignos do intestino delgado são os leiomiomas, os lipomas, os tumores desmoides presentes na PAF e os hamartomas presentes na síndrome de Peutz-Jeghers (**FIG. 30.5**).

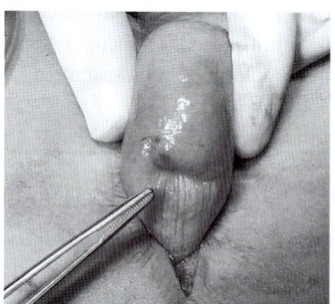

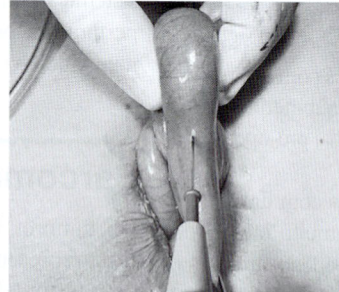

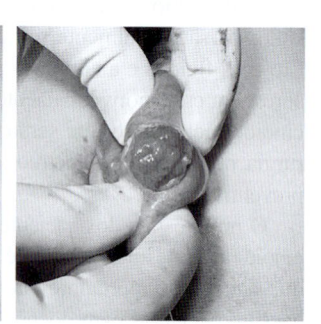

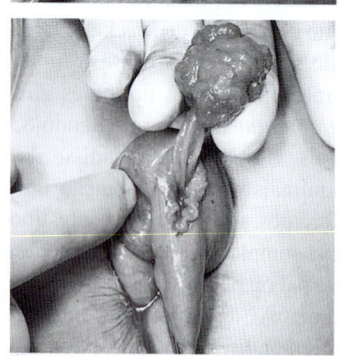

FIGURA 30.5 Hamartoma do intestino delgado que provocou intussuscepção e obstrução intestinal. A invaginação foi desfeita por videolaparoscopia, e a alça foi fracionada para o exterior para realização de enterotomia e ressecção da lesão.

Leituras recomendadas

Abu-Hamda EM, Hattab EM, Lynch PM. Small bowel tumors. Curr Gastroenterol Rep. 2003;5(5):386-93.

Ahmed I, Welch NT, Parsons SL. Gastrintestinal stromal tumours (GIST) - 17 years experience from Mid Trent Region (United Kingdom). Eur J Surg Oncol. 2008;34(4):445-9.

Bolanowski M, Bednarczuk T, Bobek-Billewicz B, Handkiewicz-Junak D, Jeziorski A, Nowakowska-Duława E, et al. Neuroendocrine neoplasms of the small intestine and the appendix — management guidelines (recommended by the Polish Network of Neuroendocrine Tumours). Endokrynol Pol. 2013;64(6):480-93.

Farley HA, Pommier RF. Surgical treatment of small bowel neuroendocrine tumors. Hematol Oncol Clin North Am. 2016;30(1):49-61.

Fernandes DD, Galwa RP, Fasih N, Fraser-Hill M. Cross-sectional imaging of small bowel malignancies. Can Assoc Radiol J. 2012;63(3):215-21.

Kim JH, Moon W. Optimal diagnostic approaches for patients with suspected small bowel disease. Clin Endosc. 2016;49(4):364-9.

Liu EH, Solorzano CC, Katznelson L, Vinik AI, Wong R, Randolph G, et al. AACE/ACE disease state clinical review: diagnosis and management of midgut carcinoids. Endocr Pract. 2015;21(5):534-45.

Reynolds I, Healy P, Mcnamara DA. Malignant tumours of the small intestine. Surgeon. 2014;12(5):263-70.

Fístulas intestinais

Sergio Henrique Loss
Carlos Cauduro Schirmer
Josué Almeida Victorino
Cleber Dario Pinto Kruel

Fístulas enterocutâneas consistem em uma comunicação anormal entre algum segmento do intestino e a pele, sendo complicações temidas de várias condições médicas, como cirurgia abdominal, doença inflamatória intestinal, neoplasias, radioterapia, pancreatite e abscessos. As fístulas enteroatmosféricas decorrem das complicações cirúrgicas que exigem a manutenção do abdome aberto (peritoniostomia). As fístulas enterocutâneas e enteroatmosféricas são denominadas fístulas externas.

Em alguns casos, essas comunicações anormais ocorrem entre diferentes segmentos do aparelho digestivo ou entre o aparelho digestivo e outra víscera oca, como bexiga ou útero. Nesses casos, são denominadas fístulas internas.

Também podem ser referidas como fístulas associadas a uma doença intestinal primária (como doença de Crohn) ou secundária (como em complicações cirúrgicas ou trauma). Nesse contexto, são denominadas como fístulas dos tipos 1 e 2, respectivamente.

Fístulas, de maneira geral, inclusive as de baixa morbidade, prejudicam a qualidade de vida e podem causar distúrbios psicológicos. Estão associadas frequentemente com desnutrição, anormalidades eletrolíticas, desequilíbrios acidobásicos e sepse. Isso determina longos períodos de internação, alto custo e até mesmo morte.

As fístulas entéricas representam um problema complexo e de difícil solução. O manejo pode ser clínico, cirúrgico ou ambos. As medidas primárias e mais importantes são correção do balanço hidreletrolítico, aspiração e controle do débito da secreção, proteção da pele, suporte nutricional, suporte emocional e tratamento e/ou profilaxia da infecção. Por meio de medidas conservadoras, incluindo nutrição parenteral total (NPT), o fechamento espontâneo ocorre em 24 a 72% dos pacientes, com períodos de hospitalização que podem variar de 27 a 70 dias. A mortalidade varia de 5 a 30%, estando aparentemente em declínio, possivelmente pela melhor compreensão da fisiopatologia e pelo reconhecimento da gravidade das morbidades associadas e dos benefícios da instituição de medidas de suporte mais precoces. A morte dos pacientes com fístula enteral geralmente está associada à infecção e à sepse, à desnutrição e a anormalidades hidreletrolíticas.

Classificação e avaliação inicial

Uma mnemônica útil na avaliação e no tratamento de fístula enteral é a palavra "SNAP": controle de **sepse** (ou infecção), **nutrição**, definição da **anatomia** e **plano** terapêutico. A definição da anatomia confirma ou demonstra a classificação da fístula (externa, interna, extensão, ramificações, etc.). As fístulas externas são normalmente secundárias a deiscências anastomóticas do trato gastrintestinal (GI). A infecção pode resultar na coleção que conduz à formação de abscesso. Uma fístula externa pode ser formada por desarranjo espontâneo dos tecidos que cercam o abscesso ou no trajeto criado por drenagem de abscesso cirúrgico.

A fistulografia é o método de escolha para avaliar o comprimento e o trajeto da área de uma fístula externa, bem como as cavidades associadas ou abscessos.

A tomografia computadorizada (TC) pode ser utilizada para a avaliação diagnóstica precoce das condições patológicas intra-abdominais e pode identificar certas fístulas em desenvolvimento, mas pode não detectar pequenas fístulas enterocutâneas. O uso de TC na avaliação de uma fístula enterocutânea amplia o cenário de avaliação, pois pode determinar a causa e identificar anormalidades associadas, como abscesso ou obstrução intestinal. O meio de contraste intravenoso é útil para identificar inflamação adjacente ou neoplasias, além de otimizar drenagem percutânea de coleções ao identificar estruturas vasculares circundantes às áreas envolvidas. O meio de contraste oral delineia melhor o intestino e pode identificar a comunicação com as estruturas circundantes e as coleções fluidas. A TC de abdome não deve ser postergada nos doentes com sepse abdominal.

A ressonância magnética (RM) é uma opção de avaliação estrutural especialmente no contexto de doentes com doença inflamatória intestinal, uma vez que pode diferenciar o estreitamento inflamatório agudo da estenose intestinal crônica, o que é útil no planejamento do tratamento cirúrgico na doença inflamatória intestinal ativa com presença de fístula enteral, a qual responde melhor ao tratamento médico.

A ultrassonografia (US) também tem papel na avaliação estrutural do abdome, revelando coleções e até mesmo trajetos fistulosos hipoecoicos (que podem ser estudados com injeção de água oxigenada no trajeto, as quais criam bolhas hiperecogênicas). Entretanto, seu rendimento é inferior ao da TC e ao da RM, já que a qualidade das imagens obtidas é comprometida por presença de gás intestinal, alças intestinais atipicamente localizadas, peritoniostomia, obesidade e curativos.

É fundamental descartar obstrução distal ao local da fístula e presença de corpo estranho, pois esses dois fatores são indicação formal de tratamento cirúrgico.

As fístulas internas incluem as gastrocólicas, duodenocólicas, enterocólicas, enteroentéricas, colovaginais, colovesicais e pancreatoentéricas. Elas podem ocorrer devido a vazamentos de anastomoses cirúrgicas gastrintestinais, porém, mais frequentemente são secundárias a processos tumorais ou inflamatórios dos órgãos envolvidos. Outras causas são trauma penetrante ou irradiação e necrose do tecido. A ocorrência de fístula interna é particularmente frequente na doença de Crohn, bem como a presença de fístulas perianais.

As fístulas gastrintestinais internas são mais bem avaliadas por meio de estudos radiológicos com bário, quando nenhuma comunicação com a cavidade peritoneal é suspeitada. Alternativamente, esses estudos podem ser executados com meios de contraste iodados hidrossolúveis. O **QUADRO 31.1** resume as principais causas de fístula intestinal.

As fístulas que eliminam mais de 500 mL de secreção por dia são denominadas de alto débito e são geralmente representadas por aquelas que envolvem segmentos proximais do intestino delgado ou do pâncreas. Como resultado da depleção de líquidos e do íon bicarbonato, podem se desenvolver desidratação e acidose metabólica. Normalmente é necessária a adoção de terapia nutricional parenteral (TNP) para o fechamento da fístula de alto débito. Terapia nutricional enteral pode ser uma opção adequada de nutrição nos doentes com fístula de baixo débito.

As fístulas enterocutâneas com trajeto e orifício de exteriorização únicos são classificadas como simples. Fístulas com múltiplos orifícios e trajetos e grande destruição da parede abdominal e/ou através da tela de Marlex® são chamadas de complexas. O manejo das fístulas complexas

> **QUADRO 31.1**
> **Causas de fístula intestinal**
>
> **Pós-operatórias (75%)**
> - **Anastomóticas** – Tensão, vascularização, técnica cirúrgica, inflamação local, infecção, neoplasia, desnutrição, imunossupressores, doença sistêmica (DM, IRC, DPOC, etc.)
> - **Incidentais** – Lise de aderências, lesão intestinal em outras cirurgias
>
> **Espontâneas (25%)**
> - **Doenças intrínsecas** – Doença inflamatória do cólon, doença diverticular, apendicite, neoplasias, infecção, isquemia (doença aterotrombótica, embólica ou vasculites), colite actínica
> - **Causas extrínsecas** – Trauma, doença em órgão adjacente
>
> DM, diabetes melito; DPOC, doença pulmonar obstrutiva crônica; IRC, insuficiência renal crônica.

exige grande experiência da equipe assistente e costuma associar-se com grave insuficiência intestinal (grau 2 e, às vezes, 3) e internações muito prolongadas. A **TABELA 31.1** apresenta a classificação da insuficiência intestinal e as condições clínicas frequentemente relacionadas.

Em pacientes hospitalizados, a desnutrição tem sido associada a aumento de infecções, morbidade, hospitalização prolongada e aumento da mortalidade. A literatura corrente relata que 30 a 40% dos pacientes hospitalizados apresentam algum grau de desnutrição. A impossibilidade de instituir uma alimentação adequada para o paciente já desnutrido se associa à elevada mortalidade, fato conhecido desde a década de 1960. Estados hipercatabólicos induzidos por infecções graves ou traumas podem levar a distúrbio em órgão normal e nas funções teciduais como consequência dos mecanismos fisiológicos que são ativados para responder aos estados de equilíbrio energético negativo. Nos pacientes críticos, os resultados podem ser piores se eles não receberem reposição de nutrientes durante a evolução da sua doença.

Tratamento clínico

Nos pacientes com leucocitose e quadro de sepse abdominal, deve-se iniciar a administração de antibiótico(s) dirigido(s) a gram-negativos aeróbios e anaeróbios e proceder com avaliação estrutural do abdome (em geral, por TC) para descartar coleção ou abscesso intra-abdominal que possa ser drenado por meio de radiologia intervencionista. As opções antimicrobianas geralmente recaem sobre piperacilina + tazobactam ou carbapenêmico. Cobertura antifúngica deve ser considerada nos doentes mais graves com quadros recorrentes e múltiplos cursos de antimicrobianos e ini-

TABELA 31.1 Classificação da insuficiência intestinal

Classificação	Causa	Clínica	Tratamento
Grau 1	Pós-operatório usual	Autolimitada (geralmente resolução < 14 dias)	NP
Grau 2	Fístula de alto débito, sepse abdominal, complicações metabólicas	Quadro persiste por 14 dias a 6 meses	NPP; cirurgia
Grau 3	Intestino curto (múltiplas ressecções); doença intrínseca grave	Quadro > 6 meses ou persistente	NPP (geralmente persistente); transplante

NP, nutrição parenteral; NPP, nutrição parenteral prolongada.

ciada naqueles com culturas (sangue ou coleção intra-abdominal) demonstrando espécie de Candida.

Para equilibrar o paciente sob o ponto de vista calórico e hidreletrolítico, é necessário repor as perdas decorrentes da(s) fístula(s) mais as necessidades básicas diárias que variam de acordo com o peso e a doença básica. As **TABELAS 31.2** e **31.3** apresentam as necessidades diárias.

As calorias (1 grama de lipídeo = 9 calorias; 1 grama de carboidrato = 4 calorias; 1 grama de proteína = 4 calorias), os líquidos, os eletrólitos e os nutrientes são oferecidos por via oral ou enteral, parenteral ou mediante associação delas, com base nas perdas e nas necessidades diárias. Nas fístulas complexas e de alto débito, quase sempre é necessária a NPT.

De maneira geral, as metas iniciais da terapia nutricional de 1,5 a 2,5 g/kg/dia de proteínas e 20 a 30 cal/kg/dia são bastante razoáveis, além de uma a duas vezes a carga diária recomendada de vitaminas e elementos-traço. Alguns têm recomendado uma carga ainda maior (5-10 vezes) de vitamina C, zinco e selênio. O limiar para associar ou usar nutrição parenteral (NP) é menor nos pacientes com redução de 20% ou mais do seu peso normal por desnutrição.

A octreotida, um octapeptídeo de meia-vida prolongada e análogo sintético da somatostatina natural, é um potente inibidor das secreções gastrintestinais, biliar e pancreática, assim como relaxante da musculatura intestinal e redutor da motilidade do aparelho digestivo. As propriedades antissecretoras da somatostatina e da octreotida estimularam a realização de estudos para medir seus efeitos e resultados como elementos da terapia das fístulas entéricas. A vantagem da utilização da octreotida em relação à somatostatina consiste no fato de que pode ser administrada por injeções intermitentes, ao contrário da última, que exige infusão contínua. Estudos com somatostatina têm demonstrado, com maior consistência do que a octreotida, que sua utilização pode encurtar o tempo de fechamento espontâneo das fístulas. Uma recente revisão da literatura[3] concluiu que o papel da octreotida ainda não está bem definido e que ensaios controlados ainda são necessários para esclarecer a questão. À luz do conhecimento atual, há pouca evidência sugerindo que tanto a somatostatina quanto a octreotida tenham papel de destaque no fechamento de fístulas enterais. Outros agentes antissecretores também têm sido utilizados e recomendados no tratamento da fístula enteral, como inibidores da bomba de prótons, além de agentes que reduzem a motilidade GI, como loperamida e codeína. Contudo, o papel deles também precisa ser mais estudado.

Outras complicações são a inflamação e a destruição da pele adjacente ao trajeto fistuloso em decorrência do conteúdo enzimático e do pH da secreção eliminada. O controle da dermatite deve incluir substâncias protetoras da pele como pomadas de óxido de zinco. Deve-se procurar minimizar o contato das secreções com a pele. O ideal é aplicar bolsas de ostomia junto ao orifício de exteriorização da fístula para diminuir a área de contato com a pele. Algumas pomadas hidrocoloides podem ajudar na sua fixação, podendo também auxiliar como protetoras. Na impossibilidade de colocação de bolsas, pode-se instalar aspiração do conteúdo fistuloso.

TABELA 31.2 Necessidade hídrica e eletrolítica

Elemento	Necessidade diária
Necessidade hídrica	30 mL/kg
Sódio (Na)	1-2 mmol/kg
Potássio (K)	1-2 mmol/kg
Cloro (Cl)	120-300 mmol
Cálcio (Ca)	10-20 mEq
Fósforo (P)	20-40 mmol
Magnésio (Mg)	8-20 mEq

TABELA 31.3 Necessidade básica de nutrientes

Eletrólitos	Necessidades diárias	Apresentação comercial	mEq/mL
Sódio (Na)	1-2 mmol/kg	NaCl 20% ampola 10 e 20 mL	1 mL = 3,4 mEq
Potássio (K)	1-2 mmol/kg	KCl 10% ampola 10 mL	1 mL = 1,3 mEq
Fósforo (P)	20-40 mmol	Fosf. K 2mEq/mL ampola 10 mL	1 mL = 2 mEq = 1 mmol 1 mmol = 34,7 mg P
Cálcio (Ca)	10-20 mEq	Glu. Ca 10% ampola 10 mL	1 mL = 0,45 mEq
Magnésio (Mg)	10-30 mEq	Sulf. Mg 50% ampola 10 mL	1 mL = 4 mEq = 49,3 mg Mg
Cloro (Cl)	120-300 mmol	NaCl 20% KCl 10%	1mEq = 35,5 mg NaCl = 3,4 mEq Cl/mL KCl = 1,3 mEq Cl/mL
Oligoelementos			
Zinco (Zn)	Estáveis: 2,5-4 mg Catabólicos: 4,5-6 mg 6 mg	Ac. Zn 0,5 mEq/mL ou 4,6 g% – ampola 2 mL Oligoelementos ampola 2 mL	1 mL = 0,5 mEq Zn 1 mEq = 109,75 mg 2,5 mg/mL
Cobre (Cu)	0,5-1,5 µg	Oligoelementos ampola 2 mL	0,8 µg/mL
Cromo (Cr)	Estáveis: 10-15 µg Catabólicos: 20 µg	Oligoelementos ampola 2 mL	10 µg/mL
Manganês (Mn)	0,15-0,18 mg	Oligoelementos ampola 2 mL	0,4 mg/mL
Selênio (Se)	30-100 µg	Ampola 5 mL	60 µg/mL
Vitaminas	**Necessidades diárias**	**Apresentação comercial**	**Ampola**
A (retinol)	3.300 UI	Opoplex solução A	Ampola 10 mL = 3.300 UI
B_1 (tiamina)	3 mg	Opoplex solução A	Ampola 10 mL = 3 mg
B_2 (riboflavina)	3,6 mg	Opoplex solução A	Ampola 10 mL = 3,6 mg
B_3 (niacina)	40 mg	Opoplex solução A	Ampola 10 mL = 40 mg
B_5 (ácido pantotênico)	15 mg	Opoplex solução A	Ampola 10 mL = 15 mg
B_6 (piridoxina)	4 mg	Opoplex solução A	Ampola 10 mL = 4 mg

(Continua)

TABELA 31.3 Necessidade básica de nutrientes (*Continuação*)

Vitaminas	Necessidades diárias	Apresentação comercial	Ampola
B_9 (ácido fólico)	400 µg	Opoplex solução B	Ampola 10 mL = 400 µg
B_{12} (cianocobalamina)	5 µg	Opoplex solução B	Ampola 10 mL = 5 µg
C (ácido ascórbico)	100 mg	Opoplex solução A	Ampola 10 mL = 100 mg
D (ergocalciferol)	200 UI	Opoplex solução A	Ampola 10 mL = 200 UI vitamina D
E (tocoferol)	10 UI	Opoplex solução A	Ampola 10 mL = 10 UI
K (fitomenadiona)	5 mg/semana	Fitonadiona	Ampola 1 mL = 10 mg/mL
B_1 (tiamina)	0,7-1,3 mg	Solução injetável 1 mL	100 mg/mL
Macronutrientes	**Necessidades diárias**		**Calorias**
Glicose 50%	Mínimo 400 cal		1 g glicose = 4 cal
Lipídeos 20%	1 g/kg/dia aumentando 0,5 g/kg/dia até 2,5 g/kg/dia		Solução lipídica 20% = 2 cal/mL
	Velocidade de infusão 12-24 h		1g lipídeo = 9 cal
Proteína 10%	Adultos – 0,8-2,25 g/kg/dia		1 g nitrogênio = 6,25 g proteína
	12-18 anos – 1-1,5 g/kg/dia		1 g proteína = 0,16 g N

NaCl, cloreto de sódio; KCl, cloreto de potássio; Fosf. K, fosfato de potássio; Glu. Ca, gluconato de cálcio; Sulf. Mg, sulfato de magnésio; Ac. Zn, acetato de zinco;
Fonte: Adaptada de Biesalski e colaboradores[1] e Loss e colaboradores.[2]

É muito importante frisar que o tratamento clínico bem-sucedido da fístula enteral exige algumas condições básicas:

- Não deve haver infecção no local;
- O trânsito intestinal deve ser o mais normal possível, de maneira que qualquer obstrução a jusante deve ser pesquisada e corrigida;
- Trajetos anfractuosos devem ser desfeitos e a secção transversal do(s) trajeto(s) fistuloso(s) deve ser menor do que a da luz intestinal, de maneira que a menor resistência ao fluxo do conteúdo intestinal deve ocorrer na luz intestinal, e não no interior do trajeto fistuloso.

O **QUADRO 31.2** lista os preditores de sucesso para o fechamento espontâneo de fístulas. Embora seja robusta a associação de uma biota intestinal saudável com função e estrutura enteral e colônica adequadas, não são conhecidos estudos ou recomendações para a prática de probióticos nesse contexto.

QUADRO 31.2
Preditores de fechamento espontâneo

- Etiologia cirúrgica
- Fluxo distal livre
- Intestino circunjacente saudável
- Ausência de abscesso ou infecção
- Trajeto fistuloso > 2 cm
- Trajeto fistuloso não epitelizado
- Diâmetro < 1 cm
- Baixo débito
- Ausência de comorbidades

Tratamento cirúrgico

Fístulas de baixo débito que não fecham de forma espontânea com nutrição enteral ou parenteral devem ser abordadas cirurgicamente após avaliação radiológica. A conduta é a ressecção do segmento intestinal comprometido e a reconstrução do trânsito, com resolução do problema em mais de 80% dos casos.

Fístulas de alto débito são tratadas com NPT por períodos de 3 a 4 semanas. Quando não se observa resolução, está indicada a abordagem cirúrgica. Nas fístulas simples, a ressecção segmentar seguida de reconstituição do trânsito é o tratamento de escolha. Nas fístulas complexas, a conduta cirúrgica deve ser adaptada a cada caso. Como regra, opta-se pela realização de acesso cirúrgico distante do local acometido e se realiza *bypass* intestinal excluindo do trânsito o(s) segmento(s) intestinal(is) comprometido(s). Essa abordagem é menos traumática, devolvendo ao paciente a via oral e a autoestima perdidas, com possibilidade de alta hospitalar. Em um segundo momento, com o paciente recuperado e a parede abdominal em melhores condições, procede-se à ressecção dos segmentos envolvidos, à retirada de corpos estranhos (tela) e à reconstituição do trânsito intestinal.

O diagnóstico de coleções intra-abdominais ou retroperitoneais e sua drenagem por punção percutânea guiada por US ou TC são fundamentais para que o paciente se recupere da sepse e responda ao tratamento escolhido. Outro aspecto muito importante é o papel da enfermagem na tentativa de adaptar bolsas coletoras em cada orifício fistuloso e na proteção da pele com pomadas e pasta (p. ex., pasta de alumínio), o que permite quantificar o débito da fístula e diminuir o sofrimento do paciente.

Situações especiais de fístulas, como na doença de Crohn e na colite ulcerativa, são tratadas no Capítulo 35, Doença inflamatória intestinal.

A **FIGURA 31.1** traz um algoritmo preconizado pelo *Penn Trauma Group* que propõe uma abordagem sistemática para os pacientes com fístulas enterocutâneas. A separação tradicional entre débito da fístula maior ou menor que 0,5 L ao dia não é seguida nesse algoritmo, o qual estratifica o débito propondo uma abordagem maior ou menor que 1,5 L ao dia.[2]

Abordagens mais complexas têm sido observadas no tratamento de fístulas refratárias com determinados materiais biológicos, como no estudo de Maluf-Filho e colaboradores.[5] Nesse relato, fístulas enterais que complicaram gastroplastia foram tratadas com sessões de endoscopia e inserção de tela de submucosa intestinal suína acelular no orifício fistuloso. O fechamento ocorreu em 80% dos pacientes, com 30% deles exigindo 1 sessão, 55%, 2 sessões e 15%, 3 sessões.

As fístulas que complicam cirurgias que envolvem esôfago e/ou estômago podem, em alguns casos, ser tratadas com endoscopia digestiva e inserção de *stent* no segmento lesado. Finalmente, fistuloclise – ou seja, a utilização do orifício da fístula, quando de localização mais proximal, como porta de acesso ao aparelho digestivo para alimentação enteral – também tem sido relatada.

Em suma, o tratamento de fístula enteral abrange uma gama de possibilidades. A escolha de determinado tipo de tratamento, a opção para mudar a forma de terapia ou mesmo a associação de várias terapias exigem conhecimento sobre a natureza e as peculiaridades da patologia. É possível que o envolvimento de uma equipe de suporte nutricional no conjunto de profissionais que atende esses doentes seja uma boa alternativa.

Fase 1: Diagnóstico/Reanimação
- Tratamento da infecção (controle da fonte, antibióticos, etc)
- Início da nutrição parental (NP)

↓

Fase 2: Definição da anatomia/Medida da drenagem/Estado nutricional/Vias de acesso

↓

Fase 3: Definitivo manejo nutricional
- Manutençao da nutrição parenteral (NP)
- Medida do débito da fístula (DF)

↓

Se DF < 1,5 L/dia
- Dieta baixo resíduo
- Suplementação de proteína
- Fórmula enteral polimérica

↓

- Tentar descontinuar NP
- Reavaliação do estado nutricional
Se insucesso, NP + oral (enteral)

No caso de múltiplas fístulas ou elevado débito com perda significativa de eletrólitos, considerar realimentar no sentido proximal - distal entre os orifícios das fístulas

Se DF > 1,5 L/dia
- Restringir fluidos hipotônicos
- Fluidos de reidratação oral
- Considerar agentes para diminuir motilidade intestinal e inibidor da bomba de prótons (poleramida, opiáceos, omeprazol)

Manter NP se impossibilidade de redução do DF/lesão cutânea grave sem melhora

↓

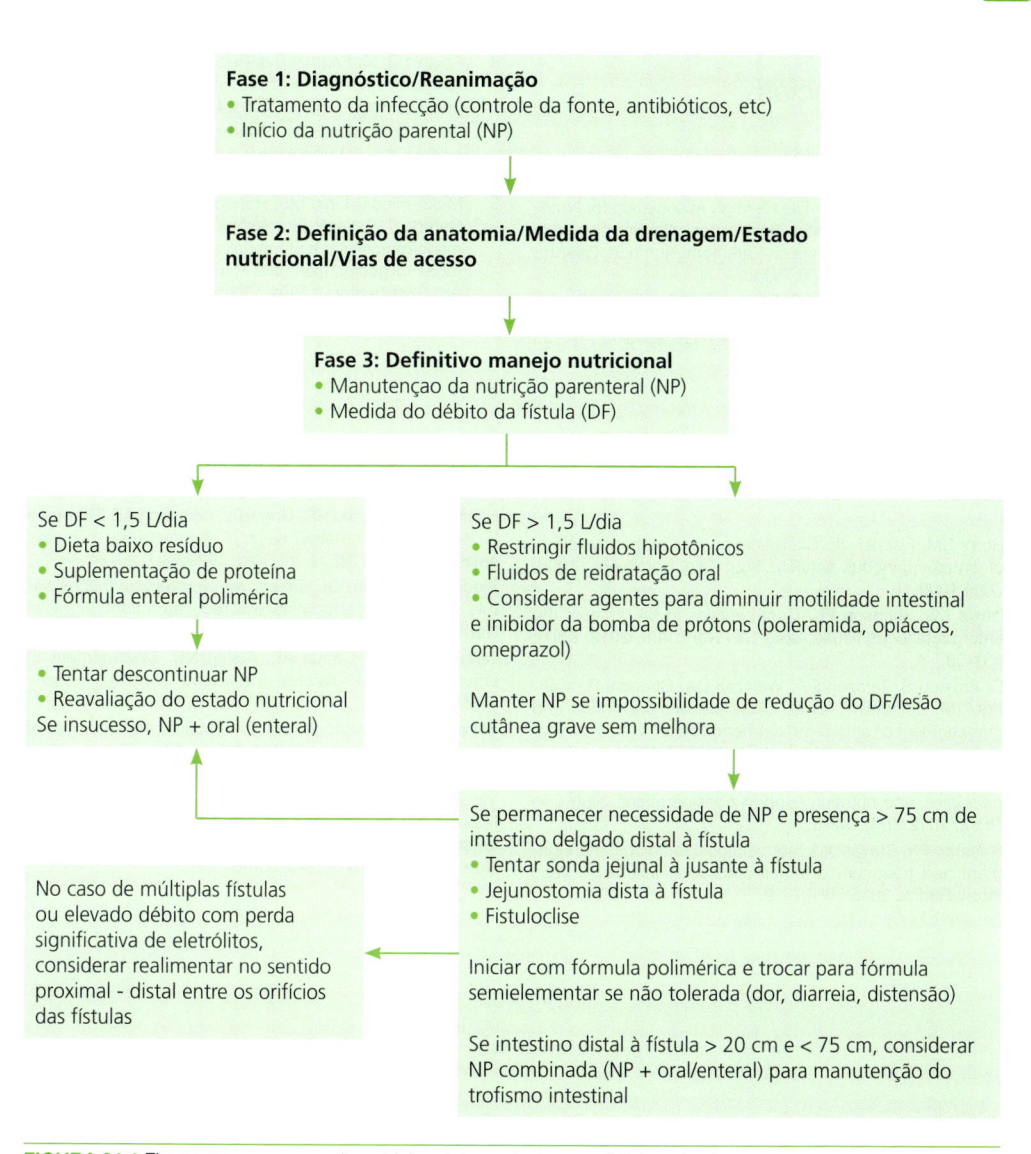

Se permanecer necessidade de NP e presença > 75 cm de intestino delgado distal à fístula
- Tentar sonda jejunal à jusante à fístula
- Jejunostomia dista à fístula
- Fistuloclise

Iniciar com fórmula polimérica e trocar para fórmula semielementar se não tolerada (dor, diarreia, distensão)

Se intestino distal à fístula > 20 cm e < 75 cm, considerar NP combinada (NP + oral/enteral) para manutenção do trofismo intestinal

FIGURA 31.1 Fluxograma para manejo nutricional de paciente com fístula enteral.
DF, débito da fístula; NP, nutrição parenteral.
Fonte: Modificada de Polk e Schwab.[4]

Referências

1. Biesalski HK, Bischoff SC, Boehles HJ, Muehlhoefer A; Working group for developing the guidelines for parenteral nutrition of The German Association for Nutritional Medicine. Water, electrolytes, vitamins and trace elements – Guidelines on Parenteral Nutrition, Chapter 7. Ger Med Sci. 2009;7:Doc21.
2. Loss SH, Celano RMG, Fortuna FV, Marchese CB, Victorino JA. Nutrição. In: Stefani SD, Barros E, organizadores. Clínica médica: consulta rápida. 4. ed. Porto Alegre: Artmed; 2013.
3. Alvarez C, McFadden DW, Reber HA. Complicated enterocutaneous fistulas: failure of octreotide to improve healing. World J Surg. 2000;24(5):533-7.
4. Polk TM, Schwab CW. Metabolic and nutritional support of the enterocutaneous fistula patient: a three-phase approach. World J Surg. 2012;36(3):524-33.
5. Maluf-Filho F, Lima MS, Hondo F, Giordano-Nappi JH, Garrido T, Sakai P. Endoscopic placement of a "plug" made of acellular biomaterial: a new technique for the repair of gastric leak after Roux-en-Y gastric bypass. Arq Gastroenterol. 2008;45(3):208-11.

Leituras recomendadas

Berry SM, Fischer JE. Classification and pathophysiology of enterocutaneous fistulas. Surg Clin North Am. 1996; 76(5):1009-18.

Davis KG, Johnson EK. Controversies in the care of the enterocutaneous fistula. Surg Clin North Am. 2013; 93(1):231-50.

Di Saverio S, Tarasconi A, Walczak DA, Cirocchi R, Mandrioli M, Birindelli A, et al. Classification, prevention and management of entero-atmospheric fistula: a state-of-the-art review. Langenbecks Arch Surg. 2016;401(1):1-13.

Friese RS. The open abdomen: definitions, management principles, and nutrition support considerations. Nutr Clin Pract. 2012;27(4):492-8.

Rahman FN, Stavas JM. Interventional radiologic management and treatment of enterocutaneous fistulae. J Vasc Interv Radiol. 2015;26(1):7-19.

Schecter WP, Hirshberg A, Chang DS, Harris HW, Napolitano LM, Wexner SD, et al. Enteric fistulas: principles of management. J Am Coll Surg. 2009;209(4):484-91.

Schirmer CC, Gurski RR, Gugel FL, Lazzaron AR, Brentano L, Kruel CD. Alternative surgical treatment for complex enterocutaneous fistula. Int Surg. 1999;84(1):29-34.

Slade DA, Carlson GL. Takedown of enterocutaneous fistula and complex abdominal wall reconstruction. Surg Clin North Am. 2013;93(5):1163-83.

Terzi C, Egeli T, Canda AE, Arslan NC. Management of enteroatmospheric fistulae. Int wound J. 2014;11 Suppl 1:17-21.

Willingham FF, Buscaglia JM. Endoscopic management of gastrointestinal leaks and fistulae. Clin Gastroenterol Hepatol. 2015;13(10):1714-21.

Yin J, Wang J, Yao D, Zhang S, Mao Q, Kong W, et al. Is it feasible to implement enteral nutrition in patients with enteroatmospheric fistulae? A single-center experience. Nutr Clin Pract. 2014;29(5):656-61.

Parte IV
Cólon, reto e ânus

Coordenador:
Daniel C. Damin

32

Diagnóstico por imagem das doenças inflamatórias intestinais e do câncer colorretal

Caroline Lorenzoni Almeida Ghezzi
Alice Schuch

Doenças inflamatórias intestinais

As doenças inflamatórias intestinais (DIIs) compreendem dois subtipos de doenças crônicas: doença de Crohn (DC) e retocolite ulcerativa (RCU). Os exames de imagem e a endoscopia possuem papel fundamental no diagnóstico e no manejo dessas doenças. Existem diversos métodos de imagem que permitem avaliar as DIIs, como radiografia (simples e contrastada), cápsula endoscópica, ultrassonografia (US), tomografia computadorizada (TC) e ressonância magnética (RM).[1]

A radiografia convencional pode ser útil na detecção de complicações da doença, principalmente obstrução e perfuração intestinal. A radiografia de trânsito intestinal pode demonstrar alterações como úlceras, espessamento mural, saculações, estenose segmentar ("sinal de corda") (**FIG. 32.1**) e fístula. O enema opaco (EO) pode detectar alterações parietais como úlceras, pseudopólipos, perda das haustrações na fase crônica da RCU ("sinal do cano de chumbo") e estenose (**FIG. 32.2**).[2] No entanto, as radiografias contrastadas são métodos em desuso devido ao maior detalhamento fornecido pela TC e pela RM.

A US é utilizada muitas vezes como exame inicial no cenário agudo da doença por ser um método não invasivo, com ampla disponibilidade, baixo custo e ausência de radiação ionizante, o que favorece o seu uso em pacientes jovens. A US pode detectar achados como espessamento parietal intestinal (acima de 3 mm), hiperecogenicidade da gordura adjacente, linfa-

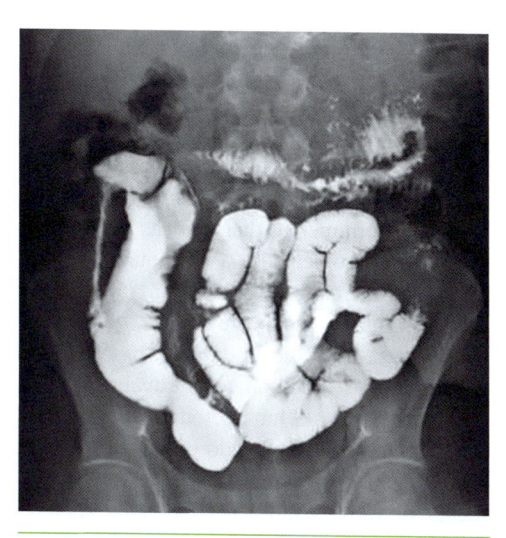

FIGURA 32.1 Radiografia do trânsito intestinal demonstrando estenose segmentar do íleo terminal "sinal da corda".

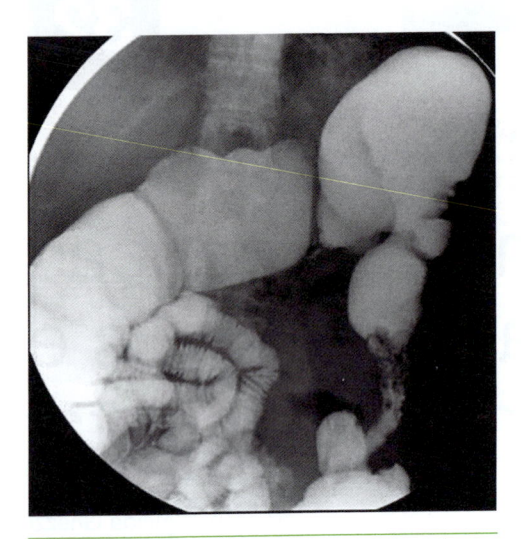

FIGURA 32.2 Enema opaco com estenose irregular do cólon esquerdo associada a úlceras.

denopatia e complicações como abscesso e obstrução. O estudo com Doppler possui correlação com atividade inflamatória da doença.

Na TC e na RM com técnica enterográfica, chamadas respectivamente de enterotomografia computadorizada (êntero-TC) e enterorressonância magnética (êntero-RM), o paciente ingere grande volume de contraste oral diluído (cerca de 1.500 mL) com o objetivo de distender as alças intestinais. Essa técnica apresenta vantagens em relação às técnicas convencionais e aos demais métodos, destacando a análise detalhada da parede intestinal, a redução da sobreposição de alças, a melhor avaliação do mesentério e a visualização de complicações extraintestinais.[2] A êntero-TC e a êntero-RM são, portanto, as principais ferramentas diagnósticas para avaliação do intestino delgado. A desvantagem é a intolerância de alguns pacientes à ingestão de grande volume de contraste oral.

A êntero-TC é utilizada tanto na exacerbação aguda das DIIs como para avaliar as suas complicações.[3,4] É um método não invasivo, rápido e acessível.[1] Quando comparada à RM, possui melhor resolução espacial e menos alterações de movimento e peristaltismo. As suas principais desvantagens são a exposição à radiação ionizante, tendo em vista a cronicidade das DIIs e a necessidade de repetição do exame, e o uso de contraste iodado intravenoso (IV).[5] O contraste oral normalmente utilizado é neutro, sendo que o contraste positivo possui uso restrito por dificultar a avaliação do realce mucoso, sendo útil, por exemplo, nos pacientes que possuem contraindicação ao contraste iodado IV e para avaliar o trânsito intestinal em pacientes com indicação de cápsula endoscópica.

A êntero-RM é um excelente método diagnóstico das DIIs, apresentando achados semelhantes aos da êntero-TC. Não expõe os pacientes aos riscos relacionados à radiação ionizante, o que favorece o seu uso na população jovem e evita os riscos decorrentes do contraste iodado IV. As suas principais desvantagens são maior tempo de exame (o que gera mais alterações de movimento e peristalse e exige maior colaboração do paciente), menor disponibilidade e maior custo.[2,6] Na DC, estudos demonstram superioridade da RM em detectar e detalhar fístulas perianais.[7]

Diversos estudos comparam o uso de êntero-TC e êntero-RM na DII, a maioria demonstrando que ambos os métodos apresentam sensibilidade similar.[7] Segundo Lee e colaboradores,[2] a êntero-TC e a êntero-RM possuem acurácia semelhante na identificação de DC no intestino delgado, com sensibilidade de 89 e 83%, respectivamente, e especificidade de 80 e 100%, respectivamente. Na avaliação de complicações extraintestinais, esses métodos possuem sensibilidade de 100%, enquanto, na radiografia de trânsito intestinal, a sensibilidade é de 32 a 37%. Em um estudo prospectivo comparando êntero-TC e êntero-RM, Siddiki e colaboradores[8] também demonstraram sensibilidades semelhantes, de 95,2 e 90,5%, respectivamente.

Doença de Crohn

As alterações encontradas na DC, geralmente descontínuas e recorrentes, afetam o íleo terminal e o cólon direito, na maioria dos casos; entretanto, podem acometer qualquer parte do trato gastrintestinal e também podem ser limitadas ao cólon.[9] Os achados de imagem dependem do estágio da doença, e os pacientes podem, ainda, ter achados de doença ativa sobrepostos aos de doença crônica.[10]

A êntero-TC e a êntero-RM fornecem dados como atividade inflamatória e/ou cronicidade da doença, número e extensão dos segmentos acometidos, presença e número de estenoses, obstrução intestinal, abscesso e fístula. O uso de contraste IV é fundamental na avaliação do realce parietal. Os principais achados de imagem encontrados na TC e na RM, de acordo com o estágio da doença, são:

- **Na fase aguda:**
  - Espessamento parietal (acima de 3 mm) com estratificação das camadas da parede intestinal ("sinal do alvo") (**FIG. 32.3**), caracterizado por hiper-realce mucoso e sinais de edema da camada submucosa (hipodensidade na TC e alto sinal em T2 na RM) (**FIG. 32.4**);
  - Restrição à difusão da água na RM decorrente do edema local;
  - Aumento do número e das dimensões de linfonodos locorregionais;
  - Proeminência das arcadas vasculares ("sinal do pente") (**FIG. 32.5**);
  - Obliteração dos tecidos adiposos adjacentes;
  - Coleção (**FIG. 32.6**);
  - Fístula (**FIG. 32.7**).
- **Na fase crônica:**
  - Pseudossaculação (ver **FIG. 32.7**);
  - Estenose sem sinais de edema (**FIG. 32.8**);

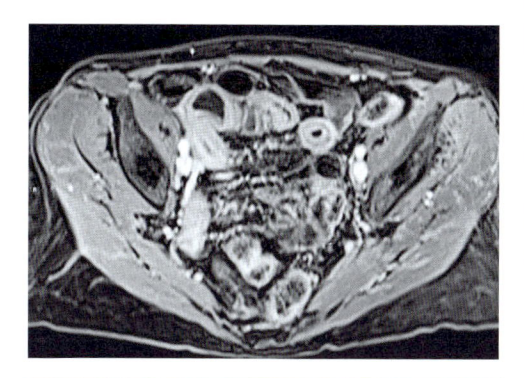

FIGURA 32.3 Ressonância magnética com gadolínio no plano axial demonstrando estratificação das camadas intestinais ("sinal do alvo").

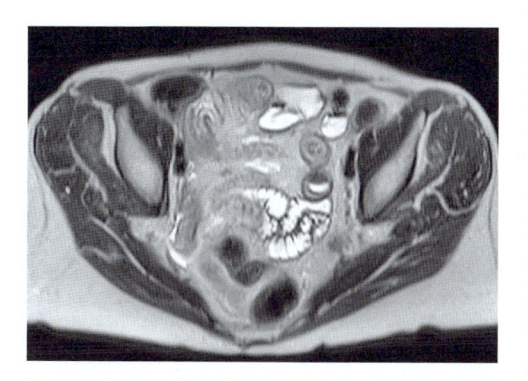

FIGURA 32.4 Ressonância magnética ponderada em T2 com alto sinal da camada submucosa.

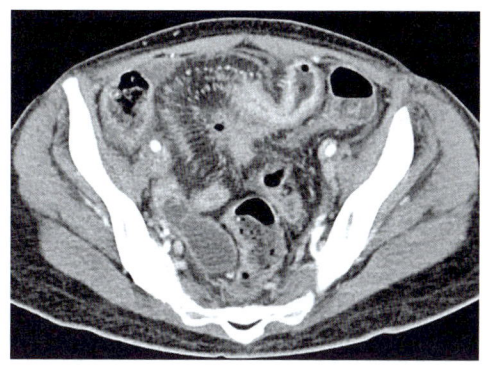

FIGURA 32.5 Enterotomografia computadorizada no plano axial demonstrando proeminência das arcadas vasculares adjacentes ao segmento ileal espessado ("sinal do pente").

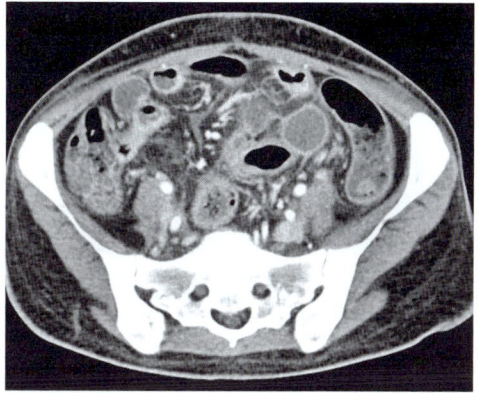

FIGURA 32.6 Enterotomografia computadorizada no plano axial demonstrando coleção organizada entre alças ileais.

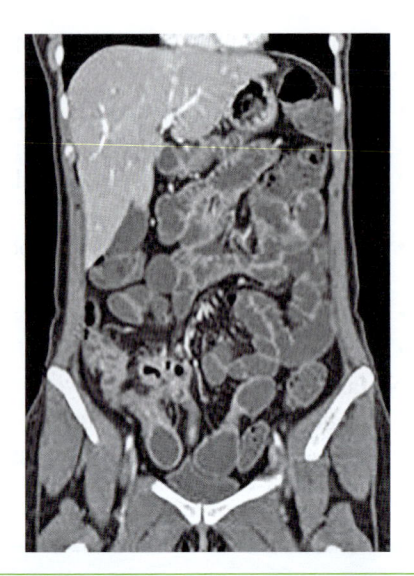

FIGURA 32.7 Enterotomografia computadorizada no plano coronal demonstrando trajeto fistuloso comunicando coleções agrupadas no mesentério e alça ileal espessada com estratificação de suas camadas. Há outro segmento ileal espessado, intercalado com segmentos distendidos, caracterizando aspecto de pseudossaculação.

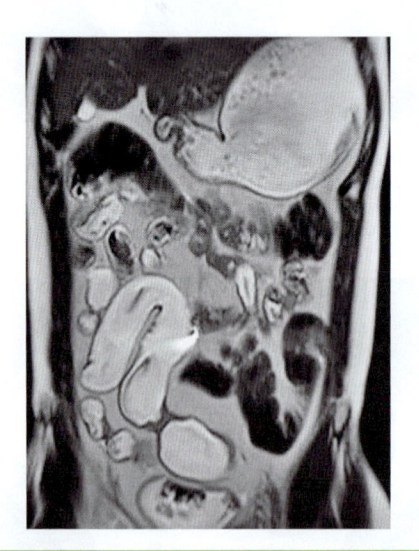

FIGURA 32.8 Ressonância magnética no plano coronal demonstrando estenose segmentar do íleo com distensão intestinal a montante.

- Lipossubstituição da camada submucosa;
- Proliferação dos tecidos fibroadiposos adjacentes.

Devido ao aumento do risco de esses pacientes desenvolverem carcinoma e linfoma intestinais, deve-se atentar para alguns achados de imagem, como espessamento parietal heterogêneo e assimétrico, com efeito expansivo, e aumento de linfonodos sem sinais de doença ativa, especialmente quando maiores que 1 cm (os linfonodos reativos geralmente não ultrapassam 0,8 cm).[11]

Retocolite ulcerativa

Pode haver semelhança de achados com a DC. O acometimento contínuo do reto e do cólon esquerdo é típico da RCU.[12] O uso de contraste IV é fundamental na avaliação do realce parietal. Os principais achados de imagem na TC e na RM, de acordo com o estágio da doença, são:

- **Na fase aguda:**
  - Espessamento parietal (acima de 3 mm) com estratificação das camadas da parede intestinal ("sinal do alvo") (**FIG. 32.9**);
  - Restrição à difusão da água na RM;
  - Aumento do número e das dimensões de linfonodos locorregionais (ver **FIG. 32.9**);
  - Proeminência das arcadas vasculares ("sinal do pente") (ver **FIG. 32.9**);
  - Obliteração dos tecidos adiposos adjacentes.
- **Na fase crônica:**
  - Estenose sem sinais de edema;

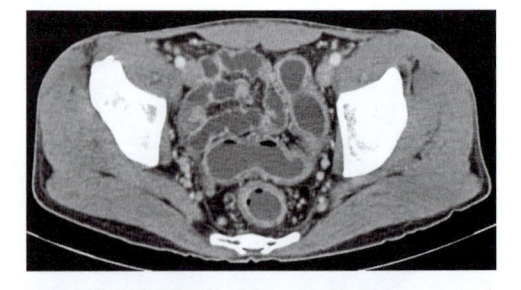

FIGURA 32.9 Enterotomografia computadorizada no plano axial demonstrando espessamento parietal contínuo do reto e do cólon esquerdo, associado à estratificação de suas camadas e à proeminência das arcadas vasculares e de linfonodos mesorretais.

- Lipossubstituição da camada submucosa;
- Perda das haustrações ("sinal do cano de chumbo") (**FIG. 32.10**);
- Proliferação dos tecidos fibroadiposos adjacentes (**FIG. 32.11**);
- Alargamento do espaço pré-sacral (maior que 1,5 cm) (**FIG. 32.12**).

Megacólon tóxico

Colite fulminante com degeneração neuromuscular que possui a RCU como causa mais comum. Os principais achados de imagem – detectados na radiografia simples e, principalmente, na TC – são dilatação colônica (acima de 6 cm, exceto o ceco acima de 9 cm), distorção ou ausência de haustrações, espessamento parietal, gás e/ou sangramento intramural ("sinal da impressão digital").

Câncer colorretal

A detecção precoce do câncer colorretal (CCR) e o correto estadiamento clínico são fundamentais na escolha do tratamento mais adequa-

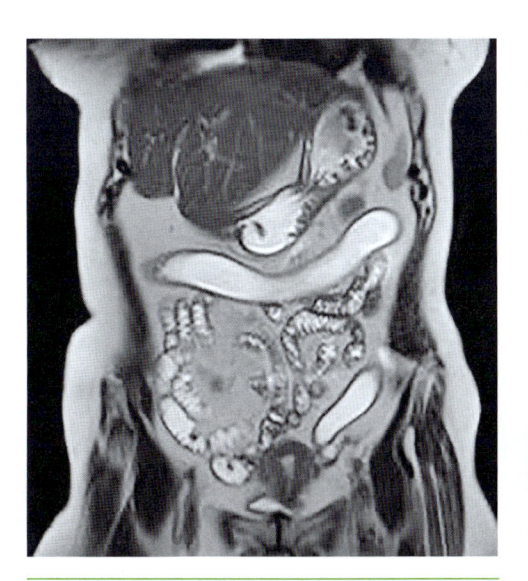

FIGURA 32.10 Ressonância magnética no plano coronal demonstrando importante perda das haustrações do cólon, caracterizando o "sinal do cano de chumbo", relacionado à pancolite crônica.

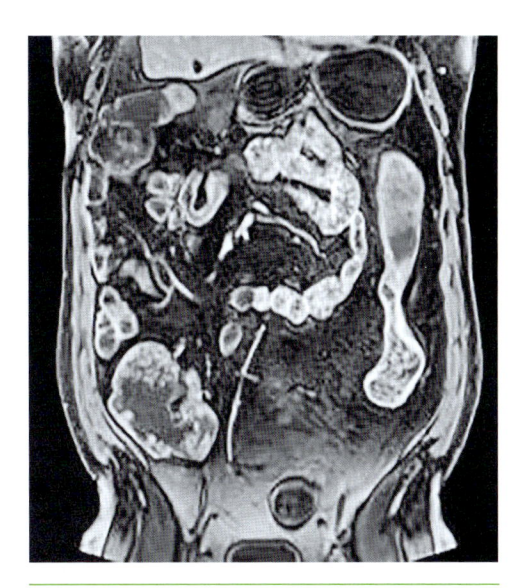

FIGURA 32.11 Ressonância magnética no plano coronal evidenciando acentuada proliferação fibroadiposa adjacente ao cólon esquerdo, onde há segmento estenótico com aumento do realce parietal, caracterizando cronicidade da retocolite ulcerativa com leve atividade inflamatória.

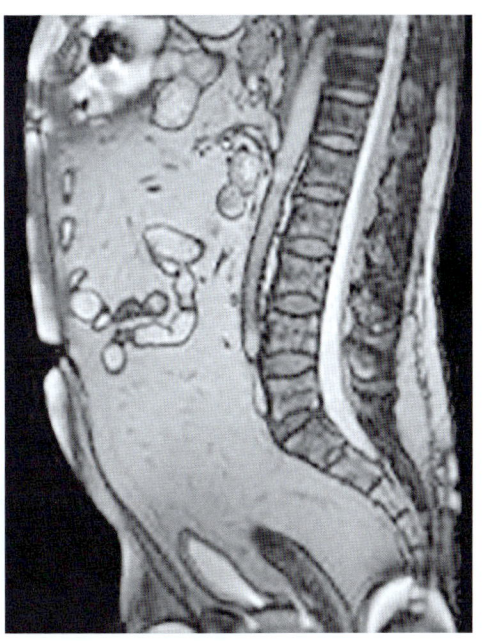

FIGURA 32.12 Ressonância magnética no plano sagital mostrando importante alargamento do espaço pré-sacral.

do aos pacientes e possuem impacto significativo na sobrevida. A seguir, será descrito como cada método de diagnóstico por imagem (radiografia contrastada como o EO, colonografia por tomografia computadorizada [CTC], US, TC, RM e tomografia por emissão de pósitrons associada à tomografia computadorizada [PET-TC]) pode auxiliar na decisão terapêutica.

Enema opaco

O EO é realizado em um equipamento de raio-X com fluoroscopia, sendo utilizado bário, com ou sem ar por via retal (técnica de duplo contraste), após o cólon limpo por preparo intestinal. Esse exame apresenta boa sensibilidade para detecção do CCR em estádios iniciais, variando de 85 a 97%, porém, apresenta sensibilidade mais baixa (48-81%) para detecção de pequenos pólipos e até com mais de 1 cm. Atualmente, sua principal indicação é para pacientes com colonoscopia óptica (CO) incompleta.[13]

Colonografia por tomografia computadorizada

A CTC deve ser realizada em tomógrafo de multidetectores, com distensão do cólon limpo por gás. Após, é realizado pós-processamento com *software*, sendo possível a navegação no interior dos cólons ("endoscopia virtual") (**FIG. 32.13**). A sensibilidade para detecção de pólipos maiores que 1 cm é semelhante à CO, e muito boa para pólipos de 6 a 9 mm, sendo hoje a opção preferida para avaliar o cólon quando a CO for incompleta, substituindo o EO. Em um estudo de 2010, com 3.888 pacientes, Sabanli e colaboradores demonstraram que a CTC apresentou sensibilidade de 95% para o diagnóstico do CCR, comparado com 92% do EO e 94% da CO.[14]

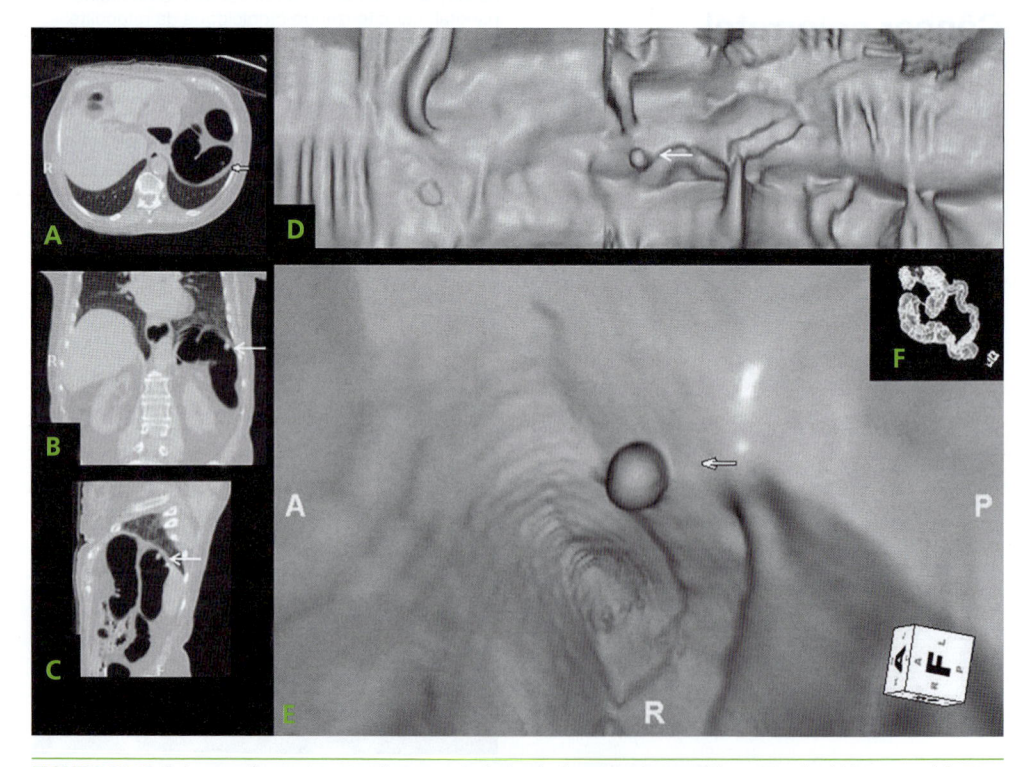

FIGURA 32.13 Colonografia por tomografia computadorizada. Imagens tomográficas **(A)** adquiridas em axial, **(B)** reconstruídas em coronal e **(C)** sagital com o cólon limpo e distendido por gás. Em **(D)** e **(E)**, foi realizado pós-processamento com *software*, sendo possível a navegação no interior dos cólons ("endoscopia virtual"). Na *seta branca*, observa-se formação polipoide medindo 0,8 cm. Em **(F)**, observa-se reconstrução 3D do cólon com trajeto da endoscopia virtual.

Ultrassonografia

A US não está indicada como método de rastreamento do CCR, especialmente em populações de alto risco, nem no seu estadiamento. A sensibilidade para detectar lesões pequenas, como pólipos em estágios iniciais ou localizados no reto, é baixa. É útil na avaliação inicial em pacientes sintomáticos, podendo realizar o diagnóstico de tumores localizados acima da junção retossigmoide com sensibilidade de 79% e especificidade de 92%. A sensibilidade da US para detecção de metástases é baixa e variável na literatura (50-76%).[15,16]

Ultrassonografia transretal

A ultrassonografia transretal (USTR) é um excelente método para avaliar tumores retais iniciais, permitindo excelente detalhamento das camadas parietais retais, superior à TC e à RM. No entanto, em virtude da utilização de transdutores de alta frequência, não apresenta boa visibilidade pélvica mais profunda, e, em geral, não é possível a demonstração da fáscia mesorretal e de seu comprometimento, fator considerado primordial para a tomada de decisão terapêutica (entre cirurgia primária ou quimiorradiação neoadjuvante). A USTR tem melhor acurácia na avaliação linfonodal, podendo, inclusive, permitir a realização de punção aspirativa por agulha fina para obter material para análise citológica, mas apresenta desvantagens por não avaliar os linfonodos das demais cadeias pélvicas.[17]

Ultrassonografia transoperatória

A ultrassonografia transoperatória é um método bastante sensível para detecção de pequenas metástases hepáticas (medindo 2-5 mm) e auxilia o cirurgião nos casos de ressecção.[18]

Tomografia computadorizada

A TC é o método-padrão para o estadiamento de pacientes com CCR em estádios clínicos II, III e IV, sendo realizados exames de tórax, de abdome superior e de pelve (**FIG. 32.14**).[19]

No exame abdominal, a TC pode demonstrar a extensão do tumor primário, o comprometimento linfático regional e as metástases à distância, assim como as complicações relacionadas ao tumor (p. ex., obstrução, perfuração e trajetos fistulosos).[19]

A neoplasia primária colorretal pode apresentar-se de várias formas nos métodos seccionais de imagem. Os achados mais frequentes são:

- Massa ou lesão vegetante no interior da luz intestinal;
- Espessamento parietal focal irregular e assimétrico;
- Espessamento parietal focal, com formação de "ombros";
- Espessamento parietal circunferencial e simétrico, com estreitamento luminal.[20]

Para adequada avaliação do tumor primário, sugere-se distensão do cólon com contraste iodado diluído ou, ainda, com água ou ar. Após, são realizadas imagens contrastadas dinâmicas (fases arterial, venosa e tardia). A TC não é capaz de identificar as camadas submucosa e muscular, portanto, não permite diferenciar os tumores T1 dos T2, mas atualmente há acurácia satisfatória – em torno de 80% – na diferenciação entre os tumores T1/T2, T3 e T4. Na prática clínica, o papel da TC é a diferenciação dos tumores T3 avançados e T4 (que podem ser candidatos à quimioterapia neoadjuvante) dos T3 menos extensos e dos T1/T2.[20]

A detecção de linfonodos patológicos é um desafio diagnóstico em todos os métodos de imagem. Utiliza-se o critério de tamanho para linfonodos maiores que 1 cm no mesentério, no retroperitônio e nas cadeias ilíacas e inguinais e mais de 0,5 cm no mesorreto. Outros critérios morfológicos, como o formato mais arredondado, os contornos irregulares e a impregnação heterogênea pelo contraste IV, também podem ser utilizados. Há também o critério de mais de três linfonodos agrupados. Os grandes problemas dos métodos convencionais são a impossibilidade de identificação de linfonodos acometidos por micrometástases e a diferenciação entre linfonodos de dimensões aumentadas por processo inflamatório ou por infiltração neoplásica.[20] A acurácia da TC e da RM na avaliação linfonodal varia bastante nos estudos, de 60 a

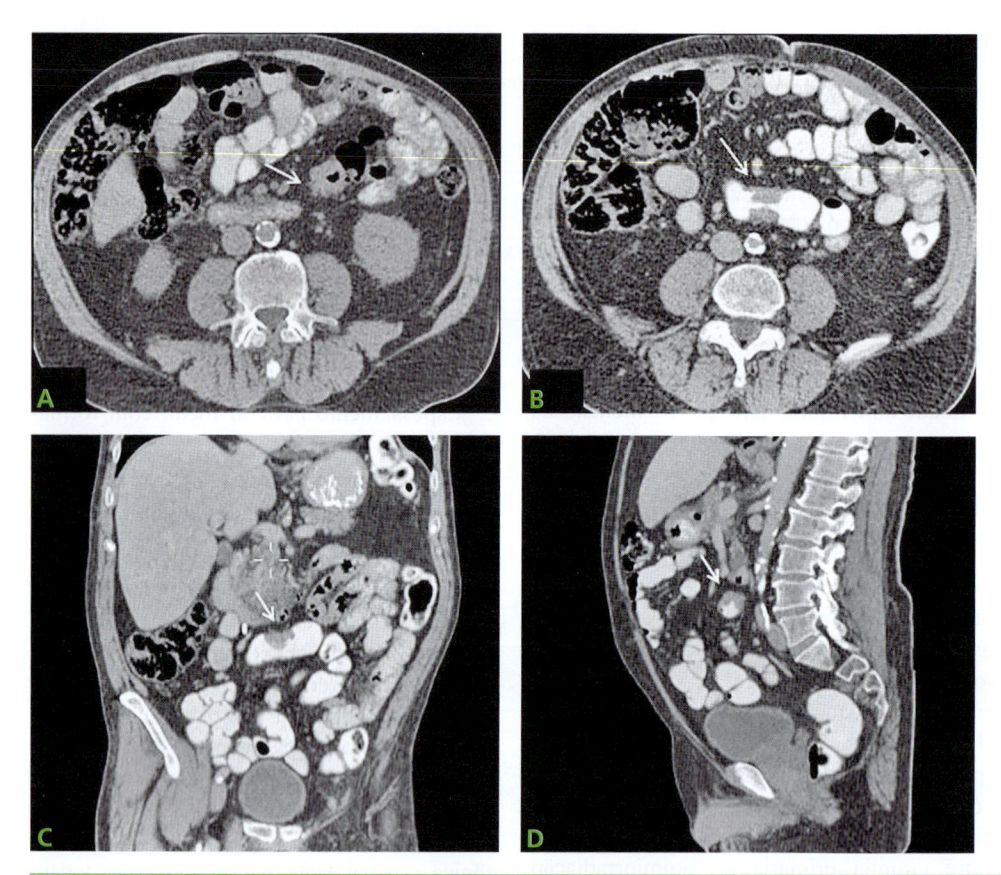

FIGURA 32.14 Tomografia computadorizada para estadiamento de neoplasia de cólon. **(A)** Aquisição axial apenas com contraste por via oral, demonstrando espessamento parietal segmentar e irregular na alça sigmoide, com irregularidade da superfície externa parietal na interface com o tecido adiposo, sugerindo pequena extensão tumoral extramural. Nas imagens seguintes, foi administrado contraste iodado diluído por via endorretal, com **(B)** aquisição axial e reconstrução **(C)** coronal e **(D)** sagital, demonstrando espessamento parietal irregular de metade da circunferência parietal com leve redução da luz intestinal e sem determinar obstáculo ao trânsito intestinal.

83%. Uma revisão sistemática publicada em 2016 demonstrou sensibilidade de 71% e especificidade de 67% da TC na detecção de linfonodos metastáticos.[21]

A sensibilidade da TC para detectar metástases à distância é alta (75-87%). A detecção das lesões peritoneais dependerá da localização e do tamanho dos implantes (um estudo demonstrou sensibilidade de 11% para nódulos menores que 0,5 cm e 37% para implantes de 0,5-5 cm).[22] Para detecção de metástases hepáticas, a TC apresenta sensibilidade superior a 85%.[20]

Após o tratamento dos pacientes com CCR, o seguimento por imagem dependerá do estadiamento inicial. Na maioria dos casos, pode ser realizado anualmente por TC.[23]

Ressonância magnética

Nos tumores de reto médio e inferior, a RM é o método de escolha para avaliação inicial do tumor primário (**FIG. 32.15**). O sucesso da técnica de RM depende da obtenção de imagens ponderadas em T2 de alta resolução, que permitem avaliar a parede retal, a gordura e a fáscia do mesorreto, bem como linfonodos de drenagem mesorretais e obturatórios/pélvicos. Estudos recentes têm mostrado que essa técnica é acurada e replicável com alta especificidade (92%) na caracterização da profundidade de extensão radial do tumor, além da camada muscular própria e também da margem de ressecção circunferencial negativa.[17]

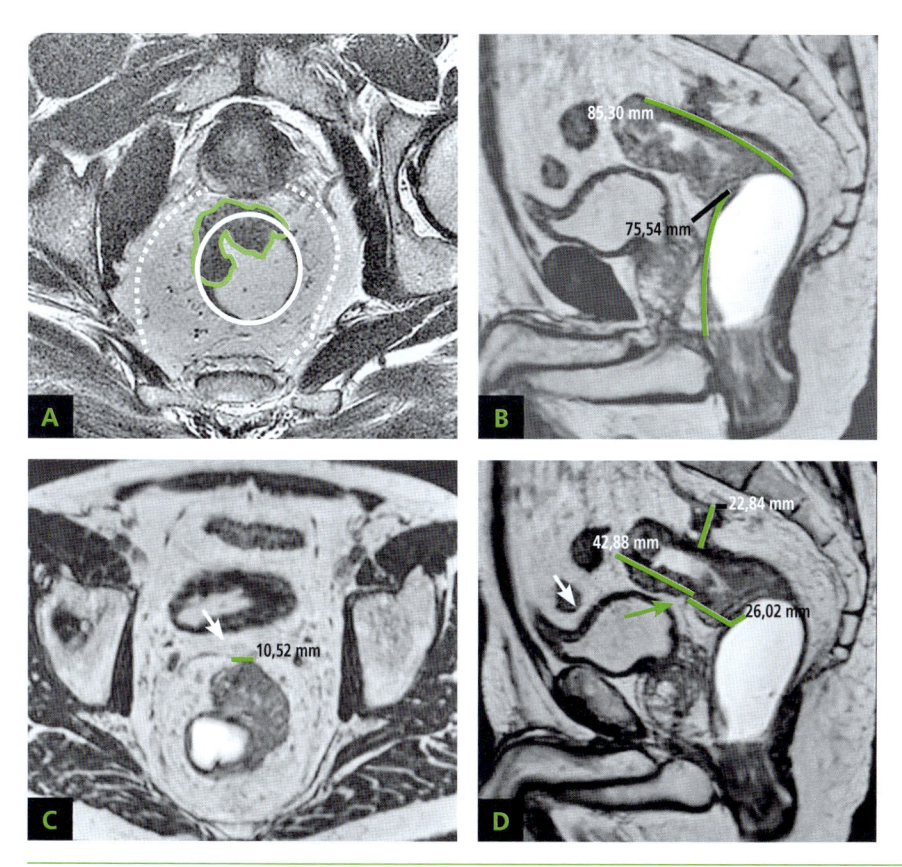

FIGURA 32.15 Ressonância magnética da pelve para estadiamento de neoplasia de reto. **(A)** Imagem ponderada em T2 de alta resolução focada no reto, axial ao tumor. A linha branca pontilhada representa a fáscia do mesorreto, a linha branca contínua está desenhada na superfície externa da parede do reto e a linha verde-claro demonstra os contornos do tumor, que apresenta extensão extramural. As próximas imagens são ponderadas em T2, com aquisição volumétrica e reconstrução axial e sagital. Em **(B)**, a medida verde representa a extensão craniocaudal do tumor e a medida cinza representa a distância do seu contorno inferior da transição anorretal. Em **(C)**, observa-se contato da parede anterior do tumor com a fáscia do mesorreto. Em **(D)**, a *seta verde* identifica a reflexão peritoneal pélvica, sendo mensurado o tumor acima e abaixo. Foi também mensurada a extensão tumoral para o interior dos vasos, com ingurgitamento vascular.

Os exames de RM com técnica de alta resolução têm papel crucial na avaliação pré-tratamento dos vários fatores prognósticos e dos fatores de recidiva local. Existe outro papel importante da RM na avaliação dos tumores de reto baixo, em que a preservação do canal anal é um desafio. As avaliações detalhadas da anatomia e do comprometimento do complexo esfincteriano são fundamentais, pois existem várias técnicas cirúrgicas com preservação esfincteriana. Em virtude do significativo afunilamento do mesorreto em direção ao canal anal, tumores do reto inferior podem facilmente invadir estruturas adjacentes, o que justifica um planejamento cuidadoso por meio da RM.[17]

Na avaliação de resposta ao tratamento neoadjuvante (**FIG. 32.16**), além da avaliação morfológica por meio das imagens ponderadas em T2 de alta resolução, são importantes também os parâmetros funcionais, como a difusão da água (que demonstra o aumento da celularidade) e a perfusão ou imagens contrastadas dinâmicas (que demonstram tecidos com neovascularização).[17]

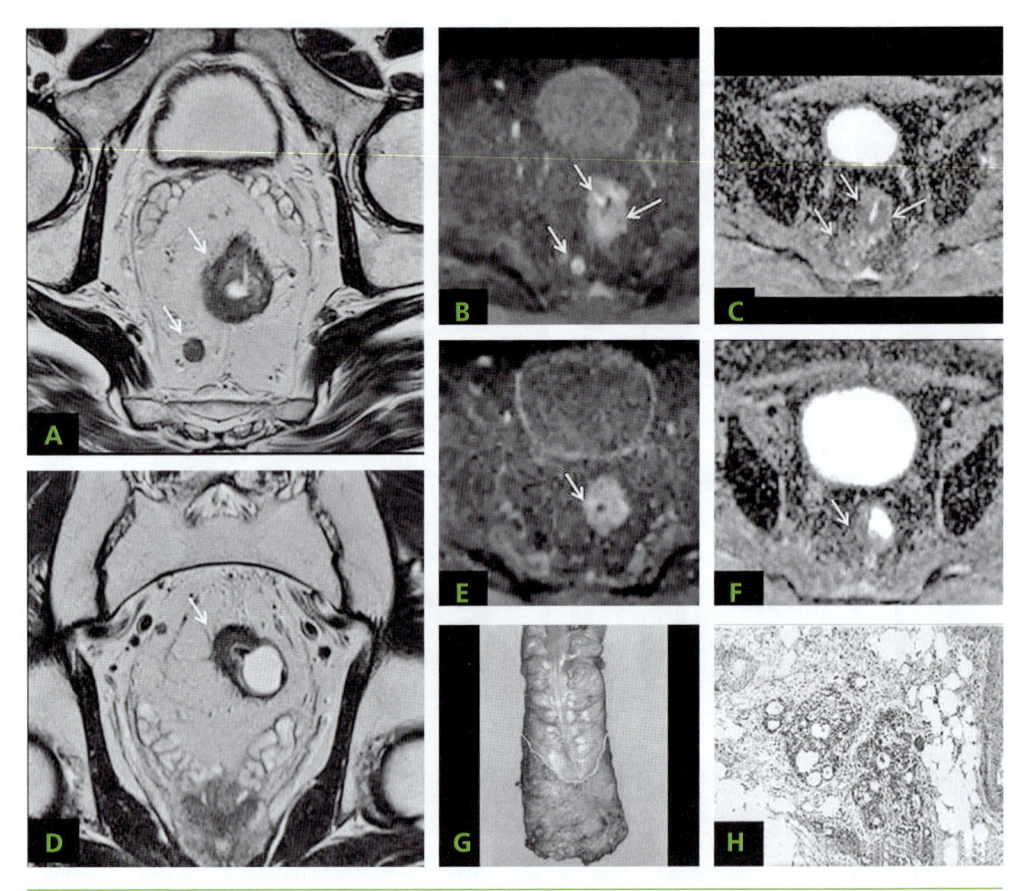

FIGURA 32.16 Ressonância magnética na avaliação de resposta neoadjuvante de neoplasia de reto. **(A)**, **(B)** e **(C)** foram realizadas no estadiamento e **(D)**, **(E)** e **(F)**, após quimiorradiação neoadjuvante. **(A)** e **(D)** são imagens ponderadas em T2 com alta resolução axial ao tumor. Em **(A)**, há espessamento circunferencial com áreas de irregularidade da superfície parietal externa, sugerindo pequena extensão tumoral extramural e linfonodo mesorretal comprometido. Em **(D)**, houve redução do comprometimento parietal, com apenas metade da circunferência comprometida, e finas estriações no tecido adiposo adjacente. Em **(B)** e **(C)**, observa-se restrição à difusão da água (com alto sinal na difusão e baixo no mapa de ADC) circunferencialmente, com redução para metade da circunferência em **(E)** e **(F)**. Em **(G)**, observa-se a peça cirúrgica e, em **(H)**, o anatomopatológico, demonstrando adenocarcinoma que infiltra o tecido adiposo, confirmando os achados da RM, com redução da extensão tumoral, mas ainda com área de neoplasia viável.
Fonte: (G) Figura gentilmente cedida pelo Dr. Tiago Ghezzi.

Para avaliação de metástases hepáticas, a RM é o método de escolha (**FIG. 32.17**), especialmente em pacientes que apresentam lesões indeterminadas pela TC e serão submetidos à ressecção, e também na avaliação de resposta ao tratamento.[24]

Na RM, as metástases hepáticas geralmente apresentam leve hipersinal em T2 e baixo em T1; em alguns casos, pode ser observado um halo de hipersinal em T2 circunjacente à lesão (sinal do halo).[20] As imagens ponderadas em difusão (DW-RM [DW, do inglês *diffusion-weighted*]) merecem destaque na detecção de diminutas lesões. O estudo com contraste hepatoespecífico também aumenta a sensibilidade para a detecção e principalmente a especificidade na avaliação de lesões menores que 1 cm (**FIG. 32.18**). Uma metanálise publicada em 2016 demonstrou que a combinação da DW-RM e do contraste hepatoespecífico é mais sensível para detecção de metástases hepáticas (sensibilidade para DW-RM de 87,1%;

T2 com Sat T1 "fora de fase" T1 "em fase"

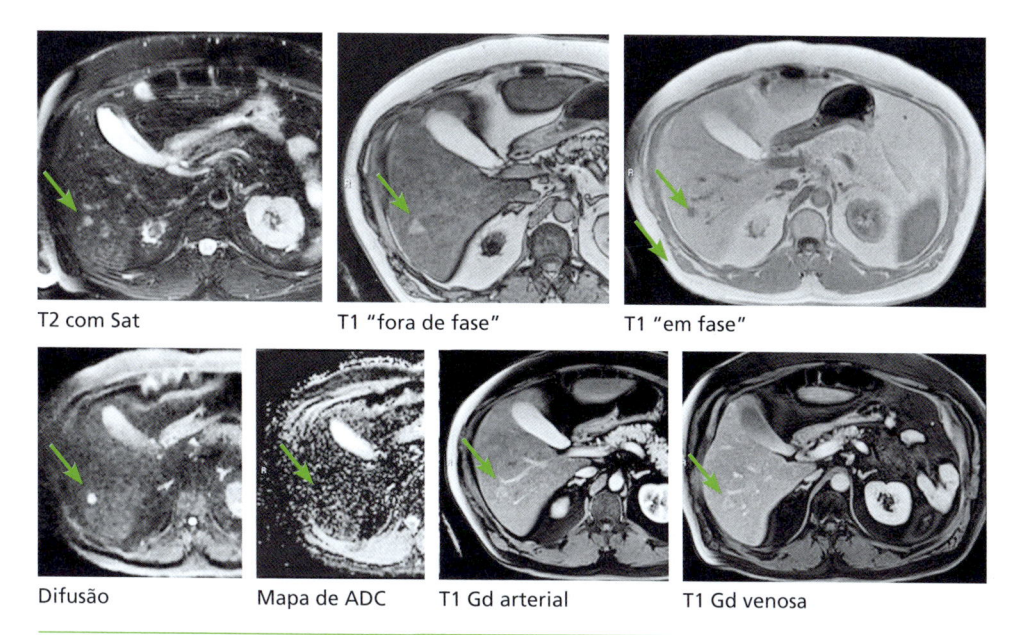

Difusão Mapa de ADC T1 Gd arterial T1 Gd venosa

FIGURA 32.17 Ressonância magnética na detecção de metástase hepática. Paciente com neoplasia de cólon direito operada e elevação de antígeno carcinoembrionário no seguimento. A ressonância magnética caracteriza fígado com moderada esteatose e nódulo medindo 0,8 cm, apresentando leve alto sinal em T2, baixo em T1, restrição à difusão da água e realce periférico pelo gadolínio intravenoso, sugestivo de metástase.

A T2 com Sat B T1 Gd hepatoespecífico C T1 Gd hepatoespecífico

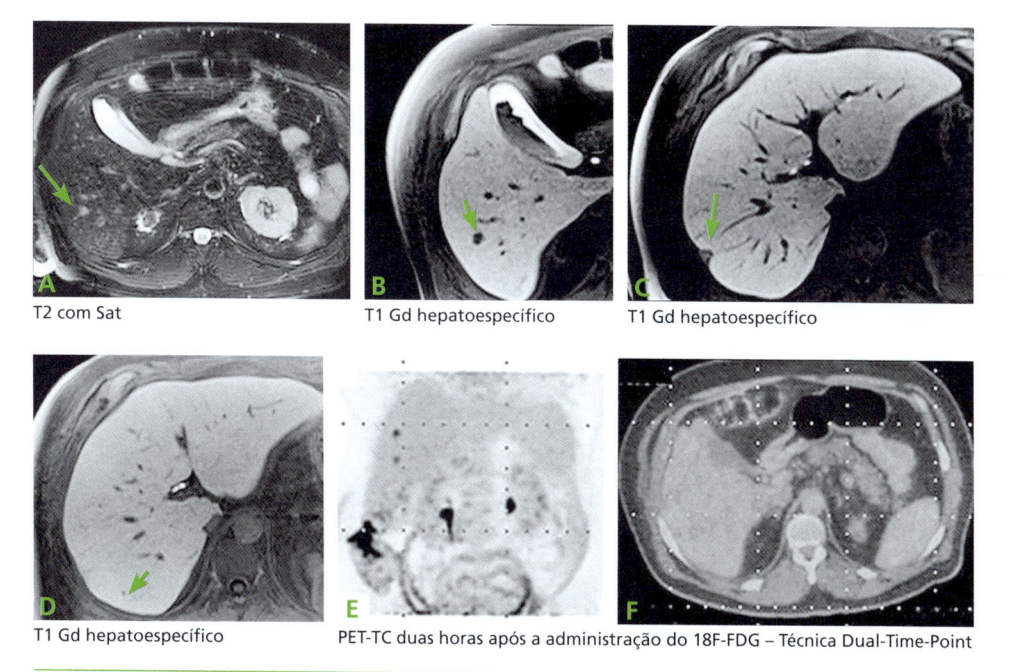

D T1 Gd hepatoespecífico E PET-TC duas horas após a administração do 18F-FDG – Técnica Dual-Time-Point F

FIGURA 32.18 Ressonância magnética com gadolínio hepatoespecífico. O exame é o mesmo da **FIGURA 32.17**, demonstrando identificação de novo nódulo no segmento VII **(D)** com 0,4 cm, identificado apenas por hipocaptação na fase hepatobiliar. **(B)** e **(C)** demonstram os mesmos nódulos identificados no estudo de tomografia por emissão de pósitrons associada à tomografia computadorizada **(E)** e **(F)**. No controle evolutivo, o diminuto nódulo do segmento VII cresceu e foi realizada ressecção dos segmentos posteriores do lobo direito do fígado, confirmando metástase de câncer colorretal.

contraste hepatoespecífico, 90,6%; e combinação, 95,5%).²⁵ Assim, sugere-se a realização dessa técnica em pacientes candidatos à ressecção de metástases hepáticas com o objetivo de detectar maior número de lesões e com menores dimensões.

Tomografia por emissão de pósitrons associada à tomografia computadorizada com fluorodesoxiglicose

Não existem dados suficientes que indiquem o custo-efetividade para a utilização de PET-TC com o radiofármaco fludesoxiglicose (¹⁸F-FDG) para avaliação inicial/estadiamento do CCR.²⁰ Esse método apresenta baixa acurácia para determinar a extensão do tumor primário nas camadas parietais. Apresenta baixa sensibilidade (29%) e alta especificidade (96%) para linfonodos regionais menores que 1 cm.²⁶

A PET-TC vem ganhando espaço no estadiamento do CCR com o objetivo de detectar lesões ocultas em outros sítios (**FIG. 32.19**) em pacientes que serão submetidos à ressecção de metástases hepáticas, identificando sítios adicionais de doença extra-hepática em 11 a 32% dos pacientes. A conduta tera-

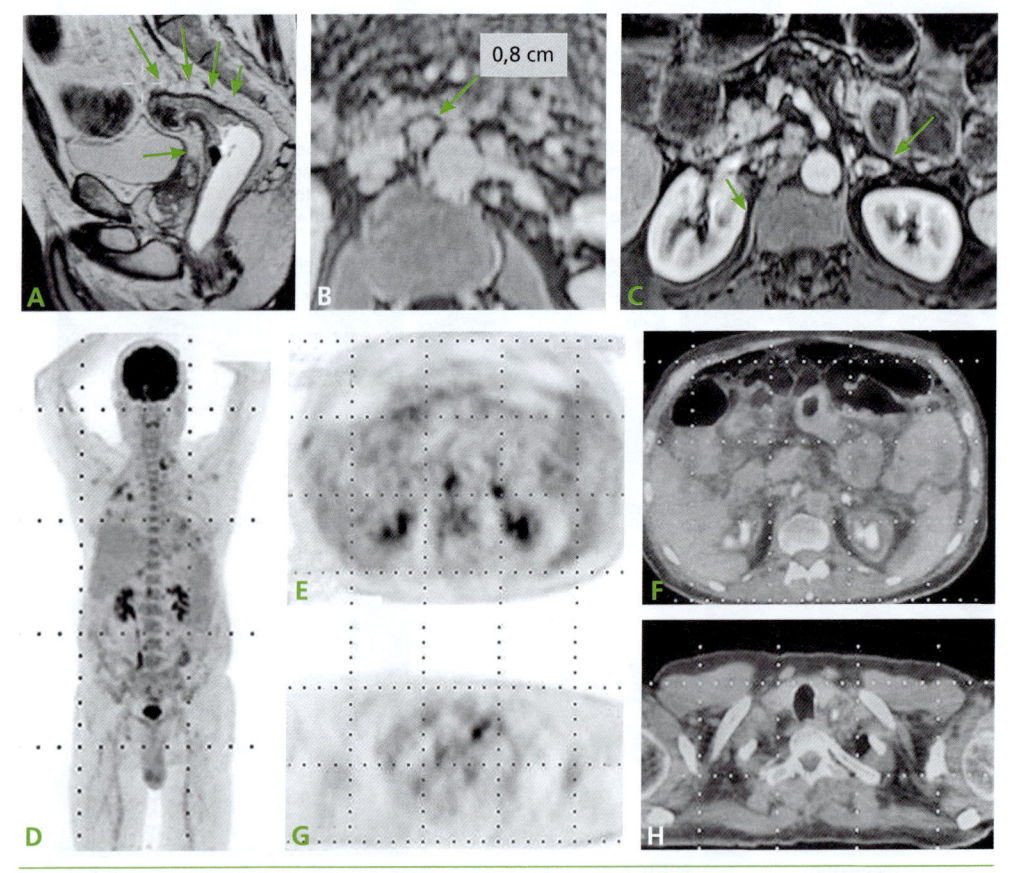

FIGURA 32.19 Tomografia por emissão de pósitrons associada à tomografia computadorizada (PET-TC) em lesão indeterminada em tomografia computadorizada e ressonância magnética e detecção de lesão oculta. Paciente do sexo masculino, 49 anos, com diagnóstico de tumor no terço superior do reto em quadro de obstrução intestinal. Linfonodos com características suspeitas e dimensões dentro da normalidade no retroperitônio e nódulo na glândula suprarrenal esquerda, indeterminado (A), (B) e (C). Estudo de PET-TC em (D) a (H), confirmando comprometimento neoplásico secundário em linfonodo retroperitoneal e nódulo na glândula suprarrenal, além de demonstrar nova lesão suspeita para comprometimento neoplásico em linfonodo supraclavicular esquerdo, confirmado com biópsia excisional.

pêutica é modificada em aproximadamente 35 a 40% dos casos, e há redução de 45 para 28% de intervenções cirúrgicas sem ganhos de sobrevida ("cirurgia fútil").[26]

A PET-TC também tem sido utilizada para avaliação/predição de resposta pós-neoadjuvância em caso de câncer de reto ou em pacientes com doença sistêmica em uso de quimioterapia.[20]

As situações aprovadas pela Agência Nacional de Saúde Suplementar (ANS) para utilização de PET-TC em CCR são:[27]

- Câncer recidivado potencialmente ressecável;
- Antígeno carcinoembrionário (CEA, do inglês *carcinoembryonic antigen*) elevado sem evidência de lesão por métodos de imagem convencionais;
- Recidivas com achados radiológicos inconclusivos com ou sem CEA elevado.

Referências

1. Elsayes KM, Al-Hawary MM, Jagdish J, Ganesh HS, Platt JF. CT enterography: principles, trends, and interpretation of findings. Radiographics. 2010; 30(7):1955-70.
2. Lee SS, Kim AY, Yang SK, Chung JW, Kim SY, Park SH, et al. Crohn disease of the small bowel: comparison of CT enterography, MR enterography, and small-bowel follow-through as diagnostic techniques. Radiology. 2009;251(3):751-61.
3. Al-Hawary MM, Kaza RK, Platt JF. CT enterography: concepts and advances in Crohn's disease imaging. Radiol Clin North Am. 2013;51(1):1-16.
4. Baker ME, Hara AK, Platt JF, Maglinte DD, Fletcher JG. CT enterography for Crohn's disease: optimal technique and imaging issues. Abdom Imaging. 2015; 40(5):938-52.
5. Desmond AN, O'Regan K, Curran C, McWilliams S, Fitzgerald T, Maher MM, et al. Crohn's disease: factors associated with exposure to high levels of diagnostic radiation. Gut. 2008;57(11):1524-9.
6. Mollard BJ, Smith EA, Dillman JR. Pediatric MR enterography: technique and approach to interpretation-how we do it. Radiology. 2015;274(1):29-43.
7. Kim SH. Computed tomography enterography and magnetic resonance enterography in the diagnosis of Crohn's disease. Intest Res. 2015;13(1):27-38.
8. Siddiki HA, Fidler JL, Fletcher JG, Burton SS, Huprich JE, Hough DM, et al. Prospective comparison of state-of-the-art MR enterography and CT enterography in small-bowel Crohn's disease. AJR Am J Roentgenol. 2009;193(1):113-21.
9. Kaushal P, Somwaru AS, Charabaty A, Levy AD. MR enterography of inflammatory bowel disease with endoscopic correlation. Radiographics. 2017;37(1):116-31.
10. Maglinte DD, Gourtsoyiannis N, Rex D, Howard TJ, Kelvin FM. Classification of small bowel Crohn's subtypes based on multimodality imaging. Radiol Clin North Am. 2003;41(2):285-303.
11. Gore RM, Berlin JW, Ivanovic AM. Ulcerative and granulomatous colitis: idiopathic inflammatory bowel disease. In: Gore RM, Levine MS, editors. Textbook of gastrintestinal radiology. 4th ed. Philadelphia (PA): Elsevier; 2015. p. 984-1016.
12. Horton KM, Corl FM, Fishman EK. CT evaluation of the colon: inflammatory disease. Radiographics. 2000; 20(2):399-418.
13. Winawer SJ, Stewart ET, Zauber AG, Bond JH, Ansel H, Waye JD, et al. A comparison of colonoscopy and doublecontrast barium enema for surveillance after polypectomy: National Polyp Study Work Group. N Engl J Med. 2000;342(24):1766–72.
14. Sabanli M, Balasingam A, Bailey W, Eglinton T, Hider P, Frizelle FA. Computed tomographic colonography in the diagnosis of colorectal cancer. Br J Surg. 2010;97(8):1291-4.
15. Martínez-Ares D, Martín-Granizo Barrenechea I, Souto-Ruzo J, Yáñez López J, Pallarés Peral A, Vázquez-Iglesias JL. The value of abdominal ultrasound in the diagnosis of colon cancer. Rev Esp Enferm Dig. 2005;97(12):877-86.
16. Cantisani V, Grazhdani H, Fioravanti C, Rosignuolo M, Calliada F, Messineo D, et al. Liver metastases: contrast-enhanced ultrasound compared with computed tomography and magnetic resonance. World J Gastroenterol. 2014;20(29): 9998-10007.
17. Costa-Silva L, Brown G. Reto. In: Guimarães MD, Chojniak R, editores associados. Oncologia. Rio de Janeiro: Elsevier; 2015. (Müller CI, D'Ippolito G, Rocha AJ, editores. Série Colégio Brasileiro de Radiologia e Diagnóstico por Imagem). p. 569-83.
18. Kruskal JB, Kane RA. Intraoperative ultrasonography of the liver. Crit Rev Diagn Imaging. 1995;36(3):175-226.
19. Horton KM, Abrams RA, Fishman EK. Spiral CT of colon cancer: imaging features and role in management. Radiographics. 2000;20(2):419-30.
20. Fonte AC. Cólon In: Guimarães MD, Chojniak R, editores associados. Oncologia. Rio de Janeiro: Elsevier; 2015. (Müller CI, D'Ippolito G, Rocha AJ, editores. Série Colégio Brasileiro de Radiologia e Diagnóstico por Imagem). p. 547-67.

21. Nerad E, Lahaye MJ, Maas M, Nelemans P, Bakers FC, Beets GL, et al. Diagnostic accuracy of CT for local staging of colon cancer: a systematic review and meta-analysis. AJR Am J Roentgenol. 2016;207(5):984-95.
22. Koh JL, Yan TD, Glenn D, Morris DL. Evaluation of preoperative computed tomography in estimating peritoneal cancer index in colorectal peritoneal carcinomatosis. Ann Surg Oncol. 2009;16(2):327-33.
23. Meyerhardt JA, Mangu PB, Flynn PJ, Korde L, Loprinzi CL, Minsky BD, et al. Follow-up care, surveillance protocol, and secondary prevention measures for survivors of colorectal cancer: American Society of Clinical Oncology clinical practice guideline endorsement. J Clin Oncol. 2013;31(35):4465-70.
24. Niekel MC, Bipat S, Stoker J. Diagnostic imaging of colorectal liver metastases with CT, MR imaging, FDG PET, and/or FDG PET/CT: a meta-analysis of prospective studies including patients who have not previously undergone treatment. Radiology. 2010;257(3):674-84.
25. Vilgrain V, Esvan M, Ronot M, Caumont-Prim A, Aubé C, Chatellier G. A meta-analysis of diffusion-weighted and gadoxetic acid-enhanced MR imaging for the detection of liver metastases. Eur Radiol. 2016; 26(12): 4595-615.
26. O'Connor OJ, McDermott S, Slattery J, Sahani D, Blake MA. The use of PET-CT in the assessment of patients with colorectal carcinoma. Int J Surg Oncol. 2011;2011:846512.
27. Agência Nacional de Saúde Suplementar (BR) [Internet]. Cobertura: PET SCAN. Rio de Janeiro: ANS; 2014 [capturado em 21 maio 2017]. Disponível em: http://www.ans.gov.br/images/stories/A_ANS/Transparencia_Institucional/consulta_despachos_poder_judiciario/2014-petscan.pdf

Doença diverticular do cólon

Ignacio Osorio Mallmann
Karen Delacoste Pires Mallmann

> **Diverticulum:** Termo latino para designar tavernas à margem de estradas com má reputação.

O conhecimento sobre a doença diverticular do cólon (DDC) - modificou-se de forma significativa nas últimas décadas, alterando recomendações tradicionais e evoluindo da antiga valorização da morbimortalidade determinada pelo número de episódios de diverticulite para a individualização das condutas caso a caso.

A epidemiologia foi revisada, a fisiopatologia foi mais bem compreendida, a importância da dieta rica em fibras foi questionada, os tratamentos conservadores foram revistos e o uso de antibióticos e probióticos foi discutido. As indicações cirúrgicas foram contestadas após episódios de diverticulite, bem como a incidência em pacientes jovens, porém, sem a gravidade referida em um passado recente e sem a necessidade de colonoscopia após episódio de diverticulite. Assim, uma grande reviravolta aconteceu em relação a conceitos estabelecidos.

Apesar das mudanças que ocorreram, é necessário reforçar o significado dos seguintes termos:

- Divertículo colônico ocorre pela herniação da mucosa e da submucosa através da parede muscular;
- Diverticulose colônica designa a presença de divertículos, sem associação com inflamação;
- Doença diverticular (DD) denomina genericamente os sintomas e os achados físicos da diverticulose colônica, variando de dor no quadrante inferior esquerdo a complicações da diverticulite;
- Diverticulite aguda indica a presença de inflamação e infecção do divertículo colônico (com a possibilidade de evoluir com complicações);
- Diverticulite não complicada refere-se à diverticulite colônica com peridiverticulite e possível flegmão;
- Diverticulite complicada refere-se à diverticulite colônica associada à obstrução, à perfuração livre, à fístula ou ao abscesso.

Apesar de a DDC ser uma das DDs mais prevalentes no Ocidente, orientações sobre sua prevenção ainda requerem mais evidências científicas. Por sua vez, avanços acerca da fisiopatologia sustentam a hipótese de a DDC resultar de um processo inflamatório crônico associado a alterações na arquitetura do segmento cólico afetado, como ocorre na doença inflamatória intestinal. Assim, novos esquemas terapêuticos, como os 5-aminossalicilatos e os probióticos, estão em investigação, em similaridade com tratamentos em uso para doença inflamatória intestinal.

Sangramento intestinal pode estar presente em 5 a 15% dos pacientes com diverticulose. Esse aspecto da DD será abordado no Capítulo 98, Hemorragia digestiva alta e baixa.

Epidemiologia

Como a diverticulose colônica pode ser assintomática, é difícil indicar com precisão a incidência e a prevalência da doença.

A diverticulose colônica é uma doença adquirida e comum entre os povos ocidentais, sendo uma das mais prevalentes e responsáveis por um número significativo de consultas e hospitalizações, com expectativa de aumento e impacto pelo envelhecimento populacional.

A prevalência aumenta com a idade: 5 a 10% dos casos ocorrem em indivíduos com menos de 40 anos; cerca de 50% dos casos, em pacientes acima de 50 anos; e, em torno de 70%, em indivíduos com mais de 80 anos.

Apesar de ser considerada uma doença do idoso, relatos recentes apontam para aumento da prevalência entre adultos mais jovens.

A DD é mais comum em homens com menos de 50 anos, com prevalência semelhante entre homens e mulheres acima dos 50 e até os 70 anos.

Estudos recentes demonstraram que a diverticulite abaixo dos 40 anos não evolui de forma agressiva como anteriormente entendida, predominando em homens obesos – 84 a 96% dos casos – com história natural e risco de complicações semelhantes às dos mais idosos, apesar de haver taxa de recorrência significativamente superior. Com frequência, o quadro é confundido com apendicite aguda, determinando cirurgia imediata, e o diagnóstico definitivo ocorrerá no transoperatório.

Os divertículos ocorrem isoladamente no cólon sigmoide em 65% dos casos e de forma ampla no cólon esquerdo, em 90 a 95% dos casos. O cólon, em toda a sua extensão, está comprometido em apenas 7% dos casos (pandiverticulose). O acometimento exclusivo do cólon direito ocorre no Ocidente em cerca de 1,5% dos casos, contrastando com países asiáticos e africanos, nos quais há envolvimento do cólon direito em 70% dos casos, em especial o cólon ascendente.

A diverticulite é a complicação mais comum da DD. Uma publicação de 2013, de Shahedi e colaboradores, reduz a incidência da diverticulite para 4% dos pacientes com DD, podendo ser menor que 1% se for considerada a confirmação diagnóstica por tomografia computadorizada (TC) ou achado cirúrgico. Estatísticas anteriores relatavam a incidência de diverticulite em 15% dos pacientes com DD.

Etiologia e fisiopatologia

Os divertículos ocorrem em sítios de entrada na parede colônica das artérias que nutrem o cólon – *vasa recta* –, pontos mais frágeis da parede colônica, com herniação da mucosa e da submucosa e recobertos pela serosa – pseudodivertículos de pulsão ou divertículos não verdadeiros.

Há quatro pontos bem-definidos ao redor da circunferência intestinal onde os vasos retos penetram na camada de musculatura circular. Os vasos entram na parede a cada lado da tênia mesentérica e na borda mesentérica das duas tênias antimesentéricas. São raros divertículos distais à junção retossigmoide, pois as tênias coalescem para formar uma camada muscular longitudinal.

Os divertículos variam de 5 a 10 mm de diâmetro (mas podem exceder 20 mm), costumam ocorrer de forma múltipla e raramente se apresentam de maneira isolada.

Trabalho desenvolvido por Painter e Burkitt[1] indica a dieta pobre em fibras como a causa da diverticulose, ao determinar hiperpressão intraluminal e hipersegmentação colônica. A dieta rica em fibras aumentaria o peso fecal, diminuiria a pressão intracolônica e aumentaria o trânsito colônico, prevenindo a hipertrofia muscular e diminuindo o desenvolvimento da segmentação e da hiperpressão.

Porém, hoje é possível estabelecer as seguintes considerações sobre dieta e diverticulose ou DD:

- A dieta rica em fibras está associada com redução do risco de DD;
- Contudo, hoje o papel das fibras está indefinido na gênese da diverticulose;
- A dieta rica em gorduras e carnes vermelhas está associada com risco aumentado para DD;
- Não há associação entre o consumo de nozes, castanhas, milho, pipoca, entre outros e o risco aumentado de diverticulite ou sangramento diverticular;
- A população de hábitos vegetarianos tem cerca de um terço da incidência para DD da encontrada nos não vegetarianos;
- Não há evidências de relação entre desenvolvimento de divertículos e tabagismo, consumo de álcool ou cafeína.

Obesidade, tabagismo e medicações, como anti-inflamatórios não esteroides, corticoides e opioides, estão associados ao risco aumentado de diverticulite e sangramento diverticular.

Acredita-se que a etiopatogenia da DD é multifatorial, envolvendo dieta pobre em fibras, obesidade, desequilíbrio na microflora intestinal e doenças genéticas em pacientes jovens associadas a alterações do tecido conectivo (síndromes de Marfan e de Ehlers-Danlos e doença renal policística). Contudo, o envelhecimento pela perda da elasticidade e o enfraquecimento da parede colônica têm importante papel no risco para DD.

Diverticulose e doença diverticular

A maioria dos pacientes com diverticulose – presença de divertículos sem associação com inflamação – é assintomática ou apresenta sintomas pouco expressivos, como dor abdominal intermitente, aumento da flatulência e irregularidade evacuatória (**FIG. 33.1**).

O exame físico é pouco expressivo e raramente provoca dor à palpação no quadrante inferior esquerdo.

Frequentemente, a diverticulose é achado eventual de colonoscopia, enema opaco ou outros métodos de imagem (**FIG. 33.2**).

A principal recomendação para pacientes com DD é a dieta rica em fibras (15-30 g/dia) associada à ingesta adequada de líquidos, apesar das poucas evidências sobre vantagens para o seu uso. O uso de formadores de bolo fecal, como psílio ou plantago, pode ser útil.

Deve-se pensar principalmente no diagnóstico diferencial com as neoplasias colorretais, frequentes em pacientes idosos, sobretudo na vigência de hematoquezia.

Diverticulite aguda

O evento inicial da diverticulite aguda – 4% dos pacientes com DD – é a perfuração microscópica ou macroscópica que resulta em reação inflamatória em torno do divertículo,

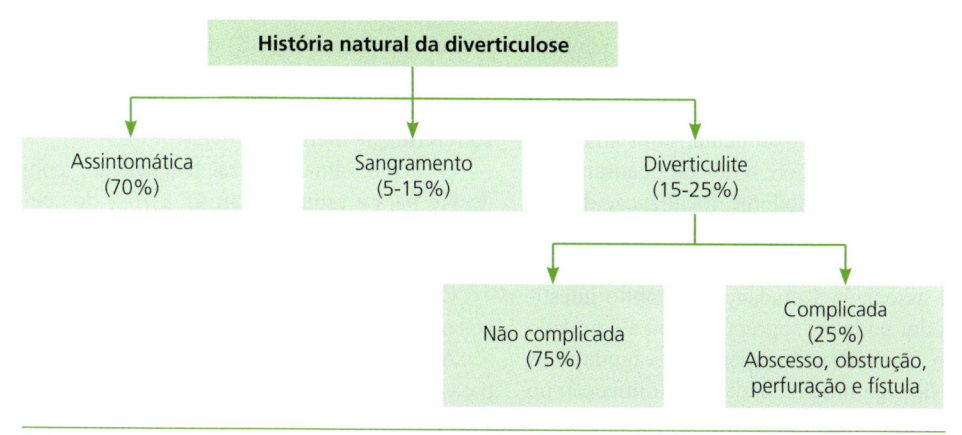

FIGURA 33.1 Fluxograma da história natural da diverticulose.

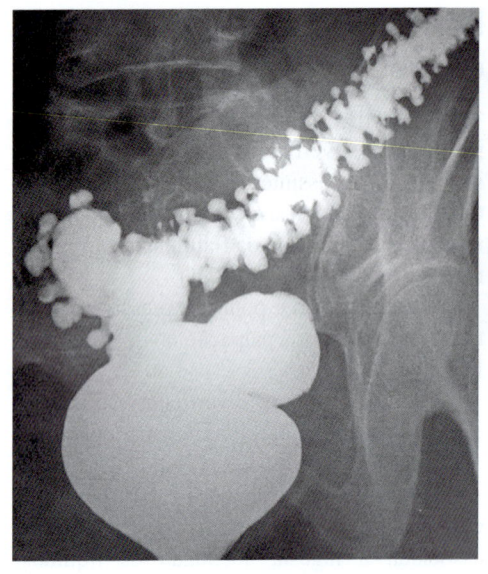

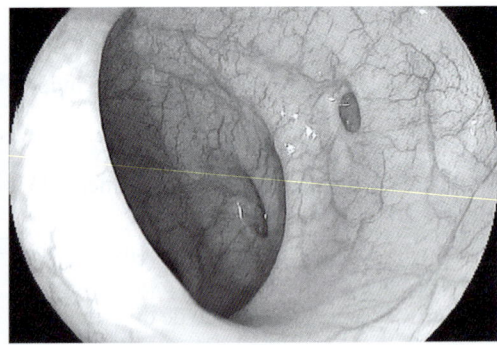

FIGURA 33.2 Enema opaco com diverticulose.

com peridiverticulite ou flegmão, evento designado como diverticulite não complicada e que corresponde a 85% dos casos. Diverticulite complicada ocorre em 15% dos casos, quando a evolução do processo inflamatório e séptico determina a formação de abscesso, fístula, obstrução mais frequentemente ou peritonite e sepse grave mais raramente.

História e exame físico

A maioria dos pacientes com diverticulite aguda tem cerca de 60 anos, e 20% deles possuem menos de 50 anos.

Podem ocorrer anorexia, náuseas ou vômitos e, raramente, hematoquezia. Disúria e polaciúria refletem irritação vesical pela vizinhança do sigmoide inflamado.

A maioria dos pacientes apresenta-se febril (57-100%) e, ocasionalmente, com sinais de sepse. Em geral, referem dor no quadrante inferior esquerdo do abdome, localização do sigmoide, em cerca de 70 a 85% dos casos, de padrão intermitente ou constante, frequentemente associada à mudança do hábito intestinal. A dor pode ser suprapúbica ou até no lado direito, mimetizando apendicite aguda, nos casos do sigmoide redundante, ou infecção no cólon direito (padrão nos pacientes asiáticos). Nos casos mais intensos, identificam-se sinais de peritonismo, como defesa ou dor à descompressão súbita, e é possível palpar massa dolorosa.

Mulheres com fístula colovaginal podem relatar eliminação de aspecto purulento ou fecal. Na fístula colovesical é possível constatar queixas urinárias, fecalúria ou pneumaturia.

O quadro clínico geralmente é claro, permitindo o diagnóstico e o início do tratamento com base somente na clínica, mas com a possibilidade de estar incorreto em um terço dos casos.

Exames complementares

Os exames subsidiários principais são o hemograma e a tomografia computadorizada do abdome (TCA). Radiografias do tórax e do abdome, ultrassonografia (US) do abdome ou enema opaco com contraste hidrossolúvel podem ser utilizados. A ressonância magnética é pouco referida na literatura.

O hemograma mostra leucocitose, com desvio para a esquerda em 45 a 70% dos pacientes, embora sem sensibilidade ou especificidade para diverticulite aguda.

Outros exames hematológicos e bioquímicos não apresentam alterações específicas.

A TCA é considerada o exame de escolha para o diagnóstico da diverticulite, pela sua capacidade de identificar alterações transmurais, extraluminais e de estruturas adjacentes ao processo inflamatório, executada com uso de contraste intravenoso e oral.

Os achados sugestivos de diverticulite incluem presença de divertículo com infiltração de gordura pericólica, espessamento da parede colônica (> 4 mm), formação de flegmão ou abscesso e identificação de ar ou contraste extraluminal. A sensibilidade estimada está entre 90 e 95%.

Os exames radiológicos do tórax e do abdome podem evidenciar pneumoperitônio, secundário à perfuração colônica, em 12% dos pacientes com diverticulite aguda.

A US do abdome tem sido referida na literatura como menos eficiente que a TCA, embora seja muito utilizada por ter baixo custo e não ser invasiva. Porém, o diagnóstico correto depende da qualificação técnica do operador e do equipamento. Os achados mostram presença de divertículos ou abscessos, espessamento da parede colônica ou da gordura pericolônica e perda da motilidade de alças intestinais, determinados pelo processo inflamatório. Nas mulheres, apresenta maior utilidade no diagnóstico diferencial com as doenças ginecológicas, em que o método apresenta melhores resultados. A sensibilidade estimada está entre 80 e 90%.

O enema opaco com contraste hidrossolúvel tem sido utilizado com segurança em pacientes com diverticulite aguda. Permite melhor avaliação da extensão do comprometimento colônico, mas tem a desvantagem de ser mais invasivo. Achados diagnósticos incluem presença de divertículos, efeito de massa no cólon ou intraluminal, trajeto fistuloso e extravasamento de contraste. Em estudos retrospectivos, o enema opaco com contraste hidrossolúvel tem mostrado boa sensibilidade (94%). Entretanto, por ser a diverticulite um processo extramural, o exame pode subestimar a gravidade da doença.

Dois exames devem ser evitados na diverticulite aguda: o enema com bário, pelo risco de extravasamento do contraste para a cavidade, e a colonoscopia, pelo risco de perfuração do cólon inflamado, seja pelo manuseio do aparelho (desfazendo bloqueios peritoneais) ou pela insuflação de ar (determinando hiperpressão intraluminal).

Diagnóstico diferencial

Carcinoma colorretal é o mais importante diagnóstico diferencial a ser efetuado com a diverticulite aguda.

Ressaltam-se outros diagnósticos importantes a serem verificados como:

- **Gastrintestinais** – Apendicite aguda, doença inflamatória intestinal, colite isquêmica, colites e gastrenterites, obstrução colônica, apendagite epiploica;
- **Urogenitais** – Infecção do trato urinário, cólica renal;
- **Ginecológicos** – Doença inflamatória pélvica, torção ou abscesso de cisto ovariano, gravidez ectópica;
- **Outros** – Pancreatite aguda, úlcera péptica complicada, sepse de origem abdominal, abscesso e sangramento retroperitoneal.

Tratamento da diverticulite não complicada

O tratamento da diverticulite não complicada geralmente consiste em mudanças na dieta e administração de antibióticos.

A introdução de dieta líquida sem resíduos alimentares por 2 a 3 dias e progressão para dieta leve a normal conforme evolução clínica é conduta geralmente aceita há várias décadas. Outras diretrizes não limitam a dieta e sustentam não haver evidências para restrições alimentares.

Os microrganismos responsáveis pela infecção da diverticulite provêm da flora habitual do cólon, basicamente bactérias gram-negativas, como *Escherichia coli*, e bactérias anaeróbias, como *Bacteroides fragilis*. Os antibióticos de uso oral recomendados durante 7 a 10 dias ou até cessarem os sintomas são:

- Ciprofloxacino associado ao metronidazol;
- Trimetoprima mais sulfametoxazol associado ao metronidazol;
- Amoxicilina mais clavulanato.

O tratamento em regime ambulatorial depende do julgamento clínico, da gravidade do quadro e das condições do paciente – estruturas de apoio, comunicação, transporte, recursos econômicos e entendimento das recomendações médicas. O paciente não deve apresentar sintomas sistêmicos nem sinais de peritonite. Referir dor de leve intensidade tolerar a dieta. Espera-se resposta favorável ao tratamento em 48 a 72 horas. No caso de agravamento do quadro, como febre ou piora da dor abdominal, o paciente deve ser hospitalizado e reavaliado laboratorialmente e por métodos de imagem, e os antibióticos devem ser modificados.

Candidatos naturais para tratamento ambulatorial são os pacientes mais jovens, com doença pouco expressiva e sem comorbidades.

Indicações para o tratamento hospitalar incluem:

- Pacientes com diverticulite complicada pela TC (perfuração, abscesso, obstrução ou fístulas);
- Pacientes nos quais a TC mostra diverticulite não complicada, mas apresentam:
  - Imunossupressão;
  - Febre elevada (> 39 °C);
  - Leucocitose elevada;
  - Dor abdominal intensa;
  - Idade avançada;
  - Comorbidades significativas como diabetes;
  - Intolerância à dieta oral;
  - Não adesão ao tratamento;
  - Falta de condições para retornar ao hospital;
  - Falha do tratamento ambulatorial.

Deve-se instituir jejum ou dieta líquida, analgesia, hidratação e antibióticos parenterais. Até a identificação dos germes relacionados à diverticulite, a escolha dos antibióticos será inicialmente empírica, como os utilizados para infecções comunitárias de baixo ou alto risco:

- Ertapeném;
- Piperacilina mais tazobactam;
- Ticarcilina mais clavulanato;
- Cefazolina mais metronidazol;
- Cefuroxima mais metronidazol;
- Ceftriaxona mais metronidazol;
- Cefotaxima mais metronidazol;
- Levofloxacino mais metronidazol.

Evolução favorável deverá ocorrer em 48 a 72 horas. Após 3 a 5 dias, com a melhora clínica e laboratorial, os antibióticos podem ser modificados para uso oral, completando 10 a 14 dias de tratamento.

Na ausência de resposta adequada, deve-se reavaliar o paciente e considerar o tratamento cirúrgico.

Os critérios para alta hospitalar incluem normalização dos sinais vitais, resolução da dor abdominal intensa, redução da leucocitose e tolerância da dieta oral.

Chabok e colaboradores,[2] da Uppsala University, em pesquisa randomizada e multicêntrica publicada em 2012, concluíram que o uso de antibióticos na diverticulite aguda não complicada não acelerou a recuperação nem preveniu complicações ou recorrência, sugerindo reservá-los para o tratamento da diverticulite complicada. Novos estudos para validação dessa conduta serão necessários, exigindo cautela no momento, para sua aplicação.

Os pacientes recuperados e assintomáticos do episódio agudo de diverticulite, após cerca de 6 semanas para regressão do processo inflamatório, deverão ser avaliados para excluir a presença de neoplasia colorretal, por meio de colonoscopia ou métodos de imagem.

É esperado que 15% dos pacientes recuperados de episódio de diverticulite aguda necessitem de cirurgia em algum momento da evolução da doença e que ocorra recorrência em 16 a 42%.

A utilização de dieta rica em fibras durante longo tempo após o primeiro episódio de diverticulite pode prevenir recidiva em mais de 70% dos pacientes, conforme avaliação ao longo de 5 anos.

Tratamento cirúrgico eletivo da diverticulite aguda

A cirurgia eletiva desempenha papel importante no tratamento definitivo da diverticulite aguda; porém, as indicações mudaram drasticamente nos últimos anos. Recomendava-se cirurgia eletiva após segundo ou terceiro episódio de diverticulite aguda e, para pacientes jovens, após o primeiro episódio, buscando prevenir diverticulite complicada e possível necessidade de cirurgia de emergência e de estoma temporário ou possivelmente definitivo.

A diverticulite aguda em paciente jovens evolui de forma semelhante aos mais idosos, não justificando mais a cirurgia eletiva após o primeiro episódio de diverticulite, como foi proposto recentemente.

As diretrizes atuais elaboradas pelas sociedades médicas envolvidas no tratamento da diverticulite determinam que a necessidade de cirurgia eletiva deve ser avaliada caso a caso e estabelecem critérios para indicação cirúrgica eletiva:

- Na presença de complicações em curso de diverticulite aguda, como estenoses e fístulas – colovesical (65%), colovaginal (25%), colocutânea, coloentérica, colouterina;
- Após episódios recorrentes e não complicados de diverticulite aguda que afetam a qualidade de vida do paciente, determinando múltiplas internações hospitalares prévias ou dor abdominal constante;
- Em pacientes imunocomprometidos, como os transplantados ou em quimioterapia;
- Na falta de recursos médicos adequados, seja pelo local de residência ou por viagens frequentes do paciente para áreas remotas;
- Na impossibilidade de excluir a presença de neoplasia colorretal.

Episódio de diverticulite aguda complicada por abscessos era equivalente à indicação cirúrgica. As melhorias da radiologia intervencionista e a eficácia dos antibióticos de amplo espectro aumentaram consideravelmente a probabilidade de resolução completa do abscesso peridiverticular apenas com o tratamento não cirúrgico, reduzindo a probabilidade de ataque recorrente e cirurgia de emergência. Provavelmente isso também é verdadeiro para episódios de diverticulite aguda perfurada e bloqueada, manejados com lavagem com auxílio da laparoscopia, procedimento que tem sido associado com baixa taxa de recorrência.

O número de ressecções eletivas para diverticulite realizadas laparoscopicamente vem aumentando desde o fim da década de 1990. A cirurgia laparoscópica no tratamento da diverticulite aguda tem sido associada a vários benefícios, como menor permanência hospitalar, menor número de complicações – como infecção da ferida cirúrgica, transfusões de sangue, íleo adinâmico e dor atenuada – e taxas de conversão abaixo de 10%.

Como é possível observar, o manejo da diverticulite mudou nos últimos anos pelos avanços diagnósticos, da radiologia intervencionista, dos manejos não cirúrgicos ou minimamente invasivos. Porém, alguns parâmetros ainda devem ser obedecidos:

- Nas cirurgias eletivas, deve-se remover todo o cólon espessado, mas não necessariamente todo o segmento colônico com divertículos, permanecendo segmentos proximais com divertículos desde que sem hipertrofia da parede do cólon;
- Deve-se remover todo o sigmoide e as zonas doentes localizadas no retossigmoide, anastomosando o cólon distal ao reto proximal, sem tensão e com boa vascularização;
- Para o tratamento das fístulas, deve-se ressecar o segmento colônico comprometido, geralmente o sigmoide, com reparo do outro órgão afetado e anastomose primária do cólon na maioria dos casos;
- Se existe dúvida sobre neoplasia associada à fístula, deve-se ressecar o segmento do órgão em continuidade com o cólon, obedecendo a princípios oncológicos;
- Na presença de estenoses, com ou sem obstrução, deve-se afastar a possibilidade de neoplasia de cólon e preparar o paciente para ressecção e anastomose em tempo cirúrgico único, evitando o uso de colostomia.

Tratamento da diverticulite complicada

Cerca de 15% dos casos de diverticulite aguda estão associados a complicações que requerem cirurgia. Pacientes com internação hospitalar no primeiro episódio de diverticulite têm quadros mais graves e necessitarão de cirurgia, mais do que aqueles com episódios recorrentes.

Até recentemente, os abscessos eram a principal indicação para a cirurgia, mas atualmente são tratados com drenagem percutânea e antibióticos intravenosos. Tanto a TCA como a US do abdome podem ser utilizadas para orientar drenagem percutânea de abscesso secundário à diverticulite (**FIG. 33.3**), diferentemente da literatura, que designa a TCA como o método auxiliar com maior potencial terapêutico.

No momento, a principal indicação para cirurgia é a perfuração do cólon, que pode levar à peritonite aguda e, consequentemente, à morbidade e mortalidade elevadas.

Até o início da década de 1980, a perfuração e o abscesso diverticular eram tratados por um procedimento-padrão de três tempos com mortalidade elevada.

A seguir, adotou-se a denominada cirurgia de Hartmann, com dois tempos cirúrgicos, tornando-se referência para o tratamento da diverticulite complicada.

Antes disso, em 1978, Hinchey e colaboradores[3] elaborou uma classificação para a diverticulite complicada (**TAB. 33.1**).

Pacientes classificados como Hinchey I ou II, com abscessos pequenos – menos de 5 cm –, podem ser tratados clinicamente, em regime hospitalar.[2] Abscessos maiores devem ser drenados, preferencialmente, por punção percutânea, procedimento que deve ser associado à antibioticoterapia. Na impossibilidade da drenagem percutânea, ou por laparoscopia ou instabilidade clínica, os pacientes devem ser submetidos à cirurgia com ressecção colônica, seguida de anastomose primária com ou sem ostomia de proteção.

Em situações de emergência, a drenagem e a lavagem peritoneal minimamente invasiva substituíram os procedimentos cirúrgicos. Porém, dados recentes sugerem que esses procedimentos comportam risco aumentado quando comparados com a ressecção do cólon.

Pacientes classificados como Hinchey III ou IV, com peritonite purulenta ou fecal generalizada, devem ser submetidos à cirurgia prioritariamente. A incidência de peritonite fecal na diverticulite complicada é de cerca de 13%.

As prioridades na cirurgia de urgência, em ordem de importância, são: controlar a sepse, ressecar o tecido doente e restabelecer o trânsito intestinal.

Entre as opções cirúrgicas, podem ser citadas:

- Cirurgia em três tempos, que consiste em colostomia proximal e drenagem, posterior ressecção do segmento doente e, após recuperação, fechamento da colostomia;

TABELA 33.1 Classificação de Hinchey da diverticulite complicada

Estágios	Descrição
I	Abscesso pericólico ou flegmão, restrito ao mesocólon
II	Abscesso pélvico, intra-abdominal ou retroperitoneal, resultante da perfuração de abscesso pericólico
III	Peritonite purulenta generalizada, decorrente da ruptura de abscesso pericólico ou pélvico
IV	Peritonite fecal generalizada, decorrente da perfuração livre do divertículo

Fonte: Hinchey e colaboradores.[3]

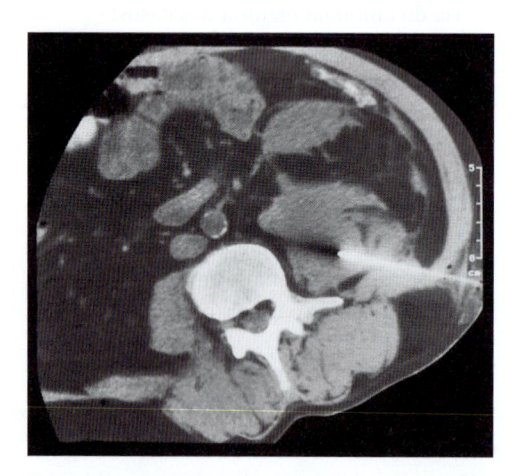

FIGURA 33.3 Drenagem de abscesso por tomografia computadorizada.

- Cirurgia de Hartmann, feita por ressecção primária do segmento afetado, sepultamento do coto retal e colostomia terminal, seguida do fechamento da colostomia;
- Ressecção com anastomose primária com ou sem estomia de proteção;
- Limpeza e drenagem da cavidade pela via laparoscópica.

A cirurgia em três etapas é raramente indicada, pois se associa a uma maior morbimortalidade (mortalidade de 26% *vs.* 7% quando se realiza a sigmoidectomia na primeira abordagem).

A cirurgia de Hartmann continua sendo o procedimento preferencial na urgência, com mortalidade em torno de 12% e dificuldade de reconstrução do trânsito em até um terço dos casos (a colostomia será definitiva).

A não ressecção do cólon é conduta inapropriada, com mortalidade em torno de 28%, bem como a realização da fístula mucosa.

Para a diverticulite complicada em pacientes instáveis com peritonite fecal, o procedimento de Hartmann é o método cirúrgico de escolha.

Após a ressecção do cólon, a decisão de restabelecer o trânsito intestinal por meio de anastomose primária, com ou sem estomia de proteção, repousa novamente nos achados transoperatórios, no estado global do paciente e na experiência do cirurgião. A ileostomia em alça tem sido preferida pela maioria dos grupos, associando-se à menor morbimortalidade. O fato de o cólon não estar preparado durante a cirurgia de urgência não é impeditivo à realização da anastomose primária. O preparo transoperatório do cólon é opção quando o cirurgião necessita de limpeza colônica e está habituado ao método.

A reversão do trânsito intestinal, após controle da diverticulite complicada, poderá ocorrer em torno de 3 meses, podendo variar de 6 semanas a 6 meses.

Oberkofler e colaboradores[4] compararam pacientes com perfuração tipo Hinchey III e IV, em estudo randomizado, e concluíram que a ressecção primária com ileostomia de proteção tem vantagem sobre a cirurgia de Hartmann. Os autores mostraram taxas de complicações globais, comparáveis para ambos os grupos. Porém, os dados favoreceram o grupo submetido à anastomose primária e à ileostomia quanto ao número maior de reversões dos estomas, pelo menor número de complicações graves, menor tempo cirúrgico, menor tempo de internação e menor custo hospitalar.

A drenagem e a lavagem peritoneal minimamente invasiva têm sido utilizadas em substituição ao procedimento de Hartmann, com desfecho favorável em pacientes selecionados de baixo risco e hemodinamicamente estáveis.

Publicações mais recentes – como a realizada por Vennix e colaboradores,[5] comparando dois grupos de pacientes randomizados, tratados com lavagem laparoscópica e drenagem ou ressecção com anastomose primária – concluíram que a lavagem laparoscópica não tem vantagem sobre a ressecção e a anastomose primária.

Na obstrução colônica por diverticulite aguda complicada, a cirurgia de Hartmann é a indicação preferencial. Em casos selecionados, a colectomia parcial e a anastomose primária, com ou sem preparo transoperatório, podem ser realizadas. Em situações críticas, a transversostomia em alça é plenamente justificável.

Em artigo de revisão, Morris e colaboradores[6] desenvolveram uma coorte hipotética com 1.000 pacientes hospitalizados por diverticulite aguda. Os resultados clínicos foram baseados nos tratamentos-padrão atuais. O fluxograma ilustrativo é mostrado na **FIGURA 33.4**.

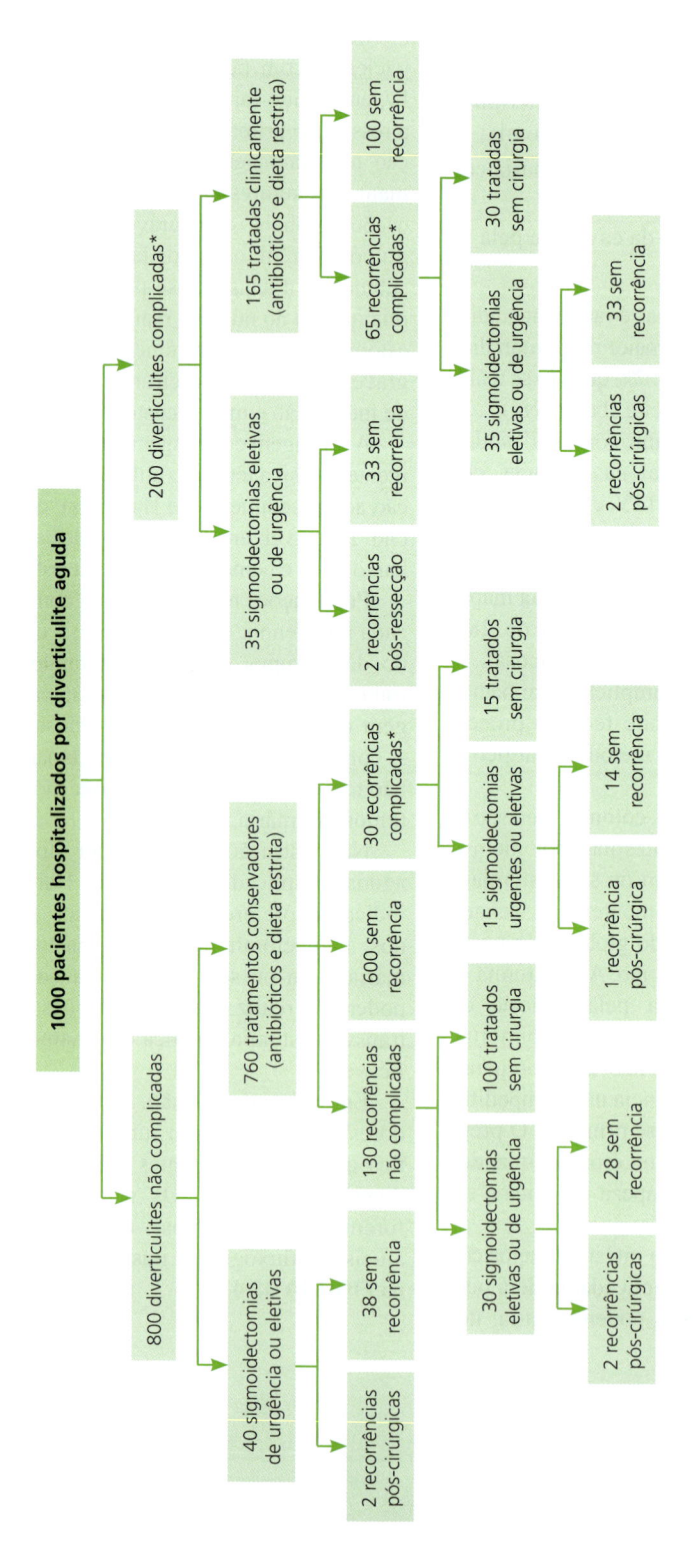

FIGURA 33.4 Fluxograma dos desfechos clínicos baseados nos tratamentos-padrão para uma coorte hipotética de 1.000 pacientes com diverticulite aguda.
Dados derivados dos seguintes estudos sobre desfechos em diverticulite: Ambrosetti e col, Broderick-Villa e col, Nelson e col, Kaiser e col, Dharmarajan e col, Anaya e col, Hall e col.
*Diverticulite complicada refere-se à presença de perfuração, abscesso ou flegmão.
Fonte: Morrise colaboradores.[6]

Referências

1. Painter NS, Burkitt DP. Diverticular disease of the colon, a 20th century problem. Clin Gastroenterol. 1975;4(1):3-21.
2. Chabok A, Påhlman L, Hjern F, Haapaniemi S, Smedh K; AVOD Study Group. Randomized clinical trial of antibiotics in acute uncomplicated diverticulitis. Br J Surg. 2012;99(4):532-9.
3. Hinchey EJ, Schaal PG, Richards GK. Treatment of perforated diverticular disease of the colon. Adv. Surg. 1978;12:85-109.
4. Oberkofler CE, Rickenbacher A, Raptis DA, Lehmann K, Villiger P, Buchli C, et al. A multicenter randomized clinical trial of primary anastomosis or Hartmann's procedure for perforated left colonic diverticulitis with purulent or fecal peritonitis. Ann Surg. 2012;256(5):819-26; discussion 826-7.
5. Vennix S, Musters GD, Mulder IM, Swank HA, Consten EC, Belgers EH, et al. Laparoscopic peritoneal lavage or sigmoidectomy for perforated diverticulitis with purulent peritonitis: a multicentre, parallel-group, randomised, open-label trial. Lancet. 2015;386(10000):1269-77.
6. Morris AM, Regenbogen SR, Hardiman KM. Hendren S. Sigmoid diverticulitis: a systematic review. JAMA. 2014;311(3):287-97.

Leituras recomendadas

Feingold D, Steele SR, Lee S, Kaiser A, Boushey R, Buie WD, et al. Practice parameters for the treatment of sigmoid diverticulitis. Dis Colon Rectum. 2014;57(3):284-94.

Fozard JB, Armitage NC, Schofield JB, Jones OM; Association of Coloproctology of Great Britain and Ireland. ACPGBI position statement on elective resection for diverticulitis. Colorectal Dis. 2011;13 Suppl 3:1-11

Pemberton JH. Acute colonic diverticulitis: medical management [Internet]. UpToDate. 2017 [Capturado em 18 abr. 2017]. Disponível em: https://www.uptodate.com/contents/acute-colonic-diverticulitis-medical-management

Pemberton JH. Acute colonic diverticulitis: surgical management [Internet]. UpToDate. 2017 [Capturado em 18 abr. 2017]. Disponível em: https://www.uptodate.com/contents/acute-colonic-diverticulitis-surgical-management

Pemberton JH. Clinical manifestations and diagnosis of acute diverticulitis in adults [Internet]. UpToDate. 2017 [Capturado em 18 abr. 2017]. Disponível em: https://www.uptodate.com/contents/clinical-manifestations-and-diagnosis-of-acute-diverticulitis-in-adults

Shahedi K, Fuller G, Bolus R, Cohen E, Vu M, Shah R. Long-term risk of acute diverticulitis among patients with incidental diverticulosis found during colonoscopy. Clin Gastroenterol Hepatol. 2013;11(12):1609-13.

Stollman N, Smalley W, Hirano I; AGA Institute Clinical Guidelines Committee. American Gastroenterological Association Institute guideline on the management of acute diverticulitis. Gastroenterology. 2015;149(7):1944-9.

Tursi A, Picchio M, Elisei W, Di Mario F, Scarpignato C, Brandimarte G. Management of patients with diverticulosis and diverticular disease: consensus statements from the 2nd International Symposium on Diverticular Disease. Clin Gastroenterol. 2016;50 Suppl 1:S101-7.

Prolapso retal

Paulo de Carvalho Contu
Simone Santana Contu

Prolapso retal completo, ou procidência retal, é a protrusão circunferencial do reto, com todas as suas camadas, através do ânus. Quando o prolapso não se estende além do ânus, é denominado prolapso oculto, interno ou intussuscepção retal. Tanto a procidência quanto o prolapso interno devem ser distinguidos do prolapso mucoso, que consiste na protrusão somente da mucosa retal.

Epidemiologia

A procidência retal pode ocorrer em qualquer fase da vida, com picos nos extremos das idades. Em crianças, é mais comumente diagnosticada antes dos 3 anos, com maior frequência em meninos. A incidência do prolapso retal em adultos é de 0,25 a 0,42%, e a prevalência chega a 1% naqueles com mais de 65 anos, pois ocorre geralmente após a quinta década de vida, com o auge em mulheres na sétima década, visto que, na vida adulta, o gênero feminino é acometido seis vezes mais do que o masculino.[1] Os homens que apresentam esse distúrbio tendem a desenvolvê-lo antes dos 40 anos. Uma característica dos pacientes adultos mais jovens com prolapso retal é a tendência aumentada de apresentarem autismo, síndromes relacionadas com atraso do desenvolvimento e comorbidades psiquiátricas.

Etiopatogenia

Em crianças, o desenvolvimento do prolapso retal é atribuído à perda da curvatura natural do sacro associada a condições que determinem aumento da pressão abdominal, como diarreia, vômitos, tosse ou constipação. Nesses pacientes, o tratamento é direcionado às causas das manifestações clínicas.

A etiologia da procidência retal em adultos é desconhecida, mas há associação com alguns fatores, como constipação crônica, esforço evacuatório, gravidez, cirurgia pélvica prévia e doença neurológica ou psiquiátrica. Apesar de a multiparidade estar comumente implicada na etiologia, cerca de 35% das pacientes são nulíparas.

Há duas teorias principais para explicar o desenvolvimento do prolapso em adultos. A primeira, proposta por Moschcowitz, considera que o prolapso retal corresponde a uma hérnia de deslizamento decorrente de algum defeito na fáscia pélvica. A segunda teoria, proposta por Broden e Snellman, indica que o prolapso tem origem a partir de uma intussuscepção interna que evolui para a procidência.

Algumas características anatômicas e funcionais, como lassidão dos ligamentos retais, hipotonia esfincteriana anal, diastase dos músculos levantadores do ânus, fundo de saco de Douglas profundo, mesorreto longo e cólon sigmoide redundante, são comuns aos pacientes com procidência retal.

Com frequência, o prolapso de reto está associado a outros distúrbios do assoalho pélvico, como descenso perineal, prolapso de útero e vagina, cistocele e incontinência urinária (**FIG. 34.1**).

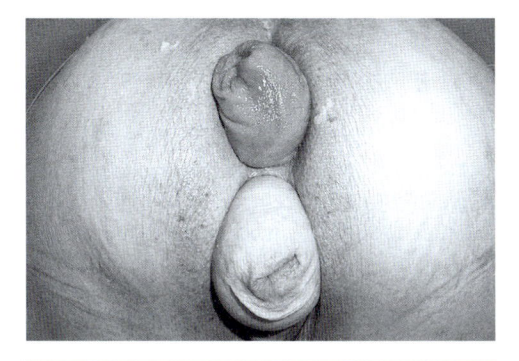

FIGURA 34.1 Prolapso de reto (superior) e de útero e bexiga (inferior).

Quadro clínico

A principal queixa dos pacientes com procidência retal é a sensação de protuberância através do ânus, inicialmente às evacuações, passando a ocorrer durante as atividades cotidianas, até a protrusão espontânea. Com a evolução da doença, o reto pode não retrair mais sem auxílio, necessitando de redução manual, até tornar-se irredutível.

Outros sintomas comuns são incontinência fecal, presente em 50 a 75% dos casos, e constipação, que pode acometer até 50% dos pacientes. Também podem se manifestar tenesmo, eliminação de muco e sangue pelo reto e dor, que tem incidência e características variáveis.

Pacientes com prolapso mucoso apresentam sintomas semelhantes, porém, mais brandos. Já os portadores de intussuscepção frequentemente referem bloqueio evacuatório, tenesmo e sensação de evacuação incompleta.

Diagnóstico

O diagnóstico é fundamentado na história e no exame físico. O paciente pode desencadear o prolapso por meio da manobra de Valsalva em posição habitual de exame proctológico ou na postura de agachamento. Na procidência, as dobras da mucosa do tecido prolapsado apresentam a configuração característica de círculos concêntricos, semelhante a anéis de cebola (**FIG. 34.2A**), devendo ser diferenciada do prolapso mucoso ou da doença hemorroidária interna, cuja mucosa apresenta a impressão das pregas no sentido radial (**FIG. 34.2B**). No exame físico, são comuns os achados de hipotonia esfincteriana e distopias urogenitais associadas.

Se o prolapso não puder ser reproduzido durante o exame físico, a defecografia ou a cinedefecorressonância podem revelar o problema. Esses exames também podem demonstrar outros defeitos, como cistocele, prolapso de cúpula vaginal e enterocele, que podem, dependendo das manifestações clínicas, requerer tratamento multidisciplinar conjunto.

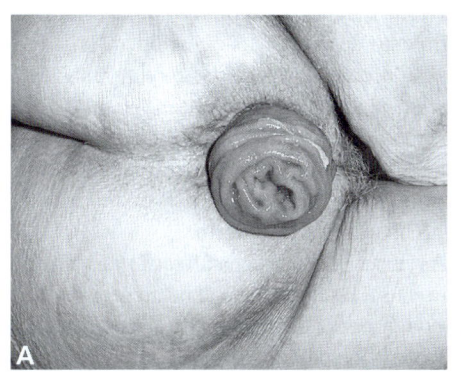

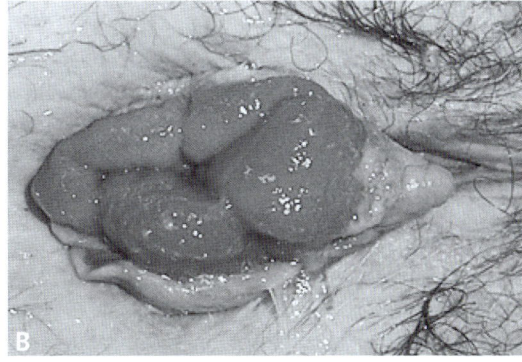

FIGURA 34.2 Prolapso com procidência do reto **(A)** e de mucosa **(B)**.

A retossigmoidoscopia deve ser realizada para pesquisa de outras afecções retais, como as úlceras solitárias, que estão presentes em até 25% dos pacientes. A colonoscopia ou o enema opaco estão indicados para exclusão de neoplasias sincrônicas, que podem atuar como desencadeadores do prolapso em alguns casos (**FIG. 34.3**).

A manometria anorretal, indicada para avaliação da função esfincteriana anorretal, costuma demonstrar diminuição das pressões de repouso e de contração, principalmente nos pacientes com incontinência fecal.

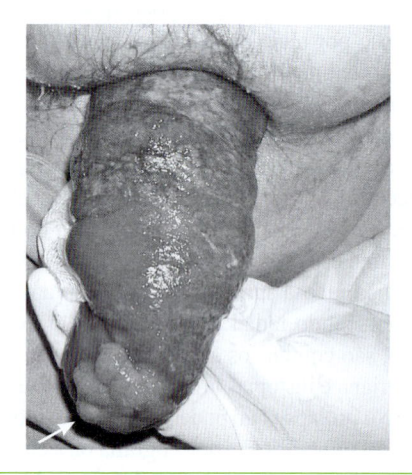

FIGURA 34.3 Procidência de reto desencadeada por neoplasia, indicada pela *seta*.

Tratamento

O tratamento do prolapso de reto no paciente adulto é cirúrgico, e visa à resolução da procidência e à correção ou melhora dos distúrbios funcionais associados. Não existe tratamento medicamentoso específico, e as medidas conservadoras podem proporcionar algum alívio paliativo, como na vigência de um prolapso encarcerado, em que sedação, bloqueio com anestesia local e aplicação de compressas com solução hipertônica podem auxiliar na regressão do edema e na redução da protrusão. Ainda assim, nesta circunstância, a ressecção cirúrgica de urgência está indicada nos casos em que a viabilidade vascular do órgão estiver comprometida.

O tratamento cirúrgico abrange duas categorias, de acordo com a via de abordagem: abdominal e perineal. Há uma grande variedade de técnicas descritas e não existe um procedimento considerado padrão, uma vez que a opção tende a ser individualizada de acordo com fatores relacionados às características do prolapso, à idade, às condições clínicas, ao estado fisiológico intestinal do paciente e à preferência e experiência do cirurgião. As potenciais vantagens dos procedimentos abdominais são a fixação anatômica retal mais apropriada, menor índice de recidiva (até 12%, em média) e melhor resultado funcional. As técnicas perineais costumam estar associadas à menor morbidade, mas com taxas maiores de recidiva (até 38%, em média).

As principais técnicas de abordagem abdominal podem ser realizadas por laparotomia, videolaparoscopia ou cirurgia robótica. As operações minimamente invasivas estão associadas a menos dor, menor tempo de internação e recuperação mais rápida, quando comparadas aos procedimentos realizados por laparotomia. Os resultados funcionais e os índices de recidiva, no entanto, são comparáveis.

O reparo abdominal apropriado requer mobilização adequada do reto, ressecção do sigmoide (quando indicada) e fixação do reto ao promontório.

A dissecção do reto é a primeira etapa de qualquer procedimento abdominal. Embora a técnica de mobilização possa diferir entre os autores em anterior, posterior ou a combinação de ambas, em geral há concordância sobre a preservação dos ligamentos laterais do reto, pois a sua divisão pode piorar ou determinar o surgimento de constipação pós-operatória. Por outro lado, a preservação dessas estruturas está associada à menor recorrência.

A mobilização posterior do reto deve se estender ao assoalho pélvico, até o cóccix, preservando a integridade dos nervos hipogástricos no nível do promontório.

A retopexia consiste na afixação dos tecidos pararretais à fáscia pré-sacral ou ao periósteo do promontório sacral por meio de duas ou três suturas com fios não absorvíveis ou com tela de Marlex®, Teflon®, poliéster ou Prolene®.

Métodos de correção pela via de abordagem abdominal

Retopexia abdominal (promontofixação)

Consiste na mobilização e na fixação do reto ao promontório sacral. Os índices de recidiva variam de 0 a 9%, e a mobilização mais extensa está associada a menores índices de recorrência, mas pode precipitar ou exacerbar a constipação.

Retopexia com tela (cirurgia de Ripstein, Wells ou D'Hoore)

No procedimento preconizado por Wells, o reto é liberado até o assoalho pélvico e fixado a uma tela, que, por sua vez, é suturada no promontório sacral. A órtese recobre o reto parcialmente, mantendo livre sua face anterior. A tela provoca uma reação inflamatória que fixa o reto na posição. Na cirurgia de Ripstein, a tela é suturada na face anterior do reto mobilizado, fixando-o ao promontório, como uma cinta. A obstrução retal por estenose ou angulação pode ocorrer após esse procedimento, o que levou a modificações técnicas, como a manutenção de um espaço livre, sem órtese, na parede anterior do reto. A retopexia ventral de D'Hoore consiste na mobilização do espaço retovaginal (ou retovesical, no homem) com os posteriores implante e fixação da tela ao sacro. Esse procedimento pode corrigir outros defeitos do assoalho pélvico, como retocele e outros prolapsos genitais. As taxas de recidiva com essas técnicas variam de 0 a 13%, com morbidade de 3 a 41%, correspondente a sintomas obstrutivos e processos infecciosos ou fistulosos com a parede intestinal, decorrentes da presença da tela.[2]

Ressecção e retopexia abdominal (cirurgia de Frykman)

Consiste na combinação da sigmoidectomia com retopexia. Pode ser utilizada nas situações de redundância colônica e em pacientes com constipação. Está associada com recidiva de 3 a 4% e a constipação melhora em 60 a 80% dos pacientes.[2]

Ressecção anterior

Consiste somente na ressecção do cólon sigmoide redundante com anastomose colorretal primária após liberação do reto, sem fixação do reto ao promontório sacral. A taxa de recidiva com essa técnica costuma ser mais elevada, quando comparada com as técnicas de retopexia.

Em geral, para pacientes que serão submetidos ao reparo via abdominal, a preferência deve recair sobre alguma cirurgia que contemple a retopexia, visto que os procedimentos sem retopexia estão associados a maior taxa de recidiva média (8,5 vs. 1,5%). A técnica da retopexia, por sutura ou com tela, é determinada pela preferência e experiência do cirurgião, já que não foi demonstrada superioridade de uma sobre a outra.

Pacientes submetidos à correção do prolapso por meio de procedimentos abdominais apresentam taxa de mortalidade de até 7% e morbidade de até 52%.[3] As complicações maiores incluem sepse pélvica, hematomas, fístulas, estenose e deiscência de anastomose, quando há sigmoidectomia. Uma potencial complicação é o sangramento pelas veias sacrais, geralmente de difícil contenção, pois são originárias do plexo vertebrobasilar, localizado na intimidade da estrutura óssea. Uma vez identificado, o sangramento deve ser contido por compressão. Pode-se utilizar hemostasia com gás argônio, aplicação de cera de osso ou tachas de titânio sobre o sacro, ou eletrocauterização em segmento muscular interposto sobre o orifício sacral correspondente à hemorragia. Persistindo o sangramento, a alternativa é o tamponamento por empacotamento pélvico com compressas e revisão em 24 a 48 horas.

Métodos de correção pela via de abordagem perineal

Cirurgia de Thiersch

Consiste na implantação de material não absorvível, como fio cirúrgico ou tela, ao redor do ânus, no espaço subcutâneo perianal. O seu objetivo é a contenção do prolapso mediante estreitamento por cerclagem do ânus por meio da tração do fio.

É uma técnica de fácil execução, com mínima morbidade, mas apresenta elevada taxa de recidiva (33-44%).[2] Em geral, é indicada para pacientes com alto risco anestésico e cirúrgico. As suas principais complicações são a impactação fecal e a erosão da pele pelo material.

Cirurgia de Delorme

Essa técnica é caracterizada pela ressecção da mucosa do segmento de reto prolapsado e posterior plicatura da camada muscular desnuda, promovendo "sanfonamento" do reto. Apresenta baixa morbidade, mas o índice de recidiva é elevado, entre 16 e 30%. Alguns autores sugerem que a associação de esfincteroplastia pode ocasionar menor recidiva e incremento nos resultados funcionais.

Retossigmoidectomia perineal (cirurgia de Altemeier)

O procedimento de Altemeier consiste na ressecção do segmento prolapsado e anastomose primária do cólon remanescente com o ânus por via perineal. Está associado a taxas de recidiva de 25% e morbidade, como sangramento, deiscência de anastomose e abscesso pélvico, de até 35%. Outro revés consiste em péssimos desfechos funcionais, como urgência e incontinência fecal. A plicatura posterior dos músculos levantadores do ânus associada à ressecção, refazendo a angulação anorretal, parece determinar diminuição nas taxas de recidiva e melhores resultados funcionais.

Entre as cirurgias perineais mais comumente realizadas, o procedimento de Delorme, por razões técnicas, é preferencialmente indicado em pacientes com prolapso de até 4 cm, enquanto a cirurgia de Altemeier é escolhida para procidências maiores.

Há escassa informação sobre qual é a melhor opção cirúrgica nos casos de recidiva, mas a repetição da técnica utilizada na cirurgia primária parece ser a melhor escolha. Neste contexto, é necessária atenção quanto à vascularização do cólon nos casos em que o tratamento anterior tiver envolvido ressecção intestinal.

A cirurgia para prolapso interno geralmente é evitada porque os resultados são conflitantes, com alívio sintomático em menos de 50% dos pacientes. O prolapso mucoso pequeno pode ser tratado com ligadura elástica, e os mais volumosos são tratados com ressecção cirúrgica, a exemplo da hemorroidectomia.

Como registrado anteriormente, é comum pacientes portadores de procidência retal apresentarem incontinência fecal e constipação, com incidência variável. Após a correção cirúrgica, por qualquer método, os pacientes costumam melhorar dos sintomas de incontinência. Os sintomas de constipação costumam melhorar após as cirurgias perineais, mas podem melhorar ou exacerbar após os procedimentos abdominais.

Referências

1. Patel SM, Lembo AJ. Constipation: rectal prolapse and solitary rectal ulcer syndrome. In: Feldman M, editor. Sleisenger and Fordtan's gastrointestinal and liver disease. 8th ed. Philadelphia: Saunders Elsevier; 2006. vol. 1, p. 230.
2. Hatch Q, Steele SR. Rectal prolapse and intussusception. Gastroenterol Clin North Am. 2013;42(4):837-61.
3. Kim DS, Tsang CB, Wong WD, Lowry AC, Goldberg SM, Madoff RD. Complete rectal prolapse: evolution of management and results. Dis Colon Rectum. 1999;42(4):460-6..

Leituras recomendadas

Gordon PH. Rectal procidentia. In: Gordon PH, Nivatvongs S, editors. Principles and practice of surgery for the colon, rectum and anus. 2nd ed. St Louis: Quality Medical Publishing; 1999. p.503 40.

Gurland B, Zutshi M. Rectal prolapse. In: Steele SR, Hull TL, Read TE, Saclarides TJ, Senagore AJ, Whitlow CB, editors. The ASCRS textbook of colon and rectal surgery. 3rd ed. New York: Springer; 2016. p. 1077-89.

Nicholls J, Banerjee A. Rectal prolapse and solitary rectal ulcer syndrome. In: Nicholls J, Dozois RR, editors. Surgery of the colon and rectum. New York: Churchill Livingstone; 1997. p.709 37.

Tou S, Brown SR, Nelson RL. Surgery for complete (full-thickness) rectal prolapse in adults. Cochrane Database Syst Rev. 2015 Nov 24;(11):CD001758.

Varma M, Rafferty J, Buie WD. Practice Parameters for the Management of Rectal Prolapse. Dis Colon Rectum. 2011; 54(11):1339-46

Doença inflamatória intestinal

Cristina Flores

A doença de Crohn (DC) e a retocolite ulcerativa (RCU) idiopática são as duas principais formas de doença inflamatória intestinal (DII) crônica que se caracterizam por períodos de remissão e exacerbação. O que se sabe hoje é que essas doenças resultam de uma resposta imune inapropriada aos antígenos das bactérias da microbiota intestinal em indivíduos geneticamente suscetíveis. Dados epidemiológicos sugerem que fatores ambientais (como toxinas, agentes infecciosos e anti-inflamatórios não esteroides [AINEs]) podem ser os principais promotores dessa resposta imunológica inadequada. O pico de incidência ocorre entre 15 e 35 anos, porém pode surgir em qualquer idade.

Quadro clínico

Doença de Crohn

A DC pode manifestar-se em qualquer segmento do tubo digestivo (da cavidade oral ao ânus). Possui extensão, gravidade e comportamento variáveis, o que determina uma ampla diversidade de apresentações clínicas. O reconhecimento das diferenças nas características clínicas e nos subgrupos de pacientes é fundamental para guiar a avaliação e o tratamento adequados. Diarreia, dor abdominal, perda de peso, sensação de fraqueza e febre são sintomas comuns. Também pode haver manifestações extraintestinais, mais comumente articulares. A doença perianal (fístulas, fissuras ou plicomas inflamatórios) está presente em até 10% dos pacientes no momento do diagnóstico, e aproximadamente 30% a desenvolverão ao longo da vida. O envolvimento do esôfago, do estômago, do duodeno e do jejuno proximal isoladamente é raro. O íleo é o segmento intestinal mais afetado (envolvido em até 70% dos casos). A inflamação estende-se para o cólon em até 40% dos indivíduos.

O quadro clínico mais comum no comportamento inflamatório é dor abdominal em cólica, diarreia aquosa e perda de peso. Além disso, a DC ileocecal pode mimetizar uma apendicite aguda com febre, dor no quadrante inferior do abdome, náuseas e vômitos. Ocasionalmente, pode-se palpar uma massa inflamatória associada ou não a um abscesso. Em cerca de 25% dos casos, pode haver envolvimento predominantemente colônico, nos quais a diarreia passa a apresentar sangue e/ou pus, sendo mais difícil o diagnóstico diferencial com a RCU. Classicamente, a DC não envolve o reto, mas este costuma estar envolvido quando há colite extensa em até 50% dos casos. O comportamento fibroestenótico leva a um quadro clínico de suboclusão intestinal com distensão, dores abdominais, vômitos e redução ou parada de eliminação das fezes. A doença perfurante (ou penetrante) é caracterizada pela perfuração da parede intestinal, que estabelece um trajeto fistuloso entre alças, entre o intestino e algum órgão adjacente ou, até mesmo, com a parede abdominal. A perfuração livre para a cavidade é mais rara, mas pode ocorrer.

Retocolite ulcerativa

A RCU apresenta um quadro clínico mais homogêneo, quando comparado ao da DC, e sua principal manifestação é a diarreia com pus e sangue. A intensidade das manifestações clínicas depende da extensão e da gravidade do processo inflamatório (proctite, colite esquerda ou pancolite). O número de evacuações é variável, podendo chegar a até 20 vezes ao dia, muitas delas com eliminação exclusiva de pus e sangue. Sintomas constitucionais, como fadiga, febre e perda de peso, podem estar presentes, mas o que chama a atenção na maioria dos casos é a palidez devida à anemia. A dor abdominal não costuma ser uma manifestação proeminente, estando geralmente localizada no quadrante inferior esquerdo do abdome. São comuns os sintomas de urgência evacuatória e tenesmo.

A principal complicação da RCU é o megacólon tóxico, que deve ser suspeitado sempre que um paciente com colite moderada a grave desenvolve distensão abdominal progressiva ou redução abrupta do número de evacuações sem outros sinais clínicos de melhora. Manifestações extraintestinais também podem ocorrer em até 25% dos casos.

A estratificação da gravidade da apresentação clínica da colite é fundamental para orientar a escolha do tratamento. A classificação de Truelove e Witts[1] é utilizada na prática clínica (**TAB. 35.1**).

Diagnóstico

O diagnóstico das DIIs é feito pela combinação de aspectos clínicos, laboratoriais, radiológicos, endoscópicos e histopatológicos. Não existe um teste considerado padrão para o diagnóstico da RCU e da DC. A história clínica detalhada sobre início dos sintomas, presença de sangramento nas fezes, dor abdominal, tenesmo, diarreia e manifestações extraintestinais é de fundamental importância. A radiografia simples de abdome pode fornecer algumas informações importantes, como evidência de obstrução intestinal, distensão, megacólon tóxico (dilatação total ou segmentar do cólon acima de 6 cm – 5,5 cm no cólon transverso; **FIG. 35.1**) ou pneumoperitônio. Diante de um paciente cuja história clínica e exame físico sugerem DII, o exame de escolha é a ileocolonoscopia com biópsias em todos os segmentos, incluindo amostras das regiões macroscopicamente normais. Nos casos de apresentação clínica com colite grave, algumas vezes é prudente realizar apenas uma retossigmoidoscopia flexível para reduzir a possibilidade de complicações.

As características endoscópicas mais úteis para o diagnóstico da DC são o envolvimento

TABELA 35.1 Classificação de gravidade da retocolite ulcerativa idiopática

Parâmetro	Leve	Moderada	Grave
Número de evacuações	< 4	4-6	> 6
Manifestações sistêmicas (febre, FC > 90, Hb < 10,5)	Ausentes	Leves ou mínimas	Presentes
VSG	< 30	< 30	> 30

FC, frequência cardíaca; Hb, hemoglobina; VSG, velocidade de sedimentação globular.

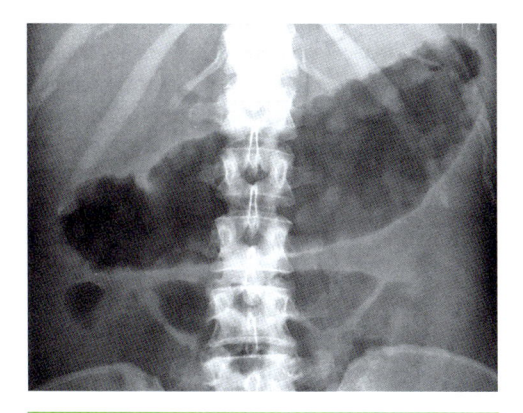

FIGURA 35.1 Megacólon tóxico.

descontínuo com áreas afetadas ao lado de áreas normais, a presença de lesões perianais, extensas ulcerações longitudinais e/ou serpiginosas, bem como erosões aftoides. Já a RCU apresenta uma mucosa difusamente edematosa, exsudativa e friável. Casos mais graves podem apresentar ulcerações profundas. Nos pacientes com evidências de DC, é necessária avaliação adicional do intestino delgado. Apesar da evolução dos exames endoscópicos para avaliação do intestino delgado (cápsula e enteroscopia), os exames mais utilizados são a enterografia por tomografia computadorizada ou por ressonância magnética. Quando estes não estiverem disponíveis, utiliza-se radiografia contrastada de trânsito de intestino delgado. A tomografia computadorizada e a ressonância magnética proporcionam informações adicionais sobre a parede intestinal, o envolvimento do mesentério e a presença de coleções e/ou abscessos. O diagnóstico inicial de colite por DC ou RCU exige que sejam afastadas causas infecciosas. Na **TABELA 35.2**, é apresentado um resumo das características que podem auxiliar no diagnóstico diferencial entre essas duas condições.

Tratamento

Tratar as DIIs geralmente exige múltiplos fármacos, e a participação do paciente na tomada de decisões deve ser estimulada, pois o tratamento é para a vida toda e envolve uma série de potenciais efeitos adversos. O tratamento das DIIs pode ser dividido em duas etapas: indução de remissão e manutenção da remissão.

Doença de Crohn

A escolha do tratamento adequado para a doença de Crohn depende da avaliação da gravidade, da localização e do comportamento da doença em cada indivíduo. O principal objetivo sempre é induzir a remissão nos pacientes. No entanto, é possível falar de remissão clínica, laboratorial ou endoscópica. A cicatrização de mucosa é um tópico cada vez mais discutido a partir do surgimento da terapêutica biológica (infliximabe, adalimumabe e outros anticorpos monoclonais). Existem vários instrumentos para avaliação de atividade da DC, mas nenhum deles é de fácil utilização na prática clínica. Por essa razão, no dia a dia são utilizados a sintomatologia e os marcadores inflamatórios séricos (velocidade de sedimentação globular [VSG] e proteína C-reativa) como parâmetros para essa avaliação. É necessário estimular a participação do paciente nas decisões terapêuticas, pesando a eficácia e os efeitos adversos de cada medicamento.

Indução de remissão

Aminossalicilatos (mesalazina)

Os aminossalicilatos apresentam resultados limitados na DC. A metanálise de Hanauer e colaboradores[2] demonstrou que os aminossalicilatos têm resultado modesto frente ao placebo na DC leve a moderada, sendo capazes de reduzir o índice de atividade da DC na dose de 4 g/dia. O significado clínico da redução desses índices é discutível. Doses menores não podem ser recomendadas.

Budesonida

É uma opção na indução de remissão da DC de íleo leve a moderada. A budesonida, na dose de 9 mg/dia, é superior ao placebo e aos aminossalicilatos, induzindo remissão em aproximadamente 50% dos pacientes em 8 a 10 semanas de

TABELA 35.2 Comparação entre as características da retocolite ulcerativa idiopática e da doença de Crohn

	RCU idiopática	DC
Manifestações clínicas		
Hematoquezia	Comum	Rara
Envolvimento do intestino delgado	Não	Sim
Massa abdominal	Rara	Comum
Manifestações extraintestinais	Comuns	Comuns
Obstrução colônica	Rara	Comum
Fístulas perianais	Raras	Comuns
Laboratório		
ASCA positivo	Raro	Comum
ANCA positivo	Comum	Raro
Colonoscopia		
Reto	Sempre envolvido	Frequentemente poupado
Lesões	Contínuas	Descontínuas
Úlceras aftoides	Não	Sim
Estenose	Não (exceto na presença de neoplasia)	Comum
Pseudopólipos	Comuns	Raros
Mucosa de aspecto granular	Sim	Não
Ulceração no íleo terminal	Não ocorre	Comum
Ulcerações longitudinais e serpiginosas	Raras	Comuns
Histopatologia		
Inflamação transmural	Não	Sim
Distorção de criptas	Sim	Sim
Criptite e abscessos crípticos	Sim	Sim
Granuloma	Não	Sim
Fissuras	Não	Sim
Lesões segmentares	Não	Sim

ANCA, anticorpo anticitoplasma de neutrófilos (do inglês *antineutrophil cytoplasmic antibody*); ASCA, anticorpo contra *Saccharomyces cerevisiae* (do inglês *anti*-Saccharomyces cerevisiae *antibody*); DC, doença de Crohn; RCU, retocolite ulcerativa.

seguimento. A budesonida é menos eficaz do que a prednisona, mas apresenta menos efeitos adversos, o que a torna atrativa no contexto da DC leve a moderada. Nos pacientes com DC muito leve e oligossintomática, existe a possibilidade de não se tratar.

Corticoides sistêmicos (prednisona ou prednisolona)

Os corticoides sistêmicos são altamente eficazes em induzir a remissão clínica. Devem ser utilizados nos casos de DC moderada e grave em doses equivalentes a 0,75 mg a 1 mg/kg, sendo que doses acima de 60 mg/dia de prednisona não demonstram benefício significativo. Não existem estudos randomizados controlados comparando os esquemas de retirada do corticoide, porém esta não deve ser excessivamente acelerada, pois parece provocar maior índice de reativação precoce. A retirada do corticoide deve levar, em média, 3 meses. Em casos de atividade grave, a rota preferida de administração de corticoide é a parenteral com hidrocortisona ou metilprednisolona.

Imunossupressores (azatioprina, 6-mercaptopurina e metotrexato)

O benefício da azatioprina/6-MP tem sido demonstrado em vários estudos controlados. Uma metanálise de Pearson e colaboradores,[3] envolvendo estudos randomizados, verificou que a RC foi de 3,09 (IC 95%, 2,45-3,91). A taxa de resposta total foi de 55% para a indução de remissão. Deve-se ter em mente que o período de latência de ação da azatioprina na indução de remissão é de 3 a 6 meses, motivo por que ela nunca é usada como monoterapia para essa indicação. A dose é de 2 a 2,5 mg/kg/dia.

O metotrexato (MTX) é utilizado como imunomodulador de segunda linha, ou seja, quando os análogos da purina não têm eficácia ou não são tolerados. Possui eficácia na indução de remissão na dose de 25 mg SC, 1 ×/semana.

Agentes biológicos

Infliximabe

É eficaz em induzir a remissão em pacientes com DC grave que não respondem ao corticoide IV. O primeiro estudo multicêntrico, randomizado e duplo-cego realizado demonstrou resposta clínica de até 80% (17% no grupo-placebo), com 33% de indução de remissão completa (4% no grupo-placebo). Classicamente, o uso de infliximabe é reservado para os pacientes graves que não respondem ao corticoide. Atualmente, tem sido discutido o papel da terapêutica mais agressiva inicial na DC (*top-down*). Esse tipo de abordagem terapêutica tem resultados importantes, mas ainda é necessário aprender a identificar o subgrupo de pacientes que realmente pode obter benefício com esse tratamento. A dose é de 5 mg/kg nas semanas 0, 2 e 6.

Adalimumabe

Trata-se de um anticorpo monoclonal totalmente humano que bloqueia os receptores do TNF e que também tem mostrado alta eficácia com resultados semelhantes aos do infliximabe. O estudo CLASSIC I[2] mostrou índice de remissão de 36% (12% no grupo-placebo) no esquema de indução com 160 mg seguido de 80 mg em 14 dias.[4]

Vedolizumabe

O vedolizumabe é um anticorpo humanizado que se liga aos receptores de integrinas α4β7, os quais são fundamentais para a migração dos leucócitos da circulação para o tecido, bloqueando a diapedese. Estudos recentes têm comprovado seus resultados no tratamento da DC moderada a grave.[5] É utilizado por via IV, porém pode ter início de ação mais lento do que os anti-TNF IV. No período de indução, são utilizadas doses de 300 mg nas semanas 0, 2 e 6.

Manutenção da remissão

Imunossupressores (azatioprina, 6-mercaptopurina e metotrexato)

Um estudo clássico do início da década de 1980, conduzido por Present e colaboradores,[6] demonstrou que a 6-MP é capaz de manter a remissão na DC na dose de 1 a 1,5 mg/kg (67% comparado com 8% do grupo-placebo). A RC para manutenção de remissão em uma metanálise foi de 2,27 (IC 95%, 1,76-2,93). O intervalo de uso e a dose utilizada no tratamento são de fundamental importância para a análise do resultado dos estudos.

As indicações para início do uso de imunomoduladores são:

- Pacientes com atividade grave;
- Pacientes que necessitam de dois ou mais cursos de corticoide em 1 ano;
- Pacientes que recaem quando a dose de corticoide chega a 20 ou 15 mg;
- Pacientes que recaem dentro de 3 meses da interrupção do corticoide;
- Prevenção de recorrência pós-operatória.

O MTX também é eficaz na manutenção da remissão da DC na dose de 15 mg/semana (65% contra 39% do grupo-placebo; P = 0,04). A metanálise de Alfadhli e colaboradores[7] demonstrou que o MTX foi mais eficaz do que o placebo na manutenção de remissão (RC 3,11; IC 95%, 1,31-7,41; P = 0,01). O MTX oral não foi efetivo na DC.

Agentes biológicos

O infliximabe, o adalimumabe e o vedolizumabe são medicamentos comprovadamente eficazes na manutenção da remissão da DC. O estudo ACCENT I[6] demonstrou que os pacientes que respondem à dose inicial de infliximabe têm maior chance de manter sua remissão nas semanas 30 e 54 de acompanhamento, com sua doença controlada por longo período. A dose de manutenção do infliximabe é de 5 mg/kg a cada 8 semanas. Nos estudos que avaliaram a eficácia do adalimumabe, a porcentagem de pacientes respondedores randomizados que mantiveram a remissão foi significativamente superior à do placebo. A dose de manutenção do adalimumabe é de 40 mg a cada 2 semanas, para uso SC. A dose de manutenção do vedolizumabe é de 300 mg a cada 8 semanas.

Tratamento da doença perianal

Aproximadamente 30% dos pacientes com DC desenvolverão doença perianal ao longo de suas vidas. Tratamentos convencionais, como corticoides e aminossalicilatos, são ineficazes para o fechamento de fístulas. O tratamento-padrão para doença perianal é a combinação entre o exame sob anestesia com curetagem dos trajetos fistulosos com colocação de sedenhos e o tratamento farmacológico. Estudos não controlados sugerem que o ciprofloxacino e o metronidazol têm um papel no tratamento e até mesmo no fechamento de fístulas, porém com resultados efêmeros. Um estudo randomizado,[8] embora com um grupo pequeno de pacientes, constatou que a remissão de fístulas na semana 10 de acompanhamento ocorreu em 3 pacientes (30%) tratados com ciprofloxacino, em nenhum paciente tratado com metronidazol e em 1 paciente tratado com placebo (12,5%), sendo que essas diferenças não foram significativas. Apesar da falta de evidências científicas sólidas, os antibióticos ainda são considerados úteis nas fístulas mais simples e na redução dos sintomas.

Azatioprina ou 6-mercaptopurina

Não existem estudos controlados com azatioprina ou 6-MP para fechamento de fístulas como desfecho primário. Uma metanálise conduzida por Pearson e colaboradores[3] incluiu cinco estudos controlados com esses fármacos, e os resultados do tratamento para fístulas foram descritos como desfechos secundários. Essa metanálise mostrou que 22 de 41 pacientes (54%) tiveram cicatrização das fístulas quando comparados com 6 de 29 pacientes (21%) tratados com placebo, resultando em RC de 4,44 (IC 95%, 1,50-13,20).

Infliximabe

Há dois estudos multicêntricos – de Present e colaboradores[9] e Sands e colaboradores[10] – randomizados, controlados e duplo-cegos avaliando o infliximabe especificamente para fechamento de fístulas. Após as três doses de indução (semanas 0, 2 e 6), 68% dos pacientes tiveram redução de drenagem em comparação com 26% do grupo-placebo. Houve resposta completa com fechamento das fístulas em 55% dos pacientes, porém com reabertura delas em uma proporção grande de pacientes quando não realizada manutenção da medicação. O estudo seguinte teve como objetivo avaliar a manutenção de resposta. Após 54 semanas de seguimento, 36% dos pacientes do grupo do infliximabe mantiveram a cicatrização completa quando comparados a 19% do grupo-placebo (P = 0,009).

Adalimumabe

No estudo CHARM,[11] o fechamento de fístulas foi avaliado como desfecho secundário, sendo que o fechamento completo ocorreu em 33% dos pacientes tratados contra 13% no grupo-placebo (P = 0,016).

As **TABELAS 35.3** e **35.4** apresentam esquemas de indicações terapêuticas na doença de Crohn.

Retocolite ulcerativa

A escolha do esquema terapêutico depende da extensão e da gravidade da doença que deve levar em consideração a gravidade clínica (classificação de Truelove e Witts[1] apresentada anteriormente na **TAB. 35.1**) e a avaliação da mucosa pela ileocolonoscopia.

Indução de remissão

Aminossalicilatos (ou compostos 5-ASA)

São usados para indução de remissão em casos leves a moderados. A mesalazina pode ser usada por via oral (VO) ou retal (tópica), dependendo da extensão da doença. Sabe-se que o uso combinado VO e tópico é mais eficaz do que cada um deles separadamente. Os aminossalicilatos via retal são mais eficazes do que os corticoides via retal. A dose para VO é de 2 a 4,8 g. Na proctite ulcerativa, o tratamento inicial preferido são os supositórios de 1 g que agem por extensão de até 20 cm. Os enemas de 1 a 3 g podem ser usados na colite esquerda. A sulfassalazina, que é uma molécula de sulfapiridina ligada ao 5-ASA, possui a mesma eficácia da mesalazina. No entanto, a ocorrência de efeitos adversos é mais comum. Os pacientes que estiverem utilizando essa substância devem receber suple-

TABELA 35.4 Esquema das indicações terapêuticas na doença de Crohn para manutenção da remissão

Medicamento	Remissão
Aminossalicilatos	–*
Budesonida	–
Corticoide	–
Azatioprina	+
Anti-TNF	+
Vedolizumabe	+

*Discutível na recorrência pós-operatória.
+, fármaco mais eficaz para a manutenção da remissão da doença de Crohn; –, depende de avaliação do caso clínico; TNF, fator de necrose tumoral (do inglês *tumor necrosis factor*).

TABELA 35.3 Esquema das indicações terapêuticas na doença de Crohn em atividade conforme a gravidade da doença

Medicamento	Gravidade		
	Leve	Moderada	Grave
Aminossalicilatos	+	+	–
Budesonida	+	+	–
Corticoide	–	+	+
Imunossupressor	–	–	–
Agentes biológicos	–	+/–	+
Antibióticos	–	+	+

+, fármaco mais eficaz para o tratamento da doença de Crohn em atividade conforme a gravidade; –, depende de avaliação do caso clínico.

mentação de ácido fólico. As doses recomendadas são de 2 a 6 g. Em uma metanálise da Cochrane,[12] os compostos aminossalicilatos foram pelo menos duas vezes mais eficazes do que o placebo (razão de chances [RC] 0,40; intervalo de confiança [IC] 95%, 0,30-0,53), mas não significativamente melhores do que a sulfassalazina (RC 0,83; IC 95%, 0,60-1,13).

Corticosteroides

Geralmente proporcionam alívio rápido dos sintomas, mas não são bons cicatrizadores de mucosa. São indicados para pacientes que não respondem adequadamente aos aminossalicilatos ou em casos graves. Podem ser usados VO ou por via intravenosa (IV), dependendo da gravidade do quadro. A dose de prednisona é de 0,75 a 1 mg/kg/dia, e não há evidências de que doses acima de 60 mg/dia tragam algum benefício. A dose de hidrocortisona é de 100 mg de 6/6 horas, e a dose de metilprednisolona, de 60 mg/dia.

Ciclosporina

A ciclosporina é um imunossupressor que age bloqueando a ativação de linfócitos. É usada exclusivamente em pacientes com RCU grave e refratária ao corticoide parenteral. A dose é de 2 a 4 mg/kg/dia em infusão contínua.

Agentes biológicos

Infliximabe

O infliximabe é um anticorpo quimérico anti-TNF (TNF, fator de necrose tumoral [do inglês *tumor necrosis factor*]). É utilizado apenas quando há falha no tratamento tradicional com corticosteroides e imunossupressores, na dose de 5 mg/kg por infusão. Sempre devem ser administradas 3 doses de indução nas semanas 0, 2 e 6, com manutenção a cada 8 semanas. Vários cuidados devem ser tomados antes do início do tratamento com agentes biológicos; eles estão sumarizados na **FIGURA 35.2**.

Adalimumabe

O adalimumabe é um anticorpo monoclonal com estrutura igual ao anticorpo imunoglobulina G (IgG) humano que bloqueia o TNF, e deve ser utilizado por via subcutânea (SC) a cada 14 dias. Estudos demonstram resultados razoáveis, significativamente melhores do que o placebo. Por ser de uso SC, pode ser utilizado em pacientes com RCU moderada a grave em nível ambulatorial.

Vedolizumabe

O vedolizumabe é um anticorpo humanizado que se liga aos receptores de integrinas α4β7, os quais são fundamentais para a migração dos leucócitos da circulação para o tecido, bloqueando a diapedese. Estudos recentes têm comprovado bons resultados no tratamento da colite moderada a grave.[13] Ele é utilizado por via IV, porém pode ter início de ação mais lento do que os anti-TNF IV.

Megacólon tóxico

É fundamental o diagnóstico precoce com manejo clínico agressivo. Na falha do tratamento medicamentoso, a indicação cirúrgica precoce é imperativa.

Manutenção da remissão

A meta principal é manter o paciente em remissão clínica e endoscópica sem o uso de corticoi-

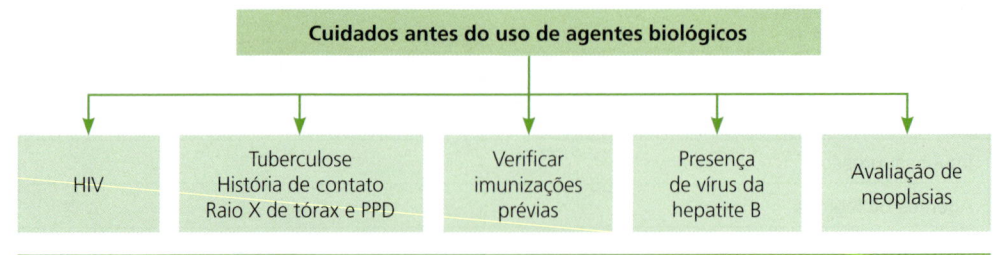

Cuidados antes do uso de agentes biológicos
- HIV
- Tuberculose História de contato Raio X de tórax e PPD
- Verificar imunizações prévias
- Presença de vírus da hepatite B
- Avaliação de neoplasias

FIGURA 35.2 Fluxograma acerca dos cuidados necessários antes de iniciar o tratamento com agentes biológicos.
PPD, derivado proteico purificado (do inglês *purifiedproteinderivative*).

des, restaurando sua qualidade de vida. O tratamento de manutenção é recomendado para todos os pacientes, pois a história natural da RCU demonstra que a grande maioria deles terá reativação novamente em 5 anos.

A escolha do tratamento de manutenção depende da extensão da doença, da frequência das recaídas, da gravidade das crises, da segurança dos fármacos e do medicamento utilizado durante a indução de remissão na última crise. O objetivo sempre é manter o paciente sem sintomas e com remissão livre de corticoides.

Aminossalicilatos (ou compostos 5-ASA)

São eficazes em manter a remissão, principalmente nos pacientes em que foram utilizados para indução de remissão. A dose mínima eficaz é de 2 g de mesalazina e 2 g de sulfassalazina, VO, 12/12h. Nos pacientes com colite extensa, o benefício de doses maiores é evidente. Existem dados que demonstram a superioridade do tratamento VO juntamente com o tópico para a manutenção da remissão, porém, alguns pacientes podem ser intolerantes ao tratamento tópico em longo prazo.

Imunossupressores (azatioprina ou 6-mercaptopurina)

A azatioprina, ou 6-mercaptopurina (6-MP), está indicada para os pacientes que apresentam reativações frequentes, mesmo utilizando mesalazina em doses adequadas; para aqueles que não toleram os compostos aminossalicilatos; para os que são corticodependentes; ou, ainda, para aqueles que tiveram uma crise grave e precisaram usar ciclosporina IV. As evidências de eficácia da azatioprina na manutenção da remissão na RCU não são tão consistentes quanto na DC. No entanto, o melhor estudo – de Ardizzone e colaboradores[14] – que responde a essa questão demonstrou que a manutenção em 6 meses de seguimento foi de 53% nos pacientes utilizando azatioprina em comparação com 21% no grupo recebendo compostos 5-ASA (RC 4,78; IC 95%, 1,57-14,5). A dose recomendada é de 2 a 2,5 mg/kg/dia.

Agentes biológicos (infliximabe)

Existem dois grandes ensaios clínicos (Active Ulcerative Colitis Trial [ACT]-1 e -2) que demonstram a eficácia do infliximabe na manutenção da remissão clínica na RCU idiopática.[15] O seguimento do estudo ACT-1 foi de 54 semanas, demonstrando taxa de manutenção de remissão de 35%. No ACT-2, o seguimento foi de 30 semanas, com índice de manutenção de 26 a 36%, nas doses de 5 mg/kg e 10 mg/kg, respectivamente. A diferença não foi estatisticamente significativa entre as doses. A manutenção da remissão clínica sem uso de corticoide foi mais modesta (24 e 27%). Após a indução da remissão com infliximabe, este deve ser mantido; porém, nos pacientes que nunca tomaram imunossupressores, a azatioprina pode ser uma alternativa para manutenção como monoterapia.

Referências

1. Truelove SC, Witts LJ. Cortisone in ulcerative colitits; final report on a therapeutic trial. Br Med J. 1955; 2(4947):1041-8.
2. Hanauer SB, Feagan BG, Lichtenstein GR, Mayer LF, Schreiber S, Colombel JF, et al. Maintenance infliximab for Crohn's disease: the ACCENT I randomised trial. Lancet. 2002;359(9317):1541 9.
3. Pearson DC, May GR, Fick GH, Sutherland LR. Azathioprine and 6 mercaptopurine in Crohn disease. A meta analysis. Ann Intern Med. 1995;123(2):132 42.
4. Hanauer SB, Sandborn WJ, Rutgeerts P, Fedorak RN, Lukas M, MacIntosh D, et al. Human anti tumor necrosis factor monoclonal antibody (adalimumab) in Crohn's disease: the CLASSIC I trial. Gastroenterology. 2006; 130(2):323 33.
5. Sandborn WJ, Feagan BG, Rutgeerts P, Hanauer S, Colombel JF, Sands BE, et al. Vedolizumab as induction and maintenance therapy for Crohn's disease. N Engl J Med. 2013;369(8):711–21.
6. Present DH, Korelitz BI, Wisch N, Glass JL, Sachar DB, Pasternack BS. Treatment of Crohn's disease with 6 mercaptopurine. A long term, randomized, double blind study. N Engl J Med. 1980;302(18):981 7.
7. Alfadhli AA, McDonald JW, Feagan BG. Methotrexate for induction of remission in refractory Crohn's disease. Cochrane Database Syst Rev. 2003;(1):CD003459.
8. Thia KT, Mahadevan U, Feagan BG, Wong C, Cockeram A, Bitton A, et al. Ciprofloxacin or metronidazole for the treatment of perianal fistulas in patients with Crohn's disease: a randomized, double blind, placebo controlled pilot study. Inflamm Bowel Dis. 2009;15(1):17 24.
9. Present DH, Rutgeerts P, Targan S, Hanauer SB, Mayer L, van Hogezand RA, et al. Infliximab for the treatment

of fistulas in patients with Crohn's disease. N Engl J Med. 1999;340(18):1398 405.
10. Sands BE, Anderson FH, Bernstein CN, Chey WY, Feagan BG, Fedorak RN, et al. Infliximab maintenance therapy for fistulizing Crohn's disease. N Engl J Med. 2004;350(9):876 85.
11. Colombel JF, Sandborn WJ, Rutgeerts P, Enns R, Hanauer SB, Panaccione R, et al. Adalimumab for maintenance of clinical response and remission in patients with Crohn's disease: the CHARM trial. Gastroenterology. 2007;132(1):52 65.
12. Sutherland L, Macdonald JK. Oral 5 aminosalicylic acid for maintenance of remission in ulcerative colitis. Cochrane Database Syst Rev. 2006;(2):CD000544.
13. Feagan BG, Rutgeerts P, Sands BE, Hanauer S, Colombel JF, Sandborn WJ, et al. Vedolizumab as induction and maintenance therapy for ulcerative colitis. N Engl J Med. 2013;369(8):699-710.
14. Ardizzone S, Maconi G, Russo A, Imbesi V, Colombo E, Bianchi Porro G. Randomised controlled trial of azathioprine and 5 aminosalicylic acid for treatment of steroid dependent ulcerative colitis. Gut. 2006;55(1):47 53.
15. Rutgeerts P, Sandborn WJ, Feagan BG, Reinisch W, Olson A, Johanns J, et al. Infliximab for induction and maintenance therapy for ulcerative colitis. N Engl J Med. 2005;353(23):2462-76.

Leituras recomendadas

Benchimol E I, Seow CH, Steinhart AH, Griffiths AM. Traditional corticosteroids for induction of remission in Crohn's disease. Cochrane Database Syst Rev. 2008;(2):CD006792.

Dignass A, Eliakim R, Magro F, Maaser C, Chowers Y, Geboes K, et al. Second European evidence-based consensus on the diagnosis and management of ulcerative colitis part 1: definitions and diagnosis. J Crohns Colitis. 2012;6(10):965-90.

Dignass A, Lindsay JO, Sturm A, Windsor A, Colombel JF, Allez M, et al. Second European evidence-based consensus on the diagnosis and management of ulcerative colitis part 2: current management. J Crohns Colitis 2012, 6 (10): 991-1030.

Gionchetti P, Dignass A, Danese S, Dias FJM, Rogler G, Lakatos PL, et al. 3rd European Evidence-based Consensus on the Diagnosis and Management of Crohn's Disease 2016: part 2: surgical management and special situations. J Crohns Colitis. 2017;11(2):135-49.

Gomollón F, Dignass A, Annese V, Tilg H, Assche GV, Lindsay JO, et al. 3rd European Evidence-based Consensus on the Diagnosis and Management of Crohn's Disease 2016: part 1: diagnosis and medical management. J Crohns Colitis. 2017;11(1):3-25.

Kelley KA, Kaur T, Tsikitis VL. Perianal Crohn's disease: challenges and solutions. Clin Exp Gastroenterol. 2017;10:39-46.

Ordás I, Eckmann L, Talamini M, Baumgart DC, Sandborn WJ. Ulcerative colitis. Lancet. 2012;380(9853):1606-19.

Satsangi J, Silverberg M S, Vermeire S, Colombel JF. The Montreal classification of inflammatory bowel disease: controversies, consensus, and implications. Gut. 2006;55(6):749 53.

Pólipos colorretais

Cláudio Tarta
Cesar Chiele Neto

Um pólipo é uma elevação patológica, um crescimento anormal, na mucosa (ou envolvendo-a) dos tratos digestivo, respiratório e urogenital. Sua importância clínica está associada ao potencial maligno de determinados tipos histológicos, à possibilidade de diagnosticá-los e, muitas vezes, de removê-los por meio de exames endoscópicos antes da degeneração maligna. Macroscopicamente, podem ser únicos, múltiplos, sésseis, pediculados, etc.; porém, é a classificação microscópica que diferenciará os pólipos benignos dos malignos, orientando o seu correto manejo. A histologia dos pólipos colorretais inclui os adenomas, os pólipos serrilhados, os hamartomas e os pólipos inflamatórios.

Adenomas

Os adenomas são os pólipos neoplásicos mais comuns (50-67% de todos os pólipos) e, como precursores da maior parte dos tumores malignos colorretais, alvos de programas de rastreamento. Macroscopicamente, são classificados como sésseis, pediculados e planos; microscopicamente, podem ser tubulares, vilosos e, se ambas as características estiverem presentes, tubulovilosos. Os adenomas tubulares (75-87%) caracterizam-se pela presença de túbulos e glândulas uniformes, e os adenomas vilosos (5-10%), pelo alongamento dos túbulos e pela redução do estroma entre as glândulas. A maior parte dos pequenos adenomas (< 1 cm) é tubular, enquanto, nos pólipos maiores, o componente viloso torna-se mais proeminente.

Os adenomas também são classificados pelo grau de displasia (uma combinação de alterações arquiteturais e citológicas) em baixo e alto grau. A displasia de baixo grau é caracterizada pela presença de núcleos aumentados e hipercromáticos, ligeiro aumento do número de mitoses e arquitetura glandular preservada. A displasia de alto grau exibe aumento e irregularidade dos núcleos e nucléolos, alterações na relação citoplasma-núcleo, perda da polaridade nuclear, marcado pelo pleomorfismo celular e por numerosas figuras de mitose aberrantes. As principais alterações arquiteturais são: a) intensa ramificação tubular; b) arranjo de glândulas coladas sem estroma entre elas (*back-to-back*) das glândulas; e c) agrupamento de células epiteliais de aspecto cribriforme. Há certa associação entre o tamanho do pólipo e o grau de displasia, em que pólipos > 1 cm, em geral, apresentam maior incidência de displasia de alto grau. Adenomas avançados são definidos pela presença de uma ou mais das seguintes características: a) > 1 cm; b) arquitetura vilosa; e c) presença de displasia de alto grau. Estudos recentes demonstram que pacientes que apresentam adenomas com essas características ao primeiro exame endoscópico apresentam maior risco de futuros adenomas e câncer colorretal (CCR); por isso, devem ser submetidos a seguimento mais frequente.

A maioria dos pequenos adenomas é assintomática e detectada somente em exames endoscópicos de rastreamento do CCR ou para a investigação de outros sintomas não relacionados. Adenomas maiores podem determinar hematoquezia ou sangramento oculto com anemia, eliminação de muco, diarreia e urgência fecal; manifestações mais frequentemente encontradas nas lesões localizadas no reto e no cólon sigmoide que, juntos, correspondem a 51% dos locais de distribuição dessas lesões. Algumas vezes, pode haver intussuscepção ou prolapso através do ânus.

A colonoscopia é o exame com maior acurácia para a detecção dos pólipos, possibilitando a remoção dessas lesões antes de se tornarem sintomáticas e progredirem para a transformação maligna, interrompendo a progressão adenoma-adenocarcinoma. Estudos recentes demonstram redução do risco do CCR entre 76 e 90% e, indiretamente, da mortalidade por câncer (68%).[1-4] Porém, esse impacto na mortalidade não é observado no câncer de hemicólon direito, provavelmente devido à incompletude de determinados exames e à qualidade do preparo, à maior dificuldade de identificação e ressecção de lesões nesse segmento, e a eventuais, e ainda desconhecidas, diferenças no comportamento biológico entre lesões de diferentes segmentos do cólon e do reto. A retossigmoidoscopia flexível resulta em redução da mortalidade por câncer de cólon distal à flexura esplênica (45% de todos os tumores colorretais), porém, não visualiza o cólon proximal. O enema opaco com duplo contraste (interface ar-bário) apresenta menor sensibilidade para a detecção de pólipos – cerca de 52% dos pólipos > 10 mm não são identificados ao enema opaco (em colonoscopias de boa qualidade, esse percentual é de cerca de 5%) – e não oferece possibilidade terapêutica. Está indicado em situações em que a colonoscopia for indisponível, contraindicada ou incompleta. Recentemente, a colonografia por tomografia computadorizada (colonoscopia virtual) – um exame tomográfico realizado com um *software* especial que analisa a interface ar-mucosa colorretal – tem demonstrado resultados promissores na detecção de pólipos. Se um adenoma for identificado em algum segmento do cólon ou do reto, podem ser encontradas lesões sincrônicas em até 40% dos pacientes; portanto, a avaliação endoscópica completa é mandatória.

O avanço da idade é associado à ocorrência de adenomas e CCR. Estudos demonstram a prevalência de adenomas entre 1,7 e 3,6% na terceira e na quinta década de vida, respectivamente, com aumento exponencial após os 50 anos de idade. Outros estudos de rastreamento têm encontrado prevalência de adenomas avançados ou grandes pólipos em até 5,6% dos pacientes abaixo dos 50 anos.[4] Programas de rastreamento de adenomas e do CCR precoce, preconizados pela US Preventive Services Task Force, pela American Cancer Society (ACS) e pelo American College of Physicians (ACP), incluem homens e mulheres ≥ 50 anos de idade, assintomáticos e sem história familiar de neoplasia colorretal. Os métodos de rastreamento disponíveis são teste de sangue oculto fecal, ácido desoxirribonucleico (DNA, do inglês *deoxyribonucleic acid*) fecal, teste imunoquímico das fezes (FIT, do inglês *fecal immunochemical test*) (específico para hemoglobina humana), retossigmoidoscopia flexível, enema opaco com duplo contraste, colonoscopia virtual e colonoscopia. A opção por uma dessas modalidades de rastreamento depende da disponibilidade do método, das condições gerais do paciente (p. ex., comorbidades podem impossibilitar a realização de métodos invasivos), dos custos, da aceitação do paciente, dos grupos populacionais *vs.* casos individuais, etc.

Embora seja um exame invasivo, a colonoscopia tornou-se bastante difundida entre os métodos de rastreamento devido aos avanços na sedação, no preparo intestinal, na qualidade da imagem e na técnica de ressecção de lesões complexas. Ela tem sensibilidade de 90% na detecção de lesões ≥ 1 cm. Em exames completos e de boa qualidade técnica, pode ser realizada a cada 10 anos. Porém, é um exame que requer sedação e preparo de cólon e tem risco de complicações maiores (sangramento: 0,1-0,6%; perfuração: 0,1-0,3%).

A maioria dos pólipos pode ser removida com pinças; os maiores e os pediculados, com alças de polipectomia e eletrocautério. O recurso da injeção submucosa, – expandindo a distância entre a mucosa e a muscular própria – com uma variedade de agentes, pode ser utilizado para facilitar a ressecção endoscópica de pólipos maiores e lesões planas extensas, reduzindo o risco de perfuração e aumentando as chances de remoção completa. Uma vez removidos, seguem os parâmetros de acompanhamento endoscópico emitidos pela ACS, pela US Multi-Society Task Force on Colorectal Cancer e pelo American College of Radiology (ACR). Pacientes com 1 ou 2 adenomas tubulares < 1 cm repetem o exame em 5 ou em 10 anos. Aqueles com 3 a 10 adenomas removidos ou com câncer em pólipo completamente removido devem repetir o exame em 3 anos. Em pacientes com mais de 10 pólipos ou com exame incompleto, a colonoscopia deverá ser repetida em menos de 3 anos.[5]

Manejo dos pólipos com malignidade associada

O critério de definição de um pólipo maligno é a presença de células malignas que atravessam a muscular da mucosa e penetram na submucosa – portanto, com potencial metastático, ao contrário dos que apresentam displasia de alto grau, cujas alterações são superficiais e restritas à mucosa. O risco de metástases nessas alterações superficiais, também conhecidas como adenocarcinoma intramucoso ou *in situ*, é extremamente baixo devido à ausência de canais linfáticos maiores – o que leva muitos autores a desaconselharem essas denominações –, e não há necessidade de tratamento adicional após a excisão completa do pólipo. Os pólipos malignos são encontrados em 2 a 12% das lesões removidas à colonoscopia; o risco aumenta com a idade, o grau de displasia e o tamanho do pólipo (10-20% em pólipos > 2 cm; 5% nos pólipos com 1-2 cm; e raro naqueles < 1 cm). A necessidade de tratamento adicional (ressecção cirúrgica oncológica do segmento de cólon ou reto envolvido) após a polipectomia endoscópica de um pólipo maligno depende da sua localização, das condições gerais do paciente (expectativa de vida e presença de comorbidades) e do nível de invasão da malignidade, que está associado ao risco de metástases linfonodais locorregionais. Este último parâmetro é obtido pela classificação de Haggitt e colaboradores[6] descrita a seguir e ilustradas na **FIGURA 36.1**:

- **Nível 0** – Presença de displasia de alto grau;
- **Nível 1** – Adenocarcinoma (invasão através da camada muscular da mucosa) limitado à cabeça;
- **Nível 2** – Adenocarcinoma limitado ao colo;
- **Nível 3** – Adenocarcinoma limitado ao pedículo;
- **Nível 4** – Adenocarcinoma invadindo a base do pólipo e comprometendo a parede colorretal (aqui são incluídos os pólipos sésseis com câncer).

O risco de metástases linfonodais é < 1% com níveis de Haggitt de 1 a 3; nas lesões de nível 4, pediculadas ou sésseis, o risco é de 12 a 25%. No início dos anos 1990, Kudo e colaboradores e Kickuchi e colaboradores classificaram a invasão da submucosa de pólipos sésseis em três níveis conforme descritos a seguir e ilustrados na **FIGURA 36.2**:[8]

1. SM_1 – Invasão do terço superior da submucosa;
2. SM_2 – Invasão do terço médio da submucosa;
3. SM_3 – Invasão do terço inferior da submucosa.

Adenomas planos e deprimidos

Alguns adenomas apresentam padrão de crescimento plano ou deprimido, diferentemente dos pólipos que se elevam sobre a superfície mucosa. Exigem maior atenção na sua identificação endoscópica quando, frequentemente, são reconhecidos por pequenas alterações da coloração, pelo relevo mucoso e pela interrupção do padrão capilar característico. A uti-

Nível 0 – Presença de displasia de alto grau;
Nível 1 – Adenocarcinoma (invasão através da camada muscular da mucosa) limitado à cabeça;
Nível 2 – Adenocarcinoma limitado ao colo;
Nível 3 – Adenocarcinoma limitado ao pedículo;
Nível 4 – Adenocarcinoma invadindo a base do pólipo e comprometendo a parede colorretal (aqui são incluídos os pólipos sésseis com câncer).

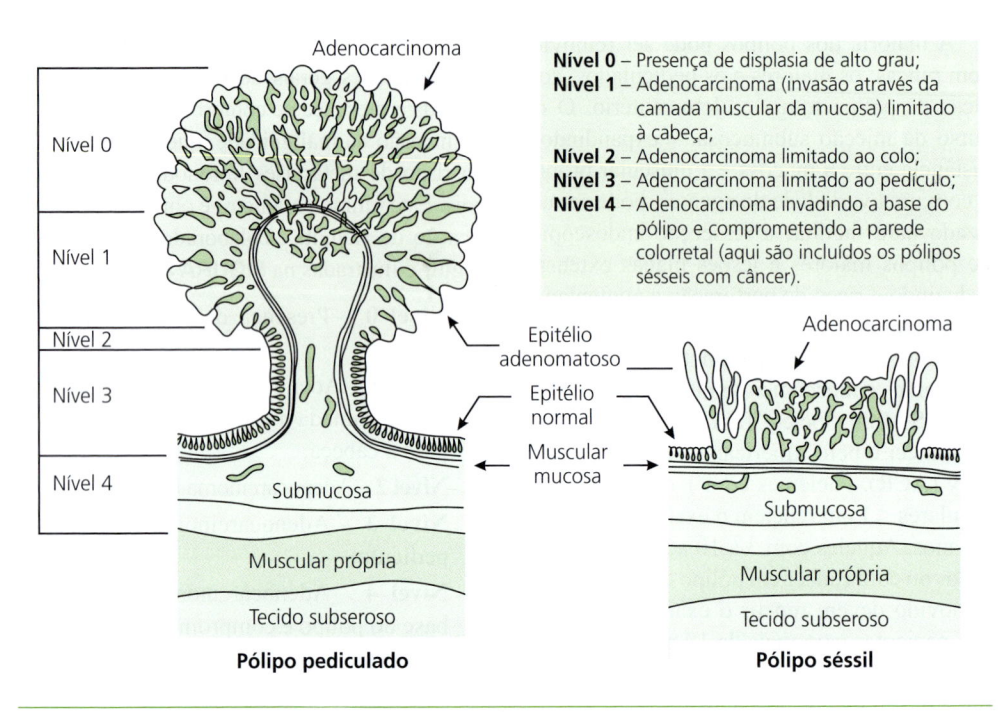

FIGURA 36.1 Níveis de invasão de Haggitt em pólipos sésseis e pediculados.
Fonte: Beck e colaboradores.[7]

SM_1 Invasão do terço superior da submucosa
SM_2 Invasão do terço médio da submucosa
SM_3 Invasão do terço inferior da submucosa

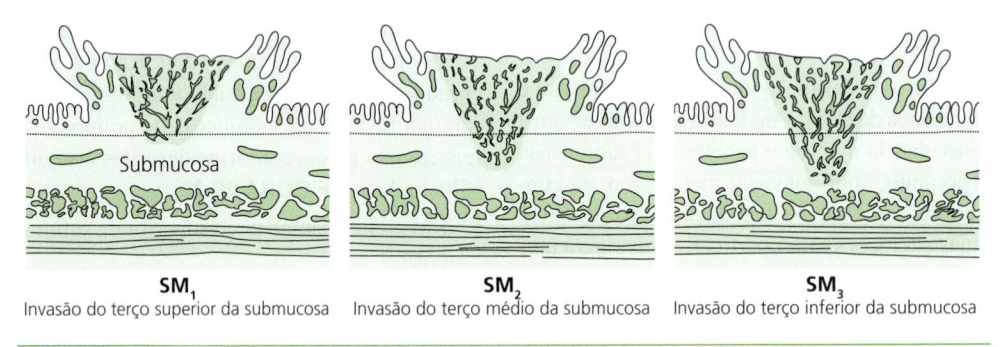

FIGURA 36.2 Pólipos classificados como níveis 1 a 3 de Haggitt são equivalentes aos pólipos com invasão submucosa SM_1, e o tratamento indicado é a ressecção endoscópica (com margem de 2 mm). Lesões maiores, localizadas no terço inferior do reto, podem ser ressecadas por via anal (*per anus*). Devido ao maior risco de metástases linfonodais locorregionais, a ressecção cirúrgica segmentar oncológica (com linfadenectomia) está indicada aos pacientes com pólipos malignos que apresentem as seguintes características: a) nível 4 de Haggitt; b) invasão submucosa SM_3; c) invasão linfovascular; e d) presença de adenocarcinoma pouco diferenciado. A cirurgia também pode ser considerada na presença de lesões planas e deprimidas com características histológicas desfavoráveis e em situações de ressecção endoscópica com fragmentação (*piecemeal*) e/ou incompleta, cuja avaliação das margens pelo patologista pode ser muito difícil ou até impossível.

lização de cromoendoscopia convencional – por meio da aplicação de agentes que realçam a superfície da mucosa gastrintestinal, como o azul de metileno e a indigocarmina – e de cromoendoscopia eletrônica – que analisa o padrão capilar por meio de modernos equipamentos com magnificação de imagem – facilita a identificação dessas lesões.

A patogenia dessas lesões difere da tradicional sequência adenoma-carcinoma observada em lesões polipoides, associando-se, frequentemente, ao adenocarcinoma *de novo*. Caracterizam-se por menos mutações *KRAS* e *APC*, por mais mutações *p53* e instabilidade de microssatélites (MSI, do inglês *microsatellite instability*). Quando comparadas às lesões polipoides – com risco aproximado de câncer ou displasia de alto grau de 8% –, essas alterações são encontradas em até 14% das lesões planas e em 29% das lesões deprimidas com > 1 cm. Essas lesões têm prevalência de 20% na população ocidental e, de acordo com grandes séries, de 42% em populações orientais (< 5% são do tipo deprimido). O tratamento indicado é a ressecção endoscópica com técnicas avançadas, como a mucosectomia e a dissecção endoscópica submucosa, que permitem grandes ressecções em monobloco.

Pólipos serrilhados

São caracterizados pela presença de criptas alongadas com padrão de crescimento serrilhado luminal. De acordo com a Organização Mundial da Saúde (OMS), são divididos em pólipos hiperplásicos (HP), adenomas sésseis/pediculados serrilhados (SSA/P) e adenomas serrilhados tradicionais (ASTs).[7]

Os PHs – os mais comuns – são, caracteristicamente, pequenos (< 5 mm) e sésseis e localizam-se no hemicólon esquerdo e no reto. Três tipos foram descritos:

1. PH microvesicular (PHMV);
2. PH rico em células caliciformes (PHCC);
3. PH pobre em mucina (PHPM).

Os PHs não têm potencial maligno, embora alguns estudos tenham sugerido que o subtipo PHMV possa ser o precursor de algumas lesões ASS/P, e outros autores descrevam a associação entre PHCC e AST.

Os ASS/P representam 2 a 15% de todos os pólipos colônicos, sendo mais comumente encontrados no hemicólon direito, com diâmetro de 5 a 10 mm. Por definição, em geral são sésseis, mas podem, algumas vezes, apresentar pedículo. Essas lesões são agora reconhecidas como as principais precursoras do carcinoma com MSI, por meio da via serrilhada da carcinogênese.

Os ASTs são tipos raros e únicos de pólipos serrilhados, correspondendo a < 1% de todos os pólipos colônicos. Ocorrem mais frequentemente no cólon distal e no reto e, em geral, têm morfologia vilosa. O comportamento biológico do AST é pouco compreendido, embora estudos recentes tenham demonstrado que essas lesões possam ser precursoras de uma variante agressiva do adenocarcinoma colorretal.

Carcinogênese colorretal

A carcinogênese colorretal envolve duas vias moleculares: a da instabilidade cromossômica (CIN, do inglês *chromosomal instability*) e a serrilhada. A primeira é a mais bem caracterizada e responsável por cerca de 80% dos carcinomas colorretais no Ocidente. Nessa via, o carcinoma – que se desenvolve em um adenoma convencional a partir de uma série de mutações progressivas em diversos genes, como *APC*, *KRAS*, *SMAD4* e *p53* – exibe CIN, estabilidade de microssatélites (MSS, do inglês *microsatellite stability*) e *mismatch repair proficient* (MMR-P). A segunda, a via serrilhada, está associada a aproximadamente 15% dos carcinomas colorretais no Ocidente. Nessa via, o carcinoma desenvolve-se a partir da transformação maligna de um ASS/P e caracteriza-se por mutações *BRAF*, níveis elevados de MSI (MSI-H, do inglês *MSI-high*) e *mismatch repair deficient* (MMR-D).

Hamartomas

Os hamartomas caracterizam-se pela presença de um arranjo anormal e uma arquitetura não displásica das camadas do cólon (ou de outros tecidos). São considerados não neoplásicos, exceto quando associados a raras distúrbios hereditárias, que correspondem a < 1% de todas as malignidades gastrintestinais, como a Síndrome de polipose familiar juvenil, a Síndrome de Peutz-Jeghers, a síndrome do tumor *PTEIN*-hamartoma, a síndrome de neoplasia endócrina múltipla 2B, a síndrome polipoide hereditária mista, a Síndrome de Cronkhite-Canada, a síndrome do nevo basocelular e a neurofibromatose tipo1.

No cólon e no reto, dois tipos histológicos têm sido descritos: o pólipo juvenil (ou de retenção) e o pólipo tipo Peutz-Jeghers. Os pólipos juvenis caracterizam-se pela presença de glândulas dilatadas e preenchidas com muco, cistos de retenção revestidos por epitélio colunar e por uma expansão da lâmina própria, com infiltrado inflamatório (frequentemente de eosinófilos). Em geral, são pediculados e de superfície lisa, podendo ocorrer em qualquer idade e, algumas vezes, atingir maiores dimensões. A camada muscular da mucosa não é parte integrante dos pólipos juvenis, o que os diferencia dos pólipos tipo Peutz-Jeghers, caracterizados por uma expansão arboriforme da camada muscular da mucosa, conferindo morfologia grosseiramente lobulada e coloração avermelhada. Nenhum desses pólipos apresenta alterações pré-malignas. A maioria dos pólipos hamartomatosos isolados é encontrada no cólon sigmoide e no reto e manifesta-se por meio de sangramento, eliminação de muco e diarreia. Pólipos maiores, com longos pedículos, podem prolapsar através do ânus, apresentar autoamputação e até determinar intussuscepção. O tratamento é a remoção endoscópica; lesões maiores podem requerer abordagem cirúrgica.

Pólipos inflamatórios

Não são considerados pólipos verdadeiros e representam "ilhas" ou elevações de regeneração epitelial em áreas com extensa destruição mucosa. Estão geralmente associados a doenças inflamatórias intestinais (doença de Crohn e retocolite ulcerativa) e podem, também, ser encontrados na fase regenerativa de colites infecciosas e isquêmicas. O tratamento é dirigido à causa subjacente.

Referências

1. Brenner H, Stock C, Hoffmeister M. Effect of screening sigmoidoscopy and screening colonoscopy on colorectal cancer incidence and mortality: systematic review and meta-analysis of randomized controlled trials and observational studies. BMJ. 2014;348:g2467.
2. Kahi CJ, Imperiale TF, Juliar BE, Rex DK. Effect of screening colonoscopy on colorectal cancer incidence and mortality. Clin Gastroenterol Hepatol. 2009;7(7):770-5.
3. Manser CN, Bachmann LM, Brunner J, Hunold F, Bauerfeind P, Marbet UA. Colonoscopy screening markedly reduces the occurrence of colon carcinomas and carcinoma-related death: a closed cohort study. Gastrointest Endosc. 2012;76(1):110-7.
4. Inadomi JM. Screening for colorectal neoplasia. N Engl J Med. 2017;376(2):149-56.
5. Winawer SJ, Fletcher RH, Miller L, Godlee F, Stolar MH, Mulrow CD, et al. Colorectal cancer screening: clinical guidelines and rationale. Gastroenterology. 1997;112(2):594-642
6. Haggitt RC, Glotzbach RE, Soffer EE, Wruble LD. Prognostic factors in colorectal carcinomas arising in adenomas: implications for lesions removed by endoscopic polypectomy. Gastroenterology. 1985;89(2):328-36
7. Beck DE, Wexner SD, Hull TL, Roberts PL, Saclarides TJ, Senagore AJ, et al. The ASCRS manual of colon and rectal surgery. 2nd ed. New York: Springer; 2014.
8. Nivatvongs S. Surgical management of early colorectal cancer. World J Surg. 2000;24(9):1052-5..

Leituras recomendadas

Aarons CB, Shanmugan S, Bleier JIS. Management of malignant colon polyps: current status and controversies. World J Gastroenterol. 2014;20(43):16178-83.

Bettington M, Walker N, Clouston A, Brown I, Leggett B, Whitehall V. The serrated pathway to colorectal carcinoma: current concepts and challenges. Histopathology. 2013; 62(3):367-86.

Bogie R, Sanduleanu S. Optimizing post-polypectomy surveillance: a practical guide for the endoscopist. Dig Endosc. 2016;28(3):348-59.

Gibson JA, Odze RD. Pathology of premalignant colorectal neoplasia. Dig Endosc. 2016;28(3):312-23.

Gordon PH, Nivatvongs S. Principles and practice of surgery for the colon, rectum and anus. 3rd ed. New York: Informa Healthcare; 2007.

Harpaz N. Pathology of colorectal polyps. In: Waye JD, Rex DK, Williams CB. Colonoscopy: principles and practice. 2nd ed. Chichester: Willey-Blackwell; 2009.

Kawasaki K, Kurahara K, Yanai S, Oshiro Y, Yao T, Kobayashi H, et al. Colonoscopic features and malignant potential of sessile serrated adenomas: comparison with other serrated lesions and conventional adenomas. Colorectal Dis. 2016;18(8):795-802.

Leedham SJ, Chetty R. Wnt disruption in colorectal polyps: the traditional serrated adenoma enters the fray. J Pathol. 2016;239(4):387-90.

O'Brien MJ, Zhao Q, Yang S. Colorectal serrated pathway cancers and precursors. Histopathology. 2015;66(1):49-65.

Okamoto K, Kitamura S, Kimura T, Nakagawa T, Sogabe M, Miyamoto H, et al. Clinicopathological characteristics of serrated polyps as precursors to colorectal cancer: current status and management. J Gastroenterol Hepatol. 2017;32(2):358-67.

Rex DK, Ahnen DJ, Baron JA, Batts KP, Burke CA, Burt RW, et al. Serrated lesions of the colorectum: review and recommendations from an expert panel. Am J Gastroenterol. 2012;107(9):1315-29.

Strum WB. Colorectal adenomas. N Engl J Med. 2016; 374(11):1065-75.

Tanaka S, Kashida H, Saito Y, Yahagi N, Yamano H, Saito S, et al. JGES guidelines for colorectal endoscopic submucosal dissection/endoscopic mucosal resection. Dig Endosc. 2015;27(4):417-34.

Walsh SV, Carey FA. Malignant epithelial neoplasms of the large bowel. In: Shepherd NA, Warren BF, Williams GT, Greenson JK, Lauwers GY, Novelli MR, editors. Morson and Dawson's gastrointestinal pathology. 5th ed. Chichester: Willey-Blackwell; 2013. p. 685-732.

Welch HG, Robertson DJ. Colorectal cancer on the decline: why screening can't explain it all. N Engl J Med. 2016; 374(17):1605-7.

Síndromes de câncer colorretal hereditário

Belisa G. Müller Contin
Cláudio Tarta

O câncer colorretal (CCR) é uma doença geneticamente heterogênea, apresentando características comuns à forma esporádica e hereditária. A identificação e o diagnóstico das síndromes de câncer colorretal hereditário requerem alto nível de suspeita.

Embora apenas 5 a 10% dos casos de CCR sejam causados por síndromes genéticas, o reconhecimento e o diagnóstico desses casos possibilitam adequado seguimento e intervenções profiláticas.[1]

As principais síndromes polipoides são a polipose adenomatosa familiar (PAF) e a polipose associada ao gene *MUTYH* (MAP, do inglês MUTYH-*associated polyposis*). A síndrome de Peutz-Jeghers (SPJ), a síndrome de polipose juvenil e a síndrome de tumor PTEN-hamartoma são doenças mais raras e relacionam-se com a presença de pólipos hamartomatosos. A presença de grande número de pólipos serráteis deve levar à suspeita de síndrome de polipose serrátil (SPS).

A síndrome do CCR hereditário não polipoide é chamada de síndrome de Lynch (SL) e é a mais comum das síndromes hereditárias.

O **QUADRO 37.1** apresenta uma classificação das síndromes de câncer colorretal hereditário.

QUADRO 37.1

Síndromes de câncer colorretal hereditário

Síndromes polipoides adenomatosas
- Polipose adenomatosa familiar
  - Síndrome de Gardner
  - Síndrome de Turcot
- Polipose associada ao gene *MUTYH*

Síndromes polipoides hamartomatosas
- Síndrome de Peutz-Jeghers
- Síndrome da polipose juvenil
- Síndrome de tumor PTEN-hamartoma
  - Síndrome de Cowden
  - Síndrome de Bannayan-Riley-Ruvalcaba
  - Doença de Lhermitte-Duclos

Síndromes polipoides serráteis
- Síndrome de polipose serrátil

Síndromes não polipoides
- Síndrome de Lynch
- Síndrome de Muir-Torre

Polipose adenomatosa familiar

É causada por mutação no gene *APC* do cromossomo 5q21 e tem padrão autossômico dominante. São conhecidos mais de 1.000 tipos de mutações, que levam a fenótipos com variações da gravidade da polipose, do risco e da idade do desenvolvimento de neoplasia e dos tipos de manifestações extracolônicas. Cerca de 25% dos pacientes têm mutação nova, não tendo, portanto, história familiar.

É classificada em profusa (mais de 1.000 pólipos), clássica (100-1.000 pólipos) e atenuada (< 100 pólipos).

Tem como características, além do desenvolvimento de CCR, a presença de pólipos e tumores gastroduodenais e de intestino delgado, neoplasia de tireoide, hiperplasia do epitélio pigmentado retiniano e lesões cutâneas e subcutâneas (cistos epidermoides, lipomas e fibromas). Também é descrito aumento do risco de adenocarcinoma de pâncreas, meduloblastoma e hepatoblastoma em crianças.

A *síndrome de Gardner* é a PAF associada a tumores desmoides, osteomas, dentes extranumerários e cistos epidermoides. Denomina-se *síndrome de Turcot*, a presença de tumores malignos do sistema nervoso central em associação à PAF.

Diagnóstico

Deve-se suspeitar de PAF em todos os pacientes com 10 ou mais adenomas colorretais, história familiar de PAF ou presença de adenomas associados a manifestações extracolônicas. Caso uma mutação seja encontrada, deve ser oferecido teste genético a todos os familiares de primeiro grau com 10 anos de idade ou mais.

Seguimento

Avaliação colorretal deve ser realizada em todos os pacientes com diagnóstico genético ou nos familiares de primeiro grau daqueles com diagnóstico clínico. Inicia aos 10 a 15 anos com exame endoscópico anual.

Endoscopia digestiva alta (EDA) deve ser iniciada aos 20 a 25 anos, e o intervalo é definido com base nos achados do exame.

Exame clínico anual e ultrassonografia de tireoide são recomendados a partir da adolescência.

Risco de neoplasia colorretal

A PAF clássica é associada à neoplasia em praticamente 100% dos indivíduos acometidos. Os adenomas costumam surgir em torno dos 25 anos, com o carcinoma geralmente diagnosticado aos 39 anos. Formas atenuadas da doença têm prevalência ao redor de 70%, e os tumores surgem mais tardiamente.

Tratamento

A cirurgia é sempre indicada. A cirurgia eletiva geralmente é realizada a partir dos 18 anos, já que o desenvolvimento de câncer é raro antes dessa idade.

Pacientes com poucos adenomas no reto (em torno de 20) podem ter esse segmento preservado, realizando-se colectomia total com anastomose ileorretal, que tem melhores resultados funcionais. Nos casos em que não é possível remover todos os pólipos retais, é indicada a proctocolectomia total com bolsa ileal ou ileostomia definitiva.

Pelo risco remanescente de formação de novos adenomas no reto e também na zona de transição anal dos pacientes submetidos à proctocolectomia, deve manter-se acompanhamento endoscópico periódico.

Polipose associada ao gene *MUTYH*

Síndrome autossômica recessiva causada por mutações bialélicas no gene *MUTYH*, que executa funções de reparo do ácido desoxirribonucleico (DNA, do inglês *deoxyribonucleic acid*). Deve ser considerada no diagnóstico diferencial de pacientes com fenótipo de PAF que não têm mutações identificadas no gene *APC*, o que acontece em até 30% dos casos.

Portadores da doença geralmente apresentam 10 a 100 adenomas e têm risco de 75% de desenvolvimento de CCR, com diagnóstico entre os 45 e os 65 anos.[2,3] Associa-se também com pólipos e neoplasia gastroduodenal.

Seguimento

Colonoscopia deve ser iniciada aos 25 a 30 anos e repetida a cada 2 a 3 anos, se negativa. EDA é indicada a partir dos 30 anos.

Manejo

Colectomia profilática não é recomendada. A cirurgia é reservada para pacientes com neoplasia documentada ou nos quais os pólipos não podem ser manejados endoscopicamente. As opções cirúrgicas incluem colectomia total, colectomia subtotal ou proctocolectomia.

Síndrome de Peutz-Jeghers

Síndrome autossômica dominante causada por mutações no gene supressor de tumor STK11, caracterizada por pólipos hamartomatosos gastrintestinais. Cerca de 95% dos pacientes apresentam pigmentação mucocutânea, mais comumente na região perioral e nos lábios, e também nas palmas das mãos, na mucosa bucal e nas plantas dos pés.

Os pólipos são mais comuns no intestino delgado (jejuno). Em geral, os sintomas manifestam-se entre os 20 e os 30 anos e incluem obstrução, intussuscepção, dor abdominal e sangramento.

Pacientes com SPJ têm 90% de chance de desenvolver algum tipo de neoplasia durante a vida. O risco de neoplasia de mama, cólon, pâncreas e estômago é de 54, 39, 36 e 29%, respectivamente.[4] Os homens têm aumento da incidência de câncer testicular; as mulheres, de ovário e colo do útero.

Seguimento

Deve-se iniciar avaliação do intestino delgado com enterografia por ressonância magnética (RM) ou tomografia computadorizada (TC) aos 8 a 10 anos e, em caso de exame normal, repetir aos 18 anos e, a partir disso, a cada 2 ou 3 anos. Colonoscopia e EDA iniciam após os 10 anos, a cada 2 ou 3 anos. Rastreamento de neoplasia de pâncreas é realizada a cada 1 ou 2 anos, com ecoendoscopia ou colangiopancreatografia por RM, iniciando aos 25 anos.

Homens devem realizar exame físico testicular anualmente desde os 10 anos, e as mulheres devem começar com o Papanicolaou aos 18 anos. O exame de mamas é recomendado a partir dos 25 anos, a cada 6 meses, associado com mamografia e RM de mama anuais.

Tratamento

É feito com base na remoção endoscópica dos pólipos. A cirurgia é reservada para o tratamento dos sintomas, em especial obstrução e sangramento de intestino delgado. A enterectomia deve remover apenas o segmento afetado, preservando o máximo possível de intestino delgado.

O desenvolvimento de displasia de alto grau, CCR ou pólipos colorretais que não possam ser adequadamente manejados por endoscopia, é indicativo de ressecção, sendo opção de escolha a colectomia total com anastomose ileorretal, a menos que o reto seja muito afetado.

Síndrome da polipose juvenil

Doença autossômica dominante causada por mutações nos genes BMPR1A ou SMAD4. Caracteriza-se pela presença de múltiplos pólipos hamartomatosos em todo o trato gastrintestinal e também é associada a más-formações congênitas. O sintoma mais comum é sangramento retal, mas anemia, diarreia e prolapso de pólipos através do reto também ocorrem. Pacientes com mutações no gene SMAD4 também podem apresentar telangiectasia hemorrágica hereditária, caracterizada por telangiectasias de mucosa e pele e más-formações arteriovenosas.

A incidência de CCR aumenta com a idade, chegando a 68% aos 60 anos. Na síndrome da polipose juvenil também está aumentada a incidência de neoplasia de estômago, duodeno, pâncreas e jejuno.

Seguimento

Colonoscopia e EDA, iniciando aos 15 anos ou antes na presença de sintomas, e repetidas anualmente na presença de pólipos ou a cada 2 a 3 anos, se negativas.

Manejo

Em geral, pólipos podem ser tratados endoscopicamente, sendo a cirurgia reservada para pacientes com sintomas importantes, neoplasia ou naqueles em que o seguimento endoscópico não é possível.

Síndrome de tumor PTEN-hamartoma

Existe uma variedade de síndromes associadas a mutações no gene supressor de tumor *PTEN*, sendo a mais conhecida delas a síndrome de Cowden.

Até 95% dos pacientes com síndrome de Cowden têm pólipos colorretais, sendo 30% deles hamartomatosos.[5] Também são encontrados adenomas, pólipos juvenis e inflamatórios, leiomiomas, lipomas e fibromas. Um terço dos pacientes tem macrocefalia, e os triquilemomas (hamartomas de folículos pilosos que atingem preferencialmente a face) são patognomônicos.

Apesar de haver aumento de risco de CCR e este desenvolver-se em idade precoce, os tumores mais associados à síndrome são extracolônicos: mama, endométrio e tireoide.

A colonoscopia é indicada a cada 1 a 2 anos, iniciando aos 35, e a cirurgia, apenas se os pólipos não forem controlados por endoscopia. O rastreamento também deve contemplar a avaliação do trato gastrintestinal, da tireoide, das mamas, do colo do útero, dos rins e da pele.

Síndrome de polipose serrátil

Essa síndrome compreende uma variedade de fenótipos e ainda não foi descoberta a mutação genética responsável. É caracterizada pela presença de um dos seguintes fatores: a) > 20 pólipos serráteis de qualquer tamanho; b) ao menos 5 pólipos serráteis proximais ao cólon sigmoide com 2 ou mais > 10 mm; ou c) qualquer número de pólipos proximais ao sigmoide em familiar de primeiro grau de portador da SPS.

O risco exato de CCR ainda não foi definido, mas sabe-se que é maior que o da população em geral.

É indicada colonoscopia a cada 1 ou 2 anos para seguimento. Para os familiares de pacientes com SPS, indica-se iniciar a colonoscopia aos 40 anos de idade.

Em casos de neoplasia ou se os pólipos não podem ser tratados endoscopicamente, está indicada colectomia total ou subtotal, com vigilância anual do segmento remanescente.

Síndrome de Lynch

A SL responde por 3 a 5% de todos os casos de CCR e até 20% dos casos em pacientes com menos de 50 anos.[6,7] O termo síndrome de Lynch é reservado para pacientes e famílias com uma mutação em um dos genes de reparo do DNA – sendo mais conhecidos o *MLH1*, o *MSH2*, o *MSH6* e o *PMS2*. O câncer colorretal hereditário não polipoide (HNPCC, do inglês *hereditary nonpolypoid colorectal cancer*) refere-se a pacientes ou famílias que preenchem os critérios de Amsterdã.[1]

Além de CCR, a SL é associada a tumores extracolônicos, que variam de acordo com o sexo e o tipo de mutação. A síndrome de Muir-Torre é uma variante da doença, caracterizada por ceratoacantomas, adenomas e carcinomas sebáceos.

Risco de neoplasia colorretal

Depende do tipo de mutação, chegando a 70% dos pacientes com mutações nos genes *MLH1* e *MSH2*.[8,9] A idade média de diagnóstico varia dos 44 aos 60 anos, e os tumores têm predileção pelo cólon direito. Também é maior a prevalência de tumores sincrônicos e metacrônicos.

Embora os tumores desenvolvam-se a partir de adenomas, estes são mais comumente maiores, proximais e com histologia vilosa, e apresentam mais displasia de alto grau do que os esporádicos. Há progressão acelerada da sequência adenoma-carcinoma (em torno de 2-3 anos).

Tumores extracolônicos

O mais comum é o de endométrio. Classicamente, a SL é associada ao aumento de risco de neoplasia urogenital, incluindo carcinoma de células transicionais da bexiga, da pelve renal e do ureter, câncer de estômago, trato hepatobiliar, ovários, intestino delgado e cerebral (glioma) e neoplasias sebáceas.

Estratégia de diagnóstico

Tradicionalmente, a abordagem para identificar pacientes com SL é feita em duas etapas. Primeiramente, são identificados aqueles que preenchem critérios clínicos baseados na história familiar ou pessoal de câncer e em características patológicas do tumor. Após, são aplicados testes moleculares. Os critérios clínicos mais comumente utilizados são os de Amsterdã, as diretrizes de Bethesda e os modelos preditivos de risco.

Os critérios de Amsterdã foram criados em 1991 e são bastante específicos para a SL. Com o entendimento da alta prevalência de malignidades extracolônicas, os critérios de Amsterdã II foram definidos em 1999. Após o conhecimento de que os tumores da SL são microssatélites instáveis, em 2004 foram criadas as diretrizes de Bethesda, com 82% de sensibilidade no diagnóstico de SL. Os modelos preditivos de risco são usados para calcular a probabilidade de o indivíduo ter uma mutação MMR.[1]

Deve-se oferecer avaliação genética aos pacientes que preenchem os critérios de Amsterdã ou Bethesda (**QUADRO 37.2**); aos que têm > 5% de chance de ter mutação MMR conforme modelos preditivos; aos pertencentes às famílias com SL; ou, ainda, àqueles com tumores de endométrio antes dos 50 anos. A identificação da mutação é requerida para o diagnóstico final de SL.

Seguimento

A colonoscopia, iniciada aos 20 a 25 anos e repetida a cada 1 a 2 anos, diminui a incidência de CCR em até 60%.[10] A **TABELA 37.1** contém as recomendações de rastreamento de outras neoplasias.

Tratamento cirúrgico

Devem ser seguidos os mesmos princípios oncológicos do manejo do câncer esporádico. A extensão da ressecção (colectomia segmentar ou total) leva em conta a morbidade cirúrgica, as comorbidades, o desejo do paciente e o risco de malignidade no segmento remanescente.

Conforme o último consenso da American Society of Colon and Rectal Surgeons (ASCRS), a colectomia total com anastomose ileorretal é o procedimento de escolha para indivíduos com SL que desenvolvem neoplasia de cólon.[12] Para as mulheres que serão submetidas à colectomia, deve ser oferecida histerectomia e ooforectomia profiláticas, especialmente se a prole já estiver completa. Os casos de neoplasia de reto também seguem os princípios do manejo de câncer esporádico, e a decisão de realizar a ressecção completa do cólon deve ser individualizada.

QUADRO 37.2

Critérios clínicos para definição de câncer colorretal hereditário não polipoide e diretrizes de Bethesda

Critérios de Amsterdã I (1991)
- Três ou mais familiares com CCR e todos os seguintes:
  - Um dos afetados é parente de primeiro grau dos outros dois
  - A neoplasia está presente em pelo menos duas gerações
  - Ao menos 1 caso de CCR diagnosticado antes dos 50 anos

Critérios de Amsterdã II (1999)
- Três ou mais familiares com neoplasias relacionadas ao HNPCC (câncer colorretal, de endométrio, de intestino delgado, de ureter ou de pelve renal) e todos os seguintes:
  - Um dos afetados é parente de primeiro grau dos outros dois
  - Duas ou mais gerações sucessivas afetadas
  - Ao menos 1 caso de neoplasia diagnosticado antes dos 50 anos
  - Exclusão do diagnóstico de PAF
  - Análise patológica dos tumores

Diretrizes de Bethesda (2004)
- Tumores de pacientes devem ser testados para MSI nas seguintes situações:
  - CCR em paciente com menos de 50 anos
  - Presença de CCR sincrônico ou metacrônico ou outro tumor relacionado ao HNPCC,* independentemente da idade
  - CCR com histologia sugestiva de MSI (infiltração linfocitária, reação linfocítica Crohn-*like*, diferenciação mucinosa/em anel de sinete, padrão de crescimento medular) diagnosticado antes dos 60 anos
  - CCR diagnosticado em 1 ou mais familiares de primeiro grau de pacientes com tumores relacionados ao HNPCC,* sendo um deles antes dos 50 anos
  - CCR diagnosticado em dois ou mais familiares de primeiro ou segundo grau de pacientes com tumores relacionados ao HNPCC,* independentemente da idade

*Tumores relacionados ao HNPCC incluem neoplasias colorretal, do intestino delgado, do endométrio, do estômago, dos ovários, do pâncreas, do ureter e da pelve renal, do trato biliar e do cérebro (geralmente glioblastoma), adenomas de glândulas sebáceas e ceratoacantomas.

CCR, câncer colorretal; HNPCC, câncer colorretal hereditário não polipoide (do inglês *hereditary nonpolypoid colorectal cancer*); MSI, instabilidade de microssatélites (do inglês *microsatellite instability*); PAF, polipose adenomatosa familiar.

Fonte: Adaptado de Steele e colaboradores.[1]

TABELA 37.1 Regimes de vigilância recomendados para pacientes com síndrome de Lynch

Neoplasia	Método	Frequência	Idade de início
Colorretal	Colonoscopia	1-2 anos	20-25 anos ou 2-5 anos antes que o câncer mais precoce na família
Endométrio	Avaliação clínica Considerar US transvaginal + CA-125	Anual	30-35 anos
Estômago e intestino delgado	Considerar EDA com duodenoscopia	3-5 anos	30-35 anos
Urotelial	Considerar EQU	Anual	25-30 anos
SNC	Avaliação clínica	Anual	25-30 anos

CA-125, antígeno tumoral 125 (do inglês *cancer antigen* 125); EDA, endoscopia digestiva alta; EQU, exame qualitativo de urina; SNC, sistema nervoso central; US, ultrassonografia.
Fonte: Modificada de Provenzale e colaboradores.[11]

Referências

1. Steele SR, Hull TL, Read TE, Saclarides TJ, Senagore AJ, Whitlow CB, editors. The ASCRS textbook of colon and rectal surgery. 3rd ed. Cham: Springer; 2016. p. 383-415.
2. Sieber OM, Lipton L, Crabtree M, Heinimann K, Fidalgo P, Phillips RK, et al. Multiple colorectal adenomas, classic adenomatous polyposis, and germ-line mutations in MYH. N Engl J Med. 2003;348(9):791-9.
3. Sampson JR, Dolwani S, Jones S, Eccles D, Ellis A, Evans DG, et al. Autosomal recessive colorectal adenomatous polyposis due to inherited mutations of MYH. Lancet. 2003;362(9377):39-41.
4. Giardiello FM, Brensinger JD, Tersmette AC, Goodman SN, Petersen GM, Booker SV, et al. Very high risk of cancer in familiar Peutz-Jeghers syndrome. Gastroenterology. 2000;119(6):1447-53.
5. Heald B, Mester J, Rybicki L, Orloff MS, Burke CA, Eng C. Frequent gastrintestinal polyps and colorectal adenocarcinomas in a prospective series of PTEN mutation carriers. Gastroenterology. 2010; 139(6):1927-33.
6. Aaltonen LA, Sankila R, Mecklin JP, Jarvinen H, Pukkala E, Peltomaki P, et al. A novel approach to estimate the proportion of hereditary nonpolyposis colorectal cancer of total colorectal cancer burden. Cancer Detect Prev. 1994;18(1):57-63.
7. De la Chapelle A. The incidence of Lynch syndrome. Fam Cancer. 2005;4(3):233-7.
8. Syngal S, Brand RE, Church JM, Giardiello FM, Hampel HL, Burt RW, et al. ACG clinical guideline: genetic testing and management of hereditary gastrointestinal cancer syndromes. Am J Gastroenterol. 2015;110(2):223-62.
9. Barrow E, Hill J, Evans DG. Cancer risk in Lynch syndrome. Fam Cancer. 2013;12(2):229-40.
10. Jarvinen HJ, Aarnio M, Mustonen H, Aktan-Collan K, Aaltonen LA, Peltomaki P, et al. Controlled 15-year trial on screening for colorectal cancer in families with hereditary nonpolyposis colorectal cancer. Gastroenterology. 2000;118(5):829-34.
11. Provenzale D, Gupta S, Ahnen DJ, Bray T, Cannon JA, Cooper G, et al. Genetic/Familial High-Risk Assessment: Colorectal Version 1.2016, NCCN Clinical Practice Guidelines in Oncology. J Natl Compr Canc Netw. 2016;14(8):1010-30.
12. Herzig DO, Buie WD, Weiser MR, You YN, Rafferty JF, Feingold D, et al. Clinical Practice Guidelines for the surgical treatment of patients with Lynch syndrome. Dis Colon Rectum. 2017;60(2):137-43.

Leituras recomendadas

Corman ML. Corman's colon and rectal surgery. Philadelphia: Lippincott Williams & Wilkins; 2013.

Piñol V, Castells A, Andreu M, Castellví-Bel S, Alenda C, Llor X, et al. Accuracy of revised Bethesda guidelines, microsatellite instability, and immunohistochemistry for the identification of patients with hereditary nonpolyposis colorectal cancer. JAMA. 2005;293(16):1986-94.

Provenzale D, Jasperson K, Ahnen DJ, Aslanian H, Bray T, Cannon JA, et al. Colorectal Cancer Screening, Version 1.2015. J Natl Compr Canc Netw. 2015;13(8):959-68.

Umar A, Boland CR, Terdiman JP, Syngal S, de la Chapelle A, Rüschoff J, et al. Revised Bethesda Guidelines for Hereditary Nonpolyposis Colorectal Cancer (Lynch Syndrome) and Microsatellite Instability. J Natl Cancer Inst. 2004; 96(4):261-8.

Weissman SM, Burt R, Church J, Erdman S, Hampel H, Holter S, et al. Identification of individuals at risk for Lynch syndrome using targeted evaluations and genetic testing: National Society of Genetic Counselors and the Collaborative Group of the Americas on Inherited Colorectal Cancer joint practice guideline. J Genet Couns. 2012;21(4):484-93.

Câncer de cólon

Belisa G. Müller Contin
Cesar Chiele Neto
Cláudio Tarta
Paulo de Carvalho Contu

Incidência e epidemiologia

No Brasil, o câncer colorretal (CCR) é o terceiro tumor maligno mais frequente em homens e o segundo em mulheres, excluindo-se o câncer de pele.

O número de casos vem aumentando nos últimos anos, sendo mais comum em regiões economicamente mais desenvolvidas. O tumor pode aparecer em qualquer idade, mas é a partir dos 50 anos que sua incidência aumenta abruptamente. A incidência varia geograficamente, com países industrializados sendo mais afetados. A etnia negra é mais acometida, independentemente do sexo, quando comparada à etnia branca.

Fatores de risco

Idade e história familiar são os fatores de risco mais importantes.

As síndromes de câncer colorretal hereditário, conhecidos fatores de risco, são abordadas no Capítulo 37, Síndromes colorretais hereditárias.

Pacientes com retocolite ulcerativa extensa e de longa duração (mais de 10 anos) e com doença de Crohn também têm incidência aumentada dessa neoplasia.

Fatores ambientais, como ingestão de gordura animal, álcool, tabagismo, obesidade e diabetes melito, contribuem para o seu surgimento. O maior consumo de vegetais e frutas, a prática de atividade física moderada e o uso de ácido acetilsalicílico e anti-inflamatórios parecem reduzir o risco.

Etiologia

A etiologia e a patogenia exatas do câncer de cólon não são totalmente conhecidas. O desenvolvimento da neoplasia é um processo gradual que resulta da soma de mutações genéticas e epigenéticas com o passar do tempo.

Apesar de apenas 5% das neoplasias colorretais serem causadas por mutação de um gene-chave, levando às síndromes hereditárias, até 30% delas têm formas menos óbvias de predisposição genética herdada.[1]

O reconhecimento dos componentes genéticos envolvidos no desenvolvimento do CCR vem crescendo nos últimos anos. Os genes mais comumente envolvidos são o oncogene *KRAS* (*Kirsten rat sarcoma*), presente no cromossomo 12, e os genes supressores de tumor, representados pelo APC (*adenomatous polyposis coli*) e pelo MCC (*mutated in colorectal cancer*) no cromossomo 5, pelo *DCC* (*deleted in colon cancer*) no cromossomo 18, e pelo *p53* no cromossomo 17.

A grande maioria dos tumores colônicos origina-se de adenomas por meio de mutações herdadas e/ou adquiridas, mas apenas 5% dos adenomas progridem e tornam-se invasivos.[2] Os adenomas são assintomáticos na maioria das vezes. Pólipos com mais de 1 cm de diâmetro, com displasia de alto grau e com arquitetura predominantemente vilosa, possuem maior probabilidade de malignização.

Distribuição e patologia

Mais de 90% das neoplasias colorretais são adenocarcinomas. Linfomas, tumores neuroendócrinos, sarcomas, carcinoma de células escamosas e plasmocitomas são raramente encontrados.

Embora ainda sejam mais comuns no reto e no sigmoide, a proporção de tumores de cólon direito tem aumentado nos últimos anos. Tumores sincrônicos acontecem em 3 a 5% dos pacientes.[3]

Macroscopicamente, os tumores podem ser ulcerados, polipoides, anelares ou infiltrativos. Microscopicamente, são classificados como bem diferenciados, moderadamente diferenciados ou pouco diferenciados.

Prognóstico

O principal fator prognóstico do CCR é o seu estágio patológico.

Os tumores de cólon possuem melhor prognóstico que os tumores de reto. A extensão local do tumor, a presença de metástases distantes ou doença residual, o número de linfonodos comprometidos, a invasão vascular, o tipo histológico e os níveis séricos do antígeno carcinoembrionário (CEA, do inglês *carcinoembryonic antigen*) são sempre considerados.

O CCR pode disseminar-se por via linfática, por via hematogênica, por invasão direta de tecidos vizinhos, por implantes ou por meio do peritônio. No momento do diagnóstico, aproximadamente 20% dos pacientes já apresentam metástases distantes.[4] De modo geral, de cada 100 pacientes com CCR, 50 serão curados pela cirurgia. Os principais órgãos envolvidos por metástases são o fígado (75%), os pulmões (15%), os ossos (5%) e o cérebro (5%). Os tumores situados abaixo da reflexão peritoneal têm pior prognóstico.[4]

Manifestações clínicas

O CCR inicial geralmente é assintomático, e cerca de 10% dos casos são diagnosticados durante colonoscopia de rastreamento.

Quando ocorrem sintomas, os pacientes geralmente apresentam dor abdominal, sangramento (vivo ou melena), alteração de hábito intestinal, anemia, massa abdominal ou sintomas vagos como cansaço, perda de apetite e perda ponderal. A obstrução intestinal também pode ser o sintoma inicial.

As queixas podem diferir conforme o local da lesão. Lesões retais causam tenesmo, dor e hematoquezia. Alteração de hábito intestinal é mais comum em lesões de cólon esquerdo, enquanto anemia ferropriva é classicamente associada aos tumores de cólon direito.

Diagnóstico e estadiamento

Pacientes com os sintomas supradescritos requerem avaliação. Após suspeita, o próximo passo deve ser a realização de colonoscopia. Pela alta frequência de tumores sincrônicos e aumento da proporção de lesões proximais, a retossigmoidoscopia não é mais considerada adequada, a não ser nos casos em que uma lesão é identificada no toque retal. Por possibilitar amostra para estudo histopatológico, diagnosticar lesões sincrônicas e remover pólipos, a colonoscopia é o teste de escolha.

O estadiamento clínico é realizado com exame físico, tomografia computadorizada (TC) de abdome e pelve e exame de imagem torácico.

A TC de abdome e pelve com contraste pode demonstrar a extensão local do tumor, o aumento de linfonodos locorregionais, a presença de metástases à distância e complicações da lesão primária como obstrução, perfuração e fístulas. A ressonância magnética é reservada para pacientes com lesões hepáticas suspeitas na TC.

O exame de escolha para estudo do tórax no câncer de cólon é controverso. Conforme a última edição do livro da American Society of Colon and Rectal Surgeons (ASCRS),[5] em pacientes assintomáticos nos quais a suspeita de metástases é baixa, a radiografia de tórax é considerada suficiente, sendo a TC reservada para pacientes com alteração na radiografia. No entanto, as diretrizes de 2017 da National Comprehensive Cancer Network[6] sugerem a realização de TC em todos os pacientes.

Atualmente, a tomografia por emissão de pósitrons associada à tomografia computadorizada (PET-TC) é reservada para pacientes candidatos à ressecção de metástases hepáticas e quando há suspeita de doença metastática pelo aumento do CEA, sem lesões diagnosticadas com os meios de imagem convencionais.

Antígeno carcinoembrionário

O CEA pode estar aumentado em diversos tipos de neoplasia, incluindo a colorretal, não servindo, portanto, como método de rastreamento e diagnóstico. Situações benignas, como diabetes, tabagismo, diverticulite, úlcera péptica e doença inflamatória intestinal, também podem apresentar elevação do CEA.

Apresenta valor prognóstico, e geralmente está aumentado em 30 a 40% dos pacientes no momento do diagnóstico.[7] Elevações persistentes após tratamento cirúrgico devem alertar para possibilidade de doença residual.

A **TABELA 38.1** apresenta a classificação clínica TNM de câncer colorretal e a **TABELA 38.2**, os estágios TNM de câncer colorretal, ambos de acordo com o American Joint Committee on Cancer.[8]

Tratamento

Com 80% dos tumores considerados localizados no momento do diagnóstico, a cirurgia é a única forma de tratamento curativo.

O uso profilático de antibióticos, com cobertura para microrganismos gram-negativos e anaeróbios, é recomendado para as cirurgias colorretais. O preparo mecânico do intestino grosso antes da cirurgia é habitual. O objetivo teórico é diminuir o conteúdo bacteriano na luz intestinal e, consequentemente, a sua presença no campo operatório. Porém, não existem evidências na literatura de que sua realização traga benefício incontestável em relação à diminuição dos índices de deiscência da anastomose, abscesso intra-abdominal ou outras infecções perioperatórias.

TABELA 38.1 Classificação clínica para tumores, linfonodos e metástases (TNM) de câncer colorretal, de acordo com o American Joint Committee on Cancer

Estágio	Descrição
TX	Tumor primário não pode ser avaliado
T0	Sem evidência de tumor primário
Tis	Carcinoma *in situ*: intraepitelial ou invasão da lâmina própria
T1	Tumor invade a submucosa
T2	Tumor invade a muscular própria
T3	Tumor invade a subserosa ou tecidos não peritonializados pericólicos ou perirretais
T4 T4a T4b	Tumor invade diretamente outros órgãos ou estruturas e/ou perfura o peritônio visceral Tumor perfura o peritônio visceral Tumor invade diretamente outros órgãos ou estruturas

(Continua)

TABELA 38.1 Classificação clínica para tumores, linfonodos e metástases (TNM) de câncer colorretal, de acordo com o American Joint Committee on Cancer *(Continuação)*

Estágio	Descrição
Nx	Linfonodos regionais não podem ser avaliados
N0	Sem metástase em linfonodos regionais
N1	Metástase em 1-3 linfonodos regionais
N1a	Metástase em 1 linfonodo regional
N1b	Metástase em 2-3 linfonodos regionais
N1c	Depósito(s) tumoral(is) (i.e., satelitoses) na subserosa ou em tecidos moles não peritonializados pericólicos ou perirretais sem metástase em linfonodos regionais
N2	Metástase em 4 ou mais linfonodos regionais
N2a	Metástase em 4-6 linfonodos regionais
N2b	Metástase em 7 ou mais linfonodos regionais
M0	Sem metástase à distância
M1	Metástase à distância
M1a	Metástase confinada em um órgão (fígado, pulmão, ovário, linfonodo[s] não regional[is])
M1b	Metástase em mais de um órgão ou no peritônio

Fonte: Amin e colaboradores.[8]

TABELA 38.2 Estágios TNM de câncer colorretal, de acordo com o American Joint Committee on Cancer

Estágio	Tumor primário (T)	Linfonodos regionais (N)	Metástase (M)
Estágio 0	Tis	N0	M0
Estágio I	T1, T2	N0	M0
Estágio II	T3, T4	N0	M0
Estágio IIA	T3	N0	M0
Estágio IIB	T4a	N0	M0
Estágio IIC	T4b	N0	M0
Estágio III	Qualquer T	N1, N2	M0
Estágio IIIA	T1, T2	N1	M0
	T1	N2a	M0
Estágio IIIB	T3, T4a	N1	M0
	T2, T3	N2a	M0
	T1, T2	N2b	M0
Estágio IIIC	T4a	N2a	M0
	T3, T4a	N2b	M0
	T4b	N1, N2	M0
Estágio IVA	Qualquer T	Qualquer N	M1a
Estágio IVB	Qualquer T	Qualquer N	M1b

Fonte: Amin e colaboradores.[8]

Durante o ato cirúrgico, devem ser examinadas as estruturas abdominais para detecção de eventuais metástases. Atenção especial deve ser dada ao fígado, aos ovários, à superfície peritoneal, ao epíploo, ao retroperitônio e às cadeias linfáticas próximas ao tumor.

Para a ressecção cirúrgica ser considerada oncologicamente adequada, as margens circunferenciais do espécime devem ser descritas e estar histologicamente livres do tumor. A extensão da ressecção deve incluir a remoção do suprimento arterial, venoso e linfático do segmento intestinal envolvido até a sua origem. Com o objetivo de evitar recidivas na anastomose, aceitam-se, como margem de segurança, 5 cm de intestino visualmente normal proximal e distal à lesão. Além disso, recomenda-se que pelo menos 12 linfonodos estejam incluídos na peça cirúrgica.

A realização de anastomose primária é possível na maioria das cirurgias eletivas, sendo a realização de derivação geralmente reservada para tumores obstrutivos de cólon esquerdo, tumores perfurados e pacientes em mau estado geral ou com comorbidades graves.

Pacientes com tumores sincrônicos de cólon direito e esquerdo devem ser submetidos à colectomia total ou subtotal.

A ressecção em bloco, incluindo órgãos adjacentes, está indicada quando o tumor invade outras estruturas. Se as margens estiverem livres, a sobrevida desses pacientes poderá ser semelhante à sobrevida dos pacientes com tumores sem invasão de órgãos adjacentes.

Cirurgia laparoscópica e robótica

A cirurgia laparoscópica para tumores colorretais foi primeiramente descrita em 1991.[9] Vários ensaios clínicos randomizados sugerem que a cirurgia aberta e a cirurgia laparoscópica possuem resultados oncológicos semelhantes nas cirurgias de cólon.[10-12]

A cirurgia laparoscópica possibilita menor permanência hospitalar, menor uso de analgésicos e restabelecimento mais rápido dos movimentos intestinais, mas envolve tempo cirúrgico significativamente maior, risco de conversão para a técnica aberta e, consequentemente, elevação dos custos. A cirurgia videolaparoscópica de cólon é complexa, pois envolve várias regiões anatômicas, ligadura de múltiplos vasos, remoção de peça cirúrgica de grandes proporções, além da confecção de uma anastomose intestinal. Esses fatores requerem habilidade, treinamento e prática.

A cirurgia robótica oferece resultados comparáveis à cirurgia laparoscópica em termos de permanência hospitalar, morbidade e mortalidade. Os resultados oncológicos, embora ainda careçam de estudos de longa data, parecem ser semelhantes. Apesar de factível, possui tempo cirúrgico e custos superiores à cirurgia laparoscópica e não está amplamente disponível.

Tratamento adjuvante no câncer de cólon

Quimioterapia adjuvante é recomendada para todos os pacientes em estágio III, porque está associada à menor recorrência e ao aumento da sobrevida. Recomenda-se Folfox (5-fluoruracila, leucovorina e oxaliplatina) como esquema inicial, durante 6 meses. Idealmente, deve ser iniciada 6 a 8 semanas após a cirurgia.

O papel da quimioterapia no estágio II permanece controverso e deve ser individualizado de acordo com as características histopatológicas do tumor, com a apresentação clínico-cirúrgica inicial (perfuração ou obstrução) e com as comorbidades do paciente.

A radioterapia tem papel limitado no tratamento do câncer de cólon, sendo reservada para casos selecionados de tumores T4b ou com margem de ressecção positiva.

Tratamento da doença metastática

O tratamento de pacientes em estágio IV é individualizado.

Aproximadamente 50% dos pacientes com CCR irão desenvolver metástases hepáticas, sendo 20% simultâneas com o tumor primário. Cerca de 20 a 30% dessas metástases são potencialmente ressecáveis e o tratamento cirúrgico oferece a melhor chance de cura.[13-16] O momento da ressecção hepática é discutível.

O segundo local mais comum de doença metastática é o peritônio, sendo o tratamento-padrão para pacientes cujo diagnóstico é realizado durante o estadiamento da paliação quimioterápica. Em serviços de referência, a realização de cirurgia citorredutora e quimioterapia intraperitoneal hipertérmica pode ser uma opção.

Cerca de 10% dos pacientes com câncer de cólon desenvolvem metástases pulmonares.[5] A maioria tem doença avançada e é preferencialmente tratada com quimioterapia sistêmica e tratamento de suporte. Metástases pulmonares isoladas devem ser ressecadas sempre que possível.

Seguimento

Apesar dos avanços terapêuticos, até 40% dos pacientes em estágios II e III terão recorrência após o tratamento primário, 80% destes nos primeiros 3 anos.[17-19] O acompanhamento dos pacientes segue rotinas institucionais, e existem diversos protocolos visandoum diagnóstico precoce de recidiva que possibilite tratamento curativo. O papel do seguimento em pacientes com estágio I é discutível.

A maioria das diretrizes sugere que a primeira colonoscopia seja realizada 1 ano após a cirurgia, possibilitando a detecção de tumores metacrônicos e pólipos não tratados. Recomenda-se a repetição no 3º ano e, posteriormente, a cada 5 anos, a menos que um adenoma avançado (adenoma viloso, tamanho > 1 cm ou com displasia de alto grau) seja encontrado, devendo, neste caso, ser repetida em 1 ano. Nos casos de exame incompleto no pré-operatório, deve ser realizada precocemente (3-6 meses) após a cirurgia.

O único exame laboratorial de rotina recomendado é o CEA, que deve ser solicitado a cada 3 meses nos primeiros 2 anos e, então, a cada 6 meses por mais 3 anos.

Exames de imagem torácicos são discutíveis e, embora a radiografia de tórax seja considerada como substituta, a TC anual ainda é citada como exame de escolha pela maioria das referências.

O tratamento do CCR permanece predominantemente cirúrgico. Os tratamentos adjuvantes melhoram a qualidade de vida e, em alguns grupos, aumentam a sobrevida. O crescimento geralmente lento dessa neoplasia e o entendimento da carcinogênese possibilitam a redução da mortalidade por meio dos testes de rastreamento que detectam lesões precoces, como os pólipos adenomatosos. Estudos indicam que a colonoscopia é responsável por 53% do declínio da mortalidade do CCR, nos Estados Unidos.[20] A educação da população e a orientação sobre a eficácia e a facilidade disponibilizadas pelos exames de rastreamento são decisivas para a diminuição da incidência dessa patologia.

Referências

1. Corman M, Nicholls RJ, Fazio VW, Bergamaschi R. Corman's colon and rectal surgery. 6th ed. Philadelphia: Lippincott Williams & Wilkins; 2013.
2. Heitman SJ, Ronksley PE, Hilsden RJ, Manns BJ, Rostom A, Hemmelgarn BR. Prevalence of adenomas and colorectal cancer in average risk individuals: a systematic review and meta-analysis. Clin Gastroenterol Hepatol. 2009;7(12):1272-8.
3. Mulder SA, Kranse R, Damhuis RA, de Wilt JH, Ouwendijk RJ, Kuipers EJ, et al. Prevalence and prognosis of synchronous colorectal cancer: a Dutch population-based study. Cancer Epidemiol. 2011;35(5):442-7.
4. Siegel RL, Miller KD, Jemal A. Cancer statistics, 2015. CA Cancer J Clin. 2015;65(1):5-29.
5. Steele SR, Hull TL, Read TE, Saclarides TJ, Senagore AJ, Whitlow CB, editors. The ASCRS textbook of colon and rectal surgery. 3rd ed. Cham: Springer; 2016.
6. Benson AB 3rd, Venook AP, Cederquist L, Chan E, Chen YJ, Cooper HS, et al. Colon Cancer, Version 1.2017, NCCN Clinical Practice Guidelines in Oncology. J Natl Compr Canc Netw. 2017;15(3):370-98.
7. Compton CC, Fielding LP, Burgart LJ, Conley B, Cooper HS, Hamilton SR, et al. Prognostic factors in colorectal cancer. College of American Pathologists Consensus Statement 1999. Arch Pathol Lab Med. 2000; 124(7):979-94.
8. Amin MB, Edge S, Greene F, Byrd DR, Brookland RK, Washington MK, et al., editors. AJCC cancer staging manual. 8th ed. New York: Springer; 2016.

9. Jacobs M, Verdeja JC, Goldstein HS. Minimally invasive colon resection (laparoscopic colectomy). Surg Laparosc Endosc. 1991;1(3):144-50.
10. Clinical Outcomes of Surgical Therapy Study Group, Nelson H, Sargent DJ, Wieand HS, Fleshman J, Anvari M, et al. A comparison of laparoscopically assisted and open colectomy for colon cancer. N Engl J Med. 2004;350(20):2050-9.
11. Fleshman J, Sargent DJ, Green E, Anvari M, Stryker SJ, Beart RW Jr, et al. Laparoscopic colectomy for cancer is not inferior to open surgery based on 5-year data from the COST Study Group trial. Ann Surg. 2007;246(4):655-62.
12. Bonjer HJ, Hop WC, Nelson H, Sargent DJ, Lacy AM, Castells A, et al. Laparoscopically assisted vs open colectomy for colon cancer: a meta-analysis. Arch Surg. 2007;142(3):298-303.
13. Bipat S, van Leeuwen MS, Comans EF, Pijl ME, Bossuyt PM, Zwinderman AH, et al. Colorectal liver metastases: CT, MR imaging, and PET for diagnosis--meta-analysis. Radiology. 2005;237(1):123-31.
14. Simmonds PC, Primrose JN, Colquitt JL, Garden OJ, Poston GJ, Rees M. Surgical resection of hepatic metastases from colorectal cancer: a systematic review of published studies. Br J Cancer. 2006;94(7):982-99.
15. Neeff H, Hörth W, Makowiec F, Fischer E, Imdahl A, Hopt UT, et al. Outcome after resection of hepatic and pulmonary metastases of colorectal cancer. J Gastrointest Surg. 2009;13(10):1813-20.
16. Shah SA, Haddad R, Al-Sukhni W, Kim RD, Greig PD, Grant DR, et al. Surgical resection of hepatic and pulmonary metastases from colorectal carcinoma. J Am Coll Surg. 2006;202(3):468-75.
17. Kjeldsen BJ, Kronborg O, Fenger C, Jørgensen OD. The pattern of recurrent colorectal cancer in a prospective randomised study and the characteristics of diagnostic tests. Int J Colorectal Dis. 1997;12(6):329-34.
18. Renouf DJ, Woods R, Speers C, Hay J, Phang PT, Fitzgerald C, et al. Improvements in 5-year outcomes of stage II/III rectal cancer relative to colon cancer. Am J Clin Oncol. 2013;36(6):558-64.
19. Sargent D, Sobrero A, Grothey A, O'Connell MJ, Buyse M, Andre T, et al. Evidence for cure by adjuvant therapy in colon cancer: observations based on individual patient data from 20,898 patients on 18 randomized trials. J Clin Oncol. 2009;27(6):872-7.
20. Zauber AG, Winawer SJ, O'Brien MJ, Lansdorp-Vogelaar I, van Ballegooijen M, Hankey BF, et al. Colonoscopic polypectomy and long-term prevention of colorectal-cancer deaths. N Engl J Med. 2012;366:687-96.

Leituras recomendadas

Andre T, Boni C, Navarro M, Tabernero J, Hickish T, Topham C, et al. Improved overall survival with oxaliplatin, fluorouracil and leucovorin as adjuvant treatment in stage II or III colon cancer in the MOSAIC trial. J Clin Oncol. 2009;27(19):3109-16

Benson AB, Arnoletti JP, Bekaii-saab T, Chan E, Chen YJ, Cooper HS, et al. Colon cancer. J Natl Compr Canc Netw. 2011;9(11):1238-90.

Colon Cancer Laparoscopic or Open Resection Study Group, Buunen M, Veldkamp R, Hop WC, Kuhry E, Jeekel J, et al. Survival after laparoscopic surgery versus open surgery for colon cancer: long term outcome of a randomized clinical trial. Lancet Oncol. 2009;10(1):44-52.

Edge SB, Byrd DR, Compton CC, Fritz AG, Greene FL, Trotti A, editors. AJCC cancer staging manual. 7th ed. New York: Springer; 2010. p. 143-64.

Isik O, Gorgun E. How has the robot contributed to colon cancer surgery? Clin Colon Rectal Surg. 2015;28(4):220-7.

Makhoul R, Alva S, Wilkins KB. Surveillance and survivorship after treatment for colon cancer. Clin Colon Rectal Surg. 2015;28(4):262-70.

Moreno CC, Mittal PK, Sullivan PS, Rutherford R, Staley CA, Cardona K, et al. colorectal cancer initial diagnosis: screening colonoscopy, diagnostic colonoscopy, or emergent surgery, and tumor stage and size at initial presentation. Clin Colorectal Cancer. 2016;15(1):67-73.

Provenzale D, Jasperson K, Ahnen DJ, Aslanian H, Bray T, Cannon JA, et al. Colorectal cancer screening, version 1.2015. J Natl Compr Canc Netw. 2015;13(8):959-68.

Siegel R, Naishadham D, Jemal A. Cancer statistics, 2013. CA Cancer J Clin. 2013;63(1):11-30.

Strum WB. Colorectal adenomas. N Engl J Med. 2016;374(11):1065-75.

Neoplasia do apêndice cecal

Guilherme Pretto
Henrique Rasia Bosi

As neoplasias do apêndice cecal são raras, sendo encontradas em aproximadamente 1% dos espécimes de apendicectomia. Os tumores carcinoides são os mais comuns, compreendendo mais de 50% dos casos.[1]

Tumores neuroendócrinos

O termo *carcinoide* se aplica a tumores neuroendócrinos originados no trato digestório, nos pulmões ou em locais primários raros, como rins ou ovários. O uso do termo geralmente implica uma histologia bem diferenciada. Quando um tumor apresenta transformações mais intensas, de alto grau ou mal diferenciadas, os tumores neuroendócrinos recebem a denominação de carcinomas neuroendócrinos.

Da mesma forma que tumores originários no intestino delgado, os que surgem no apêndice podem secretar serotonina e outras substâncias vasoativas que podem originar a síndrome carcinoide. Esta se caracteriza por rubor facial, diarreia, broncoespasmo com sibilos e doença cardíaca comprometendo valvas direitas. Mais de 90% dos pacientes com síndrome carcinoide têm doença metastática, em geral no fígado.

Tumores neuroendócrinos do apêndice são mais comuns em pacientes entre 40 e 50 anos, com uma ligeira preferência por mulheres.[2] Estima-se que uma em cada 200 apendicectomias irá encontrar um tumor carcinoide de apêndice.

A maioria dos tumores neuroendócrinos de apêndice está localizada no terço distal do apêndice, geralmente não provocando obstrução. Somente 10% deles estão localizados na base do apêndice, onde podem causar obstrução e levar à apendicite. Na maioria das vezes, os pacientes são assintomáticos. Os sintomas são mais prováveis com tumores grandes e com metástases além dos gânglios linfáticos regionais.[3]

Raramente os tumores neuroendócrinos do apêndice geram metástases hepáticas. O melhor método para avaliar o envolvimento hepático é a ressonância magnética (RM), que pode ser substituída por uma tomografia computadorizada (TC) trifásica. A cintilografia com análogo de somatostatina (OctreoScan) com TC e a tomografia por emissão de pósitrons associada à tomografia computadorizada (PET-TC) com Gálio[68] oferecem imagens de todo o corpo e são os métodos mais sensíveis para detectar doença metastática fora do fígado. Em geral, é desnecessária a investigação radiológica com qualquer uma dessas modalidades, a menos que haja evidência de doença intra-abdominal ou mesentérica, tamanho tumoral maior que 2 cm, ressecção incompleta ou sintomas sugestivos de síndrome carcinoide.

Quando houver suspeita de metástases hepáticas ou síndrome carcinoide, está indicada a medição do ácido 5-hidroxi-indolacético (5-HIAA) – metabolito da serotonina – em uma coleta de urina de 24 horas. A concentração sérica de cromogranina A (CGA), uma proteína que é armazenada e liberada com peptídeos e aminas em tumores neuroendócrinos, é outro método diagnóstico. É um marcador mais sensível do que o 5-HIAA urinário, mas não tão específico.[4]

O melhor preditor do prognóstico da doença é o tamanho do tumor. Tumores menores do que 2 cm (encontrados em aproximadamente 95% dos casos) raramente estão associados a metástases, e até um terço das lesões maiores é metastático no momento do diagnóstico, mas geralmente em linfonodos regionais, e não no fígado. Em uma série de 150 pacientes com tumores neuroendócrinos de apêndice cecal, relatada pela Clínica Mayo, nenhum dos 127 pacientes com tumores menores que 2 cm apresentavam metástases; de 14 pacientes com tumores entre 2 e 3 cm, 3 apresentavam metástase; e, dos 9 pacientes com tumores maiores que 4 cm, 4 eram metastáticos.[5]

As taxas de sobrevida em 5 anos foram as seguintes:

- Tamanho tumoral < 3 cm sem metástases regionais ou distantes – 100%;
- Tamanho tumoral < 3 cm e ≥ 2 cm, mas com metástases regionais em linfonodos, ou tamanho tumoral ≥ 3 cm com ou sem metástases regionais ou a distância – 78%;
- Doença metastática – 32%.

Em casos de invasão do mesoapêndice, o significado prognóstico é controverso.

Tratamento

A maioria dos tumores neuroendócrinos do apêndice é descoberta após uma apendicectomia. Nesse momento deve-se avaliar a necessidade de uma colectomia direita. A colectomia tem a vantagem de remover os linfonodos, retirando qualquer doença residual que possa permanecer na base do apêndice ou no mesoapêndice.

Dados da Clínica Mayo sugerem que o tamanho do tumor é um determinante importante da necessidade de cirurgia adicional.[5] Nenhum dos 120 pacientes com tumores menores que 2 cm desenvolveu recorrência da doença após apendicectomia; houve 1 recorrência relatada entre 12 casos com tumor maior. Além disso, o risco de metástases linfonodais foi de 0% para pacientes com tumores apendiculares menores que 1 cm; 7,5% para tumores de 1 a 1,9 cm; e 33% para tumores com 2 cm ou mais.[6] Esses dados, combinados com o fato de que 88% das pessoas com metástases linfonodais sobrevivem por 5 anos ou mais, sustentam a opinião de que pacientes com tumores com mais de 2 cm de tamanho devem ser submetidos à colectomia direita. Por outro lado, não é claro se uma colectomia deve ou não ser realizada em alguns pacientes com tumores menores.

Questiona-se que, mesmo em tumores pequenos, se há invasão do mesoapêndice, o risco de doença metastática é maior, e a colectomia deveria ser realizada. Estudo observacional do National Cancer Institute aponta taxas muito mais altas de metástases linfonodais, mesmo em tumores menores que 2 cm: 15% em tumores com menos de 1 cm, e 47% em tumores entre 1 e 2 cm.[7] Mesmo assim a sobrevida desses pacientes é alta, e o real significado de uma ressecção cirúrgica mais abrangente não é claro.

As diretrizes baseadas no consenso da Sociedade Norte-Americana de Tumores Neuroendócrinos (Nanets) e da Sociedade Europeia de Tumores Neuroendócrinos (Enets) sugerem hemicolectomia direita para tumores com mais de 2 cm e para aqueles entre 1 e 2 cm na presença de invasão do mesoapêndice, margens positivas ou não bem evidenciadas, pior tipo de diferenciação celular grau 2, invasão angiolinfática ou presença de histologia mista.[8]

Caso o diagnóstico de tumor neuroendócrino ocorra antes do procedimento cirúrgico, uma colonoscopia completa deve ser realizada para descartar a possibilidade de câncer de cólon síncrono. Durante o procedimento, deve-se realizar uma inspeção completa do intestino, uma vez que até 25% dos tumores neuroendócrinos de intestino delgado e cólon proximal são multifocais e, às vezes, associados a tumores malignos gastrintestinais de outros tipos histológicos.

Seguimento

As recomendações da National Comprehensive Cancer Network (NCCN) são baseadas no tamanho do tumor. Os doentes com tumores menores que 2 cm não necessitam de vigilância de rotina, e os testes só devem ser recomendados conforme as manifestações clínicas. Para tumores com mais de 2 cm, recomenda-se avaliação clínica entre 3 e 12 meses após a ressecção, além de aferição de marcadores tumorais (5-HIAA e cromogranina [CGA]) e imagem abdominal. Após o primeiro ano, é recomendada avaliação clínica; também se deve considerar a aferição de marcadores tumorais a intervalos de 6 a 12 meses, com exame de imagem somente se for clinicamente indicado.[7]

Para os doentes que têm doença metastática com receptores da somatostatina (determinada por exames de imagem), os sintomas da síndrome carcinoide podem ser bem controlados com análogos da somatostatina. Embora poucos pacientes apresentem regressão tumoral, os análogos da somatostatina prolongam o tempo de evolução da doença e aumentam a sobrevida global.

Ressecção de metástases hepáticas pode ser benéfica em pacientes selecionados, com o objetivo de alívio dos sintomas. Se a ressecção hepática não for possível, pode-se considerar a embolização da artéria hepática. Embora a paliação dos sintomas seja obtida em mais de 50% dos pacientes selecionados, a duração da resposta é curta.

Mucocele de apêndice

A mucocele do apêndice cecal é uma alteração rara do apêndice, que se caracteriza pelo acúmulo de muco no interior do órgão, que fica muito distendido. É encontrada em aproximadamente 0,3% dos espécimes de apendicectomia. A mucocele pode ser classificada conforme sua origem histológica:

- **Hiperplasia da mucosa** – Semelhante a um pólipo de cólon hiperplásico; responsável por 52% das mucoceles;
- **Cisto simples ou cisto de retenção** – Caracterizado por alterações epiteliais degenerativas devido à obstrução e à distensão; responsável por 20% das mucoceles;
- **Cistoadenoma mucinoso** – Morfologicamente semelhante ao pólipo adenomatoso do cólon ou ao adenoma viloso; responsável por 18% das mucoceles;
- **Cistoadenocarcinoma mucinoso** – Apresenta invasão glandular do estroma; responsável por 10% das mucoceles.

A incidência de mucocele do apêndice é pouco maior entre mulheres, e mais comumente é descoberta em pessoas na faixa de 50 a 70 anos. Na maioria dos casos não há manifestações clínicas, e a patologia é descoberta quando exames de imagem ou endoscópicos são solicitados por outros motivos. Alguns pacientes apresentam dor abdominal aguda ou crônica no quadrante inferior direito. Uma massa abdominal pode ser palpável. Menos frequentemente, os pacientes podem apresentar cólica intermitente e hemorragia digestiva associada à intussuscepção da mucocele; obstrução intestinal por efeito de massa; sintomas urogenitais, devido à compressão do ureter ou da bexiga pelo efeito de massa; ou abdome agudo por ruptura da mucocele.

Geralmente não há alterações nos exames laboratoriais, mas podem ser identificadas anemia discreta e elevação de marcadores tumorais como CEA e CA 19-9.[9]

Na ultrassonografia (US) abdominal, a mucocele tem o aspecto de uma massa cística, com ou sem sombreamento acústico, devido à calcificação mural. Geralmente é anecoica, mas pode demonstrar ecogenicidade variável, dependendo da sua consistência. Áreas nodulares, com aumento da ecogenicidade junto à parede do órgão, sugerem malignidade. Muitas vezes a US não consegue discernir a origem da lesão, levando a uma relação incorreta com lesões anexiais.

A TC de abdome é um exame mais informativo do que a US.[10] A vantagem da TC é mostrar claramente a relação anatômica da massa com o ceco. O achado típico da TC abdominal é uma massa cística ou tubular bem delimitada na fossa ilíaca direita, adjacente ao ceco. Calcificações na parede sugerem fortemente mucocele de apêndice, mas são observadas em menos de 50% dos casos (**FIG. 39.1**).

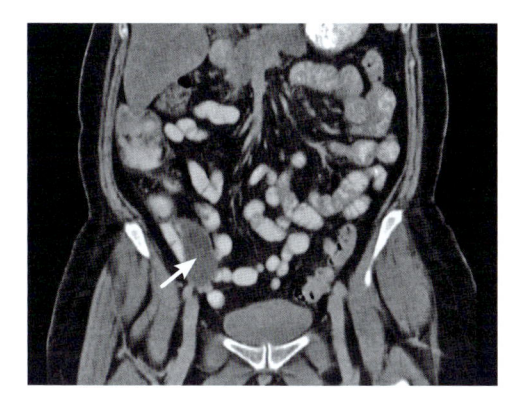

FIGURA 39.1 Tomografia computadorizada de abdome – evidência de fase tardia de mucocele de apêndice (*seta*).

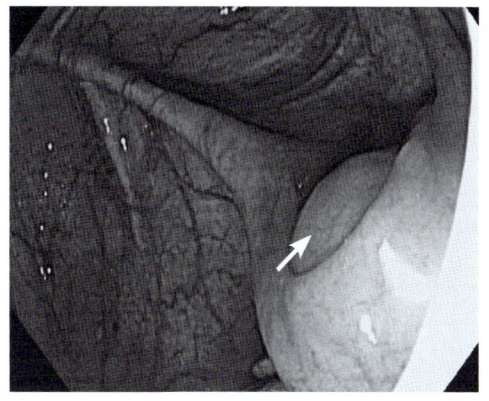

FIGURA 39.2 Colonoscopia com presença de mucocele de apêndice (*seta*).

Embora as características da imagem não possam distinguir, com segurança, os subtipos histológicos de mucoceles, certas características podem ser sugestivas. Lesões malignas geralmente são maiores do que as mucoceles de retenção. A presença de espessamento de tecido mole adjacente e irregularidade da parede, sem aumento na espessura da parede, são achados sugestivos de malignidade. Ascite, implantes peritoneais hipodensos e irregularidades da superfície hepática sugerem a disseminação intraperitoneal de células neoplásicas.

As mucoceles podem produzir uma protrusão no lúmen cecal ou ter a aparência de uma massa saliente brilhante e arredondada, que surge do orifício apendicular durante a visualização da colonoscopia (**FIG. 39.2**). Como a mucosa é normal, as biópsias não são diagnósticas. Uma ecoendoscopia pode detectar a natureza cística da lesão e identificar invasão estromal, que sugere um cistoadenocarcinoma mucinoso. Na prática, esse exame é pouco utilizado no Serviço de Cirurgia do Aparelho Digestivo do Hospital de Clínicas de Porto Alegre (SCAD/HCPA) e, após uma colonoscopia com os achados supracitados, uma TC deve ser solicitada. Na situação inversa, em que a suspeita de mucocele tenha sido sugerida pela TC, uma colonoscopia deve ser realizada para avaliar a mucosa apendicular e descartar um adenocarcinoma no local ou em outra área do cólon, tendo em vista que aproximadamente 20% dos pacientes com mucocele apresentam um adenocarcinoma de cólon sincrônico.

Com a presença de uma lesão sugestiva de mucocele, a confirmação histopatológica somente será realizada com a ressecção cirúrgica da lesão.[11] Não se incentiva o uso de biópsias percutâneas ou mesmo endoscópicas da lesão. A apendicectomia deve ser realizada para cistos de retenção, hiperplasia mucosa ou cistoadenomas. A cirurgia laparoscópica pode ser considerada se houver um "cisto" homogêneo envolvendo o apêndice, sem nenhuma nodularidade da parede e nenhuma sugestão de disseminação da doença.[12] Deve-se ter cuidado na manipulação da lesão, e o uso de grampeadores endoscópicos deve ser empregado, ressecando toda a base do ceco, para evitar a liberação do muco contido na lesão para dentro da cavidade abdominal. A lesão deve ser colocada em um saco plástico para ser removida da cavidade (**FIG. 39.3**).

Em pacientes com cistoadenocarcinoma sem envolvimento do mesentério, sem invasão de órgãos adjacentes ou sinais de doença peritoneal, é suficiente a apendicectomia simples com ressecção do mesentério apendicular. A extensão da cirurgia para uma hemicolectomia direita depende de alguns fatores: tamanho do tumor, localização da lesão no apêndice, envolvimento de ceco e íleo, presença de coleções de muco, margem de segurança e envolvimento de linfonodos. Em caso de doença peritoneal na laparoscopia, o procedimento deve ser convertido em laparotomia, para realização de ressecção de todas as lesões perceptíveis. O uso de radiotera-

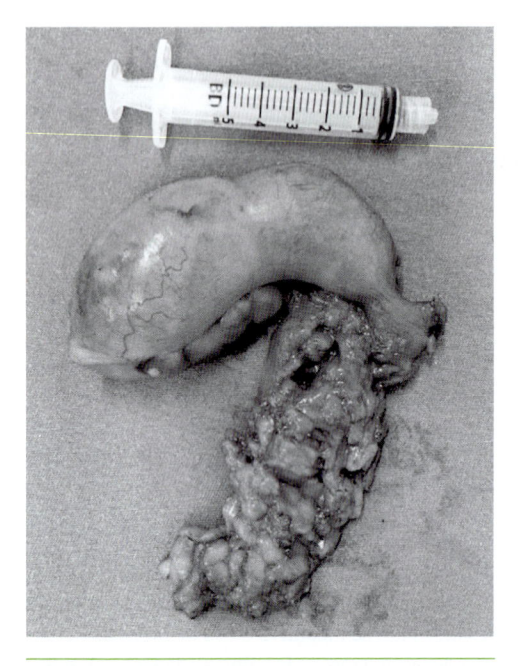

FIGURA 39.3 Peça cirúrgica: mucocele de apêndice.

pia adjuvante ou quimioterapia não está bem definido nesse contexto.

Não existem estudos comparativos para o seguimento desses pacientes. De maneira geral, pacientes com cistoadenoma mucinoso do apêndice que foi ressecado sem escape de mucina não apresentam risco de recorrência, não sendo necessário um acompanhamento específico. Se houver derramamento de mucina, uma TC de acompanhamento deve ser realizada em 1 ano.

O prognóstico das mucoceles depende dos seus subtipos histológicos. A sobrevida é de 91 a 100% para cistos de retenção, hiperplasia da mucosa ou cistoadenoma. Em pacientes com cistoadenocarcinomas, a sobrevida, em 5 anos, varia de 6 a 100%, conforme estancamento da doença.

Pseudomixoma peritoneal (PMP) é uma situação clínica em que há disseminação de mucina intraperitoneal originada de um cistoadenoma do apêndice. À medida em que o tumor cresce e obstrui o lúmen do apêndice, o muco se acumula. O apêndice então rompe, semeando a cavidade abdominal com células produtoras de muco. O PMP deve ser diferenciado da carcinomatose mucinosa peritoneal, que se origina de um adenocarcinoma produtor de mucina do apêndice cecal. Este último tem um comportamento muito mais agressivo, com prognóstico mais reservado.[13]

O PMP é mais comum em mulheres e é encontrado em aproximadamente 2 a cada 10.000 laparotomias. O sintoma mais comum, tanto em homens quanto em mulheres, é o aumento do perímetro abdominal. Em homens, o segundo sintoma mais comum é uma hérnia inguinal (representando cerca de 25% dos casos); nas mulheres, é uma massa ovariana palpada no momento de um exame de rotina ginecológico.

Na TC, o material mucinoso parece heterogêneo. A infiltração do fígado, do baço e do mesentério é facilmente identificada, e as calcificações são comuns. A superfície diafragmática pode estar espessada ou apresentar massas císticas adjacentes. Pode ser identificado o achado denominado efeito da redistribuição, que se caracteriza pela localização periférica do tumor, poupando a parte central do abdome.

O tratamento padrão do PMP é a ressecção das lesões visíveis.[14] As áreas invadidas por muco tendem a crescer e causar obstrução intestinal. Não existem ensaios clínicos que comparem alternativas terapêuticas como quimioterapia, radioterapia, ressecção exclusiva das lesões macroscópicas ou uma ressecção associada à quimioterapia hipertérmica transoperatória (HIPEC), procedimento padronizado por Sugarbaker.[15]

Adenocarcinoma de apêndice

A incidência de adenocarcinoma de apêndice é extremamente baixa, correspondendo a menos de 0,4% das neoplasias gastrintestinais.[16] Ao contrário das outras neoplasias do apêndice cecal, a apresentação clínica inicial do adenocarcinoma é a de uma apendicite aguda.[17] Em menos de 20% dos casos, o câncer é encontrado de forma incidental em cirurgias abdominais. Existem três tipos histológicos para o adenocarcinoma de apêndice:[18]

1. **Mucinoso** – Mais comum;

2. **Intestinal ou colônico** – Mais semelhante à neoplasia de cólon;
3. **Adenocarcinoma de células em anel de sinete** – Menos comum, com pior prognóstico.

O paciente com neoplasia de apêndice geralmente é mais idoso e nessa população a duração dos sintomas tende a ser maior. Quadros de anemia podem estar presentes, mas o diagnóstico pré-operatório costuma ser difícil.[19]

A abordagem cirúrgica permanece controversa.[20] Devido à baixa probabilidade de metástases linfonodais, alguns autores defendem a apendicectomia para os casos em que a neoplasia está confinada à mucosa e para aqueles de lesões bem diferenciadas, que não invadam além da submucosa; a colectomia fica reservada para os tumores mais avançados.[21,22] A ressecção dos ovários comprometidos por metástases é indicada. No entanto, a ooforectomia profilática não é recomendada.

O papel da quimioterapia adjuvante é desconhecido no tratamento de adenocarcinoma de apêndice. Apesar da falta de dados disponíveis, muitos oncologistas utilizam o tratamento adjuvante em lesões com linfonodos comprometidos, principalmente para pacientes com tipo histológico intestinal. O benefício da radioterapia também é incerto. O uso da HIPEC segue o mesmo raciocínio indicado para PMP, mas se mostra menos propenso a produzir benefício duradouro.

Referências

1. Connor SJ, Hanna GB Frizelle FA. Appendiceal tumors: retrospective clinicopathologic analysis of appendiceal tumors from 7,970 appendectomies. Dis Coln Rectum. 1998;41(1):75-80.
2. Modlin IM, Lye KD, Kidd M. A 5-decade analysis of 13,715 carcinoid tumors. Cancer. 2003;97(4):934-59.
3. Roggo A, Wood WC, Ottinger LW. Carcinoid tumors of the appendix. Ann Surg. 1993;217(4):385-90.
4. Modlin IM, Gustafsson BI, Moss SF, Pavel M, Tsolakis AV, Kidd M. Chromogranin A: biological function and clinical utility in neuro endocrine tumor disease. Ann Surg Oncol. 2010;17(9):2427-43.
5. Moerte CG, Weiland LH, Nagorney DM, Dockerty MB. Carcinoid tumor of the appendix: treatment and prognosis. N Engl J Med. 1987;317(27):1699-701.
6. Rorstad O. Prognostic indicators for carcinoid neuroendocrine tumors of the gastrintestinal tracat. J Surg Oncol. 2005;89(3):151-60.
7. Mullen JT, Sacarese DM. Carcinoid tumors of the appendix: a population-based study. J Surg Oncol. 2011;104(1):41-4.
8. Boudreaux JP, Klimstra DS, Hassan MM, Woltering EA, Jensen RT, Goldsmith SJ, et al. The NANETS consensus guideline for the diagnosis and management of neuroendocrine tumors: well-differentiated neuroendocrine tumors of the Jejunum, Ileum, Appendix, and Cecum. Pancreas. 2010;39(6):753-66.
9. Rymer B, Forsythe RO, Husada G. Mucocele and mucinous tumors of the appendix: a review of the literature. Int J Surg. 2015;18:132-5.
10. Asenov Y, Korukov B, Penkov N, Sedloev T, Tihtchev V, Hadzhiysca V, et al. Appendiceal mucocele: case report and review of the literature. Chirurgia (Bucur). 2015;110(6):565-9.
11. Stocchi L, Wolff BG, Larson DR, Harrington JR. Surgical treatment of appendiceal mucocele. Arch Surg. 2003;138(6):585-9.
12. Tărcoveanu E, Vasilescu A, Hee RV, Moldovanu R, Ursulescu C, Ciobanu D, et al. Appendicular mucocele: possibilities and limits of laparoscopy. Brief series and review of the literature. Chirurgia (Bucur). 2015;110(6):530-7.
13. Chua TC, Moran BJ, Sugarbaker PH, Levine EA, Glehen O, Gilly FN, et al. Early- and long-term outcome data of patients with pseudomyxoma peritonei from appendiceal origin treated by a strategy of cytoreductive surgery and hyperthermic intraperitoneal chemotherapy. J Clin Oncol. 2012;30(20):2449-56.
14. Hinson FL, Ambrose NS. Pseudomyxoma peritonei. Br J Surg. 1998;85(10):1332-9.
15. Sugarbaker PH. Managing the peritoneal surface component of gastrintestinal cancer. Part 2. Perioperative intraperitoneal chemotherapy. Oncology (Williston Park). 2004;18(2):207-19.
16. Ruoff C, Hanna L, Zhi W, Shahzad G, Gotlieb V, Saif MW. Cancers of the appendix: review of the literatures. ISRN Oncol. 2011;2011:728579.
17. Ito H, Osteen RT, Bleday R, Zinner MJ, Ashley SW, Whang EE. Appendiceal adenocarcinoma: long-term outcomes after surgical therapy. Dis Colon Rectum. 2004;47(4):474-80.
18. Turaga KK, Pappas SG, Gamblin T. Importance of histologic subtype in the staging of appendiceal tumors. Ann Surg Oncol. 2012;19(5):1379-85.
19. Todd RD, Sarosi GA, Nwariaku F, Anthony T. Incidence and predictors of appendiceal tumors in elderly males presenting with signs and symptoms of acute appendicitis. Am J Surg. 2004;188(5):500-4.
20. Xie X, Zhou Z, Song Y, Li w, Diao D, Dang C, et al. The management and prognostic prediction of adenocarcinoma of appendix. Sci Rep. 2016;6:39027.
21. Hata K, Tanaka N, Nomura Y, Wada I, Nagawa H. Early appendiceal adenocarcinoma. A review of the literature with special reference to optimal surgical procedures. J Gastroenterol. 2002;37(3):210-4.
22. Walters KC, Paton BL, Schmelzer TS, Gersin KS, Iannitti DA, Kercher KW, et al. Treatment of appendiceal adenocarcinoma in the United States: penetration and outcomes of current guidelines. Am Surg. 2008;74(11):1066-8.

Câncer de reto

Anderson Rech Lazzaron
Daniel C. Damin

O câncer colorretal (CCR) acomete, anualmente, quase 1 milhão de pessoas no mundo.[1] Estima-se que, em 2016, no Brasil, ocorreram 16.660 novos casos de CCR em homens e 17.620 casos em mulheres.[2] O câncer de reto (CR) compreende 30 a 40% desses casos.[3] O tipo histológico mais comum é o adenocarcinoma, ocorrendo em mais de 95% dos casos.[4] Tumor carcinoide, linfoma, carcinoma de células escamosas, sarcoma e outros tipos histológicos também podem ocorrer no reto, mas com incidência muito menor.[4] Dessa forma, este capítulo abordará apenas o adenocarcinoma de reto.

Definições anatômicas

Alguns conceitos anatômicos são essenciais para o planejamento do tratamento do CR (**FIG. 40.1**). O reto é o segmento do intestino grosso localizado entre o cólon sigmoide e o canal anal. Seu limite superior é geralmente localizado ao nível do promontório sacral, correspondendo grosseiramente ao ponto onde as tênias se espalham e não podem mais ser distinguidas. Do ponto de vista prático, aceita-se que tumores malignos localizados até 15 cm da margem anal (usando o retoscópio rígido) sejam diagnosticados como cânceres de reto.

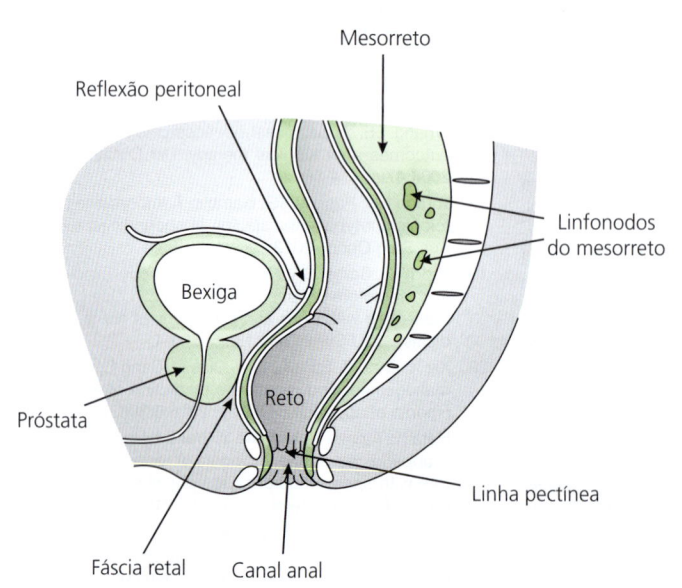

FIGURA 40.1 Anatomia do reto.
Fonte: Damin e Lazzaron.[7]

Abaixo da reflexão peritoneal, o reto não é revestido por camada serosa, apresentando um envoltório gorduroso circunferencial, conhecido como mesorreto. O mesorreto contém linfonodos perirretais, os quais geralmente representam o primeiro local para onde os tumores retais se disseminam.[5,6]

Manifestações clínicas

O sangramento por via retal é a manifestação mais comum, ocorrendo em cerca de 60% dos pacientes.[4] Alteração de hábito intestinal, dor abdominal, emagrecimento, tenesmo e anemia também são manifestações comuns.[4] Pacientes com sintomas sugestivos de CR devem realizar uma colonoscopia, principalmente se tiverem idade superior a 50 anos e/ou história familiar de CCR.[3]

Avaliação e estadiamento pré-tratamento

O estadiamento do CR inicia com o exame físico. O toque retal, juntamente com a retoscopia rígida, determina o grau de fixação tumoral, a porcentagem da circunferência acometida e a distância do tumor até a margem anal e, além disso, estima a probabilidade de preservação esfincteriana. O toque vaginal pode demonstrar invasão direta da vagina. As regiões inguinais devem ser examinadas nos tumores do terço inferior do reto. A colonoscopia permite a coleta de material (biópsia) para um diagnóstico histológico definitivo, sendo útil também na detecção de lesões sincrônicas de cólon. A pesquisa de metástases à distância (pulmões e fígado) é realizada por meio de radiografia de tórax e tomografias computadorizadas (TCs) de tórax e abdome total. Além disso, deve-se realizar a dosagem sérica do antígeno carcinoembrionário (CEA, do inglês *carcinoembryonic antigen*).[6,7]

Há controvérsias sobre qual é o melhor método de imagem para a avaliação locorregional dos tumores de reto. Embora a TC isolada não seja mais considerada como um método de escolha, ela ainda pode ser utilizada em pacientes portadores de tumores grandes e avançados (acurácia de 79-94% para o estágio T).[8,9] A acurácia da TC reduz para 52 a 74% (estágio T) quando tumores menores e menos avançados são analisados.[8,9] No entanto, a acurácia da TC no estadiamento linfonodal é menor (35-70%), variando conforme o estágio T.[8-11]

Os melhores métodos de imagem atualmente disponíveis para o estadiamento locorregional são a ressonância magnética (RM) e a ultrassonografia endorretal (USER). A RM é o método considerado mais preciso pela maioria dos autores,[12] com acurácia de 81 a 94% para o estágio T e de 63 a 66% para o estágio N.[11,13] A USER destaca-se na avaliação de prováveis tumores T1, para os quais a excisão local ou a ressecção endoscópica estão sendo consideradas.[12] A USER apresenta a limitação de não poder ser utilizada em tumores estenóticos que impeçam a passagem do aparelho. Sua acurácia situa-se entre 63 e 96% (estágio T) e entre 63 e 85% (estágio N).[14]

O sistema mais utilizado para o estadiamento do CR é o TNM, o qual é apresentado nas **TABELAS 38.1** e **38.2** (ver pgs. 331 e 332).[15]

Tratamento

Neoadjuvância

Nas últimas duas décadas, a radioterapia neoadjuvante vem sendo cada vez mais utilizada. A radiação ionizante inibe a proliferação celular, induz apoptose e inibe o crescimento tumoral. A quimioterapia, no contexto da neoadjuvância, tem como efeito principal sensibilizar os tecidos à ação da radiação. A neoadjuvância está indicada nos adenocarcinomas de reto T3/T4 e/ou N1/N2 (estágios II e III). Pacientes T1-2N0M0 (estágio I) devem ser submetidos diretamente à cirurgia, não se beneficiando da neoadjuvância.[3,16] Mais recentemente, no entanto, alguns autores têm estratificado os tumores classificados clinicamente como T3, de acordo com os achados da RM, sugerindo que pacientes cT3N0, com invasão da gordura perirretal menor que 5 mm, sejam diretamente tratados por cirurgia. A neoadjuvância ficaria indicada apenas para os casos com invasão mais profunda do mesorreto (≥ 5 mm).[3,16,17]

A aplicação da radioquimioterapia no período pré-operatório apresenta uma série de vantagens potenciais em relação ao tratamento pós-operatório, incluindo redução do risco de implante de células malignas durante a cirurgia, maior sensibilidade dos tecidos à radiação, menor toxicidade aguda e maior probabilidade de o paciente completar o tratamento. Além disso, como no período pré-operatório a reflexão peritoneal ainda se encontra intacta, há menor exposição do intestino delgado à radiação. A desvantagem principal da neoadjuvância, por outro lado, está na possibilidade de supertratamento devido à limitação ainda existente nos métodos de estadiamento pré-operatórios.[3,16]

Tratamento não cirúrgico (watch and wait)

A radioquimioterapia neoadjuvante está associada à redução do volume tumoral e à regressão de estágio dos tumores retais. Em alguns pacientes ocorre, inclusive, o desaparecimento completo do tumor, que passa a não ser mais detectável nos exames físico e endoscópico, caracterizando a chamada resposta clínica completa (RCC). Quando, após a ressecção cirúrgica, não é possível detectar células tumorais viáveis no espécime cirúrgico, ocorre a chamada resposta patológica completa (RPC).[18]

Estima-se que 15 a 27% dos pacientes apresentem RPC após a neoadjuvância.[19] No entanto, em até 17% dos casos em que os tumores desapareceram da parede intestinal, há detecção de metástases em linfonodos mesorretais.[20] Por outro lado, 8% dos tumores com resposta clínica aparentemente incompleta, apresentam RPC de fato.[21] Habr-Gama e colaboradores,[21] de São Paulo, foram pioneiros no manejo não operatório (watch and wait) de pacientes com RCC à neoadjuvância. Esses pacientes eram submetidos a um protocolo rigoroso de observação sem realização de cirurgia nos casos que permaneciam com RCC. Em um estudo recente, esses autores avaliaram 67 pacientes com RCC, observando taxas de sobrevida geral e livre de doença em 5 anos de 96 e 72%, respectivamente. Com um seguimento médio de 65 meses, 21% dos pacientes apresentaram recorrência da doença.[22] Esses bons resultados, contudo, não foram reproduzidos por outros grupos. Dessa forma, a conduta preconizada para pacientes com RCC após a neoadjuvância ainda é a ressecção cirúrgica radical.[6] O papel do tratamento não cirúrgico (watch and wait) continua sendo intensamente estudado por diferentes grupos.

Tratamento cirúrgico

Excisão local

Tumores classificados clinicamente como T1 e sem evidência de metástases linfonodais nos exames de imagem podem ser submetidos à excisão local, desde que satisfaçam alguns critérios: carcinomas bem diferenciados ou moderadamente diferenciados, com menos de 3 cm de diâmetro, envolvendo menos de um terço da circunferência retal, com ausência de invasão vascular, linfática e perineural.[23] Utilizando esses critérios de seleção, podem ser atingidas taxas de sobrevida geral e livre de doença em 10 anos de 84 e 75%, respectivamente.[24]

Há duas técnicas disponíveis para a excisão local dos tumores de reto.[25] A primeira é a ressecção transanal, que consiste na excisão de todas as camadas da parede do reto, incluindo a gordura perirretal, com margens livres de pelo menos 1 cm. Esse procedimento está indicado para tumores localizados até cerca de 8 cm da margem anal. A segunda técnica é a microcirurgia endoscópica transanal (TEM, do inglês transanal endoscopic microsurgery), a qual utiliza um proctoscópio especial com ópticas binoculares tridimensionais (3D) e um conjunto de instrumentos cirúrgicos endoscópicos que permitem a ressecção de tumores localizados até 20 cm da margem anal. A TEM apresenta como vantagem potencial uma maior taxa de ressecção tumoral com margens livres.[25] No entanto, é importante considerar que metástases linfonodais podem ocorrer em 10% dos casos, mesmo em pacientes bem-selecionados (cT1N0).[24] Em tumores T2, a taxa de recidiva local é de 26 a 47% e, nesses casos, está indicada a cirurgia radical.[24]

Tratamento cirúrgico radical

A cirurgia permanece como o tratamento curativo do CR. A preservação esfincteriana é um objetivo secundário a ser seguido desde que isso não afete os resultados oncológicos. O tratamento cirúrgico radical do CR consiste na ressecção do reto com linfadenectomia formal. Há basicamente duas cirurgias: a ressecção anterior (RA) e a ressecção abdominoperineal (RAP). Na RA, o complexo esfincteriano anal é preservado com a possibilidade de reconstrução do trânsito intestinal. Na RAP, os esfíncteres anais são totalmente ressecados em bloco e o paciente permanece com uma colostomia definitiva. A RA é a cirurgia mais realizada atualmente no tratamento do CR.[26] A RAP, por sua vez, aplica-se aos casos em que não é possível obter margens livres de tumor sem que seja ressecado o complexo esfincteriano anal.

A localização do tumor no reto tem influência no prognóstico do paciente. Quanto mais distal for a localização do tumor, pior será a evolução clínica. Em um estudo em que 2.136 pacientes foram submetidos a cirurgias radicais com excisão total do mesorreto (ETM), a taxa de recidiva local foi de 15, 13 e 9% para tumores de reto inferior, médio e superior, respectivamente.[27] A taxa de recidiva local foi de 10% em pacientes submetidos à RA e de 15% em pacientes tratados por meio de RAP. A sobrevida em 5 anos foi de 59, 62 e 69% para tumores de reto inferior, médio e superior, respectivamente. Além disso, a taxa de sobrevida em 5 anos foi de 68% para RA e de 55% para RAP.[27] Há amplas evidências demonstrando que a RA tem resultados oncológicos equivalentes à RAP quando são obtidas margens cirúrgicas adequadas.

A margem de segurança oncológica mural distal considerada padrão atualmente para as ressecções retais é de 2 cm.[6] Margens de 1 cm são aceitas para tumores de reto baixo, quando necessárias para evitar uma RAP.[6] Essa recomendação leva em conta que a disseminação distal na parede retal ocorre por mais de 1 cm em apenas 4 a 10% dos casos.[28]

Excisão total do mesorreto

Está indicada na proctectomia de tumores de reto inferior e médio. Consiste na excisão completa de todo o tecido mesorretal envolvido pela camada visceral da fáscia endopélvica, devendo este folheto estar intacto e sem comprometimento das margens circunferenciais. A ETM surgiu da observação patológica de que células tumorais viáveis podem ser encontradas até 3 a 4 cm distalmente ao tumor no tecido mesorretal.[29] O objetivo principal é eliminar as metástases extramurais retrógradas. As margens circunferenciais são maximizadas, otimizando os resultados oncológicos.

Já foi demonstrado que o estado das margens cirúrgicas circunferenciais está diretamente relacionado aos índices de recidiva local e sobrevida.[30] Com a introdução da ETM, as taxas de sobrevida em 5 anos passaram de 45 a 50% para cerca de 75% e as taxas de recidiva local caíram de 30 para 5 a 8%.[31] Não há, no entanto, indicação de ETM em tumores de reto superior, sendo suficiente ressecar uma margem distal de 5 cm de mesorreto abaixo da borda inferior do tumor (excisão parcial do mesorreto).[6]

Preservação esfincteriana em tumores ultrabaixos

Nos tumores de reto inferior, a preservação esfincteriana permanece um desafio. Quando não é possível obter uma margem distal aceitável, o paciente deve ser submetido a uma RAP para não comprometer os resultados oncológicos. Nos tumores localizados até 6 cm da margem anal, existem alternativas cirúrgicas que podem substituir uma RAP.[32] Na ressecção anterior ultrabaixa (RAUB), a secção do reto é realizada por via transanal, com visão direta da borda inferior do tumor. Após, confecciona-se uma anastomose coloanal manual. Nas ressecções interesfincterianas (RIEs),[33] o esfíncter anal interno é ressecado parcial ou totalmente para obter margens longitudinal e radial adequadas.

Na tentativa de padronizar o tratamento cirúrgico dos tumores de reto inferior, Rullier e colaboradores propuseram uma nova classificação desses tumores de acordo com a altura e o grau de invasão esfincteriana.[33] Foram propostos quatro tipos de tumor com técnicas cirúrgicas específicas para cada tipo:

1. **Tipo I (tumor supra-anal)** – A borda inferior do tumor dista > 1 cm do anel anorretal;
2. **Tipo II (tumor justa-anal)** – A borda inferior do tumor dista ≤ 1 cm do anel anorretal;
3. **Tipo III (tumor intra-anal)** – Há invasão do esfíncter anal interno;
4. **Tipo IV (tumor transanal)** – Há invasão do esfíncter anal externo e/ou do músculo levantador do ânus.

Nesse estudo, os tumores tipo I foram tratados por meio de anastomose coloanal convencional. Os tumores tipo II foram tratados com ressecção interesfincteriana parcial para atingir preservação esfincteriana com margem distal de 1 cm. Os tumores tipo III foram tratados por ressecção interesfincteriana total com ressecção completa do esfíncter anal interno. Os tumores tipo IV foram tratados com RAP. Usando essa classificação, os autores operaram 404 casos com taxas de recidiva local de 6, 5, 9 e 17% nos tipos I, II, III e IV (p = 0,186), respectivamente. Nesse estudo, somente 50% dos pacientes apresentaram continência fecal considerada boa e 11% apresentaram incontinência fecal grave. Além disso, 6% dos pacientes necessitaram de colostomia definitiva devido à incontinência fecal pós-operatória. Como os próprios autores reconhecem, trata-se de uma série de casos retrospectiva, e a validade da classificação deve ser testada em ensaios clínicos.[33]

Cirurgia minimamente invasiva do câncer de reto

Evidências iniciais sugeriam que a ETM laparoscópica apresentava resultados oncológicos equivalentes à ETM aberta. No entanto, apesar de a maior parte dos estudos iniciais ter demonstrado resultados oncológicos semelhantes entre as técnicas,[34-37] (114 PP [*per protocol*], 116-119), alguns estudos já demonstravam resultados pouco piores da laparoscopia em alguns aspectos. Em uma metanálise[38] (115 PP) envolvendo 17 estudos com 3.158 pacientes com CR operados curativamente, houve diferença estatisticamente significativa no número médio de linfonodos ressecados (laparoscopia = 10, aberta = 11; p = 0,001). Entretanto, essa diferença estatística não teve significado clínico. Além disso, nesse estudo não houve diferença na taxa de comprometimento das margens longitudinais e radiais entre os grupos.

Mais recentemente, entretanto, dois estudos apresentaram resultados negativos da ressecção laparoscópica de reto em comparação à cirurgia aberta. No primeiro estudo, ACOSOG-Z6051, Fleshman e colaboradores conduziram um ensaio clínico randomizado comparando a proctectomia laparoscópica com a aberta em pacientes com CR em estágios II e III submetidos à neoadjuvância.[39] Nesse estudo, o desfecho principal, denominado sucesso cirúrgico geral, era composto por margem circunferencial > 1 mm, margem distal livre (> 1 mm) e qualidade da ETM. Foram analisados 486 pacientes no total, e, com relação ao desfecho principal, a cirurgia laparoscópica não cumpriu os requisitos de não inferioridade. O sucesso da ressecção (desfecho primário) foi atingido em 81,7 e 86,9% dos pacientes submetidos à cirurgia laparoscópica e cirurgia aberta, respectivamente. No segundo estudo, ALaCaRT (*Australasian Laparoscopic Cancer of the Rectum Trial*), outro ensaio clínico randomizado com delineamento muito semelhante ao estudo anterior, Stevenson e colaboradores compararam a proctectomia laparoscópica com a aberta em 475 pacientes com CR em estágios I, II ou III.[40] Nesse estudo, o desfecho primário foi denominado ressecção cirúrgica com sucesso e era composto por margem circunferencial > 1 mm, margem distal livre (> 1 mm) e ETM completa. A ressecção cirúrgica com sucesso foi atingida em 82 e 89% dos pacientes submetidos às cirurgia laparoscópica e cirurgia aberta, respectivamente. Dessa forma, a não inferioridade da cirurgia laparoscópica em relação à cirurgia aberta não pode ser estabelecida. Vale ressaltar que nesses dois estudos as cirurgias foram executadas apenas por cirurgiões altamente qualificados, experientes e com cirurgias prévias auditadas. Assim, atualmente não há evidências na literatura que suportem a proctectomia laparoscópica no tratamento do CR.

A recente introdução da tecnologia robótica revolucionou o campo da cirurgia minimamente invasiva. O sistema robótico apresenta vários avanços técnicos em relação à videolaparoscopia: melhor ergonomia, melhor estabilidade da câmera, imagem de alta definição 3D, filtro de tremores fisiológicos e movimentos mais naturais dos instrumentos.[41] Essa tecnologia propicia também menos fadiga e maior conforto ao cirurgião durante o procedimento.[42] Outra vantagem da cirurgia robótica é a curva de aprendizado mais curta quando comparada à da videolaparoscopia.[43] O custo da cirurgia robótica, entretanto, é significativamente maior.[43]

Estudos recentes têm comparado a cirurgia robótica com a cirurgia laparoscópica no tratamento do CR. Uma metanálise com 854 pacientes demonstrou que a taxa de conversão para cirurgia aberta foi significativamente menor na cirurgia robótica quando comparada com a laparoscópica (razão de chances [RC] 0,26; p = 0,0007).[44] Nesse estudo, não houve diferença significativa entre os grupos quanto a tempo cirúrgico, tempo de internação, complicações pós-operatórias, número de linfonodos ressecados e taxa de comprometimento das margens distal e radial.[44]

A cirurgia robótica vem evoluindo rapidamente, tendo sido aplicada com sucesso mesmo em procedimentos complexos como a RAUB com anastomose coloanal e a RIE. Apesar das potenciais vantagens em relação à videolaparoscopia, o real papel da cirurgia robótica no tratamento do CR ainda não está definido, e requer maior número de estudos com maior tempo de seguimento. Outro aspecto importante é que a ETM robótica vem sendo comparada principalmente com a ETM laparoscópica, a qual não satisfez, em dois estudos importantes recentes, os critérios de não inferioridade em relação à ETM aberta. Dessa forma, a ETM robótica deveria ser comparada também com a ETM aberta, que ainda é considerada o padrão-ouro. Até agora, não foram publicados resultados de ensaios clínicos randomizados comparando ETM robótica com ETM aberta.

Referências

1. World Health Organization. Cancer: fact sheet n. 297 [Internet]. Geneva: WHO; 2017 [capturado em 28 maio 2017]. Disponível em: http://www.who.int/mediacentre/factsheets/fs297/en/.
2. Instituto Nacional de Câncer José Alencar Gomes da Silva. Tipos de câncer: colorretal [Internet]. Rio de Janeiro: INCA; c1996-2017 [capturado em 28 maio 2017]. Disponível em: http://www2.inca.gov.br/wps/wcm/connect/tiposdecancer/site/home/colorretal.
3. Gaertner WB, Kwaan MR, Madoff RD, Melton GB. Rectal cancer: an evidence-based update for primary care providers. World J Gastroenterol. 2015;21(25):7659-71.
4. Gordon PH. Malignant neoplasms of the colon. In: Gordon PH, Nivatvongs S, editors. Principles and practice of surgery for the colon, rectum and anus. 3rd ed. New York: Informa Healthcare USA; 2007. p. 489-643.
5. Nivatvongs S, Gordon PH. Surgical anatomy. In: Gordon PH, Nivatvongs S, editors. Principles and Practice of Surgery for the colon, rectum and anus. 3rd ed. New York: Informa Healthcare USA; 2007. p. 1-28.
6. Monson JRT, Weiser MR, Buie WD, Chang GJ, Rafferty JF, Buie WD, et al. Practice parameters for the management of rectal cancer (revised). Dis Colon Rectum. 2013;56(5):535-50.
7. Damin DC, Lazzaron AR. Evolving treatment strategies for colorectal cancer: a critical review of current therapeutic options. World J Gastroenterol. 2014; 20(4):877-87.

8. Kim NK, Kim MJ, Yun SH, Sohn SK, Min JS. Comparative study of transrectal ultrasonography, pelvic computerized tomography, and magnetic resonance imaging in preoperative staging of rectal cancer. Dis Colon Rectum. 1999;42(6):770-5.
9. Shank B, Dershaw DD, Caravelli J, Barth J, Enker W. A prospective study of the accuracy of preoperative computed tomographic staging of patients with biopsy-proven rectal carcinoma. Dis Colon Rectum. 1990;33(4):285-90.
10. Dixon AK, Fry IK, Morson BC, Nicholls RJ, Mason AY. Preoperative computed tomography of carcinoma of the rectum. Br J Radiol. 1981;54(644):655-9.
11. Gearhart SL, Efron JE. The preoperative staging of rectal cancer. In: Beck DE, Roberts PL, Saclarides TJ, Senagore AJ, Stamos MJ, Wexner SD, editors. The ASCRS textbook of colon and rectal surgery. 2nd ed. New York: Springer; 2011. p. 730-40.
12. Lutz MP, Zalcberg JR, Glynne-Jones R, Ruers T, Ducreux M, Arnold D, et al. Second St. Gallen European Organisation for Research and Treatment of Cancer gastrintestinal Cancer Conference: consensus recommendations on controversial issues in the primary treatment of rectal cancer. Eur J Cancer. 2016 Aug;63:11-24.
13. Kim NK, Kim MJ, Park JK, Park SI, Min JS. Preoperative staging of rectal cancer with MRI: accuracy and clinical usefulness. Ann Surg Oncol. 2000;7(10):732-7.
14. Marcet J. Rectal cancer: preoperative evaluation and staging. In: Steele SR, Hull TL, Read TE, Saclarides TJ, Senagore AJ, Whitlow CB, editors. The ASCRS textbook of colon and rectal surgery. 3rd ed. New York: Springer; 2016. p. 471-9.
15. American Joint Committee on Cancer. Colon and rectum. In: Edge SB, Byrd DR, Compton CC, Fritz AG, Greene FL, Trotti A, editors. AJCC cancer staging manual. 7th ed. New York: Springer; 2010. p. 143-64.
16. Li Y, Wang J, Ma X, Tan L, Yan Y, Xue C, et al. A review of neoadjuvant chemoradiotherapy for locally advanced rectal cancer. Int J Biol Sci. 2016;12(8):1022-31.
17. Maguire A, Sheahan K. Controversies in the pathological assessment of colorectal cancer. World J Gastroenterol. 2014;20(29):9850-61.
18. Pozo ME, Fang SH. Watch and wait approach to rectal cancer: a review. World J Gastrointest Surg. 2015;7(11):306-12.
19. Maas M, Beets-Tan RGH, Lambregts DMJ, Lammering G, Nelemans PJ, Engelen SME, et al. Wait-and--see policy for clinical complete responders after chemoradiation for rectal cancer. J Clin Oncol. 2011;29(35):4633-40.
20. Bedrosian I, Rodriguez-Bigas MA, Feig B, Hunt KK, Ellis L, Curley SA, et al. Predicting the node-negative mesorectum after preoperative chemoradiation for locally advanced rectal carcinoma. J Gastrointest Surg. 2004;8(1):56-62-63.
21. Habr-Gama A, Perez RO, Nadalin W, Sabbaga J, Ribeiro U, Silva e Sousa AH, et al. Operative versus nonoperative treatment for stage 0 distal rectal cancer following chemoradiation therapy: long-term results. Ann Surg. 2004;240(4):711-8.
22. Habr-Gama A, Perez RO, São Julião GP, Proscurshim I, Gama-Rodrigues J. Nonoperative approaches to rectal cancer: a critical evaluation. Semin Radiat Oncol. 2011;21(3):234-9.
23. Bleday R. Local excision of rectal cancer. World J Surg. 1997;21(7):706-14.
24. Meredith KL, Hoffe SE, Shibata D. The multidisciplinary management of rectal cancer. Surg Clin North Am. 2009;89(1):177-215, ix-x.
25. Cataldo PA. Local excision of rectal cancer. In: Beck DE, Roberts PL, Saclarides TJ, Senagore AJ, Stamos MJ, Wexner SD, editors. The ASCRS textbook of colon and rectal surgery. 2nd ed. New York: Springer; 2011. p. 720-8.
26. Mekras A, Michalopoulos A, Papadopoulos VN, Mekras D, Kalles V, Tzeveleki I, et al. Changes in treatment of rectal cancer: increased use of low anterior resection. Tech Coloproctol. 2011;15 Suppl 1:S51-54.
27. Wibe A, Syse A, Andersen E, Tretli S, Myrvold HE, Søreide O, et al. Oncological outcomes after total mesorectal excision for cure for cancer of the lower rectum: anterior vs. abdominoperineal resection. Dis Colon Rectum. 2004;47(1):48-58.
28. Wolmark N, Fisher B. An analysis of survival and treatment failure following abdominoperineal and sphincter-saving resection in Dukes' B and C rectal carcinoma. A report of the NSABP clinical trials. National Surgical Adjuvant Breast and Bowel Project. Ann Surg. 1986;204(4):480-9.
29. Scott N, Jackson P, al-Jaberi T, Dixon MF, Quirke P, Finan PJ. Total mesorectal excision and local recurrence: a study of tumour spread in the mesorectum distal to rectal cancer. Br J Surg. 1995;82(8):1031-3.
30. Quirke P, Durdey P, Dixon MF, Williams NS. Local recurrence of rectal adenocarcinoma due to inadequate surgical resection. Histopathological study of lateral tumour spread and surgical excision. Lancet. 1986;2(8514):996-9.
31. Enker WE. Total mesorectal excision: the new golden standard of surgery for rectal cancer. Ann Med. 1997;29(2):127-33.
32. Saito N, Ito M, Kobayashi A, Nishizawa Y, Sugito M. [Sphincter-saving resection for low rectal cancer]. Nihon Geka Gakkai Zasshi. 2011;112(5):318-24.
33. Rullier E, Denost Q, Vendrely V, Rullier A, Laurent C. Low rectal cancer: classification and standardization of surgery. Dis Colon Rectum. 2013;56(5):560-7.
34. Kang S-B, Park JW, Jeong S-Y, Nam BH, Choi HS, Kim D-W, et al. Open versus laparoscopic surgery for mid or low rectal cancer after neoadjuvant chemoradiotherapy (COREAN trial): short-term outcomes of an open-label randomised controlled trial. Lancet Oncol. 2010;11(7):637-45.
35. Jayne DG, Guillou PJ, Thorpe H, Quirke P, Copeland J, Smith AMH, et al. Randomized trial of laparoscopic--assisted resection of colorectal carcinoma: 3-year results of the UK MRC CLASICC Trial Group. J Clin Oncol. 2007;25(21):3061-8.
36. Braga M, Frasson M, Vignali A, Zuliani W, Capretti G, Di Carlo V. Laparoscopic resection in rectal cancer patients: outcome and cost-benefit analysis. Dis Colon Rectum. 2007;50(4):464-71.
37. Laurent C, Leblanc F, Wütrich P, Scheffler M, Rullier E. Laparoscopic versus open surgery for rectal cancer: long-term oncologic results. Ann Surg. 2009;250(1):54-61.

38. Anderson C, Uman G, Pigazzi A. Oncologic outcomes of laparoscopic surgery for rectal cancer: a systematic review and meta-analysis of the literature. Eur J Surg Oncol. 2008;34(10):1135-42.
39. Fleshman J, Branda M, Sargent DJ, Boller AM, George V, Abbas M, et al. Effect of Laparoscopic-Assisted Resection vs Open Resection of Stage II or III Rectal Cancer on Pathologic Outcomes: The ACOSOG Z6051 Randomized Clinical Trial. JAMA. 2015;314(13):1346-55.
40. Stevenson ARL, Solomon MJ, Lumley JW, Hewett P, Clouston AD, Gebski VJ, et al. Effect of laparoscopic-assisted resection vs open resection on pathological outcomes in rectal cancer: the ALaCaRT randomized clinical trial. JAMA. 2015;314(13):1356-63.
41. Lanfranco AR, Castellanos AE, Desai JP, Meyers WC. Robotic surgery: a current perspective. Ann Surg. 2004;239(1):14-21.
42. Alasari S, Min BS. Robotic colorectal surgery: a systematic review. ISRN Surg. 2012;2012:293894.
43. Aly EH. Robotic colorectal surgery: summary of the current evidence. Int J Colorectal Dis. 2014;29(1):1-8.
44. Trastulli S, Farinella E, Cirocchi R, Cavaliere D, Avenia N, Sciannameo F, et al. Robotic resection compared with laparoscopic rectal resection for cancer: systematic review and meta-analysis of short-term outcome. Colorectal Dis. 2012;14(4):e134-56.

Câncer de canal anal

Daniel C. Damin
Anderson Rech Lazzaron

O câncer de canal anal (CCA) é uma doença relativamente rara, representando cerca de 2% dos tumores malignos do intestino grosso.[1] Sua incidência tem grande variação geográfica, sendo maior na Itália, onde se registram 4 casos por 100.000 habitantes, a cada ano.[2] Nos Estados Unidos (EUA), a incidência vem aumentando progressivamente nas últimas três décadas, passando de 0,8 para 1,7 casos por 100.000 habitantes, no período de 1975 a 2011.[3] Além disso, nos EUA, o risco de homens e mulheres desenvolverem CCA, ao longo da vida, é de 0,2% .[4] No Brasil, o CCA foi responsável por 348 mortes em 2013 (106 em homens e 242 em mulheres).[5] Não há dados disponíveis sobre a incidência dessa neoplasia no Brasil.

Embora múltiplos tipos de tumores possam originar-se no canal anal, 85% dos tumores malignos são carcinomas de células escamosas (CCE).[3] O adenocarcinoma é o segundo tipo mais comum, ocorrendo em 10% dos casos.[3] Atualmente, a maioria dos autores recomenda a utilização do termo *carcinoma de células escamosas* para referir-se aos diversos subtipos histológicos de tumores escamosos do canal anal (grandes células queratinizante, transicional, basaloide, cloacogênico, mucoepidermoide, etc.).[6,7] Isso se justifica porque todas essas variantes histológicas tendem a apresentar comportamento biológico e resposta ao tratamento semelhantes.[6,7] Neste capítulo, será abordado apenas o CCE, tendo em vista a extrema raridade dos demais tipos de tumores malignos do canal anal.

Definições anatômicas

O canal anal representa a parte mais distal do intestino grosso. Do ponto de vista cirúrgico, inicia no nível da borda superior do músculo puborretal (anel anorretal) e termina no nível do sulco interesfincteriano (linha branca de Hilton).[4,8]

Etiologia e fatores de risco

Estudos têm sugerido que a infecção pelo papilomavírus humano (HPV) possa representar o principal fator causal para o CCA. À semelhança do que ocorre no câncer de colo uterino, a infecção viral está relacionada com o desenvolvimento da chamada neoplasia intraepitelial anal, que, por vezes, evolui para o carcinoma invasivo.[9] Mediante técnicas de análise molecular, como a reação em cadeia da polimerase (PCR, do inglês *polymerase chain reaction*), é possível detectar o HPV em mais de 90% dos carcinomas de canal anal. Os subtipos 16 e 18, ambos com atividade carcinogênica bem documentada, são os mais frequentemente identificados.[10-12]

Diversos fatores de risco para a doença já foram identificados. Como exemplos, destacam-se prática de intercurso sexual anal receptivo, multiplicidade de parceiros, história de doenças sexualmente transmissíveis e de câncer de colo uterino, e tabagismo. Pacientes cronicamente imunossuprimidos, como transplantados renais e indivíduos tratados com corticosteroides por períodos prolongados, têm maior chance de desenvolver o tumor. Pacientes HIV-positivos têm também maior probabilidade de apresentar infecção persistente pelo HPV, neoplasia intraepitelial anal e carcinoma de canal anal.[12-15]

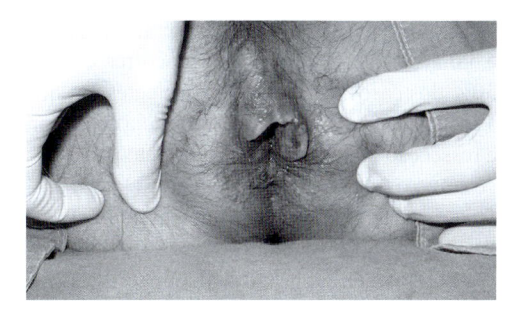

FIGURA 41.1 Carcinoma de canal anal invadindo a margem anal.

Apresentação clínica e diagnóstico

O CCA predomina em mulheres, sendo até 5 vezes mais comum do que nos homens.[12,16] No entanto, em locais com grande proporção de homens homossexuais a incidência tende a ser semelhante em ambos os sexos.[12,16]

A média de idade de apresentação do CCA é de 60 anos.[7] A maioria dos pacientes apresenta sintomas que sugerem o diagnóstico de doença benigna da região anal, como hemorroidas ou fissuras, sendo as queixas mais comuns a dor anal e o sangramento de longa evolução.[4,12] Tumores infiltrativos podem causar alteração do hábito intestinal, dor pélvica e incontinência fecal, se houver invasão de esfíncteres.[12,17] O envolvimento do septo vaginal pode levar à formação de fístulas para a vagina.[4,12]

O exame proctológico geralmente revela uma lesão nodular ou ulcerada no canal anal, que pode se estender superiormente, atingindo o reto, ou inferiormente, até a pele perianal (**FIG. 41.1**). Ao toque retal, deve ser determinado o tamanho, a localização e a fixação do tumor primário, bem como a presença de linfonodos perirretais aumentados. O diagnóstico definitivo é estabelecido por biópsia da lesão e análise histopatológica.[4,12]

A região inguinal deve ser sempre examinada para a detecção de linfonodos suspeitos. Fazem parte dos exames de estadiamento as tomografias computadorizadas (TCs) de abdome, de pelve e de tórax.[18] Deve-se indicar a colonoscopia ou o enema opaco para afastar a presença de lesões colorretais associadas. A ultrassonografia (US) endoanal e a ressonância magnética (RM) de pelve podem ser empregadas para avaliar a profundidade de invasão do tumor e o comprometimento de linfonodos perirretais.[4,19] O estadiamento tumoral é feito por meio do sistema tumor, nódulo, metástases (TNM).[4,12]

Tratamento

Desde o início da década de 1970, o tratamento do carcinoma de canal anal, que até então se baseava na ressecção abdominoperineal do reto, passou a ser realizado por meio de radioterapia local, em combinação com quimioterapia sistêmica.[4,7,12] Com essa abordagem, a sobrevida média, em 5 anos, passou a ser de 58 a 92%.[20,21] Anteriormente, com a cirurgia, a sobrevida, em 5 anos, era de 38 a 71%.[22] Além disso, o tratamento combinado permitiu a preservação esfincteriana em até dois terços dos pacientes, sem a necessidade de colostomia. O esquema mais utilizado atualmente é a combinação de radioterapia pélvica (45 Gy) e infusão de 5-fluoracil e mitomicina C ou cisplatina.[4,7,8,12]

A resposta tumoral ao tratamento combinado deve ser avaliada por meio de exame clínico periódico do canal anal e biópsia da área irradiada após um período de 12 a 24 semanas, já que a falha terapêutica local pode ocorrer em até 30% dos casos.[4,7,8,23] Para os pacientes em que se constata persistência ou recorrência do tumor, a ressecção abdominoperineal do reto permanece como o tratamento de escolha.[4,7,8,12] A sobrevida dos pacientes operados nessas condições é de cerca de 50% em 5 anos.[24]

Finalmente, uma modalidade terapêutica que pode também ser empregada no carcinoma de canal anal é a ressecção local do tumor. Na prática, esse tratamento raramente pode ser indicado, já que se restringe a pacientes com tumores menores que 2 cm de diâmetro, móveis, bem diferenciados e com invasão limitada à camada submucosa[12] (**FIG. 41.2**). A sobrevida em casos bem selecionados pode chegar, em 5 anos, a 100%.[12]

Abordagem das metástases linfáticas inguinais

O tratamento combinado está definido como primeira escolha no manejo inicial do carcinoma de canal anal; no entanto, o manejo ideal da região inguinal, uma das principais áreas de disseminação linfática da doença, permanece controverso. Na maioria dos pacientes, a presença de metástases linfáticas locorregionais não pode ser avaliada, uma vez que o tratamento combinado não resulta em espécime cirúrgico para análise histopatológica. Além da possibilidade de disseminação inguinal, o tumor pode também se disseminar para os gânglios perirretais e pélvicos. Do ponto de vista clínico, o comprometimento destes últimos não implica modificação terapêutica, já que estes são sempre incluídos no campo principal da radioterapia. As metástases envolvendo linfonodos inguinais, em contrapartida, representam um problema distinto em termos de tratamento e prognóstico.[4,7,8,12]

Em geral, linfonodos inguinais clinicamente suspeitos devem ser investigados por meio de biópsia e exame histopatológico; se forem positivos para presença de metástases, devem ser tratados por irradiação da região inguinal.[25] Essa situação clínica, no entanto, ocorre somente em 10 a 25% dos casos.[26] A maioria dos pacientes não apresenta qualquer evidência de envolvimento linfonodal no momento do diagnóstico. Nesses casos, existem duas abordagens distintas, as quais não foram comparadas em estudos prospectivos randomizados. Enquanto alguns autores preconizam a radioterapia profilática inguinal de rotina como parte do tratamento inicial da doença, outros defendem a administração da radioterapia apenas à área onde se localiza o tumor primário, reservando o tratamento da região inguinal somente para aqueles pacientes que apresentarem metástases ganglionares aparentes (cerca de 7% dos casos) durante o período de acompanhamento clínico.[8,26]

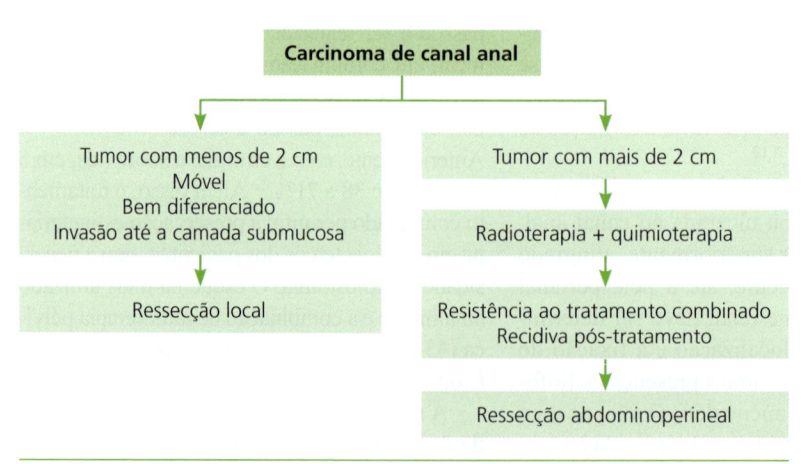

FIGURA 41.2 Fluxograma das condutas indicadas no câncer de canal anal.

No sentido de orientar essa decisão terapêutica, recentemente foi introduzida a técnica de pesquisa do linfonodo sentinela inguinal nos pacientes com carcinoma de canal anal.[27,28] Estudos iniciais demonstraram a efetividade da técnica para detecção de linfonodos sentinelas inguinais e de metástases ocultas nesses gânglios.[27] No entanto, a utilização da técnica como parte da rotina de investigação e tratamento dos pacientes com CCA ainda depende da realização de estudos complementares envolvendo maior número de pacientes.[7,8] Neste momento, está em andamento um protocolo no Hospital de Clínicas de Porto Alegre (HCPA) em que a radioterapia inguinal não é realizada nos pacientes cuja pesquisa de linfonodo sentinela foi negativa para presença de metástases.

Metástases a distância

Metástases a distância ocorrem em cerca de 12% dos pacientes com CCA, mais comumente em fígado e pulmões. O tratamento quimioterápico com cisplatina e 5-fluoracil pode ser utilizado nesses casos.[29] Embora tenha sido descrita regressão significativa em casos isolados, a resposta tumoral costuma ser limitada e por curto período de tempo.[8,12]

Referências

1. Jemal A, Siegel R, Ward E, Murray T, Xu J, Thun MJ. Cancer statistics, 2007. CA Cancer J Clin. 2007;57(1):43-66.
2. Jemal A, Thomas A, Murray T, Thun M. Cancer statistics, 2002. CA Cancer J Clin. 2002;52(1):23-47.
3. Nelson RA, Levine AM, Bernstein L, Smith DD, Lai LL. Changing patterns of anal canal carcinoma in the United States. J Clin Oncol. 2013;31(12):1569-75.
4. Samdani T, Nash GM. Anal cancer. In: Steele SR, Hull TL, Read TE, Saclarides TJ, Senagore AJ, Whitlow CB, editors. The ASCRS Textbook of Colon and Rectal Surgery. Terceira edição. New York: Springer; 2016. p. 357-71.
5. Instituto Nacional do Câncer.– Tipo de câncer: anal [Internet]. [capturado em 20 fev. 2017]. Disponível em: http://www2.inca.gov.br/wps/wcm/connect/tiposdecancer/site/home/anal
6. Uronis HE, Bendell JC. Anal cancer: an overview. Oncologist. 2007;12(5):524-34.
7. Shridhar R, Shibata D, Chan E, Thomas CR. Anal cancer: current standards in care and recent changes in practice. CA Cancer J Clin. 2015;65(2):139-62.
8. Steele SR, Varma MG, Melton GB, Ross HM, Rafferty JF, Buie WD, et al. Practice parameters for anal squamous neoplasms. Dis Colon Rectum. 2012;55(7):735-49.
9. Leeds IL, Fang SH. Anal cancer and intraepithelial neoplasia screening: A review. World J Gastrointest Surg. 2016;8(1):41-51.
10. De Vuyst H, Clifford GM, Nascimento MC, Madeleine MM, Franceschi S. Prevalence and type distribution of human papillomavirus in carcinoma and intraepithelial neoplasia of the vulva, vagina and anus: a meta-analysis. Int J Cancer. 2009;124(7):1626-36.
11. Hillman RJ, Garland SM, Gunathilake MPW, Stevens M, Kumaradevan N, Lemech C, et al. Human papillomavirus (HPV) genotypes in an Australian sample of anal cancers. Int J Cancer. 2014;135(4):996-1001.
12. Nivatvongs S. Perianal and Anal Canal Neoplasms. In: Gordon PH, Nivatvongs S, editors. Principles and practice of surgery for the colon, rectum and anus. 3rd ed. New York: Informa Healthcare USA; 2007. p. 369-90.
13. Daling JR, Weiss NS, Hislop TG, Maden C, Coates RJ, Sherman KJ, et al. Sexual practices, sexually transmitted diseases, and the incidence of anal cancer. N Engl J Med. 1987;317(16):973-7.
14. Machalek DA, Poynten M, Jin F, Fairley CK, Farnsworth A, Garland SM, et al. Anal human papillomavirus infection and associated neoplastic lesions in men who have sex with men: a systematic review and meta-analysis. Lancet Oncol. 2012;13(5):487-500.
15. Shiels MS, Pfeiffer RM, Chaturvedi AK, Kreimer AR, Engels EA. Impact of the HIV epidemic on the incidence rates of anal cancer in the United States. J Natl Cancer Inst. 2012;104(20):1591-8.
16. Deans GT, McAleer JJ, Spence RA. Malignant anal tumours. Br J Surg. 1994;81(4):500-8.
17. Tanum G, Tveit K, Karlsen KO. Diagnosis of anal carcinoma: doctor's finger still the best? Oncology. 1991;48(5):383-6.
18. Gordon PH. Current status--perianal and anal canal neoplasms. Dis Colon Rectum. 1990;33(9):799-808.
19. Jacopo M. Endoanal ultrasound for anal cancer staging. Int J Colorectal Dis. 2011;26(3):385-6.
20. Buroker TR, Nigro N, Bradley G, Pelok L, Chomchai C, Considine B, et al. Combined therapy for cancer of the anal canal: a follow-up report. Dis Colon Rectum. 1977;20(8):677-8.
21. Leichman L, Nigro N, Vaitkevicius VK, Considine B, Buroker T, Bradley G, et al. Cancer of the anal canal. Model for preoperative adjuvant combined modality therapy. Am J Med. 1985;78(2):211-5.
22. Frost DB, Richards PC, Montague ED, Giacco GG, Martin RG. Epidermoid cancer of the anorectum. Cancer. 1984;53(6):1285-93.
23. Roohipour R, Patil S, Goodman KA, Minsky BD, Wong WD, Guillem JG, et al. Squamous-cell carcinoma of the anal canal: predictors of treatment outcome. Dis Colon Rectum. 2008;51(2):147-53.

24. Schiller DE, Cummings BJ, Rai S, Le LW, Last L, Davey P, et al. Outcomes of salvage surgery for squamous cell carcinoma of the anal canal. Ann Surg Oncol. 2007;14(10):2780-9.
25. Salama JK, Mell LK, Schomas DA, Miller RC, Devisetty K, Jani AB, et al. Concurrent chemotherapy and intensity-modulated radiation therapy for anal canal cancer patients: a multicenter experience. J Clin Oncol. 2007;25(29):4581-6.
26. Gerard JP, Chapet O, Samiei F, Morignat E, Isaac S, Paulin C, et al. Management of inguinal lymph node metastases in patients with carcinoma of the anal canal: experience in a series of 270 patients treated in Lyon and review of the literature. Cancer. 2001;92(1):77-84.
27. Damin DC, Rosito MA, Gus P, Spiro BL, Amaral BB, Meurer L, et al. Sentinel lymph node procedure in patients with epidermoid carcinoma of the anal canal: early experience. Dis Colon Rectum. 2003;46(8):1032-7.
28. Damin DC, Rosito MA, Schwartsmann G. Sentinel lymph node in carcinoma of the anal canal: a review. Eur J Surg Oncol. 2006;32(3):247-52.
29. Faivre C, Rougier P, Ducreux M, Mitry E, Lusinchi A, Lasser P, et al. 5-fluorouracile and cisplatinum combination chemotherapy for metastatic squamous-cell anal cancer. Bull Cancer. 1999;86(10):861-5.

Fissura anal

Tiago Leal Ghezzi
Daniel C. Damin

Fissura anal é definida como uma ulceração longitudinal do epitélio escamoso do canal anal (anoderma). Em geral, estende-se da linha pectínea até a borda anal.[1,2] Apesar do seu caráter benigno, impõe sofrimento considerável e prejudica significativamente a qualidade de vida.[3,4] Pelo fato de que, com frequência, os pacientes com fissura anal evoluem com cicatrização espontânea, são equivocadamente diagnosticados com outras doenças (p. ex., hemorroidas) ou não procuram atendimento médico especializado, não existem dados estatísticos confiáveis acerca dessa doença na população em geral.[5-8] Apesar disso, a fissura anal é considerada uma das afecções anorretais mais comuns, sendo responsável por cerca de 15 a 40% das consultas em coloproctologia.[9,10]

A fissura anal acomete igualmente ambos os sexos e afeta mais frequentemente indivíduos adultos, com pico de incidência na quarta e na quinta década de vida.[11-13]

As fissuras anais podem ser classificadas como agudas ou crônicas, de acordo com o tempo de evolução e, principalmente, com as características ao exame físico. A fissura anal aguda é uma falha de continuidade superficial que tende a cicatrizar espontaneamente ou com tratamento conservador em até 8 semanas.[14,15] O diagnóstico de fissura anal crônica pode ser estabelecido na presença de qualquer um dos seguintes fatores: sintomas persistentes por mais de 8 semanas, bordas enduradas/fibróticas, exposição das fibras circulares do esfíncter anal interno, presença de plicoma-sentinela na extremidade externa e/ou de papila anal hipertrófica na extremidade proximal da lesão.[1,12]

Fisiopatogenia

Com base na etiologia, as fissuras anais podem ser classificadas em primárias ou secundárias.

As fissuras primárias, são atribuídas à hipertonia persistente do esfíncter anal interno, que determina compressão dos ramos terminais das arteríolas do canal anal com consequente hipoperfusão tecidual.[17,18] O traumatismo local causado pela evacuação de fezes endurecidas é considerado o evento determinante do surgimento da fissura, na maioria das vezes. Em alguns casos, no entanto, é atribuído à evacuação de fezes diarreicas ou ao trauma causado pela prática de coito anal.[1,11,19-20] O estudo clássico de Gibbons e Read demonstrou, por meio de angiografia post mortem da artéria retal inferior, a vascularização reduzida da linha média posterior do canal anal.[17] O estudo de Schouten, Briel e Auwerda com fluxometria por *laser* Doppler do anoderma confirmou esse achado e demonstrou a correlação inversa entre o fluxo sanguíneo na linha média posterior e a pressão máxima de repouso do canal anal.[20] Em face desses resultados, considera-se que a hipoperfusão da linha média posterior do canal anal seja responsável não apenas pela maior incidência de fissuras nessa localização, mas também pela dificuldade de cicatrização e pela consequente perpetuação do quadro clínico.[16]

As fissuras secundárias ocorrem em consequência de alguma outra doença, como doença de Crohn, tuberculose anal, sífilis, neoplasias hematológicas ou síndrome da imunodeficiência adquirida (Aids, do inglês *acquired immunodeficiency syndrome*).[1,21]

dos pacientes (70-90%) apresenta fissura anal posterior (**FIG. 42.1**).[1,10,12,21,24,25,27,31] Em 25% das mulheres e em 8% dos homens, a fissura localiza-se na linha média anterior do ânus.[1,32] Em 3 a 6% das vezes, a localização é simultânea na linha média anterior e posterior.[1,10,12,21,25,32] Quando é possível realizar, o toque retal demonstra espasmo ou hipertonia de repouso do esfíncter anal. Localização lateral, multiplicidade de fissuras, fissura profunda e/ou extensa, ausência de dor e hipotonia esfincteriana são condições atípicas, que devem suscitar a hipótese de fissura anal secundária.[1,15,25]

Exame clínico

O diagnóstico de fissura anal é simples e baseia-se exclusivamente na história médica e no exame físico proctológico.[22]

Anamnese

Fissura anal é uma das principais hipóteses a ser considerada no diagnóstico diferencial de dor anal, o sintoma mais frequentemente relatado por pacientes com essa afecção. A dor anal caracteristicamente é evacuatória – inicia durante ou imediatamente após a evacuação –, do tipo cortante, rasgante ou em queimação, de intensidade moderada a sev.[2,10,23-27] Pelo menos 80% dos pacientes referem também sangramento anal, evacuatório, de coloração vermelho-vivo, em pequena quantidade, visível no papel higiênico, na superfície das fezes ou no vaso sanitário.[26,28,29] Cerca de um quarto dos pacientes relata história de constipação ou episódio de evacuação forçada de fezes endurecidas.[28,29] Outros possíveis sintomas incluem prurido anal (40-70%) e sensação de umidade perianal (33%).[28,30]

Exame físico

O exame do ânus em pacientes com fissura anal geralmente é doloroso, devendo, muitas vezes, ser limitado à inspeção externa mediante afastamento cuidadoso das nádegas com os polegares para exposição da borda anal.[22,24,30] A maioria

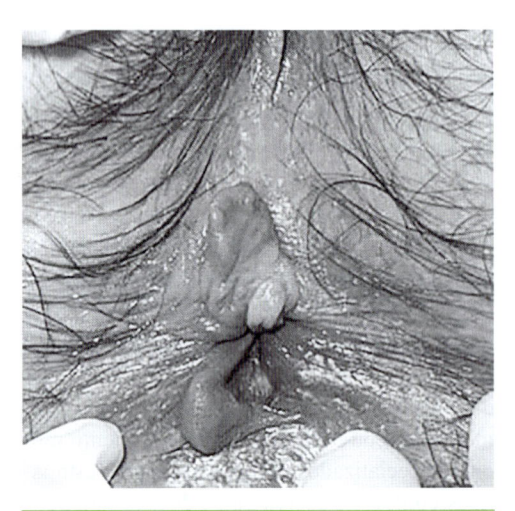

FIGURA 42.1 Fissura anal crônica em linha média posterior com plicoma-sentinela.

Exames complementares

Manometria anorretal

Pacientes com fissura anal apresentam aumento da pressão de repouso do esfíncter anal interno[17,33] – especialmente aqueles com fissura anal aguda – e contração paradoxal do esfíncter anal externo durante a evacuação.[33]

Outros exames

Fissuras refratárias ao tratamento requerem investigação mais aprofundada com exame endoscópico, biópsia da lesão e sorologias para descartar causas secundárias de doença.[25] Pacientes com fissura anal primária típica, que apresentam indicação formal de colonoscopia para rastreamento de câncer colorretal (p. ex., idade acima de 50 anos), podem aguardar a resolução dos sintomas para o agendamento do exame.[25]

Tratamento

Os objetivos do tratamento são regularizar o hábito intestinal, reduzir a hipertonia de repouso do esfíncter anal e aumentar a perfusão sanguínea do anoderma, a fim de promover a cicatrização da fissura anal e o alívio dos sintomas dela decorrentes.[14] O tratamento clínico convencional da fissura anal aguda compreende o uso de analgésico por via oral (VO), anestésico tópico, banhos de assento, agente formador do bolo fecal[15,26] e, a critério clínico, um relaxante tópico do esfíncter anal.[25,34] Esse regime terapêutico resulta na cicatrização de 80% das fissuras anais agudas.[15] Para os pacientes com fissura anal crônica, deve ser sempre oferecido o tratamento clínico específico com algum relaxante do esfíncter anal.[15,26]

A **FIGURA 42.2** apresenta o protocolo assistencial de fissura anal do Serviço de Coloproctologia do Hospital de Clínicas de Porto Alegre.

Banhos de assento

Recomenda-se a realização de banhos de assento em água morna por 10 a 15 minutos, 2 a 3 ×/dia.[27]

Formadores do bolo fecal

A suplementação de fibras na dieta (p. ex., 15 g/dia de farelo de trigo) ou o uso de agentes formadores do bolo fecal são eficazes no tratamento e na prevenção da recorrência de fissuras anais.[15,26,34]

Anestésicos e corticoides tópicos

Anestésicos (lidocaína e cinchocaína) e corticoides tópicos são considerados igualmente eficazes quando comparados ao placebo e são inferiores aos agentes formadores de bolo fecal e ao banho de assento em casos de fissura anal aguda.[29,34]

Relaxantes do esfíncter anal

Os medicamentos atualmente utilizados incluem doadores de óxido nitroso tópicos, bloqueadores dos canais de cálcio tópicos (diltiazém e nifedipino) e toxina botulínica injetável. Apresentam eficácia superior ao placebo e inferior à esfincterotomia cirúrgica.[34]

As apresentações tópicas dos bloqueadores dos canais de cálcio e dos doadores de óxido nitroso para uso proctológico no Brasil estão disponíveis sob a forma de medicamento manipulado. Podem ser aplicadas apenas na borda anal[4] ou também no interior do canal anal.[28] Desde a adoção dos relaxantes tópicos do esfíncter anal, o número de intervenções cirúrgicas para fissura anal reduziu sensivelmente (61-72%).[26] Apesar de serem custo-efetivas e oferecerem baixo risco de incontinência fecal, caracterizam-se pela dificuldade de adesão à posologia recomendada e pela elevada taxa de recorrência após a descontinuação do uso.[27,34-36] A taxa de cicatrização é significativamente menor em pacientes que apresentam papila anal hipertrófica e/ou plicoma-sentinela.[37]

Doadores de óxido nitroso

São utilizados na forma de pomada de nitroglicerina 0,2 a 0,4% ou pomada de dinitrato de isossorbida 1%, aplicados 2 a 3 ×/dia, por 6 a 8 semanas.[15,34,38] Apresentam resultado discretamente superior ao placebo em termos de controle da dor[38] e cicatrização da fissura (48,9% vs. 35,5%; $p < 0,05$)[34], mas possuem elevada taxa de recorrência (27-52%) após a descontinuação do tratamento.[19,36,39]

Cefaleia atribuída à vasodilatação cerebral é o efeito adverso mais comum (30%), sendo responsável pela interrupção do tratamento em 5% dos pacientes.[36,38] Em geral, tem intensidade leve a moderada e tende a reduzir de frequência com o tempo. A cefaleia pode ser atenuada com uso de paracetamol 750 mg, por VO, 30 minutos antes de cada aplicação.[38]

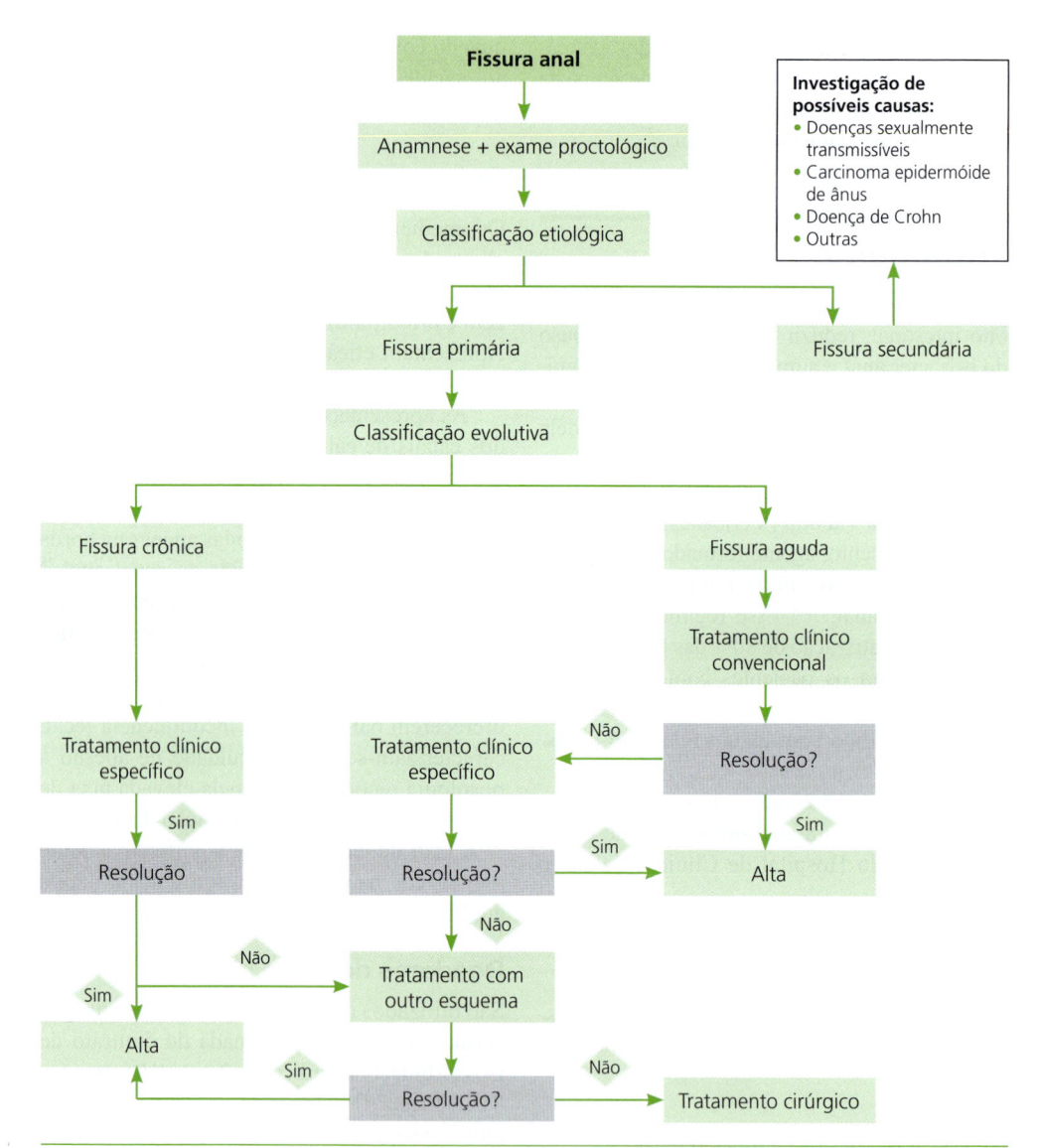

FIGURA 42.2 Fluxograma do protocolo assistencial de fissura anal utilizado no Serviço de Coloproctologia do Hospital de Clínicas de Porto Alegre.

Bloqueadores dos canais de cálcio

São utilizados na forma de pomada a 2%, na dose de 1,5 a 2 cm por aplicação, 3 ×/dia, por 6 a 8 semanas.[14,21,28,35] Apesar da igual eficácia em relação à nitroglicerina tópica (taxa de cura de 41-86% vs. 46-85%), o diltiazém tópico é considerado atualmente o fármaco de primeira escolha em razão da menor taxa de efeitos adversos[14,34,40] e de recorrência após a descontinuação do uso.[40]

Os principais efeitos adversos do diltiazém tópico são prurido e dermatite perianal.[34] A taxa de cicatrização e de alívio dos sintomas com o diltiazém parece estar relacionada com o número de aplicações ao dia.[35] Embora também seja eficaz, a pomada de nifedipino a 0,2% foi menos estudada em ensaios clínicos randomizados do que o diltiazém.[40]

Toxina botulínica

A injeção de toxina botulínica (neurotoxina A do *Clostridium botulinum*) reduz temporariamente a pressão de repouso do canal anal por meio do bloqueio da liberação de acetilcolina no esfíncter anal interno.[41] Embora não exista consenso quanto à dose ideal (10-100 unidades) e ao melhor local de aplicação, geralmente recomenda-se a aplicação de 30 unidades de toxina botulínica diretamente no esfíncter anal interno, em cada lado da fissura (60 unidades ao total).[34] A taxa geral de cicatrização é de 67,5%,[34] à custa de risco de incontinência fecal transitória de 10%.[15] A toxina botulínica apresenta menor taxa de efeitos adversos em relação à nitroglicerina tópica, taxa de cicatrização no mínimo igual e menor taxa de recorrência em comparação aos relaxantes tópicos do esfíncter anal.[42] A comparação da toxina botulínica com a esfincterotomia lateral interna demonstra menor taxa de cicatrização e maior taxa de recorrência. Embora seja mais cara, a toxina botulínica é considerada uma alternativa interessante para pacientes refratários ao tratamento tópico e que se negam à cirurgia ou que tenham estimativa de risco aumentado para incontinência fecal pós-esfincterotomia lateral interna.[1,42,43]

Cirurgia

As duas principais indicações de tratamento cirúrgico da fissura anal são a falha do tratamento clínico e a presença de afecção anal cirúrgica associada.[15] As alternativas de tratamento cirúrgico incluem dilatação anal forçada, fissurectomia, esfincterotomia lateral interna (ELI) e avanço de retalho anocutâneo.[15] A dilatação anal forçada associa-se ao alto risco de incontinência fecal (51%), à taxa de cura (70%) e ao elevado índice de recorrência da fissura (56%), estando atualmente proscrita.[15,25,44] A fissurectomia é uma técnica interessante para pacientes com risco aumentado de incontinência fecal pós-operatória.[30,45] A fissurectomia com avanço de retalho anocutâneo (p. ex., retalho em "casa" ou "V-Y") é uma opção válida em casos de fissura anal com baixa pressão esfincteriana de repouso ou recorrente.[30,44,46] Apresenta taxa de sucesso variável (50-100%)[44,46] e baixo risco de incontinência fecal menor (0-6%).[44]

Esfincterotomia lateral interna

A ELI é a cirurgia de escolha para fissuras anais crônicas refratárias.[1,44] A técnica cirúrgica consiste na secção parcial do esfíncter anal interno. Pode compreender ou não a excisão de papila anal hipertrófica e/ou do plicoma-sentinela e a realização de fissurectomia.[24,47] A ELI normaliza tanto a hipertonia do esfíncter anal quanto a perfusão sanguínea do anoderma.[48] A taxa de cicatrização em pacientes submetidos à ELI é de 88 a 100%, superior à observada com qualquer modalidade de tratamento medicamentoso. Apresenta risco global de incontinência fecal pós-operatória de 14% (0-35%), geralmente limitada à dificuldade de controle de flatos, sendo, portanto, contraindicada em pacientes com risco aumentado de lesão anal esfincteriana oculta (p. ex., mulher com história obstétrica significativa, paciente com cirurgia anal prévia, idosos).[17,34,44,49] Ensaios clínicos randomizados (ELI *vs.* fissurectomia) demonstraram maior taxa de cicatrização e igual taxa de incontinência fecal em favor da ELI.[44,50] Maior taxa de cicatrização e menor taxa de incontinência fecal também foram observadas em estudos comparativos entre ELI e dilatação anal forçada.[44] As taxas de cicatrização e incontinência fecal pós-operatória são semelhantes entre as técnicas aberta e fechada de ELI.[44,47] A ELI "tradicional" (secção do esfíncter anal interno até o nível da linha pectínea) apresenta taxas significativamente maiores de cicatrização e de incontinência fecal em relação à ELI "regrada" (secção do esfíncter anal interno até o ápice da fissura).[44]

Casos de falha da ELI devem ser investigados com exames complementares (p. ex., manometria e/ou ultrassonografia anorretal, colonoscopia) a fim de avaliar a adequação da esfincterotomia e descartar causas secundárias de fissura anal.[26]

Referências

1. Stewart DB, Gaertner W, Glasgow S, Migaly J, Feingold D, Steele SR. Clinical practice guideline for the management of anal fissures. Dis Colon Rectum. 2017; 60(1):7-14.
2. Goligher JC, Duthie HL, Nixon HH. Surgery of the anus, rectum and Colon. 3rd Edition. London: Balliere & Tindall; 1975.
3. Griffin N, Acheson AG, Sheard C, et al. Pain coping strategies and quality of live in patients with chronic anal fissure. Gut 2002;50:211.
4. Tsunoda A, Kashiwagura Y, Hirose K-I, Sasaki T, Kano N. Quality of life in patients with chronic anal fissure after topical treatment with diltiazem. World J Gastrointest Surg. 2012;4(11):251-5.
5. McCallion K, Gardiner KR. Progress in the understanding and treatment of chronic anal fissure. Postgrad Med J. 2001;77(914):753-8.
6. Grucela A, Salinas H, Khaitov S, Steinhagen RM, Gorfine SR, Chessin DB. Prospective analysis of clinician accuracy in the diagnosis of benign anal pathology: comparison across specialties and years of experience. Dis Colon Rectum. 2010;53(1):47-52.
7. Abramowitz L, Benabderrahmane M, Pospait D, Philip J, Laouénan C. The prevalence of proctological symptoms amongst patients who see general practitioners in France. Eur J Gen Pract. 2014;20(4):301-6.
8. Jimeno J, Vallverdú H, Tubella J, Sánchez-Pradell C, Comajuncosas J, Orbeal R, et al. Prospective analysis of clinician accuracy in the diagnosis of benign anorrectal pathology: the value of clinician information. Rev Esp Enferm Dig. 2012;104(3):122-7.
9. Corman ML. Anal fissure. In: Corman ML, editor. Colon and rectal surgery.. Philadelphia: Lippincott-Raven; 1998. p. 206-23
10. Zorcolo L, Giordano P, Zbar AP, Wexner SD, Seow-Choen F, Occelli GL, et al. The Italian Society of Colo-Rectal Surgery Annual Report 2010: an educational review. Tech Coloproctol. 2012;16(1):9-19.
11. Mapel DW, Schum M, Worley AV. The epidemiology and treatment of anal fissures in a population-based cohort. BMC Gastroenterol. 2014;14:129.
12. Barnes TG, Zafrini Z, Abdelrazeq AS. Fissurectomy combined with high-dose botulinum toxin is a safe and effective treatment for chronic anal fissure and a promising alternative to surgical sphincterotomy. Dis Colon Rectum. 2015;58(10):967-73.
13. Oh C, Divino CM, Steinhagen RM. Anal fissures 20-years experience. Dis Colon Rectum. 1995;38(4):378-82.
14. Medhi B, Prakashh A, Upadhyay S, Xess D, Yadav TD, Kaman L. Comparison of observational and controlled clinical trials of dialtiazem in the treatment of chronic anal fissure. Indian J Surg. 2011;73(6):427-31.
15. Sociedade Brasileira de Coloproctologia Colégio Brasileiro de Cirurgiões, Araújo SEA, Oliveira O Jr, Moreira JPT, Salles RRV. Fissura anal: manejo. Projeto Diretrizes – Associação Médica Brasileira e Conselho Federal de Medicina. 2008.
16. Farouk R, Duthie GS, MacGregor AB, Bartolo DC. Sustained internal sphincter hypertonia in patients with anal fissure. Dis Colon Rectum. 1994;37(5):424-9.
17. Gibbons CP, Read NW. Anal hypertonia in fissures: cause or effect? Br J Surg. 1986;73(6):443-5.
18. Lund JN, Scholefield JH. Aetiology and treatment of anal fissure. Br J Surg. 1996;83(10):1335-44.
19. Lock MR, Thompson JPS. Fissurein-ano: the initial management and prognosis. Br J Surg. 1977;64(5):355-8.
20. Schouten WR, Briel JW, Auwerda JJ. Relationship between anal pressure and anodermal blood flow. The vascular pathogenesis of anal fissures. Dis Colon Rectum. 1994;37(7):664-9.
21. Giridhar CM, Babu P, Rao KS. A comparative study of lateral sphincterotomy and 2% diltiazem gel local application in the treatment of chronic fissure in ANO. J Clin Diagn Res. 2014;8(10):NC01-2.
22. Pardhan A, Azami R, Mazahir S, Murtaza G. Diltiazem vs. glyceryl tri-nitrate for symptomatic relief in anal fissure: a randomized clinical study. J Pak Med Assoc. 2014;64(5):510-3.
23. Aslam MI, Pervaiz A, Figueiredo R. Internal sphincterotomy versus topical nitroglycerin ointment for chronic anal fissure. Asian J Surg. 2014;37(1):15-9.
24. Sinha R, Kaiser AM. Efficacy of management algorithm for reducing need for sphincterotomy in chronic anal fissures. Colorectal Dis. 2011;14(6):760-4.
25. Madoff RD, Fleshman JW. AGA technical review on the diagnosis and care of patients with anal fissure. Gastroenterology. 2003;124(1):235-45.
26. Lund JN, Nyström PO, Coremans G, Herold A, Karaitianos I, Spyrou M, et al. An evidence-based treatment algorithm for anal fissure. Tech Coloproctol. 2006; 10(3):177-80.
27. Golfam F, Golfam P, Golfam B, Pahlevani P. Comparison of topical with oral nifedipine for treatment of anal fissure: a randomized controlled trial. Iran Red Crescent Med J. 2014;16(8):e13592.
28. Ala S, Enayatifard R, Alvandipour M, Qobadighadikolaei R. Comparison of captopril (0.5%) cream with diltiazem (2%) cream for chronic anal fissure: a prospective randomized double-blind two-centre clinical trial. Colorectal Dis. 2016;18(5):510-6.
29. Liang J, Church JM. Lateral internal sphincterotomy for surgically recurrent chronic anal fissure. Am J Surg. 2015;210(4):715-9.
30. Abramowitz L, Bouchard D, Souffran M, Devulder F, Ganasia R, Castinel A, et al. Sphincter-sparing anal-fissure surgery: a 1-year prospective, observational, multicentre study of fissurectomy with anoplasty. Colorectal Dis. 2013;15(3):359-67.
31. Lund JN, Armitage NC, Scholefield JH. Use of glyceryl trinitrate ointment in treatment of anal fissure. Br J Surg. 1996;83(6):776-7.
32. Hananel N, Gordon PH. reexamination of clinical manifestations and response to therapy of fissure-in-ano. Dis Colon Rectum. 1997;40(2):229-33.
33. Opazo A, Aguirre E, Saldaña E, Fantova MJ, Clavé P. Patterns of impaired internal anal sphincter activity in patients with anal fissure. Colorectal Dis. 2013; 15(4):492-9.
34. Nelson RL, Thomas K, Morgan J, Jones A. Non surgical therapy for anal fissure. Cochrane Database Syst Rev. 2012;(2):CD003431.
35. Canelles E, Bernal JC, Bersategui J, Puche J, Landete FJ, de-Tursi L. Long-term follow-up of chronic anal fissure (CAF) on diltiazem 2% using a telephone questionnaire: Do results change? Rev Esp Enferm Dig. 2015;107(4):216-30.

36. Kirkil C, Aygen E, Doğru O, Ilhan YS, Ayten R, Camci C, et al. The efficiency of various doses of topical isossorbide dinitrate in the treatment of chronic anal fissure and the long-term results: a prospective randomized and controlled clinical trial. Turk J Gastroenterol. 2012;23(1):28-32.
37. Arslan K, Erenoğlu B, Doğru O, Kökçam S, Turan E, Atay A. Effect of chronic anal fissure components on isosorbide dinitrate treatment. World J Surg. 2012; 36(9):2225-9.
38. Berry S, Barish CF, Bhandari R, Clark G, Collins GV, Howell J, et al. Nitroglycerin 0.4% ointment vs placebo in the treatment of pain resulting from chronic anal fissure: a randomized, double-blind, placebo-controlled study. BMC Gastroenterol. 2013;13:106-16.
39. Carapeti EA, Kamm MA, McDonald PJ, Chadwick SJ, Melville D, Phillips RK. Randomised controlled trial shows that glyceryl trinitrate heals anal fissures, higher doses are not more effective, and there is a high recurrence rate. Gut. 1999;44(5):727-30.
40. Sajid MS, Whitehouse PA, Sains P, Baig MK. Systematic review of the use of topical diltiazem compared with glyceryltrinitrate for the nonoperative management of chronic anal fissure. Colorectal Dis. 2013;15(1):19-26.
41. Jones OM, Moore JA, Brading AF, Mortensen NJ. Botulinum toxin injection inhibits myogenic tone and sympathetic nerve function in the porcine internal anal sphincter. Colorectal Dis. 2003;5(6):552-7.
42. Berkel AE, Rosman C, Koop R, van Duijvendjik P, van der Palen J, Klaase JM. Isosorbide dinitrate ointment versus botulinum toxin A (Dysport®) as primary treatment for chronic anal fissure: a randomized multicentre study. Colorectal Dis. 2014;16(10):O360-6.
43. Chen HL, Woo XB, Wang HS, Lin YJ, Luo HX, Chen YH, et al. Botulinum toxin injection versus lateral sphincterotomy for chronic anal fissure: a meta-analysis of randomized control trials. Tech Coloproctol. 2014; 18(8): 693-8.
44. Nelson RL, Chattopadhyay A, Brooks W, Platt I, Paavana T, Earl S. Operative procedures for fissure in ano. Cochrane Database Syst Rev. 2011;(11):CD002199.
45. Aigner F, Conrad F. Fissurectomy for treatment of chronic anal fissures. Dis Colon Rectum. 2008:51:1163.
46. Halahakoon VC, Pitt JP. Anal advancement flap and botulinum toxin A (BT) for chronic anal fissure (CAF). Int J Colorectal Dis. 2014;29(9):1175-7.
47. Gupta V, Rodrigues G, Prabhu R, Ravi C. Open versus closed lateral internal sphincterotomy in the management of chronic anal fissures: a prospective randomized study. Asian J Surg. 2014;37(4):178-83.
48. Schouten WR, Briel JW, Auwerda JJ, De Graaf EJ. Ischaemic nature of anal fissure. Br J Surg. 1996; 83(1):63-5.
49. Garg P, Garg M, Menon GR. Long-term continence disturbance after lateral internal sphincterotomy for chronic anal fissure: a systematic review and meta-analysis. Colorectal Dis. 2013;15(3):e104-17.
50. Mousavi SR, Sharifi M, Medhdikhab Z. A comparison between the results of fissurectomy and lateral internal sphincterotomy in the surgical management of chronic anal fissure. J Gastrointest Surg. 2009;13(7):1279-82.

Doença hemorroidária

Cláudio Tarta

O plexo hemorroidário é parte da anatomia anorretal e localiza-se na submucosa do canal anal. É formado pelos ramos terminais dos vasos hemorroidários superior, médio e inferior, pelo tecido conectivo, pelas fibras elásticas e pelo músculo liso – o músculo de Treitz, originado, em parte, do músculo longitudinal e do esfíncter anal interno. Em geral, encontra-se sob a forma de três coxins que obedecem a distribuição anatômica das terminações dos vasos retais superiores: lateral esquerda e anterolateral e posterolateral direita. Coxins secundários menores podem ser encontrados entre os principais. Embora a função do plexo não seja completamente conhecida, este atua em conjunto com o esfíncter anal interno na continência fecal e contribui com 15 a 20% da pressão de repouso do canal anal. Um papel secundário é o de proteção esfincteriana do canal anal durante a passagem das fezes.

De etiologia ainda desconhecida, a doença hemorroidária é o resultado das alterações patológicas dos plexos arteriovenosos, caracterizada por congestão, dilatação e estiramento muscular (músculo de Treitz), o que determina as manifestações de inchaço, sangramento e prolapso. Muitos fatores estão associados a essas alterações, incluindo constipação, exercícios e esforços excessivos, baixa ingesta de fibras, gravidez, aumento da pressão abdominal, progressão da idade, ausência de válvulas nas pequenas veias hemorroidárias, entre outros. Esses fatores levam ao aumento da pressão no plexo, contribuindo para a sua dilatação e a perda do suporte muscular/conectivo, o que acarreta a protrusão através do canal anal.

As hemorroidas (ou hemorroides) são classificadas em internas e externas, de acordo com a sua posição em relação à linha pectínea.

Os mamilos hemorroidários internos, localizados acima da linha pectínea, estão associados aos ramos terminais dos vasos hemorroidários (ou retais) superiores, com alguma contribuição dos médios. Encontram-se recobertos por epitélio colunar e, próximo à linha pectínea, por epitélio transicional, recebem inervação autônoma (simpática e parassimpática). Conforme o grau de prolapso, as hemorroidas internas são classificadas do 1º ao 4º grau. Os mamilos de 1º grau, identificados somente à anuscopia, permanecem somente no canal anal, sem prolapso. Os mamilos de 2º e 3º grau, manifestados por prolapso e sangramento durante a defecação, diferenciam-se somente pela redução espontânea, no primeiro, e pela necessidade de redução manual, no segundo. Os mamilos hemorroidários de 4º grau apresentam-se permanentemente exteriorizados (**FIG. 43.1**).

Os mamilos hemorroidários externos estão abaixo da linha pectínea; encontram-se revestidos por anoderma – um epitélio sem folículos pilosos e glândulas sudoríparas – e, próximo à

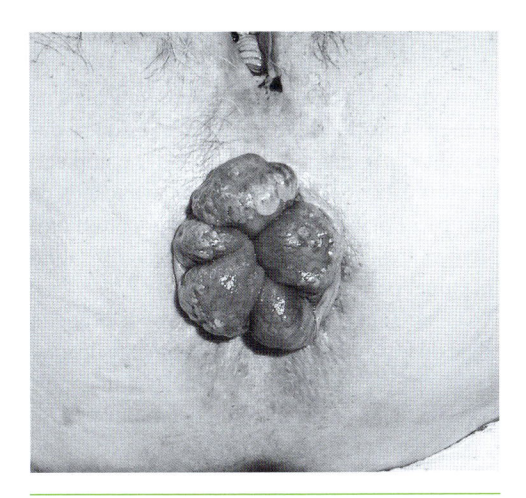

FIGURA 43.1 Mamilos hemorroidários de 4º grau.

região perianal, por pele. A vascularização desses mamilos é realizada através dos vasos hemorroidários inferiores, e a inervação somática, proveniente dos nervos retais inferiores (ramos dos nervos pudendos), torna-os sensíveis aos estímulos dolorosos, táteis e térmicos. Com exceção da eventual sensação de inchaço perianal, as hemorroidas externas manifestam-se somente quando complicadas pela trombose hemorroidária, com dor e nódulo na região anal.

Embora essa subdivisão em componente externo e interno seja importante na indicação do tratamento do paciente e em estudos, a maior parte da apresentação da doença hemorroidária é mista. Há preponderância de um componente sobre o outro, uma vez que ambos os sistemas de drenagem venosa – o hemorroidário superior, tributário da veia porta, e o inferior, tributário da veia cava inferior – comunicam-se entre si através de pequenas terminações no canal anal.

Quadro clínico e classificação

Os principais sintomas da doença hemorroidária interna são o sangramento e o prolapso. Sintomas secundários, como inchaço, perda de muco, prurido, dificuldades na higiene e desconforto, podem estar presentes, principalmente em casos mais avançados. É importante ressaltar que a doença hemorroidária é indolor, exceto na presença de complicações, como o prolapso/estrangulamento hemorroidário e a trombose.

Em geral, o sangramento é vivo e associado às evacuações – análises do pH demonstram que é de origem arterial. Na maioria dos casos, é observado durante a higiene, com presença de sangue no papel. Com a progressão da doença, ocorre gotejamento ou jato de sangue, sem misturar com as fezes, e, em casos avançados, até mesmo sangramento espontâneo, não associado às evacuações. A história de sangramento é de longa duração, de pequenos volumes, intercalada com períodos de cessação espontânea e recorrência em intervalos variados. Sangramentos em maior volume podem levar à anemia e, raramente, a complicações hemodinâmicas. Modificações no padrão do sangramento, como a presença de sangue escuro misturado às fezes, e outras manifestações importantes, como a alteração no hábito intestinal, devem orientar investigação específica para o diagnóstico diferencial com patologias colorretais, como neoplasias e doenças inflamatórias. O prolapso hemorroidário ocorre geralmente às evacuações; na doença hemorroidária mais avançada, ocorre até mesmo aos pequenos esforços. A redução pode ser espontânea ou necessitar de manobras digitais. Deve ser diferenciado de outras patologias, como pólipos do terço inferior do reto, papilas hipertróficas e do prolapso/procidência retal.

Em geral, as hemorroidas externas são assintomáticas, manifestando-se somente na vigência de complicações, como a trombose hemorroidária, por meio de dor anal – que pode ser de grande intensidade – e intumescência. Pode ocorrer pequeno sangramento se houver erosão cutânea pelo trombo.

Diagnóstico

O diagnóstico da doença hemorroidária é clínico. A sintomatologia específica (sangramento e prolapso) e o exame físico, incluindo inspeção perianal, toque retal e anuscopia, são suficientes para estabelecer o diagnóstico e o grau da doença (**FIG. 43.2**). Patologias anorretais que fazem parte do diagnóstico diferencial incluem fissura anal, plicomas, fístulas e abscessos, tumores e pólipos colorretais, papilas hipertróficas, lesões por papilomavírus humano (HPV, do inglês *human papilloma virus*), prolapso e procidência de reto e doenças inflamatórias. Embora a necessidade de investigação adicional em pacientes < 40 anos e com história típica de doença hemorroidária seja debatida na literatura, a retossigmoidoscopia flexível (exame endoscópico do cólon distal e do reto) pode diagnosticar tumores malignos e pólipos colorretais maiores em aproximadamente 10% desses pacientes. Pacientes > 50 anos ou com alterações no padrão de sangramento típico de doença anorretal, associadas à mudança no hábito intestinal – entre outras manifestações – devem ser submetidos à colonoscopia.

Tratamento

O objetivo do tratamento é o controle dos sintomas, uma vez que os coxins hemorroidários, componentes da anatomia anorretal normal, não necessitam ser removidos.

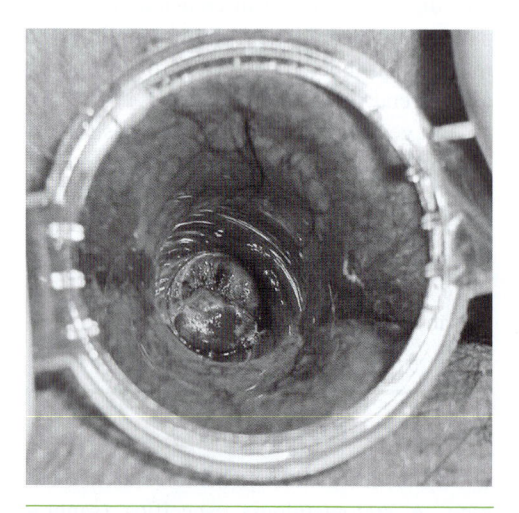

FIGURA 43.2 Anuscopia realizada para diagnóstico de doença hemorroidária.

Medidas clínicas

As medidas clínicas estão sempre indicadas na primeira fase do tratamento, uma vez que a doença hemorroidária pode responder completamente a esta; mesmo graus mais avançados da doença, com indicação de procedimentos complementares, necessitam de correção do hábito intestinal para o alívio sintomático.

O tratamento da constipação é a primeira etapa do tratamento, independentemente do grau da doença hemorroidária. Estimula-se maior ingesta de fibras na dieta (25 g para mulheres e 38 g para homens) e de líquidos, com atenção ao reflexo evacuatório, visando à eliminação de fezes de melhor consistência a intervalos mais regulares. Podem ser associados, conforme a necessidade, laxantes formadores de bolo fecal, lubrificantes (óleo mineral), salinos (citrato de magnésio) e, em algumas situações e por tempo limitado, os estimulantes, como os antracênicos. Por outro lado, distúrbios diarreicos necessitam de investigação e tratamento adequados, conforme a história clínica do paciente. Medidas gerais, como a higiene com água após evacuações, e comportamentais, como evitar o esforço evacuatório excessivo e o tempo prolongado no banheiro, também são indicadas. Embora amplamente utilizadas, há poucas evidências sobre o uso de aplicações tópicas contendo combinações de anestésicos locais e corticoides. A aplicação de barreiras protetoras, após higiene adequada, pode auxiliar no controle da irritação cutânea, evitando o contato com o muco e com as fezes. O uso de flebotônicos, indicados para o tratamento de diferentes condições vasculares, pode apresentar algum benefício.

Procedimentos em consultório

Estão indicados para o tratamento dos mamilos hemorroidários internos que não responderam às medidas clínicas. Uma vez que esses mamilos localizam-se acima da linha pectínea e não apresentam inervação somática – portanto, são insensíveis à dor –, prestam-se diferentes procedimentos em consultório, como ligadura elástica, escleroterapia e fotocoagulação infravermelha. As opções dependem da experiência do profissional, da disponibilidade dos recursos e das condições gerais do paciente. É importante ressaltar que esses procedimentos estão indicados somente em hemorroidas internas do 1º ao 3º graus. Hemorroidas de 4º grau são tratadas por meio de procedimentos cirúrgicos.

Atualmente, a ligadura elástica é o procedimento mais utilizado e, também, o mais efetivo. Através de um dispositivo mecânico é aplicado um pequeno anel de borracha no pedículo hemorroidário, o que ocasiona isquemia e necrose gradual do mamilo, com eliminação de ambos dentro de alguns dias. Os mamilos maiores e sintomáticos são tratados primeiramente, podendo ser necessárias diversas sessões para o tratamento completo. A ligadura de múltiplos mamilos em uma única sessão pode ocasionar dor significativa, sendo desaconselhada. Está indicada no tratamento de mamilos hemorroidários de 2º e 3º grau e, em alguns casos, conforme o tamanho, nos de 1º grau. Há contraindicação relativa ao procedimento em pacientes anticoagulados e nos que utilizam antiadesivos plaquetários, pelo risco de sangramento tardio (cerca de 1 semana após o procedimento). Nesses pacientes, e naqueles com mamilos muito volumosos, o procedimento cirúrgico pode ser mais seguro. A ligadura elástica é um procedimento geralmente bem tolerado pelo paciente, sem afastamento das atividades diárias, orientando-se, apenas, repouso relativo de poucas horas e uso de analgésicos simples e anti-inflamatórios, conforme a necessidade. Sangramento tardio pode ocorrer após a queda do mamilo isquêmico. Como complicação rara e grave, potencialmente fatal, cita-se a sepse pélvica.

Outras modalidades de tratamento induzem à fibrose e à fixação do tecido hemorroidário por meio da escleroterapia (injeção de agente esclerosante na submucosa), da fotocoagulação infravermelha e da diatermia bipolar. Dependem da disponibilidade de equipamentos específicos e da experiência com o método, sendo indicadas, principalmente, em hemorroidas de 1º e 2º grau e, algumas vezes, em mamilos não volumosos de 3º grau. Podem ser consideradas em pacientes anticoagulados.

Procedimentos cirúrgicos

Atualmente, o procedimento cirúrgico é realizado em um pequeno número de pacientes, sendo indicado quando não há resposta satisfatória às medidas de tratamento anteriormente citadas, naqueles com doença avançada à apresentação inicial ou com significativa doença hemorroidária externa. Outras indicações incluem o tratamento concomitante de patologias anorretais como fístulas, papilas hipertróficas sintomáticas, fissuras, etc. Há duas modalidades de tratamento cirúrgico: a excisional (hemorroidectomia) e as não excisionais (hemorroidopexia grampeada e desvascularização transanal guiada por Doppler).

A **hemorroidectomia** é considerada o padrão-ouro entre as modalidades cirúrgicas, pois trata completamente a doença interna e externa, apresenta baixos índices de recorrência e possibilita o tratamento de doenças anorretais associadas. O inconveniente da técnica é a dor pós-operatória e o tempo de afastamento das atividades diárias, que variam de acordo com o paciente. A remoção dos mamilos, com cuidadosa dissecção dos esfíncteres anais, deve preservar áreas intercaladas de anoderma – as denominadas pontes cutaneomucosas –, o que impede complicações estenóticas cicatriciais. Após, é realizada a ligadura do pedículo vascular no ápice do mamilo com fio absorvível ou com eletrocautério. O número de mamilos removidos – entre 1 e 3 – depende da apresentação da doença. As áreas cruentas de ressecção dos mamilos podem ser deixadas abertas para cicatrização por segunda intenção (hemorroidectomia de Milligan-Morgan, técnica preferida no Reino Unido e na Europa) ou ser fechadas com sutura contínua absorvível (hemorroidectomia de Ferguson, preferida nos Estados Unidos). Estudos randomizados, comparando ambas as técnicas, demonstraram resultados comparáveis em relação à dor pós-operatória, ao sangramento, à cicatrização e ao tempo de afastamento das atividades.[1-3]

A **hemorroidopexia grampeada** é realizada por meio da introdução de um grampeador circular modificado, por via transanal, e de uma sutura em bolsa no interior do canal anal. A secção circunferencial divide o suprimento arterial no espaço submucoso e desvasculariza a hemorroida; o grampeamento da mucosa e da submucosa, próximo à linha pectínea, fixa os pedículos hemorroidários na sua posição anatômica. Desenvolvida nos anos 1990, tornou-se rapidamente uma técnica muito utilizada devido ao menor grau de dor e desconforto pós-operatório, com retorno mais rápido às atividades. Está indicada nas hemorroidas de 2º e 3º grau, mas não nas de 4º grau ou nos pacientes com hemorroidas externas volumosas e sintomáticas, que necessitam de excisão do tecido hemorroidário.

Anopexia, mucosectomia e procedimento para prolapso hemorroidário (PPH) são alguns sinônimos empregados para essa técnica, que utiliza dispositivos especialmente desenvolvidos pela indústria de equipamentos. Há detalhes técnicos que devem ser considerados, e um deles, a sutura em bolsa, é uma etapa crítica do procedimento. Esta, se muito alta, não permitirá a adequada retração do tecido hemorroidário e, portanto, resultará em prolapso recorrente; se muito baixa, junto à linha pectínea, ocasionará dor intensa e potencial dano esfincteriano; e, se incluir muito tecido, poderá determinar a seção com "anastomose" de todas as camadas da parede do reto distal, com complicações potencialmente graves, como fístula retovaginal, abscesso pélvico/retroperitoneal, perfuração retal, sepse, colostomia, etc.

Embora alguns estudos tenham demonstrado que o desconforto pós-operatório é menor e o retorno às atividades é mais rápido nessa técnica, em comparação à hemorroidectomia, ambas as técnicas não são inteiramente comparáveis, uma vez que a cirurgia convencional está indicada em graus mais avançados da doença e, principalmente, naqueles com doença externa avançada ou com exuberante prolapso de 4º grau, ao contrário da hemorroidopexia. Além disso, a hemorroidopexia apresenta maiores índices de recorrência quando comparada à hemorroidectomia (7% vs. 2%, respectivamente).[4-6] Os riscos de complicações específicas do procedimento –potencialmente muito graves –, associados à maior recorrência e aos custos do dispositivo, levaram ao decréscimo da atratividade da técnica nos últimos anos.

A **desarterialização hemorroidária transanal** é uma nova técnica não excisional que se baseia na ligadura precisa dos ramos terminais das artérias hemorroidárias superiores direcionados aos mamilos, por meio de uma sutura orientada por Doppler. A técnica tem sido recentemente modificada com a inclusão da mucopexia ou hemorroidopexia para tratar o prolapso associado. Há duas técnicas possíveis de serem utilizadas: a desarterialização hemorroidária transanal (THD, do inglês *transanal hemorrhoidal dearterialization*) e a ligadura da artéria hemorroidária e reparo retoanal (HAL/RAR, do inglês *hemorrhoidal artery ligation and rectoanal repair*). Em geral, são realizadas entre 4 e 6 ligaduras arteriais, cuja efetividade é imediatamente confirmada por meio da mudança no sinal Doppler. As indicações dessa técnica são semelhantes à anterior (em hemorroidas de 2º e 3º grau), com limitados estudos demonstrando melhor tolerabilidade pelo paciente e menor necessidade de analgésicos. As principais complicações da técnica são sangramento, retenção urinária, dor e processos infecciosos resultantes da isquemia mucosa em áreas extensamente suturadas. Pode ocorrer até 28% de recorrência nos primeiros 5 anos (a inclusão da hemorroidopexia parece reduzir a recorrência). Eventuais comparações dessa técnica com a hemorroidectomia têm as mesmas limitações do que as anteriormente citadas com a hemorroidopexia grampeada. Quando comparada à ligadura elástica, não é custo-efetiva, conforme estudo multicêntrico recentemente realizado.

Situações especiais

Trombose hemorroidária externa

Caracteriza-se pela dor anal súbita acompanhada de nódulo anal de variadas dimensões. A dor é mais intensa nas primeiras 48 horas, com regressão gradual após esse período. Alguns poucos pacientes referem somente a presença do nódulo anal, sem dor significativa. Fatores precipitantes, embora não necessariamente presentes em todos os pacientes, incluem episódios de constipação ou diarreia, tosse intensa e atividades com esforço excessivo. O manejo é clínico na maior parte dos casos, dirigido ao controle da dor, com analgésicos, anti-inflamatórios, correção da constipação/diarreia, calor local e repouso, uma vez que o trombo é reabsorvido espontaneamente – em um intervalo de tempo de dias ou de muitas semanas. Pacientes atendidos imediatamente após o surgimento do trombo e que apresentem dor muito intensa podem beneficiar-se da exérese do trombo, facilitada por adelgaçamento e tensão da pele que o recobre. O inconveniente é o sangramento local, em pequeno volume, até a cicatrização da pequena incisão. Outra possível indicação desse procedimento é a presença de necrose ou ulceração da pele com extrusão parcial do trombo. A trombose hemorroidária acomete homens e mulheres jovens e de meia-idade, sendo frequente a ocorrência de episódios recorrentes, resultando na formação de um plicoma (excrescência cutânea). Em geral, não há indicação de hemorroidectomia após os episódios.

Estrangulamento hemorroidário

Hemorroidas prolapsadas podem encarcerar devido ao tônus esfincteriano interno, ocasionando obstrução do retorno venoso, edema e congestão importantes, o que impossibilita a redução. Dependendo do tempo de evolução e do volume do tecido exteriorizado, podem ocorrer ulceração e necrose. Nessas situações, o tratamento é cirúrgico com debridamento do tecido desvitalizado. Em apresentações menos graves, opta-se pelas medidas clínicas como calor local, repouso e uso de analgésicos e anti-inflamatórios, uma vez que a ressecção de emergência, com tecidos edemaciados e friáveis, apresenta maior risco de dano esfincteriano e estenose anal cicatricial devido à ressecção mais extensa.

Gravidez

Manifestações da doença hemorroidária, com ingurgitamento, edema, prolapso e sangramento, ocorrem em cerca de 40% das gestantes, geralmente no 3º trimestre, ou no puerpério imediato. Associam-se, com maior frequência, à constipação, ao aumento do peso, à maior pressão abdominal, à dificuldade do retorno venoso e ao esforço do período expulsivo. Muitas pacientes não apresentam qualquer sintomatologia previamente à gravidez. O tratamento é clínico, com medidas locais e com analgésicos.

Doença inflamatória intestinal

O controle da diarreia, associado a medidas conservadoras locais, é o tratamento indicado na maioria dos pacientes. Embora não haja contraindicação absoluta à cirurgia, esta é realizada somente em situações excepcionais, em pacientes muito sintomáticos e cuja gravidade do processo inflamatório anorretal tenha sido controlada adequadamente com os novos agentes biológicos. Ainda assim, são frequentes o retardo cicatricial e a presença de ulcerações residuais.

Distúrbios de coagulação e pacientes imunocomprometidos

Em vista do retardo cicatricial e das potenciais complicações infecciosas, pacientes imunocomprometidos devem ser submetidos a tratamento clínico. Se houver indicação cirúrgica, as condições gerais e infectológicas adequadas são essenciais. Pacientes com distúrbios de coagulação, sem resposta ao tratamento clínico, são tratados preferencialmente com cirurgia, em vez de ligadura elástica, devido ao risco de sangramento tardio.

Hipertensão portal

As varizes retais, e não as hemorroidas, são comuns nos pacientes com hipertensão portal. Raramente sangram, e não precisam de tratamento específico, que é dirigido ao manejo da pressão portal. Na maioria das vezes, a aparente exacerbação da doença hemorroidária preexistente ocorre pelo ingurgitamento venoso.

Referências

1. Ibrahim S, Tsang C, Lee YL, Eu KW, Seow-Choen F. Prospective, randomized trial comparing pain and complications between diathermy and scissors for closed hemorrhoidectomy. Dis Colon Rectum 1998; 41(11):1418-20.
2. Altomare DF, Milito G, Andreoli R, Arcanà F, Tricomi N, Salafia C, et al. Ligasure Precise vs. conventional diathermy for Milligan-Morgan hemorrhoidectomy: a prospective, randomized, multicenter trial. Dis Colon Rectum. 2008;51(5):514-9.
3. Arbman G, Krook H, Haapaniemi S. Closed vs. open hemorrhoidectomy: is there any difference? Dis Colon Rectum. 2000;43(1):31-4.
4. Nienhuijs S, de Hingh I. Conventional versus LigaSure hemorrhoidectomy for patients with symptomatic hemorrhoids. Cochrane Database Syst Rev. 2009; (1):CD006761.
5. Lumb KJ, Colquhoun PHD, Malthaner R, Jayaraman S. Stapled versus conventional surgery for hemorrhoids. Cochrane Database Syst Rev. 2006;(4): CD005393.
6. Ganio E, Altomare DF, Milito G, Gabrielli F, Canuti S. Long-term outcome of a multicenter randomized clinical trial of stapled haemorrhoidopexy versus Milligan-Morgan haemorrhoidectomy. Br J Surg. 2007; 94(8): 1033-7.

Leituras recomendadas

Beck DE, Wexner SD, Hull TL, Roberts PL, Saclarides TJ, Senagore AJ, et al. The ASCRS manual of colon and rectal surgery. 2nd ed. New York: Springer; 2014.

Brown SR, Tiernan JP, Watson AJ, Biggs K, Shephard N, Wailoo AJ, et al. Haemorrhoidal artery ligation versus rubber band ligation for the management of symptomatic second-degree and third-degree haemorrhoids (HubBLe): a multicentre, open-label, randomised controlled trial. Lancet. 2016;388(10042):356-64.

Faucheron JL, Voirin D, Abba J. Rectal perforation with life-threatening peritonitis following stapled haemorrhoidopexy. Br J Surg. 2012;99(6):746-53.

Garg P, Singh P. Adequate dietary fiber supplement along with TONE concept can help avoid surgery in most patients with advanced hemorrhoids. Minerva Gastroenterol Dietol. 2017;63(2):92-6.

Gordon PH, Nivatvongs S. Principles and practice of surgery for the colon, rectum and anus. 3rd ed. New York: Informa Healthcare; 2007.

Hollingshead JRF, Phillips RKS. Haemorrhoids: modern diagnosis and treatment. Postgrad Med J. 2016;92(1083):4–8.

Longo A. Treatment of hemorrhoids disease by reduction of mucosa and hemorrhoidal prolapse with a circular suturing device: a new procedure. Proceedings of the 6th World Congress of Endoscopic Surgery, Rome, Italy. Monduzzi Publishing: Bologna; 1998. p. 777-84.

Schuurman JP, Borel Rinkes IH, Go PM. Hemorrhoidal artery ligation procedure with or without Doppler transducer in grade II and III hemorrhoidal disease: a blinded randomized clinical trial. Ann Surg. 2012;255(5):840-5.

Abscessos e fístulas anorretais

Paulo de Carvalho Contu

Abscesso anorretais

Definição e epidemiologia

Abscesso anorretal é o processo infeccioso presente em pelo menos um dos espaços naturais da região perianal e perineal. Ambas as afecções, abscesso e fístula anorretal, podem ser consideradas a mesma doença, porém, em diferentes fases evolutivas. O abscesso é uma manifestação aguda e a fístula é o processo crônico, uma vez que 50 a 60% dos pacientes que desenvolvem abscesso evoluem para a formação da fístula.[1]

Estima-se que a incidência do abscesso anorretal seja entre 8,6 a 20 casos:100.000 habitantes. O gênero masculino é acometido com frequência duas a três vezes maior do que o gênero feminino, e a média de idade mais comum é por volta dos 40 anos, variando entre 20 e 60 anos.[1]

Etiopatogenia

A fisiopatologia do abscesso de origem criptoglandular, proposta por Eisenhammer e defendida por Parks em 1961, indica que sua origem é determinada a partir da obstrução do óstio de drenagem de uma glândula anal, na cripta anal situada na linha pectínea.[1] Nessa circunstância, ocorre a estase da secreção, a infecção glandular e a supuração decorrente, que drena e forma as coleções nos espaços anatômicos naturais, ou seja, perianal, isquiorretal, submucoso, interesfincteriano, supraelevador, pós-anal superficial e pós-anal profundo. A classificação dos abscessos corresponde à respectiva localização anatômica (**FIG. 44.1**). Em geral, os abscessos mais comuns, correspondendo a aproximadamente 80% dos casos, são o perianal e o isquiorretal. O abscesso em ferradura consiste em coleções bilaterais conectadas pelos espaços interesfincteriano, supraelevador ou isquiorretal.

Os fatores predisponentes para o desenvolvimento do abscesso criptoglandular, correspondente a cerca de 90% dos abscessos anorretais, incluem fezes líquidas, trauma, tabagismo e dilatação dos ductos glandulares. Os outros 10% são secundários a doenças ou mecanismos específicos, como radioterapia, doença inflamatória intestinal, neoplasias, doenças infecciosas, trauma por corpo estranho ou procedimentos cirúrgicos. O respectivo tratamento também envolve a terapia do processo de base. Não há evidências sugestivas de que higiene inadequada, intercurso receptivo anal, diabetes, obesidade ou etnia estejam associados ao maior risco de formação do abscesso.

Quadro clínico

As manifestações clínicas mais frequentes são dor, febre e aumento de volume e de hiperemia na região perianal. A dor tem característica contínua e de forte intensidade, sem meca-

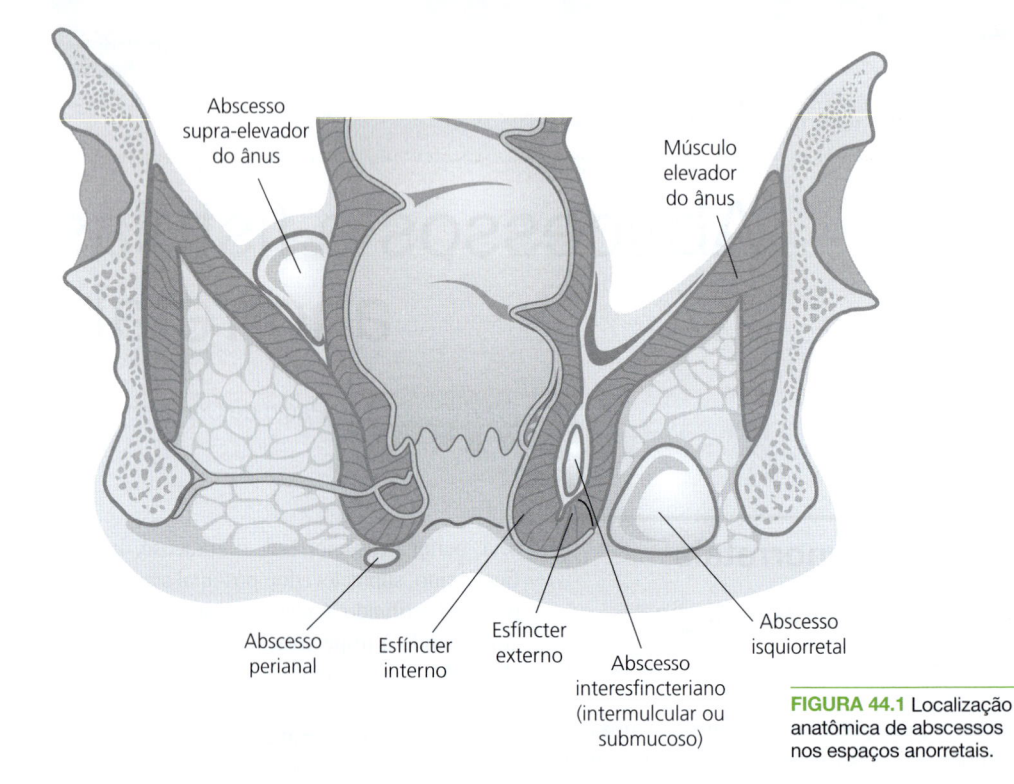

FIGURA 44.1 Localização anatômica de abscessos nos espaços anorretais.

nismo de alívio associado e que pode exacerbar-se com a evacuação ou a posição sentada. Outras manifestações menos frequentes são sangramento, disúria e drenagem de secreção purulenta pelo ânus.

Diagnóstico

Em geral, o diagnóstico é feito com base na anamnese e no exame físico, que costumam revelar os sinais clássicos de hiperemia, aumento de volume doloroso e, algumas vezes, flutuação e drenagem purulenta espontânea.

Em algumas situações, há necessidade de exame proctológico sob anestesia, principalmente nos casos de abscessos mais profundos, como interesfincteriano, supraelevador ou pós-anal profundo.

A realização de exames complementares costuma ser dispensável, mas, em pacientes imunossuprimidos, é prudente uma avaliação laboratorial. Em casos selecionados, principalmente na suspeita de abscessos profundos, exames de imagem, como tomografia computadorizada (TC), ressonância magnética (RM) ou ultrassonografia, podem auxiliar na identificação da localização e da extensão das coleções (**FIG. 44.2**).

Fístula anorretal, doença hemorroidária, bartolinite, cisto pilonidal e hidradenite supurativa são diagnósticos diferenciais do abscesso anorretal.

Tratamento

O tratamento do abscesso anal é principalmente cirúrgico, por meio de incisão e drenagem. O tratamento clínico do abscesso anal com a utilização invariável de antibióticos é pouco efetivo. A antibioticoterapia é considerada adjuvante à drenagem cirúrgica e é recomendada em casos específicos, como presença de celulite extensa, sinais sistêmicos de infecção e em pacientes imunossuprimidos ou com doenças sistêmicas, como diabetes e obesidade. Antibioticoprofilaxia está indicada, antes da drenagem cirúrgica, em pacientes portadores de pró-

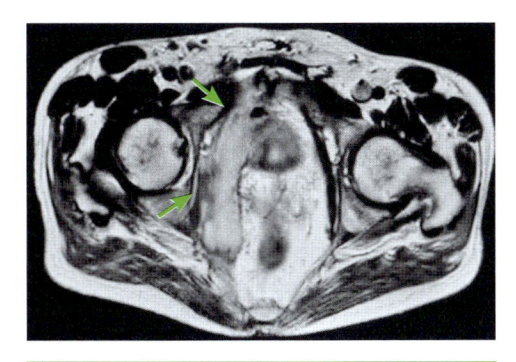

FIGURA 44.2 Abscesso profundo em imagem de ressonância magnética (*setas*).

teses valvares, história prévia de endocardite bacteriana, cardiopatia congênita e transplantados cardíacos com doença valvar.

A prevenção do desenvolvimento de fístula anorretal não está relacionada ao uso de antibióticos, mas, sim, à sua localização, com risco oito vezes maior, associado ao abscesso isquiorretal e três vezes maior, relacionado ao abscesso interesfincteriano, quando comparados às coleções perianais. Na correlação com formação de fístula, a utilização de antimicrobianos pode ser benéfica em casos isolados de manejo da doença de Crohn perianal.

Em geral, a flora bacteriana de um abscesso anal é composta por espécies gram-negativas e anaeróbias, como *Escherichia coli*, espécies de *Enterococcus* e *Bacteroides fragilis*, e os antibióticos, quando indicados, devem cobrir esses organismos em indivíduos imunocompetentes. Nos pacientes com algum tipo de imunossupressão, a cobertura antimicrobiana deve incluir também *Neisseria gonorrhoeae* e *Chlamydia trachomatis*.

A coleta de material para cultura é recomendada para pacientes considerados de alto risco, como imunossuprimidos e portadores de doenças sistêmicas, ou indivíduos com doença recidivante.

O procedimento cirúrgico de incisão e drenagem deve ser prontamente indicado, uma vez confirmado o diagnóstico do abscesso anal, pois este é considerado uma urgência médica. A ausência de flutuação não deve justificar atraso na terapêutica. Casos de abscesso mais superficiais, como coleções perianais e isquiorretais menos extensas, podem ser drenados em ambiente ambulatorial, sob anestesia local. Pacientes com doenças mais extensas ou profundas são mais bem tratados em centro cirúrgico, sob anestesia regional ou geral.

O procedimento ambulatorial habitual de incisão e drenagem inclui posicionamento apropriado do paciente, em litotomia ou decúbito lateral, antissepsia da região perianal com soluções não alcoólicas e bloqueio anestésico da área ao redor do abscesso, utilizando anestésico local com ou sem vasoconstritor. A incisão pode ser elíptica ou cruciforme, ampla o suficiente para evitar a recidiva, e o mais próximo possível da margem anal para delimitar a extensão de uma potencial fístula (**FIG. 44.3**). Uma vez realizada a incisão, devem-se romper as eventuais loculações internas. A utilização de drenos ou sondas não é obrigatória, estando relacionada a particularidades do caso, como abscessos extensos e bilaterais, e à preferência do cirurgião.

Em alguns pacientes com coleções mais profundas, como submucosas ou interesfincterianas, a drenagem do abscesso deve ser realizada para o interior do canal anal ou do reto.

No tratamento de pacientes com coleções supraelevadoras, cujo foco originário seja abdominal ou pélvico, a drenagem pode ser realizada via percutânea, guiada por exame de imagem, ou para o interior do reto. Nos casos de abscesso supraelevador com origem criptoglandular, o local correto de drenagem é determinado a partir da identificação da origem e da área comprometida pela extensão da infecção. Coleções supraelevadoras com disseminação pelo espaço interesfincteriano devem ser drenadas para o interior do reto, e aquelas cuja extensão ocorreu pela região isquiorretal devem ser tratadas através do períneo.

Outra apresentação complexa está representada pelas coleções bilaterais, conhecidas como abscessos em ferradura. Habitualmente, essa infecção desenvolve-se a partir da cripta posterior, com extensão ao espaço pós-anal profundo e disseminação às fossas isquioanais. O tratamento clássico, proposto por Hanley, consiste na in-

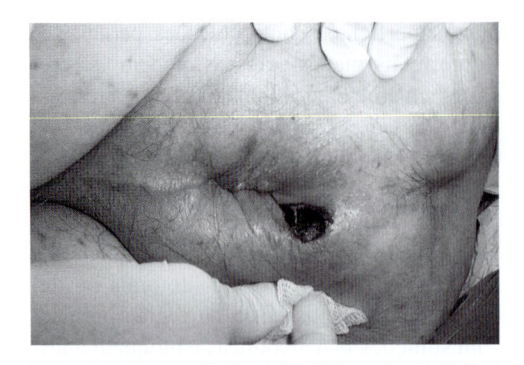

FIGURA 44.3 Drenagem de abscesso perianal.

cisão posterior do esfíncter anal interno e em incisões de drenagem nas fossas isquioanais e na linha média posterior do períneo, através do ligamento anococcígeo.[1]

Considerando que 50 a 60% dos pacientes com abscesso anal de origem criptoglandular desenvolverão fístula anorretal, alguns autores recomendam a realização de fistulotomia primariamente, no mesmo tempo cirúrgico do tratamento do abscesso.[1,2] O benefício dessa conduta é representado pela menor recidiva do abscesso e pela eliminação da necessidade de procedimento futuro para correção da fístula. A equipe de Coloproctologia do Hospital de Clínicas de Porto Alegre não recomenda essa abordagem porque até 50% dos pacientes com abscesso anal apresentarão cicatrização completa, sem desenvolvimento da fístula. Além disso, o manejo da cripta anal e do complexo esfincteriano em um cenário de intensa reação inflamatória pode determinar lesões inadvertidas e a ocorrência posterior de fístulas mais complexas ou incontinência anal.

Gangrena de Fournier

Um dos fatores prognósticos mais importantes no tratamento do abscesso anal é o intervalo de tempo entre o início da doença e a realização da drenagem. O atraso no diagnóstico e o manejo inadequado ou tardio estão associados ao risco de recidiva, à extensão da infecção ou à evolução para fascite necrosante anorretal ou à gangrena de Fournier.

A gangrena de Fournier é uma infecção grave que atinge tecidos moles, principalmente do períneo, determinando necrose tecidual e toxemia sistêmica com rápida evolução. A incidência é baixa, entre 1,6 e 3,3 casos:100.000 habitantes, e pode atingir pacientes desde a infância, com aumento de incidência diretamente relacionada à idade, sendo que a idade média mais afetada está entre 45 e 55 anos.[1,3] Homens são acometidos em proporção de 10:1 em relação às mulheres, e os fatores de risco mais comuns são diabetes, hipertensão, idade avançada, obesidade, tabagismo, uso de drogas, cirurgia recente e estados de imunossupressão, especialmente quando associados à desnutrição, à doença hepática e às neoplasias malignas. As causas mais comuns são de origem coloproctológica, urológica e dermatológica, sendo que, para 50 a 60% dos pacientes, a gangrena de Fournier tem sua origem associada ao abscesso anal.

Em geral, o diagnóstico é clínico. O paciente costuma apresentar dor intensa, febre, calafrios, taquicardia e, no local da infecção, sinais de eritema, necrose, endurecimento, crepitação e pele com aparência de "casca de laranja". Em alguns pacientes, hipotensão ou choque podem estar presentes no momento do diagnóstico. Dosagens séricas de lactato, creatinocinase e leucograma auxiliam na estimativa da gravidade da infecção. Exames de imagem, como TC ou RM, podem auxiliar na determinação da extensão da fascite.

O tratamento inclui reposição volêmica agressiva com cristaloides, antibioticoterapia de amplo espectro e desbridamento cirúrgico extenso (**FIG. 44.4**). Em alguns casos, é necessária a confecção de colostomia derivativa em virtude da extensão dos ferimentos. Os pacientes devem ser acompanhados em unidade de terapia intensiva e é comum a reavaliação cirúrgica em 24 horas para novo desbridamento. O papel da oxigenoterapia hiperbárica ainda não está completamente esclarecido.

A mortalidade pela gangrena de Fournier, determinada por sepse, coagulopatia e falência de múltiplos órgãos, pode variar entre 4 e 80% dos casos, sendo que idosos, diabéticos, pacientes com diagnóstico tardio e infecção de origem anorretal constituem grupo com maior risco de óbito.[1,3]

Infecções anorretais em imunossuprimidos

A incidência de abscesso anorretal em pacientes imunossuprimidos pode chegar a 10%. Em virtude da neutropenia, a infecção manifesta-se com dor e nodulação sem flutuação e discreta hiperemia, que pode determinar retardo no diagnóstico. Neste grupo, a mortalidade por sepse pode chegar a 60%. Exames de imagem, como TC e RM, podem auxiliar na avaliação da extensão da infecção. O tratamento está relacionado com o estado imunológico individual. Pacientes com menos de 1.000 neutrófilos/mm^3 apresentam elevada morbidade e mortalidade cirúrgica, sendo recomendado, por essa razão, manejo conservador com antibioticoterapia de amplo espectro. A taxa de cura, nesses casos, varia entre 30 e 90%. Em caso de falha da terapia clínica ou evolução para fascite necrosante, a intervenção cirúrgica deve ser indicada. Pacientes com contagens maiores de neutrófilos devem associar a drenagem cirúrgica à antibioticoterapia.[1]

Fístula anorretal

Definição e epidemiologia

Fístula é a comunicação anômala entre duas superfícies epiteliais. As fístulas de origem criptoglandular – ou seja, aquelas que seguem a evolução do abscesso anal – correspondem a 90% dos casos e serão o escopo deste capítulo. As fístulas secundárias à doença inflamatória intestinal, a neoplasias malignas, a doenças infecciosas, ao trauma e à radioterapia, são tratadas a partir da doença originária.

A incidência estimada da fístula anorretal é de 2 casos novos para cada 10.000 habitantes por ano.[1]

Classificação

Conforme proposto por Parks, considerando o trajeto e o comprometimento esfincteriano, as fístulas anais são mais frequentemente classificadas em subcutânea ou submucosa, interesfincteriana, transesfincteriana, supraesfincteriana e extraesfincteriana.[4] As fístulas transesfincterianas podem ser subdivididas em baixas, quando comprometem 30% do esfíncter externo, e altas, quando comprometem mais de 30%

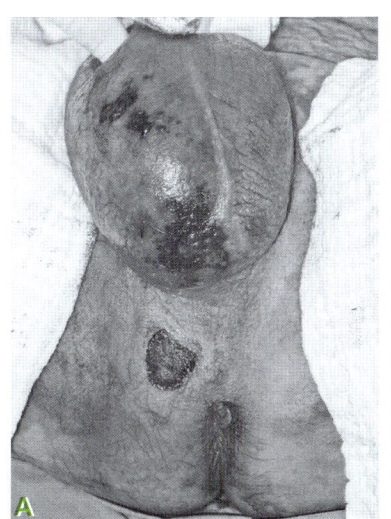

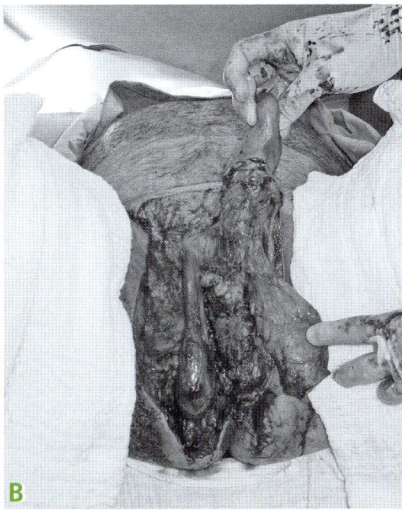

FIGURA 44.4 (A) Gangrena de Fournier e **(B)** pós-operatório imediato.

do esfíncter. As fístulas mais comuns são as interesfincterianas (**FIG. 44.5**).

As fístulas anais também podem ser classificadas em simples ou complexas, de acordo com números de óstios, profundidade e sentido dos trajetos, comprometimento esfincteriano, associação com outras doenças e envolvimento de outros órgãos.

Quadro clínico

Os sintomas mais comuns são dor e drenagem intermitente de secreção através de uma lesão perianal. Os achados de exame físico são presença de tecido de granulação na região perianal com secreção purulenta ou mucosa, correspondente ao orifício externo, área de adensamento filamentar linear ou curvo entre o orifício externo e o ânus, correspondente ao trajeto fistuloso, e orifício interno endurado sensível ao toque retal. Nem todos esses componentes são percebidos no exame físico, invariavelmente.

Diagnóstico

O diagnóstico costuma ser conclusivo por meio da anamnese e do exame físico. A avaliação complementar deve incluir investigação do reto e/ou do cólon por retossigmoidoscopia, colonoscopia, enema contrastado ou outro método para excluir doenças associadas, como doença inflamatória intestinal ou neoplasias. A manometria anal pode ser realizada a fim de documentar as pressões anais, em especial nos pacientes com alguma manifestação de incontinência. Exames de imagem, como fistulografia, ultrassonografia endoanal e RM, podem ser utilizados para localização de trajetos primários e secundários, bem como do orifício interno nos casos em que o exame proctológico não seja conclusivo, em pacientes com múltiplos orifícios externos ou em casos de recidiva pós-operatória.

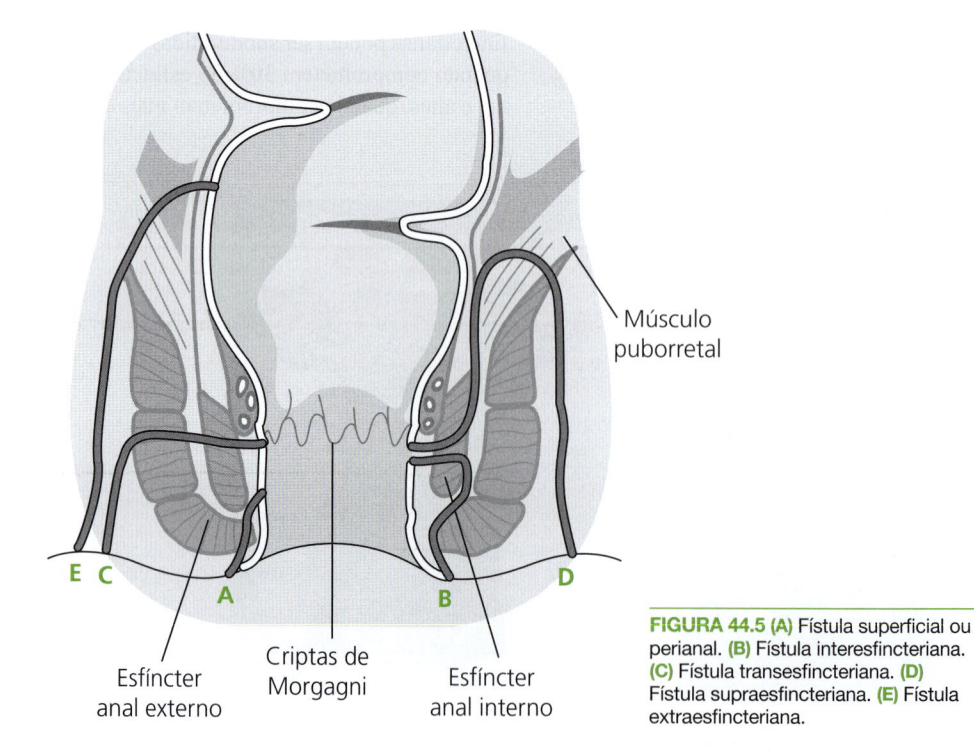

FIGURA 44.5 (A) Fístula superficial ou perianal. **(B)** Fístula interesfincteriana. **(C)** Fístula transesfincteriana. **(D)** Fístula supraesfincteriana. **(E)** Fístula extraesfincteriana.

Tratamento

O tratamento da fístula anorretal é cirúrgico e tem como objetivos a erradicação de qualquer foco séptico, a cicatrização do trajeto fistuloso e a preservação da continência com o menor índice de recidiva possível. A opção entre os diversos métodos e técnicas descritas é orientada por fatores relacionados ao paciente, como gênero, idade, condições gerais, doenças associadas à fístula, continência e cirurgias prévias; por fatores relacionados à doença, como classificação da fístula; e por fatores relacionados ao cirurgião, como preferência e experiência.

Um dos aspectos importantes na cirurgia da fístula anorretal é a correta identificação do orifício interno, que pode ser definida no exame físico em cerca de 90% dos casos. A lei de Goodsall-Salmon orienta que fístulas com orifício externo a até 3 cm de distância da margem anal, localizado posteriormente a uma linha imaginária que divide a região perianal em metade ventral e dorsal, apresentam trajetos convergentes à cripta mediana posterior. Fístulas com óstio externo anterior apresentam trajeto com sentido radial em direção à cripta correspondente mais próxima. Outro método de identificação do orifício interno é a injeção, pelo óstio externo, de corante ou peróxido de hidrogênio (**FIG. 44.6**).

Historicamente, a fistulotomia anal é considerada o tratamento-padrão para fístulas submucosas, interesfincterianas e transesfincterianas baixas em pacientes sem distúrbios da continência. Consiste na abertura do trajeto fistuloso, em toda a sua extensão, após identificação e cateterismo com estiletes cirúrgicos. A cicatrização costuma ocorrer em 4 a 6 semanas. A fistulectomia corresponde à ressecção do trajeto fistuloso, desde o orifício externo até o orifício interno.

As principais complicações, tanto da fistulotomia quanto da fistulectomia, são recidiva e incontinência fecal pós-operatória, que é variável e pode chegar a até 40%, principalmente nos casos de fístulas transesfincterianas. Os fatores que podem determinar recidiva são o tipo e a extensão da fístula, a não identificação do orifício interno, a cirurgia prévia para correção da fístula e a experiência do cirurgião. A incontinência pós-operatória está associada com gênero feminino, fístula transesfincteriana e correção cirúrgica prévia.

O uso do sedenho para tratamento da fístula anorretal é descrito desde Hipócrates, que utilizava crina de equinos no procedimento. Pode ter função cortante ou não cortante e tem como objetivos a redução das taxas de incontinência pós-operatória e a manutenção da drenagem de focos sépticos potenciais. Consiste no enlaçamento dos esfíncteres com algum dispositivo filamentar, como fio cirúrgico e cateter de látex ou silicone, após dissecção do trajeto fistuloso a partir do orifício externo e remoção da pele e da mucosa até o orifício interno. O sedenho cortante ajustado promove a secção lenta e progressiva do esfíncter por meio de reação a corpo estranho, com a subsequente cicatrização, impedindo a separação dos cabos esfincterianos, como ocorre na fistulotomia primária. O sedenho requer ajustes nas revisões ambulatoriais pós-operatórias à medida que ocorre a secção das fibras esfincterianas (**FIG. 44.7**). O tempo de cicatrização é variável, dependendo da quantidade de tecido incluído. O sedenho não cortante é posicionado frouxo, sem ajustamento. Pode ser utilizado temporariamente, com o objetivo de permitir a definição e a fibrose do trajeto fistuloso e a regressão do processo inflamatório local para procedimento definitivo posterior, ou para manter o trajeto pérvio e evitar o desenvolvi-

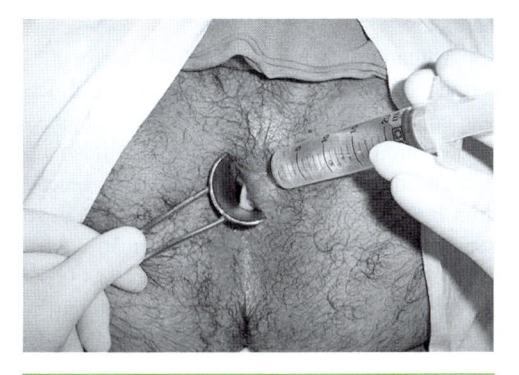

FIGURA 44.6 Identificação do orifício interno com peróxido de hidrogênio.

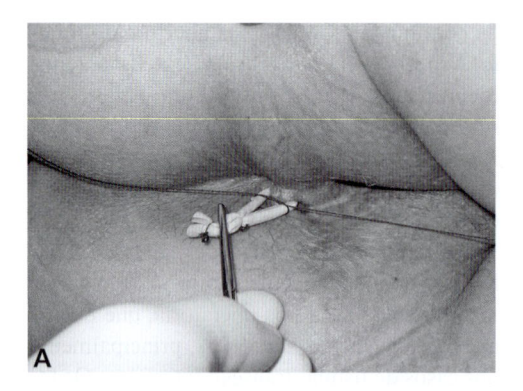

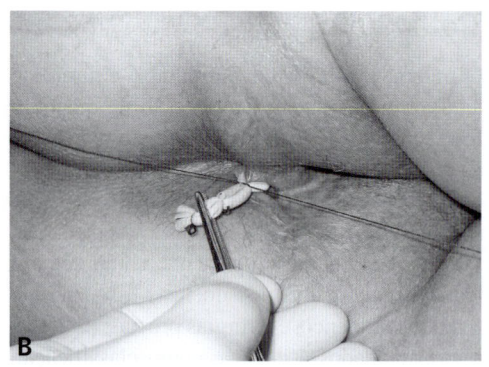

FIGURA 44.7 Ajuste do sedenho durante as revisões ambulatoriais pós-operatórias promove a secção lenta e progressiva do esfíncter, promovendo a subsequente cicatrização.

mento de foco séptico em pacientes imunossuprimidos ou cuja terapêutica seja imunossupressora, como na doença de Crohn.

O uso do sedenho cortante também está associado a taxas variáveis de incontinência de até 25%. Há discussão sobre se esse desfecho está relacionado ao manejo, como secção do esfíncter interno na cirurgia primária, e ao tempo reduzido de permanência do dispositivo. Considerando o risco de incontinência associado ao tratamento com sedenho, outras técnicas para a terapêutica da fístula foram desenvolvidas.

O avanço de retalho mucoso consiste no desbridamento ou na excisão do trajeto fistuloso, na ressecção da zona do orifício interno e na mobilização com avanço de retalho composto por mucosa ou anoderma com muscular interna (ou esfíncter interno) para cobertura da área correspondente ao óstio interno. A taxa de cicatrização varia entre 60 e 100%, com índices de recidiva em torno de 20% e relatos de incontinência em até 20% dos pacientes.[1] Fatores que estão associados a piores resultados são tabagismo, obesidade e tentativas prévias de correção.

O preenchimento do trajeto fistuloso com selante de fibrina é de fácil execução, é pouco invasivo, não causa prejuízo à continência, não inviabiliza outros procedimentos e permite aplicações repetidas. Em geral, os preparados são compostos por trombina e concentrado de fibrinogênio. As taxas de cicatrização são extremamente variáveis, conforme a etiologia e a complexidade da fístula, o tipo de selante e o tempo de seguimento. Apesar do baixo índice de complicações, a heterogeneidade dos dados a respeito desse tratamento não permite recomendá-lo como primeira opção para fístulas complexas.

O preenchimento do trajeto fistuloso com plugue de colágeno tem as mesmas vantagens do procedimento com selante de fibrina. O dispositivo consiste em um enxerto bioabsorvível composto por submucosa liofilizada do intestino porcino. À semelhança dos procedimentos com selante de fibrina, os plugues anais também apresentam elevada variabilidade nas taxas de cura, entre 14 e 87%.[1] Aparentemente, a taxa de sucesso está relacionada ao maior comprimento do trajeto fistuloso. Mais recentemente, foi disponibilizado um plugue sintético composto por ácido poliglicólico, mas sem dados suficientes para definir a eficácia terapêutica.

A ligadura do trajeto fistuloso interesfincteriano (LIFT) é um procedimento cirúrgico que consiste em incisão sobre o sulco interesfincteriano, dissecção do trajeto fistuloso no espaço interesfincteriano e posterior secção com ligadura deste. O segmento externo deve ser curetado e drenado. A cicatrização ocorre dentro de 5 a 6 semanas, em média, e as taxas de cura variam de 47 a 100%, sendo inversamente proporcionais ao número de procedimentos prévios para correção da fístula, ao tabagismo, à obesidade e ao comprimento do trajeto fistuloso.[1] O índice de incontinência pós-operatório é mínimo.

O tratamento da fístula com *laser* foi descrito em 2011 e consiste na emissão de laser através de uma sonda que provoca destruição do epitélio do trajeto fistuloso e posterior obliteração deste. É recomendada a oclusão do orifício interno com sutura ou avanço de retalho. As taxas de cicatrização apresentadas nos limitados estudos realizados variam de 70 a 80%, com recidiva aproximada de 25%.

O tratamento videoassistido da fístula é realizado com equipamento composto por fistuloscópio, obturador, unidade diatérmica elétrica, escova e cola sintética de cianoacrilato. Por meio do fistuloscópio, os trajetos – primário e secundário – são explorados, cauterizados e colabados. É recomendada a obliteração do orifício interno com sutura, e os resultados iniciais são semelhantes aos obtidos com o tratamento por *laser*.

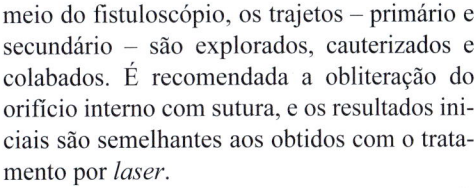

Outras terapias, em fase experimental, utilizam células-tronco, plasma enriquecido em plaquetas e matriz dérmica acelular.

Apesar da variada disponibilidade de métodos e dispositivos, o tratamento ideal da fístula anorretal, especialmente da fístula complexa, ainda não foi definido. São necessários ensaios controlados bem-conduzidos que comparem as diversas opções terapêuticas.

Referências

1. Davis BR, Kasten KR. Anorectal abscess and fistula. In: Steele SR, Hull TL, Read TE, Saclarides TJ, Senagore AJ, Whitlow CB, editors. The ASCRS textbook of colon and rectal surgery. 3rd ed. New York: Springer; 2016. p. 215-44.
2. Malik AI, Nelson RL, Tou S. Incision and drainage of perianal abscess with or without treatment of anal fistula. Cochrane Database Syst Rev. 2010;(7): CD006827.
3. Gordon PH. Anorectal abscesses and fistula-in-ano. In: Gordon PH, Nivatvongs S. Principles and practice of surgery for the colon, rectum, and anus. 3rd ed. New York: Informa Healthcare; 2007. p. 191-233.
4. Parks AG, Gordon PH, Hardcastle JD. A classification of fistula-in-ano. Br J Surg. 1976;63(1):1-12.

Leituras recomendadas

Vogel JD, Johnson EK, Morris AM, Paquette IM, Saclarides TJ, Feingold DL, et al. Clinical practice guideline for the management of anorectal abscess, fistula-in-ano, and rectovaginal fistula. Dis Colon Rectum. 2016;59(12):1117-33.

Jacob TJ, Perakath B, Keighley MR. Surgical intervention for anorectal fistula. Cochrane Database Syst Rev. 2010;(5):CD006319.

Incontinência anal

Tiago Leal Ghezzi
Daniel C. Damin

Incontinência fecal (IF) é definida como a eliminação involuntária de fezes (sólidas ou líquidas) durante pelo menos 1 mês em um indivíduo com mais de 4 anos de idade.[1] Incontinência anal refere-se à perda involuntária não apenas de fezes, mas também de gases.[2] Ambas as condições clínicas são debilitantes e tem graves repercussões na qualidade de vida, podendo determinar absenteísmo no trabalho, isolamento social, ansiedade e depressão.[3]

As diferentes taxas de prevalência relatadas na literatura (2-24%) são atribuídas, sobretudo, à falta de consenso de critérios diagnósticos da IF.[4,5] Não obstante, há tendência à subnotificação da IF em consequência do constrangimento dos pacientes para relatar os sintomas e da subestimação do problema por parte dos médicos.[6] Além disso, a prevalência da IF depende da faixa etária (quanto maior a idade, maior a taxa) e do tipo de população estudada (comunidade *vs.* clínicas ginecológicas *vs.* clínicas geriátricas).[4] A IF é uma das principais causas de institucionalização de pacientes em clínicas geriátricas, e a prevalência da IF nessa população varia de 14 a 45%.[7,8]

Etiologia

O mecanismo de manutenção da continência anal é complexo e depende da integridade anatômica e do funcionamento adequado dos músculos puborretal, esfíncter anal externo (EAE) e esfíncter anal interno (EAI) – este último, responsável por 70 a 85% do tônus do esfíncter anal. Também são importantes a capacidade e a complacência retal, a consistência fecal e os fatores neurológicos e cognitivos. A IF é multifatorial em 80% dos pacientes, sendo resultado da falência de mais de um desses mecanismos.[9] A **TABELA 45.1** apresenta, de forma resumida, os principais fatores envolvidos na fisiopatologia da IF.[10]

O trauma obstétrico é considerado a principal causa de IF em mulheres jovens, podendo ocorrer pela lesão direta do esfíncter anal ou pelo estiramento ou compressão do nervo pudendo. O tipo mais comum de lesão esfincteriana de causa obstétrica é a ruptura anterior do EAE.[3] A IF de causa obstétrica é mais frequente em casos de parto vaginal, parto instrumentado (fórceps ou vácuo extrator), multiparidade, lesão de terceiro (ruptura do EAE) e quarto (ruptura do EAE, do EAI e da mucosa retal) grau do esfíncter anal, segundo período do trabalho de parto prolongado, episiotomia mediana posterior, macrossomia fetal e apresentação occipitoposterior.[10,11]

Com o envelhecimento, ocorrem alterações anatômicas e funcionais que são determinantes para o desenvolvimento da IF.[12] Indivíduos com mais de 60 anos de idade apresentam, mais frequentemente, atrofia da musculatura esfincteriana, redução da sensibilidade retal e diminuição das pressões de repouso e contração do esfíncter anal.[13] Nas mulheres, a menopausa associa-se à

TABELA 45.1 Principais fatores envolvidos na fisiopatologia da incontinência fecal[10]

Fisiopatologia	Evento ou condição clínica
Alteração da função esfincteriana anal	Trauma obstétrico
	Cirurgia proctológica (p. ex., esfincterotomia, hemorroidectomia, fistulotomia)
	Atrofia (p. ex., idade avançada)
	Doença degenerativa (p. ex., esclerodermia)
	Doença neurológica (p. ex., pudendopatia, DM, esclerose múltipla, demência, doença de Parkinson, trauma raquimedular, AVE)
Alteração da sensibilidade retal	Proctite (p. ex., ulcerativa ou actínica)
	Síndrome do intestino irritável
Redução da capacidade retal	Cirurgia prévia de ressecção do reto
Redução da complacência retal	Proctite (p. ex., ulcerativa ou actínica)
Alteração do trânsito e da consistência fecal	Diarreia (p. ex., síndrome do intestino irritável, retocolite ulcerativa, etc.)

AVE, acidente vascular encefálico; DM, diabetes melito.
Fonte: Wald.[10]

ocorrência de IF e incontinência urinária, como resultado de alterações neurofisiológicas e do tecido conectivo.[14] O efeito cumulativo de traumas obstétricos e envelhecimento explica a manifestação tardia de sintomas em mulheres com lesões obstétricas ocultas do esfíncter anal, com pico de incidência aos 62 anos de idade.[7,15,16] Estima-se que aproximadamente um terço dos defeitos ocultos resulte em sintomas de IF mais tardiamente, ao longo da vida.[1] Já os pacientes com IF secundária à esfincterotomia para tratamento de fissura anal tendem a manifestar sintomas mais precocemente (nos primeiros 10 anos após a cirurgia), ao redor dos 51 anos de idade.[17]

O diabetes melito pode levar à IF como consequência de neuropatia, hiperproliferação bacteriana ou aumento da motilidade intestinal secundária ao uso de medicações (p. ex., metformina).[18] Outros fatores associados ao risco aumentado de IF incluem constipação crônica, obesidade (20% de incremento para cada aumento de 5 unidades/kg/m^2), tabagismo, doença pulmonar obstrutiva crônica, múltiplas doenças crônicas, nutrição por sonda enteral, cirurgias pélvicas prévias (p. ex., histerectomia), cirurgia colorretal prévia (p. ex., proctectomia com anastomose colorretal baixa ou coloanal, proctocolectomia total restauradora), cirurgias orificiais prévias (p. ex., hemorroidectomia, fistulectomia anal), procidência retal, depressão/ansiedade e coito anal.[3,5,6,16,19] Algumas substâncias também podem contribuir para a ocorrência de IF por meio da redução do tônus do esfíncter anal (nitratos, bloqueadores dos canais de cálcio, sildenafila e inibidores seletivos da recaptação da serotonina), da indução de diarreia (antibióticos, laxantes, metformina, digoxina, antiácidos com magnésio e inibidores da bomba de prótons) ou do efeito sedativo (benzodiazepínicos).[5]

Exame clínico

Anamnese

Embora seja uma condição clínica debilitante, muitos pacientes com IF relutam em manifestar suas queixas voluntariamente.[20] Portanto, é essencial que o médico questione ativamente quanto aos sintomas de IF.[15,21] É importante caracterizar o início da IF, a duração, a gravidade (perda de fezes formadas, líquidas, flatos), a urgência evacuatória, a presença de sintomas associados (p. ex., prolapso, irritação perianal, incontinência urinária, etc.) e os fatores agravantes. Também é fundamental avaliar o impacto na qualidade de vida do paciente, verificando se há restrição de atividades físicas e sociais, mudança do hábito de higiene e necessidade do uso de forro perineal.[22]

O hábito intestinal deve ser caracterizado em termos de consistência fecal, frequência evacuatória, esforço evacuatório, sensação de esvaziamento retal incompleto e presença de elementos patológicos (p. ex., sangue ou muco). O registro da atividade evacuatória em um diário é superior ao relato pessoal isolado, sendo útil na investigação do hábito intestinal.[21] A anamnese deve incluir necessariamente a revisão da história obstétrica, cirurgias prévias, comorbidades e medicações em uso.[22]

Escores de incontinência

Existem diversos escores para graduação da gravidade da IF e do seu impacto na qualidade de vida. O mais frequentemente utilizado na prática clínica é o escore de incontinência fecal da *Cleveland Clinic* (**TAB. 45.2**), que varia de 0 (continência perfeita) a 20 (incontinência total).[23]

Exame físico

O exame físico compreende a avaliação detalhada do períneo, do ânus/reto e da vagina.

O exame do períneo envolve a pesquisa de alterações sensoriais (p. ex., hipoestesia), umidade, dermatite, cicatrizes (p. ex., episiotomia), descenso perineal e redução da dimensão do corpo perineal.[24]

O exame anorretal compreende a avaliação estática e dinâmica (mediante contração do esfíncter anal e sob esforço evacuatório) do ânus e do reto. A inspeção anal objetiva identificar cicatrizes (p. ex., hemorroidectomia ou fistulotomia anal), deformidades (p. ex., estenose anal), ânus patuloso (abertura passiva do ânus durante o afastamento manual da pele perianal) e doenças anorretais (p. ex., procidência retal).[11,24] O toque retal permite a avaliação do comprimento do canal anal, do tônus de repouso e de contração voluntária do esfíncter anal, do ângulo e força de contração do músculo puborretal, bem como a pesquisa de defeito esfincteriano, retocele, tumoração anorretal e impactação fecal.[24] O valor preditivo positivo do toque retal realizado por um examinador experiente, em comparação à manometria anorretal (MA), é de 67% para detecção de hipotonia de repouso e 81% para hipotonia de contração voluntária.[25] Com relação à detecção de defeitos esfincterianos, a maioria dos estudos demonstra baixa concordância entre o toque retal e a ultrassonografia anorretal (UA).[15]

TABELA 45.2 Escore de incontinência fecal da *Cleveland Clinic*

Tipo de incontinência	Frequência				
	Nunca	Raramente	Às vezes	Geralmente	Sempre
Sólida	0	1	2	3	4
Líquida	0	1	2	3	4
Gases	0	1	2	3	4
Uso de forro	0	1	2	3	4
Alteração do estilo de vida	0	1	2	3	4
Fonte: Jorge.[23]					

O exame vaginal pode identificar anormalidades anatômicas, como retocele e fístula retovaginal.[24]

Exames complementares

A escolha da estratégia de tratamento mais apropriada da IF requer detalhada avaliação anatômica e funcional do esfíncter anal. Diversos são os exames disponíveis para essa finalidade, mas atualmente os mais úteis e utilizados na prática clínica são a UA e a MA.[3]

Ultrassonografia anorretal

A UA (**FIG. 45.1**) é atualmente considerada o exame padrão-ouro para avaliação anatômica do esfíncter anal.[1,15] É um método simples, bem-tolerado e de custo acessível que permite a visualização de 360° do EAI, do EAE e do músculo puborretal ao longo de toda a extensão do canal anal.[1,15] A maioria das séries descreve sensibilidade de 100% da UA para identificação de lesões esfincterianas, as quais se apresentam como defeitos hiperecoicos nas lesões do EAI e hipoecoicas nos casos de ruptura do EAE.[15] A UA também permite a identificação da degeneração do EAI (espessura < 2 mm) e do corpo perineal (espessura < 10 mm). As técnicas endovaginal e transperineal apresentam sensibilidade inferior à UA – 48 e 64%, respectivamente.[15]

Manometria anorretal

A MA é considerada o método de escolha para avaliação da função anorretal, permitindo a mensuração da pressão de repouso do esfíncter anal (corresponde à função do EAI), da pressão de contração voluntária do esfíncter anal (corresponde à função do EAE), do comprimento da zona de alta pressão, da sensibilidade anorretal e da capacidade e complacência retal.[1,27] Embora os achados da MA não apresentem boa correlação com a gravidade da IF, eles podem influenciar na seleção dos pacientes e na indicação terapêutica.[1]

Colonoscopia

Embora a colonoscopia raramente contribua para o diagnóstico e tratamento da IF, sua realização, além das recomendações atuais para prevenção do câncer colorretal, pode ser necessária para o esclarecimento da etiologia de casos de IF associada à diarreia.[1]

Outros exames

- **Eletromiografia** – Tem indicação atualmente restrita aos casos de suspeita de IF

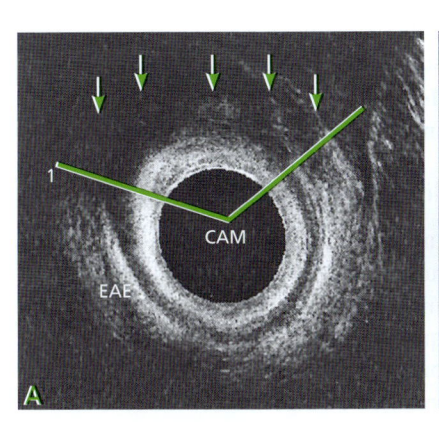

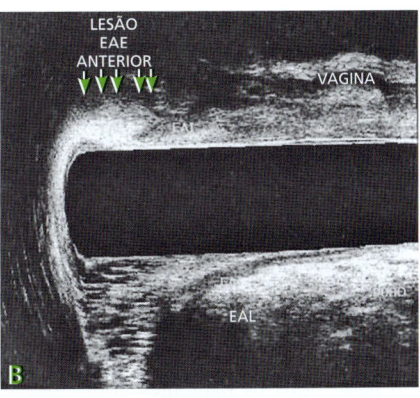

FIGURA 45.1 Lesão anterior do esfíncter anal externo identificada por *setas* nos planos **(A)** axial e **(B)** sagital em ultrassonografia anorretal tridimensional.
CAM, canal anal médio; EAE, esfíncter anal externo; EAI, esfíncter anal interno.
Fonte: Passos e colaboradores.[26]

de origem neurogênica, principalmente de envolvimento proximal (p. ex., lesão de raiz nervosa sacral);[10]
- **Tempo de latência terminal do nervo pudendo** – Exame pouco empregado na prática clínica atualmente. O tempo de latência prolongado sugere neuropatia pudenda, a qual pode ser secundária ao estiramento do nervo, ao diabetes melito, à quimioterapia, etc.;[1,22]
- **Ressonância magnética (RM)** – É considerada inferior à UA para avaliação da IF. No entanto, o uso de sonda endorretal oferece resultados comparáveis à UA para o diagnóstico de lesões do EAE, mas mesmo assim inferiores para a detecção de defeitos do EAI;[1,28]
- **Defecografia convencional ou defeco-RM** – Demonstra a dinâmica do ato evacuatório, podendo auxiliar na investigação de pacientes com IF secundária à dissinergia ou aos defeitos do assoalho pélvico (p. ex., retocele, intussuscepção anorretal e procidência retal).[24]

Tratamento

A escolha da estratégia terapêutica deve ser individualizada e levar em consideração o mecanismo responsável pela incontinência, a gravidade dos sintomas, o impacto na qualidade de vida (escore de incontinência fecal), a integridade estrutural do esfíncter anal, os recursos disponíveis, a experiência do médico e as taxas de sucesso e de eventuais complicações do tratamento.[1,14,29,30] De forma geral, o tratamento da IF pode ser dividido em cirúrgico e não cirúrgico.

Tratamento não cirúrgico

O tratamento não cirúrgico deve ser inicialmente oferecido para todos os pacientes com IF. Inclui orientações comportamentais, cuidados locais, modificações dietéticas, medicamentos e exercícios de reabilitação do assoalho pélvico.[11] Recente ensaio clínico randomizado demonstrou que a combinação do tratamento medicamentoso com exercícios de reabilitação do assoalho pélvico é superior a ambas as modalidades isoladamente, no tratamento da IF.[31]

Orientações comportamentais

- Evitar o uso de medicamentos que possam contribuir para a ocorrência de IF (p. ex., laxantes, metformina, orlistate, antiácidos à base de magnésio, inibidores da bomba de prótons e inibidores seletivos da recaptação da serotonina);[5]
- Emagrecimento – A perda de peso mostrou-se uma medida eficaz na melhora da IF em mulheres obesas;[5]
- Abandono do tabagismo;[5]
- Prática regular de atividade física;[5]
- Uso regular do banheiro para prevenção de episódios de IF;[24]
- Enema de esvaziamento retal regular – Para pacientes com IF secundária à impactação fecal e, antes de sair de casa, para pacientes com incontinência de fezes sólidas ou líquidas.[24]

Cuidados locais

- **Barreira mecânica** – Fralda (para incontinência fecal sólida ou líquida), ou absorvente feminino, gaze ou algodão (para escape fecal [*soiling*]);[5]
- **Medicação tópica** – Pomada de óxido de zinco.[5]

Modificações dietéticas

- **Aumento da ingestão de fibras** (cereais, frutas, legumes e verduras) – Orientação universal para pacientes com IF, salvo aqueles com IF secundária à redução da complacência retal, para os quais se sugere a redução da ingestão de fibras;[5]
- **Restrição do consumo de substâncias ou alimentos específicos** (p. ex., gordura, cafeína, adoçantes, lactose, álcool, carnes

defumadas) – Em função do baixo nível de evidência científica, essa recomendação é aplicável apenas aos pacientes que identificam associação com a ocorrência de IF.[1,5,30,32]

Medicamentos

- **Suplementação de fibra solúvel** – Fibras solúveis aumentam a massa e a consistência do bolo fecal, reduzindo o risco de IF.[5] Um ensaio clínico randomizado duplo-cego demonstrou que o psílio reduz significativamente a frequência e a gravidade da IF.[33] Recomenda-se a dose diária de 3,4 a 15 g de psílio via oral (VO). A suplementação de fibra pode agravar a IF secundária à redução da complacência retal (p. ex., proctites), sendo contraindicada nesses casos;[21]
- **Loperamida** – Reduz o tempo de trânsito intestinal (aumentando a absorção de água e a consistência fecal), aumenta discretamente o tônus de repouso do esfíncter anal e melhora a complacência retal, sendo benéfica em pacientes com IF associada à diarreia ou a fezes líquidas.[24,30,34] Um ensaio clínico randomizado duplo-cego demonstrou que a loperamida reduz significativamente a frequência e a gravidade da IF. Recomenda-se o uso de 2 a 4 mg VO, 30 minutos antes das refeições e de eventos sociais ou viagens.[35]

Exercícios de reabilitação do assoalho pélvico

- **Biofeedback** – Técnica não invasiva, segura e custo-efetiva que objetiva melhorar a sensibilidade retal, a força do esfíncter anal e a coordenação entre a distensão retal e a contração esfincteriana por meio de treinamento monitorizado por manometria (**FIG. 45.2**).[1] É indicado para pacientes com IF secundária à fraqueza esfincteriana e/ou à redução da sensibilidade retal refratárias às demais medidas não cirúrgicas.[21] A inexistência de um programa-padrão de *biofeedback* é responsável pela taxa variável (64-89%) de melhora da IF descrita nos estudos prospectivos não randomizados e nas séries retrospectivas.[1,21] A melhora da continência fecal costuma sustentar-se por pelo menos 1 ano, sendo necessária, em alguns pacientes, a repetição das sessões após esse prazo. Pacientes com IF leve a moderada

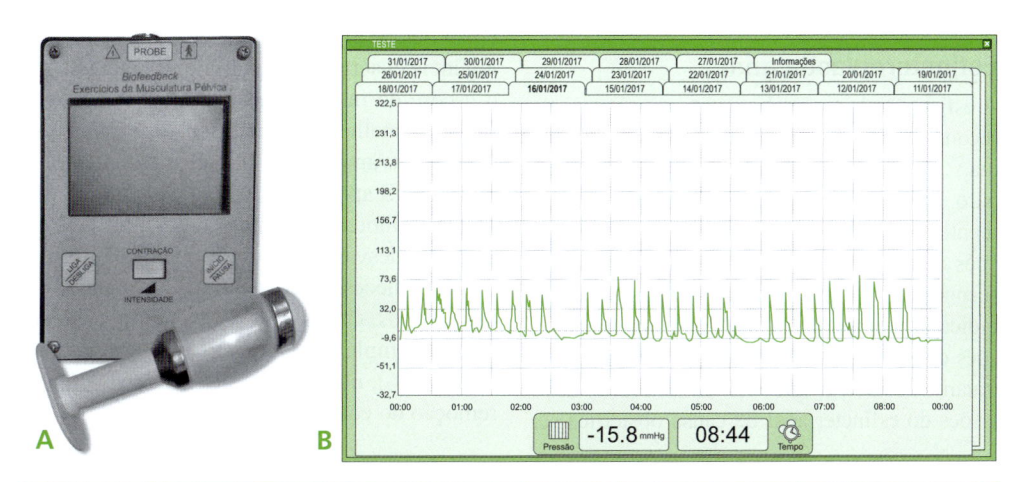

FIGURA 45.2 (A) Aparelho de *biofeedback* domiciliar desenvolvido pelo Serviço de Coloproctologia do Hospital de Clínicas de Porto Alegre. **(B)** Gráfico demonstrando as contrações do esfíncter anal durante sessão de *biofeedback*.
Fonte: Passos e colaboradores.[26]

são os que apresentam melhor resposta ao *biofeedback*;[30]
- **Exercícios de Kegel** – Método domiciliar que compreende a realização de exercícios para fortalecimento do EAE e do músculo puborretal. Um ensaio clínico randomizado demonstrou que o *biofeedback* com manometria é superior aos exercícios de Kegel para o tratamento da IF.[36]

Tratamento cirúrgico

O tratamento cirúrgico é indicado para pacientes com IF moderada a grave. As modalidades de tratamento cirúrgico disponíveis incluem procedimentos de restauração da anatomia anorretal (p. ex., correção de procidência retal, cloaca ou fístula ano/retovaginal); correção de defeitos do esfíncter anal (esfincteroplastia anal); neuromodulação (p. ex., neuroestimulação sacral e estimulação do nervo tibial posterior); reforço do canal anal (p. ex., injeção de biomateriais e aplicação de radiofrequência); e criação de novo esfíncter anal (p. ex., esfíncter anal artificial e graciloplastia ou gluteoplastia anal).[22] A seguir, serão abordados detalhes da esfincteroplastia anal e da neuromodulação sacral (NS), modalidades terapêuticas disponíveis que possuem os melhores resultados no tratamento da IF.

Esfincteroplastia anal

A esfincteroplastia anal consiste na cirurgia de reconstrução do EAE e/ou do EAI após trauma.[29] Pode ser classificada em primária (ou reparo esfincteriano), quando realizada imediatamente após a lesão do esfíncter anal (p. ex., logo após o parto, no caso de trauma obstétrico), ou secundária, quando efetuada tardiamente.[24] É indicada para pacientes com IF secundária a lesões de 3º e 4º grau do esfíncter anal em que o tratamento não cirúrgico falhou. Em razão de as lesões do esfíncter anal de causa obstétrica serem anteriores, a técnica mais comumente realizada é a esfincteroplastia anterior.[5]

A esfincteroplastia anal para defeitos causados por trauma obstétrico tem sido associada a excelentes resultados em curto prazo em até 85% das pacientes. No entanto, foi demonstrado que, após 5 anos de acompanhamento, somente 10 a 50% das pacientes mantêm função esfincteriana adequada.[1,5,30,35]

Neuromodulação sacral

O procedimento compreende a colocação percutânea temporária de um eletrodo através do forame sacral junto à raiz nervosa de S3.[21,37] Os pacientes que apresentam boa resposta durante a fase de teste de 2 semanas (80-90% dos casos) são submetidos à substituição do estimulador externo por um implantável, definitivo, no tecido subcutâneo da região glútea.[21,29,30] O mecanismo de ação compreende três vias: efeito direto no esfíncter anal (aumento do tônus e redução do relaxamento espontâneo do esfíncter anal), modulação nervosa aferente (aumento da complacência retal) e reflexo somatovisceral (redução da atividade colônica e mudança da sensibilidade retal).[21,38]

A NS é indicada para casos de IF moderada a grave, refratários às modalidades não cirúrgicas de tratamento, com ou sem lesão do esfíncter anal.[10,30,39,40] A NS reduz a frequência dos episódios de IF (89% de melhora), diminui a urgência evacuatória, reduz significativamente o escore de incontinência fecal da *Cleveland Clinic* e melhora a qualidade de vida.[37,41,42] Comparativamente aos tratamentos não cirúrgicos, a NS apresenta resultados significativamente melhores em curto e longo prazos.[1,43,44] Entre as desvantagens da técnica estão custo elevado, necessidade de troca da bateria (a cada 7 anos, em média), riscos de infecção do sítio de implante (3-10%), dor e parestesia local (28%), necessidade de revisão (24%) ou remoção do equipamento (4%).[29,41,44,45]

Referências

1. Paquette IM, Varma MG, Kaiser AM, Steele SR, Rafferty JF. The American Society of Colon and Rectal Surgeons' clinical practice guideline for the treatment of fecal incontinence. Dis Colon Rectum. 2015; 58(7):623-36.
2. Abrams P, Andersson KE, Birder L, Brubaker L, Cardozo L, Chapple C, et al. Fourth International Consultation on Incontinence Recommendations of the International Scientific Committee: evaluation and treatment of urinary incontinence, pelvic organ prolapsed, and fecal incontinence. Neurourol Urodyn. 2010; 29(1):213-40.
3. Mundet L, Ribas Y, Arco S, Clavé P. Quality of live differences in female and male patients with fecal incontinence. J Neurogastroenterol Motil. 2016;22(1):94-101.
4. Freeman A, Menees S. Fecal incontinence and pelvic floor dysfunction in women: a review. Gastroenterol Clin North Am. 2016;45(2):217-37.
5. Varma MG, Brown JS, Creasman JM, Thom DH, Van Den Eeden SK, Beatie MS, et al. Reproductive risks for incontinence study at Kaiser (RRISK) Research Group. Fecal incontinence in females older than aged 40 years: who is at risk? Dis Colon Rectum. 2006;49(6):841-51.
6. Kunduru L, Kim SM, Heymen S, Whitehead WE. Factors that affect consultation and screening for fecal incontinence. Clin Gastroenterol Hepatol. 2015; 13(4): 709-16.
7. Landefeld C, Bowers B, Feld A, Hartmann K, Hoffmann E, Ingber M, et al. National Institutes of Health state-of-the-science conference statement: prevention of fecal and urinary incontinence in adults. Ann Intern Med. 2008;148(6):449-58.
8. Halland M, Koloski NA, Jones M, Byles J, Chiarelli P, Forter P, et al. Prevalence correlates and impact of fecal incontinence among older women. Dis Colon Rectum. 2013;56(9):1080-6.
9. American College of Gastroenterology Practice Parameters Committee. Diagnosis and management of fecal incontinence. Am J Gastroenterol. 2004;99(8):1585-604.
10. Wald A. Update on the management of fecal incontinence for the gastroenterologist. Gastroenterol Hepatol (NY). 2016;12(3):155-64.
11. Chin K. Obstetrics and fecal incontinence. Clin Colon Rectal Surg. 2014;27(3):110-2.
12. Pretlove SJ, Radley S, Toozs-Hobson PM, Thompson PJ, Coomarasamy A, Khan KS. Prevalence of anal incontinence according to age and gender: a systematic review and meta-analysis. Int Urogynecol J Pelvic Floor Dysfunct. 2006;49(4):407-17.
13. Shah BJ, Chokhavatia S, Rose S. Fecal incontinence in the elderly: FAQ. Am J Gastroenterol. 2012; 107(11):1635-46.
14. Camtosun A, Sen I, Onaran M, Aksakal N, Özgur T, Bozkirli I. An evaluation of fecal incontinence in women with urinary incontinence. Eur Rev Med Pharmacol Sci. 2016;20(10):1918-22.
15. Albuquerque A. Endoanal ultrasonography in fecal incontinence: current and future perspectives. World J Gastrointest Endosc. 2015;7(6):575-81.
16. Matthews CA. Risk factors for urinary, fecal, or double incontinence in women. Curr Opin Obstet Gynecol. 2014;26(5):393-7.
17. Levin A, Cohen MJ, Mindrul V, Lysy J. Delayed fecal incontinence following surgery for anal fissure. Int J Colorectal Dis. 2011;26(12):1595-9.
18. Ditah I, Devaki P, Luma HN, Ditah C, Njei B, Jaiyeoba C, et al. Prevalence, trends, and risk factors for fecal incontinence in United States adults, 2005-2010. Clin Gastroenterol Hepatol. 2014;12(4):636-43.
19. Markland AD, Dunivan GC, Vaughan CP, Rogers RG. Anal intercourse and fecal incontinence: evidence from 2009-2010 National Health and Nutrition Examination Survey. Am J Gastroenterol. 2016;111(2):269-74.
20. Brown HW, Wexner SD, Segall MM. Accidental bowel leakage in the Mature Women´s Health Study: prevalence and predictors. Int J Clin Pract. 2012;66(11):1101-8.
21. Meyer I, Richter HE. Evidence-based update on treatments of fecal incontinence in women. Obstet Gynecol Clin N Am. 2016;43(1):93-119.
22. Alavi K, Chan S, Wise P, Kaiser AM, Sudan R, Bordeanou L. Fecal incontinence: etiology, diagnosis, and management. J Gastrointest Surg. 2015;19(10):1910-21.
23. Jorge JM, Wexner SD. Etiology and management of fecal incontinence. Dis Colon Rectum 1993;36(1):77-97.
24. Norton C, Christiansen J, Butler U, Harari D, Nelson R, Pemberton J, et al. Anal incontinence. In: Abrams P, Cardozo L, Khoury S, Wein A, editors. Incontinence: 2nd International Consultation on Incontinence; 2001 July 1-3. Plymouth: Health Books; 2002. p. 985-1043.
25. Hill J, Corson RJ, Brandon H, Redford J, Faragher EB, Kiff ES. History and examination in the assessment of patients with idiopathic fecal incontinence. Dis Colon Rectum. 1994;37(5):473-7.
26. Passos EP, Ramos JL, Martins-Costa SH, Magalhães JA, Menke CH, Freitas F, et al. Rotinas em ginecologia. 7. ed. Porto Alegre: Artmed; 2017.
27. Mandaliya R, DiMarino AJ, Moleski S, Rattan S, Cohen S. Survey of anal sphincter dysfunction using anal manometry in patients with fecal incontinence: a possible guide to therapy. Ann Gastroenterol. 2015;28(4):469-74.
28. Malouf AJ, Williams AB, Hallingan S, Bartram CI, Dhillon S, Kamm MA, et al. Prospective assessment of accuracy of endoanal MR imaging and endosonography in patients with fecal incontinence. AJR Am J Roentgenol. 2000;175(3):741-5.
29. Madoff RD, Laurberg S, Matzel AF, Mellgren AF, Mimura T, O´Conell PR, et al. ICI Guidelines Surgery for fecal incontinence. In: Abrams P, Cardozo I, Khourdy S, Wein A, editors. Incontinence: 4th International Consultation on Incontinence; 2008 July 5-8; Paris. Paris: Health Publication; 2009. p. 1387-418.
30. Van Koughnett JAM, Wexner SD. Current management of fecal incontinence: choosing amongst treatment options to optimize outcomes. World J Gastroenterol. 2013;19(48):9216-30.
31. Sjödahl J, Walter SA, Johansson E, Ingemansson A, Ryn AK, Hallböök O. Combination therapy with biofeedback, loperamide, and stool-bulking agents is effective for the treatment of fecal incontinence in women: a randomized controlled trial. Scand J Gastroenterol. 2015;50(8):965-74.

32. Colavita K, Andy UU. Role of diet in fecal incontinence: a systematic review of the literature. Int Urogynecol J. 2016;27(12):1805-10.
33. Bliss DZ. Dietary fiber supplementation for fecal incontinence: a randomized clinical trial. Res Nurs Health. 2014;37(5):367-78.
34. Read M, Read NW, Barber DC, Duthie HL. Effects of loperamide on anal sphincter function in patients complaining of chronic diarrhea with fecal incontinence and urgency. Dig Dis Sci. 1982;27(9):807-14.
35. Oberwalder M, Connor J, Wexner SD. Meta-analysis to determine the incidence of obstetric anal sphincter damage. Br J Surg. 2003;90(11):1333-7.
36. Heymen S, Scarlett Y, Jones K, Ringel Y, Drossman D, Whitehead WE. Randomized controlled trial shows biofeedback to be superior to pelvic floor exercises for fecal incontinence. Dis Colon Rectum 2009; 52(10):1730-7.
37. Johnson BL 3rd, Abodeely A, Ferguson MA, Davis BR, Rafferty JF, Paquette IM. Is sacral neuromodulation here to stay? Clinical outcomes of a new treatment for fecal incontinence. J Gastrointest Surg. 2015;19(1):15-20.
38. Bouvier M. How sacral nerve stimulation works in patients with faecal incontinence. Colorectal Dis. 2011;13(8):e203-11.
39. Boyle DJ, Knowles CH, Lunniss PJ, Scott SM, Williams NS, Gill KA. Efficacy of sacral nerve stimulation for fecal incontinence in patients with anal sphincter defects. Dis Colon Rectum. 2009;52(7):1234-9.
40. Wald A, Bharucha AE, Cosman BC, Whitehead WE. ACG clinical guideline: management of benign anorectal disorders. Am J Gastroenterol. 2014;109(8):1141-57.
41. Hull T, Giese C, Wexner SD, Mellgren AM, Devroede G, Madoff RD, et al. Long-term durability of sacral nerve stimulation therapy for chronic fecal incontinence. Dis Colon Rectum. 2013;56(2):234-45.
42. Matzel KE, Kamm MA, Stosser M, Baeten CG, Christiansen J, Madoff R, et al. Sacral spinal nerve stimulation in fecal incontinence: multicentre study. Lancet. 2004;363(9417):1270-6.
43. Tan E, Ngo NT, Darzi A, Shenouda M, Tekkis PP. Meta-analysis: sacral nerve stimulation versus conservative therapy in the treatment of faecal incontinence. Int J Colorectal Dis. 2011;26(3):275-94.
44. Tjandra JJ, Chan MK, Yeh CH, Murray-Green C. Sacral nerve stimulation is more effective than optimal medical therapy for severe fecal incontinence: a randomized, controlled study. Dis Colon Rectum. 2008; 51(5):494-502.
45. Wexner SD, Coller JA, Devroede G, Hull T, McCallum R, Chan M, et al. Sacral nerve stimulation for fecal incontinence: results of a 120-patient prospective multicenter study. Ann Surg. 2010;251(3):441-9.

Colopatia isquêmica

Tiago Leal Ghezzi
Daniel C. Damin

Colopatia isquêmica (CI) é a condição clínica que se estabelece quando o fluxo sanguíneo para o cólon é reduzido a um nível insuficiente para a manutenção do metabolismo celular.[1] O resultado final desse processo é a morte dos colonócitos. A expressão "colopatia isquêmica" deve ser usada preferencialmente à "colite isquêmica", uma vez que muitos pacientes não apresentam fase inflamatória documentada.[2,3]

A CI é a forma mais comum de isquemia do trato gastrintestinal.[4] Estudos norte-americanos de base populacional estimam a incidência da CI em 16 casos:100.000 pacientes por ano. No entanto, acredita-se que a incidência seja subestimada em razão do caráter transitório dos casos de doença leve – pacientes que não buscam atendimento médico – e da dificuldade de diagnóstico diferencial com outras colites.[3,5,6] A incidência de CI é maior entre as mulheres (57-76% dos casos) e em indivíduos acima dos 60 anos.[7-9]

Fisiopatogenia

O cólon é particularmente suscetível à CI em razão de seu baixo fluxo sanguíneo basal, da circulação colateral limitada e da significativa sensibilidade do fluxo sanguíneo ao estímulo autonômico. A CI pode ser causada por alterações da circulação sistêmica ou por anormalidade anatômica ou funcional da circulação mesentérica. O resultado desse processo é o dano isquêmico secundário à hipoperfusão, o qual pode ser agravado pela lesão de reperfusão tecidual.[2,3] A manifestação e a intensidade do quadro clínico dependem da interação de múltiplos fatores, como a circulação colateral preexistente, a forma de instalação (aguda ou crônica) e a duração da hipoperfusão do cólon. Na maioria dos casos, nenhuma causa específica é identificada, sendo a CI atribuída à isquemia localizada não oclusiva.

Fatores de risco

Habitualmente, a CI manifesta-se indivíduos idosos com doença arteriosclerótica, insuficiência cardíaca ou episódio de hipotensão.[8] A ocorrência de CI em jovens é incomum e associa-se mais frequentemente com coagulopatias, com efeito adverso de algumas substâncias (cocaína, medicamentos constipantes, ciclosporina, digoxina, diuréticos, anti-inflamatórios não esteroides [AINEs], estrogênios, progestogênios, sumatriptana, tegaserode, pseudoefedrina) e com exercícios físicos extenuantes.[2,8-13] Casos de CI isolada de cólon direito são mais comuns em pacientes com insuficiência renal crônica em hemodiálise, fibrilação atrial, doença arterial coronariana e usuários de AINEs ou cocaína.[2,10,13]

O **QUADRO 46.1** apresenta os fatores de risco para CI que foram identificados em estudos de caso-controle.[7,8,14-18]

Patologia

O caráter segmentar da CI é explicado pela anatomia vascular do cólon, que recebe irrigação tanto da artéria mesentérica superior quanto da artéria mesentérica inferior.[3] De modo geral, o cólon esquerdo é afetado em 75% dos casos (53-87%), enquanto o cólon direito é envolvido em 25% das vezes (9-32%). O acometimento de todo o cólon é menos frequente (3-7%) e a doença restrita ao reto é extremamente rara (< 1%).[7,8,10,19-21] A zona de transição entre os territórios de irrigação das artérias mesentérica superior e inferior localiza-se no ângulo esplênico e é conhecida como "ponto crítico de Griffith" em razão da sua maior vulnerabilidade à isquemia.[2]

A CI pode resultar em dano tecidual reversível, geralmente restrito à mucosa, ou irreversível, invariavelmente transmural.[2] A lesão isquêmica reversível ocorre após 1 hora de hipoperfusão da mucosa, enquanto o infarto transmural manifesta-se após 8 a 16 horas de redução do fluxo sanguíneo.[22] A forma reversível ou transitória é a mais comum (75-85% dos casos) e habitualmente se manifesta por hemorragia subepitelial, edema e ulcerações da mucosa.[2,23] A forma irreversível compreende as seguintes formas de apresentação: gangrena (**FIG. 46.1**), colite fulminante, estenose e colite crônica.[2]

QUADRO 46.1

Fatores de risco para desenvolvimento de colopatia isquêmica

- Gênero feminino
- Idade > 60 anos
- Aterosclerose
- Cardiopatia isquêmica
- Diabetes melito
- Dislipidemia
- Doença arterial periférica
- Doença cerebrovascular
- Fibrilação atrial
- Hipertensão arterial sistêmica
- Hipotensão arterial/choque
- Insuficiência cardíaca congestiva
- Obesidade
- Doença pulmonar obstrutiva crônica
- Artrite reumatoide
- Doenças reumatológicas sistêmicas (p. ex., LES)
- Insuficiência renal/hemodiálise
- Coagulopatias
- Anemia falciforme
- Cirurgias de aneurisma de aorta abdominal
- Cirurgia cardíaca maior (p. ex., transplante, CRM)
- Neoplasia colorretal obstrutiva distal
- Colectomia prévia
- Medicamentos
- Exercícios físicos extenuantes (p. ex., maratona)

CRM, cirurgia de revascularização do miocárdio; LES, lúpus eritematoso sistêmico.

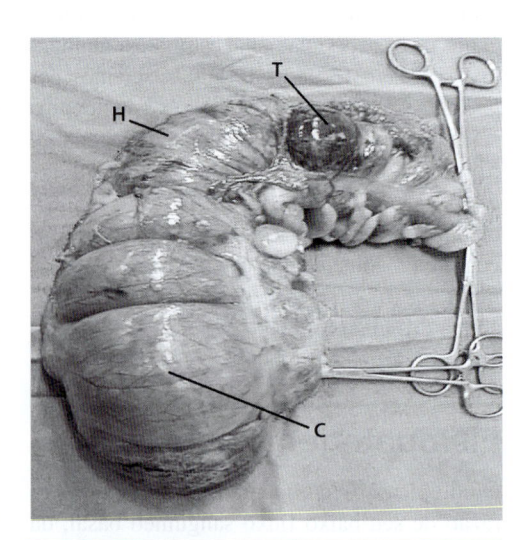

FIGURA 46.1 Espécime cirúrgico de colectomia demonstrando gangrena do ceco (C), do ângulo hepático (H) e do terço proximal do cólon transverso (T).

Exame clínico

O diagnóstico de CI e a avaliação da gravidade do quadro baseiam-se na anamnese, no exame físico e nos achados de exames laboratoriais e de imagem.[3]

Em geral, a CI manifesta-se de forma aguda com dor abdominal (tipo cólica, com início súbito, de intensidade leve a moderada, no local correspondente ao segmento de cólon acometido) e sensação de urgência evacuatória seguida em até 24 horas de diarreia com sangue ou hematoquezia (vermelho-vivo ou escuro).[7,10,20,24] Hemotransfusão ou hemostasia endoscópica raramente são necessárias.[25] Vômitos estão presentes em 30% dos casos. Quadros de CI isolada de cólon direito cursam mais comumente com dor abdominal não acompanhada de hematoquezia.[7,10,20,24]

A maioria dos casos de CI é autolimitada, com reversão dos sintomas em 2 a 3 dias e normalização dos achados de imagem em 1 a 2 semanas.[2,9] O risco de recorrência do quadro nesses indivíduos é inferior a 10% em 5 anos.[7-9] A pancolite fulminante (3% dos casos) e a gangrena colônica (10% dos casos) manifestam-se por meio de dor abdominal de forte intensidade, febre, toxemia, íleo adinâmico e sinais de peritonismo.[2,9] A mortalidade global da CI é de 8 a 10%, atingindo 30% nos casos de gangrena colônica.[9] Em geral, a estenose de cólon secundária à CI localiza-se no cólon descendente e raramente é sintomática.[2,26] A CI crônica, embora seja um diagnóstico controverso, é definida como a existência de sintomas típicos por mais de 3 meses na presença de achados histológicos característicos na biópsia endoscópica.[2]

O diagnóstico diferencial de CI deve ser feito com doença inflamatória intestinal, colites infecciosas (p. ex., colite secundaria ao *Clostridium difficile*), isquemia mesentérica aguda, trombose venosa mesentérica, diverticulite aguda, apendicite aguda e câncer colorretal.[21,27]

Exames complementares

Exames laboratoriais

O painel de exames recomendados para pacientes com suspeita de CI deve incluir hemograma, lactato, lactato desidrogenase (LDH), creatinocinase (CK), amilase, albumina, proteína C-reativa e eletrólitos.[2,28] Exames de fezes (toxina do *Clostridium difficile*, coprocultura e exame parasitológico) são indicados seletivamente conforme o quadro clínico.[2] Os exames laboratoriais também são úteis na avaliação da gravidade da doença e no acompanhamento da evolução do paciente.[3] Pacientes com uremia, LDH aumentada, hiponatremia (sódio < 136 mEq/L), hipoalbuminemia (< 2,8 g/L), acidose (bicarbonato sérico < 24 mmol), leucocitose (> 15.000 leucócitos/mm^3) e anemia (Hb < 12 g/dL) mais frequentemente apresentam CI grave (que requer cirurgia ou resulta em morte) em comparação àqueles com formas brandas da doença.[20,29-31] Hiperamilasemia é mais comum em casos de CI em combinação com isquemia mesentérica aguda.[5]

Tomografia computadorizada

A tomografia computadorizada de abdome total (TCAT) (**FIG. 46.2**), com contraste intravenoso e oral, é considerada o exame de imagem de escolha para a investigação inicial de pacientes com suspeita de CI, em especial aqueles com dor abdominal. A TCAT sugere o diagnóstico de CI, avalia a distribuição e a gravidade da doença e exclui diagnósticos diferenciais importantes.[3,32] Os achados tomográficos sugestivos de CI incluem espessamento simétrico segmentar maior do que 3 mm da parede do cólon, sinal da "impressão digital" (hemorragia ou edema subepitelial), realce anormal (hiper ou hipo) da parede do cólon e adensamento da gordura pericolônica com ou sem ascite associada.[3,21,32,33] Embora a presença de pneumatose intestinal e de gás na circulação venosa portomesentérica sejam sinais de gravidade da doença, não necessaria-

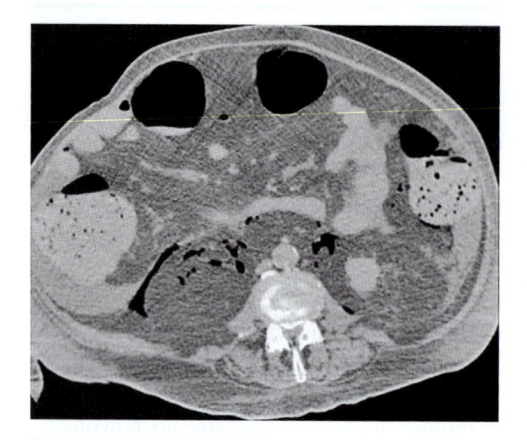

FIGURA 46.2 Tomografia computadorizada de abdome em plano axial demonstrando pneumatose intestinal de cólon descendente, gás no sistema portomesentérico e pneumorretroperitônio.

mente indicam infarto transmural do cólon.[21,32] A angiotomografia computadorizada (ATC) não é rotineiramente indicada porque na ocasião da sua realização o fluxo sanguíneo já se encontra normalizado na maioria das vezes.[2,3] O estudo da anatomia vascular por meio de ATC ou TCAT, com contraste e especial atenção às fases arterial e venosa portal, é recomendado para a investigação de casos em que há suspeita de isquemia mesentérica aguda associada (p. ex., CI isolada de cólon direito).[3,34]

Colonoscopia

A colonoscopia precoce (< 48 horas da instalação dos sintomas) é considerada o método de escolha para o diagnóstico de CI, pois permite não apenas o diagnóstico visual, mas também a determinação da gravidade e da extensão de envolvimento do intestino grosso.[2,3,35] É contraindicada em pacientes com suspeita de gangrena ou perfuração do cólon. Deve ser realizada sem preparo intestinal, com mínima insuflação de ar e deve ser interrompida na extremidade distal de envolvimento do cólon nos casos de doença grave (necrose ou gangrena).[2,3] A colonoscopia costuma demonstrar doença com comprometimento segmentar do cólon (zona de acometimento claramente delimitada) e preservação do reto. Em pacientes com CI transitória, podem ser observados os seguintes achados: eritema, friabilidade e edema da mucosa, erosões esparsas, erosões/ulcerações longitudinais, áreas com petéquias intercaladas com mucosa pálida e nódulos hemorrágicos roxos.[3,20,36]

A biópsia endoscópica é o método mais acurado de confirmação do diagnóstico, devendo ser obtida em todos os casos suspeitos de CI, exceto naqueles com gangrena do cólon, em que é formalmente contraindicada. O exame histopatológico das biópsias geralmente demonstra achados inespecíficos; no entanto, estes achados suportam o diagnóstico de CI quando interpretados no contexto da apresentação clínica.[2,17] De fato, o achado de "células-fantasmas" (contorno da célula preservado sem conteúdo celular no interior), embora patognomônico de CI, é observado na minoria dos casos.[20,37]

Classificação

A **TABELA 46.1** apresenta a classificação da colopatia isquêmica com base em sua gravidade.

Tratamento

A maioria dos pacientes com CI – aqueles com doença leve ou moderada – responde favoravelmente ao tratamento conservador, e alguns com doença grave necessitam de intervenção cirúrgica.[3] Uma revisão sistemática envolvendo mais 1.000 pacientes com CI não relacionada à cirurgia vascular demonstrou que 80% foram tratados de maneira conservadora – com taxa de mortalidade de 6,2% –, ao passo que 20% necessitaram de cirurgia – com taxa de mortalidade de 39%.[38] A escolha da modalidade de tratamento mais adequada deve levar em consideração os seguintes aspectos:

- **Condição clínica** – Achados dos exames clínicos e complementares e presença de fatores de prognóstico desfavorável;

TABELA 46.1 Classificação de gravidade da colopatia isquêmica	
Gravidade	**Descrição**
Leve	Sintomas típicos de colite segmentar não isolada do cólon direito e sem fatores de risco para desfechos desfavoráveis descritos na doença moderada
Moderada	Qualquer caso de CI com até três dos seguintes fatores: • Sexo masculino • PA sistólica < 90 mmHg • FC > 100 bpm • Dor abdominal sem sangramento • BUN > 20 mg/dL • Hb < 12 g/dL • LDH > 350 UI/L • Sódio sérico < 136 mEq/L • Leucócitos > 15.000 • Ulceração da mucosa ao exame endoscópico
Grave	Qualquer paciente com CI com mais de três dos fatores de risco para desfechos desfavoráveis descritos na doença moderada ou na presença de qualquer um dos seguintes achados: • Peritonismo ao exame físico • Pneumatose intestinal ou gás no sistema porta no exame radiológico • Gangrena do cólon ao exame endoscópico • Distribuição pancolônica ou envolvimento isolado do cólon direito ao exame radiológico ou endoscópico

BUN, nitrogênio ureico sanguíneo (do inglês *blood urea nitrogen*); CI, colopatia isquêmica; FC, frequência cardíaca; Hb, hemoglobina; LDH, lactato desidrogenase; PA, pressão arterial.

- **Extensão da doença** – Cólon esquerdo, cólon direito ou todo o cólon;
- **Gravidade da doença** – Colite transitória ou necrose/gangrena transmural.

De acordo com esses aspectos, o tratamento recomendado pode compreender observação, tratamento clínico ou cirurgia.

Observação

A maioria dos casos de CI resolve espontaneamente sem necessidade de hospitalização ou tratamento específico. Neste grupo de pacientes, estão aqueles com colite transitória restrita ao cólon esquerdo, com manifestações clínicas típicas, sem peritonismo ou sinais de toxemia ou choque circulatório, e sem fatores de prognóstico desfavoráveis.[2,39]

Tratamento clínico

Pacientes com sintomas mais significativos e com até três fatores de prognóstico desfavorável devem ser hospitalizados e receber medidas de suporte. O manejo desses pacientes compreende jejum, hidratação intravenosa, reposição eletrolítica, correção de possíveis fatores precipitantes (p. ex., suspensão de substâncias vasoconstritoras), profilaxia antitrombótica e, seletivamente, antibioticoterapia e nutrição parenteral total.[2-3,38] No entanto, nenhuma dessas medidas foi investigada em ensaios clínicos randomizados.[2,38] Acredita-se que os antibióticos previnam a translocação bacteriana e reduzam a resposta inflamatória.[3,40,41] Em face da ausência de evidências científicas, indica-se a antibioticoterapia com cobertura para bactérias anaeróbias e gram-negativas em casos de CI moderada ou grave. A nutrição parenteral total é recomendada nos casos em que se antecipa um quadro com evolução clínica prolongada. Não obstante, no tratamento clínico, sempre é prudente solicitar a avaliação do cirurgião para todos os pacientes com CI moderada ou grave.[2]

Cirurgia

A indicação de cirurgia varia conforme a forma de apresentação da CI. Em casos agudos, a cirurgia é indicada na presença de peritonismo, sangramento maciço, pancolite fulminante, pneumatose intestinal e/ou presença de gás na circulação portomesentérica ou deterioração clínica.[2] Nessas situações, a brevidade entre a identificação dos primeiros sintomas, a realização da colonoscopia e a indicação da laparotomia é decisiva para a redução da mortalidade da doença.[42,43] Nos casos subagudos, a cirurgia é recomendada para pacientes com CI segmentar refratária a mais de 2 semanas de tratamento clínico ou com colopatia perdedora de proteínas. Em situações crônicas, a cirurgia é reservada para pacientes com estenose colônica sintomática ou CI segmentar sintomática.[2,3]

Os pacientes submetidos à cirurgia em condição de urgência devem ser tratados em ambiente de terapia intensiva. O tipo de cirurgia necessária varia conforme a extensão da doença, mas geralmente compreende hemicolectomia (direita ou esquerda), sigmoidectomia, colectomia segmentar ou colectomia subtotal (ou total), com uma ostomia terminal (colostomia ou ileostomia).[2,42,44,45] Cirurgia de *second-look* é necessária em 20% dos pacientes.[42,45] A mortalidade pós-operatória da CI aguda é elevada, variando de 37 a 47%.[44-46] Preditores de mortalidade cirúrgica incluem idade acima de 65 anos, doença isolada do cólon direito ou envolvendo todo o cólon, insuficiência cardíaca congestiva, doença cerebrovascular, doença ulcerosa péptica, hepatopatia, nefropatia e câncer.[3,43] A reconstrução eletiva do trânsito colorretal é realizada em menos de um quarto dos pacientes ostomizados e associa-se à elevada taxa de mortalidade pós-operatória (18%). A indicação desse procedimento deve ser discutida criteriosamente com o paciente e seus familiares.[45]

Referências

1. Elder K, Lashner BA, Al Solaiman F. Clinical approach to colonic ischemia. Cleve Clin J Med. 2009;76(7):401-9.
2. Brandt LJ, Feuerstadt P, Longstreth GF, Boley SJ. ACG clinical guideline: epidemiology, risk factors, patterns of presentation, diagnosis, and management of colon ischemia (CI). Am J Gastroenterol. 2015;110(1):18-44.
3. Feuerstadt P, Brandt LJ. Update on colon ischemia: recent insights and advances. Curr Gastroenterol Rep. 2015;17(12):45.
4. Jensen DM, Machicado GA, Jutabha R, Kovacs TO. Urgent colonoscopy for the diagnosis and treatment of severe diverticular hemorrhage. N Engl J Med. 2000;342(2):78-82.
5. Theodoropoulou A, Koutroubakis IE. Ischemic colitis: clinical practice in diagnosis and treatment. World J Gastroenterol. 2008;14(48):7302-8.
6. Brandt L, Boley S, Goldberg L, Mitsudo S, Berman A. Colitis in the elderly: a reappraisal. Am J Gastroenterol. 1981;76(3):239-45.
7. Longstreth GF, Yao JF. Epidemiology, clinical features, high-risk factors and outcomes of acute large bowel ischemia. Clin Gastroenterol Hepatol. 2009;7(10):1075-80.e1-2.
8. Yadav S, Dave M, Varayil JE, Harmsen WS, Tremaine WJ, Zinsmeister AR, et al. A population-based study of incidence, risk factors, clinical spectrum, and outcomes of ischemic colitis. Clin Gastroenterol Hepatol. 2014;13(4):731-8.
9. Eichner ER. Ischemic colitis in athletes. Curr Sports Med Rep. 2011;10(5):242-3.
10. Glauser PM, Wermuth P, Cathomas G, Kuhnt E, Käser SA, Maurer CA. Ischemic colitis: clinical presentation, localization in relation to risk factors, and long-term results. World J Surg. 2011;35(11):2549-54.
11. Ajani S, Hurt RT, Teeters DA, Bellmore LR. Ischaemic colitis associated with oral contraceptive and bisacodyl use. BMJ Case Reports. 2012;2012:pii bcr1220115451.
12. Upala S, Wijarnpreecha K, Jaruvongvanich V, Bischof E, Sanguankeo A. Antipsychotic-induced ischemic colitis. Am J Emerg Med. 2015;33(11):1761.e5-6.
13. Elramah M, Einstein M, Mori N, Vakil N. High mortality of cocaine-related ischemic colitis: a hybrid cohort/case-control study. Gastroint Endosc. 2012; 75(6):1126-32.

14. Walker A, Bohn R, Cali C, Cook SF, Ajene AN, Sands BE. Risk factors for colon ischemia. Am J Gastroenterol. 2004;99(7):1333-7.
15. Chang L, Kahler KH, Sarawate C, Quimbo R, Kralstein J. Assessment of potential risk factors associated with ischaemic colitis. Neurogastroenterol Motil. 2008; 20(1):36-42.
16. Cubiella FJ, Nunez CL, Gonzalez VE, García GMJ, Alves PMT, Martínez SI, et al. Risk factors associated with the development of ischemic colitis. World J Gastroenterol. 2010;16(36):4564–9.
17. Aoki T, Nagata N, Sakamoto K, Arai T, Niikura R, Shimbo T, et al. Abdominal fat accumulation, as measured by computed tomography, increases the risk of ischemic colitis: a retrospective case-control study. Dig Dis Sci. 2015;60(7):2104-11.
18. Longstreth GF, Yao JF. Diseases and drugs that increase risk of acute large bowel ischemia. Clin Gastroenterol Hepatol. 2010;8(1):49-54.
19. Brandt LJ, Feuerstadt P, Blaszka MC. Anatomic patterns, patient characteristics, and clinical outcomes in ischemic colitis: a study of 313 cases supported by histology. Am J Gastroenterol. 2010;105(10):2245-52.
20. Montoro MA, Brandt L, Santolaria S, Gomollon F, Sánchez PB, Vera J, et al. Clinical patterns and outcomes of ischaemic colitis: results of the Working Group for the Study of Ischaemic Colitis in Spain (CIE study). Scand J Gastroenterol. 2011;46(2):236-46.
21. Cruz C, Abujudeh HH, Nazarian RM, Thrall JH. Ischemic colitis: spectrum of CT findings, sites of involvement and severity. Emerg Radiol. 2015;22(4):357-65.
22. Gutiérrez-Sánchez MJ, Petkov-Stoyanov V, Martín-Navarro JA, López-Quiñones-Llamas. Ischaemic colitis in haemodialysis. Nefrologia 2013;33(5):736-7.
23. Greenwald DA, Brandt LJ. Colonic ischemia. J Clin Gastroenterol. 1998;27(2):122-8.
24. Sotiriadis J, Brandt L, Behin D, Southern WN. Ischemic colitis has a worse prognosis when isolated to the right side of the colon. Am J Gastroenterol. 2007;102(10):2247-52.
25. Nagata N, Niikura R, Aoki T, Kishida Y, Sekine K, Tanaka S, et al. Natural history of outpatient-onset ischemic colitis compared with other lower gastrointestinal bleeding: a long-term cohort study. In J Colorectal Dis. 2015;30(2):243-9.
26. Wilke R, Hutmacher J, Nowak T, Schmidt WU. Chronic mesenteric ischemia with consecutive ischemic colitis. Suggestions for diagnosis and therapy. Chirurg. 2006;77(12):1152-7.
27. Chavalitdhamrong D, Jensen DM, Kovacs TOG, Jutabha R, Dulai G, Ohning G, et al. Ischemic colitis is a common cause of severe hematochezia and patient outcomes are worse than with other colonic diagnosis. Gastrointest Endosc. 2011;74(4):852-7.
28. Beppu K, Osada T, Nagahara A, Matsumoto K, Shibuya T, Sakamoto N, et al. Relationship between endoscopic findings and clinical severity in ischemic colitis. Intern Med. 2011;50(20):2263-7.
29. 29. Mosele M, Cardin F, Inelmen EM, Coin A, Perissinotto E, Sergi G, et al. Ischemic colitis in the elderly: predictors of the disease and prognostic factors to negative outcome. Scand J Gastroenterol. 2010; 45(4):428-33.
30. Añón R, Bosca MM, Sanchiz V, Tosca J, Almela P, Amorós C, et al. Factors predicting poor prognosis in ischemic colitis. World J Gastroenterol 2006; 12(30):4875-8.
31. Huguier M, Barrier A, Boelle PY, Houry S, Lacaine F. Ischemic colitis. Am J Surg. 2006;192(5):679-84.
32. Wiesner W, Hauser A, Steinbrich W. Accuracy of multidetector row computed tomography for the diagnosis of acute bowel ischemia in a nonselected study population. Eur Radiol. 2004;14(12):2347-56.
33. Plastara L, Vuitton L, Badet N, Koch S, Di Martino V, Delabrousse E. Acute colitis: differential diagnosis using multidetector CT. Clin Radiol. 2015;70(3):262-9.
34. Aschoff AJ, Stuber G, Becker BW, Hoffmann MH, Schmitz BL, Schelzig H, et al. Evaluation of acute mesenteric ischemia: accuracy of biphasic mesenteric multi--detector CT angiography. Abdom Imaging. 2009; 34(3):345-57.
35. Medina C, Vilaseca J, Videla S, Fabra R, Armengol-Miro JR, Malagelada JR. Outcome of patients with ischemic colitis: review of fifty-three cases. Dis Colon Rectum. 2004;47(2):180-4.
36. Zou X, Cao J, Yao Y, Liu W, Chen L. Endoscopic findings and clinicopathologic characteristics of ischemic colitis: a report of 85 cases. Dig Dis Sci. 2009; 54(9):2009-15.
37. Mitsudo S, Brandt LJ. Pathology of intestinal ischemia. Surg Clin North Am. 1992;72(1):43-63.
38. O'Neill S, Yalamarthi S. Systematic review of the management of ischaemic colitis. Colorectal Dis. 2012; 14(11):e751-63.
39. Brandt LJ, Boley SJ. Colonic ischemia. Surg Clin North Am. 1992;72(1):203-29.
40. Redan JA, Rush BF, McCullough JN, Machiedo GW, Murphy TF, Dikdan GS, et al. Organ distribution of radiolabeled enteric Escherichia coli during and after hemorrhagic shock. Ann Surg. 1990;211(6):663-6.
41. Luo CC, Shih HH, Chiu CH, Lin JN. Translocation of coagulase-negative bacterial staphylococci in rats following intestinal ischemia-reperfusion injury. Biol Neonate. 2004;85(3):151-4.
42. Genstorfer J, Schäfer J, Kettelhack C, Oertli D, Rosenthal R. Surgery for ischemic colitis: outcome and risk factors for in-hospital mortality. Int J Colorectal Dis. 2014;29(4):493-503.
43. Sadler MD, Ravindran NC, Hubbard J, Myers RP, Ghosh S, Beck PL, et al. Predictors of mortality among patients undergoing colectomy for ischemic colitis: a population-based study, United States study. Can J Gastroenterol Hepatol. 2014;28(11):600-4.
44. Antolovic D, Koch M, Hinz U, Schöttler D, Schmidt T, Heger U, et al. Ischemic colitis: analysis of risk factors for postoperative mortality. Langenbecks Arch Surg. 2008;393(4):507-12.
45. Castleberry AW, Turley RS, Hanna JM, Hopkins TJ, Barbas AS, Worni M, et al. A 10-year longitudinal analysis of surgical management for acute ischemic colitis. J Gastrointest Surg. 2013;17(4):784-92.
46. Reissfelder C, Sweiti H, Antolovic D, Rahbari NN, Hofer S, Büchler MW, et al. Ischemic colitis: who will survive? Surgery. 2011;149(4):585-92.

Parte V

Fígado

Coordenador:
Cleber Rosito P. Kruel

47

Diagnóstico por imagem no fígado

Leticia Maffazzioli Santos
Gustavo Felipe Luersen

Os métodos de imagem têm papel fundamental na avaliação do fígado. Em geral, são utilizados de maneira complementar, integrando informações exclusivas de cada modalidade e, muitas vezes, permitem estabelecer o diagnóstico definitivo de forma não invasiva.

Os principais métodos de avaliação por imagem do fígado e as lesões focais hepáticas mais frequentes serão abordados neste capítulo, com ênfase nos principais tumores de origem hepatocelular benigna e maligna.

Principais métodos de imagem na avaliação hepática

Ultrassonografia

A ultrassonografia (US) é um método não invasivo, inócuo, rápido e amplamente disponível, que desempenha papel importante na avaliação inicial dos pacientes com suspeita de doença hepática. Técnicas avançadas incluem a utilização de agente de contraste intravenoso (microbolhas) e elastografia.

Suas principais vantagens são elevada resolução espacial, possibilidade de exploração vascular (Doppler colorido e espectral), portabilidade e capacidade de obtenção de imagens multiplanares em tempo real (orientação de procedimentos invasivos de diagnóstico e tratamento). A dependência do examinador, a dificuldade de avaliação integral do fígado em algumas situações e o biotipo do paciente (obesidade) são algumas de suas desvantagens. A sobreposição no padrão de apresentação das lesões, a possibilidade de concomitância de lesões benignas e malignas e a reduzida capacidade para detectar lesões infracentimétricas limitam sua utilidade como método exclusivo de detecção e caracterização de lesões hepáticas.

Tomografia computadorizada

A tomografia computadorizada (TC) é um método considerado minimamente invasivo pela necessidade de injeção intravenosa de agente de contraste iodado para caracterização de órgãos e lesões e pela utilização de radiação ionizante.

Avanços tecnológicos disponibilizaram equipamentos multidectores helicoidais, cujas vantagens são cortes muito finos com voxel (representação tridimensional do pixel) isotrópico – permitindo reconstruções multiplanares de alta qualidade –, velocidade muito rápida de aquisição dos dados – permitindo a obtenção de múltiplas fases após a injeção intravenosa do contraste – e menor dose de radiação. O agente de contraste iodado aumenta a densidade tecidual, convencionalmente aferida em unidades

Hounsfield (UH), e possibilita a obtenção de informações vasculares de realce e perfusão.

O protocolo-padrão utilizado para avaliação hepática compreende as fases não contrastada, arterial, portal e de equilíbrio ou tardia e deve ser limitado ao mínimo necessário para obtenção do diagnóstico e ajustado ao contexto clínico, a fim de reduzir a exposição à radiação ionizante (especialmente na caracterização e no acompanhamento de lesão de descoberta incidental no paciente jovem e saudável).

Ressonância magnética

A ressonância magnética (RM) não utiliza radiação ionizante e baseia-se na capacidade de ressonância dos prótons de hidrogênio submetidos a um campo magnético intenso e homogêneo. O mapeamento da concentração e das relações físico-químicas dos prótons de hidrogênio de determinada área anatômica fornece a imagem detalhada e muito rica em contraste da composição dos tecidos investigados, o que faz da RM um método excepcional na diferenciação e na caracterização tecidual.

Um protocolo-padrão compreende várias sequências específicas com parâmetros que determinam as características normais e patológicas dos tecidos. Sua principal desvantagem é a elevada sensibilidade ao movimento, com alterações geradas pelos movimentos respiratórios, cardíacos, do paciente e da pulsação vascular.

A imagem obtida nas sequências de difusão mede a mobilidade molecular em um dado tecido, na escala do voxel. A restrição da difusão nos tecidos biológicos está relacionada à celularidade, à integridade das membranas celulares e à vascularização tecidual. As principais aplicações da difusão na avaliação hepática são a detecção e a caracterização de lesões. Outras aplicações, como estudo da resposta terapêutica e da monitorização de doença difusa, devem consolidar-se nos próximos anos.

A RM é superior à US e à TC na detecção e na caracterização de doenças hepáticas difusas, como esteatose, hemocromatose e cirrose, prescindindo da necessidade de biópsia em muitos casos.

Agentes de contraste à base de gadolínio

Duas categorias principais de agentes de contraste à base de gadolínio são utilizadas rotineiramente na avaliação hepática: os agentes extracelulares e os agentes combinados intracelulares e extracelulares com comportamento hepatoespecífico.

Os **agentes extracelulares** são os mais utilizados, circulam no sistema vascular, são distribuídos no espaço extracelular e excretados pelos rins. Portanto, a cinética de realce das lesões hepáticas é semelhante à observada com o contraste iodado na TC. Após passagem vascular, os **agentes combinados intracelulares e extracelulares** são distribuídos e alocados ao espaço extracelular de modo semelhante aos agentes exclusivamente extracelulares. Em seguida, são absorvidos pelos hepatócitos e excretados no sistema biliar, originando uma fase suplementar de contraste denominada fase hepatocitária ou hepatobiliar, cuja concentração máxima ocorre, nos pacientes com função hepática normal, cerca de 20 minutos após a administração intravenosa. Nos pacientes com insuficiência hepatocelular grave ou obstrução biliar, há redução e/ou retardo na captação hepática e na exceção biliar do contraste.

No Brasil, atualmente, o único agente de contraste combinado (hepatoespecífico) disponível é o gadoxetato dissódico (Primovist®). O OATP1 (do inglês *organic anion-transporting polypeptide 1* [polipeptídeo 1 transportador de ânion orgânico]) é o receptor da membrana dos hepatócitos implicado na captação dos agentes de contraste hepatoespecíficos. Sua expressão exagerada e a diminuição da expressão do transportador de membrana MRP2 (do inglês *multidrug resistance-associated protein 2* [proteína 2 de resistência a múltiplos fármacos]) favorece o acúmulo do contraste hepatoespecífico na hiperplasia nodular focal (HNF), que apresenta isossinal ou hipersinal na fase hepatobiliar (ver **FIG. 47.2E**), com alguns padrões de apresentação, como hipersinal homogêneo, isossinal homogêneo, retenção heterogênea e retenção periférica.

Nos adenomas hepatocelulares (AHCs), observa-se redução da expressão desses receptores de membrana e diferença na relação OATP1/MRP2, o que explica o menor sinal na fase hepatobiliar em comparação ao parênquima adjacente (ver **FIG. 47.4C**). A sensibilidade e a especificidade do agente hepatoespecífico em diferenciar HNF de AHC é de 92 a 96,9% e 91 a 100%, respectivamente.[1] Lesões que não possuem origem hepatocelular (metástases), caracteristicamente, não acumulam o agente de contraste hepatoespecífico e demonstram hipossinal na fase hepatobiliar.

Os agentes de contraste hepatoespecíficos também podem ser utilizados para avaliação de complicações de hepatectomias e cirurgias biliares, ao sinalizar a passagem do contraste para fora dos ductos biliares,[2] e podem auxiliar no planejamento cirúrgico ao identificar o ducto biliar lesado.[3]

Estudos recentes tentam correlacionar o sinal do fígado na fase hepatobiliar com sua função, informação que pode ser particularmente útil no planejamento de grandes ressecções hepáticas, que atualmente se baseia exclusivamente nos resultados de volumetria do fígado remanescente.

Bases da interpretação clinicorradiológica

A informação clínica continua sendo fundamental para a seleção do método de imagem ideal e para a interpretação precisa do exame, a despeito dos avanços tecnológicos e da maior capacidade de detecção e caracterização das lesões hepáticas.

Quanto ao contexto clínico, é possível estratificar a maioria dos pacientes em uma das seguintes situações: achado incidental de lesão hepática, estadiamento de neoplasia hepática ou rastreamento de neoplasia hepática no contexto de hepatopatia crônica.

Quanto às características de imagem, deve-se precisar a quantidade, a localização exata, a composição tecidual e a cinética de realce das lesões hepáticas.

Lesões focais hepáticas

Uma classificação geral das lesões focais hepáticas proposta por Taylor e Ross, em 1998, categoriza as lesões em não cirúrgicas e cirúrgicas, de acordo com sua importância e o impacto clínico no manejo dos pacientes. Hemangioma, cisto simples, HNF e esteatose focal são exemplos de lesões não cirúrgicas. Hepatocarcinoma (ou carcinoma hepatocelular [CHC]), AHC e metástases são exemplos de lesões cirúrgicas.

O diagnóstico de cisto simples, hemangioma e HNF pode ser estabelecido formalmente pelos exames de imagem e não requer confirmação histológica ou acompanhamento por imagem quando sua apresentação radiológica for característica. A HNF e o AHC são as lesões hepatocelulares mais frequentes na ausência de hepatopatia crônica e acometem predominantemente mulheres jovens. Seu diagnóstico diferencial é fundamental, pois a evolução e o manejo são completamente distintos: conservador para a HNF e invasivo para o AHC.

Lesões focais hepáticas benignas

A detecção incidental de lesões focais hepáticas assintomáticas é uma das principais consequências da ampla utilização dos exames de imagem do abdome.

Hemangioma

É o tumor hepático benigno mais comum, achado frequentemente incidental nos exames de imagem, especialmente na US. O aspecto de nódulo hiperecogênico homogêneo e bem-delimitado na US, com reforço acústico posterior e sem sinal vascular (circulação bastante lenta e de baixa velocidade), é altamente sugestivo de hemangioma.

Na TC, apresenta cinética de realce característica globular periférica descontínua nas fases arterial e portal, preenchimento centrípeto progressivo e persistência do realce na fase de equilíbrio/tardia, observando-se paralelismo do realce em comparação à aorta nas diferentes fases pós-contraste (**FIGS. 47.1F** a **I**). Esses critérios possuem elevada acurácia, com sensibilidade de 67%, especificidade de 99% e valor preditivo positivo (VPP) de 86%.[4] Quando típico, o aspecto demonstrado na TC é suficiente e não justifica a realização de outro método de imagem.

A RM é útil sobretudo para caracterizar hemangiomas com aspecto ultrassonográfico e tomográfico atípico. São hipointensos em T1, fortemente hiperintensos em T2 com intensidade de sinal semelhante a líquido cerebrospinal e demonstram cinética de realce semelhante ao realce pelo contraste iodado na TC (**FIGS. 47.1A** a **E**).

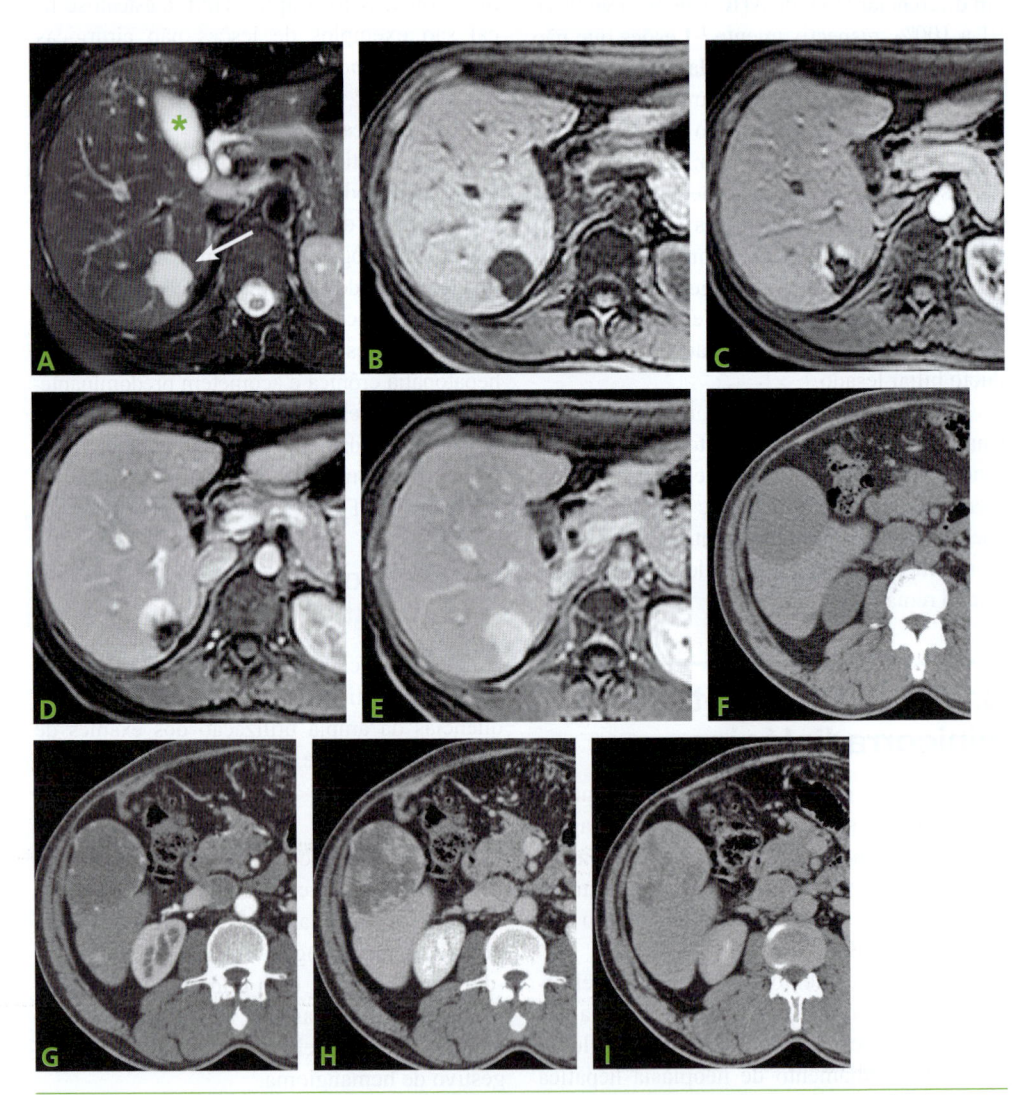

FIGURA 47.1 Hemangioma na ressonância magnética e na tomografia computadorizada. **(A)** Ressonância magnética T2 com supressão de gordura: hipersinal (*seta*) semelhante ao sinal do líquor e da bile (*asterisco*). Ressonância magnética T1 pré-contraste e pós-contraste: **(B)** fase pré-contraste, lesão em hipossinal; **(C)** realce periférico descontínuo na fase arterial; **(D)** progressão centrípeta do realce; e **(E)** retenção do contraste na fase tardia. Estudo pré-contraste e pós-contraste iodado na tomografia computadorizada: **(F)** fase pré-contraste, lesão hipodensa; **(G)** fase arterial; **(H)** fase venosa portal; e **(I)** fase tardia. A cinética de realce é semelhante à observada na ressonância magnética. Ambos os métodos demonstram o paralelismo do realce do hemangioma em comparação à aorta.

Lesões pequenas podem apresentar realce arterial homogêneo (hemangioma de circulação rápida ou hipercinético), dificultando o diagnóstico diferencial com outros tumores hipervasculares primários e secundários. Hemangioma gigante (heterogêneo e sem preenchimento completo pelo contraste pela presença de degeneração cística, trombose e/ou fibrose) e hemangioma com *shunt* arteriovenoso (realce arterial do parênquima adjacente) são formas atípicas de apresentação.

A US é suficiente para estabelecer o diagnóstico de hemangioma quando o aspecto for típico em uma lesão com menos de 3 cm, na ausência de hepatopatia crônica ou em contexto oncológico. Nessas situações, a avaliação por imagem deve prosseguir com método que utilize agente de contraste intravenoso (US, TC ou RM). A RM possui sensibilidade e especificidade superiores a 90% no diagnóstico de hemangioma, sendo o método de escolha para caracterização da lesão.

Hiperplasia nodular focal

Segundo tumor hepático benigno mais frequente, a HNF ocorre predominantemente no sexo feminino e em pacientes jovens, geralmente descoberta incidental nos exames de imagem.

Na US, apresenta-se como nódulo hipoecogênico ou isoecogênico detectado pelo efeito de massa que exerce sobre os vasos intra-hepáticos, e pode apresentar artéria nutridora central com baixo índice de resistência.

O aspecto típico da HNF na TC é o de lesão lobulada e bem-delimitada, isodensa ou levemente hipodensa na fase pré-contraste, com realce arterial homogêneo significativamente superior quando comparado ao adenoma,[5] tornando-se pouco distinta do parênquima nas fases portal e tardia. A cicatriz central está presente especialmente nas lesões volumosas e, em geral, apresenta realce tardio.

Na RM, a HNF apresenta-se como lesão pouco distinta do parênquima hepático nas sequências T1 sem contraste e T2 (**FIGS. 47.2A** e **D**), com cicatriz central em forte hipersinal T2 em 80% dos casos[6] (ver **FIG. 47.2D**). O padrão de realce é semelhante ao observado na TC: significativo na fase arterial sem *washout*, com realce progressivo da cicatriz central (**FIGS. 47.2B** e **C**).

A forma mais frequente de apresentação atípica é a ausência de cicatriz central, geralmente nas HNFs com menos de 3 cm. HNF esteatótica é outro modo de apresentação atípica, especialmente observada em fígados com esteatose.[7] Outras lesões podem apresentar cicatriz central: CHC fibrolamelar, hemangioma gigante, colangiocarcinoma, metástase e CHC. O exame que possui maior acurácia no diagnóstico da HNF é a RM.[8]

Adenoma hepatocelular

Avanços em citogenética e biologia molecular proporcionaram melhor compreensão da histogênese, da biologia e da morfologia dos tumores hepatocelulares.[9] Os AHCs foram classificados como um grupo heterogêneo de lesões, com base em características moleculares e achados fenotípicos específicos, que podem indicar seu potencial comportamento biológico e conduzir ao tratamento mais apropriado e menos invasivo.

Até o surgimento da recente classificação, os AHCs possuíam apresentação bastante variável nos exames de imagem, o que provavelmente correspondia às diferenças nos achados histológicos. A RM é considerada o método de imagem com maior acurácia para classificação dos AHCs.

Classificação dos adenomas

Esteatóticos (30-40%). Nesses adenomas, mutações no gene *TCF1* inativam o fator de transcrição HNF1α (do inglês *hepatocyte nuclear factor* [fator nuclear de hepatócitos]). São caracterizados por esteatose intralesional difusa, superior a 60% (sobrecarga maciça). A predominância feminina é importante nesse grupo (94-100%). Frequentemente são múltiplos, e associação com HNF foi observada em vários casos.[10] Também possuem associação com adenomatose familiar e diabetes melito MODY-3. Esse subtipo dos AHCs possui evolução benigna, sem risco de transformação maligna.

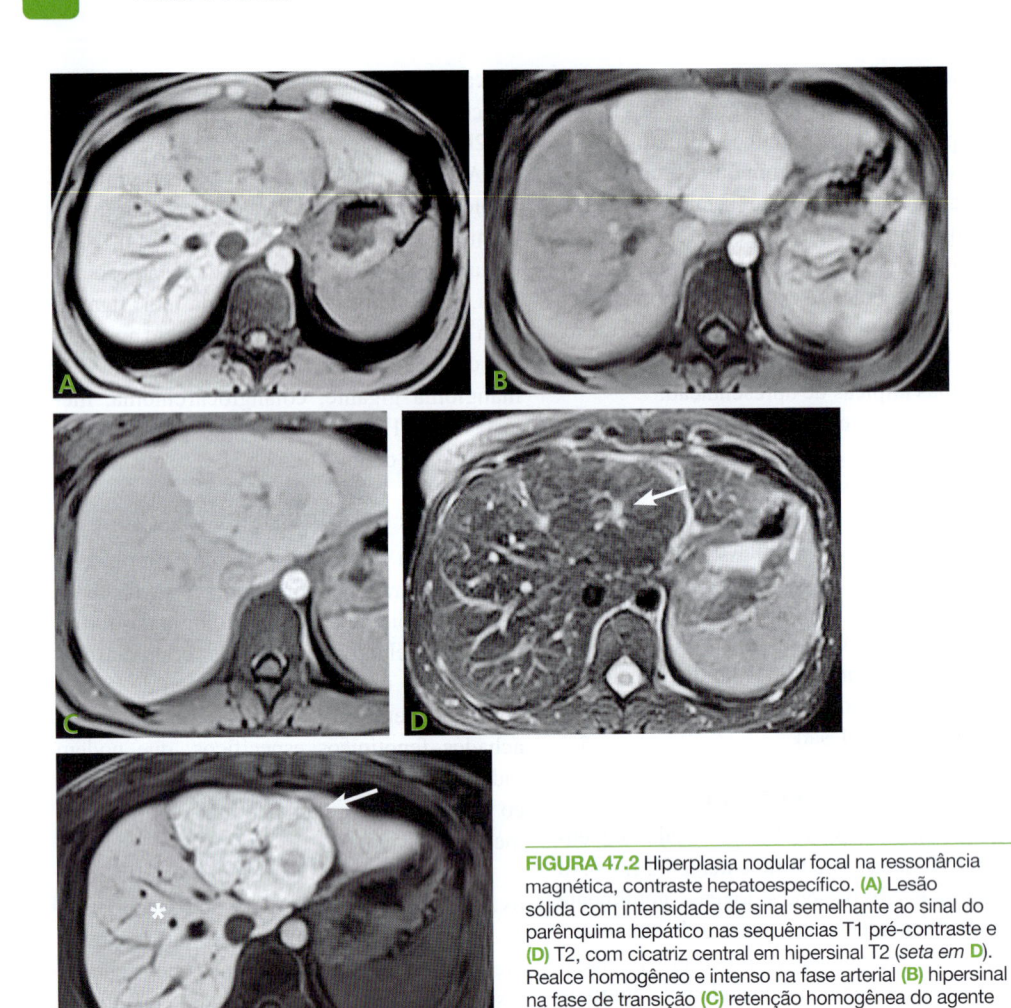

FIGURA 47.2 Hiperplasia nodular focal na ressonância magnética, contraste hepatoespecífico. **(A)** Lesão sólida com intensidade de sinal semelhante ao sinal do parênquima hepático nas sequências T1 pré-contraste e **(D)** T2, com cicatriz central em hipersinal T2 (*seta em* **D**). Realce homogêneo e intenso na fase arterial **(B)** hipersinal na fase de transição **(C)** retenção homogênea do agente hepatoespecífico pela hiperplasia nodular focal (*seta em* **E**) na fase hepatobiliar, superior ao realce do parênquima hepático (*asterisco em* **E**).

Nos exames de imagem, possuem aspecto heterogêneo com predomínio de esteatose. Na fase pré-contraste da TC, são bastante hipodensos, com realce arterial variável, moderado ou ausente. Na RM, método fundamental para comprovar o acúmulo de gordura intracelular, o achado típico é a queda difusa e homogênea da intensidade de sinal na sequência T1 em oposição de fase (**FIGS. 47.3A** e **B**), pois os demais grupos de AHC podem conter apenas focos de gordura e não acúmulo maciço (VPP de 100%; valor preditivo negativo [VPN] de 94,7%; SEN de 86,7%; SPE de 100%).[11] No estudo dinâmico pós-gadolínio, o realce da lesão na fase arterial é moderado ou ausente, com *washout* frequente na fase portal e/ou tardia (**FIGS. 47.3D** e **E**).

Inflamatórios (40-55%) ou telangiectásicos, previamente descritos como HNF telangiectásica.[12] Mutações do gene *IL6-gp130/STAT3* determinam a expressão de marcadores inflamatórios de fase aguda – proteína amiloide A sérica (SAA, do inglês *serum amyloid protein*) e proteína C-reativa (PCR) –, com infiltrado inflamatório e dilatação sinusoidal exuberante, maior risco de hemorragia (30%) (**FIG. 47.4A**) e pequeno risco de transforma-

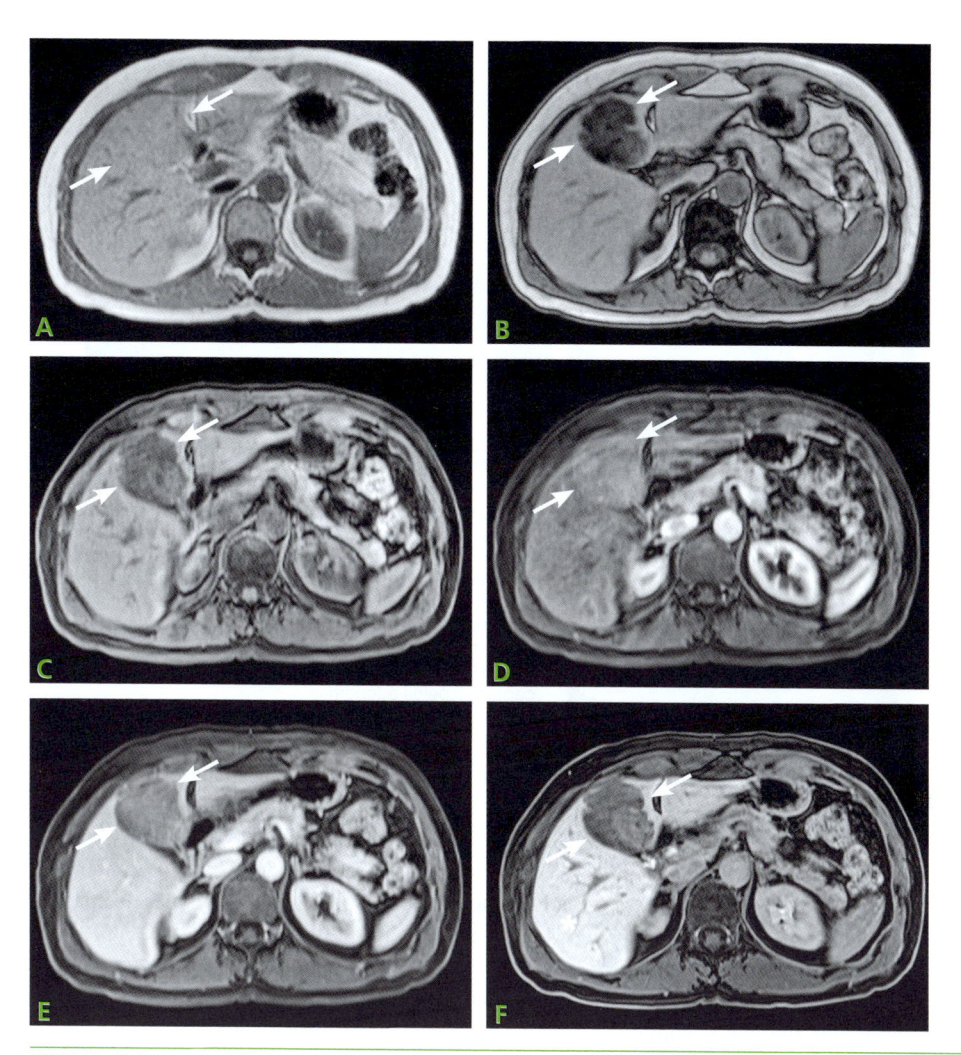

FIGURA 47.3 Adenoma esteatótico (HNF1α) na ressonância magnética com agente de contraste hepatoespecífico. **(A)** T1 *in phase*, lesão em isossinal em relação ao parênquima hepático. **(B)** T1 *out phase*, queda difusa e homogênea do sinal da lesão pela presença de gordura intracelular. **(C)** T1 fase pré-contraste: hipossinal da lesão. **(D)** T1 fase arterial: discreto realce homogêneo da lesão. **(E)** T1 fase venosa portal: hipossinal da lesão. **(F)** T1 fase hepatobiliar: captação homogênea do parênquima hepático (*asterisco*). O adenoma não capta o agente de contraste hepatoespecífico.

ção maligna (10%), inferior ao observado no grupo com mutação do gene β-catenina.[13]

Com predominância feminina (90% dos casos), tendem a ser volumosos e ocorrem frequentemente no fígado com esteatose ou no contexto de obesidade e/ou síndrome metabólica (os indivíduos acometidos têm índice de massa corporal [IMC] superior a 25 em cerca de 50% dos casos) e/ou síndrome inflamatória sistêmica. Há associação frequente com consumo de álcool.

Na TC, costumam ser heterogêneos e podem conter zonas espontaneamente hiperdensas relacionadas ao sangramento. No estudo pós-contraste, possuem cinética hipervascular (realce heterogêneo), com persistência do realce na fase portal e na fase tardia.

Frequentemente volumosos e heterogêneos na RM, possuem hipersinal T2 correlacionado à dilatação sinusoidal, isossinal ou hipersinal T1, sem predomínio de componente de gordura.

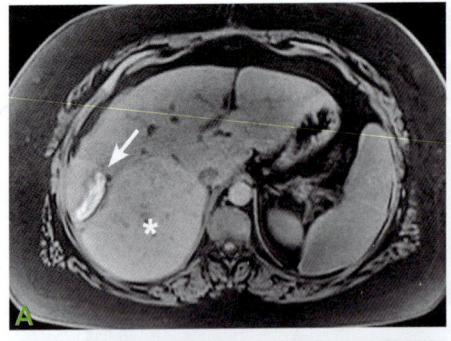

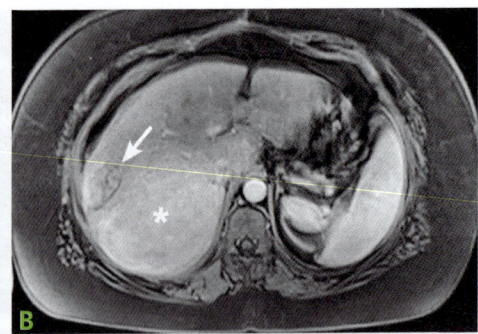

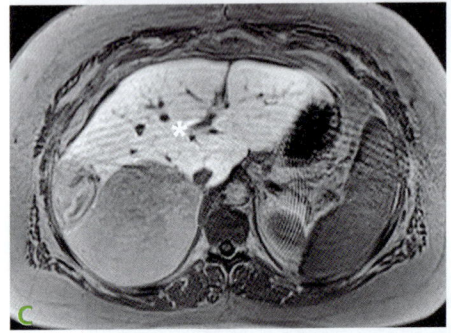

FIGURA 47.4 Adenomatose hepática e adenoma com foco de hemorragia, na ressonância magnética com contraste hepatoespecífico. **(A)** T1 pré-contraste demonstra duas lesões: heterogênea com componente intralesional em hipersinal T1 espontâneo (*seta*) representando hemorragia, e homogênea com discreto hipersinal em relação ao parênquima (*asterisco*). **(B)** T1 pós-contraste, fase arterial: realce das lesões, mais heterogêneo na lesão hemorrágica (*seta*). **(C)** T1 em fase hepatobiliar: captação homogênea do parênquima hepático (*asterisco*) e ausência de captação pelos adenomas.

A mesma cinética de realce da TC é observada no estudo pós-gadolínio. A associação do hipersinal T2 e do realce persistente após injeção de gadolínio possui VPP de 88,5%, VPN de 87,5%, sensibilidade de 85 a 88% e especificidade de 88 a 100% para o diagnóstico de AHC inflamatório/telangiectásico.[10]

Expressão de β-catenina (10-20%). São caracterizados por mutações somáticas com ativação e expressão nuclear de β-catenina. Fatores de risco específicos associados a esse subtipo incluem doenças do armazenamento do glicogênio, administração de hormônio masculino e síndrome de polipose familiar. Sua principal característica é a maior frequência de atipias celulares, dificultando o diagnóstico diferencial com CHC bem-diferenciado. A proporção de homens é maior em comparação aos demais grupos, podendo chegar a 40%.[7] Esse grupo apresenta risco aumentado de transformação maligna em CHC (30-40%).

Não classificados (5-10%). Correspondem aos AHCs indeterminados ou não classificados, em que nenhuma mutação foi demonstrada até o momento e cuja patogenia molecular ainda precisa ser elucidada.

Os AHCs com mutação do gene β-catenina e os AHCs indeterminados não apresentam características específicas nos exames de imagem e não podem ser diferenciados do CHC.

O diagnóstico dos tumores hepatocelulares benignos requer uma abordagem multidisciplinar, com base na análise dos dados clínicos, de imagem e patológicos/moleculares.

Cisto hepático simples

É uma formação líquida serosa que não se comunica com os ductos biliares. Na ultrassonografia, o método de escolha pra o diagnóstico de cisto simples, ele aparecem como formações arredondadas ou ovais, com paredes lisas e finas ou imperceptíveis e conteúdo homogêneo anecogênico com reforço acústico posterior. Deve ser confirmada a ausência de espessamento parietal focal, septos e vegetações murais. Os demais métodos de imagem não estão indicados quando o aspecto ultrassonográfico for típico de cisto simples.

Na TC, apresentam coeficientes de atenuação próximos aos da água e não apresentam realce pós-contraste.

As características dos cistos simples na RM são hipossinal T1, hipersinal T2 semelhante ao líquor e ausência de realce pós-contraste. Em alguns casos, podem apresentar finas septações ou discretas lobulações, bem como hipersinal T1 espontâneo (elevado conteúdo proteico).

As complicações são raras. A mais frequente é hemorragia intracística que promove modificações no aspecto de seu conteúdo, tornando-o heterogêneo, com sedimento, septos de fibrina, nível líquido e realce da parede e do parênquima adjacente.

Lesões focais hepáticas malignas

Hepatocarcinoma

O hepatocarcinoma (ou carcinoma hepatocelular [CHC]) é a neoplasia hepática maligna primária mais frequente, geralmente ocorrendo no contexto de cirrose hepática. Seus principais padrões de apresentação são nodular, multifocal e difuso/infiltrativo.

No processo gradual e contínuo da carcinogênese do CHC, os nódulos regenerativos modificam seu padrão de vascularização com perda progressiva do suprimento portal e aumento do aporte arterial e perdem sua diferenciação. Isso ocorre na seguinte ordem: nódulo regenerativo, nódulo displásico de baixo grau, nódulo displásico de alto grau, pequeno CHC e grande CHC. Nódulos regenerativos e nódulos displásicos de baixo grau têm suprimento predominantemente portal e padrão de realce semelhante ao do parênquima hepático. Nódulos displásicos de alto grau e CHCs demonstram perda do suprimento portal com desenvolvimento de artérias não pareadas e padrão hipervascular de realce.

A detecção precoce e a caracterização do CHC pelos métodos de imagem pode ser desafiadora devido à alta prevalência de lesões benignas (nódulos displásicos e de regeneração) e à variabilidade dos achados de imagem, dependendo do seu grau de diferenciação. Por outro lado, a capacidade de detecção de uma lesão focal depende do contraste existente entre a lesão e o restante do parênquima hepático e pode ser influenciada pela presença de esteatose, fibrose e sobrecarga de ferro, bem como por alterações perfusionais, frequentemente observadas nos fígados cirróticos.

O realce arterial é a característica de imagem mais importante do CHC e reflete a neoangiogênese (**FIG. 47.5B**). Já o efeito de lavagem (*washout*), observado na fase venosa portal ou tardia, reflete a diferença de realce entre o parênquima hepático (pico de realce na fase portal) e a hipodensidade/hipossinal do CHC pelo menor suprimento portal e pela drenagem venosa precoce da lesão (**FIG. 47.5C**). Tumores grandes (> 5 cm) geralmente são heterogêneos e demonstram padrão em mosaico, com intensidade de sinal variável na RM, dependendo do seu conteúdo: focos de degeneração gordurosa (esteatose), hemorragia e necrose. Em geral, apresentam moderado hipersinal T2, realce arterial (*washin*) e lavagem portal ou tardia (*washout*). A maioria dos grandes CHCs (65-82%) possui cápsula periférica (fibrose e vasos comprimidos) em hipossinal T1 e T2, com realce tardio.

O CHC difere da maioria das neoplasias malignas porque é, com frequência, diagnosticado exclusivamente pelas suas características de imagem, sem a necessidade de confirmação histológica. Se a cinética de realce característica do CHC (*washin* e *washout*) for demonstrada em um único método de imagem, o diagnóstico pode ser estabelecido e nenhuma investigação adicional será necessária. Se ocorrer o contrário e os achados não forem consistentes com lesão benigna, a investigação deve prosseguir com um método de imagem alternativo.

As diretrizes da American Association for the Study of Liver Diseases (AASLD) preconizam o uso do sistema BCLC (Barcelona Clinic Liver Cancer) para o diagnóstico e o estadiamento do CHC, combinando preditores clínicos de sobrevida e achados de imagem. A AASLD recomenda que o rastreamento ul-

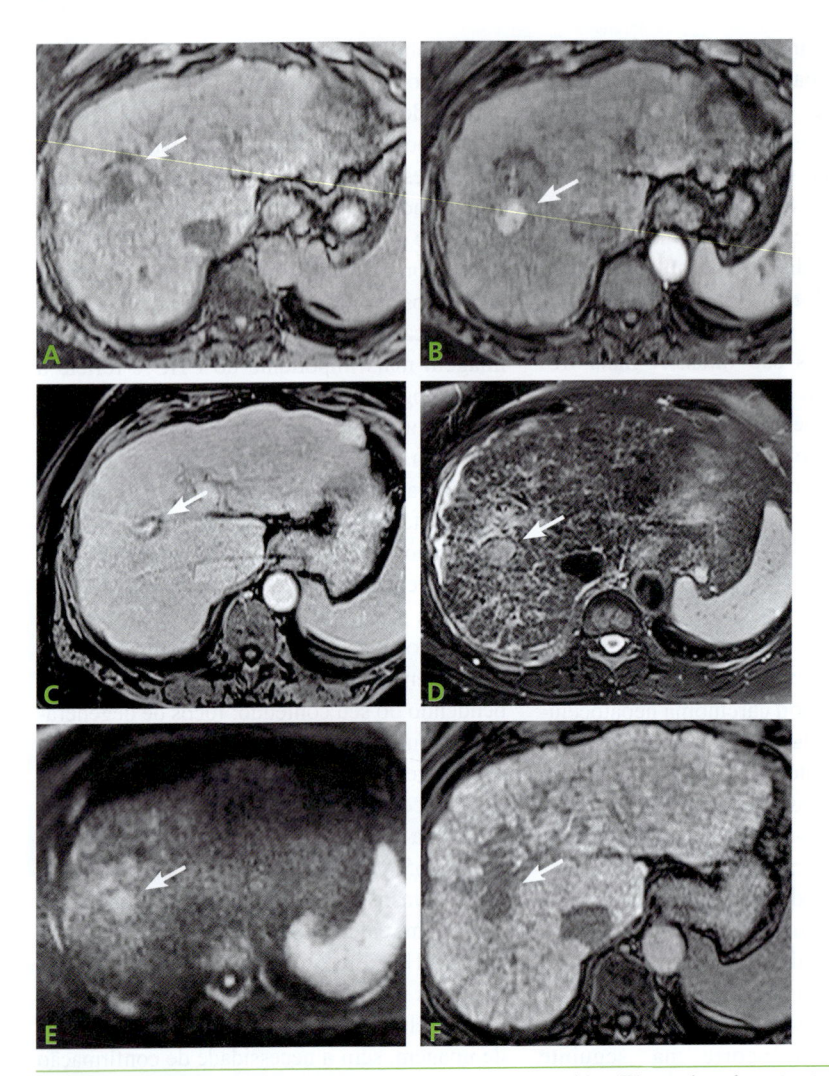

FIGURA 47.5 Pequeno hepatocarcinoma na ressonância magnética. T1 estudo pré-contraste e pós-contraste hepatoespecífico: **(A)** fase pré-contraste, hipossinal da lesão (*seta*); **(B)** padrão hipervascular de realce na fase arterial (*washin*); e **(C)** *washout* na fase venosa portal. **(D)** Discreto hipersinal T2. **(E)** Sequência de difusão com restrição à difusão. **(F)** Fase hepatobiliar: ausência de captação do hepatocarcinoma e padrão heterogêneo difuso de captação do fígado cirrótico, representando nódulos de regeneração com captação preservada e fibrose com ausência de captação (aspecto reticular).

trassonográfico seja realizado em intervalos de 6 meses, nos pacientes com cirrose. No fígado cirrótico, todo nódulo cuja ecogenicidade for diferente da ecogenicidade do parênquima é suspeito de CHC (embora, na prática, muitos sejam nódulos regenerativos). Contudo, a US isoladamente não é capaz de caracterizar os nódulos da cirrose, especialmente diferenciar CHC de nódulo displásico ou macronódulo de regeneração. Esses nódulos suspeitos requerem caracterização imediata com TC ou RM multifásica pós-contraste.

Há um dilema diagnóstico envolvendo o conceito de pequeno CHC hipovascular (menos de 2 cm de diâmetro).[14] Um subconjunto desses tumores foi classificado como CHC precoce, definido como histologicamente bem diferenciado, com menos artérias não pareadas e, portanto, de apresentação hipovascular.[15] Nos casos em que as características de imagem são equívocas – ou seja, a cinética de realce específica para CHC não é evidente na RM e na TC –, a AASLD recomenda a realização de biópsia.

O CHC geralmente apresenta restrição à difusão, com hipersinal nas ponderações com maior valor de b (coeficiente de difusão). CHCs bem-diferenciados ou necróticos podem não demonstrar restrição à difusão. O CHC pode ou não reter os agentes de contraste hepatoespecíficos, dependendo do volume de hepatócitos funcionantes, ou seja, do grau de diferenciação do tumor. Lesões hipocaptantes têm maior probabilidade de ser ou tornar-se um CHC típico em curto prazo (**FIG. 47.5F**).

A RM com agente de contraste hepatoespecífico possui elevada acurácia diagnóstica para detecção de CHC (sensibilidade, especificidade e área sob a curva de 0,91, 0,95 e 0,98, respectivamente), especialmente para CHC ≤ 20 mm.[16] Contudo, a difusão e o agente de contraste hepatoespecífico não foram incluídos nas diretrizes da AASLD, e o diagnóstico de malignidade é estabelecido apenas com base nas características de perfusão do tumor (realce).

O benefício adicional da difusão e dos agentes de contraste hepatoespecíficos no diagnóstico de CHC é reconhecido pelo American College of Radiology e é incorporado ao LI-RADS (Liver Imaging Report and Data System), que propõe uma abordagem padronizada e clara para a avaliação dos nódulos na cirrose.

Metástases

Além das neoplasias hepáticas malignas secundárias serem muito mais frequentes do que as neoplasias hepáticas malignas primárias, o fígado representa um dos principais sítios de doença metastática, acometido em cerca de 25% de todas as metástases de órgãos sólidos. A detecção e a caracterização precisa das metástases hepáticas são fundamentais para planejar o tratamento e melhorar os resultados terapêuticos.

A informação precisa do número e da localização das lesões é pré-requisito para o sucesso da ressecção cirúrgica e para a monitorização terapêutica. No paciente oncológico, além do rastreamento de metástases hepáticas, é imperativa a diferenciação entre estas e outros nódulos hepáticos benignos, comumente encontrados de modo incidental. O aspecto de imagem das metástases pode, em alguns casos, sugerir o sítio tumoral primário.

A US tem sensibilidade limitada para a detecção de metástases hepáticas. A maioria das metástases não detectadas pela US são pequenas (menos de 1 cm) ou isoecogênicas. O aspecto ultrassonográfico mais característico é o de lesão hipoecogênica ou isoecogênica ao parênquima, circundada por halo hiperecogênico, o que confere à lesão o aspecto "em alvo" ou "em olho de boi".

A TC é um dos principais métodos de imagem para o rastreamento de metástases hepáticas no paciente oncológico, por oferecer elevada resolução espacial, sensibilidade e especificidade na detecção e na caracterização de lesões focais hepáticas. Permite avaliar eventuais alterações hepáticas difusas associadas, além de estudar o restante do abdome. A maioria das metástases é hipovascular e apresenta-se como nódulos hipodensos na fase portal (**FIGS. 47.6B** e **E**), com realce heterogêneo ou anelar pelo meio de contraste. Algumas neoplasias (carcinomas de células renais, tireoide e mama, tumores carcinoides, tumores endócrinos e melanoma) podem originar metástases hepáticas hipervasculares, muitas vezes identificadas exclusivamente na fase arterial. Pequenos nódulos hipodensos, especialmente com menos de 1 cm, podem ser de difícil caracterização na TC.

A RM apresenta maior sensibilidade e especificidade quando comparada à TC na avaliação de lesões hepáticas secundárias, bem como na caracterização de pequenos cistos e hemangiomas, comumente presentes nos pacientes oncológicos.

As metástases hepáticas são o principal fator prognóstico de sobrevida nos pacientes com câncer colorretal. A ressecção cirúrgica das metástases hepáticas é o tratamento que proporciona a melhor sobrevida global e possui o objetivo de obter ressecção completa, deixando um remanescente hepático adequado e funcional. As indicações para ressecção hepática em pacientes com metástases hepáticas colorretais foram significativamente ampliadas nos últimos anos, explicando por que o estadiamento pré-operatório se tornou tão crucial. Assim, determinar o número e a localização exata das metástases hepáticas é essencial para o sucesso desse procedimento.

Muitas publicações originais e metanálises demonstraram que a RM é significativamente mais sensível à detecção de metástases hepáticas do que a TC e a tomografia por emissão de pósitrons 18F-fluoro-2-desoxiglicose (FDG-PET).[17] A sensibilidade da RM aumentou especialmente como resultado de duas melhorias: as sequências ponderadas em difusão e a fase hepatoespecífica após utilização do agente de contraste hepatoespecífico ácido gadoxético. Na fase hepatobiliar, as áreas normais do fígado exibem realce devido à captação pelos hepatócitos de cerca de 50% da dose injetada, enquanto as metástases hepáticas não possuem a capacidade de captação do contraste e, portanto, não se realçam (**FIGS. 47.6C** e **F**). A RM com agente de contraste hepatoespecífico é uma modalidade de imagem confiável, não invasiva e não ionizante, com alta sensibilidade e especificidade para detecção de metástases hepáticas (sensibilidade, especificidade e área sob a curva de 0,93, 0,95 e 0,98, respectivamente), achados que indicam excelente desempenho diagnóstico.[18] A utilização combinada das sequências de difusão e hepatoespecíficas após uso de ácido gadoxético possui maior sensibilidade em comparação à sequência de difusão para detectar metástases hepáticas em pacientes com câncer colorretal ou não colorretal,[19] e deve ser sistemática nos pacientes com metástases hepáticas consideradas ressecáveis.[19]

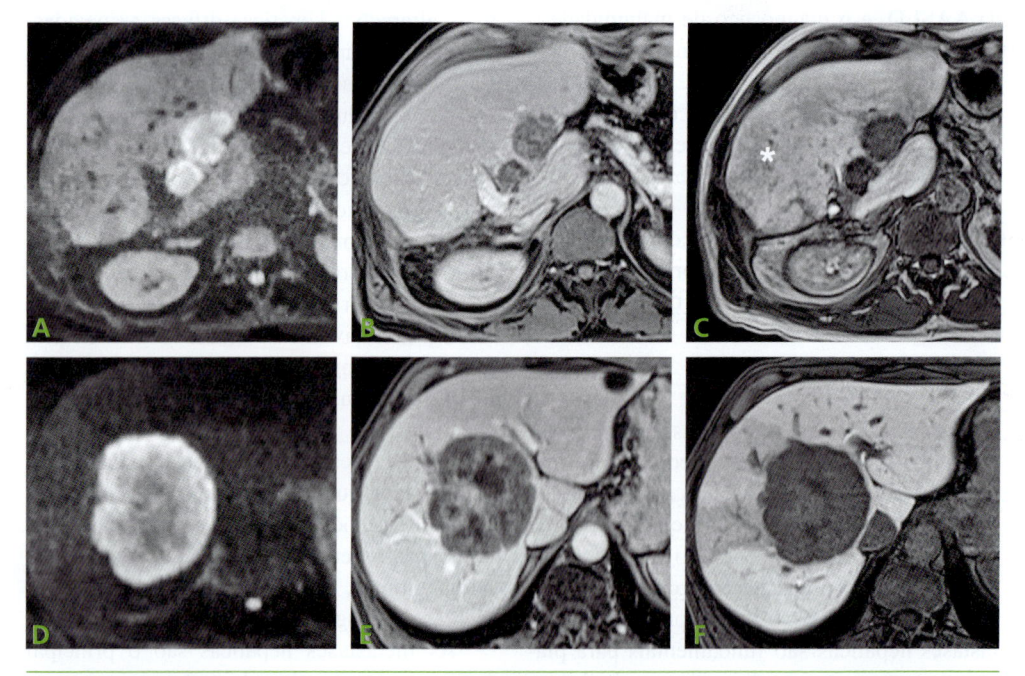

FIGURA 47.6 Metástases hepáticas na ressonância magnética com contraste hepatoespecífico. Metástases de carcinoma colorretal em paciente previamente submetido a metastasectomias: **(A)** ressonância magnética na sequência de difusão com restrição à difusão em duas lesões hepáticas; **(B)** ressonância magnética em fase portal: padrão hipovascular de realce das lesões hepáticas; e **(C)** fase hepatobiliar: ausência de captação do contraste pelas metástases e captação heterogênea do parênquima hepático (*asterisco*). Metástase de carcinoma escamoso de esôfago: **(D)** restrição à difusão; **(E)** padrão hipovascular de realce, na fase portal; e **(F)** fase hepatobiliar: ausência de captação do contraste pela metástase.

Referências

1. Grazioli L, Bondioni MP, Haradome H, Motosugi U, Tinti R, Frittoli B et al. Hepatocellular adenoma and focal nodular hyperplasia: value of gadoxetic acid-enhanced MR imaging in differential diagnosis. Radiology. 2012;262(2):520-9.
2. Jhaveri K, Cleary S, Audet P, Balaa F, Burak K, Chang S, et al. Consensus statements from a multidisciplinary expert panel on the utilization and application of a liver-specific MRI contrast agent (gadoxetic acid). AJR Am J Roentgenol. 2015;204(3):498-509.
3. Gupta RT, Brady CM, Lotz J, Boll DT, Merkle EM. Dynamic MR imaging of the biliary system using hepatocyte-specific contrasts agents. AJR Am J Roentgenol. 2010;195(2):405-13.
4. Nino-Murcia M1, Olcott EW, Jeffrey RB Jr, Lamm RL, Beaulieu CF, Jain KA. Focal liver lesions: pattern-based classification scheme for enhancement at arterial pease CT. Radiology. 2000;215(3):746-51.
5. Ruppert-Kohlmayr AJ, Uggowitzer MM, Kluger C, Zebedin D, Schaffler G, Ruppert GS. Focal nodular hyperplasia and hepatocellular adenoma of the liver: differentiation with multiphasic helical CT. AJR Am J Roentgenol. 2001;176(6):1493-8.
6. Mortelé KJ, Praet M, Van Vlierberghe H, Kunnen M, Ros PR. CT and MR imaging findings in focal nodular hyperplasia of the liver: radiologic-pathologic correlation. AJR Am J Roentgenol. 2000;175(3):687-92.
7. Ronot M, Paradis V, Duran R, Kerbaol A, Vullierme Mp, Belghiti J, et al. MR findings of steatotic focal nodular hyperplasia and comparison with other fatty tumours. Eur Radiol. 2013;23(4):914-23.
8. Colombo M, Forner A, Ijzermans J, Paradis V, Reeves H, Vilgrain V, et al. EASL clinical practice guidelines on the management of benign liver tumours. J Hepatol. 2016;65(2):386-98.
9. Zucman-Rossi J, Jeannot E, Nhieu JT, Scoazec JY, Guettier C, Rebouissou S, et al. Genotype-phenotype correlation in hepatocellular adenoma: new classification and relationship with CHC. Hepatology. 2006;43(3):515-24.
10. Dokmak S, Paradis V, Vilgrain V, Sauvanet A, Farges O, Valla D, et al. A single-center surgical experience of 122 patients with single and multiple hepatocellular adenomas. Gastroenterology. 2009;137(5):1698-705.
11. Laumonier H, Bioulac-Sage P, Laurent C, Zucman-Rossi J, Balabaud C, Trillaud H. Hepatocellular adenomas: magnetic resonance imaging features as a function of molecular pathological classification. Hepatology. 2008;48(3):808-18.
12. Bioulac-Sage P, Laumonier H, Couchy G, Le Bail B, Sa Cunha A, Rullier A, et al. Hepatocellular adenoma management and phenotypic classification: the Bordeaux experience. Hepatology. 2009;50(2):481-9.
13. Bioulac-Sage P, Balabaud C, Zucman-Rossi J. Les tumeurs hépatocytaires bénignes-des connaissances récentes: de la biologie moléculaire au diagnostic. Gastroenterol Clin Biol. 2008;32:296-303.
14. International Consensus Group for Hepatocellular Neoplasia. Pathologic diagnosis of early hepatocellular carcinoma: a report of the International Consensus Group for Hepatocellular Neoplasia. Hepatology. 2009;49(2):658–664. Erratum in Hepatology. 2009;49(3):1058.
15. Bruix J, Sherman M ; American Association for the Study of Liver Diseases. Management of hepatocellular carcinoma: an update. Hepatology. 2011;53(3):1020-2.
16. Liu X, Zou L, Liu F, Zhou Y, Song B. Gadoxetic acid disodium-enhanced magnetic resonance imaging for the detection of hepatocellular carcinoma: a meta-analysis. PLOS One. 2013;8(8):e70896.
17. Floriani I, Torri V, Rulli E, Garavaglia D, Compagnoni A, Salvolini L, et al. Performance of imaging modalities in diagnosis of liver metastases from colorectal cancer: a systematic review and meta-analysis. J Magn Reson Imaging. 2010;31(1):19-31.
18. Chen L, Zhang J, Zhang L, Bao J, Liu C, Xia Y, et al. Meta-analysis of gadoxetic acid disodium (Gd-EOB-DTPA)-enhanced magnetic resonance imaging for the detection of liver metastases. PLOS One. 2012; 7(11):e48681.
19. Vilgrain V, Esvan M, Ronot M, Caumont-Prim A, AubÉ C, Chatellier G. A meta-analysis of diffusion-weighted and gadoxetic acid-enhanced MR imaging for the detection of liver metastases. Eur Radiol. 2016;26(12):4595-615.

Classificação das ressecções hepáticas

Guilherme S. Mazzini
Andre Gorgen
Cleber Rosito P. Kruel

A anatomia hepática externa, com sua divisão morfológica, vem sendo descrita desde a antiguidade, com relatos que precedem a era cristã. Apesar do advento de novas tecnologias que facilitaram o avanço da cirurgia hepática, foi o conhecimento da anatomia interna e funcional do fígado que possibilitou a realização de ressecções hepáticas com segurança, pois esses procedimentos dependem de um planejamento preciso, feito com base no influxo sanguíneo e na drenagem venosa e biliar para o adequado controle do sangramento intraoperatório e para possibilitar melhor funcionalidade do parênquima hepático remanescente.

A anatomia funcional hepática começou a ser descrita e aplicada cirurgicamente no fim do século XIX e início do século XX. No entanto, a grande contribuição para o conhecimento atual da anatomia funcional hepática foi apresentada na metade do século XX e consolidada por Claude Couinaud, compreendendo a divisão anatômica utilizada até os dias atuais. Recentemente, um novo impulso ao estudo detalhado da anatomia hepática funcional vem sendo dado a partir da realização dos transplantes hepáticos com doadores vivos, em que é imperativo o planejamento minucioso com base na divisão funcional do fígado com o conhecimento detalhado da anatomia vascular e biliar dos doadores. Por fim, devido à heterogeneidade da terminologia aplicada à anatomia do fígado, a International Hepato-Pancreato-Biliary Association (IHPBA)[1] padronizou a nomenclatura anatômica hepática em 2000, durante a reunião de Brisbane, na Austrália.

Anatomia funcional do fígado

A arquitetura hepática interna é composta por uma série de segmentos funcionalmente autônomos. As três veias hepáticas dividem o fígado em quatro setores, que recebem pedículos portais exclusivos e dividem-se nos segmentos hepáticos, conforme ilustra a **FIGURA 48.1**.

No hilo hepático, a veia porta divide-se em dois ramos, separando dois hemifígados, direito e esquerdo, com vascularização arterial, portal e drenagem biliar independentes. Internamente, essa linha divisória contém a veia supra-hepática média. A veia supra-hepática direita divide o fígado direito em dois setores, um posterior e um anterior, cada um com uma tríade portal correspondente, assim como à esquerda, onde a veia supra-hepática esquerda divide o fígado esquerdo em um setor medial e um lateral. À direita, os setores dividem-se em segmentos superiores e inferiores, ao nível do hilo hepático. O setor posterior direito divide-se nos segmentos 7 superiormente e 6 inferiormente, enquanto o setor anterior direito

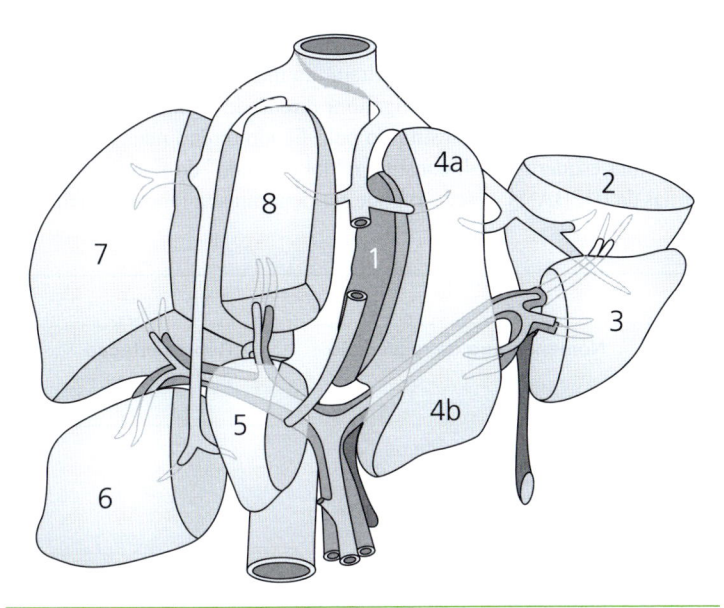

FIGURA 48.1 Divisão anatômica e funcional do fígado. A tríade portal divide-se em direita e esquerda, posteriormente dando um ramo para cada setor, de onde se originam os ramos para os segmentos. As veias supra-hepáticas dividem o fígado em setores, fazendo a drenagem venosa.

divide-se nos segmentos 8 superiormente e 5 inferiormente. À esquerda, de acordo com a descrição anatômica padronizada, o setor medial contém os segmentos 3 e 4, que são divididos pela fissura umbilical. O segmento 4 (ou lobo quadrado) divide-se em 4a na porção superior e 4b na porção inferior. O setor lateral esquerdo contém apenas o segmento 2.

Em relação ao fígado esquerdo, cabe observar que, a despeito da nomenclatura moderna padronizada, na prática cirúrgica ainda prevalece a nomenclatura difundida historicamente, com os segmentos 2 e 3 constituindo o chamado "segmento lateral esquerdo" ou "lobo esquerdo", que não é delimitado pelos ramos portais, mas, sim, pelo ligamento falciforme. O segmento 1 (ou lobo caudado) é independente e localiza-se posteriormente, "abraçando" a veia cava retro-hepática, entre esta e a tríade portal esquerda distalmente, e entre a veia cava retro-hepática e as veias supra-hepáticas média e esquerda, em sua porção proximal. O segmento 1 recebe vascularização e tem drenagem biliar direto dos ramos direito e esquerdo da tríade portal, e sua drenagem venosa se dá diretamente para a veia cava inferior através de pequenos ramos venosos.

Classificação das ressecções hepáticas

Além da padronização da terminologia da anatomia hepática, a reunião da IHPBA[1] de 2000 também padronizou a terminologia das ressecções orientadas pelos segmentos hepáticos. As ressecções são classificadas em divisão primária, secundária e terciária. Na primária, a ressecção se dá no plano mediano, com a excisão do lado direito ou esquerdo do fígado (**TAB. 48.1**). Na secundária, as ressecções são baseadas na divisão interna de acordo com os ramos da veia porta ou com a ramificação da artéria hepática e da via biliar, compreendendo a ressecção de setores isolados ou agrupados, conforme demonstrado na **TABELA 48.2**. A divisão terciária classifica as ressecções que são compostas por um segmento ou dois segmentos contíguos, com nomenclatura flexível, de acordo com os segmentos envolvidos (p. ex., segmentectomia de 6, bissegmentectomia de 2 e 3). Conforme mencionado anteriormente, pode-se ainda denominar a ressecção conjunta dos segmentos 2 e 3 como segmentectomia lateral esquerda ou lobectomia esquerda, mesmo não obedecendo às normas da IHPBA, já que essa nomenclatura é consagrada e ainda utilizada na literatura internacional. Da mesma forma, o fígado à direita do ligamento falciforme, constituído pelo fígado direito mais o segmento 4, constitui o "lobo direito" do fígado, e sua ressecção pode ser denominada lobectomia direita.

TABELA 48.1 Divisão primária

Terminologia anatômica	Segmentos de Couinaud envolvidos	Nomenclatura da ressecção	Representação gráfica
Fígado direito ou hemifígado direito	5 – 8 (±1)	Hepatectomia direita ou hemi-hepatectomia direita (estipular se ± o segmento 1)	
Fígado esquerdo ou hemifígado esquerdo	2 – 4 (±1)	Hepatectomia esquerda ou hemi-hepatectomia esquerda (estipular se ± o segmento 1)	

TABELA 48.2 Divisão secundária (baseada na ramificação da veia porta)

Terminologia anatômica	Segmentos de Couinaud envolvidos	Nomenclatura da ressecção	Representação gráfica
Setor anterior direito	5 – 8	Setorectomia anterior direita	
Setor posterior direito	6 – 7	Setorectomia posterior direita	
Setor medial esquerdo	3 – 4	Setorectomia medial esquerda ou bissegmentectomia de 3 e 4	
Setor lateral esquerdo	2	Setorectomia lateral esquerda ou segmentectomia do 2	

(Continua)

Terminologia anatômica	Segmentos de Couinaud envolvidos	Nomenclatura da ressecção	Representação gráfica
Fígado direito + segmento 4	4 – 8 (±1)	Trissegmentectomia direita ou hepatectomia direita estendida ou hemi-hepatectomia direita estendida ou lobectomia direita* (estipular se ± o segmento 1)	
Fígado esquerdo + setor anterior direito	2, 3, 4, 5 e 8 (±1)	Trissegmentectomia esquerda ou hepatectomia esquerda estendida ou hemi-hepatectomia esquerda estendida (estipular se ± o segmento 1)	
Segmento lateral esquerdo*	2, 3	Segmentectomia lateral esquerda* ou lobectomia esquerda*	

TABELA 48.2 Divisão secundária (baseada na ramificação da veia porta) (*Continuação*)

* Nomenclatura não pertencente ao consenso da IHPBA.
IHPBA, International Hepato-Pancreato-Biliary Association.

Referência

1. Belghiti J, Clavien PA, Gadzijev E, Garden JO, Lau WY, Makuuchi M, et al. The Brisbane 2000 terminology of liver anatomy and resections. HPB (Oxford). 2000; 2(3):333 9.

Leituras recomendadas

Abdel Misih SR, Bloomston M. Liver anatomy. Surg Clin North Am. 2010;90(4):643 53.

Blumgart LH, Hann LE. Surgical and radiologic anatomy of the liver, biliary tract, and pancreas. In: Jarnagin W. Blumgart's surgery of the liver, biliary tract, and pancreas. 6th ed. Philadelphia: Saunders Elsevier; 2017.

Lehmann K, Clavien PA. History of hepatic surgery. Surg Clin North Am. 2010;90(4):655 64.

Liau KH, Dematteo RP. Segment oriented anatomic liver resections. In: Jarnagin W. Blumgart's surgery of the liver, biliary tract, and pancreas. 6th ed. Philadelphia: Saunders Elsevier; 2017.

Lowe MC, D'Angelica MI. Anatomy of hepatic resectional surgery. Surg Clin North Am. 2016;96(2):183-95.

The Toronto Video Atlas of Surgery [Internet]. Toronto: Toronto Video Atlas of Surgery; c2016 [capturado em 13 jul. 2017]. Disponível em: www.pie.med.utoronto.ca/TVASurg/

Triviño T, Abib SCV. Anatomia cirúrgica do fígado. Act Cir Bras. 2003;18(5):407 14.

49

Abscessos hepáticos

Tomaz de Jesus Maria Grezzana Filho
Ian Leipnitz
Aljamir D. Chedid
Mário Henrique Meine

Abscessos piogênicos

Os abscessos piogênicos são o resultado da infecção bacteriana do parênquima hepático e da infiltração de leucócitos com a formação de uma coleção líquida purulenta. Devido aos avanços nos métodos de imagem, nos cuidados intensivos e na antibioticoterapia e aos refinamentos nos procedimentos percutâneos, as taxas de mortalidade diminuíram significativamente na última década. Séries recentes demonstram que a mortalidade varia entre 2 e 12%. Alguns autores salientam que a mortalidade está ligada, principalmente, ao retardo do diagnóstico precoce. São fatores de risco, independentemente de mortalidade, a necessidade de drenagem cirúrgica, a presença concomitante de neoplasia no parênquima hepático e as infecções por anaeróbios.[1]

Os métodos de drenagem percutânea (aspiração e drenagem com permanência de cateter), em associação com antibióticos de amplo espectro, são a primeira escolha de tratamento, mesmo quando múltiplos abscessos estão presentes no parênquima (**FIG. 49.1**). Alguns estudos conduzidos para analisar os fatores de risco e os resultados que determinam o sucesso com a drenagem percutânea demonstraram que a presença de lesões multiloculadas (**FIG. 49.2**), com diâmetro maior do que 5 cm e comunicações com a árvore biliar, pode estar associada a falhas e exigir drenagem cirúrgica, embora esse tema permaneça controverso na literatura. Já as taxas de morbidade, seja com a drenagem percutânea ou cirúrgica, estão ao redor de 30%.[2]

A origem do foco infeccioso deve ser determinada a fim de corrigir a causa básica do abscesso hepático. As principais rotas de infecção são decorrentes de infecção de vias biliares ou hematogênica via circulação porta. As causas de abscesso hepático estão listadas a seguir:

- **Biliares** – Colangite ascendente supurativa secundária a doenças benignas, como coledocolitíase, hepatolitíase, estenose de anastomose biliar, procedimentos sobre a

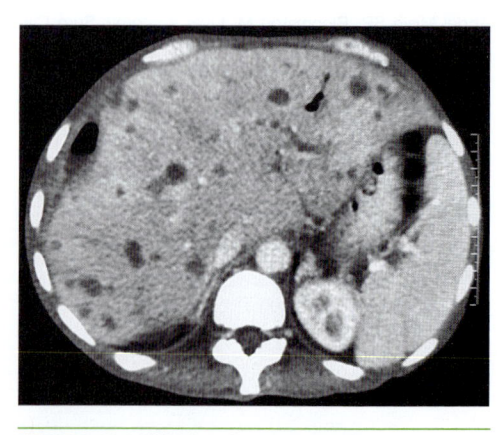

FIGURA 49.1 Múltiplos abscessos hepáticos.

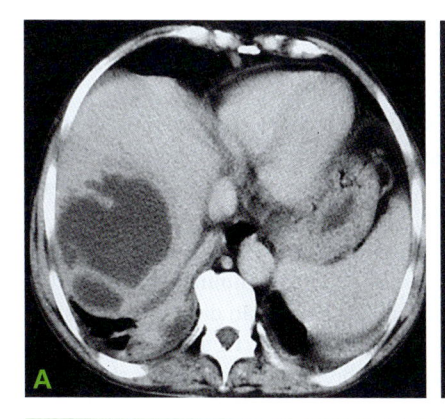

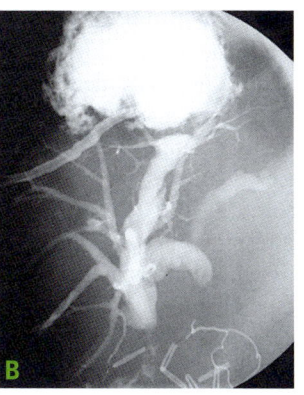

FIGURA 49.2 (A) Tomografia computadorizada abdominal com abscesso multiloculado. **(B)** Contraste injetado pelo dreno percutâneo contrasta a cavidade do abscesso e a via biliar intra-hepática com estenose de anastomose.

via biliar (colangiopancreatografia retrógrada endoscópica [CPRE], colangiografia transparieto-hepática ou exploração de vias biliares), colecistite aguda; ou a doenças malignas, como colangiocarcinoma, neoplasia de vesícula biliar, carcinoma de pâncreas ou da ampola de Vater;

- **Circulação portal** – Disseminação hematogênica via portal secundária à diverticulite aguda, à apendicite aguda, aos abscessos anorretais, ao abscesso pancreático, à perfuração intestinal, à doença inflamatória pélvica ou à doença inflamatória intestinal (Crohn);
- **Arteriais** – Endocardite bacteriana, infecção dentária, infecção do trato respiratório superior;
- **Traumáticas** – Trauma hepático aberto ou fechado, após quimioembolização, alcoolização ou radiofrequência de lesões malignas hepáticas, pós-operatório de ressecção hepática;
- **Criptogênicas** – Quando não é possível determinar a causa, como nos casos de trauma. As incidências variam nas séries publicadas.

Os exames de cultura do abscesso e as hemoculturas são positivos em 85% dos casos, sendo que os principais organismos isolados em ambos são espécies de *Streptococcus*, *Enterococcus*, *Escherichia coli*, *Klebsiella*, *Pseudomonas*, *Bacteroides* e *Clostridium*. *Staphylococcus aureus* ou *Streptococcus pyogenes* são responsáveis por até 60% dos abscessos decorrente de biópsias hepáticas ou alcoolização percutânea de tumores hepáticos. Outros germes menos comuns, envolvidos na etiologia dos abscessos piogênicos, são *Candida* sp. em pacientes imunossuprimidos, *Mycobacterium tuberculosis* (raro) e *Burkholderia pseudomallei* (restrito à Ásia). No entanto, a maioria dos abscessos piogênicos tem infecção polimicrobiana.[3]

Sintomas

A apresentação clínica geralmente é subaguda, com sintomas presentes por semanas antes da admissão hospitalar. Os mais comuns são febre (90%) com calafrios, dor abdominal e perda de peso. Também ocorrem outras queixas, como anorexia, mal-estar e vômitos. Dor pleurítica e derrame pleural podem estar presentes em 25% dos casos. No exame físico, hepatomegalia e dor no quadrante superior direito são vistas em 25%, e a icterícia está presente em torno de 20% dos casos. Muitos pacientes apresentam anemia, leucocitose e alterações nas provas de função hepática. A fosfatase alcalina está elevada em 80%, e as transaminases são anormais em 60% dos pacientes.[2,3]

São variáveis independentes de mau prognóstico para mortalidade, estudadas em 133 pacientes, o choque séptico, a presença de múltiplos abscessos, a origem biliar, a anemia e a ureia elevada. Cursos clínicos complicados também são vistos nos casos que apresentam creatinina > 2 mg/dL, escore de APACHE II > 10, síndrome da angústia respiratória aguda, coagulação intravascular disseminada, fosfatase alcalina > 500 UI/L, tempo de protrombina > 17 s e ruptura para a cavidade peritoneal, com consequente peritonite difusa.[4]

Imagem

A ultrassonografia (US) e a tomografia computadorizada (TC) possuem sensibilidades de 94 e 99% para o diagnóstico de abscesso hepático e são, atualmente, os principais métodos utilizados. A ressonância magnética (RM) tem especificidade inferior a esses métodos de imagem. Na radiografia convencional, podem ser observados derrame pleural, elevação da cúpula diafragmática direita e infiltração ou consolidação de base pulmonar direita em 25 a 35% dos casos.[3]

Tratamento

O manejo dos pacientes com abscesso deve ser realizado preferencialmente em ambiente de unidade de terapia intensiva (UTI). Com a suspeita diagnóstica, antibióticos de amplo espectro (ampicilina + sulbactam, piperacilina + tazobactam ou ciprofloxacino com metronidazol) devem ser administrados por via intravenosa e ajustados conforme os resultados das culturas do sangue e do abscesso. O tempo mínimo de tratamento intravenoso é de 2 semanas, devendo ser prolongado por via oral por mais 2 a 4 semanas, podendo utilizar, como opção, o levofloxacino.[5]

A drenagem percutânea, guiada por US com cateter, permanece como a opção terapêutica mais utilizada e é efetiva mesmo para múltiplos abscessos. Geralmente, um ou mais cateteres do tipo *pigtail* 8 a 14F são utilizados nas cavidades dos abscessos. Como alternativa, a punção com agulha e o esvaziamento de coleções pequenas podem ser considerados em casos de abscessos múltiplos. As taxas de sucesso variam de 85 a 100%, em séries recentes.

O sucesso técnico ocorre quando é possível colocar adequadamente o(s) cateter(es) dentro da cavidade do abscesso, permitindo a drenagem de líquido e a diminuição do tamanho do abscesso. Já o sucesso clínico é definido como melhora dos sintomas, diminuição da febre e da leucocitose e resolução da cavidade residual. As falhas variam de 12 a 36% e são mais frequentes na presença de múltiplos abscessos, abscessos volumosos com diversas loculações, naqueles com conteúdo muito espesso e *debris* necróticos ou que têm comunicação com as vias biliares ou são relacionados com tumores. Alguns autores recomendam que o tratamento cirúrgico seja a primeira escolha nos abscessos maiores do que 5 cm.[2,6]

Quando a drenagem cirúrgica é necessária, é importante revisar a TC e as relações do abscesso com as estruturas vasculares e biliares. No transoperatório, realiza-se a punção com agulha para confirmação da localização do abscesso e do local da drenagem, se não houver cateter posicionado. Após localização segura e remoção de toda a secreção purulenta, as loculações são desfeitas com dissecção digital e a cavidade é irrigada com solução salina, seguida de hemostasia apropriada e colocação de um ou mais drenos 28F, os quais são retirados somente quando houver mínima secreção e se os exames de imagem confirmarem a retração da cavidade do abscesso. Nos casos em que há comunicação do abscesso com as vias biliares, a drenagem por CPRE pode ser importante para a resolução do quadro.[6]

A **FIGURA 49.3** propõe um fluxograma para tratamento dos abscessos hepáticos piogênicos.

Abscessos amebianos

Os abscessos amebianos são causados pela disseminação hematogênica da *Entamoeba histolytica*, após um quadro de disenteria. No

```
┌─────────────────────────────────┐
│   Abscesso hepático piogênico   │
│  (Dor abdominal, febre, icterícia) │
└─────────────────────────────────┘
              ↓
    US ou tomografia abdominal
              ↓
         Hemocultura
         Antibiótico
         Hidratação
         ↙         ↘
Múltiplos pequenos    Coleção única
   abscessos              ↓
      ↓              Drenagem percutânea
Tratamento clínico   Cultura da secreção
      ↓                   ↓
         →  Falha  ←
              ↓
       Drenagem cirúrgica
```

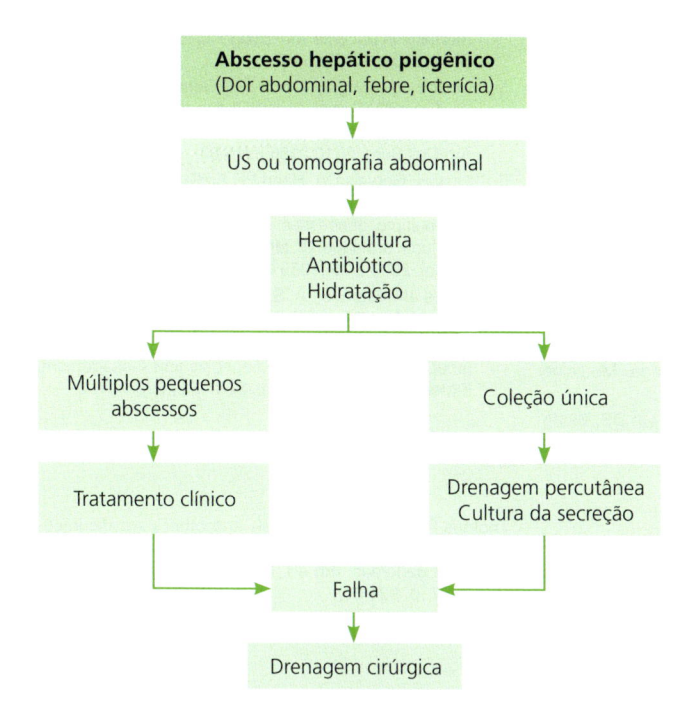

FIGURA 49.3 Fluxograma para tratamento dos abscessos hepáticos piogênicos. É importante investigar e tratar concomitantemente a causa do abscesso hepático.

Brasil, a doença é prevalente apenas na Região Norte do país. A lesão é geralmente solitária e predomina no lobo direito. Situa-se em continuidade com a cápsula hepática e pode ocupar grande parte da superfície do órgão. Os principais sintomas e sinais são febre com calafrios, dor abdominal e hepatomegalia, que ocorrem, caracteristicamente, algumas semanas após o quadro de disenteria. Outros sintomas frequentes são suor profuso, fraqueza e perda de peso.[7]

O diagnóstico é realizado pela demonstração de trofozoítos aspirados no material coletado com o auxílio de US ou TC ou, então, por um teste imunológico como imunofluorescência indireta ou enzimaimunoensaio (Elisa, do inglês *enzyme-linked immunosorbent assay*). Infecções bacterianas secundárias podem ocorrer, principalmente por *Staphylococcus aureus*. Ruptura, invasão de estruturas adjacentes e fístulas broncopleurais e pericárdicas podem ocorrer em até 20% dos casos.[7]

O tratamento é realizado com amebicidas como o metronidazol, administrado por 7 a 10 dias, que produz melhora drástica nos primeiros dias e taxas de cura superiores a 90%. Fármacos alternativos são o tinidazol, 2 g ao dia por 5 dias, o secnidazol e a cloroquina. Após o tratamento, a descontaminação intestinal é mandatória e realizada com teclozana ou etofamida por 3 dias. Como alternativas, pode-se usar ornidazol ou nitazoxanida ou diloxanida por 10 dias. Já a hidroxicloroquina deve ser mantida por 20 dias. A punção do abscesso pode acelerar a cura quando há persistência dos sintomas, nos abscessos volumosos, em grávidas ou nos pacientes com complicações pleuropulmonares. A cirurgia está indicada nos raros casos de peritonite após ruptura e abscessos subfrênicos.[8]

Referências

1. Rahimian J, Wilson T, Oram V, Holzman RS. Pyogenic liver abscess: recent trends in etiology and mortalily. Clin Infect Dis. 2004;39(11):1654-9.
2. Tan YM, Chung AY, Chow PK, Cheow PC, Wong WK, Ooi LL, et al. An appraisal of surgical and percutaneous drainage for pyogenic liver abscesses larger than 5 cm. Ann Surg. 2005;241(3):485 90.
3. McDonalds MI, Corey GR, Gallis HA, Durack DT. Percutaneous hepatic Single and multiple pyogenic liver abscess. Natural history, diagnosis and treatment: with emphasis on percutaneous drainage. Medicine (Baltimore). 1984;63(5):291-302.
4. Chen SC, Huang CC, Tsai SJ, Yen CH, Lin DB, Wang PH, et al. Severity of disease as main predictor for mortality in patients with pyogenic liver abscess. Am J Surg. 2009;198(2):164 72.
5. Mezhir JJ, Fong Y, Jacks LM, Getrajdman GI, Brody LA, Covey AM, et al. Current management of pyogenic liver abscess: surgery is now second line treatment. J Am Coll Surg. 2010;210(6):975 83.
6. Liu CH, Gervais DA, Hahn PF, Arellano RS, Uppot RN, Mueller PR. Percutaneous hepatic abscess drainage: do multiple abscesses or multiloculated abscesses preclude drainage or affect outcome? J Vasc Interv Radiol. 2009;20(8):1059 65.
7. Salles JM, Moraes LA, Salles MC. Hepatic amebiasis. Braz J Infect Dis. 2003;7(2):96 110.
8. Salles JM, Salles MJ, Moraes LA, Silva MC. Invasive amebiasis: an update on diagnosis and management. Expert Rev Anti Infect Ther. 2007;5(5):893-901.

Leituras recomendadas

Mavilia MG, Molina M, Wu GY. The evolving nature of hepatic abscess: a review. J Clin Transl Hepatol. 2016;4(2):158 68.

Strong RW. Pyogenic liver abscess. In: Blumgart LH, editor. Surgery of the liver and biliary tract and pancreas. 4th ed. Philadelphia: Saunders Elsevier; 2007. p. 927 34.

Thomas PG, Garg N. Amebiasis and other parasitic infections. In: Blumgart LH, editor. Surgery of the liver and biliary tract and pancreas. 4th ed. Philadelphia: Saunders Elsevier; 2007. p. 931 51.

Doença cística do fígado

Tomaz de Jesus Maria Grezzana Filho
Cleber Rosito P. Kruel
Ian Leipnitz
Marcio F. Chedid

Os cistos hepáticos são relativamente comuns e, muitas vezes, são descobertos de forma incidental. Em pacientes assintomáticos, os cistos hepáticos benignos, como os cistos simples, os cistos relacionados à doença policística e os cistos secundários ao trauma, não devem ser tratados. Nesses cistos de origem benigna, as intervenções terapêuticas são geralmente reservadas aos casos sintomáticos.

Em geral, os cistos neoplásicos devem receber tratamento cirúrgico, mesmo em pacientes assintomáticos. Eles devem ser prontamente identificados, e suas características específicas devem ser reconhecidas, a fim de diferenciá-los dos cistos benignos. Isto também acontece com os cistos hidáticos ativos, os quais, na maioria dos casos, devem receber tratamento cirúrgico ou percutâneo.

Cisto hidático

A hidatidose é uma zoonose endêmica na América do Sul. A maioria dos casos é causada pelo cestódeo *Echinococcus granulosus*, parasita encontrado no intestino de carnívoros, sobretudo cães. O verme adulto é constituído de uma cabeça, colo e três a cinco proglotes. O último segmento possui cerca de 5 mil ovos. Essa proglote gravídica é passada junto com as fezes do hospedeiro definitivo. Os ovos são resistentes e permanecem viáveis por semanas.

O ser humano é hospedeiro intermediário acidental, adquirindo o parasita pela ingestão de ovos ao estabelecer contato com cães, água ou alimentos contaminados, sobretudo verduras. No duodeno do hospedeiro intermediário, os embriões usam seus ganchos para penetrar na mucosa e alcançar um vaso sanguíneo. O parasita habitualmente se aloja no fígado (80%) ou nos pulmões (10%) de humanos. Nesses órgãos, ele desenvolve seu estágio larval, que consiste em cistos de crescimento lento, contendo inúmeras larvas e camadas germinativas – o cisto hidático. A doença hidática não é transmitida de pacientes infectados para outros humanos.

Desenvolvimento do cisto hidático

A parede de um cisto desenvolvido é formada por três camadas:

1. Interna ou endocisto (membrana germinativa), com 10 a 25 µm de espessura, que produz líquido cístico e hidátides-filhas. No endocisto, conglomerados de cápsulas dão origem a milhares de protoescóleces, que liberados formam a "areia hidática". Cada protoescólece pode dar origem a um novo cisto;
2. Externa ou ectocisto (membrana laminada), que atinge até 0,5 cm de espessura.

É eficiente para impedir o acesso de bactérias e realiza trocas proteicas;
3. Pericisto, camada formada por células hepáticas atróficas, onde há espaços nos quais vasos sanguíneos e ductos penetram, dificultando sua remoção do parênquima.

Sintomas

Os cistos hidáticos podem produzir sintomas variados ou podem ser achados incidentais em pacientes assintomáticos. Os sintomas mais frequentes são dor ou desconforto no quadrante superior direito do abdome e dispepsia. Nas situações de urgência, predomina a dor em quadrante superior direito, acompanhada de náuseas e vômitos, febre e icterícia. Uma massa abdominal pode estar presente nesses casos.

Em até 10% dos casos os cistos hidáticos podem ter comunicações significativas (> 5 mm de diâmetro) com ductos biliares. A compressão de ductos biliares por cistos hidáticos de grande tamanho pode gerar icterícia obstrutiva. Cistos gigantes ocasionalmente podem comprimir a veia porta, causando hipertensão portal. Também pode haver compressão das veias supra-hepáticas, causando a síndrome de Budd-Chiari.

Raramente, pode haver ruptura espontânea do cisto. A ruptura também pode ser provocada por trauma para a cavidade peritoneal ou para o diafragma. Secundariamente, pode haver ruptura do cisto para a árvore broncopulmonar. Episódios de bacteriemia, por qualquer causa, podem gerar infecção secundária do cisto hidático, convertendo-o em um abscesso, o que pode demandar tratamento com drenagem percutânea e com antibióticos em regime de urgência.

Diagnóstico

O diagnóstico de certeza é firmado pela presença de uma imagem fortemente sugestiva, associada ao teste imunológico positivo. Em geral, está presente história de contatos prévios com animais.

Imagem

Há duas classificações para os cistos hidáticos: a classificação de Gharbi e a classificação da Organização Mundial da Saúde (OMS).[1,2] Em ambas as classificações, os cistos são estratificados por ultrassonografia (US), a qual permite relacionar as imagens ao estágio evolutivo do cisto, sendo útil para escolher a modalidade terapêutica a ser adotada para cada caso.

A classificação da OMS é a classificação mais utilizada atualmente (**TAB. 50.1**). Ela permite uma classificação mais acurada do cisto, sendo muito útil para a orientação do tratamento da doença.

Em resumo, de acordo com a classificação da OMS, os estágios CE1 e CE2 referem-se aos cistos ativos. O estágio CE3 refere-se aos cistos em estágio transicional. Portanto, os cistos em estágios CE1, CE2 e CE3 requerem tratamento. Os estágios CE4 e CE5 referem-se aos cistos inativos, não necessitando de tratamento, salvo quando causam sintomas no paciente.[3]

A ressonância magnética (RM) é a técnica de imagem mais sensível, possibilitando a detecção de ao menos duas camadas da parede do cisto, em praticamente 100% dos casos. A RM é mais sensível do que a tomografia computadorizada (TC), porém, esta última é mais útil em detectar microcalcificações, sinal de alta especificidade para cistos parasitários. Outras características importantes para o planejamento da terapia são o número de cistos, a localização no parênquima hepático e a relação do cisto com as estruturas vasculares.

Sorologia

Os testes sorológicos auxiliam no diagnóstico, mas possuem limitações, uma vez que resultados positivos não confirmam a existência de doença ativa. Além disso, resultados negativos não excluem doença em atividade.

Os principais métodos utilizados são hemaglutinação indireta e aglutinação por látex para rastreamento, seguido de enzimaimunoensaio (Elisa, do inglês *enzyme-linked immunosorbent assay*) para confirmação. Quando positivos, os testes sorológicos têm utilidade

TABELA 50.1 Classificação, estratificação e orientação de tratamento dos cistos hidáticos, de acordo com a Organização Mundial da Saúde

Estágio	Descrição (US)	Atividade	Tamanho	Tratamento preferido	Tratamento alternativo
CE1	Lesão cística unilocular uniecoica com sinal de dupla-linha	Ativo	< 5 cm	Albendazol apenas	PAIR
			> 5 cm	Albendazol + PAIR	PAIR
CE2	Cisto multisseptado semelhante à roseta ou ao favo de mel	Ativo	Qualquer	Albendazol + cateterização modificada ou cirurgia	Cateterização
CE3a	Cisto com membranas destacadas	Transicional	< 5 cm	Albendazol apenas	PAIR
			> 5 cm	Albendazol + PAIR	PAIR
CE3b	Cisto com hidátides-filhas em matriz sólida	Transicional	Qualquer	Albendazol + cateterização modificada ou cirurgia	Cateterização modificada ou cirurgia
CE4	Cisto com conteúdo hipoecoico/ hiperecoico heterogêneo sem cistos-filhos	Inativo	Qualquer	Observação	–
CE5	Parede sólida e calcificada	Inativo	Qualquer	Observação	–

CE, equinococose cística (do inglês *cystic echinococcosis*); PAIR, punção, aspiração, injeção e reaspiração; US, ultrassonografia.
Fonte: Adaptada de Moro.[3]

no acompanhamento após o tratamento definitivo. Os títulos sorológicos costumam diminuir após tratamento do cisto. A recidiva da doença geralmente está acompanhada de nova elevação dos títulos.

Tratamento

Até o presente momento, não existem estudos clínicos de alta qualidade comparando as principais opções de tratamento disponíveis. As recomendações de tratamento são baseadas em séries de casos, pequenos ensaios clínicos e também em consensos de especialistas.[4] As decisões também são baseadas nos recursos disponíveis localmente.

Há uma tendência atual de escolha de tratamentos menos invasivos, reservando a terapêutica operatória para casos mais complicados.

Tratamento farmacológico

O tratamento farmacológico é importantíssimo como complemento ao tratamento cirúrgico ou percutâneo dos cistos hidáticos. Nesses casos, ele é geralmente iniciado 1 mês antes da cirurgia ou da aspiração do cisto, sendo continuado por 1 a 3 meses após o procedimento. As interrupções no tratamento não são mais preconizadas.[4] A continuidade do tratamento farmacológico tem como objetivo reduzir a chance de recidiva após o tratamento percutâneo ou cirúrgico.

O tratamento farmacológico isolado pode ser considerado para pacientes com cistos de estágios CE1 e CE3a pequenos (tamanho inferior a 5 cm).[5,6] Também pode ser indicado para pacientes com cistos em estágios mais avançados, mas que não são candidatos à cirurgia em função de comorbidades. Pacientes com cistos recorrentes e múltiplos, na cavidade peritoneal, podem receber tratamento farmacológico isolado por períodos longos – cerca de 3 meses –, objetivando resposta parcial para possibilitar tratamento cirúrgico definitivo.

Os benzimidazóis mebendazol e albendazol são os principais fármacos utilizados. O albendazol tem melhor absorção e biodisponibilidade, e há relatos de melhores resultados clínicos. O albendazol atinge altas concentrações séricas em cerca de 4 horas; porém, a penetração no cisto é errática. Ambos os fármacos podem resolver totalmente a infecção em quase metade dos casos. A dose de albendazol utilizada costuma ser de 10 a 15 mg/kg/dia em duas doses ou uma dose de 400 mg, 2 ×/dia. A dose do mebendazol é de 40 a 50 mg/kg/dia, 3 ×/dia. Recomenda-se monitorizar a toxicidade hepática e hematológica desses fármacos mediante coleta de enzimas hepáticas e hemograma completo a cada 2 semanas.

A melhora clínica e radiológica – definida como redução de mais de 25% do volume do cisto, separação de membrana germinativa ou calcificação – é vista com frequência. Porém, a cura completa (i.e., o desaparecimento do cisto) ocorre em menos da metade dos indivíduos tratados somente com antiparasitários. O tratamento farmacológico é contraindicado para gestantes e em casos de ruptura. Os benzimidazóis devem ser utilizados com cuidado em pacientes com hepatopatias crônicas.

Tratamento percutâneo

O receio de reações anafiláticas e os possíveis riscos de disseminação da doença eram considerados contraindicações ao tratamento percutâneo até a década de 1980. Desde então, diversos estudos têm preconizado o tratamento percutâneo (punção, aspiração, injeção e reaspiração [PAIR]) em casos selecionados.

O número, o tamanho e a localização dos cistos hidáticos não são contraindicações para o tratamento percutâneo. O tratamento percutâneo deveria ser considerado como escolha inicial para pacientes que recusam o tratamento cirúrgico, para os que possuem condição clínica desfavorável, para as grávidas e para aqueles com cistos disseminados.

O tratamento percutâneo pode ser considerado como primeira escolha para cistos de estágios CE1 e CE3a, da OMS, com tamanho superior a 5 cm. O tratamento indicado é PAIR associada ao albendazol, o qual é iniciado ao menos 4 dias antes do procedimento e deve ser continuado por 1 a 3 meses. O mesmo tratamento está indicado para cistos de estágio CE1 que não respondem à terapia farmacológica isolada.

Os pacientes são tratados por 7 dias antes do procedimento e 28 dias depois com albendazol 400 mg, 2 ×/dia. O procedimento é realizado sob orientação ultrassonográfica, preferencialmente com sedação anestésica e monitorização para tratamento de eventuais reações alérgicas. Como sítio de punção no fígado, é selecionado um local onde a agulha atravesse o tecido hepático normal antes de penetrar no cisto. As chances de disseminação da doença hidática são marcadamente reduzidas com esse método. Em geral, a punção é realizada com agulha de 18 G. O conteúdo do cisto é aspirado e enviado para análise diagnóstica. Se o aspecto do líquido for claro, não há indícios de comunicação biliar. Sempre que não houver indício de comunicação do cisto com as vias biliares, uma solução escolicida é injetada no cisto. Atualmente, a solução escolicida preferencial é a solução salina hipertônica (SF 20%). Em 5 minutos, os protoescóleces perdem a viabilidade. Em 10 minutos, ocorre a separação do endocisto do ectocisto. Após essa separação ser confirmada por US, todo o líquido é aspirado.

Nos cistos com mais de 6 cm, um cateter tipo *pigtail* 8 a 12 F é introduzido e a cavidade do cisto é lavada com solução salina hipertônica. O cateter é fixado na parede, sendo a drenagem observada nos dias seguintes. Se for menor do que 10 mL e não houver bile, assume-se que não há comunicação com a árvore biliar, o que é confirmado por um cistograma. O acompanhamento com US é realizado com frequência, podendo-se lavar a cavidade residual com solução salina, iodopovidona ou álcool absoluto. Na presença de comunicações biliares, o uso de álcool está contraindicado.

Em uma série de 120 pacientes tratados por PAIR, 50% apresentaram febre de até 38,5 °C nos primeiros 3 dias pós-procedimento. Em 5,8% dos casos, houve reações alérgicas leves. Nenhuma disseminação foi constatada. Em um período de acompanhamento de 12 a 24 meses, a recorrência foi de 4%.[7] Em uma série de 996 cistos tratados em 869 pacientes, a taxa de sucesso do tratamento foi de 98%. A taxa de mortalidade foi de 0,08%, com morbidade de 4,1% em 2.500 casos tratados.[4] Fístulas biliares ocorreram em 10% dos casos e foram tratadas com a simples permanência do cateter na cavidade, desde que não houvesse obstrução ao fluxo biliar.

O **QUADRO 50.1** apresenta as opções de tratamento para os cistos em seus diferentes estágios.

Tratamento cirúrgico

As principais indicações de tratamento cirúrgico são os cistos dos estágios CE2 e CE3b (ver **FIG. 50.1A**). Outros estágios de cistos podem ser tratados com cirurgia, sobretudo nos casos de ruptura, compressão da via biliar, disseminação peritoneal ou falha do tratamento percutâneo.

Os princípios do tratamento cirúrgico incluem exposição adequada, descompressão segura, neutralização do parasita, detecção de comunicações com as vias biliares e manejo da cavidade residual. As ressecções hepáticas têm papel limitado no tratamento da doença, e são realizadas somente por cirurgiões com treinamento em cirurgia hepatobiliar em casos nos quais não é possível realizar tratamentos cirúrgicos mais conservadores.[8] A colangiopancreatografia retrógrada endoscópica (CPRE) deve ser realizada no pré-operatório nos casos de colangite, quando há obstrução por *debris* hidáticos no interior da via biliar ou se houver suspeita de ruptura do cisto para a árvore biliar.

Cirurgia conservadora

Compressas umedecidas com solução salina hipertônica são posicionadas ao redor do cisto, o qual é perfurado com uma agulha calibrosa. Uma pequena quantidade de líquido é

QUADRO 50.1

Escolha da modalidade de tratamento

- **Cistos não multisseptados e sem hidátides-filhas (estágios CE1 e CE3a da OMS) e com tamanho inferior a 5 cm** podem receber tratamento farmacológico isolado, com duração de 1 a 3 meses[3-6]
- **Cistos de estágios CE1 e CE3a da OMS, com tamanho superior a 5 cm**, têm como tratamento indicado PAIR associada ao albendazol, iniciando ao menos 4 dias antes do procedimento e prosseguindo por 1 mês (o mesmo tratamento está indicado para cistos de estágio CE1 que não respondam à terapia farmacológica isolada)
- **Cistos ativos mais complexos – cistos multisseptados (estágio CE2) ou com hidátides-filhas (estágio CE3b) de qualquer tamanho** – devem receber tratamento cirúrgico; a terapia com albendazol é feita 1 mês antes do procedimento e é continuada por ao menos mais 1 mês após o procedimento (uma alternativa à cirurgia é a evacuação percutânea do cisto com cateter de grosso calibre, seguida de terapia farmacológica, precedida por 1 mês de albendazol e com tratamento com albendazol por mais 3 meses, após a drenagem)

CE, equinococose cística (do inglês *cystic echinococcosis*); OMS, Organização Mundial da Saúde; PAIR, punção, aspiração, injeção e reaspiração.

aspirada, suficiente para diminuir a pressão do cisto, e, então, é instilada solução salina hipertônica no seu interior, aguardando 15 minutos. Suturas são colocadas próximo à agulha, e esta é retirada. A parede do cisto é incisada e o conteúdo é aspirado. As suturas são substituídas por pinças e a abertura do cisto é ampliada, permitindo aspiração sob visão. As hidátides-filhas são retiradas e a cavidade é novamente irrigada com solução salina hipertônica. O excesso de parede é excisado e a superfície de corte é sepultada com uma sutura absorvível. Uma curetagem com gaze é realizada no remanescente do endocisto para identificação de ductos biliares, os quais são tratados com suturas. Compressas embebidas em solução salina hipertônica são posicionadas de maneira a preencher a cavidade do remanescente cístico, sendo ali deixadas por 10 minutos. A cavidade residual é manejada com omentoplastia, e, geralmente, são utilizados, próximo ao cisto, drenos tubulares para o manejo de eventuais fístulas cistobiliares.

Cistopericistectomia total fechada

A operação consiste na remoção de toda a área do cisto em um plano entre a adventícia e o parênquima hepático. O plano pode ser desenvolvido de forma fácil, porém, o sangramento pode ser profuso, e todos os elementos vasculares e biliares que entram no pericisto devem ser ligados. Essa cirurgia deve ser evitada nos cistos que comprometem as veias hepáticas ou as estruturas hilares. A utilização da US transoperatória nessas situações é uma ferramenta útil.

Esse procedimento tem como vantagens a baixa frequência de fístulas biliares, o fato de não haver necessidade de escolicidas e o fato de , nas mãos de um cirurgião experiente, a chance de contaminação peritoneal ser mínima. As taxas de recorrência variam de 3 a 25%. As complicações maiores, como fístulas e infecção na cavidade residual, ocorrem em torno de 25% dos casos. Já as complicações menores ocorrem em 15 a 20% dos casos (**FIG. 50.1**).

Cistopericistectomia total aberta

Esta técnica é reservada para os casos em que a pericistectomia fechada é impossível, devido à presença de estruturas vasculares, quando a visibilidade é precária ou se o cisto tiver sido aberto inadvertidamente. O cisto é esterilizado de maneira comum, a porção redundante é ressecada e o remanescente do pericisto é ressecado do parênquima hepático.

Cirurgia laparoscópica

Algumas técnicas cirúrgicas laparoscópicas têm sido introduzidas de forma gradual. A principal preocupação reside na possibilidade de contaminação, mesmo com mínimo extravasamento para a cavidade.

Uma série recente analisou 44 pacientes que receberam tratamento laparoscópico para cistos hidáticos.[9] Dos 44, 30 pacientes foram tratados por meio de cistectomia, e 14 pacientes com pericistectomia parcial. Houve 3 con-

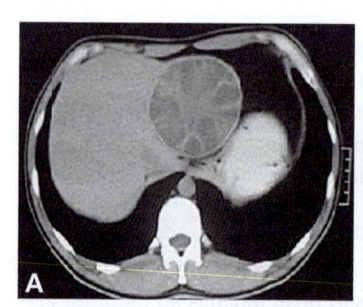

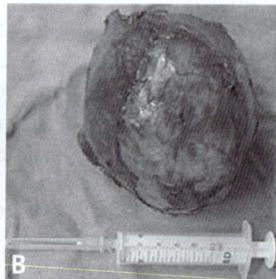

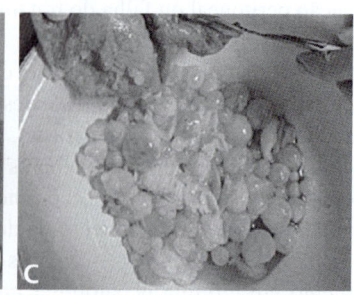

FIGURA 50.1 (A) Identifica-se cisto do tipo CE3b. **(B)** Peça cirúrgica de uma cistopericistectomia total fechada. **(C)** Cisto aberto e hidátides-filhas.

versões para cirurgia aberta. Ocorreram 7 casos de fístula biliar, e todos foram controlados por meio de tratamento clínico ou CPRE. Não houve óbitos e nem recorrências em um período de seguimento de 6 meses.

Outra série que tratou 52 cistos, utilizando uma cânula transparente de 3 cm de diâmetro com um dispositivo de sucção para aspirar o conteúdo do cisto, aproveitando a pressão externa do pneumoperitônio, também demonstrou bons resultados.[10] Nessa série, o remanescente cístico foi tratado, na maioria das vezes, com excisão do remanescente e omentoplastia. Cistos de todos os tipos, incluindo cistos disseminados na cavidade, foram tratados por esse método, sem nenhuma recorrência relatada em um período de acompanhamento médio de 49 meses.[10]

Complicações

A ruptura intrabiliar do cisto hidático é a complicação mais frequente. Nos casos de ruptura oculta, o líquido cístico drena para a via biliar. Já nas rupturas maciças, há passagem de material intracístico e até de hidátides-filhas para o interior da luz das vias biliares, causando icterícia e colangite. O diagnóstico pré-operatório de ruptura maciça é importante porque a realização de CPRE com remoção do conteúdo hidático, seguida por papilotomia, permite a drenagem do cisto, podendo adiar a cirurgia. Em geral, a dilatação das vias biliares ou a presença de material ecogênico, sem sombra acústica na via biliar extra-hepática, justifica a realização da CPRE.

Se o diagnóstico de fístula biliar for realizado no transoperatório, devido à presença de bile intracística ou aumento de calibre do colédoco, são mandatórias a exploração das vias biliares para evacuação de *debris*, a irrigação com solução salina hipertônica e a colocação de dreno de Kehr. Caso haja dilatação importante do colédoco ou estenoses, pode-se associar uma anastomose coledocoduodenal ou hepatojejunal em Y de Roux.

Na falta de reconhecimento de comunicação biliar no transoperatório, o que ocorre com mais frequência nos casos de ruptura oculta, inevitavelmente se desenvolve uma fístula externa. Na maioria das vezes, essa fístula pode ser manejada de modo conservador. Se não houver resolução espontânea da fístula, a realização de papilotomia endoscópica com colocação de endoprótese biliar temporária costuma ser suficiente para a resolução do quadro.

Acompanhamento pós-tratamento do cisto hidático

A US de acompanhamento deve ser realizada 3 meses após o tratamento cirúrgico, seguida de nova US 6 meses após o primeiro exame, e, após, anualmente até que se completem 5 anos.

Nos casos de tratamento farmacológico exclusivo ou de tratamento percutâneo, a US deve ser realizada mensalmente nos primeiros 3 meses após o tratamento, para que seja assegurado o controle do cisto. Após a terceira US demonstrando controle do cisto, o acompanhamento deve ser realizado de maneira semelhante aos casos de cistos hidáticos submetidos a tratamento cirúrgico. A realização de sorologia anual durante os primeiros 5 anos pós-tratamento é importante, já que a elevação dos títulos pode estar associada à recidiva da doença hidática.

Cisto simples

Apesar de os cistos simples do fígado serem más-formações congênitas dos ductos biliares, geralmente não há comunicações dos cistos simples com as vias biliares. Por isso, o conteúdo dos cistos simples costuma ser seroso. O formato dos cistos simples é predominantemente esférico ou oval, e seu diâmetro pode variar de milímetros a vários centímetros. Em 9 a 14% dos casos, os cistos simples do fígado podem apresentar septações, as quais podem ser solitárias, múltiplas ou até difusas.

Em uma série de 26.514 pacientes examinados com US, 4,7% apresentavam cistos hepáticos. Em 61% dos casos, os cistos eram solitários; em 36% dos casos, eram múltiplos;

e em 3% dos casos, eram policísticos. Os casos sintomáticos e as complicações são observados com maior frequência no sexo feminino, em uma razão de 9:1, sendo que os cistos simples de grande tamanho afetam quase exclusivamente mulheres com mais de 50 anos.

Sintomas e diagnóstico

A maioria das pessoas portadoras de cistos simples é assintomática. Há dor abdominal crônica, obstrução gastroduodenal ou icterícia em apenas 5 a 10% dos casos, sintomas geralmente produzidos pelo aumento de volume do cisto. Em pacientes com cistos simples do fígado e dor abdominal ou dispepsia, nem sempre os sintomas são causados pelo cisto. Em casos duvidosos, uma prova terapêutica com aspiração do cisto pode ser útil para confirmação da relação entre os sintomas e o cisto.

A US é o principal método de imagem para o diagnóstico e, em geral, demonstra lesão de bordas bem-delimitadas e lisas, esférica ou oval e com conteúdo anecoico. A TC confirma a presença dessas lesões e pode ser útil no diagnóstico diferencial (**FIG. 50.2**).

O sangramento intracístico é a principal complicação dos cistos hepáticos simples, podendo estar associado à dor súbita. A US pode demonstrar coágulo no interior do cisto. Outras complicações possíveis são ruptura, infecção, fistulização, torção, coléstase e hipertensão portal. O diagnóstico diferencial com cistos hidáticos pode se tornar difícil quando os cistos simples são únicos. Nessas situações, algumas características auxiliam no diagnóstico diferencial (**TAB. 50.2**).

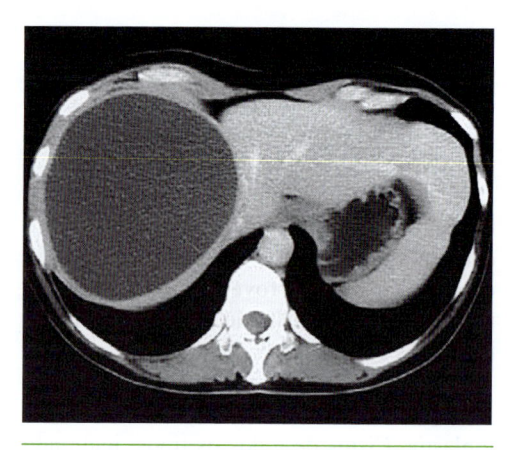

FIGURA 50.2 Cisto hepático simples.

Tratamento

A maioria dos cistos simples do fígado não requer tratamento. O tratamento está indicado nas lesões cujos sintomas estão claramente relacionados com o cisto. Uma prova terapêutica com aspiração do conteúdo do cisto pode ser realizada em casos de dúvida quanto à origem dos sintomas. Cistos sintomáticos podem ser tratados com cirurgia ou aspiração percutânea seguida de injeção de álcool ou de substâncias esclerosantes, com o objetivo de destruir o revestimento epitelial da parede interna do cisto. Quando optar

TABELA 50.2 Diagnóstico diferencial de cistos simples e cistos hidáticos

Característica	Cisto simples	Cisto hidático
Septações	Infrequentes	Comuns
Comunicação com a árvore biliar	Ausente	Possível
Calcificações	Ausentes	Comuns
Descolamento de parede	Ausente	Possível
Testes sorológicos	Negativos	Positivos*

* Em muitos, mas não em todos os pacientes com doença hidática.

pela aspiração, o conteúdo do cisto deve ser enviado para análise citológica. Também devem ser realizadas dosagem de antígeno carcinoembrionário (CEA, do inglês *carcinoembryonic antigen*) e dosagem da concentração de bilirrubina do líquido, especialmente quando a coloração do líquido é escura ou turva. Alta concentração de bilirrubina sugere presença de fístula biliar. Elevação de CEA no líquido do cisto está associada à presença de neoplasias mucinosas, para as quais a remoção cirúrgica está indicada.

Não há estudos randomizados comparando a fenestração cirúrgica dos cistos simples e a escleroterapia por via percutânea. O tratamento cirúrgico é realizado por excisão ou fenestração (destelhamento) dos cistos, preferencialmente por via laparoscópica. Deve-se realizar ampla excisão da porção protuberante na superfície do fígado, estabelecendo comunicação entre o cisto e a cavidade peritoneal. A base pode ser cauterizada, e o omento colocado no defeito para evitar a recorrência. A colecistectomia com colangiografia costuma ser realizada no mesmo ato operatório para o diagnóstico de eventuais comunicações do cisto com canalículos biliares. Quando presentes, as comunicações entre o cisto e os ductos biliares são tratadas com clipes metálicos ou suturas. Drenos de aspiração são colocados a critério do cirurgião. Esse método tem bons resultados, com recorrências sintomáticas de até 5%. Devido ao acesso limitado, a laparoscopia pode ser de difícil realização nos casos de cistos localizados nos segmentos VI e VII do lobo direito do fígado. Nesses casos, a técnica cirúrgica aberta pode ser a melhor escolha.

Na presença de múltiplos cistos, a fenestração dos maiores cistos pode estar indicada se os sintomas forem atribuídos a cistos volumosos. A técnica laparoscópica é pouco eficaz nos casos de cistos com menos de 5 cm. Muitos litros de conteúdo do cisto podem ser aspirados, e a formação de ascite no pós-operatório é frequente.

Pacientes com cistos simples do fígado tratados devem receber seguimento ultrassonográfico periódico após a alta hospitalar. Pacientes com cistos simples assintomáticos, maiores que 4 cm, não tratados também devem ser monitorizados clinicamente e com US abdominal em 3 a 6 meses após o diagnóstico, para assegurar que não há crescimento dos cistos.

Doença policística do fígado

A doença policística do fígado é uma doença genética de transmissão autossômica dominante. Os cistos hepáticos são macroscópica e microscopicamente semelhantes aos cistos simples, porém, são múltiplos, têm número variável e são difusamente dispersos no parênquima hepático. Entretanto, na maioria das vezes, a função do fígado é normal. Em 50% dos casos, há presença de doença renal policística concomitante. Além disso, 5 a 20% dos pacientes podem apresentar aneurismas cerebrais. O manejo da doença policística é inicialmente clínico. Em pacientes com doença policística hepática e renal, devem ser adotadas medidas não específicas, como controle da pressão arterial, dieta hipossódica e com restrição proteica e uso de estatinas, para prevenir a mortalidade cardiovascular.

As principais complicações da doença policística do fígado são a infecção e o sangramento no interior dos cistos. Nesses casos, há indicação de tratamento isolado dos cistos hepáticos envolvidos na complicação, seja por via percutânea ou por via cirúrgica. Cistos isolados de grande tamanho, cujos sintomas podem ser claramente atribuídos a eles, podem ser tratados por via percutânea ou por fenestração cirúrgica. O tratamento laparoscópico está indicado apenas quando há número limitado de cistos de grande tamanho. Do contrário, a técnica aberta é a mais apropriada. O pós-operatório pode ser complicado por ascite de difícil manejo. Os resultados do tratamento percutâneo e cirúrgico de cistos hepáticos isolados não costumam ser bons. Os benefícios restringem-se à obtenção de alívio temporário dos sintomas.

O transplante hepático é o único tratamento curativo para doença hepática policística. Porém, o transplante hepático não é isento de riscos, sendo indicado apenas para casos extremos de doença policística do fígado (**FIG. 50.3**). Mesmo em casos de fígados policísticos de grande tamanho, a função do órgão costuma ser normal. Assim, a indicação de transplante hepático está relacionada à presença de sintomas de compressão abdominal por fígados de enorme tamanho. Esses sintomas incluem dor, saciedade precoce, dificuldade para alimentar-se e até mesmo compressão da veia cava inferior, com dificuldade de retorno venoso. Quando há doença policística renal concomitante e insuficiência renal, a realização de transplante renal simultâneo ao transplante hepático pode estar indicada.

Cistoadenoma e cistoadenocarcinoma

O cistoadenoma do fígado é um tumor raro cuja patogenia é desconhecida. Geralmente apresenta tamanho entre 10 e 20 cm. Na US, apresenta uma única área de margens irregulares, anecoica, oval, com septações que delimitam lóculos. Nesses lóculos são observadas projeções papilares que se originam da parede do cisto. A lesão cresce lentamente e pode evoluir para um cistoadenocarcinoma (**FIG. 50.4**). Este último é diagnosticado pela presença de metástases, pela invasão de estruturas adjacentes, ou até no achado de malignidade na análise patológica de biópsia percutânea ou de espécime cirúrgico. O tratamento do cistoadenoma e do cistoadenocarcinoma do fígado é a excisão completa da lesão.

A **FIGURA 50.5** apresenta um fluxograma para tratamento de cistos hepáticos.

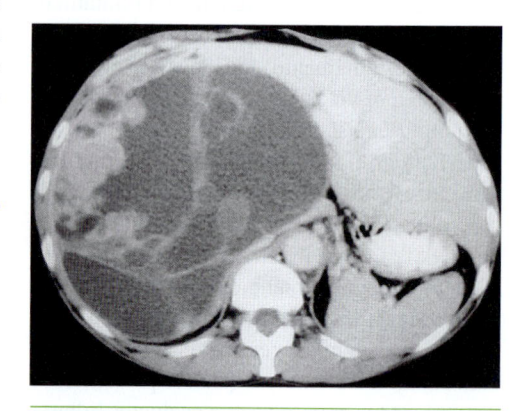

FIGURA 50.4 Cistoadenocarcinoma hepático. Loculações e projeções papilares são observadas em um cisto volumoso.

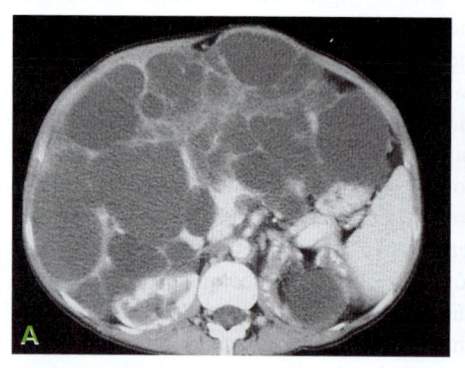

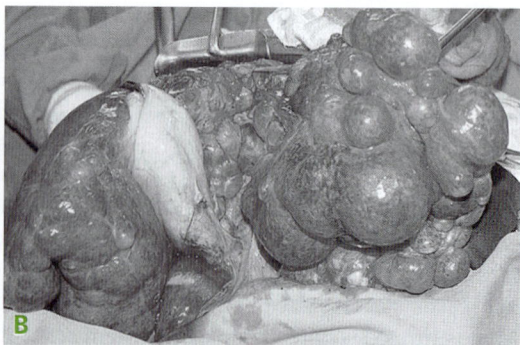

FIGURA 50.3 (A) Fígado policístico ocupando a maior parte da cavidade abdominal. **(B)** Fotografia do transoperatório.

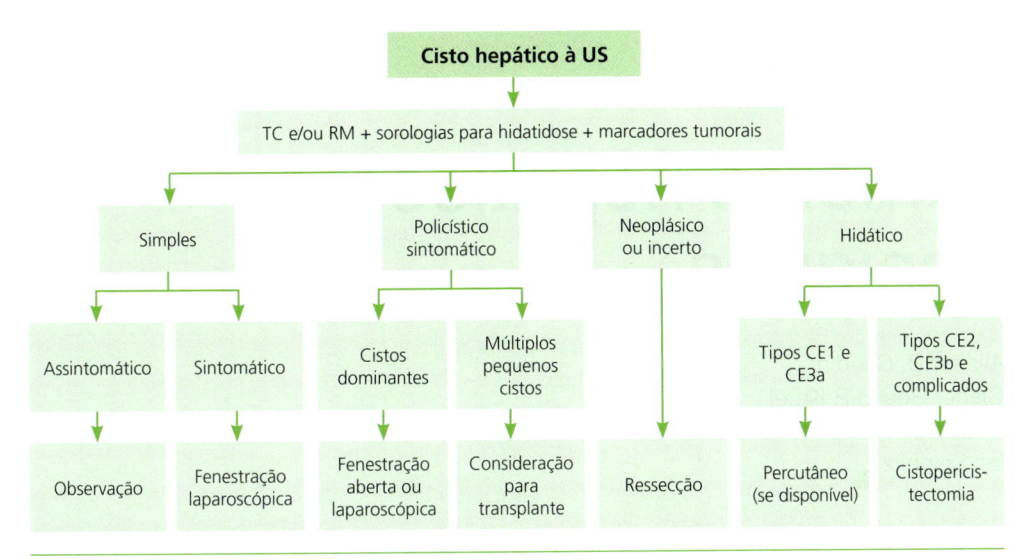

```
                        Cisto hepático à US
                                │
                                ▼
        TC e/ou RM + sorologias para hidatidose + marcadores tumorais
                                │
        ┌───────────────┬───────┴────────┬──────────────────┐
        ▼               ▼                ▼                  ▼
     Simples        Policístico      Neoplásico           Hidático
                    sintomático      ou incerto
        │               │                │                  │
    ┌───┴───┐       ┌───┴────┐           │            ┌─────┴─────┐
    ▼       ▼       ▼        ▼           │            ▼           ▼
Assinto- Sinto-  Cistos   Múltiplos      │         Tipos CE1    Tipos CE2,
mático   mático  domi-    pequenos       │         e CE3a       CE3b e
                 nantes   cistos         │                      complicados
    │       │       │        │           │            │           │
    ▼       ▼       ▼        ▼           ▼            ▼           ▼
Obser-  Fenes-   Fenes-   Consi-      Ressec-     Percutâneo   Cistoperi-
vação   tração   tração   deração     ção         (se          cistectomia
        laparos- aberta   para                    disponível)
        cópica   ou       trans-
                 laparos- plante
                 cópica
```

FIGURA 50.5 Fluxograma para tratamento dos cistos hepáticos.
RM, ressonância magnética; TC, tomografia computadorizada; US, ultrassonografia.

Referências

1. Gharbi HA, Hassine W, Brauner MW, Dupuch K. Ultrasound examination of the hydatic liver. Radiology. 1981;139(2):459-63.
2. WHO Informal Working Group. International classification of ultrasound images in cystic echinococcosis for application in clinical and field epidemiological settings. Acta Trop. 2003;85(2):253-61.
3. Moro PL. Treatment of echinococcosis [Internet]. UpToDate. 2017 [Capturado em 27 maio 2017]. Disponível em: https://www.uptodate.com/contents/course-and-treatment-of-autosomal-dominant-polycystic-kidney-disease?source=search_result&search=polycystic%20liver%20disease&selectedTitle=5~28
4. Brunetti E, Kern P, Vuitton DA; Writing Panel for the WHO-IWGE. Expert consensus for the diagnosis and treatment of cystic and alveolar echinococcosis in humans. Acta Trop. 2010;114(1):1:16.
5. Doğru D, Kiper N, Ozçelik U, Yalçin E, Göçmen A. Medical treatment of pulmonary hydatid disease: for which child? Parasitol Int. 2005;54(2):135-8.
6. Vutova K, Mechkov G, Vachkov P, Petkov R, Georgiev P, Handjiev S, et al. Effect of mebendazole on human cystic echinococcosis: the role of dosage and treatment duration. Ann Trop Med Parasitol. 1999;93(4):357-65.
7. Gargouri M, Ben Amor N, Ben Chehida F, Hammou A, Gharbi HA, Ben Cheikh M, et al. Percutaneous treatment of hydatid cysts (Echinococcus granulosus). Cardiovasc Intervent Radiol. 1990;13(3):169-73.
8. Pascal G, Azoulay D, Belghiti J, Laurent A. Hydatid disease of the liver. In: Jarnagin W. Blumgart's surgery of the liver, biliary tract and pancreas. 6th ed. Philadelphia: Saunders Elsevier; 2017. p. 1102-1121.
9. Yağmur Y, Akbulut S, Gümüş S, Babür M, Can MA. Laparoscopic management of hydatid cyst of the liver. S Afr J Surg. 2016;54(3):14-7.
10. Bickel A, Loberant N, Singer Jordan J, Goldfeld M, Daud G, Eitan A. The laparoscopic approach to abdominal hydatid cysts. Arch Surg. 2001;136(7):789 95.

Leituras recomendadas

Caremani M, Lapini L, Caremani D, Occhini U. Sonographic diagnosis of hydatidosis: the sign of the cyst wall. Eur J Ultrasound. 2003;16(3):217 23.

Filippou D, Tselepis D, Filippou G, Papadopoulos V. Advances in liver echinococcosis: diagnosis and treatment. Clin Gastroenterol Hepatol. 2007;5(2):152 9.

Junghanss T, da Silva AM, Horton J, Chiodini PL, Brunetti E. Clinical management of cystic echinococcosis: state of the art, problems, and perspectives. Am J Trop Med Hyg. 2008;79(3):301-11.

Kabbej M, Sauvanet A, Chauveau D, Farges O, Belghiti J. Laparoscopic fenestration in polycystic liver disease. Br J Surg. 1996;83(12):1697 701.

Manouras A, Genetzakis M, Antonakis PT, Lagoudianakis E, Pattas M, Papadima A, et al. Endoscopic management of a relapsing hepatic hydatid cyst with intrabiliary rupture: a case report and review of the literature. Can J Gastroenterol. 2007;21(4):249 53.

Yorganci K, Sayek I. Surgical treatment of hydatid cysts of the liver in the era of percutaneous treatment. Am J Surg. 2002;184(1):63 9.

Tumores hepáticos benignos

Aljamir D. Chedid
Cleber Rosito P. Kruel
Tomaz de Jesus Maria Grezzana Filho
Ian Leipnitz

O achado incidental de nódulos ou lesões hepáticas é cada vez mais comum devido à evolução tecnológica dos exames diagnósticos de imagem, os quais são solicitados cada vez com maior frequência. Tanto o diagnóstico diferencial como o tratamento dessas lesões hepáticas são desafiadores, devendo levar em consideração seu custo-benefício. Essa tarefa demanda conhecimento da prevalência, da etiologia e do comportamento biológico das lesões.

Os tumores benignos do fígado têm prevalência de 20%, sendo duas vezes mais frequentes do que as lesões malignas. Muitas vezes, apenas um exame de imagem é suficiente para estabelecer a etiologia da lesão com alto grau de certeza. Com exceção do adenoma hepático, que pode estar associado a complicações graves como hemorragia e transformação maligna, os demais tumores benignos, de forma geral, são assintomáticos, não aumentam de volume e, assim sendo, não necessitam de tratamento cirúrgico.[1]

Diante desse contexto, ao avaliar um paciente com nódulo(s) hepático(s) não sugestivo(s) de malignidade, há essencialmente alguns questionamentos importantes, que são fundamentais para a definição de conduta:

- A história natural da lesão indica risco de malignização ou sangramento?
- A sintomatologia pode ser atribuída ao achado radiológico?
- Há incerteza diagnóstica?
- Houve crescimento rápido da lesão durante o seguimento com exames de imagem?

Se pelo menos uma resposta for positiva, o caso deve ser individualizado e a possibilidade de tratamento invasivo com ressecção cirúrgica deve ser considerada.

Diagnóstico

O diagnóstico diferencial das lesões hepáticas incidentais começa com história clínica e exame físico adequados. Deve-se pesquisar histórias de transfusões sanguíneas, hepatites virais (B ou C), doenças inflamatórias autoimunes e uso de anticoncepcional oral (ACO) ou esteroides anabolizantes. Sinais físicos de doença hepática crônica, como eritema palmar, circulação colateral abdominal, hepatomegalia e esplenomegalia, devem ser observados. Testes laboratoriais de função hepática e sorologias para hepatite são úteis no diagnóstico diferencial somente quando se encontram alterados. Porém, na grande maioria das vezes, os valores são normais ou os resultados são inespecíficos. Marcadores tumorais, como alfafetoproteína, CA 19-9 e antígeno carcinoembrionário (CEA, do inglês *carcinoembryonic antigen*), podem auxiliar no diagnóstico etiológico, quando elevados, mas resultados normais não excluem a possibilidade de neoplasia maligna.

Os exames de imagem são a principal ferramenta para o diagnóstico etiológico das lesões hepáticas. Em geral, a ultrassonografia (US) é o primeiro exame solicitado, e a sua elevada sensibilidade para diferenciar as lesões císticas das sólidas muitas vezes define a conduta. Porém, há diversas situações nas quais não é possível precisar a etiologia da lesão apenas com a US.

Dessa forma, exames de imagem mais elaborados são frequentemente solicitados para auxiliar no diagnóstico diferencial. Entre eles, a tomografia computadorizada (TC) helicoidal de quatro fases é solicitada frequentemente para determinar o diagnóstico, pois um grande número de lesões apresenta, ao exame, achados suficientemente específicos para definir etiologia e conduta. No entanto, a TC está associada a altos níveis de radiação ionizante, devendo ser evitada em pacientes jovens. Assim, a ressonância magnética (RM) pode ser utilizada como alternativa à TC, uma vez que não expõe os pacientes à radiação, além de ser superior à TC para detecção e caracterização de lesões pequenas. Outra vantagem da RM está na sua maior capacidade para caracterizar esteatose focal mimetizando lesões parenquimatosas. A cintilografia com hemácias marcadas (Tc 99m) é um exame que pode ser utilizado para o diagnóstico de hemangiomas. No entanto, a TC ou a RM são suficientes para a elucidação diagnóstica, ficando a cintilografia reservada apenas para as raras situações nas quais exista contraindicação formal para realização de RM, como nos casos em que os pacientes são portadores de próteses metálicas.

Apesar dos avanços tecnológicos, principalmente dos métodos radiológicos, ainda persistem situações em que não é possível determinar com segurança a natureza da lesão hepática. Nesses casos, a conduta a ser tomada deve ser individualizada de acordo com a experiência de cada serviço. A indicação de biópsia percutânea, seja por agulha fina ou Tru-Cut™, nos casos em que há dúvida diagnóstica, não é uma recomendação rotineira no Serviço de Cirurgia do Aparelho Digestivo do Hospital de Clínicas de Porto Alegre. A biópsia é indicada para casos selecionados, nos quais alguns aspectos de risco-benefício são levados em consideração, sendo os mais importantes a característica hipervascular, a localização, o elevado risco cirúrgico do paciente para ressecção e a extensão de parênquima hepático a ser ressecado.

Embora existam diversas lesões hepáticas de diferentes etiologias (**QUADRO 51.1**), o objetivo deste capítulo é abordar os aspectos mais relevantes das lesões de maior prevalência.

QUADRO 51.1

Origens das lesões hepáticas benignas

Lesões epiteliais
- Hepatocelular
  - Hiperplasia nodular regenerativa
  - Hiperplasia nodular focal
  - Adenoma hepático
- Colangiocelular
  - Adenoma de ductos biliares e cistoadenoma biliar

Lesões mesenquimais
- Tecido adiposo
  - Lipoma, angiomiolipoma e mielolipoma
- Tecido muscular
  - Leiomioma
- Vasculares
  - Hemangioma, hemangioendotelioma

Lesões mistas (mesenquimal e epitelial)
- Teratoma benigno e hamartoma mesenquimal

Outras
- Esteatose focal
- Doenças infecciosas
- Pseudotumor inflamatório

Hemangioma

O hemangioma hepático é extremamente comum na população em geral, apresentando prevalência de 2 a 20%, segundo dados de autópsias. Os hemangiomas são lesões bem-circunscritas, de origem mesenquimal, formados por uma rede de enovelado vascular em um estroma fibroso. Na grande maioria dos casos, os hemangiomas são assintomáticos; porém, hemangiomas gigantes (> 6 cm), localizados junto à cápsula de Glisson, podem raramente causar sintomas (**FIG. 51.1**). Entretanto, na grande maioria das vezes, os sintomas costumam estar relacionados a outros distúrbios do trato gastrintestinal, como colelitíase, doença péptica e hérnia hiatal. Muito raramente, sobretudo em crianças, pode ser observada a síndrome de Kasabach-Merritt (coagulopatia de consumo), na qual ocorre trombocitopenia secundária ao sequestro de plaquetas no interior do tumor.[2]

A ruptura espontânea é um evento extremamente raro; assim, não se justifica indicar cirurgia pelo risco de sangramento. Em virtude do baixíssimo risco de complicações, uma vez feito o diagnóstico, não se recomendam medidas terapêuticas ou alteração no estilo de vida. Também não existe justificativa para suspender o ACO.

Os exames de imagem são as principais ferramentas para estabelecer o diagnóstico de hemangioma hepático, visto que essas lesões vasculares apresentam caraterísticas bastante específicas. Após a infusão de contraste intravenoso, na grande maioria das vezes, há padrão típico de realce da periferia da lesão durante a fase arterial, e, posteriormente, há impregnação centrípeta da lesão pelo meio de contraste até a fase tardia. A presença desse achado dispensa investigações adicionais, pois define o diagnóstico de hemangioma hepático. A RM pode complementar a TC em situações especiais (hemangiomas com padrão tomográfico atípico), podendo acrescentar mais precisão ao diagnóstico. A biópsia hepática percutânea não é indicada em pacientes com suspeita de hemangioma, bem como não é indicada em casos com diagnóstico radiológico estabelecido, devido ao risco de hemorragia.

Na grande maioria das vezes, o manejo dos hemangiomas hepáticos é não cirúrgico, visto que essas lesões apresentam história natural benigna e também baixo risco de ruptura espontânea com sangramento.[3] A cirurgia de ressecção só está indicada quando o tumor estiver relacionado com algum sinal ou sintoma clínico (p. ex., dor abdominal, febre ou efeito de massa), ou nas raras situações em que ocorre coagulopatia de consumo, crescimento rápido ou dúvida diagnóstica. A ressecção cirúrgica do hemangioma pode ser feita, com segurança, por uma hepatectomia regrada ou até com a enucleação da lesão. Frequentemente, há um plano de clivagem definido e avascular entre o hemangioma e o parênquima hepático normal, o que facilita, em muitos casos, a sua enucleação com pequena quantidade de sangramento.

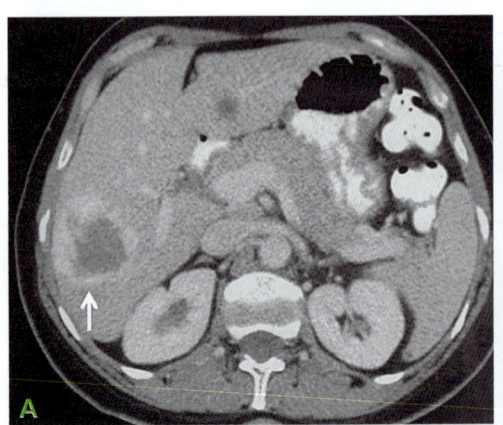

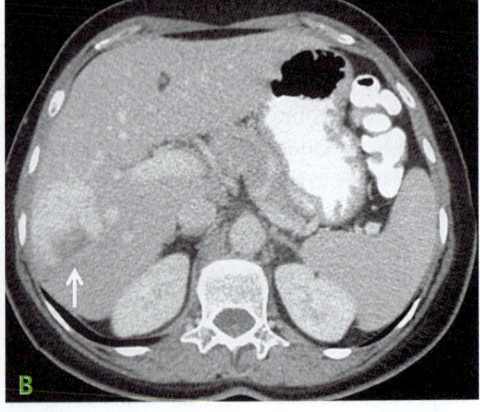

FIGURA 51.1 Tomografia computadorizada com hemangioma hepático (*setas*). **(A)** Impregnação periférica da lesão que inicia na fase arterial. **(B)** Contraste centrípeto da lesão em fase venosa tardia.

Hiperplasia nodular focal

O segundo tumor hepático benigno mais frequente é a hiperplasia nodular focal (HNF). A sua origem é hepatocelular, sendo mais comum em mulheres. O diagnóstico dessa lesão é, geralmente, incidental, com maior predominância entre a terceira e a quinta década de vida. Na maioria das vezes, é uma lesão solitária, sem uma cápsula bem-definida. Em cerca de 50% dos casos, apresenta um achado característico, que consiste em uma cicatriz central fibrótica em formato de estrela ou roda de carreta. A maioria das lesões é totalmente assintomática, mas uma pequena parcela de pacientes pode apresentar dor abdominal inespecífica. Algumas lesões grandes, localizadas abaixo da cápsula de Glisson, podem causar desconforto e dor, mas, assim como ocorre com os hemangiomas, na maioria das vezes, há outro diagnóstico para justificar a existência da dor (doença péptica, colelitíase).

A HNF é considerada uma reação hiperplásica que resulta de uma má-formação arterial. Na histologia da lesão, observam-se hepatócitos normais nutridos por um padrão hipervascular arterial em septos fibrosos. Diferentemente dos adenomas, na HNF há presença de hiperplasia de ductos biliares, o que é de fundamental importância para estabelecer o diagnóstico diferencial.[4] Entre as formas atípicas de HNF, destaca-se a variante telangiectásica. Esse subtipo de HNF pode ser detectado pelo estudo histopatológico, e seu comportamento biológico é mais semelhante ao de um adenoma do que de uma HNF, o que sugere que as condutas nesse tipo de lesão sejam distintas das adotadas para a maioria dos casos de HNF.

Em geral, os exames de imagem são suficientes para estabelecer o diagnóstico. Na US, a HNF costuma aparecer como uma lesão bem-demarcada, com característica isoecoica ou levemente hipoecoica em relação ao parênquima. Por vezes, a US pode identificar a cicatriz central característica desse tipo de lesão. A TC e a RM exibem padrão de impregnação precoce, de contraste bastante intenso na fase arterial (**FIG. 51.2A**). A cicatriz central, quando presente, pode ter intensa impregnação em fases bem tardias (10 minutos após infusão de contraste), porém, existem outras lesões hipervasculares que também podem apresentar cicatriz central (hepatocarcinoma e adenoma). Na RM, o nódulo aparece isointenso em relação ao parênquima hepático normal, mas a cicatriz central (**FIG. 51.2B**) pode ter intensidade variável em T1 e ser hiperintensa em T2. A utilização de contraste hepatoespecífico aumenta a acurácia da RM para caracterização de lesões

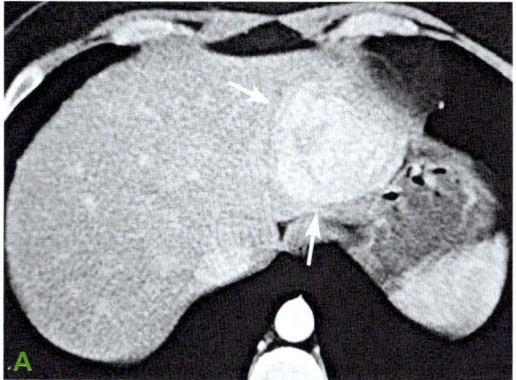

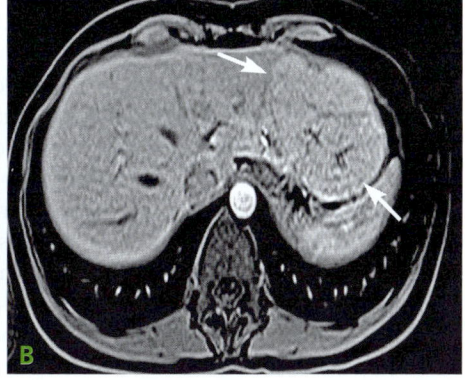

FIGURA 51.2 (A) Imagem tomográfica de hiperplasia nodular focal com intensa impregnação de contraste na fase arterial. **(B)** Ressonância magnética com lesão bem-delimitada (setas), com cicatriz central.

de origem hepatocelular, sendo muito útil no diagnóstico diferencial entre adenomas e HNF.

Embora a HNF seja mais comum em mulheres, não se pode estabelecer uma relação entre o crescimento das lesões e o estímulo hormonal. Da mesma forma, os estudos apontam que o uso de ACO não parece promover crescimento ou surgimento de novas lesões. Assim sendo, atualmente não se recomenda suspender o uso de ACO ou contraindicar gestação em pacientes com HNF.[5]

O manejo conservador da HNF é o mais recomendado, visto que a transformação maligna e a possibilidade de sangramento são improváveis. Além disso, apenas uma pequena parcela dos pacientes apresenta lesões suficientemente volumosas capazes de gerar sintomas como dor abdominal. A opção de ressecção cirúrgica deve ser considerada nos poucos casos em que o nódulo possa estar relacionado com os sintomas do paciente ou em situações de dúvida diagnóstica. Nos casos em que se suspeita de sintomas relacionados à lesão, e esta encontra-se em localização não favorável para ressecção hepática, pode-se indicar embolização arterial da HNF, com o intuito de determinar a relação entre os sintomas e a lesão.[6]

Adenoma

O adenoma hepático, como a HNF, é mais comum em mulheres jovens. Entretanto, os adenomas hepáticos são tumores hepatocelulares bastante distintos das HNFs, que despertam grande interesse em virtude do risco associado de hemorragia e de transformação maligna para carcinoma hepatocelular.[1] O estímulo hormonal, principalmente induzido por estrogênios, tem significativa correlação com o surgimento e o desenvolvimento dos adenomas. Em homens, o excesso de andrógenos também aumenta o risco de aparecimento de adenomas, fazendo os usuários de esteroides anabolizantes serem mais suscetíveis.[7]

As lesões costumam ser solitárias, mas, quando mais de 4 nódulos estão presentes, a condição é conhecida como adenomatose hepática. Diferentemente da HNF (na maioria das vezes, assintomática), dor abdominal em quadrante superior direito do abdome pode estar presente em cerca de 25% dos pacientes. É descrita na literatura uma associação entre o aumento da incidência de adenomas e o uso de ACO feminino, havendo, também, relatos de suspensão do uso de ACO, seguida de regressão significativa das lesões. Portanto, está contraindicado o uso de ACO em mulheres com nódulo hepático compatível com adenoma. Os adenomas hepáticos também estão associados com algumas síndromes genéticas, como a glicogenose tipo 1a, doença na qual a prevalência de adenomas hepáticos pode afetar 50% dos pacientes.

Os adenomas hepáticos constituem um grupo heterogêneo de lesões que apresentam características e comportamentos distintos. De forma geral, histologicamente, os adenomas hepáticos são caracterizados por proliferação de hepatócitos normais e ausência de elementos biliares, cercados por uma cápsula estromal. Podem conter gordura, glicogênio ou, mais raramente, calcificações, e a arquitetura normal hepática está ausente. Entretanto, nem todos os adenomas são iguais entre si. Recentemente, eles foram subdivididos, de acordo com características moleculares e histológicas, em quatro subtipos principais. Os diferentes subgrupos de adenomas estão associados com diferentes complicações. Um dos subtipos mais comuns é o inflamatório ou telangiectásico (40-50%), que está relacionado com a esteato-hepatite não alcoólica e com a obesidade. Os adenomas inflamatórios apresentam risco aumentado para hemorragia, sobretudo quando excedem 5 cm de diâmetro. Na RM, os adenomas inflamatórios apresentam sinal hiperintenso em T2, que persiste nas sequências supressoras de gordura. Os adenomas com mutação HNF1-α (fator nuclear de hepatócitos 1 alfa [do inglês *hepatocyte nuclear factor 1 alpha*]) consistem em outro subtipo que corresponde a cerca de 30% dos casos. Esse tipo de mutação – HNF1-α – está presente em pacientes com adenomatose múltipla, e os tumores podem apresentar esteatose. O risco de transformação maligna é pequeno quando a mutação HNF1-α consegue ser caracterizada. O maior risco para transformação maligna está nos adenomas que contêm mutação da α-catenina (10-15%), que pode ser identificada apenas por biópsia hepática. Nesses casos, deve ser indicada ressecção do nódulo, inclusive em lesões menores de 5 cm. Existem também os adenomas não classificados (10%), que não apresentam nenhuma característica específica.

Estima-se que os adenomas possam apresentar complicações hemorrágicas em até 25% dos pacientes (**FIG. 51.3**); todavia, a chance de transformação maligna é menor (4-8%), e muitos autores acreditam que esse risco esteja superestimado.[8] A indicação pelo tratamento cirúrgico dos adenomas deve ser baseada nos riscos de hemorragia e de transformação maligna. Esses riscos não uniformes para todos os adenomas hepáticos. Tamanho da lesão, subtipo do adenoma e gênero do paciente são os fatores de risco que influenciam o processo de tomada de decisão. Em homens, a ressecção do adenoma está sempre indicada, independentemente do tamanho, uma vez que há risco elevado de malignização.[1] Em mulheres que apresentam tumores menores que 5 cm, o manejo inicial consiste em suspender o ACO e fazer seguimento ambulatorial anual preferencialmente com RM, método de imagem que, muitas vezes, permite a identificação do subtipo do adenoma. A persistência de tumores maiores que 5 cm, mesmo após a cessação do estímulo hormonal, autoriza a indicação cirúrgica dessas lesões. A descoberta de adenomas em mulheres jovens, que desejam gestar, é um tema que tem gerado grande apreensão, em virtude do risco de crescimento e ruptura da lesão durante o período gestacional. Alguns estudos têm demonstrado que muitos adenomas menores que 5 cm podem permanecer estáveis durante a gravidez. Nesse sentido, recomenda-se individualizar condutas para mulheres que desejam gestar. Nos casos de lesões pequenas, em que se opte por uma conduta não cirúrgica, recomenda-se que sejam feitos exames de US seriados durante toda a gestação, no sentido de monitorizar a evolução da lesão.[9]

Realizar biópsia para auxiliar na definição de condutas ainda é tema controverso. Essa ação deve ser considerada apenas para os casos em que a conduta for modificada de acordo com os achados histopatológicos. A opção pela biópsia poderia ser útil em casos de lesões esteatóticas – mesmo que estas tenham mais de 5 cm – com localização anatômica pouco favorável para ressecção, porque, caso seja identificada mutação HNF1-α, poderia ser adotada uma conduta expectante em razão do baixo risco de complicações associadas a esse subtipo de adenoma.

Há alguns anos, o transplante hepático era indicado para o tratamento de pacientes com adenomatose múltipla. Porém, atualmente essa opção de tratamento não é mais utilizada, uma vez que essas lesões, por via de regra, apresentam baixos índices de complicações, estando indicada ressecção cirúrgica apenas para tumores que excedem 5 cm.

Os adenomas complicados por hemorragia merecem uma abordagem distinta. Muitas vezes, não há instabilidade hemodinâmica, o que permite uma abordagem sistemática e conservadora.[10] Após o manejo inicial, deve-se indicar embolização arterial do ramo nutridor do tumor. Na maioria dos casos, essa medida é suficiente para conter o sangramento e possibilita realizar uma cirurgia eletiva, posteriormente. Sempre que possível, deve-se evitar a intervenção cirúrgica em um primeiro momento, visto que as condições clínicas do paciente, associa-

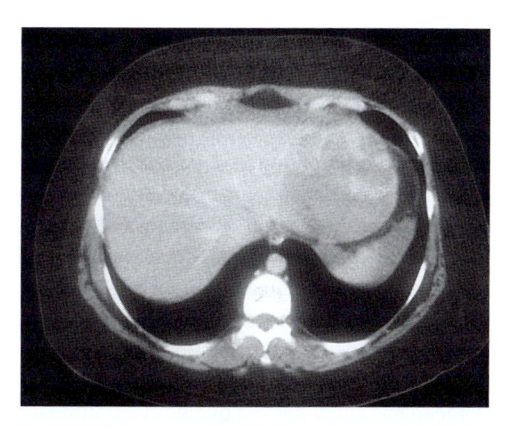

FIGURA 51.3 Grande hematoma em segmento lateral esquerdo secundário a um adenoma hepático roto.

das à distorção da anatomia hepática, fazem da hepatectomia uma cirurgia de elevada morbidade e mortalidade, nesta fase. A cirurgia definitiva para ressecção do adenoma deve ser feita alguns meses após o evento hemorrágico, quando a TC de abdome demonstrar que houve reabsorção do hematoma hepático.

Hiperplasia nodular regenerativa

Esta lesão é um processo hepatocelular difuso, de natureza hiperplásica, que se caracteriza pela formação de múltiplos nódulos no parênquima. Embora seja rara, ela pode estar associada à hipertensão portal ou a doenças do colágeno, como poliarterite nodosa, vasculites e síndrome de Felty. Atualmente, esse processo pode ser considerado a forma mais grave de toxicidade ao quimioterápico oxaliplatina,[11] estando associado com significativa morbidade no pós-operatório de ressecções hepáticas maiores.

À microscopia, essas lesões são compostas por hepatócitos hiperplásicos, distribuídos em fileiras que comprimem o parênquima adjacente, causando atrofia. Embora existam relatos de transformação maligna desse tipo de lesão, há tendência de evitar a cirurgia de ressecção, visto que muitos pacientes têm doença hepática grave de base e, consequentemente, maior risco de disfunção no pós-operatório.

Esplenose hepática

É um autotransplante de tecido esplênico na superfície do parênquima hepático, que ocorre após uma ruptura esplênica ou esplenectomia. Em geral, essas lesões são encontradas incidentalmente durante o transoperatório e costumam ser assintomáticas. Raramente, podem ser confundidas com outras neoplasias hepáticas em exames de imagem. Porém, esse diagnóstico diferencial deve ser levado em consideração nas situações em que houve trauma ou cirurgia esplênica no passado.

Peliose hepática

A peliose hepática é caracterizada por espaços lacunares dentro do fígado, que são preenchidos por sangue, e esses espaços não têm revestimento endotelial. Ocorre mais frequentemente em usuários de esteroides anabolizantes, mas essa condição também já foi associada ao uso de ACO, à infecção pelo vírus da imunodeficiência humana (HIV, do inglês *human immunodeficiency vírus*), ao lúpus eritematoso sistêmico e à fase pós-quimioterapia com oxaliplatina.

Na maioria dos casos, a peliose hepática é assintomática. Porém, quando há complicações como falência hepática aguda, necrose hemorrágica e sangramento intraperitoneal, é fundamental a interrupção imediata do fator causal. Em algumas situações, pode ser necessária a realização de embolização seletiva, hepatectomia parcial ou até mesmo transplante hepático.

Esteatose focal

O acúmulo focal de esteatose macrovesicular no parênquima pode mimetizar neoplasias em função da diferença de densidade entre gordura e tecido hepático normal. Essas alterações podem ser solitárias ou múltiplas e são mais frequentes em obesos, alcoolistas e diabéticos.

O diagnóstico diferencial pode ser estabelecido com segurança por meio de um exame de RM, devido à sua maior sensibilidade para diferenciar densidades entre os tecidos. O tratamento consiste no controle da síndrome metabólica (diabetes, obesidade, ingestão alcoólica), o que, muitas vezes, pode ocasionar o desaparecimento da lesão.

Novas abordagens terapêuticas

Laparoscopia

A videolaparoscopia está ganhando cada vez mais destaque como método diagnóstico e terapêutico de lesões hepáticas benignas, devido ao desenvolvimento de equipamentos específicos para ressecção hepática, bem como ao aprimoramento dos cirurgiões hepatobiliares em cirurgia laparoscópica avançada.

Inicialmente, os trabalhos publicados sobre ressecção hepática laparoscópica limitavam-se a tratar as lesões pequenas (< 6 cm) situadas no segmento lateral esquerdo (segmentos II e III) e nos segmentos anteriores do fígado (IV, V e VI). Com o avanço técnico e o acúmulo de experiência, novos desafios foram vencidos e os estudos demonstram que é possível ressecar lesões maiores e também lesões localizadas nos demais segmentos hepáticos, desde que haja treinamento e materiais adequados, assim como seleção adequada dos pacientes.

Estudos prospectivos, comparando a técnica de ressecção hepática por via laparoscópica com a cirurgia aberta tradicional, têm demonstrado que a laparoscopia reduz sangramento e tempo de internação, devendo ser adotada sempre que disponível para o tratamento de lesões benignas.

Considerações finais

Na sua grande maioria, as lesões hepáticas benignas são assintomáticas e não necessitam de intervenção cirúrgica. Apenas cerca de 5% dos nódulos benignos necessitarão de cirurgia de ressecção. Em geral, a ressecção das lesões está indicada quando há risco de hemorragia ou malignização (p. ex., adenoma), sintomas associados ao tumor (crescimento rápido, efeito de massa) ou incerteza diagnóstica.

Embora a ressecção seja considerada uma terapia curativa, é recomendável que o seguimento dos pacientes seja mantido, porque pode haver recorrência da doença. A cirurgia hepática videolaparoscópica vem sendo utilizada como primeira opção para o tratamento de lesões benignas, em virtude dos ótimos resultados alcançados com a técnica minimamente invasiva.

Referências

1. Nault JC, Bioulac-Sage P, Zucman-Rossi J. Hepatocellular benign tumors-from molecular classification to personalized clinical care. Gastroenterology. 2013;144(5):888-902.
2. Concejero AM, Chen CL, Chen TY, Eng HL, Kuo FY. Giant cavernous hemangioma of the liver with coagulopathy: adult Kasabach-Merritt syndrome. Surgery. 2009;145(2):245-7.
3. Yoon SS, Charny CK, Fong Y, Jarnagin WR, Schwartz LH, Blumgart LH, DeMatteo RP. Diagnosis, management, and outcomes of 115 patients with hepatic hemangioma. J Am Coll Surg. 2003; 197(3):392-402.
4. Roncalli M, Sciarra A, Tommaso LD. Benign hepatocellular nodules of healthy liver: focal nodular hyperplasia and hepatocellular adenoma. Clin Mol Hepatol. 2016;22(2):199-211.
5. Mathieu D, Kobeiter H, Maison P, Rahmouni A, Cherqui D, Zafrani ES, Dhumeaux D. Oral contraceptive use and focal nodular hyperplasia of the liver. Gastroenterology. 2000;118(3):560-4.
6. de Rave S, Hussain SM. A liver tumour as an incidental finding: differential diagnosis and treatment. Scand J Gastroenterol Suppl. 2002;(236):81-6.
7. Socas L, Zumbado M, Pérez-Luzardo O, Ramos A, Pérez C, Hernández JR, et al. Hepatocellular adenomas associated with anabolic androgenic steroid abuse in bodybuilders: a report of two cases and a review of the literature. Br J Sports Med. 2005;39(5):e27.
8. Stoot JH, Coelen RJ, De Jong MC, Dejong CH. Malignant transformation of hepatocellular adenomas into hepatocellular carcinomas: a systematic review including more than 1600 adenoma cases. HPB (Oxford). 2010;12(8):509-22.
9. Noels JE, van Aalten SM, van der Windt DJ, Kok NF, de Man RA, Terkivatan T, et al. Management of hepatocellular adenoma during pregnancy. J Hepatol. 2011; 54(3):553-8.
10. Marini P, Vilgrain V, Belghiti J. Management of spontaneous rupture of liver tumours. Dig Surg. 2002; 19(2): 109-13.
11. Viganò L, Rubbia-Brandt L, De Rosa G, Majno P, Langella S, Toso C, et al. Nodular regenerative hyperplasia in patients undergoing liver resection for colorectal metastases after chemotherapy: risk factors, preoperative assessment and clinical impact. Ann Surg Oncol. 2015;22(13):4149-57.

Carcinoma hepatocelular

Tomaz de Jesus Maria Grezzana Filho
Aljamir D. Chedid
Ian Leipnitz
Cleber Rosito P. Kruel

O carcinoma hepatocelular (CHC) é responsável por mais de 90% das neoplasias malignas primárias que ocorrem no fígado.[1] Atualmente, é a quinta causa de câncer mundial, e sua incidência vem aumentando em muitos países. Segundo a Organização Mundial da Saúde (OMS), é a segunda causa de morte por câncer e uma das causas mais frequentes de morte em pacientes com cirrose.[1]

Globalmente, entre as publicações ocidentais e orientais, existem algumas diferenças no que diz respeito ao diagnóstico, ao tratamento e ao prognóstico do CHC. Essas diferenças estão relacionadas à predominância do vírus da hepatite C (HCV, do inglês *hepatitis C virus*) no mundo ocidental e do vírus da hepatite B (HBV, do inglês *hepatitis B virus*) no mundo oriental.[2] Aqui, o enfoque é dado predominantemente às diretrizes ocidentais, lembrando que ainda se busca um consenso para o tratamento dessa neoplasia.[2]

Fatores de risco

Aproximadamente 90% dos casos de CHC estão associados com um fator de risco subjacente.[3] A cirrose está presente em 80% dos casos, e um terço dos cirróticos desenvolverá um CHC durante a vida.[3] A incidência de CHC relacionada ao HCV varia de 3 a 8% ao ano; para o CHC relacionado ao HBV, a incidência é de cerca de 2% ao ano.[3] Outros fatores de risco são obesidade, diabetes, ingesta de álcool e aflatoxinas, hemocromatose, tirosinemia, deficiência de α_1-antitripsina e doença de Wilson.[3] A cirrose devido à esteato-hepatite não alcoólica (NASH, do inglês *nonalcoholic steatohepatitis*) pode provocar CHC e pode ser aditiva às hepatites virais crônicas.[3] O mesmo ocorre em relação às coinfecções com o vírus da imunodeficiência humana (HIV, do inglês *human immunodeficiency virus*).[3]

Além disso, o CHC pode ocorrer sem que haja doença hepática prévia ou concomitante. A variante fibrolamelar, por exemplo, não tem relação com cirrose ou doença viral e ocorre em torno de 1% dos casos, sobretudo em mulheres jovens.[4] Recentemente, a introdução de novos agentes antivirais para o tratamento do HCV gerou expectativa de redução da incidência de CHC. Porém, o impacto desses tratamentos ainda é incerto e há relatos recentes de aumento das taxas de CHC após o uso de antivirais.[5]

Fisiopatogenia

O CHC é uma condição complexa com patogenia multifatorial. Cada tumor é resultado de uma combinação única de vários defeitos genéticos e não genéticos. Essas alterações levam a uma diversidade de vias de carcinogênese, com diversos potenciais alvos para tratamento. A doença crônica do fígado dispara uma sequência de morte celular, inflamação, regeneração compensatória e mutação genética, que torna o microambiente favorável à hepatocarcinogênese.[6] Diversas células e moléculas estão envolvidas nesse processo. Assim, o distúrbio, no microambiente, estimula a supressão de resposta antitumoral, da proliferação celular e da angiogênese e induz comportamento invasivo.[6]

Apresentação

Até alcançar 2 cm de diâmetro, o tumor geralmente é encapsulado, as células neoplásicas costumam ser bem diferenciadas e há pouco potencial para invasão e disseminação.[3,4] À medida que o tumor cresce, passa a perder sua diferenciação e aumenta o potencial invasor. A invasão vascular macroscópica e microscópica, o tamanho, o número de nódulos e a diferenciação celular são importantes fatores prognósticos.[3,4] Uma característica típica é a disseminação precoce e metastática para o próprio fígado. O CHC apresenta-se mais frequentemente como uma massa única ou com múltiplos nódulos, mas pode ser infiltrativo.

Detecção precoce

O papel dos programas de vigilância para o diagnóstico precoce do CHC permanece em discussão.[1,3,4] Apesar de o nível de evidência dos estudos ter qualidade somente moderada, pacientes cirróticos, e outros grupos de alto risco, aparentemente são beneficiados por esse tipo de intervenção.

Como exemplo, a sobrevida de 3 anos de um grupo de 4.735 pacientes, que realizou vigilância, foi significativamente maior do que a de um grupo de 6.115 pacientes que não realizou vigilância (50,3% vs. 27,9%; P < 0,001).[1] Esses resultados estão relacionados à detecção da doença em fases mais precoces (61,8% vs. 38,2%; P < 0,001), nas quais houve a possibilidade de tratamento com intenção curativa.[1]

Até o momento, não existem estudos comparando a vigilância por ultrassonografia (US) com a combinação de US e alfafetoproteína (AFP), para determinar qual esquema é superior em termos de detecção precoce e terapia curativa.[1] Em termos de sobrevida, ambos os esquemas têm desempenho semelhante.[1]

Diagnóstico

Em países desenvolvidos, o diagnóstico de tumores em estágio inicial é possível entre 30 e 60%, o que permite a aplicação de terapias curativas.[3] Ao contrário da maioria das doenças malignas, o diagnóstico de CHC pode ser estabelecido radiologicamente sem necessidade de biópsia confirmatória, na maior parte das vezes.[1,3,4]

A tomografia computadorizada (TC) multifásica segue sendo o teste diagnóstico de escolha para o diagnóstico do CHC. A ressonância magnética (RM) é marginalmente mais sensível que a TC em nódulos < 1 cm, sendo semelhante nas outras situações e não justificando seu uso rotineiro.

O CHC possui características radiológicas muito típicas. Na fase arterial, o tumor contrasta-se mais intensamente (*wash-in*) que o parênquima hepático ao seu redor, enquanto, nas fases venosa e tardia, o CHC contrasta menos que o parênquima circunjacente (*washout*) (**FIG. 52.1**).

Outros sistemas de diagnóstico, como o LI--RADS (do inglês *Liver Imaging Report and Data System*), classificam os achados radiológicos em cinco categorias, conforme a probabilidade de benignidade ou malignidade. Eles levam em conta, além dos achados nas fases arterial, venosa e tardia, características como a aparência da cápsula e do *washout*, o diâmetro e o crescimento. O objetivo é unificar a termi-

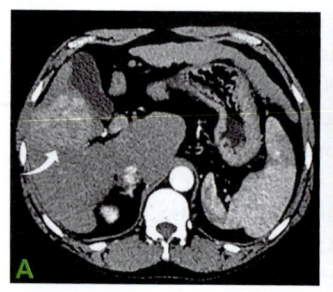

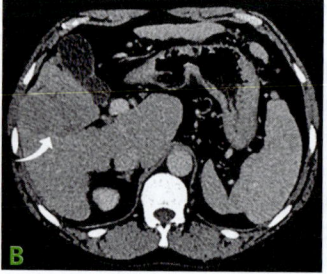

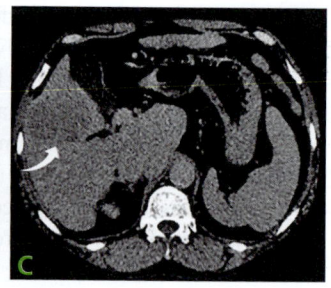

FIGURA 52.1 Padrão típico de realce radiológico encontrado no carcinoma hepatocelular. **(A)** Fase arterial. **(B)** Fase venosa. **(C)** Fase tardia.

nologia e os critérios diagnósticos, facilitando a comunicação e a análise dos resultados do tratamento.[7]

As recomendações para o diagnóstico do CHC pela American Association for the Study of Liver Diseases (AASLD) encontram-se na **FIGURA 52.2**.

Nódulos < 1 cm

Em nódulos com menos de 1 cm de diâmetro, a recomendação é de vigilância com US, em intervalos de 3 meses. Se não houver crescimento do nódulo em 2 anos, a vigilância com intervalos de 6 meses é retomada.[3]

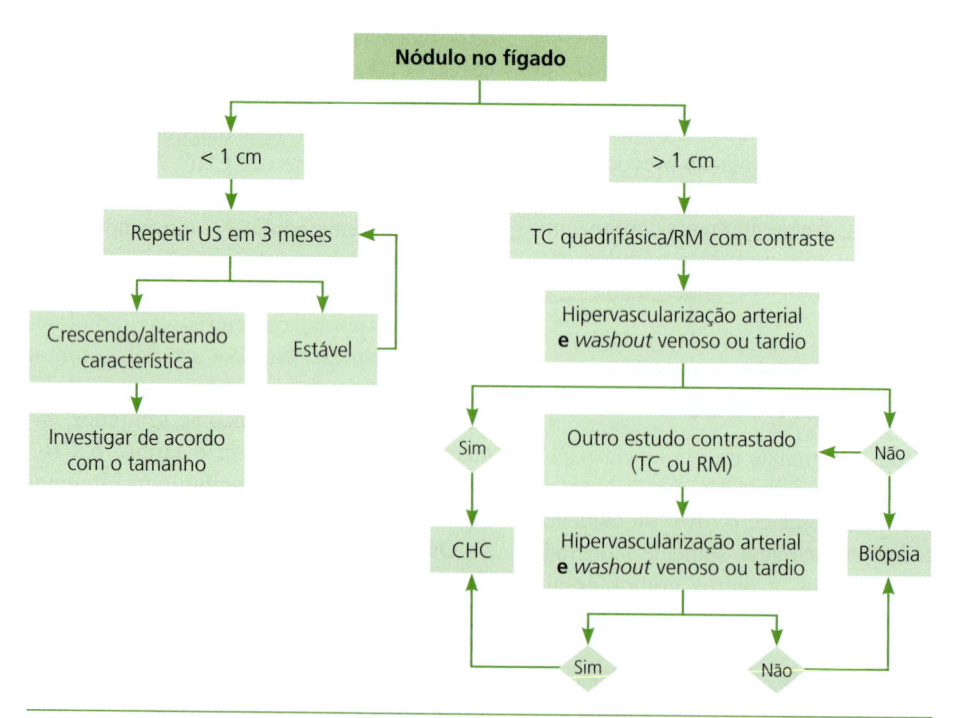

FIGURA 52.2 Fluxograma da American Association for the Study of Liver Diseases para o diagnóstico do carcinoma hepatocelular.
CHC, carcinoma hepatocelular; RM, ressonância magnética; TC, tomografia computadorizada; US, ultrassonografia.
Fonte: Bruix e Sherman.[4]

Nódulos > 1 cm

Nos nódulos com mais de 1 cm, a presença dos critérios radiológicos, citados previamente em um único exame de imagem, confirma o diagnóstico, e o tratamento do CHC dever ser iniciado. Se os achados não forem característicos ou o perfil vascular não for típico, um segundo exame de imagem contrastado deve ser realizado ou, então, a lesão deve ser biopsiada. Se a biópsia for negativa, os pacientes devem ser seguidos por exame de imagem com intervalos de 3 a 6 meses, até o nódulo desaparecer, crescer ou características típicas surgirem. Se a lesão crescer e permanecerem as características atípicas, uma nova biópsia é recomendável.[4]

As taxas de semeadura tumoral em nódulos biopsiados < 2 cm não foram mensuradas, mas provavelmente são baixas. As taxas de sangramento pós-biópsia com agulha fina são, provavelmente, semelhantes às de biópsias do fígado, em geral.[3]

Estadiamento

A avaliação do estágio tumoral, as decisões terapêuticas e o prognóstico são complexos no CHC, uma vez que variáveis de duas doenças – cirrose e câncer – estão envolvidas, na maior parte das vezes. O sistema de estadiamento ideal deveria levar em conta o estágio do tumor, a função hepática e o estado funcional do paciente.

Vários sistemas foram desenvolvidos nas últimas décadas (BCLC, CLIP, HKLC, JIS, TNM), sem que nenhum tenha obtido aceitação mundial. O BCLC (do inglês *Barcelona Clinic Liver Cancer*) (**FIG. 52.3**) e, recentemente, o HKLC (do inglês *Hong Kong Liver Cancer*)[8] são os únicos construídos com base em resultados de ensaios clínicos que permitiram a identificação de variáveis de prognóstico e indicam uma forma de tratamento a seguir. Atualmente, o BCLC, que foi revisado em 2016, é o sistema de estadiamento mais utilizado no mundo ocidental.[3,4]

O primeiro passo na avaliação dos pacientes combina o prognóstico (anteriormente) com a seleção do tratamento (a seguir). O tratamento deveria ser selecionado com base em uma avaliação detalhada das características do paciente, como idade e comorbidades. A classificação de Child-Pugh não é sensível o suficiente para identificar pacientes com insuficiência hepática que mereceriam consideração para transplante. Ou seja, alguns pacientes Child-Pugh A ou B podem apresentar eventos como peritonite bacteriana espontânea, sangramento por varizes recorrente, ascite refratária, síndrome hepatorrenal, encefalopatia recorrente e desnutrição grave, os quais não estão contemplados na classificação de Child-Pugh e podem ser indicação de transplante. De forma semelhante, pacientes em estágio avançado da doença hepática (Child-Pugh C), dentro dos critérios de Milão e com MELD (do inglês *Model for End-Stage Liver Disease*) elevado, deveriam ser considerados para transplante.

BCLC 0 – Estágio muito inicial

Neste estágio, a cirurgia não é mais a única forma de terapia de primeira linha. Ressecção, transplante e ablação fornecem excelentes resultados para lesões ≤ 2 cm, em pacientes com função hepática preservada.[2] As taxas de sobrevida variam de 60 a 80%, em 5 anos. Embora não existam ensaios comparando a eficácia da cirurgia *versus* ablação nos estágios muito precoces, aparentemente a ablação não é inferior à cirurgia e pode ser mais custo-efetiva.[2]

Não existem guias claros para a tomada de decisão em pequenos tumores quando os pacientes são candidatos a diversas modalidades de tratamento. A ressecção tem sido escolhida na maior parte das vezes, optando-se pelo transplante quando houver hipertensão portal significativa ou baixa reserva funcional hepática, ou se estiverem presentes características de mau prognóstico, como a presença de nódulos-satélites ou invasão microvascular em análise histopatológica.[2]

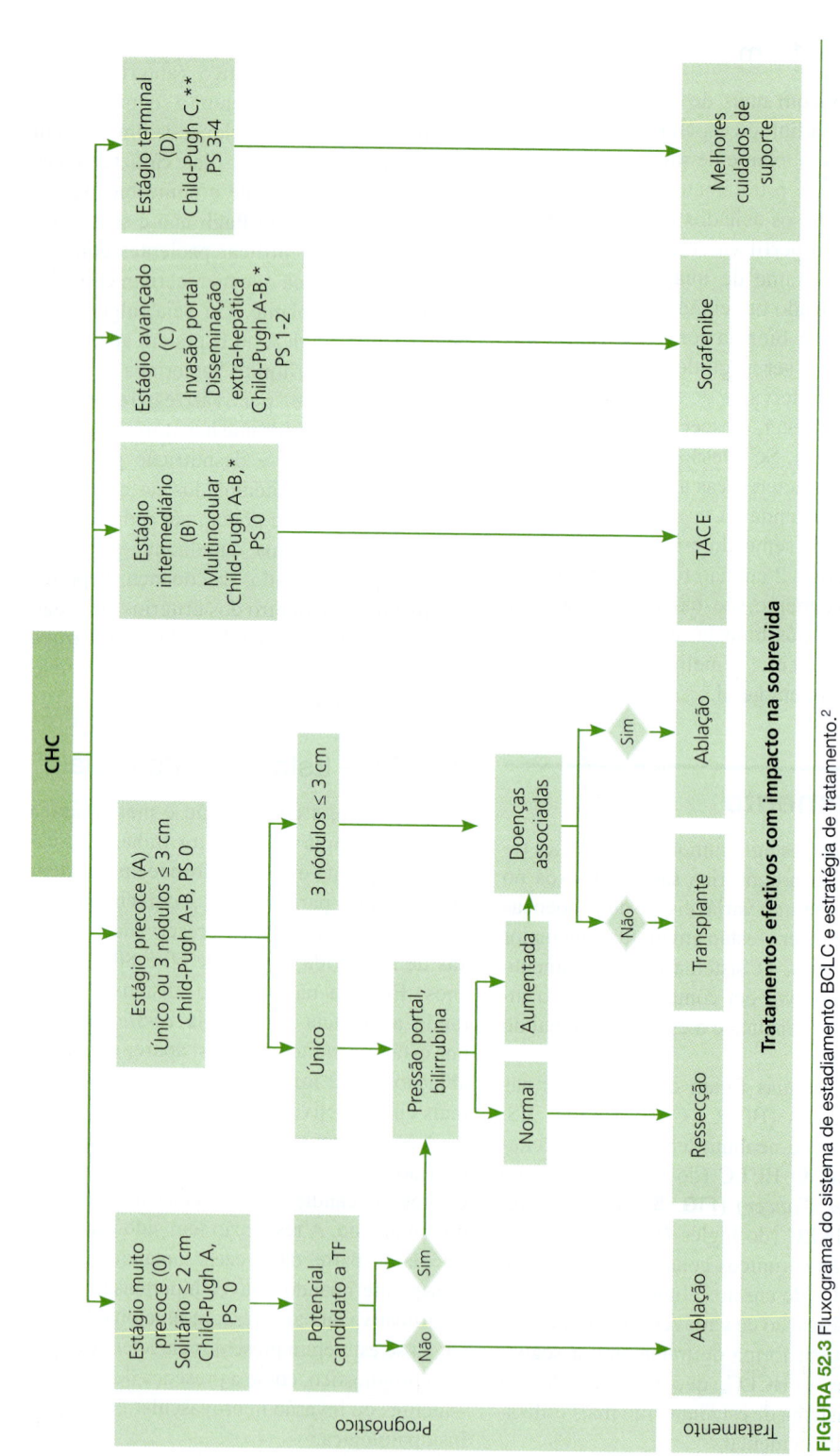

FIGURA 52.3 Fluxograma do sistema de estadiamento BCLC e estratégia de tratamento.[2]

* A classificação de Child-Pugh não é sensível para identificar alguns pacientes com doença hepática avançada, que merecem consideração para transplante (ver texto).
**Pacientes com cirrose em fase terminal, devido à função hepática comprometida (Child-Pugh C ou estágios precoces com preditores de maus resultados ou MELD elevado), deveriam ser considerados para transplante.

BCLC, do inglês *Barcelona Clinic Liver Cancer*; CHC, carcinoma hepatocelular; MELD, do inglês *Model for End-Stage Liver Disease*; SP, status de performance; TACE, quimioembolização intra-arterial (do inglês *transarterial chemoembolization*); TF, transplante de fígado.

Fonte: Bruix e colaboradores.[2]

BCLC A – Estágio inicial

A ressecçao e o transplante são as terapias com melhores resultados para candidatos bem-selecionados, que são classificados como estágio inicial. A modalidade de tratamento deveria ser escolhida de acordo com os resultados previstos em médio e longo prazo.[2]

De forma geral, a presença de hipertensão portal significativa tem impacto negativo nas ressecções tumorais.[3,4] Nessas condições, o transplante de fígado (TF) deveria ser considerado, atingindo sobrevidas de 70%, em 5 anos. Já os pacientes sem condições de tratamento cirúrgico, devido a comorbidades, são selecionados para tratamento ablativo.[2,4]

BCLC B – Estágio intermediário

Pacientes neste estágio devem ser tratados com quimioembolização intra-arterial (TACE, do inglês *transarterial chemoembolization*). Ensaios randomizados têm demonstrado que a TACE aumenta significativamente o tempo de sobrevida. Uma metanálise cumulativa demonstrou que a TACE aumentou a proporção de pacientes que sobreviveram 2 anos.[2-4] Algumas publicações têm demonstrado que, dentro do estágio intermediário do BCLC, há um grupo de pacientes com lesões multinodulares ou tumores volumososque pode beneficiar-se com o tratamento cirúrgico, com resultados significativamente melhores do que com a terapia com TACE.[2,8]

BCLC C – Estágio avançado

Nesta categoria, entram tumores com invasão portal e disseminação extra-hepática, sintomáticos, classificados como Child-Pugh A ou B. A terapia sistêmica com sorafenibe é o único tratamento capaz de aumentar a sobrevida de forma significativa.[2-4]

BCLC D – Estágio terminal

Não existem tratamentos efetivos para pacientes neste estágio, seja pela extensão do tumor ou pela doença hepática avançada. Os melhores cuidados de suporte devem ser oferecidos.[2-4]

Tratamentos efetivos com impacto na sobrevida

Diversos estudos têm sido conduzidos na tentativa de encontrar uma assinatura molecular para o CHC e dirigir a terapia conforme a agressividade tumoral. Até o momento, apesar de avanços encorajadores no entendimento dessa neoplasia, as terapias-alvo, combinadas aos escores clínicos, necessitam de mais estudos para aplicação clínica.[6]

Ressecção cirúrgica parcial

Não cirróticos

A ressecção hepática é a melhor opção de tratamento em fígados que não apresentam cirrose.[3,4] Estes perfazem 5% dos casos no mundo ocidental e 40% no mundo oriental.[3] Em pacientes bem-selecionados, com tumores pequenos, a sobrevida é semelhante à do transplante em 5 anos (60-80%). Pacientes sem cirrose, mesmo com tumores volumosos, toleram bem ressecções maiores, com taxas reduzidas de complicações graves e sobrevida aceitável em 5 anos (30-50%) (**FIG. 52.4**).

Cirróticos

Em pacientes cirróticos, a seleção ideal envolve avaliação da reserva funcional e da extensão do tumor. Por exemplo, uma hepatectomia direita (ressecção dos segmentos 5-8) em um paciente com bilirrubinas e tempo de protrombina normais, sem sinais de hipertensão portal, está associada ao baixo risco de insuficiência hepática e morte. Em contrapartida, até uma pequena ressecção em cunha, em um paciente com função hepática inadequada e hipertensão portal significativa, pode levar ao óbito.

Com os avanços em termos cirúrgicos, a sobrevida esperada é de 60% em 5 anos, com mortalidade perioperatória de 2 a 3%, e necessidade de transfusões em menos de 10% dos casos. As diretrizes da AASLD e da EASL-EORTC (European Association for the Study of the Liver – European Organisation for Research and Treatment of Cancer) recomendam a ressecção de tumores únicos em pacientes

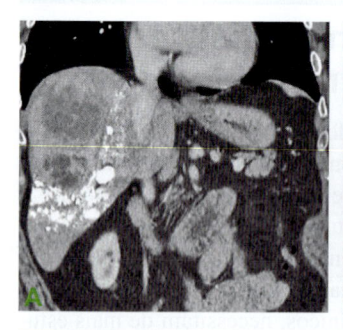

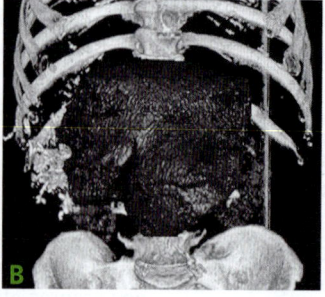

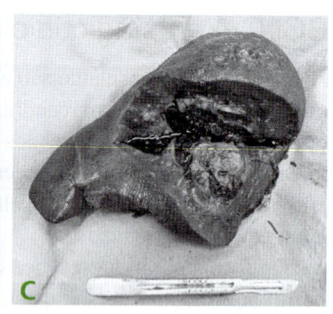

FIGURA 52.4 (A) Carcinoma hepatocelular volumoso no lobo direito do fígado. A veia porta direita foi embolizada para permitir crescimento do lobo esquerdo. **(B)** Volumetria hepática do lobo esquerdo após 4 semanas. **(C)** Espécime ressecado.

com função hepática bem-preservada.[3,4] Indicações adicionais para pacientes com tumores multifocais, ou com hipertensão portal leve, requerem comparações prospectivas com tratamentos locorregionais.[4]

De fato, algumas publicações de estudos retrospectivos demonstram benefício da ressecção hepática em pacientes selecionados com tumores volumosos ou multifocais, que estão classificados como BCLC B, quando comparados ao uso de TACE.[8] A presença de trombose portal é um fator de mau prognóstico e doença avançada. Porém, em casos selecionados, a ressecção com reconstrução vascular pode trazer benefícios.[9] Sempre que possível, as ressecções anatômicas (que respeitam as linhas que separam os setores e os segmentos) são desejáveis, desde que haja fígado remanescente suficiente para evitar insuficiência hepática. Quando uma ressecção não anatômica é selecionada, recomenda-se margem de pelo menos 1 cm.[10]

Avaliação da função hepática e hipertensão portal significativa em cirróticos

No Serviço de Cirurgia do Aparelho Digestivo do Hospital de Clínicas de Porto Alegre, predomina a utilização da classificação de Child-Pugh para determinação da função hepática. Porém, essa classificação tem valor preditivo inconsistente, e pacientes classificados como Child-Pugh A podem ter hipertensão portal significativa, o que impede a ressecção.[3,4] Assim, o refinamento da avaliação por meio de métodos mais sofisticados, como a taxa de retenção do verde de indocianina em 15 minutos (ICG15), permite uma seleção estratificada dos pacientes cirróticos e é utilizada principalmente em países asiáticos.[3,4] Na ausência dessa ferramenta, os níveis de bilirrubinas servem como um marcador substituto.[3,4]

A avaliação da hipertensão portal significativa pode ser realizada pelo gradiente de pressão venosa hepática, que é mensurada pelo cateterismo das veias hepáticas (hipertensão portal = gradiente $\geq$ 10 mmHg) ou, então, por marcadores substitutos indiretos.[3,4] Entre os marcadores indiretos – contagem de plaquetas < 100.000/mm^3, esplenomegalia, presença de varizes esofágicas –, a contagem de plaquetas costuma ser a mais acessível e foi confirmada como fator preditivo independente, em casos de CHC ressecado.[4]

Estudos têm demonstrado que a concentração normal de bilirrubinas e a ausência de hipertensão portal significativa (< 10 mmHg), mensurada por gradiente de pressão venosa hepática, são os melhores preditores de excelentes resultados após cirurgia, com mínimo risco de insuficiência hepática no pós-operatório.[4] Podem ser incluídos alguns pacientes com Child-Pugh B,[7] cuja ressecção programada é de tumores pequenos e periféricos.[3,4] Na prática, menos de 10% dos pacientes preenchem os critérios para a realização de uma ressecção segura.[4] A expansão desses critérios, pela aplicação do escore MELD ≤ 10, precisa ser validada, prospectivamente, em termos de sobrevida.[4]

A estratégia sugerida para ressecções de fígados com cirrose encontra-se na **FIGURA 52.5**.

Risco de recorrência

Após ressecções tumorais, as taxas de recorrência excedem 70% e costumam ocorrer nos primeiros 2 anos.[3,4] Até o momento, não existem terapias efetivas pré-operatórias ou adjuvantes capazes de reduzir as taxas de recidiva pós-ressecção.[3] Os principais fatores que predizem recorrência são a invasão microvascular e/ou a presença de outras lesões além da lesão primária (metástases intra-hepáticas).[3,4] Outros fatores, como o tamanho do tumor, têm menor impacto.[3]

Aparentemente, a recorrência precoce costuma ser mais agressiva e ocorre pela disseminação do tumor primário. Em contrapartida, novas lesões tumorais costumam ter comportamento biológico menos agressivo e há possibilidade de nova ressecção ou de transplante de

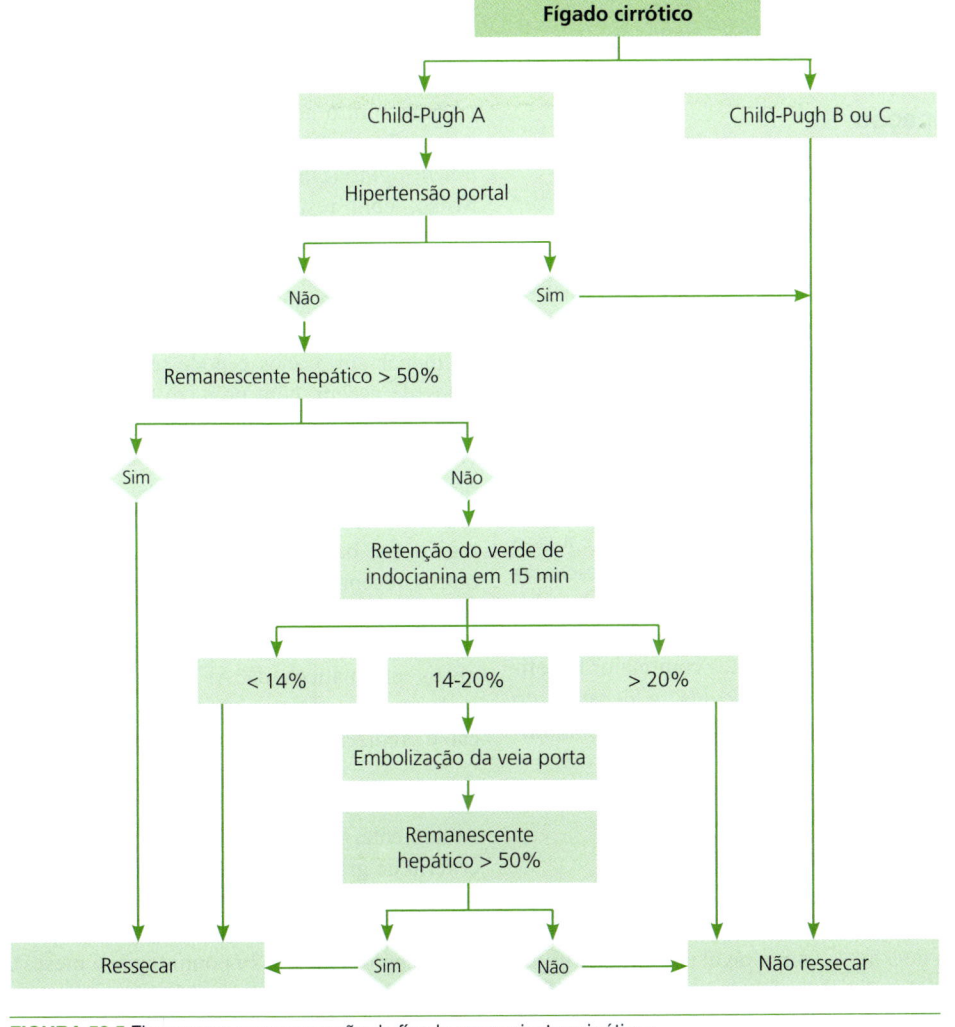

FIGURA 52.5 Fluxograma para ressecção de fígado em pacientes cirróticos.
Fonte: Clavien e colaboradores.[11]

salvação (*salvage transplantation*), desde que a doença permaneça dentro dos critérios de Milão.[3,4] Entretanto, há controvérsias sobre esse tema, e, até o momento, não há uma definição clara de quais pacientes se beneficiam com essa intervenção.

Alguns autores propõem que os pacientes que apresentam invasão microvascular na análise histopatológica sejam imediatamente listados para transplante, para não correr o risco de recidiva, que impede a sua realização.[3] No Brasil, uma vez ressecado o CHC, o paciente ainda pode ser incluído em lista, porém, perde priorização para transplante.

Transplante de fígado

Indicação

O transplante de fígado (TF) está indicado para pacientes nos estágios iniciais da doença (BCLC 0 e A).[12] Tem a vantagem de tratar a neoplasia e a doença hepática subjacente, que é o principal fator de risco para o desenvolvimento de novos tumores. Assim, é a terapia com maior chance de cura entre todas as modalidades de tratamento.[12]

Houve aumento no número de pacientes com CHC referidos para transplante em todo o mundo. Hoje, na maior parte dos centros, 15 a 50% dos transplantes são efetuados para tratamento do CHC.[12] O principal limitante a essa forma de terapia permanece sendo a escassez de órgãos; portanto, estes devem ser alocados de maneira eficiente.[12,13] Assim, a seleção deve priorizar os pacientes com maior benefício em termos de sobrevida, e depende do número de pacientes em lista e da disponibilidade de órgãos por região.[12,13]

Seleção e critérios para entrada em lista

O consenso atual recomenda que o TF seja reservado para pacientes que têm sobrevida prevista de 5 anos, comparável aos que são transplantados por outras razões que não o CHC.[13] A avaliação pré-operatória do tamanho do maior tumor ou do diâmetro total dos tumores deveria ser a principal consideração ao selecionar os pacientes.

Atualmente, os critérios de Milão (tumor único ≤ 5 cm ou ≤ 3 nódulos a cada ≤ 3 cm, sem presença de invasão macrovascular e doença à distância) são um fator prognóstico independente para resultados do TF, com base em uma metanálise de 90 estudos em 17.780 pacientes.[13] Outros critérios, como os da University of California, San Francisco (UCSF) (tumor único ≤ 6,5 cm ou 3 nódulos, o maior ≤ 4,5 cm, e diâmetro tumoral total ≤ 8 cm), apresentam significativa superposição aos critérios de Milão e permitem aumento de cerca de 5% no número de pacientes selecionáveis para transplante.[4,13] Pacientes dentro do critério *up-to-seven* (a soma do diâmetro do maior nódulo, com o número de nódulos, não ultrapassa 7) podem ser transplantados após *downstaging* (DS) efetivo para os critérios de Milão, com resultados semelhantes quando não é encontrada invasão microvascular no explante.[4,13]

A expansão dos critérios de seleção para além dos critérios de Milão determina sobrevida menor em 5 anos e pode ter impacto nas listas de espera, com prejuízo para pacientes com tumores menos avançados ou sem tumor. Assim, recomenda-se que pacientes com pior prognóstico sejam considerados para transplante se a mortalidade em lista de espera da região for baixa e não provocar prejuízo a outros receptores com melhor prognóstico.[13] Neste contexto e em combinação com os critérios de número e tamanho de tumores, os níveis plasmáticos da AFP (< 400 ng/mL) podem ser uma ferramenta auxiliar para a seleção e predizem recorrência tumoral.[4]

Manejo dos pacientes em lista

Atualmente, a legislação brasileira utiliza o critério de gravidade MELD e concede pontuação especial nos casos de tumores > 2 cm de diâmetro (20 pontos na inclusão em lista, 24 pontos após 3 meses, 29 pontos após 6 meses), a fim de abreviar a espera. Mesmo assim, um número considerável de pacientes que aguarda em lista (cerca de 20%) é posteriormente excluído em razão da evolução da doença.[3,13] Por esse motivo, recomenda-se o tratamento neoadjuvante (ou tratamento-ponte) como forma de prevenir a saída da lista para transplante,[3,4,11] especialmente nos pacientes cuja previsão de espera em lista é maior que 6 meses.[13] Os principais métodos utilizados são a alcoolização percutânea (AP, também conhecido como injeção percutânea de etanol), a TACE e a ablação por radiofrequência (RFA, do inglês *radiofrequency ablation*).[3,4,12]

Downstaging e transplante

O DS é definido como a redução no número e no tamanho dos tumores, de acordo com critérios pré-definidos – mais comumente os critérios de Milão –, por meio de terapias locorregionais.[4] Até o momento, o nível de evidência para a sua aplicação é baixo.

Dois pequenos estudos prospectivos demonstraram que a sobrevida após DS bem-sucedido foi semelhante à de pacientes que inicialmente preenchiam critérios para transplante.[4,13] Entretanto, não existe consenso quanto à avaliação radiológica da resposta à terapia locorregional e aos limites de sua aplicabilidade.[12]

Existem dúvidas sobre a real eficácia oncológica dessa forma de terapia como método de refinamento para a seleção de pacientes para transplante.[4] Ou seja, em contrapartida a um número maior de transplantes realizados após DS, pode haver aumento significativo do número de recidivas precoces pós-transplante, sem benefício global.[4,13]

A recomendação é que o transplante seja realizado após DS bem-sucedido; porém, a sobrevida em 5 anos deveria ser comparável à dos pacientes que não necessitam de DS.[1,13] Uma vez que o tumor seja reduzido com sucesso, um período de observação em lista de pelo menos 3 meses é recomendável antes de considerar TF.[13]

Ablação percutânea

A ablação local é considerada a primeira linha de tratamento para tumores em fases iniciais, não selecionáveis para cirurgia.[1,3,4] A AP alcança necrose de 90% em tumores < 2 cm, 70% em tumores de 2 a 3 cm e 50% em tumores de 3 a 5 cm. Em pacientes Child-Pugh A com tumores iniciais, a sobrevida de 5 anos atinge 47 a 53%.[3,4] A principal alternativa à AP é a RFA, que induz necrose de coagulação do tumor, produzindo um "anel de segurança", que pode atingir satélites não detectados.

Ensaios clínicos randomizados demonstram superioridade da RFA em comparação com a AP em tumores > 2 cm, com melhor controle local e taxas de recidivas significativamente menores, porém, com taxa maior de complicações (4% vs. 2,7%).[1,3,4] A sobrevida com o uso da RFA atinge 40 a 70% em 5 anos e pode ser ainda melhor em candidatos altamente selecionados.[3] Os melhores resultados são obtidos em pacientes com Child-Pugh A e tumores < 2 cm de diâmetro, sendo estes os principais candidatos.[3,4] Fatores independentes de sobrevida são a resposta inicial completa, o escore de Child-Pugh, o número e o tamanho dos nódulos e os níveis basais de AFP.[3,4]

Quimioembolização intra-arterial

A TACE é a forma mais frequente de tratamento para o CHC irressecável e a primeira linha de tratamento para pacientes em estágio intermediário BCLC B.[3] É utilizada adicionalmente como terapia-ponte para pacientes em lista de espera para transplante.

A obstrução da artéria hepática ou de seus ramos pelo uso de agentes embolizantes, associados a quimioterápicos (doxorrubicina e cisplatina) misturados ao Lipiodol®, induz extensa ação isquêmica e citotóxica. A terapia retarda a progressão tumoral e a invasão vascular de modo significativo. Os melhores candidatos são indivíduos com função hepática preservada e tumores multinodulares assintomáticos sem invasão vascular ou disseminação extra-hepática. A utilização em pacientes com Child-Pugh B deve ser feita com cautela, enquanto os pacientes com Child-Pugh C ou aqueles com trombose da veia porta devem ser excluídos devido à chance de descompensação da hepatopatia e eventos adversos graves.

Uma metanálise recente, comparando a TACE convencional ao uso de TACE com microesferas carreadoras (DEB-TACE, do inglês *drug-eluting bead transarterial chemoembolization*), não demonstrou diferenças em termos de resposta objetiva e complicações entre as duas terapias.[2]

Sorafenibe

O sorafenibe é um inibidor da tirosinocinase de uso oral, indicado para tratamento sistêmico de pacientes com função hepática bem-preservada (Child-Pugh A) e com tumores avançados (BCLC C), ou para pacientes com progressão de estágio devido ao insucesso da terapia locorregional.

Em pacientes com Child-Pugh B, não há recomendações claras, mas estudos de coorte mostram perfil de segurança semelhante. Os principais efeitos colaterais são a ocorrência de diarreia e reações cutâneas nas mãos e nos pés. Até o momento, não existe indicação de uso de sorafenibe após ressecção, ablação ou transplante.

Terapias em desenvolvimento

Terapias como a radioembolização intra-arterial (TARE, do inglês *transarterial radioembolization*) com microesferas carregadas com ítrio-90 podem ser alternativas para pacientes que não são candidatos à TACE e ao sorafenibe em estágio BCLC B, com sobrevida mediana de 18 meses.[2] Outras terapias, como a quimioterapia transrterial seletiva ou radioterapia externa, não têm sido recomendadas e necessitam de estudos para comprovar benefício terapêutico.[2]

Referências

1. Heimbach J, Kulik LM, Finn R, Sirlin CB, Abecassis M, Roberts R, et al. AASLD guidelines for the treatment of hepatocellular carcinoma. Hepatology. 2017 Jan 28. [Epub ahead of print]
2. Bruix J, Reig M, Sherman M. Evidence-based diagnosis, staging, and treatment of patients with hepatocellular carcinoma. Gastroenterology. 2016;150(4):835-53.
3. European Association For The Study Of The Liver1; European Organisation For Research And Treatment Of Cancer. EASL-EORTC clinical practice guidelines: management of hepatocellular carcinoma. J Hepatol. 2012;56(4):908-43.
4. Bruix J, Sherman M. Management of hepatocellular carcinoma: an update. Hepatology. 2011;53(3):1020-2.
5. Reig M, Boix L, Bruix J. The impact of direct antiviral agents on the development and recurrence of hepatocellular carcinoma. Liver International. 2017;37 Suppl 1:136-9.
6. Samonakis DN, Kouroumallis EA. Systemic treatments for hepatocellular carcinoma: still unmet expectations. World J Hepatology. 2017;9(2):80-90.
7. Elsayes KM, Kielar AZ, Agrons MM, Szklaruk J, Tang An, Bashir Mr et al. Liver Imaging Reporting and Data System: an expert consensus statement. Journal of Hepatocellular Carcinoma. 2017; 4: 29-39.
8. Yau T, Tang VYF, Yao TJ, Fan ST, Lo CM, Poon RTP. Development of Hong Kong liver cancer staging system with treatment stratification for patients with hepatocellular carcinoma. Gastroenterology. 2014; 146(7):1691-700.e3.
9. Wada H, Eguchi H, Noda T, Ogawa H, Yamada D, Tomimaru Y, et al. Selection criteria for hepatic resection in intermediate-stage (BCLC stage B) multiple hepatocellular carcinoma. Surgery. 2016;160(5):1227-35.
10. Kokudo T, Hasegawa K, Matsuyama Y, Takayama T, Izumi N, Kadoya M, et al. Survival benefit of liver resection for hepatocellular carcinoma associated with portal vein invasion. J Hepatol. 2016;65(5):938-43.
11. Clavien PA, Petrowsky H, De Oliveira M, Graf R. Strategies for safer liver surgery and partial liver transplantation. N Engl J Med. 2007;356(15):1545-59.
12. Sapisochin G, Bruix J. Liver transplantation for hepatocellular carcinoma: outcomes and novel surgical approaches. Nat Rev Gastroenterol Hepatol. 2017; 14(4):203-17.
13. Clavien PA, Lesurtel M, Bossuyt PMM, Gores GJ, Langer B, Perrier AP. Recommendations for liver transplantation for hepatocellular carcinoma: an international consensus conference report. Lancet Oncol. 2012;13(1):e11-e22.

Metástases hepáticas

Aljamir D. Chedid
Cleber Rosito P. Kruel
Tomaz de Jesus Maria Grezzana Filho
Ian Leipnitz

O fígado é o filtro natural do sangue portal proveniente do cólon, do reto, do intestino delgado, do pâncreas e dos órgãos do trato gastrintestinal superior. Essa é a razão pela qual os tumores gastrintestinais primários acabam sendo os principais responsáveis pelas metástases hepáticas. Contudo, há outras neoplasias malignas (p. ex., mama, pulmão, melanoma), com sítio extra-abdominal, que também costumam metastatizar para o fígado. No passado, o diagnóstico de metástases hepáticas de carcinoma colorretal tinha prognóstico sombrio, e raramente os pacientes sobreviviam mais do que 3 anos.

Os avanços recentes na detecção precoce das lesões metastáticas no fígado, associados ao aperfeiçoamento das técnicas cirúrgicas e à introdução de novos agentes quimioterápicos, modificaram a sobrevida dos pacientes, principalmente daqueles com metástases secundárias aos tumores colorretais e neuroendócrinos.

Neoplasia maligna colorretal

História natural

O câncer colorretal está entre as cinco neoplasias malignas de maior incidência no Brasil e no mundo ocidental. O fígado é o órgão mais comumente acometido por metástases. O grande desenvolvimento da cirurgia hepática, nas últimas, décadas deve-se, principalmente, à experiência obtida nas hepatectomias para tratamento dessas metástases. Cerca de 50% dos pacientes com diagnóstico de carcinoma colorretal serão acometidos por metástases hepáticas no momento do diagnóstico, ou em um prazo de até 3 anos. Desses pacientes, pelo menos a metade será candidata à cirurgia para ressecção das lesões hepáticas.[1]

A opção terapêutica pela ressecção hepática tem modificado a curva de sobrevida dos pacientes portadores de câncer colorretal. Séries históricas de pacientes em que as lesões hepáticas não eram tratadas com cirurgia apresentavam média de sobrevida de 6 a 9 meses, e poucos pacientes estavam vivos após 5 anos. A partir do momento em que as metástases passaram a ser ressecadas com segurança, a presença de doença tumoral no fígado deixou de ser sinônimo de incurabilidade, e vários estudos demonstraram – e a experiência dos autores também – que uma sobrevida em 5 anos pode ser alcançada em pelo menos 40% dos pacientes.

Os avanços obtidos a partir da introdução de novos agentes quimioterápicos (oxaliplatina, irinotecano, bevacizumabe e cetuximabe) possibilitaram aumento ainda maior na sobrevida dos pacientes (60% em 5 anos), o que consolida a cirurgia como método de escolha para o tratamento de metástases hepáticas. Atualmente, estima-se que um quinto desses pacientes possa estar curado em um período de 10 anos.[2]

Seleção e estadiamento de pacientes para ressecção hepática

No planejamento da ressecção de metástases hepáticas, deve-se excluir a presença de doença extra-hepática disseminada. Nesse sentido, é recomendável que sejam realizados exames de estadiamento antes da cirurgia. Os exames de imagem necessários para estabelecer a extensão da doença são a tomografia computadorizada (TC) helicoidal de abdome ou a ressonância magnética (RM) do abdome, associadas à TC de tórax. Recentemente, a combinação da tomografia por emissão de pósitrons (PET, do inglês *positron emission tomography*), associada à TC, possibilita correlacionar o achado anatômico com uma informação funcional relativa à atividade metabólica do tecido. O acréscimo da PET auxilia na identificação de doença neoplásica em sítio extra-hepático. A maioria dos estudos relata que 14 a 25% dos casos teriam sua conduta modificada pela detecção de metástases extra-hepáticas[3] (**FIG. 53.1**). Assim, tem sido adotada a conduta de solicitar a PET sempre que possível, antes de proceder à ressecção de metástases hepáticas.

Os aspectos relacionados com a cirurgia de ressecção do tumor primário também são muito importantes para que sejam alcançados os melhores resultados após a ressecção das metástases hepáticas. A remoção do tumor primário com margens livres, associada a uma linfadenectomia adequada, deve fazer parte da boa prática oncológica antes de indicar hepatectomia para tratamento das metástases. Em algumas situações, nas quais esses preceitos oncológicos não foram atingidos, pode ser indicada a reoperação do sítio do tumor primário, com o objetivo de complementar o tratamento.

A colonoscopia também deve ser incluída como parte do estadiamento pré-operatório, nos casos em que o exame tenha sido feito há mais de 1 ano. O objetivo dessa conduta é identificar uma possível recidiva local ou até o surgimento de novos tumores primários.

Ressecção associada com doença extra-hepática

Uma vez completado o estadiamento, há situações em que podem existir dúvidas em relação ao benefício da ressecção das lesões hepáticas. Há alguns anos, a presença de doença extra-hepática era considerada uma contraindicação formal para a ressecção das metástases hepáticas. Entretanto, estudos recentes têm demonstrado que, em casos selecionados de doença extra-hepática localizada, a ressecção das lesões hepáticas, associada com a ressecção da doença extra-hepática, pode trazer benefício na sobrevida dos pacientes.[4]

Avaliação da ressecabilidade, táticas e estratégias cirúrgicas

Em decorrência da evolução técnica alcançada nas últimas décadas, a abordagem dos pacientes

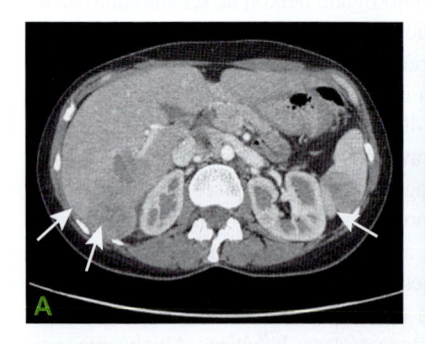

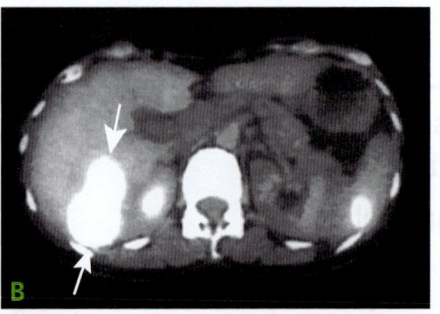

FIGURA 53.1 (A) Imagem de tomografia computadorizada compatível com metástases de carcinoma de cólon no fígado e no baço (*setas*). **(B)** A correlação com a tomografia por emissão de pósitrons demonstra aumento do metabolismo das lesões no lobo direito do fígado e no baço.

com múltiplas lesões hepáticas tem sido modificada gradualmente. Antes, a presença de lesões múltiplas (mais de quatro), ou lesões bilobares, era considerada fator de mau prognóstico, e muitos cirurgiões optavam por não ressecar fígados com esse grau de acometimento da doença. Essa abordagem faz parte do passado, e outras tendências dominam o cenário atual.

Atualmente, do ponto de vista técnico, a ressecabilidade não está baseada na quantidade de parênquima a ser removido. O mais importante é deixar um remanescente hepático que apresente suprimentos arterial e portal adequados e drenagens venosa e biliar satisfatórias. Além disso, outro fator muito importante, que deve ser levado em consideração para a avaliação da ressecabilidade da doença hepática, é a quantidade (volume) do remanescente hepático. Não existe um método totalmente seguro para estimar a quantidade de parênquima hepático que pode ser removida. A volumetria hepática (estimada por meio de cálculos do volume do órgão, a partir da TC de abdome) é a ferramenta mais comumente utilizada na seleção de pacientes que precisam de ressecções mais extensas. Recomenda-se que pelo menos 20 a 25% de parênquima normal sejam preservados após uma ressecção hepática em pacientes sem doença hepática prévia, para que o risco de falência hepática no pós-operatório não ultrapasse 5%.

Para minimizar esse risco, algumas táticas costumam ser empregadas nas situações em que há necessidade de ressecar mais de 75% de parênquima hepático. A ressecção das metástases hepáticas em dois tempos (duas hepatectomias) tem sido utilizada nas situações em que há doença metastática bilobar. Essa estratégia envolve uma primeira etapa cirúrgica, que consiste na ressecção das lesões localizadas no lobo esquerdo do fígado, associada à interrupção do fluxo do ramo direito da veia porta, para induzir hipertrofia do lobo contralateral. Após um período de 4 a 6 semanas, procede-se à hepatectomia direita para ressecção das lesões remanescentes no lobo direito (segunda etapa cirúrgica) (**FIG. 53.2A**).

Porém, a estratégia mais comumente utilizada é a embolização portal pré-operatória do lado a ser ressecado. A embolização do lobo a ser ressecado proporciona hipertrofia contralateral do fígado, e, após um período de 4 a 6 semanas, a ressecção hepática pode ser conduzida sem causar prejuízo na sobrevida global dos pacientes, em longo prazo. Há situações em que, mesmo após a embolização portal, não é evidenciada hipertrofia mínima do parênquima hepático que será preservado, que deve ser de pelo menos 2% de crescimento por semana após o procedimento de embolização.[5] Nesses casos, em que o aumento de volume fica abaixo do esperado, há risco elevado para insuficiência hepática no pós-operatório e a indicação cirúrgica deve ser repensada.

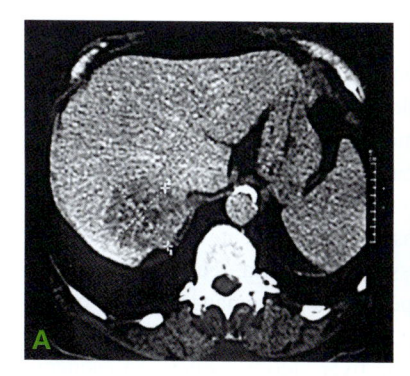

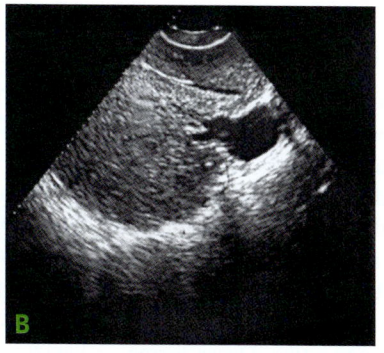

FIGURA 53.2 (A) Tomografia computadorizada mostrando grande metástase em segmento VII junto à veia cava. **(B)** Ultrassonografia transoperatória evidenciando plano de clivagem entre a lesão e a veia cava.

Mais recentemente, foi proposta uma nova técnica que proporciona hipertrofia maior e mais rápida do remanescente hepático. A descrição do acrônimo ligadura da veia porta associada à bipartição do fígado para hepatectomia em dois estágios (ALPPS, do inglês *associating liver partition and portal vein ligation for staged hepatectomy*) resume os princípios utilizados nessa técnica, os quais consistem em uma combinação de ligadura de ramo da veia porta, associada à partição do parênquima hepático, em um mesmo procedimento. Na segunda cirurgia, resseca-se a porção do fígado, que foi previamente isolada pela partição hepática e também desprovida de fluxo portal. A ALPPS é capaz de promover maior hipertrofia do remanescente hepático em menor espaço de tempo (1 semana), quando comparada à embolização portal ou à ligadura da veia porta. No entanto, deve-se levar em consideração a mortalidade (10%) e a alta morbidade relacionadas à ALPPS.[6] Soma-se a isso o fato de não existirem estudos com seguimentos suficientemente longos comprovando eficácia oncológica similar às demais estratégias que promovem crescimento de remanescente hepático (embolização portal isolada ou hepatectomia em dois tempos). Dessa forma, entende-se que a principal indicação para a ALPPS seria o resgate de casos em que houve falha na indução de crescimento do parênquima hepático com outras técnicas.

Quimioterapia pré-operatória

O tratamento quimioterápico neoadjuvante para metástases hepáticas do carcinoma colorretal ainda é tema controverso na literatura. Os defensores dessa estratégia baseiam sua conduta no fato de que pacientes com metástases hepáticas, associadas a fatores de mau prognóstico (**QUADRO 53.1**), provavelmente teriam diversas micrometástases ocultas no momento do diagnóstico. Dessa forma, poucos ciclos de quimioterapia pré-operatória teriam como objetivos principais testar a biologia tumoral e a resposta à quimioterapia *in vivo*, além de oferecer tratamento precoce para doença micrometastática. Costuma-se indicar neoadjuvância nos casos em que estão presentes pelo menos três critérios de mau prognóstico (**FIG. 53.3**).

A quimioterapia também pode ser indicada com o objetivo de realizar *downstaging* da doença hepática. Novos estudos demonstraram que cerca de 15% dos pacientes que inicialmente eram encaminhados para quimioterapia paliativa acabavam apresentando redução expressiva no tamanho das lesões, a ponto de se tornarem candidatos à cirurgia de ressecção hepática. Diante desse novo cenário, a quimioterapia administrada para pacientes com extenso comprometimento hepático pelo carcinoma colorretal tem sido chamada por alguns autores de terapia de conversão, visto que é possível obter até 30% de sobrevida, em 5 anos, no subgrupo de pacientes que acabam realizando a ressecção após o tratamento quimioterápico.

Na maioria das vezes, a avaliação da resposta à quimioterapia não requer mais do que 3 a 4 ciclos. Caso o paciente seja considerado apto à ressecção hepática, recomenda-se intervalo de pelo menos 4 semanas entre o fim da quimioterapia e a cirurgia. Se o anticorpo bevacizumabe tiver sido associado ao esquema de tratamento, a tendência é oferecer um repouso ainda maior (6 semanas).

QUADRO 53.1
Critérios de risco clínico para recidiva do carcinoma colorretal

- Lesões múltiplas
- Tumores com mais de 5 cm
- Elevação de CEA > 200 ng/mL
- Positividade linfonodal do tumor primário
- Intervalo livre de doença inferior a 1 ano

CEA, antígeno carcinoembrionário (do inglês *carcinoembryonic antigen*).
Fonte: Fong e colaboradores.[7]

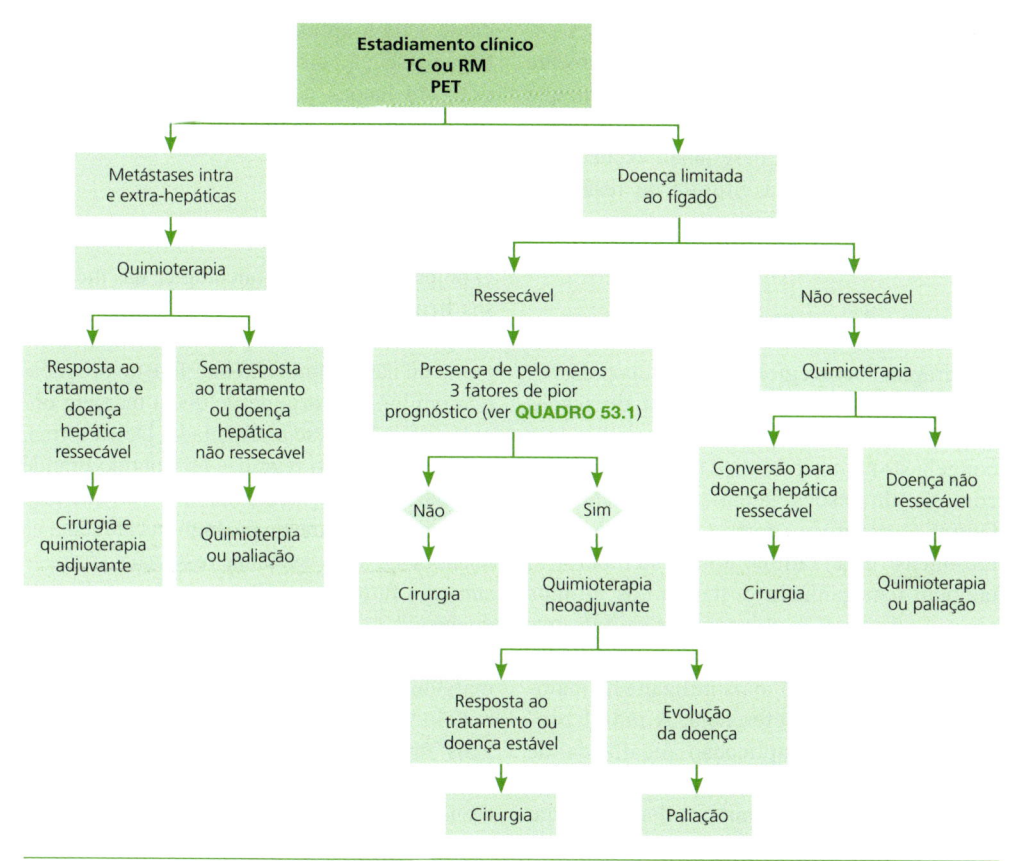

FIGURA 53.3 Fluxograma para tratamento de pacientes com metástases de carcinoma colorretal.

Metástases sincrônicas

As metástases podem ser sincrônicas (detectadas com o tumor primário) ou metacrônicas (detectadas após a ressecção do tumor primário). Não existe consenso em relação à escolha de uma estratégia para a melhor abordagem das metástases sincrônicas ressecáveis. De forma geral, a maioria dos autores recomenda a ressecção do tumor primário, seguida da ressecção das metástases após um período de recuperação de 8 a 12 semanas. Porém, publicações recentes obtiveram bons resultados com ressecções simultâneas do cólon e das metástases hepáticas. No entanto, essa conduta deve ser reservada para casos selecionados, nos quais a localização anatômica do tumor primário, assim como das metástases, favoreça a abordagem em um mesmo tempo cirúrgico (p. ex., lesões hepáticas localizadas nos segmentos II e III).

Mais recentemente, tem sido adotada a conduta de tratar inicialmente as lesões hepáticas e, após, ressecar o tumor primário.[8] Essa estratégia é conhecida como "*liver-first approach*", e tem como fundamento ressecar primeiramente a doença hepática. O "*liver-first approach*" pode ser adotado nos casos assintomáticos (baixo risco de obstrução) e que apresentaram boa resposta inicial à quimioterapia.

Recorrência da metástase hepática

Após a ressecção de metástases hepáticas de carcinoma colorretal, 50 a 60% dos pacientes terão recidiva da doença. Uma parcela significativa apresentará recidiva isolada no fígado, e uma nova ressecção está indicada nesses casos. Embora seja uma cirurgia tecnicamente mais difícil, vários estudos demonstraram que se pode obter índices entre 16 e 41% de sobrevida em 5 anos. Com base nessa expectativa, deve-se oferecer nova cirurgia de ressecção hepática seguindo os mesmos critérios adotados para a primeira intervenção.

Terapias locorregionais

As terapias locorregionais têm sido cada vez mais empregadas no tratamento de lesões hepáticas. A crioablação (destruição por congelação) foi a primeira técnica usada no controle de lesões hepáticas metastáticas. Outras terapêuticas, como a ablação por micro-ondas e a radioterapia estereotáxica, também têm ganhado destaque nos últimos anos. Entretanto, a ablação por radiofrequência (RFA, do inglês *radiofrequency ablation*) ainda é a opção mais utilizada na maioria dos centros de referência. A radiofrequência consiste na aplicação localizada de uma energia térmica condutiva através de um dispositivo com uma agulha na ponta, que penetra dentro do parênquima hepático até o local onde está localizado o tumor. A partir da aplicação de corrente elétrica, há aquecimento tecidual até 50 a 60 graus, que resulta em desnaturação das proteínas e, consequentemente, em destruição de células neoplásicas. No entanto, o tratamento com radiofrequência apresenta altos índices de ablação incompleta quando as lesões são maiores que 3 cm. Assim, deve-se optar por outra modalidade de tratamento nos casos de lesões maiores que 3 cm ou que estão situadas muito próximo às vias biliares e às estruturas vasculares maiores.

A RFA pode ser feita de forma percutânea, laparoscópica ou até na cirurgia aberta. A associação de ressecção cirúrgica e ablação tem sido utilizada amplamente como alternativa para ressecção completa de lesões localizadas profundamente no parênquima. Recentemente, um estudo demonstrou que a combinação de cirurgia de ressecção associada à RFA apresenta resultados semelhantes à ressecção cirúrgica isolada. Isso sugere que, em lesões pequenas (< 3 cm), a RFA pode proporcionar resultados equivalentes à ressecção cirúrgica.[9]

Técnica cirúrgica

O objetivo da cirurgia oncológica das metástases hepáticas é remover todas as lesões com margens livres. A opção por hepatectomia regrada ou não regrada não interfere no prognóstico em longo prazo, desde que a margem oncológica mínima seja respeitada. Dessa forma, as ressecções não regradas têm obtido grande popularidade recentemente, uma vez que preservar mais volume de parênquima aumenta as chances de uma segunda ressecção (*salvage surgery*) futuramente, em caso de recidiva da doença.[10]

Estudos recentes têm demonstrado que margens oncológicas mais amplas não conferem índices de sobrevida superiores às margens mais exíguas, e, atualmente, aceita-se como adequada a margem oncológica de pelo menos 1 mm.[11] Margens exíguas (0,1-0,9 mm) determinam pior prognóstico quando comparadas com pacientes que têm margens de 1 mm ou mais. Porém, mesmo nesses casos, em que se pode prever que a margem será muita exígua ou microscopicamente comprometida (R1), a ressecção hepática não deve ser contraindicada, uma vez que alguns desses pacientes podem atingir longa sobrevida livre de doença.

A escolha do tipo de ressecção depende do tamanho, do número e da localização das lesões. Uma das ferramentas mais importantes para orientar a ressecção das lesões é a ultrassonografia (US) transoperatória, que exerce papel fundamental no mapeamento e no delineamento da porção do fígado a ser ressecada, sobretudo para lesões localizadas próximo ao hilo hepático ou às estruturas vasculares nobres (ver **FIG. 53.2B**). Estudos da década de 1990 demonstraram que a sua utilização pode identificar novas lesões não demonstradas pelos exames de imagem de pré-operatório e, assim, mudar a conduta cirúrgica em 10 a 20% dos casos. Atualmente, questiona-se o quanto a US transoperatória seria superior aos métodos sofisticados de RM com contraste hepatoespecífico, na detecção de pequenas lesões. Ainda assim, recomenda-se fazer rastreamento do fígado durante o procedimento cirúrgico para busca e confirmação de metástases.

As ressecções hepáticas videolaparoscópicas estão ganhando cada vez mais destaque no cenário atual. Receios relacionados com uma possível disseminação da doença, quando tratada por via laparoscópica, não se confirmaram ao longo do tempo. Inclusive, a maioria dos estudos publicados sobre cirurgia hepática por laparoscopia demonstrou que existe redução no tempo de internação, assim como diminuição de perda sanguínea, quando comparados com séries históricas de cirurgia aberta. No entanto, há casos em que a localização, o tamanho e o número de lesões não favorecem a abordagem laparoscópica. Esse método deve ser encarado como mais uma ferramenta no tratamento das metástases hepáticas por carcinoma colorretal, ficando reservado para serviços com experiência em cirurgia hepática e videolaparoscópica.

O desaparecimento das metástases, após o tratamento com quimioterapia, é uma das situações mais desafiadoras para o cirurgião hepático. Sabe-se que a neoplasia ainda estará presente no tecido em 60 a 80% dos casos, e, portanto, preconiza-se a ressecção da região onde o nódulo estava localizado inicialmente. Em muitos desses casos, o sítio inicial da lesão não apresenta nenhuma alteração, seja macroscópica ou ultrassonográfica, o que requer a realização de uma ressecção às cegas. Assim sendo, recomenda-se que pacientes com lesões de até 2 cm, e situadas a mais de 10 mm de profundidade, sejam encaminhados para avaliação cirúrgica antes do início do tratamento quimioterápico. Nesses casos, a critério da equipe cirúrgica, pode-se optar pela marcação dessas lesões por meio da colocação de marcadores fiduciais, o que facilita uma hepatectomia não regrada com preservação de parênquima.[12]

Morbidade e mortalidade da cirurgia

Nas últimas décadas, a mortalidade periopcratória vem decrescendo. Atualmente, ela é inferior a 5%, mesmo se tratando de ressecções hepáticas maiores (três ou mais segmentos).[13] Os fatores que mais influenciam na mortalidade cirúrgica são o volume da perda sanguínea perioperatória, a extensão da ressecção e a reserva funcional hepática.

Embora o refinamento da técnica cirúrgica e dos cuidados perioperatórios tenha sido determinante para a redução da mortalidade relacionada com a cirurgia hepática, a morbidade relacionada com o procedimento não é desprezível, mesmo em serviços de referência (20-40%).[13] Entre as complicações mais frequentes, destacam-se as infecções abdominais (5-10%), a fístula biliar (3%), a insuficiência hepática (1-5%) e as complicações hemorrágicas (1-2%).

O fluxograma para tratamento dos pacientes com metástases hepáticas está disposto na **FIGURA 53.3**.

Tumores neuroendócrinos

O fígado é o sítio mais comum de metástases de tumores neuroendócrinos do trato digestivo. O crescimento indolente e a multiplicidade de lesões hepáticas são características marcantes desse tipo de neoplasia. Na maioria das vezes, os pacientes são pouco sintomáticos, mas há casos em que o extenso comprometimento hepático pode resultar em síndrome carcinoide (rubor facial acompanhado de mal-estar, diarreia, palpitações, etc.).

Embora existam novas opções de tratamento não cirúrgico (quimioterapia e imunoterapia), a cirurgia com ressecção das metástases hepáticas continua sendo a conduta mais aceita para obter aumento de sobrevida e controle dos sintomas relacionados com a síndrome hormonal (carcinoide). A RFA também auxilia no controle da doença hepática metastática; contudo, a completa remoção de toda a doença nem sempre é possível. Ainda que o objetivo da cirurgia oncológica seja remover todo o volume de doença maligna, a cirurgia citorredutora tem papel importante na abordagem da neoplasia neuroendócrina, porque pode proporcionar controle dos sintomas relacionados com a síndrome carcinoide, além de reduzir a massa tumoral, facilitando o efeito de estratégias não cirúrgicas.

Quando o comprometimento do parênquima hepático é muito extenso, de forma que mesmo uma cirurgia de citorredução não seja viável, pode-se lançar mão da embolização da artéria hepática como uma opção de neoadjuvância, para posteriormente proceder à terapia cirúrgica. Entretanto, há casos em que a única alternativa acaba sendo o transplante hepático. Este deve ser indicado apenas em casos selecionados, nos quais não foi possível tratar a doença com ressecção ou ablação.

Outras neoplasias malignas metastáticas

Além das metástases por carcinoma colorretal e neoplasia neuroendócrina, o fígado também é alvo frequente de lesões secundárias a outras neoplasias malignas. Embora o benefício da ressecção dessas lesões não possa ser comparado ao alcançado no tratamento do carcinoma colorretal, há relatos de autores que demonstraram aumento de sobrevida nas ressecções hepáticas para metástases localizadas, provenientes de tumores da mama e do trato urogenital, tumores gástricos, sarcomas e melanoma. A seleção criteriosa desses pacientes é de fundamental importância, e recomenda-se iniciar a cirurgia pela via laparoscópica, devido ao grande risco de deparar-se com doença disseminada.

Referências

1. Leporrier J, Maurel J, Chiche L, Bara S, Segol P, Launoy G. A population-based study of the incidence, management and prognosis of hepatic metastases from colorectal cancer. Br J Surg. 2006;93(4):465-74.
2. House MG, Ito H, Gönen M, Fong Y, Allen PJ, DeMatteo RP, et al. Survival after hepatic resection for metastatic colorectal cancer: trends in outcomes for 1,600 patients during two decades at a single institution. J Am Coll Surg. 2010;210(5):744-52, 752-5.
3. Strasberg SM, Dehdashti F, Siegel BA, Drebin JA, Linehan D. Survival of patients evaluated by FDG-PET before hepatic resection for metastatic colorectal carcinoma: a prospective database study. Ann Surg. 2001;233(3):293-9.
4. Carpizo D R, D'Angelica M. Liver resection for metastatic colorectal cancer in the presence of extrahepatic disease. Lancet Oncol. 2009;10(8):801-9.
5. Shindoh J, Truty MJ, Aloia TA, Curley SA, Zimmitti G, Huang SY, et al. Kinetic growth rate after portal vein embolization predicts posthepatectomy outcomes: toward zero liver-related mortality in patients with colorectal liver metastases and small future liver remnant. J Am Coll Surg. 2013;216(2):201-9.
6. Schadde E, Ardiles V, Robles-Campos R, Malago M, Machado M, Hernandez-Alejandro R, et al. Early survival and safety of ALPPS: first report of the International ALPPS Registry. Ann Surg. 2014;260(5):829-36.
7. Fong Y, Fortner J, Sun RL, Brennan MF, Blumgart LH. Clinical score for predicting recurrence after hepatic resection for metastatic cancer: analysis of 1001 consecutive cases. Ann Surg. 1999;230(3):309-18.
8. Mentha G, Majno PE, Andres A, Rubbia-Brandt L, Morel P, Roth AD. Neoadjuvant chemotherapy and resection of advanced synchronous liver metastases before treatment of the colorectal primary. Br J Surg. 2006; 93(7):872-8.
9. Imai K, Allard MA, Castro Benitez C, Vibert E, Sa Cunha A, Cherqui D, et al. Long-term outcomes of radiofrequency ablation combined with hepatectomy compared with hepatectomy alone for colorectal liver metastases. Br J Surg. 2017;104(5):570-9.
10. Matsumura M, Mise Y, Saiura A, Inoue Y, Ishizawa T, Ichida H, et al. Parenchymal-Sparing Hepatectomy Does Not Increase Intrahepatic Recurrence in Patients with Advanced Colorectal Liver Metastases. Ann Surg Oncol. 2016;23(11):3718-26.
11. Hamady ZZ, Lodge JP, Welsh FK, Toogood GJ, White A, John T, et al. One-millimeter cancer-free margin is curative for colorectal liver metastases: a propensity score case-match approach. Ann Surg. 2014; 259(3):543-8.
12. Passot G, Odisio BC, Zorzi D, Mahvash A, Gupta S, Wallace MJ, et al. Eradication of Missing Liver Metastases After Fiducial Placement. J Gastroint Surg. 2016 Jun;20(6):1173-8.
13. Chedid AD, Willwock MM, Chedid MF, Rohde L. Prognostic factors following liver resection for hepatic metastasis from colorectal cancer. Arq Gastroenterol. 2003;40(3):159-65.

Leituras recomendadas

Brown RE, Bower MR, Martin RC. Hepatic resection for colorectal liver metastases. Surg Clin North Am. 2010; 90(4):839-52.

Chedid AD, Chedid MF, Kruel CR, Girardi FM, Kruel CD. Extended right hepatectomy with total caudate lobe resection for a large colorectal liver metastasis involving both right and left hepatic lobes and umbilical fissure: a case report. Am Surg. 2005;71(5):447-9.

Frilling A, Li J, Malamutmann E, Schmid KW, Bockisch A, Broelsch CE. Treatment of liver metastases from neuroendocrine tumours in relation to the extent of hepatic disease. Br J Surg. 2009;96(2):175-84.

Homayounfar K, Liersch T, Niessner M, Meller J, Lorf T, Becker H, et al. Multimodal treatment options for bilobar colorectal liver metastases. Langenbecks Arch Surg. 2010;395(6):633-41.

Nguyen KT, Geller DA. Laparoscopic liver resection-current update. Surg Clin North Am. 2010;90(4):749-60.

Pawlik TM, Choti MA. Surgical therapy for colorectal metastases to the liver. J Gastrointest Surg. 2007;11(8): 1057-77.

Que FG, Donohue JH, Nagorney DM. Hepatic metastasis from extrahepatic cancers. In: Kelly KA, Sarr MG, Hinder RA, editors. Mayo clinic gastrintestinal surgery. Philadelphia: Elsevier; 2004. p. 177-91.

Reddy SK, Clary BM. Neuroendocrine liver metastases. Surg Clin North Am. 2010;90(4):853-61.

Sharma S, Camci C, Jabbour N. Management of hepatic metastasis from colorectal cancers: an update. J Hepatobiliary Pancreat Surg. 2008;15(6):570-80.

Transplante hepático adulto

Ian Leipnitz
Aljamir D. Chedid
Cleber Rosito P. Kruel
Tomaz de Jesus Maria Grezzana Filho

O transplante de fígado (TF) é o tratamento mais efetivo nas doenças terminais do fígado, agudas ou crônicas, com excelentes resultados na sobrevida dos pacientes. Sua história remonta à década de 1960, com os pioneiros Starzl, em Denver, e Calne, em Cambridge, que realizaram os primeiros transplantes, sendo seguidos inicialmente por Pichlmayr, na Alemanha, e Krom, na Holanda. Após a conferência de consenso de 1983, do National Institutes of Health (NIH) dos Estados Unidos, com sua aceitação como terapêutica de eleição, e não mais como um procedimento experimental, teve aprovação rápida, sendo hoje realizado em praticamente todo o mundo, com resultados gratificantes.

Atualmente, a sobrevida esperada no primeiro ano pós-transplante é de 90%, e cada vez mais pacientes são indicados ao tratamento. Esse sucesso deve-se, na maior parte, à introdução de novos fármacos imunossupressores: a ciclosporina A, na década de 1980, e o tacrolimo, na década de 1990, que contribuíram para ampliar a sobrevida dos pacientes. Além disso, a medicina como um todo evoluiu nesse período, colaborando também para a melhora dos resultados.

Com o aumento da sobrevida pós-transplante, novos desafios surgiram no manejo dos pacientes, principalmente relacionados à imunossupressão prolongada, destacando-se a perda de função renal. Novas estratégias de imunossupressão têm sido estudadas, com o intuito de diminuir esses efeitos, e os principais fármacos neste contexto são os inibidores do alvo da rapamicina em mamíferos (mTOR, do inglês *mammalian target of rapamycin*), como o everolimo. Em fevereiro de 2017, a International Liver Transplantation Society (ILTS) fez sua primeira conferência de consenso em imunossupressão, cujas diretrizes estavam em elaboração por ocasião da produção deste capítulo.[1]

Não há um crescimento proporcional na oferta de órgãos para transplante. Hoje, o principal empecilho ao aumento do número de transplantes, no Brasil e no mundo, é a falta de órgãos, com a consequente inflação de demanda na lista de espera. Com os excelentes resultados apresentados, aumentam, cada vez mais, as indicações de transplante, mas o número passível de realização depende do aumento das taxas de doação, e não apenas da disponibilidade de equipes e hospitais credenciados para realizar o procedimento. O principal desafio das próximas décadas é aumentar a disponibilidade de enxertos, o que inclui desde a doação intervivos, o aumento das doações cadavéricas (em um patamar mais realista), até a realização de xenotransplantes e transplantes com órgãos formados em laboratório, com a utilização de células-tronco.

Indicações

Praticamente qualquer insuficiência hepática grave, aguda ou crônica, pode ser tratada com o TF. Classicamente, essas indicações são divididas em:

- Doenças colestáticas (cirrose biliar primária e secundária, atresia de vias biliares);
- Hepatites crônicas (cirrose por vírus das hepatites B e C);
- Cirrose alcoólica;
- Doenças metabólicas (hemocromatose, deficiência de α_1-antitripsina, amiloidose familial portuguesa);
- Neoplasias (hepatocarcinoma);
- Insuficiência hepática aguda grave.

A causa mais comum de transplante constatada no Serviço de Cirurgia do Aparelho Digestivo do Hospital de Clínicas de Porto Alegre (SCAD/HCPA) é a cirrose decorrente de infecção pelo vírus da hepatite C. Para entrada em lista de transplante, devem ser respeitados critérios mínimos, que incluem expectativa de vida inferior a 90%, em 1 ano, Child-Pugh B ou C e presença de pelo menos uma complicação relativa à doença hepática. Desde 2006, o Brasil adota o sistema de gravidade para determinar a ordem dos potenciais receptores em lista de transplante.[2] Este é baseado no *Model for End-Stage Liver Disease* (MELD), que, fundamentado no índice normalizado internacional (INR), em bilirrubinas e em creatinina sérica do receptor, gera um escore e, associado ao tempo de inclusão em lista, determina a ordem dos pacientes. Esse sistema não contempla todas as indicações de transplante, sendo necessária a correção do escore em situações especiais, previstas nas portarias que regulamentam o transplante. As situações especiais mais comuns são a ascite refratária e o carcinoma hepatocelular. Mais detalhes sobre a pontuação especial no Capítulo 52, Carcinoma hepatocelular.

Pacientes com insuficiência renal crônica em hemodiálise, previamente ao transplante, devem realizar transplante simultâneo de fígado e rim. A sobrevida de um transplantado hepático em hemodiálise é bastante reduzida, inclusive se comparada a pacientes não transplantados também em hemodiálise.[3] O transplante de fígado e rim em pacientes com insuficiência renal aguda, relacionada ou não à doença hepática, também tem indicação em pacientes com pelo menos 6 semanas contínuas em hemodiálise.[4]

O fígado também pode fazer de parte de um enxerto composto por intestino delgado, em casos de falência intestinal associada à cirrose por nutrição parenteral prolongada. Pode também fazer parte de um enxerto multivisceral.

Contraindicações

Poucas condições são consideradas contraindicações absolutas ao TF. Neoplasia hepática metastática, infecção sistêmica não controlada e síndrome da imunodeficiência adquirida (Aids, do inglês *acquired immunodeficiency syndrome*) estão entre as mais frequentes. A infecção pelo vírus da imunodeficiência humana (HIV, do inglês *human immunodeficiency virus*), sem doença ativa, não é contraindicação absoluta ao transplante. Pacientes HIV-positivos, monoinfectados, com carga viral indetectável e níveis aceitáveis de CD4 apresentaram sobrevida similar aos pacientes infectados apenas com vírus da hepatite C em 1 e 3 anos, em um ensaio clínico multicêntrico do NIH, enquanto pacientes coinfectados apresentaram risco de morte 2,5 a 3 vezes maior que os controles. Assim sendo, o TF é aceitável em pacientes monoinfectados com HIV, com doença controlada.[5] Os primeiros estudos com TF de receptores HIV+ com doadores HIV+ estão sendo publicados, porém, com poucos pacientes.[6,7]

É importante avaliar a situação social do candidato, que deve querer ser transplantado e ter condições (tanto financeiras quanto intelectuais) de adesão ao tratamento. A abstinência alcoólica, de pelo menos 6 meses, também é exigida. Esses critérios justificam-se, tendo em vista a responsabilidade do paciente frente à utilização de um bem público escasso, que é o órgão doado. Não há limite de idade definido para os receptores.

A doença cardiopulmonar concomitante deve ser compensada, como em qualquer outra cirurgia de grande porte. Nos casos de hipertensão pulmonar primária ou hipertensão portopulmonar, a pressão média da artéria pulmonar deve ser inferior a 60 mmHg, pois a mortalidade pós-operatória nesses casos aproxima-se de 100%. Uma história prévia de neoplasia não contraindica o transplante, devendo ser observado tempo de seguimento que sugira cura da doença.

O estudo com método de imagem do leito esplâncnico deve ser realizado periodicamente, para a programação do ato operatório. Trombose total da veia porta e do sistema esplenomesentérico sem presença de derivação esplenorrenal espontânea é contraindicação ao transplante. Em casos com trombose mural ou trombose total do tronco da veia porta, pode ser realizada trombectomia no transoperatório. Em casos selecionados de trombose extensa do sistema venoso portal, nos quais é possível identificar derivação esplenorrenal espontânea, pode-se realizar anastomose terminoterminal, com ou sem uso de enxerto, da veia renal esquerda com a veia porta do novo fígado.[8]

Seleção de doadores

A avaliação dos doadores cadavéricos para TF segue a rotina para doadores de múltiplos órgãos (**QUADRO 54.1**). Provas de função hepática e marcadores virais devem ser checados. Valores acima de 2 vezes o normal sugerem a realização de biópsia para avaliação do enxerto. A avaliação do cirurgião no transoperatório também é determinante na aceitação do enxerto.

Assim como nos receptores, não há limite formal de idade para os doadores, tendo em vista que o fígado parece ficar livre do processo de envelhecimento do organismo. Doença aterosclerótica é rara nos ramos do tronco celíaco e, mesmo quando presente, costuma poupar a vascularização hepática.

> **QUADRO 54.1**
> **Critérios para avaliação de doadores cadavéricos**
>
> - Idade – Sem limite definido
> - Sem história de neoplasia (exceto neoplasias não metastáticas de pele e sistema nervoso central)
> - Infecção controlada
> - Sorologias negativas – HIV,* HTLV, HBsAg, anti-HBc,** anti-HCV**
> - Transaminases
> - Bilirrubinas
> - Tempo de protrombina
> - Sódio sérico
> - Hematócrito e hemoglobina
>
> *Nos Estados Unidos, permite-se a doação dirigida HIV para HIV. No Brasil, a legislação proíbe a captação de órgãos de doadores HIV+.
> **A utilização de enxertos com contato/doença latente pode ser feita em pacientes com a mesma etiologia viral ou com anticorpos, desde que a biópsia do enxerto não indique doença hepática ativa.
> HBsAg, antígeno de superfície do vírus da hepatite B; HCV, vírus da hepatite C (do inglês *hepatitis C virus*); HIV, vírus da imunodeficiência humana (do inglês *human immunodeficiency virus*); HTLV, vírus linfotrófico da célula T humana (do inglês *human T-cell lymphotropic virus*).

Não existe um fator isolado preditor da função do enxerto no pós-operatório imediato. Um dos fatores isolados mais associado é a presença de esteatose (infiltração gordurosa) hepática. Caso considere necessário, o cirurgião envia biópsia para congelação. Em pacientes com índice de massa corporal (IMC) > 30, a biópsia hepática é mandatória. Caso o percentual de esteatose, principalmente a do tipo macrogoticular, seja maior do que 60%, o enxerto normalmente não é utilizado. Casos de esteatose entre 30 e 60% devem ser avaliados com as demais características do doador, e seu uso é indicado ou não a critério da equipe transplantadora. Um percentual de menos de 30% de esteatose não parece influenciar no desfecho pós-operatório.

O uso de doadores em parada cardíaca (DCDs, do inglês *donors after cardiac death*) em TF tem sido publicado. Existem basicamente dois tipos de DCDs: os controlados (pacientes com dano cerebral grave, com decisão de suspensão de medidas de suporte, em bloco cirúrgico) e os não controlados (parada cardíaca não revertida). A logística envolvendo os DCDs não controlados é bastante complexa, dificultando sua utilização prática, embora com alguns relatos de bom resultado.[9] Já os DCDs controlados dependem da legislação local e têm como característica um tempo maior de isquemia quente durante a captação, e os resultados em 1 e 3 anos são inferiores, quando comparados aos doadores com batimento cardíaco. As incidências de lesão isquêmica biliar e de disfunção primária do enxerto também são aumentadas.

No Brasil, até o momento, a legislação não permite a suspensão de medidas de suporte em pacientes que não estejam em morte encefálica.

Manejo do doador

O cuidado intensivo do doador de múltiplos órgãos é, por vezes, colocado em segundo plano. Contudo, um manejo adequado desses pacientes é essencial para garantir a qualidade dos enxertos e, por conseguinte, o sucesso do transplante. As metas a serem atingidas no manejo do paciente em morte encefálica devem incluir o reconhecimento e o tratamento precoces da instabilidade hemodinâmica, a manutenção de uma adequada perfusão periférica, a reposição de hemácias quando necessário (hematócrito < 20, hemoglobina < 6) e o tratamento do diabetes insípido e da hipotermia. Medidas também importantes são a troca frequente de decúbito, a lubrificação das córneas, a aspiração de via aérea e a colocação de sonda nasogástrica, acesso venoso central e cateterismo vesical de demora para o controle da administração de fluidos.

Deve-se manter pressão sistólica acima de 100 mmHg, para permitir perfusão tecidual adequada. Esta deve ser mantida com reposição de fluidos, sempre verificando a pressão venosa central para evitar hiperidratação. Caso seja necessário, devem ser usados vasopressores, sendo a noradrenalina o fármaco mais comumente utilizado.

O tratamento do diabetes insípido deve ser realizado mediante administração de desmopressina, pois, além da depleção de fluidos, ele causa grande desequilíbrio eletrolítico, principalmente retenção de sódio, o que pode ser bastante deletério ao enxerto hepático.

A manutenção de débito urinário acima de 100 mL/h, sobretudo na última hora antes do procedimento de captação, é fator preditivo de funcionamento do enxerto renal.

Hepatectomia do doador

De modo geral, a hepatectomia do doador faz parte de um procedimento de retirada de múltiplos órgãos. Esse procedimento precisa ser, ao mesmo tempo, uniforme em alguns aspectos e flexível em outros, a fim de permitir a captação do maior número possível de enxertos sem o comprometimento individual de nenhum deles. Para isso, as equipes envolvidas devem ter comunicação ampla, mantendo interação de suas intenções, de modo que o procedimento possa ser coordenado de maneira eficiente.

A incisão para a captação de múltiplos órgãos inicia na fúrcula esternal, prolongando-se até o púbis, permitindo ampla exposição dos órgãos abdominais e torácicos. Avalia-se o enxerto hepático quanto à coloração, à textura e à presença de lesões assim que a cavidade é aberta, verificando se há necessidade de biópsia. O passo seguinte envolve a dissecção e o reparo da aorta supracelíaca e infrarrenal, bem como da veia mesentérica superior, para que seja possível realizar a perfusão do enxerto de forma rápida caso haja instabilidade do doador.

Na abordagem do pedículo hepático, identifica-se a artéria hepática comum e própria desde sua emergência do tronco celíaco, artéria esplênica e artéria gástrica esquerda. Neste momento, identificam-se artérias anômalas que, se presentes, devem ser preservadas e reconstruídas no receptor.

Após a identificação das estruturas do pedículo hepático, são feitas a heparinização plena do doador (300 UI/kg) e a canulação da aorta infrarrenal e da veia mesentérica superior, e a aorta supracelíaca é ocluída com clampe vascular, iniciando a perfusão dos órgãos intra-abdominais com solução específica para preservação hipotérmica (ViaSpan®, Custodiol®, Celsior®, IGL-1®). No SCAD/HCPA é utilizado, mais frequentemente, o IGL-1®, sendo perfundido 1 litro da solução pela veia mesentérica superior e 2 litros pela aorta. Durante a perfusão, a cavidade abdominal deve ser resfriada com Ringer lactato ou solução fisiológica, de preferência em estado semicongelado. Após o término da perfusão, completam-se a dissecção e a retirada do enxerto. É importante tentar manter os vasos com o maior comprimento possível, sem prejudicar os demais órgãos. Enxertos de vasos ilíacos também devem ser coletados no momento da retirada, tendo em vista a eventual necessidade durante o implante de fazer alguma transposição venosa ou arterial. Assim que retirado, o enxerto é reperfundido em bancada com 500 mL na veia porta e 500 mL na artéria hepática, e devidamente acondicionado dentro de sacos plásticos estéreis e armazenado à temperatura de 4 °C. A preservação por perfusão hipotérmica e normotérmica do enxerto hepático tem sido estudada, sugerindo resultados melhores, principalmente com enxertos de menor qualidade. Mais estudos são necessários antes de definir um novo padrão-ouro de preservação.[10]

Já no hospital do implante, é realizado o preparo do enxerto em mesa gelada. Neste momento, realizam-se a reconstrução arterial, caso o enxerto tenha algum vaso acessório, e a retirada de tecido excedente.

Preparo anestésico

Como cirurgia de grande porte, o TF merece especial preparo anestésico. O manejo anestésico é essencial para o bom andamento do procedimento cirúrgico, assim como para seu sucesso pós-operatório. Especial atenção deve ser dada à chamada síndrome de reperfusão, que ocorre após o retorno da circulação ao fígado transplantado, com liberação de fatores inflamatórios e radicais livres de oxigênio (RLOs), que pode ser fatal. A extensão desse tema merece leitura à parte e foge do escopo deste capítulo.

Durante o transplante, são mantidos pelo menos dois acessos venosos periféricos de grande calibre, um acesso venoso central, além do introdutor do cateter de artéria pulmonar, e dois cateteres arteriais para medida de pressão arterial média e coleta de exames. Também são posicionados sensores de temperatura esofágica, sonda nasogástrica e sonda vesical de demora.

Pelo cateter de artéria pulmonar, é realizada a monitorização do débito cardíaco nas fases mais críticas do transplante, além da medida de temperatura central. Ele pode ser utilizado também para infusão de fármacos vasopressores.

Deve estar disponível, para uso, aspirador de hemácias com sistema de lavagem e reaproveitamento (Cell Saver®, Haemonetics®). O controle da coagulação é realizado com o auxílio da tromboelastometria, aparelho que mede a atividade dos fatores de coagulação.

Cirurgia do receptor

Após degermação do abdome com PVPI e colocação de plástico adesivo (Opsite®), é realizada a incisão de Mercedes. Ao término da abertura, é posicionado um afastador estático para retrair a arcada costal bilateralmente.

É realizada a abordagem do pedículo hepático, junto ao parênquima, identificando os ramos arteriais hepáticos, assim como o ducto cístico e a via biliar principal. Deve ser verificada também a presença de trombose portal.

Então, aborda-se a veia cava. No Hospital de Clínicas de Porto Alegre (HCPA), a rotina de implante do fígado ocorre com preservação da veia cava retro-hepática (*piggyback*), sem utilização de *bypass* venovenoso. Nessa técnica, dividem-se os ramos venosos entre o lobo caudado e a veia cava, deixando-a fixada ao fígado doente apenas pelas veias supra-hepáticas. Secciona-se, então, a veia porta, para aumentar a exposição do retroperitônio. Neste momento, libera-se o tecido areolar junto às veias supra-hepáticas, colocando nelas o clampe de Klintmalm e terminando a hepatectomia com a sua secção.

Unem-se, então, os óstios das veias supra-hepáticas, formando uma única abertura (**FIG. 54.1**). Com a utilização de fio inabsorvível monofilamentar 3-0, faz-se a anastomose da veia cava supra-hepática do enxerto com o óstio das veias supra-hepáticas do receptor. A seguir, anastomosa-se a veia porta, de maneira terminoterminal, com fio monofilamentar 6-0 em sutura contínua. Abrem-se os clampes, e são feitas a reperfusão do enxerto e a revisão da hemostasia.

Na ausência de anomalias anatômicas arteriais, anastomosa-se a artéria hepática comum do enxerto com a artéria hepática própria do receptor, com fio monofilamentar 7-0. A utilização de sutura contínua ou pontos separados dependerá da experiência do cirurgião e das condições dos vasos.

A anastomose da árvore biliar costuma ser feita de maneira terminoterminal, com fio absorvível monofilamentar 6-0. Em alguns casos, é necessária uma anastomose biliodigestiva, caso haja grande discrepância entre os diâmetros do enxerto e do receptor. A utilização de dreno biliar não é obrigatória, e fica a critério do cirurgião. Drenos tipo Blake 24F são colocados conforme necessidade.

Na maioria dos centros e no SCAD/HCPA, a opção pela técnica de *piggyback* deve-se a vários fatores: menor quantidade de sangramento, diminuição do tempo de isquemia quente devido ao menor número de anastomoses, maior possibilidade de evitar o uso de *bypass* venovenoso, maior mobilidade do enxerto e maior facilidade de realizar retransplante. Todavia, em algumas ocasiões, a técnica clássica tem suas indicações, como nos casos de tumores muito grandes e de difícil mobilização próximo à veia cava, ao lobo caudado ou ao fígado, quando a preservação da veia cava se torna muito difícil.

O *bypass* venovenoso é utilizado apenas nos casos em que o paciente não pode suportar as alterações hemodinâmicas decorrentes do clampeamento total ou parcial da veia cava inferior. Ele é realizado por punção ou dissecção da veia femoral esquerda e canulação da veia porta do receptor, para captar o sangue, que é drenado para um sistema fechado com bomba centrífuga (Bio-Pump®) e devolvido por cânula introduzida na veia axilar esquerda.

Pós-operatório

Os cuidados cirúrgicos pós-transplante não diferem muito dos de outras grandes cirurgias. Suas peculiaridades residem na atenção especial à permeabilidade das anastomoses vasculares e na necessidade de uma rápida tomada de decisão quanto a reoperações (conduta pouco expectante, mais ativa). Na rotina do SCAP/HCPA, o estudo Doppler do fígado é realizado

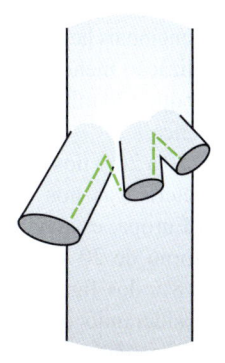

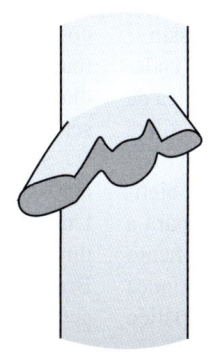

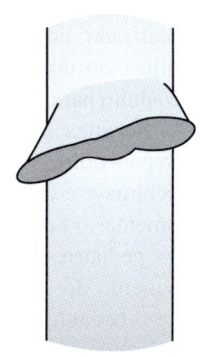

FIGURA 54.1 Variação das veias supra-hepáticas para o planejamento da anastomose tipo *piggyback* com a veia cava superior do enxerto.

no 1º, no 2º e no 3º dia de pós-operatório. Após, é realizado pelo menos mais um exame até o 7º dia e um na segunda semana pós-operatória. Outros estudos não previstos podem ser realizados, dependendo do quadro clínico do receptor. A dosagem de fator V também é importante na avaliação da função do enxerto, assim como as provas de função hepática.

O esquema de imunossupressão-padrão do HCPA consiste em corticoides, tacrolimo e micofenolato de mofetila. Em pacientes com perda de função renal, é utilizada terapia de indução com basiliximabe, retardando o início do tacrolimo para o 7º dia. A partir do 30º dia pós-operatório, pode-se iniciar o uso de everolimo, com o intuito de diminuir o dano renal, realizando a diminuição ou a suspensão (se possível) do tacrolimo.

Os pacientes transplantados por hepatite B devem fazer profilaxia da reinfecção com imunoglobulina anti-hepatite B, 800 a 1.000 UI diariamente até o 7º dia de pós-operatório e 1 ×/semana até a alta hospitalar. Deve-se manter o tratamento com o agente antiviral (lamivudina, adefovir, etc.) já em uso no pré-transplante.

O receptor receberá ainda profilaxia para infecção por citomegalovírus, pneumocistose e infecções fúngicas por 6 meses. Se houver história recente de tuberculose, poderá ser administrada isoniazida por até 1 ano.

Técnicas cirúrgicas alternativas

O primeiro TF pediátrico com enxerto reduzido foi realizado por Bismuth e Houssin,[11] compatibilizando um fígado de doador cadavérico de adulto para uma criança. A técnica da bipartição hepática (*split*), em que se utiliza um fígado para dois receptores, foi desenvolvida por Pichlmayr e colaboradores.[12] O objetivo era aumentar o número de doadores para a população pediátrica, utilizando o segmento lateral esquerdo do enxerto para uma criança pequena e o restante do parênquima hepático para um paciente adulto.

Vários centros de transplante no mundo, principalmente europeus, adotaram essas modalidades técnicas, reduzindo a mortalidade na lista de espera pediátrica. Com a utilização do *split*, as crianças são transplantadas assim que incluídas em lista, praticamente desaparecendo o tempo de espera para TF pediátrico.

No entanto, como a maioria dos pacientes candidatos ao TF é adulta, houve impacto significativo na redução da mortalidade na lista de espera a partir da evolução cirúrgica da técnica da bipartição hepática, permitindo que fossem obtidos dois enxertos em condições de serem implantados em dois receptores adultos. Idealmente, deve-se ter quantidade de parênquima equivalente a 1% do peso corporal do receptor, embora seja aceita a proporção de até 0,6%. Utiliza-se preferencialmente o lobo esquerdo para um paciente com peso entre 40 e 60 kg e o lobo direito para um adulto de 60 a 80 kg.

Os resultados do TF com o fígado bipartido, independentemente do lobo ou do segmento hepático utilizado, são comparáveis aos do enxerto total, tanto na população pediátrica como na adulta. A divisão do fígado pode ser realizada *in situ* (cavidade abdominal do doador, antes da perfusão fria) ou *ex situ* (cirurgia de bancada, após a perfusão fria). A experiência das equipes, associada à infraestrutura dos centros de transplante e dos hospitais de retirada, influenciam na escolha de uma ou de outra técnica, uma vez que não existem diferenças significativas nos resultados. Entretanto, a seleção do doador é fundamental para o seu sucesso, que, idealmente, deve ter peso maior do que 70 kg e idade entre 20 e 45 anos, apresentar estabilidade hemodinâmica, de preferência sem uso de fármacos vasoativos, provas funcionais hepáticas normais, tempo de hospitalização menor do que 3 dias, sódio sérico menor que 170 mEq/mL e ausência de esteatose hepática.

Sabe-se que apenas 10 a 20% dos doadores apresentam essas características nos Estados Unidos, sendo que, na Europa, esse número é um pouco maior, em torno de 20 a 30%. No Brasil, estima-se que 5,8% dos fígados sejam aptos à bipartição, considerando os critérios recém-mencionados. Esse dado demonstra uma das dificuldades para a implementação rotineira dessa modalidade técnica.

Atualmente, o transplante intervivos, que há mais de uma década vinha sendo realizado para crianças, tem crescido em sua indicação também para adultos, em especial pelo aumento significativo dos receptores em lista de espera para TF. As técnicas alternativas em intervivos, como o uso de enxertos de dois doadores simultâneos (lobo esquerdo e direito [*dual graft*]), e a modulação do fluxo portal por meio do uso de derivação temporária têm permitido o transplante de pacientes maiores. No momento atual, as maiores experiências em transplante intervivos de adultos estão na Coreia do Sul, no Japão e na Índia.

Em casos de hepatite fulminante, principalmente em crianças e adultos jovens, e em algumas situações peculiares de doenças metabólicas, pode-se realizar a hepatectomia do segmento lateral esquerdo, do lobo esquerdo ou do lobo direito do receptor, transplantando, de forma ortotópica, os segmentos correspondentes de um doador vivo ou cadavérico, realizando um transplante ortotópico parcial auxiliar de fígado (APOLT, do inglês *auxiliary partial orthotopic liver transplant*). Essa técnica foi idealizada ainda nos anos 1990, esteve em desuso principalmente por dificuldades técnicas, mas vem sendo retomada em alguns centros, principalmente em crianças com hepatite fulminante. Sua principal vantagem é a possibilidade de ocorrer a regeneração completa do fígado nativo, permitindo a redução ou até mesmo a retirada completa da imunossupressão, evitando suas complicações.[11]

Complicações pós-operatórias

As complicações pós-operatórias têm frequência elevada no TF, e podem ser precoces ou tardias. Em geral, as precoces são relacionadas com as anastomoses vasculares e os sangramentos, enquanto as mais tardias dizem respeito à via biliar. Podem ser divididas em hemorrágicas, vasculares e biliares.

A disfunção primária é a principal causa da perda precoce do enxerto. Ela está relacionada com o mecanismo de lesão de isquemia-reperfusão. Apresenta-se com quadro de insuficiência hepática aguda, elevação de transaminases e falência de múltiplos órgãos, tendo incidência relatada na literatura de 5 a 10%. Fatores relacionados com a disfunção primária no doador são hipernatremia grave, esteatose moderada a grave, tempo prolongado de isquemia fria e idade. O tratamento clínico é de suporte, sendo o retransplante a única alternativa efetiva.

O sangramento intra-abdominal pós-operatório é complicação frequente, sendo relatada na literatura necessidade de reintervenção em 10 a 15% dos casos. O sangramento pode ter origem nas anastomoses vasculares ou, mais frequentemente, no retroperitônio, devido à hipertensão portal e à coagulopatia. Em geral, esses pacientes apresentam-se com perda lenta, sem instabilidade hemodinâmica, e, muitas vezes, são reoperados apenas para evacuação do hematoma e exclusão de algum vazamento das anastomoses. Os casos que envolvem sangramento arterial podem ser dramáticos, devido à rápida deterioração do paciente, e este pode facilmente evoluir para óbito.

A trombose arterial é a segunda causa mais comum de perda precoce do enxerto. Ocorre em 2 a 8% dos casos, e é a maior causa de complicações vasculares no pós-operatório. Dificuldades técnicas, multiplicidade de artérias, necessidade de uso de enxertos arteriais, tempo prolongado de isquemia fria e rejeição são os principais fatores de risco. O diagnóstico é realizado pela ultrassonografia abdominal com Doppler, e, nos casos em que o Doppler não é conclusivo, a angiotomografia computadorizada ou a angiografia são indicadas. A trombose precoce geralmente se apresenta com quadro de elevação de transaminases e falência hepática, muito semelhante ao da disfunção primária. Se detectada precocemente, podem ser tentadas trombectomia e revascularização do enxerto, com boa taxa de sucesso. O uso de trombolíticos no leito distal é indicado, principalmente nos casos em que o diagnóstico foi demorado. Caso a cirurgia não tenha sido efetiva ou o diagnóstico tenha sido muito tardio, é necessário retransplante. Nas tromboses tardias, o diagnóstico costuma ser feito por início de coléstase e/ou ocorrência de fístula biliar, sendo necessário também retransplante. O manejo de estenoses arteriais pode ser feito por meio de radiologia intervencionista, respondendo bem à dilatação percutânea.

A trombose da veia porta é pouco comum, sendo mais frequente em pacientes com trombo prévio retirado durante o transplante. A pronta intervenção cirúrgica com trombectomia e revascularização do enxerto costuma ter bons resultados, e o uso de alguma terapia anticoagulante é indicado no pós-operatório. Quando a apresentação for tardia, o manejo depende das complicações apresentadas pelo paciente. Se ocorrer hipertensão portal grave, pode ser indicada cirurgia de descompressão portal ou, se disponível localmente, trombectomia ou trombólise por meio de radiologia intervencionista.

A trombose das veias supra-hepáticas é rara e costuma ter como causa falha técnica na anastomose. Tem consequências catastróficas, geralmente com perda do enxerto e necessidade de retransplante. Pode ocorrer também dificuldade de fluxo na anastomose supra-hepática, sem ocorrência de trombose, em cerca de 2% dos casos. Esta apresenta-se como quadro de Budd-Chiari e exige correção cirúrgica, seja reposicionando o enxerto ou refazendo a anastomose da veia cava supra-hepática. Nos casos tardios, o tratamento pode ser feito com dilatação com balão e colocação de *stent* por via radiológica.

As complicações biliares ocorrem em cerca de 15% dos casos e dividem-se em fístulas e estenoses, sendo as primeiras precoces e as demais tardias.

As fístulas biliares estão relacionadas com o tipo de transplante realizado, sendo que a incidência é maior nos casos em que o enxerto possui uma área cruenta (fígado reduzido, bipartido ou de doador vivo), porém, geralmente é do parênquima hepático. Nos casos em que é utilizado fígado inteiro, a fístula apresenta-se no nível da anastomose biliar. O quadro clínico caracteriza-se por hiperbilirrubinemia, leucocitose e febre eventual. A dor abdominal costuma ser pequena e difícil de valorizar. O diagnóstico é feito por presença de bile franca em punção de ascite ou por método de imagem que evidencie escape de bile (colangiografia retrógada ou parietal, colangiorressonância). As fístulas de baixo débito podem ser tratadas com drenagem da via biliar, endoscópica ou percutânea. Caso a fístula não cicatrize, ou em casos de fístulas de alto débito, a intervenção cirúrgica é mandatória. A reanastomose é possível em casos selecionados, com o avivamento das bordas da via biliar, desde que haja boa vascularização dos tecidos. Caso as condições locais não sejam adequadas, a conversão em anastomose biliodigestiva é a conduta de escolha. Os bilomas formados por fístula do parênquima podem ser tratados por via percutânea com drenagem externa, às vezes associada à colocação de *stent* na via biliar por colangiopancreatografia retrógrada endoscópica.

As estenoses biliares costumam ser mais tardias. O diagnóstico é feito por método de imagem. A biópsia hepática também tem alterações típicas, ajudando no diagnóstico. As estenoses situadas ao nível da anastomose costumam estar relacionadas com problemas técnicos e podem ser tratadas com dilatação percutânea. Se não houver sucesso, a cirurgia está indicada. Nos casos de múltiplas estenoses intra-hepáticas, deve-se definir a patência da artéria hepática, pois essa apresentação está firmemente relacionada com trombose ou estenose tardia da artéria. Nos casos de trombose da artéria, o retransplante está indicado. Nos casos de estenose arterial, a dilatação com balão deve ser realizada. Caso esta seja bem-sucedida, pode-se tentar manter o paciente sem retransplante realizando também a dilatação das estenoses intra-hepáticas de forma percutânea.

Referências

1. Immunosuppression in Liver Transplantation. Consensus and Guidance Conference International Liver Transplantation Society; 2017 Febr 9-10; Park City, Utah, USA –. Disponível em: https://ilts.org/meetings/immunosuppression-in-liver-transplantation/
2. Brasil. Ministério da Saúde. Portaria nº 2.600, de 21 de outubro de 2009. Brasília: MS; 2009.
3. Al Riyami D, Alam A, Badovinac K, Ivis F, Trpeski L, Cantarovich M. Decreased survival in liver transplant patients requiring chronic dialysis: a Canadian experience. Transplantation. 2008;85(9):1277-80.
4. Organ Procurement and Transplantation Network Policies [Internet]. Richmond: OPTN ; 2017 [capturado em 09 ago. 2017]. Disponível em: https://optn.transplant.hrsa.gov/governance/policies/
5. Sawinski D, Goldberg DS, Blumberg E, Abt PL, Bloom RD, Forde KA. Beyond the NIH multicenter HIV transplant trial experience: outcomes of HIV+ liver transplant recipients compared to HCV+ or HIV+/HCV+ coinfected recipients in the United States. Clin Infect Dis. 2015;61(7):1054-62.
6. Hathorn E, Smit ES, Elsharkawy AM, Bramhall SR, Buffon SA, Allan S, et al. HIV-positive-to-HIV-positive liver transplantation. N Engl J Med. 2016;375(18)1807-9.
7. Calmy A, van Delden C, Giostra E, Junet C, Brandt LR, Yerly S, et al. HIV-positive-to-HIV-positive liver transplantation. Am J Transpl. 2016;16(8):2473-8.
8. Golse N, Bucur PO, Faitot F, Bekheit M, Pittau G, Ciacio O, et al. Spontaneous splenorenal shunt in liver transplantation: results of left renal vein ligation versus renoportal anastomosis. Transplantation. 2015;99(12):2576-85.
9. De Carlis R, Di Sandro S, Lauterio A, Ferla F, Dell'Acqua A, Zanierato M, et al. Successful donation after cardiac death liver transplants with prolonged warm ischemia time using normothermic regional perfusion. Liver Transpl. 2017;23(2):166-173.
10. Dutkowski P, Polak WG, Muiesan P, Schlegel AM, Verhoeven CJ, Scalera I, et al. First comparison of hypothermic oxygenated perfusion versus static cold storage of human donation after cardiac death liver transplants. Ann Surg. 2015;262(5):764-71.
11. Bismuth H, Houssin D. Reduced-sized orthotopic liver graft in hepatic transplantation in children. Surgery. 1984;95(3):367-70.
12. Pichlmayr R, Ringe B, Gubernatis G, Hauss J, Bunzendahl H. [Transplantation of a donor liver to 2 recipients (splitting transplantation)--a new method in the further development of segmental liver transplantation]. Langenbecks Arch Chir. 1988;373(2):127-30.
13. Rela M, Kaliamoorthy I, Reddy MS. Current status of auxiliary partial orthotopic liver transplantation for acute liver failure. Liver Transpl. 2016;22(9):1265-74.

Leituras recomendadas

Abouljoud M, Yoshida A, Dagher F, Moonka D, Brown K. Living donor and split-liver transplantation: an overview. Transplant Proc. 2003;35(7):2772-4.

Associação Brasileira de Transplantes de Órgãos. Diretrizes básicas para captação e retirada de múltiplos órgãos e tecidos da Associação Brasileira de Transplante de Órgãos [Internet]. São Paulo: ABTO; 2009 [capturado em 12 jul. 2010]. Disponível em: http://www.abto.org.br/abtov02/portugues/profissionais/biblioteca/pdf/livro.pdf

Brandão ABM, Cassal AP, Marroni CA, Schlindwein ES, Zanotelli ML, Cantisani GPC. Transplante hepático: resultados iniciais da seleção de candidatos em programa para pacientes adultos. GED. 1997;16(3):73-8.

Colardyn F. Organizational and ethical aspects of living donor liver transplantation. Liver Transpl. 2003;9(9):S2-5.

Emond JC, Renz JF. Surgical anatomy of the Liver and its application to Hepatobiliary surgery and Transplantation. Semin Liver Dis. 1994;14(2):158-68.

Grewal HP, Shokouh-Amiri MH, Vera S, Stratta R, Bagous W, Gaber AO. Surgical technique for right lobe adult living donor liver transplantation without venovenous bypass or portocaval shunting and with ducttoduct biliary reconstruction. Ann Surg. 2001;233(4):502-8.

Miller CM, Gondolesi GE, Florman S, Matsumoto C, Munõz L, Yoshizumi T, et al. One hundred nine living donor liver transplants in adults and children: a single-center experience. Ann Surg. 2001;234(3):301-11; discussion 311-12.

Martin P, DiMartini A, Feng S, Brown Jr R, Fallon M; AASLD. AASLD practice guideline: evaluation for liver transplantation in adults: 2013 Practice guideline by the American Association for the Study of Liver Diseases and the American Society of Transplantation . Hepatology. 2014; 59(3): 1144-65.

Neuberger J. An update on liver transplantation: a critical review. J Autoimmun. 2016;66:51-9.

Schiff ER, Sorrel MF, Maddrey WC, editors. Schiff's diseases of the liver. 11th ed. Philadelphia: Lippincott Williams & Wilkins; 2011.

Starzl TE, Demetris AJ, Thiel DV. Liver transplantation (first of two parts). N Engl J Med. 1989;321(15):1014-22.

Starzl TE, Demetris AJ, Thiel DV. Liver transplantation (second of two parts). N Engl J Med. 1989;321(16):109-28.

Trotter JF, Wachs M, Everson GT, Kam I. Adult-to-adult transplantation of the right hepatic lobe from a living donor. N Engl J Med. 2002;346(14):1074-82.

United Network for Organ Sharing [Internet]. Virginia: UNOS; c2017 [capturado em 09 ago. 2017]. Disponível em: www.unos.org.

Cirurgia da hipertensão portal

Paulo Roberto Reichert
Ernidio Luiz Bassani Filho

O sistema porta drena o sangue do tubo digestivo e do baço para o fígado. A veia porta é formada atrás do colo do pâncreas pela união das veias mesentérica superior e esplênica. Em geral, esta recebe a veia mesentérica inferior. A veia porta tem fluxo de aproximadamente 1.200 mL de sangue/minuto e sua pressão normal é de até 5 mmHg.

Define-se hipertensão portal como pressão ≥ 6 mmHg. Pressão maior ≥ 10 mmHg é clinicamente significativa, e há formação de varizes esofágicas. Pressão maior ou igual a 12 mmHg oferece risco para ruptura das varizes esofágicas. Pode-se dividir a hipertensão portal em três grandes grupos de acordo com o local de obstrução ao fluxo porta: pré-hepática, intra-hepática (pré-sinusoidal, sinusoidal, pós-sinusoidal) e pós-hepática (**QUADRO 55.1**). As duas principais causas de hipertensão portal no mundo são cirrose e esquistossomose.[1]

A hipertensão portal é nociva ao paciente. Suas principais complicações são as varizes esofagogástricas, a ascite, a encefalopatia (que também tem componente de insuficiência hepatocelular), a síndrome hepatopulmonar e a hipertensão portopulmonar.

A terapia da hipertensão portal – e, especialmente, a das varizes esofagogástricas – evoluiu muito nas últimas duas décadas. A profilaxia do sangramento varicoso nos casos de varizes de médio e grosso calibre (também nos de fino calibre, em alguns casos) com β-bloqueador não seletivo diminuiu os episódios de rupturas varicosas. A evolução da endoscopia digestiva alta (especialmente com as ligaduras elásticas dessas varizes e a aplicação de cianoacrilato em varizes gástricas) e a padronização de condutas frente ao paciente com hemorragia varicosa diminuíram drasticamente os índices de mortalidade nesses casos.

Entre as condutas que efetivamente modificaram o prognóstico do sangramento por varizes, destacam-se a reposição volêmica, o uso de antibióticos e vasoconstritor esplâncnico e a manutenção de níveis de hemoglobina em torno de 8 g/dL.

QUADRO 55.1

Principais causas de hipertensão portal

- **Pré-hepática** – Trombose de veia porta
- **Intra-hepática**
    - Pré-sinusoidal – Esquistossomose
    - Sinusoidal – Cirrose
    - Pós-sinusoidal – Doença hepática veno-oclusiva
- **Pós-hepática** – Síndrome de Budd-Chiari

Derivação portossistêmica intra-hepática transjugular

No fim do século passado, uma nova arma terapêutica foi desenvolvida para o tratamento da hipertensão portal: a derivação portossistêmica intra-hepática transjugular (TIPS, do inglês *transjugular intrahepatic portosystemic shunt*). Esse procedimento é realizado sem a necessidade de anestesia geral – somente anestesia local na punção da veia jugular interna e sedação.

Um fio-guia é passado através da veia jugular até o átrio direito, progredindo até a veia cava inferior e, posteriormente, até uma das veias supra-hepáticas (em geral, a direita). Por meio da utilização de um dispositivo adequado, é realizada a comunicação intra-hepática da veia hepática com a veia porta – habitualmente seu ramo direito –, transfixando as veias hepática e porta. Após a comunicação, uma prótese é colocada. Assim, uma derivação portocava (**FIG. 55.1**) é realizada sem a necessidade de laparotomia.

As principais indicações da TIPS são a ascite refratária e a hemorragia digestiva alta por varizes, quando o sangramento for refratário a tratamentos farmacológico e endoscópico.

A TIPS, no entanto, não é isenta de complicações. Encefalopatia hepática ocorre com frequência, geralmente respondendo à terapia com lactulose. Hematoma intra-hepático, hemoperitônio, hemobilia e até bilhemia são complicações relacionadas à colocação da TIPS.[2] A trombose da prótese era muito frequente antes da utilização de próteses cobertas. A TIPS também se associa a riscos de descompensação hepática, com óbito por insuficiência hepática.

A escala MELD (do inglês *Model for End-Stage Liver Disease*) foi inicialmente desenvolvida na tentativa de definir quais pacientes tolerariam o procedimento. A maior parte dos

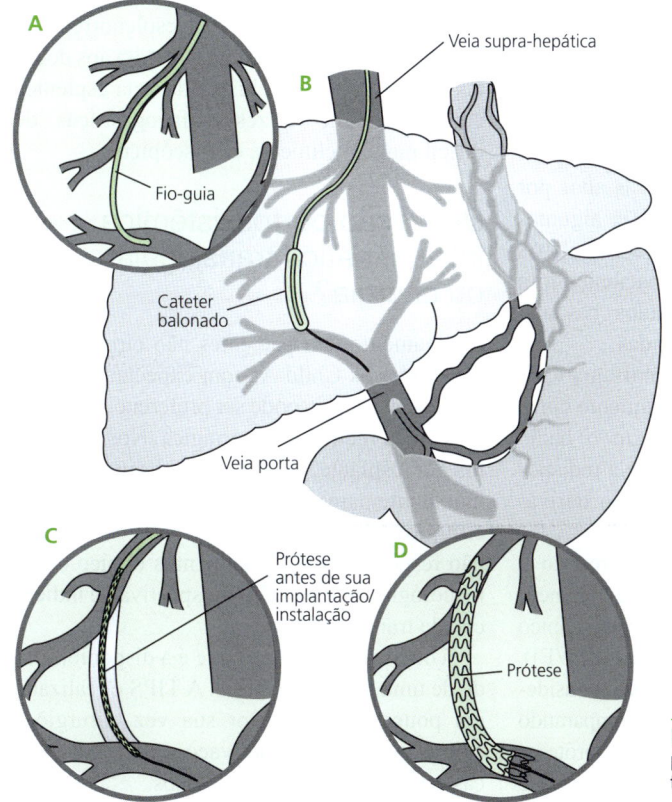

FIGURA 55.1 Derivação portossistêmica intra-hepática transjugular.

serviços atualmente utiliza pontos de corte entre 12 e 14, como limite superior para sua realização da TIPS.[3]

Indicações expandidas são aquelas nas quais as evidências da literatura sugerem benefício na colocação da TIPS: gastropatia porta hipertensiva, síndrome de Budd-Chiari, síndrome de obstrução hepática sinusoidal, síndrome hepatorrenal, hidrotórax hepático e enteropatia perdedora de proteína devido à hipertensão portal.

Contraindicações absolutas para o procedimento são insuficiência cardíaca, regurgitação tricúspide grave, hipertensão pulmonar grave (pressão pulmonar média > 45 mmHg), múltiplos cistos hepáticos, infecção sistêmica não controlada ou sepse, e obstrução biliar não resolvida.

Nos cirróticos, a hipertensão portal muitas vezes é acompanhada de insuficiência hepatocelular. Nesses casos, a terapia de escolha é o transplante hepático.

A cirurgia e a derivação portossistêmica intra-hepática transjugular na hipertensão portal

A cirurgia está indicada apenas em alguns poucos casos de hemorragias digestivas altas por varizes de esôfago e/ou estômago e, algumas vezes, na gastropatia hipertensiva portal. As derivações portossistêmicas nos pacientes com ascite refratária tiveram resultados bastante ruins e, por isso, foram abandonadas.

Se um cirrótico apresenta hemorragia varicosa aguda e não responde ao tratamento clínico/farmacológico, sendo necessário o balão esofágico, a TIPS estará indicada. Na indisponibilidade desta, nesta urgência, uma derivação portocava deve ser realizada.

O papel da cirurgia, portanto, é restrito a alguns pacientes que não respondem a tratamento farmacológico (betabloqueio) e endoscópico (ligadura elástica de varizes esofágicas [LEVE]). Nesses casos, a cirurgia ou TIPS serão consideradas. O maior trabalho científico comparando essas duas opções foi realizado com as próteses não recobertas na TIPS, gerando alto índice de oclusão da prótese.[4] Assim, essa análise comparativa demonstrou melhores resultados com a cirurgia descompressiva do sistema porta.

O fato é que ambas as opções apresentam dificuldades. A TIPS é cara, está disponível em poucos centros, não pode ser realizada em pacientes com escala MELD muito elevada e mesmo com próteses recobertas apresenta índice significativo de trombose. Além de tudo isso, com muita frequência gera encefalopatia hepática. A cirurgia, por sua vez, também apresenta dificuldades. Com a diminuição de sua indicação, poucos cirurgiões têm experiência com as derivações. Estas também não podem ser realizadas em pacientes com escala MELD muito elevada. Essas cirurgias também apresentam complicações, como sangramento transoperatório, ascite pós-operatória, encefalopatia e trombose.

Infelizmente, muitos pacientes são submetidos, de maneira errônea, à esplenectomia na hipertensão portal. Além de potencialmente evoluir com trombose portal, a esplenectomia aumenta o risco de sepse, causa aderências e elimina a chance de derivação esplenorrenal. A indicação de esplenectomia é restrita aos doentes com trombose exclusiva da veia esplênica complicada por varizes esofagogástricas, de difícil manejo clínico e endoscópico.

Derivação portossistêmica intra-hepática transjugular ou cirurgia?

Eletivamente, em pacientes não cirróticos ou em cirróticos Child A, com expectativa longa de vida, a cirurgia pode ser preferencial na prevenção da recidiva hemorrágica. Nos candidatos a transplante, a TIPS pode ser usada como uma ponte para o transplante. Já as derivações cirúrgicas ficam reservadas para os doentes não responsivos aos tratamentos clínico e farmacológico que não têm perspectiva de indicação de transplante.

Uma variável importante é a disponibilidade de uma terapia ou outra. A TIPS é realizada em poucos centros. Por sua vez, cirurgiões com experiência em derivações portossistêmicas estão cada vez mais escassos.

Tipos de cirurgias

As técnicas cirúrgicas podem ser divididas em dois grupos: as seletivas e as não seletivas. As não seletivas incluem as derivações portocava, mesocava e mesoporta (Rex). As seletivas incluem a derivação esplenorrenal distal (cirurgia de Warren) e, em alguns casos, a derivação da veia gástrica esquerda para a porta (anastomose coronariocava ou cirurgia de Inokuchi).

Derivação portocava

Esse procedimento é uma opção na urgência, na falha do tratamento clínico/endoscópico, quando nem mesmo o balão esofágico controla a hemorragia digestiva e a TIPS não é disponível.

Ele deve ser preferencialmente laterolateral, com prótese aramada de calibre entre 0,8 e 1 cm. É efetivo em controlar o sangramento. Como todo procedimento não seletivo, acarreta risco de encefalopatia hepática.

Derivação mesocava

É uma técnica parecida com a anterior, com a vantagem de não dissecar o pedículo hepático. Assim, não dificulta um possível futuro transplante.

Derivação mesoporta (Rex)

Esse procedimento está indicado em crianças com trombose de veia porta extra-hepática e fígados, de outro modo, saudáveis. Habitualmente, um enxerto autólogo (veia jugular) é utilizado para anastomosar a veia mesentérica superior à veia porta esquerda, na fissura umbilical (Rex) (**FIG. 55.2**). Tem o potencial de melhorar os desenvolvimentos somático e cognitivo.

Derivação esplenorrenal distal

Também denominada cirurgia de Warren, consiste na secção da veia esplênica junto à mesentérica superior e sua anastomose terminolateral na veia renal esquerda (**FIG. 55.3**). É uma cirurgia difícil, em que numerosos afluentes pancreáticos da veia esplênica, bastante curtos, têm de ser ligados para sua mobilização. Frequentemente cursa com ascite pós-operatória, mas o risco de encefalopatia é baixo.

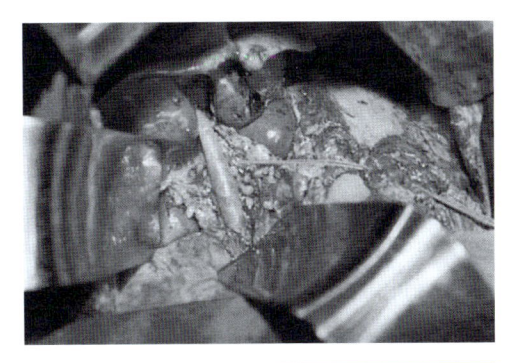

FIGURA 55.2 Derivação mesoporta (Rex).

Anastomose coronariocava

Também denominada cirurgia de Inokuchi. Nesse procedimento, a veia gástrica esquerda é anastomosada à veia cava inferior. Comporta-se hemodinamicamente como derivação não seletiva.

A cirurgia de derivação é mais frequentemente considerada nos pacientes não cirróticos com hipertensão portal, como aqueles com fibrose hepática congênita ou trombose da veia porta extra-hepática. Nos cirróticos, ela é restrita aos casos de urgência e indisponibilidade da TIPS, na falha dos tratamentos clínico/endoscópico e, eletivamente, a pacientes sem indicação de transplante, com reserva hepática preservada.

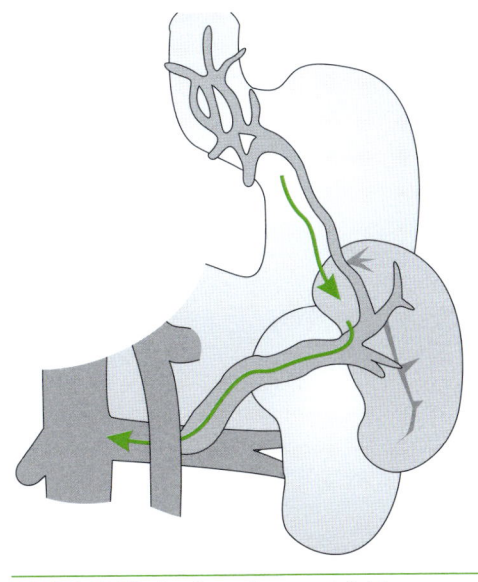

FIGURA 55.3 Derivação esplenorrenal distal.

Referências

1. Berzigotti A, Seijo S, Reverter E, Bosch J. Assessing portal hypertension in liver diseases. Expert Rev Gastroenterol Hepatol. 2013;7(2):141-55.
2. Hosokawa I, Adam R, Allard MA, Pittau G, Vibert E, Cherqui D, et al. Outcomes of surgical shunts and transjugular intrahepatic portasystemic stent shunts for complicated portal hypertension. Br J Surg. 2017;104(4):443-51.
3. Kruel CR, Guimarães M, Chedid AD, Grezzana-Filho TM, Leipnitz I, Araújo Ad, et al. Bilhemia following transjugular intrahepatic portosystemic shunt placement (Tips): liver transplantation as a rescue procedure - case report. Arq Bras Cir Dig. 2013;26(3):238-40.
4. Henderson JM, Boyer TD, Kutner MH, Galloway JR, Rikkers LF, Jeffers LJ, et al. Distal splenorenal shunt versus transjugular intrahepatic portal systematic shunt for variceal bleeding: a randomized trial. Gastroenterology. 2006;130(6):1643-51.

Leituras recomendadas

Bittencourt PL, Farias AQ, Straus E, Mattos AA. Hemorragia digestiva alta varicosa: relatório do 1º Consenso da Sociedade Brasileira de Hepatologia. Arq Gastroenterol. 2010;47(2):202-16.

Boyer TD, Haskal ZJ; American Association for the Study of Liver Diseases. The role of Transjugular Intrahepatic Portosystemic Shunt (TIPS) in the management of portal hypertension: update 2009. Hepatology. 2010;51(1):306.

de Franchis R; Baveno VI Faculty. Expanding consensus in portal hypertension: Report of the Baveno VI Consensus Workshop: stratifying risk and individualizing care for portal hypertension. J Hepatol. 2015;63(3):743-52.

Garcia-Tsao G, Sanyal AJ, Grace ND, Carey W; Practice Guidelines Committee of the American Association for the Study of Liver Diseases;Practice Parameters Committee of the American College of Gastroenterolog. Prevention and management of gastroesophageal varices and variceal hemorrhage in cirrhosis. Hepatology. 2007;46(3):922-38.

Garcia-Tsao G, Abraldes JG, Berzigotti A, Bosch J. Portal hypertensive bleeding in cirrhosis: risk stratification, diagnosis, and management: 2016 practice guidance by the American Association for the study of liver diseases. Hepatology. 2017;65(1):310-35.

Tratamento locorregional de lesões focais hepáticas

Leandro Scaffaro
Antonio Carlos Maciel
Mauricio Farenzena
Luciano Folador

A radiologia intervencionista é uma ferramenta importante no manejo minimamente invasivo das lesões focais hepáticas primárias e secundárias, atuando em associação com os demais tratamentos oncológicos. Com o avanço de tecnologias e equipamentos de imagem e de dispositivos terapêuticos, surgiram técnicas modernas de tratamento endovascular ou percutâneo dessas lesões. Algumas são curativas e outras de natureza paliativa, promovendo aumento de sobrevida dos pacientes.

A seguir, são discutidos aspectos relacionados a essas alternativas guiadas por imagem no tratamento das lesões focais hepáticas primárias (carcinoma hepatocelular) e secundárias (metastáticas).

Tratamento locorregional do carcinoma hepatocelular

O carcinoma hepatocelular (CHC) é a neoplasia maligna primária mais comum do fígado e está ligado à evolução da cirrose de etiologia viral na maior parte dos casos.

As modalidades de tratamento do CHC são abordadas mais comumente conforme o algoritmo apresentado na **FIGURA 56.1**, conhecido como Classificação de Barcelona (Barcelona Clinic Liver Disease, BCLC).[1]

Dessa forma, o CHC sem indicação de ressecção cirúrgica (pela presença de hipertensão portal, doenças associadas, bilirrubinas totais maiores ou igual a 1 mg/dL ou estádio B de Barcelona) deve ser abordado por tratamento percutâneo, como a alcoolização ou a ablação por radiofrequência (RFA, do inglês *radiofrequency ablation*), seja como terapia definitiva ou como opção de tratamento-ponte para transplante de fígado, em casos de lesão única de até 3 cm ou até 3 lesões menores do que 3 cm.

Já para lesões acima de 3 cm irressecáveis ou na doença multinodular, a abordagem preferencial é o tratamento intra-arterial (TIA).[1]

Tratamento percutâneo

Alcoolização percutânea

Na alcoolização percutânea (AP), é realizada infusão de álcool absoluto (96° Gay-Lussac [GL]) em agulha inserida no nódulo por meio de punção percutânea guiada por imagem. Trata-se de um método de baixo custo, que tem demonstrado resultados satisfatórios no controle de CHCs menores do que 3 cm. Um estudo recente11 avaliando a AP associada à embolização intra-arterial como opção para controle do CHC em pacientes que aguardam transplante de fígado demonstrou que essa estratégia foi comparável aos melhores resulta-

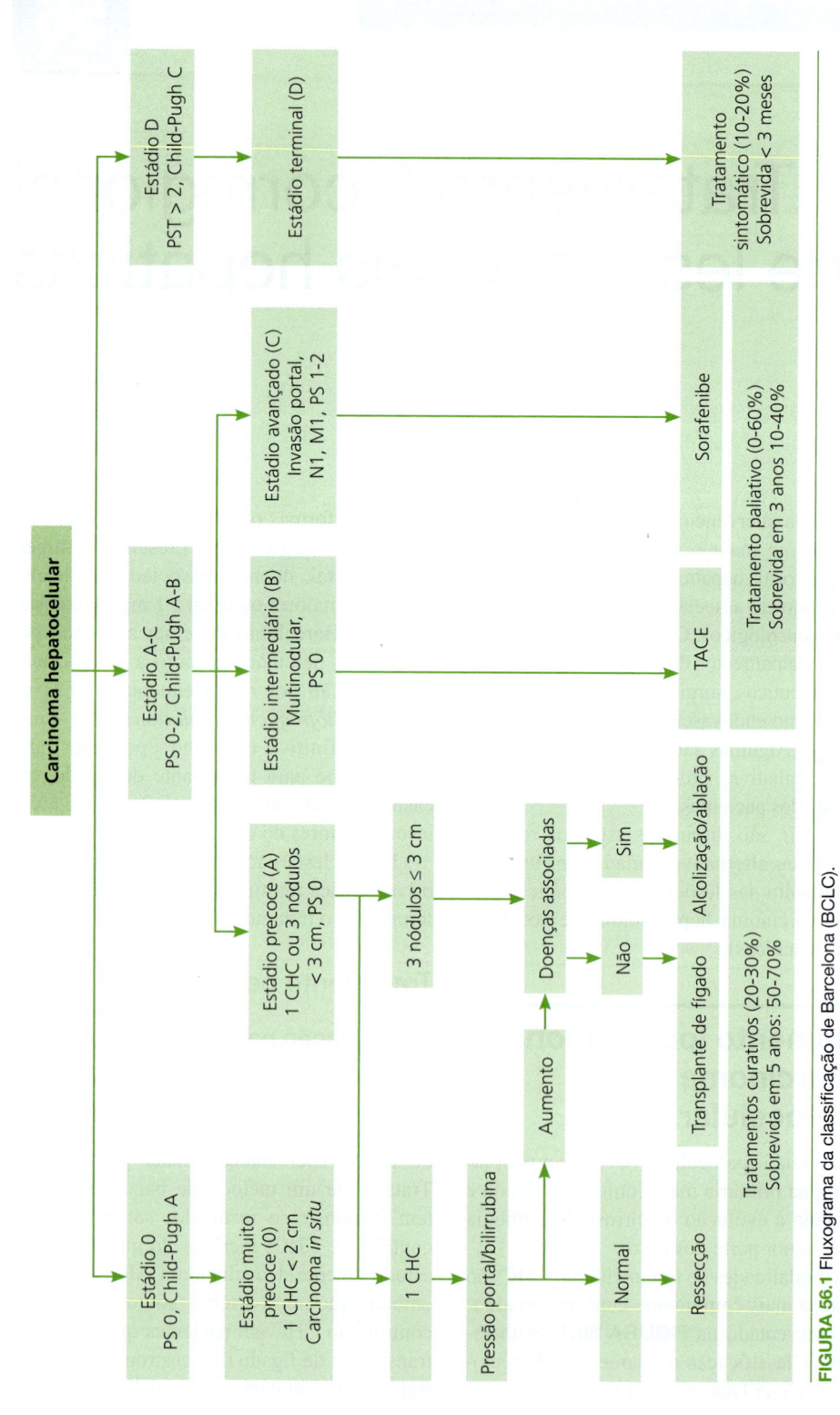

FIGURA 56.1 Fluxograma da classificação de Barcelona (BCLC).

CHC, carcinoma hepatocelular; PS, capacidade funcional (do inglês *performace status*); TACE, quimioembolização intra-arterial (do inglês *conventional transarterial chemoembolization*).

dos da literatura no que se refere à sobrevida pós-transplante e aos índices de necrose completa do tumor na peça cirúrgica.[2]

Ablação por radiofrequência

A RFA permite uma ablação térmica da lesão tumoral, uma vez que é posicionada uma agulha orientada por imagem no interior do nódulo, que é acoplada a um gerador de radiofrequência, convertida em calor. A lesão tumoral é aquecida a elevadas temperaturas, promovendo necrose de coagulação. A RFA apresenta-se como uma opção segura para esses pacientes, inclusive sendo considerada um método curativo, igualmente efetiva em relação à ressecção em pacientes em estádios 0 e A, com índices de sobrevida de 76% em 5 anos.[3]

Entretanto, a RFA apresenta limitações, com resultados menos promissores em lesões maiores do que 3 cm e em nódulos próximos a grandes vasos, pois o alto fluxo destes pode determinar resfriamento do sistema e redução da efetividade da ablação.

Recentes metanálises encontraram benefício em sobrevida da RFA em relação à AP, especialmente em tumores acima de 2 cm. Germani e colaboradores[4] concluíram que a RFA promove maior necrose tumoral e maior sobrevida, com redução significativa na recorrência local. Entretanto, em lesões iguais ou menores do que 2 cm, não há diferenças significativas entre RFA e AP.

Tratamento intra-arterial

O TIA está embasado na característica peculiar da vascularização dessas lesões. Enquanto o parênquima hepático é nutrido fundamentalmente pela veia porta, esses nódulos tumorais são nutridos, abundante e exclusivamente, pela circulação arterial hepática. O crescimento tumoral também promove hipertrofia e angiogênese dos ramos arteriais envolvidos. A partir de 2002, ensaios clínicos randomizados (ECRs) consagraram o TIA como opção de primeira linha, proporcionando aumento da sobrevida desses pacientes em casos intermediários (BCLC B).[5]

Atualmente, há três modalidades de TIA:

1. **Embolização intra-arterial (TAE, do inglês *transarterial embolization*)** – É realizada injeção seletiva de agente embolizante na circulação tumoral, sem adição de quimioterápicos;
2. **Quimioembolização intra-arterial convencional (cTACE, do inglês *conventional transarterial chemoembolization*)** – É realizada uma emulsão do quimioterápico (doxorrubicina ou cisplatina) com um carreador, o Lipiodol®. Essa emulsão é infundida na artéria tumoral. Logo após, é realizada injeção do agente embolizante, dispondo-se de partículas de álcool polivinílico (PVA, do inglês *polyvinyl alcohol*) ou microesferas;
3. **Quimioembolização intra-arterial com microesferas carreadoras (DEB-TACE, do inglês *drug-eluting bead transarterial chemoembolization*)** – As DEBs são microesferas embolizantes modificadas fisicamente com a adição de grupamentos ácidos sulfonados de carga negativa, proporcionando troca iônica com doxorrubicina, que é carregada positivamente. Dessa forma, o quimioterápico fica agregado ao agente embolizante, e ambos são injetados simultaneamente na artéria tumoral. O princípio da DEB-TACE é intensificar a retenção intratumoral do quimioterápico, reduzindo sua biodisponibilidade, o que pode resultar em redução da toxicidade sistêmica.[6]

Escolha da modalidade de tratamento intra-arterial

Não há consenso quanto à melhor alternativa terapêutica intra-arterial no CHC (TAE, cTACE ou DEB-TACE).

Em metanálise de Marelli e colaboradores,[12] a avaliação de 3 ECRs (412 pacientes) não demonstrou diferença significativa entre cTACE e TAE, com 2 estudos favorecendo TAE, sugerindo que a isquemia promovida pela embolização pode ser o principal fator no controle tumoral.

Em ECR comparando DEB-TACE e cTACE, só houve benefício de sobrevida com DEB-TACE em análise de subgrupos, em pacientes com doença bilobar, recorrência ou Child-Pugh B.[6]

O único ECR na literatura comparando o uso ou não do quimioterápico com o mesmo agente embolizante entre os grupos foi realizado por Malagari e colaboradores.[9] Nesse estudo, foram randomizados 84 pacientes, em que 41 receberam DEB-TACE e 43 foram tratados com TAE. Esses autores evidenciaram melhor resposta tumoral em 6 meses com DEB-TACE, bem como redução significativa da recorrência tumoral em 12 meses e do tempo até progressão da doença. Entretanto, não houve benefício na sobrevida ao fim de 12 meses de seguimento.[9]

Não há consenso na literatura em relação à escolha do agente embolizante. Scaffaro e colaboradores[10] não identificaram diferenças significativas na resposta tumoral e na sobrevida comparando PVA e microesferas em TAE de 80 pacientes.

A **TABELA 56.1** compara os índices de sobrevida obtidos em diferentes literaturas.

Técnica

O TIA é realizado em sala de hemodinâmica sob sedação por punção femoral comum com técnica de Seldinger. A seguir, a artéria hepática é cateterizada seletivamente e, após, é realizado cateterismo superseletivo tumoral com microcateter e microguia. Através do microcateter, é injetado, sob controle fluoroscópico, o agente embolizante até a interrupção do fluxo tumoral na TAE. Na cTACE, a emulsão do Lipiodol® é injetada com o quimioterápico e, logo após, com o agente embolizante. Na DEB-TACE, são injetados simultaneamente o agente e o quimioterápico, que está agregado ionicamente à microesfera embolizante. A **FIGURA 56.2** mostra exemplos de cateterismo do CHC.

Tratamento combinado

No intuito de aprimorar o desempenho do tratamento paliativo do CHC, foram realizadas tentativas de combinação das diversas opções de tratamento expostas. Dessa forma, alguns autores propõem o uso simultâneo de TIA associado à RFA ou à AP, com resultados favoráveis.

TABELA 56.1 Índices de sobrevida obtidos na literatura

Autor	Técnica	Sobrevida (meses)			
		12	24	36	48
Llovet e colaboradores[5]	TACE/AGs	82%	63%	29%	
Llovet e colaboradores[5]	TAE/Ags	75%	50%	29%	
Lo e colaboradores[13]	TACE/Ags	57%	31%		
Marelli e colaboradores[12]	Metanálise	62±20%	42±17%	30±15%	
Maluccio e colaboradores[14]	TAE/PVA e Mes	84%	66%	51%	
Dhanasekaram[15]	DEB-TACE	71%	58%		
Takayasu[16]	TACE/Ags	88%	69%	55%	28%
Ikeda e colaboradores[17]	TACE/Ags	90%	75%		

AGs, agentes hemostáticos de gelatina; DEB-TACE, quimioembolização intra-arterial com microesferas agregadas (do inglês *drug-eluting bead transarterial chemoembolization*); MEs, microesferas; PVA, álcool polivinílico (do inglês *polyvinyl alcohol*); TACE, quimioembolização intra-arterial (do inglês *transarterial chemoembolization*); TAE, embolização intra-arterial (do inglês *transarterial embolization*).

O **QUADRO 56.1** apresenta as indicações de TIA conforme algoritmo de Barcelona, e o **QUADRO 56.2**, as contraindicações para esse tratamento.

QUADRO 56.1

Indicações de tratamento intra-arterial conforme algoritmo de Barcelona

Estádio A
Pacientes do estádio A com nódulo maior do que 3 cm e com critérios de irressecabilidade para CHC (níveis de bilirrubina total superior a 1 mg/dL ou com evidência de hipertensão portal) Pacientes do estádio A com nódulos menores que 3 cm, igualmente irressecáveis, sem acesso percutâneo seguro para alcoolização ou ablação

Estádio B
Todos os pacientes do estádio B

Estádio C
Pacientes no estádio C com ou sem linfonodomegalias regionais, desde que não haja indício de doença extra-hepática Pacientes listados para transplante hepático que apresentarem os critérios de inclusão supracitados

CHC, carcinoma hepatocelular.

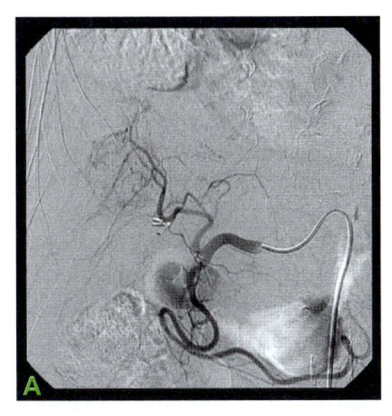

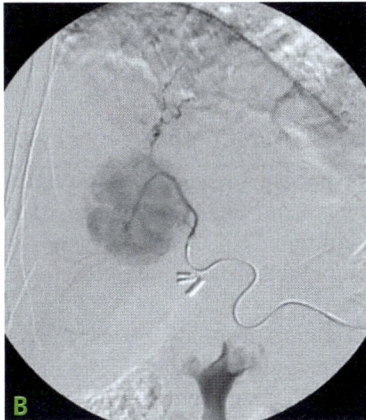

FIGURA 56.2 (A) Angiografia seletiva da artéria hepática comum, com identificação de nódulo hipervascular compatível com carcinoma hepatocelular. **(B)** Cateterismo superseletivo do ramo tumoral.

QUADRO 56.2

Contraindicações para o tratamento intra-arterial

- Estádio D de Barcelona
- Estádio C com evidência de doença extra-hepática
- Presença de trombose do tronco portal ou de um dos seus ramos ou evidência de fluxo hepatofugal ao Doppler
- Presença de metástases extra-hepáticas
- Portadores de outras doenças malignas
- Alterações laboratoriais relativas – Creatinina sérica acima de 1,5 mg/dL, bilirrubina total acima de 4 mg/dL, número de plaquetas menor do que 50.000 mm3 e tempo de protrombina menor do que 50%

Em metanálise de 10 ECRs, Wang e colaboradores[7] observaram benefício da TACE combinada à RFA ou à AP, com melhor sobrevida em 3 anos e menores índices de recorrência em relação à cTACE isolada. Ressalta-se que a opção de terapia combinada apresenta melhores resultados em tumores intermediários, entre 3 e 5 cm, e lesões maiores são pobremente responsivas à RFA ou à AP.

Outra indicação bastante reconhecida do TIA é o seu uso como "ponte" para o transplante hepático ortotópico, evitando a retirada dos doentes da lista quando há progressão da doença. Além disso, pacientes que respondem ao TIA antes do transplante têm demonstrado melhora na sobrevida.[2,8]

Complicações

Em qualquer abordagem, é comum a presença de sinais e sintomas promovidos pela liberação de mediadores inflamatórios após a isquemia tumoral, conhecidos como síndrome pós-embolização. Esta é caracterizada principalmente por dor, náusea e inapetência, leucocitose e febre baixa até 3 a 5 dias após o procedimento. Outras potenciais complicações após o procedimento envolvem descompensação da função hepática, como presença de encefalopatia, hemorragia digestiva e ascite.[9,10]

Avaliação após o procedimento

A resposta tumoral é avaliada após estudo dinâmico por tomografia computadorizada ou ressonância magnética, realizada em intervalos de 40 a 60 dias após o procedimento.[11] Leva-se em conta principalmente o grau de impregnação na fase arterial, conforme critérios do RECIST modificado (mRECIST). A **FIGURA 56.3** evidencia exemplo de controle tomográfico após resposta completa à TAE.

Tratamento locorregional de metástases hepáticas

Tratamento percutâneo

Nas últimas décadas, técnicas guiadas por imagem para tratamento locorregional de metástases hepáticas surgiram como opção minimamente invasiva para pacientes em que a ressecção cirúrgica é contraindicada devido a comorbidades ou à extensão da doença. Foram desenvolvidos diversos métodos de ablação química ou destruição térmica do tumor por meio de calor ou resfriamento. Entre esses métodos, estão ablação por radiofrequência (RFA), crioablação, ablação por micro-ondas e eletroporação irreversível, não havendo diferença entre os métodos no tratamento de lesões hepáticas.[18] A ablação por micro-ondas e a eletroporação são tecnicamente mais complexas, requerem material de alto custo e estão indisponíveis na maioria das instituições brasileiras.[19] Dessa maneira, a RFA está estabelecida atualmente como método principal de ablação de lesões hepáticas na maioria das instituições.

A eficácia da RFA no tratamento de metástases hepáticas já foi comprovada para diferentes tipos histológicos de implantes hepáticos, especialmente câncer colorretal, de mama e neuroendócrino. É importante salientar que a abordagem dos pacientes com doença metastática é complexa e deve ser realizada preferencialmente em conjunto por uma equipe multidisciplinar que envolva oncologistas, cirurgiões, radiologistas e radiologistas intervencionistas.

Resultados

A RFA é amplamente aceita como opção terapêutica para pacientes com lesões irressecáveis, pacientes sem condições clínicas para tratamento cirúrgico e pacientes com doença recorrente após tratamento cirúrgico sem reserva hepática.[20]

Embora alguns estudos retrospectivos tenham demonstrado que a ressecção cirúrgica oferece melhor sobrevida do que a RFA, até o momento não existem ECRs de boa qualidade comparando tratamento cirúrgico com RFA. Em uma revisão sistemática publicada pela Cochrane em 2012, a predominância de estudos retrospectivos e com baixa qualidade impediu a realização da metanálise dos dados.[21] Ainda de acordo com essa revisão sistemática, na maioria dos estudos comparando RFA com tratamento cirúrgico, os pacientes tratados com RFA têm maior carga tumoral, piores características clinicopatológicas e tendem a ter lesões irressecáveis ou com doença extra-hepática. Além disso, também existem estudos retrospectivos que demonstraram sobrevida em 5 anos e sobrevida livre de doença semelhante quando são comparados tratamentos por RFA e ressecção cirúrgica.[21]

No tratamento de pacientes com implantes secundários devidos à neoplasia neuroendócrina metastática, a RFA é opção para tratamento paliativo de pacientes com sintomas devidos à

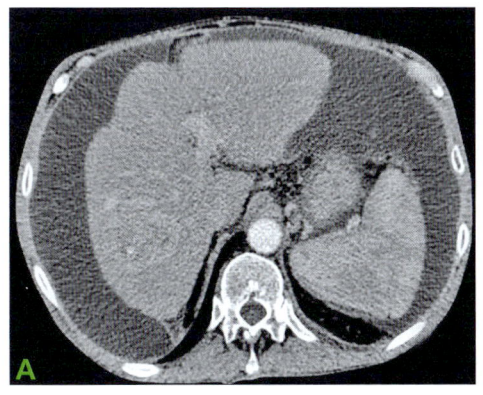

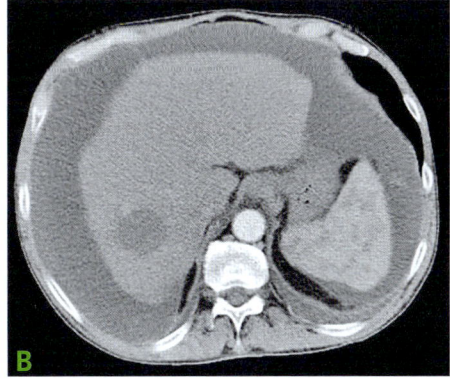

FIGURA 56.3 (A) Observa-se carcinoma hepatocelular com impregnação típica na fase arterial de tomografia computadorizada. **(B)** Redução parcial das dimensões da lesão, não mais se observando impregnação ao meio de contraste na fase arterial, o que caracteriza resposta completa segundo RECIST modificado após embolização intra-arterial.

hipersecreção de hormônios. Os pacientes têm melhora dos sintomas em 95% dos casos e resolução dos sintomas em 80% dos casos.[22] O uso combinado de RFA e ressecção cirúrgica também é opção no tratamento paliativo desses pacientes.

Estudos recentes mostraram que a ressecção cirúrgica de implantes hepáticos de pacientes com câncer de mama com doença extra-hepática controlada aumenta a sobrevida dos pacientes. Com base na experiência do câncer colorretal (CCR), foram realizados pequenos estudos retrospectivos com RFA no tratamento desses casos. Esses estudos também demonstraram aumento da sobrevida mediana de 22 a 27 meses com quimioterapia apenas para 42 meses com a adição de RFA.[23]

Técnica

O procedimento é realizado sob sedação, com orientação ultrassonográfica ou tomográfica, ou com os dois métodos simultaneamente. Com o sistema de ablação RITA (da AngioDynamics), a agulha é posicionada no centro da lesão, e são abertos ganchos que emitem calor (60-100 °C), por 12 a 20 minutos. No sistema Cool-tip™ (da Covidien), a agulha deve ultrapassar todas as margens da lesão, pois o calor é emitido da ponta dela para a base.

Os melhores resultados são obtidos com lesões que medem até 3 cm. Entretanto, lesões com até 5 cm são adequadas para RFA, sendo que, nesses casos, muitas vezes é necessária mais de uma punção da lesão. Deve ser produzida uma margem livre de 360° com espessura de 1 cm ao redor do tumor durante a ablação para evitar recorrência local. A eficácia do procedimento pode ser diminuída em lesões localizadas a menos de 1 cm de vasos hepáticos com calibre maior do que 5 mm, devido ao fenômeno de "heat sink", no qual o fluxo sanguíneo impede o aquecimento apropriado da lesão para causar morte celular.

Em lesões no hilo hepático ou adjacentes à vesícula biliar, deve-se pesar o risco de estenose iatrogênica ou fístula das vias biliares centrais ou ruptura parietal da vesícula biliar. Em lesões subcapsulares, especialmente próximas ao intestino grosso, deve-se injetar solução glicosada 5% para criar uma barreira com espessura de cerca de 1 cm para evitar lesão parietal e perfuração intestinal ou gástrica.

Em geral, o paciente é liberado após 12 horas de repouso, com analgesia. O procedimento é bem tolerado na maioria dos casos, com baixos índices de complicações (mortalidade de 0,1-0,5%). Complicações maiores incluem sepse, trombose portal, perfuração do cólon e hemorragia, e complicações menores incluem dor local e febre (5-8,9% dos casos).[3]

Na **FIGURA 56.4**, podem ser vistos exemplos do tratamento percutâneo.

Câncer colorretal

O CCR é a segunda neoplasia não dermatológica mais incidente em mulheres e a terceira em homens em nível global. O Brasil segue a mesma tendência, e o Instituto Nacional de Câncer (INCA) projeta a incidência de 33 mil novos casos de CCR em 2016 no País.[24]

Aproximadamente 60% dos pacientes com CCR têm ou terão metástases hepáticas, e a ressecção dessas lesões é o tratamento de escolha, sempre que factível, com mais de 50% dos pacientes atingindo sobrevida de 5 anos.[25] No entanto, apenas 20 a 30% são candidatos à cirurgia, seja pela presença de doença bilobar extensa ou pela baixa reserva hepática, decorrente de ressecções cirúrgicas prévias ou uso de quimioterapia sistêmica.[26] Assim, outras terapias são empregadas para o manejo das metástases hepáticas do CCR nos pacientes não candidatos à cirurgia curativa.

Terapias intra-arteriais

As terapias intra-arteriais consistem na injeção de quimioterápicos (ou radiação) diretamente na artéria responsável pela vascularização das lesões patológicas (artéria hepática própria ou seus ramos, neste caso). Adicionalmente, grande parte das terapias intra-arteriais adiciona a oclusão mecânica, ou embolização, dos ramos vasculares patológicos, a fim de determinar isquemia dessas lesões.

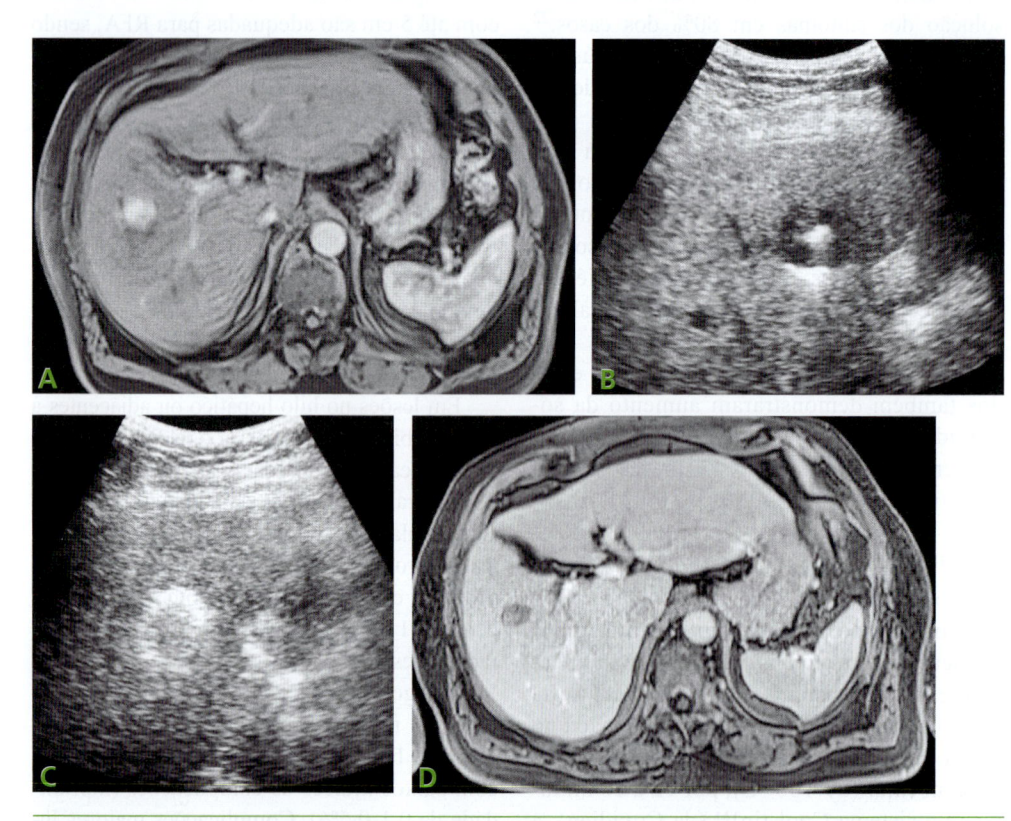

FIGURA 56.4 (A) Nódulo hepático hipervascular ativo relacionado a carcinoma hepatocelular. **(B)** Ablação com sistema Cool-tip™ orientada por ultrassonografia, observando-se a ponta da agulha transfixando a lesão. **(C)** Hiperecogenicidade difusa após aplicação do calor. **(D)** Controle por imagem evidenciando ausência de impregnação da lesão, caracterizando resposta completa após ablação.

Como citado anteriormente, pode-se injetar pela via intra-arterial tanto quimioterápicos (quimioembolização) quanto partículas radiativas de Ytrium[90] (radioembolização). A última modalidade de acesso ainda é muito restrita no Brasil, portanto, não será abordada nesta seção.

As terapias intra-arteriais tomam vantagem de um aspecto anatômico: os tumores hepáticos (tanto primários quanto secundários) derivam, em grande parte, de seu suprimento sanguíneo da circulação arterial, enquanto a maior parte do parênquima hepático depende de seu suprimento sanguíneo da circulação portal.[5] Assim, muitas das substâncias (ou radiação) aplicadas pela via intra-arterial atingem as células tumorais, e não os hepatócitos sadios.

Técnica

A quimioembolização de lesões hepáticas baseia-se em dois aspectos: entrega de quimioterápicos e oclusão mecânica do território arterial patológico. Tradicionalmente, diversos quimioterápicos foram (e ainda são) utilizados, isolados ou combinados, os mais frequentes sendo doxorrubicina, gencitabina e mitomicina C. É necessária a emulsão dos quimioterápicos em Lipiodol®, agente carreador lipídico. Da mesma forma, diferentes agentes embolizantes podem ser usados; os mais frequentes são Gelfoam® particulado e partículas/microesferas de PVA.

Recentemente disponibilizadas, as DEBs (*drug-eluting beads*, ou esferas carreadoras) consistem em partículas capazes de carrearem quimioterápicos, liberando-os de forma local e sustentada. As DEBs consistem em microesferas de um polímero de hidrogel e PVA com carga negativa que interagem com cargas positivas dos quimioterápicos (o irinotecano, neste caso). Denominam-se DEBIRIs as microesferas carregadas com irinotecano (do inglês *irinotecan-loaded drug-eluting beads*). Assim, as duas qualidades de oclusão tumoral e entrega de quimioterápicos são satisfeitas em apenas uma etapa de procedimento.[27]

Uma vez que existe protocolo-padrão de quimioembolização com DEBIRI, torna-se mais fácil avaliar sua efetividade, o que é muito difícil com o método tradicional de quimioembolização, que não é uniforme tanto no esquema quimioterápico/agente embolizante quanto nas doses e na frequência de aplicação.[28]

As DEBs utilizadas na quimioembolização das metástases hepáticas são de duas faixas de tamanho diferentes (entre 100-300 μm e 70-150 μm), disponibilizadas em doses de 2 mL, que devem ser carregadas com 100 mg de irinotecano. A seguir, a DEBIRI é misturada com contraste iodado não iônico, para tornar a suspensão radiopaca. Sempre que possível, deve-se administrar a injeção da solução de forma lobar. Em caso de doença confinada a lobo hepático único, são realizadas 2 aplicações de 100 mg de irinotecano/2 mg de partículas com intervalo de 4 semanas; em caso de doença bilobar, são realizadas 2 injeções alternadas de 100 mg de irinotecano/2 mg de partículas a cada 2 semanas em cada lobo hepático, totalizando 4 injeções. Caso o paciente tenha volume/função hepática reduzidos (hepatectomia/quimioterapia prévios), as aplicações devem ser realizadas em nível segmentar ou regional. Após administrada a dose completa, não é necessária a injeção de outro embolizante, e, em caso de refluxo do material, a injeção é cessada[27] (**FIG. 56.5**).

Indicações e contraindicações

A quimioembolização das metástases hepáticas com DEBIRI é o tratamento destinado aos pacientes com doença hepática isolada (ou predominante), não ressecável, com progressão de doença após uso de duas linhas de quimioterapia e função hepática preservada. São portadores da forma predominante de doença hepática os pacientes que têm mais de 80% da doença extraintestinal no fígado, porém, não ocupando mais de 60% do volume hepático.

Contraindicações absolutas incluem ausência de fluxo hepático hepatopetal, encefalopatia e pacientes com expectativa de vida inferior a 3 meses. Contraindicações relativas, como coagulopatias e obstrução biliar, podem (e devem) ser corrigidas, possibilitando a realização do procedimento.

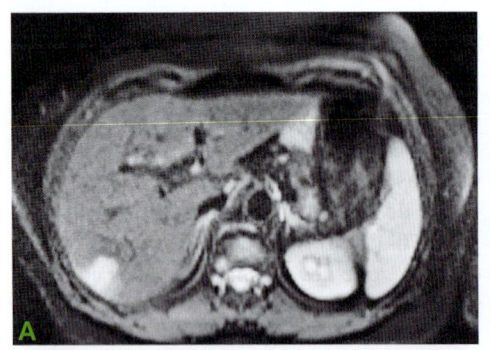

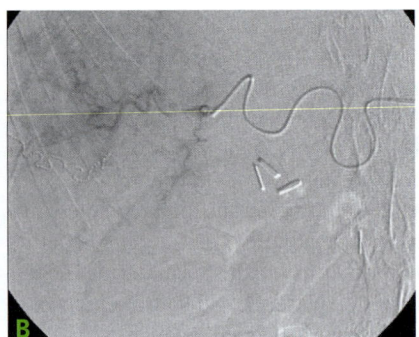

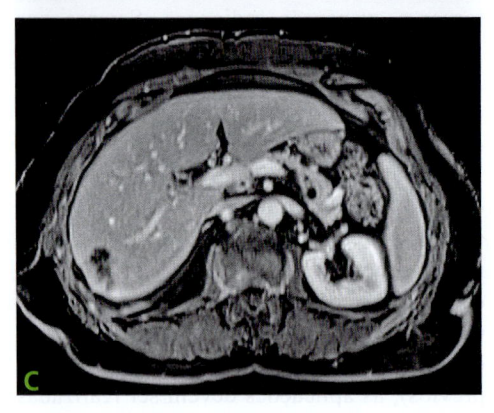

FIGURA 56.5 (A) Metástases colorretais irressecáveis na ressonância magnética. **(B)** Angiografia com infusão das microesferas agregadas. **(C)** Controle 3 meses após o tratamento, sem sinais de impregnação ao meio de contraste das lesões tratadas.

Além disso, a DEBIRI consegue promover *downstaging* em até 20% dos pacientes, tornando-os passíveis de cirurgia.[28] Os **QUADROS 56.3 e 56.4** sintetizam as principais indicações e contraindicações de DEBIRI nas metástases hepáticas do CCR.

Complicações

A síndrome pós-embolização pode ser vista após quimioembolização de metástases hepáticas do CCR e consiste em dor, hiperpirexia, náuseas, vômitos e mialgia, normalmente algumas horas após o procedimento, coincidindo

---

QUADRO 56.3
Indicações de DEBIRI nas metástases hepáticas do câncer colorretal

- Pacientes com metástases hepáticas de CCR não ressecáveis
- Progressão da doença hepática após uso de duas linhas de quimioterapia
- Doença hepática predominante*
- *Downstaging* para tratamento cirúrgico posterior

*Pelo menos 80% da doença extraintestinal é hepática, porém, com volume hepático de doença inferior a 60%.
CCR, câncer colorretal.

QUADRO 56.4
Contraindicações de DEBIRI nas metástases hepáticas do câncer colorretal

- Volume de metástases extra-hepáticas superior a 20%
- Metástases hepáticas ocupando mais de 60% do volume hepático
- Ausência de fluxo hepatopetal
- Encefalopatia
- Expectativa de vida inferior a 3 meses
- Obstrução biliar*
- Coagulopatia*

*Contraindicações relativas.

com a liberação sistêmica de mediadores inflamatórios e substâncias vasoativas provenientes das células tumorais. Em geral, é autolimitada, não durando mais de 1 semana, e requer apenas tratamento sintomático.[29]

Complicações hepatobiliares (lesão de ductos hepáticos, abscessos), lesões gastroduodenais por embolização inadvertida e ruptura tumoral podem acontecer, apesar de muito raras. A toxicidade determinada pelo quimioterápico é muito incomum, devido à sua liberação local e à baixa dose sistêmica. Elevação transitória de marcadores de função hepática pode acontecer, com resolução espontânea em 2 a 4 semanas.[6,30]

Resultados

Estudos mais antigos de quimioembolização hepática para tratamento de metástases hepáticas têm resultado conflitante e não demonstram benefício de sobrevida.[31]

A DEBIRI, diferentemente, parece aumentar a sobrevida desses pacientes. Fiorentini e colaboradores[32] conduziram estudo de fase III em 74 pacientes com metástases hepáticas isoladas do CCR e que já tinham passado por duas ou mais linhas de tratamento quimioterápico. Pacientes foram randomizados para aplicação de duas quimioembolizações com DEBIRI por mês (n = 36) ou 4 meses de tratamento intravenoso com o esquema FOLFIRI (fluoruracila, ácido folínico e irinotecano; n = 38). Os pacientes tratados com DEBIRI tiveram sobrevida maior em 2 anos (56 vs. 32%). Além disso, tiveram maior resposta objetiva ao tratamento (69 vs. 20%) e sobrevida livre de progressão de doença (mediana de 7 vs. 4 meses). O efeito sinergético do DEBIRI com quimioterapia sistêmica foi avaliado em ECR recente que randomizou pacientes para FOLFOX (5-fluoruracila, ácido folínico e oxaliplatina) ou DEBIRI-FOLFOX, demonstrando que pacientes tratados com DEBIRI e esquema intravenoso de quimioterapia FOLFOX com ou sem bevacizumabe têm melhor taxa de resposta geral (avaliada pelos escore mRECIST; 78 vs. 54 em 2 meses) e maior taxa de *downstaging* de tumor (35 vs. 16%), tornando as lesões passíveis de ressecção cirúrgica, sem maior incidência de efeitos adversos ou toxicidade sistêmica[33] (ver **FIG. 56.5**).

Outras lesões

A quimioembolização de metástases hepáticas pode ser utilizada como opção paliativa para pacientes sintomáticos de tumores neuroendócrinos pancreáticos e carcinoides. Além disso, trata-se da única opção terapêutica no caso de metástases hepáticas do melanoma uveal.[34]

Referências

1. Bruix J, Sherman M; American Association for the Study of Liver Diseases. Management of hepatocellular carcinoma: an update. Hepatology. 2011;53(3):1020-2.
2. Chedid MF, Scaffaro LA, Chedid AD, Maciel AC, Cerski CT, Kruel CR, et al. Transarterial embolization and percutaneous ethanol injection as an effective bridge therapy before liver transplantation for hepatitis C-related hepatocellular carcinoma. Gastroenterol Res Practice. 2016;2016:9420274.
3. Bolondi L, Burroughs A, Dufour J-F, Galle PR, Mazzaferro V, Piscaglia F, et al. Heterogeneity of patients with intermediate (BCLC B) hepatocellular carcinoma: Proposal for a subclassification to facilitate treatment decisions. Semin Liver Dis. 2012;32(4):348-59.
4. Germani G, Pleguezuelo M, Gurusamy K, Meyer T, Isgrò G, Burroughs AK. Clinical outcomes of radiofrequency ablation, percutaneous alcohol and acetic acid injection for hepatocellular carcinoma: a meta-analysis. J Hepatol. 2010;52(3):380-8.
5. Llovet JM, Real MI, Montaña X, Planas R, Coll S, Aponte J, et al. Arterial embolisation or chemoembolisation versus symptomatic treatment in patients with unresectable hepatocellular carcinoma: a randomised controlled trial. Lancet. 2002;359(9319):1734-9.
6. 6. Lammer J, Malagari K, Vogl T, Pilleul F, Denys A, Watkinson A, et al. Prospective Randomized Study of Doxorubicin-Eluting-Bead Embolization in the Treatment of Hepatocellular Carcinoma: Results of the PRECISION V Study. Cardiovasc Intervent Radiol. 2010;33(1):41-52.
7. Wang W, Shi J, Xie WF. Transarterial chemoembolization in combination with percutaneous ablation therapy in unresectable hepatocellular carcinoma: a meta-analysis. Liver Int. 2010;30(5):741-9.
8. Mazzaferro V, Regalia E, Doci R, Andreola S, Pulvirenti A, Bozzetti F, et al. Liver transplantation for the treatment of small hepatocellular carcinomas in patients with cirrhosis. N Engl J Med. 1996;334(11):693-9.
9. Malagari K, Pomoni M, Kelekis A, Pomoni A, Dourakis S, Spyridopoulos T, et al. Prospective randomized comparison of chemoembolization with doxorubicin-eluting beads and bland embolization with BeadBlock for hepatocellular carcinoma. Cardiovasc Intervent Radiol. 2010;33(3):541-51

10. Scaffaro LA, Kruel CD, Stella SF, Gravina GL, Machado Filho G, Borges de Almeida CP, et al. Transarterial embolization for hepatocellular carcinoma: a comparision between non-spherical PVa and microspheres. Biomed Res Int. 2015;2015:435120.
11. Forner A, Ayuso C, Varela M, Rimola J, Hessheimer AJ, de Lope CR, et al. Evaluation of tumor response after locoregional therapies in hepatocellular carcinoma: are response evaluation criteria in solid tumors reliable? Cancer. 2009;115(3):616-23.
12. Marelli L, Stigliano R, Triantos C, Senzolo M, Cholongitas E, Davies N, et al. Transarterial therapy for hepatocellular carcinoma: which technique is more effective? A systematic review of cohort and randomized studies. Cardiovasc Intervent Radiol. 2007;30(1):6-25.
13. Lo CM, Ngan H, Tso WK, Liu CL, Lam CM, Poon RT, et al. Randomized controlled trial of transarterial lipiodol chemoembolization for unresectable hepatocellular carcinoma. Hepatology. 2002;35(5):1164-71.Lo e colaboradores
14. Maluccio MA, Covey AM, Porat LB, Schubert J, Brody LA, Sofocleus CT, et al. Transcatheter arterial embolization with only particles for the treatment of unresectable hepatocellular carcinoma. J Vasc Interv Radiol. 2008;19(6):862-9.
15. Dhanasekaran R, Kooby DA, Staley CA, Kauh JS, Khanna V, Kim HS. Comparison of conventional transarterial chemoembolization (TACE) and chemoembolization with doxorubicin drug eluting beads (DEB) for unresectable hepatocelluar carcinoma (HCC). J Surg Oncol. 2010;101(6):476-80.
16. Takayasu K, Arii S, Kudo M, Ichida T, Matsui O, Izumi N, et al. Superselective transarterial chemoembolization for hepatocellular carcinoma. Validation of treatment algorithm proposed by Japanese guidelines. J Hepatol. 2012;56(4):886-92.
17. Ikeda M, Arai Y, Park SJ, Takeuchi Y, Anai H, Kim JK, et al. Prospective study of transcatheter arterial chemoembolization for unresectable hepatocellular carcinoma: an asian cooperative study between Japan an Korea. J Vasc Interv Radiol. 2013;24(4):490-500.
18. Wells SA, Hinshaw JL, Lubner MG, Ziemlewicz TJ, Brace CL, LeeFT Jr. Liver ablation: best practice. Radiol Clin North Am. 2015;53(5):933-71.
19. Ryan MJ, Willatt J, Majdalany BS, Kielar AZ, Chong S, Ruma JA, et al. Ablation techniques for primary and metastatic liver tumors. World J Hepatol. 2016;8(3):191-9.
20. Lencioni R, Crocetti L. Radiofrequency Ablation of Liver Cancer. Tech Vasc Interv Radiol. 2007;10(1):38-46.
21. Cirocchi R, Trastulli S, Boselli C, Montedori A, Cavaliere D, Parisi A, et al. Radiofrequency ablation in the treatment of liver metastases from colorectal cancer. CochraneDatabase Syst Rev. 2012;(6): CD006317.
22. Berber E, Flesher N, Siperstein AE. Laparoscopic radiofrequency ablation of neuroendocrine liver metastases. World J Surg. 2002;26(8):985-90.
23. Meloni MF, Andreano A, Laeseke PF, Livraghi T, Sironi S, Lee FT Jr. Breast cancer liver metastases: US-guided percutaneous radiofrequency ablation — intermediate and long-term survival rates maria. Radiology. 2014;253(3):861-9.
24. Instituto Nacional de Câncer. Estimativa 2016: incidência de câncer no Brasil [Internet]. Rio de Janeiro:: INCA; 2015 [capturado em 20 jul. 2017]. Disponível em: http://www.inca.gov.br/estimativa/2016/estimativa-2016-v11.pdf
25. Choti MA, Sitzmann JV, Tiburi MF, Sumetchotimetha W, Rangsin R, Schulick RD, et al. Trends in long-term survival following liver resection for hepatic colorectal metastases. Ann Surg. 2002;235(6):759-66.
26. Pawlik TM, Abdalla EK, Ellis LM, Vauthey JN, Curley SA. Debunking dogma: surgery for four or more colorectal liver metastases is justified. J Gastrointest Surg. 2006;10(2):240-8.
27. Lencioni R, Aliberti C, de Baere T, Garcia-Monaco R, Narayanan G, O'Grady E, et al. Transarterial treatment of colorectal cancer liver metastases with irinotecan-loaded drug-eluting beads: technical recommendations. J Vasc Interv Radiol. 2014;25(3):365-9.
28. Richardson AJ, Laurence JM, Lam VW. Transarterial chemoembolization with irinotecan beads in the treatment of colorectal liver metastases: systematic review. J Vasc Interv Radiol. 2013;24(8):1209-17.
29. Dhand S, Gupta R. Hepatic transcatheter arterial chemoembolization complicated by postembolization syndrome. Semin Intervent Radiol. 2011;28(2):207-11.
30. Xia J, Ren Z, Ye S, Sharma D, Lin Z, Gan Y, et al. Study of severe and rare complications of transarterial chemoembolization (TACE) for liver cancer. Eur J Radiol. 2006;59(3):407-12.
31. Hunt TM, Flowerdew AD, Birch SJ, Williams JD, Mullee MA, Taylor I. Prospective randomized controlled trial of hepatic arterial embolization or infusion chemotherapy with 5-fluorouracil and degradable starch microspheres for colorectal liver metastases. Br J Surg. 1990;77(7):779-82.
32. Fiorentini G, Aliberti C, Tilli M, Mulazzani L, Graziano F, Giordani P, et al. Intra-arterial infusion of irinotecan-loaded drug-eluting beads (DEBIRI) versus intravenous therapy (FOLFIRI) for hepatic metastases from colorectal cancer: final results of a phase III study. Anticancer Res. 2012;32(4):1387-95.
33. Martin RC 2nd, Scoggins CR, Schreeder M, Rilling WS, Laing CJ, Tatum CM, et al. Randomized controlled trial of irinotecan drug-eluting beads with simultaneous FOLFOX and bevacizumab for patients with unresectable colorectal liver-limited metastasis. Cancer. 2015;121(20):3649-58.
34. Mahnken AH, Pereira PL, de Baere T. Interventional oncologic approaches to liver metastases. Radiology. 2013;266(2):407-30.

Leitura recomendada

Dhanasekaran R, Kooby DA, Staley CA, Kauh JS, Khanna V, Kim HS. Comparison of conventional transarterial chemoembolization (TACE) and chemoembolization with doxorubicin drug-eluting beads (DEB) for unresectable hepatocellular carcinoma (HCC). J Surg Oncol. 2010;101(6):476-80.

Parte VI

Vias biliares e pâncreas

Coordenadores:
Luiz Rohde, Alessandro Bersch Osvaldt e Vivian Pierri Bersch

Radiologia de vias biliares

Caroline Lorenzoni Almeida Ghezzi
Leticia Maffazzioli Santos
Gustavo Felipe Luersen

As alterações nas vias biliares incluem um largo espectro de manifestações, que serão organizadas neste capítulo em litíase biliar, colangiopatias benignas, doenças fibrocísticas, neoplasias das vias biliares, diferenciação entre estenoses benigna e maligna, e alterações pós-cirúrgicas.

Litíase biliar

A radiologia pode demonstrar, de modo não invasivo, o número e a localização dos cálculos biliares e as variações anatômicas biliares, que aumentam o risco de trauma cirúrgico.

Litíase vesicular não complicada

A ultrassonografia (US) é o primeiro método de imagem a ser realizado na avaliação da vesícula biliar, com sensibilidade e especificidade de 95 a 99% na detecção de cálculos,[1] exceto para os cálculos menores de 3 mm, muitas vezes diagnosticados exclusivamente pela US endoscópica.

O aspecto do cálculo na US é de formação hiperecogênica com sombra acústica posterior (relacionada com sua natureza cristaloide, sem relação com composição, formato ou dimensões) (**FIG. 57.1A**). Condições como vesícula completamente preenchida por cálculos, vesícula contraída (jejum inadequado) ou interposição de estruturas digestivas contendo gás podem dificultar o diagnóstico de litíase. A US geralmente é suficiente para pesquisa de colelitíase. Quando negativa, apesar da elevada suspeição clínica, deverá ser complementada por outro método, preferencialmente colangiorressonância magnética (colângio-RM).

A tomografia computadorizada (TC) possui papel secundário na avaliação da vesícula, pois a densidade dos cálculos é muito variável, dependendo do conteúdo de cálcio. A colângio-RM permite identificar variações anatômicas biliares, que aumentam o risco de trauma cirúrgico, como inserção baixa do ducto cístico, longo trajeto paralelo entre o ducto cístico e a via biliar principal e implantação anômala de ducto biliar direito.

Colecistite aguda litiásica

O exame de imagem inicial deve ser a US, pois estabelece o diagnóstico em 90% dos casos.[1] A semiologia da US típica inclui espessamento parietal de aspecto estratificado (delaminado), cálculo, distensão da luz da vesícula (diâmetro transversal > 4 cm) e sinal de Murphy ultrassonográfico (dor à compressão da área vesicular pelo transdutor, causando bloqueio da inspiração). O espessamento da parede da vesícula não é específico de colecistite aguda e pode ser observado em condições como hepatite viral, ascite e neoplasia da vesícula.

A TC não deve ser realizada como método inicial, mas pode ser útil nos casos em que a US for duvidosa.

Formas especiais e complicadas de colecistite aguda

A TC é fundamental para estabelecer o diagnóstico das formas complicadas de colecistite aguda ao demonstrar distensão da vesícula, irregularidade/indefinição e diminuição do realce da parede, das membranas e dos cálculos intraluminais, coleção ou abscesso pericolecístico e gás na parede ou no lúmen da vesícula biliar.

Na fase sem contraste, a presença de hiperdensidade parietal é altamente sugestiva de **colecistite gangrenosa** e atribuída à hemorragia intramural. Na ausência de comunicação com o trato gastrintestinal, a presença de gás na parede ou no lúmen da vesícula ou nos tecidos pericolecísticos é sugestiva de **colecistite enfisematosa**. A **colecistite aguda alitiásica** ocorre, geralmente, no contexto de hospitalização em unidade de tratamento intensivo, de aspecto radiológico semelhante à colecistite aguda litiásica, porém, sem litíase. A **forma perfurada** da colecistite aguda pode ser classificada como aguda, com peritonite generalizada; subaguda, com abscesso perivesicular (**FIGS. 57.1B** e **57.1C**); e crônica, com fístula biliar interna (biliobiliar ou bilioentérica) ou externa.

Síndrome de Mirizzi

Representa a impactação de um cálculo no ducto cístico/remanescente do ducto cístico ou no infundíbulo da vesícula, com compressão extrínseca e obstrução da via biliar extra-hepática pelo próprio cálculo ou pelo processo inflamatório. Pode ser classificada em tipo I, com obstrução simples do ducto hepático comum, e tipo II, com fístula entre a vesícula biliar e o ducto hepático comum.

Condições anatômicas, como ducto cístico paralelo à via biliar extra-hepática e inserção baixa do ducto cístico, predispõem à síndrome. A RM é considerada o melhor método não invasivo para demonstrar o nível da obstrução biliar.

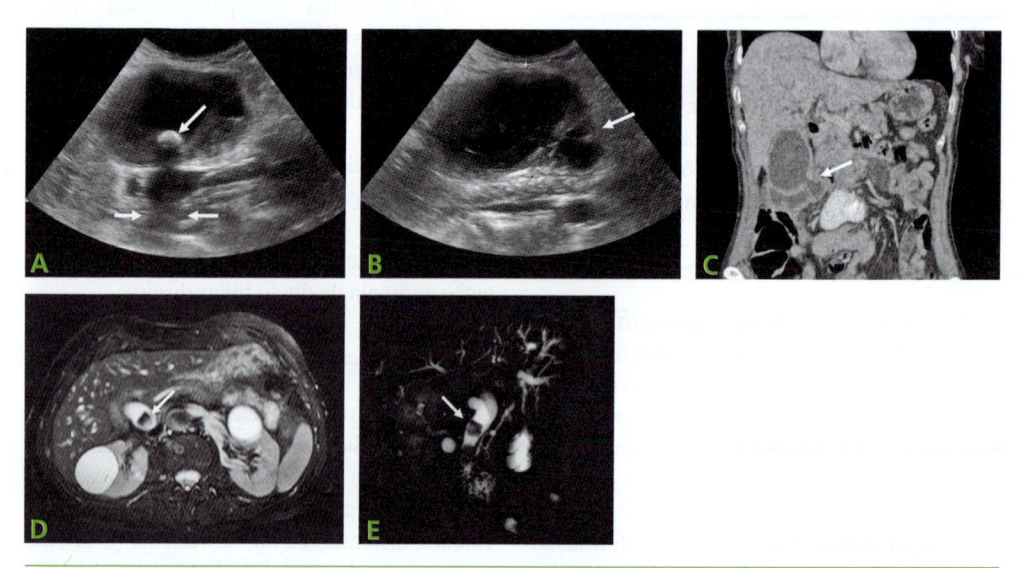

FIGURA 57.1 Litíase biliar. **(A)** Colelitíase na ultrassonografia: formação hiperecogênica com sombra acústica posterior (*setas*). Colecistite aguda perfurada na ultrassonografia **(B)** e na fase venosa da tomografia computadorizada **(C)**: interrupção da parede e coleções líquidas pericolecísticas (*setas*). Coledocolitíase na ressonância magnética – sequência T2 axial com supressão de gordura **(D)** e sequência colangiográfica coronal oblíqua de corte espesso **(E)**: focos de ausência de sinal no interior do colédoco (*setas*) emoldurados pelo hipersinal da bile.

Litíase intra-hepática

A colelitíase associada à baixa concentração de fosfolipídeos (LPAC, do inglês *low phospholipid-associated cholelithiasis*), ou litíase colesterólica genética, é uma forma sintomática e recidivante de litíase biliar intra-hepática do adulto, cujo diagnóstico é feito pela associação de pelo menos dois dos três seguintes critérios: (1) início dos sintomas antes dos 30 anos; (2) material ecogênico ou artefatos "em cauda de cometa" no interior dos ductos biliares intra-hepáticos (à US); e (3) recorrência de sintomas após colecistectomia.[2] Outras características clínicas são antecedente de coléstase intra-hepática da gravidez, história familiar de primeiro grau de litíase biliar sintomática e eficácia do ácido ursodesoxicólico no controle e na recidiva dos sintomas. Está relacionada a uma mutação do gene *ABCB4*, que resulta em diminuição dos fosfolipídeos biliares e aglutinação do colesterol, com microlitíase intra-hepática.[3]

A US realizada por um operador treinado é o método de escolha para confirmar o diagnóstico, demonstrando os achados típicos de focos hiperecogênicos com artefato "em cauda de cometa" nas vias biliares intra-hepáticas em 88 a 95% dos casos.

Litíase biliar extra-hepática

A US possui baixa sensibilidade (18-60%)[4] na detecção da litíase biliar extra-hepática (visualização inconstante da via biliar extra-hepática distal, dificuldade de identificação dos cálculos quando a via biliar não está dilatada ou quando está pouco dilatada e falso-positivos, como gás digestivo, plicatura parietal na via biliar dilatada e clipes cirúrgicos).

A colângio-RM é o exame de imagem não invasivo de escolha para o diagnóstico de litíase extra-hepática, com sensibilidade próximo de 90%[4] e resultados semelhantes aos obtidos pela US endoscópica,[5] exceto para os cálculos menores de 5 mm (**FIGS. 57.1D** e **57.1E**). A detecção dos cálculos pela colângio-RM não depende de sua composição, grau de calcificação ou função excretora biliar. Tanto a US quanto a TC possuem especificidade elevada, acima de 90%, o que justifica a abstenção de outro método diagnóstico suplementar quando seu resultado for positivo para litíase extra-hepática.

Colangiopatias benignas

A radiologia desempenha um papel importante na elaboração do diagnóstico, na monitorização da progressão da doença, na avaliação das complicações e, especialmente, no rastreamento de neoplasias hepatobiliares primárias.

Colangiopatias autoimunes

Cirrose biliar primária

O diagnóstico da cirrose biliar primária (CBP) é estabelecido por critérios clínicos, bioquímicos e histológicos. A radiologia desempenha papel pouco relevante no diagnóstico da CBP, sendo utilizada principalmente para excluir síndrome de sobreposição e para avaliar as complicações da doença.

Colangite esclerosante primária

O diagnóstico da colangite esclerosante primária (CEP) requer a associação de pelo menos dois dos seguintes critérios, sendo pelo menos um radiológico ou histológico: coléstase, anormalidades das vias biliares intra-hepáticas e extra-hepáticas nos exames de imagem, colangite obliterante ou fibrosante na histologia, e associação com doença inflamatória intestinal (retocolite ulcerativa).

A US geralmente é normal (o que não elimina o diagnóstico de CEP), e a TC é pouco específica. Dismorfismo hepático, com hipertrofia do segmento I e do lobo esquerdo com atrofia dos demais segmentos e hipertensão portal, são achados inespecíficos e observados tardiamente na evolução da doença. A colângio-RM é considerada o método de imagem de escolha na suspeita de CEP, reservando a colangiopancreatografia retrógrada endoscópica (CPRE) para os casos não diagnosticados pela RM.[6]

Estenoses segmentares multifocais curtas, alternadas com segmentos normais ou minimamente dilatados, configurando o aspecto de "colar de pérolas" (**FIGS. 57.2A** e **57.2C**) e litíase intra-hepática (**FIG. 57.2B**), podem demonstrar acometimento dos ductos biliares intra-hepáticos e extra-hepáticos. Nos estágios mais avançados da doença são observadas estenoses mais longas e mais confluentes, que podem ser benignas ou malignas.

Colangiopatia relacionada à IgG4

A colangiopatia associada à imunoglobulina G4 (IgG4) (colangite esclerosante relacionada à IgG4 ou colangite autoimune) é a manifestação biliar do distúrbio fibroinflamatório multissistêmico relacionado à IgG4. O diagnóstico baseia-se na combinação de achados clínicos, bioquímicos, histológicos e radiológicos, além do envolvimento de órgãos fora do trato hepatobiliar, e na responsividade à terapia com esteroides (critérios HISORt).[7]

A TC e a RM demonstram espessamento parietal segmentar longo, com realce tardio acometendo principalmente o segmento intrapancreático do colédoco e/ou os ductos biliares intra-hepáticos centrais, especialmente a convergência biliar superior.

Colangiopatia isquêmica

O acometimento da artéria hepática por ligadura cirúrgica inadvertida, oclusão pós-quimioembolização ou pós-transplante hepático, com perda do suprimento do plexo arterial peribiliar, pode evoluir para necrose, estenose e fístula biliar, biliomas, infarto hepático e estenoses biliares focais ou difusas.

A US Doppler pode sugerir o diagnóstico a ser confirmado pela angiotomografia computadorizada.

Colangiopatia portal

A obstrução crônica da veia porta, com transformação cavernomatosa, pode resultar em compressão extrínseca e fibrose dos ductos biliares pelos vasos colaterais (cavernoma), com potenciais complicações como colangite ascendente, abscessos hepáticos, litíase e colecistite.

Doenças fibrocísticas

O desenvolvimento anormal das placas ductais determina um espectro de lesões no fígado e nas vias biliares, agrupadas como **doença hepática fibropolicística**. Essas lesões incluem a **fibrose hepática congênita (FHC)**, os **hamartomas biliares (HBs)**, a **doença policística autossômica dominante (DPAD)**, a **doença de Caroli (DC)** e os **cistos de colédoco (CCs)**. Frequentemente, alterações hepatobiliares e renais coexistem em combinações variáveis.[8,9]

Durante o período embrionário, a placa ductal corresponde a uma camada cilíndrica de células, que envolve um ramo da veia porta, e o seu remodelamento e involução parcial forma a via biliar normal. Quando esse processo é insuficiente, ocorrem as más-formações

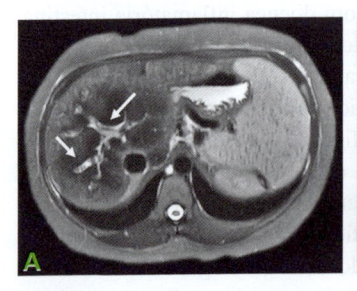

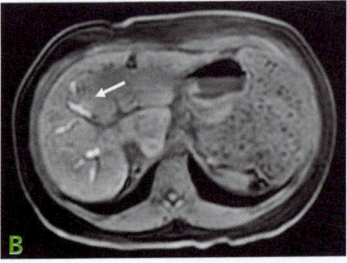

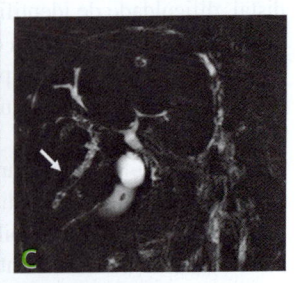

FIGURA 57.2 Colangite esclerosante primária à ressonância magnética. **(A)** T2 axial com supressão de gordura: dilatações e estenoses segmentares de ductos biliares intra-hepáticos e litíase intra-hepática com hipossinal do parênquima peribiliar. **(B)** T1 com supressão de gordura, sem contraste: litíase intra-hepática em hipersinal (setas). **(C)** Colangiorressonância magnética coronal oblíqua de corte espesso: dilatações e estenoses segmentares dos ductos biliares intra-hepáticos e litíase biliar intra-hepática segmentar (seta).

ductais, que, dependendo do estágio e da localização em que ocorrem, resultam em um defeito diferente.[8,9]

Fibrose hepática congênita

A FHC corresponde a graus variáveis de fibrose periportal e à proliferação de ductos biliares irregulares. Quando associada ao envolvimento renal, é chamada de doença policística autossômica recessiva.

Nos exames de imagem, a FHC apresenta-se como qualquer cirrose hepática, frequentemente associada aos sinais de hipertensão portal (esplenomegalia, circulação colateral e ascite). Atrofia do lobo hepático direito e hipertrofia do lobo caudado e do segmento lateral do lobo esquerdo podem estar presentes e são comuns a outros tipos de cirrose.

Entretanto, um segmento medial do lobo esquerdo, com tamanho normal ou aumentado, é típico da FHC (**FIG. 57.3A**). Podem coexistir outras más-formações da placa ductal.[8,9]

Hamartomas biliares

Os HBs são conhecidos como complexos de von Meyenburg e correspondem a estruturas ductais dilatadas, revestidas por epitélio biliar e quantidade variável de estroma fibroso.

Nos exames de imagem, os HBs mostram-se como múltiplos pequenos cistos redondos ou irregulares, com tamanho uniforme (até 1,5 cm), distribuídos pelo fígado (**FIG. 57.3B**), geralmente sem realce pelo contraste, embora possa ocorrer algum grau de realce.[8,9]

Doença policística autossômica dominante

A DPAD representa a dilatação progressiva de HBs. Associa-se à doença renal policística au-

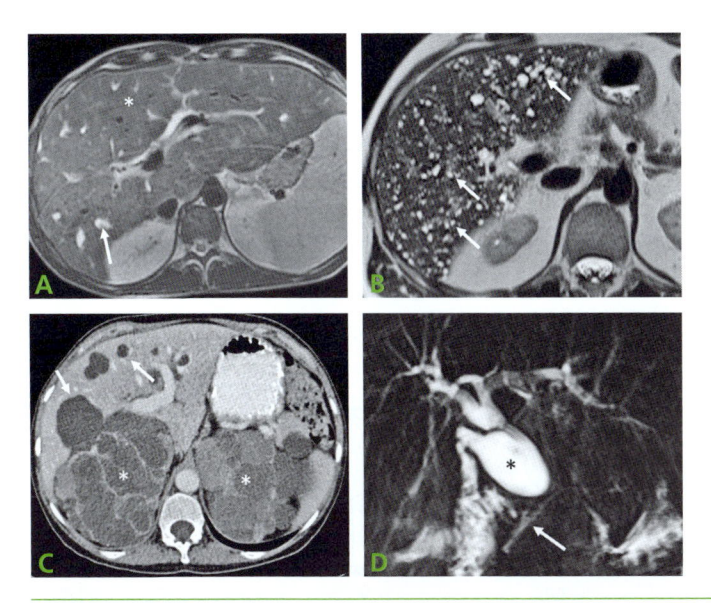

FIGURA 57.3 Doenças fibrocísticas das vias biliares. **(A)** Síndrome de Caroli na ressonância magnética. Associação de fibrose hepática, caracterizada por sinais de hepatopatia crônica, com aumento do segmento IV (*asterisco*), e doença de Caroli representada por dilatações fusiformes de vias biliares intra-hepáticas, com sinal do ponto central (*seta*). **(B)** Hamartomas biliares representados na ressonância magnética como múltiplos diminutos cistos (*setas*) distribuídos pelo fígado. **(C)** Doença policística autossômica dominante, na tomografia computadorizada, caracterizada por cistos maiores e de tamanho variável (*setas*). Nota-se associação com doença renal policística autossômica dominante (*asteriscos*). **(D)** Cisto de colédoco na colangiorressonância magnética caracterizado por dilatação cística das vias biliares extra-hepáticas (*asterisco*), associado à alteração da junção pancreatobiliar (*seta*).

tossômica dominante em aproximadamente 50% dos casos.

Nos exames de imagem, a DPAD hepática corresponde a múltiplos cistos dispersos no fígado, com tamanho maior e variável (milimétricos a até 12 cm) (**FIG. 57.3C**), frequentemente determinando hepatomegalia. Pode haver calcificações parietais.

Complicações incluem sangramento, infecção, ruptura ou compressão (p. ex., na via biliar).[8,9]

Doença de Caroli

A DC corresponde à dilatação segmentar multifocal de ductos biliares intra-hepáticos de grande calibre. São descritos dois tipos: (1) **doença de Caroli** isolada; e (2) **síndrome de Caroli** (mais frequente), que ocorre quando a DC se associa à FHC.

Nos exames de imagem, a DC manifesta-se como dilatações saculares ou fusiformes de ductos biliares intra-hepáticos, frequentemente contendo cálculos ou lama biliar. Um feixe fibrovascular, com realce pelo contraste, pode ser demonstrado no interior dos cistos (sinal do ponto central) (ver **FIG. 57.3A**). Esses cistos apresentam comunicação com a via biliar (diferentemente dos HBs ou da DPAD), que pode ser demonstrada nos exames.

A DC pode complicar com infecção (colangite e abscesso hepático), obstrução (icterícia) e malignização (colangiocarcinoma). Sinais de cirrose e hipertensão portal podem estar presentes.[8,9]

Cistos de Colédoco

Os CCs representam dilatações císticas ou fusiformes das vias biliares extra-hepáticas e, ocasionalmente, intra-hepáticas (**FIG. 57.3D**). A junção pancreatobiliar (JPB) pode ser anormal em 50 a 80% dos casos, situada em posição proximal e fora do esfíncter de Oddi. A classificação de Todani organiza os CCs conforme a localização e a morfologia (**FIG. 57.4**). Complicações incluem colangite, pancreatite e malignização.[8-10]

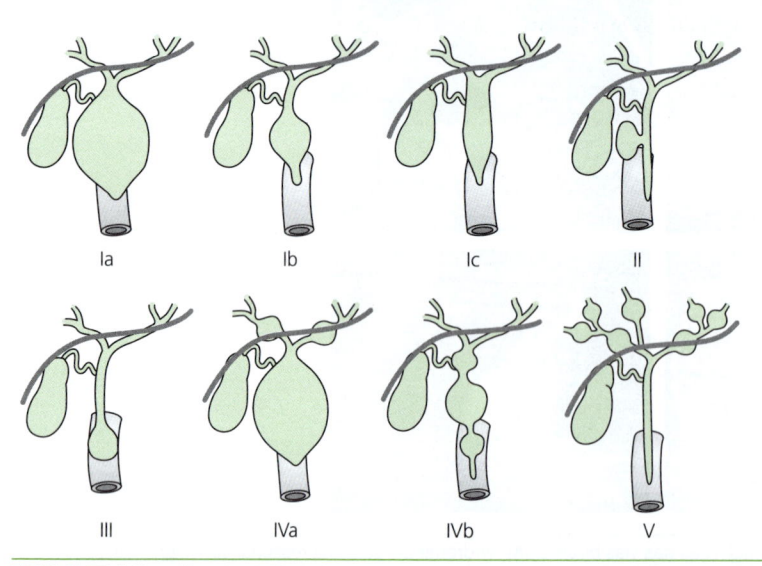

FIGURA 57.4 Classificação de Todani. **Tipo I** – Dilatação somente do colédoco com ducto hepático comum normal, sendo subdivido em Ia (dilatação cística com junção pancreatobiliar anormal); Ib (dilatação segmentar com junção pancreatobiliar normal); e Ic (dilatação difusa com junção pancreatobiliar anormal). **Tipo II** – Dilatação diverticular com junção pancreatobiliar normal. **Tipo III** – Dilatação focal na parede duodenal (coledococele) com junção pancreatobiliar normal. **Tipo IV** – Subdividido em IVa (múltiplas dilatações císticas intra-hepáticas e extra-hepáticas, geralmente com junção pancreatobiliar anormal); e IVb (múltiplas dilatações císticas somente extra-hepáticas). Junção pancreatobiliar não esclarecida (poucos dados). **Tipo V** – Dilatações múltiplas ou únicas intra-hepáticas (doença de Caroli).

Neoplasias das vias biliares

As neoplasias das vias biliares são predominantemente adenocarcinomas e podem ocorrer em qualquer parte do trato biliar. O termo **colangiocarcinoma (CCA)** é utilizado para as neoplasias intra-hepática, peri-hilar e extra-hepática distal. **Carcinoma da vesícula biliar (CAVB)** é o termo utilizado para cânceres com origem na vesícula biliar e no ducto cístico.

Os exames de imagem têm papel fundamental no diagnóstico e no estadiamento das neoplasias das vias biliares. Além de avaliar a ressecabilidade local, os exames devem buscar metástases linfonodais e à distância.[11,12]

Colangiocarcinoma

O CCA é classificado, conforme sua localização anatômica, em intra-hepático ou periférico (10%); peri-hilar (25-50%); e distal (40-65%). Além disso, o CCA também pode ser classificado, conforme o padrão de crescimento macroscópico, em três tipos: (1) formador de massa; (2) infiltrativo periductal; e (3) polipoide intraductal.[11,12]

O **CCA intra-hepático** ocorre a montante do ducto biliar de segunda ordem. Embora possa ocorrer como qualquer padrão de crescimento, o tipo formador de massa é o padrão mais frequente (80%). Nos exames de imagem, apresenta-se como lesão hepática focal com limites irregulares. A maior parte da lesão (porção central) tem componente fibrótico exuberante e apresenta-se com aspecto hipovascular na fase arterial e com realce progressivo nas fases seguintes, tornando-se mais intenso na fase tardia. A porção periférica, que contém tumor ativo e em crescimento, mostra realce precoce e irregular, que reduz nas fases seguintes (*washout*). A porção ativa mostra, também, restrição à difusão da água nos exames de RM. O componente fibrótico pode determinar retração da cápsula hepática em aproximadamente 20% dos casos (**FIGS. 57.5A** e **57.5B**). Nódulos-satélites e invasão vascular podem ocorrer.[11,12]

O **CCA peri-hilar** ocorre entre os ductos biliares de segunda ordem até a confluência do ducto cístico no ducto hepático comum. O **tumor de Klatskin** corresponde ao CCA peri-hilar, que ocorre na confluência dos ductos hepáticos direito e esquerdo. O CCA peri-hilar também pode ocorrer como qualquer padrão de crescimento; porém, o tipo mais frequente é o infiltrativo periductal. Nos exames de imagem, causam, em geral, obliteração do ducto biliar com dilatação a montante, podendo haver espessamento parietal ou lesão infiltrativa associada, a qual também mostra impregnação tardia pelo contraste intravenoso. A lesão invade estruturas adjacentes, destacando-se acometimento de vasos do hilo hepático. Como consequência, ocorre atrofia do lobo hepático acometido (**FIGS. 57.5C** e **57.5D**).[10,11] Os exames de imagem têm papel fundamental para avaliar a ressecabilidade da lesão no estadiamento pré-operatório. O sistema de Blumgart classifica o CCA peri-hilar em três categorias de ressecabilidade, avaliando o acometimento das vias biliares, o envolvimento do sistema porta e a atrofia do parênquima. As vias biliares são avaliadas conforme a classificação de Bismuth-Corlette.[13,14]

O **CCA distal** ocorre no ducto colédoco, em qualquer ponto desde o ducto cístico até a ampola de Vater. Estas lesões podem ser confundidas com um carcinoma peri-hilar (quando mais proximais) ou pancreático (quando mais distais). O CCA distal apresenta-se nos exames de imagem como uma estenose ductal com dilatação a montante, podendo estar associada a espessamento parietal ou lesão expansiva (ver **FIG. 57.5D**). O exame de imagem é importante para o estadiamento, principalmente por demonstrar invasão do pâncreas, do duodeno ou vascular.[11]

Carcinoma da vesícula biliar

O CAVB ocorre na vesícula biliar ou no ducto cístico. Pode apresentar-se nos exames de imagem como pólipo, como espessamento parietal focal ou difuso ou como lesão expansiva na topografia da vesícula biliar, inclusive com indefinição da lesão (forma mais comum) (**FIG. 57.5E**). Frequentemente, há inva-

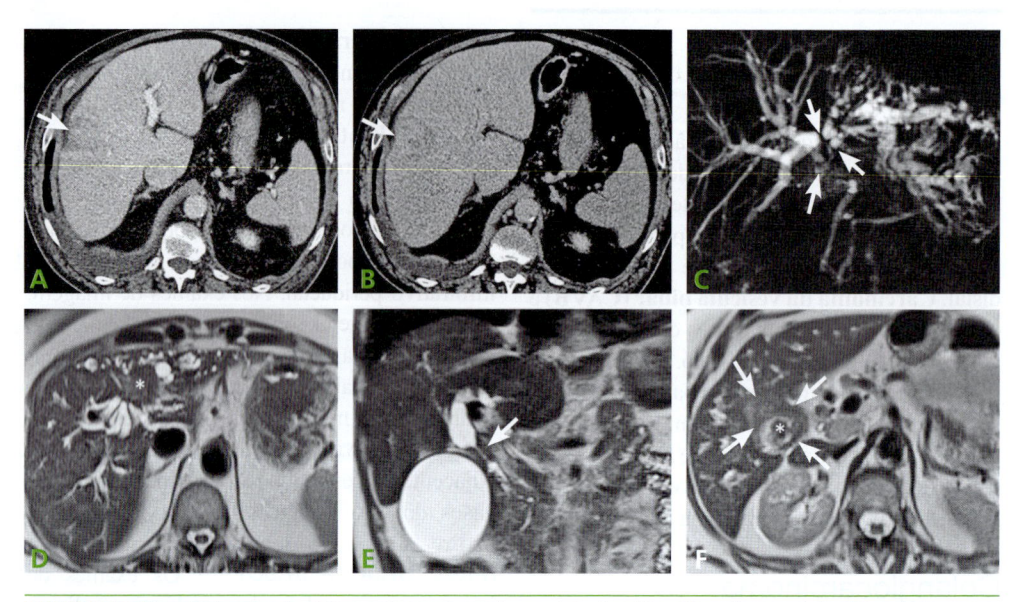

FIGURA 57.5 Neoplasias das vias biliares. Colangiocarcinoma intra-hepático **(A)** na fase portal e **(B)** na fase tardia da tomografia computadorizada, demonstrando lesão expansiva hipovascular e com realce tardio pelo contraste, associado à retração capsular (*setas*). **(C)** e **(D)** Colangiocarcinoma peri-hilar na ressonância magnética. **(C)** Colangiorressonância magnética mostrando dilatação das vias biliares intra-hepáticas com estenose na região hilar (*setas*), **(D)** onde há lesão sólida (*asterisco*) na imagem ponderada em T2. **(E)** Colangiocarcinoma distal na ressonância magnética, caracterizada por estenose segmentar com espessamento parietal, determinando dilatação a montante (*seta*). **(F)** Carcinoma da vesícula biliar na ressonância magnética, caracterizado por lesão expansiva na topografia da vesícula biliar com extensão ao parênquima hepático (*setas*). Nota-se cálculo biliar no interior da lesão (*asterisco*).

são do parênquima hepático e/ou das vias biliares extra-hepáticas ao diagnóstico.

Deve-se suspeitar de CAVB nos casos de pólipos grandes (> 1 cm) ou de espessamento parietal acentuado (> 1 cm) com irregularidade parietal ou assimetria significativa. Assim como as demais neoplasias biliares malignas, o CAVB mostra realce pelo contraste predominantemente na fase tardia.[11]

Diferenciação entre estenoses benigna e maligna

A estenose biliar é definida como estreitamento fixo segmentar do ducto biliar, determinando dilatação proximal.

Existe um amplo espectro de condições benignas e malignas que podem resultar em estenose biliar. Esta diferenciação pode ser difícil, mas é muito importante para auxiliar no planejamento terapêutico, podendo, inclusive, predizer o prognóstico.[15]

Algumas características auxiliam nessa diferenciação, como:[15]

- Estenoses de origem maligna geralmente são abruptas e de contornos irregulares, associadas a espessamento assimétrico e realce parietal da via biliar;
- Estenoses benignas são regulares, concêntricas e simétricas, podendo apresentar realce ao meio de contraste;
- Adicionalmente, a presença de linfonodopatia e metástase à distância infere estenose maligna.

Existem diversos métodos de imagem não invasivos que desempenham importante papel na avaliação de pacientes com estenose biliar, como US, TC e RM, incluindo a colângio-RM.

A US geralmente é a modalidade de imagem inicial para detectar dilatação biliar e obstrução. É um método com ampla disponibilidade, baixo custo e ausência de radiação ionizante. Apresenta acurácia variável na identificação da causa da estenose (30-70%), pois depende de diversos fatores, como tamanho e local da estenose, compleição física do paciente, interposição gasosa e examinador.[16]

A TC pode ser útil na identificação de dilatação da via biliar, da causa da obstrução e de complicações, como colangite e abscesso. É um método acessível, rápido e com menos artefatos de movimento quando comparado à RM. As suas principais desvantagens são a exposição à radiação ionizante e o risco de complicação pelo uso de contraste iodado intravenoso.

A RM, adicionada à colângio-RM, pode fornecer dados importantes no paciente com suspeita de estenose biliar, permitindo maior detalhamento (quando comparado à US e à TC) de alguns achados, como confirmação da obstrução; número, extensão e localização da estenose; exclusão de outra causa de icterícia; e estado da via biliar proximal. A sensibilidade da colângio-RM, no diagnóstico de obstrução biliar, é superior a 98%; entretanto, a sensibilidade para diferenciar estenose benigna de maligna pode variar de 30 a 98%. Deve-se atentar para as "pseudo-obstruções" na RM, como artefatos de pulsação da artéria hepática e artefatos secundários a clipes de colecistectomia.[17]

Estenoses benignas

Existem diversas condições benignas que podem acarretar estenose biliar, como iatrogenia, pancreatite, coledocolitíase, síndrome de Mirizzi, transplante hepático, colangiopatia do vírus da imunodeficiência humana (HIV, do inglês *human immunodeficiency virus*) e colangite esclerosante.

Iatrogenia

A causa mais comum de estenose biliar benigna é a complicação pós-cirúrgica (80-90%).[15] A colecistectomia é o procedimento que mais resulta em estenose de ductos biliares extra-hepáticos, sendo que as localizações mais comuns são a junção do ducto cístico com o ducto hepático comum e a confluência dos ductos hepáticos direito e esquerdo (**FIGS. 57.6A** e **57.6B**).

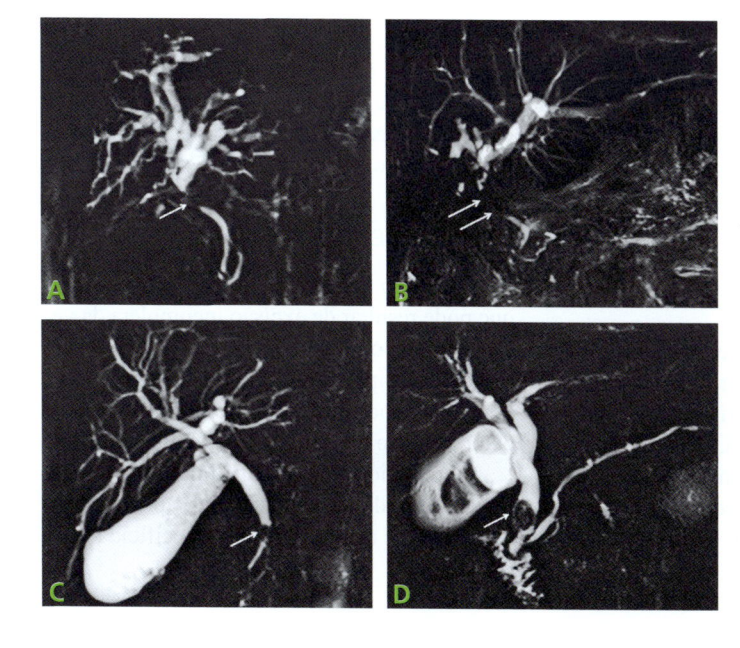

FIGURA 57.6 Estenose benigna na colangiorressonância magnética. Estenose benigna após **(A)** colecistectomia e **(B)** hepatectomia. Há estenose segmentar logo após a confluência dos ductos hepáticos direito e esquerdo (*setas*), determinando dilatação ductal a montante. **(C)** e **(D)** Coledocolitíase. Cálculos no segmento distal do ducto colédoco (*setas*), determinando dilatação ductal a montante, associada à colelitíase (em **A** e **B**) e aos cálculos no ducto cístico (em **A**).

Como fatores de risco para dano biliar durante a cirurgia, podem ser citados variante anatômica biliar, sangramento transoperatório, processo inflamatório associado, aderência e obesidade.

A colângio-RM é um método sensível, que demonstra dilatação biliar com interrupção de calibre no segmento estenótico, sendo o método não invasivo mais eficaz para o seu diagnóstico. No entanto, a colângio-RM pode superestimar a extensão do estreitamento quando o ducto imediatamente distal estiver colapsado. O principal diagnóstico diferencial de estenose cicatricial das vias biliares é o colangiocarcinoma.

Pancreatite

A pancreatite crônica compõe cerca de 10% das estenoses biliares benignas, sendo a porção intrapancreática do hepatocolédoco a mais envolvida por fibrose periductal.[15] Efeito expansivo secundário à pancreatite aguda pode, raramente, causar estenose biliar.

A colângio-RM é o método mais sensível para demonstrar o estreitamento do hepatocolédoco, geralmente gradual, associado a alterações parenquimatosas e ductais secundárias à pancreatite.

Coledocolitíase

Estima-se que ocorra em cerca de 8 a 18% dos pacientes com colelitíase sintomática.[15]

A colângio-RM apresenta alta sensibilidade e especificidade na avaliação de coledocolitíase, demonstrando defeitos de enchimento com bordas definidas, sem realce ao gadolínio (**FIGS. 57.6C** e **57.6D**).

Estenoses malignas

Entre as causas malignas de estenose biliar, as mais comuns são colangiocarcinoma (descrita em tópico específico anteriormente) e carcinoma periampular (descrito no Cap. 59, Ultrassonografia endoscópica no pâncreas e nas vias biliares). Outras neoplasias, como hepatocarcinoma, metástases e CAVB, também podem causar obstrução biliar.

Alterações pós-cirúrgicas

Entre as complicações relacionadas à manipulação das vias biliares, destacam-se fístula biliar, extravasamento de bile na cavidade, coleção, cálculo residual, sangramento e estenoses da anastomose e da via biliar.

A US geralmente é o primeiro exame para avaliar complicações no pós-operatório. Pode ser realizada à beira do leito, e pode ser útil, por exemplo, na detecção de cálculos residuais, coleção intra-abdominal e dilatação da via biliar por estenose.

A TC é frequentemente utilizada na detecção de obstrução biliar e coleção intra-abdominal. Coleção de conteúdo biliar pode ter densidade semelhante a pus, sangue ou líquido seroso, sendo que, para definir o seu diagnóstico definitivo, é útil a injeção de contraste pelo dreno biliar mostrando o seu extravasamento.

A RM pode ser útil em diversas causas de complicação pós-operatória. A colângio-RM, por exemplo, pode auxiliar na detecção de obstrução biliar, fornecendo informações sobre o nível e a causa da obstrução, como estenose e cálculo residual, auxiliando no planejamento terapêutico. Permite, ainda, maior detalhamento da anatomia ductal, lembrando que a detecção de variantes anatômicas em exames pré-operatórios pode auxiliar na prevenção de lesões iatrogênicas das vias biliares. O uso de contraste hepatoespecífico pode ser útil para identificar e caracterizar uma fístula biliar.

Cálculo residual

Complicação incomum da colecistectomia, que pode resultar de excisão incompleta da vesícula biliar ou retenção de cálculo no ducto cístico, principalmente quando longo. O cálculo residual pode migrar para o hepatocolédoco, determinando obstrução da via biliar.

A colângio-RM é um método muito eficaz na detecção de cálculo residual, apresentando sensibilidade de 95 a 100% e especificidade de 88 a 89%.[18]

A US e a TC podem demonstrar os cálculos residuais, bem como espessamento parietal reacional da via biliar.

Extravasamento de bile

É uma complicação relativamente comum da colecistectomia laparoscópica, sendo que o local mais acometido é o coto do ducto cístico. Pode ocorrer por laceração, transecção e lesão térmica.

Os estudos de imagem podem mostrar biloma na fossa vesicular, porém, esse achado é limitado, pois não demonstra o extravasamento ativo da bile.[19] A colangiografia percutânea, a CPRE e a RM com o uso de contraste hepatoespecífico podem demonstrar o local do extravasamento ativo de bile (**FIGS. 57.7A** e **57.7B**).

Abscesso

Pode suceder o extravasamento de bile e o cálculo na cavidade peritoneal.

Os métodos de imagem mais utilizados na sua detecção são US e TC, que demonstram coleção organizada.[19] Os estudos contrastados mostram realce periférico na coleção. A técnica de difusão da RM pode, ainda, mostrar restrição às moléculas de água do conteúdo do abscesso (**FIGS. 57.7C** e **57.7D**). A visualização de cálculo e/ou clipe cirúrgico no interior do abscesso caracterizam essa complicação.

Sangramento

Pode ocorrer por dano térmico ou mecânico.

A TC com contraste é o método de imagem mais eficaz, pois detecta a coleção hemática (hiperdensa em caso de sangramento recente) (**FIG. 57.7E**), permite cálculo do seu volume e localiza o foco de sangramento.

Raramente, pode associar-se a pseudoaneurisma.[19]

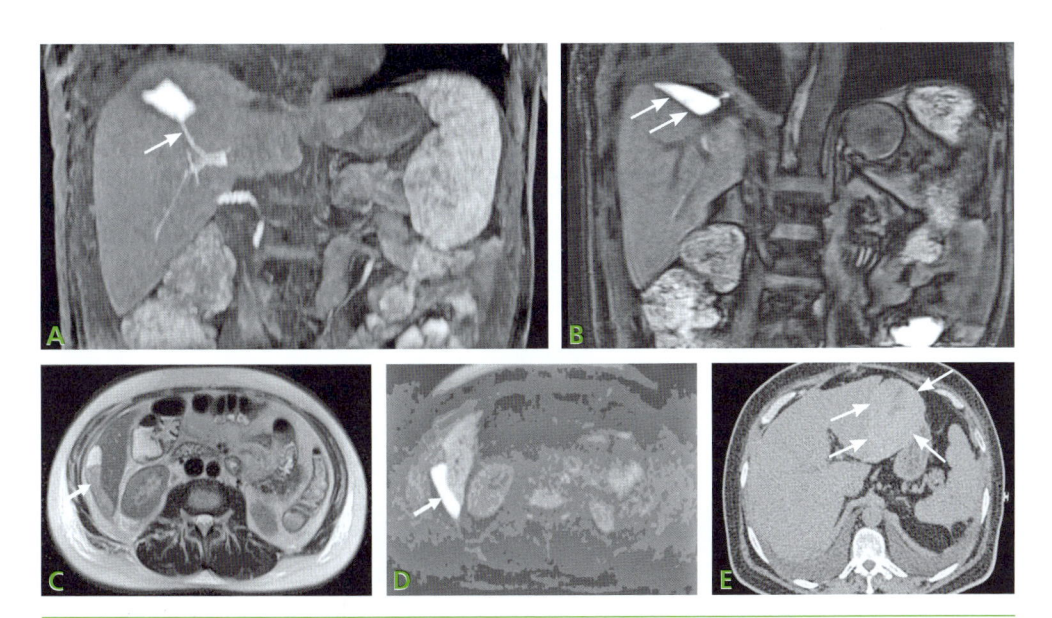

FIGURA 57.7 Alterações pós-cirúrgicas. **(A)** e **(B)** Fístula e biloma na ressonância magnética com contraste hepatoespecífico. A fístula biliar é demonstrada no segmento VIII, com formação de biloma na região subfrênica (setas), preenchido pelo contraste excretado pela via biliar. **(C)** Abscesso pós-colecistectomia na ressonância magnética na ponderação T2 **(D)** e difusão. Coleção organizada subcapsular adjacente ao lobo hepático direito (setas), com formação de nível líquido-líquido em **A** e restrição à difusão da água em **B**. **(E)** Hematoma pós-colecistectomia. Tomografia computadorizada sem contraste demonstrando coleção hiperdensa (setas) adjacente ao lobo esquerdo do fígado.

Referências

1. Strasberg SM. Clinical Practice. Acute calculous cholecystitis. N Engl J Med. 2008;358(26):2804-11.
2. Erlinger S. Low phospholipid-associated cholestasis and cholelithiasis. Clin Res Hepatol Gastroenterol. 2012;36 Suppl 1:S36-S40.
3. Poupon R, Rosmorduc O, Boelle Y, Boëlle PY, Chrétien Y, Corpechot C, Chazouillères O, et al. Genotype-phenotype relationships in the low phospholipid-associated cholelithiasis syndrome: a study of 156 consecutive patients. Hepatology. 2013;58(3):1105-10.
4. Vargheze JC, Liddel RP, Farrel MA, Murray FE, Osborne DH, Lee MJ. Diagnostic accuracy of magnetic resonance cholangiopancreatography and ultrasound compared with direct cholangiography in the detection of choledocholithiasis. Clin Radiol. 2000; 55(1):25-35.
5. Aubé C, Delorme B, Yzet T, Burtin P, Lebigot J, Pessaux P, et al. MR cholangiopancreatography versus endoscopic sonography in suspected common bile duct lithiasis: a prospective, comparative study. AJR Am J Roentgenol. 2005;184(1):55-62.
6. Seo N, Kim S, Lee S, Byun JH, Kim JH, Kim HJ, et al. Sclerosing cholangitis: clinicopathologic features imaging spectrum, and systemic approach to differential diagnosis. Korean J Radiol. 2016;17(1):25-38.
7. Culver E, Chapman R. IgG4-related hepatobiliary disease: an overview. Nat Rev Gastroenterol Hepatol. 2016;13(10):601-12.
8. Brancatelli G, Federle MP, Vilgrain V, Marie-Pierre V, Marin D, Lagalla R. Fibropolycystic liver disease: CT and MR imaging findings. Radiographics. 2005; 25(3):659-70.
9. Santiago I, Loureiro R, Curvo-Semedo L, Marques C, Tardáguila F, Matos C, et al. Congenital cystic lesions of the biliary tree. AJR Am J Roentgenol. 2012; 198(4):825-35.
10. Todani T. Congenital choledochal dilatation: classification, clinical features, and long-term results. J Hep Bil Pancr Surg. 1997;4(3):276-82.
11. Hennedige TP, Neo WT, Venkatesh SK. Imaging of malignancies of the biliary tract: an update. Cancer Imaging. 2014;14:14.
12. Chung YE, Kim MJ, Park YN, Choi JY, Pyo JY, Kim YC, et al. Varying appearances of cholangiocarcinoma: radiologic-pathologic correlation. Radiographics. 2009; 29(3):683-700.
13. Matsuo K, Rocha F, Ito K, D'Angelica MI, Allen PJ, Fong Y, et al. The Blumgart preoperative staging system for hilar cholangiocarcinoma: analysis of resectability and outcomes in 380 patients. J Am Coll Surg. 2012;215(3):343-55.
14. Bismuth H, Nakache R, Diamond T. Managemente strategies in resection for hilar cholangiocarcinoma. Ann Surg. 1992;215(1):31-8.
15. Katabathina VS, Dasyam AK, Dasyam N, Hosseinzadeh K. Adult bile duct strictures: role of MR imaging and MR cholangiopancreatography in characterization. Radiographics. 2014;34(3):565-86.
16. Shanbhogue AK, Tirumani SH, Prasad SR, Fasih N, McInnes M. Benign biliary strictures: a current comprehensive clinical and imaging review. AJR Am J Roentgenol. 2011;197(2):W295-306.
17. Soto JA, Alvarez O, Lopera JE, Múnera F, Restrepo JC, Correa G. Biliary obstruction: findings at MR cholangiography and cross-sectional MR imaging. Radiographics. 2000;20:353-66.
18. Girometti, R, Brondani G, Cereser L, Como G, Del Pin M, Bazzocchi M, et al. Post-cholecystectomy syndrome: spectrum of biliary findings at magnetic resonance cholangiopancreatography. Br J Radiol. 2010; 83(988):351-61.
19. Kim JY, Kim KW, Ahn CS, Hwang S, Lee YJ, Shin YM, et al. Pictorial essay. Spectrum of biliary and nonbiliary complications after laparoscopic cholecystectomy: radiologic findings. AJR Am J Roentgenol. 2008; 191(3):783-9.

Radiologia do pâncreas

Gustavo Felipe Luersen
Leticia Maffazzioli Santos

O conhecimento das alterações no pâncreas está em constante evolução, e os exames de imagem não invasivos têm participado ativamente desse processo. Alterações pancreáticas inflamatórias e focais serão apresentadas, dando destaque para os aspectos radiológicos.

Alterações pancreáticas inflamatórias

Pancreatite aguda

Os exames de imagem têm papel fundamental na estratificação da gravidade e na definição do tratamento da pancreatite aguda (PA). A classificação de Atlanta, revisada em 2012, tem o objetivo de uniformizar a classificação da gravidade e das complicações da PA, e alguns de seus conceitos serão apresentados neste capítulo.[1,2]

Diagnóstico e gravidade

Segundo a classificação de Atlanta revisada, são critérios para o diagnóstico de PA dor abdominal fortemente sugestiva de pancreatite aguda – o começo da dor é considerado o início da pancreatite aguda; elevação de amilase e/ou lipase séricas três ou mais vezes acima do normal; achados característicos na tomografia computadorizada (TC), na ressonância magnética (RM) ou na ultrassonografia (US).[1,2]

A nova classificação divide a pancreatite aguda em primeira fase (primeira semana) e segunda fase (a partir da primeira semana). Na primeira fase (inflamação, edema, isquemia e/ou necrose), a gravidade é baseada em parâmetros clínicos, enquanto, na segunda fase (necrose, infecção e falência persistente de órgãos), os exames de imagem (TC ou RM com contraste) devem ser adicionados aos parâmetros clínicos para identificar complicações locais e guiar o tratamento[1,2] (ver Cap. 60, Pancreatite aguda).

Papel dos exames de imagem

Os exames de imagem são, geralmente, utilizados na pancreatite aguda para diagnóstico, na avaliação de gravidade, na detecção de complicações, na guia de procedimentos intervencionistas e na monitorização do tratamento. A classificação de Atlanta revisada considera a TC com contraste a modalidade principal para avaliação por imagem da pancreatite aguda, porque tem elevada acurácia, além de ser rápida e amplamente disponível. Na fase inicial, a TC com contraste está reservada aos pacientes com dúvidas em relação ao diagnóstico e aos pacientes que não apresentam melhora clínica após 48 a 72 horas da admissão hospitalar. A TC deve ser repetida se houver mudança significativa do quadro clínico, como início de febre, redução do hematócrito ou sepse.[1,2]

Além das alterações pancreáticas e peripancreáticas, a TC deve descrever a presença de ascite, de derrame pleural, de cálculos biliares, de dilatação de vias biliares, de trombose venosa, de varizes, de aneurismas ou de envolvimento inflamatório contíguo do trato gastrintestinal (GI). Segundo a nova classificação, a RM e a US podem ser utilizadas em situações especiais e nos pacientes com contraindicações à TC. A RM é superior para caracterizar os acúmulos líquidos pancreáticos e peripancreáticos e para avaliar a causa da pancreatite aguda (**FIG. 58.1**). A US pode ser usada para avaliar a via biliar, porém, é operador-dependente e frequentemente limitada na visualização do colédoco e do pâncreas por sobreposição gasosa.[1,2]

Classificação morfológica baseada em imagem

A classificação de Atlanta revisada define dois tipos de pancreatite aguda: (1) **pancreatite aguda intersticial edematosa (PAIE)** e (2) **pancreatite aguda necrosante**. Adicionalmente, a nomenclatura dos acúmulos líquidos foi completamente revisada, dividindo-os em quatro subtipos e distinguindo os acúmulos líquidos das coleções não liquefeitas[1,2] (**FIG. 58.1**).

Pancreatite aguda intersticial edematosa

Na PAIE, a TC mostra inicialmente aumento difuso ou localizado do pâncreas, com realce normal ou levemente heterogêneo do parênquima pelo contraste devido ao edema. Há adensamento do tecido adiposo e quantidades variáveis de líquido nos tecidos peripancreáticos e retroperitoneais (ver **FIG. 58.1A**). Na fase precoce, ocasionalmente não é possível diferenciar precisamente entre PAIE ou pancreatite aguda necrosante. Nesses casos, a repetição da TC com contraste, após 5 a 7 dias, permite a caracterização definitiva.[1,2]

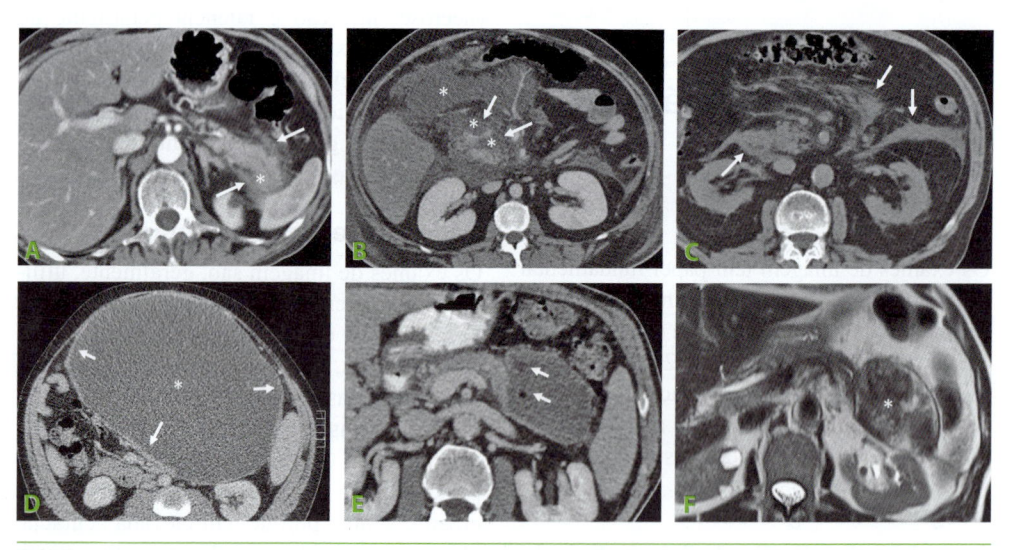

FIGURA 58.1 Pancreatite aguda. **(A)** Pancreatite aguda intersticial edematosa na tomografia computadorizada. Pâncreas levemente aumentado, heterogêneo (*asterisco*) e com adensamento da gordura adjacente (*setas*). **(B)** Pancreatite aguda necrosante na tomografia computadorizada. Notam-se áreas de ausência de realce no parênquima da cabeça e do processo uncinado do pâncreas (*setas*), caracterizando a necrose. As coleções pancreáticas e peripancreáticas são chamadas coleções necróticas agudas (*asteriscos*). **(C)** Acúmulos líquidos agudos peripancreáticos na tomografia computadorizada, secundários a uma pancreatite aguda intersticial edematosa, moldando-se aos planos retroperitoneais (*setas*). **(D)** Pseudocisto na tomografia computadorizada, correspondendo à organização de um acúmulo líquido agudo peripancreático, apresentando paredes definidas e regulares (*setas*), com conteúdo homogêneo (*asterisco*). **(E)** e **(F)** Coleção necrótica organizada na tomografia computadorizada e na ressonância magnética, respectivamente, correspondendo à organização de uma coleção necrótica aguda, contendo material heterogêneo não liquefeito (*asterisco*), mais bem demonstrado na ressonância magnética. Nota-se gordura no interior da coleção na tomografia computadorizada (*seta*).

Os acúmulos líquidos na PAIE são classificados em **acúmulos líquidos agudos peripancreáticos (ALAPs)** e **pseudocisto**. Os ALAPs representam coleções líquidas peripancreáticas sem componentes não liquefeitos, que surgem durante as primeiras 4 semanas no paciente com PAIE. Essas coleções ajustam-se aos limites anatômicos do retroperitônio e são, geralmente, encontradas próximo ao pâncreas, sem parede visível à TC (ver **FIG. 58.1C**). A maioria dos ALAPs é reabsorvida espontaneamente e não infecta.[1,2]

O ALAP pode, gradualmente, tornar-se um pseudocisto, que representa uma coleção líquida (diferentemente da necrose delimitada, que contém componentes não liquefeitos, como será visto a seguir) resultante de uma PAIE. Na TC com contraste, o pseudocisto é bem delimitado, geralmente redondo ou oval, contendo líquido com atenuação homogênea e baixa, circundado por uma parede bem-definida e com realce pelo contraste (ver **FIG. 58.1D**). Na maioria dos casos, a cápsula em torno do ALAP forma-se após 4 semanas do início dos sintomas. O pseudocisto pode ou não ter comunicação ductal e infecta em poucos casos, contendo material purulento, mas o conteúdo é liquefeito.[1,2]

Pancreatite aguda necrosante

A pancreatite aguda necrosante é subdividida em três formas, dependendo da localização da necrose: (1) **necrose do parênquima pancreático**, (2) **necrose dos tecidos peripancreáticos** ou (3) **necrose combinada** (pancreática e peripancreática) (ver **FIG. 58.1B**). Elas são identificadas em cerca de 5%, 20% e 75 a 80% dos casos, respectivamente. Com frequência, a extensão da necrose é dividida em três categorias – < 30%, 30-50% e > 50%. Entretanto, um novo sistema de graduação por TC distingue somente duas categorias: < 30% e > 30%.[1,2]

Os acúmulos líquidos na pancreatite aguda necrosante correspondem a tecidos necróticos não liquefeitos e são classificados em **coleção necrótica aguda** (CNA) e **necrose bem delimitada** (WON, do inglês *walled-off necrosis*). Dependendo da região de necrose, a CNA e a WON serão classificadas em pancreática, peripancreática e combinada.[1,2]

A CNA apresenta-se na TC como área sem realce pelo contraste e com atenuação variável, representando material fluido e componentes não liquefeitos, que são principalmente hemorragia, gordura e/ou tecidos necróticos. Na primeira semana da pancreatite aguda (fase precoce), a CNA peripancreática pode ser difícil ou impossível de distinguir do ALAP, mas pode ser suspeitada quando uma coleção peripancreática for levemente heterogênea. Após 1 semana do quadro, a CNA torna-se nitidamente heterogênea, permitindo o diagnóstico de necrose. Qualquer coleção que substitua o parênquima pancreático, nas primeiras 4 semanas, deve ser considerada uma CNA (ver **FIG. 58.1B**). Uma CNA pode ou não estar conectada ao sistema ductal pancreático roto.[1,2]

A necrose delimitada ou compartimentalizada representa a maturação de uma CNA, geralmente após 4 semanas, adquirindo paredes espessas e não epitelizadas. Qualquer coleção que substitua o parênquima pancreático, após 4 semanas, deve ser considerada uma WON e não um pseudocisto (ver **FIGS. 58.1E** e **58.1F**). Diferentemente do pseudocisto, a WON contém parênquima pancreático e/ou gordura necróticos, que são mais difíceis de drenar. A principal complicação da WON é infecção. A demonstração de comunicação com ducto pancreático também pode ser importante para definição do tratamento.[1,2]

Complicações da pancreatite aguda

A **infecção** de coleção na pancreatite aguda tem importantes implicações prognósticas e terapêuticas. Todos os quatro tipos de acúmulos líquidos descritos podem ser estéreis ou infectados, mas as coleções que contêm material não liquefeito (necrose) têm maior probabilidade de infectar.

A **presença de gás** em qualquer método diagnóstico, principalmente na TC, sugere infecção (**FIG. 58.2A**); porém, ausência de gás não exclui infecção. Deve-se tomar cuidado com as coleções com drenagem para o TGI, as quais podem conter gás sem necessariamente estar infectadas. A punção aspirativa com agulha fina pode ser utilizada para identificar infecção, mas, devido ao risco de infecção secundária à punção, esta deve ser realizada apenas quando há alta suspeita clínica.[1,2]

A **síndrome de desconexão ductal** ocorre quando a necrose do parênquima pancreático provoca descontinuidade do ducto pancreático principal, resultando em um parênquima a jusante com drenagem preservada e um parênquima a montante com drenagem prejudicada (**FIG. 58.2B**). O suco pancreático acumula-se na área necrótica ou origina uma fístula. Pancreatites recorrentes também podem ocorrer.[1,2]

Existem **outras complicações** da pancreatite aguda, como fístulas, dilatação de vias biliares, trombose venosa, varizes, pseudoaneurisma e obstrução intestinal, que também podem ser identificadas pelos exames radiológicos.

Pancreatite crônica

Não há consenso para o diagnóstico da pancreatite crônica, sobretudo nas fases precoces, havendo, frequentemente, uma combinação de sintomas clínicos (dor abdominal, má-absorção e diabetes melito), testes funcionais pancreáticos e alterações morfológicas nos exames de imagem. Os exames de imagem são importantes no diagnóstico e na definição do tratamento da pancreatite crônica.[3]

Os critérios diagnósticos utilizados nos exames de TC e RM, preferencialmente associados à colangiopancreatorressonância magnética (CPRM), incluem:

- Dilatação do ducto pancreático principal na ausência de obstrução estrutural (**FIG. 58.3A**);
- Dilatação de ductos secundários;
- Irregularidades ductais;
- Cálculos intraductais (**FIG. 58.3A**);
- Calcificações parenquimatosas (na TC) (**FIG. 58.3A**);
- Redução do sinal em T1 do parênquima pancreático (na RM);
- Atrofia do parênquima pancreático;
- Alteração do padrão de realce parenquimatoso;
- Coleções crônicas.

A TC é superior à RM para detectar as calcificações no parênquima e intraductais. Entretanto, a RM é superior para mostrar as alterações nos ductos pancreáticos principal e secundários (dilatações e estenoses) e no parênquima pancreático. Há, também, critérios funcionais para pancreatite crônica na RM por meio da administração intravenosa (IV) de secretina, que permite quantificar a secreção pancreática no duodeno e avaliar as alterações ductais pancreáticas. A modalidade diagnóstica pode ser escolhida com base na invasividade, na disponibilidade local, na experiência e nos custos. Os métodos não invasivos (TC e RM) são preferencialmente a pri-

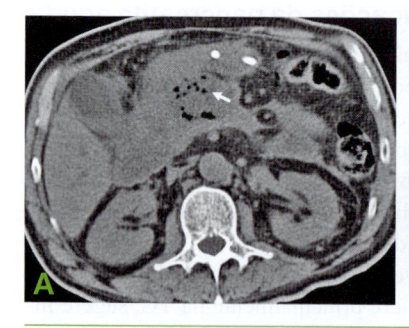

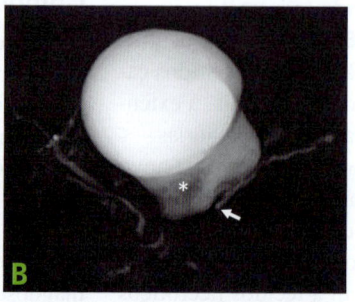

FIGURA 58.2 Complicações da pancreatite aguda. **(A)** Coleção necrótica organizada contendo gás na tomografia computadorizada (seta), sugerindo infecção. **(B)** Coleção necrótica organizada em colangiopancreatorressonância magnética, contendo debris (asterisco). Observa-se descontinuidade do ducto pancreático principal (seta), caracterizando a síndrome de desconexão ductal.

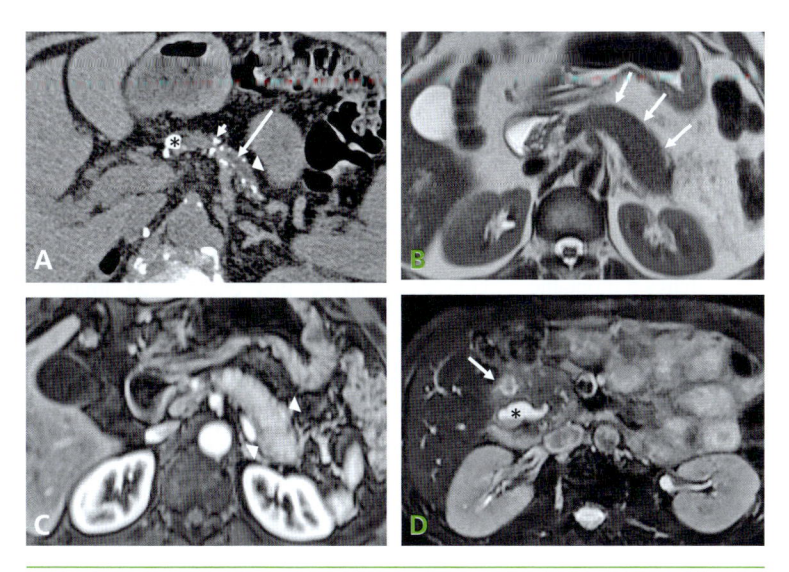

FIGURA 58.3 Outras formas de pancreatite. **(A)** Pancreatite crônica na tomografia computadorizada, mostrando redução volumétrica (*ponta de seta*), calcificações parenquimatosas (*seta pequena*), cálculo intraductal (*asterisco*) e dilatação do ducto pancreático principal (*seta grande*). **(B)** Pancreatite autoimune difusa na ressonância magnética, mostrando aumento de volume, obliteração ductal e perda das lobulações do pâncreas (*setas*). Na imagem pós-contraste **(C)**, percebe-se a cápsula periférica (*pontas de seta*). **(D)** Pancreatite do sulco na ressonância magnética mostrando espessamento tecidual no sulco pancreatoduodenal (*seta*), contendo cisto de permeio (*asterisco*).

meira escolha nos pacientes com suspeita de pancreatite crônica.[3,4]

Outras formas de pancreatite

A maioria das pancreatites tem como origem litíase biliar ou alcoolismo. Causas menos comuns incluem hipertrigliceridemia, hipercalcemia, drogas, doenças autoimunes, parasitoses, más-formações ductais pancreáticas, fibrose cística, tumores, trauma, entre outras. Neste capítulo, serão abordadas a pancreatite autoimune e a pancreatite do sulco, devido às suas características peculiares aos exames de imagem.

Pancreatite autoimune

A **pancreatite autoimune** é uma forma específica de pancreatite crônica, que decorre de um processo autoimune. Dois tipos distintos de pancreatite autoimune têm sido sugeridos: **tipo 1**, associado à doença relacionada ao IgG4, e **tipo 2**, sem elevação de IgG4 ou presença de autoanticorpos. A pancreatite autoimune, relacionada ao IgG4, faz parte de um espectro de doença, que inclui doenças autoimunes de diversos órgãos. O envolvimento pancreático frequentemente está presente na doença relacionada ao IgG4; porém, há casos descritos sem pancreatite autoimune. Critérios diagnósticos de pancreatite autoimune têm sido descritos com base em diversos fatores, como exames de imagem, achados histológicos e sorológicos, envolvimento extrapancreático e resposta à terapia corticosteroide.[5,6]

Duas formas principais de pancreatite autoimune são reconhecidas: **difusa** e **focal**. A forma difusa é mais comum e apresenta-se aos exames como aumento difuso e uniforme do pâncreas, com margens definidas, perda do contorno lobulado e ausência dos sulcos pancreáticos (ver **FIGS. 58.3B** e **58.3C**). A forma focal mostra-se como lesão focal, frequentemente na cabeça pancreática, podendo mimetizar neoplasia maligna. As áreas alteradas mostram modificação na ecogenicidade, na densidade ou na intensidade de sinal nos exames de US, TC ou RM, respectivamente. Nos estudos contrastados, essas áreas são hipovasculares nas fases precoces e mostram realce moderado na fase tardia, devido à presença de fibrose. A presença de cápsula ou halo em torno do pâncreas é específica da pancreatite autoimune (ver **FIG. 58.3C**). O ducto pancreático principal geralmente mostra estenose e irregularidade no segmento acometido, com dilatação leve ou ausente a montante. Pode haver estenose e dilatação das vias biliares a montante quando houver acometimento da cabeça pancreática. É frequente uma importante melhora dos achados da pancreatite autoimune após corticoterapia. Outra característica que pode auxiliar no diagnóstico da pancreatite autoimune é a presença de alterações extrapancreáticas, que devem ser procuradas no exame por imagem.[5,6]

Pancreatite do sulco

A **pancreatite do sulco** é uma forma rara de pancreatite crônica, que afeta o sulco entre o aspecto superior da cabeça pancreática, o duodeno e o ducto colédoco. O diagnóstico da pancreatite do sulco é extremamente difícil, mesmo quando suspeitada prospectivamente nos achados de imagem, fazendo diagnóstico diferencial, principalmente com neoplasia duodenal, ampolar ou pancreática, o que pode resultar em indicação cirúrgica. Embora a sua causa não seja bem compreendida, existe forte associação com o sexo masculino e com o abuso de álcool.[7]

Os exames de TC e RM podem mostrar desde leve adensamento maldefinido do tecido adiposo, no sulco entre a cabeça pancreática e o duodeno, até tecido com densidade de tecidos moles nessa região. Frequentemente, esse tecido tem formato curvilíneo em crescente, especialmente no plano coronal, podendo haver também espessamento da parede do duodeno. No estudo contrastado, há realce tardio relacionado ao componente fibrótico. Pequenos cistos são uma característica comum e podem ser identificados na parede duodenal espessa ou no sulco pancreatoduodenal (ver **FIG. 58.3D**). Em geral, as alterações inflamatórias no retroperitônio são mínimas ou ausentes. Estenose lisa e gradual do ducto colédoco é encontrada na maioria dos casos, podendo também ser evidenciada no ducto pancreático principal.[7]

Alterações pancreáticas focais

Cistos pancreáticos

Os cistos pancreáticos são cada vez mais diagnosticados incidentalmente, devido ao envelhecimento da população e à maior disponibilidade e qualidade dos exames de imagem. A detecção de cistos no pâncreas varia conforme o método diagnóstico utilizado.

A RM, especialmente os equipamentos mais potentes e modernos, tem detectado mais cistos pancreáticos, sobretudo quando utilizada a técnica de CPRM. Enquanto a TC detecta cistos pancreáticos em 2,4% dos pacientes, a RM demonstra pelo menos um cisto em aproximadamente 20% dos casos, atingindo quase 40% nos pacientes com mais de 80 anos. Além disso, os cistos têm até 1 cm em quase 84% dos casos, e cerca de 45% dos pacientes têm mais de um cisto pancreático. Adicionalmente, a RM tem maior capacidade para caracterizar a arquitetura interna do cisto e a sua relação com o ducto pancreático principal, representando, portanto, a principal modalidade diagnóstica não invasiva.[8,9]

Os cistos pancreáticos compreendem lesões de diferentes etiologias e riscos variáveis de malignização. De um lado, estão as lesões mais agressivas, que incluem as degenerações císticas de lesões francamente malignas (p. ex., adenocarcinoma e tumor neuroendócrino [TNE]), e, de outro lado, estão as lesões benignas neoplásicas (p. ex., cistoadenoma seroso) e não neoplásicas (p. ex., cisto simples, cisto linfoepitelial e cisto mucinoso não neoplásico). Entre os dois extremos, existem as lesões que podem malignizar, representadas pelas neoplasias mucinosas (p. ex., neoplasia papilar mucinosa intraductal [IPMN, do inglês *intraductal papillary mucinous neoplasm*] e neoplasia cística mucinosa). Há também o tumor pseudopapilar sólido, que pode apresentar-se como cisto e possui baixo risco de malignização.

Os exames de RM têm auxiliado nos estudos de prevalência, história natural e prognóstico dos diferentes cistos pancreáticos. Atualmente, a maioria das lesões detectadas nos exames é incidental e pequena. Estudos de seguimento com pacientes assintomáticos têm mostrado menor risco de malignização.[8,10,11]

A seguir, serão abordados os principais cistos pancreáticos primários e seus padrões de apresentação.

Neoplasia papilar mucinosa intraductal

Há três tipos de IPMNs: (1) **ducto secundário** (cistos maiores que 0,5 cm que se comunicam com o ducto pancreático principal, sem dilatação deste) (**FIG. 58.4A**); (2) **ducto principal** (dilatação segmentar ou difusa do ducto pancreático principal superior a 0,5 cm sem outra causa de obstrução) (**FIG. 58.4B**); e (3) **misto** (com critérios para ambos).

Frequentemente, a IPMN de ducto secundário é multifocal e apresenta aspecto alongado, contornos lobulados e septos finos. A comunicação com o ducto pancreático principal é mais bem caracterizada no exame de CPRM[8,11,12] (**FIG. 58.4A**).

Neoplasia cística mucinosa

A neoplasia cística mucinosa geralmente apresenta-se como um cisto grande unilocular ou levemente septado. Na maioria dos casos, a parede do cisto é espessa e tem realce tardio pelo contraste IV, podendo haver também septos espessos. Pode haver calcificações na periferia do cisto, achado que tem relação positiva com risco de malignização. O tamanho superior a 4 cm ou a presença de componente sólido com realce pelo contraste favorecem a presença de carcinoma[8,11] (**FIG. 58.4C**).

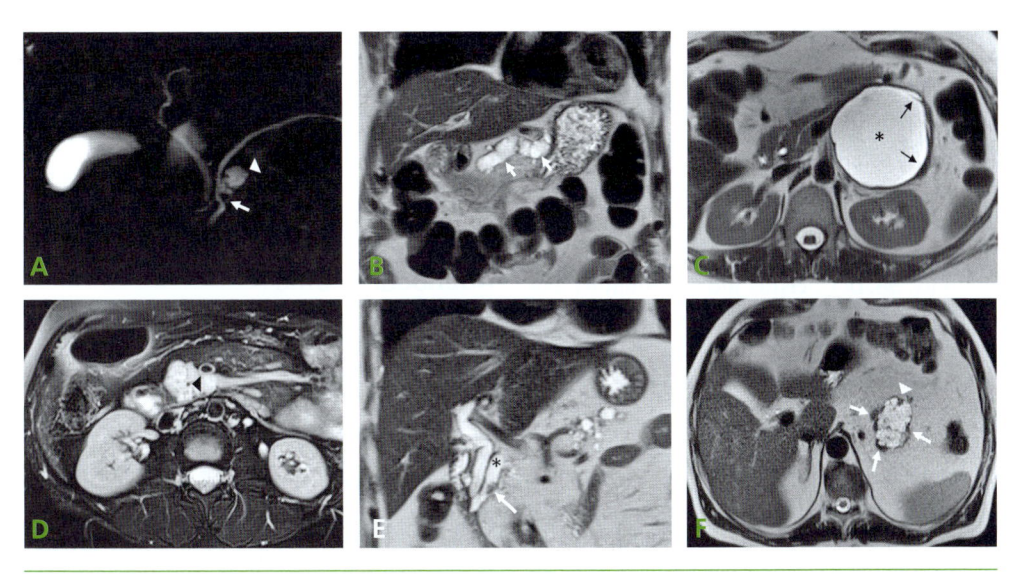

FIGURA 58.4 Lesões císticas do pâncreas. **(A)** Neoplasia papilar mucinosa intraductal do tipo ducto secundário, na colangiopancreatorressonância magnética (*ponta de seta*). Nota-se comunicação com o ducto pancreático principal (*seta*), que tem calibre normal. **(B)** Neoplasia papilar mucinosa intraductal do tipo ducto principal, na ressonância magnética. Observa-se dilatação acentuada e difusa do ducto pancreático principal (*setas*). **(C)** Neoplasia cística mucinosa na ressonância magnética. Há uma lesão grande (*asterisco*), com poucas septações e paredes espessas (*setas*). **(D)** Cistoadenoma seroso na ressonância magnética, apresentando-se com aspecto microcístico, contornos lobulados e septos radiais (*seta*), convergindo para cicatriz central (*ponta de seta*), calcificada na tomografia computadorizada (não mostrada). **(E)** Características preocupantes. Ressonância magnética mostrando neoplasia papilar mucinosa intraductal mista, apresentando dilatação do ducto pancreático principal > 1 cm (*asterisco*) e nódulo mural (*seta*) com realce pelo contraste (não mostrado) na cabeça pancreática. **(F)** Características preocupantes. Ressonância magnética mostrando neoplasia cística mucinosa na cauda, com paredes e septos espessos e irregulares (*setas*), além de pequenos nódulos murais (*ponta de seta*) com realce pelo contraste (não mostrado).

Cistoadenoma seroso

O padrão mais frequente e patognomônico do cistoadenoma seroso é o microcístico, que representa um agrupamento de pequenos cistos, sem comunicação visível com o ducto pancreático principal, contendo finos septos que se realçam tardiamente pelo contraste IV, produzindo um padrão de cicatriz central, que pode, inclusive, calcificar.

Outros padrões menos comuns incluem as variantes **oligocística** e **sólida**. A lesão oligocística contém cistos maiores e menos numerosos, podendo mimetizar a neoplasia mucinosa. Nesses casos, a US endoscópica e a análise do fluido do cisto podem ser úteis para essa distinção. A lesão sólida representa, na verdade, um padrão microcístico tão pequeno que se apresenta de aspecto sólido ao exame, embora esse padrão seja cada vez menos evidenciado devido à melhora dos equipamentos[8,11] (**FIG. 58.4D**).

Estratificação dos cistos pancreáticos

Na rotina, os cistos pancreáticos podem ser divididos em **cistoadenoma seroso clássico** (padrão microcístico) (ver **FIG. 58.4D**), **IPMN** (comunicação com ducto pancreático principal) (ver **FIG. 58.4A**) e **cistos indeterminados**. Pode-se suspeitar de neoplasia cística mucinosa nas lesões maiores e macrocísticas, embora esse padrão não seja específico e possa ser encontrado em outras lesões. A correlação com dados clínicos também é importante para limitar as possibilidades diagnósticas.[10,12]

Nos exames radiológicos, devem ser procuradas características que possam indicar maior risco de malignização. Achados que indicam cistos pancreáticos com alto risco de malignidade incluem componente sólido com realce pelo contraste e dilatação do ducto pancreático principal superior a 1 cm (ver **FIGS. 58.4E** e **58.4F**). Outros achados são considerados características preocupantes: diâmetro do cisto superior a 3 cm, dilatação do ducto pancreático principal entre 0,5 e 0,9 cm, nódulo mural sem realce pelo contraste, paredes espessas (ver **FIG. 58.4F**), mudança abrupta do calibre do ducto pancreático principal com atrofia pancreática a montante, e linfadenopatia. Todas essas características devem ser buscadas e descritas nos exames de imagem para ajudar a distinguir os cistos pancreáticos de maior e menor risco de malignidade[8,10,12] (**FIG. 58.4**).

Lesões sólidas do pâncreas

As lesões sólidas do pâncreas incluem um grupo heterogêneo de causas neoplásicas e não neoplásicas. Lesões neoplásicas são representadas por adenocarcinoma, TNE, tumor pseudopapilar sólido, pancreatoblastoma, linfoma, metástases e outros tumores raros. Entre as lesões não neoplásicas, destacam-se pancreatite focal, lipossubstituição, baço acessório intrapancreático, alterações congênitas (p. ex., lobulação proeminente e cauda bífida) e outras lesões raras (p. ex., sarcoidose, doença de Castleman).

Existem diversos métodos de diagnóstico por imagem disponíveis para avaliar essas lesões, e o diagnóstico acurado por imagem pode, por vezes, ser desafiador, sendo necessário utilizar mais de um método.[13]

Neste capítulo, serão revisadas as lesões de origem neoplásica.

Adenocarcinoma

O adenocarcinoma é a principal lesão maligna pancreática. Na maioria dos casos, estão situados na cabeça do pâncreas e são irressecáveis ao diagnóstico. A cirurgia representa a única chance de cura e, portanto, os critérios de ressecabilidade são importantes e serão discutidos neste capítulo.[13,14]

Nos exames de TC e RM, a fase arterial geralmente permite a melhor visualização do tumor, que se mostra hipovascular em relação ao parênquima pancreático (**FIG. 58.5A**). A fase arterial do exame também é útil para avaliar as artérias peripancreáticas, enquanto a fase portal é usada para caracterizar as veias e pesquisar metástases hepáticas. Em aproximadamente 10% dos casos, o tumor pode ser isovascular e, portanto, não identificado ao exame. Nesses casos, a presença e a localização da lesão podem ser inferidas por sinais secundários (**FIG. 58.5B**), como efeito expansivo, contorno convexo anormal do pâncreas, obstrução ductal e invasão vascular. Os tumores da cabeça do pâncreas podem causar dilatação do ducto pancreático principal e das vias biliares ("sinal do duplo ducto"), enquanto os tumores do corpo e da cauda do pâncreas determinam apenas dilatação do ducto pancreático principal a montante. Também há atrofia do parênquima pancreático a montante nos casos de obstrução ductal crônica. A RM é superior à TC para detectar tumores pequenos e metástases. A lesão na RM tem sinal reduzido em T1 e T2, ao contrário do parênquima pancreático normal, que tem sinal elevado em T1.[13]

Na ausência de metástases, o carcinoma pancreático é classificado em **ressecável**, **limítrofe** (*borderline*) ou **irressecável**. A avaliação dos vasos arteriais e venosos peripancreáticos é muito importante para determinar a ressecabilidade da lesão. Deve-se avaliar a extensão circunferencial do contato entre a lesão e o vaso. Se houver contato do tumor superior a 50% da circunferência do vaso (> 180°), a sensibilidade e a especificidade para invasão são 84 e 98%, respectivamente. Outros critérios que devem ser avaliados são deformidade vascular; tumor ou trombo no interior do vaso; extensão do contato da lesão com a artéria hepática comum até a sua bifurcação nas artérias hepáticas direita e esquerda; extensão do contato da lesão até o primeiro ramo da artéria mesentérica superior ou tributária mais proximal da veia mesentérica superior; tênue adensamento do tecido adiposo perivascular, particularmente em pacientes que receberam radioterapia; e presença de circulação colateral. O "sinal da lágrima" pode ser encontrado nos casos de invasão da veia mesentérica superior[13,14] (**FIG. 58.5C**).

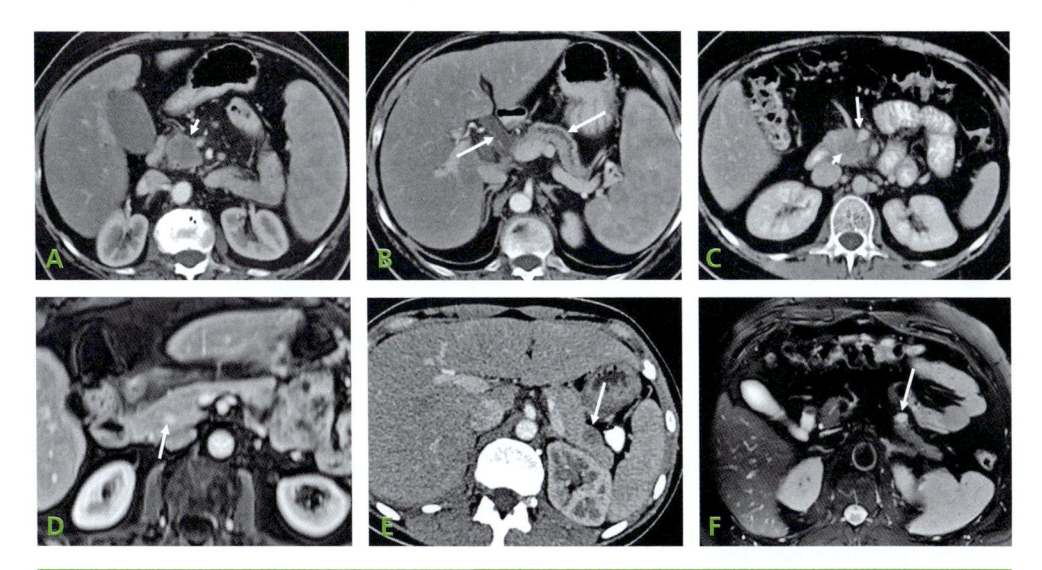

FIGURA 58.5 Lesões sólidas do pâncreas. **(A)** e **(B)** Adenocarcinoma na tomografia computadorizada. Lesão sólida hipovascular na cabeça e no processo uncinado do pâncreas (*seta curta*), determinando dilatação das vias biliares (*seta longa*) e do ducto pancreático principal (*ponta de seta*), com atrofia parenquimatosa a montante. **(C)** Adenocarcinoma na tomografia computadorizada, com invasão vascular. Lesão hipovascular na cabeça e no processo uncinado do pâncreas (*seta curta*), em contato com a veia mesentérica superior, que mostra deformidade ("sinal da lágrima") (*seta longa*). **(D)** Tumor neuroendócrino na ressonância magnética. Pequena lesão bem-delimitada, hiperintensa em T2 (não mostrado) e com realce arterial pelo contraste (*seta*). **(E)** Linfoma na tomografia computadorizada. Lesões hipovasculares no pâncreas (*seta*) e lesões no tórax. Houve regressão das lesões após quimioterapia. **(F)** Metástase no pâncreas na ressonância magnética. Lesão hiperintensa em T2 (*seta*) e hipervascular (não mostrado), relacionada à metástase de carcinoma papilar de tireoide.

Tumor neuroendócrino

Os TNEs são classificados em funcionantes e não funcionantes, conforme a existência ou não de produção hormonal excessiva.

Devido aos diferentes tipos de TNE, existem diversas formas de apresentação aos exames de imagem. Os tumores podem ser **isolados** ou **múltiplos**, especialmente quando associados a síndromes. O insulinoma é encontrado isolado em 90% dos casos, enquanto os gastrinomas são múltiplos em 20 a 40% das vezes.

O tamanho também é variável. Tumores funcionantes geralmente manifestam-se precocemente e são pequenos ao diagnóstico, ao passo que os tumores não funcionantes geralmente são grandes e com efeito expansivo. O risco de malignidade aumenta com o tamanho, especialmente em lesões maiores que 5 cm, quando 90% dos tumores não funcionantes são malignos.

A morfologia das lesões varia. Lesões pequenas são normalmente sólidas e homogêneas, enquanto lesões maiores são heterogêneas e podem mostrar degeneração cisticanecrótica e calcificações. Na RM, o TNE geralmente tem sinal mais elevado em T2 do que o pâncreas ou outras neoplasias pancreáticas.

A característica mais distintiva do TNE é o padrão vascular, observando-se realce intenso durante a fase arterial (**FIG. 58.5D**). Realce homogêneo é típico de tumores com menos de 2 cm, enquanto lesões maiores tendem a mostrar padrão heterogêneo. Alguns tumores podem ter realce atípico e mais bem demonstrado na fase portal. Lesões malignas podem mostrar sinais de extensão extrapancreática. As metástases geralmente mostram padrão de realce similar ao tumor primário.[13]

Outros tumores sólidos

O **tumor pseudopapilar sólido** é muito mais frequente em mulheres (9:1) jovens (idade média de 25 anos). Em geral, são lesões grandes, bem-delimitadas e de crescimento lento. As localizações mais frequentes são a cauda e a cabeça do pâncreas. Há tendência de deslocar em vez de invadir as estruturas adjacentes. Raramente, causa dilatação ductal. Pode haver degeneração cística ou hemorrágica. Calcificação periférica está presente em 30% dos casos. Na maioria dos casos, o realce pelo contraste é periférico e heterogêneo, com progressão não uniforme, geralmente apresentando intensidade inferior ao parênquima normal.[13]

O **pancreatoblastoma** ocorre com maior frequência em crianças (idade média de 5 anos). Geralmente, são lesões grandes ao diagnóstico. Muitas vezes, é complicado identificar, nos exames, o órgão de origem, podendo ser difícil fazer a diferenciação de outros tumores malignos pediátricos.[13]

O **linfoma pancreático** mais comum é do subtipo de células B do linfoma não Hodgkin e pode ser primário ou secundário (mais comum). Duas formas de linfoma pancreático são reconhecidas: uma forma focal bem-delimitada (ver **FIG. 58.5E**) e uma forma difusa. Linfonodos em outros sítios, especialmente infrarrenais, podem auxiliar na suspeita diagnóstica.[13]

Metástases no pâncreas decorrem mais frequentemente de carcinoma de células renais e de pulmão, seguidos por carcinoma de mama, colorretal e melanoma. O intervalo de tempo entre o diagnóstico do tumor primário e a metástase é geralmente inferior a 3 anos. Entretanto, pode manifestar-se tardiamente, em média 6 a 12 anos após nefrectomia, nos casos de carcinoma de células renais. Três padrões morfológicos são descritos: solitário (50-70%) (ver **FIG. 58.5F**), multifocal (5-10%) e difuso (15-44%). As características ao exame geralmente lembram o tumor primário. As metástases de carcinoma de células renais são, geralmente, hipervasculares, enquanto lesões oriundas de tumores de pulmão, mama ou cólon são hipovasculares.[13]

Referências

1. Banks PA, Bollen TL, Dervenis C, Gooszen HG, Johnson CD, Sarr MG, et al. Classification of acute pancreatitis – 2012: revision of the Atlanta classification and definitions by international consensus. Gut. 2013;62(1):102-11.
2. Thoeni RF. The revised Atlanta Classification of acute pancreatitis: its importance for the Radiologist and its effect on treatment. Radiology. 2012;262(3):751-64.
3. Issa Y, Kempeneers MA, van Santvoort HC, Bollen TL, Bipat S, Boermeester MA. Diagnostic performance of imaging modalities in chronic pancreatitis: a systematic review and meta-analysis. Eur Radiol. 2017 jan 27. [Epub ahead of print].
4. Bian Y, Wang L, Chen C, Lu JP, Fan JB, Chen ST, et al. Quantification of pancreatic exocrine function of chronic pancreatitis with secretin-enhanced MRCP. World J Gastroenterol. 2013;19(41):7177-82.
5. Vlachou PA, Khalili K, Jang HJ, Fisher S, Hirschfield GM, Kim TK. IgG4-related sclerosing disease: autoimune pancreatitis and extrapancreatic manifestations. RadioGraphics. 2011;31(5):1379-402.
6. Martínez-de-Alegría A, Baleato-González S, García-Figueiras R, Bermúdez-Naveira A, Abdulkader-Nalib I, Díaz-Peromingo JA, et al. IgG4-related Disease from Head to Toe. RadioGraphics. 2015;35(7):2007-25.
7. Raman SP, Salaria SN, Hruban RH, Fishman EK. Groove pancreatitis: spectrum of imaging findings and radiology pathology correlation. AJR Am J Roentgenol. 2013;201(1):W29-39.
8. Stark A, Donahue TR, Reber HA, Hines OJ. Pancreatic cyst disease: a review. JAMA. 2016;315(17):1882-93.
9. Zhang XM, Mitchell DG, Dohke M, Holland GA, Parker L. Pancreatic cyst: depection on single-shot fast spin-echo MR images. Radiology. 2002;223(2):547-53.
10. Berland LL, Silverman SG, Gore RM, Mayo-Smith WW, Megibow AJ, Yee J, et al. Managing incidental findings on abdominal CT: white paper of the ACR incidental findings committee. J Am Coll Radiol. 2010; 7(10):754-73.
11. Kalb BK, Sarmiento JM, Kooby DA, Adsay NV, Martin DR. MR imaging of cystic lesions of the pancreas. RadioGraphics. 2009;29(6):1749-65.
12. Tanaka M, Castillo CF, Adsay V, Chari S, Falconi M, Jang JY, et al. International consensus guideline 2012 for the management of IPMN and MCN of the pancreas. Pancreatology. 2012;12(3):183-97.
13. Low G, Panu A, Millo N, Leen E. Multimodality imaging of neoplastic and non-neoplastic solid lesions of the pancreas. Radiographics. 2011;31(4):993-1015.
14. Al-Hawary M, Francis IR, Chari ST, Fishman EK, Hough DM, Lu DS, et al. Pancreatic ductal adenocarcinoma radiology reporting template: consensus statement of the Society of Abdominal Radiology and the American Pancreatic Association. Radiology. 2014; 270(1):248-60.

59

Aplicações da ultrassonografia endoscópica no pâncreas e nas vias biliares

Carolin Desire Nava
Nelson Coelho
José Celso Ardengh

A ultrassonografia (US) endoscópica, também conhecida como ecoendoscopia ou endossonografia, surgiu da fusão de dois dos principais métodos utilizados na gastrenterologia: a endoscopia digestiva alta (EDA) e a ultrassonografia (US). Ao acoplar um transdutor ultrassonográfico na extremidade distal de um endoscópio, tornou-se possível realizar o exame pormenorizado de órgãos ou regiões pouco acessíveis a outros métodos de imagem, como o pâncreas, a porção distal do colédoco e a papila duodenal. Além disso, a utilização de transdutores de alta frequência (> 20 MHz) permite o estudo detalhado das diversas camadas da parede do sistema digestório (mucosa, camada muscular da mucosa, submucosa, muscular própria e serosa), do esôfago, do estômago, do duodeno e do reto, o que não é possível com a EDA, com a US, com a tomografia computadorizada (TC) e/ou com a ressonância magnética (RM) do abdome. Essas características possibilitam o diagnóstico de lesões e seu estadiamento por meio de punção aspirativa por agulha fina (PAAF), além de aplicações terapêuticas. Existem três tipos básicos de aparelhos para a realização de US endoscópica: (1) radial, (2) setorial e (3) minissonda (cateter de alta frequência que é introduzido pelo canal de trabalho dos endoscópios convencionais de visão frontal).[1]

Indicações da ultrassonografia endoscópica diagnóstica

Carcinoma pancreático

Com a US endoscópica é possível detectar tumores não identificados na TC ou na RM. Nos estadiamentos T e N, a US endoscópica tem sido considerada superior às outras modalidades. A taxa de identificação do carcinoma pancreático é de 99% para a US endoscópica, 77% para a TC e 90% para a colangiopancreatografia retrógrada endoscópica (CPRE).

A **TABELA 59.1** mostra a acurácia da US, da TC e da US endoscópica na detecção do carcinoma pancreático em suas diversas fases. Na **TABELA 59.2**, é possível verificar a acurácia dos exames de imagem, segundo o tamanho do tumor.

TABELA 59.1 Detecção de câncer pancreático por ultrassonografia, tomografia computadorizada e ultrassonografia endoscópica

Fase do carcinoma	US	TC	US endoscópica
T1	52,4%	42,8%	95,2%
T2	77,8%	83,3%	98%
T3	95,8%	67,6%	100%
T4	100%	100%	100%

TC, tomografia computadorizada; US, ultrassonografia.
Fonte: Adaptada de Ardengh e colaboradores.[5]

TABELA 59.2 Sensibilidade dos testes de imagem para tumores de pâncreas menores do que 3 cm

Exame de imagem	Tamanho do tumor			Acurácia (%)
	≤ 2 cm (%)	2,1-2,9 cm (%)	3 cm (%)	
US	66,6	63,6	66,6	64,7
TC	66,6	100	100	94,1
US endoscópica	100	100	100	100
p	0,001	0,001	0,001	0,001

TC, tomografia computadorizada; US, ultrassonografia; p, nível de sensibilidade.
Fonte: Adaptada de Ardengh e colaboradores.[5]

No que diz respeito à extirpabilidade, a TC oferece melhor resolução e sensibilidade do que a US endoscópica na determinação da invasão da veia porta. Na diferenciação de adenocarcinoma, linfomas e tumores neuroendócrinos (TNEs), a PAAF tem papel determinante, obtendo amostragem de linfonodos ou até mesmo de metástases hepáticas. Mesmo nos casos em que a doença é inextirpável, o diagnóstico definitivo para o adequado tratamento paliativo (endoscópico e/ou quimioterápico) é imprescindível. A PAAF guiada por US endoscópica tem baixa incidência de disseminação peritoneal.[2] O uso de power Doppler, elastografia e contraste permitem aumentar a sensibilidade e a acurácia do procedimento para diferenciar adenocarcinoma de outras doenças pancreáticas.[3,4]

Os estudos que comparam US endoscópica com TC e US têm demonstrado melhores resultados da US endoscópica em relação à segurança e aos riscos, com a mesma acurácia. A sensibilidade do método é > 90%, e a especificidade > 95%. Esses índices são dependentes da experiência do examinador. Estudos recentes, utilizando a US endoscópica na avaliação de pacientes de alto risco para câncer pancreático, têm demonstrado poder diagnóstico relevante na detecção dessas neoplasias. Porém, novos estudos são necessários para definir o exato papel de um programa de rastreamento empregando esse método de diagnóstico.[6]

Pancreatite aguda

O papel da US endoscópica na pancreatite aguda (PA) pode ser dividido em duas partes: no diagnóstico de complicações locais da PA e na investigação etiológica dos casos cuja causa é indeterminada.

A necrose pancreática é vista como áreas hipoecoicas irregulares no interior do parênquima, maiores que 5 mm, sem margens definidas, com contorno anterior hiperecoico, algumas vezes com a presença de fragmentos teciduais e/ou bolhas de ar (infecção) no seu interior.

A US endoscópica não é o exame de primeira escolha para a avaliação da gravidade da PA, visto que essa técnica, comparada à TC, nada acrescenta ao diagnóstico e aos sinais preditivos de gravidade. Resta à US endoscópica elucidar a etiologia da PA.

Em uma revisão sistemática sobre o papel da US endoscópica na avaliação da PA "idiopática", nota-se que ela é importante no diagnóstico de barro biliar, coledocolitíase e doenças pancreáticas não diagnosticadas por outros métodos.[7] A CPRE e a manometria do esfíncter de Oddi ficariam reservadas para pacientes com múltiplos ataques de PA e com US endoscópica normal, principalmente nos que já foram submetidos à colecistectomia.[8]

Pancreatite crônica

Assim como na PA, a US endoscópica é considerada o primeiro exame para a exploração prática dos pacientes com suspeita de pancreatite crônica (PC). Ela pode evidenciar aumento localizado ou difuso do volume pancreático, ducto de Wirsung irregular e dilatado ou, ainda, coleções císticas adjacentes à glândula. A injeção intravenosa de secretina pode ser útil nas formas iniciais da PC, realçando modificações discretas no calibre ductal. A sensibilidade e a especificidade da US endoscópica no diagnóstico da PC variam de 50 a 70% e 80 a 90%, respectivamente. A CPRE é considerada o exame de referência para o diagnóstico e o planejamento terapêutico da PC. Ela tem significativa correlação com os resultados do teste da secretina e pancreozimina (TSP), método mais sensível para avaliação da função pancreática.

A US endoscópica permite avaliar detalhadamente todo o parênquima pancreático, assim como o ducto pancreático principal, sem a necessidade de contraste ou fluoroscopia. Além disso, trata-se de exame pouco invasivo, não expondo o paciente ao risco de PA, como durante a CPRE. Quando se comparam os resultados da US endoscópica, da CPRE e do estudo funcional (teste da secretina), observa-se concordância semelhante no pâncreas normal ou nas formas moderadas ou avançadas da PC, ao passo que nas formas iniciais isso não acontece. Quando se avaliam os critérios da US na PC é preciso levar em consideração a idade dos pacientes. Acredita-se que ocorram alterações parenquimatosas e ductais com o passar do tempo, sendo mais evidentes após os 60 anos.

O valor da PAAF guiada por US endoscópica no diagnóstico da PC é tão sensível e efetivo quanto o da CPRE na detecção da PC, particularmente nos casos iniciais. Entretanto, os aspectos à US endoscópica são limitados, sobretudo nos pacientes com doença em fase inicial. Esse exame é seguro e aumenta o valor preditivo negativo do teste. Uma punção negativa, associada à ausência de aspectos de PC à US endoscópica, excluiria sua presença. Ressalta-se que a citologia isolada não aumenta a especificidade do método, sugerindo que a obtenção de tecido poderia impor o uso da PAAF guiada por US endoscópica como rotina para o diagnóstico da PC, em qualquer fase.

O diagnóstico de PC por US endoscópica depende da presença ou da ausência de múltiplos critérios descritos por Lees e colaboradores[9] e modificador em 1993 por Wiersema e colaboradores.[10] Esses critérios são divididos em:

- **Parenquimatosos** – Focos ecogênicos, regiões de ecogenicidade reduzida, aumento da lobularidade;
- **Ductais ou canaliculares** – Aumento da ecogenicidade, contorno irregular ou dilatação do ducto de Wirsung, cistos e dilatação de ductos secundários.[11]

Cistos neoplásicos do pâncreas

A US endoscópica é um excelente método para oferecer detalhes estruturais dos cistos neoplásicos pancreáticos (CNPs). Ela é sensível para identificá-los e pode detalhar os aspectos da parede e do seu conteúdo. O CNP produtor de mucina (neoplasia papilar mucinosa intraductal [IPMN, do inglês *intraductal papillary mucinous neoplasm*] e cistoadenoma mucinoso

[CAM]) apresenta aspecto semelhante ao dos pseudocistos pancreáticos à TC e à US. O CNP mucinoso frequentemente aparece como cisto complexo com parede espessa e septos internos irregulares. Podem ser encontrados também componentes sólidos no seu interior e calcificações em suas paredes. As imagens da US endoscópica frequentemente podem diferenciar o CAM do cistoadenocarcinoma e da IPMN (**FIG. 59.1**). Esses tumores podem apresentar dilatação regional do ducto pancreático, com elevações e massas no seu interior. O parênquima da glândula pode ser normal ou atrofiado sem calcificações e/ou fibrose. Os tumores mucinosos são lesões pré-malignas, e a US endoscópica pode identificar massas focais (**FIG. 59.1**).[12,13]

Os cistoadenomas serosos (CASs) do pâncreas, divididos em macrocísticos e microcísticos, são diferenciados principalmente por septos internos, que são vascularizados e observados com o Doppler da US endoscópica. A versão microcística apresenta cicatriz central em 10 a 30% dos casos, o que é característica da lesão e pode ficar calcificada em certas apresentações. O CAS aparece como grande área sólida e cística com predominância de microcistos. Esses cistos contêm líquido sem *debris* no seu interior. Não há associação com massa ou alteração do ducto pancreático principal, mas pode haver área de calcificação no seu interior. A acurácia da US endoscópica, para diferenciar CAM de CAS, está em torno de 84%, sendo superior à TC helicoidal. A PAAF guiada por US endoscópica, com a finalidade de diagnóstico dessa doença, tem sido usada para diferenciar os pseudocistos dos CNPs. A análise do líquido inclui dosagem de amilase, CA 19-9 e antígeno carcinoembrionário (CEA, do inglês *carcinoembryonic antigen*). O líquido do CAS apresenta baixo nível de CEA e CA 19-9. Por outro lado, o líquido do CAM e do cistoadenocarcinoma apresenta elevado nível de CEA e mucina. Em função de o material celular da parede dos cistos ser escasso, a utilização da citologia tem baixa sensibilidade (**FIG. 59.2**).[12,13]

Tumores neuroendócrinos pancreáticos

O diagnóstico correto e a localização precisa são fundamentais nos pacientes com TNEs pancreáticos, pois essas lesões apresentam comportamento (biológico e clínico) e abordagem terapêutica muito diferentes em comparação com os tumores pancreáticos exócrinos.

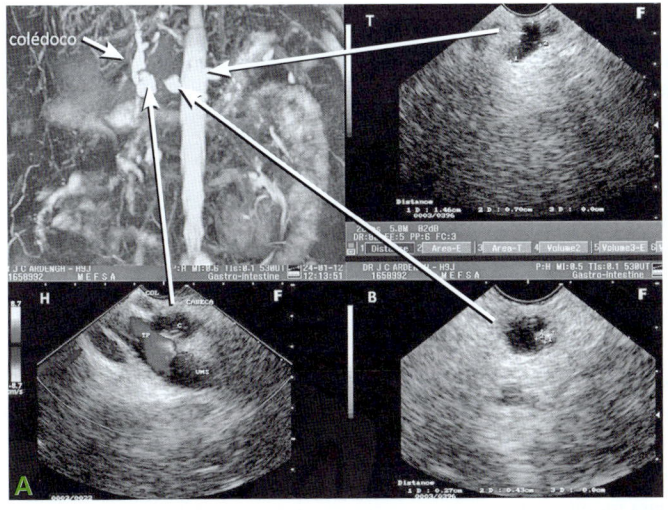

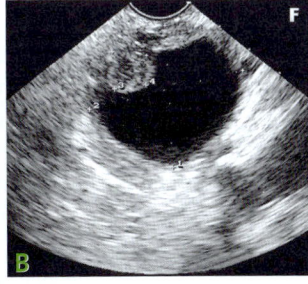

FIGURA 59.1 (A) Nota-se a presença de área cística com vegetação no corpo do pâncreas. Trata-se de uma neoplasia papilar mucinosa intraductal de ducto secundário com vegetação no seu interior. O exame da peça operatória mostrou células malignas. **(B)** Imagem de ultrassonografia endoscópica e correlação com a ressonância magnética em paciente com neoplasia papilar mucinosa intraductal de ductos secundários, sendo que uma possui uma vegetação provavelmente inflamatória.

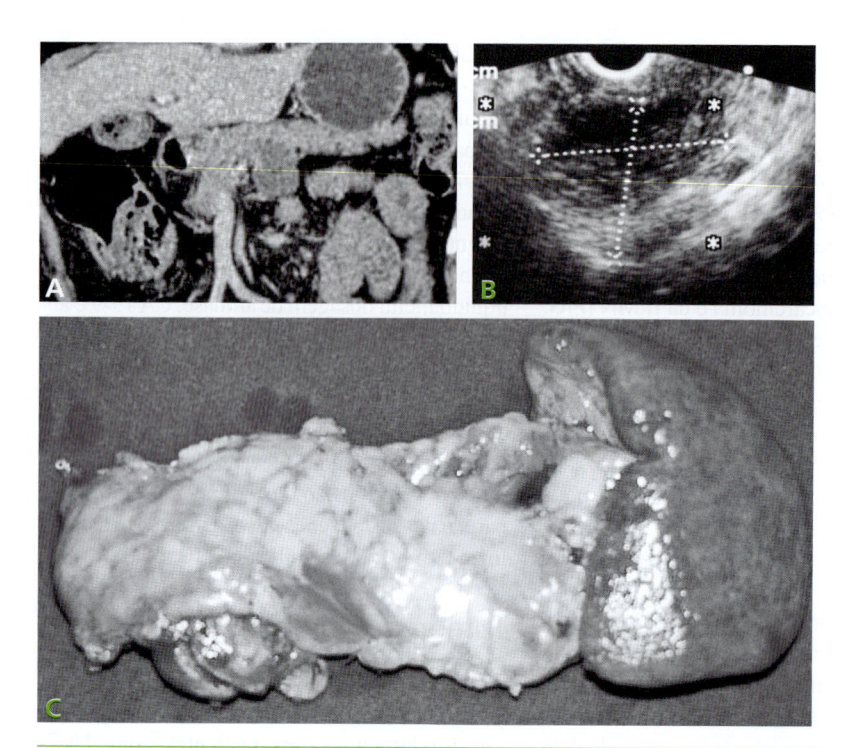

FIGURA 59.2 (A) Tomografia computadorizada mostrando lesão cística complexa na região do corpo do pâncreas, borda posterior. **(B)** Achado típico à ultrassonografia endoscópica de lesão composta por inúmeros microcistos medindo cerca de 3,1 × 2,67 cm. O aspecto é de cistoadenoma seroso. A punção aspirativa por agulha fina revelou tratar-se de tumor neuroendócrino. **(C)** Peça operatória. O anatomopatológico confirmou os achados da ultrassonografia endoscópica de cistoadenoma seroso.

A US endoscópica é muito útil na pesquisa desses tumores, com sensibilidade e acurácia elevadas. Gastrinomas, insulinomas, glucagonomas, somatostatinomas e outros apudomas apresentam-se como formações arredondadas, hipoecoicas, geralmente separados do parênquima vizinho por uma diminuta e delgada camada hiperecoica.[12,13]

Em pacientes com neoplasia endócrina múltipla tipo 1 (NEM-1), a frequência de TNE é desconhecida. Empregando a US endoscópica de rotina no estudo desses pacientes, observa-se que a frequência de TNEs pancreáticos não funcionantes pode chegar a mais de 50%. Como essas lesões podem aumentar com o tempo, os autores recomendam a US endoscópica para monitorizar a progressão da doença.[14,15] Além disso, a PAAF guiada por US endoscópica permite confirmar a presença de diminutos tumores (**FIG. 59.3**).[16]

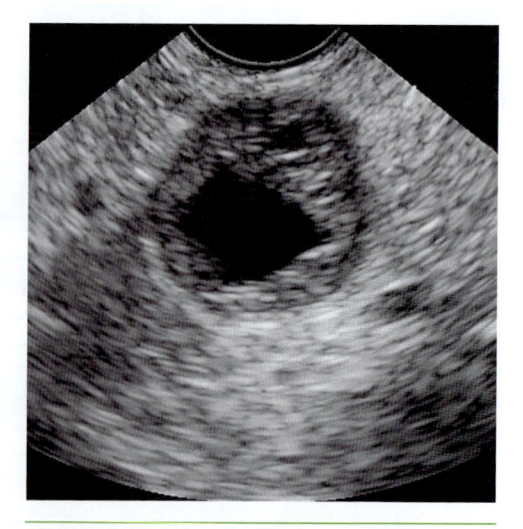

FIGURA 59.3 Imagem de ultrassonografia endoscópica de cisto pancreático com paredes espessadas. A punção aspirativa por agulha fina revelou tratar-se de tumor neuroendócrino cístico.

Coledocolitíase

A coledocolitíase é frequente e ocorre em 10% dos pacientes com cálculos na vesícula biliar. Os cálculos aparecem sob a forma de imagens hiperecoicas, arciformes, com sombra acústica posterior. Pelo fato de a US endoscópica possuir resolução milimétrica, esse exame pode identificar diminutos cálculos no colédoco, mas é preciso ressaltar que a elevada acurácia está ligada à experiência do examinador. Nessa situação, a precisão diagnóstica da US endoscópica ultrapassa aquela obtida pela CPRE, em função de o contraste poder mascarar a presença de pequenos cálculos. A sensibilidade da US endoscópica no diagnóstico da coledocolitíase é de 98%, contra sensibilidades da US e da TC de 43 e 57%, respectivamente. De qualquer forma, a US endoscópica apresenta taxas de sensibilidade e acurácia semelhantes às da colangiopancreatorressonância magnética (CPRM). A incorporação da CPRM na rotina de muitos serviços de gastrenterologia tem mudado a investigação de pacientes com suspeita de coledocolitíase. Os aparelhos mais modernos, com aplicativos potentes, capazes das mais diversas reconstruções, têm mostrado resultados excelentes. Um estudo comparando o desempenho da US endoscópica, da CPRM e da colangiografia por TC helicoidal mostrou sensibilidades de 100, 88 e 88%, respectivamente. Nos casos em que a CPRM e a colangiografia por TC helicoidal falharam, os cálculos mediam menos de 5 mm.

Uma revisão sistemática mostrou que a US endoscópica e a CPRM apresentam resultados muito semelhantes no diagnóstico da coledocolitíase, com sensibilidade, especificidade, valor preditivo positivo e valor preditivo negativo acima de 85%. A escolha entre os métodos dependerá da disponibilidade de recursos técnicos e de profissionais capacitados em cada serviço.

Barkun e colaboradores[17] propuseram um teste de probabilidade de coledocolitíase envolvendo idade, níveis de bilirrubina e achados da US transabdominal. Quando a probabilidade for menor do que 67%, há risco baixo a moderado de coledocolitíase. Nesses casos, a US endoscópica demonstra ser um excelente método para excluir a presença de cálculos no colédoco antes da CPRE. A sensibilidade, a especificidade e a acurácia costumam ser semelhantes às da CPRE. A US endoscópica deve ser realizada em pacientes com risco intermediário de coledocolitíase.[18]

Tumores ampulares e periampulares

A US endoscópica é um dos melhores métodos para diagnóstico e estadiamento dessa doença, pois demonstra precisamente se a lesão neoplásica é restrita à papila ou se invade o pâncreas, e/ou se apresenta metástases em linfonodos. Sua precisão varia de 78 a 90% para o estádio T e de 68 a 80% para o estádio N. A US endoscópica é superior à TC e equivalente à RM para detectar tumores ampulares e determinar os estádios T e N, mas essa acurácia fica comprometida quando há próteses.

A duodenopancreatectomia (DPT) cefálica é o tratamento curativo de preferência, mas é agressiva durante o estádio precoce da doença. Assim sendo, a ampulectomia curativa para tumores benignos ou malignos, restritos à ampola e sem linfonodos metastáticos, pode ser adotada. A ressecção endoscópica (ampulectomia) pode ser orientada pela US endoscópica nos casos T1N0M0. O exame anatomopatológico deve orientar o seguimento (observação nos casos de adenoma e DPT, se for demonstrado adenocarcinoma).[19]

O tratamento endoscópico paliativo pode ser considerado nos casos de tumores avançados e inextirpáveis ao estudo de US endoscópica. A US endoscópica é o único exame de imagem que permite distinguir os tumores pancreáticos periampulares dos tumores volumosos da ampola, para os quais o prognóstico é melhor e a DPT cefálica tem indicação precisa (**FIG. 59.4**).

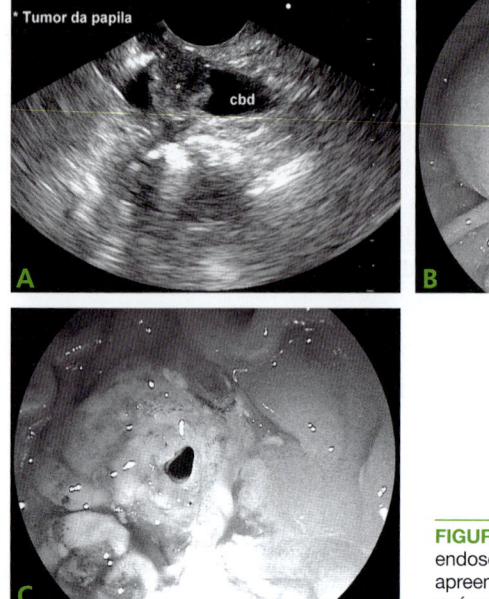

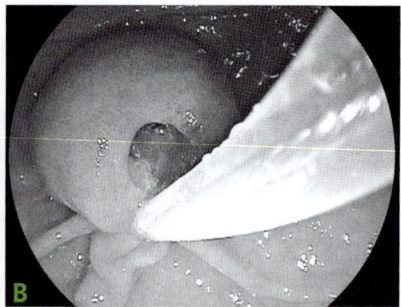

FIGURA 59.4 Tumor de papila. **(A)** Aspecto à ultrassonografia endoscópica. **(B)** Imagem da papila duodenal durante a sua apreensão pela alça de polipectomia. **(C)** Aspecto endoscópico após remoção de todo o complexo da papila duodenal.

Vesícula biliar

O interesse da US endoscópica, no estudo desse órgão, parece desprezível frente aos excelentes resultados fornecidos pela US. Entretanto, as imagens da parede e do conteúdo vesicular obtidas pela US endoscópica são muito mais precisas do que as obtidas pela US. Por outro lado, ela permite o estudo preciso do colo da vesícula, que é praticamente inexplorado pela US. Assim sendo, a US endoscópica está indicada no caso de dúvida da US acerca de doenças da vesícula biliar.

O diagnóstico da microlitíase vesicular, sua presença no ducto cístico e o diagnóstico diferencial entre pólipo de colesterol e cálculos estão entre as principais dúvidas diagnósticas encontradas pela US. Nos casos de forte suspeita clínica de cólica biliar com US negativa para a presença de cálculos, a US endoscópica está indicada para o diagnóstico de microlitíase.

O diagnóstico e a avaliação da extensão locorregional do câncer vesicular constituem outra indicação do exame. Existem relatos do papel da PAAF guiada por US endoscópica no diagnóstico de neoplasia de vesícula, com sensibilidade de 80% e especificidade de 100%.[20]

Indicações da ultrassonografia endoscópica terapêutica

Videoendoscópios terapêuticos permitiram expandir as indicações da US endoscópica, como as citadas a seguir.

Neurólise do plexo celíaco no tratamento da dor

A neurólise do gânglio celíaco é técnica efetiva para o controle da dor de pacientes com carcinoma pancreático. Geralmente, duas técnicas são utilizadas: (1) o isolamento cirúrgico da artéria celíaca e a injeção de álcool sob visão direta no gânglio celíaco, (2) e a injeção percutânea de álcool guiada por TC ou radioscopia. A US endoscópica é sensível na identificação do tronco celíaco e, por esse motivo, é factível a realização da injeção de álcool guiada por US endoscópica.

Estudos não randomizados têm mostrado que o método de injeção percutânea para o controle da dor apresenta eficácia de 80 a 90%, sendo um excelente e rápido método para coibir a dor nesses pacientes.[21]

Drenagem guiada por ultrassonografia endoscópica de pseudocistos e coleções pancreáticas

Complicação frequente da PA ou da PC agudizada, o pseudocisto pode ser estudado pela US endoscópica radial, mas essa técnica não traz nenhuma vantagem em relação aos métodos tradicionais de imagem como US e TC. No entanto, o sistema setorial eletrônico permite não apenas identificar, mas, com o artifício do Doppler, evidenciar a presença de vasos interpostos entre o cisto e a parede gastroduodenal. Isso pode ser útil na determinação do melhor local para a abordagem endoscópica, evitando algumas complicações descritas com esse tipo de terapêutica. Perfuração e hemorragia são complicações da drenagem endoscópica. Quando o abaulamento gastroduodenal não é bem definido ou é ausente durante o exame endoscópico, a chance de perfuração é de 10%. Nesses pacientes, em particular, a US endoscópica pode identificar o melhor local para punção e drenagem.[22]

A drenagem guiada por US endoscópica, das coleções pancreáticas (incluindo abscessos e necrose pancreática), é, hoje, um procedimento de rotina em centros especializados, apresentando resultados muito bons. Esses procedimentos têm mostrado ser seguros, mesmo como tratamento definitivo, evitando a cirurgia, na grande maioria dos pacientes. Os procedimentos de drenagem guiada por US endoscópica também são alternativas para os pacientes, nos quais não foi possível realizar abordagem da árvore biliar e do ducto pancreático pela CPRE. Técnicas experimentais têm sido utilizadas com colecistostomia, coledocoduodenostomia e pancreatogastrostomia, guiadas por US endoscópica.[23]

Drenagem guiada por ultrassonografia endoscópica da via biliar e pancreática

A drenagem biliopancreática, guiada por US endoscópica pela interposição de próteses metálicas autoexpansíveis para criar uma anastomose entre o fígado e/ou o pâncreas com o estômago, pode ser facilmente realizada com os aparelhos de US endoscópica de canal terapêutico. Esse procedimento tem ganhado cada vez mais adeptos, mostrando-se excelente, principalmente ao competir com os métodos de terapêutica percutânea e/ou cirúrgicos, especialmente porque é um procedimento menos invasivo, de menor custo e mobilidade, com diminuição da internação dos doentes. Além disso, os procedimentos percutâneos têm um número razoável de complicações (como a necessidade de um cateter externo, que pode levar a infecções e fístulas pancreatocutâneas).[24]

A drenagem da via biliar, pela US endoscópica, está em evolução. Até o momento, ela está indicada quando a CPRE falha, após todas as tentativas de cateterismo avançado. Isso ocorre por problemas anatômicos, presença de ascite volumosa, infiltração tumoral da papila duodenal ou incapacidade de canulação da papila duodenal, mas ainda assim não existe consenso oficial sobre o assunto.

Existem três tipos de abordagem da via biliar pela US endoscópica, que consistem na criação de uma fístula com estômago, intestino e via biliar para realizar a drenagem:[25]

1. **Abordagem transluminal** – Nesta técnica, estão inclusas a coledocoduodenostomia (**FIG. 59.5**) e a hepaticogastrostomia (**FIG. 59.6**). A presença ou não de acesso à papila é indiferente;
2. *Rendez-vous* guiado por US endoscópica – É necessário acesso à papila duodenal para a realização do procedimento (**FIG. 59.7**);
3. **Abordagem anterógrada** – Indicada para doentes com anatomia alterada (Billroth 2) e inacessibilidade à papila duodenal (**FIG. 59.8**).

A taxa global de sucesso dessas abordagens encontra-se entre 86 a 93%.[26]

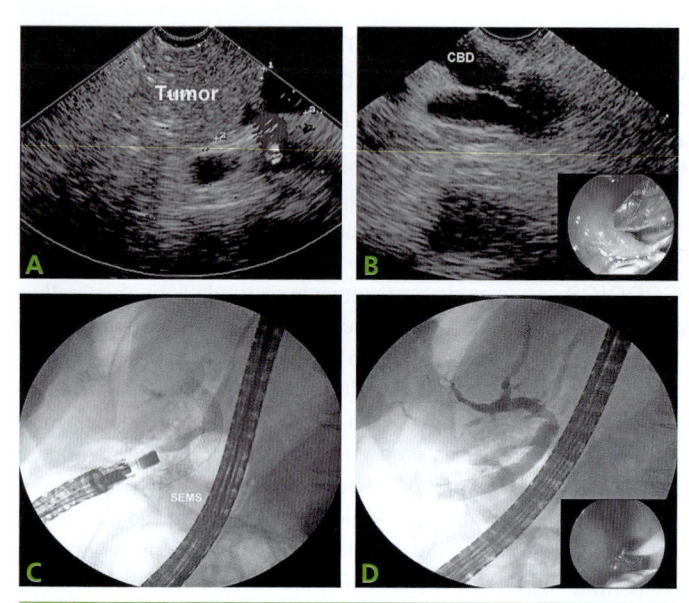

FIGURA 59.5 Coledocoduodenostomia guiada por ultrassonografia endoscópica. **(A)** Imagem de ultrassonografia endoscópica do carcinoma pancreático. **(B)** Punção do ducto biliar comum através do duodeno com agulha de 19 G. **(C)** Dilatação com balão e inserção de *stent* metálico autoexpansível. **(D)** Colangiografia guiada por ultrassonografia endoscópica através da coledocoduodenostomia criada.

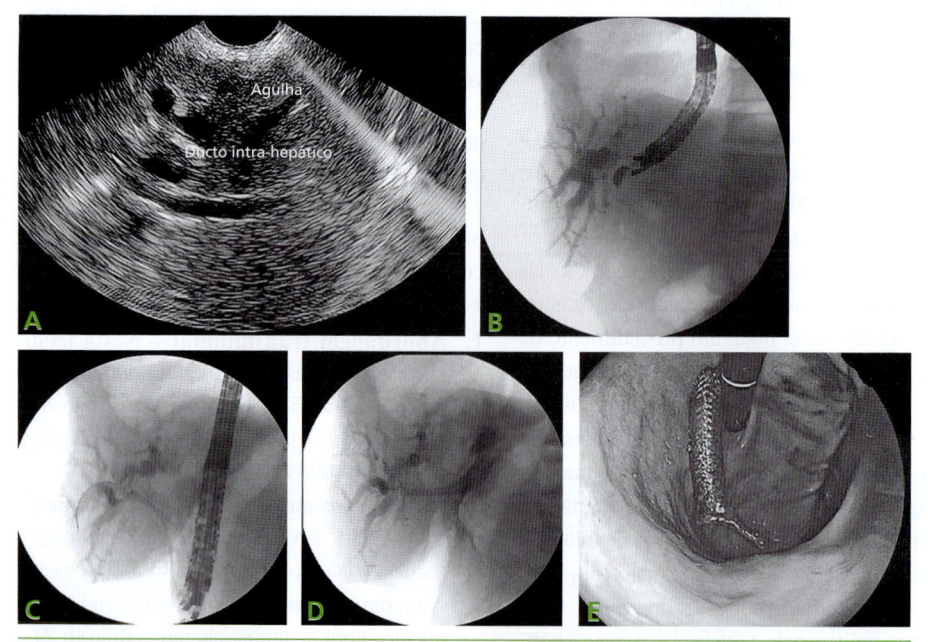

FIGURA 59.6 Hepaticogastrostomia guiada por ultrassonografia endoscópica. **(A)** Ultrassonografia endoscópica e punção do ducto intra-hepático biliar dilatado. **(B)** Colangiografia guiada por ultrassonografia endoscópica. **(C)** e **(D)** Implantação e posicionamento do stent metálico autoexpansível biliar. **(E)** Visão endoscópica do stent metálico através da parede gástrica.

Rotinas em cirurgia digestiva 519

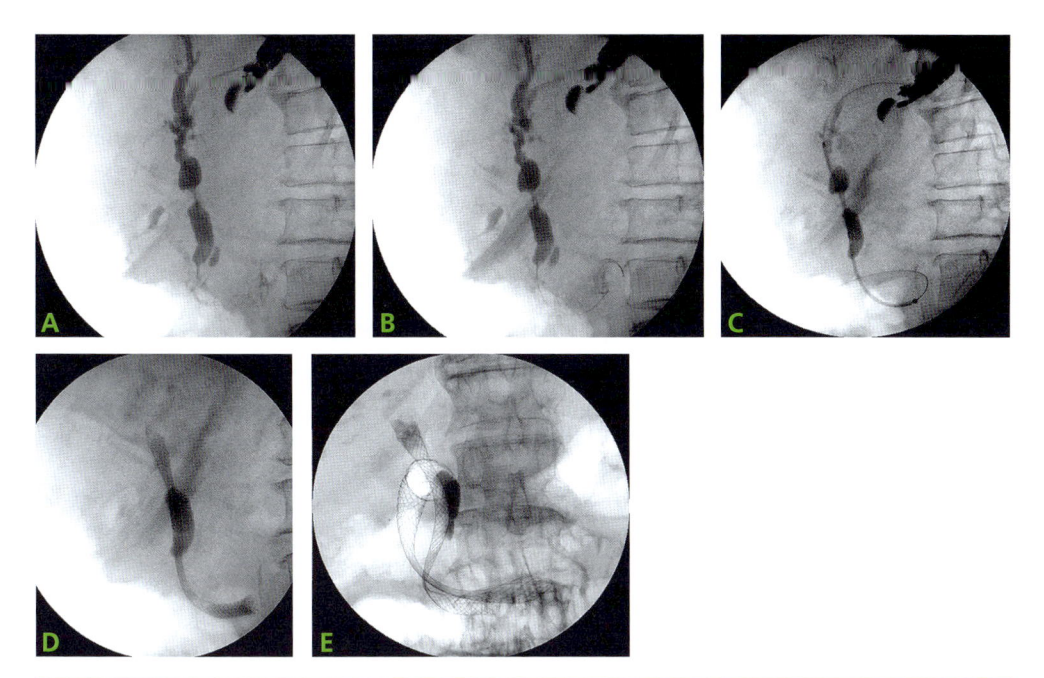

FIGURA 59.7 Mulher com estenose duodenal, devido a carcinoma do pâncreas. **(A)** Colangiografia guiada por ultrassonografia endoscópica. **(B)** Inserção do fio-guia através da papila principal duodenal e posicionamento na segunda porção do duodeno. **(C)** Inserção anterógrada do *stent* metálico autoexpansível através da parede gástrica e através da papila maior duodenal e posicionamento no duodeno. **(D)** Implantação do *stent* metálico autoexpansível. **(E)** Inserção do *stent* metálico autoexpansível duodenal.

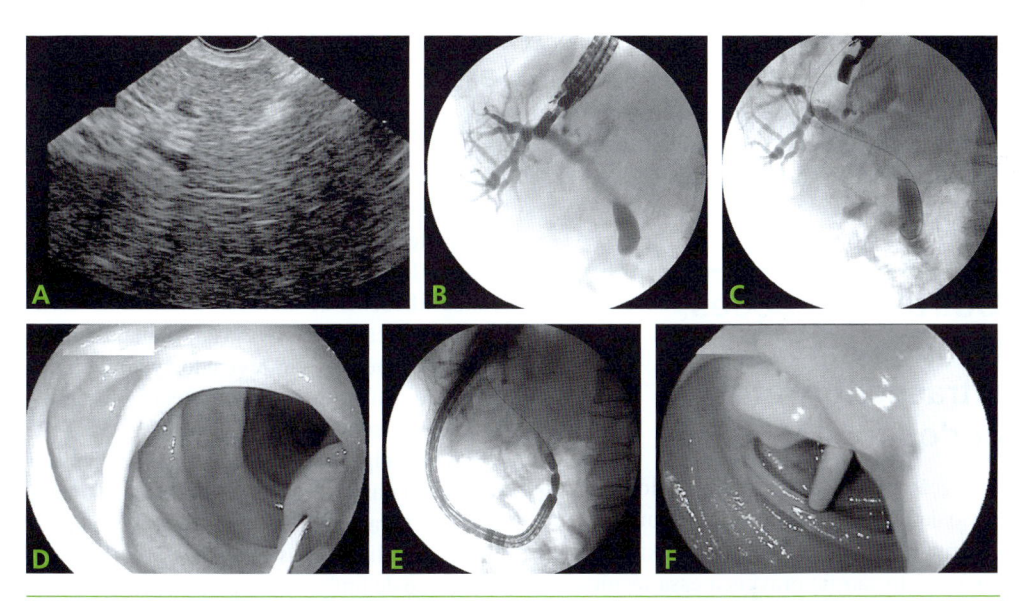

FIGURA 59.8 Paciente com pancreatite aguda após colecistectomia há 2 anos e gastrectomia à Billroth II há 20 anos. A colangiopancreatografia retrógrada endoscópica falhou ao abordar a papila duodenal (alça muito longa). Tentativa de *rendez-vous*, guiado por ultrassonografia endoscópica. **(A)** Ultrassonografia endoscópica sem dilatação exuberante da árvore biliar intra-hepática. **(B)** Colangiografia guiada por ultrassonografia endoscópica. **(C)** Inserção do fio-guia através da papila duodenal principal e posicionamento dentro do duodeno. **(D)** Apreensão do fio-guia com endoscópio de visão frontal. **(E)** Dilatação com balão da papila duodenal principal. **(F)** Inserção de *stent* plástico (10F).

Outros tipos de drenagem pela ultrassonografia endoscópica

Drenagem da vesícula biliar e dos abscessos do fígado e pélvico

A drenagem guiada por US endoscópica também tem acesso a esses tipos de abordagem, mas por enquanto não são os procedimentos terapêuticos de primeira linha ou não há consenso acerca dessas técnicas. Os relatos de casos descrevem o acesso à vesícula biliar quando em presença de colecistite aguda pelo estômago ou pelo duodeno com taxa de sucesso de até 96% e complicações de 12,2% (migração de *stent*, peritonite biliar, entre outras). Esse tipo de drenagem parece representar uma saída para o futuro para doentes com risco cirúrgico elevado. As drenagens de fígado e pélvica até agora são apresentadas como série de casos com poucos doentes – entre 8 e 10 – com taxa de sucesso de até 100%.[27]

Na atualidade, há trabalhos científicos que estão propondo a biópsia hepática pela US endoscópica, com taxas de sucesso de 98% e de complicações de 0,9%, relacionadas, principalmente, às coagulopatias. Mais estudos prospectivos e comparativos devem ser propostos para decidir qual é a melhor forma de obter tecido hepático.[28]

Outras aplicações terapêuticas da ultrassonografia endoscópica

A injeção de substâncias farmacológicas com o uso da US endoscópica ainda é um tema em desenvolvimento, mas os dados existentes até o momento são favoráveis a essa técnica, especialmente pelo baixo número de eventos adversos relacionados. Entre as possibilidades, destacam-se a ablação por radiofrequência e a injeção de imunoterápicos e de marcadores fiduciais para o direcionamento da radioterapia. Embora esse tipo de terapêutica não tenha aumentado a sobrevivência dos pacientes com câncer pancreático, há otimismo em relação aos avanços representados com os achados.

Ablação com álcool guiado por ultrassonografia endoscópica

A ablação com álcool é um método recente com boas taxas de sucesso clínico, especialmente para cistos do pâncreas, lesões abdominais e TNEs. Estudos multicêntricos mostram redução dos cistos após a injeção de etanol, em comparação com grupos-controle tratados com solução salina. Nos casos tratados com álcool, a melhora foi de 33%. Isso também aconteceu com TNEs do pâncreas, pois a ablação mostrou resolução completa depois do tratamento.[29]

Novas tecnologias em ultrassonografia endoscópica[4]

Contraste harmônico

Consiste em representar seletivamente os sinais a partir das microbolhas de agentes de contraste para o ultrassom, que ressoam de forma não linear quando expostos a feixes ultrassonográficos. Esse método permite a observação dinâmica de microvasos, nos quais o fluxo é lento e que não são revelados pelo Doppler convencional, diferenciando o tecido perfundido daquele sem perfusão.

A principal indicação está relacionada à avaliação das lesões sólidas e císticas do pâncreas, à caracterização dos tumores subepiteliais, à avaliação das neoplasias biliares, e à avaliação de linfonodos. A literatura relata sensibilidade de 86 a 90%, mas mais investigações e um consenso formal são necessários para que se possa decidir qual a melhor indicação para essa técnica.[4]

Microscopia confocal

Esta técnica permite a visualização celular e subcelular em tempo real, com penetração de até 100 μm abaixo da superfície da mucosa. A iluminação deste método é proporcionada por *laser* em baixas proporções. O sistema compreende uma AQ-Flex™ minissonda 19, que é inserida através de uma agulha de calibre 19, enquanto um agente de contraste de fluoresceína é injetado na circulação do paciente.

Entre as principais indicações, encontram-se as lesões císticas do pâncreas ≥ 1 cm e os tumores do pâncreas. Embora seja um método que parece oferecer uma saída diagnóstica para as lesões duvidosas, em relação à sua definição, apresenta sensibilidade que varia de 69 a 90%. Trata-se de um método com limitações, e o acordo interobservador é considerado baixo em algumas lesões, mas muito bom para a caracterização de câncer pancreático e CAS. O erro de amostragem é limitado pela localização e pelo tamanho do cisto. Os eventos adversos ocorrem em 3,3 a 9% dos casos, como pancreatite ou sangramento (**FIG. 59.9**).[4]

Elastografia

Esta técnica avalia a rigidez do tecido, medindo sua elasticidade. A compressão do tecido por uma sonda de US endoscópica produz um deslocamento do tecido, chamado de "tensão", que se correlaciona com o grau de rigidez da estrutura.

Sua principal utilização é para os nódulos pancreáticos, na tentativa de avaliar a quantidade de fibrose, e também na diferenciação entre um nodulo linfático maligno. O equipamento seleciona automaticamente a melhor imagem para a obtenção dos dados de cada uma das lesões. A principal limitação é o valor preditivo negativo, que tem se mostrado muito baixo – em torno de 60 a 70%. No entanto, é um método interessante, que pode ajudar a identificar a etiologia de lesões, em certos casos.[4]

Considerações finais

A US endoscópica tem demonstrado significativa importância no diagnóstico e no tratamento das doenças digestivas. Em comparação com a TC e a RM, tem como diferenciais o contato mais próximo das estruturas a serem examinadas e a possibilidade de obtenção de material para estudo histológico. As aplicações da US endoscópica intervencionista devem evoluir e possibilitar uma alternativa de tratamento com drenagens intraluminais, em especial nas doenças biliopancreáticas complexas.

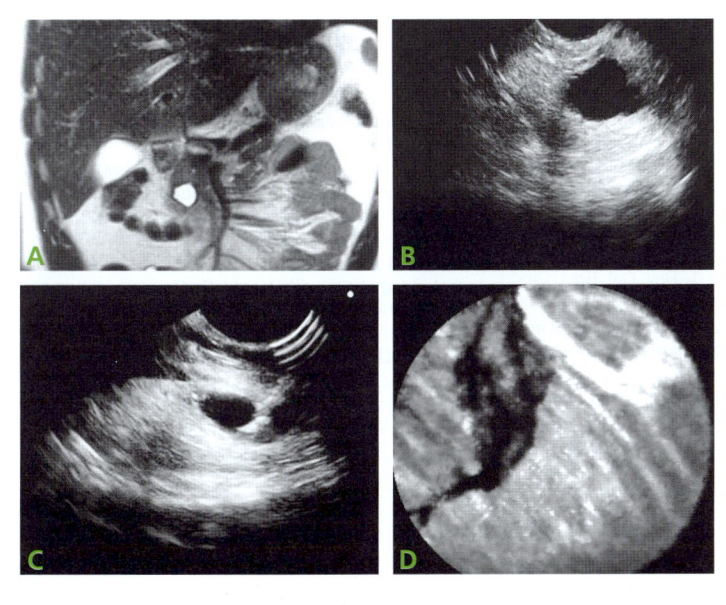

FIGURA 59.9 Homem de 25 anos com lesão cística unilocular da cabeça do pâncreas. **(A)** Imagem de ressonância magnética do abdome. **(B)** Imagem de ultrassonografia endoscópica confirmando o diagnóstico de cisto unilocular. **(C)** Momento da punção aspirativa por agulha fina do líquido e exame confocal. **(D)** Exame confocal mostrando a imagem de cistoadenoma seroso com vascularização superficial focal.

Referências

1. Ganc AJ, Ardengh JC. Digestive echoendoscopy. Rev Assoc Med Bras. 1994;40:1-3.
2. DeWitt J, Devereaux B, Chriswell M, McGreevy K, Howard T, Imperiale TF, et al. Comparison of endoscopic ultrasonography and multidetector computed tomography for detecting and staging pancreatic cancer. Ann Intern Med. 2004;141(10):753-63.
3. Săftoiu A, Vilmann P, Bhutani MS. The role of contrast-enhanced endoscopic ultrasound in pancreatic adenocarcinoma. Endosc Ultrasound. 2016;5(6):368-72.
4. Seicean A, Mosteanu O, Seicean R. Maximizing the endosonography: The role of contrast harmonics, elastography and confocal endomicroscopy. World J Gastroenterol. 2017;23(1):25-41.
5. Ardengh JC, Malheiros CA, Pereira V, Coelho DE, Coelho JF, Rahal F.. Endoscopic ultrasound-guided fine-needle aspiration using helical computerized tomography for TN staging and vascular injury in operable pancreatic carcinoma. JOP. 2009;10(3):310-7.
6. Petrone MC, Arcidiacono PG. New strategies for the early detection of pancreatic cancer. Expert Rev Gastroenterol Hepatol. 2016;10(2):157-9.
7. Ardengh JC, Malheiros CA, Rahal F, Pereira V, Ganc AJ. Microlithiasis of the gallbladder: role of endoscopic ultrasonography in patients with idiopathic acute pancreatitis. Rev Assoc Med Bras. 2010;56(1):27-31.
8. Wilcox CM, Varadarajulu S, Eloubeidi M. Role of endoscopic evaluation in idiopathic pancreatitis: a systematic review. Gastrointest Endosc. 2006;63(7):1037-45.
9. Lees WR, Vallon AG, Denyer ME, Vahl SP, Cotton PB. Prospective study of ultrasonography in chronic pancreatic disease. Br Med J. 1979;1(6157):162-4.
10. Wiersema MJ, Hawes RH, Lehman GA, Kochman ML, Sherman S, Kopecky KK. Prospective evaluation of endoscopic ultrasonography and endoscopic retrograde cholangiopancreatography in patients with chronic abdominal pain of suspected pancreatic origin. Endoscopy. 1993;25(9):555-64.
11. Catalano MF, Sahai A, Levy M, Romagnuolo J, Wiersema M, Brugge W, et al. EUS-based criteria for the diagnosis of chronic pancreatitis: the Rosemont classification. Gastrointest Endosc. 2009;69(7):1251-61.
12. Ardengh JC, Goldman SM, de Lima-Filho ER. Current role of imaging methods in the diagnosis of cystic solid pancreas neoplasms: part II. Rev Col Bras Cir. 2011;38(3):192-7.
13. Ardengh JC, Goldman SM, Lima-Filho ER. Current role of imaging methods in the diagnosis of cystic solid pancreas neoplasms: part I. Rev Col Bras Cir. 2011;38(2):133-8.
14. Ardengh JC, Valiati LH, Geocze S. Identification of insulinomas by endoscopic ultrasonography. Rev Assoc Med Bras. 2004;50(2):167-71.
15. Ardengh JC, Rosenbaum P, Ganc AJ, Goldenberg A, Lobo EJ, Malheiros CA, et al. Role of EUS in the preoperative localization of insulinomas compared with spiral CT. Gastrointest Endosc. 2000;51(5):552-5.
16. Ardengh JC, de Paulo GA, Ferrari AP. EUS-guided FNA in the diagnosis of pancreatic neuroendocrine tumors before surgery. Gastrointest Endosc. 2004;60(3):378-84.
17. Barkun AN, Barkun JS, Fried GM, Ghitulescu G, Steinmetz O, Pham C, et al. Useful predictors of bile duct stones in patients undergoing laparoscopic cholecystectomy. McGill Gallstone Treatment Group. Ann Surg. 1994;220(1):32-9.
18. Verma D, Kapadia A, Eisen GM, Adler DG. EUS vs MRCP for detection of choledocholithiasis. Gastrointest Endosc. 2006;64(2):248-54.
19. Chen CH, Yang CC, Yeh YH, Chou DA, Nien CK. Reappraisal of endosonography of ampullary tumors: correlation with transabdominal sonography, CT, and MRI. J Clin Ultrasound. 2009;37(1):18-25.
20. Meara RS, Jhala D, Eloubeidi MA, Eltoum I, Chhieng DC, Crowe DR, et al. Endoscopic ultrasound-guided FNA biopsy of bile duct and gallbladder: analysis of 53 cases. Cytopathology. 2006;17(1):42-9.
21. Fusaroli P, Jenssen C, Hocke M, Burmester E, Buscarini E, Havre RF, et al. EFSUMB Guidelines on Interventional Ultrasound (INVUS), Part V - EUS-Guided Therapeutic Interventions (short version). Ultraschall Med. 2016;37(4):412-20.
22. Ang TL, Teoh AYB. Endoscopic ultrasonography-guided drainage of pancreatic fluid collections. Dig Endosc. 2017;29(4):463-71.
23. Hookey LC, Debroux S, Delhaye M, Arvanitakis M, Le Moine O, Devière J. Endoscopic drainage of pancreatic-fluid collections in 116 patients: a comparison of etiologies, drainage techniques, and outcomes. Gastrointest Endosc. 2006;63(4):635-43.
24. Tessier G, Bories E, Arvanitakis M, Hittelet A, Pesenti C, Le Moine O, et al. EUS-guided pancreatogastrostomy and pancreatobulbostomy for the treatment of pain in patients with pancreatic ductal dilatation inaccessible for transpapillary endoscopic therapy. Gastrointest Endosc. 2007;65(2):233-41.
25. Khan MA, Akbar A, Baron TH, Khan S, Kocak M, Alastal Y, et al. Endoscopic Ultrasound-Guided Biliary Drainage: A Systematic Review and Meta-Analysis. Dig Dis Sci. 2016;61(3):684-703.
26. Kida M, Itoi T. Current status and future perspective of interventional endoscopic ultrasound in Japan. Dig Endosc. 2009;21 Suppl 1:S50-2.
27. Walter D, Teoh AY, Itoi T, Pérez-Miranda M, Larghi A, Sanchez-Yague A, et al. EUS-guided gall bladder drainage with a lumen-apposing metal stent: a prospective long-term evaluation. Gut. 2016;65(1):6-8.
28. Diehl DL, Johal AS, Khara HS, Stavropoulos SN, Al-Haddad M, Ramesh J, et al. Endoscopic ultrasound-guided liver biopsy: a multicenter experience. Endosc Int Open. 2015;3(3):E210-5.
29. Armellini E, Crinò SF, Ballarè M, Pallio S, Occhipinti P. Endoscopic ultrasound-guided ethanol ablation of pancreatic neuroendocrine tumours: a case study and literature review. World J Gastrointest Endosc. 2016;8(3):192-7.

Pancreatite aguda

Alessandro Bersch Osvaldt
Diego da Fonseca Mossmann
Mariana Blanck Zilio
Luiz Rohde

A pancreatite aguda (PA) é um processo inflamatório do pâncreas que, nas formas graves, pode envolver tecidos peripancreáticos, atingir órgãos distantes e causar a morte. Sua morbidade é alta, em torno de 25%, e a mortalidade geral situa-se entre 2 e 8%. Nos pacientes em que a PA é considerada leve (80-90% dos casos), a mortalidade não excede 2%, mas chega em 10 a 30% nos casos graves (10-20% dos pacientes). Esse grupo de pacientes deve receber os maiores esforços terapêuticos.

Sua incidência está aumentando em razão do uso rotineiro, em serviços de emergência, de dosagens de amilase em pacientes atendidos com queixas de dor abdominal, e devido à incidência crescente de colelitíase e obesidade na população em geral.

Fisiologia do pâncreas exócrino

A função do pâncreas exócrino é produzir enzimas digestivas que clivam as proteínas (tripsina, quimiotripsina), os lipídeos (lipase) e os carboidratos (amilase) do bolo alimentar. Além dessas enzimas, são excretadas a fosfolipase A2 (que transforma a lecitina da bile em lisolecitina), as elastases e as ribonucleases. A amilase e a lipase são liberadas na sua forma ativa, e as enzimas proteolíticas – armazenadas em grânulos de zimogênio intracelular – são liberadas no sistema ductal como proenzimas e ativadas no duodeno pelas enterocinases.

O suco pancreático tem pH alcalino (7-8,3) e é produzido em um volume diário que varia de 1 a 2 litros, sendo composto por enzimas digestivas e solutos inorgânicos, principalmente bicarbonato e cloro.

Os principais mecanismos que impedem a autodigestão pancreática são o armazenamento de enzimas proteolíticas em grânulos de zimogênio, em vez de livres no citoplasma; a secreção em formas inativas e as enzimas antiproteolíticas contidas no parênquima pancreático.[1,2]

Etiologia

A literatura demonstra que 70 a 80% dos casos são de origem biliar ou alcoólica, mas diversos agentes ou causas estão associados ao desenvolvimento da PA (QUADRO 60.1). Osvaldt e colaboradores,[3] em estudo avaliando todas as hiperamilasemias durante 1 ano, no Hospital de Clínicas de Porto Alegre (no ano de 1999), observaram que a etiologia predominante foi a pancreatite aguda biliar (PAB) em 77% dos casos, seguida por alcoólica (8%), causada por fármacos (5%), pós-colangiopancreatografia retrógrada endoscópica (CPRE) (5%) e idiopática (5%). Em análise entre 2000 e 2005, em 413 pacientes (64,5% eram mulheres), a etiologia foi biliar (73,7%), alcoólica (7,5%) e indeterminada (7,1%). A média de idade durante

> **QUADRO 60.1**
> **Etiologia na pancreatite aguda biliar**
>
> **Biliar** (incluindo coledocolitíase, microlitíase e barro biliar)[3]
> **Álcool**
> **Procedimentos médicos**
> - Colangiopancreatografia retrógrada endoscópica
> - Cirurgia de abdome superior (gastrectomias, biópsias pancreáticas, sutura de úlcera duodenal, procedimentos sobre a papila ou sobre o duodeno)
>
> **Outras**
> - Metabólicas
> - Hipertrigliceridemia
> - Hipercalcemia (hiperparatireoidismo)
> - Infecciosas
> - Vírus
> - Bactérias
>
> **Trauma abdominal**
> **Autoimune (IgG4)**
> **Fármacos**
> - Azatioprina, isoniazida, estrogênios, tiazídicos, furosemida, sulfonamidas, tetraciclina, eritromicina, corticosteroides, paracetamol + 75 fármacos[6]
>
> **Obstrutivas**
> - Tumores, pâncreas *divisum*, pancreatite crônica
>
> **Genéticas**
> - Pancreatite aguda familiar
>
> **Mutações do CFTR, PRSS1 e SPINK1**
> **Anormalidades congênitas**
> - Cisto de colédoco, pâncreas *divisum*
>
> **Idiopáticas**

o primeiro episódio de PA é em torno de 60 anos. A PAB é mais comum em mulheres, sendo que a de origem alcoólica ocorre mais frequentemente em homens.

A determinação da etiologia da PA é importante na prevenção da recorrência. A anamnese deve avaliar história prévia de cólica biliar, uso de álcool, hipertrigliceridemia, hipercalcemia, uso de fármacos, história prévia ou familiar de doença pancreática, além de procedimentos cirúrgicos, traumas e doenças autoimunes concomitantes.

Pacientes com história familiar importante de pancreatite, episódios recorrentes ou início dos sintomas antes dos 35 anos sem etiologia definida devem ser considerados para avaliação de pancreatite hereditária por meio de testagem genética. Alguns dos genes mutados implicados são o gene da serina protease 1 (*PRSS1*), que resulta em uma forma de pancreatite autossômica dominante, e o gene da fibrose cística (*CFTR*), associado à forma autossômica recessiva de pancreatite. Mutações no inibidor de serino protease Kazal tipo 1 (*SPINK1*) podem diminuir o limiar para desenvolvimento de pancreatite causada por outros fatores genéticos ou ambientais.[4]

Pancreatite autoimune (PAI) pode ser uma causa rara de PA (< 1%). Sua apresentação comum consiste em perda de peso, icterícia e aumento das dimensões pancreáticas, e deve-se sempre fazer diagnóstico diferencial com malignidade. Existem dois tipos de PAI. A PAI tipo 1, que geralmente se apresenta com icterícia, está relacionada ao aumento de IgG4 e tem apresentação sistêmica que atinge pâncreas, glândulas salivares e rins. A PAI tipo 2, que pode apresentar-se como PA em pacientes jovens, não está relacionada ao aumento de imunoglobulina G4 (IgG4) e costuma afetar somente o pâncreas.[5]

A PA é a principal complicação pós-CPRE, com incidência de 3,5%. Os principais fatores de risco para sua ocorrência incluem sexo feminino, presença de divertículo periampular, tempo de canulação superior a 10 minutos e papiloesfincterotomia da papila maior. A utilização rotineira de 100 mg de indometacina ou diclofenaco via retal, imediatamente antes ou após CPRE, reduz significativamente o risco dessa complicação.

Fisiopatologia

Em algumas situações, os mecanismos antiproteolíticos são insuficientes, ocorrendo o processo de autodigestão pancreática, conhecido como pancreatite aguda. A sua fisiopatologia não é completamente entendida, sobretudo seus eventos iniciais intracelulares. O dano celular na PA tem sua origem na obstrução do ducto pancreático, que leva ao bloqueio da eliminação das secreções pancreáticas, impedindo a exocitose dos grânulos de zimogênio (contendo enzimas digestivas) pelas células acinares. No ambiente intracelular ocorre a junção dos grânulos de zimogênio com lisossomos, formando vacúolos autofágicos compostos por enzimas digestivas e lisossomais. A primeira enzima a ser ativada é a tripsina e, a partir dela, a quimiotripsina, a elastase, a lipase e a fosfolipase. A ativação da tripsina é consequência da ação da enzima lisossomal catepsina B, que pode converter o tripsinogênio em tripsina, iniciando a ativação da cascata de enzimas digestivas, que causa a autodigestão do parênquima pancreático e peripancreático.

O processo proteolítico pancreático causa dano às células acinares, provocando alterações como edema e, conforme a extensão, hemorragia e necrose no parênquima e na sua periferia. Em consequência ao dano tecidual, as células acinares liberam substâncias quimiotáxicas de leucócitos, formam radicais livres e ativam o sistema do complemento (C3a e C5a). Paralelamente, as interleucinas 1, 6 e 8 (IL-1, IL-6 e IL-8), o fator de necrose tumoral (TNF-α, do inglês *tumor necrosis factor*), o óxido nítrico e o fator ativador de plaquetas (PAF, do inglês *platelet-activating factor*) causam citotoxicidade, instabilidade vascular, ativação de proteases sistêmicas e amplificação da resposta imunoinflamatória (síndrome da resposta inflamatória sistêmica [SIRS, do inglês *systemic inflammatory response syndrome*]), que pode resultar em falências orgânicas.[7,8]

A SIRS (ver **QUADRO 60.2**) resultante da inflamação pancreática marca a primeira fase, ou fase precoce, do curso natural da PA grave, que caracteriza os primeiros 14 dias da doença. Nessa fase, a insuficiência orgânica é comum e muitas vezes não está associada à infecção. A segunda fase, ou fase tardia, estabelece-se após 14 dias do início da doença e é caracterizada por necrose infectada e complicações sépticas.[9]

A PAB é causada pela migração de cálculos da vesícula biliar para o colédoco ou por coledocolitíase residual e foi comprovada por Acosta e Ledesma,[10] que tamisaram as fezes dos pacientes com suspeita de PAB, encontrando cálculos em 94% dos casos. Atualmente, postulam-se três mecanismos de ativação da PAB:

1. **Refluxo duodenopancreático** – A coledocolitíase causa dor abdominal e vômitos com consequente aumento da pressão intra-abdominal e no duodeno, o que acarreta refluxo do suco duodenal para o ducto de Wirsung;
2. **Refluxo biliopancreático** – É uma teoria bastante aceita. Um canal comum longo, de no mínimo 5 mm, propiciaria o refluxo biliar e o aumento da pressão intraductal no ducto de Wirsung, causando dano às células acinares e ativação de proteases;
3. **Obstrução direta por cálculo biliar do ducto de Wirsung.**

O resumo da fisiopatologia da PA pode ser observado na **FIGURA 60.1**.

Diagnóstico

O diagnóstico de PA é definido pela presença de pelo menos dois dos três seguintes critérios: clínico (dor em abdome superior), laboratorial (amilase ou lipase > 3 vezes o limite superior da normalidade) e/ou imagem sugestiva (tomografia computadorizada [TC], ressonância magnética [RM] ou ultrassonografia [US]).

Quadro clínico

O quadro clínico da PAB é de dor abdominal contínua, de início súbito, de média a grande intensidade, acometendo todo o abdome superior (em faixa) ou somente o hipocôndrio direito ou o epigástrio, com irradiação para o dorso. Náuseas e vômitos estão presentes em até 90% dos casos. Em alguns pacientes, ocorre mais distensão abdominal do que dor. Em situações mais graves, há relato de dor abdominal segui-

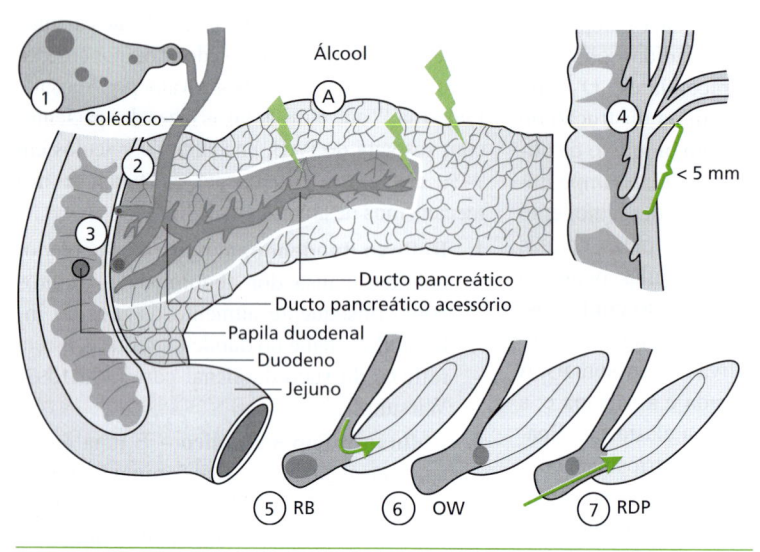

FIGURA 60.1 Fisiopatologia da pancreatite aguda. **(1)** Vesícula biliar com cálculos que migram pelo colédoco **(2)** e que obstruem **(3)** no nível da ampola de Vater, preferencialmente em pacientes que têm ducto comum > 5 mm **(4)**. O desencadeamento da pancreatite aguda pode ocorrer de três formas: **(5)** refluxo biliar para o interior do ducto de Wirsung, **(6)** obstrução direita do ducto de Wirsung ou **(7)** refluxo duodenal causado pelo aumento da pressão intra-abdominal. **(A)** Álcool, fármacos e outras causas metabólicas causam dano direto às células acinares.

da de perda da consciência, hipotensão e coma. A colangite é mais frequente na PAB do que em outras etiologias.

Os sinais físicos de doença grave, como equimoses no flanco (sinal de Gray-Turner) ou na região periumbilical (sinal de Cullen), ocorrem em menos de 3% dos pacientes e estão associados à mortalidade de 37%.

Exames complementares

A amilasemia é o teste laboratorial mais utilizado. Diagnostica-se PA quando seu valor é três vezes maior do que o limite superior da normalidade. É bastante sensível, mas pouco específica, porque a amilase também é produzida em outros órgãos. Nas agudizações em pacientes com pancreatite crônica, tende a ser menor do que 1.000 UI/L. Pode aumentar em outras doenças intra-abdominais, não pancreáticas, como úlcera péptica perfurada, obstrução intestinal, coledocolitíase, colecistite aguda, infarto mesentérico, cetoacidose, salpingite e gestação ectópica rota. Nessas situações, raramente aumenta mais do que 500 UI/L. A amilase urinária (> 1.200 UI/L) é útil no diagnóstico, mas pouco utilizada. A lipase é mais específica. A sua elevação é concomitante com a da amilase, permanecendo elevada por mais tempo. Além da amilase e/ou da lipase, triglicerídeos, cálcio sérico e provas de função hepática devem ser solicitados na admissão para auxiliar no diagnóstico etiológico.

Em uma metanálise de Tener e colaboradores,[11,12] os pacientes sem história de alcoolismo, com alanino-aminotransferase (ALT) acima de 150 UI/L, em até 48 horas do início do quadro, têm valor preditivo positivo de 95% para o diagnóstico de PA de etiologia biliar. Mesmo assim, os níveis séricos de enzimas hepáticas podem ser normais em 10 a 15% dos pacientes.

A radiografia simples de abdome agudo pode apresentar sinais indiretos sugestivos de PA, como dilatação segmentar com interrupção no cólon transverso, dilatação do intestino delgado no epigástrio (alça-sentinela) e derrame pleural. As calcificações na topografia do pâncreas são sinais específicos de pancreatite crônica.

A US abdominal é o primeiro exame para auxiliar no diagnóstico de litíase vesicular como etiologia e deve ser realizada em todos os pacientes. Cálculos múltiplos menores do que 5 mm, têm risco 2,25 a 4,5 vezes maior de desencadear PAB. A microlitíase (< 3 mm) também pode causar PAB e deve ser pesquisada antes de classificar uma pancreatite como idiopática. Na avaliação inicial, pela interposição de alças e pela presença de gases intestinais, pode haver dificuldade de visualizar o pâncreas e/ou a vesícula biliar. Em alguns casos, os cálculos responsáveis pelo desenvolvimento da PA já foram eliminados para o duodeno, tornando difícil o diagnóstico de PAB. Por esses motivos, a US deve ser repetida durante a avaliação do paciente com suspeita de PAB.

Pacientes sem diagnóstico etiológico após US e exames laboratoriais devem ser submetidos à US endoscópica ou à colangiorressonância magnética para avaliar presença de microlitíase biliar, anormalidades de ducto pancreático, pequenos tumores periampulares ou pancreatite crônica inicial. A colangiorressonância magnética possui sensibilidade de 90% na detecção de cálculos no ducto biliar comum e é útil para determinar as indicações de CPRE.[13] É um exame minimamente invasivo que pode ser realizado na fase precoce da doença sem risco de agravamento da pancreatite. A US endoscópica é o método mais acurado na identificação de colelitíase ou coledocolitíase em pacientes com pancreatite, sendo opção diagnóstica para confirmação de coledocolitíase, especialmente nos casos de pancreatite indeterminada. Pacientes sem etiologia definida, com mais de 40 anos ou perda de peso e início recente de diabetes devem ser considerados pacientes de risco para pancreatite secundária à lesão maligna, e devem ser submetidos à TC do abdome com contraste ou RM com colangiorressonância magnética.

Além de ser indicada em casos de diagnóstico incerto, a TC contrastada do abdome é indicada para confirmar a gravidade da doença, com base nos preditores de PA grave, quando não há resposta ao tratamento clínico conservador ou na vigência de deterioração clínica. Recomenda-se que a primeira TC do abdome seja realizada após 72 a 96 horas do início dos sintomas. A RM possui acurácia, no diagnóstico de complicações, semelhante à da TC.

Gravidade

De acordo com a classificação revisada de Atlanta, em 2012,[10,11,14] a PA pode ser estratificada em leve, moderada ou grave. Pacientes com PA leve não apresentam falência orgânica, sistêmica ou complicações locais, geralmente não necessitam de exames de imagem pancreática e apresentam boa evolução, com mortalidade < 2%. A PA moderada cursa com falência orgânica transitória, que dura menos de 48 horas, com ou sem complicações locais, e está associada à mortalidade < 5%. Casos graves são os que se apresentam com falência orgânica persistente (> 48 horas) e estão associados à mortalidade de 15 a 20%.

Historicamente, diversas classificações foram utilizadas para prognóstico de gravidade da PA, como critérios de Ranson, *Acute Physiology and Chronic Health Evaluation* (APACHE II) e *Bedside Index for Severity in Acute Pancreatitis* (BISAP). Todos esses escores apresentam altas taxas de falsos-positivos e não são capazes de substituir a avaliação clínica continuada, **não sendo mais utilizados rotineiramente**.

Fatores de risco para PA grave incluem idade avançada (60 anos ou mais), comorbidades (câncer, insuficiência cardíaca, insuficiência renal crônica, cirrose), consumo crônico de álcool e obesidade (índice de massa corporal [IMC] > 30 aumenta o risco de PA grave em 3 vezes, e de mortalidade em 2 vezes). Alterações nos níveis de ureia e creatinina e hematócrito elevado estão associados à inflamação e à perda de líquido para o terceiro espaço, bem como a quadros graves, principalmente quando não retornam a seus valores basais após manejo inicial nas primeiras 24 a 48 horas.[9]

A proteína C-reativa é uma proteína produzida pelo fígado na fase aguda de uma série de doenças. A partir de 150 mg/L, vai aumentando sua acurácia na predição de gravidade da PA e da presença de necrose pancreática, sendo que a maior especificidade é em níveis séricos superiores a 300 mg/L, após 48 horas de evolução da PA.

O diagnóstico de SIRS está associado a pior prognóstico, especialmente quando persistente por mais de 48 horas. Exige a presença de pelo menos dois dos critérios mostrados no **QUADRO 60.2**.[9]

As alterações pancreáticas e peripancreáticas determinam aumento de mortalidade na PA, sobretudo quando há infecção associada. As coleções líquidas peripancreáticas ocorrem no princípio do quadro inflamatório e caracterizam-se pelo acúmulo de líquido não delimitado por parede de tecido de granulação ou fibroso. A maioria permanece estéril e é reabsorvida espontaneamente. Estão associadas a menos de 2% de mortalidade. As coleções líquidas peripancreáticas que não se resolvem, evoluem para pseudocisto pancreático (**FIG. 60.2**). A coleção necrótica aguda caracteriza-se por áreas difusas ou focais de parênquima pancreático e/ou gordura peripancreática inviáveis por isquemia. Nas primeiras 2 semanas de evolução, raramente essas coleções estão associadas com infecção. A presença de necrose pancreática estéril está associada a cerca de 10% de mortalidade. Necrose pancreática infectada apresenta mortalidade em torno de 30% e, quando ocorre, geralmente é após a segunda semana de evolução.

A disfunção orgânica de forma persistente é o fator determinante de mortalidade mais importante, se comparado com a extensão da necrose pancreática. Modifi e colaboradores,[10,11,14,15] em estudo retrospectivo de 759 pacientes com PA, mostraram que a taxa de mortalidade foi significativamente maior nos pacientes que desenvolveram SIRS persistente, em 48 horas após a admissão (25,4%), do que em pacientes que tiveram SIRS transitória (8%) ou não tiveram SIRS nas primeiras 48 horas (0,7%).

Das mortes por PA grave, 65% ocorrem durante os primeiros 14 dias, e 80% dentro do primeiro mês.

Tratamento

Na pancreatite leve, a melhora do quadro ocorre, na maioria das vezes, apenas com tratamento clínico (jejum, reposição hídrica, analgesia).

A reposição hidreletrolítica com cristaloides é parte crucial do manejo da pancreatite. Para evitar o comprometimento da microcirculação pancreática e a consequente evolução para necrose, deve ser vigorosa nas primeiras 12 a 24 horas do início do quadro e, após, reduzida. É recomendada a administração de 200 a 500 mL/h, ou 5 a 10 mL/kg/h, o que geralmente atinge 2.500 a 4.000 mL nas primeiras 24 horas. A utilização de Ringer lactato parece estar associada à maior redução de marcadores inflamatórios, sendo preferida. A monitorização dessa medida terapêutica deve ser realizada pela determinação do hematócrito a cada 8 a 12 horas, do débito urinário e, quando necessário, da medida da pressão venosa central. A reposição hídrica intravenosa deve manter pressão arterial média em 65 mmHg e débito urinário de 0,5 mL/kg/h.

QUADRO 60.2

Critérios diagnósticos para síndrome da resposta inflamatória sistêmica

- Temperatura axilar > 38,5 °C ou < 35 °C
- Frequência cardíaca > 90 bpm
- Frequência respiratória > 20 mrm ou $PaCO_2$ < 32 mmHg
- Leucócitos > 12.000/mL, < 4.000/mL, ou > 10% de formas jovens no leucograma

bpm, batimentos por minuto; mrm, movimentos respiratórios por minuto; $PaCO_2$, pressão parcial arterial de dióxido de carbono.

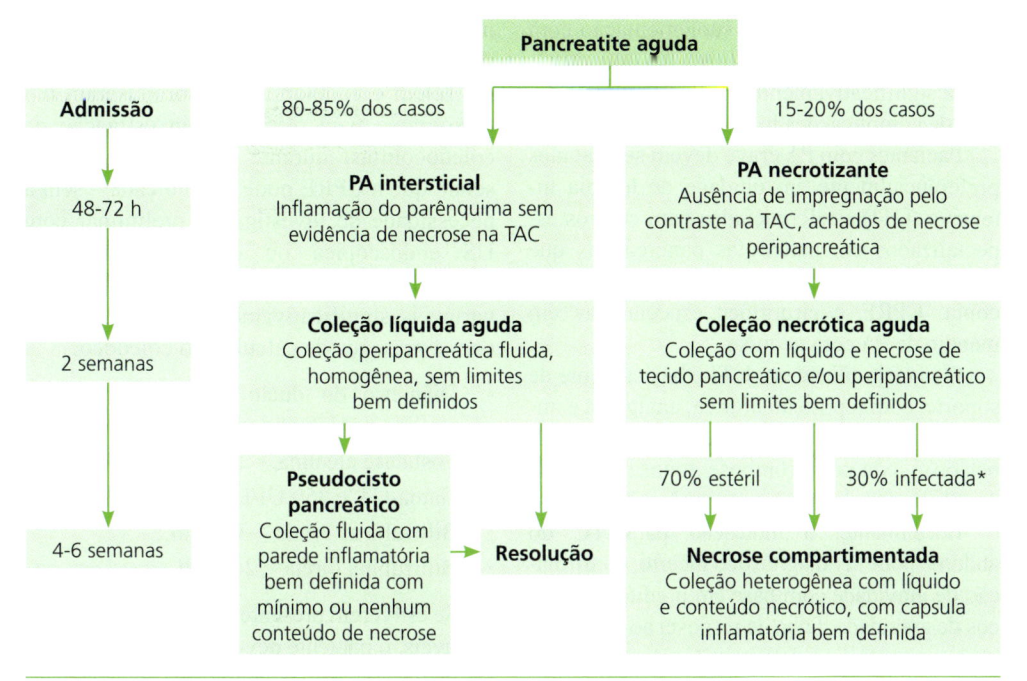

```
                              Pancreatite aguda
                              ┌──────┴──────┐
Admissão      80-85% dos casos                    15-20% dos casos
   │                  │                                    │
  48-72 h        PA intersticial                    PA necrotizante
   │         Inflamação do parênquima sem     Ausência de impregnação pelo
   │            evidência de necrose na TAC    contraste na TAC, achados de necrose
   │                                                  peripancreática
   │                  │                                    │
   │          Coleção líquida aguda              Coleção necrótica aguda
  2 semanas   Coleção peripancreática fluida,   Coleção com líquido e necrose de
   │          homogênea, sem limites            tecido pancreático e/ou peripancreático
   │          bem definidos                     sem limites bem definidos
   │                  │                          │                    │
   │            Pseudocisto                 70% estéril          30% infectada*
   │            pancreático                      │                    │
  4-6 semanas  Coleção fluida com                │                    │
              parede inflamatória → Resolução   Necrose compartimentada
              bem definida com                  Coleção heterogênea com líquido
              mínimo ou nenhum                  e conteúdo necrótico, com capsula
              conteúdo de necrose               inflamatória bem definida
```

FIGURA 60.2 Evolução e classificação morfológica das complicações locais pancreáticas.
*Leucocitose com desvio à esquerda, febre, dor abdominal, falência orgânica.
PA, pancreatite aguda; TAC, tomografia abdominal computadorizada.

Deve-se ter cuidado na reposição de volume em pacientes idosos ou com comorbidades associadas, para evitar sobrecarga de volume que está associada à síndrome compartimental abdominal, à sepse, à insuficiência ventilatória e à morte.

A analgesia deve ser parenteral, com a utilização de opioides como a meperidina ou a morfina (grau de recomendação A). Não há diferenças significativas entre esses fármacos, mas a morfina, apesar de ter suposto efeito no esfíncter de Oddi, parece oferecer melhor analgesia devido à sua ação prolongada e aos poucos efeitos colaterais.

Oxigênio suplementar deve ser oferecido a todos os pacientes nas primeiras 24 a 48 horas, com o objetivo de manter a saturação de oxigênio $\geq 95\%$.

Em pacientes com PA leve, a reintrodução da dieta via oral (VO) é recomendada quando o paciente estiver com fome e com melhora de dor abdominal, náuseas ou vômitos. Pode ser necessária introdução de dieta via sonda enteral caso o paciente não tolere a dieta VO após 5 dias do início do quadro. Posicionamento distal da sonda gástrica ou duodenal é clinicamente equivalente.

Em pacientes com PA grave, pode-se aguardar até 72 horas para tentativa de início de dieta VO. Caso não tolere ou não apresente condições clínicas para dieta VO, deve ser iniciada dieta por sonda nasoentérica. A dieta enteral pode ser elementar ou polimérica e apresenta a vantagem de manter o trofismo das vilosidades intestinais, reduzindo a translocação bacteriana. Comparada com a via parenteral, a nutrição enteral está associada a menor risco de complicações e, quando iniciada em até 48 horas da admissão, apresenta risco significativamente menor de falência de múltiplos órgãos, complicações infecciosas pancreáticas e mortalidade. Quando a via enteral não é possível, deve-se instituir a nutrição parenteral total (NPT), que não previne a translocação bacteriana e está associada a complicações na sua administração, como distúrbios metabólicos e sepse por cateter. A suplementação com glutamina nos pacientes, recebendo NPT, reduz significativamente o risco de mortalidade e de complicações infecciosas.

Pacientes com PA grave devem ser tratados preferencialmente em unidade de terapia intensiva (UTI) e referenciados para centros especializados em patologias pancreáticas que apresentem radiologia intervencionista, endoscopia, CPRE e cirurgiões especialistas em manejo de PA com necrose.

O manejo inicial em UTI é basicamente de suporte, com reposição hídrica, analgesia e nutrição enteral. Todos os pacientes devem receber profilaxia para trombose venosa profunda com heparina de baixo peso molecular.

Inicialmente, a indicação para TC do abdome pode ser diagnóstico incerto, confirmação de gravidade com base em preditores clínicos de gravidade, falha de resposta ao tratamento conservador ou deterioração clínica. Idealmente, deve ser realizada após 72 a 96 horas do início do quadro. O paciente deve estar bem hidratado para evitar piora do quadro de pancreatite e desenvolvimento de insuficiência renal aguda (o contraste não deve ser utilizado quando já houver alteração da creatinina). No seguimento do paciente, RM ou TC do abdome deve ser realizada quando não ocorre melhora ou ocorre deterioração clínica e quando for considerada necessidade de intervenção invasiva.

Antibioticoprofilaxia não está indicada para prevenção de complicações infecciosas. Na maioria dos casos, infecção da necrose pancreática ou peripancreática só ocorre após a 3ª ou a 4ª semana, sendo utilizados antibióticos com boa penetração no tecido pancreático, como carbapenêmicos, quinolonas e metronidazol.

A CPRE precoce deve ser utilizada nos pacientes que apresentam PAB grave associada a diagnóstico clínico/laboratorial de obstrução biliar ou colangite aguda. Na presença de colangite aguda associada à sepse, quando a CPRE não é possível, deve-se realizar a drenagem trans-parieto-hepática via radiologia intervencionista.

Após a melhora, trata-se a etiologia da pancreatite. É importante definir o diagnóstico etiológico para determinar o tratamento a ser instituído, com o intuito de evitar novos episódios de pancreatite.

Telem e colaboradores[16] propuseram um fluxograma para orientar a investigação de coledocolitíase durante a evolução da PAB, sendo que a CPRE pode ser indicada – sem a necessidade de investigação preliminar com US endoscópica ou colangiorressonância magnética – quando houver quatro ou cinco variáveis significativamente correlacionadas com a presença de cálculos no colédoco:

- Diâmetro do ducto colédoco $\geq$ 9 mm medido por US abdominal;
- Fosfatase alcalina $\geq$ 250 UI/L;
- Gama-GT $\geq$ 350 UI/L;
- Bilirrubinas totais $\geq$ 3 mg/dL;
- Bilirrubina direta $\geq$ 2 mg/dL.

Se estiverem presentes de uma a três dessas variáveis, o paciente deve ser investigado com US endoscópica ou colangiorressonância magnética antes da CPRE. Os pacientes sem as variáveis citadas devem ser submetidos à colecistectomia videolaparoscópica com colangiografia transoperatória.

Nos pacientes alcoolistas, a principal medida é a abstinência completa do álcool. Se a PA for biliar, o paciente deve ser submetido à colecistectomia laparoscópica com colangiografia transoperatória durante a mesma internação, quando tiver ocorrido diminuição dos níveis de amilase e melhora dos sintomas antes da realimentação plena. Em pacientes não operados, a recidiva do quadro fica em torno de 30%, em 6 semanas. Nos pacientes com alto risco cirúrgico, pode-se indicar a papiloesfincterotomia endoscópica, permitindo que todos os cálculos que migram para o colédoco, passem sem obstruir a papila (essa conduta deve ser adotada em casos muito selecionados, pois não evita a colecistite aguda). Nos pacientes com PAB grave com complicações locais, a colecistectomia deve ser postergada até resolução ou estabilização das coleções pelo risco de infecção. Por exemplo, um paciente que apresenta coleções líquidas peripancreáticas, que se organizam e formam um pseudocisto, deve realizar a colecistectomia quando houver definição da conduta no pseudocisto. Se houver indicação de drenagem cirúrgica, aproveita-se o mesmo momento para a realização da colecistectomia. Caso o pseudocisto involua, realiza-se somente a colecistectomia com colangiografia.

A **FIGURA 60.3** mostra o fluxograma de tratamento da PA.

Tratamento das complicações locais

Síndrome compartimental abdominal é uma complicação rara da PA grave, geralmente ocorre na primeira semana após o início dos sintomas e decorre da reanimação volêmica agressiva e do acúmulo de líquido retroperitoneal. É definida como pressão intra-abdominal que fica persistentemente acima de 20 mmHg, acompa-

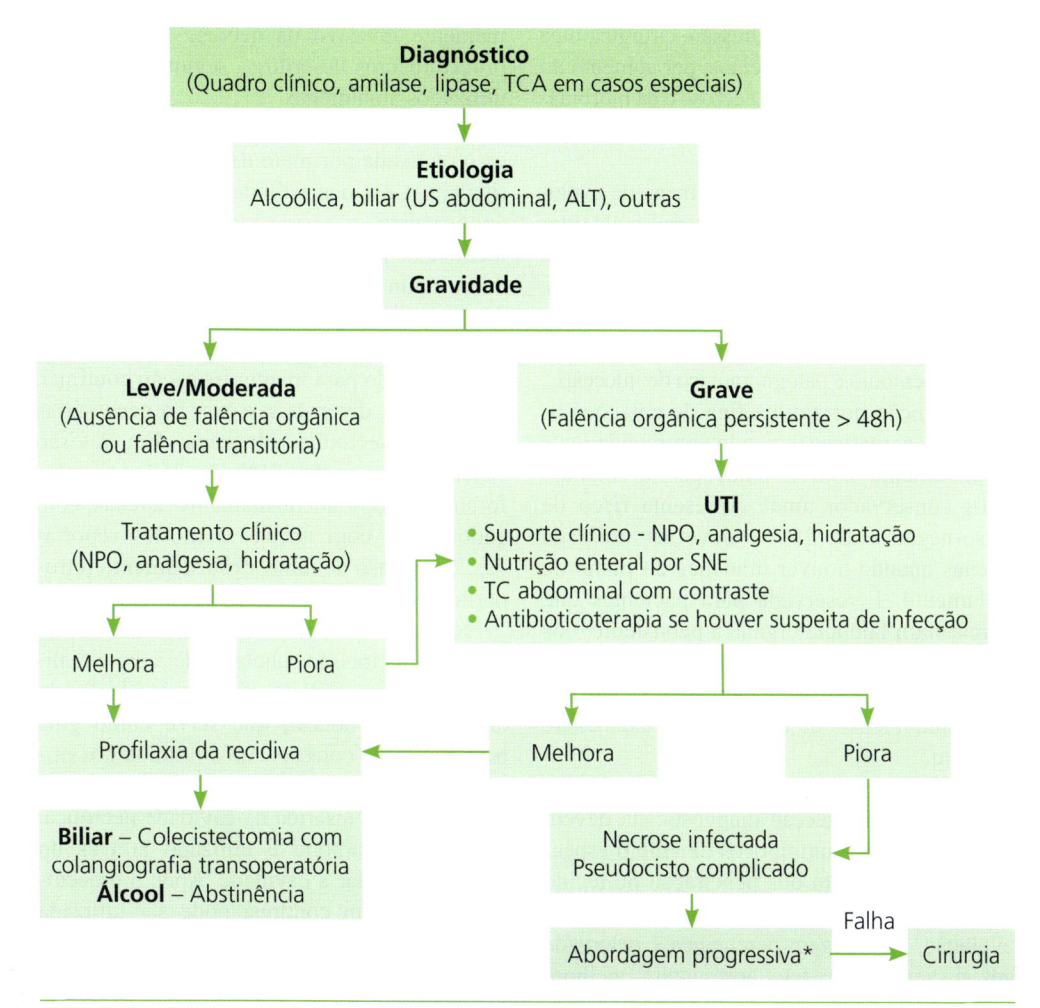

FIGURA 60.3 Fluxograma de tratamento da pancreatite aguda.
*Abordagem "*step-up*": antibioticoterapia, drenagem percutânea conforme necessário e, após delimitação das coleções, desbridamento minimamente invasivo, se necessário.
ALT, alanino-aminotransferase; NPO, nada por via oral; SNE, sonda nasoentérica; TC, tomografia computadorizada; US, ultrassonografia; UTI, unidade de tratamento intensivo.

nhada de nova falência orgânica. O tratamento deve tentar reduzir a pressão com o uso de sondas de descompressão gástrica e retal, realizar o manejo do volume intravascular e extravascular, com tendência a negativar o balanço hídrico, e realizar o manejo medicamentoso, com vistas a aumentar a complacência abdominal. Tratamento invasivo deve ser reservado para casos refratários ao manejo clínico com pressão intra-abdominal sustentada acima de 25 mmHg com nova falência orgânica. Primeiramente, deve-se tentar punção percutânea para drenagem de ascite. Descompressão cirúrgica fica reservada para casos extremos, por aumento do risco de contaminação da necrose e da morbidade do abdome aberto em longo prazo, sobretudo de fístulas intestinais.

Na segunda e na terceira semana de evolução, uma piora clínica e laboratorial pode estar relacionada à infecção das coleções pancreáticas. Na pesquisa pelo foco infeccioso, exames de imagem devem ser realizados para avaliar a evolução das coleções. A presença de bolhas de gás no retroperitônio é patognomônico de infecção.

A punção por agulha fina de coleções líquidas pancreáticas tem sido empregada mais seletivamente com a tendência ao manejo mais conservador atual. Apresenta risco de falso-negativo de 25% e deve ser utilizada apenas quando houver mudança do plano de tratamento. É reservada para pacientes que apresentam falência orgânica persistente, nos quais há dificuldade para definir clinicamente a infecção da necrose pancreática e que não apresentam sinais de infecção nos exames de imagem.

Pacientes com suspeita de infecção das coleções ou com infecção diagnosticada devem ser tratados com antibióticos de amplo espectro, que apresentem boa penetração no tecido necrótico. Na segunda e na terceira semanaa de evolução, a drenagem percutânea é reservada aos pacientes que não apresentam melhora apenas com a antibioticoterapia. A drenagem deve ser preferencialmente realizada pelo retroperitônio à direita ou à esquerda e é o passo inicial da chamada abordagem *step-up*. A abordagem *step-up* consiste em antibioticoterapia, drenagem percutânea conforme necessário e, após várias semanas, com a delimitação das coleções, desbridamento minimamente invasivo, quando necessário. Essa abordagem é superior à necrosectomia cirúrgica tradicional, com menor risco de complicações e morte. Aproximadamente um terço dos pacientes tratados dessa maneira não necessitará de desbridamento cirúrgico.[17,18]

Pacientes com persistência de infecção não controlada podem ser submetidos, da 4ª à 6ª semana de evolução, ao desbridamento minimamente invasivo da necrose infectada. Os procedimentos descritos a seguir são os mais utilizados atualmente.

A necrosectomia transluminal endoscópica é realizada por meio de endoscopia digestiva alta. Com o auxílio de visão direta ou US endoscópica, a necrose compartimentada é localizada junto à parede posterior do estômago e puncionada, e a comunicação é dilatada. Podem ser utilizados drenos para manter a comunicação pérvia, e um cateter nasocístico é posicionado para manter irrigação contínua. Geralmente, diversas sessões são necessárias para necrosectomia adequada. Em revisão sistemática recente, 76% de 260 pacientes foram tratados adequadamente apenas com endoscopia, com apenas 2 mortes reportadas.[19] Em caso de falha, desbridamento retroperitoneal videoassistido pode ser realizado.

No desbridamento retroperitoneal videoassistido, uma incisão subcostal de 5 cm é realizada junto ao orifício de exteriorização do dreno retroperitoneal, que serve como guia para dentro da coleção. Após retirada dos primeiros líquidos e *debris*, uma óptica de 0 para laparoscopia é inserida na cavidade necrótica. Dióxido de carbono é utilizado através do dreno para inflar a cavidade. Após o procedimento, lavagem contínua pode ser utilizada com a colocação de dois drenos calibrosos. A maioria dos casos resolve com apenas um procedimento, mas este pode ser repetido se necessário (**FIGS. 60.4 E 60.5**).

A necrosectomia cirúrgica aberta é uma conduta na falha ou na ausência dos outros métodos. Está associada à significativa morbidade relacio-

FIGURA 60.4 Necrose pancreática bem delimitada. A *seta* indica o local de acesso ao retroperitônio para abordagem da necrose pancreática através do hipocôndrio esquerdo.
Fonte: Adaptada de Bakker e colaboradores.[20]

FIGURA 60.5 Desbridamento retroperitonial vídeo-assistido.
Fonte: Adaptada de Bakker e colaboradores.[20]

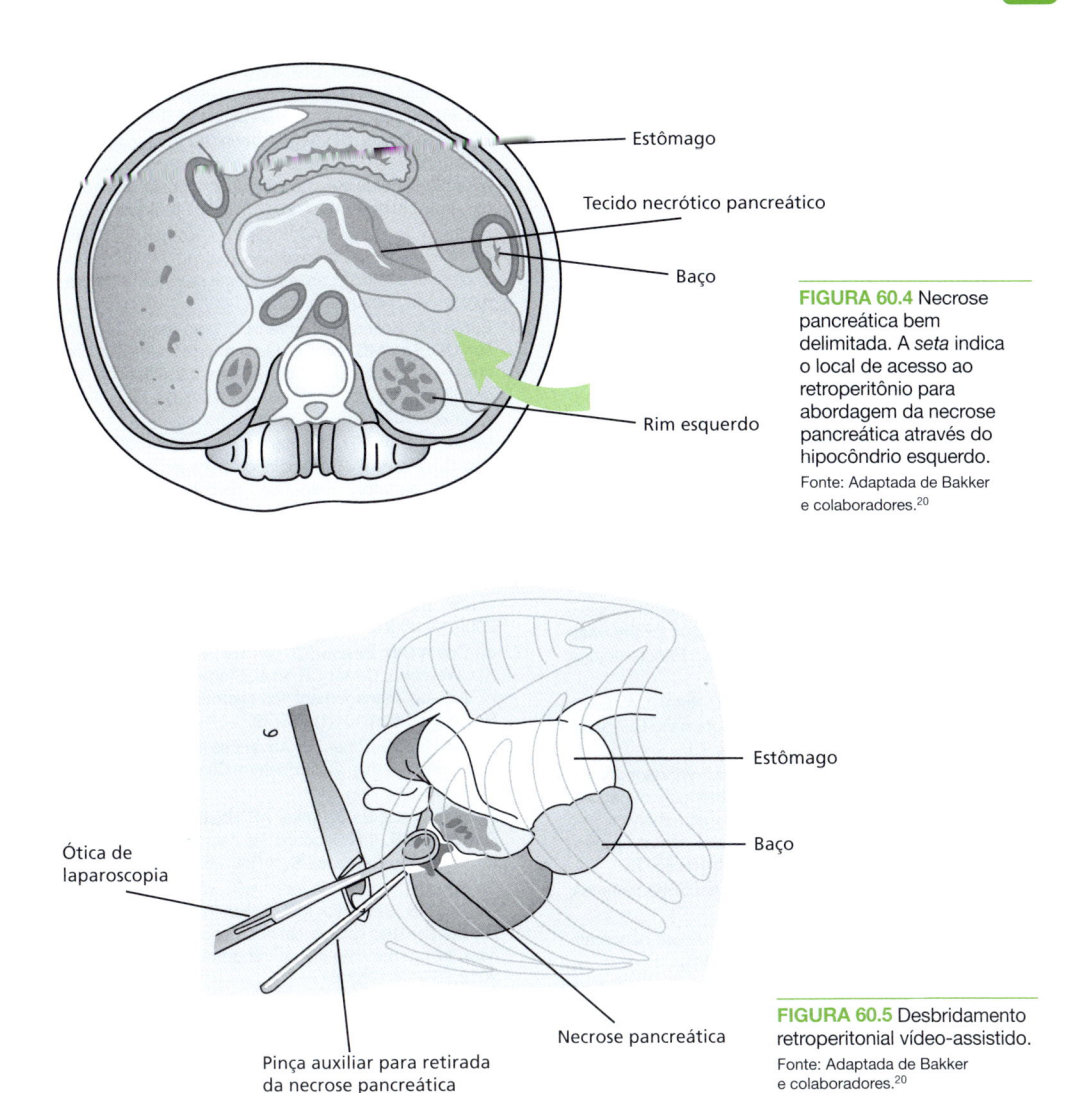

nada à exacerbação do estado inflamatório gerado pelo trauma cirúrgico, além de comunicar, com a cavidade peritoneal, a necrose infectada antes contida no espaço retroperitoneal.

Na ausência de infecção associada, a conduta deve ser expectante. As coleções líquidas peripancreáticas regridem em 50% dos pacientes com a melhora do quadro inflamatório. Quando não ocorre a regressão completa, em 4 a 6 semanas, as coleções líquidas peripancreáticas remanescentes formam o pseudocisto. A coleção necrótica aguda pode organizar-se em necrose compartimentada, após o desenvolvimento de cápsula inflamatória contendo *debris*. Essas coleções ainda podem resolver espontaneamente. Caso não se resolvam e causem sintomas, geralmente compressivos, pode ser realizada cirurgia de derivação interna com a anastomose da cápsula fibrosa da coleção com a parede posterior do estômago. Esse procedimento é realizado preferencialmente por videolaparoscopia e pode ser feito concomitantemente com a colecistectomia nos casos de PAB na origem do quadro (ver Cap. 73, Pseudocisto e necrose pancreática bem-delimitada).

Referências

1. Mazzini GS, Jost DT, Ramos DB, Oses JP, Zeni MA, Machoseki R, et al. High phosphate serum levels correlate with the severity of experimental severe acute pancreatitis: insight into the purinergic system. Pancreas. 2015;44(4):619-25.
2. Mossmann D da F, Edelweiss MIA, Kulczynski JM, Marroni NAP, Kretzmann NA, Antunes C, et al. Effects of gadolinium chloride on sodium taurocholate-induced pancreatitis in rats. Rev Col Bras Cir. 2010; 37(4):288-94.
3. Osvaldt AB, Viero P, Borges da Costa MS, Wendt LR, Bersch VP, Rohde L. Evaluation of Ranson, Glasgow, APACHE-II, and APACHE-O criteria to predict severity in acute biliary pancreatitis. Int Surg. 2001;86(3):158-61.
4. Jalaly NY, Moran RA, Fargahi F, Khashab MA, Kamal A, Lennon AM, et al. An evaluation of factors associated with pathogenic PRSS1, SPINK1, CTFR, and/or CTRC genetic variants in patients with idiopathic pancreatitis. Am J Gastroenterol. 2017;112(8):1320-9.
5. Okazaki K, Chari ST, Frulloni L, Lerch MM, Kamisawa T, Kawa S, et al. International consensus for the treatment of autoimmune pancreatitis. Pancreatology. 2017;17(1):1-6.
6. Nitsche C, Maertin S, Scheiber J, Ritter CA, Lerch MM, Mayerle J. Drug-induced pancreatitis. Curr Gastroenterol Rep. 2012;14(2):131-8.
7. Xiao AY, Tan MLY, Wu LM, Asrani VM, Windsor JA, Yadav D, et al. Global incidence and mortality of pancreatic diseases: a systematic review, meta-analysis, and meta-regression of population-based cohort studies. Lancet Gastroenterol Hepatol. 2016;1(1):45-55.
8. Lankisch PG, Apte M, Banks PA. Acute pancreatitis. Lancet. 2015;386(9988):85-96.
9. Forsmark CE, Vege SS, Wilcox CM. Acute pancreatitis. N Engl J Med. 2016;375(20):1972-81.
10. Acosta JM, Ledesma CL. Gallstone migration as a cause of acute pancreatitis. N Engl J Med. 1974; 290(9):484-7.
11. Tenner S, Dubner H, Steinberg W. Predicting gallstone pancreatitis with laboratory parameters: a meta-analysis. Am J Gastroenterol. 1994t;89(10):1863-6.
12. Tenner S, Baillie J, DeWitt J, Vege SS; American College of Gastroenterology. American College of Gastroenterology guideline: management of acute pancreatitis. Am J Gastroenterol. 2013;108(9):1400-15; 1416.
13. Badger WR, Borgert AJ, Kallies KJ, Kothari SN. Utility of MRCP in clinical decision making of suspected choledocholithiasis: an institutional analysis and literature review. Am J Surg. 2017;214(2):251-5.
14. Banks PA, Bollen TL, Dervenis C, Gooszen HG, Johnson CD, Sarr MG, et al. Classification of acute pancreatitis--2012: revision of the Atlanta classification and definitions by international consensus. Gut. 2013 Jan;62(1):102-11.
15. Mofidi R, Duff MD, Wigmore SJ, Madhavan KK, Garden OJ, Parks RW. Association between early systemic inflammatory response, severity of multiorgan dysfunction and death in acute pancreatitis. Br J Surg. 2006;93(6):738-44.
16. Telem DA, Bowman K, Hwang J, Chin EH, Nguyen SQ, Divino CM. Selective management of patients with acute biliary pancreatitis. J Gastrointest Surg. 2009;13(12):2183-8.
17. da Costa DW, Boerma D, van Santvoort HC, Horvath KD, Werner J, Carter CR, et al. Staged multidisciplinary step-up management for necrotizing pancreatitis. Br J Surg. 2014;101(1):e65-79.
18. Janisch NH, Gardner TB. Advances in management of acute pancreatitis. Gastroenterol Clin North Am. 2016; 45(1):1-8.
19. Gurusamy KS, Belgaumkar AP, Haswell A, Pereira SP, Davidson BR. Interventions for necrotising pancreatitis. Cochrane Database Syst Rev. 2016;(4):CD011383.
20. Bakker OJ, van Santvoort HC, van Brunschot S, Geskus RB, Besselink MG, Bollen TL, et al. Endoscopic transgastric vs surgical necrosectomy for infected necrotizing pancreatitis: a randomized trial. JAMA. 2012;307(10):1053-61.

Leituras recomendadas

Working Group IAP/APA Acute Pancreatitis Guidelines. IAP/APA evidence-based guidelines for the management of acute pancreatitis. Pancreatology. 2013;13(4 Suppl 2):e1-15.

Wu BU, Banks PA. Clinical management of patients with acute pancreatitis. Gastroenterology. 2013;144(6):1272-81.

Pancreatite crônica

Luciano Paludo Marcelino
Luiz Roberto Rigo Wendt
Luiz Rohde
Alessandro Bersch Osvaldt

A pancreatite crônica (PC) é o resultado da sucessão de episódios inflamatórios, de intensidade variável, que levam à fibrose do parênquima pancreático, causando os desarranjos estruturais e funcionais – que se manifestam clinicamente, na maior parte das vezes, por dor abdominal crônica – e as insuficiências exócrina e endócrina. Estudos epidemiológicos demonstram aumento em sua prevalência nos últimos anos e mortalidade associada de 50% em 20 a 25 anos após o diagnóstico, além de ser fator de risco para o desenvolvimento do adenocarcinoma de pâncreas.

Etiologia

O álcool é o principal agente etiológico em homens, responsável por aproximadamente 60 a 90% dos casos, sendo causa menos frequente em mulheres. Cerca de 5% dos alcoolistas desenvolvem a doença, e o risco é aumentado quando há associação a um segundo fator de risco, como tabagismo. Este é um fator de risco independente para o desenvolvimento precoce e acelerado da fibrose pancreática e do adenocarcinoma, em todas as etiologias da pancreatite. O tabaco também é associado com o desenvolvimento de calcificação, induz estresse oxidativo e altera a composição do suco pancreático, resultando em inflamação.[1,2] A concomitância entre cirrose e PC, em alcoolistas, é mais comum no quadro clínico principal de hepatopatia crônica (39%) do que no de PC com cirrose (18%).[1]

A pancreatite hereditária é causa de PC em indivíduos jovens, sendo fator de risco para adenocarcinoma de pâncreas. Obstrução ductal (por trauma, doença litiásica da via biliar ou neoplasia), pâncreas *divisum*, hipertrigliceridemia, hipercalcemia e pancreatite autoimune (associada à elevação do IgG4) são outros fatores etiológicos menos comuns de PC. Aproximadamente 30% dos pacientes com PC não possuem fator de risco conhecido, sendo classificados como possuindo PC idiopática; essa prevalência tem sido alterada ao longo dos anos, à medida que novos fatores etiológicos são associados à PC. A mutação do gene *CFTR*, responsável pelo desenvolvimento de fibrose cística, provoca dano pancreático crônico. Estima-se que um percentual significativo de casos de PC se deva a essa condição, podendo ocorrer mesmo na ausência de manifestações pulmonares.[3]

Quadro clínico

A PC é doença de evolução dinâmica, com perda progressiva de parênquima pancreático. A dor abdominal é o principal sintoma da PC.

Normalmente é epigástrica, com irradiação para o dorso. O alívio é parcial com a inclinação ventral, acompanhada de náuseas e vômitos, com piora 15 a 30 minutos após alimentação. Esse fato, junto com a má-absorção provocada pela insuficiência pancreática, leva à perda de peso. O padrão de crises de dor pode manifestar-se de maneiras diferentes, como crises diárias espaçadas por longo período de tempo ou como episódios mais prolongados de dor, levando à crise mais intensa, que pode requerer hospitalização. Devido à intensidade das dores, o uso de opioides pode tornar-se indispensável para o manejo. A patogenia da dor é multifatorial, com predomínio neuropático. Os fatores implicados são a inflamação persistente do parênquima e a sensibilização das estruturas neurais adjacentes, particularmente o plexo celíaco; a hiperestimulação hormonal, via colecistoquinina, de secreção de enzimas pancreáticas; a hipertensão intraductal (por estenoses ou cálculos) e a ruptura do sistema ductal, com formação de pseudocistos. Apesar da importância da dor no quadro clínico, 20% dos pacientes podem não apresentá-la.

A esteatorreia caracteriza-se por fezes volumosas, claras, fétidas e difíceis de eliminar do vaso sanitário porque são leves e flutuam; quando muito intensa, pode causar incontinência. Ocorre quando há comprometimento de 90% ou mais da função exócrina e é decorrente da redução da atividade da lipase pancreática, que causa má-absorção e aumenta o teor de gordura nas fezes. A persistência do quadro leva à desnutrição proteica e à deficiência de vitaminas lipossolúveis (A, D, E, K e B_{12}). A avaliação da função exócrina pode ser realizada por diferentes exames laboratoriais, de maneira direta ou indireta. A administração de secretina estimula as células acinares pancreáticas a liberarem secreção rica em bicarbonato, e esse conteúdo liberado no duodeno pode ser avaliado via aspiração, por sonda ou por endoscopia, sendo ainda o padrão-ouro para avaliação da função exócrina, porém, raramente realizado na prática clínica. A ressonância magnética (RM), após estímulo com secretina, pode demonstrar alterações funcionais pancreáticas, além de fornecer informações morfológicas. A medida da excreção nas fezes de gordura é um dos exames empregados nessa avaliação. Excreção de mais de 7 g/dia de gordura, em 72 horas, é diagnóstica de má-absorção, mas somente com mais de 10 g/dia no mesmo período em que se apresenta quadro clínico de esteatorreia. A medida da elastase fecal menor que 200 µg/g também pode contribuir para o diagnóstico precoce da esteatorreia. Na maioria dos casos, somente o teste terapêutico com reposição de enzimas pancreáticas é definitivo.[4-7]

O desenvolvimento de diabetes melito (DM) do tipo 3c, ou pancreatogênico, ocorre tardiamente na PC, devido à maior resistência das ilhotas de Langerhans em relação à fibrose envolvendo o pâncreas exócrino. Costuma ser necessário o uso de insulina para o seu manejo, uma vez que há deficiência na produção de insulina pelas células β. Cetoacidose e nefropatia pelo DM são complicações raras; contudo, a hipoglicemia pode ser comum, uma vez que também há perda do mecanismo regulador exercido pelo glucagon produzido pelas células α.[8]

Ainda é necessário mais conhecimento sobre a doença para poder diferenciar, entre os pacientes que apresentam sintomatologia compatível, fatores de risco para PC e pequenas alterações pancreáticas em exames de imagem ou laboratoriais, quais possuem PC inicial e irão progredir para doença grave e quais não irão desenvolver PC.

Algumas vezes, existe a exposição ao fator etiológico da pancreatite, o quadro clínico e laboratorial é compatível com episódios repetidos de pancreatite aguda, mas ainda não há o desenvolvimento de alterações anatômicas compatíveis com PC, que serão observadas somente na progressão do quadro.

Exames de imagem

Os exames de imagem exercem papel fundamental no manejo de pacientes com PC, uma vez que o diagnóstico precoce pode orientar o tratamento e contribuir para melhores desfechos, sobretudo controle da dor.

As principais alterações que devem ser avaliadas por um método de imagem são a presença de dilatação ductal, massa cefálica ou pseudocistos e as complicações, como hipertensão portal (trombose da veia esplênica, esplenomegalia), dilatação de vias biliares e estenose duodenal.

A calcificação do parênquima pancreático é mais comum na etiologia por álcool, porém, ocorre em outras formas de PC. É causada pela deposição de grânulos de cálcio na glândula ou cálculos intraductais, e representa um achado específico para o diagnóstico quando a distribuição é difusa. Quanto maior o tempo de evolução, maior a prevalência de pancreatite calcificante, ocorrendo em até 30% dos casos (**FIG. 61.1**). A presença de calcificação focal lembra o diagnóstico de neoplasia endócrina ou cística e pode ser encontrada na radiografia simples de abdome.

Na prática, a investigação começa com ultrassonografia (US) do abdome. Na dependência das alterações anatômicas encontradas, deve ser complementada por tomografia computadorizada (TC) do abdome, colangiopancreatografia retrógrada endoscópica (CPRE), colangiopancreatorressonância magnética (CPRM) ou US endoscópica (**FIG. 61.2**).

A US do abdome é um método diagnóstico de baixo custo, não invasivo e acessível. Possui baixa sensibilidade para alterações precoces, porém, pode ser útil em casos de doença mais avançada e na avaliação de pseudocistos. Os achados clássicos são múltiplos focos hiperecogênicos, representando calcificações.

A TC do abdome (ver **FIG. 61.2A**) demonstra alterações anatômicas mais tardias, mas é bastante útil para visualização de calcificações e para avaliação de órgãos adjacentes. A CPRM (ver **FIG. 61.2B**) pode detectar alterações mais precoces da PC, bem como fazer mapeamento ductal. São os dois métodos mais utilizados para o planejamento cirúrgico.[9]

A CPRE, além de ser terapêutica em algumas situações, é o método que mais precocemente identifica as alterações ductais pancreáticas e biliares. Entretanto, é um método invasivo, exige experiência e pode causar pancreatite aguda em até 7% dos casos (ver **FIGS. 61.2C** e **61.3A**). A classificação de Cambridge (**TAB. 61.1**) classifica os pacientes com PC em três grupos, com base nos achados morfológicos da pancreatografia e da US do abdome, havendo correlação entre a gravidade desses achados e as alterações funcionais pancreáticas.

A US endoscópica possui alta sensibilidade, porém, especificidade mais baixa, além de baixa concordância interobservador. É ferramenta importante para realizar o diagnóstico diferencial de massa cefálica entre neoplasia pancreática e massa inflamatória. Os achados mais sugestivos de PC na US endoscópica são presença de cálculo, lobularidade circunscrita e focos hiperecoicos. A **classificação de Rosemont** utiliza critérios morfológicos para a realização do diagnóstico de PC (**QUADRO 61.1**).

Uma metanálise publicada por Issa e colaboradores, em 2016, comparou a utilização de diferentes métodos de imagem para o diagnóstico precoce de PC. Assim como a CPRE, que

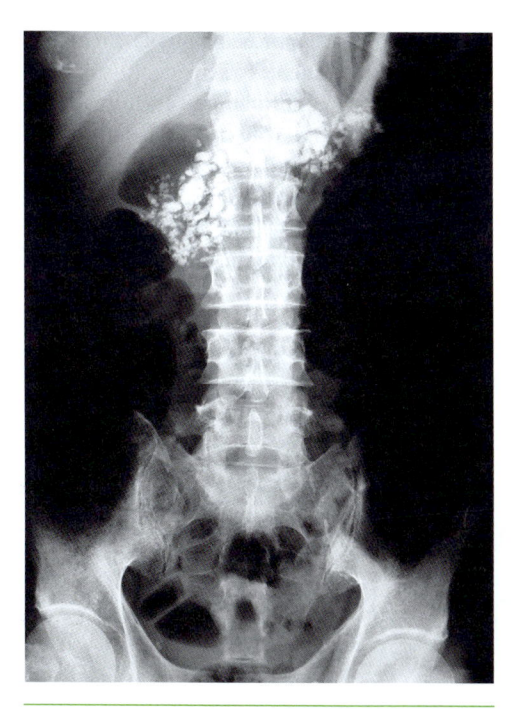

FIGURA 61.1 Radiografia de abdome mostrando calcificações pancreáticas difusas.

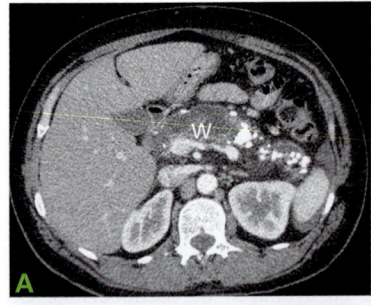

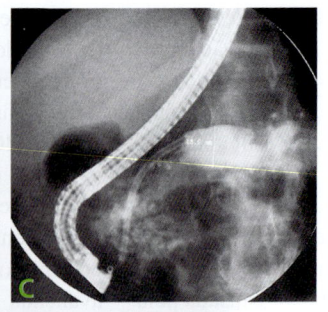

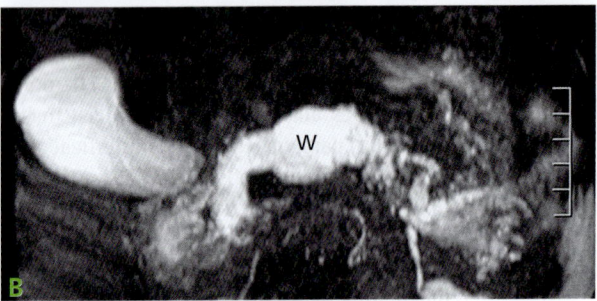

FIGURA 61.2 Sequência de investigação de paciente com pancreatite crônica. **(A)** Tomografia computadorizada abdominal mostrando grande dilatação do ducto de Wirsung (W) e calcificações pancreáticas. **(B)** Pancreatografia por ressonância magnética mostrando a anatomia ductal. **(C)** Drenagem do ducto de Wirsung por CPRE após agudização da pancreatite.
Fonte: Imagem gentilmente cedida pelo Prof. Ismael Maguilnik.

ainda se mantém como padrão-ouro para o diagnóstico por imagem, a TC do abdome, a CPRM e a US endoscópica são opções diagnósticas, todas com alta acurácia, variando de 70 a 100% nos estudos incluídos.[12]

Tratamento

O tratamento da PC é focado no controle da dor, na correção de complicações e no manejo da insuficiência pancreática. Realizar refeições fracionadas e com baixo teor em gordura e cessar o etilismo e o tabagismo são medidas iniciais para manejo da PC.

A reposição de enzimas pancreáticas pode ajudar na analgesia, principalmente em alguns subgrupos de pacientes (sem ducto dilatado, mulheres, pancreatite idiopática). O mecanismo para essa diminuição na dor acontece pela redução do estímulo da colecistoquinina, hormônio que, entre outras funções, realiza estímulo pancreático exócrino. Apesar de resultados divergentes na literatura, seu uso é justifi-

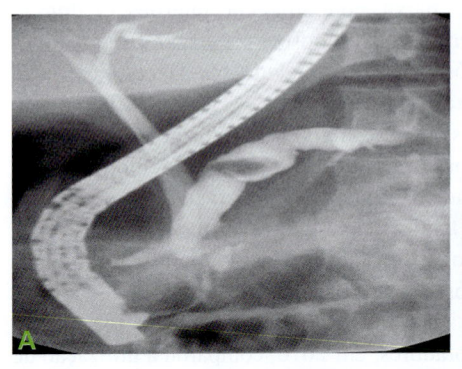

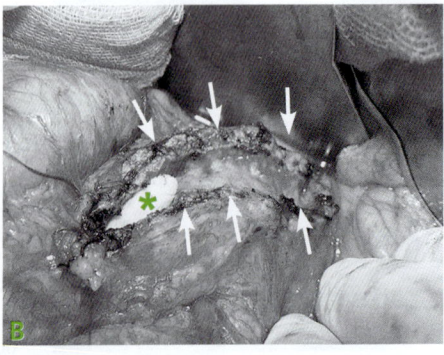

FIGURA 61.3 (A) Colangiopancreatografia retrógrada endoscópica com dilatação do ducto de Wirsung e cálculo no seu interior. **(B)** Abertura ampla do ducto de Wirsung bastante dilatado (*setas*) com cálculo intraductal (*asterisco*).

TABELA 61.1 Classificação de Cambridge

Parâmetro	CPRE	US do abdome
Normal	Visualização do sistema ductal com preenchimento uniforme de ductos secundários e sem opacificação acinar	
Achados suspeitos	Menos de 3 ductos secundários anormais	Menos de 2 achados anormais*
Achados leves	Mais de 3 ductos secundários anormais	2 ou mais achados anormais*
Achados moderados	Ducto principal e ductos secundários anormais	
Achados pronunciados	Cavidades > 1 cm, cálculo intraductal, obstrução ductal com estenose e irregularidade de ducto pancreático principal	Cavidades > 1 cm, cálculo, dilatação ductal > 4 mm, irregularidade de ducto principal, invasão de órgão adjacente

*Achados anormais da US: dilatação ductal, porém, com menos de 4 mm, aumento difuso da glândula, cavidades < 1 cm, ductos secundários irregulares, redução focal da ecogenicidade do parênquima, ecogenicidade focal no parênquima, alteração da ecogenicidade da parede do ducto principal ou contorno irregular do parênquima.
CPRE, colangiopancreatografia retrógrada endoscópica; US, ultrassonografia.
Fonte: Adaptada de Jones e colaboradores.[10]

QUADRO 61.1

Critérios de Rosemont para diagnóstico de pancreatite crônica por ultrassonografia endoscópica

Consistente
- 2 critérios *major* A*
- 1 critério *major* A + 1 critério *major* B**
- 1 critério *major* A + 3 ou mais critérios *minor****

Sugestivo
- 1 critério *major* A + < 3 critérios *minor*
- 1 critério *major* B + 3 ou mais critérios *minor*
- 5 ou mais critérios *minor*

Indeterminado
- 1 critério *major* B
- 1 critério *major* B + < 3 critérios *minor*

Normal
- < 3 critérios *minor*

*Critérios *major* A – Focos hiperecoicos com sombra acústica; e cálculo no ducto principal.
**Critério *major* B – Lobularidade contígua do parênquima (em favo de mel).
***Critérios *minor* – Cistos; dilatação ou irregularidade do ducto pancreático principal; dilatação de ductos secundários; parede ductal hiperecoica; faixas hiperecoicas; focos hiperecoicos sem sombra acústica; e lobularidade não contígua do parênquima.
Fonte: Adaptado de Del Pozo e colaboradoes.[11]

---

cado por apresentar poucos riscos associados e por ser tratamento também para a insuficiência exócrina. A suplementação com triglicerídeos de cadeia média também pode apresentar melhora no controle da dor. Os pacientes sem ducto dilatado ou massa pancreática podem ter dismotilidade gastrintestinal, que apresenta melhora com o uso de etilsuccinato de eritromicina 400 mg, 3 ×/dia antes das refeições, junto com enzimas pancreáticas (ver tratamento da esteatorreia, a seguir).[5,13,14]

A esteatorreia é tratada inicialmente com dieta restrita em lipídeos (≤ 20 g/dia) e rica em triglicerídeos de cadeia média. Faz-se suplementação com enzimas pancreáticas concomitantemente às refeições. A dose é titulada pela lipase, sendo prescrita pancreatina (Creon® – associação de lipase, protease e amilase) para pacientes em atendimento no Hospital de Clínicas de Porto Alegre (HCPA). A dose inicial é 500 UI/kg por refeição, podendo ser aumentada para até 2.500 UI/kg por refeição. Um ensaio clínico utilizou a dose de 72.000 UI por refeição, sendo de fácil aplicação na prática clínica. Contudo, a dose é variável de acordo com o peso do paciente, a função residual do pâncreas e a gravidade dos sintomas.[15]

É recomendado rastreamento anual para DM com glicemia em jejum e hemoglobina glicada. Normalmente, quando ocorre em pacientes com PC, o DM requer insulina para seu controle.

A **analgesia** deve ser prescrita de forma escalonada. Inicialmente, devem ser empregados analgésicos mais simples, como paracetamol e dipirona. O uso de amitriptilina na dose inicial de 25 mg, à noite, com possibilidade de aumento para até 150 mg; ou pregabalina 75 mg 2 ×/dia, também com possibilidade de aumento para até 300 mg 2 ×/dia, ajuda no controle da dor de origem neuropática. Cursos com anti-inflamatórios não esteroides podem ser utilizados para crises de dor. Tramadol na dose de 50 mg de 4/4 horas pode realizar analgesia semelhante a analgésicos mais potentes, com menos efeitos colaterais gastrintestinais. Em alguns casos, o uso crônico de opioides, como morfina, metadona ou *patches* de fentanila, é necessário para adequada analgesia.[5]

O bloqueio do plexo celíaco por via percutânea ou endoscópica minimiza a dor por período não superior a 6 meses e pode resultar em graves complicações. A esplancnicectomia por toracoscopia também apresenta resultados de curta duração no controle da dor, não sendo procedimento rotineiramente empregado.

Ensaio clínico randomizado, publicado em 2007, comparou a **abordagem endoscópica** à desobstrução cirúrgica, com desfecho principal na escala de dor. Após 2 anos de seguimento, 32% dos pacientes tratados por via endoscópica apresentavam alívio parcial ou completo da dor, comparados a 75% do grupo submetido à cirurgia. Apesar disso, a terapia endoscópica para desobstrução do ducto pancreático pode ser uma alternativa em alguns pacientes com dilatação ductal e anatomia favorável a essa abordagem.[16,17]

A litotripsia extracorpórea pode ser empregada para fragmentação de cálculos pancreáticos, evitando, em alguns casos, terapia endoscópica.

Tratamento cirúrgico

A abordagem cirúrgica é indicada para pacientes que apresentam dor refratária ao tratamento clínico otimizado, ou quando há suspeita de malignidade. Se realizada precocemente no curso da PC, pode oferecer melhor resultado para o controle da dor. As técnicas dividem-se em procedimentos descompressivos e de ressecção pancreática, ou a combinação de ambos. Uma vez que todos os procedimentos cirúrgicos apresentam resultados comparáveis quanto ao controle da dor, para a escolha da técnica, é importante saber se há dilatação ductal pancreática e qual é a porção do pâncreas acometida pelo processo inflamatório crônico.[18]

Os melhores resultados cirúrgicos ocorrem nos pacientes com dilatação ductal, tratada por pancreatojejunoanastomose (ver **FIG. 61.3**). Existem diversas técnicas que variam quanto à extensão da abertura do ducto. A primeira técnica, de Puestow e Gillesby, de 1958, realiza a pancreatojejunoanastomose com alça exclusa no corpo e na cauda do pâncreas. Em 1960, Partington e Rochelle descreveram procedimento semelhante com o aumento da extensão da abertura do ducto principal até a porção cefálica pancreática, sendo a mais utilizada no Sergiço de Cirurgia do Aparelho Digestivo do Hospital de Clínicas de Porto Alegre (ver FIG. 1.18 do Cap. 1, Principais reconstruções digestivas). Em 1987, Frey combinou a abertura ampla do ducto, com ressecção em disco na porção cefálica. Os resultados imediatos são de 80% de alívio da dor no primeiro ano e entre 40 a 50%, em 5 anos.[18]

A massa na cabeça do pâncreas é considerada o marca-passo que ativa o mecanismo álgico. Além disso, o risco de neoplasia associada é de aproximadamente 4%, chegando a 15% em algumas séries. Assim, deve ser tratada com ressecção pela duodenopancreatectomia, com preservação do piloro (preferência do Grupo de Vias Biliares e Pâncreas, do HCPA) ou ressecção cefálica com preservação duodenal, desde que excluída a possibilidade de câncer (cirurgia de Beger) (**FIG. 61.4**). Técnicas cirúrgicas em que há preser-

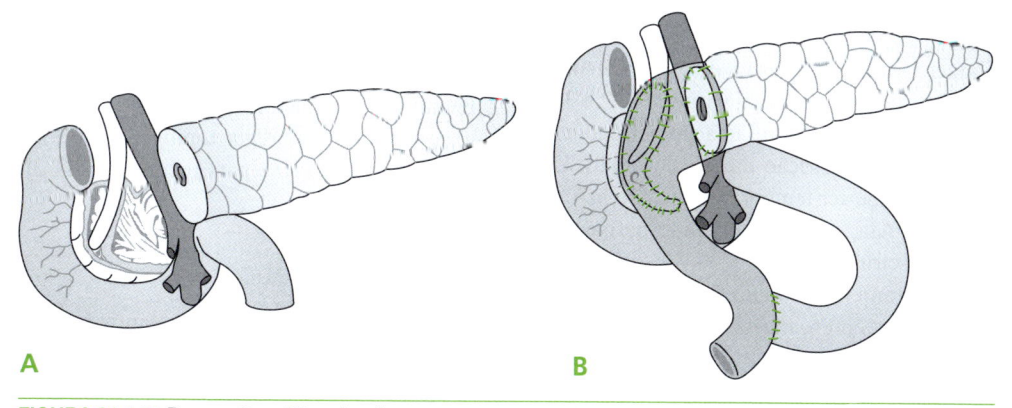

FIGURA 61.4 (A) Ressecção cefálica do pâncreas com preservação do duodeno. **(B)** Reconstrução do trânsito pancreatojejunal.

vação duodenal estão associadas a menor tempo de internação, como demonstrado por metanálise recente. Contudo, a qualidade dos ensaios clínicos incluídos foi baixa, e são necessários mais estudos para melhor avaliação de outros desfechos.[19,20]

A pancreatectomia total raramente é realizada. Alguns centros realizam o autotransplante de ilhotas pancreáticas para controle endócrino pós-ressecção pancreática por PC, com até 27% dos pacientes permanecendo livres do uso de insulina após 5 anos.[21]

Complicações

Pseudocisto pancreático

Ocorre em até 10% dos pacientes com PC, geralmente após exacerbação aguda. Possuem coleção líquida em seu interior, rica em enzimas pancreáticas. Podem infectar e tornar-se abscessos, romper na cavidade abdominal ou até formar pseudoaneurisma em artérias adjacentes, com possível sangramento para dentro do sistema ductal pancreático. O diagnóstico geralmente é feito por exames de imagem; porém, se houver dúvida diagnóstica, pode ser necessária coleta de material do interior do cisto. O manejo baseia-se nos sintomas do paciente, e a drenagem pode ser cirúrgica, endoscópica ou percutânea.

Os pseudocistos pancreáticos, associados à PC, podem ser ressecados ou drenados para a mesma alça da pancreatojejunoanastomose utilizada para drenagem do ducto pancreático. Quando são múltiplos e comunicantes, a drenagem do cisto mais próximo à porção cefálica pode descomprimir todo o sistema ductal.

Consultar o Capítulo 73, Pseudocisto e necrose pancreática bem-delimitada para mais informações sobre diagnóstico e manejo de pseudocisto pancreático e necrose bem delimitada.

Sangramento digestivo alto

Na maior parte das vezes, é proveniente de varizes de fundo gástrico, secundárias à hipertensão portal segmentar por trombose da veia esplênica. Assim, o fluxo desvia do sistema porta para os vasos gástricos curtos no fundo do estômago.

O tratamento inicial é a tentativa de esclerose das varizes por endoscopia digestiva alta. Se houver falha do tratamento e o sangramento permanecer ativo, está indicada a esplenectomia. Quando o sangramento é controlado, deve-se verificar se há trombose de veia esplênica, por meio de US Doppler e angiotomografia computadorizada do sistema esplenoportal. A profilaxia de novos episódios de sangramento é feita com esplenectomia.

Estenose duodenal

Caracteriza-se por náuseas e vômitos recorrentes. Ocorre em percentual variável de 2 a 36%, em consequência da inflamação periduodenal, que produz constrição da luz do órgão. Essa situação pode ser temporária, quando há inflamação aguda, ou pode tornar-se permanente, exigindo cirurgia.

O tratamento isolado dessa complicação é a gastroenteroanastomose. Em alguns casos, a correção de outras alterações anatômicas decorrentes da PC, como estenoses ductais ou de pseudocistos, resolve a estenose duodenal sem necessidade de derivação gastrintestinal.

Colangiopatia pancreática

A elevação persistente da fosfatase alcalina e das bilirrubinas, mesmo sem icterícia, sinaliza uma possível estenose coledociana intrapancreática, conhecida como colangiopatia pancreática. O diagnóstico é feito por CPRE ou CPRM.

O tratamento definitivo é cirúrgico, por hepaticojejunoanastomose em Y de Roux ou coledocoduodenoanastomose. (Ver **FIG. 1.13** no Cap. 1, Principais reconstruções digestivas)

Ascite pancreática

É complicação rara que ocorre após ruptura em algum ponto do sistema ductal pancreático ou de pseudocisto. O manejo baseia-se no controle da fístula, inicialmente por meio de medidas clínicas, porém, cirurgia pode ser necessária.

Efusão para a cavidade pleural também pode ocorrer (**FIG. 61.5**). Nessa situação, a terapêutica mais adequada é o uso de nutrição parenteral total e análogo da somatostatina.

As condutas na pancreatite crônica estão esquematizadas nos fluxogramas das **FIGURAS 61.6** e **61.7**.

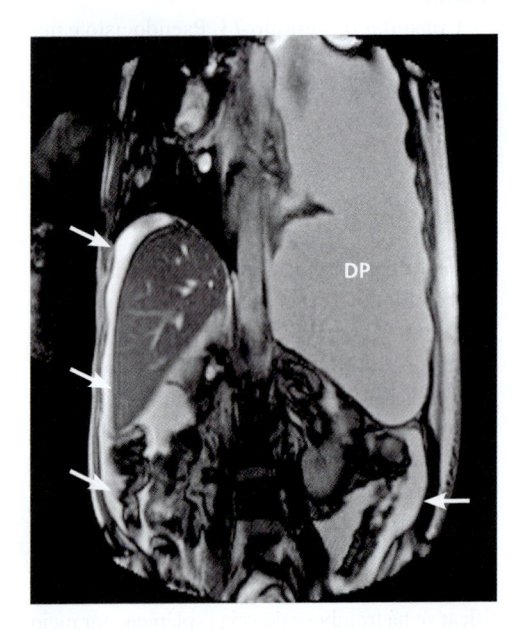

FIGURA 61.5 Ascite pancreática distribuída em toda a cavidade com predomínio nas laterais dos quadrantes abdominais (branco ou cinza-claro com *setas*). Tórax, à esquerda, completamente ocupado por volumoso derrame pleural decorrente de fístula pancreatopleural.
DP, derrame pleural.

Rotinas em cirurgia digestiva 543

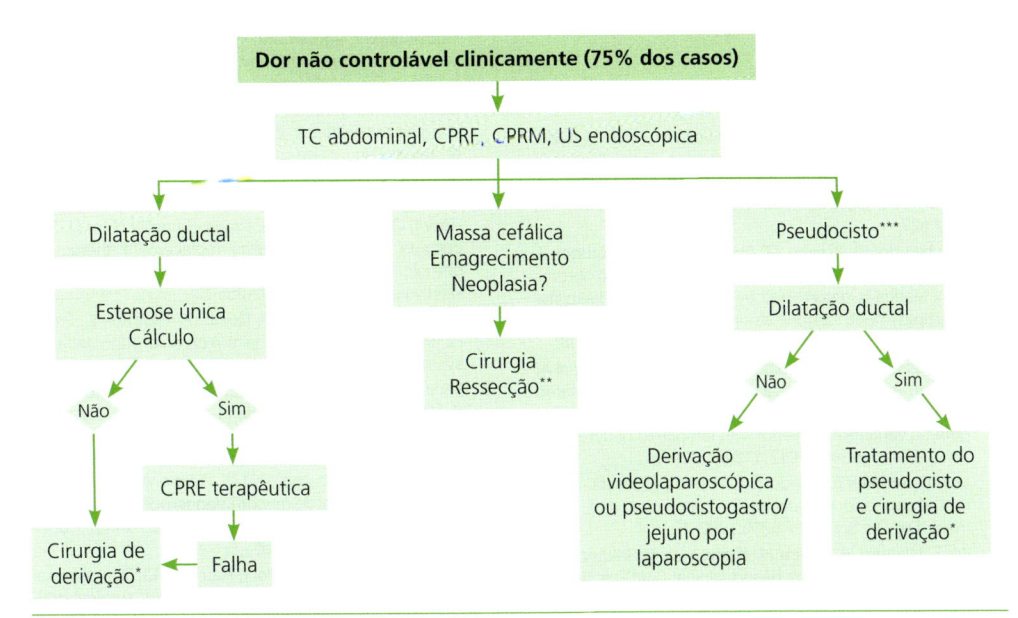

FIGURA 61.6 Fluxograma para conduta na dor da pancreatite crônica.
*Partington-Rochelle ou Frey (derivação/ressecção).
**Duodenopancreatectomia cefálica ou cirurgia de Beger.
***Ver capítulo 73, Pseudocisto e necrose pancreática bem-delimitada.
TC, tomografia computadorizada; US, ultrassonografia, CPRE, colangiopancreatografia retrógrada endoscópica; CPRM, colangiopancreatorressonância magnética.
Fonte: Rohde e Osvaldt.[22]

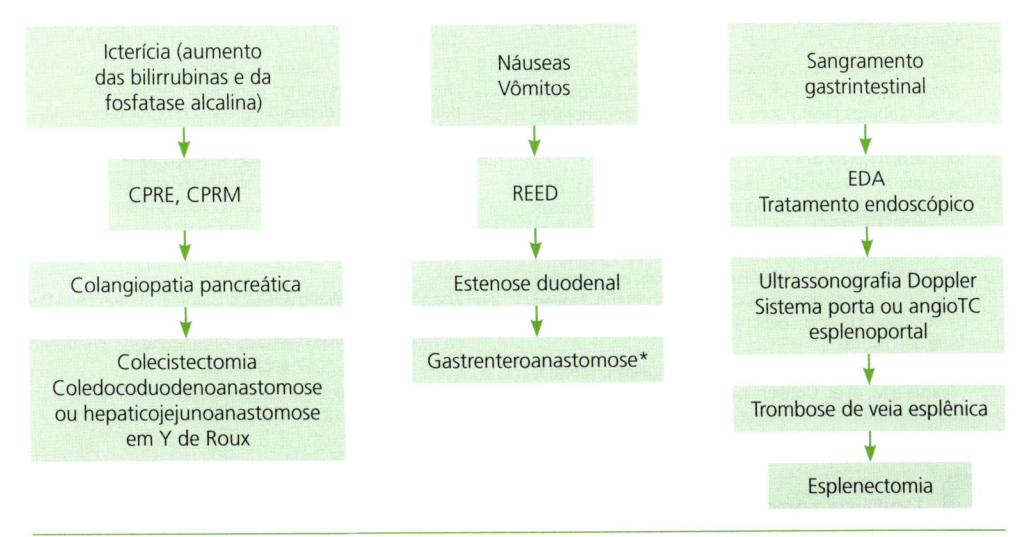

FIGURA 61.7 Fluxograma para conduta nas complicações da pancreatite crônica.
*Considerar ressecção na presença de massa cefálica.
REED, radiografia de esôfago, estômago e duodeno; EDA, endoscopia digestiva alta.
Fonte: Rohde e Osvaldt.[22]

Referências

1. Coté GA, Yadav D, Slivka A, Hawes RH, Anderson MA, Burton FR, et al. Alcohol and smoking as risk factors in an epidemiology study of patients with chronic pancreatitis. Clin Gastroenterol Hepatol. 2011;9(3):266-73; quiz e27.
2. Machicado JD, Amann ST, Anderson MA, Abberbock J, Sherman S, Conwell DL, et al. Quality of life in chronic pancreatitis is determined by constant pain, disability/unemployment, current smoking, and associated comorbidities. Am J Gastroenterol. 2017;112(4):633-42.
3. Jalaly NY, Moran RA, Fargahi F, Khashab MA, Kamal A, Lennon AM, et al. An Evaluation of factors associated with pathogenic PRSS1, SPINK1, CTFR, and/or CTRC genetic variants in patients with idiopathic pancreatitis. Am J Gastroenterol. 2017;112(8):1320-9.
4. Lew D, Afghani E, Pandol S. Chronic pancreatitis: current status and challenges for prevention and treatment. Dig Dis Sci. 2017;62(7):1702-12 .
5. Ito T, Ishiguro H, Ohara H, Kamisawa T, Sakagami J, Sata N, et al. Evidence-based clinical practice guidelines for chronic pancreatitis 2015. J Gastroenterol. 2016;51(2):85-92.
6. Shea JC, Bishop MD, Parker EM, Gelrud A, Freedman SD. An enteral therapy containing medium-chain triglycerides and hydrolyzed peptides reduces postprandial pain associated with chronic pancreatitis. Pancreatology. 2003;3(1):36-40.
7. Chowdhury SD, Kurien RT, Ramachandran A, Joseph AJ, Simon EG, Dutta AK, et al. Pancreatic exocrine insufficiency: Comparing fecal elastase 1 with 72-h stool for fecal fat estimation. Indian J Gastroenterol. 2016;35(6):441-4.
8. Hart PA, Bellin MD, Andersen DK, Bradley D, Cruz-Monserrate Z, Forsmark CE, et al. Type 3c (pancreatogenic) diabetes melito secondary to chronic pancreatitis and pancreatic cancer. Lancet Gastroenterol Hepatol. 2016;1(3):226-37.
9. Madzak A, Olesen SS, Haldorsen IS, Drewes AM, Frøkjær JB. Secretin-stimulated MRI characterization of pancreatic morphology and function in patients with chronic pancreatitis. Pancreatology. 2017;17(2):228-36.
10. Jones SN, Lees WR, Frost RA. Diagnosis and grading of chronic pancreatitis by morphological criteria derived by ultrasound and pancreatography. Clin Radiol. 1988;39(1):43-8.
11. Del Pozo D, Poves E, Tabernero S, Beceiro I, Moral I, Villafruela M, et al. Conventional versus Rosemont endoscopic ultrasound criteria for chronic pancreatitis: interobserver agreement in same day back-to-back procedures. Pancreatology. 2012;12(3):284-7.
12. Issa Y, Kempeneers MA, van Santvoort HC, Bollen TL, Bipat S, Boermeester MA. Diagnostic performance of imaging modalities in chronic pancreatitis: a systematic review and meta-analysis. Eur Radiol. 2017;27(9):3820-44.
13. de la Iglesia-García D, Huang W, Szatmary P, Baston-Rey I, Gonzalez-Lopez J, Prada-Ramallal G, et al. Efficacy of pancreatic enzyme replacement therapy in chronic pancreatitis: systematic review and meta-analysis. Gut. 2016;66(8):1354-5.
14. D'Haese JG, Ceyhan GO, Demir IE, Tieftrunk E, Friess H. Treatment options in painful chronic pancreatitis: a systematic review. HPB . 2014;16(6):512-21.
15. Ministério da Saúde (BR). Secretaria de Atenção à Saúde. Portaria nº 112, de 04 de fevereiro de 2016. Aprova o protocolo clínico e diretrizes terapêuticas da insuficiência pancreática exócrina [Internet]. Brasília: MS; 2016 [capturado em 17 ago. 2017]. Disponível em: http://portalarquivos.saude.gov.br/images/pdf/2016/fevereiro/10/MINUTA-de-Portaria-SAS-PCDT-Insuf-Panc-Ex--crina-01-02-2016.pdf
16. Cahen DL, Gouma DJ, Nio Y, Rauws EAJ, Boermeester MA, Busch OR, et al. Endoscopic versus surgical drainage of the pancreatic duct in chronic pancreatitis. N Engl J Med. 2007;356(7):676-84.
17. Ahmed Ali U, Pahlplatz JM, Nealon WH, van Goor H, Gooszen HG, Boermeester MA. Endoscopic or surgical intervention for painful obstructive chronic pancreatitis. Cochrane Database Syst Rev. 2015;(3):CD007884.
18. Ahmed Ali U, Nieuwenhuijs VB, van Eijck CH, Gooszen HG, van Dam RM, Busch OR, et al. Clinical outcome in relation to timing of surgery in chronic pancreatitis: a nomogram to predict pain relief. Arch Surg. 2012; 147(10):925-32.
19. Gurusamy KS, Lusuku C, Halkias C, Davidson BR. Duodenum-preserving pancreatic resection versus pancreaticoduodenectomy for chronic pancreatitis. Cochrane Database Syst Rev. 2016;(2):CD011521.
20. Keck T, Adam U, Makowiec F, Riediger H, Wellner U, Tittelbach-Helmrich D, et al. Short- and long-term results of duodenum preservation versus resection for the management of chronic pancreatitis: a prospective, randomized study. Surgery. 2012;152(3 Suppl 1):S95-102.
21. Zhao X, Cui N, Wang X, Cui Y. Surgical strategies in the treatment of chronic pancreatitis: An updated systematic review and meta-analysis of randomized controlled trials. Medicine. 2017;96(9):e6220.
22. Rohde L, Osvaldt AB, organizadores. Rotinas em cirurgia digestiva. 2.ed. Porto Alegre: Artmed; 2005.

Leitura recomendada

Mönkemüller K. E.; Malfertheiner P. Etiology, pathogenesis, and diagnosis of chronic pancreatitis, In: Jarnagin WR, editor. Blumgart's surgery of the liver, biliary tract and pâncreas. 6th ed. Philadelphia: ; 2017. p. 911-926.e3

Colecistite crônica calculosa sintomática e assintomática

Vivian Pierri Bersch
Henrique Rasia Bosi
Luiz Rohde
Alessandro Bersch Osvaldt

Os cálculos da vesícula biliar constituem uma das doenças mais frequentes em adultos com mais de 20 anos. Sua prevalência estimada é de 10 a 15%, na população em geral, ocorrendo variações de acordo com país, etnia, sexo e idade.

Em estudos norte-americanos, a prevalência populacional nos Estados Unidos pode variar de 5,3 a 8,9%, no sexo masculino, e de 13,9 a 26,7% no sexo feminino. Na Europa, um estudo demonstrou que a colelitíase está presente em 18,8% das italianas e 9,5% dos italianos.

No Brasil, segundo Mantovani e colaboradores,[1] a incidência analisada em 2.355 necropsias realizadas no Hospital Universitário de Campinas, em São Paulo, foi de 10,3% (7,5% nos homens e 13,6% nas mulheres). De forma geral, as mulheres são acometidas quatro vezes mais do que os homens, e a doença chega a incidir em 40% da população após a sétima década de vida. No Rio Grande do Sul, entre os anos de 2011 e 2013, ocorreram mais de 60 mil hospitalizações, com gasto de aproximadamente 16 milhões de reais.[2]

Os cálculos biliares são classificados em três tipos, dependendo da sua composição: (1) de colesterol, (2) pigmentares e (3) mistos. Os de colesterol representam cerca de 80% dos casos e predominam no mundo ocidental. Por conterem pouco ou nenhum cálcio, são radioluzentes. Os pigmentares predominam na Ásia e são causados por precipitação de pigmentos biliares concentrados (bilirrubinato de cálcio) e podem ser pretos ou marrons. Os pretos estão relacionados com hemólise e cirrose hepática e contêm materiais inorgânicos e mucina. Os cálculos marrons são associados à infecção das vias biliares e são normalmente encontrados nos ductos biliares.[3]

A colelitíase está implicada nos casos de colecistite (processo inflamatório da vesícula biliar), que pode acometer o órgão de forma aguda ou crônica. Pode também permanecer no órgão sem gerar sintomas, recebendo a denominação de colelitíase assintomática. Estudos recentes demonstraram a associação de colelitíase com aumento do risco de doença coronariana, independentemente dos fatores de riscos tradicionais.[4]

Fatores de risco

Existem vários fatores de risco para a colelitíase. A maioria deles ainda não possui mecanismo de ação bem-definido. A alteração da motilidade da vesícula biliar e a produção de bile litogênica parecem ser os mecanismos envolvidos.

Entre os fatores de risco conhecidos, idade acima dos 20 anos, sexo feminino, obesidade, pluriparidade e história familiar são os mais comuns. Os parentes em primeiro grau de pacientes com história de colelitíase apresentam duas vezes mais chance de desenvolver a doença. De modo geral, os ocidentais desenvolvem mais casos do que os orientais. A doença de Crohn, entre outras afecções intestinais, e as cirurgias de ressecção ou derivação do intestino para tratamento da obesidade (cirurgia bariátrica) podem aumentar em até quatro vezes o risco de formação calculosa na vesícula biliar.[5] Estes e os demais fatores de risco estão listados no **QUADRO 62.1**.

Alguns componentes da dieta vêm sendo apontados como protetores contra a formação de cálculos biliares. Os exatos mecanismos de ação dessas substâncias, como agentes protetores, permanecem em estudo, assim como seu real efeito. Entre eles, estão o ácido ascórbico (vitamina C), a cafeína, algumas proteínas vegetais e nozes, a dieta rica em fibras e o uso de estatinas.[6]

Patogenia

A bile é produzida no fígado, com volume diário de 500 a 1.000 mL, e é composta por sais biliares, pigmentos biliares (bilirrubina), colesterol, fosfolipídeos, eletrólitos e água, assumindo característica alcalina. Cerca de 75% da bile produzida são excretados no intestino pelas vias biliares, através da papila de Vater, ficando o restante armazenado na vesícula biliar para que seja excretado no período pós-alimentar. Dos componentes da bile, os sais biliares, produzidos nos hepatócitos a partir do colesterol e excretados no bolo alimentar, auxiliam na absorção das gorduras no íleo terminal. Já a bilirrubina direta, que é conjugada no fígado por ser hidrossolúvel, é degradada por bactérias no intestino grosso e, então, transforma-se em urobilinogênio, promovendo a coloração das fezes. Em relação ao colesterol, sua maior perda pelo organismo ocorre pela excreção biliar. Na bile, é encontrado conjugado a micelas, assumindo característica de hidrossolubilidade. O aumento do colesterol ou dos sais biliares para níveis superiores à sua capacidade de solubilidade, na bile, favorece sua própria precipitação na forma de microcristais. Além disso, o comprometimento da motilidade da vesícula biliar provoca estase biliar e acúmulo do muco produzido por suas células epiteliais, aglutinando os microcristais de colesterol em precipitação na bile e formando os cálculos.[7]

A presença de cálculos na vesícula biliar pode gerar modificações estruturais na sua configuração comum, por acometimentos agudos, subagudos ou crônicos. Um conjunto de manifestações em diferentes sistemas do organismo permite a distinção entre esses processos: a súbita agressão vesicular, com conse-

---

QUADRO 62.1

Fatores de risco para a colelitíase

- Idade
- Sexo feminino
- Paridade
- História familiar
- Hormônios sexuais femininos (endógenos e exógenos, anticoncepcionais orais)
- Obesidade
- Rápida perda de peso
- Diabetes melito
- Hipertrigliceridemia
- Dieta hipercalórica ou hipocalórica
- Doenças hematológicas (hemólise)
- Doenças hepáticas (infecção das vias biliares, cirrose hepática)
- Doenças intestinais (má-absorção, doença de Crohn)
- Cirurgias de ressecção intestinal (bariátrica)
- Estase da vesícula biliar (diabetes melito, alimentação parenteral, pós-vagotomia, dano na medula espinal)
- Medicamentos (clofibrato, ceftriaxona, octreotida)
- Parasitose da via biliar
- Regiões geográficas com alta prevalência

quente processo inflamatório agudo reacional, se apresenta por sintomas, sinais e achados histopatológicos típicos de processos agudos. Fazem parte desse quadro: dor de instalação recente no quadrante superior do abdome; vômitos; febre; dor à palpação do local referido, com sinal de Murphy presente; leucocitose, com aumento de formas jovens (sobretudo neutrófilos em bastões); vesícula biliar espessada e edemaciada ao exame de ultrassonografia (US) do abdome, friável e aderida a estruturas vizinhas, principalmente ao epíploo, observada no momento da cirurgia; e infiltrado inflamatório neutrofílico na parede vesicular, visto ao exame microscópico do espécime cirúrgico (ver Cap. 63, Colecistite aguda litisíaca e alitisíaca).

As crises recorrentes de cólicas biliares, causando obstrução temporária do ducto cístico, sem colecistite aguda, podem levar à inflamação e à estenose do colo da vesícula biliar e/ou do ducto cístico; esse processo é denominado colecistite crônica. Os sintomas estão presentes por mais tempo, com menos intensidade, mesmo que algumas crises de dor intensa possam ter ocorrido. A vesícula geralmente apresenta espessamento uniforme de suas paredes, com cordões fibrosos de colesterol, além da formação de granulomas e perda das vilosidades do epitélio da mucosa. Essas alterações podem comprometer a parede da vesícula de forma sutil ou mais intensa, inclusive com fibrose intramural, calcificações (vesícula em porcelana) e aderências firmes e organizadas a outras estruturas.

Quadro clínico

Ao contrário do que se imagina, os casos de colelitíase assintomática são os mais frequentes (20-30% desenvolverão sintomas dentro de 20 anos). Entre os pacientes que apresentam sintomas, um número significativo desenvolverá complicações (2-3% ao ano), justificando a colecistectomia nesses casos. O sintoma mais frequente é dor abdominal no hipocôndrio direito ou na região do epigástrio, com ou sem irradiação para o dorso.

É causada pela obstrução do ducto cístico por um cálculo, que impede a saída da bile durante a contração da vesícula. Algumas lesões polipoides da parede da vesícula, junto ao ducto cístico ou na região do infundíbulo, podem produzir esse mesmo efeito. Além disso, disfunção do esfíncter de Oddi e estenose benigna da papila simulam a colelitíase sintomática não complicada.

Mesmo que alguns autores desconsiderem a relação da dor abdominal com o conteúdo da dieta ingerida, a dor abdominal tende a surgir após alimentação copiosa, geralmente rica em gorduras. É raro o seu aparecimento não relacionado com ingesta alimentar. Em geral, inicia de forma súbita, dura de 30 minutos a poucas horas e não apresenta paroxismos. A dor permanece contínua, contrariando a expressão mais comumente utilizada para defini-la, ou seja, "cólica biliar". Algumas vezes, é acompanhada por náuseas e vômitos, além da sensação de plenitude gástrica e eructações. A dor pode desaparecer espontaneamente ou após o uso de analgésicos. Quando o quadro álgico se prolonga e não cede com a medicação, devem ser consideradas complicações possíveis e frequentes, como colecistite aguda, coledocolitíase ou pancreatite aguda biliar.[8]

Ao exame, o paciente apresenta fácies de dor, com taquicardia moderada, mas sem febre. O abdome é doloroso à palpação no hipocôndrio direito. Quando o sinal de Murphy está presente, é um achado compatível com colecistite aguda.

Diagnóstico

Além de história e exame físico, exames de imagem são necessários para confirmar a presença de cálculos na vesícula biliar ou descartar outros possíveis diagnósticos.

Análises laboratoriais não auxiliam no diagnóstico específico de colelitíase, mas a avaliação bioquímica e hematológica é necessária para a determinação de complicações relacionadas.

Ultrassonografia

Como a maior parte dos cálculos da vesícula são radiotransparentes, a US do abdome torna-se o exame preferencial para determinar o diagnóstico de litíase vesicular, com sensibilidade de 84% e especificidade de 99%.[9] Os achados principais são imagem de massa hiperecogênica no interior da vesícula associada à sombra acústica posterior, que muda sua posição à medida que o paciente se inclina ou muda de decúbito.

É um exame que depende da experiência do examinador, devendo ser realizado com jejum adequado. É de baixo custo, não submete o paciente a nenhum tipo de radiação ionizante e está disponível em quase todos os centros de atenção à saúde. Deve ser realizada sempre que houver suspeita de doença na vesícula ou nas vias biliares (**FIG. 62.1**).

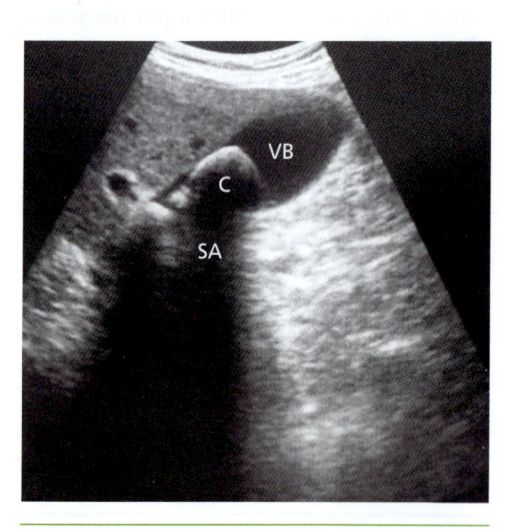

FIGURA 62.1 Vesícula biliar contendo no seu interior cálculo com sombra acústica posterior.
C, cálculo; SA, sombra acústica; VB, vesícula biliar.

Colecistograma oral

O colecistograma oral é um método diagnóstico mais antigo, introduzido em 1924, e que está em desuso. Pelo fato de demandar mais tempo para sua realização (não fornece resultados imediatos, portanto, não pode ser utilizado em caso de urgência), associar a utilização de raio X e contraste, e possuir menor sensibilidade e especificidade, passou a ser preterido em relação à US do abdome.

Na prática, o paciente recebe uma quantidade de contraste para ser ingerido por via oral (VO). Esse agente é metabolizado no fígado e secretado pelas vias biliares para a vesícula biliar, onde é concentrado mediante a absorção da água, fornecendo informações anatômicas e fisiológicas dessa região. São realizadas radiografias do abdome, e, quando não existe obstrução do ducto cístico, a vesícula encontra-se contrastada. Caso contrário, ela não aparece nos filmes, sendo considerada excluída do trajeto e permitindo a conclusão de que existe obstrução do ducto cístico, muito provavelmente por um cálculo impactado. Em outras ocasiões, a vesícula pode apresentar irregularidades de preenchimento, que podem corresponder a cálculos ou a pólipos. É importante lembrar que uma vesícula excluída também pode significar sua inexistência (congênita ou adquirida).

Ocasionalmente, esse exame pode ser útil em pacientes obesos, quando há dificuldade de diagnóstico pela US, ou nos raros pacientes em que é planejado o tratamento medicamentoso com substâncias que dissolvem os cálculos, visando obter informações sobre a contratilidade da vesícula, o estado de permeabilidade do ducto cístico e a quantidade e a qualidade dos cálculos a serem dissolvidos.

Tomografia computadorizada do abdome

A sensibilidade da tomografia computadorizada (TC) para o diagnóstico de colelitíase é baixa, uma vez que os cálculos, em sua maioria, são radiotransparentes e isodensos em relação à bile. É particularmente útil na avaliação de complicações da doença calculosa, como colecistites ou tumores da vesícula biliar. Proporciona informações anatômicas com maior qualidade quando comparada à US. Pode ser utilizada para identificar a causa e o local da obstrução na árvore biliar.

Ressonância magnética do abdome

Esse exame pode evidenciar cálculos na vesícula ou nas vias biliares, à medida que são vistas imagens de subtração no interior dessas estruturas. Porém, não é utilizado no diagnóstico da colelitíase isolada, uma vez que não acrescenta nenhuma informação diferente da obtida com a US. Por outro lado, é de grande utilidade no diagnóstico de litíase das vias biliares, quando há dilatação de via biliar à US ou alteração de provas de função hepática (ver Cap. 63, Colecistite aguda litisíaca e alitisíaca).

Ultrassonografia endoscópica

Esse exame permite a visualização da vesícula biliar com pouca interferência da interposição de gás intestinal, de tecido subcutâneo e de fígado. Com isso, é um exame mais sensível (96%) do que a US transabdominal, para a identificação de colelitíase, principalmente em obesos e na detecção de microcálculos.[10]

Exames laboratoriais

Nas análises laboratoriais do sangue, devem constar testes de função hepática e de função pancreática exócrina e hemograma completo.

As provas de função hepática compreendem a dosagem sérica de transaminases (aspartato-aminotransferase [AST] e alanino-aminotransferase [ALT]), fosfatase alcalina, gama-glutamiltransferase (gama-GT), bilirrubina total e suas frações. As provas de função pancreática incluem amilase e lipase. Nos pacientes com colelitíase sintomática, essas dosagens devem ser normais. Caso existam alterações, devem ser descartadas complicações (coledocolitíase, síndrome de Mirizzi, pancreatite aguda biliar) ou outras doenças.

Nesse contexto, um hemograma com leucocitose e formas jovens (desvio para a esquerda) está presente nos processos agudos infecciosos, como colecistite aguda e colangite, entre outros. Na colecistite crônica, o hemograma geralmente é normal.

Tratamento

A colecistectomia eletiva é recomendada para todos os pacientes sintomáticos com risco cirúrgico pequeno ou moderado. Nos pacientes com condições de saúde proibitivas, como nas cardiopatias e nas pneumopatias graves, podem ser tentados controle clínico e terapêutica medicamentosa para dissolução dos cálculos. Dos pacientes assintomáticos, 20% deverão apresentar sintomas no período de 15 anos, vindo a necessitar de cirurgia.[11]

Na tentativa de sistematizar a abordagem dos pacientes com suspeita de afecções da vesícula biliar, descreve-se, a seguir, uma classificação que busca a uniformização dos dados, com consequente divisão dos pacientes em categorias, o que possibilita a padronização da indicação do tratamento:

- **Grupo 1** – Pacientes assintomáticos com achado ocasional de colelitíase em exame de imagem;
- **Grupo 2** – Pacientes com sintomas típicos e colelitíase em exame de imagem;
- **Grupo 3** – Pacientes com sintomas atípicos e colelitíase em exame de imagem;
- **Grupo 4** – Pacientes com sintomas típicos, mas sem colelitíase em exame de imagem.

De modo geral, os pacientes do grupo 1 devem ser observados, e os do grupo 2, tratados. Já os pacientes dos grupos 3 e 4 devem ser avaliados cuidadosamente, pois, mesmo que seja realizada a cirurgia, alguns desses pacientes continuarão a apresentar os mesmos sintomas.

A seguir, detalha-se o tratamento dos pacientes de cada um desses grupos.

Grupo 1 – São os pacientes com colelitíase assintomática. A definição desse grupo de pacientes é dada pela presença de cálculos na vesícula biliar que não tenham ocasionado sintomas, como cólica biliar, ou causado algum outro tipo de complicação relacionado com sua existência, como coledocolitíase, tumor de vesícula biliar ou pancreatite. Em geral, esses pacientes submeteram-se a um exame de US do abdome de rotina, indicado para investigação de outras afecções abdominais, e depararam-se com esse diagnóstico. O número crescente da realização desse exame proporciona o aumento do número de casos diagnosticados.

A história natural da doença demonstra que aproximadamente 20% desses pacientes irão apresentar-se sintomáticos ao longo dos próximos 15 anos. Mesmo assim, a conduta terapêutica é controversa e a colecistectomia não tem indicação absoluta em um primeiro momento. Vários aspectos devem ser considerados, e os casos, individualizados. Não existem ensaios clínicos que determinem o papel da colecistectomia nos pacientes com colelitíase assintomática. Por outro lado, existem alguns estudos nos quais a colecistectomia profilática não demonstrou benefício para o grupo de pacientes operados.

Dessa forma, a colecistectomia profilática não está indicada na maioria dos pacientes assintomáticos como grau de recomendação 1B, com exceção de alguns casos especiais, em que pode haver indicação relativa ou até mesmo absoluta. Essas indicações justificam-se por tentar diminuir o risco de complicações. Exemplo de indicação absoluta é a existência de calcificação da parede vesicular (vesícula em porcelana) ou pólipo maior do que 1 cm, ambas situações consideradas de risco para a ocorrência do adenocarcinoma de vesícula biliar. As indicações relativas são mais abrangentes e dependem basicamente da experiência do cirurgião assistente e do entendimento da situação concomitante que envolve o paciente (p. ex., trabalhador em local ermo com difícil acesso à saúde).[12]

Quando indicada a cirurgia, a justificativa de seus reais benefícios deve ser esclarecida para o paciente. Entre as situações nas quais a cirurgia pode ser aconselhada, citam-se:

- Pacientes com menos de 30 anos com expectativa de vida maior e com mais chance de, no futuro, apresentarem sintomas ou complicações;
- Pacientes com cálculos maiores do que 3 cm com maior probabilidade de desenvolver colecistite aguda ou câncer de vesícula;
- Mulheres jovens que se preparam para gestar. Nestas, a colecistite aguda e a pancreatite aguda biliar são condições de risco para a integridade do binômio mãe-bebê;
- Pacientes levados à cirurgia por outra doença e portadores de litíase vesicular assintomática, descoberta no pré-operatório por US, ou durante a revisão da cavidade no transoperatório. Nestes, a colecistectomia associada – também chamada de passagem – tem indicação. Estudos com pequeno número de pacientes demonstraram incidência aumentada de necessidade de colecistectomia no pós-operatório até 30 dias e em 5 anos;
- Antes ou durante a realização de transplante renal ou cirurgia bariátrica;[13,14]
- Durante gastrectomia por neoplasia gástrica.[15]

Os diabéticos apresentam incidência de complicações semelhante à dos demais pacientes, mas suas complicações são mais graves e eles devem ser tratados de maneira diferenciada. Frente à menor suspeita de modificação do quadro vesicular, a cirurgia é recomendável.

Grupo 2 – O tratamento de escolha é a colecistectomia, e a via laparoscópica é a preferida. A colecistectomia videolaparoscópica não apresenta maiores riscos e diminui o tempo de internação hospitalar e de recuperação do paciente, com consequente retorno mais precoce às suas atividades e sem aumento dos custos. A colecistectomia laparotômica é reservada para as situações de risco para neoplasia maligna. No transoperatório, a conversão de laparoscopia para laparotomia está indicada quando existem dificuldades no reconhecimento das estruturas do hilo hepático, sangramento incontrolável ou suspeita de complicações locais. Nos centros especializados, o índice de conversão é de 1%. A colangiografia transoperatória está indicada se houver fatores preditivos para coledocolitíase, como alteração de provas de função hepática com hiperbilirrubinemia da fração direta, sem evidência de cálculos nos exames de imagem, ou ducto cístico dilatado com ou sem cálculos em seu interior. Caso a colangiografia transoperatória seja positiva, deve ser realizado tratamento da coledocolitíase conforme detalhado no Capítulo 64, Litíase das vias biliares.

Um pequeno e seleto grupo de pacientes com cólica biliar não complicada, e cálculos de colesterol com risco elevado de complicações pelo tratamento cirúrgico, pode ser submetido à terapêutica clínica, prolongada com ácido quenodesoxicólico na dosagem de 13 a 16 mg/kg/dia VO, em duas tomadas diárias, ou ácido ursodesoxicólico na dosagem de 8 a 10 mg/kg/dia VO. Os critérios de seleção desses pacientes incluem presença de pequenos cálculos (< 10 mm de diâmetro), com calcificação mínima e baixa densidade na TC; vesícula funcionante com ducto cístico permeável detectado por colecistograma oral; e sintomas leves.[16] A dissolução total ocorre em cerca de 37% dos casos, após 6 meses de tratamento.[17] Podem acontecer efeitos colaterais, como diarreia e elevações reversíveis das transaminases séricas.

A litotripsia extracorpórea por ondas de choque também apresenta restrições ao seu emprego e alto índice de falha. Os cálculos fragmentados são eliminados pelo ducto cístico permeável, podendo causar pancreatite aguda. Há também a necessidade de iniciar simultaneamente o emprego dos ácidos quenodesoxicólico e ursodesoxicólico, que deverão ser continuados por um longo período de tempo para evitar a formação de novos cálculos.[18]

Grupo 3 – Os sintomas atípicos em pacientes com colelitíase, presente em exame de imagem, geralmente não são causados pelos cálculos. São mandatórias a pesquisa de outras causas e as revisões subsequentes dos pacientes, pois a mudança no tipo de queixas não é incomum. Quanto mais atípicos forem os sintomas, menor será a resposta à colecistectomia. Devem ser investigadas outras causas de dispepsia comumente associadas, como doença do refluxo gastresofágico, úlcera péptica, constipação, etc. A colecistectomia pode ser indicada se o tratamento adequado dessas afecções não for efetivo e se a investigação gastrintestinal for negativa. Além disso, um tratamento empírico com ácido ursodesoxicólico pode ajudar a identificar pacientes que se beneficiarão da colecistectomia. O paciente deve ser advertido sobre a possibilidade de recrudescimento dos sintomas, e a decisão de cirurgia deve ser tomada junto com ele.

Grupo 4 – Os pacientes com sintomas persistentes e típicos de colelitíase, sem doença confirmada por exames complementares, muito provavelmente são portadores de microlitíase ou barro biliar. Essas condições são igualmente responsáveis pela obstrução do ducto cístico, com consequente desenvolvimento de sintomas e sinais típicos ou até responsáveis por quadros de pancreatite de repetição que, não raro, estão além dos limites de detecção por exames de imagem. Por esse motivo, na persistência dos sintomas, os exames devem ser repetidos em momentos subsequentes. Essa conduta inclusive aumenta a sensibilidade do exame para o diagnóstico. A análise da bile coletada por colangiopancreatografia retrógrada endoscópica (CPRE) ou o exame de US endoscópica podem confirmar a microlitíase.

A disfunção do esfíncter de Oddi, as discinesias da vesícula biliar, a síndrome do cólon irritável e as dispepsias também podem gerar sintomas semelhantes aos da colelitíase, mas o tratamento não é a remoção cirúrgica da vesícula biliar. A cirurgia pode até piorar os sintomas quando existe disfunção do esfíncter de Oddi e síndrome do cólon irritável.

A **FIGURA 62.2** resume a conduta na colelitíase.

Colelitíase

Assintomática

Indicações absolutas
- Suspeita de neoplasia
- Vesícula biliar em porcelana
- Cálculo associado a pólipo

Indicações relativas
- Cálculo ≥ 3 cm
- Pacientes < 30 anos
- Transplante renal
- Cirurgia bariátrica
- Gastrectomia
- Mulheres jovens que desejam gestar

Sintomática

Dor epigástrica ou em hipocôndrio direito
Náuseas e/ou vômitos
Irradiação para as costas

Avaliação do risco operatório
Provas de função hepática
(AST, ALT, fosfatase alcalina, bilirrubinas, GTT, amilase, lipase)

Baixo risco cirúrgico → Colecistectomia videolaparoscópica*

Alto risco cirúrgico → Considerar risco/benefício de tratamento clínico vs. cirurgia

Sintomas atípicos

Avaliação de outras causas de dispepsia e dor abdominal

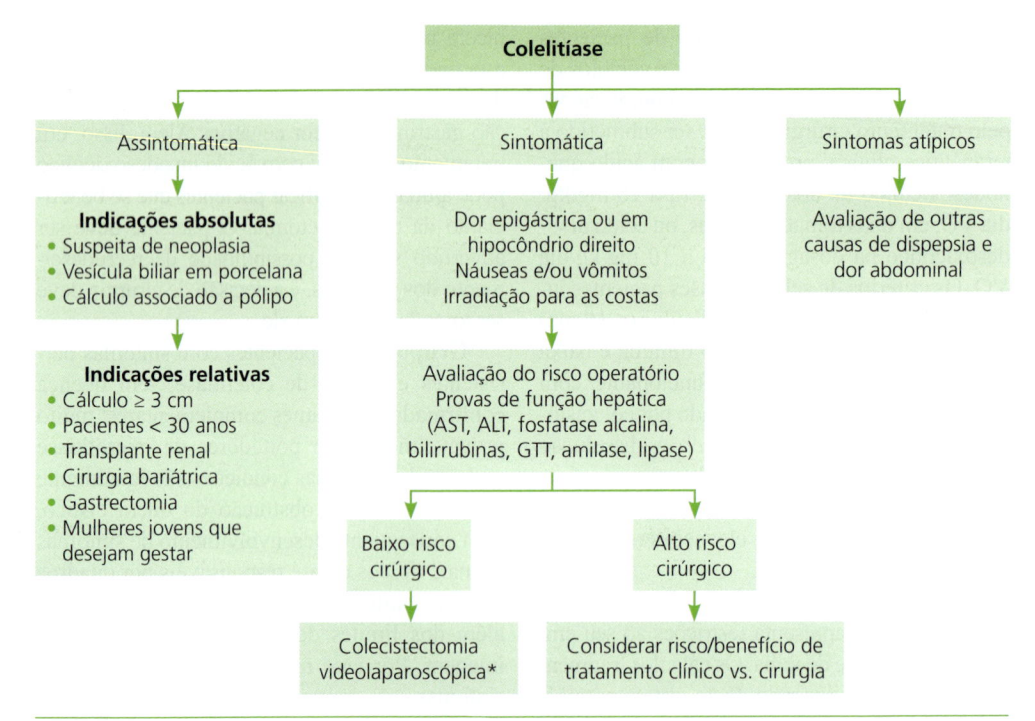

FIGURA 62.2 Fluxograma para conduta na colelitíase.
*A colangiografia transoperatória deve ser realizada em caso de vesícula biliar com múltiplos pequenos cálculos, microlitíase ou barro biliar, ou suspeita de coledocolitíase.
ALT, alanino-aminotransferase; AST, aspartato-aminotransferase; GGT, γ-glutamiltransferase.

Referências

1. Mantovani M, Leal RF, Fontelles MJ. Incidência de colelitíase em necropsias realizadas no Hospital Universitário de Campinas-SP. Rev Col Bras Cir. 2001;28(4):259-63.
2. Nunes EC, Rosa RS, Bordin R. Hospitalizations for cholecystitis and cholelithiasis in the state of Rio Grande do Sul, Brazil. ABCD, Arq Bras Cir Dig. 2016;29(2):77-80.
3. Stinton LM, Myers RP, Shaffer EA. Epidemiology of gallstones. Gastroenterol Clin North Am. 2010;39(2):157-69.
4. Zheng Y, Xu M, Li Y, Hruby A, Rimm EB, Hu FB, et al. Gallstones and risk of coronary heart disease: prospective analysis of 270.000 men and women from 3 US cohorts andmeta-analysis. Arterioscler Thromb Vasc Biol. 2016;36(9):1997-2003.
5. Stinton LM, Shaffer EA. Epidemiology of gallbladder disease: cholelithiasis and cancer. Gut Liver. 2012;6(2):172-87.
6. Leitzmann MF, Stampfer MJ, Willett WC, Spiegelman D, Colditz GA, Giovannucci EL. Coffee intake is associated with lower risk of symptomatic gallstone disease in women. Gastroenterology. 2002;123(6):1823-30.
7. Çerçi SS, Özbek FM, Çerçi C, Baykal B, Ero lu HE, Baykal Z, et al. Gallbladder function and dynamics of bile flow in asymptomatic gallstone disease. World J Gastroenterol. 2009;15(22):2763-7.
8. Merra G, Dal Lago A, Roccarina D, Santoro MC, Gasbarrini G, Ghirlanda G, et al. Cholelitiasis: state of the art. Minerva Gastroenterol Dietol. 2009;55(4):385-93.
9. Shea JA, Berlin JA, Escarce JJ, Clarke JR, Kinosian BP, Cabana MD, et al. Revised estimates of diagnostic test sensitivity and specificity in suspected biliary tract disease. Arch Intern Med. 1994;154(22):2573-81.
10. Dahan P, Andant C, Lévy P, Amouyal P, Amoyal G, Dumont M, et al. Prospective evaluation of endoscopic ultrasonography and microscopic examination of duodenal bile in the diagnosis of cholecystolithiasis in 45 patients with normal conventional ultrasonography. Gut. 1996;38(2):277-81.
11. Festi D, Reggiani ML, Attili AF, Loria P, Pazzi P, Scaioli E, et al. Natural history of gallstone disease: expectant management or active treatment? Results from a population-based cohort study. J Gastroenterol Hepatol. 2010;25(4):719-24.
12. Portincasa P, Di Ciaula A, de Bari O, Garruti G, Palmieri VO, Wang DQ. Management of gallstones and its related complications. Expert Rev Gastroenterol Hepatol. 2016;10(1):93-112.

13. Sianesi M, Capocasale E, Ferreri G, Mazzoni MP, Dalla Valle R, Busi N. The role of cholecystectomy in renal transplantation. Transplant Proc. 2005;37(5):2129-30.
14. Morais M, Faria G, Preto J, Costa-Maia J. Gallstones and bariatric surgery: to treat or not to treat? World J Surg. 2016;40(12):2904-10.
15. Liang TJ, Liu SI, Chen YC, Chang PM, Huang WC, Chang HT, et al. Analysis of gallstone disease after gastric cancer surgery. Gastric Cancer. 2017 Feb 2. [Epub ahead of print]
16. Fromm H, Malavolti M. Bile acid dissolution therapy of gallbladder stones. Baillieres Clin Gastroenterol. 1992;6(4):689-95.
17. Rubin RA, Kowalski TE, Khandelwal M, Malet PF. Ursodiol for hepatobiliary disorders. Ann Intern Med. 1994;121(3):207-18.
18. Tsumita R, Sugiura N, Abe A, Ebara M, Saisho H, Tsuchiya Y. Long-term evaluation of extracorporeal shock-wave lithotripsy for cholesterol gallstones. J Gastroenterol Hepatol. 2001;16(1):93-9.

Leituras recomendadas

Cremer A, Arvanitakis M. Diagnosis and management of bile stone disease and its complications. Minerva Gastroeneterl Dietol. 2016;62(1):103-29.

Cafasso DE, Smith RR. Symptomatic cholelithiasis and functional disorders of the biliary tract. Surg Clin North Am. 2014;94(2):233-56.

Tazuma S, Unno M, Igarashi Y, Inui K, Uchiyama K, Kai M, et al. Evidence-based clinical practice guidelines for cholelithiasis 2016. J Gastroenterol. 2017;52(3):276-300.

Zakko SF. Uncomplicated gallstone disease [Internet]. Waltham: UpToDate; 2017. [capturado em 16 fev. 2017]. Disponível em: http://www.uptodate.com/patients/content/topic.do?topicKey=~ZO3ZKrNhsQc9c5/

Colecistite aguda litiásica e alitiásica

Mariana Blanck Zilio
Luiz Roberto Rigo Wendt
Luiz Rohde
Alessandro Bersch Osvaldt

Colecistite aguda litiásica

Colecistite aguda é a complicação mais comum da colelitíase e ocorre em até 10% dos pacientes com colelitíase sintomática, além de ser responsável por 3 a 9% das admissões hospitalares por dor abdominal.[1]

Fisiopatologia

Os cálculos biliares estão presentes em 95% dos pacientes com colecistite aguda. A impactação de um cálculo no infundíbulo da vesícula biliar ou do ducto cístico é o evento inicial. Essa obstrução determina o aumento da pressão intravesicular, causando congestão venosa, comprometimento do fluxo sanguíneo arterial e diminuição da drenagem linfática. A mucosa isquêmica libera mediadores inflamatórios como prostaglandinas I_2 e E_2. A liberação pelos lisossomos da fosfolipase A catalisa a conversão da lecitina em lisolecitina. A lecitina, constituinte comum da bile, normalmente protege a mucosa da vesícula contra os efeitos dos ácidos biliares, mas a lisolecitina é tóxica para a mucosa (**FIG. 63.1**).[2]

O espessamento da parede vesicular resulta do edema inflamatório, da congestão vascular e da hemorragia intramural. Úlceras na mucosa desenvolvem-se com áreas focais de necrose da parede. Em alguns casos, pode haver infecção bacteriana secundária com acúmulo de bile purulenta e formação de empiema, perfuração com peritonite e sepse. Em cerca de 50% dos pacientes, a cultura da bile é positiva, sendo, geralmente, isolados os germes da flora intestinal, que incluem bacilos gram-negativos (*Escherichia coli*, *Klebsiella*, *Enterobacter*), anaeróbios (*Bacteroides*, *Clostridium*, *Fusobacterium*) e cocos gram-positivos (*Enterococcus*).[2]

Diagnóstico

O diagnóstico é baseado no quadro clínico, nos exames laboratoriais e nos exames de imagem. Os dados laboratoriais não são decisivos para o diagnóstico de colecistite aguda, nem indicam o estágio da doença com precisão. Algumas vezes, o quadro clínico não é clássico; por isso, na avaliação inicial, devem ser solicitados hemograma, bilirrubinas, transaminases e amilase, além de ultrassonografia (US) do abdome.

O **QUADRO 63.1** mostra os critérios diagnósticos da colecistite aguda.

A dor abdominal é o principal sintoma da colecistite. Ela localiza-se no quadrante superior direito ou epigástrio, podendo irradiar para a escápula direita. A intensidade da dor é progressiva e prolongada, geralmente, por mais de 5 horas. Pode haver história de ingestão de alimentos gordurosos 1 hora ou mais antes do

FIGURA 63.1 Esquema da fisiopatologia da colecistite aguda.
VB, vesícula biliar.
Fonte: Adaptada de Indar.[2]

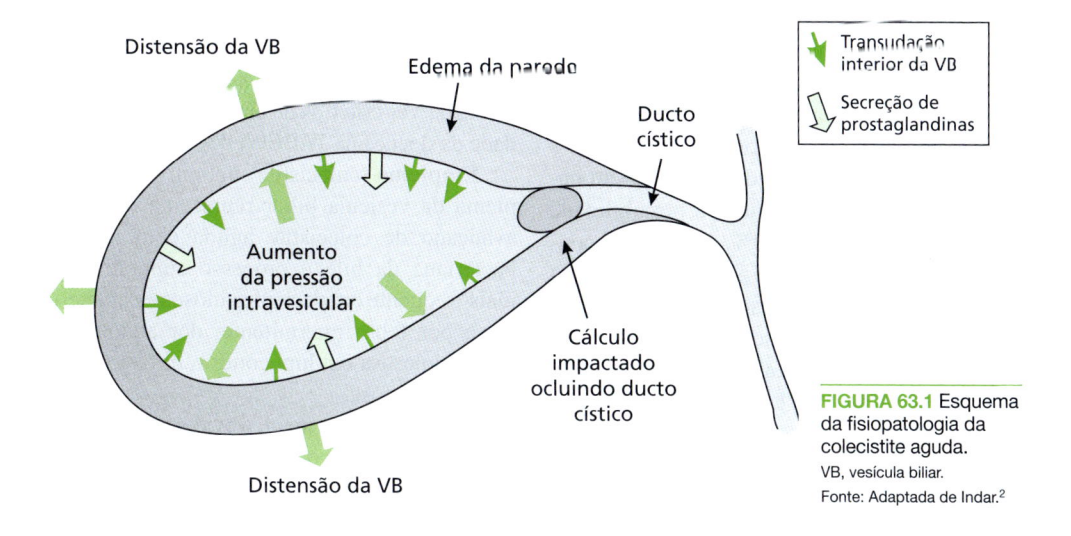

QUADRO 63.1

Critérios diagnósticos da colecistite aguda*

Clínicos
- Dor à palpação, plastrão em quadrante superior direito (QSD)
- Sinal de Murphy

Laboratoriais
- Hemograma com leucocitose
- Proteína C-reativa elevada

Imagem
- Cálculo biliar
- Espessamento da parede da vesícula biliar ≥ 5 mm
- Sinal de Murphy ultrassonográfico
- TC, RM ou cintilografia a positiva de vias biliares

*É necessária a presença de 2 dos 3 critérios, sendo obrigatório o critério de imagem.
RM, ressonância magnética; TC, tomografia computadorizada.

início dos sintomas. Náuseas e vômitos geralmente acompanham a dor, e febre pode estar presente em até 30% dos casos. História prévia de dor abdominal semelhante está presente em 60 a 75% dos casos.

Os achados do exame físico são variáveis e dependem do grau de inflamação da vesícula biliar. O sinal de Murphy – ou seja, a interrupção súbita, devido à dor, da inspiração à palpação profunda do hipocôndrio direito –, apesar de ter alta especificidade (79-96%), está presente em apenas 50 a 65% dos casos. Em cerca de 20 a 30% dos pacientes, é encontrada massa palpável dolorosa no quadrante superior direito, a qual geralmente representa epíploo, que bloqueia a vesícula biliar em resposta ao processo inflamatório. À medida que a inflamação evolui, a sensibilidade local aumenta, e a dor tende a tornar-se mais parietal do que visceral. O paciente reluta em movimentar-se, com receio de agravar a dor. É importante lembrar que pacientes idosos, diabéticos ou portadores de doenças neurológicas podem apresentar colecistite aguda sem quadro doloroso importante.

Os exames laboratoriais refletem o quadro inflamatório com leucocitose e proteína C-reativa aumentadas. Entretanto, é importante salientar que pode haver pacientes com leucograma normal e casos de empiema ou até gangrena da vesícula biliar com leucocitose discreta e desvio à esquerda inexpressivo, sobretudo em idosos ou imunodeprimidos.

As bilirrubinas séricas podem estar elevadas em 20 a 25% dos pacientes. Destes, apenas 10% apresentam coledocolitíase, demonstrando que os canais biliares podem estar envolvidos pelo processo inflamatório sem, no entanto, estarem obstruídos em sua luz. Esse fenômeno também poderia ser explicado pela reabsorção aumentada da bile pela mucosa da vesícula biliar, alterada pelo processo inflamatório agudo. Estudos mostraram que, quando a bilirrubina sérica é maior do que 3 mg em pacientes com colecistite aguda, a possibilidade de coledocolitíase é de 60%. A presença concomitante de dilatação de via biliar à US do abdome deve reforçar a suspeita. Outras causas de hiperbilirrubinemia a serem excluídas nesse contexto são colangite aguda e síndrome de Mirizzi (ver Cap. 66, Fístula biliar interna e íleo biliar).

As transaminases séricas e a amilase podem estar discretamente elevadas. Salienta-se a necessidade do diagnóstico diferencial com pancreatite aguda biliar nos casos de colecistite aguda associada à hiperamilasemia.

Complicações

O paciente com colecistite aguda pode apresentar desde quadro leve e autolimitado, até quadro fulminante com disfunção orgânica (hipotensão, coma, hipoxemia, insuficiência renal, coagulopatia, plaquetopenia). A mortalidade geral é de 0,6%. Ver critérios de classificação de gravidade da doença na **TABELA 63.1**.

Empiema (colecistite supurativa) – O empiema da vesícula biliar representa o estágio avançado de colecistite aguda com invasão bacteriana da bile e processo supurativo. É mais frequente em pacientes idosos e caracteriza-se por febre intermitente, dor abdominal, massa dolorosa em hipocôndrio direito e marcada leucocitose;

Gangrena – Em geral, é evidenciada no momento da cirurgia e ocorre mais frequentemente no fundo da vesícula biliar. Indica doença avançada e resulta da isquemia com necrose da parede vesicular. Pode levar à perfuração bloqueada ou livre e é comum nos pacientes idosos, nos diabéticos, na colecistite alitiásica e, especialmente, na colecistite enfisematosa;

Perfuração – É a complicação mais comum da colecistite aguda e ocorre em 10% dos casos, podendo ser livre ou bloqueada;

TABELA 63.1 Tratamento da colecistite aguda

Grau	Definição	Conduta
I (leve)	Sem disfunção orgânica Alterações inflamatórias leves	Colecistectomia videolaparoscópica Antibioticoprofilaxia Colecistostomia percutânea em pacientes com risco cirúrgico elevado por doença sistêmica descompensada
II (moderada)	Associada a um dos seguintes: • Leucocitose > 18.000/mm^3 • Massa palpável em quadrante superior direito do abdome • Duração dos sintomas > 72 h • Inflamação local importante: colecistite com gangrena, abscesso pericolecístico, abscesso hepático, peritonite biliar ou colecistite enfisematosa	Colecistectomia videolaparoscópica/colecistectomia aberta Colecistostomia percutânea em pacientes com risco cirúrgico elevado por doença sistêmica descompensada Coleta de bile no transoperatório para microbiologia Antibioticoterapia de 5-7 dias
III (grave)	Associada à disfunção orgânica por sepse Comorbidade determinando risco cirúrgico alto	Antibioticoterapia por 10-14 dias Colecistostomia percutânea com coleta de bile para microbiologia

Fonte: Com base em Yamashita e colaboradores[12] e Barone colaboradores.[13]

- **Perfuração bloqueada** – É o tipo mais frequente de perfuração com formação de abscesso bloqueado. A migração do epíploo limita a perfuração na região da vesícula biliar. O quadro clínico consiste em sensibilidade importante no quadrante superior direito, geralmente com massa palpável nessa área. Febre e leucocitose importante podem estar presentes;
- **Perfuração livre** – Não é complicação comum da colecistite aguda litiásica e pode ocorrer em 1% dos casos. Há difusão de bile para a cavidade peritoneal, resultando em peritonite generalizada. Esses pacientes inicialmente referem dor localizada em quadrante superior direito, que subitamente se torna difusa com sinais de irritação peritoneal generalizada. Febre alta e calafrios costumam estar presentes.

Fistulização – Em 1 a 2% dos pacientes com colecistite aguda pode ocorrer formação de fístula colecistoentérica. Geralmente está associada a cálculos grandes, que erosam tecidos inflamados. O duodeno é o local mais comum (79%) devido à sua proximidade com a vesícula biliar. A flexura hepática do cólon é o segundo local mais frequente (17%). Fístulas com o estômago, o intestino delgado e a via biliar são menos comuns. Quando ocorre a fistulização, o quadro de colecistite aguda regride. Se cálculos grandes (> 2,5 cm) passarem e migrarem para o intestino delgado, pode ocorrer obstrução intestinal mecânica, denominada íleo biliar. O íleo biliar ocorre em 13% dos pacientes com fístula colecistoentérica e deve sempre ser lembrado em pacientes que se apresentam com obstrução mecânica de intestino delgado, colelitíase e sem cirurgias prévias. Em geral, são pacientes idosos com ar na via biliar. Mais detalhes são apresentados no Capítulo 66, Fístula biliar interna e íleo biliar.

Exames de imagem

A US do abdome é o exame de imagem utilizado na suspeita de colecistite aguda. Achados de cálculos biliares, espessamento da parede da vesícula biliar (> 4 mm), coleções pericolecísticas e sinal de Murphy ultrassonográfico, associados ao quadro clínico, praticamente confirmam o diagnóstico de colecistite aguda (**FIG. 63.2**). A US é um exame disponível na maioria dos serviços de emergência; é rápido e inócuo para o paciente; porém, dependente do examinador. Estudos de metanálise indicam que a US possui sensibilidade de 88% e especificidade de 80% na colecistite aguda. É importante ressaltar que pacientes com hipoproteinemia, ascite, insuficiência cardíaca e hepatite também podem apresentar espessamento da parede da vesícula biliar.[3]

A colecintigrafia com ácido iminodiacético hepático (HIDA, do inglês *hepatic iminodiacetic acid*) é o exame com maior acurácia para o diagnóstico de obstrução do ducto cístico e consequente não contrastamento vesicular, com sensibilidade de 97% e especificidade de 90%. Suas desvantagens são a disponibilidade limitada, o fato de não oferecer informações sobre outros aspectos da doença local, como presença de cálculos ou dilatação ductal, e a exposição do paciente à radiação. É o exame indicado para diagnóstico de colecistite aguda alitiásica. Uma versão modificada da colecintigrafia com injeção de morfina intravenosa (IV) pode ser utilizada durante o exame. A morfina aumenta a pressão do esfíncter de Oddi, determinando gradiente pressórico mais favorável para que o marcador radiativo

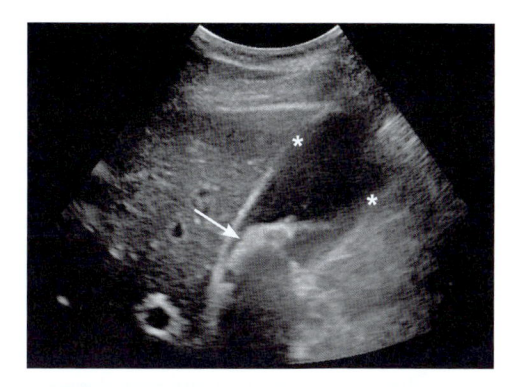

FIGURA 63.2 Ultrassonografia de paciente com colecistite aguda evidenciando cálculo com sombra acústica posterior (*seta*) impactado no infundíbulo, responsável por distensão da vesícula biliar. Na área identificada pelos *asteriscos* é possível observar espessamento das paredes da vesícula.

alcance o ducto cístico. Esse exame modificado é particularmente útil nos doentes graves, em jejum prolongado, com vesícula biliar repleta pela ausência de estímulo alimentar, nos quais a colecintigrafia convencional pode estar associada a resultados falso-positivos.[4]

A tomografia computadorizada (TC) do abdome geralmente é solicitada quando o quadro clínico não é característico. Como os cálculos biliares, na sua maioria, são de colesterol, esses podem não ser visualizados, mas somente as suas consequências, como vesícula biliar distendida com espessamento de suas paredes. Pode ser útil na suspeita de colecistite enfisematosa ou perfuração da vesícula biliar ou quando outros diagnósticos de abdome agudo são considerados, como pancreatite aguda.

A colangiorressonância magnética deve ser solicitada quando há sinais clínicos ou laboratoriais de obstrução biliar, como na coledocolitíase ou na síndrome de Mirizzi.

Tratamento

A abordagem inicial da colecistite aguda consiste em reposição hidreletrolítica, em analgesia e em cirurgia.

Tratamento cirúrgico

A cirurgia precoce (em até 72 horas) é a melhor opção no manejo da colecistite aguda, pois reduz a morbimortalidade perioperatória em alguns pacientes, o tempo de internação e o custo. Após 72 horas, a dissecção pode ser mais imprecisa pelo aumento da inflamação local; porém, a cirurgia permanece como conduta de escolha.[4-6]

A controvérsia que existia na literatura a respeito do momento da indicação cirúrgica – ou seja, cirurgia precoce ou tardia – é um questionamento superado: **o tratamento cirúrgico de escolha é a colecistectomia laparoscópica, após o diagnóstico**,[7,8] não havendo contraindicações clínicas à cirurgia. O cirurgião deve esclarecer ao paciente que a cirurgia laparoscópica não difere de qualquer outra cirurgia, com seus riscos e limitações, e que seu objetivo principal é tratar a colecistite aguda com recuperação mais rápida, menor morbidade e mortalidade, diminuindo o tempo de internação e com retorno mais precoce às atividades habituais. Deve esclarecer também que existe a possibilidade de conversão para cirurgia aberta (laparotômica), e que essa possibilidade é maior em casos de colecistite aguda.

Na fase aguda, a cirurgia é tecnicamente mais difícil. O espessamento da parede vesicular (**FIG. 63.3**) e a friabilidade pelo processo inflamatório podem dificultar a apreensão da vesícula, impedindo a elevação do fundo e a retração do infundíbulo para exposição do pedículo. A inflamação do triângulo de Calot pode dificultar a visualização e a identificação da anatomia ductal e da artéria cística.

A realização do *critical view of safety*, descrito em 1995 por Strasberg e colaboradores, consiste na dissecção do pedículo da vesícula biliar com retirada do tecido gorduroso e fibroso e descolamento de pelo menos um terço da vesícula biliar do seu leito, expondo a placa cística. E, então, à abertura do triângulo de Calot, devem ser observadas apenas duas estruturas ligadas à vesícula biliar – o ducto cístico e a artéria cística. Essa técnica é de extrema importância na prevenção de lesões de via biliar durante a colecistectomia laparoscópica.[9] (ver Cap. 65, Lesões iatrogênicas da via biliar). A impossibilidade de realizar essa dissecção deve levar o cirurgião a considerar conversão para via laparotômica e/ou colangiografia transoperatória, com objetivo de avaliar a anatomia da via biliar.

Ao término da cirurgia, a revisão da hemostasia deve ser rigorosa, seguida de lava-

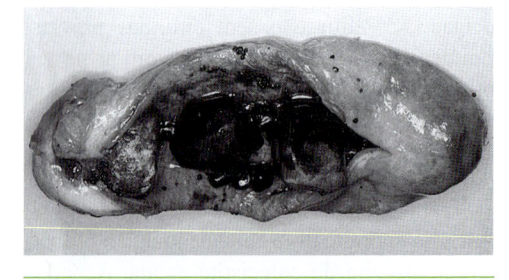

FIGURA 63.3 Colecistite aguda litiásica. Cálculo impactado no infundíbulo com espessamento da parede vesicular.

gem da cavidade. A drenagem não é utilizada rotineiramente, apenas quando há contaminação grosseira com bile purulenta, coto cístico friável por processo inflamatório ou hemostasia duvidosa. Em casos de ruptura da vesícula durante a colecistectomia, é fundamental lavar a cavidade e recuperar os cálculos; porém, a ruptura não consiste em indicação de conversão para cirurgia aberta.

Pacientes incapazes de tolerar pneumoperitônio, devido à instabilidade hemodinâmica ou comorbidades cardiorrespiratórias graves, e pacientes com coagulopatia refratária não devem ser submetidos à colecistectomia laparoscópica, devido ao risco de colapso cardiovascular e hemorragia. Esses pacientes podem ser preferencialmente submetidos à drenagem da vesícula biliar de forma percutânea e, após estabilização clínica, prosseguir ao tratamento definitivo com colecistectomia em 6 semanas.

Colecistostomia

A colecistostomia percutânea trans-hepática pode ser realizada sob anestesia local, guiada por US à beira do leito ou por TC. Esse método é uma alternativa no tratamento da colecistite aguda em pacientes de alto risco cirúrgico, sobretudo com sepse abdominal. Um cateter percutâneo, geralmente trans-hepático, é inserido na vesícula biliar. Com drenagem e antibioticoterapia, 90% dos pacientes melhoram e, caso o estado clínico permita, podem ser submetidos, posteriormente, à colecistectomia eletiva, em geral, após 6 semanas. A taxa de recorrência em pacientes submetidos ao tratamento conservador é de 36%, e, em pacientes cuja colecistectomia não foi possível, sendo realizada colecistostomia percutânea, é de 22 a 47%.[10]

A mortalidade na colecistite aguda é de cerca de 3%. Contudo, varia conforme a idade do paciente e a presença de comorbidades, sendo inferior a 1% no paciente jovem e hígido e aproximando-se de 10% no idoso com alto risco cirúrgico.

Antibioticoterapia

Para escolha do antibiótico e da duração do tratamento, deve-se levar em conta o tempo de duração e a gravidade do quadro de colecistite, se o provável germe é comunitário ou hospitalar, a microbiologia do material coletado no transoperatório ou na colecistostomia, a imunossupressão ou as comorbidades do paciente e se há sinais de sepse ou falência orgânica (ver **TAB. 63.1**).

Para pacientes com **colecistite leve (grau I)**, vindos da comunidade e operados precocemente, recomenda-se cefazolina 1 g IV ou cefoxitina 2 g IV como profilaxia cirúrgica na indução anestésica como dose única ou por período máximo em 24 horas.[11]

Na **colecistite moderada (grau II)**, ou em pacientes com comorbidades importantes, idosos e imunossuprimidos, com quadro clínico com mais de 72 horas de evolução (bile vesicular infectada em mais de 50% dos casos) ou febre, deve-se iniciar a terapêutica antibiótica no momento do diagnóstico e manter 5 a 7 dias após a cirurgia. Os esquemas sugeridos, tendo em vista a eficácia para os patógenos mais frequentes e a alergia a classes de antimicrobianos, são ampicilina + sulbactam, amoxicilina + clavulanato, ou ciprofloxacino ou levofloxacino associado a metronidazol.

Nos pacientes com **colecistite grave (grau III)**, em pacientes internados/hospitalizados ou com comorbidades, utilizar piperacilina + tazobactam ou cefepima + metronidazol. Dependendo da terapêutica prévia, utilizar impipeném ou meropeném.[8]

Quando for feita coleta de bile por punção da vesícula biliar ou de conteúdo de coleção ou extravasado para a cavidade, o exame bacteriológico da bile pode auxiliar na escolha e na duração da antibioticoterapia.

Tipos especiais de colecistite aguda

Colecistite enfisematosa

É uma forma grave e rapidamente progressiva de colecistite aguda. É mais comum em homens (3:1) entre a 5ª e a 7ª década de vida, sendo 30 a 50% dos pacientes são diabéticos. A litíase biliar está presente em cerca de metade dos pacientes. É causada por infecção mista, que inclui germes formadores de gás (*Clostridium welchii*). A cultura da bile é positiva em 90% dos casos, e clostrídeos são identificados em 50% dos pacientes. De início abrupto e evolução rápida, ocorre invasão bacteriana direta e isquemia da parede vesicular. A vesícula biliar habitualmente está gangrenosa, e a perfuração livre com peritonite ocorre em 15% dos pacientes.

A US do abdome pode evidenciar bolhas de gás no fundo da vesícula (*champagne sign*). A TC pode demonstrar gás no interior da vesícula e pneumatose na parede vesicular.

O tratamento cirúrgico precoce é mandatório, e a taxa de mortalidade é elevada (15%).

Colecistite aguda em idosos

A colecistite aguda nos idosos tende a ser grave, pois o diagnóstico costuma ser tardio. Em geral, está associada a complicações como empiema e perfuração, e possui taxa de mortalidade elevada, para a qual também contribuem comorbidades cardiorrespiratórias. O quadro clínico pode não ser o clássico: febre ausente, irritação peritoneal mínima e leucograma normal.[14]

Colecistite aguda na gestação

A presença de cálculos na vesícula biliar ocorre frequentemente em gestantes (3,5-10%), podendo desencadear quadro de colecistite aguda em 0,1%. A colecistectomia laparoscópica pode ser realizada com menor risco no segundo trimestre, e estudos recentes demonstram que é segura também no primeiro trimestre.

Existe risco de indução de parto prematuro no terceiro trimestre, além de menor espaço para realização do procedimento. A pressão intra-abdominal deve ser mantida entre 12 e 15 mmHg, e o feto deve ser monitorizado durante o procedimento. No terceiro trimestre, a colecistectomia aberta pode ser considerada como alternativa.[15]

Colecistite aguda em pacientes cirróticos

A colecistectomia laparoscópica é a via de acesso preferida, mesmo em pacientes cirróticos, Child-Pugh A e B. Nesses pacientes, a via laparoscópica é associada à menor taxa de complicações quando comparada à cirurgia aberta. A hipertensão portal pode deixar a dissecção do pedículo mais difícil.

Colecistite xantogranulomatosa

É caracterizada por um processo inflamatório destrutivo focal ou difuso, com acúmulo de macrófagos com citoplasma lipídico, tecido fibroso e células inflamatórias. Pode estender-se para estruturas adjacentes, determinando morbidade significativa.

A patogenia da colecistite xantogranulomatosa relaciona-se com extravasamento de bile dentro da parede da vesícula biliar pela ruptura dos seios de Rokitansky-Aschoff ou por ulcerações da mucosa. Esse evento desencadeia reação inflamatória no tecido intersticial, no qual macrófagos promovem a fagocitose dos lipídeos presentes na bile, como colesterol e fosfolipídeos, levando à formação de células xantomatosas. A litíase biliar tem papel importante na patogenia, pois está presente em todos os pacientes. A vesícula biliar apresenta-se espessada, e a serosa é recoberta por tecido fibroso denso. Ao corte da parede, encontram-se focos xantogranulomatosos, que aparecem como nódulos ou placas amareladas, que podem estender-se para órgãos adjacentes como fígado, duodeno, cólon transverso e epíploo.

Clinicamente, os pacientes têm história sugestiva de episódio de colecistite aguda ou, por vezes, podem apresentar características clínicas e radiológicas que mimetizam o carcinoma da vesícula biliar. Ao exame físico, apresentam sinal de Murphy positivo. A presença de massa palpável no hipocôndrio direito é mais comum na colecistite xantogranulomatosa do que na colecistite aguda.

Em geral, o diagnóstico é feito pelo exame anatomopatológico da vesícula biliar ressecada. A possibilidade de colecistite xantogranulomatosa deve ser considerada em todo paciente que apresentar massa em quadrante superior direito e/ou fístula biliar.

O tratamento da colecistite xantogranulomatosa é a cirurgia. Durante o procedimento, os achados de vesícula biliar com paredes marcadamente espessadas com fibrose densa, estendendo-se para estruturas adjacentes, levam à suspeita de colecistite xantogranulomatosa. O grande desafio nesses pacientes é diferenciar essa condição do carcinoma da vesícula biliar (prevalência de 2-10%), sendo necessário, na maioria dos casos, exame de congelação no transoperatório antes de considerar neoplasia irressecável. Quando realizada por laparoscopia, a taxa de conversão para cirurgia aberta é elevada, podendo atingir até 80%, devido à presença de fibrose densa e à possibilidade de malignidade coexistente.[16]

Colecistite aguda alitiásica

A colecistite aguda alitiásica é uma doença necroinflamatória aguda da vesícula biliar, de patogenia multifatorial. É responsável por 5 a 8% dos casos de colecistite aguda e está relacionada com elevadas morbidade e mortalidade. Está fortemente associada a fatores predisponentes, como idade avançada, doença grave, trauma, queimaduras extensas, grandes cirurgias, nutrição parenteral prolongada, diabetes, imunossupressão, síndrome da imunodeficiência adquirida (Aids, do inglês *acquired immunodeficiency syndrome*) com infecções oportunistas e pós-parto. Complicações como gangrena, empiema e perfuração da vesícula são mais comuns na colecistite aguda alitiásica do que na litiásica. A colecistite enfisematosa, mencionada anteriormente como uma forma especial de colecistite aguda litiásica, também ocorre na ausência de cálculos. Cerca de 40 a 50% dos pacientes com colecistite enfisematosa não possuem litíase biliar.

A etiologia é incerta, mas, nos pacientes com esses fatores predisponentes, geralmente ocorre aumento da estase da bile no interior da vesícula biliar, redução do esvaziamento vesicular e aumento da viscosidade da bile, o que contribui para o crescimento bacteriano. Nos idosos e nos pacientes que estão usando medicação vasoconstritora, a isquemia da mucosa da vesícula contribui para a resposta inflamatória local e para a necrose da barreira mucosa.

O exame das peças cirúrgicas revela marcado edema da serosa e da camada muscular, com áreas necróticas focais e trombose das arteríolas e das vênulas. A mucosa pode apresentar ulcerações e áreas gangrenosas (**FIG. 63.4**).

A apresentação é insidiosa e os sintomas são semelhantes aos da colecistite aguda litiásica, mas o diagnóstico é mais difícil e requer alto índice de suspeição. Os pacientes podem estar impedidos de fornecer informações adequadas, e a coexistência de outras patologias, que antecedem a colecistite, pode prejudicar o exame físico e a investigação clínica. Assim, a dor abdominal pode estar ausente ou ser mascarada em decorrência da administração de narcóticos e da queda do nível de consciência, ou ser ocultada pela dor de incisões abdominais recentemente realizadas. A colecistite aguda alitiásica deve ser lembrada durante a avaliação de febre de origem desconhecida, sobretudo em pacientes internados em unidades de terapia intensiva, que estão sedados e intubados, nos quais o exame físico é de difícil realização e valorização.

O exame físico pode revelar massa palpável em quadrante superior direito. Os achados laboratoriais são similares aos da colecistite aguda litiásica, com exceção das provas de função hepática, que estão alteradas com maior frequência na colecistite aguda alitiásica.

A US revela vesícula aumentada de volume, com espessamento da parede (> 4-5 mm), líquido pericolecístico e ausência de cálculos no seu interior. Nos casos de perfuração, pode eviden-

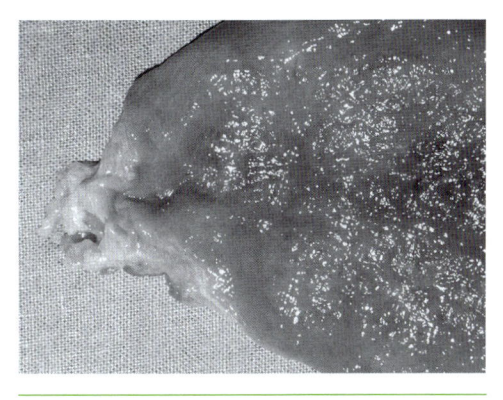

FIGURA 63.4 Colecistite aguda alitiásica. Espessamento da parede do ducto cístico.

ciar imagem compatível com abscesso junto à vesícula biliar. O espessamento da parede vesicular em pacientes em estado grave, com insuficiência cardíaca congestiva, doença hepática ou insuficiência renal, que geralmente estão em anasarca, é de difícil valorização.

A colecintigrafia com HIDA é o exame de imagem de escolha para confirmação diagnóstica, especialmente em pacientes estáveis, demonstrando exclusão vesicular (**FIGS. 63.5 e 63.6**).[17]

O tratamento é semelhante ao da colecistite aguda litiásica e consiste em suporte clínico, antibioticoterapia de amplo espectro e colecistectomia laparoscópica de urgência. A anestesia e a cirurgia estão contraindicadas em uma

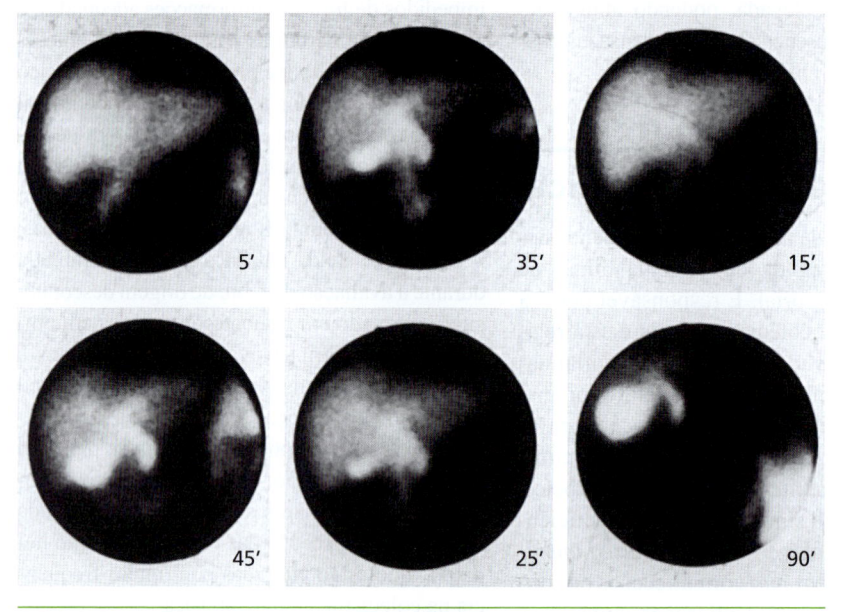

FIGURA 63.5 Colecintigrafia com vesícula biliar contrastada.

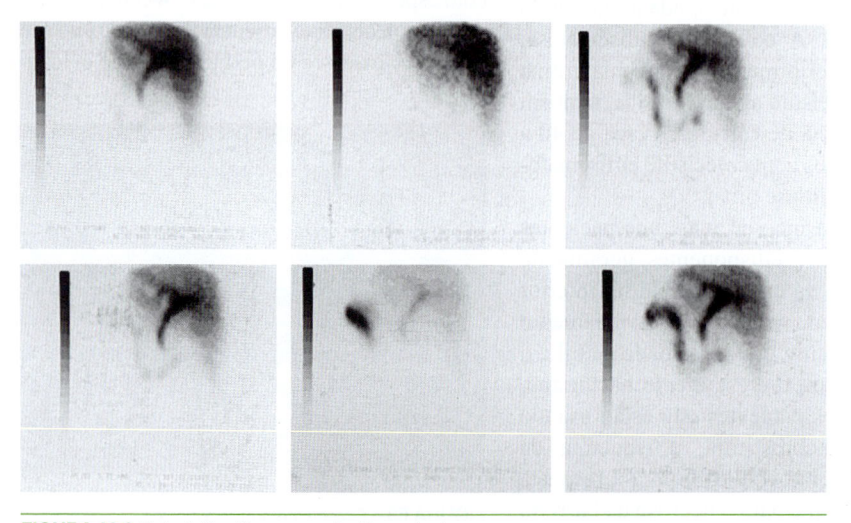

FIGURA 63.6 Colecintigrafia com exclusão vesicular.

proporção significativa de pacientes graves e instáveis. Nessas situações, pode ser realizada colecistostomia trans-hepática percutânea, guiada por US à beira do leito. O tratamento da colecistite aguda alitiásica é antibioticoterapia (após coleta de hemocultura) e colecistectomia ou colecistostomia (também com coleta de bile para cultura). O paciente deve ser tratado imediatamente, o que favorece a colecistostomia no primeiro momento, uma vez que esses pacientes costumam estar em estado crítico. Se o tratamento for retardado, a mortalidade pode chegar a 75%.[18,19]

Referências

1. Felício SJO, Matos EP, Cerqueira AM, Farias KWSF de, Silva R de A, Torres M de O. Mortality of urgency versus elective videolaparoscopic cholecystectomy for acute cholecystitis. Arq Bras Cir Dig. 2017;30(1):47-50.
2. Indar AA. Acute cholecystitis. BMJ. 2002;325 (7365):639-43.
3. Yokoe M, Takada T, Strasberg SM, Solomkin JS, Mayumi T, Gomi H, et al. TG13 diagnostic criteria and severity grading of acute cholecystitis (with videos). J Hepatobiliary Pancreat Sci. 2013;20(1):35-46.
4. Ziessman HA. Hepatobiliary scintigraphy in 2014. J Nucl Med Technol. 2014;42(4):249-59.
5. Yamashita Y, Takada T, Strasberg SM, Pitt HA, Gouma DJ, Garden OJ, et al. TG13 surgical management of acute cholecystitis. J Hepatobiliary Pancreat Sci. 2013;20(1):89-96.
6. Menahem B, Mulliri A, Fohlen A, Guittet L, Alves A, Lubrano J. Delayed laparoscopic cholecystectomy increases the total hospital stay compared to an early laparoscopic cholecystectomy after acute cholecystitis: an updated meta-analysis of randomized controlled trials. HPB . 2015; 17(10):857-62.
7. Cao AM, Eslick GD, Cox MR. Early laparoscopic cholecystectomy is superior to delayed acute cholecystitis: a meta-analysis of case-control studies. Surg Endosc. 2016; 30(3):1172-82.
8. Ansaloni L, Pisano M, Coccolini F, Peitzmann AB, Fingerhut A, Catena F, et al. 2016 WSES guidelines on acute calculous cholecystitis. World J Emerg Surg. 2016 ;11:25.
9. Strasberg SM, Brunt LM. The critical view of safety: why it is not the only method of ductal identification within the standard of care in laparoscopic cholecystectomy. Ann Surg. 2017;265(3):464-5.
10. Alvino DML, Fong ZV, McCarthy CJ, Velmahos G, Lillemoe KD, Mueller PR, et al. Long-term outcomes following percutaneous cholecystostomy tube placement for treatment of acute calculous cholecystitis. J Gastrointest Surg. 2017; 21(5):761-9.
11. Loozen CS, Kortram K, Kornmann VNN, van Ramshorst B, Vlaminckx B, Knibbe CAJ, et al. Randomized clinical trial of extended versus single-dose perioperative antibiotic prophylaxis for acute calculous cholecystitis. Br J Surg. 2017; 104(2):e151-7.
12. Yamashita Y, Takada T, Strasberg SM, Pitt HA, Gouma DJ, Garden OJ, et al. TG13 surgical management of acute cholecystitis. J Hepatobiliary Pancreat Sci. 2013;20(1):89-96.
13. Baron TH, Grimm IS, Swanstrom LL. Interventional approaches to gallbladder disease. N Engl J Med. 2015; 373(4):357-65.
14. Loozen CS, van Ramshorst B, van Santvoort HC, Boerma D. Early cholecystectomy for acute cholecystitis in the elderly population: a systematic review and meta-analysis. Dig Surg [Internet]. 2017 Jan 18. [Epub ahead of print] .
15. Pearl J, Price R, Richardson W, Fanelli R; Society of American gastrointestinal Endoscopic Surgeons. Guidelines for diagnosis, treatment, and use of laparoscopy for surgical problems during pregnancy. Surg Endosc. 2011;25(11):3479-92.
16. Hale MD, Roberts KJ, Hodson J, Scott N, Sheridan M, Toogood GJ. Xanthogranulomatous cholecystitis: a European and global perspective. HPB . 2014; 16(5):448-58.
17. Ziessman HA. Hepatobiliary scintigraphy in 2014. J Nucl Med Technol. 2014;42(4):249-59.
18. Barie PS, Eachempati SR. Acute acalculous cholecystitis. Gastroenterol Clin North Am. 2010;39 (2):343-57, x.
19. Knab LM, Boller A-M, Mahvi DM. Cholecystitis. Surg Clin North Am. 2014;94(2):455-70.

Litíase das vias biliares

Daniel Navarini
Luiz Rohde
Santo Pascual Vitola
Alessandro Bersch Osvaldt

Litíase das vias biliares extra-hepáticas

A litíase das vias biliares resulta, em 95% dos casos, da migração de cálculos da vesícula biliar, sendo, nesses casos, qualificada como coledocolitíase secundária. Está presente em 10 a 15% dos pacientes com colelitíase e é assintomática em 85 a 90% dos casos. Sua incidência aumenta nos grupos de indivíduos em idade mais avançada.

Muitos cálculos coledocianos são eliminados espontaneamente para o duodeno, tanto em casos sintomáticos como nos assintomáticos. Os cálculos primários do colédoco, ou autóctones, geralmente estão associados à estase biliar crônica decorrente de vários fatores, como estenose biliar, papilite crônica, colangite de repetição, disfunção do esfíncter de Oddi ou colangiopatia pancreática. Em pacientes previamente submetidos à colecistectomia por colelitíase, eles são considerados primários apenas se forem diagnosticados após 2 anos da realização da cirurgia.[1]

Embora haja uma vasta literatura sobre o assunto, o tratamento da coledocolitíase ainda tem muitas controvérsias, principalmente devido às várias abordagens possíveis e à grande dependência da experiência dos médicos envolvidos e da disponibilidade de equipamentos.

Diagnóstico

História de icterícia flutuante, hipocolia, colúria e episódio recente de pancreatite aguda sugere coledocolitíase. Podem ocorrer episódios de dor no hipocôndrio direito ou no epigástrio, indistinguíveis dos decorrentes da colelitíase. Elevações das bilirrubinas séricas (bilirrubina total > 2 mg/dL), da fosfatase alcalina, da gamaglutamiltransferase (gama-GT) ou das transaminases são sugestivas, mas podem estar ausentes. Deve-se suspeitar de colangite associada quando um quadro clínico de coledocolitíase está acompanhado de febre e piora clínica.

A ultrassonografia (US) abdominal é um exame inicial importante para rastreamento nas doenças biliares, mas é limitada no diagnóstico da coledocolitíase. Imagens sugestivas de cálculos e/ou dilatação biliar são observadas em aproximadamente 60% dos casos. A dilatação das vias biliares com colédoco maior do que 6 mm de diâmetro pode ser um sinal indireto dessa doença. A interposição de gás duodenal ou colônico muitas vezes dificulta a constatação de cálculos na via biliar distal.[1,2]

Entre os exames não invasivos, a colangiorressonância magnética (colângio-RM) é o exame de escolha, pois apresenta altas sensibilidade (95%) e especificidade (98%), estando indicada na maioria dos casos suspeitos de coledocolitíase (**FIG. 64.1**).[3]

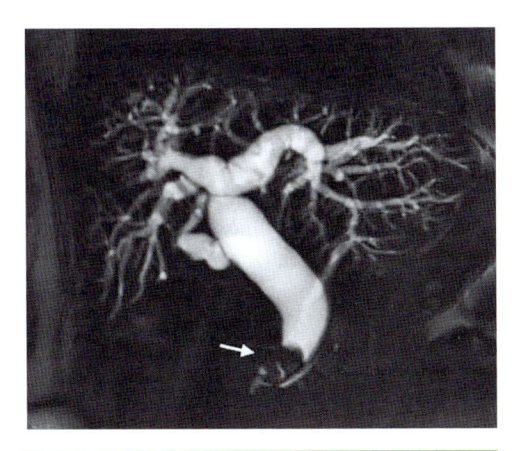

FIGURA 64.1 Colangiorressonância magnética com vias biliares intra-hepáticas e extra-hepáticas dilatadas com cálculo obstrutivo (*seta*) em via biliar distal.

Tendo alta acurácia, a colângio-RM pode evitar a realização desnecessária da colangiopancreatografia retrógrada endoscópica (CPRE) em uma parcela significativa dos pacientes, mantendo a CPRE como alternativa terapêutica em caso de confirmação de coledocolitíase pela colângio-RM.

A US endoscópica (ou ecoendoscopia) também apresenta alta acurácia para o diagnóstico de litíase das vias biliares, com sensibilidade e especificidade semelhantes às da ressonância magnética (RM) e da CPRE. Porém, ainda é um exame de alto custo e de menor disponibilidade, por isso fica reservada para casos em que os demais exames não possam ser realizados.[4,5]

A CPRE (**FIG. 64.2**), além de ser um método diagnóstico, possibilita o tratamento da coledocolitíase na grande maioria dos casos, mediante papiloesfincterotomia e exploração endoscópica das vias biliares. Está indicada nos casos de alta suspeita de coledocolitíase (ver **FIG. 64.3**) e quando se supõe a presença de outras doenças, como neoplasia periampular e estenose da papila duodenal.

A colangiografia intraoperatória (CIO) é um exame com alta acurácia e está indicada quando há história prévia de alterações sugestivas de litíase das vias biliares, como pancreatite, colangite, icterícia, colúria, acolia, US com dilatação ou com cálculos visíveis nas vias biliares, elevação de transaminases, bilirrubinas, fosfatase alcalina, gama-GT ou achado transoperatório de microlitíase vesicular associada a ducto cístico dilatado. Alguns serviços fazem a colangiografia transoperatória como procedimento rotineiro na colecistectomia, argumentando que grande parte dos pacientes com coledocolitíase são assintomáticos e que a prevalência da enfermidade é alta. Porém, uma revisão sistemática recente não evidenciou vantagens na realização rotineira desse exame em pacientes com baixo risco de coledocolitíase.[5]

Conduta terapêutica

O tratamento da litíase das vias biliares deve ser individualizado, pois pode ser executado por diversas modalidades terapêuticas. É fundamental

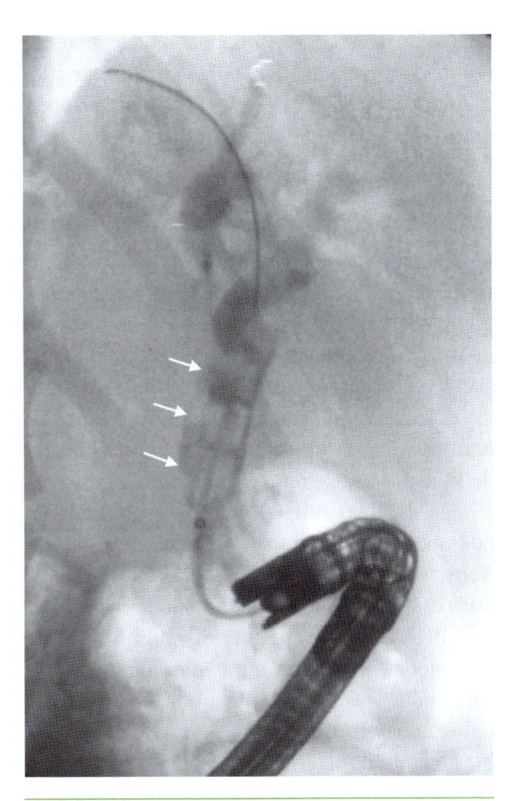

FIGURA 64.2 Colangiopancreatografia retrógrada endoscópica com múltiplos cálculos (*setas*) na via biliar.

levar em consideração a disponibilidade de equipamentos e de profissionais habilitados em cada instituição, além da condição clínica e das particularidades anatômicas do paciente.

Em pacientes com colecistectomia prévia apresentando evidências clínicas e exames complementares sugestivos de litíase das vias biliares, a CPRE está indicada como forma de complementação diagnóstica, mas principalmente com finalidade terapêutica. Em pacientes sem história de colecistectomia, a decisão terapêutica deve ser tomada com base na probabilidade de coledocolitíase e na estrutura disponível em cada instituição. Para estimar essa probabilidade, são utilizados critérios clínicos e exames complementares.

Pacientes sem história de icterícia, colangite ou pancreatite, com exames laboratoriais normais (bilirrubinas, transaminases e fosfatase alcalina) e sem dilatação de vias biliares na US são considerados como tendo probabilidade baixa. Nesse grupo de pacientes, é recomendada a realização de colecistectomia videolaparoscópica (CVL) sem necessidade obrigatória de colangiografia transoperatória. É recomendável realizá-la na presença de cálculos pequenos e/ou barro biliar se houver dilatação do ducto cístico.

Quando há história prévia de icterícia, colúria, acolia ou pancreatite, mas sem alterações clínicas atuais ou com exames laboratoriais e de imagem inalterados, a probabilidade de litíase de vias biliares é moderada e deve-se realizar colecistectomia com colangiografia transoperatória. Nessa situação, se houver evidência de litíase, pode-se realizar exploração laparoscópica das vias biliares ou realizar CPRE no pós-operatório (pode ser mantido um cateter transcístico). A exploração aberta (laparotomia) está indicada se a instituição não dispuser de CPRE ou se não houver disponibilidade de cirurgiões experientes em exploração laparoscópica das vias biliares ou, ainda, se esses métodos falharem.

Quando há icterícia, elevação de fosfatase alcalina e bilirrubinas, dilatação de vias biliares ou evidência de cálculos nos exames de imagem, a probabilidade de litíase nas vias biliares é alta e pode-se realizar colecistectomia com exploração laparoscópica das vias biliares ou CPRE pré-operatória seguida de CVL. Entretanto, nos pacientes com probabilidade alta (história sugestiva, bilirrubina total acima de 2 mg/dL e US com dilatação biliar), constata-se ausência de coledocolitíase em até 50% dos casos. Ou seja, a realização da colângio-RM ou da colecistectomia com colangiografia transoperatória nesses pacientes pode evitar que uma grande parte deles seja submetida à CPRE desnecessariamente.

A **FIGURA 64.3** mostra o fluxograma para tratamento da coledocolitíase.

Opções de tratamento da coledocolitíase

Uma revisão sistemática publicada em 2013 comparou as abordagens da litíase de vias biliares pelas técnicas endoscópica, laparoscópica e aberta.

As técnicas endoscópica e laparoscópica têm taxas semelhantes de sucesso e de ocorrência de complicações. A técnica aberta, embora seja mais invasiva, apresenta índices de sucesso superiores na resolução da coledocolitíase.

Tratamento endoscópico

Geralmente é a primeira opção nos pacientes com colangite aguda e na coledocolitíase com colecistectomia prévia. Também pode ser utilizado antes da CVL nos casos de coledocolitíase confirmada por colângio-RM, principalmente em pacientes com via biliar fina. Também é a terapêutica de escolha nas instituições que não dispõem de equipamentos ou cirurgiões habilitados para exploração laparoscópica das vias biliares. Além disso, pode ser o único tratamento em pacientes com risco anestésico-cirúrgico elevado.

Cálculos grandes (> 15 mm) ou múltiplos estão associados a menores chances de sucesso da terapêutica endoscópica. O procedimento consiste na realização de endoscopia alta com aparelho de visão lateral, introdução do cateter por meio da papila de Vater até o colédoco distal e injeção do contraste. Confirmada a presença de cálculos, realiza-se a papiloesfincterotomia,

Colelitíase com suspeita de coledocolitíase

Alta
- Icterícia, colúria e/ou acolia
- US com cálculo ou via biliar > 6 mm
- Colangite aguda
- Bilirrubinas > 2 UI/L
- PAB com alteração de PFH

Intermediária
- Bilirrubinas < 2 UI/L
- Fosfatase alcalina, gama-GT, transaminases elevadas
- PAB com PFHs normais

↓ ou

- Colângio-RM
- CVL com CTO

↓

Coledocolitíase

↓

- Via biliar não dilatada → CVL com colocação de cateter transcístico → Tratamento por CPRE com papilotomia → Sucesso / Falha → CVL
- Exploração de vias biliares laparoscópica ou laparotômica

Baixa
- PFHs normais
- US sem dilatação de vias biliares, microlitíase ou barro biliar

↓

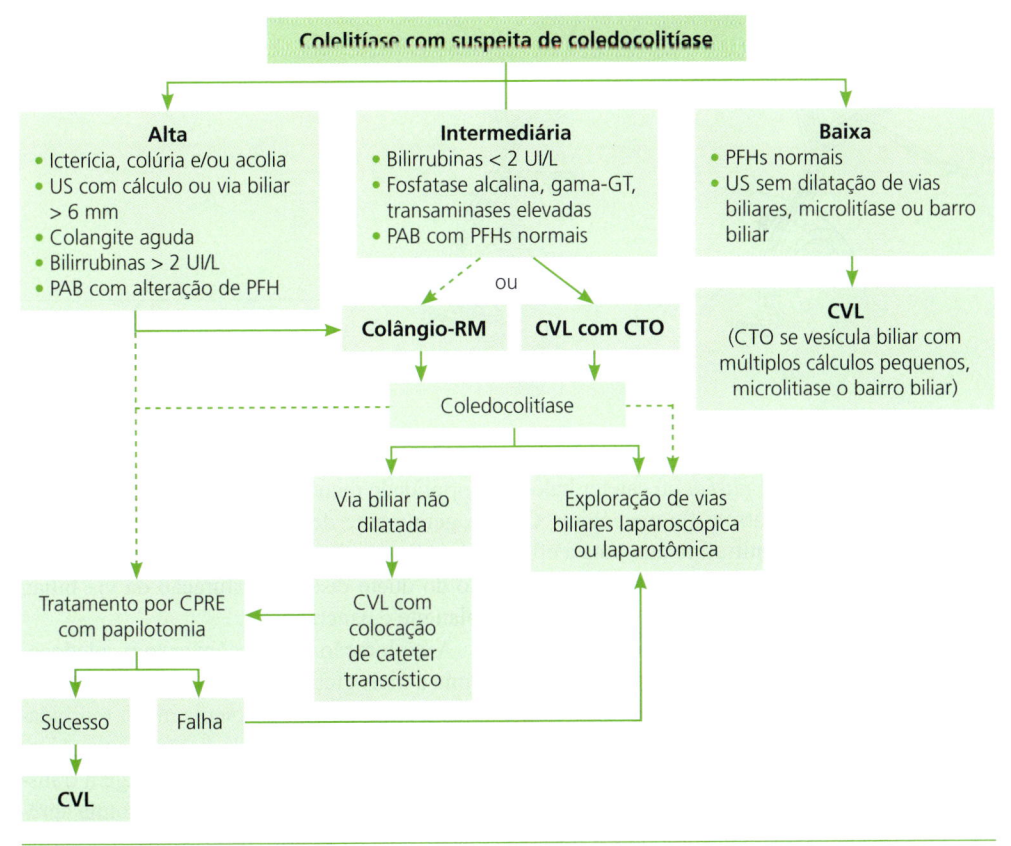

CVL (CTO se vesícula biliar com múltiplos cálculos pequenos, microlitiase o bairro biliar)

FIGURA 64.3 Fluxograma para tratamento da coledocolitíase.

CTO, colangiografia transoperatória; colângio-RM, colangiorressonância magnética; CPRE, colangiopancreatografia retrógrada endoscópica; CVL, colecistectomia videolaparoscópica; gama-GT, gamaglutamiltransferase; PAB, pancreatite aguda biliar; PFH, prova de função hepática; US, ultrassonografia.

retirando os cálculos com auxílio de *basket* (Dormia) e cateter balonado (Fogarty). O sucesso terapêutico ocorre em 85 a 90% dos casos, sendo que a incidência de complicações é maior quando a finalidade é terapêutica, principalmente se for realizada papiloesfincterotomia.

Os principais estudos encontraram mortalidade que varia de 0,4 a 1,5%, complicações em curto prazo (pancreatite, sangramento, perfuração, colangite, etc.) em torno de 10%, risco de pancreatite aguda entre 3 e 5% e complicações em longo prazo (estenoses, cálculos recorrentes, colangite) em 6 a 24% dos casos.

Quando existe intervalo entre a CPRE e a colecistectomia laparoscópica, a ocorrência de cálculos residuais avaliada por colangiografia transoperatória chega a 12,9%. Por esse motivo, a realização da colangiografia é recomendada no transoperatório de paciente com CPRE prévia. A colecistectomia é recomendada em até 72 horas após a CPRE para reduzir a ocorrência de recidiva da coledocolitíase.

Tratamento cirúrgico laparoscópico

Pode ser realizado por abordagem transcística ou por coledocotomia (**FIG. 64.4**).

Na exploração transcística, inicialmente é realizada a irrigação da via biliar, sob pressão, com solução fisiológica através do cateter de colangiografia, com a finalidade de fazer os cálculos migrarem para o duodeno. Quando essa abordagem não é bem-sucedida, realizam-se a dilatação do ducto cístico e a retirada dos

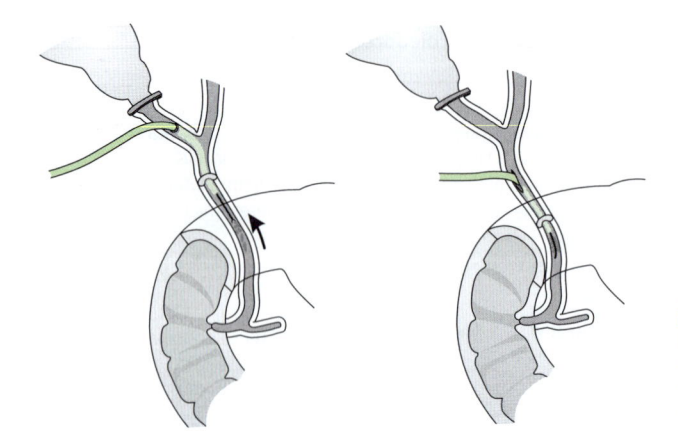

FIGURA 64.4 Exploração laparoscópica da via biliar: abordagem transcística (*à esquerda*) e por coledocotomia (*à direita*).
Fonte: Ponsky e colaboradores.[7]

cálculos com auxílio de *basket* ou cateter balonado (Fogarty) sob controle fluoroscópico. O uso de coledocoscópio ultrafino aumenta a eficácia do método. A abordagem transcística tem baixa morbimortalidade e apresenta maiores chances de sucesso nos pacientes com ducto cístico curto e perpendicular ao hepatocolédoco, bem como quando os cálculos são pequenos (< 6 mm), poucos (6 ou menos) e localizados distalmente ao ducto cístico. A taxa de sucesso nessa abordagem chega a 80%.

A abordagem via coledocotomia é a opção no caso de insucesso da exploração transcística, desde que o colédoco tenha diâmetro de 8 mm ou mais. Com essa técnica, o risco de estenose aumenta nos casos em que a via biliar é fina. Após a exploração biliar com coledocotomia (*basket*, Fogarty, coledocoscópio), é deixado um dreno biliar em T (dreno de Kehr) ou é executada a sutura primária do colédoco.

Uma metanálise recente comparando o fechamento primário da via biliar e a drenagem com dreno de Kehr após exploração por coledocotomia demonstra menores taxas de complicações e menor tempo de internação hospitalar quando é realizado o fechamento primário da via biliar. Uma coorte retrospectiva recente demonstrou que os fatores que aumentam o risco no fechamento primário das vias biliares são a inexperiência do cirurgião e a presença de via biliar fina.[6]

A exploração transcística das vias biliares apresenta taxa de morbidade entre 5 e 10% e mortalidade menor que 1%, sendo esta derivada geralmente de complicações cardiopulmonares. Suas principais complicações são avulsão do ducto cístico, perfuração da via biliar, colangite e pancreatite.

A exploração laparoscópica com coledocotomia é mais efetiva, com taxa de sucesso próximo a 90%, porém, apresenta maior morbidade (5-18%). A mortalidade é semelhante. Além das complicações citadas na abordagem transcística, a exploração com coledocotomia apresenta risco de estenose do colédoco, conforme citado anteriormente.[8]

Quando há disponibilidade de coledocoscópio na exploração das vias biliares, a possibilidade de ocorrência de cálculos residuais é menor que nos casos em que o controle é realizado por colangiografia.[8]

Tratamento cirúrgico por laparotomia (aberta ou convencional)

Está indicado quando os métodos anteriormente citados fracassarem ou não estiverem disponíveis e para pacientes com cálculos grandes (> 15 mm de diâmetro), impactados ou numerosos, sobretudo aqueles com dilatação biliar acentuada, pois demandam procedimento de drenagem (papiloesfincteroplastia ou anastomose biliodigestiva).

Essa técnica é bem-sucedida em 94 a 98% dos casos. O índice de mortalidade fica entre 0,5 e 1,2%, e o índice de morbidade, entre 11 e

16%. Apesar da escassez de dados, a derivação biliar com coledocojejunoanastomose (preferencial) ou coledocoduodenoanastomose está indicada nos pacientes com coledocolitíase recidivante após tratamento endoscópico com via biliar > 2 cm.[9]

A revisão das publicações mostra que, em instituições de referência, a atual tendência no tratamento dos pacientes com colelitíase e suspeita de coledocolitíase é a realização de CVL com colangiografia transoperatória. Na presença de cálculos coledocianos, opta-se pela exploração laparoscópica da via biliar, mas essa conduta depende da disponibilidade de equipamentos adequados e profissionais habilitados. Porém, muitas instituições ainda adotam, como rotina, a utilização da CPRE pré-operatória ou a confirmação por colângio-RM quando há alta suspeita de coledocolitíase.

As peculiaridades de cada caso e o binômio experiência-recursos da equipe médica determinam a escolha entre utilização da CPRE, exploração transcística ou abordagem por coledocotomia, bem como o posterior manejo em caso de insucesso, com conversão para cirurgia aberta ou CPRE pós-operatória.[10-12]

Os recursos atualmente disponíveis para o diagnóstico e para o tratamento da coledocolitíase são muitos. A melhor opção em termos de diagnóstico e tratamento desses pacientes pode variar de uma instituição para outra e também depende das condições clínicas e das peculiaridades da patologia. É fundamental levar em consideração as características do paciente e da doença, o treinamento dos médicos envolvidos e os recursos materiais disponíveis em cada instituição.

Litíase biliar intra-hepática

A litíase intra-hepática (LIH), ou hepatolitíase, ocorre com menos frequência em países ocidentais. Geralmente é representada por casos pouco complexos e solucionáveis pelas técnicas supradescritas para o tratamento da coledocolitíase.

Contudo, entre os habitantes da Ásia Oriental, a LIH é endêmica. Condições ambientais, hábitos de dieta e infecções parasitárias participam da etiologia dessa doença.

A maioria dos cálculos intra-hepáticos é do tipo pigmentado de cor marrom, formado por resíduos bacterianos e bilirrubinato de cálcio. A associação com doenças biliares (estenoses biliares benignas, colangite esclerosante, doença de Caroli, etc.) ou após anastomoses biliodigestivas é encontrada em muitos casos. A fisiopatogenia inclui graus variáveis dos seguintes fatores: coléstase, infecção, alteração anatômica e/ou metabólica biliar.

Nesse contexto, vem crescendo a ocorrência em pacientes com menos de 40 anos, com calculose extensa de via biliar intra-hepática e extra-hepática relacionada à chamada síndrome LPAC (do inglês *low phospholipid-associated cholelithiasis* [colelitíase associada à baixa concentração de fosfolipídeos]).

A manifestação clínica mais frequente é com quadro de colangite, dor abdominal alta (hipocôndrio direito e epigástrio), icterícia e prurido. Também persistem os sintomas biliares após a colecistectomia. Os casos não tratados adequadamente podem evoluir para cirrose biliar secundária.

O diagnóstico pode ser feito por US, mas os exames de maior acurácia são a colângio-RM, a CPRE e a colangiografia percutânea. Além do diagnóstico, esses métodos auxiliam na avaliação de prognóstico e no planejamento terapêutico (**FIG. 64.5**).

O tratamento da LIH visa à remoção dos cálculos e à correção da doença biliar associa-

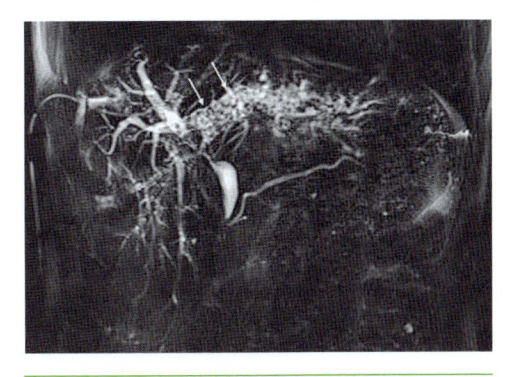

FIGURA 64.5 Litíase biliar intra-hepática em colangiorressonância magnética (*setas*).

da. A cirurgia tem maiores chances de sucesso nos casos de doença localizada, como na estenose da via biliar extra-hepática (tratada com remoção dos cálculos e hepaticojejunoanastomose em Y de Roux) ou na hepatolitíase restrita aos ductos de um segmento ou lobo (tratada com segmentectomia ou lobectomia hepática).

Nos casos de comprometimento bilateral por doença biliar difusa, os resultados do tratamento cirúrgico são ruins. Nessa situação, a utilização da colangioscopia trans-hepática percutânea (colangiografia transparieto-hepática) é a melhor opção de tratamento. Nesse procedimento, são feitas a remoção de cálculos e a dilatação das estenoses com cateteres balonados, sendo relatados índices de remoção completa dos cálculos em 77 a 85% dos casos. Porém, os resultados dependem muito da experiência dos profissionais envolvidos e da disponibilidade de tecnologia adequada.

As recorrências são comuns, sendo necessário acompanhamento seriado com exames de imagem. Frequentemente são necessárias múltiplas intervenções para tratamento, devido à ocorrência de cálculos residuais ou de recidivas.

O tratamento com ácido ursodesoxicólico está indicado na dose de 10 a 15 mg/kg/dia dividido em 2 a 3 tomadas diárias. O acréscimo de sinvastatina pode potencializar a eficácia por diminuir a concentração biliar de colesterol.[6,13,14]

Referências

1. Williams E, Beckingham I, El Sayed G, Gurusamy K, Sturgess R, Webster G, et al. Updated guideline on the management of common bile duct stones (CBDS). Gut. 2017;66(5):765-82.
2. European Association for the Study of the Liver (EASL). EASL Clinical Practice Guidelines on the prevention, diagnosis and treatment of gallstones. J Hepatol. 2016;65(1):146-81.
3. Polistina FA, Frego M, Bisello M, Manzi E, Vardanega A, Perin B. Accuracy of magnetic resonance cholangiography compared to operative endoscopy in detecting biliary stones, a single center experience and review of literature. World J Radiol. 2015;7(4):70-8.
4. Giljaca V, Gurusamy KS, Takwoingi Y, Higgie D, Poropat G, Štimac D, et al. Endoscopic ultrasound versus magnetic resonance cholangiopancreatography for common bile duct stones. Cochrane Database Syst Rev. 2015;(2):CD011549.
5. Gurusamy KS, Giljaca V, Takwoingi Y, Higgie D, Poropat G, Štimac D, et al. Endoscopic retrograde cholangiopancreatography versus intraoperative cholangiography for diagnosis of common bile duct stones. Cochrane Database Syst Rev. 2015;(2):CD010339.
6. Podda M, Polignano FM, Luhmann A, Wilson MSJ, Kulli C, Tait IS. Systematic review with meta-analysis of studies comparing primary duct closure and T-tube drainage after laparoscopic common bile duct exploration for choledocholithiasis. Surg Endosc. 2016; 30(3):845-61.
7. Ponsky JL, Heniford BT, Gersin K. Choledocholithiasis: evolving intraoperative strategies. Am Surg. 2000; 66(3):262-8.
8. Gupta N. Role of laparoscopic common bile duct exploration in the management of choledocholithiasis. World J Gastrointest Surg. 2016;8(5):376-81.
9. Orenstein SB, Marks JM, Hardacre JM. Technical aspects of bile duct evaluation and exploration. Surg Clin North Am. 2014;94(2):281-96.
10. Bansal VK, Krishna A, Rajan K, Prajapati O, Kumar S, Rajeshwari S, et al. Outcomes of Laparoscopic Common Bile Duct Exploration After Failed Endoscopic Retrograde Cholangiopancreatography in Patients with Concomitant Gall Stones and Common Bile Duct Stones: A Prospective Study. J Laparoendosc Adv Surg Tech A. 2016;26(12):985-91.
11. Poh BR, Ho SPS, Sritharan M, Yeong CC, Swan MP, Devonshire DA, et al. Randomized clinical trial of intraoperative endoscopic retrograde cholangiopancreatography versus laparoscopic bile duct exploration in patients with choledocholithiasis. Br J Surg. 2016; 103(9):1117-24.
12. Mattila A, Mrena J, Kellokumpu I. Cost-analysis and effectiveness of one-stage laparoscopic versus two-stage endolaparoscopic management of cholecystocholedocholithiasis: a retrospective cohort study. BMC Surg. 2017;17(1):79.
13. Benzimra J, Derhy S, Rosmorduc O, Menu Y, Poupon R, Arrivé L. Hepatobiliary anomalies associated with ABCB4/MDR3 deficiency in adults: a pictorial essay. Insights Imaging. 2013;4(3):331-8.
14. Ran X, Yin B, Ma B. Four major factors contributing to intrahepatic stones. Gastroenterol Res Pract. 2017; 2017:7213043.

Leitura recomendada

Lammert F, Gurusamy K, Ko CW, Miquel JF, Méndez-Sánchez N, Portincasa P, et al. Gallstones. Nat Rev Dis Primers. 2016 Apr;2:16024.

65

Lesões iatrogênicas da via biliar

Luiz Rohde
Carlos Otavio Corso
Alessandro Bersch Osvaldt

As estenoses benignas da via biliar principal são determinadas por processos inflamatórios da vesícula biliar com obstrução do ducto hepático ou do ducto colédoco (síndrome de Mirizzi), por processos inflamatórios do pâncreas (colangiopatia pancreática), por processos inflamatórios da própria via biliar (colangites esclerosantes e papilites) e por tratamento médico errôneo ou inadvertido (lesões iatrogênicas).

A lesão iatrogênica ocorre com mais frequência na colecistectomia e na cirurgia gastroduodenal. No início da experiência com a técnica laparoscópica, observou-se aumento de 2 a 3 vezes na frequência e na gravidade das lesões ocorridas durante a cirurgia laparoscópica quando comparada à cirurgia aberta. Entretanto, o incremento no número de cirurgias, na experiência dos cirurgiões e das instituições, nos materiais e na qualidade de imagem reduziu esse número ao patamar anterior de 0,1 a 0,4% das colecistectomias.[1-3]

Várias classificações de lesões benignas da via biliar já foram propostas. A classificação de Bismuth baseia-se na altura da lesão (o ponto onde se acha mucosa biliar saudável) em relação à confluência dos ductos hepáticos. Já a classificação de Strasberg engloba a classificação de Bismuth (tipos E_1-E_5), acrescentando vazamentos de bile decorrentes de lesões do leito vesicular e decorrentes de soltura de ligadura do cístico. Ela privilegia as lesões derivadas de variações anatômicas, destinando a elas três tipos (A, B e C), com apenas o tipo D representando lesão da via biliar principal, sem distinção da altura de ocorrência da lesão (**FIG. 65.1**).[4]

Lesão identificada durante a cirurgia

A maioria das lesões ocorre em vias biliares de diâmetro reduzido. Para definir a conduta, é importante estabelecer se ocorreu:

- Secção parcial ou completa do ducto hepático ou do ducto colédoco;
- Perda de substância da via biliar;
- Lesão alta, com comprometimento dos ductos intra-hepáticos até a sua junção, ou lesão baixa, antes da confluência dos ductos hepáticos.

A colangiografia transoperatória é de grande valia para essa definição. O prosseguimento do ato cirúrgico fica condicionado à complexidade da lesão, ao estado emocional do cirurgião, à experiência em cirurgia avançada de vias biliares e aos recursos disponíveis.

Quando o diagnóstico é de secção parcial ou de perda mínima de substância, a sutura da via biliar está indicada. Um dreno de Kehr é

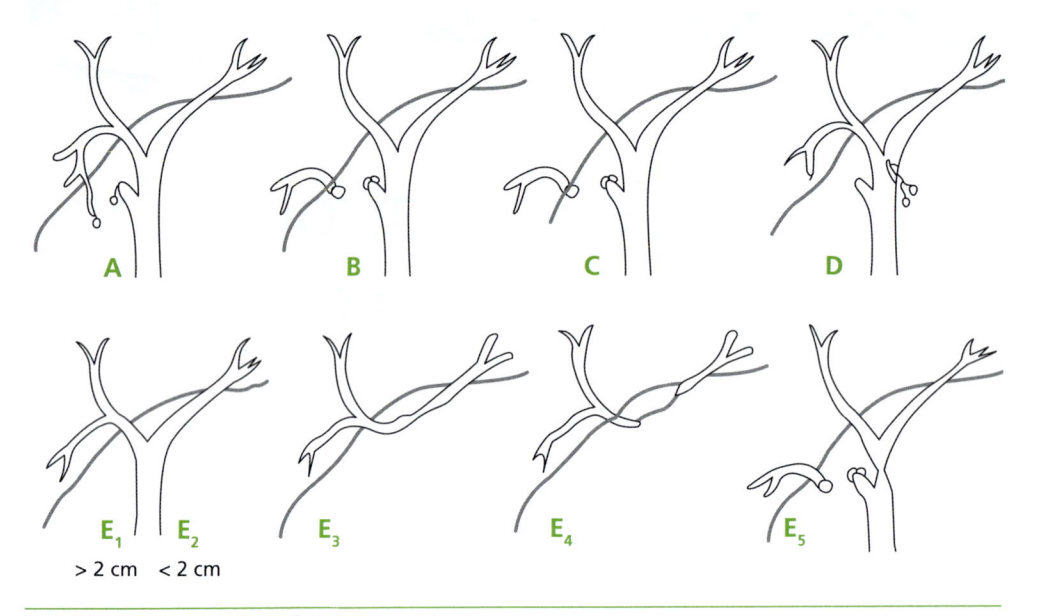

FIGURA 65.1 Classificação de Strasberg.
Fonte: Adaptada de Strasberg, Picus e Drebin.[5]

deixado na via biliar com um dos ramos ultrapassando o local da sutura e exteriorizado em contraincisão no ducto hepático ou no ducto colédoco ou, preferencialmente, pelo ducto cístico. A saída do dreno pelo local da sutura não é recomendável porque ocasiona um número maior de fístulas ao redor do dreno de Kehr (**FIG. 65.2**).

Quando o diagnóstico é de secção total sem perda de substância ou com perda menor que 2 cm, a anastomose terminoterminal com fio absorvível (p. ex., PDS 5-0) é a opção preferencial. É fundamental que a anastomose fique sem tensão, o que se consegue com a ampla mobilização do duodeno (manobra de Kocher). A via biliar é drenada exteriorizando-se o dreno de Kehr também em contra-abertura na via biliar, e um dos ramos do dreno molda a zona da sutura. Nessa anastomose, é importante respeitar a vascularização da via biliar principal. Ela tem sentido axial; ou seja, 60% do suprimento sanguíneo são distais, provenien-

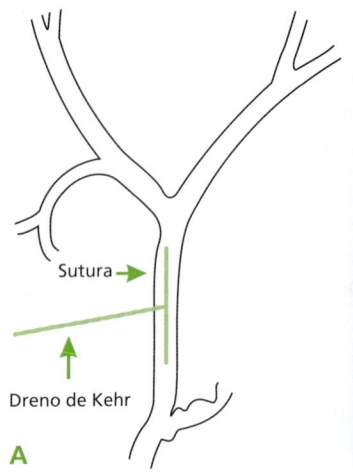

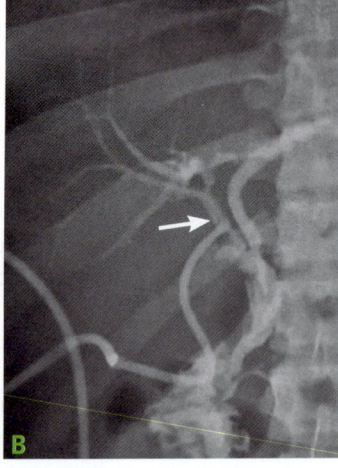

FIGURA 65.2 (A) Lesão suturada com saída do dreno em contraincisão. **(B)** Colangiografia com a técnica mostrada em **(A)** utilizada no ducto hepático aberrante.

tes das artérias gastroduodenal e retroduodenal, e 38% são proximais, provenientes da artéria hepática direita (**FIG. 65.3**).

O comprometimento da vascularização contribui para a formação de fibrose e estenose em médio ou longo prazo, especialmente no segmento proximal da via biliar. Na literatura, a anastomose terminoterminal tem sido questionada pela incidência de estenoses. No entanto, a estenose também ocorre na hepático ou na coledocojejunoanastomose quando a via biliar tem calibre reduzido. Ocorrendo a estenose na anastomose terminoterminal, esta poderá ser tratada com procedimento endoscópico, o que não é possível na derivação biliodigestiva. Se houver necessidade de cirurgia, a reintervenção também é mais fácil após a anastomose terminoterminal do que após as cirurgias de derivação. Além disso, a via biliar, que na primeira cirurgia tinha calibre reduzido, agora com a estenose apresenta-se dilatada.²

Quando a perda de substância é maior do que 2 cm (**FIG. 65.4**), a opção é a hepático ou a coledocojejunoanastomose com alça exclusa em Y de Roux.

Quanto mais proximal for a lesão, mais difícil será o seu tratamento. Quando o diagnóstico é de lesão dos ductos hepáticos antes da confluência, a conduta depende da extensão da

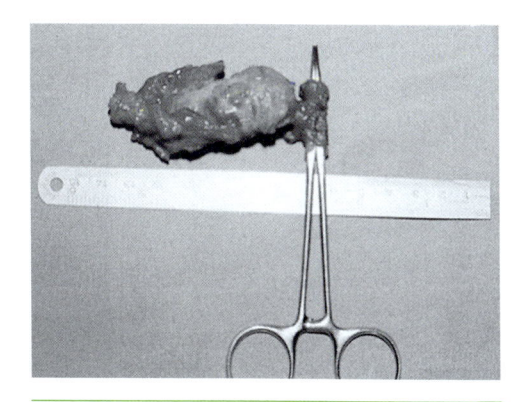

FIGURA 65.4 Peça de colecistectomia com vesícula biliar e pinça no interior do ducto colédoco e do ducto hepático. Perda de substância do ducto hepático e do ducto colédoco maior do que 2 cm.

lesão: sutura com drenagem externa da via biliar ou hepaticojejunoanastomose.

Quando o cirurgião, por falta de experiência ou de recursos, optar pelo encaminhamento do paciente a um centro de referência, é extremamente importante que a via biliar principal seja drenada para o exterior, tendo o cuidado de bloquear todos os canalículos biliares menores (**FIG. 65.5**). A presença de vazamento biliar para a cavidade abdominal ou de fístulas biliares não controladas dificulta a reintervenção posterior. O encaminhamento a um centro cirúrgico com experiência em cirurgia biliar,

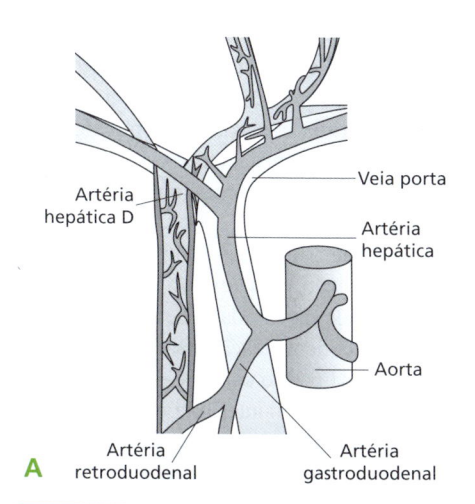

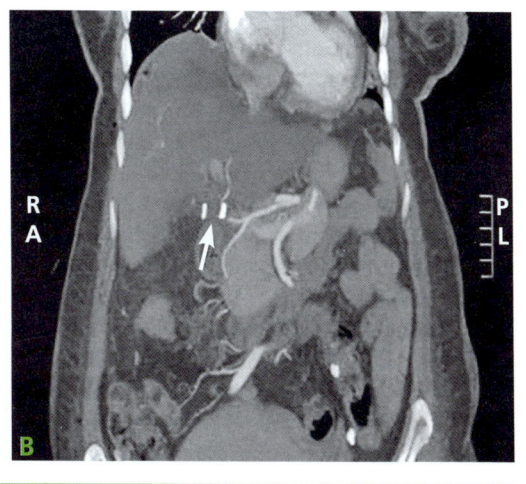

FIGURA 65.3 (A) Suprimento sanguíneo da via biliar principal. **(B)** Angiotomografia computadorizada do abdome superior demonstrando secção completa da artéria hepática própria (*seta* nos clipes).

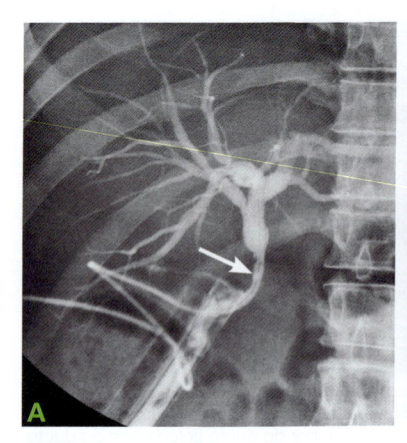

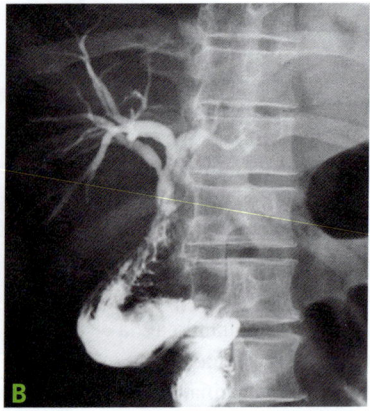

FIGURA 65.5 (A) Secção do ducto hepático comum, Bismuth II. Drenagem da via biliar por hepatostomia (*seta*). Dreno calibroso na loja sub-hepática. Fístula controlada. **(B)** Colangiografia após reparo da lesão com hepaticojejunostomia.

em vez de ser visto como um demérito para o cirurgião, deve ser encorajado.

Stewart[6] publicou casuística analisando diversos fatores importantes no sucesso inicial do reparo de uma lesão biliar. A correção pelo cirurgião que cometeu a lesão, associada à falta de experiência em cirurgia biliar, determinou sucesso do reparo inicial em 13% (n = 163) em comparação com 91% (n = 137) do cirurgião biliar. Outros fatores que influenciaram os bons resultados foram o controle da sepse/inflamação intra-abdominal, o planejamento pré-operatório com base em colangiografia e a técnica cirúrgica adequada.[7]

Lesão identificada no pós-operatório

Nesta etapa, os doentes podem ser divididos em dois grandes grupos: (1) com fístula biliar (**FIG. 65.6**) e (2) sem fístula biliar, que apresentam secção total ou estenose (**FIG. 65.7**).

Naqueles com fístula biliar, é importante definir se ocorre vazamento de bile para a cavidade abdominal com peritonite biliar localizada ou generalizada (ver **FIG. 65.6A**) ou se a bile está direcionada ou drenada para o exterior (fístula biliar externa) (ver **FIGS. 65.5** e **65.6B**).

Quando há coleção biliar junto ao leito vesicular e esta não se estende para o resto da cavidade abdominal, a drenagem pode ser realizada por punção guiada por radiologia. A seguir, há necessidade de definir a etiologia do vazamento biliar. Na maior parte dos casos, trata-se de lesões menores decorrentes de vazamentos: do coto cístico associado ou não à coledocolitíase, dos canais hepáticos do leito vesicular ou de Luschka.[8] Muitas vezes, se não houver obstrução da via biliar distal e a cavidade abdominal estiver drenada, pode ocorrer melhora espontânea, simplesmente com o posicionamento preferencial do paciente em decúbito lateral esquerdo (**FIG. 65.8**). Quando não é suficiente, o tratamento endoscópico com papilotomia ou por colangiografia transparietal com colocação de próteses biliares restabelece o fluxo biliar e corrige o defeito anatômico sem necessidade de cirurgia no momento.[9]

Em caso de fístula não controlada, a cirurgia tem indicação com revisão e lavagem da cavidade (a bile da cavidade deve ser enviada para cultura) e identificação da via biliar. A via biliar é drenada para o exterior mediante colocação de dreno no seu interior, podendo ser utilizado dreno tubular com sutura da via biliar ao redor. É extremamente importante que toda a bile seja drenada para o exterior, prevenindo vazamento de bile para a cavidade.

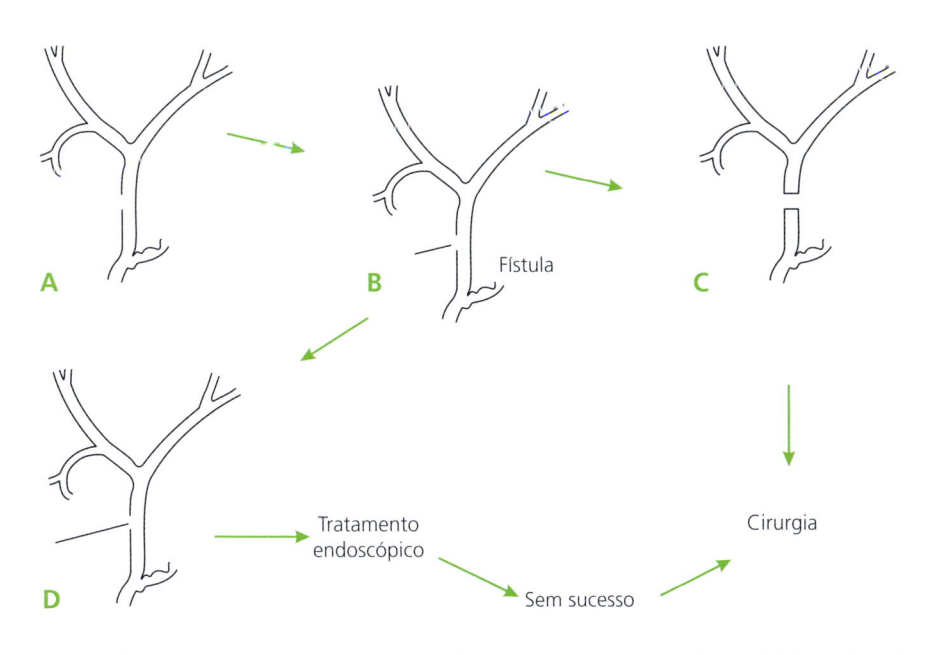

FIGURA 65.6 Lesão com fístula biliar. **(A)** Fístula não controlada. **(B)** Fístula controlada. **(C)** Sem continuidade bilioduodenal. **(D)** Com continuidade bilioduodenal.

Nessas situações, é comum que o paciente desenvolva inflamação sistêmica ou sepse abdominal. Ele deve receber tratamento hidreletrolítico e antibioticoterapia (guiada por antibiograma da bile coletada na cirurgia). O objetivo é transformar a fístula biliar de não controlada em controlada.

As fístulas controladas apresentam-se sem continuidade bilioduodenal (ver **FIG. 65.6C**) e com continuidade bilioduodenal (ver **FIG. 65.6D**).

Com a fístula biliar controlada e não havendo continuidade bilioduodenal, após a tentativa de colocação de prótese transparieto-hepática ou endoscópica, a correção é cirúrgica. Nessa situação, a cirurgia será feita em caráter eletivo. É recomendável aguardar a resolução da fase aguda da primeira cirurgia

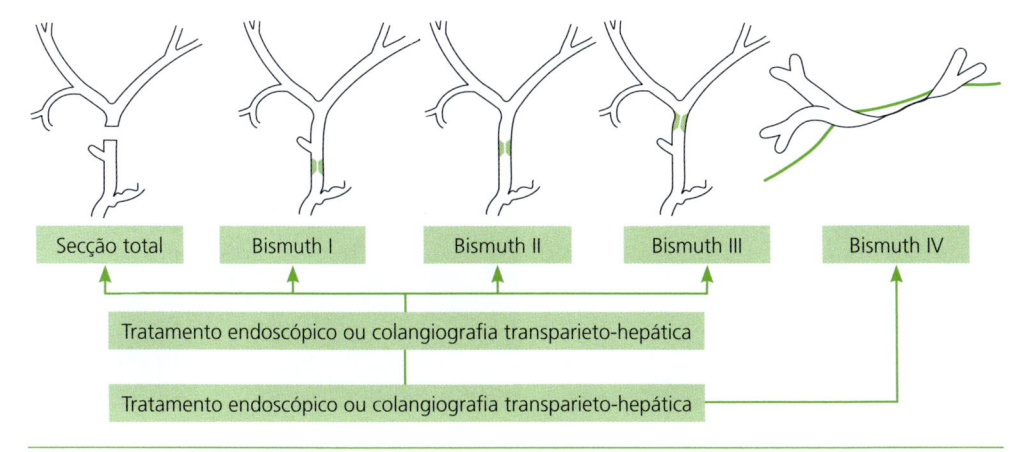

FIGURA 65.7 Lesão sem fístula, com secção total ou com estenose.

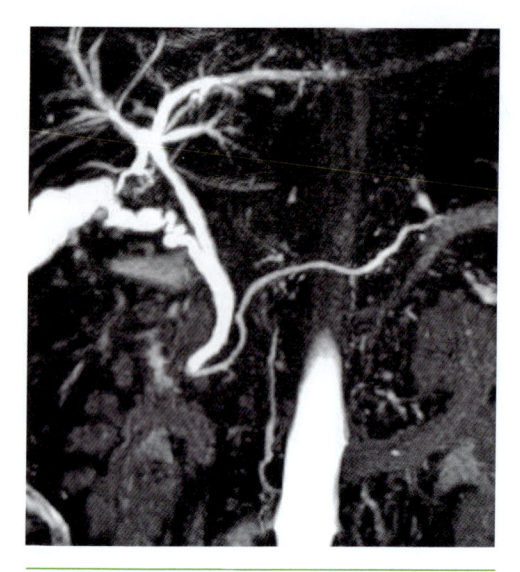

FIGURA 65.8 Colangiorressonância magnética com vazamento do coto cístico.

(em média, 60 dias). O dreno poderá ser ocluído cerca de 15 dias antes da cirurgia, o que levará à icterícia obstrutiva com dilatação da via biliar, facilitando a anastomose biliodigestiva (coledocojejunoanastomose ou hepaticojejunoanastomose em Y de Roux). Essa conduta implica observar atentamente o doente, devido ao risco de colangite.

Na fístula controlada com continuidade bilioduodenal e com vazamento discreto, sem sinais de peritonite, o tratamento endoscópico é indicado quando a lesão não é alta (junto à confluência dos ductos hepáticos). Dependendo da extensão da lesão, será tratada mediante papiloesfincterotomia e drenagem da via biliar com prótese. Após o fechamento da fístula biliar, o *stent* permanece por mais 120 dias. Dilatações posteriores ou indicação de cirurgia dependem do comprimento da estenose e do grau da fibrose detectada pela endoscopia.

Os pacientes sem fístula biliar apresentam-se sem e com continuidade bilioduodenal (ver **FIG. 65.7**).

Quando não existe mais a continuidade bilioduodenal, a obstrução é total. Nesta lesão, ocorreu amputação de segmento da via biliar principal e fechamento da via biliar proximal com fio ou clipe (ver **FIGS. 65.7** e **65.9A**). A icterícia do tipo obstrutivo está sempre presente com bilirrubinemia em níveis elevados, à custa da bilirrubina conjugada. A fosfatasemia alcalina também se eleva. A aspartato-aminotransferase (AST) e a alanino-aminotransferase (ALT) elevam-se moderadamente, aumentando no decorrer da evolução em doente não tratado. Prurido acompanha 70% dos doentes, e a intensidade não está relacionada com o nível de bilirrubinemia. A dor não é característica e está mais relacionada com a cirurgia em que ocorreu a lesão.

A ultrassonografia do abdome mostra dilatação da via biliar intra-hepática e do segmento proximal restante da via biliar. A colangiografia transparieto-hepática (CTPH) é

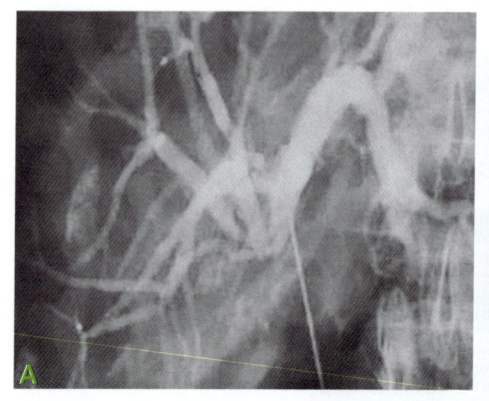

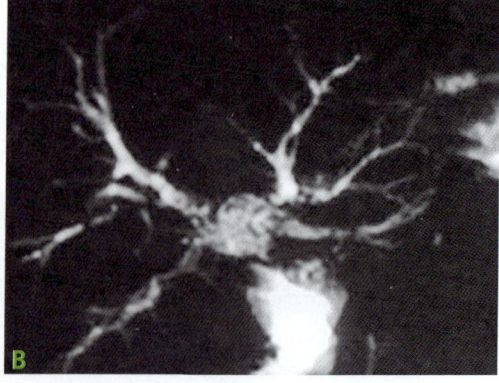

FIGURA 65.9 (A) Bismuth III – colangiografia transparieto-hepática – com indicação de anastomose biliodigestiva. **(B)** Bismuth IV – colangio-RM em paciente com anastomose biliodigestiva bilateral.

o exame que fornece uma visão panorâmica mais completa da via biliar, dando mais detalhes sobre a altura da obstrução, o que permitirá uma correção cirúrgica mais bem programada. A colangiorressonância magnética tem sensibilidade e especificidade equivalentes às da CTPH.

Nos pacientes com continuidade bilioduodenal (ver **FIG. 65.7**), a intensidade dos sintomas e a alteração dos exames laboratoriais mencionados estão relacionadas com maior ou menor obstrução determinada pela estenose, sendo, na maioria dos casos, a obstrução incompleta. Essas lesões manifestam-se precoce ou tardiamente, às vezes meses depois do ato cirúrgico. Elas devem-se a pinçamentos inadvertidos de vias biliares finas, à clipagem ou a suturas parciais da via biliar principal. A colangiopancreatografia retrógrada endoscópica (CPRE) é o exame mais indicado para o estudo das lesões distais e médias, e a CTPH, das lesões proximais. A necessidade desta fica condicionada aos achados da CPRE.

Conduta

Esses doentes, inclusive os de tratamento endoscópico, devem fazer avaliação pré-operatória, em especial sob os pontos de vista cardiopulmonar, renal, de distúrbios hidreletrolíticos e de provas de coagulação sanguínea com ênfase no tempo de protrombina. Este, quando alterado, é corrigido com a administração de fitomenadiona (vitamina K) na dosagem de 10 mg/dia. Recebem também antibiótico profilático: 2 g de cefoxitina na indução anestésica, 1 g de 2/2 horas durante o ato cirúrgico.

Os pacientes com obstrução total sem continuidade bilioduodenal vão à cirurgia – com o doente recuperado em torno de 15 a 20 dias depois do primeiro ato cirúrgico, tempo suficiente para aumentar o calibre da via biliar, o que facilitará o ato cirúrgico. O tratamento consiste em coledocojejunoanastomose ou hepaticojejunoanastomose com alça exclusa em Y de Roux.

Os doentes com estenose e com continuidade bilioduodenal também são classificados de acordo com o comprimento do coto biliar proximal íntegro (classificação de Bismuth):

- **Bismuth tipo I** – O coto tem mais de 2 cm;
- **Bismuth tipo II** – O coto tem menos de 2 cm;
- **Bismuth tipo III** – Não há coto, mas a confluência dos ductos hepáticos direito e esquerdo é respeitada (**FIG. 65.9A**);
- **Bismuth tipo IV** – Os ductos intra-hepáticos não apresentam mais comunicação entre si (**FIG. 65.9B**).

Strasberg, Picus e Drebin[4] criaram uma nova classificação, adaptando a de Bismuth à cirurgia laparoscópica (ver **FIG. 65.1**).

As lesões dos tipos I e II podem ser tratadas por endoscopia com colocação de próteses biliares ou por colangiografia percutânea, conforme discutido nos Capítulos 71, Drenagem biliar endoscópica e 72, Radiologia intervencionista em vias biliares.

Em caso de insucesso de ambos os procedimentos, o tratamento é cirúrgico.

As lesões dos tipos III e IV (ver **FIG. 65.9**) são cirúrgicas, e a correção será feita por meio de hepaticojejunoanastomose única ou dos ductos direito e esquerdo separadamente, dependendo da altura da lesão. Como regra, quanto mais alta a lesão ou quanto menor o coto (ou inexistência dele) e quanto menor o calibre da via biliar, mais difícil será o ato cirúrgico.

Estenose da anastomose biliodigestiva

A estenose da anastomose biliodigestiva é comum no pós-operatório, em médio ou longo prazo. Sua ocorrência está relacionada com o diâmetro da via biliar (quanto menor o diâmetro, maior a possibilidade de estenose subsequente), a não aposição da mucosa da via biliar à mucosa do jejuno, a anastomose realizada em tecido cicatricial, a diminuição da vascularização da via biliar principal e a experiência do cirurgião com essa operação.

O tratamento inicial é feito com dilatação percutânea. Caso esta não seja bem sucedida ou seja impossível, o tratamento é cirúrgico.

Profilaxia da lesão

A lesão de via biliar traz graves consequências para o paciente e para o cirurgião responsável. Deve ser evitada e, quando ocorre, deve ser bem tratada. Para evitá-la, há uma regra fundamental: nada pode ser seccionado, suturado, ligado ou termocoagulado sem absoluta certeza do reconhecimento da estrutura que está sendo trabalhada. As anomalias anatômicas ocorrem com relativa frequência, especialmente na inserção do ducto cístico na via biliar. Essas anomalias, quando não reconhecidas, são causas de lesão.[10,11]

A presença de ducto direito aberrante é outro motivo de lesão que merece referência especial na classificação de Strasberg, Hertl e Soper (ver **FIG. 65.1**).[1]

A colangiografia transoperatória, quando indicada em momento de dúvida, pode diminuir o número de lesões e, quando estas ocorrem, ela permite reconhecê-las e tratá-las de maneira satisfatória. Sua utilização de rotina para prevenção das lesões iatrogênicas da via biliar é um tópico bastante debatido.

Pelo menos dois estudos de base populacional demonstraram redução do número de lesões com o uso da colangiografia. Flum e colaboradores[12] mostraram redução na frequência de lesões, de 0,58 para 0,39%, quando a colangiografia foi realizada, principalmente nas 20 primeiras colecistectomias. A redução das lesões também foi verificada por Fletcher e colaboradores,[7,13] em casos de complicação da colelitíase (colecistite aguda, colangite, icterícia obstrutiva e pancreatite aguda) ou no início da experiência com a colecistectomia laparoscópica (menos de 50 casos). Archer e colaboradores[14] demonstraram a detecção de 81% das lesões no transoperatório quando foi realizada colangiografia, contra 45% quando o procedimento não ocorreu, o que facilita o manejo da lesão e melhora o prognóstico. Entretanto, outros autores, como Metcalfe e colaboradores,[15] com base em dados de revisão da literatura, sustentam que a colangiografia não apresenta benefício na prevenção das lesões de via biliar.[16]

Na dissecção do pedículo da vesícula biliar, os autores têm adotado como rotina a dissecção, em primeiro lugar, da artéria cística após ampla liberação do peritônio parietal anterior e posterior. Isso promove visualização adequada do triângulo de Calot por meio do qual se deve ver o lobo hepático direito. Essa estratégia está relatada na literatura como *"critical view of safety"*, que consiste na dissecção segura do pedículo da vesícula biliar.[17,18]

Na colecistectomia laparotômica, a abordagem pela técnica mista é a mais segura. Ela associa as vantagens da dissecção anterógrada e da dissecção retrógrada, identifica e repara o ducto cístico sem seccioná-lo, liga a artéria cística sem seccioná-la e, a partir deste momento, descola a vesícula do leito hepático em direção à via biliar. A artéria cística e o ducto cístico só são tratados no transcorrer do descolamento quando identificados com absoluta certeza.

Referências

1. Strasberg SM, Hertl M, Soper NJ. An analysis of the problem of biliary injury during laparoscopic cholecystectomy. J Am Coll Surg. 1995 Jan;180(1):101-25.
2. Rystedt J, Lindell G, Montgomery A. Bile Duct Injuries Associated With 55,134 Cholecystectomies: Treatment and Outcome from a National Perspective. World J Surg. 2016 Jan;40(1):73-80.
3. Halbert C, Pagkratis S, Yang J, Meng Z, Altieri MS, Parikh P, et al. Beyond the learning curve: incidence of bile duct injuries following laparoscopic cholecystectomy normalize to open in the modern era. Surg Endosc. 2016 Jun;30(6):2239-43.
4. Milcent M, Santos EG, Bravo Neto GP. Lesão iatrogênica da via biliar principal em colecistectomia videolaparoscópica. Rev Col Bras Cir. 2005;32(6):332-6.
5. Strasberg SM, Picus DD, Drebin JA. Results of a new strategy for reconstruction of biliary injuries having an isolated right-sided component. J Gastrointest Surg. 2001;5(3):266-74.
6. Stewart L. Iatrogenic biliary injuries: identification, classification, and management. Surg Clin North Am. 2014;94(2):297-310.
7. Dominguez-Rosado I, Sanford DE, Liu J, Hawkins WG, Mercado MA. Timing of surgical repair after bile duct injury impacts postoperative complications but not anastomotic patency. Ann Surg. 2016;264(3):544-53.

8. Doumenc B, Boutros M, Dégremont R, Bouras AF. Biliary leakage from gallbladder bed after cholecystectomy: Luschka duct or hepaticocholecystic duct? Morphologie. 2016;100(328):36-40.
9. Fum YO, Park JK, Chun J, Lee S-H, Ryu JK, Kim Y-T, et al. Non-surgical treatment of post-surgical bile duct injury: clinical implications and outcomes. World J Gastroenterol. 2014;20(22):6924-31.
10. Hariharan D, Psaltis E, Scholefield JH, Lobo DN. Quality of life and medicolegal implications following iatrogenic bile duct injuries. World J Surg. 2017;41(1):90-9.
11. Ferreres AR, Asbun HJ. Technical aspects of cholecystectomy. Surg Clin North Am. 2014;94(2):427-54.
12. Flum DR, Dellinger EP, Cheadle A, Chan L, Koepsell T. Intraoperative cholangiography and risk of common bile duct injury during cholecystectomy. JAMA. 2003;289(13):1639-44.
13. Fletcher DR, Hobbs MS, Tan P, Valinsky LJ, Hockey RL, Pikora TJ, et al. Complications of cholecystectomy: risks of the laparoscopic approach and protective effects of operative cholangiography: a population-based study. Ann Surg. 1999;229(4):449-57.
14. Archer SB, Brown DW, Smith CD, Branum GD, Hunter JG. Bile duct injury during laparoscopic cholecystectomy: results of a national survey. Ann Surg. 2001;234(4):549-58; discussion 558-9.
15. Metcalfe MS, Ong T, Bruening MH, Iswariah H, Wemyss-Holden SA, Maddern GJ. Is laparoscopic intraoperative cholangiogram a matter of routine? Am J Surg. 2004;187(4):475-81.
16. Ragulin-Coyne E, Witkowski ER, Chau Z, Ng SC, Santry HP, Callery MP, et al. Is routine intraoperative cholangiogram necessary in the twenty-first century? A national view. J Gastrointest Surg. 2013;17(3):434-42.
17. Strasberg SM, Brunt LM. The Critical view of safety: why it is not the only method of ductal identification within the standard of care in laparoscopic cholecystectomy. Ann Surg. 2017;265(3):464-5.
18. Eikermann M, Siegel R, Broeders I, Dziri C, Fingerhut A, Gutt C, et al. Prevention and treatment of bile duct injuries during laparoscopic cholecystectomy: the clinical practice guidelines of the European Association for Endoscopic Surgery (EAES). Surg Endosc. 2012;26(11):3003-39.

Leitura recomendada

Strasberg SM. A teaching program for the "culture of safety in cholecystectomy" and avoidance of bile duct injury. J Am Coll Surg. 2013;217(4):751. Link com aula em vídeo.

Fístula biliar interna e íleo biliar

Tatiana Falcão Eyff
Alessandro Bersch Osvaldt
Luiz Rohde

Fístula biliar interna

A comunicação anormal da árvore biliar com algum órgão interno é definida como fístula biliar interna. Quando essa comunicação ocorre para o exterior, está caracterizada uma fístula biliar externa ou biliocutânea. Essas fístulas, na maioria das vezes, surgem espontaneamente ou pós-trauma cirúrgico, sendo muito raros os casos congênitos.

Neste capítulo, serão discutidas as fístulas biliares internas.

Etiologia

A indicação cirúrgica nas fases mais precoces das colecistopatias e a maior eficácia no tratamento medicamentoso da úlcera péptica têm determinado diminuição na incidência de fístulas biliares internas.

Aproximadamente 90% das fístulas biliares internas espontâneas são decorrentes de litíase biliar, enquanto 6% são secundárias à doença ulcerosa péptica. Com menor frequência, podem ocorrer fístulas biliares decorrentes de neoplasias de vesícula, vias biliares, estômago e pâncreas. A doença de Crohn, a diverticulite de cólon e a tuberculose intestinal, embora descritas na literatura médica, são causas muito raras. Na literatura, há citação de incidências de 0,3 a 0,74% de fístulas nas cirurgias do trato biliar.

Classificação

As fístulas colecistoduodenal (cerca de 80%) e colecistocólica (10%) são as de maior incidência, seguindo, em frequência, a colecistogástrica (4%), a colecistocoledociana (3%), a coledocoduodenal (2%) e a brônquica (1%). Há relatos de fístulas com pleura, árvore brônquica, pericárdio, pelve renal, veia porta, artéria hepática, útero e bexiga, bem como de fístulas compostas (colecistoduodenocólicas), mas elas são extremamente raras.

Na síndrome de Mirizzi, ocorre compressão extrínseca do ducto hepático comum por um cálculo impactado no infundíbulo da vesícula ou no ducto cístico (tipo I – classificação de Csendes). Progressivamente, esse cálculo causa erosão para o interior do hepatocolédoco, estabelecendo uma fístula interna (tipos II, III e IV), conforme mostra a **FIGURA 66.1**.

Patogenia

Um episódio de colecistite aguda litiásica dá início à maioria dos casos de fístula biliar interna. O processo inflamatório vesicular induz aderência das estruturas adjacentes (duodeno, cólon, estômago, hepatocolédoco), e a pressão determinada pelo cálculo produz isquemia e erosão da parede da vesícula e da víscera aderida, com posterior migração do cálculo pela fístula.

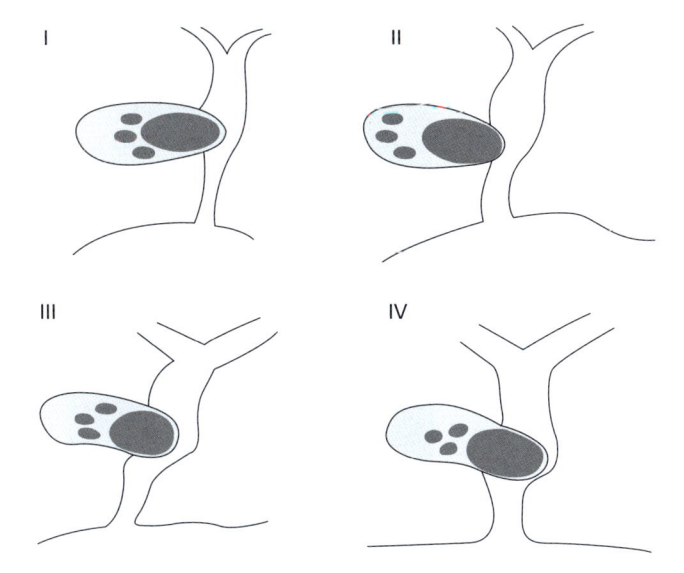

FIGURA 66.1 Esquema da classificação de Csendes para síndrome de Mirizzi.

Fonte: Adaptada de Chatzoulis e colaboradores.[1]

Em relação às fístulas coledocoduodenais, 80% dos casos são consequentes à penetração de úlcera péptica, sendo outra causa frequente a criação de falsos trajetos durante a exploração das vias biliares. Há relatos de fístulas entre os canais biliares e a veia porta ou artéria hepática, provocadas pela colangiografia transparieto-hepática.

Quadro clínico

As manifestações observadas costumam ser aquelas associadas à colelitíase ou à doença ulcerosa péptica, conforme o caso, sendo raros os sintomas especificamente relacionados com a fístula. Quando isso ocorre, o quadro clínico depende da localização da fístula.

Na maioria dos casos de fístula colecistoduodenal, os cálculos são eliminados nas fezes; ocasionalmente, a eliminação pode ocorrer pelo vômito. Se esses cálculos forem grandes, sua passagem pode determinar um quadro de obstrução intestinal (íleo biliar) ou obstáculo ao esvaziamento gástrico (síndrome de Bouveret) (**FIG. 66.2**). Em alguns casos, pode ocorrer o fechamento espontâneo da fístula, após a passagem do cálculo, ou como resultado de tratamento bem-sucedido para úlcera péptica.

Os pacientes com fístulas colecistocólicas geralmente são idosos e, segundo muitos autores, apresentam como manifestações características colangite e diarreia (consequente à irritação colônica provocada pelos sais biliares). Contudo, na maioria dos casos, o quadro é inespecífico, e o diagnóstico é firmado somente durante a cirurgia.

Em uma revisão englobando 231 pacientes com fístula colecistocólica, a diarreia foi apontada como o sintoma mais relevante.[2] Um artigo referiu 12 casos de fístula biliar interna em 4.120 colecistectomias (10 casos de fístula colecistoduodenal e 2 casos de fístula colecistocoledocia-

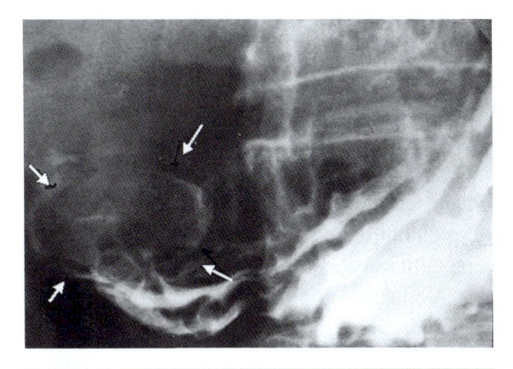

FIGURA 66.2 Radiografia contrastada de estômago e duodeno mostrando volumoso cálculo (*setas*) obstruindo o duodeno (síndrome de Bouveret).

na).[3] O diagnóstico pré-operatório só ocorreu em 2 pacientes que se apresentaram com íleo biliar. O achado mais frequente no exame físico foi dor em hipocôndrio direito (83,3%), e a indicação cirúrgica deu-se, na maioria dos casos, por abdome agudo – em 9 pacientes.

Diagnóstico

A radiografia simples do abdome diagnostica a presença de ar nas vias biliares (pneumobilia ou aerobilia) em um terço dos pacientes, e cálculos radiopacos são ocasionalmente observados. As radiografias contrastadas do estômago e do duodeno demonstram as fístulas envolvendo essas estruturas. O enema baritado pode demonstrar fístulas comprometendo o cólon. Outros exames, como a colangiografia retrógrada endoscópica (CPRE) e a cintilografia hepatobiliar, com derivados do ácido iminodiacético marcados com 99m Tc, também são úteis no diagnóstico.

A colangiorressonância magnética é um exame de grande valor no estudo das doenças biliares, mas, especificamente em relação às fístulas biliares, a sua indicação ainda não está estabelecida. O alto custo e a difícil tolerância pelo paciente ao exame são considerados fatores limitantes para o seu uso mais frequente.

Deve-se suspeitar de fístula biliar em casos difíceis de dissecção em vesícula biliar pequena, contraída, cronicamente inflamada ou aderida, também conhecida como escleroatrófica, e deve-se ter atenção para prevenir lesão iatrogênica. Nesses casos de suspeita, a colangiografia transoperatória poderá firmar o diagnóstico, conforme mostra a **FIGURA 66.3**.

Tratamento

Na presença de infecção, distúrbios hidreletrolíticos ou nutricionais, são prioritárias as medidas terapêuticas específicas para essas anormalidades. A colecistectomia com colangiografia transoperatória está indicada nas fístulas envolvendo a vesícula biliar. Deve-se realizar a sutura da abertura na víscera envolvida ou, em alguns casos, a ressecção do segmento comprometido seguida de anastomose terminoterminal. O exame histopatológico transoperatório da vesícula (congelação) é recomendável para excluir malignidade. O tratamento endoscópico pode ter sucesso nos raros casos em que o cálculo obstrutivo se situa no bulbo duodenal (síndrome de Bouveret).

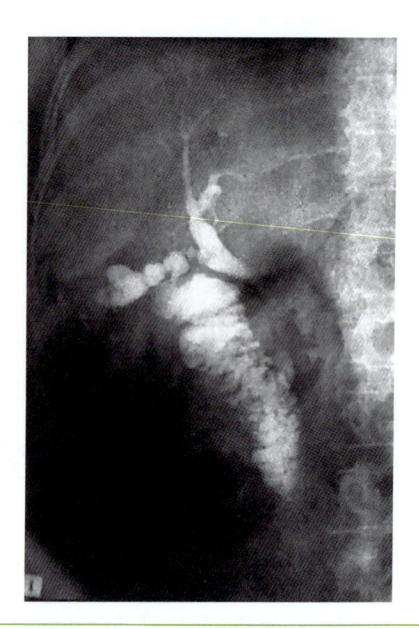

FIGURA 66.3 Colecistocolangiografia com passagem de contraste do infundíbulo da vesícula biliar para o duodeno e para a via biliar principal. Caso de fístula colecistoduodenal.

Nas fístulas coledocoduodenais causadas por doença ulcerosa péptica, é priorizado o tratamento da úlcera. Algumas dessas fístulas podem fechar apenas com tratamento medicamentoso, e as que exigem abordagem cirúrgica devem ser tratadas com uma das técnicas consagradas no tratamento da úlcera péptica.

Nos pacientes com defeitos no hepatocolédoco, decorrentes de fístulas colecistocoledocianas, a correção deve ser guiada pelo reconhecimento do dano coledociano existente. Se for possível realizar CPRE pré-operatória com colocação de prótese, esta, por sua vez, auxilia no reconhecimento transoperatório do ducto biliar principal em meio ao tecido inflamado, além de atuar como "molde" desta via biliar danificada no pós-operatório, evitando estenoses precoces.

As correções cirúrgicas podem variar do simples reparo local, com pontos de aproximação, até os diversos tipos de anastomoses coledocianas. A drenagem biliar externa, por meio da colocação de drenos em "T" (dreno de Kehr), pode acompanhar essas correções. O dreno de Kehr é colocado com o objetivo de diminuir a pressão biliar na área reparada, desviando o trânsito de bile desse local. O retalho da parede da vesícula biliar também pode auxiliar no reparo dos defeitos coledocianos, mas raramente é utilizado, devido à grande chance de isquemia tecidual. Quando houver importante destruição da parede da via biliar principal, a melhor opção é a anastomose hepaticojejunal em alça exclusa. As abordagens videolaparoscópicas estão sendo utilizadas cada vez com mais frequência.

Íleo biliar

O termo íleo biliar designa um quadro de obstrução mecânica de qualquer segmento do tubo digestivo, determinado por um cálculo biliar que atingiu a luz visceral por uma fístula biliar interna.

Incidência e patogenia

O íleo biliar tem mostrado incidência constante de 30 a 35 casos a cada 1 milhão de admissões, em um período de 45 anos. Embora os cálculos biliares sejam responsáveis por menos de 3% dos casos de obstrução intestinal, esse índice chega a 20 a 25% entre os pacientes com mais de 65 anos. Estima-se que o íleo biliar ocorra em 0,4 a 1,5% dos pacientes com litíase vesicular e em 6 a 14% dos pacientes com fístulas bilioentéricas. O sexo feminino é atingido com maior frequência, em 72 a 90% dos casos, e a média de idade está entre 65 e 75 anos.

O tamanho do cálculo, o sítio da fístula biliar e o lúmen intestinal determinarão se ocorrerá uma obstrução. Em geral, cálculos menores que 2 a 2,5 cm podem passar espontaneamente por um trato gastrintestinal normal e ser eliminados nas fezes. Na maioria dos casos, observa-se uma fístula entre a vesícula e o duodeno, pela qual migra um cálculo para a luz do tubo digestivo, que impacta no íleo terminal (60%), no íleo proximal (24%), no jejuno distal (9%) ou no cólon e no reto (2-4%).

Quadros de obstrução intestinal intermitente ocorrem quando esse cálculo é móvel, havendo evolução para a obstrução completa, após a impactação deste. Há relatos isolados de íleo biliar consequente à esfincterotomia endoscópica. Nos raros casos de fístula colecistocolônica com migração do cálculo, a impactação deste ocorre em zona de estenose sigmóidea, secundária à doença diverticular.

Quadro clínico

Na apresentação típica há, inicialmente, manifestações compatíveis com colecistite aguda (náusea, vômito, febre, dor no hipocôndrio direito, vesícula e/ou plastrão palpáveis), seguidas de melhora dos sinais e sintomas. Após cerca de 24 a 48 horas, surge quadro sugestivo de oclusão intestinal mecânica (náusea, vômito, dor em cólica periumbilical e distensão abdominal).

Relatos de crises anteriores de cólica biliar e colecistite aguda são muito frequentes.

Diagnóstico

O diagnóstico baseia-se no quadro clínico e nos exames complementares, sendo muito variado o seu percentual de acerto pré-operatório (4-85% dos casos).

A tríade de Rigler, específica para íleo biliar, consiste em alças intestinais distendidas, pneumobilia e presença de cálculos em localização anormal, e pode ser vista na radiografia simples de abdome em 30 a 35% dos pacientes. Pode-se ver o cálculo no local da obstrução, se este for radiopaco, ou pode-se percebê-lo pela presença de ar intestinal circunjacente, quando este é radiotransparente.

A radiografia contrastada de abdome superior pode auxiliar na identificação da fístula biliar e do local de obstrução. Um dos sinais sugestivos é a presença de contraste ingerido no interior da vesícula biliar. A avaliação ultrassonográfica fica dificultada pela presença de gás no intestino, mas pode detectar ar na via biliar, alterações na parede da vesícula e cálculo no interior da luz intestinal. A tomografia computadorizada (TC) do abdome tem maior sensibilidade diagnóstica que a radiografia simples e a ultrassonografia, chegando a detectar 93% dos casos, e pode auxiliar nos casos atípicos, devendo ser utilizada seletivamente (**FIG. 66.4**). A colangiorressonância magnética pode ser particularmente importante em alguns casos, especialmente por detectar cálculos, que são isodensos em relação aos fluidos na TC, além de ser capaz de visualizar o trajeto fistuloso, se este contiver líquido suficiente.

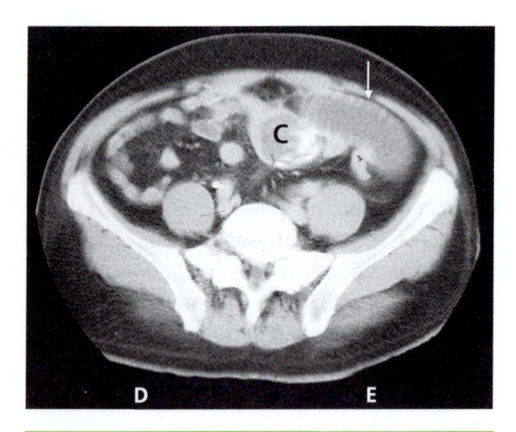

FIGURA 66.4 Tomografia computadorizada abdominal demonstrando o cálculo intraluminar (C) e o intestino dilatado (seta).

Tratamento

O tratamento do íleo biliar é cirúrgico, mas sempre antecedido pela correção dos desequilíbrios clínicos associados (hidreletrolíticos ou outros) e pela antibioticoterapia.

O principal objetivo terapêutico é a desobstrução intestinal. Nos casos em que as condições clínicas e cirúrgicas forem favoráveis, o procedimento de escolha é a enterolitotomia. Nesse procedimento, o cálculo é "ordenhado" para um segmento mais proximal (**FIG. 66.5**), realizando-se uma enterotomia transversal para retirá-lo. A enterotomia deve ser fechada com cuidado, a fim de evitar estenose do lúmen intestinal. A ressecção de segmento de intestino pode ser necessária, particularmente na presença de isquemia, perfuração ou estenose prévia.

A abordagem cirúrgica, portanto, deve ser individualizada. A palpação cuidadosa de todo o intestino é importante para detectar outro cálculo biliar intraluminal insuspeito, pois cálculos múltiplos no intestino foram relatados em 3 a 15% dos casos. A principal controvérsia no manejo do íleo biliar é se a cirurgia biliar deve ser realizada no mesmo momento da correção da obstrução ou após a recuperação desta.

O risco de recorrência do íleo biliar em pacientes submetidos à enterolitotomia isolada varia de 2 a 8%, e taxas de até 17 a 33% já foram reportadas. Por outro lado, estudos relatam taxas de morbidade e mortalidade menores, quando realizada apenas a desobstrução em primeiro tempo.

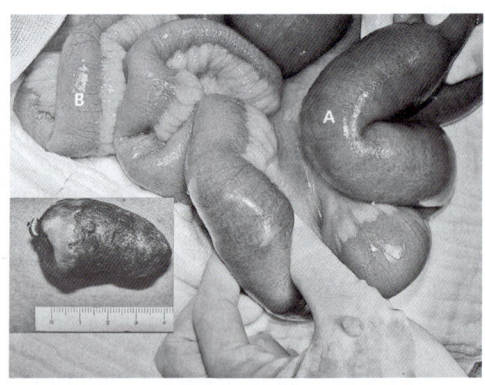

FIGURA 66.5 Imagem transoperatória mostrando o cálculo de aproximadamente 5 cm (*em detalhe*), a zona de obstrução (*entre os dedos do cirurgião*), o intestino obstruído (A) e o normal distal à obstrução (B).

Referências

1. Chatzoulis G, Kaltsas A, Danilidis L, Dimitriou J, Pachiadakis I. Mirizzi syndrome type IV associated with cholecystocolic fistula: a very rare condition: report of a case. BMC Surg. 2007;7:6.
2. Costi R, Randone B, Violi V, Scatton O, Sarli L, Soubrane O, et al. Cholecystocolonic fistula: facts and myths. A review of the 231 published cases. J Hepatobiliary Pancreat Surg. 2009;16(1):8 18.
3. Duzgun AP, Mehmet MO, Mehmet VO, Coskun F. Internal biliary fistula due to cholelithiasis: a single-centre experience. World J Gastroenterol. 2007;13 (34):4606-9.

Leituras recomendadas

Abou Saif A, Al Kawas FH. Complications of gallstone disease: Mirizzi syndrome, cholecystocholedochal fistula, and gallstone ileus. Am J Gastroenterol. 2002;97(2):249 54.

Alencastro MC, Cardoso KT, Mendes CA, Boteon YL, Carvalho RB, Fraga GP. Abdome agudo por obstrução por íleo biliar. Rev Col Bras Cir. 2013;40(4):275-80.

Beksac K, Erkan A, Kaynaroglu V. Double incomplete internal biliary fistula: coexisting cholecystogastric and cholecystoduodenal fistula. Case Rep Surg. 2016;(2016):5108471.

Csendes A, Díaz JC, Burdiles P, Maluenda F, Nava O. Mirizzi syndrome and cholecystobiliary fistula: a unifying classification. Br J Surg. 1989;76(11):1139 43.

Dai XZ, Li Gq, Zhang CY, Wang XH, Zhang CY. Gallstones ileus: case report and literature reviews. World J Gastroenterol. 2013;19(33):5586-9.

Guzman CMN, Contrera NEM, Sanchez MF, Corona JL. Gallstone ileus, clinical presentation, diagnostic and treatment approach. World J Gastrointest Surg. 2016;8(1):65-76.

Masannat Y, Masannat Y, Shatnawei A. Gallstone ileus: a review. Mt Sinai J Med. 2006;73(8):1132 4.

Moberg AC, Montgomery A. Laparoscopically assisted or open enterolithotomy for gallstone ileus. Br J Surg. 2007; 94(1):53 7.

Pickhardt P, Friedland JA, Hruza DS, Fischer AJ. CT, MR cholangiopancreatography and endoscopy findings in Bouveret Syndrome. Am J Roentgenol. 2003;180(4):1033-5.

Schwacha H, Blum HE, Hafkemeyer P. Endoscopic therapy of gallstones ileus. Endoscopy. 2008;40 Suppl 2:E185 6.

Zaliekas J, Munson JL. Complications of gallstones: the Mirizzi syndrome, gallstone ileus, gallstone pancreatitis, complications of "lost" gallstones. Surg Clin North Am. 2008;88(6):1345 68, x.

Colangiocarcinomas hilar e intra-hepático

Aljamir D. Chedid
Cleber Rosito P. Kruel
Tomaz de Jesus Maria Grezzana Filho
Marcelo de Abreu Pinto

Colangiocarcinoma (CA) é a nomenclatura comum para o adenocarcinoma do epitélio biliar. Classifica-se, conforme sua localização, em três subtipos: (1) intra-hepático, quando acomete os ductos biliares secundários ou periféricos; (2) hilar (tumor de Klatskin), quando acomete a área entre a inserção do ducto cístico e os ductos biliares secundários; e (3) distal, quando acomete a via biliar principal entre o ducto cístico e a ampola de Vater.[1] Aqui, será discutido o tumor de Klatskin, que ocorre em cerca de 60% dos casos, e o CCA intra-hepático, que é visto em 30% dos casos.[2] Os 10% restantes correspondem ao CCA distal, que será discutido no Capítulo 76, Neoplasias periampulares.

Epidemiologia

Epidemiologicamente, o CCA é um tipo raro de câncer (1-2:100 mil ao ano), porém, sua incidência tem aumentado nos últimos anos.[3] É mais comum em pacientes do sexo masculino (1,5:1),[2] principalmente entre a 5ª e a 6ª década de vida, tendo sua maior prevalência em países do Sudeste Asiático.[2] Seu prognóstico é reservado, principalmente devido ao diagnóstico tardio. A sobrevida geral, em 5 anos, é inferior a 5%, e a sobrevida mediana é de 33 meses.[3] Alguns estudos recentes demonstram melhora dessas taxas com tratamento cirúrgico radical, podendo atingir sobrevida média de 60 meses.[4] Além disso, os avanços em exames de imagem, cirurgia e cuidados perioperatórios melhoraram o tratamento dessa doença.

O CCA intra-hepático é a segunda neoplasia maligna primária mais frequente do fígado, correspondendo a cerca de 30% dos casos,[1] sendo subdividido em tumores intraductais, de espalhamento superficial, periductais infiltrativos e formadores de massa.[2] Os dois primeiros subtipos têm melhor prognóstico e estão mais relacionados à hepatopatia crônica, enquanto os subtipos formadores de massa e periductais infiltrativos têm pior prognóstico.[2]

Fisiopatogenia

Na maioria das vezes, o tumor é esporádico. No entanto, fatores de risco foram identificados, sendo os principais a colangite esclerosante primária (CEP), condição na qual 5 a 10% dos pacientes afetados desenvolverão CCA, e a hepatolitíase, que apresenta risco de 7% de desenvolvimento de CCA.[2] Outros fatores de risco são cirrose hepática, tabagismo, obesidade, mutações dos genes *BRCA1*,[5] *KRAS* e *p53*, doença cística da via biliar, infecções crônicas da via biliar e infecção pelo vírus da hepatite B (HBV, do inglês *hepatitis B virus*) e pelo vírus da hepatite C (HCV, do inglês *hepatitis C virus*).

A principal via de disseminação metastática no tumor de Klatskin é a linfonodal. No CCA intra-hepático, a disseminação por via venosa também é comum, com os implantes comumente localizados no próprio fígado.[2]

Quadro clínico

O tumor de Klatskin tem icterícia como apresentação inicial em 90% dos casos, quase sempre com níveis séricos de bilirrubina superiores a 10 mg/dL, associados ao prurido, à colúria e à acolia. Outros achados comuns são perda de peso, anorexia e mal-estar. Os demais sintomas dependem da localização do tumor. Alterações laboratoriais, como elevação de aminotransferases e enzimas canaliculares, além de aumento do tempo de protrombina, também são frequentes. Já o CCA intra-hepático pode manifestar-se com dor abdominal. No entanto, não é raro encontrar pacientes assintomáticos, com descoberta incidental da doença em exames de imagem.[1]

Apesar de existir contaminação bacteriana na bile em até 30% dos casos, colangite e febre são achados pouco frequentes. Contudo, em pacientes que tiveram a via biliar manipulada com fins diagnósticos e terapêuticos (colocação de próteses biliares), a incidência de contaminação biliar aumenta consideravelmente e a colangite é um achado frequente.

Investigação

A maioria dos pacientes com icterícia obstrutiva chega a um centro terciário já tendo realizado ultrassonografia (US) e tomografia computadorizada (TC) do abdome. Os exames complementares, que podem ser solicitados para confirmação diagnóstica e planejamento terapêutico, incluem dosagem de marcadores tumorais, como CA 19-9 e antígeno carcinoembrionário (CEA, do inglês *carcinoembryonic antigen*), colangiorressonância magnética (colângio-RM), colangiografia transparieto-hepática (CTPH), US endoscópica e colangiopancreatografia retrógrada endoscópica (CPRE).

O CA 19-9 e o CEA são utilizados para confirmação diagnóstica e estão presentes, respectivamente, em 85 e 40% dos pacientes. Valores acima de 1.000 UI/mL estão relacionados à doença avançada com disseminação peritoneal. Ambos os marcadores também podem ser úteis para monitorizar recorrência. Em pacientes com CEP, o CA 19-9 é especialmente útil, sendo indicado, inclusive, como exame de rastreamento, juntamente com exame de imagem. Nesse grupo de pacientes, valores superiores a 129 UI/mL apresentam especificidade e sensibilidade de 98 e 79%, respectivamente.[2]

Uma vez confirmado o diagnóstico, inicia-se o planejamento terapêutico. O primeiro passo é realizar a avaliação da ressecabilidade, por meio da avaliação da anatomia biliar e da vascularização hepática. Os aspectos determinantes na avaliação da ressecabilidade são a extensão tumoral na via biliar, o envolvimento vascular e o complexo atrofia e hipertrofia do parênquima hepático. A colângio-RM propicia boa definição do envolvimento biliar, e a angiorressonância magnética ou a angiotomografia computadorizada têm melhor resultado na avaliação do acometimento vascular. Esses exames apresentam acurácia de aproximadamente 80% para determinar a ressecabilidade da doença.

Uma vez que a maior parte dos pacientes ressecáveis necessitará de hepatectomia, a avaliação do remanescente hepático por volumetria deve ser rotineiramente indicada. A maioria dos centros de referência recomenda remanescente hepático maior ou igual a 30% em fígados normais, 40% em fígados com esteatose ou previamente submetidos à quimioterapia e 50% em fígados cirróticos. Os pacientes que não preencherem esse critério são candidatos à embolização portal pré-operatória, a fim de induzir hipertrofia do remanescente hepático.

O **QUADRO 67.1** apresenta os critérios de irressecabilidade do colangiocarcinoma.

A classificação clássica de Bismuth-Corlette (**FIG. 67.1**) contempla a extensão do envolvimento biliar e, assim, determina a extensão da ressecção a ser realizada. Entretanto, invasão vascular e presença de doença metastática não fazem parte da classificação histórica de

QUADRO 67.1
Critérios de irressecabilidade do colangiocarcinoma

Colangiocarcinoma hilar
- Envolvimento tumoral de ductos hepáticos, incluindo ramificações segmentares bilateralmente
- Compressão ou oclusão da veia porta proximal à sua bifurcação
- Atrofia de um lobo hepático com comprometimento de ramo portal contralateral
- Atrofia de um lobo hepático com invasão contralateral de ramificações biliares segmentares
- Metástases à distância

Colangiocarcinoma intra-hepático
- Remanescente hepático planejado inferior a 30% ou menos de 2 segmentos, com adequada drenagem venosa e biliar e adequado aporte arterial e portal
- Metástases hepáticas não satélites
- Metástases à distância

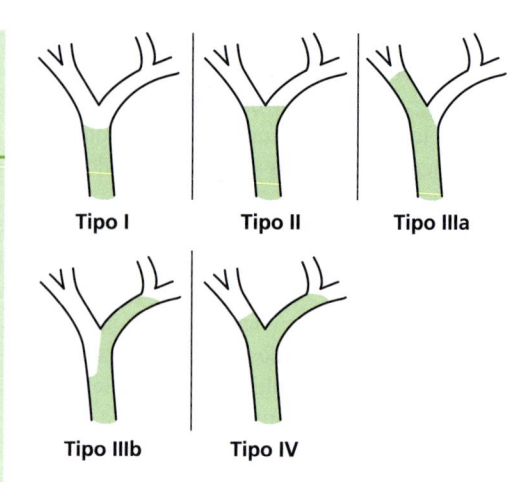

FIGURA 67.1 Classificação de Bismuth-Corlette. **(Tipo I)** – Tumor envolve o ducto hepático comum sem comprometer a confluência. **(Tipo II)** – Tumor envolve a junção dos ductos hepáticos. **(Tipo IIIa)** – Tumor envolve o ducto hepático direito e o ducto hepático comum. **(Tipo IIIb)** – Tumor envolve o ducto hepático esquerdo e o ducto hepático comum. **(Tipo IV)** – Tumor envolve os ductos hepáticos esquerdo e direito e o ducto hepático comum.

Bismuth-Corlette e, portanto, a indicação cirúrgica e o prognóstico não devem ser fundamentados apenas na extensão da doença nas vias biliares. No entanto, a classificação da American Joint Committee on Cancer (**QUADROS 67.2 e 67.3**) vem sendo mais utilizada atualmente. Ela correlaciona-se melhor com a ressecabilidade e é mais útil na definição da conduta.

A utilização da tomografia computadorizada por emissão de pósitrons associada à tomografia computadorizada (PET-TC) ainda é um tema controverso. A maior utilidade da PET-TC baseia-se na sua alta especificidade (80%) em identificar metástases linfonodais e à distância. Entretanto, não existe consenso em relação ao papel da PET-TC no estadiamento dessa doença, e a sua utilização deve ser individualizada.

A US endoscópica pode ser uma ferramenta auxiliar em casos de difícil diagnóstico e para complementar o estadiamento. Permite boa avaliação do envolvimento linfonodal e possibilita a realização de biópsia. Porém, esta deve ser evitada nos casos potencialmente ressecáveis em virtude do risco de implante tumoral no trajeto da agulha. Uma alternativa é a colangioscopia, que permite a biópsia de lesões com menor risco de disseminação tumoral. Já nos candidatos ao tratamento paliativo, é possível fornecer material para confirmação diagnóstica histológica.

A CPRE permite obter material para exame citopatológico e hibridização fluorescente *in situ* (FISH, do inglês *fluorescence* in situ *hybridization*) por escovado intraluminal da via biliar. A FISH consiste na detecção de aneusomias no material obtido pelo escovado e aumenta significativamente a sensibilidade e a especificidade para o diagnóstico do CCA, para valores de 68 e 70%, respectivamente.[1] Além do valor para confirmação diagnóstica de casos suspeitos, recentemente foi reconhecido seu papel no rastreamento de CCA em pacientes com CEP. Há relatos de que a FISH pode diagnosticar o tumor 2 a 7 anos antes que este seja visível em exames de imagem.[2]

QUADRO 67.2
Estadiamento TNM para colangiocarcinoma intra-hepático

Tumor primário (T)
Tx – Tumor primário não pode ser avaliado
T0 – Sem evidência de tumor primário
Tis – Carcinoma *in situ* (tumor intraductal)
T1 – Tumor solitário, sem invasão vascular
T2a – Tumor solitário, com invasão vascular
T2b – Múltiplos tumores, com ou sem invasão vascular
T3 – Tumor invade a serosa ou envolve estruturas extra-hepáticas por invasão direta
T4 – Tumor com invasão periductal
Linfonodos regionais (N)
Nx – Linfonodos regionais não podem ser avaliados
N0 – Ausência de metástase em linfonodos regionais
N1 – Metástase em linfonodos regionais
Metástase à distância (M)
M0 – Ausência de metástases à distância
M1 – Metástase à distância

Estadiamento prognóstico			
Tis	N0	M0	Estádio 0
T1	N0	M0	Estádio I
T2	N0	M0	Estádio II
T3	N0	M0	Estádio III
T4	N0	M0	Estádio IVA
Qualquer T	N1	M0	
Qualquer T	Qualquer N	M1	Estádio IVB

Diagnóstico diferencial

O exame anatomopatológico não confirma CCA em 10 a 20% dos pacientes com obstrução biliar hilar que vão à ressecção, e outras causas devem ser consideradas no diagnóstico diferencial. O carcinoma da vesícula biliar com invasão da porta do fígado, a colangiopatia do vírus da imunodeficiência humana (HIV, do inglês *human immunodeficiency virus*), a colangiopatia autoimune por imunoglobulina G4 (IgG4), a compressão extrínseca da região hilar por nódulos metastáticos, a síndrome de Mirizzi e a colangite esclerosante focal podem ter apresentação semelhante ao CCA. Embora existam casos de obstrução hilar em decorrência de doenças benignas, não é recomendável fazer tentativas exaustivas para buscar o diagnóstico histológico, uma vez que essa conduta frequentemente atrasa a ressecção do tumor. Além disso, um número expressivo de resultados falso-negativos é encontrado quando se analisa apenas um fragmento desse tipo de lesão.

Conduta

O tratamento cirúrgico é considerado a única modalidade terapêutica potencialmente curativa para o CCA,[1] e consiste em ressecção tu-

QUADRO 67.3
Estadiamento TNM para colangiocarcinoma hilar

Tumor primário (T)
Tx – Tumor primário não pode ser avaliado
T0 – Sem evidência de tumor primário
Tis – Carcinoma *in situ*
T1 – Tumor restrito à via biliar, com extensão até a camada muscular ou o tecido fibroso
T2a – Tumor invade através da parede da via biliar, atingindo o tecido adiposo adjacente
T2b – Tumor invade o parênquima hepático adjacente
T3 – Tumor invade ramos da veia porta ou da artéria hepática unilateralmente
T4 – Tumor invade o tronco da veia porta ou ambos os ramos; ou a artéria hepática comum; ou os ductos biliares secundários bilateralmente; ou os ductos biliares secundários unilateralmente com invasão do ramo da veia porta ou da artéria hepática contralateral
Linfonodos regionais (N)
Nx – Linfonodos regionais não podem ser avaliados
N0 – Ausência de metástase em linfonodos regionais
N1 – Metástase em linfonodos regionais (inclui linfonodos do ducto cístico, do colédoco, da veia porta e da artéria hepática)
N2 – Metástase em linfonodos periaórtico, pericaval, mesentérico superior ou do tronco celíaco
Metástase à distância (M)
M0 – Ausência de metástases à distância
M1 – Metástase à distância

Estadiamento prognóstico			
Tis	N0	M0	Estádio 0
T1	N0	M0	Estádio I
T2a-b	N0	M0	Estádio II
T3	N0	M0	Estádio IIIA
T1-3	N1	M0	Estádio IIIB
		M0	
T4	N0-1	M0	Estádio IVA
Qualquer T	N2	M0	Estádio IVB
Qualquer T	Qualquer N	M1	

moral com margens cirúrgicas livres de neoplasia (R0).

Nos pacientes com tumor de Klatskin, deve ser realizada a ressecção da via biliar comprometida, associada à hepatectomia parcial, à ressecção conjunta do lobo caudado e à linfadenectomia.[3] Essa abordagem deve ser indicada para todos os pacientes com condições clínicas favoráveis e que não apresentem metástases à distância. Pacientes com tumor de Klatskin classificado, como T4, devem ter sua conduta individualizada quanto à possibilidade de ressecção tumoral, podendo ser necessárias reconstruções biliares e vasculares complexas.

Já aqueles com CCAs intra-hepáticos, que necessitam de hepatectomias maiores, devem ter o volume do fígado remanescente avaliado por volumetria hepática. Recentemente, os limites para definir a ressecabilidade têm sido estendidos. Muitos centros de referência têm realizado reconstruções biliares e vasculares complexas e ressecção de tumores acometendo ductos secundários.[6]

A **FIGURA 67.2** ilustra um caso de ressecção por trissegmentectomia esquerda, com reconstrução biliar por anastomose biliodigestiva dos segmentos VI e VII, em paciente com Bismuth IV.

A seleção criteriosa dos pacientes candidatos à cirurgia é condição fundamental para alcançar bons resultados com o tratamento. A condição clínica do paciente sempre deve ser levada em conta.

A indicação de drenagem pré-operatória da via biliar em pacientes ictéricos permanece controversa. Diversos serviços indicam a drenagem em pacientes com sinais de desnutrição[7] ou que necessitarão de embolização portal pré-operatória,[8] enquanto outros defendem sua realização apenas nos pacientes francamente ictéricos. No serviço de Cirurgia do Aparelho Digestivo do Hospital de Clínicas de Porto Alegre, com base na evidência disponível, indica-se drenagem biliar nos pacientes com icterícia há mais de 3 semanas ou se os níveis séricos de bilirrubina total forem superiores a 15 mg/dL. A drenagem biliar interna no pré-operatório tem como objetivo aumentar a capacidade de o fígado regenerar-se. Estudos em animais têm demonstrado que a descompressão biliar melhora o funcionamento dos hepatócitos e das células de Kupffer; assim, em teoria, o risco de insuficiência hepática seria reduzido no período pós-operatório.[9] A cirurgia é postergada até que os níveis séricos de bilirrubina reduzam para valores próximos de 2,5 mg/dL. O procedimento de drenagem biliar pode ser realizado por CTPH ou CPRE. Uma vantagem associada à realização da CTPH é a possibilidade de melhor avaliação da extensão do acometimento biliar pela neoplasia. Esse procedimento é eficaz em reduzir a bilirrubina sérica para níveis inferiores a 5 mg/dL em 75% dos pacientes. Contudo, complicações podem ocorrer em até 40% dos casos. Nos pacientes com doença avançada (metástase) ou contraindicação clínica para cirurgia, a drenagem hepática percutânea, ou endoscópica de pelo menos 50% do parênquima hepático, melhora a sobrevida[2] e alivia a icterícia. A escolha do tipo de paliação depende da sobrevida esperada. Quando esta for superior a 6 meses, deve-se optar por prótese metálica expansível, a qual tem tempo de perviedade maior, quando comparada à prótese plástica.

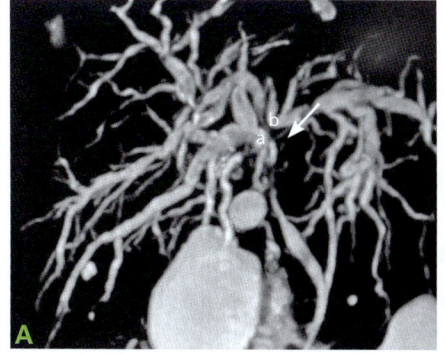

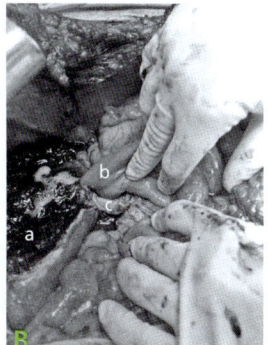

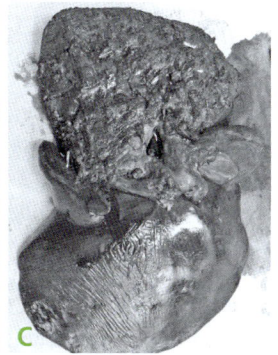

FIGURA 67.2 (A) Comprometimento bilateral de ductos biliares secundários direito (a) e esquerdo (b) – Bismuth IV. O ducto setorial posterior direito encontra-se preservado. A *seta* indica a localização do tumor. **(B)** Trissegmentectomia esquerda com reconstrução biliar à Y de Roux. Observam-se a margem de ressecção (a), a alça de jejuno utilizada para anastomose com o ducto setorial posterior direito (b) e o ramo direito da veia porta (c). **(C)** Espécime ressecado composto pelos segmentos I, II, III, IV, V e VIII, contendo, em seu interior, a massa tumoral. A análise histopatológica demonstrou margens livres de tumor.

Devido ao caráter agressivo da doença, apenas 30% dos pacientes são submetidos à cirurgia potencialmente curativa. Mesmo com minuciosa avaliação pré-operatória, alguns pacientes considerados como potencialmente ressecáveis terão essa condição modificada por avaliação transoperatória em cerca de 27% dos casos. Deve-se, portanto, utilizar a laparoscopia para definir o estadiamento como primeiro passo. Esta deve ser realizada, preferencialmente, enquanto é aguardada a redução dos níveis de bilirrubinas, após a drenagem da via biliar. A laparoscopia de estadiamento poderá ser positiva em 17 a 48% dos casos e, nesses casos, evitará uma laparotomia desnecessária.

Os principais achados operatórios que impedem a ressecção são carcinomatose (35%), lesões hepáticas não identificadas em exames de imagem (30%) e presença de linfonodos metastáticos (10%).[10]

Transplante de fígado

Alguns centros de referência internacionais incluem o transplante de fígado (TF) entre as opções terapêuticas para o CCA hilar.[11] Poucos centros também indicam transplante para pacientes com CCA intra-hepático irressecável. No Brasil, a legislação vigente não inclui o CCA na lista de indicações para TF.

Nos países onde é realizado, o TF é indicado para pacientes com CCA hilar irressecável, menor que 3 cm e sem comprometimento linfonodal ou metastático. O protocolo inclui também quimioterapia e radioterapia neoadjuvante e videolaparoscopia diagnóstica de estadiamento pré-transplante. Atendidos esses critérios, os resultados podem atingir sobrevida em 5 anos de 50 a 70%.[4]

O papel do TF no CCA ainda requer melhor definição. Uma coorte multicêntrica demonstrou excelentes resultados em pacientes submetidos ao TF com CCA intra-hepático menor que 2 cm.[12] Novos estudos são necessários para reavaliação das atuais indicações e da legislação de transplante.

Tratamento neoadjuvante e adjuvante

Alguns estudos investigaram a eficácia da quimioterapia neoadjuvante. A razão para essa abordagem reside no fato de 20% dos pacientes submetidos à ressecção apresentarem margens microscopicamente comprometidas (R1). Potenciais benefícios do tratamento neoadjuvante incluem melhor seleção dos pacientes, aumento da possibilidade de ressecção com margens livres (R0) e aumento da sobrevida.[8] Em pacientes com CCA hilar, estudos sugerem benefício na realização de neoadjuvância. No entanto, maior número de estudos é necessário para embasar essa conduta. Já para o CCA intra-hepático há pouca evidência disponível, não existindo ensaios clínicos sobre o tema. Os estudos retrospectivos realizados até o momento não mostraram benefício significativo do tratamento neoadjuvante.[8]

O tratamento adjuvante pós-operatório no CCA é controverso, e estudos adicionais são necessários para esclarecer o seu papel. Evidências apontam que o benefício da quimioterapia pós-operatória é maior nos pacientes que apresentaram margens cirúrgicas comprometidas e linfonodos positivos.[4] A primeira escolha para a quimioterapia adjuvante é a combinação de gencitabina e cisplatina;[5] porém, ainda não estão definidas as indicações de adjuvância. Para os pacientes com CCA intra-hepático, a realização ou não de radioterapia adjuvante é individualizada. Já para aqueles com tumor de Klatskin localmente avançado, a radioterapia adjuvante provou benefício em sobrevida (39,2% vs. 13,5% de sobrevida em 5 anos; $p < 0,01$) e deve ser rotineiramente indicada.[13]

Tratamento paliativo

Quimioterapia com gencitabina e cisplatina é o tratamento-padrão paliativo de primeira linha, adotado pela maioria dos centros desde a publicação do *ABC trial*,[14] que, quando comparado ao uso isolado de gencitabina, demonstrou ganho de sobrevida de 3 meses e meio com esse regime.[15]

Especificamente para pacientes com tumor de Klatskin, a combinação de gencitabina com cisplatina não se mostrou superior ao uso de gencitabina isolada, permanecendo controversa a escolha terapêutica nesses casos.²

Novos estudos demonstraram que o benefício do tratamento é maior nos pacientes irressecáveis do que nos metastáticos, o que reforça a necessidade de outras formas de paliação para este último subgrupo. Nos pacientes ictéricos, é mandatória a redução dos níveis de bilirrubina previamente à quimioterapia.

Perspectivas de tratamento

A terapia percutânea de quimioembolização transarterial (TACE, do inglês *transarterial chemoembolization*) apresentou, em alguns estudos retrospectivos, benefício adicional à quimioterapia e à radioterapia exclusivas no tratamento do CCA intra-hepático, com taxa de resposta de 50%. Além disso, pode, inclusive, promover redução tumoral e conversão do tumor para potencialmente ressecável (*downstaging*), e ganho de sobrevida (12-15 meses *vs.* 3,3 meses para o suporte clínico exclusivo). Alguns estudos recentes sugerem que esse benefício pode ser maximizado com o uso de radioterapia seletiva intra-arterial com ítrio-90 (Y-90), podendo chegar à sobrevida global de 22 meses, com poucos paraefeitos.²

O uso da terapia percutânea, com radiofrequência no CCA intra-hepático, ainda requer mais estudos para melhor avaliação. Os melhores resultados são obtidos em tumores menores que 5 cm e não adjacentes a estruturas vasculares maiores.

Terapias-alvo moleculares com fármacos inibidores da tirosinocinase e inibidores da angiogênese, entre outros, também estão em investigação atualmente, com resultados promissores. Com o desenvolvimento de novas pesquisas, a expectativa é de que, no futuro, os pacientes tenham a sua terapia determinada com base no perfil molecular tumoral.⁵

Prognóstico

Os pacientes passíveis de ressecção têm sobrevida em 5 anos de 20 a 40%, com mediana sobrevida após o diagnóstico de 12 a 37 meses. As taxas de recorrência são elevadas, atingindo 50% em 2 anos.[16] Pacientes que sofrem recidiva da doença têm mau prognóstico, com sobrevida média de 7 meses.[17]

Um estudo, que avaliou 144 pacientes com recidiva do CCA, identificou como fatores de pior prognóstico a presença de histologia pobremente diferenciada, o pequeno intervalo livre de doença, o baixo desempenho clínico e o CA 19-9 elevado, e definiu que o tratamento cirúrgico de resgate só traz benefício de sobrevida quando está presente, no máximo, um desses fatores de mau prognóstico.[17]

Referências

1. Doherty B, Nambudiri VE, Palmer WC. Update on the diagnosis and treatment of cholangiocarcinoma. Curr Gastroenterol Rep. 2017; 19(1):2.
2. Razumilava N, Gores J. Cholangiocarcinoma. Lancet. 2014;383(9935):2168-79.
3. Ribero D, Pinna AD, Guglielmi A, Ponti A, Nuzzo G, Giulini SM, et al. Surgical approach for long-term survival of patients with intrahepatic cholangiocarcinoma a multi-institutional analysis of 434 patients. Arch Surg. 2012;147(12):1107-13.
4. Abou-Alfa GK, Andersen JB, Chapman W, Choti M, Forbes SJ, Gores GJ, et al. Advances in cholangiocarcinoma research: report from the third cholangiocarcinoma foundation annual conference. J Gastrointest Oncol. 2016;7(6):819-27.
5. Parasramka M, Yan IK, Wang X, Nguyen P, Matsuda A, Maji S, et al. BAP1 dependent expression of long non-coding RNA NEAT-1 contributes to sensitivity to gemcitabine in cholangiocarcinoma. Mol Cancer. 2017; 16(1):22.
6. Santibañes E, Ardiles V, Alvarez FA, Pekolj J, Brandi C, Beskow A. Hepatic artery reconstruction first for the treatment of hilar cholangiocarcinoma bismuth type IIIB with contralateral arterial invasion: a novel technical strategy. HPB (Oxford). 2012;14(1):67-70.
7. Russolillo N, Massobrio A, Langella S, LoTesoriere R, Carbonatto P, Ferrero A. Acute pancreatitis after percutaneous biliary drainage: an obstacle in liver surgery for proximal biliary cancer. World J Surg. 2017; 41(6):1595-600.
8. Wagner A, Wiedmann M, Tannapfel A, Mayr C, Kiesslich T, Wolkersdörfer GW, et al. Neoadjuvant down-sizing of hilar cholangiocarcinoma with photodynamic therapy-Long-Term outcome of a phase II pilot study. Int J Mol Sci. 2015;16(11):26619-28.

9. Megison S, Dunn C, Horton J, Chao H. Effects of relief of biliary obstruction on mononuclear phagocyte system function and cell mediated immunity. Br J Surg. 1991;78:568-71.
10. Bird N, Elmasry M, Jones R, Elniel M, Kelly M, Palmer D, et al. Role of staging laparoscopy in the stratification of patients with perihilar cholangiocarcinoma.Br J Surg. 2017;104(4):418-25.
11. Gupta R, Togashi J, Akamatsu N, Sakamoto Y, Kokudo N. Impact of incidental/misdiagnosed intrahepatic cholangiocarcinoma and combined hepatocellular cholangiocarcinoma on the outcomes of liver transplantation: an institutional case series and literature review. Surg Today. 2017;47(8):908-17.
12. Sapisochin G, Lope CR, Gastaca M, Urbina JO, Suarez MA, Santoyo J, et al. "Very Early" intrahepatic cholangiocarcinoma in cirrhotic patients: should liver transplantation be reconsidered in these patients? Am J Transplant. 2014;14(3):660-7.
13. Todoroki T, Ohara K, Kawamoto T, Koike N, Yoshida S, Kashiwagi H, et al. Benefits of adjuvant radiotherapy after radical resection of locally advanced main hepatic duct carcinoma. Int J RadiatOncolBiol Phys. 2000;46(3):581-7.
14. Valle JW, Wasan H, Johnson P, Jones E, Dixon L, Swindell R, et al. Gemcitabine alone or in combination with cisplatin in patients with advanced or metastatic cholangiocarcinomas or other biliary tract tumours: a multicentre randomised phase II study - The UK ABC-01 Study. Br J Cancer. 2009;101:621-7.
15. Agarwal R, Sendilnathan A, Siddiqi NI, Gulati S, Ghose A, Xie C, et al. Advanced biliary tract cancer: clinical outcomes with ABC-02 regimen and analysis of prognostic factors in a tertiary care center in the United States. J GastrointestOncol. 2016;7(6):996-1003.
16. Buettner S, Koerkamp BG, Ejaz A, Buisman FE, Kim Y, Margonis GA, et al. The effect of preoperative chemotherapy treatment in surgically treated intrahepatic cholangiocarcinoma patients—A multi-institutional analysis. J Surg Oncol. 2017;115(3):312-8.
17. Kim BH, Kim K, Chie EK, Kwon J, Jang JY, Kim SW, et al. Risk stratification and prognostic nomogram for post-recurrence overall survival in patients with recurrent extrahepatic cholangiocarcinoma. HPB (Oxford). 2017;19(5):421-8.

Leitura recomendada

Gómez Gavara C, Doussot A, Lim C, Salloum C, Lahat E, Fuks D, et al. Impact of intraoperative blood transfusion on short and long term outcomes after curative hepatectomy for intrahepatic cholangiocarcinoma: a propensity score matching analysis by the AFC-IHCC study group. HPB (Oxford). 2017;19(5):411-20.

Neoplasia da vesícula biliar

Vivian Pierri Bersch
Mariana Blanck Zilio
Alessandro Bersch Osvaldt
Luiz Rohde

Epidemiologia

Dos tumores malignos primários da vesícula biliar e das vias biliares, o adenocarcinoma da vesícula biliar é o mais frequente, representando 3% dos tumores do aparelho digestivo e sendo o 5º mais comum entre eles. Chega a atingir 1,3 a 3,5 mulheres para cada homem, variando sua incidência mundial de 0,2 a 27 casos a cada 100 mil pacientes, dependendo da região geográfica. De modo geral, a incidência entre os orientais é menor do que entre os ocidentais, sendo que as mulheres chilenas são as mais afetadas: 27:100 mil habitantes. Após a 5ª e a 6ª década de vida, há uma curva crescente de incidência em ambos os sexos. Geralmente, a maior parte dos casos deriva de pacientes insuspeitos, submetidos a colecistectomias videolaparoscópicas por cálculo sintomático, representando 1 a 2% dos espécimes cirúrgicos.

Os fatores de risco para adenocarcinoma de vesícula biliar estão relacionados com a inflamação crônica da vesícula biliar. A litíase biliar é o principal deles e coexiste em cerca de 70 a 95% dos casos. É importante salientar que os cálculos maiores do que 3 cm estão associados a um aumento de até 10 vezes no risco de neoplasia. Além disso, sexo feminino, idade acima de 60 anos, obesidade, infecção das vias biliares e uso de determinadas substâncias também estão implicados como fatores de risco, conforme QUADRO 68.1. O tabagismo, o alcoolismo e o estado pós-menopausa são, por sua vez, apontados como "facilitadores" para o desenvolvimento da neoplasia da vesícula biliar. A calcificação da parede da vesícula é um sinal de colecistite crônica e, portanto, também um fator de risco importante para neoplasia (FIG. 68.1).

QUADRO 68.1

Fatores de risco para neoplasia da vesícula biliar

- Colelitíase
- Cálculos biliares ≥ 3 cm
- Sexo feminino
- Idade ≥ 40 anos
- Obesidade
- Vesícula em porcelana
- Pólipos de vesícula biliar > 1 cm
- Metaplasia intestinal e pilórica do epitélio da vesícula biliar
- Doença cística congênita da via biliar
- Colangite esclerosante primária
- Alterações anatômicas da junção biliopancreática
- Infecção da bile (*Salmonella*, *Helicobacter*)
- Medicamentos (metildopa, contraceptivos orais e isoniazida)
- Exposição a carcinógenos industriais (óleo, papel, celulose, entre outros)

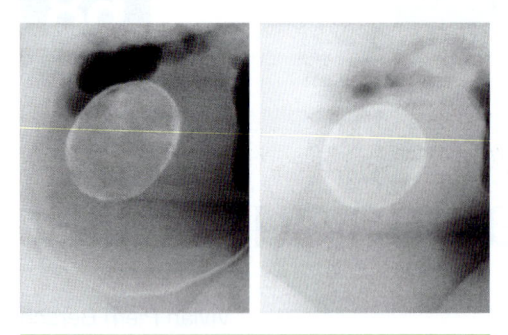

FIGURA 68.1 Radiografia simples do abdome com vesícula biliar em porcelana.

Algumas condições que modificam o epitélio da vesícula biliar parecem ser precursoras da neoplasia maligna. Entre elas, estão a metaplasia intestinal e a metaplasia pilórica. Assim como existe uma teoria de progressão de malignidade para lesões epiteliais no intestino grosso, também há uma teoria para a vesícula biliar, em que a metaplasia se transformaria em displasia e esta, em neoplasia maligna. O tempo necessário para essa transformação seria de aproximadamente 15 anos. Além disso, já foi demonstrado que, em quase 80% dos casos de adenocarcinoma infiltrativo da vesícula, é encontrado carcinoma *in situ* nas áreas adjacentes.

Algumas lesões neoplásicas benignas (pólipos) podem ser consideradas pré-malignas. Quando apresentam crescimento progressivo ou já possuem dimensão maior do que 1 cm, devem ser removidas por meio de colecistectomia, pois seu potencial de malignidade é diretamente proporcional ao seu aumento de tamanho, podendo atingir 50% das lesões maiores do que 1 cm, conforme o Capítulo 69, Pólipos da vesícula biliar.

Alterações gênicas, como mutações no gene supressor *p53* e no oncogene *K-ras*, também podem ser identificadas em estágios precoces da carcinogênese.

As demais condições que poderiam estar associadas ao desenvolvimento da neoplasia incluem fístula colecistoentérica; dilatações congênitas das vias biliares, como as da doença de Caroli e os cistos de colédoco; colite ulcerativa e algumas alterações anatômicas da via biliar, como a implantação alta do ducto pancreático, devido ao refluxo de suco pancreático para o interior da vesícula.

Patologia

Entre os tipos histológicos dos tumores encontrados na vesícula biliar, 82% são adenocarcinomas do tipo infiltrativo e 7%, carcinomas indiferenciados. Outras variantes, como adenocarcinoma papilífero, mucinoso ou misto, ou de células escamosas, são mais raras e parecem apresentar melhor prognóstico. Também podem ocorrer linfoma, linfossarcoma, rabdomiossarcoma, fibrossarcoma, melanoma, tumor carcinoide e outros ainda mais raros.

A maior parte dos casos acomete a região fúndica da vesícula biliar, mas as regiões do ducto cístico e do infundíbulo não estão livres de serem afetadas. O crescimento ocorre de forma lenta e tende a infiltrar a parede da vesícula, podendo invadir o seu leito, o tecido hepático e as estruturas vizinhas, por contiguidade. O fígado pode ser envolvido por contiguidade (**FIG. 68.2**), como recém-mencionado, e por meio dos ductos biliares, linfáticos ou veias. Ocasionalmente, esses tumores também podem crescer para a luz da vesícula, chegando a provocar sintomas obstrutivos quando comprometem a região junto ao ducto cístico. Em geral, os tumores papilíferos são os que

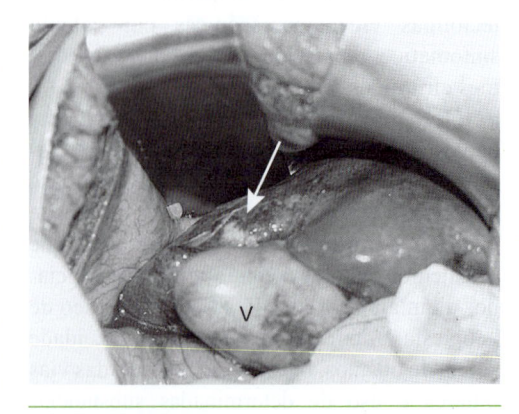

FIGURA 68.2 Adenocarcinoma de vesícula biliar (V) com invasão hepática (*seta*).

apresentam esse comportamento e, mesmo atingindo dimensões maiores, ainda são menos agressivos do que os infiltrativos. Dos casos diagnosticados, como adenocarcinoma de vesícula biliar com suspeita prévia, 50 a 75% já possuem acometimento de linfonodos regionais, principalmente o do ducto cístico e, portanto, têm prognóstico reservado. Nessas circunstâncias, a invasão hepática pode ser encontrada em até 50%, mas raramente estão presentes metástases à distância por via hematogênica. Estas aparecem em um momento tardio e muito avançado da doença.

Quadro clínico

O tumor da vesícula biliar não apresenta quadro clínico típico. Seus sinais e sintomas estão normalmente relacionados aos da colecistite calculosa aguda ou crônica, associados aos de neoplasia maligna. Entre estes, salienta-se o emagrecimento, a anorexia e a astenia.

Os sintomas iniciais são dor abdominal em hipocôndrio direito ou epigástrio, náuseas e vômitos, ocorrendo em 66% dos casos. Podem estar presentes por mais de 3 meses e indicam acometimento maligno quando acompanhados de perda superior a 10% do peso corporal (59% das vezes) sem outra justificativa. A icterícia do tipo obstrutivo, com ou sem colúria e acolia, está presente em 51% dos casos e pode ser sinal de invasão tumoral da via biliar ou do leito hepático. Esses sinais e sintomas também estão presentes na síndrome de Mirizzi (ver Cap. 66, Fístula biliar interna e íleo biliar), condição benigna em que há compressão ou invasão da via biliar extra-hepática por um cálculo biliar originário da vesícula, que acaba provocando um processo inflamatório intenso nesse local. Algumas vezes, o processo inflamatório simula a neoplasia. Raramente, é observada grande perda de peso nos pacientes portadores dessa síndrome. Sua importância deve-se ao fato de o diagnóstico diferencial, muitas vezes, só poder ser feito com a análise do espécime cirúrgico. Isso prejudica a correta abordagem cirúrgica em um primeiro momento, já que essas duas condições possuem tratamentos distintos.

Ascite, hepatomegalia ou vesícula palpável (em 40% dos casos), normalmente pouco dolorosa, são achados comuns em pacientes com doença avançada.

Dessa maneira, os pacientes podem ser alocados basicamente em três tipos distintos de apresentação clínica. São eles:

1. Pacientes com suspeita de malignidade no pré-operatório;
2. Pacientes com achados de malignidade no transoperatório de uma cirurgia por doença benigna;
3. Pacientes com achado incidental de malignidade no espécime cirúrgico de colecistectomia.

Diagnóstico

O diagnóstico raramente é feito no pré-operatório. Até o momento, nenhum marcador tumoral comum, como o antígeno carcinoembrionário (CEA, do inglês *carcinoembryonic antigen*) ou o antígeno carboidrato 19-9 (CA 19-9), mostrou acurácia em diagnosticar precocemente o carcinoma de vesícula. O CA 19-9 sérico pode estar aumentado em até 90% dos casos de neoplasia avançada de vesícula, assim como nas neoplasias de vias biliares e pancreáticas, sem, no entanto, diferenciá-las.

Os exames de imagem são igualmente falhos no diagnóstico pré-operatório. Estima-se que, em até 80% dos casos altamente suspeitos, eles possam apenas fortalecer o diagnóstico. Na maioria das séries de pacientes estudados, esses exames fornecem o diagnóstico correto em somente 10% das vezes.

A ultrassonografia (US) do abdome é o principal exame na avaliação inicial dos pacientes com suspeita de neoplasia de vesícula biliar. Apresenta sensibilidade diagnóstica de 50 a 68%, atingindo quase 90% nos casos avançados. Os achados mais importantes são espessamento da parede vesicular sem sinais de colecistite aguda, lesões polipoides maiores do que 1 cm e massa preenchendo a luz do órgão ou invadindo o leito hepático. A US também tem papel fundamental na descoberta e no seguimento dos pacientes com pólipos de vesícula biliar (ver Cap. 69, Pólipos da vesícula biliar). O estudo de Doppler a cores pode auxiliar a US quando forem identificadas lesões polipoides com grande fluxo sanguíneo em suas bases.

A US endoscópica apresenta maior sensibilidade na detecção de lesões menores do que 2 cm, quando comparada com os demais exames de imagem; todavia, nem todos os centros de imagem ou endoscopia disponibilizam o método, sendo esse um dos motivos que restringe seu uso a situações especiais. Na avaliação dos tumores, a US endoscópica permite determinar qual camada de vesícula biliar está comprometida e qual o grau de invasão, além de determinar o comprometimento linfonodal regional. A possibilidade de coleta de material para citologia, ou mesmo anatomopatologia, acrescenta uma grande vantagem no diagnóstico pré-operatório.

A tomografia computadorizada (TC) (**FIG. 68.3**) e a ressonância magnética (RM) do abdome apresentam sua maior utilidade no estadiamento da doença e no planejamento cirúrgico. Seu emprego busca determinar possíveis invasões vasculares e de tecido hepático ou linfadenomegalias. Com esse objetivo, praticamente se equivalem nos achados. A colangiorressonância magnética também pode ser solicitada, e apresenta a vantagem de fornecer uma imagem mais definida da via biliar, inclusive em cortes coronais e sem a necessidade de contraste iodado. Um desses exames é fundamental no planejamento cirúrgico, e a escolha depende da experiência do médico assistente e da disponibilidade de cada um dos métodos.

A angiotomografia computadorizada apresenta valor na avaliação do comprometimento vascular da doença durante seu estadiamento, principalmente no que se refere ao comprometimento dos vasos do hilo hepático.

A colangiopancreatografia retrógrada endoscópica (CPER) é útil nos casos de pacientes com icterícia obstrutiva porque, além de determinar o local e a extensão da área acometida, pode tratar paliativamente essas lesões, quando avançadas por meio da colocação de próteses (*stents*), ou proporcionar a retirada de cálculos previamente insuspeitos.

A tomografia por emissão de pósitrons (PET, do inglês *positron emission tomography*) auxilia na confirmação de uma lesão suspeita em TC ou RM do abdome, e pode detectar doença residual no leito hepático, após a colecistectomia, ou os sítios de possíveis metástases. Inclusive, a detecção de doença avançada insuspeita é uma de suas vantagens, visto que, nesse caso, evitaria uma cirurgia desnecessária. Pode ser de grande auxílio na dúvida do estadiamento pré-operatório. Por outro lado, é muito onerosa e pouco disponível ainda hoje.

A punção aspirativa por agulha fina (PAAF), na busca de material para o diagnóstico histológico no pré-operatório, não é realizada porque pode causar disseminação de células neoplásicas, mudando o estadiamento da doença. Seu emprego fica reservado para os casos de doença avançada, quando o paciente não vai ser submetido a nenhum procedimento cirúrgico. Nesse caso, é importante o diagnóstico histológico para fundamentar a conduta adotada.

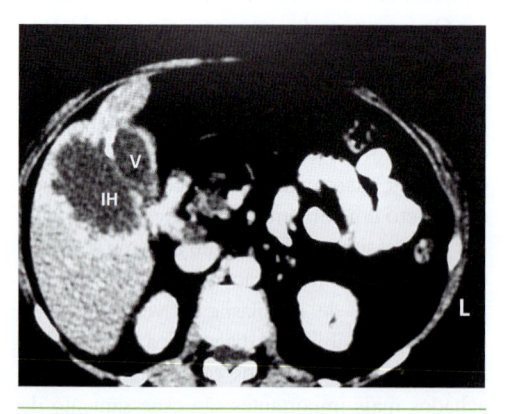

FIGURA 68.3 Tomografia computadorizada do abdome: grande tumor de vesícula biliar (V) com invasão do tecido (IH) hepático e da parede abdominal.

Estadiamento

O sistema mais utilizado é o TNM, proposto pelo American Joint Committee on Cancer

(AJCC).[1] Além da informação sobre a invasão da parede vesicular, também fornece uma ideia global acerca do processo neoplásico, relacionando o comprometimento linfonodal e de outros sítios metastáticos. Detalhes podem ser vistos no QUADRO 68.2.

QUADRO 68.2
Estadiamento TNM para neoplasia de vesícula biliar

Tumor primário (T)
Tx – Tumor primário não pode ser avaliado
T0 – Sem evidência de tumor primário
Tis – Carcinoma *in situ*
T1 – Tumor que invade a lâmina própria ou a camada muscular
    T1a – Tumor que invade a lâmina própria
    T1b – Tumor que invade a camada muscular
T2 – Tumor que invade o tecido conectivo perimuscular, sem extensão além da serosa ou intra-hepática
    T2a – Tumor na face peritoneal da vesícula
    T2b – Tumor na face hepática da vesícula
T3 – Tumor que perfura a serosa (peritônio visceral) e/ou que invade diretamente o fígado e/ou outro órgão ou estrutura adjacente (p. ex., estômago, duodeno, cólon, pâncreas, omento, vias biliares extra-hepáticas)
T4 – Tumor que invade a veia porta principal ou a artéria hepática, ou que invade dois ou mais órgãos ou estruturas extra-hepáticas

Linfonodos regionais (N)
Nx – Linfonodos regionais não podem ser avaliados
N0 – Ausência de metástase em linfonodos regionais
N1 – Metástase em linfonodos do ducto cístico ou da via biliar comum, da artéria hepática e/ou da veia porta
N2 – Metástases em linfonodos periaórticos, pericavais, da artéria mesentérica superior e/ou do tronco celíaco

Metástases à distância (M)
M0 – Ausência de metástase à distância
M1 – Metástase à distância

Grupamento por estádios			
Estádio 0	Tis	N0	M0
Estádio I	T1	N0	M0
Estádio II	T2	N0	M0
Estádio IIIA	T3	N0	M0
Estádio IIIB	T1-T3	N1	M0
Estádio IVA	T4	N0-N1	M0
Estádio IVB	Qualquer T	N2	M0
	Qualquer T	Qualquer N	M1

Fonte: American Joint Committee on Cancer.[1]

Tratamento

O tratamento dos pacientes com lesão maligna da vesícula biliar é fundamentado no estadiamento da doença. Trata-se de uma doença extremamente agressiva e letal com prognóstico muito ruim. Quando diagnosticados em um estádio avançado da doença, carecem, na atualidade, de opções de tratamento efetivo com chances de cura. A taxa global de sobrevida, em 5 anos, varia de 3 a 13%, com sobrevida média de 3 a 11 meses. Cerca de 88% dos pacientes morrem no primeiro ano após o diagnóstico. A quimioterapia e a radioterapia não causam impacto no aumento da sobrevida nos pacientes com margens positivas de ressecção, ou seja, com doença residual. Apenas 10 a 30% dos pacientes são considerados candidatos à ressecção quando diagnosticados. Entre estes, naqueles que se encontram em estádios iniciais (com invasão até a camada muscular, sem linfonodos comprometidos), a sobrevida pode chegar a 100%, em 5 anos. O principal fator prognóstico é o grau de invasão. Existe aumento progressivo no risco de metástases à distância e metástases para linfonodos, de 16 para 79% e de 33 para 69%, em tumores T2 a T4, respectivamente.

A cirurgia é o único tratamento curativo. O objetivo é obter ressecção completa com margens negativas (ressecção R0). Infelizmente, isso só é alcançado em cerca de 43% dos casos, mesmo com ressecções estendidas. A conduta mais aceita é de que a cirurgia para ressecção de lesão suspeita de neoplasia seja por via laparotômica, e, quando identificada lesão neoplásica em transoperatório de laparoscopia, que seja realizada conversão para cirurgia aberta. Atualmente, alguns centros especializados têm demonstrado resultados equivalentes das cirurgias laparoscópica e aberta, desde que os princípios da ressecção, incluindo linfadenectomia, análise da margem do ducto cístico e ressecção da via biliar extra-hepática, sejam realizados quando necessário. A ressecção cirúrgica por via aberta é mais efetiva do que por via laparoscópica, principalmente para definir critérios de irressecabilidade quando implantes peritoneais não são visualizados. Alguns estudos apontavam para o risco de implantes em portais e disseminação neoplásica para o abdome em procedimentos laparoscópicos; porém, estudos mais recentes falharam em comprovar esse aumento de risco.

Os tratamentos cirúrgicos podem variar desde colecistectomia simples até cirurgias de maior porte, como a colecistectomia ampliada (ou estendida) ou a colecistectomia radical.

Na colecistectomia ampliada ou estendida, é feita a remoção da vesícula biliar com margem de parênquima hepático em seu leito de aproximadamente 2 cm de profundidade, acompanhada de linfadenectomia dos linfonodos regionais, localizados junto ao ligamento hepatoduodenal, à segunda porção do duodeno e à cabeça do pâncreas.

Na colecistectomia radical, realiza-se, além da remoção da vesícula e da linfadenectomia regional, a linfadenectomia mais abrangente, podendo incluir linfonodos do tronco celíaco ou interaortocaval, acompanhada de ressecção hepática segmentar, com ou sem amputação da via biliar ou duodenopancreatectomia. Esses procedimentos têm como objetivo a ressecção R0, ou seja, não deixar doença residual. Dessa forma, a extensão da área de ressecção pode variar em cada paciente. Linfonodos positivos, fora do ligamento hepatoduodenal, são considerados N2 e não têm indicação de ressecção, pois não apresentam benefício em sobrevida; portanto, se houver suspeita no transoperatório, realizar congelação para definir seguimento da cirurgia.

Nas neoplasias incidentais detectadas após a colecistectomia laparoscópica, a conduta consiste em reestadiamento com TC do abdome ou RM para avaliar extensão da doença e estudo anatômico para planejar nova ressecção, se indicada. Caso a doença seja localizada, uma nova cirurgia é realizada para linfadenectomia e ampliação da margem hepática, regrada ou não, dependendo da profundidade da doença no leito vesicular. A ressecção da via biliar extra-hepática está recomendada quando há metástase no linfonodo cístico ou quando a margem do ducto cístico está comprometida. Na presença de outros linfonodos comprometidos peritumorais, são indicadas a manobra de Kocher e a pesquisa de linfonodos interaortocavais.

A ressecção dos portais laparoscópicos prévios não é mais realizada, pois não muda sobrevida ou tempo livre de doença. Quando comprometidos, são a manifestação de doença já disseminada, cujo prognóstico não seria alterado pela ressecção dos portais.

Tratamento cirúrgico para tumores T1

Dos pacientes com acometimento inicial da doença, aqueles com estádios Tis ou T1a do TNM beneficiam-se da colecistectomia simples. Em alguns estudos, a taxa de cura desses pacientes atinge 73 a 100%.

Já aqueles com estádio T1b do TNM (invasão da camada muscular) comportam-se de forma diferente. Dependendo das séries em que são estudados, alguns autores recomendam a colecistectomia ampliada ou estendida, que, como mencionado anteriormente, consiste na colecistectomia com linfadenectomia regional e na ressecção de uma margem de aproximadamente 2 cm de profundidade do parênquima hepático no leito vesicular. Isso ocorre porque os tumores T1b apresentam incidência maior de associação com metástases para linfonodos (até 15%), quando comparados com os tumores T1a (2,5%). Além disso, alguns estudos relatam sobrevida de apenas 50%, em 1 ano, para esses pacientes após colecistectomia simples, o que justificaria uma abordagem um pouco mais radical para um grupo de pacientes aos quais, teoricamente, é reservado um melhor prognóstico. Mesmo assim, é importante esclarecer aos pacientes e aos familiares que talvez nenhum sinal de malignidade será encontrado no exame anatomopatológico do espécime cirúrgico dessa ampliação.

A perfuração acidental da vesícula em paciente com neoplasia aumenta significativamente a recorrência. Portanto, recomenda-se ressecção da placa cística para prevenir ruptura em casos nos quais existe suspeita clínica de malignidade no transoperatório.

Tratamento cirúrgico para tumores T2

Os pacientes que se apresentam com estádio T2 devem ser submetidos à colecistectomia radical. Em algumas séries de casos, a sobrevida, em 5 anos, dos pacientes com colecistectomia isolada, aumentou de 24 e 40% para 80%, após o procedimento radical.

A ressecção hepática deve abranger toda a área afetada e respeitar o comprometimento da vascularização portal ou arterial ipsolateral. Pode, inclusive, ser necessário proceder à hepatectomia direita, mas, geralmente, as ressecções dos segmentos IVb e V do fígado são suficientes. A amputação da via biliar também pode ser necessária quando comprometida pelo tumor. A linfadenectomia deve ser restrita aos linfonodos peritumorais e do ligamento hepatoduodenal.

O comprometimento linfonodal do tronco celíaco e/ou da artéria mesentérica superior representa piora substancial no prognóstico desses pacientes, o que provavelmente não justifica uma abordagem tão agressiva com provável aumento da morbidade sem real ganho na sobrevida.

Tratamento cirúrgico para tumores T3

Da mesma forma que os tumores T2, os tumores T3 exigem tratamento com ressecção hepática e linfadenectomia associadas. Os mesmos princípios utilizados para ressecção dos tumores T2 devem ser seguidos para os tumores T3. Além disso, recomenda-se ressecção em bloco das estruturas acometidas por contiguidade, como duodeno, estômago ou cólon.

A sobrevida, em 5 anos, pode alcançar 30 a 50%.

Tratamento cirúrgico para tumores T4

A cirurgia está contraindicada nos casos avançados com comprometimento vascular, metástases à distância ou implantes peritoneais com ascite. Pode-se realizar laparoscopia diagnóstica, com vistas ao diagnóstico histológico, caso a PAAF seja negativa. A quimioterapia isolada ou associada à radioterapia pode apresentar algum benefício, mesmo que as respostas não sejam satisfatórias globalmente.

Nesses casos, o procedimento paliativo cirúrgico, endoscópico ou percutâneo fornece apenas um pequeno e breve benefício. A desobstrução gastroduodenal ou biliar propicia melhora na qualidade de vida. A sobrevida desses pacientes é muito pequena, podendo variar de 2 a 6 meses.

Em alguns casos isolados, quando há doença localmente avançada envolvendo a veia porta, a ressecção dessa estrutura com sua reconstrução pode ser tentada. Mesmo que pequeno, pode existir um incremento na sobrevida em pacientes selecionados, mas essa recomendação não é aceita na maioria dos centros especializados.

Tratamento sistêmico

Tratamento neoadjuvante com quimioterapia pode ser considerado em pacientes com diagnóstico incidental, no anatomopatológico com linfonodo do ducto cístico positivo, e que sejam candidatos à nova cirurgia, bem como em pacientes com suspeita de malignidade no pré-operatório, que se apresentam com evidência de doença locorregional avançada (massa grande invadindo o fígado, icterícia ou linfonodos comprometidos). O objetivo é excluir os pacientes que apresentarem progressão rápida da doença, nos quais a cirurgia seria fútil.

Estudos de tratamento adjuvante em pacientes com neoplasia do trato biliar são pequenos, retrospectivos, com populações heterogêneas e resultados conflitantes, porém, em função do alto risco de recorrência após cirurgia, o tratamento adjuvante pode ser oferecido tanto para pacientes com margens livres quanto para os pacientes com margens comprometidas. O tratamento adjuvante pode ser realizado com quimioterapia a base de platina e gemcitabina ou, quando em conjunto com radioterapia, deve se basear nas fluoropirimidinas.

Pacientes irressecáveis ou metastáticos são candidatos, se houver condições clínicas, a tratamento paliativo com objetivo de aumento em sobrevida de alguns meses. A primeira linha de tratamento para estes pacientes consiste em quimioterapia com gemcitabina e cisplatina combinados.

A conduta na neoplasia maligna de vesícula biliar está delineada sob a forma de fluxograma na **FIGURA 68.4**.

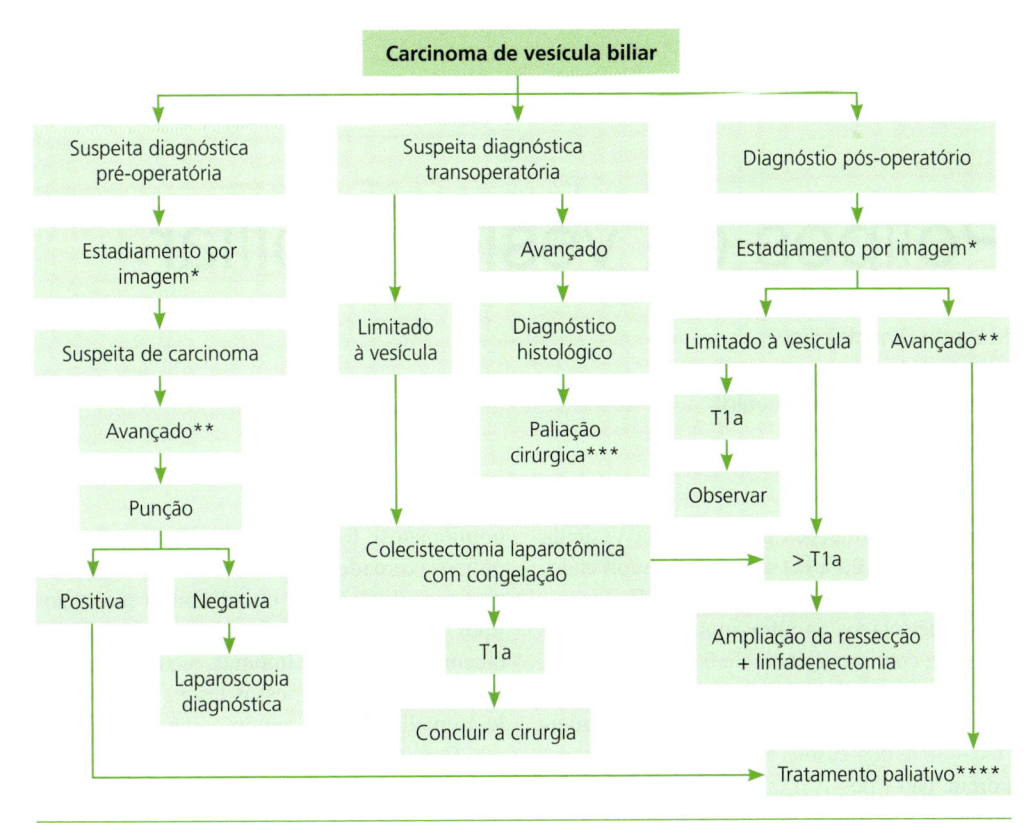

FIGURA 68.4 Fluxograma para conduta na neoplasia maligna de vesícula biliar.
*TC de abdome, RM de abdome ou colangiorressonância magnética; PET se houver dúvida no estadiamento.
**Tumor irressecável e/ou metástases à distância.
***Anastomose biliodigestiva pode ser considerada; porém, drenagem endoscópica ou percutânea da via biliar é a preferência.
****Quimioterapia, se houver condições clínicas, além de drenagem da via biliar, se necessário.
PET, tomografia por emissão de pósitrons; RM, ressonância magnética; TC, tomografia computadorizada.

Referência

1. American Joint Committee on Cancer. TNM staging: the common language for cancer care [Internet]. Chicago: AJCC, 2017 [capturado em 18 ago. 2017]. Disponível em: http://www.cancerstaging.org

Leituras recomendadas

Bal MM, Ramadwar M, Deodhar K, Shrikhande S. Pathology of gallbladder carcinoma: current understanding and new perspectives. Pathol Oncol Res. 2015;21(3):509-25.

Duffy A, Capanu M, Abou Alfa GK, Huitzil D, Jarnagin W, Fong Y, et al. Gallbladder cancer (GBC): 10 year experience at Memorial Sloan Kettering Cancer Centre (MSKCC). J Surg Oncol. 2008;98(7):485 9.

National Comprehensive Cancer Network. NCCN Guidelines Hepatobiliary Cancers [internet]. Version 1.2017 [capturado em 18 ago. 2017]. Disponível em: https://www.nccn.org

Qadan M, Kingham TP. Technical aspects of gallbladder cancer surgery. Surg Clin North Am. 2016;96(2):229-45.

Riechelmann R, Coutinho AK, Weschenfelder RF, Andrade DE Paulo G, Fernandes Gdos S, Gifoni M, et al. Guideline for the management of bile duct cancers by the brazilian gastrintestinal tumor group. Arq Gastroenterol. 2016; 53(1):5-9.

Rohde L. Contribuição ao estudo do tratamento cirúrgico dos tumores malignos da vesícula biliar [tese de livre docência]. Porto Alegre: Emma; 1975.

Pólipos da vesícula biliar

Mariana Blanck Zilio
Luiz Rohde
Alessandro Bersch Osvaldt

Pólipos são projeções da parede da vesícula biliar em direção à luz do órgão, envolvendo, obrigatoriamente, sua mucosa. São frequentemente detectados na ultrassonografia (US) do abdome, com prevalência de 0,3 a 9,5%.

Podem ser divididos em pseudopólipos – cerca de 70% dos casos – e pólipos verdadeiros – 30% dos casos. Na maioria das vezes, porém, não é possível fazer essa diferenciação apenas pelos exames de imagem, sendo necessária a histologia.

Os pseudopólipos não apresentam risco de malignidade e são causados, em sua maioria, por colesterolose (depósitos de lipídeos). Outras causas de pseudopólipos incluem adenomiomatose focal e lesões inflamatórias. Os pólipos verdadeiros podem ser benignos ou malignos (**FIG. 69.1**). Os adenomas são os pólipos benignos mais frequentes. Outros incluem leiomiomas, lipomas, neurinelomas e hamartomas; porém, essas lesões são raras. A lesão maligna mais comum é o adenocarcinoma. Carcinoma escamoso, cistoadenoma mucinoso e metástases são raros.

Sintomas

As lesões polipoides da vesícula, em regra, são assintomáticas. Em alguns casos, ao buscar

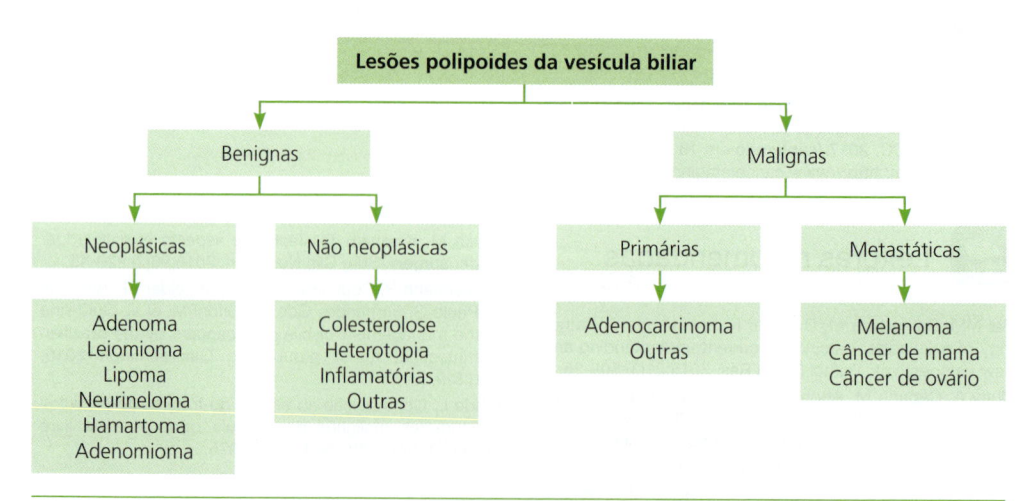

FIGURA 69.1 Fluxograma para classificação das lesões polipoides da vesícula biliar.

causas para a dispepsia, o médico pode deparar-se com lesão polipoide vesicular, sem que esse achado garanta ser a origem das queixas do paciente.

A maioria dos sintomas pode ser atribuída a afecções correlacionadas, como cálculos da vesícula (presentes em 15% dos casos com lesão polipoide), gastrite e refluxo gastroesofágico. Algumas lesões polipoides maiores ou localizadas próximo ao ducto cístico podem obstruir o trânsito colecistocoledociano e ser responsáveis por quadros de cólica no hipocôndrio direito ou de colecistite aguda.

Em casos extremamente raros, um pólipo de colesterol pediculado pode desprender-se da parede vesicular e obstruir o ducto cístico ou a via biliar extra-hepática distal.

Associação com outras doenças

A polipose biliar é um fenômeno raro na infância, e pode ocorrer de forma primária ou associada a outras condições, como leucodistrofia metacromática, síndrome de Peutz-Jeghers ou alterações anatômicas da junção biliopancreática.

A polipose vesicular é 10 vezes mais frequente em pacientes com retocolite ulcerativa. A colangite esclerosante primária ou as anomalias da junção biliopancreática, quando associadas com retocolite ulcerativa ou mesmo de forma isolada, são duas afecções consideradas como fatores de risco para o surgimento de pólipos adenomatosos, com ou sem focos de adenocarcinoma.

Na síndrome de Peutz-Jeghers, podem ocorrer hamartomas intravesiculares. Em dislipidemias, como na doença de Gaucher, podem ser encontrados pólipos de gordura dentro da vesícula.

Estudos mostram que não há associação entre as lesões polipoides e o sexo do paciente, o índice de massa corporal e o diabetes melito. Fatores de risco para colelitíase, como obesidade, gravidez e uso de anticoncepcional, também não foram relacionados com maior prevalência de lesão polipoide da vesícula.

A relação entre a existência de pólipos da vesícula e carcinoma não está completamente esclarecida. Aproximadamente 4% das lesões polipoides são adenomas, que, por sua vez, podem ser precursores do adenocarcinoma. As lesões polipoides maiores que 10 mm são as mais propensas à malignidade, tanto que essa característica é um dos fatores preditores de malignidade mais utilizados (**FIG. 69.2**). Por outro lado, é conhecido o fato de que a maioria dos carcinomas se estabelece a partir de epitélio plano displásico, em tempo estimado de 15 anos entre displasia e tumor maligno avançado.

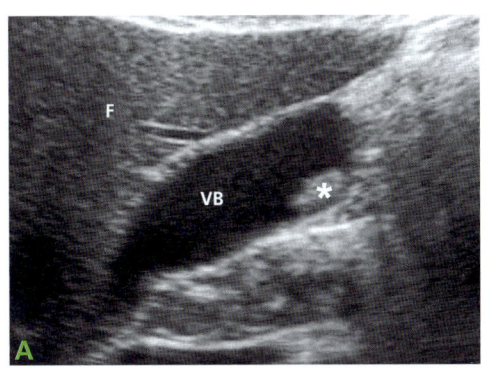

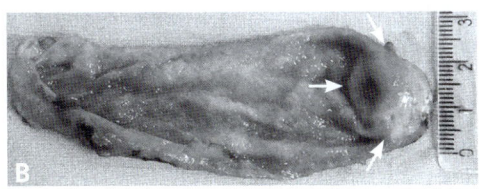

FIGURA 69.2 (A) Ultrassonografia do abdome com lesão polipoide (*asterisco*) na vesícula biliar.
(B) Vesícula biliar seccionada longitudinalmente com lesão de mucosa (*setas*) compatível com adenoma.
VB, vesícula biliar.

Diagnóstico

A US apresenta resolução diagnóstica superior à de outros exames. A sensibilidade e a especificidade da US, na detecção de lesões polipoides, estão em torno de 90%. Já a tomografia computadorizada (TC) do abdome apresenta acurácia ao redor de 70%.

Na US, o pólipo é visto como uma elevação da parede da vesícula, que protrui para o lúmen. Ele não deve ser móvel ou demonstrar sombra acústica posterior (características dos cálculos biliares). Pode ser séssil ou pediculado. Se existir clara reverberação ou artefato em "cauda de cometa" na US, a lesão deve ser identificada como pseudopólipo (adenomiomatose ou pólipo de colesterol), e o seguimento não é necessário.

Nas lesões polipoides, com base de implantação larga e espessamento da parede vesicular, a TC e a US endoscópica podem ser úteis no diagnóstico diferencial com neoplasia maligna.

Em geral, padrões hipoecogênicos são considerados atípicos para pólipos de colesterol e sugestivos de malignidade. A presença de múltiplos microcistos intramurais indica adenomiomatose. O diagnóstico de adenocarcinoma deve ser considerado em lesões sésseis maiores do que 10 mm de diâmetro com ecogenicidade heterogênea. Neste sentido, segundo estudo de Cheon e colaboradores,[1] nas lesões menores do que 10 mm não há evidência de que a US endoscópica aumente a acurácia para o diagnóstico de câncer.

A citologia de lesões polipoides da vesícula biliar por punção aspirativa guiada por US, embora referida na literatura, é procedimento não recomendado.

Antes da cirurgia, com os métodos disponíveis, não é possível fazer com precisão o diagnóstico diferencial entre lesão benigna e maligna, nos casos suspeitos.

Conduta

A indicação de tratamento dos pólipos da vesícula biliar consiste em evitar a cirurgia nas lesões benignas e realizar a colecistectomia precocemente nos pacientes com risco aumentado de lesões malignas ou pré-malignas.

Uma coorte retrospectiva, em estudo publicado por Ito e colaboradores,[2] de 417 pacientes com pólipo da vesícula biliar diagnosticado por US abdominal no Memorial Sloan Kettering Cancer Center de Nova Iorque, Estados Unidos, descreve os seguintes achados: 55% dos pacientes eram mulheres, idade mediana de 59 anos, 23% com sintomas abdominais, 94% com pólipo menor do que 1 cm. Do total, 194 pacientes não realizaram seguimento. Dos 143 que foram acompanhados, ocorreu crescimento em 6%; 86% mantiveram-se inalterados, e ocorreu regressão em 9%. Foram operados 80 pacientes, sendo que a indicação mais frequente foi outra cirurgia abdominal concomitante de maior porte (43%) e pólipos > 10 mm (21%). O diagnóstico anatomopatológico revelou ausência de pólipo em 32%, pólipos de colesterol ou colesterolose em 58% e adenomas em 10%, sendo um deles com 14 mm e displasia de alto grau. Os autores concluem que a indicação de colecistectomia, nos pacientes com pólipos > 10 mm, é extremamente segura para prevenção de lesões neoplásicas.

Entretanto, em estudo prospectivo realizado por Chou e colaboradores[3] com 1.204 pacientes com pólipos da vesícula, 194 foram submetidos à cirurgia e 1.010, a seguimento clínico. A incidência de malignidade foi 3,24% no total de pacientes e 20,1% dos pacientes foram submetidos à cirurgia. A maioria dos pacientes era assintomática ou apresentava sintomas vagos. Porém, 69% dos pacientes com malignidade apresentavam sintomas; sendo os sintomas mais comuns dor no quadrante superior direito, dor epigástrica e perda de peso. As lesões malignas eram significativamente maiores do que as lesões benignas (média 27,5 mm ± 18 mm vs. 12,3 ± 12,3 mm). No entanto, nesse estudo, 5% das lesões malignas tinham entre 3 e 5 mm, e 8% entre 5 e 10 mm.

As recomendações atuais[4] para pacientes assintomáticos são:

- Pacientes com fatores de risco para malignidade (mais de 50 anos, colangite esclerosante primária, pólipo séssil com espessamento focal da parede vesicular > 4 mm e origem indígena), com pólipos menores do que 6 mm, podem fazer seguimento com US a cada 6 meses no primeiro ano de

diagnóstico e, após, anualmente durante 5 anos. Quando os pólipos forem iguais ou maiores do que 6 mm, está indicada colecistectomia;
- Pacientes sem fatores de risco para malignidade, com pólipos menores do que 6 mm, devem fazer seguimento com US em 1 ano e, após, a cada 2 anos por 5 anos. Se existir pólipo de 6 a 9 mm, realizar seguimento com US a cada 6 meses por 1 ano e, após, anualmente até 5 anos.

Lesões polipoides de 10 mm ou mais têm indicação de colecistectomia caso o paciente tenha condições de ser submetido à cirurgia. Nesses pacientes, a TC do abdome pré-operatória é recomendada para estadiamento da doença. Segundo Kubota e colaboradores,[5] pólipos maiores que 1,8 cm devem ser operados com estadiamento prévio com TC do abdome com contraste, tendo em vista a alta probabilidade de câncer.

A colecistectomia é recomendada para pacientes com colelitíase ou sintomas atribuíveis à vesícula com pólipos menores do que 10 mm, se durante o seguimento a lesão aumentar 2 mm ou mais ou atingir 10 mm. Se a lesão desaparecer, o seguimento é descontinuado.

A **FIGURA 69.3** sumariza a conduta nos pólipos da vesícula biliar.

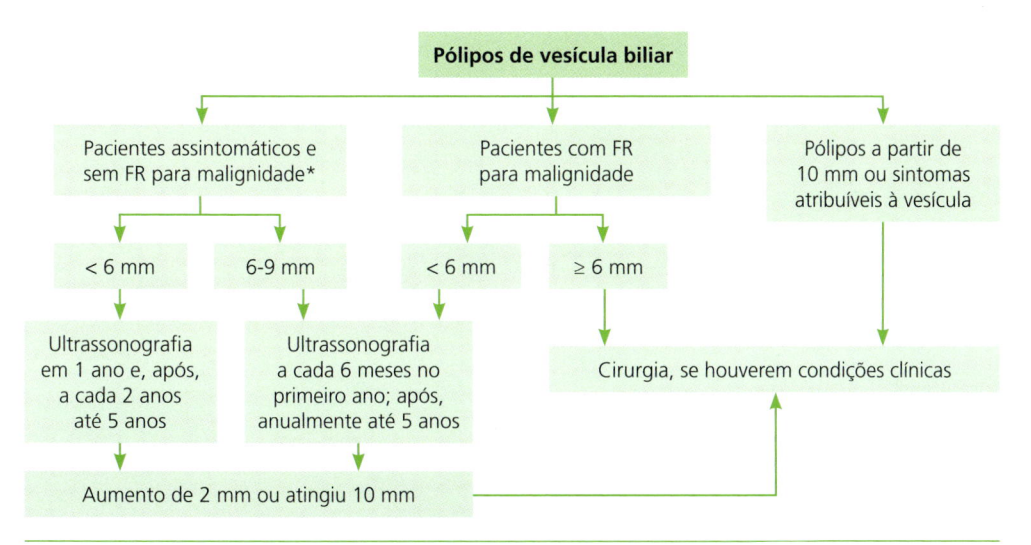

FIGURA 69.3 Fluxograma para conduta na lesão polipoide da vesícula biliar.

*Fatores de risco (FR) para malignidade: mais de 50 anos, colangite esclerosante primária, pólipo séssil com espessamento focal da parede vesicular > 4 mm e origem indígena.

Referências

1. Cheon YK, Cho WY, Lee TH, Cho YD, Moon JH, Lee JS, et al. Endoscopic ultrasonography does not differentiate neoplastic from non-neoplastic small gallbladder polyps. World J Gastroenterol. 2009;15(19):2361-6.
2. Ito H, Hann LE, D'Angelica M, Allen P, Fong Y, Dematteo RP, et al. Polypoid lesions of the gallbladder: diagnosis and followup. J Am Coll Surg. 2009;208(4)570-5.
3. Chou SC, Chen SC, Shyr Ym, Wang SE. Polypoid lesions of the gallbladder: analysis of 1204 patients with long term follow-up. Surg Endosc. 2017;31(7):2776-82.
4. Wiles R, Thoeni RF, Barbu ST, Vashist YK, Rafaelsen SR, Dewhurst C, et al. Management and follow-up of gallbladder polyps: Joint guidelines between the European Society of Gastrointestinal and Abdominal Radiology (ESGAR), European Association for Endoscopic Surgery and other Interventional Techniques (EAES), International Society of Digestive Surgery – European Federation (EFISDS) and European Society of gastrintestinal Endoscopy (ESGE). Eur Radiol. 2017;27(9):3856-66.
5. Kubota K, Bandai Y, Noie T, Ishizaki Y, Teruya M, Makuuchi M. How should polypoid lesions of the gallbladder be treated in the era of laparoscopic cholecystectomy? Surgery. 1995;117(5):481-7.

Leitura recomendada

Mellnick VM, Menias CO, Sandrasegaran K, Hara AK, Kielar AZ, Brunt EM, et al. Polypoid lesions of the gallbladder: disease spectrum with pathologic correlation. Radiographics. 2015;35(2):387-99.

Cistos biliares

Maurício Cardoso Zulian
Andre Gorgen
Alessandro Bersch Osvaldt

Os cistos biliares (CBs), também conhecidos como cistos de colédoco, são definidos como uma dilatação de um ou mais segmentos da via biliar intra-hepática e/ou extra-hepática, possivelmente de origem congênita. Os CBs estão associados com complicações como colangites de repetição, coledocolitíase, pancreatite aguda de repetição e transformação maligna. São descritos como uma doença da infância, porém, o diagnóstico é feito na vida adulta em cerca de 20% dos casos. Essa proporção vem aumentando nos últimos anos, em parte devido ao aprimoramento dos métodos de imagem não invasivos das vias biliares.

Atualmente, cerca de 65% dos casos relatados ocorrem em pacientes com mais de 18 anos.[1] Embora sejam similares quanto à apresentação e às estratégias terapêuticas, a doença em pacientes adultos tem maior incidência de complicações em relação à doença diagnosticada na infância.

A região de maior prevalência no mundo é o Leste da Ásia, especialmente o Japão. Nas Américas e na Europa, a incidência dos CBs é de 1:100 mil a 150 mil nascidos vivos. Os CBs representam cerca de 1% das afecções benignas das vias biliares e são mais comuns no sexo feminino, na proporção de 3 a 4:1.

Fisiopatologia

A etiologia dos CBs permanece indefinida, e a hipótese mais aceita é a que relaciona a origem das dilatações com anomalias da junção biliopancreática (JBP) (**FIG. 70.1**), descrita primeiramente por Babbitt[2] em 1969. O seu

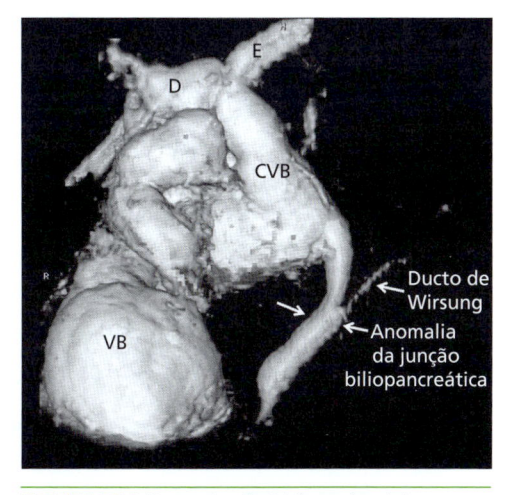

FIGURA 70.1 Reconstrução tridimensional de uma colangiorressonância magnética com cisto de colédoco do tipo IVa. As *setas* destacam a má-formação da junção biliopancreática.
CVB, cisto de via biliar principal; D, hepático direito; E, hepático esquerdo; VB, vesícula biliar.

pressuposto é de que na presença de uma junção anômala entre o colédoco e o ducto de Wirsung, formando um canal comum longo (maior do que 15 mm) proximal ao esfíncter de Oddi, proporcione refluxo do suco pancreático para a árvore biliar, causando aumento de pressão, inflamação, ectasia e, posteriormente, dilatação. Essa teoria vem sendo corroborada por estudos manométricos, enzimáticos, histológicos e também em modelos experimentais.

Outra teoria da patogenia dos CBs é a da ocorrência de disfunção do esfíncter de Oddi, provocando obstrução funcional deste e refluxo do suco pancreático para as vias biliares, com consequente aumento da pressão intraductal, inflamação e dilatação. Várias outras hipóteses etiológicas estão associadas à obstrução funcional ou mecânica da via biliar distal, incluindo pâncreas *divisum* incompleto ou parcial; fatores hereditários e oligoganglionose do colédoco distal, semelhante à acalásia do esôfago e à doença de Hirschsprung.

Apesar de as teorias etiológicas descritas terem sido demonstradas por diversos investigadores, elas não conseguem explicar, de maneira satisfatória, a formação dos CBs diverticulares, da coledococele e dos cistos intra-hepáticos. Da mesma forma, as teorias descritas não são contraditórias e contribuem para o entendimento dos CBs como uma patologia multifatorial.

Classificação

A anatomia dos CBs foi descrita, primeiramente, por Vater, em 1723, e, em 1959, Alonso-Lej categorizou os cistos em três tipos. Após o reconhecimento do envolvimento intra-hepático, Todani e colaboradores[3] propuseram uma divisão com cinco categorias principais, a qual foi recentemente modificada pelo próprio autor, considerando a anomalia da junção biliopancreática.

A classificação de Todani dos cistos biliases e sua descrição é apresentada na **FIGURA 70.2**.

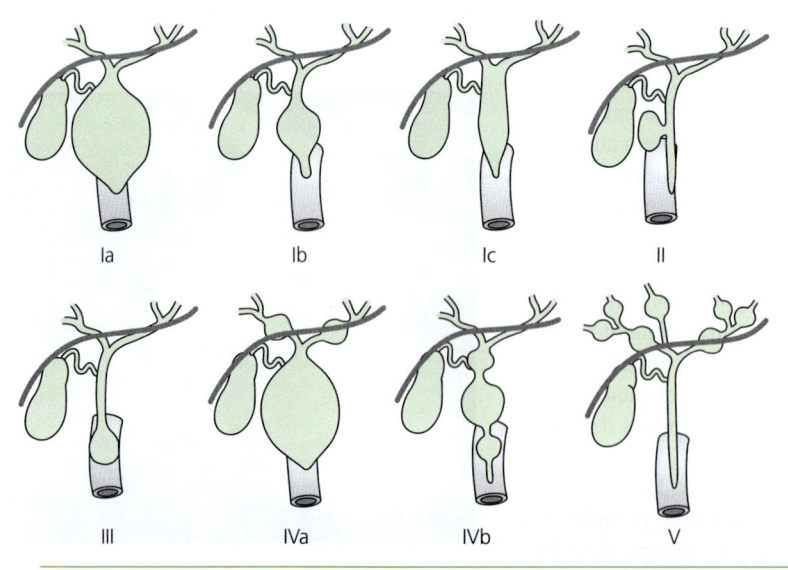

FIGURA 70.2 Classificação de Todani. **Tipo I** – Dilatação somente do colédoco com ducto hepático comum normal, sendo subdivido em Ia (dilatação cística com junção pancreatobiliar anormal); Ib (dilatação segmentar com junção pancreatobiliar normal); e Ic (dilatação difusa com junção pancreatobiliar anormal). **Tipo II** – Dilatação diverticular com junção pancreatobiliar normal. **Tipo III** – Dilatação focal na parede duodenal (coledococele) com junção pancreatobiliar normal. **Tipo IV** – Subdividido em IVa (múltiplas dilatações císticas intra-hepáticas e extra-hepáticas, geralmente com junção pancreatobiliar anormal); e IVb (múltiplas dilatações císticas somente extra-hepáticas). Junção pancreatobiliar não esclarecida (poucos dados). **Tipo V** – Dilatações múltiplas ou únicas intra-hepáticas (doença de Caroli).

O enquadramento dos cistos nessa classificação é importante para o manejo terapêutico (**FIG. 70.3**) e para o prognóstico.

Os CBs do tipo I são os mais comuns em adultos e crianças, representando em torno de 78% dos casos. O tipo IV é o segundo mais frequente (15%), sendo que o IVa é encontrado mais comumente em adultos, o que sugere potencial importância de fatores etiológicos adquiridos, gerando progressão da doença ao longo do tempo ou até mesmo desenvolvimento tardio.

Apresentação clínica e doenças associadas

Os CBs têm amplo espectro de apresentações clínicas, com alguns pacientes permanecendo assintomáticos por longos períodos e outros experimentando quadros graves com potencial risco de morte. Na idade adulta, em muitas situações o diagnóstico é incidental. Em outros casos, os sintomas vagos e inespecíficos conduzem a diagnósticos primários da doença biliar calculosa, que ocorre concomitantemente e encobre a presença dos CBs.

A tríade clássica de icterícia, dor abdominal e massa palpável no quadrante superior direito é bastante comum nas crianças e pouco frequente nos adultos. Entre as principais manifestações clínicas na vida adulta, encontram-se aquelas semelhantes às da doença biliar calculosa, como sensibilidade ou dor recorrentes no epigástrio ou no hipocôndrio direito, náuseas, vômitos, febre e icterícia. Muitos pacientes (10-50%) com cistos biliares são submetidos, antes do diagnóstico, à colecistectomia ou a outra exploração cirúrgica. Em outros casos, isso ocorre após complicações como colangite e pancreatite aguda.

Várias doenças hepatobiliares e pancreáticas coincidem com os CBs, podendo complicar ou confundir o manejo clínico dos pacientes. Mais de 80% dos adultos apresentam uma ou mais complicações relacionadas com o cisto, entre elas cistolitíase, hepatolitíase, colecistite calculosa, colangite, abscesso intra-hepático, alterações secundárias como cirrose e hipertensão portal, pancreatite e colangiocarcinoma. A cistolitíase e a colelitíase, provavelmente por estase biliar, são as condições mais frequentes, ocorrendo em cerca de 70% dos pacientes.

A hepatolitíase ocorre mais comumente em pacientes com CB do tipo IV, estando associada à estenose membranosa ou septal dos ductos hepáticos principais, próximos da confluência. O aprisionamento de cálculos em ductos segmentares causa dilatação adicional ou desenvol-

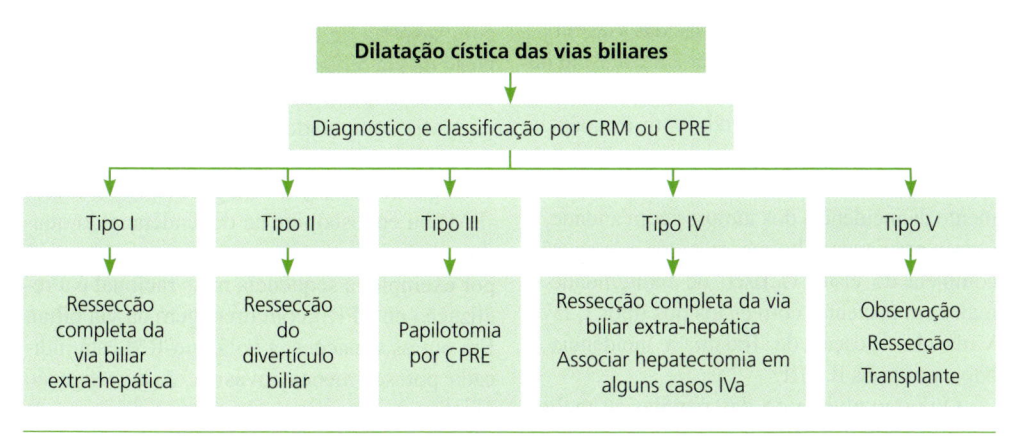

FIGURA 70.3 Fluxograma para tratamento das dilatações císticas das vias biliares.
CPRE, colangiopancreatografia retrógrada endoscópica; CRM, colangiorressonância magnética.

vimento de abscesso intra-hepático, que ocorre de modo predominante no lobo esquerdo, possivelmente devido à angulação do ducto principal ipsolateral. Os abscessos hepáticos solitários e volumosos representam, também, um estágio final de colangites recorrentes.

Em adultos, a icterícia é bem menos frequente do que em crianças, e a presença de massa abdominal palpável é rara, levantando a suspeita de transformação maligna. Episódios de pancreatite aguda ocorrem em 30 a 70% dos pacientes, provavelmente devido à ativação de enzimas pancreáticas pelo refluxo de bile associada a anomalias da junção biliopancreática. Em uma série de 32 casos de CB, de Swisher e colaboradores,[4] todos os 8 pacientes com anomalias da junção biliopancreática diagnosticadas por colangiopancreatografia retrógrada endoscópica (CPRE) desenvolveram um ou mais episódios de pancreatite, enquanto isso ocorreu em somente 2 dos 6 doentes com a junção normal, caracterizando pelo menos uma predisposição para pancreatite aguda naqueles com as anomalias. A incidência de episódios de pancreatite também aumenta com a presença de cistos maiores, sendo descrita em até 90% dos pacientes com cistos de 5 cm ou mais e em apenas 9% daqueles com cistos menores.

A incidência de tumores malignos associados aos CBs varia de 2,5 a 28%, havendo descrições de diversos tipos histológicos e da ocorrência tanto no interior do cisto (57% das vezes) quanto em porções não dilatadas das vias biliares, no fígado, na vesícula biliar e até mesmo no pâncreas. O colangiocarcinoma representa o mais comum deles, ocorrendo com frequência 20 a 30 vezes maior do que na população geral, e em torno de duas décadas mais cedo. Há aumento da incidência dos tumores com a idade, e o risco permanece alto mesmo após a ressecção completa do cisto. O risco de malignidade é maior em pacientes com cistos dos tipos I, IV e V da classificação de Todani; a incidência é baixa nos tipos II e III.

O desenvolvimento das neoplasias malignas, associadas aos CBs, parece ser secundário ao efeito carcinogênico do refluxo pancreático. Assim como a pancreatite, a ocorrência dos tumores tem forte associação com as anomalias da junção biliopancreática, e estas últimas representam um fator de risco isolado e maior do que a própria presença das dilatações segundo alguns estudos. No Japão, Funabiki e colaboradores,[5] em estudo com 252 casos de anomalias da junção, complicados com câncer em 10 anos, evidenciaram incidência de tumores em 12,9% dos pacientes com dilatações concomitantes e em 38,5% daqueles sem dilatações, ocorrendo tumores predominantemente na vesícula biliar. Esses achados sugerem associação mais marcante das más-formações da junção biliopancreática do que dos CBs com o risco de malignidade.

O quadro de abdome agudo, devido à ruptura do cisto com peritonite biliar, é mais frequentemente encontrado em crianças e é raro em adultos. Situações associadas ao aumento da pressão intra-abdominal, como a gestação, podem predispor à ruptura. Esta e outras complicações associadas à gestação, embora incomuns, assumem grande importância, pois podem representar ameaça à vida da gestante e do feto.

Investigação

Geralmente, o exame inicial em adultos é a ultrassonografia (US) do abdome, solicitada para avaliação de sintomas no abdome superior com suspeita de calculose, evidenciando dilatação da via biliar ou até mesmo cisto. Quando existe a suspeita de neoplasia, é indicada tomografia computadorizada. Nos casos em que se suspeita de cisto biliar após a US, indica-se colangiorressonância magnética (colângio-RM) ou endoscópica na dependência do quadro clínico. Em um paciente com colangite, por exemplo, a sequência mais racional é a realização de CPRE com drenagem da via biliar. Em outras situações, a colângio-RM está indicada por ser menos invasiva. A investigação objetiva avaliar o tipo de cisto, a presença de cálculos ou de lesões tumorais e definir a anatomia da junção biliopancreática. O diagnóstico também pode ser feito pela colangiografia transoperatória, durante a colecistectomia, em pacientes nos quais não havia suspeita de CB no pré-operatório.

Os marcadores tumorais, como o antígeno carboidrato 19-9 (CA 19-9) e o antígeno carcinoembrionário (CEA, do inglês *carcinoembryonic antigen*), têm papel auxiliar para os outros métodos no diagnóstico do colangiocarcinoma associado ao cisto. Os pontos de corte propostos para indicar a presença de malignidade estão entre 100 e 200 UI/mL para os níveis séricos do CA 19-9 e 5 ng/mL para o CEA. Esses marcadores podem sofrer elevações de seus níveis em patologias benignas inflamatórias e litiásicas da árvore biliar. Estudos atuais sugerem que o CA 19-9 apresenta maior sensibilidade e especificidade em relação ao CEA para o diagnóstico de colangiocarcinoma, sendo que a utilização conjunta desses marcadores poderia aumentar sua acurácia.

Tratamento

O manejo dos CBs desenvolveu-se com base em experiências institucionais e em relatos de casos. O princípio geral do tratamento cirúrgico dos CBs é prevenir as complicações relacionadas com os cistos.

Originalmente, o tratamento dos CBs consistia na drenagem interna: cistoduodenostomia ou cistojejunostomia em Y de Roux. Na década de 1980, surgiram relatos de casos de colangiocarcinoma em cistos residuais, e a ressecção completa com reconstrução biliar passou a ser o tratamento de escolha. Alguns autores relatam até mesmo maior risco de malignidade com a cirurgia de drenagem, devido à ativação das enzimas pancreáticas pelo conteúdo entérico, gerando maior inflamação. Séries de casos sugerem redução de cerca de 20 vezes da incidência de malignidade com a ressecção, mas estudos de caso-controle não confirmaram esse achado.

Em termos gerais, preconiza-se a ressecção do componente extra-hepático dos CBs e a colecistectomia com reconstrução da via biliar em Y de Roux. Dessa forma, seria removida a porção mais comumente acometida pelos tumores e evitada a mistura extraintestinal entre a bile e o suco pancreático, que está envolvida na patogenia dos tumores. Em situações com intensa inflamação pericística ou com envolvimento da confluência da via biliar principal pelo cisto, é aceitável a realização de ressecção parcial para evitar lesões da veia porta e da via biliar intra-hepática, devendo-se associar a ablação térmica do epitélio residual. Ressalta-se também a importância de enviar o material ressecado para exame anatomopatológico, além de realizar colangiografia e colangioscopia transoperatórias para reconhecimento da anatomia e identificação de cálculos, estenoses ou lesões tumorais.

A ressecção dos cistos de tipos I e IV deve incluir a porção intrapancreática do colédoco com cuidado para evitar lesões do ducto pancreático ou do canal comum longo. No tipo II, é possível realizar a ressecção completa com reconstrução em Y de Roux, ou sutura da via biliar transversalmente para evitar estenoses. Os cistos do tipo III vêm sendo historicamente tratados com ressecção transduodenal e esfincteroplastia, porém, devido ao baixo risco de transformação maligna, tem sido preconizada, atualmente, a realização da esfincterotomia endoscópica com excelentes resultados, possibilitando também o seguimento por endoscopia.

Ainda no tratamento dos cistos do tipo IVa, alguns autores preconizam a hepatectomia se o acometimento ocorrer em apenas um lobo hepático. Na ressecção extra-hepática exclusiva, é importante a realização de anastomose ampla prolongando-se para o ducto hepático esquerdo, com o intuito de prevenir estenose anastomótica, hepatolitíase e suas complicações.

Na doença de Caroli, a litíase pode ser manejada com o uso de ácido ursodesoxicólico, e as infecções, tratadas com antibióticos associados a drenagens e à extração de cálculos. O tratamento com procedimentos de drenagem da via biliar é uma medida paliativa, associado ao maior risco de complicações sépticas em longo prazo, devendo ser utilizado com cautela. O tratamento cirúrgico com ressecção ou transplante hepático tem seu papel, dependendo da existência de atrofia e cirrose e da extensão do acometimento hepático. Na ausência de cirrose hepática concomitante, o tratamento definitivo pode ser obtido com a realização de hemi-hepatectomia na doença unilobar ou ressecção estendida na forma bilobar, caso o acometimento em um dos lobos seja localizado e potencialmente ressecável com parênquima remanescente de volume aceitável. O tratamento da forma bilobar acentuada e complicada por colangites de repetição, cirrose hepática e hipertensão portal tem bons resultados com o transplante hepático.

Quando houver doença difusa sem hipertensão portal, são indicadas a ressecção da via biliar extra-hepática e a hepaticojejunoanastomose com passagem de drenos trans-hepáticos e transanastomóticos calibrosos.

Há séries de casos relatadas de ressecção e reconstrução da hepaticojejunoanastomose por videolaparoscopia, principalmente nos cistos do tipo I. Os resultados parecem favoráveis; porém, a baixa incidência da doença dificulta a realização de estudos robustos para comparações com o tratamento por laparotomia.

Referências

1. Soares KC, Kim Y, Spolverato G, Maithel S, Bauer TW, Marques H, et al. Presentation and clinical outcomes of choledochal cysts in children and adults: a multi-institutional analysis. Jama Surg. 2015;150(6):577-84.
2. Babbitt DP. Congenital choledochal cysts: new etiological concept based on anomalous relationships of the common bile duct and pancreatic bulb. Ann Radiol (Paris). 1969;12(3):231 40.
3. Todani T, Watanabe Y, Narusue M, Tabuchi K, Okajima K. Congenital bile duct cysts: Classification, operative procedures, and review of thirty seven cases including cancer arising from choledochal cyst. Am J Surg. 1977;134(2):263 9.
4. Swisher SG, Cates JA, Hunt KK, Robert ME, Bennion RS, Thompson JE, et al. Pancreatitis associated with adult choledochal cysts. Pancreas. 1994;9(5):633 7.
5. Funabiki T, Matsubara T, Miyakawa S, Ishihara S. Pancreaticobiliary maljunction and carcinogenesis to biliary and pancreatic malignancy. Langenbecks Arch Surg. 2009;394(1):159 69.

Leituras recomendadas

Benjamin IS. Biliary cystic disease: the risk of cancer. J Hepatobiliary Pancreat Surg. 2003;10(5):335 9.

Edil BH, Cameron JL, Reddy S, Lum Y, Lipsett PA, Nathan H, et al. Choledochal cyst disease in children and adults: a 30 year single institution experience. J Am Coll Surg. 2008;206(5):1000 5.

Nagorney D. Bile duct cysts in adults. In: Jarnagin W, editor. Blumgart's surgery of the liver, biliary tract, and pancreas. 6th ed. Philadelphia: Saunders; 2016. p. 991 1004.

Drenagem biliar endoscópica

Ismael Maguilnik
Helenice P. Breyer

A obstrução biliar pode estar relacionada a várias etiologias, como processo neoplásico primário ou secundário das vias biliares, e a alterações de natureza benigna, como litíase biliar, lesão ou estenose pós-cirúrgica.

Hoje, dispõe-se de técnicas minimamente invasivas para a abordagem da via biliar, permitindo o alívio da obstrução sem a necessidade de manipulação cirúrgica. Dessa forma, as obstruções biliares podem ser manejadas por via endoscópica (colangiopancreatografia retrógrada endoscópica [CPRE]) ou por via percutânea (colangiografia transcutânea com drenagem biliar percutânea [DBP]).

A drenagem biliar endoscópica é realizada durante o procedimento de CPRE, que consiste na cateterização da papila e na injeção de contraste na via biliar. Após o acesso à via biliar, é necessária a sua drenagem por um dos seguintes métodos: esfincterotomia, dilatação papilar com balão, dreno nasobiliar e endoprótese plástica ou metálica.

Esfincterotomia

Para proceder a uma drenagem biliar é importante realizar a canulação seletiva do ducto biliar, seguida, na maioria das vezes, pela esfincterotomia endoscópica.

A esfincterotomia endoscópica biliar é a modalidade terapêutica que tem como objetivo abrir a parte terminal do ducto biliar principal, por meio da incisão diatérmica da papila de Vater e da porção distal do esfíncter de Oddi. Na maioria das vezes, ela precede um segundo procedimento de drenagem e visa à ampliação do orifício papilar para facilitar a posterior manipulação da via biliar. No entanto, em algumas situações, a esfincterotomia não é necessária, como na colocação de uma única prótese biliar em paciente com coagulopatia.

Pré-corte e infundibulotomia

A despeito da experiência do endoscopista, o ducto biliar permanece inacessível em cerca de 5 a 10% dos casos, situações nas quais devem ser consideradas técnicas alternativas de acesso biliar.

Embora o conceito do termo genérico "pré-corte da papila de Vater" varie, este é definido como a abertura de um trajeto para a via biliar a partir do orifício da papila. Nesse caso, utiliza-se um papilótomo, cujo fio de corte tem como ponto de inserção a ponta do cateter ou um cateter com uma ponta metálica exposta (papilótomo de ponta). A técnica consiste em introduzir o papilótomo no orifício papilar o mais profundo possível, e, em cortes sucessivos, tenta-se obter uma profundidade maior, até conseguir a progressão do cateter na via biliar (**FIG. 71.1**). Outra possibilidade é a utilização do papilótomo de ponta, que é posicionado acima do orifício da papila, seguido de corte para o ápice da papila (infundibulotomia) (**FIG. 71.2**). O objetivo desse procedimento é expor o ducto biliar para permitir sua cateterização. Com a utilização desses métodos, a porcentagem de cateterização da via biliar ultrapassa 95% dos casos.

Estudos antigos sugeriam que essas técnicas seriam fatores de risco para complicações, especialmente pancreatite e perfuração. Contudo, dados recentes de centros avançados sustentam que essas técnicas não têm maior risco quando comparadas à esfincterotomia biliar convencional e demonstram que o pré-corte precoce, inclusive, diminui significativamente o risco de pancreatite aguda pós-CPRE.[1]

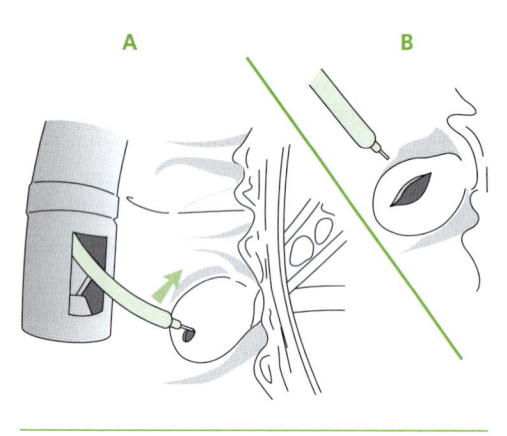

FIGURA 71.1 Pré-corte da papila de Vater a partir do orifício da papila.

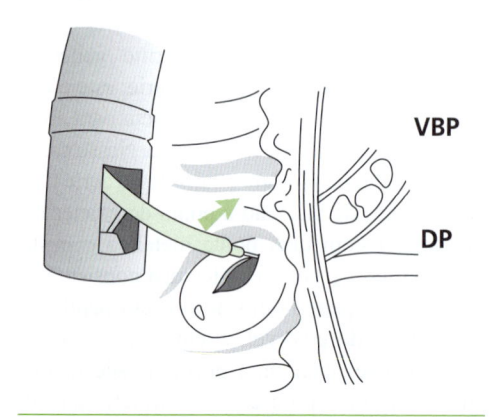

FIGURA 71.2 Infundibulotomia.
VBP, via biliar principal; DP, ducto pancreático.

Dilatação papilar com balão

A dilatação papilar com balão isolada (esfincteroplastia) é sugerida como alternativa à esfincterotomia endoscópica, especialmente em pacientes cirróticos ou com coagulopatia, uma vez que minimiza o risco de sangramento. A esfincteroplastia utiliza balões hidrostáticos de alta pressão, com diâmetros variando de 8 a 10 mm. No entanto, quando comparada à esfincterotomia, a esfincteroplastia proporciona tamanho de abertura papilar mais limitado. Assim, no tratamento da coledocolitíase, cálculos maiores frequentemente exigem litotripsia mecânica. Além disso, vários estudos demonstram maior risco de pancreatite aguda quando comparada à esfincterotomia.

Mais recentemente, a dilatação papilar com balão calibroso tem sido aceita como uma intervenção concomitante à esfincterotomia na extração de cálculos biliares complexos, sem necessitar da litotripsia mecânica. Os balões empregados nessa técnica são maiores do que os utilizados na dilatação papilar isolada, variando de 12 a 20 mm, sendo o seu diâmetro determinado pelo tamanho dos cálculos e pelo tamanho do ducto biliar proximal ao ducto afilado. Inicialmente, a esfincterotomia é realizada com a intenção de orientar a direção da dilatação para longe do orifício pancreático. Estudos recentes têm demonstrado redução significativa da necessidade de litotripsia mecânica para cálculos maiores de 15 mm, usando a técnica de esfincterotomia e dilatação com balão calibroso. A taxa de complicações situa-se em torno de 5%, sendo as mais frequentes pancreatite e sangramento – 2,8% e 1,2%, respectivamente.[2,3]

Dreno nasobiliar

A drenagem endoscópica nasobiliar é um procedimento de drenagem externa, que utiliza um tubo de polietileno de 7 a 10 Fr, introduzido no ducto biliar pelo fio-guia, após a canulação seletiva da via biliar.

A vantagem teórica do dreno nasobiliar é que, sendo uma drenagem externa, permite a lavagem do dreno e a remoção de *debris*, além da cultura de bile, no caso de colangite supurativa, por exemplo.

No entanto, a sua maior desvantagem é o desconforto do paciente devido ao dreno transnasal e à sua remoção inadvertida, sobretudo em pacientes idosos. Desvantagens adicionais da drenagem externa são a perda de fluidos e eletrólitos e a não restauração da circulação êntero-hepática e de seus benefícios.

Endoprótese plástica

As próteses plásticas de Teflon® ou polietileno permitem uma drenagem interna, que é realizada após o posicionamento do fio-guia no ducto biliar. O calibre das próteses endoscópicas, ao contrário das percutâneas, é limitado pelo diâmetro do canal de trabalho dos endoscópios. O tempo de patência da prótese é proporcional ao seu calibre, sendo utilizadas com maior frequência as próteses de 10 Fr. Apresentam comprimentos variados (em geral, 7, 10 e 12 cm) e podem ser retas com barbatanas nas suas extremidades ou em *pigtail*, para evitar o seu deslocamento. A prótese deve ser posicionada com sua barbatana proximal acima da estenose, e a distal, imediatamente após a papila, no lúmen duodenal.

Devido ao seu pequeno diâmetro, a obstrução da prótese ocorre, invariavelmente, em 3 a 5 meses, sendo impossível determinar exatamente o tempo de patência. Essa oclusão ocorre pela formação progressiva de um biofilme bacteriano e pelo acúmulo de detritos compostos por proteínas, muco, fibras e cristais de bilirrubinato de cálcio com aspecto de barro biliar recobrindo a prótese. Várias medidas foram tentadas para prolongar a sua patência, como uso de antibióticos, ácido ursodesoxicólico e até ácido acetilsalicílico, mas os resultados não foram satisfatórios. No entanto, mesmo obstruída, a prótese pode permitir a drenagem da bile ao seu redor e, nos casos de coledocolitíase, impede a impactação dos cálculos ao nível da papila. Outra desvantagem é que a bile, normalmente estéril, após a colocação do prótese através da papila, leva à rápida colonização da via biliar com a flora intestinal.

Endoprótese metálica

A partir da década de 1980, foi preconizada a utilização de próteses metálicas autoexpansíveis (SEMSs, do inglês *self-expandable metallic stents*), na tentativa de superar a curta patência das próteses plásticas. Atualmente, vários tipos de SEMSs estão disponíveis, diferenciando-se pelo método de introdução, pela flexibilidade e pelo tipo de metal e se são recobertas ou não recobertas.

As SEMSs são empregadas, majoritariamente, em patologias biliares malignas, embora estudos recentes preconizem seu uso para algumas patologias benignas.

São acondicionadas em um sistema introdutor, com diâmetro de 7 a 10 Fr, o que confere a elas certa rigidez, facilitando a sua introdução quando comparadas aos modelos plásticos, com a vantagem de terem elevado débito devido ao maior diâmetro interno (6-10 mm).

As SEMSs podem ser não recobertas, totalmente recobertas ou parcialmente recobertas. Os dois maiores inconvenientes das próteses não recobertas são a impossibilidade de serem removidas e o crescimento tumoral que ocorre através das malhas, levando à obstrução. A técnica mais utilizada para solucionar essa disfunção é a colocação de outra prótese metálica no interior da primeira ou, com maior frequência, o posicionamento de uma prótese plástica no interior da prótese metálica. As SEMSs têm tempo médio de patência de 273 dias, contra 126 dias das próteses plásticas.

Em função do crescimento tumoral no lúmen das próteses não recobertas, foi idealizada uma prótese metálica recoberta, mas ela apresenta maior índice de migração e é indicada somente nos casos de lesões distais ao hilo hepático. Como a drenagem de lesões hilares com próteses metálicas é geralmente unilateral, esta não pode ser coberta, pois impediria a drenagem do lobo contralateral.

Os novos modelos de próteses parcialmente recobertas foram desenvolvidos com revestimento plástico em quase toda a sua extensão. Porém, as extremidades não são recobertas, o que permite boa ancoragem, reduzindo o risco de migração da prótese e de obstrução do ducto pancreático, diminuindo os índices de pancreatite.

É importante ressaltar as complicações das SEMSs totalmente recobertas e parcialmente recobertas: colecistite aguda que pode ser causada pela obstrução do ducto cístico pela malha protética; pancreatite aguda, especialmente se não foi realizada esfincterotomia; e disfunção da prótese, que pode estar relacionada à sua migração, ao encurtamento, à angulação, à oclusão e à obstrução duodenal.

Tendo em vista o custo das SEMSs, que varia de 50 a 100 vezes o valor de uma prótese plástica, a análise de custo-benefício tem indicado seu uso para pacientes que apresentam sobrevida prevista maior do que 6 meses.

Drenagem biliar endoscópica em situações específicas

Colangite supurativa

Uma das indicações mais comuns da endoscopia biliar é a obstrução aguda dos ductos biliares, frequentemente por cálculos, que é complicada por colangite. As formas leves podem ser tratadas de modo menos agressivo. Porém, os pacientes com quadros graves, com instabilidade hemodinâmica relacionada com colangite supurativa, precisam de descompressão urgente da via biliar, uma vez que a maioria dos antibióticos não penetra na via biliar obstruída.

A drenagem endoscópica com realização de esfincterotomia e retirada dos cálculos, ou simplesmente a drenagem da via biliar com colocação de dreno nasobiliar ou endoprótese, é o tratamento de escolha para a colangite aguda. Estudos têm evidenciado menor taxa de complicações, se comparada com a cirurgia e a drenagem transparietal. A esfincterotomia com extração dos cálculos deve ser realizada na primeira intervenção se as condições clínicas do paciente permitirem. O procedimento não deve ser postergado, pois aumenta a chance de complicações.

No paciente criticamente doente, com colangite supurativa ou com coagulopatia, a simples drenagem da via biliar, mediante colocação de dreno nasobiliar ou endoprótese, deve ser a conduta de escolha até a sua estabilização clínica. Alguns autores preferem a drenagem com o uso de endopróteses, pois é mais confortável para o paciente, não há risco de retirada desavisada, especialmente nos doentes idosos com confusão mental, e pode ser a opção terapêutica definitiva para pacientes idosos (**FIGS. 71.3 e 71.4**). Por outro lado, o dreno permite o controle visual do aspecto da bile e a avaliação radiológica. A opção terapêutica entre ambos deve ser individualizada e estar em conformidade com a experiência do endoscopista. Dois estudos randomizados e controlados comparando drenagem com dreno nasobiliar ou endoprótese não demonstraram diferença significativa nas taxas de sucesso, efetividade ou morbidade entre os grupos.

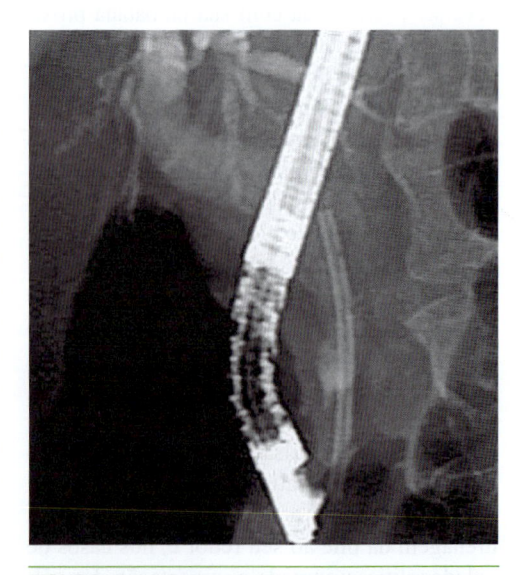

FIGURA 71.3 Prótese plástica inserida para drenagem de colangite aguda.

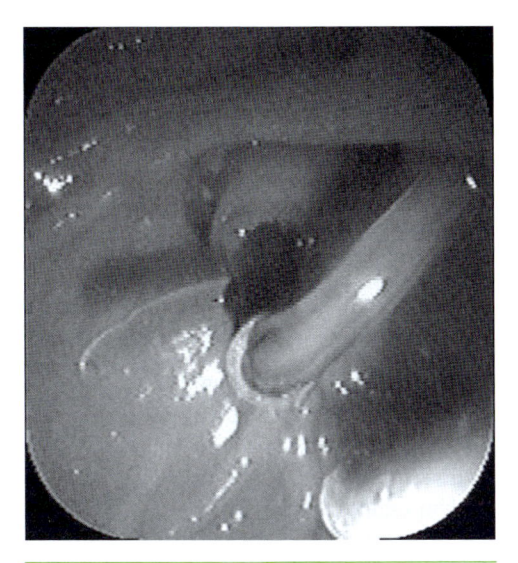

FIGURA 71.4 Prótese plástica com drenagem purulenta.

Coledocolitíase

Em geral, cálculos coledocianos menores que 10 a 15 mm de diâmetro são removidos com certa facilidade com a utilização do *basket* (cateter tipo cesta) ou do cateter-balão, quando não há fatores obstrutivos na papila ou na via biliar. Os *baskets* são largamente utilizados e estão no mercado em diversos formatos e tamanhos, retos ou com curvaturas, com ou sem rotação e com canais duplos para uso do fio-guia. A escolha entre um material ou outro depende muito da opção pessoal, mas o tamanho do cálculo é um dado a ser considerado. Os *baskets* oferecem maior poder de tração do que o cateter-balão e, dessa forma, são preferidos para a extração de cálculos maiores. Na presença de múltiplos cálculos, realiza-se a retirada de forma individualizada e sequencial, iniciando pelos mais distais. Pode-se também optar pelo uso do cateter-balão (balão de Fogarty), muito útil quando os cálculos são múltiplos e de pequeno tamanho.

As dificuldades e as falhas no tratamento da coledocolitíase podem estar relacionadas com diversos fatores, que envolvem diretamente o paciente sob o ponto de vista clínico, relacionados às condições anatômicas das vias biliares, às características dos cálculos, às condições estruturais do serviço e à experiência do endoscopista.

Aproximadamente 10% dos cálculos biliares encontrados na CPRE são considerados difíceis. Pacientes com cálculos maiores que 15 mm de diâmetro, ou localizados proximalmente a uma estenose ou com desproporção entre o tamanho do cálculo e o diâmetro do colédoco distal e da papila, podem requerer fragmentação do cálculo para posterior remoção. Com essa finalidade, pode ser realizada a litotripsia mecânica ou a litotripsia intracorpórea eletroidráulica.[4]

A litotripsia mecânica é o método mais simples e custo-efetivo na fragmentação dos cálculos biliares. O cálculo é capturado pelo *basket* e a fragmentação ocorre com o avanço de uma espiral metálica em direção ao cálculo. A dificuldade mais comum encontrada é quando o cálculo ocupa todo o lúmen do ducto, estando impactado de forma muito firme, impossibilitando a sua captura. A litotripsia mecânica atinge taxas de sucesso acima de 80% nos casos em que a remoção convencional não foi possível, mas requer mais de um procedimento em 20% dos casos. Em um estudo multicêntrico norte-americano, a litotripsia mecânica foi realizada em 9,4% dos pacientes com coledocolitíase, obtendo sucesso de 85%. Em outro estudo multicêntrico italiano, os resultados foram similares, sendo a litotripsia mecânica empregada em 9,4% dos casos com sucesso de 84%.[5]

A litotripsia eletroidráulica envolve liberação de energia pela água diretamente no cálculo. Requer a visualização direta do cálculo com a utilização de um colangioscópio, que é introduzido no ducto biliar pelo canal de trabalho do duodenoscópio, o que reduz a chance de lesão de tecidos adjacentes. O índice de sucesso está em torno de 86%. Esse método parece ter melhores resultados quando comparado às outras litotripsias.

Mais recentemente, a dilatação papilar com balão calibroso tem sido aceita como intervenção concomitante à esfincterotomia na extração de cálculos biliares complexos, sem necessitar da litotripsia mecânica (método descrito anteriormente).

Uma alternativa prática para o cálculo difícil é a colocação temporária de uma prótese plástica biliar para manter a drenagem biliar e impedir a impactação do cálculo. Além disso, os cálculos podem ser parcialmente desintegrados ou ter seu tamanho reduzido pelo efeito mecânico direto da prótese sobre o cálculo. Um estudo evidenciou que, após um tempo médio de prótese de 63 dias, os cálculos tiveram redução no seu tamanho – uma média de 24,9 mm para 20,1 mm de diâmetro. Sugere-se tempo de prótese de 3 a 4 meses, pois, além desse tempo, ocorre obstrução da prótese com maior risco de colangite, embora se saiba que a prótese, mesmo obstruída, permite a drenagem da bile ao seu redor e impede a impactação do cálculo na papila.

Estenose biliar benigna

As causas mais comuns de estenose biliar benigna são lesão cirúrgica, estenose da anastomose pós-transplante hepático, colangite esclerosante primária e pancreatite crônica. O tratamento endoscópico geralmente consiste na dilatação com cateteres ou balão, e na colocação temporária de uma ou mais próteses plásticas através da estenose para atingir dilatação gradual e permanente do tecido fibrótico no segmento estenosado. As próteses são trocadas ou adicionadas a cada 3 meses, durante 1 ano, para evitar colangite devido à sua obstrução.

A taxa de sucesso está em torno de 75%, similar à taxa dos resultados cirúrgicos. A recidiva ocorre em cerca de 15 a 45% dos casos, após acompanhamento de 4 a 9 anos. Dumonceau e colaboradores obtiveram recorrência de 19% durante um período médio de acompanhamento de 44 meses, sendo a maioria após o primeiro ano de remoção da prótese plástica. Os índices de mortalidade e morbidade relacionados com o procedimento foram de 0 e 12,5%, respectivamente.[6] Mais recentemente, Costamagna e colaboradores, usando um protocolo considerado mais agressivo, inserindo lado a lado quantas próteses fossem possíveis através da estenose, trataram 42 pacientes e, durante um acompanhamento médio de 29 meses, não observaram nenhuma reestenose[7] (FIGS. 71.5-71.7). Há concordância de que os melhores resultados endoscópicos são obtidos quando a estenose é diagnosticada precocemente após a cirurgia e em estenoses mais distais. Estenoses hilares apresentam resultados mais modestos ao serem submetidas a tratamento endoscópico.

Mais recentemente, alguns estudos têm sugerido o uso de SEMSs totalmente recobertas como opção de tratamento para estenoses benignas biliares, com o argumento de que possuem maior diâmetro, se comparadas às próteses plásticas, e maior período de patência, evitando as múltiplas sessões de CPRE.

Um estudo multicêntrico utilizando SEMSs totalmente recobertas, durante 6 meses, em estenoses pós-colecistectomia e pós-transplante hepático, evidenciou resolução da estenose em 70% dos casos. Esses resultados não são melhores do que os relatados após múltiplas próteses plásticas nesses subgrupos de pacientes, muito provavelmente relacionados à migração espontânea de SEMSs, que ocorreu em 34% dos casos.[8]

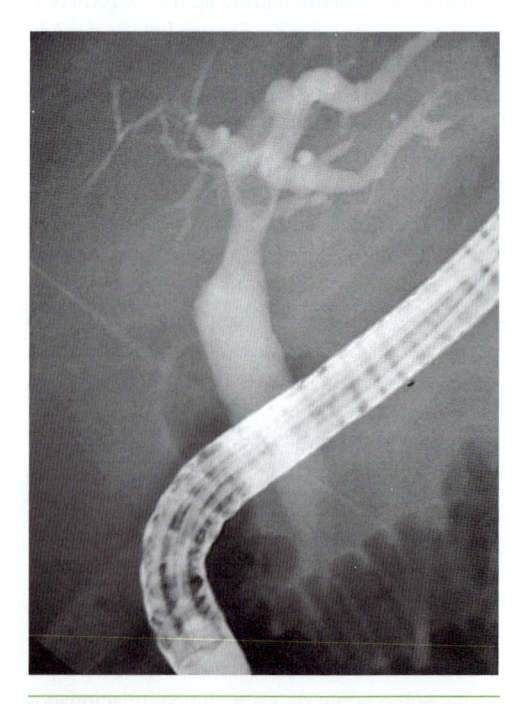

FIGURA 71.5 Obstrução completa do ducto hepático direito em paciente colecistectomizado há 8 meses.

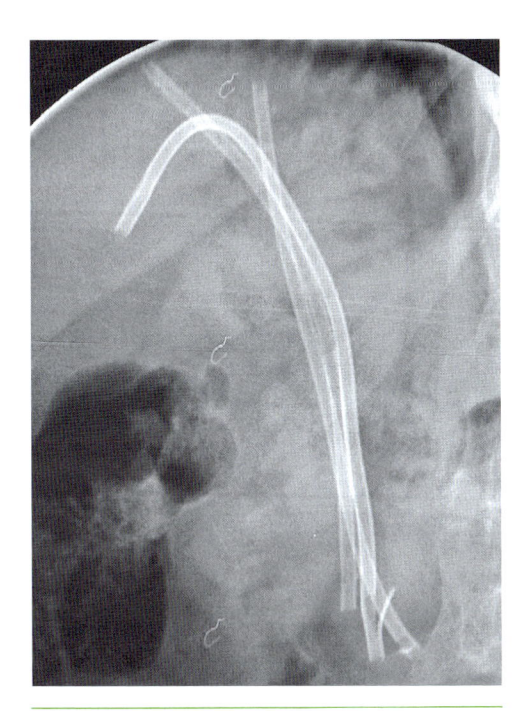

FIGURA 71.6 Três próteses plásticas inseridas para tratamento de estenose benigna da via biliar.

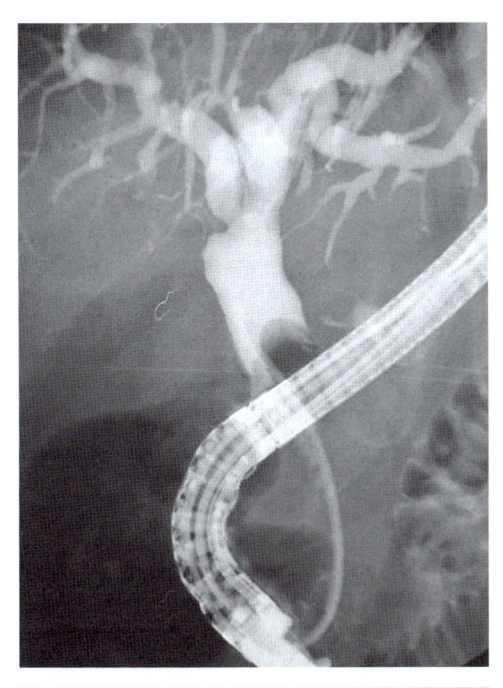

FIGURA 71.7 Aspecto colangiográfico após 1 ano de próteses plásticas biliares.

Recentemente, Park e colaboradores avaliaram, retrospectivamente, 134 pacientes com estenose biliar benigna submetidos à colocação de SEMSs totalmente recobertas. A resolução da estenose ocorreu em 78% dos pacientes, sendo o tempo médio da prótese de 93 dias. A recorrência da estenose ocorreu em 25,2%, em média, após 390 dias. A migração da prótese ocorreu em 31% dos pacientes. Os fatores associados à resolução da estenose foram maior tempo de prótese (≥ 120 dias) e ausência de migração da prótese. A recorrência da estenose foi significativamente maior nos pacientes com pancreatite crônica, se comparados às outras etiologias (40,6% vs. 18,3%; p = 0,02).[9] Essa alta recorrência deve-se à importante fibrose na cabeça do pâncreas, com compressão extrínseca biliar.

Cantú e colaboradores colocaram SEMSs, parcialmente recobertas, permanentes em 14 pacientes com pancreatite crônica e estenose do ducto biliar associadas, que falharam na terapia com prótese plástica. Todos os pacientes responderam inicialmente, mas com seguimento médio de 22 meses; 7 pacientes desenvolveram disfunção da prótese, necessitando de reintervenção. A patência da prótese diminuiu ao longo do tempo: de 100% em 12 meses para 37,5% em 36 meses.[10] Os dados indicam que, para pacientes com pancreatite crônica, a escolha deve ser SEMSs recobertas pelo período de 1 ano antes de considerar a opção cirúrgica.

De maneira geral, os estudos de SEMSs em estenoses biliares benignas são, em grande parte, heterogêneos em número de pacientes, etiologia, localização da estenose, acompanhamento e definição de permeabilidade. Apesar disso, a taxa de sucesso global, incluindo a resolução da estenose, é razoável, mas prejudicada por complicações, especialmente migração da prótese, falta de dados em longo prazo e custo-efetividade. Além disso, a busca pelas características ideais da prótese ainda está em evolução, e a determinação de qual prótese tem a biomecânica ideal para oferecer a permeabilidade sustentada irá melhorar o tratamento atual.

Especificamente nas estenoses benignas da colangite esclerosante primária, é consenso a realização de dilatação com balão, sendo a prótese considerada apenas em estenoses dominantes comprometendo o ducto biliar comum e, geralmente, limitada por algumas semanas.

Estenose biliar maligna

As próteses biliares endoscópicas são eficazes no tratamento paliativo da obstrução biliar maligna, que afeta a junção biliopancreática, que inclui tumores da papila, do colédoco e do pâncreas. A decisão de colocar prótese plástica ou metálica tem sido um tema muito debatido na literatura. Vários estudos já mencionaram que as SEMSs apresentam permeabilidade mais duradoura que as próteses plásticas. Assim, de acordo com os dados disponíveis, nos tumores irressecáveis recomenda-se a inserção de SEMS quando a expectativa de vida do paciente excede 6 meses, enquanto as próteses plásticas são mais custo-efetivas nos casos de expectativa de vida menor.

A colocação de prótese por via endoscópica demonstrou, por vários estudos randomizados, ser tão eficaz quanto a cirurgia para o tratamento paliativo da icterícia obstrutiva distal, com menores morbidade e mortalidade. Uma metanálise, que analisou 24 estudos randomizados e controlados com 2.436 pacientes, demostrou que a inserção de próteses plásticas carrega menor risco de complicações, mas maior risco de recorrência da obstrução biliar do que o *bypass* cirúrgico. Por outro lado, as SEMSs foram associadas ao risco significativamente reduzido de obstrução biliar recorrente em 6 meses, ou antes da morte do paciente.[11]

A obstrução biliar maligna no hilo hepático é causada por um grupo heterogêneo de tumores que incluem, primariamente, o câncer do ducto biliar (tumor de Klatskin), os cânceres que envolvem a confluência por extensão direta (carcinoma de vesícula) e os cânceres metastáticos. Caracterizam-se pelo extremo mau prognóstico, com chance de ressecabilidade em menos de 20% dos casos. Devido às dificuldades técnicas da drenagem cirúrgica, ao baixo custo e à pequena morbimortalidade da terapêutica endoscópica, a colocação de uma prótese biliar é atualmente aceita como o tratamento paliativo de primeira escolha, pois melhora a qualidade de vida, aliviando o prurido e reduzindo a má-absorção.

Há concordância de que, nas estenoses malignas tipo Bismuth I, uma única prótese é suficiente para a drenagem, já que os ramos hepáticos direito e esquerdo estão livres e se comunicam. Por outro lado, nas estenoses tipos Bismuth II e III, não há consenso sobre a necessidade de drenagem de um ou de ambos os lobos hepáticos. Resultados conflitantes têm sido publicados a esse respeito. Em séries retrospectivas, os pacientes com obstrução hilar maligna complexa, que foram submetidos à opacificação bilateral durante a CPRE e, posteriormente, à drenagem unilateral, apresentaram piores resultados em comparação com os grupos de opacificação bilateral com drenagem bilateral e opacificação unilateral com drenagem unilateral, indicando que a opacificação de ramos obstruídos ocasiona a sua contaminação e, por isso, exige drenagem. Portanto, a literatura sugere que, antes da drenagem endoscópica, seja realizada uma colangiorressonância magnética para adequada avaliação da anatomia biliar, com a finalidade de evitar a opacificação de ramos biliares que não são passíveis de drenagem endoscópica. Com essa conduta, De Palma e colaboradores evidenciaram, em um estudo randomizado, uma menor morbidade em pacientes com drenagem unilateral.[12]

Sabe-se que é necessária a drenagem de pelo menos 25% do volume hepático para obter melhora bioquímica e alívio sintomático. Cerca de 55 a 60% do volume hepático são drenados via ducto hepático direito, 30 a 35% via ducto hepático esquerdo, e 10% pelo lobo caudado. A extensão média do ducto hepático direito é de 0,9 cm com ramificações secundárias precoces, enquanto o ducto hepático esquerdo tem um curso mais longo, de 3 a 3,5 cm antes de ramificar-se. Portanto, os tumores malignos ao nível do hilo hepático têm maior probabilidade de obstruir ramos do ducto hepático direito mais precocemente e, como consequência, a drenagem do lobo esquerdo seria mais benéfica. Tentando testar essa hipótese, Polydorou e colaboradores avaliaram as drenagens endoscópicas consecutivas de 151 pacientes Bismuth II ou III e não encontraram diferença nos grupos com drenagem de lobo direito ou esquerdo. Eles concluíram que o endoscopista deve selecionar o ducto mais facilmente drenável.[13] É importante lembrar que qualquer SEMS utilizada na via biliar proximal deve ser não recoberta, devido ao risco de bloqueio de ramos biliares secundários e desenvolvimento de colangite.

O que parece consenso é que, durante o procedimento endoscópico, uma mínima quantidade de contraste deve ser injetada preferencialmente apenas no ducto a ser drenado, evitando o enchimento sob pressão.

A literatura recomenda tratamento endoscópico paliativo nos tumores Bismuth I e II, sugerindo tratamento transparietal para os tipos III e IV, uma vez que este último procedimento atinge maior taxa de sucesso nesses casos.

Como já mencionado, a escolha entre prótese plástica ou metálica depende da probabilidade de sobrevida do paciente, sendo a primeira indicada nos casos de expectativa de vida menor que 6 meses.

Há controvérsias quanto ao uso de prótese biliar pré-operatória, com o objetivo de refazer o fluxo biliar para o intestino, permitindo a circulação êntero-hepática com seus efeitos absortivos e antibacterianos. Múltiplos estudos têm evidenciado resultados inconsistentes em relação à morbidade e à mortalidade. Uma metanálise concluiu que não há efeito positivo nem negativo na drenagem biliar pré-operatória. Outro estudo, publicado por Van der Gaag e colaboradores,[14] evidenciou maiores complicações no grupo submetido à drenagem endoscópica pré-cirúrgica. Uma recente metanálise sobre drenagem biliar pré-operatória em pacientes com neoplasia de cabeça do pâncreas mostrou maiores complicações no pós-operatório, especialmente infecção.[15]

Complicações

As complicações da CPRE com drenagem biliar incluem pancreatite aguda em 5% dos casos, hemorragia pós-papilotomia em 3%, perfuração retroperitoneal em 1%, e colangite, que pode ocorrer em até 30% dos pacientes com Bismuth III.

As complicações relacionadas com a colocação de prótese são migração e oclusão, já discutidas previamente.

Referências

1. Saritas U, Ustundang Y, Harmandar. Precut sphincterotomy: a reliable salvage for difficult biliary cannulation. World J Gastroenterol. 2013;19(1):1-7.
2. Kim TH, Kim JH, Baron TH, Seo DW, Lee DK, Reddy ND, et al. International consensus guidelines for endoscopic papillary large-balloon dilatation. Gastrointest Endos. 2016;83(1)37-47.
3. Meine GC, Baron TD. Endoscopic papillary large-balloon dilatation combined with endoscopic biliary sphincterotomy for the removal of bile duct stones. Gastrointest Endosc. 2011;74(5):1119-26.
4. McHenry L, Lehman G. Difficult bile duct stones. Curr Treat Option Gastroenterol. 2006;9(2):123-32.
5. Shaw MJ, Mackie RD, Moore JP, Dorsher PJ, Freeman ML, Meier PB, et al. Results of a multicenter trial using a mechanical lithotripter for the treatment of large bile duct stones. Am J Gastroenterol. 1993; 88(5):730-3.
6. Dumonceau JM, Devière J, Delhaye M, Baize M, Cremer M. Plastic and metal stents for postoperative benign bile duct strictures: the best and the worst. Gastrointest Endosc. 1998;47(1):8 17.
7. Costamagna G, Pandolfi M, Mutignani M, Spada C, Perri V. Long term results of endoscopic management of postoperative bile duct strictures with increasing numbers stents. Gastrointest Endosc. 2001;54(2):162 8.
8. Deviere J, Reddy DN, Püspök A, Ponchon T, Bruno MJ, Bourke MJ, et al. Benign biliary stenoses working group. Successful management of benign biliary stricture with fully covered self-expanding metal stents. Gastrenterol. 2014;147(2):385-95.
9. Park JS, Lee SS, Song TJ, Park DH, Seo DW, Lee SK, et al. Long-term outcomes of covered self-expandable metal stents for treating benign biliary strictures. Endoscopy. 2016;48(5):440-7.
10. Cantú P, Hookey LC, Morales A, Moine O, Devière J. The treatment of patients with symptomatic common bile duct stenosis secondary to chronic pancreatitis using partially covered metal stents. Endoscopy. 2005;37(8):735-39.

11. Moss AC, Morris E, Leyden J, MacMathuna P. Malignant distal biliary obstruction: a systematic review and meta-analysis of endoscopic and surgical bypass results. Cancer Treat Rev. 2007;33(2):213-21.
12. De Palma GD, Galloro G, Siciliano S, Iovino P, Catanzano C. Unilateral versus bilateral endoscopic hepatic duct drainage in patients with malignant hilar obstruction. Gastrointest Endosc. 2001;53(6):547 53.
13. Polydorou AA, Chisholm EM, Romanos AA, Dowsett JF, Cotton PB, Hatfield AR, et al. A comparison of right versus left hepatic duct endoprosthesis insertion in malignant hilar biliary obstruction. Endoscopy. 1989;21(6):266 71.
14. van der Gaag NA, Rauws EA, van Eijck CH, Bruno MJ, van der Harst E, Kubben FJ, et al. Preoperative biliary drainage for cancer of the head of the pancreas. N Engl J Med. 2010;362(2):129 37.
15. Scheufele F, Schorn S, Demir IE, Sargut M, Tieftrunk E, Calavrezos L, et al. Preoperative biliary stenting versus operation first in jaundiced patients due to malignant lesions in the pancreatic head: a meta-analysis of current literature. Surgery. 2017;161(4):939-50.

Leituras recomendadas

Devière J. Benign biliary strictures and leaks. Gastrointest Endosc Clin N Am. 2015;25(4):713-23.

Dumonceau JM, Tringali A, Blero D, Devière J, Laugiers R, Heresbach D, et al. Biliary stenting: indications, choice of stents and results: European Society of Gastrointestinal Endoscopy (ESGE) clinical guideline. Endoscopy. 2012; 44(3):277-98.

Easler JJ, Sherman S. Endoscopic retrograde cholangiopancreatography for the management of common bile duct stones and gallstone pancreatitis. Gastrointest Endosc Clin N Am. 2015;25(4):657-75.

Mariani A, Di Leo M, Giardullo N, Giussani A, Marini M, Buffoli F, et al. Early precut sphincterotomy for difficult biliary access to reduce post-ERCP pancreatitis: a randomized trial. Endoscopy. 2016;48(6):530-5.

Tringali A, Barbaro F, Pizzicannella M, Boškoski I, Familiari P, Perri V, et al. Endoscopic management with multiple plastic stents of anastomotic biliary stricture following liver transplantation: long-term results. Endoscopy. 2016; 48(6): 546-51.

Radiologia intervencionista em vias biliares

Leandro Scaffaro
Mauricio Farenzena
Fabíola Doff Sotta Souza

Este capítulo apresenta uma revisão das indicações e dos aspectos técnicos da drenagem biliar percutânea (DBP), enfatizando o manejo paliativo das lesões malignas com a colocação de próteses e o tratamento de lesões benignas mediante dilatação e drenagem prolongada.

A obstrução biliar (OB) pode ser dividida em obstrução alta, ou supracística, e obstrução baixa, ou infracística.

As obstruções baixas devem ser primariamente tratadas pela colangiopancreatografia retrógrada endoscópica (CPRE), que apresenta alto índice de resolução em lesões distais, sem os riscos relacionados com a punção percutânea. Assim, nas obstruções baixas, a DBP deve ser reservada para casos em que a CPRE não é tecnicamente possível, como na presença de divertículos duodenais, estenoses ou redundâncias papilares, ou em casos de anastomose biliodigestiva.

Já nas obstruções altas, a DBP apresenta maior eficácia, especialmente em lesões próximas à confluência de ductos hepáticos.

Avaliação pré-procedimento

A antibioticoterapia profilática deve ser realizada em todos os pacientes, com início na noite anterior ao procedimento e continuação por até 24 horas após. Geralmente, utiliza-se ampicilina + sulbactam ou quinolonas.

A ultrassonografia (US) e a colangiorressonância magnética (colângio-RM) são úteis na determinação do nível e da graduação da dilatação da via biliar intra-hepática, bem como na avaliação de lesões hepáticas subjacentes.

Aspectos técnicos

A DBP é realizada em sala hemodinâmica com uso de intensificador fluoroscópico de imagem, sob sedação leve, sendo normalmente utilizados benzodiazepínicos de curta duração e narcóticos.

A via biliar normalmente é acessada ao nível do 10º ou 11º espaço intercostal, na linha axilar média ou por meio de punção subxifóidea para abordagem da via biliar esquerda.

A punção subxifóidea deve ser preferida em casos com dilatação somente da via biliar esquerda e, especialmente, na presença de ascite. Nessas situações, é recomendável a punção durante apneia em inspiração, a fim de mobilizar o fígado para uma posição abaixo do arcabouço costal. Com a disponibilidade da US em sala de hemodinâmica, a punção subxifóidea pode ser a preferida devido à maior facilidade de acesso e à visualização do trajeto.

Após escolha do ponto de punção, é introduzida agulha fina do tipo Chiba 22 G em direção ao hilo hepático, sendo esta acoplada a uma seringa com pressão negativa e retraída, gentilmente, com aspiração para verificação de refluxo biliar. Após confirmação da saída de bile na seringa, é injetado contraste iodado para opacificação da árvore biliar e verificação do nível de obstrução. As imagens podem ser obtidas em várias projeções. Em seguida, é realizada punção de ducto biliar periférico com agulha 18 G, com passagem de fio-guia e introdutor valvulado, assegurando o acesso percutâneo.

Modernamente, dispõe-se de dispositivos menos invasivos, de menor perfil para punção biliar percutânea, com agulhas 22 G, microguia de 0,018 polegada e introdutores 4F, permitindo acesso biliar por meio de uma única punção de ducto periférico, sem a necessidade de uso de agulhas calibrosas. Dessa forma, minimiza-se o risco de complicações relacionadas com a punção trans-hepática.

Assegurado o acesso biliar, a DBP pode ser efetuada de três maneiras: (1) drenagem biliar externa (DBE), (2) drenagem biliar interna-externa (DBIE) e (3) drenagem biliar interna (DBI).

Na DBE, é introduzido um cateter multiperfurado no interior da via biliar proximal ao ponto de obstrução. A DBE normalmente é destinada às situações de colangite, para promover drenagem rápida e de urgência da via biliar. Não é recomendada para uso em médio ou longo prazo, devido ao risco de promover distúrbios hidreletrolíticos ou, mais remotamente, má-absorção de gordura ou minerais (**FIG. 72.1**).

A DBIE e a DBI devem ser sempre priorizadas, pois são mais efetivas, sem risco de desequilíbrios eletrolíticos, e oferecem melhor qualidade de vida aos pacientes.

Dessa forma, sempre que possível, após assegurar o acesso biliar, deve-se tentar localizar o ponto de obstrução para iniciar a tentativa de ultrapassá-lo, o que geralmente se consegue com o uso de cateteres 5F do tipo Judkins, Kumpe ou KMP e fio-guia hidrofílico.

Na DBIE é introduzido um cateter multiperfurado, que atravessa o ponto de obstrução com extremidade interna no duodeno, apresentando orifícios proximais e distais à obstrução. Assim, a drenagem do conteúdo biliar é realizada por via anterógrada ao duodeno ou por

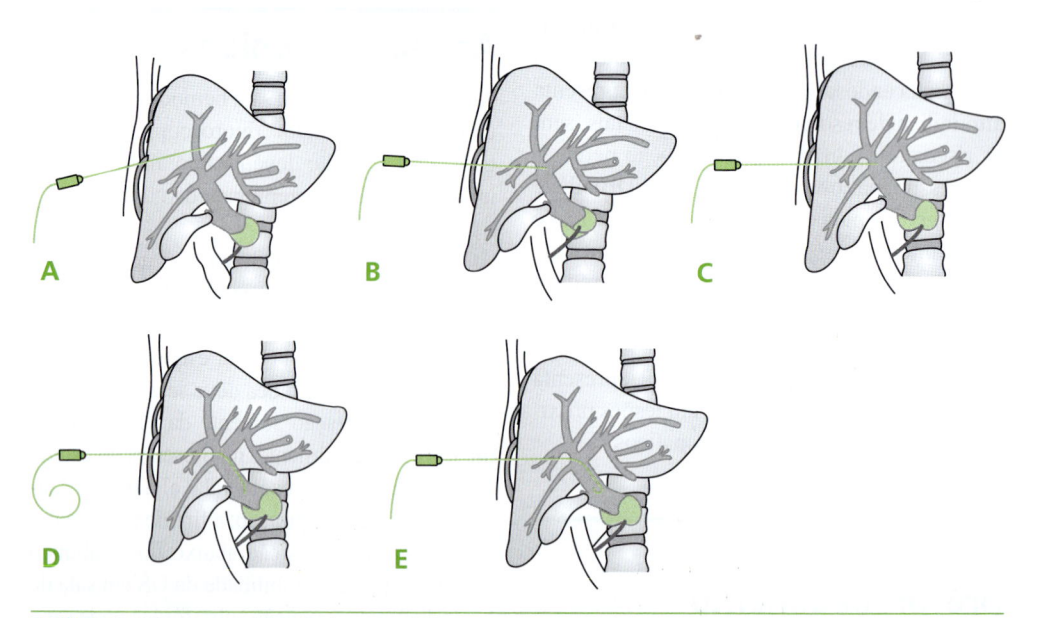

FIGURA 72.1 Esquema gráfico da drenagem biliar externa. **(A)** e **(B)** Punção trans-hepática; **(C)** posicionamento do cateter no melhor ponto para drenagem; **(D)** passagem de fio-guia; e **(E)** colocação de cateter de drenagem antes do nível da obstrução.
Fonte: Uflacker.[1]

meio de drenagem retrógrada para a extremidade cutânea do cateter. O cateter é fixado na pele e mantido com curativos, podendo permanecer fechado, uma vez que a drenagem será feita da via biliar interna para o duodeno pelo cateter (**FIG. 72.2**).

Na DBI é realizada colocação de prótese biliar, plástica ou metálica, que mantém o fluxo biliar anterógrado sem o uso de cateteres de drenagem. Atualmente, têm sido preferidas as próteses metálicas, que apresentam maior durabilidade e baixo risco de migração.

Abordagem percutânea das obstruções benignas da via biliar

Estenoses ou oclusões benignas da via biliar estão mais comumente relacionadas com fibrose ao nível de anastomose bilioentérica prévia. Também podem estar relacionadas com lesão iatrogênica parcial ou completa de ducto biliar ou isquemia da via biliar pós-transplante hepático.

A presença de anastomose bilioentérica prévia (com exceção da coledocoduodenoanastomose) ou gastrojejunal em Y de Roux torna o acesso biliar por via endoscópica desafiador, ou até mesmo inviável. A DBP está indicada porque consiste em técnica minimamente invasiva, evitando nova intervenção cirúrgica. Além da drenagem biliar, é possível realizar a dilatação das oclusões ou das estenoses por meio de cateter-balão de angioplastia (colangioplastia), promovendo tratamento definitivo em alguns casos relacionados com obstrução benigna da via biliar (OBB).

Conforme a literatura, tem sido observado sucesso de 85 a 93% após sucessivas sessões de dilatação biliar e drenagem. Cantwell e colaboradores[2] apresentaram, recentemente, um estudo com seguimento de até 10 anos (média de 8 anos) de pacientes tratados com dilatação biliar de OBB, com perviedade da via biliar de 75% dos casos nesse período.

Conforme exemplifica a **TABELA 72.1**, existem vários protocolos relacionados com a dilatação biliar, havendo multiplicidade de condutas em relação ao diâmetro do balão utilizado,

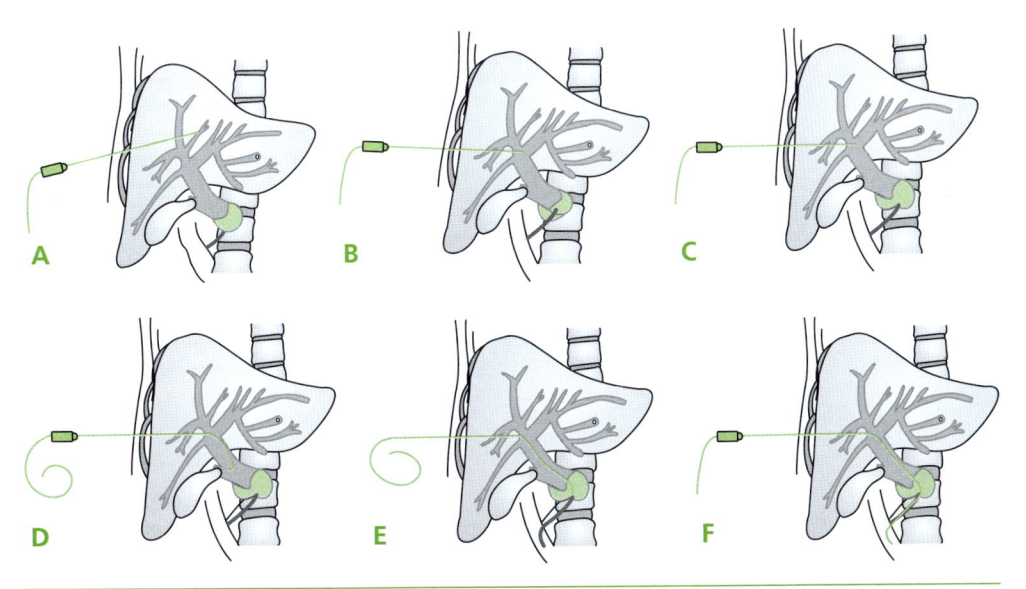

FIGURA 72.2 Esquema gráfico da drenagem biliar interna-externa. **(A)** e **(B)** Punção trans-hepática; **(C)** posicionamento do cateter no melhor ponto para drenagem; **(D)** passagem de fio-guia; **(E)** ultrapassagem da lesão; e **(F)** colocação de cateter de drenagem com orifícios antes e após o nível da obstrução.
Fonte: Uflacker.[1]

TABELA 72.1 Protocolos de dilatação biliar e drenagem de estenoses benignas						
Autor	n	Diâmetro (mm)	Tempo (min)	Intervalo (semanas)	Número de intervenções	Sucesso técnico (%)
Zajko e colaboradores[3]	56	7-15	20	1-2	1-6 (3)	89
Saad[4]	38	6-14	1-5	0-12	1-3 (1,2)	85
Cantwell e colaboradores[2]	85	8-12	1-3	1-2	1-4 (2,3)	75

ao tempo de insuflação, ao número de dilatações e aos intervalos entre as sessões, sem evidências até o momento de qual é o regime terapêutico mais adequado no manejo desses casos.

Sabe-se que os resultados descritos geralmente são obtidos com mais de uma dilatação, com média de 2 a 3 sessões, em intervalos de 1 a 3 semanas. Nesse período, deve ser mantido cateter de DBIE para moldagem da dilatação (**FIG. 72.3**).

Modernamente, dispõe-se de *stents* metálicos recobertos por politetrafluoretileno (PTFE) e removíveis, que possibilitam a moldagem da dilatação sem a necessidade de manutenção do cateter de drenagem. A remoção do *stent* pode ser realizada por técnica percutânea, geralmente 10 a 12 meses após a sua inserção.

A presença de cálculos intra-hepáticos também pode ser manejada por técnica percutânea. Dessa forma, é realizada dilatação da papila com balão (papiloplastia), geralmente utilizando balões de diâmetro 10% maior do que o cálculo a ser removido. Após a dilatação, o cálculo é direcionado para o duodeno com

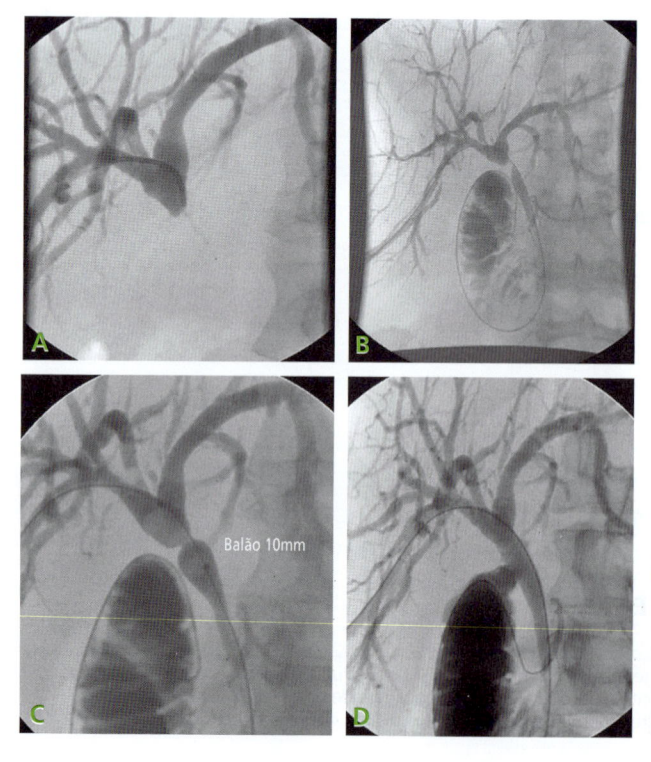

FIGURA 72.3 (A) Obstrução do ducto hepático comum por estenose pós-colecistectomia. **(B)** Ultrapassagem da lesão com fio-guia. **(C)** Momento da dilatação com balão de 10 mm. **(D)** Controle colangiográfico evidenciando perviedade satisfatória da via biliar, sem estenoses residuais.

uso de outro balão de maior diâmetro, que "empurra" o cálculo para o intestino. Cálculos maiores ou aderidos também podem ser fragmentados com dilatação com balão contra a parede da via biliar (**FIG. 72.4**).

Abordagem percutânea das obstruções malignas da via biliar

Em geral, a obstrução maligna da via biliar (OMB) está relacionada com neoplasias primárias, como colangiocarcinoma, adenocarcinoma de pâncreas ou de vesícula biliar, ou até mesmo com obstruções extrínsecas secundárias a metástases peri-hilares.

Entre os colangiocarcinomas, 60 a 70% apresentam localização hilar ou peri-hilar. A maioria dos pacientes é inoperável no momento do diagnóstico. Dessa forma, tratamentos paliativos minimamente invasivos devem ser considerados em pacientes não cirúrgicos.

A descompressão biliar percutânea ou endoscópica com colocação de prótese pode promover manejo paliativo satisfatório nesse grupo de pacientes, com melhor qualidade de vida, resolução dos sintomas obstrutivos e redução do risco de colangite.

Em 1975, Bismuth classificou os carcinomas biliares em tipos I, II, III e IV. No tipo I, o tumor envolve o ducto hepático comum, sem comprometimento da confluência dos ductos direito e esquerdo. No tipo II, há obstrução da confluência, sem comprometimento dos ductos direito ou esquerdo. No tipo III, há envolvimento de um desses ductos, e, no tipo IV, há envolvimento da confluência e dos ductos direito e esquerdo.

Apesar de não haver consenso sobre o melhor método de descompressão dessas lesões, as lesões baixas – Bismuth I e II – devem ser desobstruídas, preferencialmente por CPRE, quando não houver indicação de cirurgia.

Já nas lesões altas (Bismuth III e IV), a DBP apresenta melhores resultados mediante a inserção de próteses metálicas.

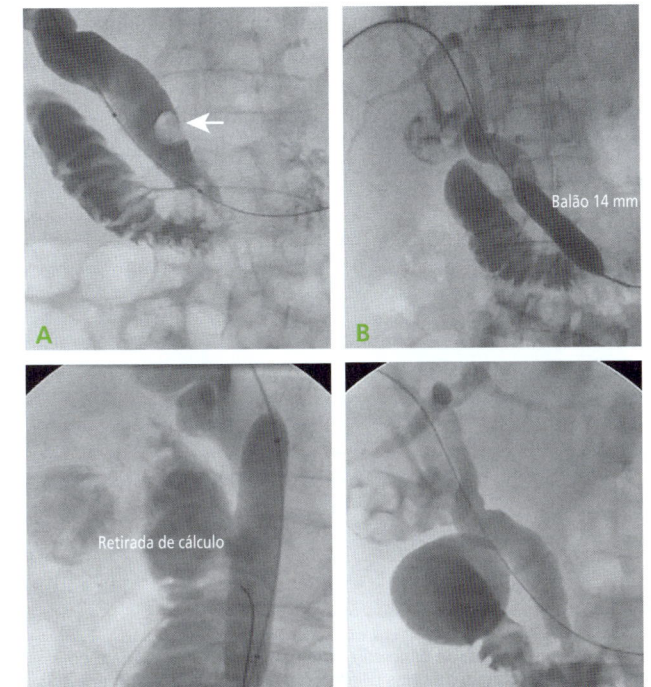

FIGURA 72.4 (A) Estenose do colédoco terminal com cálculos proximais e na vesícula biliar. **(B)** Ultrapassagem da estenose e dilatação com balão de 14 mm. **(C)** Momento em que o cálculo é empurrado para o duodeno com o balão parcialmente insuflado. **(D)** Controle colangiográfico final, sem evidência de cálculos residuais no colédoco.

Lee e colaboradores[5] avaliaram 134 neoplasias biliares inoperáveis submetidas à CPRE e à DBI. Esse estudo mostrou que, em lesões Bismuth IV e em alguns casos de obstruções Bismuth III, a DBI apresenta maior índice de sucesso técnico e de perviedade em médio e longo prazo, em relação à CPRE, com menor índice de colangite relacionada com o procedimento. Já as lesões Bismuth I e II devem ser primariamente tratadas por CPRE, sendo a DBI considerada após insucesso da CPRE.

Em relação aos tipos de próteses, inicialmente eram utilizadas próteses de material plástico de baixo perfil, que apresentavam patência média de 30 a 180 dias, com risco associado de apresentar deslocamento (migração) para o duodeno.

Atualmente, têm sido preferidas as próteses biliares metálicas, que são constituídas de uma malha de nitinol autoexpansível, dotada de força radial, permitindo maior perviedade com mínimo risco de migração. A patência média das próteses metálicas varia de 82 a 372 dias, segundo revisões da literatura.

Dessa forma, as próteses biliares metálicas promovem melhor qualidade de vida e menor índice de complicações. A **FIGURA 72.5** exemplifica a realização da DBI com colocação de prótese metálica.

Nos casos de obstrução biliar dos lobos direito e esquerdo, há controvérsia sobre a necessidade de drenagem dos dois lobos.

Apesar de dados da literatura sugerirem que a drenagem de 25% do volume hepático é suficiente para alívio de sintomas de coléstase sem riscos de distúrbios hidreletrolíticos, alguns estudos mostraram maior sobrevida em pacientes submetidos à descompressão biliar bilateral, com pior prognóstico em casos de opacificação colangiográfica de dois lobos e drenagem de um lobo. Entretanto, o benefício da drenagem bilateral (**FIG. 72.6**) na sobrevida não foi confirmado em outros estudos prospectivos.

Complicações

Tendo em vista que ramos portais e arteriais apresentam íntima relação com os ductos biliares, não é incomum que haja punção inadvertida de ramos vasculares durante a DBP.

O uso de sistemas de baixo perfil (micropunção) e o auxílio da US tornam mais segura a punção biliar, minimizando o risco de acidentes vasculares.

A hemobilia pode ocorrer em 2 a 9% dos casos, sendo a grande maioria transitória.

A hemobilia prolongada (48-72 horas após DBP), sem repercussão hemodinâmica, normalmente está relacionada com mau posicionamento do cateter, devendo ser manejada mediante

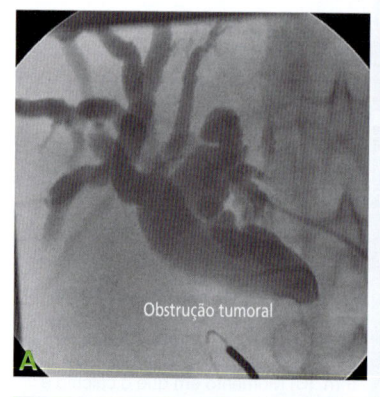

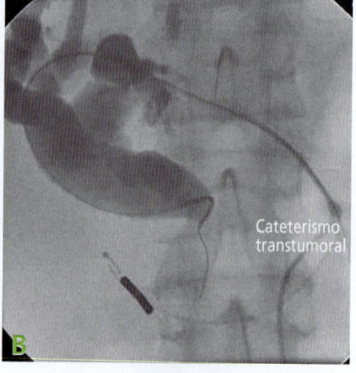

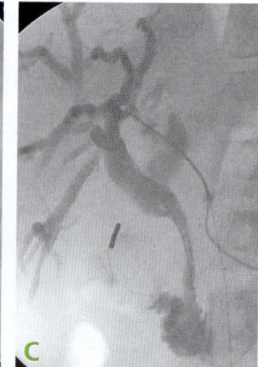

FIGURA 72.5 (A) Obstrução do colédoco terminal por neoplasia de pâncreas, sem condições de drenagem por colangiopancreatografia retrógrada endoscópica, com dilatação das vias biliares intra-hepáticas e extra-hepáticas. **(B)** Ultrapassagem da obstrução com fio-guia. **(C)** Controle colangiográfico final com drenagem biliar interna.

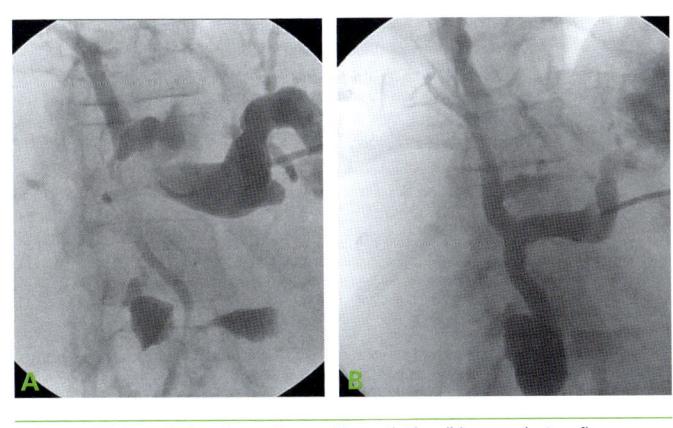

FIGURA 72.6 (A) Colangiocarcinoma Bismuth tipo IV, com obstrução da confluência e dos ductos biliares direito e esquerdo. **(B)** Controle colangiográfico, com perviedade das vias biliares direita e esquerda, sem estenoses residuais.

reposicionamento ou até mesmo troca do cateter de drenagem por outro de maior calibre.

Na presença de hemobilia persistente (1 semana após DBP) ou em casos de repercussão hemodinâmica, está indicada realização de arteriografia hepática e eventual embolização do foco de sangramento.

Também pode haver hematoma peri-hepático no sítio de punção.

Bacteriemia e sepse também podem ocorrer após manipulação biliar, mesmo em vigência de antibioticoterapia.

Cuidados após o procedimento

Os drenos biliares devem ser lavados com solução fisiológica para manter sua perviedade. Recomenda-se trocar o cateter de drenagem, pelo menos a cada 3 meses, em casos de DBIE prolongada ou permanente.

A obstrução do cateter de drenagem pode manifestar-se pela presença de bile ao nível do orifício do dreno junto à pele, pela ausência de drenagem externa e pela elevação dos níveis laboratoriais relacionados com coléstase. A maioria desses casos geralmente está associada à presença de obstrução mecânica por bile espessa ou coágulos, facilmente resolvida mediante lavagem do cateter ou manipulação com fio-guia, com possível troca dele.

Em geral, a obstrução das próteses metálicas está relacionada com o crescimento tumoral, podendo ser inserida nova prótese no mesmo trajeto com a utilização das técnicas descritas.

Considerações finais

O manejo percutâneo das obstruções biliares é um método seguro e efetivo. Ele permite resolução satisfatória da coléstase, especialmente no tratamento de estenoses biliares benignas, por meio de colangioplastia e drenagem prolongada e no manejo paliativo das obstruções neoplásicas próximas à confluência dos ductos hepáticos, com colocação de próteses metálicas.

Referências

1. Uflacker R, editor. Radiologia intervencionista. São Paulo: Sarvier; 1987.
2. Cantwell CP, Pena CS, Gervais DA, Hahn PF, Dawson SL, Mueller PR. Thirty years' experience with balloon dilation of benign postoperative biliary strictures: long term outcomes. Radiology. 2008;249(3):1050 7.
3. Zajko AB, Sheng R, Zetti GM, Madariaga JR, Bron KM. Transhepatic balloon dilation of biliary strictures in liver transplant patients: a 10 year experience. J Vasc Interv Radiol. 1995;6(1):79 83.
4. Saad WE. Percutaneous management of postoperative anastomotic biliary strictures. Tech Vasc Interv Radiol. 2008;11(2):143 53.
5. Lee SH, Park JK, Yoon WJ, Lee JK, Ryu JK, Yoon YB, et al. Optimal biliary drainage for inoperable Klatskin's tumor based on Bismuth type. World J Gastroenterol. 2007;13(29):3948 55.

Leituras recomendadas

Ahmed O, Mathevosian S, Arslan B. Biliary interventions: tools and techniques of trade, access, cholangiography, biopsy, cholangioscopy, cholangioplasty, stenting, stone extraction and brachytherapy. Semin Intervent Radiol. 2016;33(4):283-290.

Covey AM, Brown KT. Percutaneous transhepatic biliary drainage. Tech Vasc Interv Radiol. 2008;11(1):14 20.

Garcia MJ, Epstein DS, Dignazio MA. Percutaneous approach to the diagnosis and treatment of biliary tract malignancies. Surg Oncol Clin N Am. 2009;18(2):241 56, viii.

Inal M, Akgül E, Aksungur E, Demiryürek H, Yağmur O. Percutaneous self expandable uncovered metallic stents in malignant biliary obstruction: complications, follow up and reintervention in 154 patients. Acta Radiol. 2003;44(2):139 46.

Scaffaro LA, Bettio JA, Cavazzola SA. Abordagem percutânea das lesões malignas da via biliar. Rev Amrigs. 2006; 50(4):288 91.

Pseudocisto e necrose pancreática bem-delimitada

Ernidio Luiz Bassani Filho
Luiz Rohde
Alessandro Bersch Osvaldt
Mariana Blanck Zilio

Pancreatite aguda é um processo inflamatório do pâncreas que pode levar a diversas manifestações sistêmicas e complicações, dependendo da sua gravidade.

Neste capítulo, serão abordadas as complicações tardias da pancreatite aguda: o pseudocisto, a necrose pancreática bem-delimitada e a síndrome do ducto desconectado.

Pseudocisto

Pseudocisto refere-se especificamente a uma coleção líquida nos tecidos peripancreáticos (em poucos casos, pode ser parcial ou totalmente intrapancreático). É circundado por uma cápsula bem-definida sem revestimento epitelial e não contém material sólido em seu interior.

O diagnóstico, na maioria dos casos, é feito com base em características morfológicas. No entanto, se a aspiração do líquido for necessária, o resultado será rico em amilase.

Em geral, o pseudocisto forma-se por uma ruptura do ducto pancreático principal ou de seus pequenos ramos intrapancreáticos sem uma necrose pancreática reconhecida. Essa teoria sugere que o extravasamento de líquido pancreático resulta em uma coleção persistente e localizada, que se torna delimitada após 4 semanas. Quando há evidência de material sólido necrótico em uma cavidade preenchida por líquido, o termo pseudocisto não deve ser utilizado. Embora a tomografia computadorizada (TC) seja o exame mais comumente utilizado para diagnosticar o pseudocisto, a ressonância magnética (RM) ou a ultrassonografia (US) podem ser necessárias para confirmar ausência de conteúdo sólido na coleção.

O pseudocisto desenvolve-se no mínimo após 4 semanas do início do quadro clínico de pancreatite aguda edematosa e consiste na evolução natural de 10 a 20% das **coleções líquidas peripancreáticas agudas** que não se resolveram espontaneamente.[1] Também pode desenvolver-se em momentos de agudização de pancreatite crônica e pós-traumatismo pancreático. Raramente pode ser visto em pancreatites agudas com necrose no contexto de síndrome do ducto desconectado, na qual a necrose da cabeça ou do corpo do pâncreas isola um pâncreas distal ainda viável.

Além disso, o pseudocisto pode surgir várias semanas após a realização de necrosectomia cirúrgica e ocorre devido ao extravasamento de líquido pancreático na cavidade da necrosectomia. Nesse caso, não será vista necrose, pois esta foi previamente removida pela necrosectomia.

A resolução espontânea dos pseudocistos pode ocorrer pela reabsorção do conteúdo, pela drenagem para vísceras adjacentes ou pelo próprio ducto pancreático em um período de até 12 meses.

Quadro clínico

A dor epigástrica é o principal sintoma, acompanhada de massa no abdome superior. Na maioria das vezes, o paciente teve quadro de pancreatite aguda cuja resolução não foi completa, apresentando náusea, plenitude epigástrica pós-prandial, vômitos, febre e emagrecimento.

Laboratorialmente, pode haver leucocitose moderada sem desvio à esquerda e persistência da elevação da amilase e da lipase em níveis inferiores aos encontrados no diagnóstico de pancreatite aguda (três vezes o valor superior normal). Ao exame físico, nota-se desconforto à palpação, sem sinal de irritação peritoneal, com massa palpável pulsátil ou não (pode haver transmissão do pulso da aorta).

No trauma abdominal fechado e na pancreatite alcoólica, esses sintomas podem ocorrer sem o quadro clínico agudo.

Diagnóstico

A US do abdome apresenta boa sensibilidade diagnóstica, sendo útil no seguimento do tamanho do pseudocisto e na avaliação da presença de cálculos na pancreatite aguda biliar.

Entretanto, a TC do abdome com contraste é mais informativa porque mostra o tamanho, a sintopia da lesão com as vísceras adjacentes (principalmente o estômago), a relação com o pâncreas e a presença de comunicação ou dilatação do ducto pancreático, necrose, calcificações no parênquima (características de pancreatite crônica) e outras lesões menores. Além disso, mostra a existência de complicações como infecção (ar no seu interior), hemorragia (coágulos e sangramento), obstrução do estômago (dilatação do órgão com dificuldade de passagem do contraste oral pelo duodeno) e obstrução biliar (**QUADRO 73.1**).

QUADRO 73.1

Critérios tomográficos para o diagnóstico de pseudocisto pancreático

- Bem-circunscrito, oval ou redondo
- Densidade de líquido homogênea
- Ausência de componente sólido
- Parede bem-definida, isto é, completamente encapsulada
- Maturação geralmente maior que 4 semanas após início de quadro de pancreatite aguda edematosa

Fonte: Banks e colaboradores.[2]

Além de demonstrar a sintopia da lesão com órgãos adjacentes, a RM e a colangiorressonância magnética (colângio-RM) permitem definir com maior precisão a presença de necrose dentro da coleção (o que seria, então, denominada necrose pancreática bem-delimitada), bem como sua comunicação e os efeitos sobre o ducto pancreático e a via biliar.

Portanto, a TC do abdome com contraste e a RM são exames fundamentais para o planejamento cirúrgico, conforme mostram as **FIGURAS 73.1** e **73.2**.

Diagnóstico diferencial

Os principais diagnósticos a serem excluídos são outras lesões císticas de natureza distinta, como os cistos de retenção, as neoplasias císticas benignas e malignas e os cistos simples, hidáticos e de mesentério. Porém, 75% dessas lesões são pseudocistos ver Cap. 73, Pseudocisto e necrose pancreática bem-delimitada.

A presença de uma lesão cística pós-pancreatite rica em amilase exclui a etiologia neoplásica. Por outro lado, a presença de mucina é característica dos cistoadenomas mucinosos e cistoadenocarcinomas.

Tratamento

O manejo do pseudocisto depende da sintomatologia, de características como localização e tamanho e da presença de complicações associadas.

Rotinas em cirurgia digestiva 635

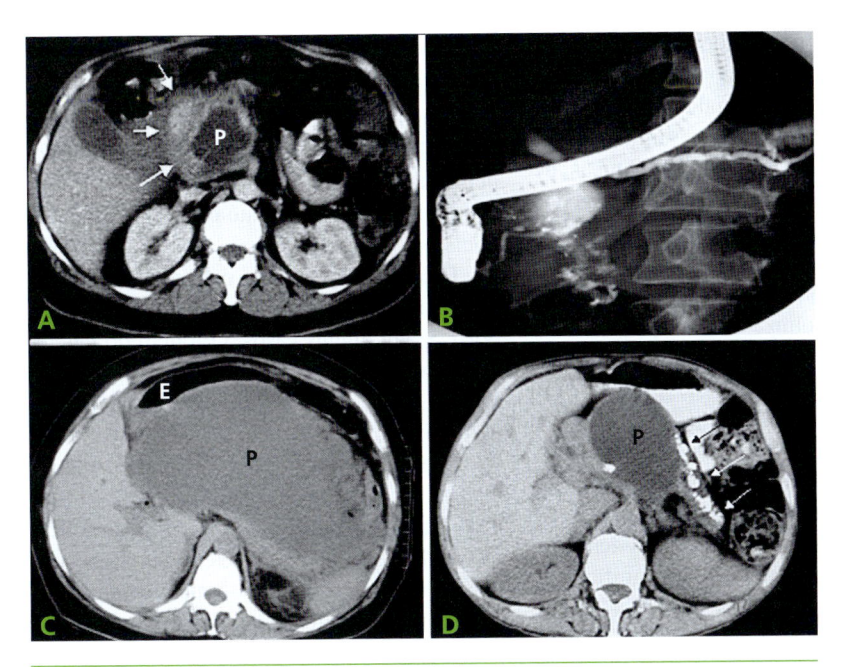

FIGURA 73.1 (A) Pseudocisto (P) na cabeça do pâncreas (duodeno indicado pelas *setas*).
(B) Colangiopancreatografia retrógrada endoscópica do mesmo paciente anterior com pseudocisto comunicante (preenchido por contraste) e ducto de Wirsung bem-opacificado.
(C) Pseudocisto volumoso com paredes imaturas em contato com o estômago.
(D) Pseudocisto na pancreatite crônica (as *setas* mostram as múltiplas calcificações).

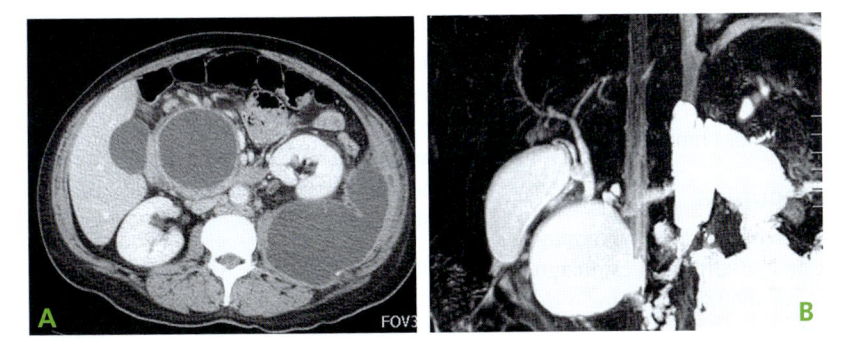

FIGURA 73.2 (A) Pseudocisto na cabeça do pâncreas e outro no flanco direito rechaçando o rim direito anteriormente. **(B)** A via biliar, o ducto pancreático e as comunicações entre os pseudocistos estão demonstrados à ressonância magnética. Na cirurgia, após a drenagem do pseudocisto na cabeça do pâncreas, houve redução do pseudocisto do flanco direito.

O tratamento expectante deve ser considerado em pacientes sem complicações, assintomáticos ou minimamente sintomáticos. Ressalta-se que a indicação de tratamento do pseudocisto com base somente no tamanho > 6 cm está sendo abandonada. Portanto, em caso de sintomas e/ou complicações (compressão, infecção ou ruptura), está indicado o tratamento com drenagem (endoscópica, cirúrgica ou percutânea) ou até mesmo embolização arterial nas complicações vasculares (sangramento, pseudoaneurisma da artéria esplênica).

A escolha do procedimento é determinada principalmente pela experiência da instituição e pela localização do pseudocisto. Nos centros com endoscopia intervencionista bem-desenvolvida, a técnica preferencial deve ser endoscópica. Porém, no Serviço de Cirurgia do Aparelho Digestivo do Hospital de Clínicas de Porto Alegre (SCAD/HCPA), a maioria dos pseudocistos é tratada cirurgicamente.

Uma revisão sistemática de 2016 da Cochrane,[3] na qual foram incluídos quatro ensaios clínicos randomizados, comparou as diversas modalidades de drenagem disponíveis atualmente para tratamento de pseudocistos sintomáticos e de tamanho médio entre 70 a 155 mm: drenagem endoscópica, drenagem por US endoscópica, drenagem endoscópica guiada por US com drenagem nasocística e tratamento cirúrgico. Os resultados não demonstraram diferença estatisticamente significativa em mortalidade ou eventos adversos graves entre as modalidades terapêuticas. Porém, a qualidade de vida nas primeiras 4 a 12 semanas pós-intervenção foi superior nos casos de drenagem por US endoscópica. A necessidade de novas intervenções foi superior nos grupos de abordagem endoscópica quando comparados ao grupo de tratamento cirúrgico. É importante lembrar que esses resultados não devem ser expandidos para pseudocistos assintomáticos e pseudocistos infectados, os quais não foram incluídos nos ensaios clínicos avaliados.

Drenagem endoscópica

Em centros com endoscopia avançada, o tratamento de pseudocistos próximos ao estômago e ao duodeno deve ser realizado por meio de drenagem endoscópica.

Utilizar a US endoscópica é útil principalmente nos casos em que não há abaulamento visível na endoscopia e na presença de inúmeros vasos colaterais. Após definir a localização da drenagem, um pequeno orifício é feito na parede da víscera e do pseudocisto, seguido da colocação de prótese em formato de carretel ou *pigtail* duplo para manutenção da drenagem.

Outra opção é a colocação endoscópica de um tubo nasocístico, o qual permite a drenagem externa e a irrigação da cavidade cística, se necessário.

Drenagem percutânea

Na drenagem percutânea por radiologia intervencionista, a coleção é puncionada com agulha. Pelo seu interior, é passado um fio-guia, pelo qual é introduzido um cateter multiperfurado na extremidade até o interior do pseudocisto.

Todo o procedimento é guiado por TC do abdome com contraste, preferencialmente, ou por US, em alguns casos. O trajeto do cateter pode ser transperitoneal, retroperitoneal ou transgástrico, sendo exteriorizado na parede abdominal.

Apesar de ser o método preferido em alguns centros, na opinião dos autores, deve ser reservado para pacientes com alto risco cirúrgico, com coleções volumosas determinando obstruções – infectadas ou não – cujas paredes não apresentam definição e espessura adequadas para o procedimento cirúrgico.

Pode causar fístula pancreática externa que cursa com resolução espontânea na maioria das vezes. A recidiva é alta quando há comunicação com o sistema ductal.

Cirurgia

Por meio de técnicas cirúrgicas, é possível resolver todos os pseudocistos. Para o planejamento cirúrgico, deve-se realizar uma TC do abdome com contraste ou uma RM pré-operatória.

As técnicas, específicas para cada situação, são as seguintes:

- **Drenagem externa** – Utilizada em pseudocistos complicados ou não, cujas paredes não apresentam consistência para realizar uma drenagem interna. É uma abordagem de exceção porque perdeu espaço para a drenagem percutânea por radiologia intervencionista;
- **Drenagem interna** – É a técnica cirúrgica preferida. A definição da víscera para a qual será realizada a drenagem depende da localização do pseudocisto (**TAB. 73.1**). Em todas elas, deve-se enviar parte da parede do pseudocisto para congelação quando há dúvida sobre o caráter neoplásico da lesão. Se as características forem de

TABELA 73.1 Opções de drenagem interna cirúrgica do pseudocisto pancreático	
Localização do pseudocisto	Víscera de drenagem
• Retrogástrica	• Estômago (técnica de Jurasz)
• Acima da pequena curvatura gástrica	• Estômago (técnica de Jedlicka)
• Cabeça do pâncreas	• Duodeno
• Retrocavidade dos epíploos com projeção sobre o mesocólon transverso	• Jejuno (pseudocistojejunoanastomose em Y de Roux, técnica de Henle-Duncombe)

pseudocisto (conteúdo claro ou amarronzado, não mucinoso e com parede lisa), o material é enviado para anatomopatológico convencional. Os tipos de drenagem interna são:

- **Pseudocistoduodenoanastomose** – Tem indicação nos pseudocistos localizados na cabeça do pâncreas e que apresentam contato com a parede duodenal. Deve-se ter cautela com a drenagem na segunda porção duodenal para evitar lesão da papila duodenal ou do colédoco terminal (**FIG. 73.3**). A pseudocistoduodenoanastomose deve ser indicada para casos selecionados, pois a sua complicação – a fístula duodenal – é de tratamento bastante difícil;
- **Pseudocistogastroanastomose** – A técnica de Jurasz é a preferida nos pseudocistos de localização retrogástrica, e o objetivo é realizar uma comunicação do pseudocisto com o estômago. Após aberta a parede anterior do estômago, essa comunicação é estabelecida e a parede posterior do estômago é suturada à parede anterior do pseudocisto (**FIG. 73.4**);
- **Pseudocistojejunoanastomose** – Está indicada nas outras localizações do pseudocisto e nos casos em que há protuberância do pseudocisto no mesocólon transverso. A drenagem é feita mediante anastomose do pseudocisto através do mesocólon transverso com o jejuno em alça exclusa em Y de Roux (**FIG. 73.5**);
- **Ressecção** – É a técnica com menor percentual de recidiva, pois consiste na exérese completa da lesão. As duas principais indicações são o pseudocisto na pancreatite crônica tratado por pancreatojejunoanastomose ou a lesão de localização na cauda do pâncreas;

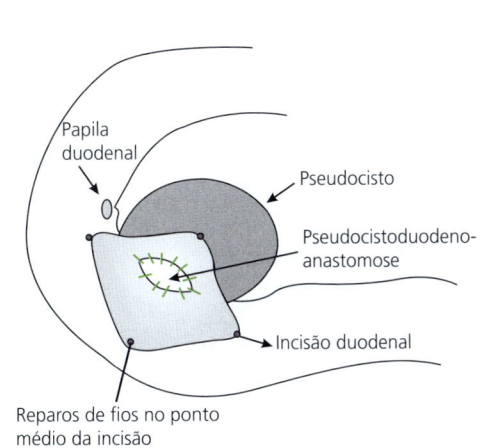

FIGURA 73.3 Pseudocistoduodenoanastomose.

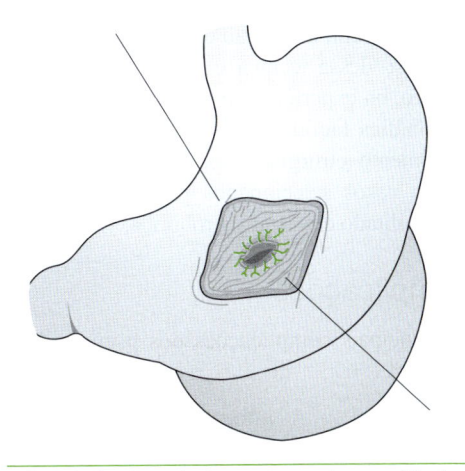

FIGURA 73.4 Pseudocistogastroanastomose (técnica de Jurasz).

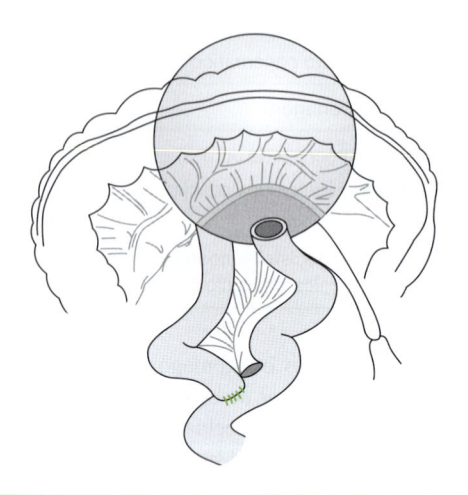

FIGURA 73.5 Pseudocisto com abaulamento sobre o mesocólon. Pseudocistojejunoanastomose em Y de Roux.
Fonte: Adaptada de Hess.[4]

- **Laparoscopia e cirurgia robótica** – A literatura apresenta pequenas séries de casos com drenagem interna utilizando pseudocistogastroanastomose ou pseudocistojejunoanastomose, tanto por laparoscopia quanto por cirurgia robótica. Ambas as técnicas são seguras e factíveis e podem ser empregadas por cirurgiões habilitados, melhorando os desfechos clínicos. A cirurgia robótica vem crescendo nos últimos anos como opção terapêutica, principalmente pela maior amplitude e liberdade dos movimentos em comparação com a laparoscopia. Porém, devido ao elevado custo, o emprego dessa técnica é ainda limitado. De fato, na experiência dos autores, a cirurgia robótica facilita diversas etapas do procedimento cirúrgico e pode ser empregada em casos selecionados por um cirurgião habilitado em cirurgia robótica.

Complicações

As principais complicações dos pseudocistos são:

- **Infecção** – A infecção do pseudocisto ocorre por translocação bacteriana com predomínio de microrganismos gram-negativos e anaeróbios. Pode ser tratada por punção percutânea ou por drenagem externa, por laparotomia quando não há maturação das paredes ou por drenagem interna cirúrgica ou endoscópica quando as paredes são bem formadas. A drenagem para o jejuno não é recomendada, pois está associada à maior frequência de deiscência de anastomose;
- **Obstrução gástrica** – Ocorre nos pseudocistos volumosos retrogástricos ou periduodenais, e o tratamento é feito por punção percutânea nas lesões imaturas ou por drenagem interna nas lesões maduras;
- **Hemorragia** – O quadro clínico é de hipotensão e choque hipovolêmico. A massa epigástrica do pseudocisto torna-se pulsátil, com frêmito e, algumas vezes, com sopro. Outras vezes, pode apresentar-se como quadro de hemorragia digestiva alta. O tratamento consiste na reanimação volêmica e na intervenção sobre o sítio da hemorragia. Quando há disponibilidade imediata, pode ser tratada por embolização do vaso afetado – geralmente a artéria esplênica ou gastroduodenal. Na maioria dos casos, o paciente deve ser levado à cirurgia de emergência para a ligadura do vaso sangrante e para o tratamento do pseudocisto (**FIG. 73.6**);[5]

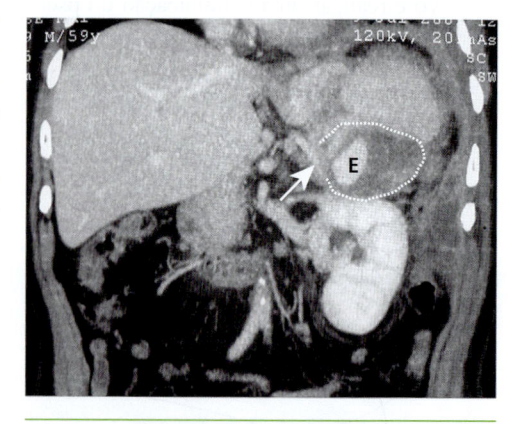

FIGURA 73.6 Pseudocisto complicado com hemorragia. Sangramento da artéria esplênica (*seta*). Pseudocisto (*pontilhado*). Extravasamento de contraste para o interior do pseudocisto.

- **Ruptura** – A ruptura livre para a cavidade provoca abdome agudo por peritonite química. O tratamento é cirúrgico com lavagem da cavidade e drenagem externa do pseudocisto;
- **Obstrução biliar** – Algumas vezes, decorre da compressão direta do pseudocisto sobre a via biliar, sendo a drenagem do pseudocisto resolutiva. Na pancreatite crônica, o principal mecanismo é de fibrose na cabeça do pâncreas, denominada colangiopatia pancreática (mais informações no Cap. 61, Pancreatite crônica).

Necrose pancreática bem-delimitada

Necrose pancreática bem-delimitada é definida como uma coleção contendo necrose pancreática ou peripancreática delimitada por uma parede bem-definida. Ela é a evolução da coleção necrótica aguda que aparece nas primeiras semanas da pancreatite aguda com necrose.

Nas fases iniciais, há necrose da glândula e tecido peripancreático formando uma coleção heterogênea de tecido sólido e semissólido. Após 4 semanas ou mais, a coleção torna-se mais líquida, formando uma cápsula com parede bem-definida – quando passa a ser chamada de necrose pancreática bem-delimitada. Esse termo não estava presente na classificação de Atlanta de 1992, sendo descrito inicialmente na revisão dos critérios em 2012 e publicado em 2013.

Quadro clínico

O quadro clínico dependerá da extensão, da localização e do fato de a necrose estar ou não infectada. A expansão da coleção pode causar dor abdominal, obstrução gástrica, duodenal ou biliar, bem como formação de pseudoaneurismas e sangramento devido à corrosão dos vasos pelo suco pancreático ou trombose de veia esplênica.

Portanto, o quadro clínico pode variar desde um paciente assintomático ou oligossintomático a quadros graves com síndrome de inflamação sistêmica e sinais de infecção do tecido necrótico, dependendo da gravidade da pancreatite associada.

Diagnóstico

O diagnóstico é realizado basicamente pela história compatível de pancreatite com necrose ou trauma pancreático associado a achados típicos nos exames de imagem (**QUADRO 73.2**).

Diagnóstico diferencial

De maneira semelhante ao pseudocisto, é importante diferenciar a necrose pancreática bem-delimitada das neoplasias císticas pancreáticas, pois o tratamento equivocado poderá comprometer a ressecção cirúrgica subsequente dessas lesões.

Alguns sinais devem levantar a hipótese de que a coleção encapsulada não é necrose pancreática bem-delimitada, como ausência de história e sinais de pancreatite aguda ou crônica ou trauma pancreático, ausência de sinais inflamatórios na TC e presença de septos internos dentro da cavidade cística.

Tratamento

Neste capítulo, será abordado o manejo da necrose pancreática bem-delimitada estéril. O tratamento da necrose pancreática infectada é detalhado no Capítulo 60, Pancreatite aguda.

QUADRO 73.2

Critérios tomográficos para o diagnóstico de necrose pancreática bem-delimitada

- Imagem heterogênea com densidades de líquido e não líquido com vários graus de loculações (algumas imagens podem parecer homogêneas)
- Parede bem-definida, isto é, completamente encapsulada
- Localização intrapancreática e/ou extrapancreática
- Maturação geralmente requer tempo superior a 4 semanas após início

Na necrose pancreática bem-delimitada estéril, o tratamento é semelhante ao do pseudocisto. Os pacientes assintomáticos devem ser acompanhados, pois há regressão espontânea em até 40% das vezes.

O tratamento com drenagem está indicado nos pacientes sintomáticos ou que apresentam complicações como obstrução causada pelo cisto ou infecção. Tradicionalmente, o tratamento empregado é a laparotomia com derivação interna, em geral para o estômago – denominada cistogastrostomia –, bem como remoção do tecido necrótico. Este deve ser enviado para exame bacteriológico, pesquisa de fungos e anatomopatológico.

Os avanços em endoscopia e cirurgia minimamente invasiva possibilitaram o tratamento com menor trauma e maior segurança para o paciente, por meio da laparoscopia, da cirurgia robótica e da endoscopia digestiva alta.

Laparoscopia e cirurgia robótica e endoscopia

Em 2015, Khreiss e colaboradores[6] publicaram um estudo comparando o tratamento de necrose pancreática bem-delimitada estéril entre abordagens robótica/laparoscópica e endoscópica.

No estudo, no primeiro grupo, 20 pacientes foram tratados por cirurgia minimamente invasiva, que consiste em abordagem robótica (14 pacientes) e abordagem laparoscópica (6 pacientes). No segundo grupo, todos os 20 pacientes foram tratados por abordagem endoscópica. A taxa de complicações em ambos os grupos foi de 20%. Embora a taxa de reintervenções tenha sido maior no grupo de endoscopia (45% vs. 15%), o tempo de internação foi significativamente menor (3 dias quando comparado à média de 7 dias da cirurgia minimamente invasiva). O custo total foi semelhante nos dois grupos e a cirurgia minimamente invasiva pode ser considerada mais vantajosa em relação à endoscopia nos pacientes que necessitam de colecistectomia concomitante.

A técnica cirúrgica para abordagem minimamente invasiva laparoscópica ou robótica é semelhante à abordagem na técnica laparotômica e consiste na cistogastroanastomose com retirada do material necrótico. Na experiência dos autores, tanto a laparoscopia quanto a cirurgia robótica são técnicas factíveis e seguras e devem ser empregadas em casos selecionados.

O tratamento consiste em necrosectomia endoscópica direta. A US é utilizada para acessar a coleção, e um fio-guia é introduzido na cavidade para que seja criado um trajeto fistuloso. No entanto, ao contrário da abordagem do pseudocisto, na necrosectomia a fístula deve ser dilatada para que o endoscópio acesse a coleção necrótica e realize o desbridamento mecânico.

A drenagem nasocística é frequentemente utilizada para facilitar a liquefação dos *debris*. Também é possível infundir uma solução de peróxido de hidrogênio diluída na proporção 1:5 ou 1:10 com soro fisiológico, facilitando a retirada dos *debris* necróticos. O uso de peróxido de hidrogênio tem diminuído o tempo do procedimento, a taxa de complicações e o número de procedimentos até atingir a resolução completa.

Em estudo multicêntrico publicado por Seifert e colaboradores,[7] foram realizados 93 procedimentos endoscópicos com 80% de resolução clínica, 23% de complicação e 7% de mortalidade. Em outro estudo multicêntrico com 104 pacientes tratados por endoscopia, publicado em 2011 por Gardner e colaboradores,[8] a taxa de sucesso foi de 91% e a taxa de complicações, de 14%.

Síndrome do ducto desconectado

Síndrome do ducto desconectado representa a fístula pancreática mais grave, na qual há transecção completa do ducto pancreático. Em geral, ocorre após episódio de pancreatite aguda grave ou trauma pancreático.

A perda de uma porção central do ducto pancreático resulta em um segmento de tecido pancreático distal viável que perdeu totalmente a continuidade com o trato gastrintestinal.

Portanto, a porção da cauda pancreática não está mais em contato com o duodeno e continua produzindo suco pancreático na cavidade abdominal, gerando coleções líquidas ou até mesmo fístula.

O colo do pâncreas é o local mais comum da desconexão ductal, devido à vasculatura mais frágil das arcadas duodenais nessa porção pancreática.

Diagnóstico

O diagnóstico deve ser suspeitado em todo paciente com pancreatite aguda com necrose e coleções líquidas. Uma situação muito comum é a persistência de fístula externa após drenagem percutânea de uma coleção pancreática. Exames – como TC do abdome com contraste e RM – devem ser solicitados para avaliar o grau de necrose e o tecido pancreático viável.

A confirmação diagnóstica pode ser feita pela colângio-RM, que evidencia descontinuidade do ducto pancreático principal (**FIG. 73.7**).

Tradicionalmente, o diagnóstico era feito por colangiopancreatografia retrógrada endoscópica (CPRE). Porém, ao contrário de fístula pancreática em outros contextos, a síndrome do ducto desconectado não é tratada adequadamente com *stent* transpapilar. Por isso, o uso da CPRE deve ser visto com cautela, pois a injeção de contraste em uma coleção não drenada pode resultar em infecção e sepse.

O **QUADRO 73.3** mostra critérios diagnósticos para a síndrome do ducto desconectado.

QUADRO 73.3

Critérios diagnósticos para a síndrome do ducto desconectado

- Necrose de pelo menos 2 cm do pâncreas
- Tecido pancreático viável a montante (em direção à cauda do pâncreas) da área de necrose
- Secção completa do ducto pancreático na colangiopancreatografia retrógrada endoscópica se esta for realizada
- Ducto pancreático visualizado em exames de imagem entrando em ângulo de 90° na coleção pancreática

Fonte: Larsen e Kozarek.[9]

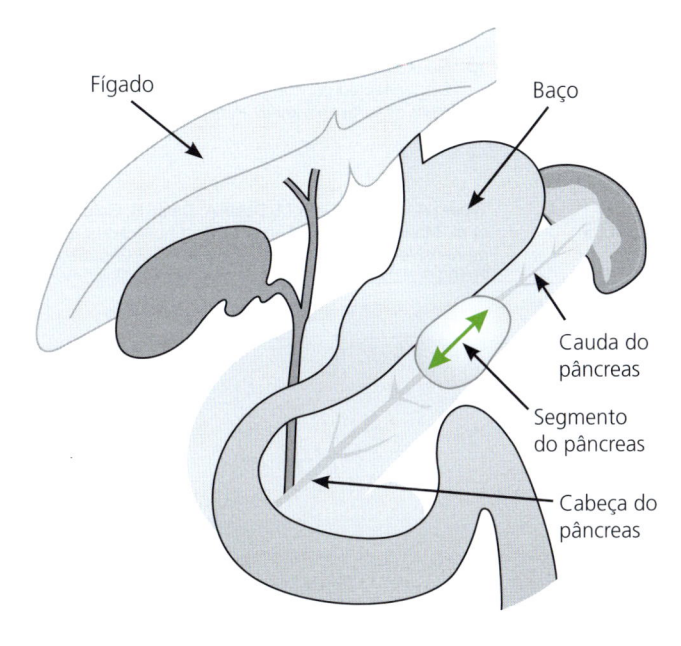

FIGURA 73.7
Síndrome do ducto desconectado.
Fonte: Adaptada de Nadkarni colaboradores.[10]

Tratamento

O manejo conservador em paciente assintomático deve ser realizado com exames de imagem de controle para acessar a resolução das coleções.

Algumas vezes, o tecido pancreático desconectado sofre atrofia e a fístula pode resolver-se de maneira espontânea. Infelizmente, esse processo demora meses a anos.

Em casos de necrose pancreática bem-delimitada e síndrome do ducto desconectado associado, deve ser realizado o tratamento de ambas as complicações. O tratamento endoscópico pode ser realizado e consiste na inserção de *stent* metálico totalmente recoberto, o qual é retirado posteriormente.

As duas opções de tratamento cirúrgico para síndrome do ducto desconectado são ressecção do segmento pancreático distal e drenagem interna, como cistogastrostomia ou pancreatojejunostomia.

Em geral, os pacientes com pequeno segmento de ducto desconectado podem ser tratados com pancreatectomia. Porém, nos casos com maior segmento desconectado, os pacientes são mais bem tratados com drenagem.

Referências

1. Forsmark CE, Vege SS, Wilcox CM. Acute pancreatitis. N Engl J Med. 2016;375(20):1972-81.
2. Banks PA, Bollen TL, Dervenis C, Gooszen HG, Johnson CD, Sarr MG, et al. Classification of acute pancreatitis 2012: revision of the Atlanta classification and definitions by international consensus. Gut. 2013;62(1):102-11.
3. Gurusamy KS, Pallari E, Hawkins N, Pereira SP, Davidson BR. Management strategies for pancreatic pseudocysts. Cochrane Database Syst Rev. 2016;(4):CD011392.
4. Hess W. La pancreatitis crónica. Barcelona: Científico-Medica; 1970.
5. Easler J, Muddana V, Furlan A, Dasyam A, Vipperla K, Slivka A, et al. Portosplenomesenteric venous thrombosis in patients with acute pancreatitis is associated with pancreatic necrosis and usually has a benign course. Clin Gastroenterol Hepatol. 2014;12(5):854-62.
6. Khreiss M, Zenati M, Clifford A, Lee KK, Hogg ME, Slivka A, et al. Cyst Gastrostomy and necrosectomy for the management of sterile walled-off pancreatic necrosis: a comparison of minimally invasive surgical and endoscopic outcomes at a high-volume pancreatic center. J Gastrointest Surg. 2015;19(8):1441-8.
7. Seifert H, Biermer M, Schmitt W, Jürgensen C, Will U, Gerlach R, et al. Transluminal endoscopic necrosectomy after acute pancreatitis: a multicentre study with long-term follow-up (the GEPARD Study). *Gut*. 2009; 58(9):1260-6.
8. Gardner TB, Coelho-Prabhu N, Gordon SR, Gelrud A, Maple JT, Papachristou GI, et al. Direct endoscopic necrosectomy for the treatment of walled-off pancreatic necrosis: results from a multicenter U.S. series. *Gastrointest Endosc*. 2011;73(4):718-26.
9. Larsen M, Kozarek RA. Management of disconnected pancreatic duct syndrome. Curr Treat Options Gastroenterol. 2016;14(3):348-59.
10. Nadkarni NA, Kotwal V, Sarr MG, Swaroop Vege S. Disconnected pancreatic duct syndrome: endoscopic stent or surgeon's knife? Pancreas. 2015;44(1):16-22.

Leituras recomendadas

Nassour I, Ramzan Z, Kukreja S. Robotic cystogastrostomy and debridement of walled-off pancreatic necrosis. J Robot Surg. 2016;10(3):279-82.

Tyberg A, Karia K, Gabr M, Desai A, Doshi R, Gaidhane M, et al. Management of pancreatic fluid collections: a comprehensive review of the literature. World J Gastroenterol. 2016;22(7):2256-70.

Neoplasias císticas do pâncreas

Alessandro Bersch Osvaldt
Mariana Blanck Zilio
Luiz Rohde

Nas últimas duas décadas, com o aumento na qualidade e disponibilidade dos exames de imagem e o envelhecimento da população, as neoplasias císticas pancreáticas têm sido frequentemente diagnosticadas. Setenta por cento dos pacientes são assintomáticos, e a prevalência de detecção incidental dessas neoplasias nos exames de imagem é de cerca de 10%, podendo chegar até 25% em pacientes com mais de 70 anos. Setenta e cinco por cento das lesões são benignas, e o potencial de transformação maligna é variável de acordo com o tipo de lesão (**TAB. 74.1**).[1]

Na série de 851 tumores císticos ressecados publicada por Valsangkar e colaboradores em 2012,[2] as lesões císticas mais frequentes foram neoplasia papilar mucinosa intraductal (38%), neoplasia cística mucinosa (23%), cistoadenoma seroso (16%), neoplasia cística neuroendócrina (7%), tumor pseudopapilar sólido-cístico (3%) e outros (10%). Em casuística do Grupo de Pâncreas e Vias Biliares do Hospital de Clínicas de Porto Alegre (HCPA), as lesões císticas mais ressecadas foram neoplasia papilar mucinosa intraductal (30%), cistoadenocarcinoma (28%), cistoadenoma seroso (17%), cistoadenoma mucinoso (17%) e tumor pseudopapilar sólido-cístico (4%).

O diagnóstico de imagem inicial das lesões é feito por ultrassonografia (US) abdominal e tomografia computadorizada abdominal com contraste (TAC). Quando a lesão for identificada por US, a investigação deve prosseguir com TAC ou ressonância magnética (RM), esta também contrastada. Nesse contexto, a TAC diagnostica com exatidão somente 40% dos casos. A RM acrescenta informações sobre a arquitetura interna do cisto e sua comunicação com o sistema ductal. A interpretação dos exames por parte de radiologistas especialistas em abdome e pâncreas é essencial.

A ecoendoscopia associada à aspiração/biópsia (ver Cap. 59, Aplicações da ultrassonografia endoscópica no pâncreas e nas vias biliares) está indicada na investigação das lesões suspeitas com diagnóstico radiológico indefinido. A citologia tem pouca sensibilidade para o diagnóstico de lesões malignas devido à baixa celularidade, porém a análise do líquido aspirado tem papel importante na diferenciação entre lesões mucinosas e não mucinosas. O antígeno carcinoembriônico (CEA, do inglês *carcinoembryonic antigen*) no líquido aspirado apresenta acurácia diagnóstica para lesões mucinosas de 80% quando maior do que 192 ng/mL. A amilase aumentada está associada à comunicação da lesão com ductos pancreáticos, como nas neoplasias papilares mucinosas intraductais.

A tomografia por emissão de pósitrons associada à tomografia computadorizada (PET-TC) tem sido descrita como útil na detecção de malignidade, com sensibilidade e especificidade de

TABELA 74.1 Tipo, características, risco de malignização e indicação de ressecção das principais lesões císticas do pâncreas

Tipo de cisto	Características	Taxa de malignização	Indicação de ressecção
IPMN-DP	Mucinoso, dilatação do ducto principal acima de 5 mm; o paciente pode apresentar pancreatite por obstrução ductal pela mucina	38-68%	Todos
IPMN-DS	Mucinoso, na maioria das vezes assintomático; o cisto comunica-se com o ducto principal; ducto de Wirsung < 5 mm	12-47%	Sintomáticos, estigma de alto risco, ducto de Wirsung > 5 mm, nódulo mural, citologia suspeita ou positiva, mudança de calibre ductal com atrofia pancreática distal
IPMN tipo misto	Dilatação de ducto secundário e principal; o risco aumenta quanto maior for o envolvimento do ducto principal	38-65%	Todos
NCM	Mucinoso, na maioria dos casos mulheres, 48-55 anos, mais em corpo e cauda pancreáticos, sem comunicação ductal; o estroma ovariano é patognomônico	10-17%	Todos
NSP	Raro, afeta na maioria mulheres em torno dos 30 anos; lesões grandes com componente sólido-cístico	8-20%	Todos
Tumor cístico neuroendócrino	Geralmente não funcional, associado à NEM tipo 1	6-31%	Todos
CAS	Seroso, variante microcística com aparência de favo de mel e cicatriz central	0	Sintomáticos

DP, ducto principal; DS, ducto secundário; IPMN, neoplasia papilar mucinosa intraductal; NCM, neoplasia cística mucinosa; CAS, cistoadenoma seroso; NEM, neoplasia endócrina múltipla; NSP, neoplasia sólida pseudopapilar.
Fonte: Adaptada de Stark e colaboradores.[1]

94%. A PET apresenta papel importante na avaliação das neoplasias papilares mucinosas intraductais multifocais, ajudando a definir quais lesões são suspeitas de malignidade, devendo ser ressecadas. Pode ser empregada também na avaliação de lesões em pacientes com risco cirúrgico aumentado nos quais é necessário excluir malignidade para manejo conservador.

A dilatação do ducto de Wirsung a partir de 1 cm, a presença de componente sólido intralesional com realce pelo contraste e a icterícia associada à lesão cística na cabeça pancreática são caracterizadas como "**estigmas de alto risco**", devendo ser a cirurgia considerada como tratamento. Cistos de 3 cm ou maiores, paredes císticas espessadas e com realce pelo contraste, ducto principal com tamanho entre 5 e 9 mm, nódulo mural sem realce pelo contraste, mudança abrupta no calibre do ducto pancreático com atrofia distal e linfadenopatia são categorizadas como "**características preocupantes**", e requerem investigação confirmatória, por ecoendoscopia com biópsia, e, muito provavelmente, **cirurgia**.

Em coorte publicada por Sahora e colaboradores,[3] com 563 pacientes com neoplasia papilar mucinosa intraductal de ductos secundários, 76% das lesões com carcinoma *in situ* e 95% das lesões cancerosas apresentavam estigmas de alto risco ou características preocupantes. O marcador CA 19-9 e o CEA, com níveis séricos aumentados, também se correlacionam com transformação maligna.

A cirurgia de escolha é a duodenopancreatectomia ou pancreatectomia corporocaudal com esplenectomia, ambas associadas à linfadenectomia dependendo da localização da lesão (ver Cap. 1, Principais reconstruções digestivas). Ressecções focais não anatômicas ou com preservação esplênica podem ser consideradas em pacientes com lesões de baixo potencial de malignidade. O prognóstico, mesmo em pacientes com doença invasiva, é melhor do que no adenocarcinoma de pâncreas ductal sólido.

O acompanhamento das lesões não submetidas à cirurgia pode ser feito com TAC ou RM, esta última com a vantagem de não expor o paciente aos efeitos deletérios da radiação, questão de especial importância principalmente em pacientes jovens com indicação de acompanhamento radiológico por longos períodos.

As principais lesões são descritas a seguir.

Neoplasia papilar mucinosa intraductal

A neoplasia papilar mucinosa intraductal (IPMN, do inglês *intraductal papillary mucinous neoplasm*) é uma lesão potencialmente maligna composta por células colunares produtoras de mucina que apresentam arranjo papilar intraductal. Essas lesões começaram a ser diferenciadas das demais lesões pancreáticas a partir de 1982, sendo incluídas na classificação patológica da Organização Mundial da Saúde somente em 1996. Com o crescente entendimento do potencial maligno dessas lesões e do comportamento benigno das neoplasias serosas, hoje as IPMNs são as neoplasias císticas ressecadas mais comuns. Frequentemente diagnosticadas na sexta e sétima décadas de vida, apresentam ligeira predominância no sexo masculino. São classificadas de acordo com a anatomia, podendo acometer o ducto pancreático principal (DP), os ductos secundários (DS) ou ambos (tipo misto).

A IPMN pode ter apresentação multifocal, e cada cisto deve ser avaliado individualmente quanto ao risco de malignidade. As IPMNs também podem ser classificadas de acordo com seu subtipo histológico. Os cinco subtipos são intestinal, pancreatobiliar, oncocítico, gástrico e tubular, cada um com potencial de malignização diverso.

A IPMN-DP caracteriza-se pela dilatação do ducto de Wirsung acima de 5 mm de diâmetro de forma segmentar ou difusa e sem causa obstrutiva identificada. Apresenta risco médio de malignização de 70%. Pouco mais da metade dos pacientes são sintomáticos, e os sintomas mais comuns são dor abdominal (58%), perda de peso (43%), icterícia (27%) e pancreatite (18%). O subtipo epitelial mais comum é o intestinal (50%) e está associado à progressão para carcinomas coloides. Esse tipo de câncer é mais indolente do que o carcinoma tubular, derivado dos epitélios gástrico e pancreatobiliar que também podem estar presentes na IPMN-DP, porém em menor frequência.

A IPMN-DS é definida como lesão cística com diâmetro maior do que 5 mm que se comunica com o ducto principal, porém sem dilatação concomitante deste. Corresponde à maioria das lesões císticas assintomáticas diagnosticadas incidentalmente e apresenta risco de malignização de 25%. A maioria (83%) apresenta subtipo epitelial gástrico e raramente maligniza. No entanto, quando a transformação maligna ocorre, essas lesões evoluem para carcinoma tubular, uma forma mais agressiva de carcinoma, semelhante ao adenocarcinoma ductal de pâncreas.

A RM é o exame mais importante na avaliação do sistema ductal pancreático (**FIG. 74.1**) sendo a TAC para um controle menos detalhado. À pancreatografia endoscópica, o diagnóstico é feito quando há presença de mucina excretada pela papila duodenal associada à dilatação do ducto de Wirsung ou de seus ramos. A ecoendoscopia auxilia na localização de nódulos murais menores que não são vistos em outros exames de imagem. A biópsia de tais nódulos é um auxílio importante para a confirmação do diagnóstico e o planejamento da extensão da ressecção pancreática.

Conforme consenso publicado em 2012 por Tanaka e colaboradores,[4] a ressecção está indicada nas IPMNs com envolvimento do ducto principal e nas IPMNs de ducto secundário que apresentem estigma de alto risco. As IPMNs-DS com características preocupantes devem ser investigadas com ecoendoscopia para estratificação do risco da lesão. Pacientes com lesões menores do que 3 cm e sem características preocupantes devem permanecer em acompanhamento. Nos pacientes submetidos à cirurgia, a congelação transoperatória é importante para decidir a margem da ressecção, sendo necessária ampliação, se positiva para displasia de alto grau. A pancreatectomia total deve ser realizada somente em pacientes com bom status clínico e que possam tolerar o difícil manejo da insuficiência pancreática endócrina e exócrina.

A sobrevida em cinco anos para pacientes com IPMNs de ducto principal não invasivas ressecadas é de 100%, porém cai para 60% em lesões malignas. Já a sobrevida em cinco anos para IPMNs malignas de ductos secundários é de 70%.

O seguimento anual está indicado enquanto o paciente permanecer com boas condições clínicas, uma vez que a IPMN é uma condição em que todo o epitélio ductal está predisposto ao desenvolvimento de atipias. Em um estudo com 260 pacientes submetidos à pancreatectomia por IPMN não invasiva, He e colaboradores[5] relataram incidência de 17% de IPMN nova ou progressiva, sendo 60% dessas lesões submetidas à nova ressecção.

Estudos sugerem que pacientes com IPMN apresentam risco aumentado de doenças sistêmicas, como autoimunes, neoplasias pancreáticas não originadas da IPMN e neoplasias extrapancreáticas. Em série publicada por Roch e colaboradores,[6] IPMNs foram associadas a neoplasias malignas extrapancreáticas em 22% dos casos, sendo as principais carcinoma colorretal, de células renais e pulmonar. As doenças autoimunes (11%) mais frequentes foram doença inflamatória intestinal, artrite reumatoide e lúpus eritematoso sistêmico.

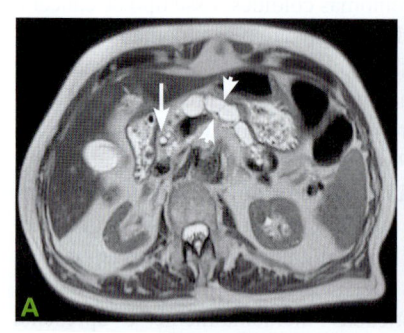

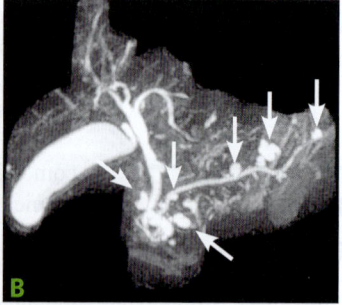

FIGURA 74.1 (A) Lesões císticas esparsas (*seta maior*) apresentando comunicação com ducto pancreático associado à dilatação importante do ducto de Wirsung (*setas menores*), configurando neoplasia papilar mucinosa intraductal (IPMN) do tipo misto. **(B)** IPMN de ductos secundários multifocal (*setas*).

Neoplasia cística mucinosa

A neoplasia cística mucinosa (NCM) é uma lesão sem comunicação com o sistema ductal e que obrigatoriamente apresenta estroma do tipo ovariano. Cerca de 95% dos casos ocorrem em mulheres, e a média de idade é de 40 a 50 anos. São lesões maiores, em média com 4 cm, únicas e que se localizam no corpo e cauda pancreáticos em dois terços dos casos.

À tomografia computadorizada abdominal, os cistos em geral são volumosos, com septos no seu interior, calcificações parietais e/ou componente sólido na periferia. Quando avaliados por ecoendoscopia com biópsia, é importante atentar para o fato de que parte significativa do epitélio da lesão cística pode estar desnudo, levando ao diagnóstico errôneo de pseudocisto (**FIG. 74.2**).

As NCMs apresentam baixa prevalência de carcinoma invasivo (< 15%), sendo que tamanho maior do que 4 cm, nódulo mural, efeito de massa e calcificação periférica em casca de ovo são sugestivos de degeneração maligna. Tendo em vista que a maioria dos pacientes é jovem – existindo o risco de progressão para cistoadenocarcinoma – e que grande parte das lesões se localiza no corpo e na cauda, a ressecção é indicada. O prognóstico é bom, sem recorrência após ressecção completa. Nos casos de doença invasiva ressecada, a sobrevida em cinco anos é de 75%.

Cistoadenoma seroso

O cistoadenoma seroso (CAS) é uma lesão que apresenta conteúdo seroso, com baixa concentração ou ausência de marcadores tumorais e enzimas pancreáticas. As suas paredes são finas, e as células, ricas em glicogênio. Cerca de 75% dos casos afetam mulheres, geralmente entre 50 e 60 anos. O tamanho da lesão varia de 3 a 5 cm em média. O CAS pode estar localizado em qualquer porção pancreática.

Distinguem-se quatro padrões morfológicos: (1) microcístico (45%), caracterizado por múltiplos cistos menores do que 2 cm separados por finos septos formando estrutura semelhante a favo de mel, muitas vezes exibindo calcificação ou cicatriz central; (2) macrocístico (32%), apresentando cistos com mais de 2 cm; (3) misto (18%), definido pela combinação dos padrões macro e microcístico; e (4) sólido (5%), em que os cistos são tão pequenos que a imagem não identifica estrutura cística. Neste caso, somente o exame da peça cirúrgica caracteriza a natureza espongiforme da lesão (**FIG. 74.3**).

Jais e colaboradores,[7] em 2015, publicaram uma coorte multinacional com 2.622 pacientes com cistoadenoma seroso (40 destes do Grupo de Vias Biliares e Pâncreas). Dos pacientes que continuaram em acompanhamento (1.271), 57% permaneceram estáveis, 37% apresentaram aumento de tamanho da lesão (4 mm/ano) e 6% tiveram redução de tamanho da lesão, geralmente após ultrasso-

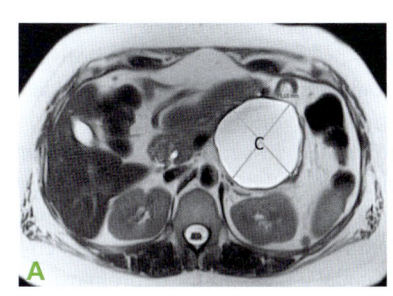

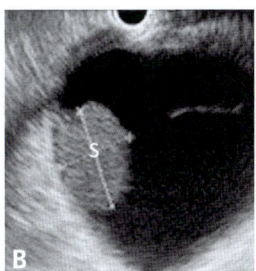

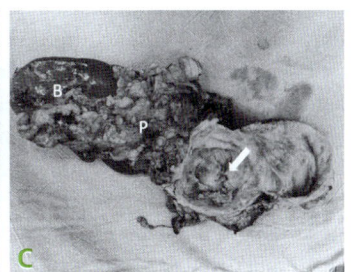

FIGURA 74.2 (A) Lesão cística (c) em cauda pancreática sem comunicação com o ducto pancreático. **(B)** Ecoendoscopia da mesma lesão demonstra componente sólido no seu interior (S) e bioquímica compatível com lesão mucinosa. **(C)** Peça de pancreatectomia corporocaudal por lesão cística mucinosa. Repare na vegetação evidenciada à abertura da peça (*seta*).
B, baço; P, corpo do pâncreas.

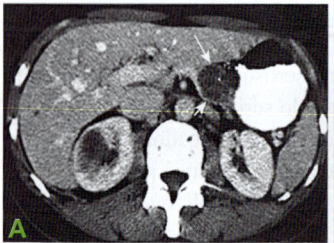

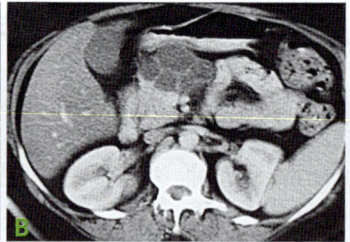

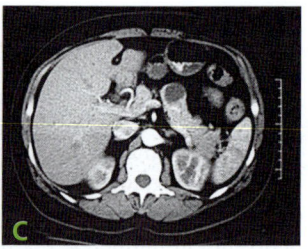

FIGURA 74.3 (A) Lesão com formações císticas agrupadas e uma calcificação central característica de cistoadenoma seroso (*setas*). **(B)** Variante com imagens macrocísticas. **(C)** Cistoadenoma seroso oligocístico.

nografia endoscópica com aspiração. O crescimento tumoral foi relacionado com o tamanho da lesão, sendo maior nas lesões acima de 4 cm. Neste grupo, apenas três pacientes com cistoadenocarcinoma foram identificados (0,1%), sendo que os três apresentavam sintomas: dois deles com dor abdominal e um com icterícia. Entre os 1.590 pacientes com cistoadenoma seroso que foram submetidos à cirurgia, 18 pacientes apresentavam tumores considerados localmente agressivos, com invasão de órgãos ou linfonodos regionais, envolvimento de vasos peripancreáticos ou envolvimento perineural.

O risco de malignização é muito baixo, e a cirurgia está indicada em pacientes sintomáticos e nos indivíduos em que, após investigação, não é possível determinar a natureza da lesão. Por se tratar de uma lesão que pode apresentar crescimento médio de 4 a 6 mm/ano, muitos pacientes jovens acabam apresentando sintomas. A ressecção das lesões tende a ser econômica em termos de preservação do parênquima e, consequentemente, da função exócrina e endócrina. As lesões pancreáticas cefálicas são tratadas por duodenopancreatectomia com preservação pilórica. Nas demais, dependendo do tamanho e do local, são realizadas as seguintes cirurgias por laparotomia ou laparoscopia: enucleação (lesões na borda, bem encapsuladas), pancreatectomia distal (na transição do corpo com a cauda) ou pancreatectomia central com anastomose pancreatojejunal do segmento distal (lesões centrais, sobre os vasos mesentéricos, quando o pâncreas distal à lesão é volumoso).

Neoplasia cística neuroendócrina

A neoplasia cística neuroendócrina é rara e corresponde em média a 15% das neoplasias endócrinas do pâncreas ressecadas (ver Cap. 77, Tumores neuroendócrinos do pâncreas). São igualmente divididas entre os sexos, com discreta predileção pelo corpo e cauda pancreáticos. A idade média de apresentação é a quinta década de vida. Cerca de 80% são lesões não funcionantes. Das lesões funcionantes, 67% são insulinomas. Alguns estudos demonstram associação dessas lesões com neoplasia endócrina múltipla do tipo 1 (NEM-1).

Podem exibir padrão puramente cístico (34%) ou parcialmente cístico (66%) e costumam apresentar septações proeminentes e impregnação arterial pelo contraste. O diagnóstico patológico é feito por positividade dos marcadores himuno-histoquímicos para sinaptofisina (100%), cromogranina A (82%), polipeptídeo pancreático (74%) e glucagon (> 50%).

A conduta é a ressecção da lesão pelo risco de neoplasia maligna, definida nestes tumores pelo comportamento clinicamente agressivo com invasão vascular, comprometimento linfonodal e metástases. O prognóstico é excelente, com sobrevida em cinco anos maior do que 87%.

Neoplasia sólida pseudopapilar

Também chamada de tumor pseudopapilar sólido-cístico ou de Frantz, a neoplasia sólida pseudopapilar (NSP) é rara e possui apresentação peculiar. Acomete mulheres jovens, na terceira década de vida, com massas volumosas e palpáveis (**FIG. 74.4**). Em razão da grande prevalência de sintomas e do potencial agressivo em 10 a 20% dos casos, a conduta é a ressecção. O tumor raramente recorre, sendo tratado então com cirurgia, quimioterapia ou ambas. O prognóstico é excelente, com 98% de sobrevida em cinco anos quando ressecado.

Outras lesões

Na doença de Von Hippel-Lindau, é comum a presença de múltiplos cistos serosos e tumores neuroendócrinos.

Cistos simples são raros. Na doença policística hepatorrenal, o pâncreas pode ser acometido em 10% dos casos. Lesões sólidas com degeneração cística, de células acinares, linfoepiteliais, de teratoma ou sarcomatoides também estão descritas.

Além da ressecção cirúrgica, a ablação da lesão com quimioterápicos ou etanol por ecoendoscopia tem sido objeto de alguns relatos de casos em estudos experimentais, ainda sem aplicação fora de protocolos de pesquisa.

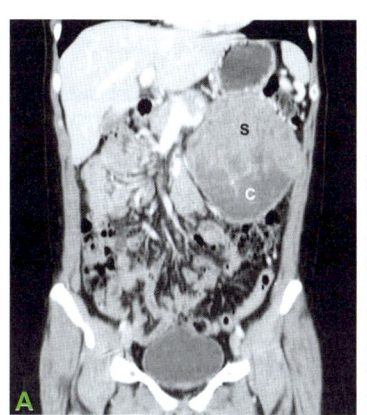

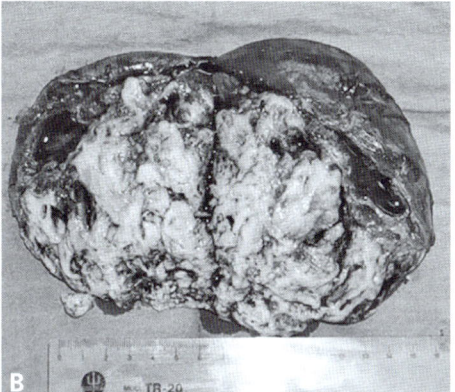

FIGURA 74.4 (A) Tomografia computadorizada de volumosa lesão sólido-cística (S e C) em cauda pancreática, característica de tumor de Frantz, bem circunscrita. **(B)** Peça de pancreatectomia corporocaudal com esplenectomia da mesma lesão, com abertura ao meio de sua cápsula.

Referências

1. Stark A, Donahue TR, Reber HA, Hines OJ. Pancreatic Cyst Disease: a review. JAMA. 2016;315(17):1882-93.
2. Valsangkar NP, Morales-Oyarvide V, Thayer SP, Ferrone CR, Wargo JA, Warshaw AL, et al. 851 resected cystic tumors of the pancreas: a 33-year experience at the Massachusetts General Hospital. Surgery. 2012; 152(3 Suppl 1):S4-12.
3. Sahora K, Mino-Kenudson M, Brugge W, Thayer SP, Ferrone CR, Sahani D, et al. Branch duct intraductal papillary mucinous neoplasms: does cyst size change the tip of the scale? A critical analysis of the revised international consensus guidelines in a large single-institutional series. Ann Surg. 2013;258(3):466-75.
4. Tanaka M, Fernández-del Castillo C, Adsay V, Chari S, Falconi M, Jang JY, et al. International consensus guidelines 2012 for the management of IPMN and MCN of the pancreas. Pancreatology. 2012;12(3):183-97.
5. He J, Cameron JL, Ahuja N, Makary MA, Hirose K, Choti MA, et al. Is it necessary to follow patients after resection of a benign pancreatic intraductal papillary mucinous neoplasm? J Am Coll Surg. 2013;216(4):657-65; discussion 65-7.
6. Roch AM, Rosati CM, Cioffi JL, Ceppa EP, DeWitt JM, Al-Haddad MA, et al. Intraductal papillary mucinous neoplasm of the pancreas, one manifestation of a more systemic disease? Am J Surg. 2016;211(3):512-8.
7. Jais B, Rebours V, Malleo G, Salvia R, Fontana M, Maggino L, et al. Serous cystic neoplasm of the pancreas: a multinational study of 2622 patients under the auspices of the International Association of Pancreatology and European Pancreatic Club (European Study Group on Cystic Tumors of the Pancreas). Gut. 2016;65(2):305-12.

Leituras recomendadas

Fong ZV, Ferrone CR, Lillemoe KD, Fernández-Del Castillo C. Intraductal papillary mucinous neoplasm of the pancreas: current state of the art and ongoing controversies. Ann Surg. 2016;263(5):908-17.

Gaujoux S, Brennan MF, Gonen M, D'Angelica MI, DeMatteo R, Fong Y, et al. Cystic lesions of the pancreas: changes in the presentation and management of 1,424 patients at a single institution over a 15-year time period. J Am Coll Surg. 2011;212(4):590-600; discussion -3.

Greer JB, Ferrone CR. Spectrum and Classification of Cystic Neoplasms of the Pancreas. Surg Oncol Clin N Am. 2016;25(2):339-50.

Sahora K, Crippa S, Zamboni G, Ferrone C, Warshaw AL, Lillemoe K, et al. Intraductal papillary mucinous neoplasms of the pancreas with concurrent pancreatic and periampullary neoplasms. Eur J Surg Oncol. 2016;42(2): 197-204.

Shi C, Hruban RH. Intraductal papillary mucinous neoplasm. Hum Pathol. 2012;43(1):1-16.

Carcinoma do pâncreas

Mário Sérgio Borges da Costa
Alessandro Bersch Osvaldt
Luiz Rohde

O adenocarcinoma ductal é a mais frequente neoplasia maligna do pâncreas. Projeta-se o acometimento de 53.670 pessoas nos Estados Unidos, em 2017, com aproximadamente 43.090 mortes[1] (cerca de 13 mortes:100 mil habitantes), o que situa essa doença como a quarta colocada entre as causas de morte por câncer naquele país (7% de todas as mortes por câncer).[2,3] No Brasil, a mortalidade por câncer de pâncreas em 2014 foi de 4,4:100 mil habitantes,[1] sendo que no Rio Grande do Sul a mortalidade foi de 8,9:100 mil habitantes.[4,5] Seu prognóstico permanece sombrio, com apenas 8,2% do total de pacientes atingindo 5 anos de sobrevida, nos Estados Unidos.[2]

A cabeça do pâncreas é o local de ocorrência mais comum (70%), seguida pelo corpo do pâncreas (20%) e pela cauda do pâncreas (10%). Fatores de risco, atualmente reconhecidos para o adenocarcinoma ductal pancreático (ADP), incluem idade avançada, tabagismo, história familiar de câncer do pâncreas, pancreatite crônica, obesidade e diabetes melito. Várias alterações genéticas estão relacionadas com risco elevado de câncer do pâncreas, como mutações no oncogene *KRAS* e inativação dos genes supressores tumorais *p16/CDKN2A*, *TP53* e *SMAD4*. Entre as síndromes genéticas associadas a risco elevado para surgimento de ADP, citam-se Peutz-Jeghers (mutação no gene *STK11*), pancreatite hereditária (mutações nos genes *PRSS1*, *SPINK1* e *CFTR*), câncer hereditário de mama e ovário (mutações *BRCA1* e *BRCA2*), carcinoma colorretal hereditário não polipomatoso (síndrome de Lynch), ataxia-telangiectasia, polipose adenomatosa familiar e síndrome familiar do nevo atípico ou melanoma maligno (mutação no gene *p16/CDKN2A*).[6,7] A neoplasia cística mucinosa e a neoplasia papilar mucinosa intraductal (IPMN, do inglês *intraductal papillary mucinous neoplasm*) representam doenças de risco para transformação maligna. Elas foram abordadas no Capítulo 74, Neoplasias císticas do pâncreas.

Diagnóstico

Quadro clínico

Não há sintomas ou sinais específicos para o diagnóstico precoce do ADP. Emagrecimento, dor abdominal, icterícia e anorexia são as manifestações mais frequentes nos tumores cefálicos. Alguns casos apresentam vesícula biliar palpável. Em geral, dor abdominal persistente e com irradiação posterior indica doença localmente avançada.

Os tumores de corpo e cauda manifestam-se de modo semelhante ao de cabeça, exceto quanto à icterícia, que surge em menos de 10% dos casos e já na fase final. Diabetes melito pode estar presente no momento do diagnóstico em 50% dos pacientes, a maioria com início nos últimos 2 anos. Tromboflebite migratória (síndrome de Trousseau) tem sido descrita em um pequeno percentual de casos.

Exames laboratoriais

As alterações indicativas de icterícia obstrutiva são as elevações das bilirrubinas séricas (com predomínio da bilirrubina direta), da fosfatase alcalina e da gamaglutamiltransferase, com discreta elevação das transaminases. Já anemia, hipoalbuminemia e transferrina baixa denotam doença avançada, constituindo risco nutricional para cirurgia.

O marcador sérico CA 19-9 tem valor limitado, como exame de rastreamento do ADP, devido ao seu baixo valor preditivo positivo. Icterícia e algumas doenças biliopancreáticas benignas podem produzir resultados falso-positivos. Outra limitação é o fato de 5 a 10% da população não expressar o CA 19-9 (indivíduos negativos para antígeno de grupo sanguíneo Lewis). Nos pacientes com planos de cirurgia ou neoadjuvância para ADP, recomenda-se a dosagem prévia do CA 19-9, em razão de sua utilidade como referência para avaliação da resposta terapêutica e detecção precoce de recidiva.

Exames de imagem

A ultrassonografia (US) do abdome é o exame de imagem inicial, sendo útil para visualizar o tumor e os sinais de doença avançada (nódulos hepáticos, linfadenomegalias, ascite, trombose venosa mesentérico-portal) e para realizar o diagnóstico diferencial com coledocolitíase obstrutiva.

A tomografia computadorizada (TC) é o exame fundamental para diagnóstico e estadiamento do ADP (**FIG. 75.1**). Cortes finos com TC helicoidal proporcionam excelente avaliação da presença do tumor e da eventual invasão de estruturas vizinhas, especialmente o tronco venoso mesentérico-portal, a artéria mesentérica superior e o tronco celíaco. Sinais de disseminação da doença (metástases hepáticas, linfadenomegalias regionais, ascite) também são detectáveis pela TC, na maioria dos casos. É importante que a técnica de administração do contraste e da obtenção de imagens seja realizada de acordo com um protocolo específico para pesquisa de doenças pancreáticas.

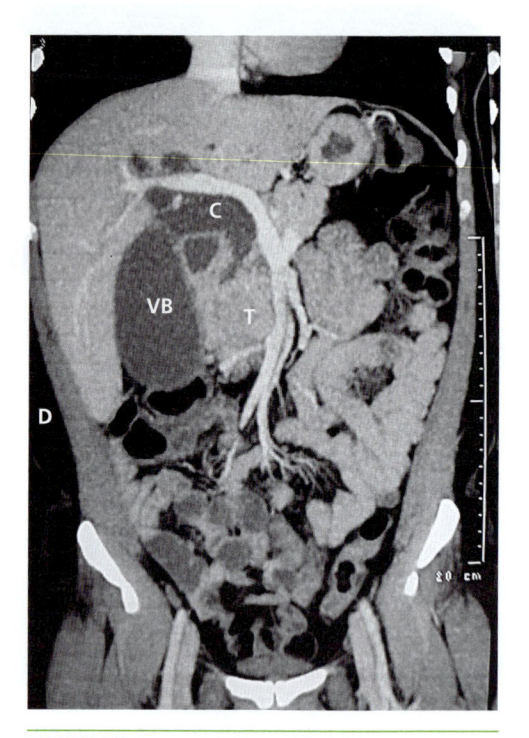

FIGURA 75.1 Tomografia computadorizada helicoidal em corte coronal, com tumor na cabeça do pâncreas com dilatação de vesícula biliar, colédoco e deformação na parede lateral da veia mesentérica superior.
C, colédoco; D, lado direito; T, tumor; VB, vesícula biliar.

O exame de ressonância magnética (RM) do abdome pode ser utilizada para o diagnóstico de imagem do ADP, embora não se mostre superior à TC na maioria dos casos, mas é de especial importância quando a TC não é conclusiva, como ocorre nos tumores isodensos à TC. Por esse motivo – e por seu custo mais elevado –, a RM está sendo usada nos casos em que a TC é duvidosa ou não pode ser executada.

A colangiopancreatografia retrógrada endoscópica (CPRE) tem indicação restrita apenas para casos em que os exames de imagem não mostram tumor, para pacientes com alta suspeita de carcinoma de papila ou quando há dúvida diagnóstica com coledocolitíase ou pancreatite crônica. No ADP, o sinal do duplo ducto é característico (**FIG. 75.2**). A CPRE vem perdendo espaço para a colangiorressonância magnética (colângio-RM) como ferramenta diagnóstica, ficando reservada para casos em que se presume a necessidade de algum procedimento, como obtenção de amostras de células ou tecido, retirada de cálculos ou colocação de prótese biliar.

A US endoscópica, também chamada de ecoendoscopia, possui alta sensibilidade para detecção de lesões pancreáticas, o que a torna muito útil nos casos em que a investigação inicial por imagens não mostra tumor. A biópsia transluminal, obtida por US endoscópica, é etapa essencial quando se opta por tratamento neoadjuvante.

Laparoscopia

Embora possa detectar metástases insuspeitas aos exames de imagem em até 20% dos casos considerados inicialmente ressecáveis, seu uso é restrito, no estadiamento, a casos selecionados. A laparoscopia de estadiamento deve ser considerada nas situações de maior probabilidade de doença avançada (tumores de corpo-cauda, tumores cefálicos maiores do que 3 cm, achados tomográficos duvidosos e CA 19-9 sérico acima de 100 unidades/mL).[8]

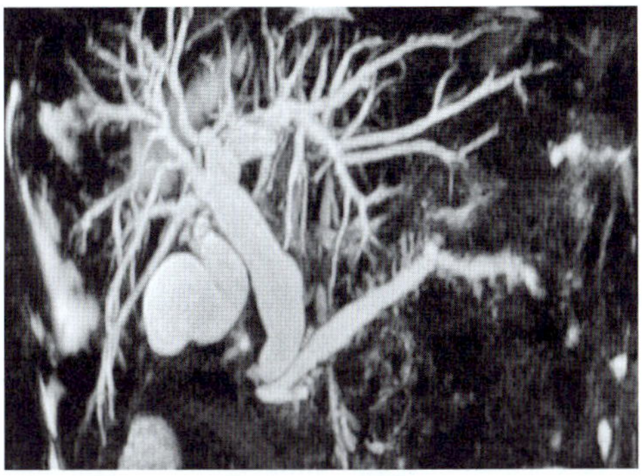

FIGURA 75.2 Colangiorressonância magnética de paciente com neoplasia de papila. Observe o sinal de duplo ducto que consiste em dilatação tanto do ducto de Wirsung quanto da via biliar pela obstrução tumoral distal.

Punção aspirativa percutânea

É reservada para casos com indicativos de doença incurável e deve ser evitada nos casos potencialmente ressecáveis, devido ao risco de disseminação de células neoplásicas.

A investigação diagnóstica está sumarizada na **TABELA 75.1**.

Diagnóstico diferencial

Pancreatite crônica com formação de massa focal (pseudotumor), pancreatite autoimune, linfoma pancreático e sequelas de pancreatite aguda grave podem produzir icterícia e imagens semelhantes às do ADP. A análise de material obtido por punção, via US endoscópica, pode eliminar dúvidas. A presença de imunoglobulina G4 (IgG4) sérica elevada aponta para o diagnóstico de pancreatite autoimune.[7]

Processo investigativo e condutas

Na **FIGURA 75.3**, é apresentado um fluxograma com o manejo proposto para pacientes com suspeita de ADP. Naqueles com tumor na cabeça do pâncreas, evidenciado por exames de imagem, a prioridade é distinguir os casos incuráveis dos "potencialmente curáveis". Sinais de incurabilidade (presença de invasão vascular grosseira, linfadenomegalias difusas, ascite, nódulos hepáticos e peritoneais) e indicativos de alto risco cirúrgico contraindicam o tratamento operatório. Esses pacientes devem receber descompressão biliar por meio de prótese endoscópica (*stent*). O diagnóstico definitivo desses pacientes pode ser obtido por meio de punção aspirativa do tumor, por via percutânea (orientada por US ou TC) ou transluminal (US endoscópica).

Os pacientes com tumores cefálicos, considerados potencialmente curáveis, são submetidos à laparotomia exploradora, sendo realizada duodenopancreatectomia, se confirmada a ressecabilidade, ou a procedimentos de paliação

TABELA 75.1 Investigação diagnóstica para suspeita de carcinoma do pâncreas		
Exames complementares		**Comentário**
Laboratório	Bilirrubinas	
	TP	
	Albumina e transferrina	
Marcadores tumorais	CA 19-9	Normal até 37
		Especificidade se > 300
Imagem	US do abdome	Avaliação inicial
	TC com contraste trifásico	Diagnóstico
		Estadiamento
	RM	Tumores isodensos à TC
Endoscópicos	CPRE	Drenagem da via biliar
	US endoscópica	Diagnóstico histológico
		Estadiamento
Radiologia intervencionista	Colangiografia transparietal	Drenagem da via biliar
	Punção e biópsia guiada	Diagnóstico histológico

CPRE, colangiopancreatografia retrógrada endoscópica; RM, ressonância magnética; TC, tomografia computadorizada; TP, tempo de protrombina; US, ultrassonografia.

cirúrgica (biópsias, derivações biliar e gástrica, bloqueio analgésico com alcoolização do plexo celíaco), se constatados critérios de incurabilidade.

Os chamados "pacientes de ressecção limítrofe" (*borderline*) constituem um subgrupo que atualmente vem recebendo atenção especial. São casos de tumor localmente avançado, mas com restrito envolvimento vascular local e sem sinais de disseminação. Ainda não há consenso quanto à perfeita definição e ao manejo desses pacientes, que idealmente deveriam participar de protocolos de pesquisa. A recomendação atual para a maioria deles é o tratamento neoadjuvante (quimioterapia ou quimiorradioterapia), na tentativa de conversão dos pacientes em potencialmente ressecáveis. Após reestadiamento, os pacientes com boa resposta ao tratamento (*downstaging*) e alta possibilidade de ressecção R0 são encaminhados à laparotomia.

Quando a TC ou a RM do abdome não demonstram tumor, mas há suspeita de ADP, a CPRE ou a US endoscópica são as próximas opções para investigação, sendo que a escolha entre elas depende das características de cada caso (ver subtítulo "Exames de imagem") e dos recursos hospitalares disponíveis. Amostras para exames citopatológico e histopatológico podem ser obtidas durante esses exames. Na persistência de dúvidas, é indicada laparotomia com biópsias. As biópsias positivas para carcinoma levam à ressecção ou aos procedimentos cirúrgicos paliativos antes referidos, conforme se trate de caso potencialmente curável ou não. Nos pacientes com exames de imagem indicando tumor de corpo ou cauda do pâncreas localizado (aparentemente ressecável), recomenda-se realizar laparoscopia, a qual detecta doença extrapancreática insuspeita em elevado percentual desses casos. Nessa situação, são colhidas amostras para biópsias e o procedimento é encerrado. Nos casos de se constatar doença "curável", realiza-se a pancreatectomia distal com esplenectomia. Quando os exames de

Fluxograma

```
                          TC abdominal
                              │
                              ▼
                       Massa periampular
                              │
        ┌─────────────────────┼─────────────────────┐
        ▼                     ▼                     ▼
Localmente avançado       Ressecável           Bordeline
e/ou metastático*                           Invasão venosa < 180
        │                     │                     │
        ▼                     ▼                     ▼
   Diagnóstico**           Cirurgia              Biópsia**
   Papilação                                   Drenagem biliar***
   endoscópica***              │                     │
        │              ┌───────┴───────┐             ▼
        ▼              ▼               ▼         Quimioterapia
  Bom desempenho  Irressecável    Ressecável ◄── neoadjuvante
        │              │               │             │
        ▼              ▼               ▼             ▼
  Quimioterapia    Paliação       Duodeno-      Irressecável
  paliativa        cirúrgica****  pancreatectomia    │
                                  (Cirurgia de       ▼
                                  Whipple)      Quimioterapia
                                       │         paliativa
                                       ▼
                                  Quimioterapia
                                  adjuvante
```

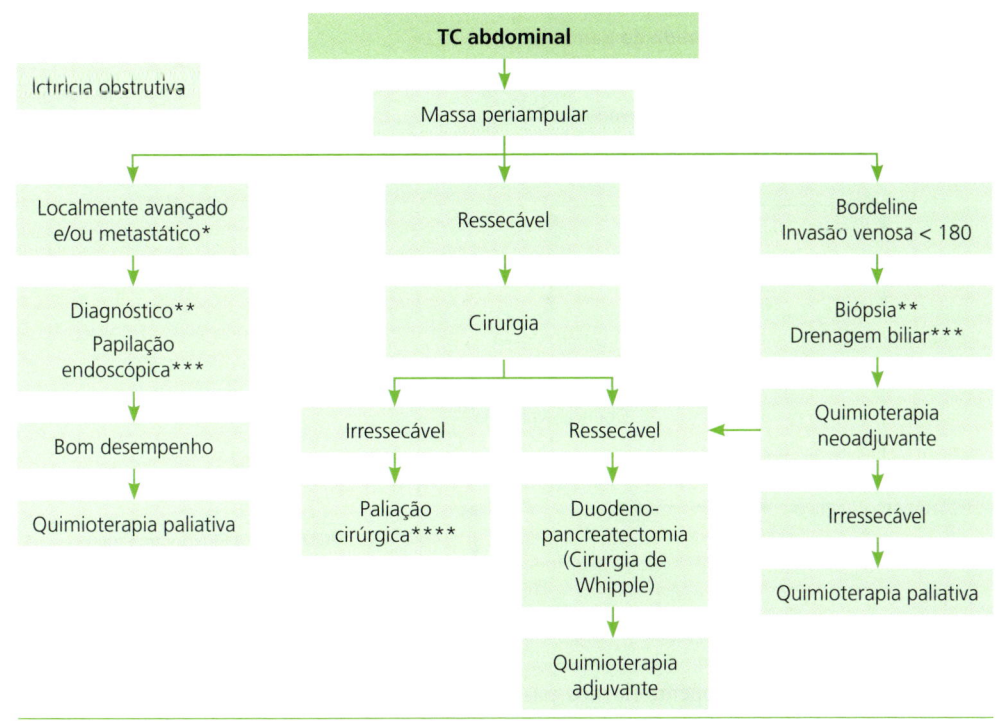

FIGURA 75.3 Fluxograma para manejo de pacientes com icterícia, tumor na cabeça do pâncreas e suspeita de carcinoma.

* Invasão vascular arterial ou venosa > 180; metástases hepáticas ou peritoneais; linfonodos à distância; metástases extraperitoneais.
** Biópsia por US endoscópica ou percutânea.
*** Endoprótese.
**** Biliojejunal e gastrojejunal; biópsias; bloqueio do plexo celíaco, se houver dor persistente.
TC, tomografia computadorizada; US, ultrassonografia.

---

imagem indicam doença avançada, recomenda-se a confirmação do diagnóstico por punção e biópsia percutânea. Caso esse exame seja inconclusivo, realiza-se a laparoscopia diagnóstica (**FIG. 75.4**).

Tratamento com intenção curativa

Tratamento cirúrgico

A ressecção cirúrgica é o único tratamento potencialmente curativo no carcinoma do pâncreas. A pancreatectomia distal com esplenectomia é indicada para os tumores do corpo e da cauda do pâncreas. Os tumores da cabeça do pâncreas são ressecados por meio da duodenopancreatectomia cefálica, conhecida como cirurgia de Whipple.

Infelizmente, a cirurgia com intenção curativa é indicada somente em 15 a 20% dos casos. A presença de metástases hepáticas, peritoneais ou extra-abdominais contraindica o tratamento cirúrgico, assim como extenso envolvimento de grandes vasos sanguíneos locais (veias porta, mesentérica superior, cava; artérias mesentérica superior, hepática, tronco celíaco). Pacientes sem metástases e com invasão focal das veias porta e mesentérica superior (passível de ressecção e reconstrução venosa) devem ser operados, visto que, nesses casos, a ressecção R0 (margens livres) produz sobrevida equivalente à dos pacientes sem invasão vascular. Esse resultado só pode ser alcançado em centros com grande volume de casos desse tipo.

Fluxograma

Tumor em corpo ou cauda do pâncreas
↓
Sinais de doença avançada observados na TC: nódulos hepáticos, ascite, lenfadenomegalias extensas, invasão regional

- Sim → Biópsia percutânea → Tratamento paliativo
- Não → Laparoscopia → Doença avançada
  - Sim → Tratamento paliativo
  - Não → Pancreatectomia distal

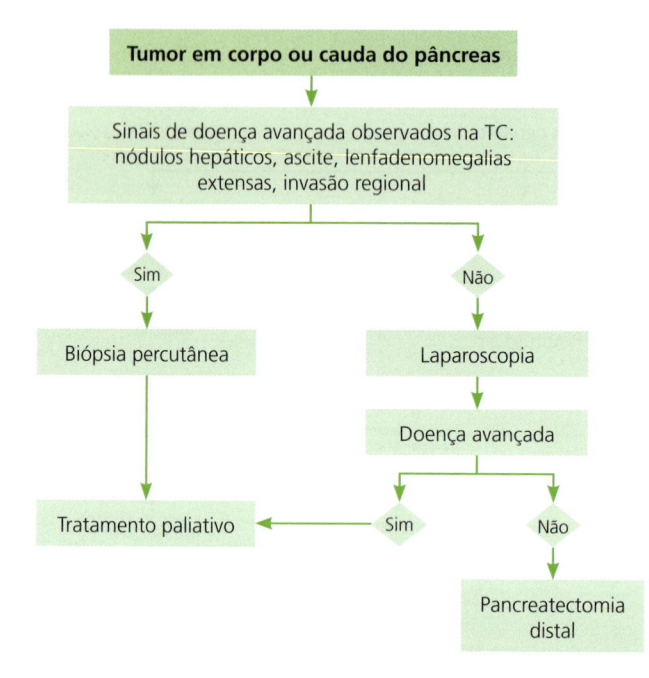

FIGURA 75.4 Fluxograma para manejo de pacientes com tumor no corpo ou na cauda do pâncreas. TC, tomografia computadorizada.

A drenagem biliar pré-operatória nos pacientes ictéricos (por via endoscópica ou percutânea) deve ser utilizada seletivamente, pois estudos mostram que seu uso rotineiro está associado ao aumento no percentual de complicações infecciosas. Seu uso deve ficar limitado apenas aos casos de colangite, aos pacientes ictéricos com plano de tratamento neoadjuvante ou aos que terão a cirurgia adiada em mais de 2 semanas para reverter desequilíbrios clínicos (pacientes desnutridos que apresentam níveis de bilirrubina > 20 mg/dL).

A peça removida na cirurgia de Whipple inclui cabeça do pâncreas, colédoco com vesícula biliar, antro gástrico, duodeno e alguns poucos centímetros do jejuno proximal (**FIG. 75.5**).

Uma variante dessa cirurgia propõe a preservação do antro gástrico, do piloro e de pequena porção do bulbo duodenal (duodenopancreatectomia com preservação pilórica). Essa técnica deve ser evitada nos tumores volumosos ou se houver envolvimento da primeira ou da segunda porção do duodeno. A preservação pilórica é citada em estudos que indicam que ela não produz as esperadas vantagens nutricionais em longo prazo, quando comparada à cirurgia de Whipple clássica, bem como traz maior risco de gastroparesia pós-operatória.[9]

Linfadenectomia ampliada e pancreatectomia total não produzem benefícios em termos de sobrevida e determinam morbimortalidade significativamente maior. Se, durante a cirurgia, for constatada invasão tumoral na confluência das veias mesentérica superior e porta, recomenda-se a ressecção vascular (se exequível), desde que resulte em margens livres de neoplasia (ressecção R0).

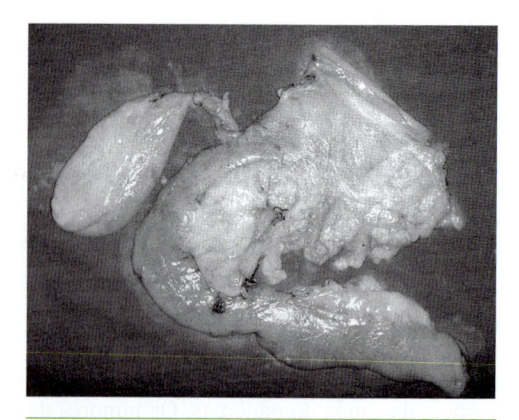

FIGURA 75.5 Peça de gastroduodenopancreatectomia cefálica (cirurgia de Whipple).

A reconstrução digestiva, geralmente adotada, utiliza alça jejunal única. A anastomose pancreatojejunal deve ser, de preferência, terminolateral com sutura ducto-mucosa. No Grupo de Vias Biliares e Pâncreas do Hospital de Clínicas de Porto Alegre (HCPA), utiliza-se a técnica descrita por Blumgart e colaboradores. Nos casos de pâncreas "macio" e ducto pancreático fino, a anastomose terminolateral com sutura do pâncreas total em duas camadas possivelmente seja a melhor opção.[10] A anastomose do coto pancreático com o estômago é uma alternativa defendida por alguns autores, embora não haja comprovação de vantagem em relação à anastomose pancreatojejunal.[11]

No intuito de reduzir a frequência de fístulas pancreáticas pós-operatórias, alguns centros de referência utilizam a colocação de cateter no ducto de Wirsung (*stent* transanastomótico tipo "dreno perdido" ou exteriorizado), embora não haja consenso de que essa medida seja realmente vantajosa.[12] A administração profilática de octreotida mostrou-se ineficaz na redução dessas fístulas. A anastomose biliodigestiva é feita com pontos separados de fio absorvível 4-0. Após a anastomose gastrojejunal, a entero-enteroanastomose de Braun é opcional.

As anastomoses biliodigestiva e pancreatojejunal podem ser drenadas com drenos de sucção ou do tipo laminar. A colocação de drenos profiláticos (de sucção ou laminares) junto às anastomoses biliodigestiva e pancreatojejunal é uma rotina que vem sendo questionada. Revisões publicadas recentemente sugerem que a colocação profilática de drenos abdominais não traria qualquer vantagem.[13,14] Embora seja um tópico controverso, a colocação de drenos profiláticos em pacientes considerados de alto risco para o desenvolvimento de fístula pancreática (pâncreas de consistência amolecida e com ducto de Wirsung fino; obesidade) ainda é a conduta-padrão na maioria dos centros de referência. Estudos recentes têm avaliado o papel da estratificação do risco de fístula como guia para a retirada precoce dos drenos (ou omissão do seu uso).[15] A mortalidade da duodenopancreatectomia situa-se, hoje, abaixo de 5% nos centros especializados, sendo significativamente maior nos hospitais em que essa cirurgia é realizada com pouca frequência (ver Cap. 1, Principais reconstruções digestivas).

A duodenopancreatectomia por abordagem laparoscópica (com ou sem auxílio robótico) para pacientes selecionados vem ganhando destaque progressivamente. Publicações recentes da experiência acumulada em alguns centros de excelência em cirurgias minimamente invasivas e com grande volume de casos têm mostrado resultados muito bons.[16,17] No momento atual, o elevado custo financeiro, a complexidade do procedimento e a longa curva de aprendizagem dificultam a maior disseminação dessa abordagem para a duodenopancreatectomia.

A pancreatectomia corpocaudal com esplenectomia está indicada para os tumores ressecáveis do corpo ou da cauda do pâncreas, com preferência pela abordagem laparoscópica com melhor recuperação pós-operatória. Em tumores volumosos, com ressecção de órgãos adjacentes ou vascular associada, é preferível a abordagem por laparotomia. Vacinas contra pneumococo, meningococo e *Haemophilus influenzae* tipo b devem ser administradas 2 semanas antes da cirurgia.

Tratamento adjuvante

O tratamento adjuvante, até agora considerado padrão para esses pacientes, é a quimioterapia com gencitabina. O estudo que sustenta essa conduta é o *CONKO Trial*,[18] no qual a mediana do tempo livre de doença pós-ressecção foi de 13,4 meses (11,4-15,3) nos pacientes que utilizaram gencitabina, e de 6,9 meses (6,1-7,8; p < 0,001) no grupo-controle, com ganho de sobrevida inclusive nos pacientes com ressecção R1.

A publicação recente do estudo multicêntrico europeu ESPAC-4, com 730 pacientes, demonstrou superioridade da combinação da gencitabina com capecitabina sobre a gencitabina isolada, levando muitos oncologistas a recomendar esse esquema combinado como o novo padrão para o tratamento adjuvante do ADP.[19]

Vários estudos estão em curso em busca de melhores resultados.

Tratamento neoadjuvante

Atualmente, não há evidências conclusivas mostrando vantagem no uso do tratamento neoadjuvante para pacientes cuja avaliação indica doença ressecável. Portanto, a cirurgia segue sendo a escolha inicial.

Na busca de melhores índices de cura, o uso de quimioterapia ou quimiorradioterapia pré-operatória é uma alternativa aceitável, desde que realizada no contexto de estudos clínicos (especialmente para pacientes com níveis elevados de CA 19-9 sérico, tumores maiores, linfadenopatias regionais ou outros indicativos de pior prognóstico).

Tratamento paliativo

Tratamento cirúrgico

O tratamento paliativo cirúrgico permite a realização em um só tempo de biópsias, derivações (biliar e gástrica) e bloqueio analgésico (alcoolização do plexo celíaco). Contudo, a disponibilização crescente de meios não cirúrgicos de paliação restringiu sua indicação aos casos nos quais a incurabilidade é constatada durante a tentativa de ressecção cirúrgica. Nessa situação, ou quando as alternativas não cirúrgicas são indisponíveis, o cirurgião deve dedicar-se à busca da confirmação do diagnóstico.

Na ausência de metástases no fígado, em linfonodos ou no peritônio, biópsias devem ser obtidas por meio da punção transduodenal do tumor com agulhas especiais (Tru-Cut®), submetidas ao exame de congelação transoperatório. O diagnóstico confirmado é mandatório para o eventual encaminhamento para tratamento oncológico paliativo, além de facilitar o relacionamento com os familiares e agilizar questões relacionadas com aposentadoria, seguros, imposto de renda, etc.

Na derivação biliar, deve-se preferir o ducto hepático comum (hepaticojejunoanastomose) em vez da vesícula. Há indicação para anastomose gastrojejunal nos casos de obstrução duodenal presente ou iminente. A maioria dos cirurgiões também a realiza profilaticamente, tendo em vista que a obstrução da saída gástrica pode ocorrer mais tardiamente.

Tratamento não cirúrgico

A colocação endoscópica de prótese biliar (endoprótese ou *stent*) é o método preferencial no tratamento da icterícia obstrutiva. As próteses plásticas obstruem em média 3 meses após sua colocação, o que demanda procedimentos adicionais de substituição. Por isso, são utilizadas nos pacientes com estimativa de sobrevida curta e naqueles em que se planeja intervenção cirúrgica. Os *stents* metálicos autoexpansíveis têm a vantagem de obstruir mais tardiamente do que os de plástico, mas seu uso é limitado, devido ao elevado custo.

No insucesso da abordagem endoscópica, a colocação de prótese biliar por via percutânea é uma boa alternativa. Para o tratamento da dor crônica, utilizam-se bloqueios analgésicos percutâneos do plexo celíaco.

Quimioterapia

Há diferentes alternativas de tratamento. Nos pacientes em bom estado e elegíveis para tratamentos potencialmente mais tóxicos, o esquema FOLFIRINOX (ácido **fol**ínico, **f**luoruracila, **irin**otecano e **ox**aliplatina) ou gencitabina combinada ao nab-paclitaxel (nanopartículas de paclitaxel ligadas à albumina [do inglês *nanoparticle albumin-bound paclitaxel*]) são as opções preferidas, devido ao maior potencial para controle da doença. A monoterapia com gencitabina é a escolha para os pacientes mais debilitados.

Prognóstico

A sobrevida global de 5 anos em pacientes com ADP é de 8,2%, nos Estados Unidos. A sobrevida mediana é de 3 a 6 meses para pacientes com doença metastática e 6 a 10 meses para doença localmente avançada. Nos pacientes submetidos à ressecção com intenção curativa, a sobrevida mediana é em torno de 20 meses, e a sobrevida em 5 anos é de aproximadamente 20%.

O prognóstico é melhor nos tumores com diâmetro menor do que 3 cm, margens negativas, linfonodos negativos e ácido desoxirribonucleico (DNA, do inglês *deoxyribonucleic acid*) tumoral diploide.

Rastreamento do adenocarcinoma ductal pancreático

É indicado apenas para indivíduos considerados de alto risco para ADP, como familiares de primeiro grau de pacientes com ADP (e com outros casos na família); pacientes com síndrome de Peutz-Jeghers, com pancreatite hereditária ou com certas mutações genéticas conhecidas (*p16/CDKN2A*, *BRCA1*, *BRCA2*, *PALB2*, síndrome de Lynch). Recomenda-se US endoscópica e/ou RM/colângio-RM.

Não há consenso sobre quando iniciar e em que intervalos repetir os exames, mas, em geral, recomenda-se iniciar aos 45 ou 50 anos de idade (ou 10 anos antes da idade do familiar mais jovem com ADP).

A efetividade do rastreamento em reduzir a mortalidade ainda não está provada (ver Cap. 5, Síndromes hereditárias de tumores do aparelho digestivo).

Referências

1. Siegel RL, Miller KD, Jemal A. Cancer statistics, 2017. CA Cancer J Clin. 2017;67(1):7-30.
2. National Cancer Institute. Surveillance Epidemiology, and end results program, Cancer stat facts: pancreas cancer [Internet]. Bethesda: NIH, 2014 [capturado em 14 ago. 2017]. Disponível em: https://seer.cancer.gov/statfacts/html/pancreas.html
3. Worldometers. U.S. population (Live) [Internet]. [S.l.]: Worldometers, [2017] [capyurado em 14 ago. 2017]. Disponível em: http://www.worldometers.info/world-population/us-population/
4. Brasil. Ministério da Saúde. DATASUS [Internet]. Brasília: MS, [2017] [capturado em 14 ago. 2017]. Disponível em: http://tabnet.datasus.gov.br/cgi/tabcgi.exe?sim/cnv/obt10uf.def
5. Instituto Brasileiro de Geografia e Estatística. Projeções da população do Brasil e das Unidades da Federação. Rio de Janeiro: IBGE, 2017 [capturado em 14 ago. 2017]. (População Brasil =202.768.562 em 2014). Disponível em: http://www.ibge.gov.br/apps/populacao/projecao/
6. Ansari D, Tingstedt B, Andersson B, Holmquist F, Sturesson C, Williamsson C, et al. Pancreatic cancer: yesterday, today and tomorrow. Future Oncol. 2016; 12(16):1929-46.
7. Fogel EL, Shahda S, Sandrasegaran K, DeWitt J, Easler JJ, Agarwal DM, et al. A multidisciplinary approach to pancreas cancer in 2016: a review. Am J Gastroenterol. 2017;112(4):537-54.
8. Hüttner FJ, Fitzmaurice C, Schwarzer G, Seiler CM, Antes G, Büchler MW, et al. Pylorus-preserving pancreaticoduodenectomy (pp Whipple) versus pancreaticoduodenectomy (classic Whipple) for surgical treatment of periampullary and pancreatic carcinoma. Cochrane Database Syst Rev. 2016;(2):CD006053.
9. Bai X, Zhang Q, Gao S, Lou J, Li G, Zhang Y, et al. Duct-to-mucosa vs invagination for pancreaticojejunostomy after pancreaticoduodenectomy: a prospective, randomized controlled trial from a single surgeon. J Am Coll Surg. 2016;222(1):10-8.
10. Crippa S, Cirocchi R, Randolph J, Partelli S, Belfiori G, Piccioli A, et al. Pancreaticojejunostomy is comparable to pancreaticogastrostomy after pancreaticoduodenectomy: an updated meta-analysis of randomized controlled trials. Langenbecks Arch Surg. 2016;401(4): 427-37.
11. Dong Z, Xu J, Wang Z, Petrov MS. Stents for the prevention of pancreatic fistula following pancreaticoduodenectomy. Cochrane Database Syst Rev. 2016; (5):CD008914.
12. Cheng Y, Xia J, Lai M, Cheng N, He S. Prophylactic abdominal drainage for pancreatic surgery. Cochrane Database Syst Rev. 2016;(10):CD010583.
13. Hüttner FJ, Probst P, Knebel P, Strobel O, Hackert T, Ulrich A, et al. Meta-analysis of prophylactic abdominal drainage in pancreatic surgery. Br J Surg. 2017; 104(6):660-8.
14. McMillan MT, Malleo G, Bassi C, Allegrini V, Casetti L, Drebin JA, et al. Multicenter, prospective trial of selective drain management for pancreatoduodenectomy using risk stratification. Ann Surg. 2017;265(6):1209-18.
15. Liao CH, Wu YT, Liu YY, Wang SY, Kang SC, Yeh CN, et al. Systemic review of the feasibility and advantage of minimally invasive pancreaticoduodenectomy. World J Surg. 2016;40(5):1218-25.
16. McMillan MT, Zureikat AH, Hogg ME, Kowalsky SJ, Zeh HJ, Sprys MH, et al. A propensity scorematched analysis of robotic vs open pancreatoduodenectomy on incidence of pancreatic fistula. JAMA Surg. 2017; 152(4):327-35.
17. Oettle H, Post S, Neuhaus P, Gellert K, Langrehr J, Ridwelski K, et al. Adjuvant chemotherapy with gemcitabine vs observation in patients undergoing curative-intent resection of pancreatic cancer: a randomized controlled trial. JAMA. 2007;297(3):267-77.

18. Neoptolemos JP, Palmer DH, Ghaneh P, Psarelli EE, Valle JW5, Halloran CM, et al. Comparison of adjuvant gemcitabine and capecitabine with gemcitabine monotherapy in patients with resected pancreatic cancer (ESPAC-4): a multicentre, open-label, randomised, phase 3 trial. Lancet. 2017;389(10073):1011-24.

19. Overbeek KA, Cahen DL, Canto MI, Bruno MJ. Surveillance for neoplasia in the pancreas. Best Pract Res Clin Gastroenterol. 2016;30(6):971-86.

Leituras recomendadas

Ammori JB, Choong K, Hardacre JM. Surgical therapy for pancreatic and periampullary cancer. Surg Clin North Am. 2016;96(6):1271-86.

Kamisawa T, Wood LD, Itoi T, Takaori K. Pancreatic cancer. Lancet. 2016;388(10039):73-85.

McMillan MT, Zureikat AH, Hogg ME, Kowalsky SJ, Zeh HJ, Sprys MH, et al. A propensity scorematched analysis of robotic vs open pancreatoduodenectomy on incidence of pancreatic fistula. JAMA Surg. 2017;152(4):327-35.

National Comprehensive Cancer Network. NCCN clinical practice guidelines in oncology: pancreatic adenocarcinoma [Internet]. Version 2.2017 – April 27, 2017 [capturado em 14 ago. 2017]. Disponível em: https://www.nccn.org/professionals/physician_gls/pdf/pancreatic.pdf

Shrikhande SV, Sivasanker M, Vollmer CM, Friess H, Besselink MG, Fingerhut A, et al. Pancreatic anastomosis after pancreatoduodenectomy: a position statement by the International Study Group of Pancreatic Surgery (ISGPS). Surgery. 2017;161(5):1221-34.

Silvestris N, Brunetti O, Vasile E, Cellini F, Cataldo I, Pusceddu V, et al. Multimodal treatment of resectable pancreatic ductal adenocarcinoma. Crit Rev Oncol Hematol. 2017;111:152-65.

Neoplasias periampulares

Tatiana Falcão Eyff
Lucas Nascimento dos Santos
Alessandro Bersch Osvaldt

Os tumores localizados na porção cefálica do pâncreas, na ampola de Vater, na segunda porção duodenal e no colédoco distal são chamados de tumores periampulares. Muitas vezes, o seu diagnóstico é impreciso porque, em um espaço tão pequeno quanto a confluência biliopancreática, com o crescimento do tumor, torna-se difícil definir com exatidão o local de sua origem (**FIG. 76.1**). Suas principais semelhanças são os fatos de que a grande maioria apresenta icterícia obstrutiva, o tipo histológico mais frequente é o adenocarcinoma e todos exigem tratamento de ressecção por duodenopancreatectomia. São distintos dos tumores do pâncreas (o sítio mais frequente) pela sua maior sobrevida.

O principal tipo histológico é o adenocarcinoma, podendo ser dividido em dois subtipos:

1. **Subtipo intestinal** – É a forma encontrada em 75% dos tumores malignos. Em geral, observa-se uma sequência de transformação adenoma a carcinoma, mediante muta-

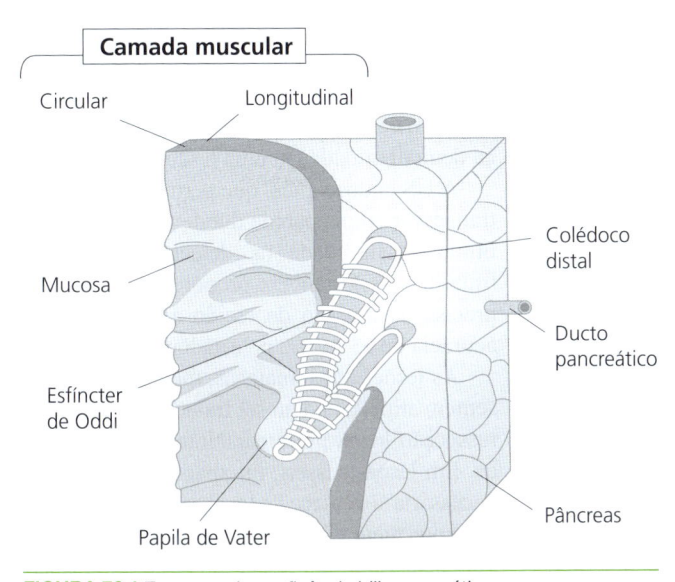

FIGURA 76.1 Esquema da confluência biliopancreática.

ções passo a passo cumulativas, iniciando com lesões polipoides e culminando com doença invasiva e disseminada;

2. **Subtipo pancreatobiliar** – É a forma mais encontrada em tumores da ampola (25%) e da via biliar distal. Nesse subtipo, as lesões precursoras mais prováveis são neoplasias intraepiteliais (semelhantes às do pâncreas), nas quais a ocorrência de transformação maligna é intraductal.

Outros tipos histológicos epiteliais, mais raros, são os carcinomas epidermoide e adenoescamoso. Tumores mesenquimais, na sua maioria, são do tipo tumor estromal gastrintestinal (GIST, do inglês *gastrointestinal stromal tumor*) ou leiomioma e leiomiossarcoma. Tumores neuroendócrinos podem ocorrer, sobretudo os não funcionantes.

Os principais fatores de risco são as síndromes genéticas: carcinoma colorretal hereditário não polipoide (HNPCC, do inglês *hereditary nonpolypoid colorectal cancer*), polipose adenomatosa familiar (PAF) e síndrome de Peutz-Jeghers.

A seguir são descritos os tumores da ampola de Vater (também conhecidos como tumores da papila), os tumores do duodeno e os tumores da via biliar distal. As informações sobre tumor da cabeça pancreática são apresentadas nos Capítulos 75, Carcinoma do pâncreas e 77, Tumores neuroendócrinos do pâncreas.

Neoplasias da ampola de Vater

Os tumores da ampola são raros, sendo apenas 0,2% dos tumores gastrintestinais e aproximadamente 7% dos periampulares.[1] A apresentação clínica geralmente é de icterícia obstrutiva, colúria, acolia, emagrecimento e prurido. Devido à sua localização, os tumores da ampola tendem a tornar-se sintomáticos em um estágio mais precoce do que os tumores do pâncreas.[2] Pode ocorrer anemia microcítica por sangramento de lesões ulceradas. A icterícia obstrutiva intermitente ou flutuante é uma característica desses tipos de tumor porque a lesão cresce, ocorre necrose tumoral e consequente desobstrução biliar, formando um ciclo até a obstrução biliar completa. Ao exame físico do abdome, a vesícula biliar pode ser palpável no hipocôndrio direito, mas não dolorosa (sinal de Courvoisier-Terrier, presente em 15% dos casos).[2]

A investigação por métodos de imagem observa a sequência de avaliação da icterícia obstrutiva. A ultrassonografia (US) do abdome geralmente demonstra dilatação de via biliar intra-hepática e extra-hepática até o colédoco distal, com dilatação de vesícula biliar. Litíase biliar pode estar presente em um terço dos pacientes, o que gera um fator de confusão para o diagnóstico.[2] A tomografia computadorizada (TC) do abdome é útil para descartar a presença de massa cefálica pancreática, mas algumas vezes pode demonstrar a lesão de papila. Na colangiorressonância magnética é possível visualizar sinal do duplo ducto e dilatação do ducto pancreático e da via biliar por estenose, em nível da papila (**FIG. 76.2**). A duodenoscopia ou a colangiopancreatografia retrógrada endoscópica (CPRE) são de fundamental importância porque visualizam a lesão e realizam a biópsia simultaneamente. Cerca de um terço dos pacientes apresentam atipias de papila sem lesão invasora decorrente de uma biópsia marginal que, se aprofundada, demonstrará a presença de adenocarcinoma. Portanto, resultado negativo é insuficiente para descartar a presença de malignidade em uma lesão ampular.[2]

A US endoscópica, que permite contato do transdutor com a parede duodenal, além de ter ótima sensibilidade na detecção de lesões (quase 100%), também proporciona definição precisa da invasão do tecido adjacente, com acurácia de 63 a 84% no estadiamento T.[2]

As lesões adenomatosas, mesmo que apresentem atipias, podem ser tratadas por meio de ressecção local, preferencialmente endoscópica. Em lesões sésseis, intrapapilares, pode ser necessária a ressecção local cirúrgica. Esta é feita por meio de duodenotomia, passagem de guia pela via biliar, ressecção circular da lesão e reinserção do colédoco e do ducto pancreáti-

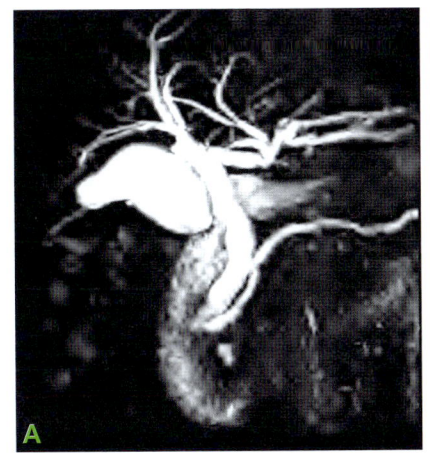

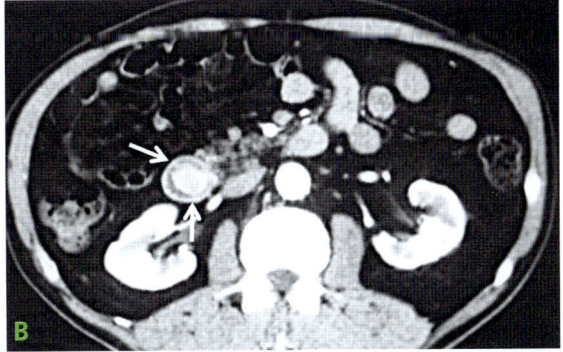

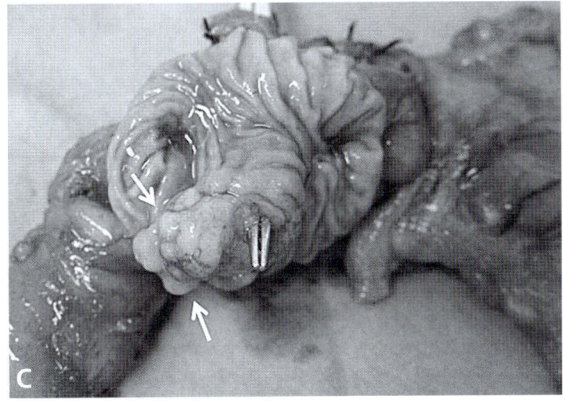

FIGURA 76.2 (A) Colangiorressonância magnética com dilatação de via biliar e ducto de Wirsung (sinal do duplo ducto). **(B)** Lesão de ampola de Vater projetando-se na luz duodenal (*setas*).
(C) Peça de duodenopancreatectomia por adenocarcinoma de papila (*setas*).

co na parede duodenal. Caso o exame anatomopatológico definitivo demonstre lesão invasiva com margens comprometidas, o paciente deve ser submetido à ressecção oncológica.

Nas lesões em que há adenocarcinoma, apesar da possibilidade da ressecção local, a duodenopancreatectomia é o tratamento mais adequado. Apesar da ausência de ensaios clínicos randomizados, devido à baixa frequência dessas lesões, algumas séries da literatura sustentam essa assertiva. Em uma série comparativa realizada no Memorial Sloan Kettering Cancer Center, com tratamento cirúrgico de 99 pacientes[3] com tumores de papila, a sobrevida livre de doença foi de 0% nos pacientes submetidos à ampulectomia e 48% nos pacientes submetidos à duodenopancreatectomia. Nos tumores com até 2 cm, 30% dos pacientes apresentavam linfonodos positivos. Winter e colaboradores,[4] em casuística de 450 casos ressecados de tumores de ampola de Vater, evidenciaram recidiva em 20% dos casos submetidos à ressecção local (n = 15). Da mesma forma que o estudo anterior, 40% dos pacientes com tumores menores do que 1 cm apresentavam linfonodos positivos. Nos pacientes cuja indicação de ressecção foi a presença de adenoma, 40,9% apresentavam adenocarcinoma na peça, reforçando a ideia anterior das biópsias marginais. Nesta série, a sobrevida foi de 45% em 5 anos. Comparativamente, os mesmos autores relatam taxa de sobrevida de 20% para os tumores de pâncreas.

No Hospital de Clínicas de Porto Alegre (HCPA), em 72 pacientes que apresentaram diagnóstico de neoplasia de papila, a biópsia pré-operatória foi positiva em 80% deles. Sessenta e quatro pacientes foram tratados com duodenopancreatectomia (71,8%), 12,5%, com cirurgia paliativa e 3,1%, com ampulectomia transduodenal. O estadiamento patológico entre os ressecados revelou T1 em 15,2%, T2 em 36,9%, T3 em 45,6%, T4 em

2,2% e N1 em 54,3%. A mortalidade cirúrgica entre os ressecados foi de 8,7% em 30 dias.

Os resultados dos estudos sobre tratamento adjuvante não são definitivos. Em um grande estudo, que avaliou o papel da quimioterapia adjuvante em tumores periampulares, foram incluídos 297 pacientes com tumores de ampola e comparados os regimes observação, gencitabina e fluoruracila + leucovorina. A vantagem na sobrevida com uso de quimioterapia não foi estatisticamente significativa, mas, na análise de subgrupo dos tumores de ampola, a sobrevida global no grupo que recebeu gencitabina foi quase o dobro dos pacientes do grupo de observação (70,8 vs. 40,6 meses). No braço fluoruracila + leucovorina, a sobrevida global foi de 57 meses nos tumores de ampola.[5] Com base nesses achados, muitos especialistas indicam o uso desses fármacos na adjuvância de tumores de ampola ou recomendam os mesmos regimes utilizados para câncer do pâncreas.

Neoplasias do duodeno

Em geral, os tumores periampulares, com origem na segunda porção do duodeno, são adenomas e adenocarcinomas. Fatores de risco para essa ocorrência são a síndrome de Gardner, a polipose adenomatosa familiar e a doença de Crohn.

Os principais sintomas são obstrução intestinal alta aguda ou insidiosa (dor e distensão epigástrica, náuseas, vômitos pós-alimentares com pouca ou nenhuma distensão do resto do abdome) e emagrecimento. Pode haver sangramento digestivo alto agudo ou subclínico, que se manifesta por melena ou anemia. A icterícia obstrutiva pode ocorrer, mas não é frequente.

A TC do abdome com contraste intravenoso e oral será o exame mais informativo. Os principais achados são dilatação do estômago pela obstrução duodenal, com presença de massa ou espessamento das paredes do duodeno (**FIG. 76.3A**), invasão de estruturas adjacentes ou metástases hepáticas ou peritoneais. A endoscopia digestiva alta é importante para determinar as características do tumor (estenosante, ulcerado, etc.), bem como para realizar biópsia pré-operatória. A US endoscópica pode ser realizada simultaneamente para avaliar a extensão local ou o acometimento linfonodal.[6]

No tratamento dos adenomas, principalmente os oriundos de lesões polipoides, é possível realizar o tratamento endoscópico com sucesso. Atenção especial deve ser dada às síndromes de polipose intestinal com acometimento duodenal; nestas, a vigilância deve ser estreita, tendo em vista o risco aumentado de lesões neoplásicas. O acompanhamento por endoscopia é baseado nas alterações encontradas (classificação de Spigelman) e pode incluir cromoendoscopia com indigocarmina e técnicas de imagem eletrônica, além de biópsias aleatórias, visto que até 7,6% dos pacientes podem apresentar tecido adenomatoso em mucosa de aparência normal.[7]

Nos adenocarcinomas, o objetivo é a ressecção da lesão com margens livres e do mesentério com linfonodos adjacentes. Se a lesão não atinge a confluência biliopancreática, ressecções segmentares do duodeno são possíveis. Entretanto, nas lesões de segunda porção duodenal, na maioria dos casos, deve ser realizada a duodenopancreatectomia cefálica sem preservação do piloro (ver **FIG. 76.3B**). Em uma análise retrospectiva de 1.611 pacientes com adenocarcinoma de duodeno, submetidos à ressecção entre 1988 e 2010, 746 tiveram ressecção segmentar e 846 tiveram ressecção radical. A ressecção radical apresentou maior amostra linfonodal (11 vs. 6,8), porém, não foi associada à melhora da sobrevida. Os fatores associados a pior prognóstico foram idade avançada, pobre diferenciação tumoral, estadiamento da American Joint Committee on Cancer (AJCC), estadiamento T e N, menor número de linfonodos removidos e ausência de tratamento radioterápico.[8]

A paliação cirúrgica em tumores irressecáveis deve, obrigatoriamente, incluir gastrojejunoanastomose e anastomose biliodigestiva nos casos com icterícia obstrutiva ou dilatação da via biliar.

Duodenectomia total, com preservação do pâncreas, surgiu como alternativa para pacientes com doenças benignas ou pré-malignas do duodeno, mais comumente em um cenário de PAF. Apesar da vantagem de pre-

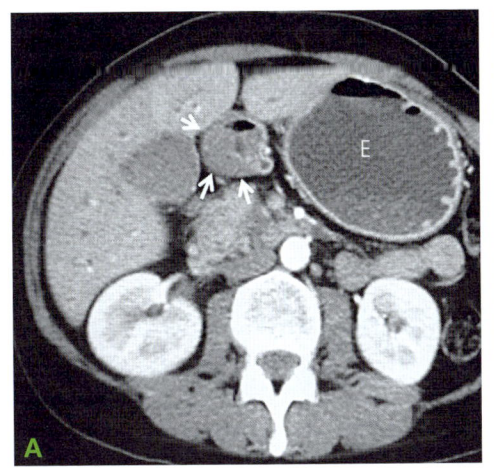

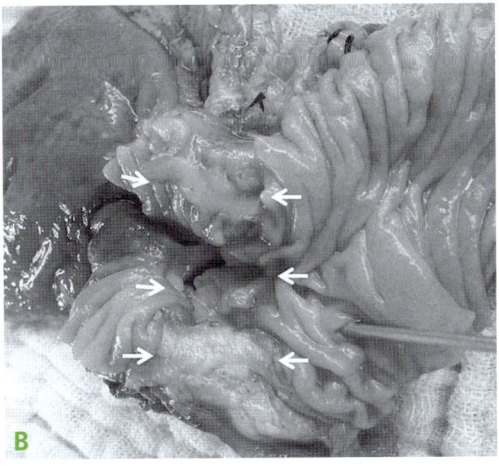

FIGURA 76.3 (A) Tomografia computadorizada do abdome com estômago dilatado (E) e lesão estenosante duodenal. **(B)** Peça de duodenopancreatectomia por lesão duodenal (*setas*) com duodeno seccionado longitudinalmente.

servação do pâncreas, a morbidade e a mortalidade ainda permanecem altas. É importante salientar que, nos casos de doença invasiva, uma ressecção com margens livres e linfadenectomia, similarmente aos casos esporádicos, é o mais indicado.[6]

A utilização de terapia com radioterapia ou quimioterapia adjuvante não está bem estabelecida. Há tendência para seu uso em pacientes com tumores ressecados com linfonodos positivos.

Colangiocarcinoma distal

O colangiocarcinoma da via biliar distal representa aproximadamente 10 a 15% de todos os colangiocarcinomas. O mais frequente de todos é o que acomete a confluência dos ductos hepáticos, também denominado tumor de Klatskin (ver Cap. 67, Colangiocarcinomas hilar e intra-hepático).

Aproximadamente 80% dos colangiocarcinomas não têm fatores de risco identificáveis para seu desenvolvimento. No entanto, existem algumas condições bem-descritas que têm associação com o desenvolvimento desse tumor. A colangite esclerosante primária é uma doença autoimune que pode afetar toda a árvore biliar e confere risco de desenvolvimento de colangiocarcinoma de 9 a 31%, ou 1.500 vezes maior que a população geral. Os cistos de colédoco, dilatações congênitas da árvore biliar, quando do tipo I (extra-hepático solitário) ou do tipo IV (extra-hepático e intra-hepático envolvendo a confluência biliar), têm risco, de cerca de 30%, de sofrer degeneração maligna, e devem ser ressecados mesmo em indivíduos assintomáticos.[9]

Os principais sintomas relacionados com o colangiocarcinoma distal são muito semelhantes aos dos tumores da ampola de Vater, com manifestações clínicas associadas à presença de icterícia colestática. O diagnóstico diferencial deve ser focado na coledocolitíase, nas estenoses papilares pós-passagem de cálculo, bem como em outras neoplasias periampulares.

A US e a TC do abdome com contraste demonstram dilatação de via biliar com estenose abrupta no nível da porção cefálica com lesão intraductal (**FIG. 76.4**). Algumas vezes, é impossível diferenciar os nódulos das massas na porção cefálica do pâncreas. Nessa situação, a CPRE demonstra estenose de via biliar distal sem envolvimento do ducto pancreático. Normalmente, essas lesões não podem ser biopsiadas, mas é possível realizar escovado para citologia com rendimento diagnóstico muito baixo. A US endoscópica com biópsia transduodenal

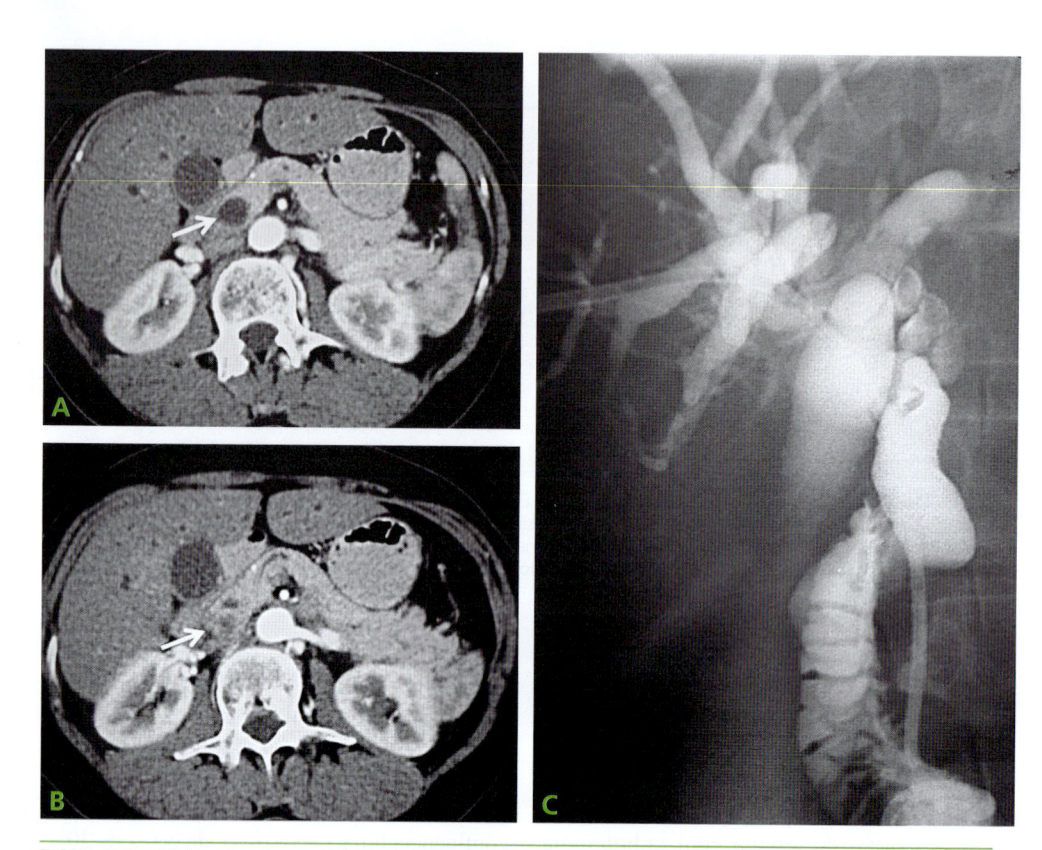

FIGURA 76.4 (A) Tomografia computadorizada com dilatação de colédoco. **(B)** A luz coledociana é quase completamente preenchida pelo colangiocarcinoma. **(C)** Colangiografia transparietal com dilatação de via biliar e por área de estenose com prótese no seu interior.

apresenta o maior rendimento em termos de diagnóstico pré-operatório.

No colangiocarcinoma, os valores do antígeno carcinoembrionário (CEA, do inglês *carcinoembryonic antigen*) e do CA 19-9 são questionáveis como diagnóstico de malignidade, mas valores superiores a 5,2 ng/mL e 180 UI/mL, respectivamente, em pacientes com colangite esclerosante, têm sensibilidade de 100% e especificidade de 78%. Valores bastante elevados de CA 19-9 (superiores a 400 UI/mL) estão relacionados com mau prognóstico e doença avançada.

Após o estadiamento, na ausência de lesões metastáticas e condições de ressecabilidade por exames de imagem, o tratamento é a duodenopancreatectomia cefálica. O exame anatomopatológico de congelação transoperatório deve ser realizado rotineiramente para evitar positividade microscópica na margem, porque alguns desses tumores podem ter crescimento microscópico ao longo da superfície da via biliar (tumor do tipo esquirroso). Quando a lesão for irressecável, está indicada anastomose biliodigestiva para paliação da icterícia obstrutiva e gastroenteroanastomose nas massas volumosas em que há risco de obstrução duodenal. A sobrevida em pacientes ressecados varia de 15 a 25% em 5 anos, sendo a presença de linfonodos positivos o fator mais negativo para a sobrevida.

O tratamento adjuvante com quimioterapia ou radioterapia não demonstrou diferença significativa entre os grupos em termos de sobrevida. Nos tumores irressecáveis, a utilização de cisplatina, associada à gencitabina, resultou em sobrevida mediana de 11,7 meses *versus* 8,1 meses no grupo utilizando apenas gencitabina.[10]

Referências

1. Ahn DH, Bakaii-Saab T. Ampullary cancer: an overview. Am Soc Clin Oncol Educ Book. 2014;34:112-5.
2. Panzeri F, Crippa S, Castelli P, Aleotti F, Pucci A, Partelli F, et al. Management of ampullary neoplasms: a tailored approach between endoscopy and surgery. World J Gastroenterol. 2015;21(26):7970-87.
3. Roggin KK, Yeh JJ, Ferrone CR, Riedel E, Gerdes H, Klimstra DS, et al. Limitations of ampullectomy in the treatment of nonfamilial ampullary neoplasms. Ann Surg Oncol. 200512(12):971 80.
4. Winter JM, Cameron JL, Olino K, Herman JM, de Jong MC, Hruban RH, et al. Clinicopathologic analysis of ampullary neoplasms in 450 patients: implications for surgical strategy and long term prognosis. J Gastrointest Surg. 2010;14(2):379 87.
5. Neoptolemos JP, Moore MJ, Cox TF, Valle JW, Palmer DH, McDonald AC, et al. Effect of adjuvant chemotherapy with fluorouracil plus folinic acid or gemcitabine vs observation on survival in patients with resected periampullary adenocarcinoma. JAMA. 2012;308(2):147-56.
6. Cloyd JM, George E, Visser BC. Duodenal carcinoma: advances in diagnosis and surgical management. World J Gastroenterol. 2016;8(3):212-21.
7. Campos FG, Sulbaran M, Safatle-Ribeiro AV, Martinez CAR. Duodenal adenoma surveillance in patients with familial adenomatous polyposis. World J Gastroenterol. 2015;7(10):950-9.
8. Cloyd JM, Norton JA, Visser BC, Poultsides GA. Does the extent of resection impact survival for duodenal adenocarcinoma? Analysis of 1,611 cases. Ann Surg Oncol. 2015;22(2):573-80.
9. Dickson PV, Behrman SW. Distal cholangiocarcinoma. Surg Clin N Am. 2014;94(2):325-42.
10. Valle J, Wasan H, Palmer DH, Cunningham D, Anthoney A, Maraveyas A, et al. Cisplatin plus gemcitabine versus gemcitabine for biliary tract cancer. N Engl J Med. 2010;362(14):1273 81.

Leituras recomendadas

Adsay NV, Klimstra DS. Pathology and classification of pancreatic and ampullary tumors. In: Blumgart LH, editor. Surgery of the liver, biliary tract and pancreas. 4th ed. Philadelphia: Saunders Elsevier; 2007. p. 829 48.

Bakaeen FG, Murr MM, Sarr MG, Thompson GB, Farnell MB, Nagorney DM, et al. What prognostic factors are important in duodenal adenocarcinoma? Arch Surg. 2000;135(6):635 41.

Halfdanarson TR, McWilliams RR, Donohue JH, Quevedo JF. A single institution experience with 491 cases of small bowel adenocarcinoma. Am J Surg. 2010;199(6):797 803.

Heinrich S, Clavien PA. Ampullary cancer. Curr Opin Gastroenterol. 2010;26(3):280 5.

Jarnagin WR, D'Angelica M, Blumgart LH. Intrahepatic and extrahepatic biliary cancer. In: Blumgart LH, editor. Surgery of the liver, biliary tract, and pancreas. 4th ed. Philadelphia: Saunders Elsevier; 2007. p. 782 803.

O'Connell JB, Maggard MA, Manunga J Jr, Tomlinson JS, Reber HA, Ko CY, et al. Survival after resection of ampullary carcinoma: a national population based study. Ann Surg Oncol. 2008;15(7):1820 7.

Riall TS, Cameron JL, Lillemoe KD, Winter JM, Campbell KA, Hruban RH, et al. Resected periampullary adenocarcinoma: 5 year survivors and their 6 to 10 year follow up. Surgery. 2006;140(5):764 72.

Tumores neuroendócrinos do pâncreas

Alessandro Bersch Osvaldt
Mário Sérgio Borges da Costa
Luiz Rohde
Mariana Blanck Zilio

O sistema neuroendócrino está presente em quase todo o organismo. No tubo digestivo, é encontrado no apêndice cecal, no íleo, no reto e no pâncreas. As células neuroendócrinas do pâncreas derivam do endoderma embrionário e, quase sempre, estão localizadas nas ilhotas de Langerhans. Os tumores neuroendócrinos do pâncreas (TNEPs) originam-se dessas células e são nomeados de acordo com o hormônio produzido: insulinoma, gastrinoma, glucagonoma, somatostatinoma, vipoma, etc. São considerados tumores ectópicos ou paraendócrinos quando produzem hormônios não secretados normalmente pelo órgão onde estão assentados.

Os TNEPs são tumores raros, correspondendo de 1 a 2% dos tumores pancreáticos. Quando o TNEP não determina síndrome típica da hipersecreção hormonal, diz-se que ele é não funcionante (TNEP-NF) (75-85% dos TNEPs). No entanto, a maioria deles secreta pelo menos um peptídeo hormonal detectável na imuno-histoquímica. Ele não causa sintomas porque a quantidade na circulação sanguínea é insuficiente, porque não consegue exportar o hormônio para o meio extracelular ou porque libera o hormônio em forma inativa.[1]

Os tumores funcionantes lançam, na circulação sanguínea, substâncias ativas que desencadeiam sinais e sintomas de acordo com o hormônio produzido. A **TABELA 77.1** mostra os TNEPs-NF e TNEPs funcionantes mais comuns, que serão abordados neste capítulo.[2]

Essas lesões podem ser esporádicas ou apresentar-se com outras endocrinopatias hereditárias, como neoplasia endócrina múltipla tipo 1 (NEM1), síndrome de von Hippel-Lindau (VHL), neurofibromatose tipo 1 (NF1) e esclerose tuberosa. A NEM1 é a mais importante, pois 80 a 100% desses pacientes desenvolvem TNEPs-NF, 50 a 60% desenvolvem gastrinomas, 20%, insulinomas e 3 a 5%, vipomas ou glucagonomas. Na VHL, 10 a 17% dos pacientes desenvolvem TNEP, a maioria TNEP-NF. Nos pacientes com NF1, até 10% desenvolvem somatostatinomas e, nos pacientes com esclerose tuberosa, até 1% desenvolve TNEP-NF ou insulinomas. Os TNEPs associados a síndromes têm melhor prognóstico quando comparados com os esporádicos; porém, mesmo as lesões esporádicas possuem prognóstico e sobrevida melhores do que as do adenocarcinoma ductal.[3]

Diagnóstico[4]

A tomografia computadorizada (TC) do abdome com contraste possui sensibilidade em torno de 80% e permite avaliação do tamanho e da localização da lesão, do envolvimento linfonodal e da presença de metástases. É útil,

TABELA 77.1 Tumores neuroendócrinos do pâncreas mais frequentes

Tumor	Sinais e sintomas	Testes laboratoriais	Metástases
Não funcionante	Sem síndrome hormonal Referentes ao efeito de massa; icterícia, obstrução gástrica Maioria de achado incidental	CgA, polipeptídeo pancreático sérico	35%
Insulinoma	Hipoglicemia	Insulina, proinsulina, peptídeo-C	10%
Gastrinoma	Úlceras gástricas e duodenais, diarreia, doença do refluxo gastresofágico	Gastrina sérica	60%
Glucagonoma	Diarreia, rubor cutâneo, hiperglicemia, dermatite (eritema necrolítico migratório), tromboflebite	Glucagon sérico	75%
Vipoma	Diarreia aquosa, hipopotassemia, acloridria	VIP sérico	50%
Somatostatinoma	Hiperglicemia, esteatorreia, colelitíase	Somatostatina sérica	90%

CgA, cromogranina A; VIP, peptídeo intestinal vasoativo (do inglês *vasoactive intestinal peptide*).

também, no planejamento cirúrgico. O padrão característico é de realce intenso na fase arterial com *washout*, na fase portal. Na ressonância magnética (RM), a sensibilidade para detecção dessas lesões é em torno de 85%; além disso, a RM parece ser mais sensível para detecção de metástases hepáticas do que a TC do abdome com contraste.

A ultrassonografia (US) endoscópica é um exame mais invasivo, porém, com alta sensibilidade – em torno de 97% –, principalmente das lesões localizadas na cabeça do pâncreas. Em metanálise com 612 pacientes,[5] a US endoscópica aumentou em 25% a chance de detecção de lesões, mesmo quando outros exames de imagem foram negativos. Além disso, a US endoscópica permite biópsia com agulha fina que pode confirmar diagnóstico da lesão.

Os tumores neuroendócrinos contêm receptores da somatostatina tipo 2. Essa propriedade permite a realização de exames de imagem funcionais, com análogos da somatostatina radiomarcados, que auxiliam na identificação de lesão primária oculta ou de metástases, além de ajudar a predizer a resposta clínica ao tratamento com análogos da somatostatina. Esses exames são a cintilografia com octreotida (*Octreoscan*) e a tomografia por emissão de pósitrons (PET, do inglês *positron emission tomography*), associada à TC com gálio-68, sendo que o último, apesar de pouco disponível, é preferido por apresentar maior sensibilidade.[6]

Os TNEPs funcionantes e os TNEPs-NF secretam substâncias como a cromogranina A (CgA), o polipeptídeo pancreático, a gonadotrofina coriônica humana, entre outros. A CgA é uma proteína sérica que está presente em até 70% dos TNEPs, está relacionada à carga tumoral e pode ser útil na avaliação de resposta ao tratamento. Estudos recentes demonstraram que a CgA está associada a um pior prognóstico quando apresenta valor igual ou superior ao dobro do limite da normalidade. Nos tumores funcionantes, os hormônios específicos, relacionados às síndromes, podem ser utilizados para diagnóstico e seguimento. Inibidores da bomba de prótons são conhecidos por causar falsas elevações nos níveis de CgA e gastrina sérica.

Histologicamente, esses tumores caracterizam-se pela presença de grânulos neurossecretores. O diagnóstico é feito por imuno-histoquímica, que utiliza anticorpos contra sinaptofisina, insulina, glucagon, somatostatina, gastrina e cromograninas.

Classificação

O comportamento do TNEP pode ser desde indolente, nos casos bem diferenciados e com baixo índice proliferativo, até rapidamente progressivo e semelhante ao carcinoma pulmonar de pequenas células, em tumores pouco diferenciados e com alto índice proliferativo. A classificação desses tumores pela Organização Mundial da Saúde (OMS) e pela European Neuroendocrine Tumor Society (ENETS) leva em consideração a diferenciação celular, o número de mitoses e o índice de proliferação nuclear, avaliado pelo antígeno Ki-67 (**TAB. 77.2**).

Ocasionalmente, tumores bem diferenciados podem apresentar Ki-67 acima de 20%. O comportamento desses tumores parece estar entre os de grau intermediário e de alto grau.

Conduta

De modo geral, a cirurgia está indicada tanto para tumores localizados funcionantes quanto não funcionantes, com objetivo de prevenir disseminação maligna, aliviar sintomas compressivos e tratar sintomas causados pelas síndromes hormonais, exceto em pacientes com comorbidades graves, alto risco cirúrgico e doença metastática extensa. Diferentemente das neoplasias do pâncreas exócrino, a presença de metástases não configura contraindicação à ressecção cirúrgica, e a ressecção em todos os estágios da doença aumenta a sobrevida. Em alguns casos de tumores funcionantes sintomáticos e metastáticos, como insulinoma, mesmo a ressecção subtotal da doença (citorredução de pelo menos 90%) pode apresentar benefício no controle dos sintomas. Em pacientes com tumores bem diferenciados, abordagens cirúrgicas agressivas, inclusive com ressecção vascular, podem ser consideradas; no entanto, invasão da artéria mesentérica superior e do tronco celíaco são considerados critérios de irressecabilidade. Também o transplante hepático pode ter indicação no caso de metástases hepáticas, em casos selecionados.

TABELA 77.2 Classificação dos tumores neuroendócrinos do sistema digestivo pela Organização Mundial da Saúde e pela European Neuroendocrine Tumor Society, 2010

Diferenciação	Grau	Nº de mitoses e Ki-67	ENETS/OMS
Bem diferenciado	Baixo grau (G1)	Nº de mitoses (por 10 CGAs) < 2 **e** Ki-67 (%) < 3	TNE grau 1
	Grau intermediário (G2)	Nº de mitoses (por 10 CGAs) = 2-20 **ou** Ki-67 (%) = 3-20	TNE grau 2
Pouco diferenciado	Alto grau (G3)	Nº de mitoses (por 10 CGAs) > 20 **ou** Ki-67 (%) > 20	CNE grau 3 de pequenas células
			CNE grau 3 de grandes células

CGAs, campos de grande aumento; CNE, carcinoma neuroendócrino; ENETS, European Neuroendocrine Tumor Society; OMS, Organização Mundial da Saúde; TNE, tumor neuroendócrino.
Fonte: Klimstra e colaboradores.[2]

Pacientes com recidiva locorregional da doença, metástases isoladas ou tumor previamente irressecável, que apresenta regressão, podem ser considerados para cirurgia se o risco cirúrgico for aceitável. Colecistectomia é recomendada em pacientes submetidos à cirurgia por tumores avançados, nos quais existe indicação de tratamento em longo prazo com análogos da somatostatina pelo risco de sintomas biliares e colecistite.

A abordagem cirúrgica depende da localização, do tamanho e do tipo de TNEP. Por exemplo, pacientes com insulinomas periféricos e TNEPs-NF menores do que 2 cm são candidatos à enucleação ou ressecção local ou pancreatectomia distal, com preservação esplênica, aberta ou laparoscópica. No entanto, sabe-se que mesmo pacientes com TNEP-NF de 1 a 2 cm apresentam risco de 7 a 26% de metástase linfonodal; portanto, a linfadenectomia regional pode ser considerada.[7]

Tumores maiores do que 2 cm, funcionantes ou não, devem incluir ressecção de toda lesão com margens negativas, com ressecção de órgãos adjacentes, se necessário, e linfadenectomia regional. Em tumores localizados na cabeça do pâncreas, a cirurgia deve ser a duodenopancreatectomia. Tumores do corpo e da cauda do pâncreas são tratados com pancreatectomia corpocaudal com esplenectomia. Nos insulinomas do corpo e da cauda pode-se considerar a preservação esplênica, em função do comportamento benigno desses tumores. Entretanto, a grande maioria dos tumores é de baixo grau e bem delimitada, e, por isso, a enucleação apresenta resultados semelhantes em termos de sobrevida aos de ressecção com pancreatectomia.[8]

A chance de cura é pequena para pacientes com tumores pouco diferenciados e de alto grau, mesmo com doença localizada. Porém, alguns pacientes que possam tolerar procedimento cirúrgico junto com análogos da somatostatina e quimioterapia citotóxica podem beneficiar-se de aumento de sobrevida.

A seguir, serão descritas as particularidades dos TNEPs.

Tumores neuroendócrinos do pâncreas não funcionantes

São os TNEPs mais comuns. Em 50% dos casos, essas lesões são diagnosticadas acidentalmente em exames de imagem solicitados por outros motivos.

O diagnóstico de tumor neuroendócrino deve ser lembrado no caso de tumor pancreático com mais de 5 cm, na ausência de comprometimento do estado geral e dos sintomas comuns ao adenocarcinoma. As cromograninas séricas podem estar elevadas e auxiliam na diferenciação entre ambos. Quando sintomáticos, podem apresentar-se com dor abdominal, perda de peso e anorexia e, frequentemente, já apresentam sinais compressivos, lesões grandes ou doença metastática ao diagnóstico.

Conduta

Franko e colaboradores[9] analisaram 2.158 pacientes com TNEP-NF. A mediana do tamanho tumoral foi de 5 cm com presença de linfonodos positivos em 44%. Nos casos em que houve ressecção da lesão, a sobrevida mediana foi de 8,4 vs. 1,2 anos (P > 0,001) nos não ressecados. Quando a doença era metastática, nos pacientes irressecáveis a sobrevida foi de 1,2 vs. 4,8 anos, com a ressecção combinada de tumor primário e metástase (P < 0,001).

Indubitavelmente, esses resultados comprovam que a abordagem cirúrgica agressiva melhora a sobrevida tanto na doença localizada como na metastática. Como a maioria assenta-se na cabeça do pâncreas, a cirurgia implica duodenopancreatectomia com mais frequência (**FIG. 77.1**).

Existe controvérsia no manejo dos pacientes com TNEPs-NF pequenos e assintomáticos. Alguns estudos sugerem que a observação desses tumores é segura, enquanto outros demonstram que mesmo tumores menores do que 2 cm podem apresentar comportamento agressivo.

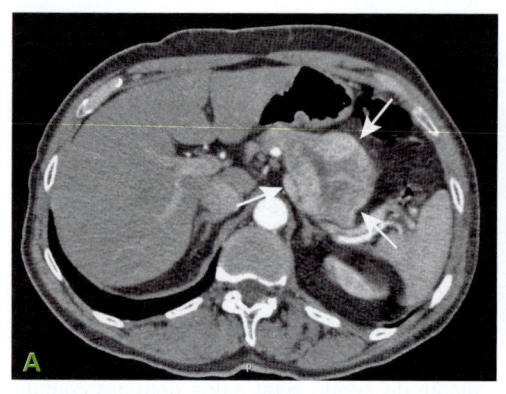

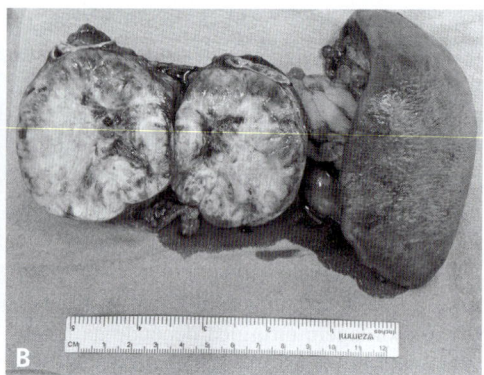

FIGURA 77.1 (A) Tumor neuroendócrino não funcionante de 7 cm (*setas*), heterogêneo, sendo hipervascular na periferia. **(B)** Espécime de pancreatectomia subtotal com esplenectomia, com tumor seccionado ao meio, com áreas de necrose escuras centrais correspondentes a áreas de necrose de coagulação com calcificação distrófica.

Em estudo de casos e controles publicado em 2016 por Sadot e colaboradores,[10] pacientes com TNEPs-NF assintomáticos, esporádicos e menores do que 3 cm foram divididos entre grupo de observação (78 pacientes) e grupo de cirurgia (77 pacientes). O grupo de observação foi seguido por 44 meses e não demonstrou crescimento tumoral ou metástases. Os pacientes submetidos à cirurgia foram seguidos por 57 meses, apresentavam patologia de baixo grau de 95% dos tumores e ausência de linfonodo comprometido em 99% dos pacientes; 6% desenvolveram recorrência, que ocorreu, em média, após 5 anos. Nenhum paciente dos dois grupos morreu pela doença.

Em estudo populacional publicado em 2013, foram avaliados 263 pacientes com TNEP-NF.[11] Destes, 27% apresentavam pelo menos 1 linfonodo comprometido e 9% apresentavam metástases à distância.

Atualmente, aceita-se observação em casos selecionados, com tumores assintomáticos menores do que 2 cm em pacientes com risco cirúrgico aumentado.[12]

Insulinoma

Produzido pelas células β, é o mais frequente dos TNEPs funcionantes. A incidência é de 4:1 milhão de pessoas por ano.

Geralmente são tumores pequenos (< 2 cm), indolentes e solitários (90% dos casos). Têm cor vermelho-acinzentada, são encapsulados e distribuem-se igualmente na cabeça, no corpo e na cauda do pâncreas. Em cerca de 10% dos casos, observam-se tumores múltiplos compondo quadros de NEM1.

Diagnóstico

Caracteriza-se pela tríade de Whipple: baixas taxas de glicose no sangue – pelo menos 50% abaixo dos valores normais –, sintomas decorrentes da hipoglicemia após jejum prolongado e melhora dos sintomas com a administração de glicose.

Os doentes referem também fraqueza, fadiga e fome – os três "Fs" –, visão turva, sudorese, taquicardia, tremores e alterações do quadro mental. Taxa de insulina acima de 3 µUI/mL, peptídeo-C de pelo menos 0,6 ng/mL e proinsulina maior ou igual a 5 pmol/L, quando a glicose em jejum é menor do que 55 mg/dL, são indicativos do tumor.

Localização

Geralmente são tumores pequenos. Devem ser realizadas TC do abdome com contraste ou RM do abdome, além de TC do tórax, para localização do tumor e estadiamento. Caso não seja localizado, a US endoscópica apresenta maior sensibilidade para detectá-los, cerca de 85%.

Esses tumores apresentam pouca avidez por octreotida; consequentemente, exames de imagem funcionais apresentam sensibilidade baixa. Em casos de insulinoma persistente, recorrente e não localizado por exames de imagem, a lesão pode ser identificada por cateterismo seletivo das artérias dos ramos do tronco celíaco e mesentérica, que irrigam o pâncreas com injeção de cálcio e dosagem concomitante de insulina na veia hepática direita.

Conduta

Todos os pacientes apresentam indicação cirúrgica para controle sintomático. Durante a cirurgia, é aconselhado o controle da glicemia. A hipoglicemia pode estar relacionada com o manuseio do insulinoma e, se prolongada, deve ser tratada com glicose. É indicativo de sucesso do ato cirúrgico o fato de a taxa de glicose no sangue dobrar de valor nos 15 a 30 minutos subsequentes à retirada do insulinoma.

Nos tumores localizados no corpo e na cauda do pâncreas, a cirurgia ideal é a videolaparoscópica, pois se trata de tumor pequeno, geralmente único, bem encapsulado e de comportamento benigno; a enucleação é preferencial. Nos tumores intraparenquimatosos, muito próximos ao ducto de Wirsung, a ressecção pancreática parcial deve ser realizada e incluirá duodenopancreatectomia, pancreatectomia central ou pancreatectomia distal, dependendo da localização anatômica. A US laparoscópica, apesar de pouco disponível, é recomendável para ajudar na localização do tumor. Nos tumores da porção cefálica, que requerem ressecção pancreática, a preferência é por cirurgia aberta (**FIG. 77.2**). A mesma técnica é utilizada para tumores que não foram localizados no pré-operatório, em que se pode utilizar a US transoperatória e a palpação bimanual.

Os insulinomas são múltiplos em 12% dos pacientes com NEM1. Nessa situação, a pancreatectomia parcial é preferível às enucleações. Nos casos de insulinoma metastático, são indicadas a ressecção pancreática parcial e a ressecção do segmento hepático envolvido, com intenção paliativa ou curativa. Nos casos irressecáveis, o diazóxido na dosagem de até 1.200 mg diários controla os sintomas com melhora da qualidade de vida.

Gastrinoma

É o segundo TNEP mais frequente. A incidência é de 1:1 milhão de habitantes por ano. É esporádico em 75% dos casos, e, em 25%, está associado à NEM1, quando multifocal. Ocorre em menos de 0,1% dos pacientes portadores de úlcera duodenal.

O gastrinoma pode localizar-se também no estômago, no duodeno e nos linfáticos, no chamado triângulo do gastrinoma (**FIG. 77.3**). O tumor com o quadro clínico consequente é conhecido como síndrome de Zollinger-Ellison.

Diagnóstico

A úlcera péptica de duodeno, decorrente da hiperacidez gástrica, é a manifestação mais frequente da doença. O diagnóstico deve ser lembrado nas úlceras duodenais recidivantes. Em 50% dos casos, o paciente refere diarreia. A gastrina basal superior a 200 pg/mL, na ausência do uso de bloqueadores H_2 e inibidores da bomba de prótons, sugere gastrinoma. A taxa acima de 1.000 pg/mL é considerada diagnóstica. O antro residual pós-gastrectomia e a hiperplasia de células G do antro gástrico podem produzir sintomas semelhantes aos determinados pelo gastrinoma.

Nos casos intermediários (gastrinemia entre 200-1.000 pg/mL), a secreção gástrica com acidez e volume elevados e o aumento de 200 pg/mL, em 20 minutos, da gastrina, após estímulo de injeção com secretina na dosagem de 2 UI/kg, sugerem fortemente o gastrinoma.

Localização

As considerações são as mesmas já feitas para a localização do insulinoma. Como são tumores pequenos, a US, a TC e a RM detectam cerca de 50% dos gastrinomas. A US endoscópi-

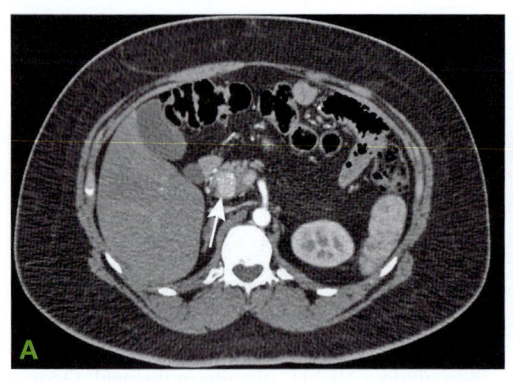

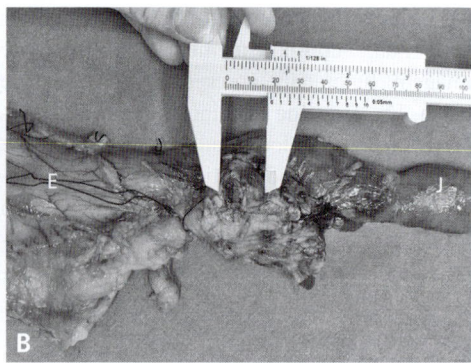

FIGURA 77.2 Paciente com hipoglicemia no pós-operatório com 30 dias de cirurgia bariátrica.
(A) Tomografia computadorizada com lesão hipervascular na cabeça do pâncreas (*seta*). **(B)** Peça de gastroduodenopancreatectomia na qual foi ressecado o estômago excluso (E), o duodeno e a cabeça do pâncreas com o tumor (paquímetro) e o jejuno proximal (J).

ca, o *Octreoscan* e a PET-TC com gálio-68 têm sensibilidade de 90% para a localização da lesão primária e para as metástases.

Conduta

O tratamento clínico é feito com inibidores da bomba de prótons (IBPs) em dose alta. Pacientes que não conseguem obter controle da secreção ácida com IBPs podem utilizar octreotida; porém, esse fármaco apresenta taxa de resposta variável, não sendo considerado a primeira linha de tratamento. Em pacientes com deficiência nutricional, a nutrição parenteral total (NPT) pode ser necessária em razão da diarreia e da má-absorção decorrentes da hipergastrinemia.

Os tumores esporádicos são cirúrgicos, e a exploração cirúrgica pode ser curativa mesmo quando não identificados no pré-operatório. A pesquisa do tumor deve concentrar-se no triângulo do gastrinoma, formado por linhas que unem seus três vértices, localizados no ducto cístico, na junção da segunda e da terceira porções do duodeno e no limite entre o corpo e a cauda do pâncreas (ver **FIG. 77.3**). A liberação do pâncreas e a US transoperatória auxiliam na identificação dos gastrinomas pancreáticos (50% localizam-se nesse órgão). A endoscopia transoperatória com transiluminação do duodeno pode auxiliar na identificação do gastri-

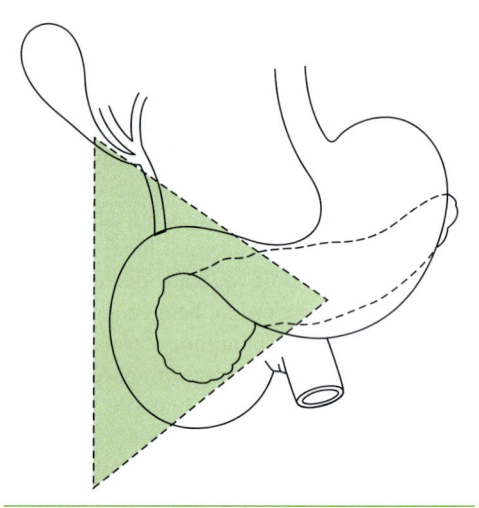

FIGURA 77.3 Triângulo do gastrinoma.
Fonte: Adaptada de Eulálio.[13]

noma duodenal. Pequenos gastrinomas do duodeno são identificados apenas após a duodenotomia na borda antimesentérica da sua segunda porção (**FIG. 77.4**).

A conduta nos tumores relacionados à NEM1 é o manejo clínico, uma vez que esses tumores frequentemente são multicêntricos e apresentam comportamento indolente. Alguns desses pacientes podem apresentar tumores agressivos; portanto, são recomendados acompanhamento por imagem a cada 6 meses e exploração cirúrgica em tumores maiores do que 2 cm (**FIG. 77.5**).

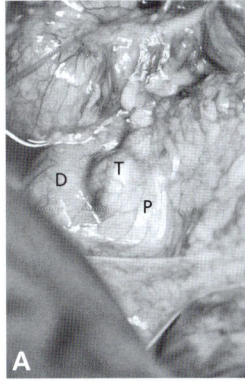

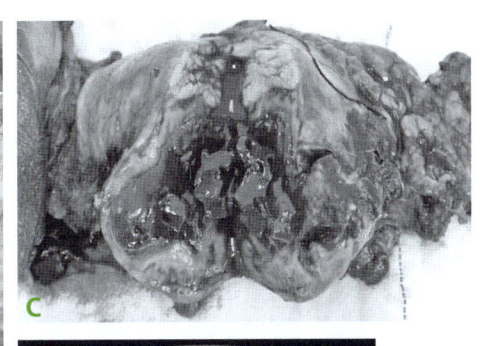

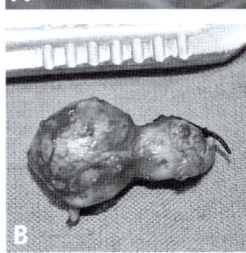

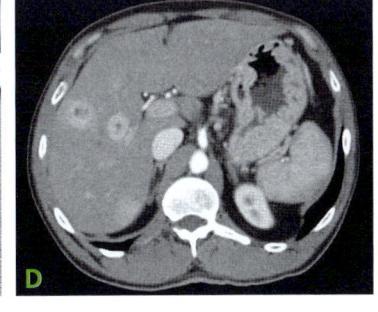

FIGURA 77.4 Gastrinoma na cabeça do pâncreas submetido à enucleação. **(A)** e **(B)** Imagem evidenciando duodeno (D) e pâncreas (P) com um tumor (T) localizado entre eles. **(C)** Gastrinoma na cauda do pâncreas ressecado. **(D)** Posteriormente o paciente foi submetido a transplante hepático para tratamento das metástases.

Nos tumores metastáticos, a conduta ideal é a ressecção do tumor, com esvaziamento dos linfonodos comprometidos e dos segmentos hepáticos envolvidos. Quando não for possível, a ressecção paliativa pode ser benéfica, com diminuição dos sintomas. A embolização e a ablação tumoral têm indicação em casos selecionados. O transplante hepático pode ser indicado em casos selecionados[14] (ver **FIG. 77.4**).

Glucagonoma

Diagnóstico

O quadro clínico é de diabetes, transtornos psiquiátricos, trombose venosa profunda e dermatite com eritema migratório necrolítico, mais prevalente nos quadrantes abdominais inferiores, no períneo e nos pés. Nos textos de língua inglesa, é caracterizado como a doença dos quatro "Ds" (*diabetes, dermatitis, deep vein thrombosis and depression*).

O glucagon sérico maior que 500 pg/mL é altamente sugestivo, e confirma o diagnóstico acima de 1.000 pg/mL. A presença de glucagon sérico menor do que 500 pg/mL em paciente com a síndrome clássica não exclui o diagnóstico.

A localização extrapancreática é muito rara: são mais comuns no corpo e na cauda do pâncreas e costumam ter mais de 5 cm. O diagnóstico de localização e estadiamento é dado pela TC do abdome com contraste ou pela RM do abdome, além de TC do tórax. Existe indicação de exames de imagem funcionais nos tumores menores ou de estadiamento duvidoso.

Conduta

O tratamento é cirúrgico, e os cuidados pré-operatórios são importantes. O aumento do catabolismo proteico, necessário para a gliconeogênese, leva à caquexia, à má-nutrição e à depleção de proteínas. Por isso, no pré-operatório, muitas vezes é necessária a NPT com administração de aminoácidos, zinco e insulina para o diabetes. Os análogos da somatostatina ajudam a controlar o excesso de glucagon. A profilaxia da trombose venosa profunda é feita com a administração de heparina.

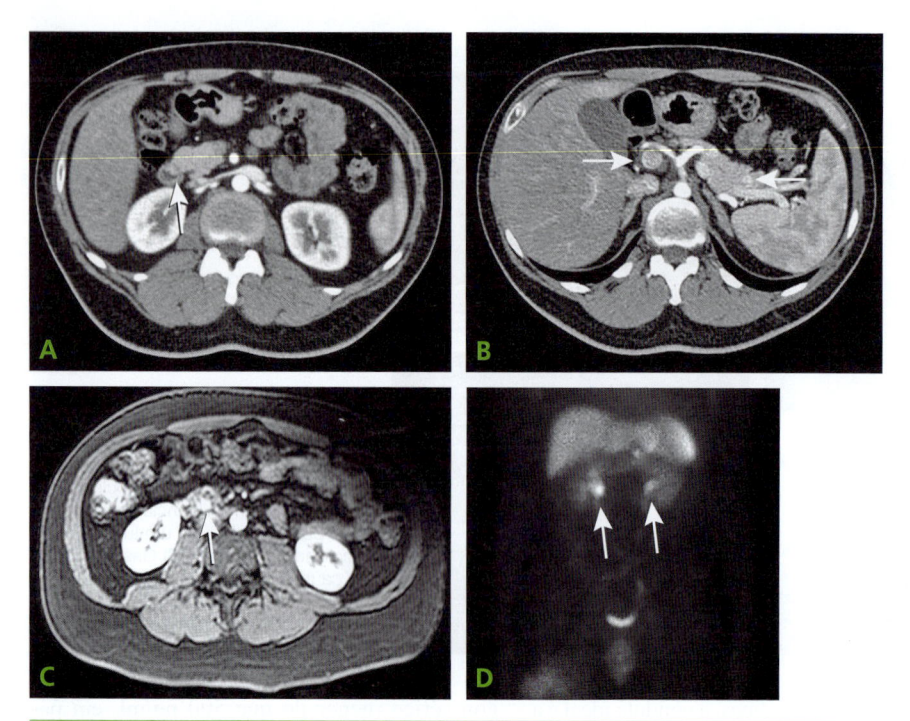

FIGURA 77.5 Paciente de 31 anos com neoplasia endócrina múltipla tipo 1, com gastrinoma (epigastralgia e diarreia, gastrina elevada e melhora com omeprazol), microprolactinoma e hiperparatireoidismo secundário. Mãe com neoplasia endócrina múltipla tipo 1 (insulinoma + prolactinoma + hiperparatireoidismo primário). **(A)** Tomografia computadorizada com lesão hipervascular no lúmen duodenal. **(B)** Nódulos hipervasculares paraduodenais (1,4 cm) e na cauda do pâncreas. **(C)** O mesmo nódulo paraduodenal evidenciado em ressonância magnética. **(D)** *Octreoscan* com as duas áreas de captação evidenciadas em **(B)**. Foi realizado teste do estímulo com cálcio com confirmação da funcionalidade das lesões. Ultrassonografia endoscópica com biópsia compatível com tumor neuroendócrino de grau I.

Como a maioria desses tumores localiza-se na cauda do pâncreas, a cirurgia mais realizada é a pancreatectomia caudal (**FIG. 77.6**). Cerca de 75% deles apresentam metástases, e estão indicadas a ressecção do tumor com o esvaziamento ganglionar e a ressecção dos segmentos hepáticos, se envolvidos. Caso a ressecção completa não seja possível, a ressecção parcial paliativa tem indicação com finalidade citorredutora e consequente diminuição da produção do hormônio.

Vipoma

É um tumor raro, único em 80%, e com hiperplasia difusa em 20% dos casos. Geralmente apresenta mais de 3 cm de diâmetro e localiza-se na cauda do pâncreas. É conhecido pela síndrome WDHA (do inglês *wathery diarrhea, hypokalemia, and achlorhydria* [diarreia aquosa, hipopotassemia e acloridria]).

Diagnóstico

O quadro clínico é de diarreia aquosa de grande volume (> 700 mL/dia), hipopotassemia, hipocloridria e perda de peso.

O aumento do peptídeo intestinal vasoativo (VIP, do inglês *vasoactive intestinal peptide*) acima de 75 pg/mL, que é o peptídeo produzido pelo tumor, confirma o diagnóstico. O diagnóstico de localização é dado pela US, pela TC do abdome ou pela RM. O *Octreoscan* e a PET-TC com gálio-68 também têm alta sensibilidade.

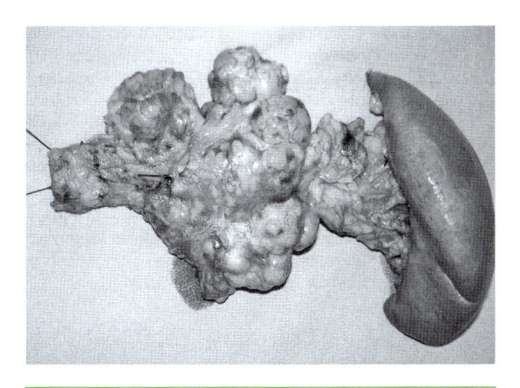

FIGURA 77.6 Glucagonoma no corpo do pâncreas (peça de pancreatectomia corpocaudal com esplenectomia).

Conduta

No pré-operatório, os distúrbios hidreletrolíticos devem ser corrigidos. Análogos da somatostatina inibem a secreção de VIP e controlam a diarreia. Em casos refratários, pode ser necessário o uso de glicocorticoides. A pancreatectomia distal é a cirurgia mais realizada, porque a maioria dos vipomas se localiza na cauda do pâncreas.

Quando o tumor não é encontrado no pâncreas (10% são extrapancreáticos), o retroperitônio e as glândulas suprarrenais devem ser pesquisados. Quando metastático, na impossibilidade de ressecção total, a cirurgia citorredutora tem indicação.

Somatostatinoma

Produzido pelas células δ das ilhotas, localiza-se no pâncreas em 50% dos casos. Os casos restantes localizam-se no intestino, especialmente no duodeno e na ampola de Vater.

Diagnóstico

A síndrome clássica caracteriza-se por litíase vesicular, esteatorreia, diabetes melito e perda de peso, porém, é rara. A icterícia obstrutiva ocorre nos que estão localizados na confluência biliopancreática.

O diagnóstico é confirmado por níveis elevados de somatostatina (mais de 30 pg/mL) em radioimunoensaio.

Localização

Os exames de imagem utilizados são os mesmos dos demais tumores. A maioria desses tumores localiza-se na cabeça do pâncreas ou no duodeno. Muitos somatostatinomas são ressecados como neoplasias de origem desconhecida, e o diagnóstico é feito no pós-operatório. Na dependência da localização, as cirurgias realizadas são a pancreatectomia distal e a duodenopancreatectomia.

Esses tumores apresentam comportamento agressivo e apresentam metástases com frequência; portanto, a enucleação não é recomendada.

Referências

1. de Herder WW, Rehfeld JF, Kidd M, Modlin IM. A short history of neuroendocrine tumours and their peptide hormones. Best Pract Res Clin Endocrinol Metab. 2016;30(1):3-17.
2. Klimstra DS, Arnold R, Capella C. Neuroendocrine neoplasms of the pancreas. In: Bosman FT, Carneiro F, Hruban RH, Theise ND, editors. WHO classification of tumours of the digestive system. Lyon: IARC; 2010. p. 322-6.
3. Metz DC, Jensen RT. Gastrointestinal neuroendocrine tumors: pancreatic endocrine tumors. Gastroenterology. 2008;135(5):1469-92.
4. Dromain C, Déandréis D, Scoazec J-Y, Goere D, Ducreux M, Baudin E, et al. Imaging of neuroendocrine tumors of the pancreas. Diagn Interv Imaging. 2016;97(12):1241-57.
5. James PD, Tsolakis AV, Zhang M, Belletrutti PJ, Mohamed R, Roberts DJ, et al. Incremental benefit of preoperative EUS for the detection of pancreatic neuroendocrine tumors: a meta-analysis. Gastrointest Endosc. 2015;81(4):848-56.e1.
6. Pattison DA, Hicks RJ. Molecular imaging in the investigation of hypoglycaemic syndromes and their management. Endocr Relat Cancer. 2017;24(6):R203-21.
7. Liu JB, Baker MS. Surgical management of pancreatic neuroendocrine tumors. Surg Clin North Am. 2016; 96(6):1447-68.
8. Finkelstein P, Sharma R, Picado O, Gadde R, Stuart H, Ripat C, et al. Pancreatic neuroendocrine tumors (panNETs): analysis of overall survival of nonsurgical management versus surgical resection. J Gastrointest Surg. 2017;21(5):855-66.
9. Franko J, Feng W, Yip L, Genovese E, Moser AJ. Non-functional neuroendocrine carcinoma of the pancreas: incidence, tumor biology, and outcomes in 2,158 patients. J Gastrointest Surg. 2010;14(3):541-8.

10. Sadot E, Reidy-Lagunes DL, Tang LH, Do RKG, Gonen M, D'Angelica MI, et al. Observation versus resection for small asymptomatic pancreatic neuroendocrine tumors: a matched case-control study. Ann Surg Oncol. 2016;23(4):1361-70.
11. Kuo EJ, Salem RR. Population-level analysis of pancreatic neuroendocrine tumors 2 cm or less in size. Ann Surg Oncol. 2013;20(9):2815-21.
12. Rosenberg AM, Friedmann P, Del Rivero J, Libutti SK, Laird AM. Resection versus expectant management of small incidentally discovered nonfunctional pancreatic neuroendocrine tumors. Surgery. 2016;159(1):302-9.
13. Eulálio JMR. Tumores neuroendócrinos do pâncreas: aspectos atuais do tratamento cirúrgico [Internet]. 2010 [capturado em 7 ago. 2017]. Disponível em: http://www.anm.org.br/img/Arquivos/V%C3%ADdeos%20Arquivos%202010/Sess%C3%A3o%20Ordin%C3%A1ria%2009.09.10/Tumores%20Neuroend%C3%B3crinos%20do%20P%C3%A2ncreas%20-%20Dr.%20Jos%C3%A9%20Marcus%20Raso%20Eul%C3%A1lio.pdf
14. Cives M, Strosberg J. Treatment strategies for metastatic neuroendocrine tumors of the gastrointestinal tract. Curr Treat Options Oncol. 2017;18(3):14.

Leituras recomendadas

National Comprehensive Cancer Network. NCCN Guidelines Neuroendocrine Tumors [Internet]. Version 2. 2017 [capturado em 7 ago. 2017]. Disponível em: https://www.nccn.org

Kelgiorgi D, Dervenis C. Pancreatic neuroendocrine tumors: the basics, the gray zone, and the target. Version 1. F1000 Res. 2017;6:663.

Liu JB, Baker MS. Surgical management of pancreatic neuroendocrine tumors. Surg Clin North Am. 2016; 96(6): 1447-68.

Riechelmann RP, Weschenfelder RF, Costa FP, Andrade AC, Osvaldt AB, Quidute AR, et al. Guidelines for the management of neuroendocrine tumours by the Brazilian gastrointestinal tumour group. Ecancermedicalscience. 2017;11:716.

Transplante pancreático

Marcio F. Chedid
Tomaz de Jesus Maria Grezzana Filho
Ian Leipnitz
Luciano Paludo Marcelino

A insuficiência renal crônica (IRC) dialítica é uma das complicações mais graves do diabetes melito tipo 1 (DM1), determinando aumento substancial na mortalidade e piora importante na qualidade de vida.

O transplante de pâncreas (TxP) tem como finalidade curar o DM1, sendo realizado geralmente com o transplante renal (transplante simultâneo de pâncreas e rim [TxPR]) em pacientes com DM1 e IRC. Comparado à diálise, o TxPR proporciona aumento significativo na sobrevida e melhora substancial na qualidade de vida desses pacientes.[1]

História

O TxP foi realizado pela primeira vez na University of Minnesota por Kelly e colaboradores em 1966.[2] Os resultados iniciais foram desanimadores, uma vez que a minoria dos pacientes alcançava sobrevida em longo prazo. Esse cenário começou a modificar-se a partir da utilização da prova cruzada (*crossmatch*) no fim dos anos 1960 (ver subtítulo "Imunologia do transplante de pâncreas e rim", neste capítulo). A utilização da prova cruzada técnica reduziu consideravelmente a ocorrência da rejeição humoral nos transplantes.

Além da prova cruzada, outras duas inovações impulsionaram o TxP na década de 1980. A primeira inovação foi a descoberta da ciclosporina, a qual possibilitou melhora na prevenção e no controle da rejeição celular.[3,4] A outra inovação foi o desenvolvimento da solução de preservação University of Wisconsin (UW) por Belzer e seu grupo. A incorporação da solução UW permitiu melhora substancial na qualidade da preservação do pâncreas.[5] Além da progressiva melhora na técnica cirúrgica, a utilização da ciclosporina e da solução UW possibilitou melhora substancial nos resultados do TxP.

Indicações

O TxPR é a terapia-padrão consagrada para pacientes com DM1 e IRC dialítica, com grau de recomendação A de acordo com as diretrizes de 2016 da Sociedade Brasileira de Diabetes (SBD).[6] Entretanto, o tempo em lista de espera pode ser longo. Por isso, os pacientes que dispõem de doador vivo podem ser submetidos primeiramente ao transplante renal de doador vivo (grau de recomendação B, de acordo com a SBD).[7] Cerca de 6 meses após a realização do transplante renal com sucesso, o paciente que sofre de DM1 pode ser listado para TxP de doador-cadáver (TxP após transplante renal).[6,8]

Para pacientes com função renal preservada, as indicações para o TxP isolado são incomuns e seguem uma lógica de risco-benefício. Pacientes com função renal preservada e com DM1 de muito difícil controle raramente podem ser considerados para TxP isolado (grau de recomendação C, de acordo com a SBD).[7] Entre esses casos incomuns, destacam-se pacientes que apresentam episódios de hipoglicemias assintomáticas frequentes com perda de consciência, já que essas situações podem oferecer risco de morte. Pacientes com DM1 com função renal preservada e portadores de retinopatia rapidamente progressiva também podem ser candidatos ao TxP, uma vez que foi demonstrado que o TxP é efetivo na estabilização e no controle da retinopatia diabética sem conferir piora na sobrevida.[6,8]

> **QUADRO 78.1**
> **Contraindicações absolutas para transplante simultâneo de pâncreas e rim**
>
> - Gestação em curso
> - Neoplasia sem critério de cura oncológica
> - Infecções ativas
> - Obesidade com índice de massa corporal maior que 35
> - Doença vascular periférica grave
> - Risco anestésico elevado
> - Alcoolismo e/ou drogadição ativos
> - Expectativa de vida inferior a 5 anos por qualquer razão

Seleção de candidatos para transplante de pâncreas

Todos os pacientes portadores de DM1 e IRC dialítica deverão passar por avaliação criteriosa com vistas à listagem para TxPR. Os pacientes devem ser avaliados por diversos especialistas, devendo ser submetidos a vários exames de imagem e de laboratório. Os principais especialistas envolvidos são o cirurgião, o nefrologista, o endocrinologista, o cardiologista e o pneumologista. Os pacientes também devem ser avaliados por assistente social, visto que o suporte familiar deve ser documentado, sendo essencial para o sucesso do transplante. Pacientes que não possuem um cuidador (pessoa que se responsabilizará pelos cuidados do paciente após a alta hospitalar) não serão liberados para transplante.

Devido a essa criteriosa seleção, uma proporção significativa de pacientes com DM1 e IRC não será liberada para TxPR. A maioria desses pacientes será listada apenas para transplante renal, o qual apresenta morbidade e mortalidade significativamente menores que as do TxPR. Pacientes sem condições clínicas não serão listados para transplante algum, permanecendo em tratamento dialítico. As contraindicações para TxPR estão nos **QUADROS 78.1** e **78.2**.

> **QUADRO 78.2**
> **Contraindicações relativas para transplante simultâneo de pâncreas e rim**
>
> - Doença coronariana importante
> - Fração de ejeção do ventrículo esquerdo ≤ 50%
> - Troponina T > 0,03
> - DPOC grave (VEF_1 < 50% previsto)
> - Tabagismo ativo (parar por 3 meses antes de ser listado)
> - Capacidade funcional prejudicada
> - Imunodeficiência
> - Abdome hostil por cirurgias prévias
>
> DPOC, doença pulmonar obstrutiva crônica; VEF_1, volume expiratório forçado no primeiro segundo.

Critérios de seleção de doadores para transplante de pâncreas

O TxPR e o TxP têm maiores taxas de sucesso quando são utilizados doadores ideais (idade entre 18-40 anos, não obesos, sem infecção e sem uso de fármacos vasoativos) (**QUADRO 78.3**).

QUADRO 78.3
Critérios da equipe do Hospital de Clínicas de Porto Alegre para aceitação de doadores de pâncreas

- Estabilidade hemodinâmica
- Ausência de vasopressor ou baixas doses de vasopressores
- Idade de 18-45 anos
- Peso corporal > 30 kg
- Lipase sérica < 200 UI/L
- Função renal basal normal – biópsia renal na dependência do caso
- Avaliação do pâncreas como adequada pelo cirurgião
- Tempo de isquemia fria de até 24 horas
- Solução de preservação UW ou IGL-1

IGL-1, Institut Georges Lopez-1; UW, University of Wisconsin.

São contraindicações absolutas para a doação de pâncreas a presença de tumor maligno, a infecção por vírus da imunodeficiência humana (HIV, do inglês *human immunodeficiency virus*), vírus linfotrófico da célula T humana tipo 1 (HTLV1, do inglês *human T-cell lymphotropic virus type 1*) e/ou HTLV2, a presença de outras infecções não controladas, a pancreatite aguda ou crônica, a cirurgia pancreática prévia, o trauma abdominal com lesão pancreática, o diabetes, o alcoolismo e/ou a drogadição pesados. A infecção pelo vírus da hepatite C (HCV, do inglês *hepatitis C virus*) não é uma contraindicação absoluta à doação, desde que esses doadores sejam utilizados apenas para receptores com infecção pelo HCV.

Cirurgia de captação do pâncreas

Mesmo quando favoráveis, os dados clínicos do doador orientam apenas quanto às possibilidades de utilização do pâncreas. A aceitação definitiva do pâncreas ocorre apenas durante a cirurgia de captação, sendo baseada no aspecto macroscópico do órgão. Nao raro, o pâncreas de doadores jovens e sem infecção apresenta aspecto macroscópico alterado. A infiltração gordurosa e o edema do órgão são as alterações que mais comumente contraindicam a utilização de pâncreas para transplante.

Quando o aspecto macroscópico é adequado, a dissecção do órgão deve ser meticulosa para evitar lesão relacionada à manipulação. Ocasionalmente, o pâncreas é danificado durante a dissecção, o que pode aumentar o risco de fístulas no receptor. Por isso, o pâncreas deve ser descartado quando ocorre lesão durante a captação. A fim de evitar a tração excessiva do órgão durante a dissecção, o pâncreas é removido em bloco juntamente com o baço. Este último será descartado durante a preparação do pâncreas na mesa fria imediatamente antes do TxP.

Imunologia do transplante de pâncreas e rim

Na prova cruzada, o soro dos potenciais receptores listados é incubado com linfócitos do doador na presença de complemento. A prova cruzada é realizada logo após a cirurgia de captação, sendo indispensável antes do TxPR e do TxP. Quando o soro do receptor reage contra as células do doador (prova cruzada positiva), o transplante está contraindicado. A prova cruzada é simultaneamente realizada nos soros dos pacientes que estão nas posições seguintes em lista de espera. Quando a prova cruzada é positiva, os órgãos são ofertados ao receptor que está em posição logo a seguir na lista de espera.

Deve-se utilizar a terapia de indução pré-transplante com infusão intravenosa de timoglobulina (imunoglobulina antilinfócitos T) com 1,5 mg/kg de peso corporal (grau de recomendação A, de acordo com a SBD).[7] Duas ou 3 doses adicionais desse medicamento são infundidas durante a primeira semana pós-transplante. Além disso, é empregado um esquema tríplice de imunossupressão com tacrolimo, micofenolato e corticosteroides.

Preservação do pâncreas

A solução UW constitui o padrão-ouro para perfusão e preservação de órgãos abdominais. Embora a solução histidina-triptofano-cetoglutarato (HTK ou Custodiol®) seja utilizada por alguns grupos, alguns estudos realizados com essa solução demonstraram resultado inferior para TxP.[9] A solução Celsior® é utilizada por alguns grupos europeus, com resultados satisfatórios.[10] Recentemente, a Equipe de Transplantes de Pâncreas do Hospital de Clínicas de Porto Alegre relatou a primeira série de casos de TxPR com sucesso no mundo utilizando a solução Institut Georges Lopez-1 (IGL-1).[11]

O tempo ideal de armazenamento do pâncreas em solução de preservação hipotérmica (isquemia fria) é de até 12 horas. Tempos de isquemia fria de 12 a 24 horas são aceitáveis. Já a isquemia fria superior a 24 horas está associada à piora nos resultados.

Cirurgia do transplante simultâneo de pâncreas e rim

Preparação do pâncreas e do rim em mesa fria

A preparação do pâncreas e do rim na bancada térmica à temperatura de 4 °C precede o transplante. Ela deve ser meticulosa, e pode durar até 2 horas.

Os passos principais da preparação do pâncreas em mesa fria são a esplenectomia e o encurtamento do segmento duodenal do enxerto. Também é realizado reforço nas ligaduras dos cotos da veia mesentérica inferior e do ducto colédoco. As artérias que vascularizam o enxerto pancreático (artéria mesentérica superior e artéria esplênica) são conectadas a um enxerto arterial em formato de "Y", cujo ramo único será implantado na artéria ilíaca do paciente (**FIG. 78.1**). Isso reduz a anastomose arterial para uma única durante o tempo do implante. A veia que drenará o enxerto pancreático (veia porta) é preparada e alongada o máximo possível, havendo possibilidade de utilização de enxerto venoso para alongar a veia porta.

Implante do pâncreas e do rim

Em geral, o TxPR é realizado por meio de incisão abdominal única mediana infraumbilical (com extensão supraumbilical, se necessário). O rim geralmente é implantado nos vasos ilíacos esquerdos. Já o pâncreas é implantado nos vasos ilíacos direitos (**FIG. 78.2**).

A extremidade única do enxerto arterial em formato de "Y" é implantada na artéria ilíaca do receptor. A veia do enxerto pancreático (veia porta) é implantada na veia ilíaca ou na veia cava inferior do receptor (drenagem venosa sistêmica) (**FIG. 78.3**). A normalização da glicemia sérica geralmente ocorre logo após a reperfusão do órgão.

Existem variantes técnicas utilizadas com menor frequência: em uma delas, a veia porta do enxerto pancreático é implantada na veia mesentérica superior do receptor (drenagem venosa portal).

O enxerto pancreático contém um segmento de duodeno adjacente à cabeça do pâncreas (ver **FIGS. 78.2** e **78.3**). No passado, a drenagem exócrina do pâncreas era mais comumente realizada por meio de anastomose entre o duodeno do enxerto pancreático e a bexiga (drenagem vesical). Atualmente, a drenagem do duodeno do enxerto para uma alça intestinal (drenagem entérica) é a mais utilizada.

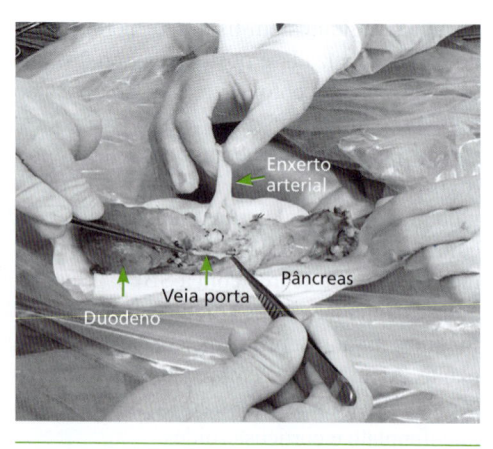

FIGURA 78.1 Preparação do pâncreas em mesa fria.

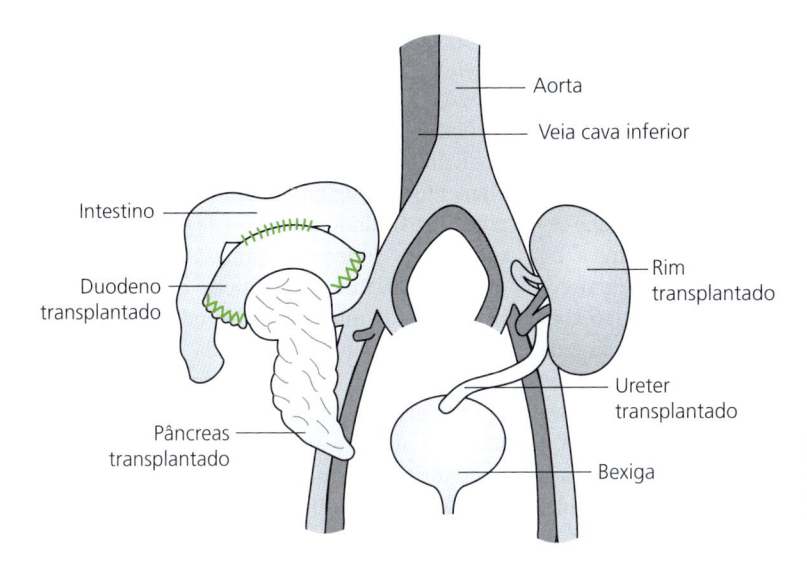

FIGURA 78.2 Representação esquemática de transplante simultâneo de pâncreas e rim.

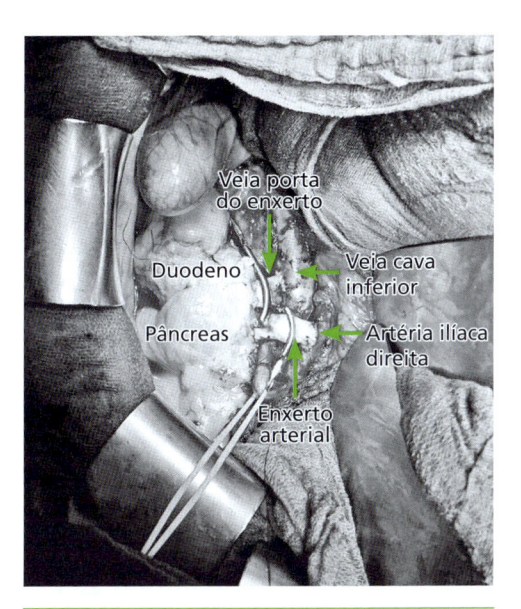

FIGURA 78.3 Transplante simultâneo de pâncreas e rim (fotografia).

Resultados e complicações

O TxPR é uma cirurgia de grande porte, com risco de óbito considerável no primeiro ano pós-transplante. Algumas vezes, o início da função do enxerto pancreático pode não ser imediato (função retardada do enxerto), persistindo a necessidade de suplementação de insulina exógena.

Os programas de melhor resultado no mundo relatam sobrevida do paciente de cerca de 97% em 1 ano e 89% em 5 anos. O Registro Brasileiro de Transplantes relatou sobrevida de 83% em 1 ano e 79% em 5 anos.[12,13] Com relação aos enxertos, os dados revelaram sobrevida em 5 anos de 74% para o rim e de 73% para o pâncreas.[13]

Mesmo quando realizado por equipes com treinamento e experiência, o TxPR apresenta elevada morbidade.[14] As complicações locais são responsáveis por mais da metade das perdas do enxerto nos primeiros 6 meses pós-transplante.[15] A hemorragia, a fístula pancreática e a deiscência de um dos cotos duodenais são as complicações locais mais comuns. As reoperações precoces são necessárias em cerca de 30% dos casos.[14] As complicações metabólicas (acidose, hiperpotassemia, hipopotassemia, hipocalcemia e hipomagnesemia) também são comuns após o TxPR.

Trombose do enxerto pancreático

A complicação pós-operatória imediata mais grave é a trombose do enxerto. A trombose pode ser venosa ou arterial, ocorrendo em cerca de 10% dos casos. Nesses casos, há hiperglicemia associada, sendo a trombose confirmada por meio de ultrassonografia com Doppler e/ou angiotomografia computadorizada do abdome. Kim e colaboradores demonstraram que o enxerto pancreático pode ser salvo, em alguns casos, por meio de heparinização sistêmica do paciente.[16] Todavia, esse tratamento é de risco: a manutenção de um enxerto pancreático com isquemia aguda pode ser fonte de síndrome da resposta inflamatória sistêmica (SIRS, do inglês *systemic inflammatory response syndrome*) e/ou sepse, com risco aumentado de óbito. Por isso, a remoção cirúrgica do enxerto pancreático nas situações de trombose geralmente está indicada. Portanto, trombose do enxerto pancreático é praticamente sinônimo de perda do enxerto.

Uma alternativa para tentar prevenir a trombose do enxerto pancreático é a heparinização intravenosa sistêmica, iniciada imediatamente antes da reperfusão do órgão. Como alternativa à heparinização sistêmica, pode-se optar pelo uso do ácido acetilsalicílico por via oral, com doses que podem variar de 100 a 325 mg/dia, iniciando no primeiro dia pós-operatório. Nesses casos, a prevenção do tromboembolismo venoso dos membros inferiores é efetuada com 5.000 UI de heparina SC de 8/8 horas. A bomba de compressão pneumática de membros inferiores também deve ser utilizada em todos os casos.

Hemorragia

A hemorragia transoperatória pode ocorrer no momento da reperfusão. Porém, a preparação meticulosa do órgão em mesa fria pode evitar essa complicação.

A hemorragia pós-operatória ocorre mais frequentemente nas primeiras 24 horas após o transplante e geralmente demanda tratamento operatório.

Coleções abdominais e fístulas

A ocorrência de coleções perienxerto pancreático é comum. Sua origem pode ser uma fístula do parênquima pancreático, da anastomose do duodeno do enxerto com o intestino do paciente, ou até mesmo de um dos cotos do duodeno do enxerto. Algumas vezes, não há fístula ativa associada à infecção.

É indicada punção percutânea para esvaziamento e dosagem de amilase do fluido das coleções. Quando a amilase da coleção é 10 ou mais vezes superior à amilase sérica, o diagnóstico de fístula pancreática é estabelecido. O manejo da fístula pode realizado por meio de drenagem percutânea, seguida de repouso intestinal e nutrição parenteral total.

Em pacientes com mau estado geral, geralmente o manejo das coleções abdominais é operatório. A fístula do coto duodenal do enxerto é uma complicação grave, sendo caracterizada por fístula de alto débito e coleção perienxerto pancreático de difícil tratamento. Assim, o tratamento das fístulas de coto duodenal é geralmente cirúrgico, muitas vezes com remoção do enxerto.

Rejeição

A ocorrência de rejeição celular é comum, sendo geralmente anunciada por aumento nas enzimas pancreáticas séricas. Deve-se proceder às avaliações funcional (dosagens de peptídeo C e hemoglobina glicada [HbA1c]) e anatômica (tomografia computadorizada de abdome) do enxerto pancreático.

A rejeição celular geralmente acomete os dois enxertos. Por isso, quando há suspeita de rejeição, indica-se biópsia do enxerto renal, já que esta é mais segura do que a biópsia do enxerto pancreático. A utilização de 4 doses de timoglobulina intravenosa, com intervalos de 48 a 72 horas entre as doses, é o tratamento mais eficaz para a rejeição celular do enxerto pancreático.

Infecção

A utilização da timoglobulina ocasiona supressão importante dos linfócitos T por cerca de 1 ano.[17] Assim, a ocorrência de infecções é comum no período pós-TxPR.

O diagnóstico deve ser imediato, e o tratamento deve ser instituído com a maior brevidade possível, muitas vezes empiricamente com antibióticos de amplo espectro e antifúngicos.

Transplante de ilhotas

O transplante de ilhotas pancreáticas (TxI) é uma técnica pouco invasiva, na qual ilhotas pancreáticas isoladas de pâncreas são infundidas via punção percutânea da veia porta do receptor, sob orientação de método de imagem.

Transplante de ilhotas pancreáticas de doadores falecidos

O TxI de doadores falecidos é uma opção terapêutica para controle glicêmico em pacientes com DM1, tendo como objetivos impedir a progressão de complicações relacionadas ao DM1 e melhorar a qualidade de vida do paciente. É necessária a realização de terapia imunossupressora para prevenir a ocorrência de rejeição às ilhotas pancreáticas.

A taxa de independência da insulina conferida pelo TxI é substancialmente menor do que a geralmente conferida pelo TxP. O *Collaborative Islet Transplant Registry* demonstra que pacientes submetidos ao TxI apresentam apenas 44% de independência da insulina em 3 anos.[18] Essas doses costumam ser inferiores às doses utilizadas antes do transplante, mesmo em pacientes submetidos ao TxI que necessitam de insulina exógena. Assim, o TxI contribui para melhorar o controle glicêmico, diminuindo a ocorrência de episódios de hipoglicemia assintomática.

O TxI apresenta mortalidade próxima a zero e morbidade muito inferior à do TxP. Por isso, constitui ótima opção para pacientes que não possuem condições clínicas suficientes para serem submetidos ao TxPR. Nesses casos, o TxI é realizado após o transplante renal.

Autotransplante de ilhotas pancreáticas

O autotransplante de ilhotas pancreáticas pode ser oferecido a pacientes com pancreatite crônica submetidos à pancreatectomia total. O pâncreas do próprio paciente é purificado e as ilhotas são extraídas e preparadas para TxI. O controle glicêmico sem uso de insulina pode ser atingido em até 34% em 2 anos.[19]

Por se tratar de um transplante autólogo, não é necessária imunossupressão pós-operatória.

Referências

1. Venstrom JM, McBride MA, Rother KI, Hirshberg B, Orchard TJ, Harlan DM. Survival after pancreas transplantation in patients with diabetes and preserved kidney function. JAMA. 2003;290(21):2817-23.
2. Kelly WD, Lillehei RC, Merkel FK, Idezuki Y, Goetz FC. Allotransplantation of the pancreas and duodenum along with the kidney in diabetic nephropathy. Surgery. 1967;61(6):827-37.
3. Calne RY, Rolles K, White DJ, Thiru S, Evans DB, McMaster P, et al. Cyclosporin A initially as the only immunosuppressant in 34 recipients of cadaveric organs: 32 kidneys, 2 pancreases, and 2 livers. Lancet. 1979;2(8151):1033-6.
4. Starzl TE, Klintmalm GB, Porter KA, Iwatsuki S, Schröter GP. Liver transplantation with use of cyclosporin a and prednisone. N Engl J Med. 1981;305(5):266-9.
5. Sollinger HW, Stratta RJ, D'Alessandro AM, Kalayoglu M, Pirsch JD, Belzer FO. Experience with simultaneous pancreas-kidney transplantation. Ann Surg. 1988;208(4):475-83.
6. Gruessner RW, Sutherland DE, Gruessner AC. Mortality assessment for pancreas transplants. Am J Transplant. 2004;4(12):2018-26.
7. Sociedade Brasileira de Diabetes. Diretrizes da Sociedade Brasileira de Diabetes 2015-2016 [Internet]. Rio de Janeiro: SBD, 2016. Disponível em: http://www.diabetes.org.br/sbdonline/images/docs/DIRETRIZES--SBD-2015-2016.pdf
8. Gruessner RW, Sutherland DE, Gruessner AC. Survival after pancreas transplantation. JAMA. 2005;293(6):675; author reply 675-6.
9. Stewart ZA, Cameron AM, Singer AL, Dagher NN, Montgomery RA, Segev DL. Histidine-tryptophan-ketoglutarate (HTK) is associated with reduced graft survival in pancreas transplantation. Am J Transplant. 2009;9(1):217-21.

10. Boggi U, Vistoli F, Del Chiaro M, Signori S, Croce C, Pietrabissa A, et al. Pancreas preservation with University of Wisconsin and Celsior solutions: a single-center, prospective, randomized pilot study. Transplantation. 2004;77(8):1186-90.
11. Chedid MF, Grezzana-Filho TJ, Montenegro RM, Leipnitz I, Hadi RA, Chedid AD, et al. First report of human pancreas transplantation using IGL-1 preservation solution: a case series. Transplantation. 2016;100(9):e46-7.
12. Sollinger HW, Odorico JS, Becker YT, D'Alessandro AM, Pirsch JD. One thousand simultaneous pancreas-kidney transplants at a single center with 22-year follow-up. Ann Surg. 2009;250(4):618-30.
13. Dimensionamento dos transplantes no Brasil e em cada estado (2009-2016). Registro Brasileiro de Transplantes [Internet]. 2016 [capturado em 14 ago. 2016];22(4):1-100. Disponível em: http://www.abto.org.br/abtov03/Upload/file/RBT/2016/RBT2016-leitura.pdf
14. Humar A, Kandaswamy R, Granger D, Gruessner RW, Gruessner AC, Sutherland DE. Decreased surgical risks of pancreas transplantation in the modern era. Ann Surg. 2000;231(2):269-75.
15. Troppmann C. Complications after pancreas transplantation. Curr Opin Organ Transplant. 2010;15(1): 112-8.
16. Kim YH, Park JB, Lee SS, Byun JH, Kim SC, Han DJ. How to avoid graft thrombosis requiring graftectomy: immediate posttransplant CT angiography in pancreas transplantation. Transplantation. 2012;94(9):925-30.
17. Goh BK, Chedid MF, Gloor JM, Raghavaiah S, Stegall MD. The impact of terminal complement blockade on the efficacy of induction with polyclonal rabbit antithymocyte globulin in living donor renal allografts. Transpl Immunol. 2012;27(2-3):95-100.
18. Barton FB, Rickels MR, Alejandro R, Hering BJ, Wease S, Naziruddin B, et al. Improvement in outcomes of clinical islet transplantation: 1999-2010. Diabetes Care. 2012;35(7):1436-45.
19. Wahoff DC, Papalois BE, Najarian JS, Kendall DM, Farney AC, Leone JP, et al. Autologous islet transplantation to prevent diabetes after pancreatic resection. Ann Surg. 1995;222(4):562-75; discussion 575-9.

Leituras recomendadas

Boggi U, Amorese G, Marchetti P. Surgical techniques for pancreas transplantation. Curr Opin Organ Transplant. 2010;15(1):102-11.

Fridell JA, Johnson MS, Goggins WC, Beduschi T, Mujtaba MA, Goble ML, et al. Vascular catastrophes following pancreas transplantation: an evolution in strategy at a single center. Clin Transplant. 2012;26(1):164-72.

Fridell JA, Powelson JA, Kubal CA, Burke GW, Sageshima J, Rogers J, et al. Retrieval of the pancreas allograft for whole-organ transplantation. Clin Transplant. 2014;28(12):1313-30.

Fridell JA, Powelson JA, Sanders CE, Ciancio G, Burke GW 3rd, Stratta RJ. Preparation of the pancreas allograft for transplantation. Clin Transplant. 2011;25(2):E103-12.

Gruessner RW, Sutherland DE, Gruessner AC. Mortality assessment for pancreas transplants. Am J Transplant. 2004;4(12):2018-26.

Sutherland DE, Gruessner RW, Dunn DL, Matas AJ, Humar A, Kandaswamy R, et al. Lessons learned from more than 1,000 pancreas transplants at a single institution. Ann Surg. 2001;233(4):463-501.

Venstrom JM, McBride MA, Rother KI, Hirshberg B, Orchard TJ, Harlan DM. Survival after pancreas transplantation in patients with diabetes and preserved kidney function. JAMA. 2003;290(21):2817-23.

Parte VII

Trauma

Coordenador:
Hamilton Petry de Souza

O trauma abdominal grave na sala de emergência

Hamilton Petry de Souza
Ricardo Breigeiron
Daniel Weiss Vilhordo

O objetivo deste capítulo é abordar a conduta inicial no paciente com trauma abdominal grave. Essa situação tem alta morbimortalidade, que, pela sua importância e incidência, implica a necessidade de preparo e experiência.

Quando lesado, o abdome apresenta-se de diversas formas, com sutilezas que podem passar despercebidas se não houver sistematização no atendimento, conhecimento prévio e alto índice de suspeita.

O manejo adequado do paciente traumatizado grave depende de vários aspectos básicos, como atendimento pré-hospitalar eficiente, sala de emergência equipada e apropriada e disponibilidade de exames complementares. Entretanto, nenhum dos recursos mencionados trará qualquer benefício se não houver capacitação humana qualificada e especializada.

O foco é o paciente gravemente traumatizado em que as evidências, depois da abordagem por meio da sistematização do atendimento pelo *Advanced Trauma Life Support* (ATLS), apontam que a causa de sua instabilidade hemodinâmica e consequente risco à vida está no abdome ou em algum dos seus espaços. Também serão consideradas situações graves, mas menos críticas, destacando os passos a serem tomados para a definição terapêutica precoce e eficiente.

História e biomecânica do trauma

Em qualquer traumatismo, a história do trauma, os achados relativos ao local onde a vítima foi encontrada e as modificações físicas em veículos automotores decorrentes da transformação de energia são de fundamental importância e podem fornecer pistas para o diagnóstico correto.

A cena do acidente, relatada por testemunha ou equipe de resgate, é forma objetiva de sugerir possíveis lesões ocorridas no abdome. A deformidade no volante sugere impacto abdominal intenso, e deformidades laterais do veículo trazem chance maior de lesões pélvicas e renais. A presença de vítimas fatais no local, capotagens ou, ainda, a ejeção do veículo são situações que, inevitavelmente, comportam alto potencial de lesão abdominal.

Nos traumas contusos, os impactos em alta velocidade devem ser considerados como risco para lesão intra-abdominal, assim como as desacelerações bruscas. Esses mecanismos são capazes de causar lesões por avulsão de ligamentos, tromboses de artérias e veias importantes, desgarros mesentéricos ou lesões de vísceras maciças. Impactos fortes contra o abdome podem causar perfuração de víscera oca (digestiva/urinária), assim como lesões graves de vísceras maciças e fraturas de bacia com sangramento intenso de órgãos pélvicos. As compressões abdominais causadas por cinto de segurança podem causar perfurações de vísceras ocas e/ou lesões duodenopancreáticas. Nas quedas de grandes alturas, a chance de lesão em órgãos abdominais é grande, em decorrência não só do impacto, mas, também, pela intensa desaceleração.

No trauma penetrante por ferimento por arma branca (FAB), alguns aspectos devem ser investigados para definir o grau de penetração. Características do objeto penetrante, posição em que se encontrava o agressor e presença de grande quantidade de sangue no local estão entre as perguntas que devem ser feitas ao paciente, à equipe de resgate ou a quem presenciou o fato.

No trauma penetrante por ferimento por projétil de arma de fogo (FPAF), a investigação da distância do disparo, da posição da vítima em relação ao agressor e do tipo de arma também é importante no diagnóstico e no planejamento terapêutico. Trajeto posterior e transfixação do abdome, em presença de choque grave, sugerem fortemente lesões vasculares e outras que ameaçam o paciente seriamente.

São diversos os aspectos na história e no mecanismo do trauma que podem auxiliar no primeiro atendimento de um paciente traumatizado grave. O importante é lembrar que o trauma, como qualquer outra doença, na sua investigação semiológica, requer história completa (história "AMPLA" [**a**lergias, **m**edicamentos, **p**assado de doenças, **l**íquidos e alimentos ingeridos, **a**cidente – relato do ocorrido], no exame secundário segundo ATLS).

Anatomia

A noção anatômica do abdome no paciente traumatizado é importante. Compreende, além de seu limite clássico na anatomia geral, a região dorsal e a transição toracoabdominal. Assim, o **abdome anterior** deve ser entendido como tendo limite cranial a linha mamilar (em torno do quarto espaço intercostal) e caudal a linha que cruza os ligamentos inguinais e a sínfise púbica. Os limites laterais são as linhas axilares anteriores. A **transição toracoabdominal** faz parte desse abdome, compreendendo o plano cranial delimitado pela linha mamilar e posteriormente pelo ângulo inferior da escápula, com limite distal a borda inferior da última costela bilateralmente. Deve-se destacar que, dependendo da fase ventilatória da vítima, o diafragma pode estar em nível do terceiro ao quarto espaços intercostais ou em nível do oitavo. Isso significa que há potencial para lesões torácicas, abdominais e toracoabdominais. Igualmente, os **flancos** situam-se entre as linhas axilares anterior e posterior, bilateralmente, com os mesmos limites cranial e distal.

A **região dorsal** também deve ser considerada como abdome, tendo como limite cranial o plano entre o ângulo inferior da escápula e como limite caudal o plano que passa pelas cristas ilíacas. Os limites laterais são as linhas axilares posteriores. A **região pélvica** e a **região glútea** são espaços importantes e sedes de potenciais lesões graves, considerando-se o risco de trauma de estruturas nelas localizadas, intraperitoneais ou retroperitoneais.

Exame físico

O exame físico do abdome é a forma mais importante de identificação da presença de lesão e da necessidade de cirurgia. A alteração do nível de consciência pode prejudicar o exame; por exemplo, na presença ou ausência de dor à palpação no paciente comatoso, alcoolizado, drogado ou com lesão raquimedular. É por meio do exame físico, que compreende desde a análise do nível de consciência, passando pelas medidas do estado hemodinâmico até a palpação abdominal, incluindo toques retal e vaginal, que inicia todo o direcionamento diagnóstico e terapêutico.

A inspeção do abdome é fundamental e abrange o abdome anterior, a região dorsal ("rolamento"), o tórax inferior e a região pélvica e perineal. A marca do cinto de segurança, por exemplo, pode ser sinal de forte impacto e alerta para a possibilidade de lesões internas. Devem ser procurados orifícios de entrada e saída de projéteis, lacerações, abrasões, distensão abdominal e eviscerações. A ausculta abdominal não é parâmetro de grande importância no primeiro momento, mas pode ser relevante para identificar parada dos movimentos intestinais e suspeita de peritonite em evoluções tardias. A palpação do abdome é o aspecto mais importante no exame físico dessa região, pois a presença de dor à palpação ou descompressão/defesa são evidências de lesão. Em alguns casos, a palpação abdominal pode identificar a presença de projéteis no tecido subcutâneo. Nos FABs abdominais, a exploração digital pode informar se houve penetração na cavidade, nos casos em que não seja desaconselhada, como será visto adiante.

O exame minucioso do períneo e os toques retal e vaginal também fazem parte do exame físico e são capazes de fornecer informações importantes sobre possíveis lesões abdominais e pélvicas. Nos FPAFs, por exemplo, a presença de sangue ao toque retal sugere lesão de cólon ou reto e muito provavelmente indica cirurgia.

A palpação correta e feita uma só vez da bacia, buscando mobilidade, crepitação, dor e outras evidências de fratura, é importante, já que, na evidência de choque dessa origem, a imobilização com dispositivo adequado ou mesmo lençol/toalha, em nível dos trocanteres femorais, é manobra crítica para "fechar" a pelve e diminuir o sangramento decorrente desse local o mais precocemente possível.

A introdução de sondas, que faz parte do atendimento inicial do traumatizado, pode auxiliar no diagnóstico de lesão intra-abdominal e outras. Presença de sangue na sondagem vesical pode estar relacionada à lesão de rim ou bexiga/uretra. O sangramento por sonda nasogástrica indica possível lesão gástrica, duodenal ou até esofágica, destacando-se o cuidado necessário em casos em que essas sondagens estão contraindicadas.

Diagnóstico e decisão terapêutica

Como destacado anteriormente, no trauma abdominal o diagnóstico de lesão visceral ou de penetração na cavidade é fundamental e decisivo. Várias são as condutas que podem ser tomadas, estando elas vinculadas ao mecanismo de lesão e às condições hemodinâmicas e neurológicas.

Quanto ao estado hemodinâmico, são definidos dois grupos: estável e instável. Taquicardia (acima de 100 bpm) e pressão sistólica abaixo de 90 mmHg constituem indicadores sugestivos de instabilidade hemodinâmica. Alteração do nível de consciência pode ser definida como dificuldade ou impossibilidade de resposta verbal adequada ou, ainda, quando o paciente está sob a ação de álcool ou de outras drogas.

Conduta nos ferimentos por arma branca

A necessidade de cirurgia é evidente no paciente hemodinamicamente instável, independentemente do local da lesão e descartada lesão extra-abdominal. Não se deve perder tempo com outros exames.

No paciente estável, alguns aspectos devem ser considerados. Caso haja dor abdominal intensa com irritação peritoneal, existe evidência forte de lesão intra-abdominal, indicativa de cirurgia. A exploração digital dos ferimentos anteriores pode ser realizada quando houver dúvida de penetração na cavidade, embora não indique cirurgia por si só. Havendo dúvida, mesmo com a exploração digital, pode estar indicada videolaparoscopia ou, ainda, observação atenta e rigorosa, caso o paciente não tenha alteração do nível de consciência.

Na transição toracoabdominal, também chamada de "abdome intratorácico", não é aconselhável realizar exploração digital, pois existe o risco de perfuração iatrogênica da pleura. Nesses casos, estando o paciente estável e sem dor abdominal importante, a conduta depende da localização do ferimento e da existência ou não de intercorrência pleural.

A tomografia computadorizada (TC) com contraste intravenoso (IV) é exame fundamental e auxilia na definição da conduta com bastante precisão, desde que cirurgião e tomografista atuem em conjunto. Nas lesões anteriores, sem intercorrência pleural, o método diagnóstico mais sensível é a videolaparoscopia, embora, dependendo da avaliação do examinador, o paciente possa ser observado atentamente, sobretudo com auxílio de TC com contraste IV. A transição toracoabdominal é local de muita atenção, em especial nos pacientes pouco sintomáticos ou assintomáticos. Graves complicações podem ocorrer devido a lesões de diafragma, esôfago e fundo gástrico, entre outras, que passam despercebidas. Nas lesões anteriores, com intercorrência pleural, pode-se realizar videotoracoscopia para visualizar o diafragma ou, ainda, laparoscopia. Nos ferimentos posteriores, com intercorrência pleural, a videotoracoscopia pode ser o exame de escolha. Por fim, caso o ferimento seja posterior, sem lesão pleural, pode ser realizada TC com contraste (IV, via oral e retal), com relatos consistentes na literatura em casos selecionados. Exploração digital de ferimentos dorsais não é aconselhada, pois a espessura da musculatura dessa região dificulta a detecção de violação da cavidade. É evidente que, se a videoendoscopia não estiver disponível, pode ser feita cirurgia aberta.

Outras evidências de lesão de órgãos intra-abdominais são a presença de hematúria e de sangue na sonda nasogástrica ou no toque retal. Deve-se ter em mente que, apesar de toda a tecnologia diagnóstica, a laparotomia exploradora ainda é o método diagnóstico mais sensível e específico, quando bem indicada.

Conduta nos ferimentos por projétil de arma de fogo

Nos FPAFs, a regra é a indicação cirúrgica, independentemente do estado hemodinâmico, pois a probabilidade de lesão visceral é muito grande (acima de 90%). Nos pacientes estáveis, em que as condições hemodinâmicas permitam, pode-se realizar radiografia de abdome (anteroposterior e perfil) com o objetivo de localizar o projétil, marcando o local de sua entrada com artefato radiopaco.

Existem situações muito específicas – e que constituem exceção – nas quais pode existir dúvida de penetração do projétil na cavidade. Nos ferimentos tangenciais em pacientes estáveis, sem alteração no nível de consciência e que se apresentam sem dor abdominal, pode ser feita a videolaparoscopia, evitando laparotomias não terapêuticas, ou, em casos bem-selecionados, utiliza-se a observação. TC com contraste IV pode, nesse grupo restrito de pacientes, demonstrar trajeto e lesões e modificar a conduta prevista (não operatória ou cirúrgica).

Conduta no trauma abdominal contuso

No trauma contuso, a condição hemodinâmica e o nível de consciência são ainda mais importantes, pois orientam a conduta diagnóstica e terapêutica.

Nos pacientes hemodinamicamente estáveis e sem alteração do nível de consciência, a reação à palpação abdominal é o principal parâmetro que deve servir para a observação seriada e rigorosa. A TC com contraste IV é o exame de escolha, se necessário. Dependendo do resultado, o paciente fará laparotomia ou tratamento não operatório. Nos pacientes estáveis – porém, com alteração no nível de consciência –, a TC deve ser indicada obrigatoriamente.

A sensibilidade da TC para diagnóstico de hemoperitônio varia de 86 a 89% e o exame possibilita a graduação de lesões em órgãos sólidos, constituindo recurso diagnóstico importante no atendimento do paciente estável com trauma abdominal contuso. Entretanto, existe a possibilidade de exame falso-negativo, fato que sempre deve ser confrontado com a situação clínica do paciente. Na opção pelo tratamento não operatório de vísceras maciças, seu papel é fundamental, já que gradua as lesões, de acordo com o *Organ Injury Scale* da American Association for the Surgery of Trauma (AAST).

A identificação de lesão de víscera oca em indivíduos estáveis pode ser desafiadora, pois achados clínicos iniciais não são frequentes e os métodos de imagem podem ser inconclusivos. Entretanto, exame físico seriado em busca de dor ou sinais de irritação peritoneal, assim como alguns achados radiológicos, especialmente pela TC, podem contribuir. Neste caso, a presença de líquido livre sem lesão de víscera maciça, pneumoperitônio/retropneumoperitônio, laceração ou hematoma do mesentério ou alças intestinais espessadas é um alerta para essa possibilidade.

Caso o paciente esteja instável e sem alteração no nível de consciência, havendo sangramento intra-abdominal, este se manifestará sob a forma de dor abdominal e irritação peritoneal, e a laparotomia estará indicada. Caso contrário, a instabilidade pode não ser decorrente de lesão abdominal.

Nos pacientes hemodinamicamente instáveis com alteração do nível de consciência, trauma raquimedular ou outras condições que ameacem a capacidade e a confiabilidade do exame físico abdominal, a presença de sangramento intra-abdominal pode ser demonstrada por meio avaliação ultrassonográfica focada para o trauma (FAST, do inglês *focused assessment with sonography for trauma*) na sala de emergência ou por lavado peritoneal, ambos executados por profissional capacitado. Esses recursos também podem ser valiosos quando, além dos critérios mencionados, existir trauma sobre diversos segmentos corporais, com várias fontes potenciais de hemorragia. A FAST avalia brevemente quatro espaços, sendo o quadrante superior direito (espaço subfrênico direito e espaço hepatorrenal), o quadrante superior esquerdo (espaço subfrênico esquerdo e espaço esplenorrenal) e a cavidade pélvica no abdome e o saco pericárdico no tórax. Caso a FAST demonstre líquido livre ou o lavado evidencie a presença de sangue na cavidade, a laparotomia estará indicada.

Existem situações especiais em pacientes estáveis sem alteração no nível de consciência em que é possível optar por tratamento não operatório, mesmo na presença de líquido livre pela ultrassonografia e com identificação da víscera maciça lesada. Entretanto, nesta situação, dois aspectos devem ser considerados: é mandatória a realização de TC com contraste IV para avaliar e graduar a lesão de víscera maciça e esta decisão deve passar necessariamente pelo cirurgião. Além disso, o hospital deve ter protocolos bem-estabelecidos e estrutura para essa opção terapêutica.

Na opção por observar paciente vítima de trauma abdominal, é necessário solicitar amilase sérica, hemograma e exame qualitativo de urina. Os dois primeiros exames avaliam a progressão dos referidos exames após algumas horas. O aumento gradativo da amilase, associado ao exame clínico, pode sinalizar para lesão pancreática ou perfuração gastrintestinal. O aumento da leucocitose pode indicar peritonite em evolução. A diminuição importante no hematócrito e na hemoglobina sugere presença de sangramento. A presença de hematúria macroscópica ou microscópica (acima de 40 hemácias por campo) deve ser seguida por TC de abdome. Mais recentemente, a medida do lactato sérico e a gasometria arterial foram incorporadas, em um segundo momento, no sentido de apontar possível evolução com complicação e antecipação de cirurgia.

Conduta no trauma abdominal com grave repercussão hemodinâmica

Essa situação merece análise especial, pois caracteriza o real objetivo deste capítulo: pacientes em choque, com risco à vida, em que as evidências apontam para necessidade de cirurgia imediata. Essa situação deve, idealmente, ser identificada na sala de emergência e ser objeto de pronta ação do emergencista, que recebe e atende o paciente, e do cirurgião por ele solicitado em consultoria prévia. Nesses pacientes, a cinemática, as evidências de choque grave e a ausência de outras fontes de sangramento indicam o abdome como foco dessa situação crítica.

Evidências no resgate já podem sugerir necessidade de abordagem especial ou tomada de decisão na sala de emergência, com opção pela "cirurgia de controle de danos", que hoje já é uma conduta consagrada. Pacientes em choque grave, com projéteis com trajetos com transfixação do abdome e em situação posterior, sugerem lesões vasculares graves e de vísceras digestivas e urinárias, que irão demandar longo tempo na sua resolução. Não há razão para reconstruí-las e perder tempo, pois, em nível celular, ocorre esgotamento com destruição e consequente morte celular. O objetivo maior é controlar o sangramento e a contaminação, reanimar o paciente em nível celular e metabólico e, apenas em um terceiro momento, tratar as lesões existentes de forma definitiva, com reconstruções complexas e demoradas. Essa tática, quando bem indicada, tem mostrado resultados definitivos em mãos experientes. É fundamental que se adote essa postura precocemente, antes que ocorra a chamada "tríade letal" – acidose, coagulopatia e hipotermia –, situação de altíssima morbimortalidade.

Também é fundamental adotar protocolos de transfusão maciça, em que é instituída precocemente reposição balanceada e qualificada de sangue e hemoderivados na sala de emergência. O abandono da reposição volumosa com cristaloides e o uso precoce de sangue e hemoderivados, associados à cirurgia com controle do sangramento, são os caminhos para a recuperação. Diversos são os esquemas para reverter essa situação crítica de forma precoce, destacando-se a reposição na proporção 1:1:1 – 1 unidade de concentrado de hemácias, 1 de plasma fresco descongelado e 1 de plaquetas/fibrinogênio/crioprecipitado (opções possíveis).

Ainda, a utilização de exames para detectar precisamente a coagulopatia em curso e os déficits específicos de componentes sanguíneos pode ser extremamente útil. O uso de exames tipo tromboelastografia (TEG®) e tromboelastometria rotacional (ROTEM®), quando disponíveis, permite melhor avaliação nessas situações. Há situações com evidência de fibrinólise grave, e certos protocolos de transfusão maciça incluem o uso do ácido tranexâmico de forma sistemática e padronizada. Dentro desse contexto, é necessário que a laparotomia seja indicada e realizada de forma rápida e precoce, decisão que deve ser tomada pelo cirurgião.

Conclui-se que o paciente traumatizado grave sob o ponto de vista abdominal deve ser conduzido de forma cuidadosa e diligente. A atenção é importante durante todas as fases do atendimento do paciente com trauma abdominal, e a vigilância sobre o estado hemodinâmico e a reavaliação clínica frequente, além de alto índice de suspeita, são essenciais para a recuperação da vítima. Nesse sentido, a visão do cirurgião, bem como a dos demais especialistas, é fundamental para o êxito do atendimento.

Leituras recomendadas

American College of Surgeons Committee on Trauma. Abdominal trauma. In: American College of Surgeons. Advance Trauma Life Support: ATLS student course manual. 9th ed. Chicago: ACS; 2012. p. 122-40.

Boffard KD, editor. Manual of definitive surgical trauma care (DSTC). 4th ed. Boca Raton: CRC; 2016.

Breigeiron R. Comparação entre exame clínico seriado isolado e tomografia computadorizada nos ferimentos por arma branca na parede anterior do abdome: estudo prospectivo e randomizado [tese]. Porto Alegre: UFRGS; 2016.

Cayten CG, Nassoura ZE. Abdomen. In: Ivatury RR, Cayten CG. The textbook of penetrating trauma. Baltimore: Williams & Wilkins; 1996. p. 281-99.

Fabian TC, Croce MA. Abdominal trauma, including indications for celiotomy. In: Feliciano DV, Moore EE, Mattox KL. Trauma. 3rd ed. Norwalk: Appleton & Lange; 1995. p. 441-59.

Feliciano DV, Moore EE, Mattox KL. Trauma. 7th ed. Norwalk: Appleton & Lange; 2013.

Ginzburg E, Carrillo EH, Kopelman T, McKenney MG, Kirton OC, Shatz DV, et al. The role of computed tomography in selective management of gunshot wounds to the abdomen and flank. J Trauma. 1998;45(6):1005-9.

Isenhour JL, Marx J. Advances in abdominal trauma. Emerg Med Clin North Am. 2007;25(3):713-33.

Rizoli S, Rezende-Neto JB, Espada PC. Reposição volêmica e de hemoderivados no traumatizado In: Souza HP, Breigeiron R, Vilhordo DW, Coimbra R, editores. Doença trauma: fisiopatogenia, desafios e aplicação prática. São Paulo: Atheneu; 2015.

Rotondo MF. Cirurgia de controle de danos. In: Souza HP, Breigeiron R, Vilhordo DW, Coimbra R, editores. Doença trauma: fisiopatogenia, desafios e aplicação prática. São Paulo: Atheneu; 2015.

Scarpelini S, Godinho M. Alterações da coagulação no traumatizado grave. In: Souza HP, Breigeiron R, Vilhordo DW, Coimbra R, editores. Doença trauma: fisiopatogenia, desafios e aplicação prática. São Paulo: Atheneu; 2015.

Shanmuganathan K, Mirvis SE, Chiu WC, Killeen KL, Hogan GJ, Scalea TM. Penetrating torso trauma: triple-contrast helical CT in peritoneal violation and organ injurya prospective study in 200 patients. Radiology. 2004; 231(3):775-84.

Souza HP, Breigeiron R, Corso CO, Eifler LS. Resposta ao trauma dos portadores de patologias preexistentes. In: Freire E. Trauma: a doença dos séculos. São Paulo: Atheneu; 2001. p. 2091-8.

Souza HP, Breigeiron R, Gabiatti G. Cirurgia do trauma: condutas diagnósticas e terapêuticas. São Paulo: Atheneu; 2003.

Souza HP, Breigeiron R, Vilhordo DW, Coimbra R, editores. Doença trauma: fisiopatogenia, desafios e aplicação prática. São Paulo: Atheneu; 2015.

Souza HP, Breigeiron R, Weiss Vilhordo D. Conduta inicial no trauma abdominal. In: Rohde L, Osvaldt AB, organizadores. Rotinas em cirurgia digestiva. 2. ed. Porto Alegre: Artmed; 2011. cap. 84, p. 647-54.

Tovar AV, Tepes LET. Trauma abdominal. In: Rodríguez A, Ferrada R. Trauma. [S.l.]: Sociedad Panamericana de Trauma; 1997. p. 307-42.

VelmahosGC, Constantinou C, Tillou A, Brown CV, Salim A, Demetriades D. Abdominal computed tomographic scan for patients with gunshot wounds to the abdomen selected for nonoperative management. J Trauma. 2005;59(5):1155-60.

VelmahosGC, DemetriadesD, ToutouzasKG, Sarkisyan G, Chan LS, Ishak R, et al. Selective nonoperative management in 1,856 patients with abdominal gunshot wounds: should routine laparotomy still be the standard of care. Ann Surg. 2001;234(3):395-403.

Tratamento não operatório do trauma abdominal penetrante

Sizenando Vieira Starling

Caracteristicamente, a medicina é uma ciência que está sempre evoluindo. Como consequência, ocorrem mudanças na abordagem do paciente, tanto na sua avaliação quanto no seu diagnóstico e tratamento. Algumas vezes, dogmas bem-estabelecidos são derrubados. Exemplo clássico é a tendência atual no tratamento do paciente traumatizado de preservar o baço sempre que possível, reservando a esplenectomia como última opção de tratamento. Outras vezes, condutas que estão em desuso há muito tempo voltam a ser utilizadas. Exemplos recentes são a reposição volêmica por meio da hipotensão permissiva em pacientes instáveis hemodinamicamente por trauma penetrante no tronco e o tamponamento de sangramento vultoso em lesão hepática grave usando compressas como uma das manobras da cirurgia do controle de danos.

A abordagem do trauma abdominal penetrante (TAP), provocado tanto por ferimento por projétil de arma de fogo (FPAF) quanto por ferimento por arma branca (FAB), também é um exemplo dessa mudança de atitude. Atualmente, ainda não existe consenso sobre qual é a melhor abordagem. A partir das últimas duas décadas do século passado, com a crescente utilização da tomografia computadorizada (TC) na abordagem do trauma abdominal, ocorreu o diagnóstico mais preciso e precoce das lesões das vísceras maciças abdominais. Devido a esse diagnóstico precoce, junto com o grande índice de sucesso do tratamento não operatório (TNO) das lesões dessas vísceras provocadas por trauma contuso, também houve mudança no tratamento do TAP. Entretanto, essa mudança não ocorreu em ritmo tão rápido quanto a do trauma contuso. No TAP, antes do advento da TC, a preocupação do cirurgião ao atender o paciente era saber se tinha acontecido ou não penetração do agente vulnerante na cavidade abdominal. Uma vez constatada essa penetração, a laparotomia exploradora era a conduta preconizada na grande maioria das vezes. Atualmente, nesses pacientes, a preocupação do cirurgião é saber se houve lesão visceral e se para tratar essa lesão será necessária, obrigatoriamente, abordagem cirúrgica. Portanto, o que ocorre hoje é uma fase de transição. A criação e o uso de protocolos bem-elaborados e definidos demonstram que este tipo de abordagem – o TNO – é confiável. Nos centros de trauma devidamente aparelhados e com profissionais com grande experiência, a opção pelo TNO do TAP está se tornando cada vez mais frequente. Por outro lado, nos hospitais que atendem trauma, mas não possuem infraestrutura necessária para realizar TNO de forma segura, o tratamento cirúrgico imediato continua sendo a opção mais adequada.

Anatomia topográfica do abdome

No atendimento do paciente com trauma abdominal, é necessário dividir o abdome em regiões anatômicas. Essa divisão é necessária devido às diferentes possibilidades de manifestações clínicas, de valores dos exames diagnósticos empregados e de tipos de abordagem. Ela também permite verificar os locais das perfurações, orientando as possíveis trajetórias dos agentes vulnerantes e quais as prováveis lesões. A probabilidade de lesão visceral varia de acordo com cada região anatômica.

Com base na anatomia topográfica, os limites de cada região são definidos como segue no **QUADRO 80.1**. (Notar que a região tóraco-abdominal faz parte do abdome anterior, do flanco e da região lombar.)

Por que realizar tratamento não operatório

Até o início da década de 1980 do século passado, o tratamento cirúrgico era mandatório no TAP, principalmente naquele devido ao FPAF.[1] Nessa eventualidade, a presença ou não de alterações no exame clínico do paciente não era muito valorizada.[2] Mesmo em caso de dúvida da penetração na cavidade abdominal, a laparotomia estava justificada. Os argumentos para esse tipo de conduta justificavam que o TAP está associado à alta frequência de lesão intra-abdominal que requer tratamento cirúrgico.[1,3] A laparotomia não terapêutica é um procedimento seguro com baixo índice de complicação.[4,5] A demora em operar pacientes assintomáticos mas com lesão abdominal está associada ao aumento da morbimortalidade, e o exame clínico inicial não é um método confiável para excluir lesão abdominal[6] – ou seja, as lesões abdominais não podem ser diagnosticadas com segurança sem laparotomia.[7] No entanto, nessa época, os dados sobre a incidência de laparotomia terapêutica e não terapêutica, assim como de suas complicações, não eram claros.

> **QUADRO 80.1**
> **Limites de cada região do abdome de acordo com a anatomia topográfica**
>
> **Toracoabdominal**
> - Limite superior e anterior – Quarto espaço intercostal direito e esquerdo
> - Limite superior e lateral – Sexto espaço intercostal direito e esquerdo
> - Limite superior e posterior – Sétimo espaço intercostal direito e esquerdo (nível da ponta da escápula)
> - Limite inferior e anterolateral – Reborda costal direita e esquerda
> - Limite inferior e posterolateral – Borda inferior da 12ª costela direita e esquerda
>
> **Abdome anterior**
> - Limite superior – Quarto espaço intercostal direito e esquerdo
> - Limite inferior – Cristas ilíacas direita e esquerda, ligamento inguinal direito e esquerdo e sínfise púbica
> - Limites laterais – Linha axilar anterior direita e esquerda
>
> **Flanco**
> - Limite superior – Sexto espaço intercostal direito e esquerdo
> - Limite anterior – Linha axilar anterior direita e esquerda
> - Limite posterior – Linha axilar posterior direita e esquerda
> - Limite inferior – Cristas ilíacas direita e esquerda
>
> **Dorso ou abdome posterior**
> - Limite superior – Sétimo espaço intercostal direito e esquerdo (nível da ponta da escápula)
> - Limite inferior – Cristas ilíacas direita e esquerda
> - Limites laterais – Linha axilar posterior direita e esquerda

Na verdade, muitas publicações mostram frequência de 23 a 53% de laparotomias não terapêuticas nos pacientes operados por FAB e de 2,3 a 27% nos pacientes operados por FPAF.[6,8,9] Em relação ao exame físico inicial e principalmente ao exame seriado, a sua credibilidade e confiabilidade, quando realizado por médico experiente e pela mesma equipe, apresenta critério de recomendação 2 em relação ao nível de evidência.[9] Outro argumento importante e bastante discutido versa sobre a incidência de complicações das laparotomias não terapêuticas, tanto locais (infecção do sítio cirúrgico, hérnias incisionais, obstrução intestinal por bridas, etc.) quanto sistêmicas (pneumonias, atelectasias, infecção urinárias, etc.). Várias séries relatam índice de complicações que variam de 2,5 a 41,3%.[4,6,10-12]

Em relação ao TNO, uma preocupação é o aumento da morbidade do tratamento cirúrgico das lesões das vísceras ocas não diagnosticadas na avaliação inicial. Para evitar que isso aconteça, além do exame clínico sequencial, é conveniente utilizar métodos de diagnóstico suplementares, como hemograma, gasometria arterial, dosagem de lactato sérico, e repetir exames de imagem (principalmente TC) quando necessário. Deve-se enfatizar que lesões despercebidas tratadas em poucas horas após o trauma, principalmente as de víscera oca, não estão relacionadas com aumento significativo da morbimortalidade.[13-16] Portanto, é possível observar seguramente esses pacientes até que surjam sinais sugestivos ao exame físico que indiquem necessidade de tratamento cirúrgico. O período de observação por 24 horas é tido como suficiente para descartar lesões associadas abdominais.[16,17] Se durante esse período de observação prevalecer a dúvida, o tratamento cirúrgico se impõe, visto que a morbidade de uma laparotomia não terapêutica é menor do que a de uma lesão de víscera oca tratada tardiamente. No trauma, a laparotomia continua sendo a propedêutica de maior acurácia. Além disso, a incidência de lesão despercebida no grupo de pacientes selecionados para TNO é extremamente pequeno. Na maior série descrita, a frequência de lesão despercebida foi de 0,6% e o índice de complicação nos pacientes operados por lesão diagnosticada tardiamente foi de 6%.[18]

Com o progresso do atendimento do traumatizado já mencionado, os pacientes com trauma penetrante e que se apresentam à admissão do serviço de emergência sem os sinais de indicação cirúrgica evidentes merecem a chance de serem avaliados de maneira mais minuciosa em busca de um diagnóstico mais detalhado das possíveis lesões presentes. Portanto, eles não necessitam, obrigatoriamente, de cirurgia de emergência. Atualmente, dispõe-se de métodos que permitem tomar essa definição com bastante precisão. O tratamento só deve ser escolhido depois da realização desses estudos.

Como realizar tratamento não operatório

Com os objetivos de diminuir a incidência de laparotomias não terapêuticas e de suas complicações, a permanência hospitalar e o custo do tratamento, o TNO foi adotado em muitos centros de trauma, especialmente no trauma abdominal contuso e, em algumas situações especiais, no TAP. Para adotar o TNO, a instituição deve se preparar adequadamente tanto para utilizar espaço físico adequado quanto para ter a infraestrutura e os recursos humanos necessários (**QUADRO 80.2**).

Para realizar o TNO no trauma abdominal de forma segura, o protocolo deve ser estruturado com base na realidade de cada centro de trauma. É essencial respeitar os critérios de in-

---

QUADRO 80.2

Condições essenciais para o tratamento não operatório

- Protocolo bem-fundamentado
- Local adequado para observar e monitorizar o paciente
- Coordenação de cirurgião de trauma experiente
- Equipe de trauma de plantão físico
- Bloco cirúrgico e exames laboratoriais e de imagem disponíveis 24 horas
- Serviço de hemodinâmica e endoscopia digestiva de fácil acesso

clusão, que são comuns em quase todos os protocolos (**QUADRO 80.3**). A realização de TC é imprescindível para poder enquadrar o paciente no protocolo, bem como saber interpretar a TC compreendendo os achados tomográficos. O **QUADRO 80.4** apresenta as vantagens de realizar a TC nesse contexto.

A seguir, o paciente é encaminhado ao local onde ele será adequadamente monitorizado e submetido a exame clínico rigoroso e seriado em curtos intervalos de tempo, e fará os exames laboratoriais necessários, dependendo de qual víscera está lesada e do quadro clínico. A coordenação do TNO deve ser feita por cirurgião de trauma experiente. Na atualidade, o TNO pode ser realizado, embora com mais cuidado e monitorização mais rigorosa, em pacientes com mais de 55 anos de idade, com trauma cranioencefálico ou com outra lesão intra ou extra-abdominal associada.

Como em qualquer tipo de tratamento realizado, o TNO do trauma abdominal também apresenta riscos e complicações. A persistência ou recorrência do sangramento da lesão que está sendo tratada, embora não seja uma complicação frequente, deve ser diagnosticada e abordada o mais rapidamente possível. A presença de taquicardia e/ou queda progressiva dos níveis de hemoglobina deve ser imediatamente investigada. Em casos em que há possibilidade de lesões sangrantes em vísceras maciças (fígado, baço, rim), se for disponível, deverão ser abordadas por meio de métodos minimamente invasivos (arteriografia com embolização), e, caso contrário, o tratamento cirúrgico será necessário. Em pacientes que apresentam piora rápida e súbita do quadro hemodinâmico, inclusive com sinais de má perfusão periférica e hipotensão arterial, há necessidade de laparotomia de emergência.

A alta hospitalar é concedida quando o paciente estiver se alimentando adequadamente, com hábito intestinal fisiológico e sem dor abdominal ou febre. Todos os pacientes são orientados a voltar para controle ambulatorial. Na ultima avaliação, são solicitadas radiografia de tórax e TC do abdome para verificar se a víscera maciça lesada já está completamente cicatrizada.

QUADRO 80.3

Critérios de inclusão para tratamento não operatório no trauma abdominal

- Estabilidade hemodinâmica
- Ausência de sinais de irritação peritoneal
- Realização de tomografia computadorizada

QUADRO 80.4

Vantagens da tomografia computadorizada

- Diagnóstico da víscera lesada
- Avaliação da extensão e classificação da lesão
- Quantificação do volume de líquido livre
- Avaliação de retroperitônio/lesão de pâncreas
- Diagnóstico de lesão de víscera oca
- Verificação da presença de sangramento ativo
- Acompanhamento da evolução da lesão
- Avaliação da trajetória do projétil de arma de fogo

Tratamento não operatório do trauma penetrante

A abordagem de pacientes vítimas de FAB deve ser diferente das vítimas de FPAF. No trauma abdominal por FAB, o TNO seletivo começou a ser utilizado no início da década de 1960 do século passado, isto é, o tratamento cirúrgico só é necessário em pacientes com evidências de lesão intra-abdominal. Nos pacientes vítimas de FPAF, a presença de lesão intra-abdominal que necessita de correção cirúrgica é muito frequente (em torno de 90% dos pacientes); portanto, a laparotomia de rotina ainda é a conduta mais recomendada.[1]

Ferimento por arma branca

Inicialmente, o paciente é avaliado de acordo com as normas do *Advanced Trauma Life Support* (ATLS) com ênfase especial à condição hemodinâmica e ao exame clínico do abdome. Paciente instável hemodinamicamente ou com sinais evidentes de irritação peritoneal difusa (defesa ou contratura do abdome) necessita de tratamento cirúrgico[13] (**QUADRO 80.5**). Nos pacientes estáveis hemodinamicamente e sem sinais de irritação peritoneal após avaliação clínica cuidadosa, verificam-se com detalhes o número e o local das perfurações. A princípio, esse paciente é um provável candidato ao TNO. O tipo de abordagem dependerá da área topográfica em que ocorreu o ferimento. É conveniente lembrar que, para realizar TNO, o exame clínico do paciente tem de ser confiável.

Em 1960, Gerald Shaftan publicou seu artigo clássico no qual questionou a conduta de laparotomia mandatória para todos os pacientes com TAP.[19] Ele analisou 180 pacientes abordados com base nos achados do exame clínico – isto é, só eram operados os pacientes com sinais de lesão visceral. Com esse tipo de abordagem, a cirurgia foi evitada em 66% dos pacientes, com mortalidade menor do que 1%. Desde então, algumas instituições iniciaram o TNO do TAP por FAB – também denominado tratamento seletivo – dos pacientes admitidos com ferimentos na parede anterior do abdome estáveis hemodinamicamente e sem sinais difusos de irritação peritoneal com bons resultados. Este consiste na internação do paciente para observação cirúrgica rigorosa por meio de monitorização dos dados vitais e exame clínico seriado. Na presença de exame clínico duvidoso, sinais de traumatismo craniano com alteração do nível de consciência, trauma raquimedular acima de T4, sinais de intoxicação alcoólica ou por drogas ilícitas e se houver perda de contato com o paciente será sempre necessário realizar exames laboratoriais e de imagem com o objetivo de fazer o diagnóstico de prováveis lesões abdominais cirúrgicas ou não. O período de observação é de, no mínimo, 24 horas. A utilização desse tipo de tratamento diminui a frequência de laparotomias exploradoras e de laparotomias negativas durante o período em que o paciente estava sendo observado, sem aumentar a morbimortalidade dos procedimentos cirúrgicos.[20]

As feridas penetrantes por FAB do flanco e da região lombar apresentam dificuldades diagnósticas devido à grande espessura da musculatura da parede lateral do abdome e paravertebral. Associada a esse fato, a localização retroperitoneal de alguns dos órgãos mais frequentemente comprometidos dificulta a detecção da sua lesão durante o exame clínico.[21] O exame clínico seriado tem permitido selecionar os pacientes que requerem laparotomia terapêutica. A TC com triplo contraste é um exame de imagem valioso nesses pacientes, quando bem indicada. Se realizada com técnica adequada, pode diagnosticar lesões pancreáticas, renais, ureterais, duodenais e da parede posterior do cólon ascendente e descendente (retropneumoperitônio e/ou extravasamento do contraste oral ou retal), orientando a conduta a ser adotada.

Ferimento por projétil de arma de fogo

No paciente vítima de FPAF no abdome, a laparotomia de rotina continua sendo a conduta preconizada na grande maioria dos casos. As possibilidades para optar por TNO com segu-

---

QUADRO 80.5

Indicação cirúrgica no trauma abdominal penetrante

- Sinais de choque hipovolêmico à admissão
- Presença de sinais difusos de irritação peritoneal
- Presença de hematêmese, melena ou enterorragia
- Evisceração de epíploon ou alças intestinais
- Objeto encravado no abdome

rança são pacientes com ferimentos tangenciais ou localizados, exclusivamente na região toracoabdominal direita.

Ferimentos tangenciais

Nos pacientes que apresentam apenas uma perfuração, deve-se realizar radiografia simples de abdome para localizar o projétil. Naqueles com duas perfurações no abdome, é importante também realizar a radiografia para ter certeza se o paciente foi vítima de apenas um disparo ou não. Em ambas as situações, estando o paciente estável hemodinamicamente e sem sinais de irritação peritoneal, com dor apenas em torno da perfuração ou na possível trajetória do projétil na parede abdominal, a hipótese de ferimento tangencial é provável. Nesses pacientes, deve-se realizar TC com contraste venoso para confirmar a não penetração na cavidade peritoneal.

Uma vez comprovado o ferimento tangencial, o paciente deverá ser internado e permanecer em observação cirúrgica com exame clínico seriado por 24 horas, pois podem acontecer lesões por dissipação de energia cinética, mesmo sem o projétil penetrar na cavidade abdominal, principalmente das vísceras ocas. Após esse período de observação, o paciente pode ser liberado com a devida orientação.

Ferimento toracoabdominal direito

A maioria dos pacientes com FPAF tóraco-abdominal direito necessitará de laparotomia para tratamento de suas lesões; entretanto, 6,5 a 40% dos pacientes não necessitam de cirurgia inicialmente.[22-27] As lesões por trauma penetrante na transição toracoabdominal direita acometem principalmente fígado, pulmão direito, diafragma direito, rim direito, duodeno, ângulo hepático do cólon e veia cava inferior. As lesões colônicas, duodenais e de veia cava inferior necessitam de tratamento cirúrgico de rotina e imediato. A drenagem torácica é o tratamento adotado rotineiramente para as lesões pulmonares. A discussão sobre qual é o melhor tratamento para as lesões hepáticas e renais ainda gera controvérsia.

O TNO é uma opção desde que o protocolo seja seguido e o paciente preencha os critérios de inclusão (ver **QUADRO 80.3**), acrescido do critério de FPAF localizado apenas na transição toracoabdominal direita (que penetra entre arcos costais). Após a avaliação inicial segundo as normas do ATLS, os pacientes que preencheram os critérios já relacionados serão estudados de maneira criteriosa por meio de exames de imagem. Os achados tomográficos são imprescindíveis. No TAP por FPAF, especial atenção deve ser dada ao estudo da trajetória do projétil a fim de diagnosticar as lesões das vísceras maciças (hepática e renal), bem como classificá-las e excluir a presença de lesões de vísceras ocas, principalmente as retroperitoneais (**FIG. 80.1**). A seguir, o paciente é encaminhado ao local adequado, onde será monitorizado e submetido a exame clínico seriado e detalhado e a exames laboratoriais de acordo com o protocolo específico da víscera lesada.

Sem dúvida, o fígado é o órgão mais lesado por ferimentos nessa localização específica. A lesão hepática apresenta certas características importantes que permitem realizar o TNO. Na maioria das vezes, o sangramento hepático é de origem venosa e de baixa pressão. Por isso, com frequência ele cessa de maneira espontânea, o que é constatado pelo cirurgião do trauma durante a abordagem cirúrgica de uma lesão hepática em paciente estável hemodinamicamente.[28,29] Entretanto, se durante o ato cirúrgico essa lesão for destamponada, pode acontecer sangramento vultoso, muitas vezes de difícil hemostasia e que exige manobras cirúrgicas complexas para obter sucesso, mas com morbidade alta.[30] Além disso, o parênquima hepático tem grande capacidade de cicatrização e de regeneração, seja por lesão traumática ou por lesão cirúrgica, mantendo preservada a arquitetura do órgão.

Trabalhos em modelos experimentais mostram que, em 3 a 6 semanas após a ocorrência de lesão, a força necessária para romper a cicatriz que se formou é igual àquela para lesar o parênquima normal, não importando se a lesão hepática foi suturada ou não.[31] Essas caracte-

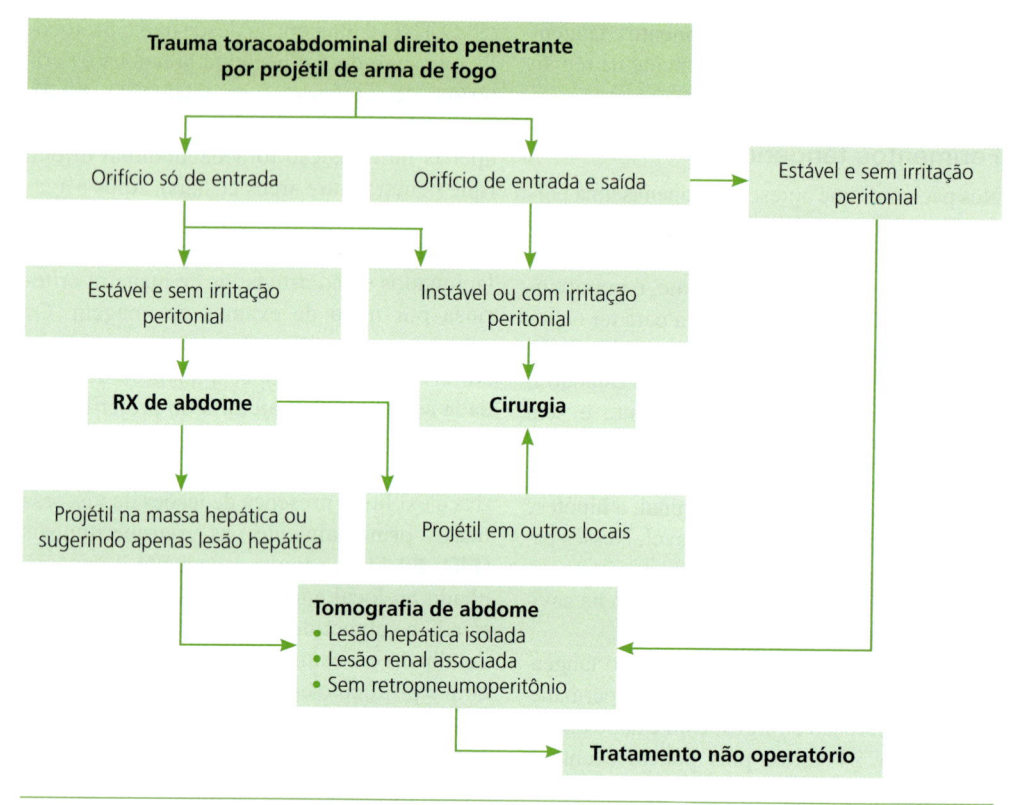

FIGURA 80.1 Fluxograma para tratamento do trauma toracoabdominal direito do trauma abdominal penetrante por ferimento por projétil de arma de fogo.
RX, radiografia;

rísticas, somadas aos achados tomográficos, são importantes na indicação, no uso e no sucesso do TNO das lesões hepáticas penetrantes. A análise dos resultados dos estudos existentes é surpreendente e encorajadora, mostrando índice de sucesso que varia de 67 a 100%.[22-26] O TNO pode ser realizado com segurança em todos os graus da lesão hepática por FPAF, inclusive naquelas classificadas como graus IV e V, que são consideradas lesões complexas.[25,26,30,32]

A outra víscera lesada com frequência nos ferimentos toracoabdominais direitos por FPAF é o rim direito. O tratamento cirúrgico das lesões renais é o mais indicado devido à alta frequência de lesão associada intra-abdominal.[33-35] As grandes desvantagens dessa abordagem são os altos índices de nefrectomia e de exploração desnecessária da loja renal. O objetivo principal do tratamento das lesões renais é preservar o rim. O TNO também pode ser utilizado nas lesões renais com sucesso. Na grande maioria das vezes, o sangramento oriundo da lesão renal cessa espontaneamente porque ele é autolimitado e fica contido no retroperitônio, sendo tamponado pela fáscia renal.

A lesão do sistema excretor causando escape de urina, quando presente, é outra grande preocupação. Com o avanço da manipulação endoscópica das vias urinárias, principalmente com a inserção de *stent* (duplo J) no interior da pelve renal, as lesões caliciais e piélicas puderam ser abordadas por essa via sem a necessidade de cirurgia convencional. A ruptura total da junção pieloureteral é exceção.

O TNO da lesão renal por FPAF também deve respeitar os critérios de inclusão do protocolo. Recomenda-se ter bastante atenção quanto à localização das perfurações ocasionadas pelo projétil. Os autores que propõem essa abordagem conseguem realizá-la em 10 a 40% das lesões, obtendo índice de sucesso de 91 a 100%.[32,33,36-38]

Existe crescente evidência de que o TNO da lesão visceral no TAP seja factível e seguro. Em torno de um terço de todos os traumas abdominais ou toracoabdominais por FPAF pode ser abordado de maneira não operatória.[2,39]

Diretrizes para TNO no TAP sugerem as seguintes recomendações com base em nível de evidência:[9]

- A laparotomia de rotina está contraindicada em pacientes estáveis hemodinamicamente vítimas de FAB e que não tenham sinais de peritonite ou dor abdominal difusa (longe do local da perfuração), em centros com experiência em atendimento ao traumatizado (nível 2);
- A laparotomia de rotina está contraindicada em pacientes estáveis hemodinamicamente com FPAF se este for tangencial e o paciente não apresentar sinais de irritação peritoneal (nível 2);
- Pacientes com lesões penetrantes isoladas na região toracoabdominal direita podem ser tratados sem laparotomia na presença de sinais vitais estáveis, exame físico confiável e nenhuma ou mínima dor abdominal (nível 3).[9]

A abordagem do trauma abdominal está mudando, e o TNO é possível tanto no trauma contuso quanto no trauma penetrante. Sem dúvida, atualmente, um dos grandes dilemas para o cirurgião do trauma é decidir se o tratamento cirúrgico de rotina é realmente a melhor opção para o paciente com TAP ou se, em condições preestabelecidas e bem-definidas, o TNO pode ser realizado com segurança. Ao optar por TNO, o grande desafio é diminuir o índice de laparotomia não terapêutica sem aumento da morbimortalidade da lesão intra-abdominal não diagnosticada no exame inicial.

Apesar dos bons resultados existentes, a opção por TNO do TAP, principalmente por FPAF na transição toracoabdominal direita, deve ser vista com cautela e empregada em casos muito bem selecionados com uso de protocolos bem-fundamentados e em locais com toda a infraestrutura necessária. Na ausência de profissionais experientes nesse tipo de abordagem e qualificados em selecionar e monitorizar adequadamente o paciente, a exploração cirúrgica ainda é o método mais seguro de tratamento. Entretanto, a opção de realizar TNO, quando as condições necessárias estiverem presentes, não é apenas cientificamente correta, mas eticamente justificável.

Referências

1. Moore EE, Marx JA. Penetrating abdominal wounds: rationale for exploratory laparotomy. JAMA. 1985; 253(18):2705-8.
2. Demetriades D, Charalambides C, Lakhoo D, Pantanowitz D. Gunshot wounds of the abdomen: role of selective conservative management. Br J Surg. 1991; 78(2):220-2.
3. Saadia R, Degianis E. Non-operative treatment of abdominal gunshot injuries. Br J Surg. 2000;87(4):93-7.
4. Weigelt JA, Kingman RG. Complications of negative laparotomy for trauma. Am J Surg. 1988;156(6):544-7.
5. Shah R, Max MH, Flint LM Jr. Negative laparotomy: mortality and morbidity among 100 patients. Am Surg. 1978;44(3):150-4.
6. Lowe RJ, Saletta JD, Read DR, Radhakrishan J, Moss GS. Should laparotomy be mandatory or selective in gunshot wounds of the abdomen? J Trauma. 1977; 17(12):903-7.
7. Nance ML, Nance FC. It is time we told the emperor about his clothes. J Trauma. 1996;40(2):185-6.
8. Nance F, Wennar M, Johnson L, Ingram I, Cohn I Jr. Surgical judgment in the management of penetrating wounds of the abdomen: experience with 2212 patients. Ann Surg. 1974;179(5):639-46.
9. Como JJ, Bokhari F, Chiu WC, Duane TM, Holevar MR, Tandoh MA, et al. Practice management guidelines for selective nonoperative management of penetrating abdominal trauma. J Trauma. 2011;68(3): 721-33.
10. Renz BM, Feliciano D. Unnecessary laparotomies for trauma: a prospective study of morbidity. J Trauma. 1995;38(3):350-6.

11. Morrison JE, Wisner DH, Bolasz IB. Complications after negative laparotomy for trauma: long term follow-up in a health maintenance organization. J Trauma. 1996;41(3):509-13.
12. Ross SE, Dragon GM, O'Malley KF, Rehm CG. Morbidity of negative coeliotomy in trauma. Injury. 1995; 26(6):393-4.
13. Demetriades D, Rabinowitz B. Indications for operation in abdominal stab wounds. A prospective study of 651 patients. Ann Surg. 1987;205(2):129-32.
14. Demetriades D, Rabinowitz B, Sofianos C, Charalambides D, Melissas J, Hatzitheofilou C et al. The management of penetrating injuries of the back. A prospective study of 230 patients. Ann Surg 1988;207:72-4.
15. Huizinga W, Baker L, Ntshali Z. Selective management of abdominal and thoracic stab wounds with established peritoneal penetration: the eviscerated omentum. Am J Sur. 1987;153(6):564-8.
16. Schmelzer TM, Mostafa G, Gunter Jr OL, Norton HJ, Sing RF. Evaluation of selective treatment of penetrating abdominal trauma. J Surg Educ. 2008;65(5):340-5.
17. Inaba K, Barmparas G, Foster A, Talving P, David, J, Green D, et al. Selective nonoperative management of torso gunshot wounds; when is safe to discharge? J Trauma. 2010;68(6):1301-4.
18. Velmahos GC, Demetriades D, Toutouzas KG, Sarkisyan G, Chan LS, Ishak R, et al. Selective nonoperative management in 1,856 with abdominal gunshot wounds; should routine laparotomy still be the standard of care? Ann Surg. 2001;234(3):395-403.
19. Shaftan GW. Indications for operation in abdominal trauma. Am J Surg. 1960;99:657-64.
20. PlackettTP, FleunatJ, Putty B, Demetriades D, Plurad D. Selective nonoperative management of anterior abdominal stab wounds: 1992-2008. J Trauma. 2011;70(2):408-14.
21. Vanderzee J, Christenberry P, Jurkovich GJ. Penetrating trauma to the back and flank. A reassessment of mandatory celiotomy. Am Surg. 1987;53:220-2.
22. Renz BM, Feliciano DV. Gunshot wounds to the right thoracoabdomen; a prospective study of nonoperative management. J Trauma. 1994;37(5):737-44.
23. Chmielewski GW, Nicholas JM, Dulchavsky SA, Diebel LW. Nonoperative management of gunshot wounds of the abdomen. Am Surg. 1995;61(8):665-8.
24. Omoshoro-Jones JAO, Nicol AJ, Navsaria PH, Zellweger R, Kriege JEJ, Kahn DH. Selective non-operative management of liver gunshot injuries. Br J Surg. 2005;92(7):890-5.
25. Navsaria PH, Nicol AJ, Krige JE, Edu S. Selective nonoperative management of liver gunshot injuries. Ann Surg. 2009;249(4):653-6.
26. Demetriades D, Gomez H, Chahwan S, Charalambides K, Velmahos G, Murray M, et al. Gunshot injuries to the liver: the role of selective nonoperative management. J Am Coll Surg. 1999;188(4):343-8.
27. Demetriades D, Hadjizacharia P, Constantinou C, Brown C, Inaba K, Rhee P, et al. Selective nonoperative management of penetrating abdomnal solid organ injuries. Ann Surg. 2006;244(4):620-8.
28. Defore WW Jr, Mattox KL, Jordan GL Jr, Beall AC Jr. Management of 1590 consecutives cases of liver trauma. Arch Surg. 1976;111(4):493-7.
29. Trunkey DD, Shires Gt, Mc Clelland R. Management of liver trauma in 811 consecutives patients. Ann Surg. 1974;179(5);722-8.
30. Pal KM, Khan A. Nonoperative management of penetrating liver trauma. Injury. 2000;31(3):199-201.
31. Dulchavsky SA, Lucas CE, Ledgewood AM, Grabow D, An T. Efficacy of liver wound healing by secondary intent. J Trauma. 1990;30(1):44-8.
32. Starling SV, Rodrigues BL, Martins MP, da Silva MS, Drumond DAF. Tratamento não operatório do ferimento por arma de fogo na região toracoabdominal direita. Rev Col Bras Cir. 2012;39:286-94.
33. McAninch JW, Caroll PR, Armenakas NA, Lee P. Renal gunshot wounds: methods of salvage and reconstrution. J Trauma. 1993;35(2):279-84.
34. Wessels H, McAninch JW, Meyer A, Bruce J. Criteria for nonoperative treatment of significant penetrating renal lacerations. J Urol. 1997;157(1):24-7.
35. Kansas BT, Eddy MJ, Mydlo JH, Uzzo RG. Incidence and management of penetrating renal trauma in patients with multiorgan injury: extended experience at an inner city trauma center. J Urol. 2004;172(4 Pt 1):1355-60.
36. Voelzke BB, McAninch JW. Renal gunshot wounds: clinical management and outcome. J Trauma. 2009; 66(3):593-601.
37. Velmahos GC, Demetriades D, Cornwell HB 3rd, Murray J, Ascencio J, Berne TV. Selective management of renal gunshot wounds. Br J Surg. 1998;85(8):1121-4.
38. Bjurlin MA, Jeng EI, Goble SM, Doherty JC, Merlotti GJ. Comparison of nonoperative management with renorraphy and nephrectomy in penetrating renal injuries. J Trauma. 2011;71(3):554-8.
39. Pryor JP, Reilly PM, Dabrowsky GP, Grossman MD, Schwab CW. Nonoperative management of abdominal gunshot wounds. Ann Emerg Med. 2004;43(3):344-53.

Leitura recomendada

Starling SV. Tratamento não operatório no trauma abdominal. In: Souza HP, Breigeiron R, Vilhordo DW, editores. Doença trauma: fisiopatogenia, desafios e aplicação prática. São Paulo: Atheneu; 2015. p. 387-400.

Trauma hepático complexo

Carlos Otavio Corso
Tiago Cataldo Breitenbach
Tomaz de Jesus Maria Grezzana Filho

O fígado é o órgão mais comumente acometido no trauma contuso e o segundo no trauma penetrante do abdome. Devido ao grande espaço que ocupa e pelo fato de ser protegido somente pelo arcabouço costal, o órgão é suscetível a traumatismos fechados por impacto direto ou desaceleração, apresentando lesão em 35 a 45% dos acidentes. No trauma abdominal penetrante, a frequência de lesões hepáticas é de aproximadamente 40% nos ferimentos por arma branca (FABs) e de 30% nos ferimentos por projétil de arma de fogo (FPAFs).

Nos últimos 20 anos, a diminuição da mortalidade das vítimas de trauma hepático deveu-se ao aumento dos casos tratados de maneira conservadora. Hoje, quase 90% dos pacientes vítimas de trauma hepático contuso são tratados de maneira conservadora, com taxas de sucesso entre 80 e 94%. O tratamento não operatório (TNO) no trauma penetrante, seja este causado por arma branca ou por projétil de arma de fogo, vem sendo adotado também com maior liberalidade e, igualmente, com bons resultados.

Entretanto, apenas cerca de 50% das lesões graves do fígado podem ser manejadas de maneira conservadora. O trauma hepático complexo é hoje a maior causa de morte nos pacientes vítimas de traumatismo abdominal. O diagnóstico precoce da extensão da lesão hepática e o correto tratamento cirúrgico, com o emprego de técnicas modernas e adequadas, podem resultar em diminuição significativa da morbidade e da mortalidade e representam um constante desafio para o cirurgião do trauma.

Anatomia hepática

O fígado é mantido relativamente fixo por diversas estruturas ligamentares, incluindo os ligamentos coronários, triangulares, os ligamentos falciforme e redondo, o ligamento redondo e, principalmente, a veia cava inferior. O tratamento da hemorragia hepática frequentemente requer mobilização do fígado, que é obtida pela divisão desses ligamentos.

O suprimento sanguíneo provém da veia porta e da artéria hepática, desembocando terminalmente nos sinusoides hepáticos. Após, o sangue é coletado pelas veias centrolobulares e, então, pelas veias hepáticas, que drenam para a veia cava inferior. O segmento extra-hepático das três veias hepáticas principais situa-se na chamada "área nua do fígado", que não é coberta por peritônio. Essas veias são circundadas pela fixação dos ligamentos hepáticos, pelo tecido hepático (o qual envolve parte da veia cava retro-hepática), pelo tecido conectivo e pelo diafragma. Essas estruturas formam uma barreira de contenção para hemorragias, caso ocorra lesão das veias hepáticas ou da veia cava inferior retro-hepática.

Existem, ainda, as veias hepáticas curtas (com até 1 cm de diâmetro), as quais levam sangue diretamente do fígado para a veia cava inferior, que também podem ser fonte de sangramento devastador.

Classificação do trauma hepático

Com a intenção de padronizar uma linguagem entre os cirurgiões do trauma e permitir a comparação dos resultados dos tratamentos, a American Association for the Surgery of Trauma (AAST) desenvolveu, em 1989, um sistema de escore do traumatismo hepático, subdividindo-o em graus de lesão. Essa escala foi revisada em 1994 e é utilizada por quase todos os centros especializados em trauma (**TAB. 81.1**).

Os graus III, IV e V são considerados complexos, pois estão correlacionados a índices de mortalidade significativamente maiores. A lesão de grau VI representa a avulsão do fígado, sendo inevitavelmente fatal. Em razão disso, neste capítulo, serão discutidos unicamente os traumas hepáticos complexos, de graus III, IV e V.

Avaliação inicial

Toda vítima de traumatismos significativos deve, primeiramente, ser avaliada para o diagnóstico de lesões que põem a vida em risco imediato e ressuscitada conforme as regras preconizadas pelo *Advanced Trauma Life Support* (ATLS). O suporte às vias aéreas com oxigenoterapia, o tratamento do choque com cristaloides e hemoderivados e as medidas para a prevenção da hipotermia são fundamentais para evitar a coagulopatia que se segue à hemorragia maciça.

TABELA 81.1 Escala de danos hepáticos segundo a American Association for the Surgery of Trauma

Grau	Lesão	Descrição
I	Hematoma	Subcapsular, < 10 cm de área de superfície
	Laceração	Ruptura da cápsula, < 1 cm de profundidade no parênquima
II	Hematoma	Subcapsular, 10-50% de área de superfície: intraparenquimatoso < 10 cm de diâmetro
	Laceração	1-3 cm de profundidade no parênquima, < 10 cm de comprimento
III*	Hematoma	Subcapsular, > 50% da área de superfície ou em expansão; subcapsular ou intraparenquimatoso rompido; hematoma intraparenquimatoso > 10 cm ou em expansão
	Laceração	> 3 cm de profundidade no parênquima
IV*	Laceração	Ruptura do parênquima envolvendo 25-75% do lobo hepático ou 1-3 segmentos de Couinaud em um único lobo
V*	Laceração	Ruptura do parênquima envolvendo > 75% do lobo hepático ou > 3 segmentos de Couinaud em um único lobo
	Vascular	Lesão venosa justa-hepática (veia cava retro-hepática e veias hepáticas)
VI	Vascular	Avulsão hepática

*Os graus III, IV e V são considerados complexos.
Fonte: Asensio e colaboradores.[1]

Pacientes que apresentam traumatismo abdominal contuso e tornam-se estáveis do ponto de vista hemodinâmico após o manejo inicial podem ser avaliados com o uso de tomografia computadorizada (TC) e são candidatos ao TNO, a menos que sinais de peritonite ou outras lesões associadas estejam presentes ou não possam ser descartadas.

Nos traumatismos penetrantes, a laparotomia está indicada na maioria dos casos devido ao grande índice de lesões associadas. Se o mecanismo de lesão é um projétil que atravessa a cavidade abdominal, a chance de lesão visceral ou vascular é de 96 a 98%. O manejo conservador pode ser instituído em casos de lesões confinadas ao hipocôndrio direito, com estabilidade hemodinâmica e cujo trajeto do projétil ou da arma branca sugere fortemente que outros órgãos não estão envolvidos.

Os pacientes que apresentam inicialmente ou que desenvolvem instabilidade hemodinâmica com distensão abdominal e/ou sinais de peritonite devem ser submetidos à laparotomia imediata, sem testes adicionais, independentemente de o trauma ser aberto ou fechado.

Diagnóstico

O exame físico no trauma fechado possui acurácia limitada na detecção de lesões significativas, as quais podem passar despercebidas em até 40% dos casos. O sangramento abdominal pode ser lento ou pode piorar, na medida em que a reanimação com soluções cristaloides eleva a pressão arterial. Por outro lado, o paciente com alterações do sensório pode não fornecer informações confiáveis a respeito de possíveis lesões ocultas. Dessa forma, exames diagnósticos auxiliares são fundamentais no diagnóstico do traumatismo abdominal e hepático.

Testes diagnósticos auxiliares

Ultrassonografia

A ultrassonografia (US) é um teste acurado e extremamente útil na avaliação do trauma abdominal contuso. Com sensibilidade de 88%, especificidade de 99% e acurácia de 97% para a detecção de lesões intra-abdominais, na prática substituiu o lavado peritoneal diagnóstico (LPD). Em pacientes hemodinamicamente instáveis com trauma abdominal contuso, chega a alcançar sensibilidade e especificidade de 100%.

Também pode auxiliar no diagnóstico diferencial da origem do sangramento, detectando hemoperitônio volumoso rapidamente e, em alguns casos, pode determinar quais órgãos estão envolvidos no trauma, principalmente no caso do fígado e do baço. A utilização da avaliação ultrassonográfica focada para o trauma (FAST, do inglês *focused assessment with sonography for trauma*) tornou-se cada vez mais frequente nas salas de emergência devido à sua simplicidade e rapidez.

Tomografia computadorizada

Muitos dos receios a respeito do tratamento conservador têm sido reduzidos pelo reconhecimento de que a TC pode delinear a anatomia do fígado traumatizado de forma clara e, com isso, graduar a extensão das lesões com grande precisão. Paralelamente, pode fornecer informação relevante a respeito da quantidade de sangue na cavidade e da presença de lesões associadas.

A utilização de contraste por injeção intravenosa e, em alguns casos, por via oral ou sonda nasogástrica permite a detecção de lesões associadas com grande acurácia. O papel da TC continua expandindo à medida que a tecnologia avança, e a sua utilização é fundamental para o tratamento conservador.

Laparoscopia

É um método confiável na avaliação de ferimentos toracoabdominais. Nessa região, auxilia ao descartar penetração e lesões do diafragma e identifica lesões hepáticas e esplênicas, definindo seu manejo por método cirúrgico ou conservador.

Nos últimos anos, a laparoscopia terapêutica tem sido realizada com sucesso no traumatismo penetrante, permitindo redução nas taxas de laparotomias não terapêuticas, principalmente nos FABs com estabilidade hemodinâmica. A irrigação de ferimentos hepáticos e a utilização de agentes hemostáticos podem ser realizadas durante o procedimento, permitindo a drenagem seletiva da cavidade abdominal.

Embora não tenha papel significativo no estadiamento das lesões hepáticas, pode ser utilizada para a drenagem do hemoperitônio retido com síndrome compartimental ou de coleções peri-hepáticas após o tratamento de lesões graves do fígado.

Radiologia intervencionista

Método eficaz para diagnosticar lesões vasculares com sangramento ativo e, com frequência, permitir o tratamento dessas lesões por meio da embolização de vasos sangrantes e da colocação de *stents*. Devido ao seu alto custo, não está disponível na maioria dos hospitais públicos que atendem o grande volume de pacientes traumatizados no País.

Tratamento conservador no trauma contuso

O TNO é considerado a primeira opção em pacientes com lesão hepática contusa que se enquadram nos critérios de inclusão, independentemente de sua extensão e classificação, alcançando alto índice de sucesso. Cerca de 86% dos traumas hepáticos são tratados de maneira conservadora. A opção pelo TNO não se baseia no grau da lesão hepática, e sim na estabilidade hemodinâmica do paciente. Nas lesões de graus IV e V, já existem séries mostrando que o TNO é eficaz em 60% dos casos.

Indicações

O sucesso do tratamento conservador nos traumatismos hepáticos fechados depende da seleção adequada dos pacientes e inclui:

- Estabilidade hemodinâmica;
- Ausência de peritonite ao exame físico, exceto no hipocôndrio direito;
- Não mais do que 4 unidades de concentrado de hemácias transfundidas relacionadas ao sangramento hepático;
- Delineamento preciso da lesão pela TC e ausência de lesões associadas intra-abdominais ou outras lesões de órgãos sólidos passíveis de TNO concomitante;
- Avaliação clínica e, em alguns casos, radiológica seriada, documentando a melhora ou a estabilização com o passar do tempo.

O manejo não operatório pode ser aplicado a qualquer grau de lesão, desde que exista estabilidade hemodinâmica. Porém, à medida que os graus de lesão aumentam, a chance de estabilidade hemodinâmica diminui e, assim, diminui também a probabilidade de TNO. O grau de lesão isoladamente não é capaz de predizer a necessidade de cirurgia.

A tomografia computadorizada do abdome (TCA) é o melhor exame para auxiliar no diagnóstico e no planejamento terapêutico em pacientes vítimas de trauma hepático contuso estáveis hemodinamicamente. O extravasamento de contraste (*blush*) pelo parênquima hepático é indicativo de hemorragia ativa. Apesar de controverso, sugere-se que pacientes estáveis hemodinamicamente com extravasamento intraperitoneal sejam submetidos à angioembolização imediata, caso esta esteja prontamente disponível, ou à laparotomia. O extravasamento intraperitoneal é o sinal mais específico para predizer a necessidade de cirurgia. Não há consenso sobre a real necessidade de angiografia em pacientes apresentando *blush* intraparenquimatoso apenas. Acredita-se que, nesses casos, o sangramento deve ser contido e a angioembolização não deve ser realizada, pois pode ter altas taxas de morbidade.

Segundo relatos recentes, a probabilidade de falha é mínima quando uma política de manejo conservador é agressivamente aplicada, mesmo com mais de dois terços dos pacientes tratados sem cirurgia. Segundo Miller e colaboradores,[2] as taxas de lesões associadas não identificadas pelos recursos radiológicos atuais são de apenas 2,3%, e as falhas relacionadas a sangramentos hepáticos tardios estão entre 3 e 3,5% em duas séries publicadas. O trauma concomitante de fígado e outras vísceras sólidas merece atenção especial, pois está relacionado a altos valores nos escores globais de gravidade, à longa permanência hospitalar e à necessidade de maior volume de transfusões, com taxas mais elevadas de falhas no manejo não operatório e maior mortalidade.

Alguns autores têm assinalado que, em geral, a mortalidade relacionada ao tratamento conservador não está diretamente ligada às lesões hepáticas, e sim basicamente às lesões associadas do crânio, da pelve e do tórax e suas complicações (sepse e insuficiência de órgãos).

Monitorização e complicações no manejo conservador

Todos os pacientes com lesões de graus III a V devem ser admitidos em uma unidade de terapia intensiva (UTI) e monitorizados com pressão arterial invasiva e cateter venoso central. O débito urinário deve ser anotado a cada hora, e medidas do hematócrito e da hemoglobina são realizadas a cada 8 horas inicialmente. Se a hemoglobina estiver abaixo de 8 g/dL, transfusões devem ser iniciadas. O abdome deve ser reavaliado com frequência. Qualquer distensão abdominal adicional, diminuição dos ruídos hidroaéreos ou sinais de irritação peritoneal merecem pronta reavaliação cirúrgica. A repetição da TC está indicada na queda persistente do hematócrito, após a redução inicial e no surgimento de síndrome da resposta inflamatória sistêmica (SIRS, do inglês *systemic inflammatory response syndrome*) e icterícia. Quando demonstra agravamento da lesão, o paciente é submetido à laparotomia. Caso contrário, é mantida a estabilidade hemodinâmica, não há necessidade de repetir a TC e o paciente pode ter alta em 5 a 7 dias.

Muitos casos selecionados para o manejo conservador apresentam aumento da pressão abdominal e até síndrome compartimental abdominal, supostamente devido a sangramento continuado. Relatos recentes sugerem que a medida da pressão abdominal pode ser uma ferramenta útil para predizer a falha no tratamento conservador.

Enquanto a quantidade de hemorragia hepática não é totalmente consistente com os valores da pressão abdominal, uma elevação persistente, devido ao sangramento e ao deslocamento de líquidos para o compartimento abdominal, pode levar à disfunção cardiovascular, pulmonar, renal e esplâncnica, o que é refletido clinicamente com oligúria e hipoxemia. Nesses casos, a utilização da laparoscopia pode ser um método confiável para realizar descompressão abdominal e para avaliar a necessidade de intervenções adicionais.

As complicações pós-trauma estão diretamente relacionadas ao grau de lesão hepática e à necessidade de transfusão sanguínea nas primeiras 24 horas. Cerca de 14% dos pacientes com trauma hepático grave irão apresentar algum tipo de problema. As fístulas biliares e os biliomas geralmente são manejados com tratamento percutâneo ou colangiopancreatografia retrógrada endoscópica (CPRE). A colocação de *stent* tende a ser mais efetiva na resolução da fístula biliar quando comparada à esfincterotomia; porém, o momento ótimo para a sua realização ainda é motivo de debate. Os abscessos, por sua vez, ocorrem principalmente em traumas hepáticos penetrantes, sendo tratados por drenagem percutânea guiada por TC, em sua maioria.

Apesar de rara, a recorrência de sangramento é a complicação pós-trauma mais comum. São erros comuns em pacientes com sangramento tardio:

- Assumir que a hemorragia não está relacionada ao fígado;
- Tratar o sangramento em andamento com transfusões sanguíneas de mais de 4 unidades;
- Subestimar o volume do hemoperitônio na TC;
- Superestimar a quantidade de sangue perdido pelas lesões associadas.

Não existem indicadores que possam predizer, de forma fidedigna, falha no TNO no trauma fechado do fígado. Estudos sugerem que sexo masculino, idade acima de 55 anos, altos valores no índice de gravidade da lesão

(ISS, do inglês *injury severity score*), hemoperitônio volumoso, pressão arterial sistólica baixa à admissão, lesões intra-abdominais associadas ou suspeita de pseudoaneurismas na TC poderiam prever falha no tratamento conservador. Entretanto, esses fatores não demonstraram sensibilidade e especificidade suficientes e não representam contraindicações para o emprego do tratamento conservador.

Tratamento conservador no trauma penetrante

Pacientes com lesão hepática penetrante, por arma branca ou por arma de fogo, apresentam lesões associadas em cerca de 65% dos casos. Devido a esse maior risco de complicação quando comparado ao trauma contuso, o TNO para o trauma hepático vem sendo adotado paulatinamente nos maiores centros de trauma do mundo. O critério fundamental para o estabelecimento do TNO é que a lesão esteja limitada ao quadrante superior direito do abdome e à transição toracoabdominal desse lado.

Acredita-se que cerca de 50% dos FABs que atingem o fígado possam ser tratados sem cirurgia. Nos FPAFs nessa localização, é possível que até 40% dos pacientes sejam tratados com êxito, sem necessidade de cirurgia. O índice de sucesso para esse tipo de tratamento varia de 67 a 100% na literatura mundial.

Os critérios de inclusão são os mesmos indicados para o trauma contuso, fundamentalmente a estabilidade hemodinâmica e a demonstração pela TC de lesão abdominal limitada ao fígado, excluindo lesão em víscera oca. A concomitância de lesões diafragmática, renal periférica e pulmonar não é motivo para exclusão. Pelo contrário, vários autores demonstram que a toracostomia com drenagem fechada geralmente utilizada para o tratamento das intercorrências pleurais deve ser empregada nessas situações sem qualquer retardo. A possibilidade da ocorrência de fístula biliopleural não parece justificar maior apreensão.

Estudo recente em pacientes com FPAFs na transição toracoabdominal direita,[3] com lesão hepática e pulmonar concomitante, demonstrou que, em seis momentos diferentes, durante as primeiras 48 horas pós-drenagem pleural, existem concentrações de bilirrubina total no efluente do dreno pleural em quantidade significativamente maior que no plasma, confirmando que existe drenagem biliar via dreno pleural. Todavia, apenas 1 paciente entre os 47 estudados não teve evolução favorável após a retirada do dreno pleural no 5º dia pós-drenagem. Assim, embora não tenha sido definido de forma clara o nível de corte, na grande maioria dos pacientes a passagem de bile pela cavidade pleural não resulta em complicação pleural, ocorrendo resolução das lesões hepáticas, diafragmáticas e pulmonares sem maiores problemas.

Tratamento cirúrgico

Apesar dos continuados avanços nas áreas do trauma e da terapia intensiva, a mortalidade nos traumas complexos (graus III-V) permanece elevada devido à magnitude dos procedimentos necessários para a sua resolução e às lesões graves associadas. Em uma revisão de 7.454 casos de trauma hepático, o sangramento profuso, fora de controle, respondeu por 54% da mortalidade hepática.[4]

Tornou-se evidente que tentativas de reparo definitivo de todas as lesões em uma operação inicial podem não ser a melhor escolha para o paciente. Aqueles que desenvolvem a tríade transoperatória de hipotermia, acidose e coagulopatia têm prognóstico desfavorável. Laparotomia rápida para o controle da hemorragia com compressas e do conteúdo entérico na cavidade, seguida de reanimação em UTI e abordagem abdominal posterior – prática conhecida como cirurgia de controle de danos (ver Cap. 83, Cirurgia de controle de danos) –, teve grande impacto positivo no manejo dessas situações críticas.

Além disso, o reconhecimento da síndrome compartimental e de seus efeitos deletérios sobre as condições hemodinâmicas permitiu a utilização de laparotomia descompressiva e de prevenção da síndrome, evitando o fechamento convencional do abdome.

Recentemente, tem sido recomendado manejo multidisciplinar das lesões de graus elevados. Além do manejo cirúrgico habitual para o controle da hemorragia, a ativação precoce de protocolos de transfusão maciça, a utilização de técnicas angiográficas, a CPRE e a drenagem percutânea de coleções são os métodos preconizados. Essas modalidades terapêuticas parecem ser úteis na redução da mortalidade em casos de lesões complexas de graus IV e V.

Indicações

O manejo cirúrgico nos traumas hepáticos complexos é indicado em caso de:

- Trauma penetrante ou fechado com instabilidade hemodinâmica;
- Trauma por projétil de arma de fogo transfixante no sentido transverso;
- Trauma por arma branca com penetração fascial e sinais de irritação peritoneal difusa;
- Distensão abdominal com sinais de peritonite ou lesões associadas diagnosticadas por métodos radiológicos;
- Falha do tratamento conservador.

Procedimentos

Quando a cirurgia está indicada, um grande número de procedimentos tem sido utilizado, e o cirurgião deve estar familiarizado com cada um deles. Nenhuma técnica mostrou-se claramente superior e aplicável a todas as situações. O objetivo primário da laparotomia nas lesões hepáticas é o controle da hemorragia. A ressecção do tecido traumatizado não é crítica para a sobrevida, nem é útil para diminuir a frequência de complicações, de maneira semelhante aos princípios que regem o manejo do trauma fechado.

Acesso cirúrgico e medidas iniciais

O acesso cirúrgico no trauma abdominal deve ser realizado por laparotomia mediana ampla. Essa incisão oferece excelente exposição de todo o fígado, das vísceras abdominais e do retroperitônio. A utilização de afastadores abdominais permite exposição adequada na maioria dos casos, evitando a necessidade de extensão torácica da incisão. As ações do cirurgião nos estágios iniciais da cirurgia geralmente determinam o resultado final.

De modo geral, a maioria das lesões deveria ser tratada inicialmente com compressão manual ou tamponamento peri-hepático com compressas temporariamente e, se necessário, com o clampeamento do pedículo hepático. Isso permite que a equipe anestésica tenha tempo para efetuar a reanimação necessária para restaurar a homeostasia do paciente. A falha em reconhecer essa necessidade pode levar ao surgimento de arritmias e à parada cardíaca.

Compressão manual e "*packing*" temporário

O objetivo é restaurar as relações anatômicas dos componentes hepáticos e atuar como agente compressivo. Para isso, utilizam-se compressas secas dispostas por toda a circunferência hepática. Se as ações forem efetivas e o sangramento for controlado, nenhuma outra técnica é necessária.

Manobra de Pringle

Se a hemorragia não for controlada pela compressão do fígado ou se o sangramento revelar-se volumoso desde o princípio, o pedículo hepático deve ser clampeado.

Evidências sugerem que a hipotermia concomitante teria efeito protetor sobre o fígado. Assim, períodos de oclusão de até 60 minutos são relativamente bem tolerados, seguidos por período de reperfusão de 5 minutos e novo clampeamento, se necessário.

Além de ser terapêutica, a manobra de Pringle pode auxiliar no diagnóstico. Se não houver controle do sangramento, deve-se suspeitar de lesão da veia cava retro-hepática ou das veias hepáticas. Se o clampeamento controlar a hemorragia, o fígado pode ser mobilizado para a visualização dos pontos específicos de sangramento, e alguma das técnicas preconizadas a seguir é instituída.

Hepatorrafia com digitoclasia

Por esta técnica, o fígado é fraturado digitalmente em direção à lesão, para obter exposição adequada. A cápsula normal é incisada ou a própria lesão pode ser ampliada de maneira romba, e os vasos sanguíneos e os ductos biliares lacerados são rapidamente expostos e ligados ou suturados sob visão direta. Apesar do receio inicial de que a incisão do parênquima em planos não anatômicos implique grande risco de sangramento, não parecem existir maiores consequências quando se utiliza essa técnica.

Suturas profundas

Esta é uma técnica simples que envolve a colocação de múltiplas suturas de contenção ou suturas simples profundas abrangendo uma grande extensão do parênquima. As suturas que são realizadas em lacerações hepáticas profundas devem ser realizadas com fio grosso e agulha adequada, geralmente categute cromado 1 e agulha de 9 cm. Utilizam-se pontos separados, profundos, a cerca de 1 cm da borda da lesão, e deve-se exercer tensão mínima, suficiente apenas para aproximar as bordas, sem determinar isquemia tecidual.

O efeito compressivo sobre as superfícies sangrantes é frequentemente suficiente para o controle da hemorragia. Entretanto, o sangramento dos ramos intralobares da veia porta, da artéria hepática e das veias hepáticas pode não ser totalmente controlado, determinando a formação de hematoma intra-hepático, de áreas necróticas e de abscessos. Apesar desses problemas, continua sendo largamente utilizada, com morbidade ao redor de 30%.

Retalho omental

A capacidade do omento para tamponar pequenos e grandes sangramentos tem sido extensamente documentada, embora estudos prospectivos não tenham sido realizados até o momento. Alguns autores relatam sua utilização em até 60% das cirurgias de grande porte no trauma hepático.

As principais vantagens são, além do efeito tamponante, a diminuição do espaço morto, permitindo menor chance de formação de abscesso, e também melhor combate à sepse devido ao aporte de macrófagos pelos vasos sanguíneos do grande epíploo. Mesmo nas lesões justa-hepáticas, o efeito tamponante é excelente. Existem relatos de mortalidade três vezes menores para o mesmo grau de dano quando se utilizou o "*packing* omental" em vez do reparo direto com a utilização de derivações.

Desbridamento resseccional

É uma técnica de ressecção de segmentos lesados sem obedecer à segmentação hepática. Frequentemente, os segmentos lesados mostram mudanças na coloração do parênquima, delimitando áreas de isquemia. Com a intenção de evitar as complicações relacionadas à necrose e à infecção, recomenda-se que seja removido todo o tecido inviável. O tecido francamente desvascularizado é facilmente diferenciado e desbridado até o surgimento de sangramento no parênquima.

Regiões próximas à cápsula do fígado podem manter a viabilidade, enquanto o tecido desvascularizado imediatamente abaixo dessa porção pode estar comprometido.

Balão hemostático

É indicado para ferimentos hepáticos penetrantes profundos e sangrantes, uma vez que a sutura dos orifícios de entrada e de saída do projétil pode ocasionar acúmulo de sangue intra-hepático ou formação de abscesso. Seu objetivo é tamponar os vasos sangrantes por compressão direta.

O balão ideal é o Sengstaken-Blakemore, utilizado para tamponamento de varizes esofágicas. Pode também ser fabricado pelo próprio cirurgião com uma sonda Foley ou utilizando uma sonda de aspiração envolta por um dreno de Penrose amarrado em duas pontas e preenchido com soro fisiológico ou líquido radiopaco. É exteriorizado como um dreno e pode ser esvaziado progressivamente. O balão deve ser retirado 24 a 48 horas após a estabilização do paciente.

Ligadura seletiva da artéria hepática

A principal indicação é a lesão da própria artéria ou de seus ramos. Pode ser utilizada quando o sangramento diminui mas persiste, apesar da manobra de Pringle, e não é controlado por tamponamento com epíploo e empacotamento. Devido ao risco de necrose hepática, é raramente empregada e tem sido gradualmente substituída pela angiografia com embolização seletiva do vaso sangrante.

Ressecção hepática

É tecnicamente factível com resultados favoráveis quando utilizada para o desbridamento de tecido desvitalizado em situações com estabilidade hemodinâmica. Apesar disso, a maioria dos estudos demonstra que as lobectomias anatômicas e outras ressecções maiores apresentam mortalidade proibitiva (76%) quando realizadas para o controle de sangramento ativo.

Está indicada somente nos casos de destruição total do parênquima, nos danos de extensão que impedem o tamponamento, para completar uma autorressecção e, como último recurso, para controlar a hemorragia exsanguinante. Existem relatos de excelentes resultados em casos selecionados, quando realizada em um segundo momento, na sequência de controle de danos e em instituições com experiência na área. Todavia, permanece como procedimento de exceção.

Tamponamento peri-hepático prolongado

Esta técnica envolve a colocação de compressas no topo da superfície hepática até atingir o diafragma, com uma lâmina plástica interposta entre o fígado e as compressas, a fim de facilitar a retirada posterior nas áreas que permaneceram sobre superfícies cruentas.

As principais indicações para o uso de tamponamento prolongado são coagulopatia; lesões bilobares extensas; hematomas extensos em expansão ou rompidos; hipotermia grave; lesões justa-hepáticas; e necessidade de transferência para centro de trauma. A cirurgia de controle de danos realizada de maneira rápida e efetiva, juntamente com a confecção de tamponamento peri-hepático, está associada a menores taxas de complicação e menor tempo de internação em UTI.

Embora efetivo, o uso excessivo de compressas pode elevar excessivamente a pressão abdominal, com desenvolvimento de síndrome compartimental. Por esse motivo e pela reintervenção obrigatória, o fechamento da aponeurose não é realizado. A remoção deve ser efetuada assim que possível, geralmente em 24 a 48 horas, após a correção da hipotermia, da coagulopatia e da acidose, quando é realizado o tratamento definitivo. Após 72 horas, as taxas de complicações infecciosas aumentam de maneira significativa. O grande segredo na sua utilização é a aplicação precoce, antes que as condições do paciente deteriorem de modo irreversível.

Lesões justa-hepáticas (grau V)

Quando o sangramento não diminui mesmo após a manobra de Pringle, é provável que tenha origem em uma lesão da veia cava retro-hepática ou de suas tributárias, as veias hepáticas. Ocorrendo essa lesão, o sangue tende a ficar retido dentro da barreira formada atrás da área nua do fígado, irrompendo para dentro do parênquima apenas, ou extravasar para a cavidade abdominal devido ao rompimento dos ligamentos e do tecido areolar que formam essa barreira. Essas lesões justa-hepáticas são de difícil manejo e têm alta mortalidade, entre 50 e 90%.

Lesões do tipo A são as mais comuns entre as lesões de grau V (6% do total) e consistem em ferimentos nos quais o dano às veias hepáticas é intraparenquimatoso e está associado com ruptura de tecido hepático e cápsula, geralmente nas porções centrais do fígado. O tamponamento com retalho omental tem sido a técnica mais utilizada para manejar esse tipo de lesão, com mortalidade de 20,5%, sem evidência de sangramentos tardios e com menor índice de mortalidade quando comparado a outras técnicas cirúrgicas.

As lesões do tipo B são extraparenquimatosas e podem ser acompanhadas de rupturas ligamentares ou do diafragma. A estratégia mais utilizada para sua correção é o reparo venoso direto após digitoclasia. Há também possibilidade de utilização de derivações atriocavais, de isolamento vascular total ou de ressecção anatômica. O reparo direto, com uso de derivação atriocaval, está em desuso nos dias de hoje, uma vez que possui mortalidade associada de até 90%. Relatos de caso têm demonstrado a possibilidade de sucesso na abordagem das lesões do tipo B por meio de radiologia intervencionista e colocação de *stents*, mesmo após cirurgia de controle de danos.

Arteriografia com embolização

As principais indicações são: para paciente estável hemodinamicamente que é submetido ao TNO e apresenta extravasamento intraperitoneal de contraste na TC; ou como tratamento adjunto em paciente submetido à laparotomia, mas que persiste com sinais de sangramento ativo (queda progressiva da hemoglobina e taquicardia persistente).

É considerada um método seguro e pouco invasivo; todavia, seu índice de falha é de até 60%, sendo isquemia do segmento embolizado a mais grave das complicações.

Transplante hepático

É uma terapia de extrema exceção, indicada para pacientes vítimas de trauma complexo extenso que não respondem às demais modalidades terapêuticas e técnicas cirúrgicas. A chance de sobrevivência pós-transplante é de 50%. No entanto, existem poucos centros em todo o mundo em condições de realizar transplante hepático nesta situação pontual.

Drenagem

Não existem evidências que corroborem a drenagem de rotina. A drenagem está indicada apenas nos casos em que há extravasamento óbvio de bile. Porém, lesões com destruição tecidual ampla têm potencial para ocorrência de fístulas após reabsorção dos hematomas. Caso seja necessário, o dreno deve ser do tipo fechado e com aspiração em baixa pressão sustentada.

Referências

1. Asensio já, Roldán G, Petrone P, Rojo E, Tillou A, Kuncir E, et al. Operative management and outcomes in 103 AAST-OIS grades IV and V hepatic injuries: trauma surgeons still need to operate, but angioembolization helps. J Trauma. 2003;54(4):647-54.
2. Miller PR, Croce MA, Bee TK, Malhotra AK, Fabian TC. Associated injuries in blunt solid organ trauma: implications for missed injury in nonoperative management. J Trauma. 2002;53(2):238-42.
3. Rezende Neto JB, Guimarães TN, Madureira JL Jr, Drumond DAF, Leal JC, Rocha A Jr, et al. Non-operative management of right side thoracoabdominal penetrating injuries: the value of testing chest tube effluent for bile Injury. 2009;40(5):506-10.
4. Asensio JA. Exsanguination from penetrating injuries. J Trauma Q. 1990;6:1-25

Leituras recomendadas

Badger SA, Barclay R, Campbell P, Mole DJ, Diamond T. Management of liver trauma. World J Surg. 2009;33(12):2522-37.

Boffard KD. Manual of definitive surgical trauma care. 4th ed. Boca Raton: CRC; 2016.

Boese CK, Hackl M, Muller LP, Ruchholtz S, Frink M, Lechler P. Nonoperative management of blunt hepatic trauma: a systematic review. J Trauma Acute Care Surg. 2015; 79(4):654-60.

Camargo CFG, Ferrada R, Furtado JP. Traumatismo hepáico complexo. In: Souza HP, Breigeiron R, Vilhordo DW, editores. Doença trauma: fisiopatogenia, desafios e aplicação prática. São Paulo: Atheneu; 2015. p. 387-400.

Demetriades D, Hadjizacharia P, Constantinou C, Brown C, Inaba K, Rhee P, et al. Selective nonoperative management of penetrating abdominal solid organs injuries. Ann Surg. 2006;244(4):620-8.

Fang JF, Chen RJ, Lin BC, Hsu YB, Kao JL, Chen MF. Blunt hepatic injury: minimal intervention is the policy of treatment. J Trauma. 2000;49:722-8.

Galvan DA, Peitzman AB. Failure of nonoperative management of abdominal solid organ injuries. Curr Opin Crit Care. 2006;12(6):590-4.

Souza HP, Breigeiron R, Vilhordo DW. Doença trauma: fisiopatogenia, desafios e aplicação prática. São Paulo: Atheneu; 2015.

Ivatury RR. Operative techniques for severe liver injury. New York: Springer; 2015

Kalil M, Amaral IM. Epidemiological evaluation of hepatic trauma victims undergoing surgery. Rev Col Bras Cir. 2016;43(1):22-7.

Krawczyk M, Grat M, Adam R, Polak WG, Klempnauer J, Pinna A, et al. Liver transplantation for hepatic trauma: a study from the european liver transplant registry. Transplantation. 2016;100(11):2372-81.

Mohr AM, Lavery RF, Barone A, Bahramipour P, Magnotti LJ, Osband AJ. Angiographic embolization for liver injuries: low mortality, high morbidity. J Trauma. 2003;55(6):1077-82.

Nicholas JM, Rix EP, Easley KA, Feliciano DV, Cava RA, Imgram WL, et al. Changing patterns in the management of penetrating abdominal trauma: The more things change, the more they stay the same. J Trauma. 2003;55(6):1095-110.

Peitzman AB, Ferrada P, Puyana JC. Nonoperative management of blunt abdominal trauma: Have we gone too far? Surg Infect (Larchmt). 2009;10(5):427-33.

Velmahos GC, Toutouzas K, Radin R, Chan L, Rhee P, Tillou A, et al. High success with nonopertive management of blunt hepatic trauma: the liver is a sturdy organ. Arch Surg. 2003;138(5):475-81.

Veroux M, Cillo U, Brolese A, Veroux P, Madia C, Fiamingo P, et al. Blunt liver injury: from non-operative management to liver transplantation. Injury. 2003;34(3):181-6.

Wohlgemut JM, Jansen JO. The principles of nonoperative management of penetrating abdominal injury. Trauma. 2013;15(4):289-300.

Yu W-Y, Li Q-J, Gong J-P. Treatment strategy for hepatic trauma. Chin J Traumatol. 2016;19(3):168-71.

ated injury scale) é importante pelo fato de
Trauma duodenopancreático complexo

Domingos André Fernandes Drumond

O trauma abdominal raramente causa lesões envolvendo pâncreas e duodeno.[1-3] Pelo fato de estas serem incomuns, poucos cirurgiões desenvolvem grande experiência no seu tratamento.[1,3] Por serem vísceras do retroperitônio e pela relação complexa com o trato biliar e grandes vasos, lesões do pâncreas e do duodeno podem trazer dificuldades no diagnóstico, especialmente no trauma contuso. Lesões duodenais ocorrem em 0,5 a 5% de todos os traumas abdominais e são observadas em 11% dos ferimentos abdominais por projéteis de arma de fogo, em 1,6% dos ferimentos por arma branca e em 6% dos traumas contusos.[4] Segundo Asensio,[1] a incidência de trauma duodenal é de 3 a 5% de todas as vítimas de trauma abdominal. A segunda porção do duodeno é o segmento mais propenso à lesão, seguido pela terceira porção duodenal.[4] Para o pâncreas, a localização mais frequente de lesão é a cabeça, seguida pelo colo pancreático. A incidência de lesão pancreática na população civil varia de 0,2 a 6% para todos os casos de trauma abdominal.[1]

Entretanto, deve-se levar em consideração a população estudada, tendo em vista que o trauma penetrante constitui a maior causa dessas lesões na realidade brasileira. No Brasil, por exemplo, as lesões duodenais e pancreáticas são decorrentes do trauma penetrante em sua maioria. O retardo no reconhecimento dessas lesões é um grande problema para o tratamento; além disso, constitui fator prognóstico, aumentando a morbimortalidade. Sem dúvida, diagnóstico precoce e estratégia cirúrgica são os fatores mais importantes para a sobrevivência. Felizmente, a maioria das lesões do pâncreas e do duodeno é de baixo grau, exigindo técnica cirúrgica simples para o seu tratamento. Por outro lado, as lesões complexas podem necessitar de ressecção pancreática/duodenal e reconstrução.

Graduação da lesão

A classificação das lesões contribui para a orientação do tratamento e constitui fator prognóstico. A American Association for the Surgery of Trauma (AAST) elaborou um índice anatômico que contempla as mais variadas possibilidades de lesões de todos os segmentos do corpo, divididas pela gravidade.[5,6] A escala abreviada de lesões (AIS 90, do inglês *abbreviated injury scale*) é importante pelo fato de indicar a magnitude da lesão e servir de base para o cálculo de outros índices prognósticos (p. ex., o índice de gravidade da lesão [ISS, do inglês *injury severity score*]). As **TABELAS 82.1** e **82.2** mostram a classificação das lesões, pelo AIS 90, em relação ao duodeno e ao pâncreas, respectivamente.

Rotinas em cirurgia digestiva

TABELA 82.1 Classificação das lesões duodenais

Grau	Lesão	Descrição	AIS 90
I	Hematoma	Envolve uma única porção do duodeno	2
	Laceração	Apenas de espessura parcial, sem perfuração	3
II	Hematoma	Envolve mais de uma porção	2
	Laceração	Ruptura < 50% da circunferência	4
III	Laceração	Ruptura de 50-75% da circunferência de D_2*	4
		Ruptura de 50-100% da circunferência de D_1, D_3 e D_4*	4
IV	Laceração	Ruptura > 75% da circunferência de D_2*	5
		Comprometimento da ampola ou do colédoco distal	5
V	Laceração	Ruptura maciça do complexo duodenopancreático	5
		Desvascularização do duodeno	5

*D_1, D_2, D_3 e D_4 referem-se às porções do duodeno.
AIS, escala abreviada de lesões (do inglês *abbreviated injury scale*).

TABELA 82.2 Classificação das lesões pancreáticas

Grau	Lesão	Descrição	AIS 90
I	Hematoma	Contusão menor sem lesão de ducto	2
	Laceração	Superficial sem lesão de ducto	2
II	Hematoma	Contusão maior sem lesão de ducto ou perda de tecido	2
	Laceração	Maior sem lesão de ducto ou perda de tecido	3
III	Laceração	Transecção distal ou lesão parenquimatosa com lesão de ducto	3
IV	Laceração	Transecção proximal (à direita da veia mesentérica superior) ou lesão parenquimatosa envolvendo a ampola	4
V	Laceração	Ruptura maciça da cabeça do pâncreas	5

AIS, escala abreviada de lesões (do inglês *abbreviated injury scale*).

Por definição, o trauma duodenal é considerado complexo nas seguintes condições:

- Tratamento retardado (intervalo entre lesão e operação > 24 horas);
- Lesões pancreáticas (à direita dos vasos mesentéricos) associadas;
- Ruptura > 50% da circunferência (grau III);
- Envolvimento da ampola/colédoco (grau IV);
- Desvascularização duodenopancreática (grau V).

Este capítulo é dedicado ao trauma duodenopancreático complexo. Isso significa que serão abordadas as lesões duodenais de graus III a V, quando associadas às lesões pancreáticas à direita dos vasos mesentéricos. Essas lesões complexas são desafiadoras para o cirurgião.

Mecanismo de trauma duodenal e pancreático

Pâncreas e duodeno, em virtude da proximidade anatômica, raramente são lesados sozinhos. Múltiplas lesões associadas constituem a regra. Quando a lesão pancreática é isolada, mais frequentemente acontece pelo trauma contuso, quando se vê a transecção do seu parênquima no plano do colo pancreático. Em geral, as lesões duodenais isoladas são hematomas.

Cerca de 75 a 85% dos traumas contusos envolvendo duodeno e pâncreas são causados por acidentes com veículos automotores em desaceleração súbita. O mecanismo é o esmagamento de órgãos retroperitoneais fixos entre a coluna e o volante ou o cinto de segurança. Os demais traumas pancreáticos e duodenais contusos resultam principalmente de quedas, acidentes ciclísticos e agressões interpessoais.

Traumas penetrantes, comprometendo pâncreas e duodeno, são decorrentes de projétil de arma de fogo em sua maioria, pois este é capaz de dissipar muito mais energia, quando comparado à arma branca. Entretanto, dependendo da compleição física da vítima e da força aplicada, agentes vulnerantes diversos (p. ex., estilete) podem penetrar no abdome superior e causar dano ao pâncreas e ao duodeno.

Diagnóstico

Diagnóstico de lesão de pâncreas e duodeno requer alto índice de suspeita à luz da biomecânica do trauma, principalmente no trauma contuso. O retardo do diagnóstico implica dificuldades no tratamento e acarreta mau prognóstico.

O paciente pode apresentar-se, à avaliação inicial, *in extremis* ou até mesmo em adequada condição hemodinâmica. Muitos pacientes com trauma abdominal penetrante se apresentam hipotensos, com sinais de irritação peritoneal, eviscerados ou manifestando outros sinais inequívocos quanto à necessidade de laparotomia imediata. Nesses casos, a lesão duodenopancreática costuma ser reconhecida no perioperatório. A evidência de penetração do agente vulnerante na cavidade ou as manifestações clínicas decorrentes das lesões associadas também facilitam a indicação de laparotomia.[3]

No trauma contuso, tanto a lesão duodenal quanto a lesão pancreática podem inicialmente produzir sintomas vagos por serem órgãos retroperitoneais. Exames laboratoriais podem não ajudar no reconhecimento precoce da lesão. Não há nenhum marcador bioquímico diretamente relacionado com a gravidade da lesão duodenopancreática.[4] Níveis séricos de amilase e lipase têm baixas sensibilidade e especificidade.[7] Os níveis de amilase/lipase são sugestivos, mas não diagnósticos, de trauma pancreático. Mais de 35% dos pacientes com transecção completa do ducto pancreático principal podem ter níveis de amilase sérica normais.[1,7-9]

Os níveis de amilase não devem ser usados como indicadores de laparotomia exploradora.[1] Assim, a gravidade da lesão não se correlaciona com o nível de elevação das enzimas. A chave para o diagnóstico é o alto índice de suspeita com base no mecanismo de trauma. Entretanto, níveis de amilase persistentemente elevados ou em franca elevação têm significado prognóstico, tanto para lesão pancreática quanto para lesão duodenal.[1,10-12] Para isso, recomenda-se dosagem de amilase e lipase, de 6/6 horas.

A tomografia computadorizada (TC) de abdome com contraste intraluminal e venoso tornou-se a maior fonte de investigação no trauma abdominal contuso dos pacientes estáveis (**FIG. 82.1**).[13-15] Tem alto grau de acurácia e detecta facilmente ar no retroperitônio, sangue e extravasamento de contraste, além de fornecer subsídio ao reconhecimento de lesões associadas ao trauma duodenal (**FIGS. 82.2** e **82.3**).

Porém, nem todos os casos investigados permitem diagnóstico precoce, mesmo à luz da TC, tanto para o duodeno quanto para o pâncreas. De 200 pacientes vítimas de trauma contuso, avaliados por TC, a lesão duodenopancreática não foi inicialmente reconhecida em

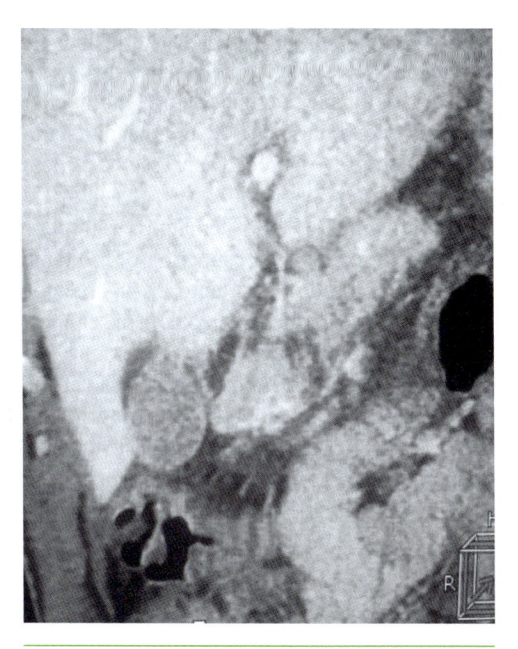

FIGURA 82.1 Tomografia computadorizada de paciente vítima de trauma abdominal contuso. A imagem em corte sagital revela aumento da cabeça do pâncreas compatível com lesão de grau IV.

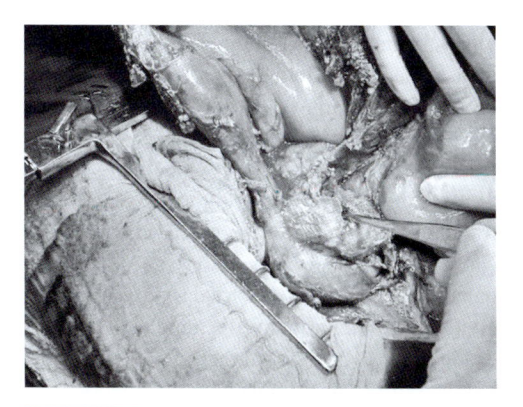

FIGURA 82.2 Lesão da cabeça do pâncreas e contusão no arco duodenal, decorrente de trauma penetrante por projétil de arma de fogo.

creática, deve-se pesquisar hematoma em torno do pâncreas, líquido na bolsa omental, infiltração anterior da fáscia de Gerota à esquerda, laceração do parênquima pancreático ou transecção do ducto pancreático.

Phelan e colaboradores[14] examinaram a sensibilidade do tomógrafo, tanto de 16 quanto de 64 detectores, para o diagnóstico de trauma de pâncreas e avaliaram também a sensibilidade e a especificidade para a identificação da lesão do ducto pancreático. O estudo envolveu 206 pacientes com trauma de pâncreas, sendo 89% deles vítimas de trauma contuso. Concluiu-se que ambos os tomógrafos – de 16 e de 64 canais – têm baixa sensibilidade para detectar lesão do parênquima e do ducto pancreático, mas exibem alta especificidade para a lesão ductal.[3,13-15] O tomógrafo com múltiplos detectores não melhorou a acurácia diagnóstica do trauma de pâncreas.

Subramanian e colaboradores[17] realçam o papel da colangiopancreatografia retrógrada endoscópica (CPRE) para o estudo do ducto pancreático, principalmente se a TC revela la-

30 pacientes (15%), conforme publicação de Velmahos e colaboradores.[16] Apesar de a TC ser o exame de eleição para o estudo dessas vísceras, a sensibilidade é apenas razoável, não ultrapassando 68% para a correta classificação do grau de lesão, principalmente pancreática. Para o diagnóstico tomográfico de lesão pan-

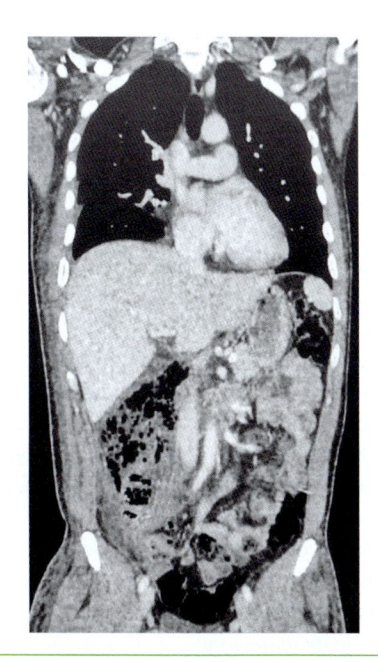

FIGURA 82.3 Tomografia computadorizada em corte coronal, revelando a presença de retropneumoperitônio decorrente de lesão duodenal em trauma contuso.

ceração do parênquima ou quando as imagens são de interpretação duvidosa. A vantagem da CPRE é a possibilidade de permitir, ocasionalmente, o tratamento da lesão do ducto pancreático (colocação de *stent*). Um grupo de estudiosos japoneses classifica a lesão pancreática de acordo com os achados da CPRE,[18] pondo em evidência a importância desse exame. Por outro lado, a colangiopancreatorressonância magnética (CPRM) tem revelado grande acurácia diagnóstica, competindo, com vantagens, com a CPRE. O estímulo dinâmico com secretina é uma variante do exame convencional. O uso intravenoso da secretina (0,1 mL/kg) facilita o reconhecimento da anatomia ductal, bem como a identificação de coleções oriundas da lesão do ducto. Em contrapartida, sua principal desvantagem inclui o tempo necessário para o exame e o fato de não permitir a correção da lesão tecnicamente, como ocorre com a CPRE. É evidente que tanto a CPRE quanto a CPRM não são recursos propedêuticos da investigação inicial do trauma duodenopancreático. Na maioria dos centros de trauma, a propedêutica é dirigida à luz da biomecânica do traumatismo. Pacientes com dor abdominal persistente e imagens tomográficas de difícil interpretação devem repetir a TC nas primeiras 24 horas a partir do primeiro exame ou até submeter-se à laparotomia, que é o método propedêutico de maior acurácia no trauma.[3]

Tratamento

O tratamento do trauma duodenopancreático combinado é complexo e possui pontos de controvérsia na literatura.[2,10-12,19-21] Continua sendo um grande desafio para o cirurgião de trauma, não só pela raridade, mas também pela diversidade das apresentações das lesões, o que dificulta a configuração de protocolos. Há lesões cujo tratamento é reparo primário e drenagem externa; já outras combinações exigem duodenopancreatectomia.[1,22] O tratamento dessas lesões combinadas depende não só da sua gravidade, mas também da estabilidade hemodinâmica do paciente.[20] De fato, o principal fator preditivo com influência no resultado do tratamento é o estado fisiológico do paciente.[2]

Para Antonacci e colaboradores,[2] o melhor resultado do tratamento do trauma duodenopancreático grave parece estar associado com o menor tempo operatório.

Objetivamente, todo hematoma retroperitoneal central do andar superior do abdome deve ser explorado. Para tanto, os ligamentos gastrocólico e gastroesplênico devem ser abertos. A manobra de Kocher precisa ser ampla, e é impossível tratar bem o duodeno e a cabeça do pâncreas sem uma boa exposição. A manobra de Cattell e Braasch – que consiste em mobilizar ceco, colón ascendente e flexura hepática do colón para a esquerda, assim como o intestino delgado, também cefalicamente – expõe quase todo o duodeno e a cabeça do pâncreas. A quarta porção duodenal pode ser visualizada quando se mobiliza o ligamento de Treitz. Após identificação de uma lesão, deve-se definir sua extensão. Os fatores que mais influenciam no tratamento são o número de lesões associadas e a sua gravidade. Os fatores de risco conhecidos que aumentam a mortalidade incluem a presença de trauma duodenopancreático associado à lesão da via biliar, o mecanismo de lesão, o tamanho e a localização da lesão, a extensão da destruição e o intervalo entre o trauma e o seu reparo.[1]

A maioria das lesões duodenais pode ser tratada por meio de sutura primária ou ressecção e anastomose.[20] As lesões da cabeça do pâncreas devem ser abordadas por meio de controle do sangramento e ampla drenagem, desde que não haja desvitalização do parênquima ou avulsão da ampola e/ou do colédoco intrapancreático.[3,23,24]

Atualmente, muitos autores preferem evitar reconstruções complexas das lesões duodenais:[1,2,10,19,24] são partidários de uma excelente mobilização do arco duodenal para ter boa visualização da lesão. Essa mobilização também permitirá sutura sem tensão. Bordas bem-vascularizadas e ausência de tensão são mais importantes do que o tipo de fio e o tipo de sutura. Reparo primário ou ressecção e anastomose primária devem ser a escolha, sempre que possível, para as lesões duodenais.[2,10-12,19,20] Quando o reparo primário de uma lesão duodenal causar grave estreitamento de sua luz ou resultar em sutura com tensão, deve-se considerar a possibilidade de ressecar e proceder à duodeduodenostomia terminoterminal (lesões em D_1, D_3 ou D_4).[3]

Felizmente, poucas lesões duodenais são complexas. Acredita-se que 75 a 85% das lesões duodenais possam ser fechadas primariamente, com incidência de fístula menor que 10%.[1,3] Em uma revisão de 15 séries, com 1.408 pacientes portadores de lesão duodenal, Asensio e colaboradores[1,10-12] reportaram incidência de fístula duodenal de 6,6%.

No passado, procedimentos complexos foram muito discutidos na literatura para tratamento de lesões duodenais de grande magnitude. A preocupação estava voltada para a proteção da linha de sutura do duodeno, com o intuito de evitar a fístula duodenal. A diverticulização duodenal ganhou espaço nesse contexto; é a conhecida técnica de Berne, de 1968, cirurgia complicada e demorada ao tratar de trauma. A operação consiste em sutura da lesão duodenal, antrectomia, anastomose gastrojejunal terminolateral, duodenostomia e drenagem generosa da região infra-hepática. Vagotomia troncular e drenagem da via biliar também fazem parte da operação.[1,3] Como se vê, não é atraente sacrificar estruturas íntegras (vago e antro) em pacientes traumatizados. Posteriormente, Berne e colaboradores[25] descreveram a experiência em 50 pacientes. Reportaram 14% de fístula duodenal, com mortalidade total de 16%. O procedimento é inadequado para pacientes instáveis.

A técnica das três sondas, também denominada "ostomia tríplice", foi publicada por Stone e Fabian em 1979. Consiste em gastrostomia, duodenostomia e jejunostomia. Hoje, esse procedimento não faz parte da maioria dos protocolos dos centros de trauma. A morbidade é considerável, e o tempo de internação é prolongado. O manuseio das três sondas não é tão simples como parece. A duodenostomia não constitui procedimento de absoluta prevenção de fístula duodenal.

A exclusão pilórica é um procedimento com algumas vantagens em relação às técnicas antes comentadas. Ela exclui temporariamente o trânsito do conteúdo gástrico pelo duodeno, sem realizar antrectomia. Sua principal vantagem é a simplicidade.[3,24,26] Foi descrita originalmente por Summers em 1903 e utilizada por Jordan no início dos anos 1970. A primeira grande série foi publicada por Vaughan e colaboradores.[27] O procedimento é rápido e parece ter influenciado positivamente a menor incidência de fístula duodenal no pós-operatório.[3,24,26] Dos 313 pacientes com lesão duodenal, 128 (41%) foram tratados com esse procedimento, com incidência de fístula pós-operatória de 5,5% em estudo publicado em 1983.[3,24,26] É interessante documentar que 94% refizeram naturalmente o trânsito pelo piloro, quando examinados 3 semanas ou mais após a operação. No Hospital João XXIII – em Belo Horizonte, Minas Gerais –, a exclusão pilórica faz parte do protocolo das lesões duodenais complexas nas seguintes situações:

- Quando a sutura da lesão causa estenose da luz duodenal;
- Quando há edema e friabilidade da alça, trazendo dúvida quanto à segurança do reparo;
- Nas lesões tratadas tardiamente (**FIG. 82.4**);
- Nas lesões limítrofes, entre a ressecção e a preservação.

A recomendação de fazer exclusão pilórica nas lesões duodenopancreáticas complexas é baseada em estudos não controlados e tem sido objeto de controvérsias. Atualmente, duas grandes séries, também com base em avaliações retrospectivas, mostraram maior tendência para complicações e maior tempo de internação dos pacientes submetidos à exclusão pilórica, sendo que esta não aumentou a sobrevivência ou acrescentou benefícios ao tratamento desses pacientes.[3] Para Rickard e colaboradores, o procedimento oferece poucas vantagens, quando comparado à drenagem por uma sonda nasogástrica bem-posicionada. Além disso, eles mencionam a úlcera na anastomose gastrojejunal como complicação evitável de alta morbida-

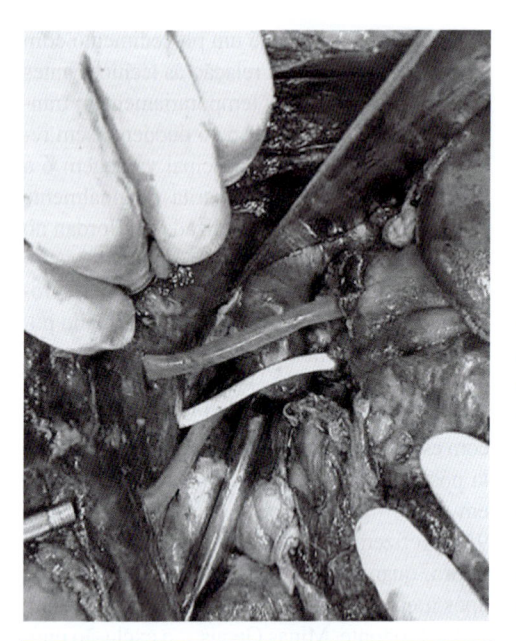

FIGURA 82.4 Lesão duodenopancreática complexa de tratamento tardio. Drenos tubulares posicionados no recesso infra-hepático e um dreno de Kehr na lesão do duodeno (duodenostomia). O procedimento foi acrescido de exclusão pilórica.

de.[24] De fato, a úlcera marginal no procedimento de Jordan é considerada uma das mais importantes complicações da técnica. Na grande série publicada por Vaughan e colaboradores,[27] ocorreu úlcera marginal em 10% dos casos. Na verdade, pela dificuldade de segmento dos pacientes vítimas de trauma, não se conhece a verdadeira incidência dessa complicação.

Em relação ao pâncreas, a abordagem atual para as lesões à direita dos vasos mesentéricos (grau IV) é direcionada para procedimentos mais simples. Mesmo que haja lesão ductal, uma ampla drenagem da cabeça do pâncreas é menos mórbida do que a duodenopancreatectomia, desde que o tecido pancreático não esteja desvascularizado. Uma fístula pancreática bem-dirigida é de mais fácil controle, quando comparada à condução de um pós-operatório de procedimentos complexos.[1,3,22] Para as lesões pancreáticas de grau IV, a observação detalhada da cabeça do pâncreas no perioperatório é suficiente para avaliar o estado do ducto pancreático. Ocasionalmente, a injeção intravenosa de 1 a 2 µg de colecistoquinina pode estimular a secreção pancreática e facilitar o reconhecimento da lesão do ducto.[8,9] Se persistir a dúvida, o cirurgião deve partir da premissa de que há lesão ductal. Assim, a colangiopancreatografia perioperatória pode ser evitada e não modificará a conduta.[3]

Lesão do canal biliar retroduodenal ou intrapancreático, acrescida de dano tecidual duodenopancreático, merece consideração especial. Se houver avulsão duodenopancreática com desvascularização (grau V), o tratamento recai na rara indicação de duodenopancreatectomia (cirurgia de Whipple) (**FIG. 82.5**).

A incidência de duodenopancreatectomia no trauma gira em torno de 3% na literatura. Asensio e colaboradores[1,10-12] estudaram 170 pacientes que foram submetidos à duodenopancreatectomia, com mortalidade global de 33%. Em função da sua morbimortalidade, a cirurgia de Whipple deve ser aplicada com muito critério.[22] O procedimento feito por etapas (laparotomia estagiada) parece diminuir a mortalidade. O conceito de laparotomia estagiada (cirurgia de controle de danos) pode ser aplicado, com sucesso, nos traumas duodenopancreáticos em pacientes instáveis. Interromper o sangramento (tamponamento) deve ser a primeira preocupação nesses pacientes para

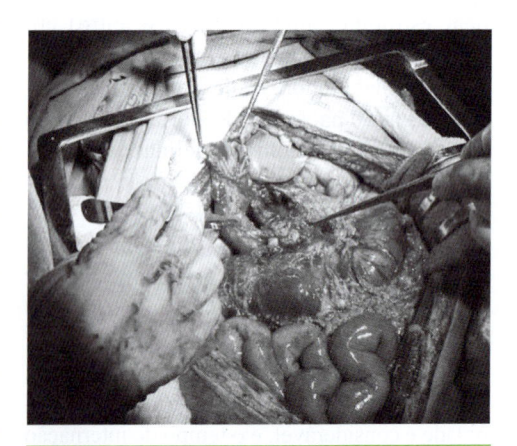

FIGURA 82.5 Lesão duodenopancreática de grau V, decorrente de acidente automobilístico (abdome superior contra o volante do veículo em cenário de desaceleração súbita). O paciente foi submetido à duodenopancreatectomia.

prevenir a tríade letal (acidose, hipotermia e progressiva coagulopatia). Deve-se controlar a contaminação e fechar o abdome de maneira alternativa. É muito importante evitar longos procedimentos cirúrgicos em pacientes instáveis; é o caminho para prevenir a falência metabólica. Assim, nas lesões duodenopancreáticas complexas em pacientes instáveis, o tratamento cirúrgico deve ser realizado por etapas: controla-se o sangramento e a contaminação, reanima-se o paciente em ambiente de terapia intensiva e, por fim, faz-se a cirurgia definitiva 24 a 72 horas depois. Na etapa definitiva da abordagem cirúrgica, é oportuno recordar que uma via nutricional se torna fundamental nesses casos, e não há razão para optar pela nutrição parenteral total quando é possível uma jejunostomia.

Morbimortalidade

Trauma duodenopancreático complexo é acompanhado de alta incidência de morbimortalidade no pós-operatório. Lesões duodenais estão associadas com altas taxas de complicações.[1] A complicação mais comum é o abscesso intra-abdominal, que ocorre em 11 a 18% dos pacientes.[1,10-12] Por outro lado, a mais temida complicação do pós-operatório dos pacientes vítimas de trauma duodenopancreático complexo é a fístula duodenal. Segundo Poyrazoglu e colaboradores,[4] a fístula duodenal ocorre em 2 a 16% dos casos. A causa mais frequente de fístula duodenal é a cirurgia inadequada para a lesão. Como já foi comentado, a apresentação da lesão é muito importante na tomada de decisão do cirurgião quanto à melhor opção de tratamento, e não apenas o grau de lesão.

Complicações relacionadas à lesão pancreática também são comuns. Elas apresentam-se por pancreatite, fístula, pseudocisto ou abscesso abdominal. A fístula é a complicação mais comum. A incidência varia de 5 a 37%.[1,3,28]

Os fatores mais comumente associados com a mortalidade são a gravidade das lesões associadas e o retardo do diagnóstico.[2,3,22] A taxa de mortalidade tem sido relatada entre 6 e 50%.[1,10,11,21,28] Na fase inicial do tratamento, a causa de morte é o sangramento decorrente de lesão vascular associada e, na fase tardia, a sepse com falência de múltiplos órgãos e sistemas.

Experiência do Hospital João XXIII com o trauma duodenopancreático nos últimos 37 anos

De 1980 a 1989, 4.317 pacientes foram atendidos com trauma abdominal no Hospital João XXIII. Desses, 161 (3,72%) tinham trauma de pâncreas e 165 (3,82%), trauma duodenal. O trauma penetrante de pâncreas ocorreu em 63% dos casos (101 pacientes) e em 64% (106 pacientes) por igual mecanismo para o trauma duodenal. Naquela ocasião, não havia TC no serviço. O diagnóstico era feito pela clínica, pelo mecanismo de trauma, e auxiliado pelo lavado peritoneal. Lesões de graus I e II predominaram, tanto para o pâncreas quanto para o duodeno (138 e 104 pacientes, respectivamente). A maioria dos pacientes recebeu drenagem para a lesão pancreática e sutura para a lesão duodenal. Em 28 pacientes (17%), a lesão era duodenopancreática de grau IV. A duodenopancreatectomia foi realizada em 2 pacientes, mas apenas 1 sobreviveu.

Quanto às complicações, 56 pacientes (35%) com lesão de pâncreas e 50 pacientes (30%) com lesão duodenal apresentaram alguma complicação. A fístula pancreática ocorreu em 13 casos (8%), e a fístula duodenal, em 8 (5%). A lesão do pâncreas foi a causa do óbito em 19 pacientes da série (12%), e as complicações duodenais, em outros 23 pacientes (14%). O trauma contuso foi a principal causa de óbito, tanto para o pâncreas quanto para o duodeno.

As lesões da cabeça do pâncreas, com evidência de lesão ductal, mas sem desvascularização ou avulsão da confluência biliopancreática, foram tratadas da seguinte maneira:

- Complementação da secção pancreática;
- Fechamento do coto proximal;

- Pancreatojejunostomia ou pancreatectomia distal;
- Ostomias (gastrostomia, jejunostomia).

A duodenostomia também era considerada na presença de lesão duodenal associada. Se não houvesse indícios de lesão do ducto pancreático, a técnica operatória se limitava apenas à drenagem regional ampla.

As lesões duodenais associadas à lesão da cabeça do pâncreas eram tratadas com duodenorrafia, complementada com as ostomias (gastrostomia, duodenostomia, jejunostomia) e com a drenagem infra-hepática. Excepcionalmente, a exclusão pilórica era indicada no serviço nessa ocasião. O protocolo orientava para a cirurgia de Whipple na vigência de desvascularização ou avulsão da confluência biliopancreática.

Na década de 1990, o serviço conviveu tanto com a técnica das três ostomias (gastrostomia, duodenostomia, jejunostomia) quanto com a exclusão pilórica, para o tratamento da lesão duodenal complexa. De 1980 a 1999, 34 pacientes foram submetidos ao tratamento cirúrgico da lesão duodenal complexa pela técnica das três sondas e 21 pacientes, pela exclusão pilórica. Esses 55 pacientes foram retrospectivamente estudados. Escore de trauma revisado (RTS, do inglês *revised trauma score*), ISS e escore de gravidade de traumas e lesões (TRISS, do inglês *trauma and injury severity score*) foram, respectivamente, 7,6, 17,5 e 96 para o grupo das ostomias e 7,5, 22,8 e 96 para o grupo da exclusão pilórica. A média de idade não mostrou diferença estatística nos dois grupos. Complicações ocorreram em 28 pacientes. No entanto, as complicações foram 2,5 vezes mais frequentes no grupo das três sondas. Oito pacientes evoluíram com fístula duodenal. Em 7, a fístula ocorreu no grupo das três sondas. O tempo de permanência hospitalar foi menor no grupo da exclusão pilórica. Dos 55 pacientes, 7 faleceram (12,7%), e 5 deles eram do grupo das três sondas. A morbimortalidade do grupo das três sondas foi estatisticamente significativa. À época, essa observação sedimentou a preferência do serviço pela técnica da exclusão pilórica na abordagem da lesão duodenal complexa.

A exclusão pilórica foi considerada técnica de rápida execução, com baixa incidência de fístula duodenal. Considerou-se inicialmente que a exclusão pilórica protegia a linha de sutura duodenal e diminuía a carga enzimática no duodeno, e os estudos iniciais trouxeram bons resultados. Tão logo se disseminou a experiência com exclusão pilórica nas lesões duodenais complexas, houve impacto negativo ao considerar que o procedimento trazia risco não desprezível de úlcera de boca anastomótica (gastrojejunostomia). O resultado foi questionado quando comparado a outras formas de descompressão duodenal e fez renascer a assertiva de que a maioria das lesões duodenais pode ser tratada com sutura primária.

Por outro lado, não houve evidências para abandonar a exclusão pilórica. A técnica continua sendo empregada no serviço, embora com frequência cada vez menor.

De janeiro de 2013 a janeiro de 2017, o Serviço de Cirurgia do Hospital João XXIII tratou 73 pacientes com lesão de duodeno e 80 pacientes com lesão de pâncreas. Dezesseis pacientes apresentaram trauma duodenopancreático complexo. Em 81,25% dos casos, o trauma foi penetrante (13 pacientes), e, em 18,75%, o trauma foi contuso (3 pacientes). O ISS variou de 4 a 41. A duodenorrafia foi realizada nos 16 pacientes, e a exclusão pilórica, em apenas 2 pacientes. A drenagem pancreática foi o tratamento em todos os casos. Fístula ocorreu em 4 pacientes (25%). Dois pacientes da série faleceram (12,5%).

Hoje, no Hospital João XXIII, a sutura da lesão duodenal e a drenagem da lesão pancreática constituem parte essencial do protocolo da abordagem do trauma duodenopancreático complexo, respeitando as indicações compulsórias dos procedimentos de ressecção.

Traumas do pâncreas e do duodeno são raros e difíceis de tratar.[11]

Tanto o trauma abdominal penetrante quanto o contuso podem causar lesão duodenopancreática.[3]

Pelo fato de o pâncreas e o duodeno estarem no retroperitônio, sinais e sintomas relacionados à lesão desses órgãos podem não ser óbvios, principalmente no trauma contuso.

Lesões associadas são frequentes, sobretudo em função do arranjo anatômico de órgãos retroperitoneais e em decorrência do mecanismo de trauma.

A TC é importante para o diagnóstico, embora tenha moderada sensibilidade para detectar inicialmente essas lesões, mas tem alta especificidade. A TC deixa passar despercebida uma lesão do ducto pancreático em até 10% dos pacientes.[13-15]

Os pacientes operados por trauma duodenopancreático necessitam de técnica relativamente simples em sua maioria. Isso significa controle do sangramento, desbridamento de tecido desvitalizado, reparo de lacerações e drenagem. Para o duodeno, são realizados desbridamento e sutura primária para a maioria dos casos. Há muitas técnicas descritas para o tratamento da lesão duodenal com o intuito de diminuir a incidência de fístula, mas nenhum estudo tem provado absoluto benefício; parece ser melhor fazer o procedimento mais simples.[23,24]

Lesões pancreáticas à direita dos vasos mesentéricos (grau IV), sem desvitalização de tecido, são tratadas com drenagem. À esquerda dos vasos mesentéricos, a lesão pancreática com envolvimento do ducto deve ser tratada com pancreatectomia corpocaudal.[9]

A duodenopancreatectomia cefálica no trauma está indicada nas avulsões do complexo duodenopancreático com desvascularização e nas desinserções da ampola.[22]

Complicações são comuns e incluem fístula duodenal e pancreática e abscesso, além das complicações específicas relacionadas ao pâncreas (pseudocisto, coleções retroperitoneais). Fístula é a complicação mais temida, interferindo sobremaneira na morbimortalidade, que, por sua vez, também aumenta em decorrência da presença e da gravidade das lesões associadas. A mortalidade do trauma duodenopancreático é de 6 a 50% dos pacientes e tem relação com o momento do diagnóstico, a gravidade das lesões e as lesões associadas.[1-4,23]

Referências

1. Asensio JA, Petrone P, Roldán G, Pak-art R, Salim A. Pancreatic and Duodenal Injuries. Complex and Lethal. Scand J Surg. 2002;91(1):81-6.
2. Antonacci N, Di Saverio S, Ciaroni V, Biscardi A, Giugni A, Cancellieri F, et al. Prognosis and treatment of pancreaticoduodenal traumatic injuries: which factors are predictors of outcome? J Hepatobiliary Pancreat Sci. 2011;18(2):195-201.
3. Drumond DAF. Lesões Duodenopancreáticas complexas. In: Souza HP, Breigeiron R, Vilhordo DW, editors. Doença trauma: fisiopatogenia-desafios-aplicação prática. São Paulo: Atheneu; 2015. p. 209-19.
4. Poyrazoglu Y, Duman K, Harlak A. Review of pancreaticoduodenal trauma with a case report. Indian J Surg. 2016;78(3):209-13.
5. Moore EE, Cogbill TH, Malangoni MA, Jurkovich GJ, Champion HR, Gennarelli TA, et al. Organ injury scaling, II: pancreas, duodenum, small bowel, colon, and rectum. J Trauma. 1990;30(11):1427-9.
6. Drumond DAF, Vieira Junior HM. Índices de trauma utilizados no Hospital João XXIII. In: Drumond DAF, Junior HMV. Protocolos em trauma. Rio de Janeiro: Medbook; 2009. p. 165-92.
7. Takishima T, Sugimoto K, Hirata M, Asari Y, Ohwada T, Kakita A. Serum amylase level on admission in the diagnosis of blunt injury to the pancreas: its significance and limitations. Ann Surg. 1997;226(1):70-6.
8. Teh SH, Sheppard BC, Mullins RJ, Schreiber MA, Mayberry JC. Diagnosis and management of blunt pancreatic ductal injury in the era of high-resolution computed axial tomography. Am J Surg. 2007; 193(5):641-3.
9. Soto JA, Alvarez O, Múnera F, Yepes NL, Sepúlveda ME, Pérez JM. Traumatic disruption of the pancreatic duct: diagnosis with MR pancreatography. AJR Am J Roentgenol. 2001;176(1):175-8.
10. Asensio JA, Feliciano DV, Britt LD, Kerstein MD. Management of duodenal injuries. Curr Probl Surg. 1993;30(11):1026-92.
11. Asensio JA, Demetriades D, Hanpeter DE, Gambaro E, Chahwan S. Management of pancreatic injuries. Curr Probl Surg. 1999;36(5):325-419.
12. Vasquez JC, Coimbra R, Hoyt DB, Fortlage D. Management of penetrating pancreatic trauma: an 11-year experience of a level-1 trauma center. Injury. 2001; 32(10):753-9.
13. Ilahi O, Bochicchio GV, Scalea TM. Efficacy of computed tomography in the diagnosis of pancreatic injury in adult blunt trauma patients: a single-institutional study. Am Surg. 2002;68(8):704-7.

14. Phelan HA, Velmahos GC, Jurkovich GJ, Friese RS, Minei JP, Menaker JA, et al. An evaluation of multidetector computed tomography in detecting pancreatic injury: results of a multicenter AAST study. J Trauma. 2009;66(3):641-6.
15. Rekhi S, Anderson SW, Rhea JT, Soto JA. Imaging of blunt pancreatic trauma. Emerg Radiol. 2010;17(1):13-9.
16. Velmahos GC, Tabbara M, Gross R, Willette P, Hirsch E, Burke P, et al. Blunt pancreatoduodenal injury: a multicenter study of the Research Consortium of New England Centers for Trauma (ReCONECT). Arch Surg. 2009;144(5):413-9.
17. Subramanian A, Dente CJ, Feliciano DV. The management of pancreatic trauma in the modern era. Surg Clin North Am. 2007;87(6):1515-32, x.
18. Lin BC, Liu NJ, Fang JF, Kao YC. Long-term results of endoscopic stent in the management of blunt major pancreatic duct injury. Surg Endosc. 2006;20(10):1551-5.
19. Akhrass R, Yaffe MB, Brandt CP, Reigle M, Fallon WF Jr, Malangoni MA. Pancreatic trauma: a ten year multi-institutional experience. Am Surg. 1997;63(7):598-604.
20. Biffl WL, Moore EE, Croce M, Davis JW, Coimbra R, Karmy-Jones R. Western Trauma Association critical decisions in trauma: management of pancreatic injuries. J Trauma Acute Care Surg. 2013;75(6):941-6.
21. Sharpe JP, Magnotti LJ, Weinberg JA, Zarzaur BL, Stickley SM, Scott SE, et al. Impact of a defined management algorithm on outcome after traumatic pancreatic injury. J Trauma Acute Care Surg. 2012;72(1):100-5.
22. Asensio JA, Petrone P, Roldán G, Kuncir E, Demetriades D. Pancreaticoduodenectomy: a rare procedure for the management of complex pancreaticoduodenal injuries. J Am Coll Surg. 2003;197(6):937-42.
23. Ordoñez C, García A, Parra MW, Scavo D, Pino LF, Millán M, et al. Complex penetrating duodenal injuries: less is better. J Trauma Acute Care Surg. 2014;76(5):1177-83.
24. Rickard MJ, Brohi K, Bautz PC. Pancreatic and duodenal injuries: keep it simple. ANZ J Surg. 2005;75(7):581-6.
25. Berne CJ, Donovan AJ, White EJ, Yellin AE. Duodenal "diverticulization" for duodenal and pancreatic injury. Am J Surg. 1974;127(5):503-7.
26. Seamon MJ, Pieri PG, Fisher CA, Gaughan J, Santora TA, Pathak AS, et al. A ten year retrospective review: does pyloric exclusion improve clinical outcome after penetrating duodenal and combined pancreaticoduodenal injuries? J Trauma. 2007;62(4):829-33.
27. Vaughan GD 3rd, Frazier OH, Graham DY, Mattox KL, Petmecky FF, Jordan GL Jr. The use of pyloric exclusion in the management of severe duodenal injuries. Am J Surg. 1977;134(6):785-90.
28. Tyburski JG, Dente CJ, Wilson RF, Shanti C, Steffes CP, Carlin A. Infectious complications following duodenal and/or pancreatic trauma. Am Surg. 2001;67(3):227-30.

Leituras recomendadas

Abrantes WL, Drumond DAF. Trauma das vias biliares. In: Freire E, editor. Trauma: a doença dos séculos. São Paulo: Atheneu; 2001. p. 1677-84.

Brown MA, Casola G, Sirlin CB, Patel NY, Hoyt DB. Blunt abdominal trauma: screening us in 2,693 patients. Radiology. 2001;218(2):352-8.

Gordon RW, Anderson SW, Ozonoff A, Rekhi S, Soto JA. Blunt pancreatic trauma: evaluation with MDCT technology. Emerg Radiol. 2013;20(4):259-66.

Ivatury RR, Nassoura ZE, Simon RJ, Rodriguez A. Complex duodenal injuries. Surg Clin North Am. 1996;76(4):797-812.

Malhotra A, Biffl WL, Moore EE, Schreiber M, Albrecht RA, Cohen M, et al. Western Trauma Association Critical Decisions in Trauma: diagnosis and management of duodenal injuries. J Trauma Acute Care Surg. 2015;79(6):1096-101.

Phelan HA, Minei JP. Pancreatic trauma: diagnostic and therapeutic strategies. Curr Treat Options Gastroenterol. 2005;8(5):355-63.

Tyroch AH, McGuire EL, McLean SF, Kozar RA, Gates KA, Kaups KL, et al. The association between chance fractures and intra-abdominal injuries revisited: a multicenter review. Am Surg. 2005;71(5):434-8.

Cirurgia de controle de danos

Bruno De Lucia Hernani
Caroline Petersen da Costa Ferreira
Tercio de Campos

Doentes traumatizados graves invariavelmente trazem dificuldades para o cirurgião que conduz o caso. Com frequência, os serviços de emergência recebem doentes graves com muitas lesões orgânicas que necessitam de laparotomia imediata. O instinto do cirurgião é tratar cada lesão com a melhor técnica operatória. Mas para este doente grave, será esta a melhor conduta?

O conceito de controle de danos (*damage control*, em inglês) tem origem na Marinha e refere-se à capacidade de uma embarcação absorver um impacto e ainda assim finalizar sua missão.[1] A partir daí, passou a ser aplicado na cirurgia do trauma, na qual o controle da lesão deve ser feito minimamente para que o paciente sobreviva, incluindo principalmente o controle da hemorragia e evitando a infecção. A base do conceito está na fisiologia, predominando sobre a anatomia.

Pode-se afirmar que a cirurgia de controle de danos é atualmente o padrão de tratamento para doentes traumatizados com comprometimento fisiológico grave e que necessitam de intervenção cirúrgica.[2]

História

Classicamente descrito por Rotondo e colaboradores em 1993,[3,4] seus preceitos foram inicialmente propostos há muito tempo. James Pringle, ao detalhar sua manobra no início do século XX, e Halsted, ao descrever compressões como método de parar as hemorragias, foram precursores do seu princípio. Mais recentemente, em 1976, Lucas e Ledgerwood descreveram uma série de doentes com trauma hepático que foram tratados apenas com compressão de seus ferimentos. Esse conceito tornou-se uma forma segura de tratar esse tipo de lesão,[5] e foi demonstrado em publicações nos anos seguintes por outros autores.

Tempos

Cinco tempos são definidos segundo o manual do curso DSTC (do inglês *Definitive Surgical Trauma Care* [Cuidados Definitivos na Cirurgia do Trauma]).[5] São eles (**FIG. 83.1**):

1. Seleção do doente;
2. Cirurgia de controle de danos e controle da hemorragia e da infecção;
3. Restauração do estado fisiológico;
4. Reoperação para cuidados definitivos;
5. Reconstrução da parede abdominal.

Indicações

Um dos momentos mais difíceis é a seleção do doente para indicação da cirurgia de controle de danos. Quando essa indicação é feita

```
Seleção do doente
(sala de admissão/centro cirúrgico)
        ↓
Cirurgia de controle de danos
(controle da hemorragia e da infecção)
        ↓
Terapia intensiva
(restauração fisiológica)
        ↓
Reoperação
(tratamento definitivo)
        ↓
Reconstrução da parede abdominal
```

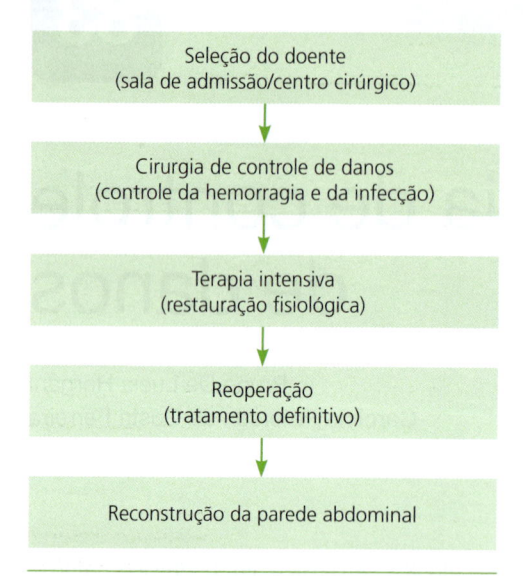

FIGURA 83.1 Fluxograma dos tempos da cirurgia de controle de danos.

muito precocemente, pode-se indicar, algumas vezes, de modo desnecessário. Quando o paciente é operado tardiamente, a chance de sucesso é muito reduzida. A indicação do procedimento de controle de danos deve basear-se em quatro parâmetros principais: (1) características do paciente, (2) mecanismo de trauma, (3) estado fisiológico e (4) magnitude da reanimação.[2]

Os parâmetros clássicos que indicam a necessidade desse procedimento são:[1,6]

- Temperatura menor que 35 °C;
- pH menor que 7,2;
- Déficit de base maior que 8;
- Coagulopatia significativa.

Entretanto, acredita-se que a determinação mais precoce do doente que chegará a esses parâmetros é o segredo para obter sucesso no procedimento.[7] Desse modo, desde o atendimento na sala de admissão, o cirurgião deve ter em mente que selecionar um caso que possa ser candidato à cirurgia de controle de danos é fundamental. Após 1 ou 2 horas de tratamento operatório, provavelmente será muito tarde para decidir interromper a cirurgia porque o doente está em coagulopatia.

Parreira e colaboradores descreveram a probabilidade de hemorragia letal, utilizando essa informação para indicar a cirurgia de controle de danos.[8]

Deve-se pontuar que os doentes que têm seu sangramento rapidamente controlado, mesmo com estado fisiológico inicial comprometido, podem não necessitar da cirurgia de controle de danos. Por outro lado, os doentes com múltiplos ferimentos abdominais, mas com estado fisiológico preservado, também não necessitarão desse procedimento.

Técnica

O elemento crítico da abordagem cirúrgica no controle de danos é o controle da hemorragia e da contaminação. A sala operatória deve estar com temperatura adequada (aproximadamente 27 °C) a fim de evitar a perda excessiva de calor corpóreo, e deve-se dispor de todos os materiais básicos necessários, como:

- Hemoderivados e infusores rápidos;
- Equipamentos de autotransfusão;
- Caixas de instrumentais gerais, vasculares e de tórax;
- Grande quantidade de compressas;
- Soro fisiológico aquecido;
- Cateteres simples e com balão;
- Agentes hemostáticos;
- Drenos simples e de sucção;
- Adesivos plásticos estéreis.

O paciente deve ser colocado em decúbito dorsal horizontal e ser submetido à cateterização vesical e gástrica. O campo operatório deve ser preparado desde o pescoço até os joelhos.

Abdome

A incisão abdominal mais adequada é a que vai do apêndice xifoide à sínfise púbica, exceto nos casos com trauma de pelve associado, em que a incisão deve ser limitada à região infraumbilical, devido ao risco de rompimento de eventuais hematomas pélvicos. Em pacientes com incisões medianas prévias, pode ser feito o acesso por via subcostal ou paramediana a fim de evitar lesões intestinais inadvertidas.

Após completa exposição da cavidade peritoneal, evisceração e remoção do sangue e dos coágulos, inicia-se o empacotamento com compressas dos quatro quadrantes, daquele com maior suspeita de ser a origem da hemorragia para o quadrante com menor suspeita. Vale ressaltar que o número de compressas deve ser o mínimo suficiente para controlar a hemorragia, sem dificultar o retorno venoso. Além disso, a colocação das compressas deve ser feita de modo organizado e objetivo: não se deve simplesmente colocar várias compressas na cavidade de maneira simultânea. Se o empacotamento for efetivo, o cirurgião ganha tempo para fazer um rápido inventário do restante do abdome e aguardar a melhora hemodinâmica do paciente e o início da infusão de sangue e derivados. Neste momento, a cirurgia também já pode ser abreviada com fechamento temporário e encaminhamento do paciente à unidade de terapia intensiva (UTI) para posterior reabordagem.

Se não for possível identificar a fonte de sangramento, os grandes vasos do retroperitônio devem ser investigados. Nos pacientes com hipotensão grave, a compressão manual da aorta contra a coluna no hiato diafragmático, à esquerda do esôfago, pode ser útil e melhorar a perfusão cardíaca e cerebral.

Nas lesões vasculares, o primeiro controle deve ser feito com pressão direta, seguida por clampeamento e ligadura ou sutura lateral. Anastomoses e enxertos devem ser evitados, pois demandam muito tempo. A utilização de derivações temporárias é uma opção na cirurgia de controle de danos para vasos em que a ligadura trará grandes repercussões com risco à vida ou viabilidade de membros.

O fígado tem aporte sanguíneo de 1.500 mL por minuto e é o principal sintetizador de fatores de coagulação. Portanto, o manejo das lesões hepáticas é crucial para o sucesso da operação. As hepatectomias devem ser evitadas na urgência, exceto para casos em que a transecção hepática já foi quase toda realizada pelo trauma. As principais opções de controle da hemorragia hepática são:

- Tamponamento com compressas com ou sem angiografia e embolização após;
- Clampeamento do parênquima com pinças longas;
- Sutura;
- Digitoclasia do parênquima e ligadura dos vasos sangrantes;
- Tamponamento com balão, principalmente nas lesões transfixantes.

Todas as técnicas utilizadas nas lesões hepáticas podem ser associadas à manobra de Pringle, que consiste no clampeamento do hilo hepático através do forame de Winslow. Vale lembrar que a manutenção de sangramento abundante apesar da manobra remete à provável lesão de veia cava na sua porção retro-hepática.

Nas lesões esplênicas, o grau da lesão orienta a conduta. Lesões de graus I e II – de acordo com a classificação da American Association for the Surgery of Trauma (AAST) – podem ser resolvidas com cauterização ou sutura simples. Em todas as outras lesões mais complexas, a esplenectomia permanece como a opção mais segura quando o controle de danos é necessário.

Em geral, as lesões pancreáticas não são tratadas na primeira cirurgia. Lesões menores que não envolvem o ducto principal devem ser somente tamponadas. Nas lesões maiores, além do tamponamento, convém realizar drenagem local. Pancreatectomias devem ser adiadas até a cirurgia subsequente. A duodenopancreatectomia deve ser evitada, deixando para ser realizada, nos casos em que houver indicação, no segundo tempo, com o paciente mais estável.

Ferimentos no trato gastrintestinal devem ser tratados para controle da contaminação. Lesões menores são suturadas. Grandes ou múltiplas perfurações dentro de um segmento de intestino devem ser tratadas com ressecção segmentar. No doente instável, os cotos devem ser grampeados ou amarrados, não sendo realizada nenhuma anastomose ou ostomia até a cirurgia subsequente. Caso o trânsito intestinal fique interrompido, a sonda gástrica deve ser mantida para descompressão.

O fechamento completo da laparotomia não deve ser realizado, uma vez que, como regra, a reoperação está indicada. Até porque, devido ao edema e à distensão intestinal, associados a eventuais compressas inseridas no tamponamento, existe alto risco de desenvolvimento da síndrome compartimental abdominal. Existem diversas formas de fechamento temporário do abdome, como:

- **Fechamento com pinças de campo** – Não é mais empregado, pois aumenta a pressão abdominal, além de estar associado à necrose de pele e à perda de líquidos;
- **Bolsa de Bogotá** – Sutura de uma bolsa plástica de soro ou coletor de urina junto à pele. Permite boa visualização do conteúdo abdominal e possui baixo custo. Porém, ocorre perda de líquido peritoneal pela ferida, e, por isso, não tem sido mais utilizada;
- **Curativo com aspiração a vácuo contínuo** – É o método mais empregado atualmente, e consiste em proteger o conteúdo abdominal com plástico estéril, colocação de esponja de poliuretano ou compressas sobre o plástico e aplicação de adesivo estéril por cima conectado em pressão negativa (**FIG. 83.2**).

Tórax

A incisão mais comumente realizada nas urgências torácicas é a toracotomia anterolateral unilateral, com possibilidade de extensão à bitoracotomia. Ela permite fácil acesso à cavidade torácica, além de ser a incisão mais afeita aos cirurgiões gerais.

Lesões vasculares intratorácicas devem ser tratadas assim como as abdominais. Sondas de Foley podem comprimir provisoriamente as lesões de difícil acesso. Suturas laterais, ligaduras e derivações podem ser realizadas.

As lesões pulmonares menores são controladas facilmente com drenagem, suturas ou pequenas ressecções; porém, lesões mais profundas podem ser de difícil manejo. Assim como a maioria das ressecções regradas abdominais, lobectomias e pneumectomias devem ser evitadas. A primeira opção deve ser a tractotomia pulmonar, que consiste na abertura da lesão com clampeamento seguido de secção ou grampeamento, expondo os vasos sangrantes e possibilitando a sutura deles. No caso das lesões hilares, o grampeamento em bloco do hilo pulmonar é uma opção, ou até mesmo o clampeamento com pinças longas.

Ferimentos cardíacos geralmente são controlados com compressão digital e sutura utilizando fios inabsorvíveis e *pledgets* de

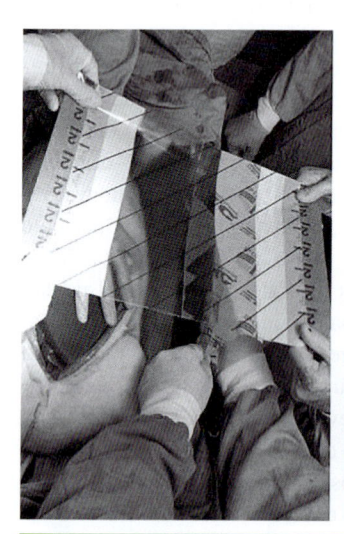

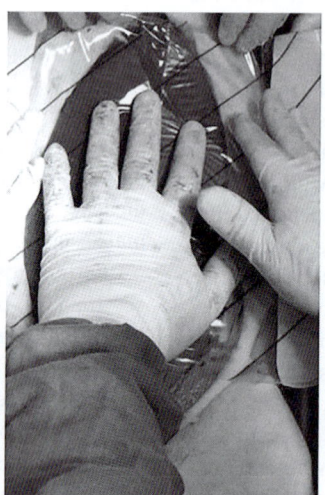

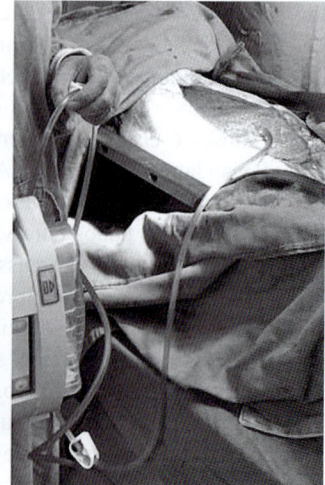

FIGURA 83.2 Aspiração a vácuo contínuo.

pericárdio, politetrafluoretileno (PTFE) ou dácron para apoio. Grampeadores cutâneos podem ser empregados como alternativa à sutura. Lesões maiores podem ser tratadas provisoriamente com inserção de sonda de Foley no orifício, até que a sutura seja realizada adequadamente. Lesões em coronárias podem ser tratadas com derivações provisórias ou ligadura se forem distais.

As lesões traqueais dificilmente serão tratadas na primeira abordagem. Em geral, as lesões devem ser ultrapassadas com a cânula de intubação, deixando seu tratamento definitivo postergado para reabordagem em melhores condições.[9-11]

Controle do paciente na terapia intensiva

O controle do doente após a cirurgia de controle de danos é tão ou mais importante do que o procedimento cirúrgico em si. Esse controle começa na sala operatória, onde os componentes da tríade letal (hipotermia, acidose e coagulopatia) devem ser tratados. Após essa avaliação inicial, os cuidados relacionados às disfunções orgânicas devem ser tomados, com atenção especial às falências respiratória, renal e cardiocirculatória. O tratamento precoce de cada uma das falências orgânicas tem impacto decisivo na evolução do doente. Um fator importante a ser considerado é que, após o controle da hemorragia, uma maior quantidade de volume pode ser administrada ao doente.[12]

Outro aspecto de igual importância é a participação do cirurgião em cada um desses passos. O cirurgião deve participar das decisões relacionadas ao doente junto com o médico intensivista, para que os objetivos do tratamento sejam os mesmos.

Uma das principais complicações da cirurgia de controle de danos é a síndrome compartimental abdominal, e, por isso, a pressão abdominal deve ser controlada na UTI.

Outra decisão importante a ser tomada é definir quando o doente voltará para a sala operatória. Este período varia, em média, de 24 a 72 horas, mas depende fundamentalmente da restauração das condições fisiológicas – essencialmente, ausência de acidose, hipotermia ou coagulopatia – e do controle das falências orgânicas.

Reabordagem

A reabordagem deve ser programada em condições ideais e realizada por cirurgiões experientes no tratamento das lesões previamente encontradas. Não existe tempo mínimo ou máximo para isso, sendo realizada habitualmente entre 2 a 5 dias da primeira cirurgia. O importante, neste momento, é que tenham sido revertidas todas as falências orgânicas do paciente.

Os casos em que foi realizado tamponamento com compressas devem ser reabordados com muita cautela, retirando as compressas individualmente após embebição com soro morno, a fim de evitar novos sangramentos.

Um exame completo de todo o conteúdo abdominal deve ser feito a fim de detectar lesões que possam ter passado despercebidas na primeira operação. Ressecções, anastomoses, drenagens e maturação de colostomias são executadas neste momento. É importante lavar exaustivamente a cavidade com soro fisiológico aquecido para diminuir a contaminação e a ocorrência de abscessos no pós-operatório. A contagem de compressas deve ser feita com cuidado, sendo conferida com os registros da primeira cirurgia.

Nesta fase do tratamento, os melhores recursos devem ser disponibilizados, sejam eles relacionados aos materiais ou à equipe médica. Por exemplo, uma equipe especializada em doenças pancreáticas deve estar presente caso seja preciso realizar uma duodenopancreatectomia.

Muitas vezes, o fechamento da parede abdominal não é fácil, especialmente nos casos em que ainda há distensão intestinal. A sutura primária da aponeurose, sob tensão, deve ser evitada por apresentar altas taxas de deiscência e síndrome compartimental abdominal. Neste momento, cada caso deve ser avaliado individualmente. Entre as opções, podem ser realizados a técnica de separação dos componentes da parede abdominal e fechamento com ou sem tela; o uso de próteses biológicas provisórias; o curativo com aspiração a vácuo; o fechamento parcial da pele e do tecido subcutâneo; entre outros.[7]

Futuro do controle de danos

O sucesso inicial da cirurgia de controle de danos, que aumentou a sobrevida desses doentes de 11 para 60%, levou ao uso desse conceito em cirurgias não traumáticas, como nos doentes graves com sepse abdominal ou naqueles com hemorragias graves em cirurgias eletivas.[6] Além disso, ocorreu uso excessivo desse procedimento, em situações com os parâmetros fisiológicos estáveis, colocando pacientes em risco desnecessário de deixar o abdome aberto e suas consequências tardias, como desenvolvimento de fístulas enteroatmosféricas e hérnias abdominais, além de problemas estéticos. Em um hospital militar no Reino Unido, cerca de um terço dos doentes com lesões intestinais foi submetido à cirurgia de controle de danos.[13]

Um grande objetivo futuro é selecionar com maior precisão o doente que terá benefícios com a cirurgia de controle de danos. Além disso, métodos angiográficos de controle da hemorragia nos doentes selecionados para a cirurgia de controle de danos podem trazer grande benefício para os doentes. A disseminação dos princípios desse conceito deve ocorrer em diversos campos da medicina, assim como já ocorre na cirurgia.

A associação de outros conceitos – como hipotensão permissiva, modos modernos de ventilação, novos agentes hemostáticos e melhor controle da temperatura – aumenta a perspectiva de melhores resultados nesses doentes graves.

Referências

1. Ball CG. Damage control resuscitation: history, theory and technique. Can J Surg. 2014;57(1):55-60.
2. Weber DG, Bendinelli C, Balogh ZJ. Damage control surgery for abdominal emergencies. Br J Surg. 2014;101(1):e109-18.
3. Rotondo MF, Schwab CW, McGonigal MD, Phillips GR 3rd, Fruchterman TM, Kauder DR, et al. Damage control: an approach for improved survival in exsanguinating penetrating abdominal injury. J Trauma. 1993;35(3):375-82; discussion 382-3.
4. Rotondo, MF. Cirurgia de controle de danos. In: Souza HP, Breigeiron R, Vilhordo DW, Coimbra R, editores. Doença trauma: fisiopatogenia, desafios e aplicação prática. Rio de Janeiro: Atheneu; 2015.
5. Lucas CE, Ledgerwood AM. Prospective evaluation of hemostatic techniques for liver injuries. J Trauma. 1976;16(6):442-51.
6. Waibel BH, Rotondo MM. Damage control surgery: it's evolution over the last 20 years. Rev Col Bras Cir. 2012;39(4):314-21.
7. Edelmuth RC, Buscariolli Ydos S, Ribeiro MA Jr. Damage control surgery: an update. Rev Col Bras Cir. 2013;40(2):142-51.
8. Parreira JG, Soldá SC, Rasslan S. Análise dos indicadores de hemorragia letal em vítimas de trauma penetrante de tronco admitidas em choque: um método objetivo para selecionar os candidatos ao controle de danos. Rev Col Bras Cir. 2002;29(5):256-66.
9. Mattox KL, Feliciano DV, Moore EE. Trauma. 7th ed. New York: McGraw-Hill; 2013.
10. Ferrada R, Rodriguez A. Trauma: Sociedade Panamericana de Trauma. São Paulo: Atheneu; 2010.
11. Utiyama EM, Steinman E, Birolini D. Cirurgia de emergência. 2. ed. São Paulo: Atheneu; 2011.
12. Boffard KD. Manual of definitive surgical trauma care. 4th ed. Boca Raton: CRC Press; 2015.
13. Sharrock AE, Midwinter M. Damage control: trauma care in the first hour and beyond: a clinical review of relevant developments in the field of trauma care. Ann R Coll Surg Engl. 2013;95(3):177-83.

Leitura recomendada

Rotando M. Cirurgia de controle de danos. In: Souza HP, Breigeiron R, Vilhordo DW, editores. Doença trauma: fisiopatogenia, desafios e aplicação prática. São Paulo: Atheneu; 2015. p. 377-386.

Abdome aberto e parede abdominal

José Cesar Assef
Jacqueline Arantes Giannini Perlingeiro
José Gustavo Parreira

Abdome aberto refere-se a uma tática operatória na qual o cirurgião, ao término de uma laparotomia, entende que não deve ou não consegue fechar, por meio de sutura primária, os planos da parede abdominal. Laparostomia e peritoneostomia são terminologias utilizadas como sinônimos de abdome aberto. Quando bem indicado, deixar o abdome aberto com reoperações programadas traz benefícios significativos ao doente e, por vezes, é a única opção ao término de uma laparotomia.

Entretanto, seu uso indiscriminado e sem critérios expõe o paciente a riscos que incluem fístulas enteroatmosféricas, maior propensão ao desenvolvimento de hérnias incisionais de alta complexidade e obstruções intestinais.

Quando se opta pelo abdome aberto, deve-se estabelecer uma forma de contenção das vísceras abdominais que minimize a ocorrência das fístulas, que facilite as reoperações programadas necessárias e que permita o fechamento definitivo da parede abdominal.

As principais indicações dessa tática são: tratamento da sepse abdominal, controle de danos para hemorragia no trauma do abdome e prevenção ou tratamento da síndrome compartimental abdominal.

Sepse abdominal

Nas infecções abdominais graves, as bases do tratamento operatório são o controle do foco infeccioso, a limpeza da cavidade e a prevenção de abscessos.

As primeiras indicações de manter o abdome aberto foram feitas para o tratamento das infecções peritoneais graves (peritonite estercoral, peritonite purulenta grave) e de áreas extensas de necrose retroperitoneal, como se observa em algumas pancreatites agudas localmente graves.

Nessas situações, a tática do abdome aberto tem como finalidade proporcionar reoperações programadas com o intuito de lavagem e limpeza da cavidade abdominal, visando à prevenção de abscessos.

O número de reintervenções necessárias é variável, optando-se pelo fechamento definitivo quando a peritonite estiver suficientemente controlada. Sem dúvida, esta é uma boa tática, que, quando bem indicada, pode determinar melhora dos resultados, com redução da mortalidade.

No entanto, o uso indiscriminado do abdome aberto nas infecções abdominais, com indicações menos criteriosas, superestimando a gravidade das peritonites, não é benéfico e pode trazer maior morbimortalidade pelas sequelas oriundas do não fechamento primário do abdome.

Portanto, para as infecções abdominais graves com repercussão sistêmica em que o comprometimento peritoneal não tenha sido controlado adequadamente ao fim da operação, a manutenção do abdome aberto para novas limpezas cirúrgicas é boa opção para casos criteriosamente selecionados.

Controle de danos

A hemorragia é a principal causa de morte por trauma nas primeiras 48 horas. O choque decorrente desse sangramento, quando persistente, leva à tríade letal (coagulopatia, acidemia e hipotermia), círculo vicioso que leva ao choque irreversível e à morte.

O termo controle de danos foi introduzido por Rotondo e colaboradores em 1993.[1] Ele preconiza a interrupção da operação para doentes traumatizados com hemorragia grave submetidos a tratamento cirúrgico, em situações extremas, sem que as lesões tenham sido definitivamente tratadas, com planejamento de reoperação programada em futuro próximo.

O controle de danos visa, então, interromper a operação antes que seja estabelecida a tríade letal, evitando, assim, o choque irreversível.

Portanto, o controle de danos é outra situação que implica abdome aberto; seus detalhes são discutidos no Capítulo 83, Cirurgia de controle de danos.

Hipertensão intra-abdominal e síndrome compartimental abdominal

A pressão intra-abdominal (PIA) normal varia de 0 a 5 mmHg. A mensuração da PIA pode ser feita de forma objetiva, por dispositivos específicos para essa finalidade. Entretanto, o método mais frequentemente utilizado pelos autores deste capítulo é o indireto, pela bexiga.

Para mensuração da PIA, o doente deve estar em decúbito dorsal, com o nível zero na linha axilar anterior e em expiração. O doente deve estar com sonda vesical de demora de três vias. Estando a bexiga vazia, a sonda vesical deve ser fechada, e devem ser injetados 25 mL de solução cristaloide na bexiga.

Com a medida sendo feita em coluna de água, obviamente o valor obtido será em cm H_2O, e, para conversão em mmHg, basta dividir o resultado por 1,36.

Considera-se hipertensão intra-abdominal a PIA aumentada por três medidas consecutivas. Ela pode ser classificada em:

- **Grau I** – 12 a 15 mmHg;
- **Grau II** – 16 a 20 mmHg;
- **Grau III** – 21 a 25 mmHg;
- **Grau IV** – Maior que 25 mmHg.

Não se deve confundir hipertensão intra-abdominal com síndrome compartimental abdominal. Esta última refere-se à hipertensão intra-abdominal associada a alguma falência orgânica.

O tratamento da hipertensão intra-abdominal inicialmente envolve medidas clínicas e procedimentos menos invasivos que a cirurgia, sendo a tática do abdome aberto uma opção terapêutica na presença de síndrome compartimental abdominal.

Nessa situação, o procedimento realizado é a laparotomia para descompressão do abdome, que ficará aberto, ou seja, em peritoneostomia.

Contenção das vísceras abdominais

Em todas essas situações descritas, deve-se escolher uma forma de contenção e proteção do conteúdo abdominal.

Para essa finalidade, é realizada a síntese temporária da parede abdominal, e alguns métodos são possíveis:

- Sutura apenas da pele;
- Síntese com pinças de campo;

- Bolsa de Bogotá;
- Uso de materiais sintéticos;
- Curativo com aplicação de pressão negativa (técnica de Barker);[2]
- *Vaccum-Assisted Closure Therapy* (VAC).

Segundo Stone e colaboradores,[3] o método ideal para síntese temporária da parede abdominal é aquele que contém as vísceras, minimiza a contaminação, impede a perda de fluido, evita aderências – permitindo fácil acesso à cavidade na reoperação –, evita comprometimento e retração da parede abdominal e não provoca síndrome compartimental abdominal.

Existe controvérsia em relação ao melhor método a ser utilizado para síntese temporária da parede abdominal.

A sutura da pele com posterior correção do defeito da parede e o uso de pinças de campo contemplam alguns benefícios, mas aumentam a probabilidade de síndrome compartimental abdominal. Portanto, são condutas não recomendadas atualmente.

O uso de materiais sintéticos tem como principal inconveniente a aderência das alças intestinais à prótese, determinando dificuldade nos novos acessos à cavidade e aumentando a probabilidade de fístulas, o que pode ser prevenido com materiais absorvíveis. No entanto, alguns outros objetivos não são alcançados com a utilização dessas próteses.

A bolsa de Bogotá foi e continua sendo utilizada em muitos serviços, em virtude de sua facilidade técnica, baixo custo e também por cumprir muitos dos quesitos relacionados como importantes na escolha da contenção das vísceras abdominais.

A técnica de Barker,[2] com as modalidades adaptadas de curativos com pressão negativa e o VAC, também é muito utilizada e consiste em uma boa opção, conseguindo muitas vezes evitar – ou, ao menos, minimizar – as consequências do abdome aberto.

A preferência por um ou outro método varia nos diferentes serviços, dependendo da experiência obtida e dos materiais disponíveis. Porém, igualmente importante é utilizar um método adequado de síntese temporária da parede abdominal e estabelecer um protocolo de tratamento que inclua os cuidados na reanimação volêmica, com controle rigoroso do balanço hídrico durante toda a fase de tratamento.

Ocorrência de fístula enteroatmosférica

Entende-se por fístula a comunicação anormal entre duas estruturas epiteliais, com trajeto entre órgãos internos ou unindo um órgão interno e a superfície corporal.

Fístula enterocutânea é a comunicação anormal entre um segmento do trato digestório e a pele.

Um caso especial de fístulas é a enteroatmosférica, definida como uma comunicação entre o trato gastrintestinal e a atmosfera – ou seja, existe um orifício em alça intestinal exposta em ferida operatória aberta, sem pele ou outro tecido recobrindo essa alça. Portanto, do ponto de vista conceitual, ela não é uma verdadeira fístula, pois não tem trajeto fistuloso e também não é recoberta por tecido vascularizado.

O abdome aberto é causa de muitas complicações, e a fístula enteroatmosférica é a mais temida delas. Essa fístula pode ocorrer nas situações em que o abdome fica aberto e as alças intestinais, expostas. As alças expostas no abdome aberto determinam exposição permanente do intestino ao meio externo, sem tecido recobrindo essa área. O extravasamento do conteúdo intestinal é constante, ocasionando dificuldade muito maior no controle, no tratamento e no fechamento espontâneo dessas fístulas.

É um grande desafio para os cirurgiões, principalmente pela complexidade terapêutica, pelo tempo de internação prolongado e pela elevada morbimortalidade.

A desnutrição é particularmente importante e decorrente da perda proteica, da redução de ingesta de alimentos, do catabolismo acentuado e, frequentemente, do quadro de sepse associada.

A desnutrição, a sepse e os distúrbios hidreletrolíticos de difícil controle são os principais fatores relacionados à morbimortalidade.

Apesar de representar uma situação de extrema gravidade, tem sido observada redução da mortalidade decorrente dessas fístulas em virtude dos avanços da terapêutica nutricional, da maior disponibilidade de terapia intensiva e de novos antibióticos e da evolução das técnicas operatórias e de curativos.

Em virtude do não fechamento espontâneo das fístulas enteroatmosféricas, da complexidade que envolve seu tratamento e da alta morbimortalidade, a melhor terapêutica é a prevenção.

A prevenção das fístulas enteroatmosféricas nos casos de necessidade de manter o abdome aberto, com exposição de alças intestinais, inclui a cobertura das alças expostas com o omento (grande epíploo), a utilização de um dos métodos adequados de síntese temporária da parede abdominal e o acompanhamento sempre pela mesma equipe médica.

Ressalta-se que não devem ser feitos os curativos habituais com gazes ou compressas aplicadas diretamente sobre o intestino exposto, pois o atrito ou a aderência sobre a parede da alça são fatores que condicionam o aparecimento da fístula.

Uma vez estabelecido o diagnóstico de fístula enteroatmosférica, a condução do doente deve seguir três fases:

- Estabilização do doente com correção dos distúrbios hidreletrolíticos e acidobásicos, definição do modo de nutrição, avaliação da necessidade de antibioticoterapia e da possibilidade de peritonite difusa ou abscessos intracavitários, e controle do débito da fístula e do abdome aberto.

No que se refere ao controle do débito da fístula e do abdome aberto, na presença de fístula enteroatmosférica, com o conteúdo intestinal extravasado por ela e espalhando-se sobre o tecido de granulação, há contaminação permanente da ferida operatória.

Não há medida única ideal para controlar o débito junto ao orifício de saída na fístula.

A aspiração contínua e as tentativas de cateterização do orifício fistuloso com sonda para desviar o fluxo entérico geralmente não surtem o efeito desejado e podem até aumentar o diâmetro da fístula.

A colocação de bolsa de colostomia usada para as fístulas enterocutâneas, facilitando a quantificação do débito e ajudando a proteger a pele, normalmente não é utilizada nos casos de fístula enteroatmosférica devido à grande área cruenta sem pele ao redor do orifício entérico.

Uma alternativa descrita na literatura é a criação de um "ostoma flutuante", onde a ferida operatória é toda recoberta com plástico estéril e o orifício fistuloso é suturado em uma abertura no plástico com o mesmo diâmetro da fístula, o que facilitaria a adaptação de uma bolsa de colostomia.

Cita-se também a realização de enxertos autólogos sobre o tecido de granulação ao redor da fístula. Após efetivação desse enxerto, várias opções de bolsas podem ser adaptadas conforme as características do ostoma.

Outra alternativa consiste em simplesmente deixar a ferida operatória exposta, protegida por um arco recoberto por lençol com lavagem frequente da ferida com soro, sem manipulação das alças expostas ou do tecido de granulação com gazes ou compressas, sempre pela mesma equipe médica. Com isso, consegue-se que a ferida exposta permaneça limpa, sem acúmulo de secreções e sem manipulação do orifício fistuloso e das alças expostas, permitindo o desenvolvimento progressivo do tecido de granulação. Inclusive, na evolução, é possível atingir a cicatrização de grande parte da ferida, com a fístula funcionando como se fosse uma ostomia.

Várias considerações têm sido feitas em relação ao VAC, que é um sistema de pressão negativa que pode ser utilizado no tratamento da parede abdominal aberta, associada ou não à fístula enteroatmosférica. Seus objetivos são propiciar aproximação da parede abdominal, direcionar e controlar o débito fistuloso e diminuir a incidência de infecção da ferida operatória aberta.

De acordo com a literatura, seu uso está relacionado à significativa redução na mortalidade, assim como ao aumento da probabilidade de fechamento da parede abdominal e ao significativo aumento da possibilidade de derivação do conteúdo entérico da fístula.

Uma vez que o volume e o controle do débito de uma fístula influenciam na morbimortalidade, o uso de fármacos como a somatostatina ou a octreotida tem ocupado espaço no tratamento desses doentes, pois inibem as secreções gastrintestinal e pancreática, além de reduzir a motilidade gastrintestinal. Com isso, consegue-se diminuir o débito fistuloso, permitindo melhora no controle da espoliação hidreletrolítica e enzimática e no padrão nutricional. Seu uso judicioso – em especial da octreotida – pode ter lugar em algumas situações.

Estudo da fístula

É a avaliação das características da fístula com base em estudos radiológicos.

Tratamento operatório

A indicação operatória pode ser imediata, após o diagnóstico da fístula nos casos de peritonite difusa, ou tardia, pelo não fechamento espontâneo. Além disso, pode ser necessária intervenção cirúrgica durante a evolução, para drenagem de abscessos não resolvidos por punção percutânea ou nos casos de obstrução intestinal.

O tratamento operatório pode ser dividido em função do momento e do motivo da indicação cirúrgica:

- **Cirurgia de emergência** – Indicada nas situações em que não há bloqueio do orifício fistuloso para o meio externo, havendo contaminação da cavidade abdominal, que se manifesta clinicamente por peritonite e quadro séptico. Nesta fase, o tratamento operatório normalmente inclui a necessidade de derivação do trânsito intestinal, por meio de ileostomia ou colostomia;
- **Cirurgia de urgência** – Neste quadro, encontram-se os doentes com fístula associada a abscesso intra-abdominal que não foi resolvido com drenagem percutânea e antibioticoterapia. Aqui, também estão incluídos os doentes com obstrução intestinal distal à fístula que necessitam de tratamento operatório para resolução do quadro obstrutivo, visto que nessas condições existe pressão intraluminar persistentemente elevada que mantém alto débito pela fístula, com consequentes complicações e dificuldades no controle;
- **Cirurgia eletiva** – Esta é a operação indicada para os doentes que tiveram recuperação nutricional e controle definitivo do quadro infeccioso e persistem com a fístula após tratamento de todas as condições adversas. A cirurgia eletiva refere-se ao tratamento da fístula, que envolve a ressecção de um segmento intestinal englobando o orifício fistuloso, com anastomose intestinal primária e fechamento da parede abdominal, em geral tratando a hérnia incisional consequente.

Nos casos em que há o fechamento das fístulas enterocutâneas, este geralmente ocorre entre 6 e 8 semanas. Para as fístulas enteroatmosféricas, o fechamento é extremamente improvável – em alguns casos, é até impossível –, pois não há nenhum tecido vascularizado recobrindo a alça aberta.

Quanto ao melhor momento para indicação do procedimento operatório eletivo, alguns autores referem que ele deve ser realizado após 4 a 6 semanas; outros indicam após 12 meses. Porém, a maioria entende que o melhor é intervir entre 3 e 6 meses, considerando que nesse período a possibilidade de aderências peritoneais firmes é menor e os estados nutricional e infeccioso estão adequadamente tratados, assim como a evolução da ferida operatória. Mesmo não havendo fechamento espontâneo da fístula, ocorre formação progressiva de tecido de granulação sobre as alças expostas, algumas vezes até com tecido cutâneo recobrindo grande parte da ferida, transformando essas fístulas como se fossem ostomias.

Quando se recorre às técnicas de enxertias durante o controle da fístula, o seu tratamento definitivo e a reconstrução da parede abdominal não devem ser realizados até que a pele enxertada esteja adequadamente adaptada – ou seja, deve existir um plano entre o enxerto e o intestino que está abaixo dele.

A via de acesso da cavidade abdominal depende das condições locais da parede, pois, no momento do tratamento definitivo, enquanto alguns doentes se apresentam com hérnia incisional e orifício fistuloso isolado, outros ainda estão com tecido de granulação exposto.

Na primeira situação, pode-se iniciar a laparotomia da mesma maneira como para a correção de hérnia incisional, prolongando a incisão para cima e para baixo, onde há parede abdominal íntegra.

A dissecção e a liberação das alças intestinais não são procedimentos simples. Eles necessitam de planejamento operatório associado à técnica cuidadosa e meticulosa de acesso e manipulação da cavidade abdominal.

Quanto à reconstrução da parede abdominal, várias técnicas são descritas, cada uma com suas dificuldades e benefícios, sendo utilizadas conforme o aspecto e as características do defeito da parede abdominal.

Para minimizar as dificuldades do controle clínico decorrente da intensa expoliação, alguns autores entendem que a intervenção deve ser precoce quando surge uma fístula enteroatmosférica. Nessas situações, preconizam via de acesso através de uma abordagem lateral pela circunferência da ferida operatória aberta para evitar lesões das alças expostas, ressecção intestinal com anastomose primária, fechamento abdominal temporário e cobertura da ferida com malha absorvível e tentativas de enxertias.

Apesar desses argumentos, em geral se observa, pela maior parte dos cirurgiões, o esforço em manter o equilíbrio hidreletrolítico e acidobásico, o estado nutricional, o controle da infecção e os cuidados locais quanto ao débito fistuloso e à ferida aberta. O tratamento operatório definitivo é realizado após 3 a 6 meses de evolução.

Reconstrução da parede abdominal

O fechamento definitivo da parede abdominal é outra etapa importante do abdome aberto e deve ser realizado o mais breve possível, uma vez que quanto maior o tempo decorrido da operação inicial, maiores serão as dificuldades encontradas.

Alguns aspectos devem ser levados em consideração, e incluem a resolução da causa que levou à peritoneostomia e a condição clínica do paciente a ser submetido ao tratamento cirúrgico definitivo.

O método de contenção das vísceras repercute diretamente no fechamento definitivo da parede abdominal, o qual pode ser possível na mesma internação, após adequada compensação clínica ou por meio de correções tardias de hérnias abdominais complexas.

O fechamento do abdome pode ser feito por meio dos sistemas comerciais de fechamento abdominal dinâmico e pelo fechamento abdominal primário de forma dinâmica com sutura ou por prótese (tela cirúrgica).

Uma das grandes dificuldades do fechamento abdominal é a retração da musculatura. Enquanto o abdome estiver aberto, as bordas fasciais devem ficar sob tensão por sutura, evitando a retração fascial e facilitando progressivamente a aproximação das bordas aponeuróticas em cada reoperação, até o fechamento abdominal definitivo.

Alguns estudos sugerem que a tração contínua das fáscias, seja com suturas ou com a utilização de prótese (tela cirúrgica) associada ao sistema de vácuo, facilita e aumenta o sucesso do fechamento definitivo do abdome.

Por fim, a tática do abdome aberto determina morbimortalidade não desprezível, o que torna lamentável seu uso indiscriminado e com muita subjetividade. Porém, quando devidamente indicada, é a grande possibilidade para resolução e recuperação de doentes críticos.

Referências

1. Rotondo MF, Schwab CW, McGonigal MD, Phillips GR 3rd, Fruchterman TM, Kauder DR, et al. Damage control: an approach for improved survival in exsanguinating penetrating abdominal injury. J Trauma. 1993; 35(3):375-82.

2. Barker DE, Kaufman HJ, Smith LA, Ciraulo DL, Richart CL, Burns RP. Vacuum pack technique of temporary abdominal closure: a 7-year experience with 112 patients. J Trauma. 2000;48(2):201-6.

3. Stone HH, Strom PR, Mullins RJ. Management of the major coagulopathy with onset during laparotomy. Ann Surg. 1983;197(5):532-5.

Leituras recomendadas

Assef JC, Perlingeiro JAG, Parreira JG. Fístulas enteroatmosféricas. In: Souza HP, Breigeiron R, Vilhordo DW, Coimbra R, editores. Doença trauma: fisiopatogenia, desafios e aplicação prática. Rio de Janeiro: Atheneu; 2015.

Corso CO. Grandes hérnias da parede abdominal. In: Souza HP, Breigeiron R, Vilhordo DW, Coimbra R, editores. Doença trauma: fisiopatogenia, desafios e aplicação prática. Rio de Janeiro: Atheneu; 2015.

Drumond DAF. Reflexões sobre o abdome aberto. Rev Col Bras Cir. 2016;43(5):312-3.

D'Hondt M, Devriendt D, Van Rooy F, Vansteenkiste F, D'Hoore A, Penninckx F, et al. Treatment of small-bowel fistulae in the open abdomen with topical negative-pressure therapy. Am J Surg. 2011;202(2):e20-4.

Ferreira F, Barbosa E, Guerreiro E, Fraga GP, Nascimento B Jr, Rizoli S. Fechamento sequencial da parede abdominal com tração fascial contínua (mediada por tela ou sutura) e terapia a vácuo. Rev Col Bras Cir. 2013;40(1):85-9.

Hutan JM, Hutan MS, Skultety J, Sekac J, Koudelka P, Prochotsky A, et al. Use of intraabdominal VAC (Vacuum Assisted Closure) lowers mortality in patients with open abdomen. Bratisl Lek List. 2013;114(8):451-4.

Majercik S, Kinikini M, White T. Enteroatmospheric fistula: from soup to nuts. Nutr Clin Pract. 2012;27(4):507-12.

Marinis A, Gkiokas G, Anastasopoulos G, Fragulidis G, Theodosopoulos T, Kotsis T, et al. Surgical techniques for the management of enteroatmospheric fistulae. Surg Infect. 2009;10(1):47-52.

Marinis A, Gkiokas G, Argyra E, Fragulidis G, Polymeneas G, Voros D. Enteroatmospheric fistulae: gastrointestinal openings in the open abdomen: a review and recent proposal of a surgical technique. Scand J Surg. 2013;102(2):61-8.

Pacheco RA. Abordaje de la fistula enterocutánea postoperatoria. Rev Méd Costa Rica Y CentroAmérica. 2010; 595:455-60.

Polk TM, Schwab CW. Metabolic and nutritional support of the enterocutaneous fistula patient: a three-phase approach. World J Surg. 2012;36(3):524-33.

Ribeiro MAF Jr, Barros EA, Carvalho SM, Nascimento VP, Cruvinel Neto J, Fonseca AZ. Estudo comparativo de técnicas de fechamento temporário da cavidade abdominal durante o controle de danos. Rev Col Bras Cir. 2016; 43(5):368-73.

Schecter W. Principles of management of enteric fistulas [Internet]. Waltham: UpToDate, 2011 [capturado em 18 ago. 2013]. Disponível em: http://cursoenarm.net/UPTODATE/contents/mobipreview.htm?38/35/39487?source=HISTORY

Trauma da transição toracoabdominal

Mario Eduardo de Faria Mantovani
Elcio Shiyoiti Hirano
Gustavo Pereira Fraga

Os ferimentos de transição toracoabdominal representam um desafio para o cirurgião de emergência, pois a possibilidade de duas cavidades serem acometidas simultaneamente amplia a chance de lesões extremamente graves e de alta complexidade, dificultando o diagnóstico adequado para estabelecer a conduta cirúrgica e a sequência de abordagem dessas lesões. Na ocorrência de lesões combinadas, o diagnóstico precoce e a adequada sequência de tratamento têm impacto direto na morbidade e na mortalidade desses pacientes.

A abordagem diagnóstica e terapêutica adequada dos ferimentos nessa região evita a ocorrência de lesões despercebidas e suas complicações, principalmente quando os pacientes estão com pouca ou nenhuma sintomatologia. A evolução dos métodos de imagem e a possibilidade de procedimentos minimamente invasivos mudaram o panorama do tratamento desse tipo singular de lesão.

Transição toracoabdominal

A transição toracoabdominal é uma região que alterna, conforme a respiração e de acordo com a movimentação diafragmática, as cavidades torácica e abdominal. Assim, é definida como a região de incursão do músculo diafragmático em seus pontos de fixação no arcabouço torácico.

De maneira prática, o limite superior compreende a região do 4º espaço intercostal na região anterior (na altura do apêndice xifoide), do 6º espaço intercostal lateralmente (na linha axilar média) e do 8º espaço intercostal posteriormente (na altura da ponta da escápula). O limite inferior é compreendido entre o 8º espaço intercostal anteriormente, o 10º espaço intercostal lateralmente e o 12º espaço intercostal posteriormente. O limite inferior é a região de incursão e excursão diafragmática durante a respiração. Na ventilação, nos momentos de inspiração máxima, com a descida completa do diafragma nesse segmento, a zona de transição "torna-se" cavidade torácica; de maneira análoga, na expiração forçada, trata-se de cavidade abdominal exclusiva (**FIG. 85.1**).

Ferimentos nessa região têm, portanto, a característica de promover lesões combinadas em mais de um segmento, dependendo do trajeto de lesão e da dinâmica ventilatória no momento do trauma. Ferimentos na região toracoabdominal esquerda tendem a ser mais graves pelo risco aumentado de lesões cardíacas e de grandes vasos.

O ponto-chave na avaliação desse tipo de trauma é a investigação para confirmar ou excluir a lesão do diafragma, pois sua presença determina risco potencial de lesão nas duas cavidades.

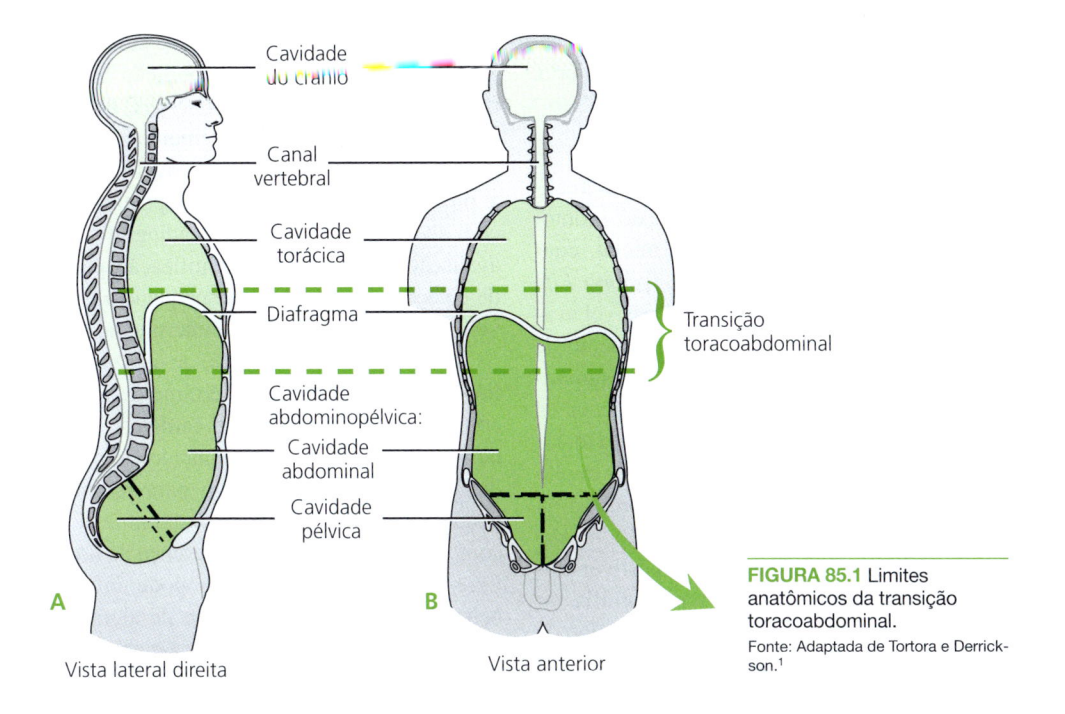

FIGURA 85.1 Limites anatômicos da transição toracoabdominal.
Fonte: Adaptada de Tortora e Derrickson.[1]

Mecanismo de trauma

Traumas na região de transição toracoabdominal são predominantemente penetrantes, sendo os mais comuns ferimentos por projétil de arma de fogo (FPAFs) e ferimentos por arma branca (FABs). Nesses mecanismos, é fundamental estabelecer o trajeto de lesão para orientar a busca de possíveis lesões e segmentos acometidos. Ferimentos nessa região podem acometer órgãos exclusivamente torácicos ou abdominais; porém, podem ocorrer lesões concomitantes nas duas cavidades.

Ferimentos na zona de transição toracoabdominal direita têm maior probabilidade de acometer pulmão, diafragma, fígado, cólon, duodeno, cabeça do pâncreas e rim direito. Os ferimentos à esquerda podem atingir pulmão, diafragma, estômago, baço e rim esquerdo, além de terem alto potencial letal pela possibilidade de lesão cardíaca.

Traumas contusos nessa região podem promover fraturas de costelas e contusão pulmonar e/ou cardíaca. Em situações extremas, pode ocorrer lesão de grande compressão abdominal, que, por sua vez, submete, nesta localização, ao aumento abrupto do gradiente de pressão nos pontos de ancoragem do diafragma.

Métodos diagnósticos

Avaliação clínica

Na avaliação inicial dos pacientes com trauma nessa localização, é possível detectar os orifícios de entrada e saída, quando houver, dos ferimentos penetrantes, bem como identificar alterações de padrão ventilatório (pneumotórax, hemotórax). Também são avaliadas alterações hemodinâmicas secundárias ao choque hipovolêmico, além da possibilidade de identificação de sangramento ativo para o meio externo, quando presente.

Ferimentos de órgãos abdominais podem promover, além da instabilidade hemodinâmica nos traumas de vísceras parenquimatosas, peritonite quando relacionados às vísceras ocas, como estômago e cólon. Esse tipo de lesão também concorre com mediastinite quando há perfuração do diafragma e consequente contaminação da cavidade torácica por secreções do trato digestório.

Radiografia simples do tórax

A radiografia simples do tórax deve ser realizada ainda na sala de emergência do pronto-socorro, durante o atendimento inicial, conforme orientado pelo *Advanced Trauma Life Support* (ATLS). Nesse exame, é possível avaliar pneumotórax, hemotórax, alargamento de mediastino e elevação de cúpula diafragmática, e, em alguns casos, pode ser evidenciada herniação de conteúdo abdominal para o tórax.

Em FPAFs, é possível identificar o trajeto de lesão pelo rastilho deixado pelo projétil ou até mesmo a sua localização quando não houver orifício de saída e o projétil estiver alojado na cavidade torácica. A radiografia do abdome auxilia muito pouco no diagnóstico de possíveis lesões de órgãos, mas é bastante útil para localizar algum projétil alojado na cavidade abdominal.

Nos FPAFs, é boa prática identificar os orifícios de entrada e saída dos projéteis com marcações radiopacas antes da realização da radiografia para tentar inferir o provável trajeto de lesão, pois o rastilho nem sempre é presente. Neste contexto, considera-se, *a priori*, uma trajetória retilínea do projétil; entretanto, alguns fatores podem modificar esse raciocínio. Alguns exemplos são desvio ao atingir estruturas ósseas, movimento e posicionamento do corpo durante o percurso do projétil ou até mesmo fragmentação do projétil, situação em que cada porção determina uma trajetória diferente.

Avaliação ultrassonográfica focada para o trauma e exame estendido

A avaliação ultrassonográfica focada para o trauma (FAST, do inglês *focused assessment with sonography for trauma*) deve ser realizada no atendimento inicial ao traumatizado. Hoje, o exame FAST é considerado um método propedêutico e deve ser realizada pelo cirurgião ou pelo médico emergencista em todos os pacientes que chegam à sala de emergência, independentemente de sua condição hemodinâmica. O FAST estendido (E-FAST, do inglês *extended-FAST*) é um complemento ao FAST.

Na avaliação torácica, é possível identificar a presença de hemotórax e/ou pneumotórax, com sensibilidade superior à radiografia. Essa avaliação proporciona a identificação precoce de coleções líquidas e ar, de pequeno a grande volume, presentes no espaço interpleural.

Na região subxifoidiana, a utilização do FAST permite identificar derrame pericárdico com ou sem tamponamento cardíaco, de maneira não invasiva, proporcionando um método diagnóstico rápido e efetivo para orientar a conduta definitiva. Na região abdominal, tem como objetivo identificar a presença de líquido livre. Portanto, esse método pode inferir, à beira do leito, o acometimento de alguma ou de ambas as cavidades – torácica e abdominal.

Tomografia computadorizada

A tomografia computadorizada (TC) com multidetectores e contraste intravenoso é hoje o método de imagem de eleição para definição da trajetória dos FPAFs, além de promover a identificação e a qualificação da gravidade de lesões de órgãos e estruturas torácicas e/ou abdominais, independentemente do mecanismo de trauma. Contudo, pode ser realizada apenas em pacientes hemodinamicamente estáveis. A TC não é bom método para diagnosticar a lesão isolada do diafragma, principalmente quando se trata de pequenas perfurações. Nesse exame, é possível identificar somente sinais indiretos, como a herniação de conteúdo abdominal para a cavidade torácica e a trajetória do FPAF ou do FAB. Em algumas situações de lesão extensa do diafragma, é possível identificar a solução de continuidade por esse método, principalmente com a reconstrução das imagens em três dimensões.

Videotoracoscopia e videolaparoscopia

O emprego da cirurgia videoebdoscópica no trauma, apesar de descrito desde a década de

1960, por Lamy e Sarles,[2] ainda não é uma realidade na maioria dos serviços. Porém, vem ganhando espaço com a evolução dos equipamentos, a redução dos custos e o treinamento das equipes cirúrgicas. A opção de iniciar o procedimento pelo tórax ou pelo abdome é geralmente definida pela localização do orifício de entrada do ferimento, com o intuito de identificar lesões em órgãos na cavidade já sabidamente acometida e avaliar categoricamente se houve perfuração do diafragma e, por conseguinte, acometimento simultâneo das duas cavidades. Sendo assim, ferimentos de transição toracoabdominal com orifício de entrada no abdome devem, habitualmente, ser abordados por videolaparoscopia. Da mesma forma, ferimentos com entrada no tórax devem ser abordados inicialmente por videotoracoscopia. Contudo, a definição da abordagem pelo tórax ou pelo abdome também está relacionada à experiência do cirurgião.

Sabe-se que, na videolaparoscopia, há maior dificuldade na avaliação adequada do hipocôndrio direito, devido à interposição do fígado. Em algumas situações, isso justifica a decisão por outro acesso cirúrgico. A toracoscopia é indicada e avalia igualmente ferimentos no hemitórax direito ou esquerdo.

Laparotomia exploradora

Paciente hemodinamicamente estável

É indicada nos casos de traumas penetrantes com orifício de entrada na região abdominal ou em pacientes com ferimento torácico, com lesão diafragmática confirmada. O procedimento é necessário para realizar uma adequada avaliação de possíveis lesões nessa cavidade. Nesta situação, pode ser considerada a realização da videolaparoscopia em vez do procedimento por via aberta.

Paciente hemodinamicamente instável

Nesta situação, o objetivo do procedimento é identificar a(s) lesão(ões) com sangramento ativo na cavidade abdominal e/ou torácica, bem como realizar seu tratamento imediato. Devem ser avaliados também os demais órgãos e estruturas abdominais, inclusive o diafragma.

Janela pericárdica

A janela pericárdica é um procedimento cirúrgico diagnóstico e invasivo para avaliação de derrame pericárdico com ou sem tamponamento cardíaco. A janela pode ser realizada na região subxifoidiana, durante a abertura da cavidade abdominal, antes da abertura do peritônio, com o descolamento do peritônio parietal em direção ao mediastino até o saco pericárdico. Porém, também pode ser realizada na região transdiafragmática, durante a avaliação abdominal na laparotomia exploradora, realizando-se uma abertura no diafragma até o saco pericárdico. Em ambas as situações, o saco pericárdico é aberto com exposição do coração e identificação ou não de sangue livre nesse espaço. Até que se prove o contrário, a presença do sangue configura lesão cardíaca, que deve ser abordada imediatamente para o tratamento definitivo por toracotomia esquerda ou esternotomia.

A janela pericárdica, apesar de ser um procedimento cirúrgico, é um método exclusivamente diagnóstico e deve sempre ser seguida de tratamento imediato da lesão cardíaca, quando for positiva. Esse procedimento pode ser substituído pela E-FAST, que também é método diagnóstico, realizada à beira do leito e não invasiva.

Tratamento

Pacientes com traumas em região de transição toracoabdominal, que apresentam lesões combinadas nas duas cavidades, devem ser tratados no mesmo ato cirúrgico. A sequência de abordagem varia de acordo com a gravidade das lesões. Por exemplo, pacientes com ferimentos abdominais, mas que também apresentam derrame pericárdico com tamponamento cardíaco, devem ser submetidos, primeiramente, à toracotomia esquerda ou à esternotomia, para tratamento da lesão cardíaca, seguida de laparotomia para tratamento das lesões abdominais, além de sutura do diafragma.

Lesões do diafragma

Ferimentos do diafragma podem ocorrer em até 48% dos traumas penetrantes na região de transição toracoabdominal, sendo que 8 a 10% dos casos apresentam lesão isolada, o que dificulta o seu diagnóstico, principalmente pela clínica pouco exuberante. Na maioria dos casos, o diagnóstico ocorre durante a avaliação e a investigação de lesões associadas. Entre as estruturas mais comumente acometidas em associação ao diafragma estão pulmão, estômago, fígado, baço e cólon.

Lesões diafragmáticas por trauma contuso são bastante raras; porém, como resultam de mecanismos envolvendo grandes gradientes de pressão no tórax e/ou no abdome, a extensão dessas lesões tende a ser maior. Não é rara a ocorrência de desinserção do músculo diafragmático do arcabouço torácico, produzindo alterações significativas ao exame físico e sintomatologia. Lesões penetrantes tendem a ser menores, produzindo poucos sintomas (ou nenhum) e podendo passar despercebidas na fase inicial. Portanto, ausência de sintomatologia clínica, radiografia simples de tórax normal e E-FAST negativa, mediante ferimento penetrante nessa região, não afastam a lesão do diafragma por completo.

A perfuração traumática do diafragma em si não traz risco iminente de morte ao paciente. Porém, se não tratada adequadamente, pode ocasionar herniação de conteúdo abdominal para a cavidade torácica e, com isso, promover estrangulamento e consequente necrose e perfuração do segmento do trato gastrintestinal envolvido. Como regra, qualquer lesão diafragmática diagnosticada deve ser tratada com sutura primária, em pontos separados de fio inabsorvível. Em lesões extensas, sugere-se realizar um segundo plano de sutura contínua, de reforço.

Situações de desinserção do diafragma são bastante dramáticas, pois interferem gravemente na dinâmica respiratória, e o seu reparo não é simples. Em alguns casos, pode ser usada uma tela para reconstruir, reforçar e reparar o músculo no arcabouço torácico.

Existe discussão em relação ao tratamento de lesões diafragmáticas à direita, pois a presença do fígado serviria como anteparo à herniação de conteúdo abdominal, favorecendo a cicatrização da musculatura. Contudo, embora defendido por alguns autores, ainda não é consenso que a musculatura diafragmática de fato cicatrize e oclua espontaneamente o orifício da lesão traumática. Sendo assim, a prática mais comum ainda é o tratamento cirúrgico, principalmente nas grandes lesões.

Ferimentos penetrantes na região toracoabdominal direita

A opção de tratamento não operatório, aos moldes do tratamento não operatório em trauma abdominal fechado, é reservada aos pacientes com FPAF na região toracoabdominal direita que tenham trajetória do projétil bem-definida por TC, que apresentem lesão hepática e/ou renal exclusiva, sem sinais de irritação peritoneal ao exame físico e com estabilidade hemodinâmica. Pequenos focos de pneumoperitônio ou pneumorretroperitônio no trajeto da lesão também podem estar presentes.

Quando presentes, as lesões torácica e diafragmática associadas devem ser tratadas separadamente da lesão abdominal. Por via de regra, a grande maioria das lesões penetrantes pulmonares é resolvida apenas por drenagem simples do tórax em selo d'água. Dessa forma, nessa situação é aceitável o tratamento não operatório da lesão diafragmática concomitante. Contudo, o seu reparo primário por videotoracoscopia ainda é o padrão-ouro nesse tipo de situação.

Complicações

Precoces

As complicações precoces são advindas das lesões associadas, do choque hemorrágico e da contaminação das cavidades, principalmente por secreções do trato digestório. São elas:

- Sinais de peritonite;
- Sinais de comprometimento de órgãos torácicos que necessitam de toracotomia para sua correção;
- Herniação imediata de vísceras abdominais para o tórax;
- Pacientes hemodinamicamente instáveis;
- Lesão despercebida, como ângulo de Treitz, cárdia, esôfago abdominal e estruturas retroperitoneais.

Tardias

As complicações tardias decorrem da presença de hérnia diafragmática que pode promover restrição ventilatória, em casos de hérnia volumosa, dor torácica e estrangulamento do conteúdo herniado. Se não tratada prontamente, resulta em isquemia e perfuração, com consequente contaminação da cavidade torácica com secreção do trato digestório.

Bilioma torácico à direita pode ocorrer nos casos de tratamento não operatório de lesão hepática e quando não for suturada a lesão diafragmática concomitante.

Mortalidade

Nesse tipo de trauma, a mortalidade varia de acordo com a característica e a gravidade das lesões associadas. O contato entre as duas cavidades, principalmente pela troca de secreções, aumenta muito a morbidade e o favorecimento da mediastinite, que concorre com o aumento significativo da mortalidade. Nas fases tardias, decorrentes da presença da hérnia diafragmática, a mortalidade varia de 16 a 20% nos casos de obstrução e até 80% nos casos de estrangulamento.

Referências

1. Tortora GJ, Derrickson B. Corpo humano: fundamentos de anatomia e fisiologia. 10. ed. Porto Alegre: Artmed; 2017.
2. Lamy R, Sarles H. Interêt de la peritonéoscopie chez le polytraumatisés. Mars Chir. 1956;8:82-5.

Leituras recomendadas

Asensio JA, Demetriades D, Rodrigues A. Injury to the diaphragm. In: Moore EE, Mattox KL, Feliciano DV. Trauma. 4th ed. New York: McGraw-Hill; 2000. p. 603-32.

Bonatti M, Lombardo F, Vezzali N, Zamboni G, Bonatti G. Blunt diaphragmatic lesions: Imaging findings and pitfalls. World J Radiol. 2016;8(10):819-28.

Belmont CCG, Espada PC, Rizoli SB, Rezende-Neto JB. Trauma toracoabdominal penetrante. In: Souza HP, Breigeiron R, Vilhordo DW, editores. Doença trauma: fisiopatogenia, desafios e aplicação prática. São Paulo: Atheneu; 2015. p. 363-368.

Como JJ, Bokhari F, Chiu WC, Duane TM, Holevar MR, Tandoh MA, et al. Practice management guidelines for selective nonoperative management of penetrating abdominal trauma. J Trauma. 2010;68(3):721-33.

Demetriades D, Kakoyiannis G, Parekh D, Hatzitheofilou C. Penetrating injuries of the diaphragm. Br J Surg. 1988; 75(8):824-6.

Eder F, Meyer F, Hurth C, Halloul Z, Lippert H. Penetrating abdomino-thoracic injuries: report of four impressive, spectacular and representative cases as well as their challenging surgical management. Pol Przegl Chir. 2011;83(3):117-22.

Fraga GP, Espinola JP, Mantovani M. Pericardial window used in the diagnosis of cardiac injury. Acta Cir Bras. 2008;23(2):208-15.

Friese RS, Coln CE, Gentilello LM. Laparoscopy is sufficient to exclude occult diaphragm injury after penetrating abdominal trauma. J Trauma. 2003;58(4)789-92.

Gamblin TC, Wall CE Jr, Morgam JH 3rd, Erickson DJ, Dalton ML, Ashley DW. The natural history of untreated penetrating diaphragm injury: an animal model. J Trauma. 2004;57(5):989-92.

Ganie FA, Lone H, Lon GN, Wani ML, Ganie SA, Wani NU, et al. Delayed presentation of traumatic diaphragmatic hernia: a diagnosis of suspicion with increased morbidity and mortality. Trauma Mon. 2013;18(1):12-6.

Gianini JA. Ferimentos penetrantes tóraco-abdominais e de tórax e abdome: análise da morbidade e mortalidade pós-operatória [dissertação]. São Paulo: Santa Casa de São Paulo, Faculdade de Ciências Médicas; 1996.

Hirano ES, Silva VG, Bortoto JB, Barros RH, Caserta NM, Fraga GP. Plain chest radiographs for the diagnosis of post-traumatic diaphragmatic hernia. Rev Col Bras Cir. 2012;39(4):280-5.

Iochum S, Ludig T, Walter F, Sebbag H, Grsdidier G, Blum AG. Imaging of diaphragmatic injury: a diagnostic challenge? Radiographics. 2002;22(suppl 1):103-16.

Mantovani M, Espínola JP, Fraga GP. Janela pericárdica transdiafragmática no diagnóstico de lesão cardíaca. Rev Col Bras Cir. 2006;33(1):29-34.

Mihos P, Potaris K, Gakidis J, Paraskevopoulos J, Varvatsoulis P, Gougoutas B, et al. Traumatic rupture of the diaphragm: experience with 65 patients. Injury. 2003;34(3):169-72.

Panda A, Kumar A, Gamanagatti S, Patil A, Kumar S, Gupta A. Traumatic diaphragmatic injury: a review of CT signs and the difference between blunt and penetrating injury. Diagn Interv Radiol. 2014;20(2):121-8.

Renz BM, Feliciano DV. Gunshot wounds to the right thoracoabdomen; a prospective study of nonoperative management. J Trauma. 1994;37(5):737-44.

Saad Júnior R, Gonçalves R. Toda lesão do diafragma por ferimento penetrante deve ser suturada? Rev Col Bras Cir. 2012;39(3):222-5.

Starling SV, Rodrigues BL, Martins MPR, Silva MAS, Drumond DAF. Tratamento não operatório do trauma na transição toracoabdominal direita por arma de fogo. Rev Col Bras Cir. 2012;39(4):286-94.

Thiam O, Konate I, Gueye ML, Toure AO, Seck M, Cisse M, et al. Traumatic diaphragmatic injuries: epidemiological, diagnostic and therapeutic aspects. SpringerPlus. 2016; 5(1):1614.

Velho A, Siebert Jr M, Gabiatti G, Ostermann RAB, Poli D. Videolaparoscopia no trauma abdominal. Rev Col Bras Cir. 2000;27(2):118-24.

Velmahos GC, Constantinou C, Tillou A, Brown CV, Salim A, Dmetriades D. Abdominal computed tomography scan for patients with gunshot wounds to the abdômen selected for nonoperative management. J Trauma. 2005;59(5):1155-61.

Zierold D, Perlstein J, Weidman ER, Weidman JE. Penetrating trauma to the diaphragm: natural history and ultrasonographic characteristics on untreated injury in a pig model. Arch Surg. 2011;136(1):32-7.

Trauma do reto extraperitoneal

Carlos Alberto Fagundes

Entre os grandes desafios relacionados à doença "trauma", estão as lesões que comprometem o reto extraperitoneal, pelas particularidades anatômicas e fisiológicas envolvidas.

As séries de levantamento estatístico são compatíveis e uniformes em relação à baixa incidência, quando comparadas a outros segmentos do tubo digestivo como alvo da doença, representando 3 a 5% de todos os traumas abdominais. Lesões de reto extraperitoneal exigem do cirurgião de trauma conhecimento acerca não só dos detalhes anatômicos e fisiológicos, mas também do mecanismo de trauma envolvido, demandando alto índice de suspeição e lançamento de propedêutica específica capaz de identificar o problema de maneira precoce, com o objetivo de diminuir o índice de complicações e sequelas.

Aspectos anatômicos relevantes

O reto inicia ao nível da 3ª vértebra sacral e estende-se por 15 a 17 cm até a linha pectínea, que representa seu limite inferior (distal). Porém, é relevante salientar que cerca de dois terços dessa extensão estão abaixo da reflexão peritoneal (**FIG. 86.1**).

Do ponto de vista cirúrgico, o reto inicia ao nível do promontório e divide-se em superior, médio e inferior. Possui três pregas semilunares, conhecidas como "válvulas de Houston", com ocorrência em cerca de 50% dos casos. Duas pregas estão localizadas à esquerda, distando cerca de 7 e 12 cm da margem anal, respectivamente, e outra prega está localizada à direita, cerca de 8 a 9 cm da margem anal, funcionando como referência endoscópica da reflexão peritoneal (fundo de saco de Douglas) e, portanto, como limite entre os retos intraperitoneal e extraperitoneal.

Os segmentos médio e inferior apresentam-se ricamente vascularizados pelas artérias retais superior e média, pelos ramos da artéria mesentérica inferior e pela artéria retal inferior, ramo da artéria pudenda interna (artéria ilíaca interna), proporcionando extensa rede intramural de conexão, que possibilita a interrupção do fluxo por qualquer um dos sistemas sem prejuízo vascular para o órgão (**FIG. 86.2**).

A drenagem venosa segue o sistema arterial, com algumas variações. Considerações, ainda de impacto anatômico, dizem respeito às relações do reto extraperitoneal com vísceras e fáscias na intimidade da cavidade pélvica verdadeira: anteriormente, com a fáscia de Denonvilliers e a bexiga e, posteriormente, com a fáscia pré-sacral e retrossacral (de Waldeyer) que envolve os nervos sacrais. Lesões de média ou alta energia podem comprometer essas estruturas, sendo necessária atenção para essa possibilidade, pois achados tardios podem comprometer a evolução dos casos.

Importante, ainda, é a relação do segmento mais inferior do reto extraperitoneal com o apa-

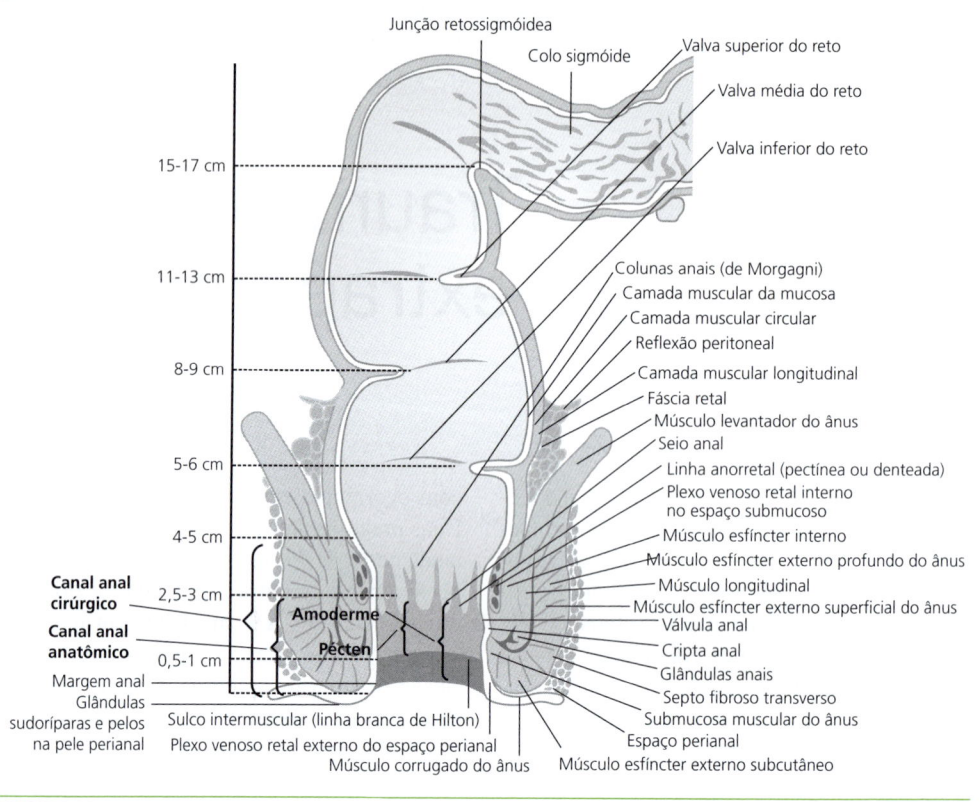

FIGURA 86.1 Anatomia do reto.

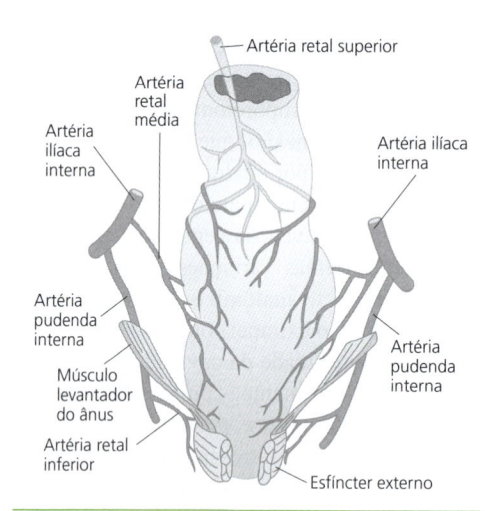

FIGURA 86.2 Vascularização do reto.
Fonte: Adaptada Dangelo e Fantinni.[1]

relho esfincteriano (sobretudo o músculo puborretal e o esfíncter anal interno), pois sua violação pode impor sequelas relacionadas à continência fecal em graus variados de intensidade, impossibilitando que as vítimas dessas lesões retornem à vida social adequada (ver **FIG. 86.1**).

Por fim, outro ponto de relevância anatômica é a proteção ímpar desse segmento, conferida pelo aparelho ósteo-musculoligamentoso representado pela pelve (bacia), sendo responsável pelos baixos índices estatísticos de comprometimento desse segmento, quando comparado a outros do tubo digestivo.

Mecanismo de trauma

Quando se trata de mecanismos que possam violar uma estrutura tão bem protegida (**TAB. 86.1**), é presumível que as forças que causam danos ao reto extraperitoneal, em sua maioria, sejam de alta energia e com lesões associadas.

É evidente que ferimentos penetrantes (principalmente ferimentos por projétil de

TABELA 86.1 Incidência do trauma retal extraperitoneal conforme o mecanismo

Mecanismo	Incidência
Ferimentos por projétil de arma de fogo	80%
Trauma contuso	10%
Lesões transanais (erotismo, intercurso e iatrogenias)	6%
Ferimentos por arma branca e empalamentos	< 3%

Fonte: Mattox e Feliciano.[2]

arma de fogo [FPAFs]) que comprometem a região glútea ou abaixo de um plano imaginário que une as cristas ilíacas anterossuperiores – ou, ainda, o períneo – devem ser conduzidos com alto índice de suspeição. Medidas diagnósticas devem ser esgotadas (sobretudo em casos de pacientes com estabilidade hemodinâmica) para comprovar ou afastar a possibilidade de violação da parede do reto extraperitoneal, sob pena de um diagnóstico tardio passível de complicações desastrosas e indesejáveis, conforme exemplos de ferimentos em região glútea e sacrococcígea (**FIGS. 86.3** e **86.4**).

Não menos suspeitos são os casos de fratura de bacia por quaisquer mecanismos, sobretudo no trauma contuso. Pelas características de resistência do anel pélvico, deve ser imposta força cinética considerável para o rompimento de sua integridade e, por contiguidade, comprometer não só o reto extraperitoneal, mas também estruturas relacionadas com o anel pélvico.

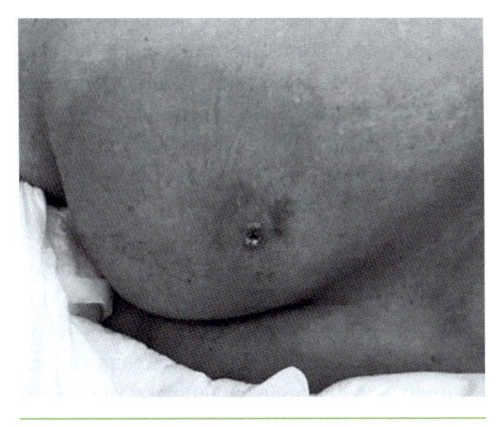

FIGURA 86.4 Ferimento na região glútea.

Os casos de lesões transanais são, por vezes, desafiadores. Algumas vezes, eles são abordados por profissional não afeito às nuances da doença-trauma, que adota uma postura de simplicidade na resolução do problema primário (p. ex., retirada de corpos estranhos ou lacerações perineais menos complexas para o aparelho esfincteriano) sem atentar para a possibilidade de lesão secundária (intercurso e erotismo).

Procedimentos diagnósticos (p. ex., retossigmoidoscopias, biópsias prostáticas, ultrassonografia endorretal), quando realizados sem os devidos cuidados, podem causar dano à integridade da parede do reto extraperitoneal.

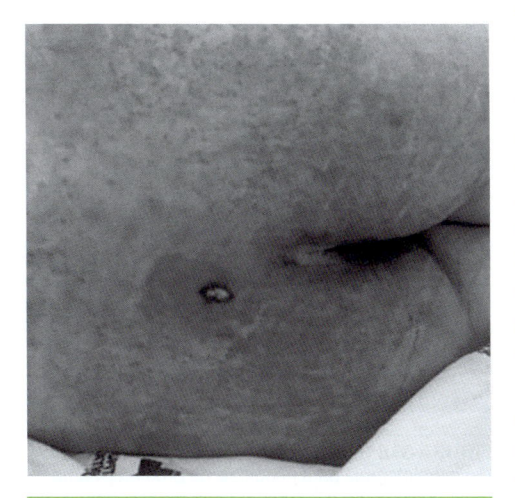

FIGURA 86.3 Ferimento na região coccígea.

Mecanismos de baixa energia, como os ferimentos por arma branca (FABs) (**FIG. 86.5**), têm, por motivos óbvios, baixa incidência. Apesar de raros, os empalamentos não devem ser taxados de baixa energia como regra geral, já que boa parte desse mecanismo ocorre por quedas, o que torna bem variável a força aplicada em algumas situações, além de haver alto índice de comprometimento do aparelho esfincteriano e contaminação local.

Diagnóstico

Constitui ferramenta importante na abordagem desses pacientes o exame físico acurado – por vezes repetido, quantas vezes se fizerem pertinentes –, acrescido de conhecimento adequado do mecanismo de trauma, sobretudo em pacientes com estabilidade hemodinâmica.

Ferimentos penetrantes, lesões contusas e empalamentos de qualquer natureza, em topografia suspeita à inspeção, devem ser seguidos por alto índice de suspeição. A busca por sinais que corroborem o diagnóstico é imperativa; por exemplo, dor, distensão abdominal, irritação peritoneal, hematúria, hematoquezia, sangue no dedo da luva e espículas ou fragmentos ósseos ao toque retal. Estes são sinais que demonstram quebra de integridade da parede retal ou do aparelho esfincteriano. Associados a uma sequência propedêutica adequada (desde que disponível), esses achados ajudam a confirmar a presença de lesão do reto extraperitoneal e traumas associados: retossigmoidoscopia (rígida/flexível), radiografia simples de pelve, TC de pelve com ou sem contraste (retal e venoso), uretrocistografia retrógrada ou ressonância magnética (RM) da pelve.

Nem todos os serviços dispõem de equipamento de endoscopia baixa e de especialistas afeitos à execução do procedimento. Porém, quando disponível, é uma importante ferramenta, capaz de fazer o diagnóstico preciso da extensão e do sítio exato da lesão (**FIG. 86.6**).

Em algumas situações, a radiografia simples de pelve pode revelar sinais por vezes sutis, mas significativos, em traumas contusos, como a presença de gás livre (associado ou não a fraturas ósseas) em quantidade variável na intimidade dos espaços pélvicos profundos (**FIG. 86.7**). Isso aumenta a suspeita de lesão de víscera oca extraperitoneal e estimula, em alguns casos, uma propedêutica mais complexa (tomografia computadorizada [TC] ou retossigmoidoscopia) para um diagnóstico precoce.

Já as TCs, quando exequíveis, podem exibir, na fase aguda, aumento de densidade de tecidos em espaços pélvicos profundos ou líquido livre com ou sem gás de permeio. Quando realizadas com contraste, podem demonstrar escapes ou "borramentos" pelo meio de contraste, determinando a existência de lesões (**FIG. 86.8**).

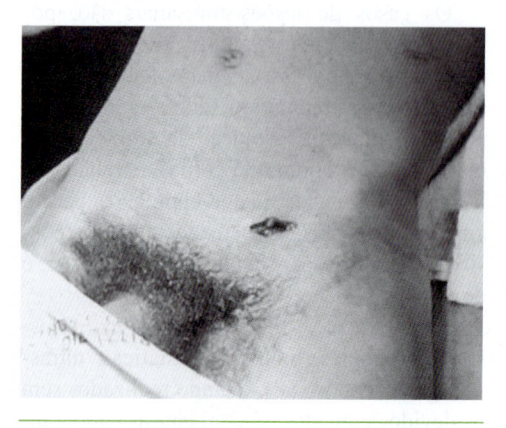

FIGURA 86.5 Ferimento por arma branca com potencial de lesão do reto.

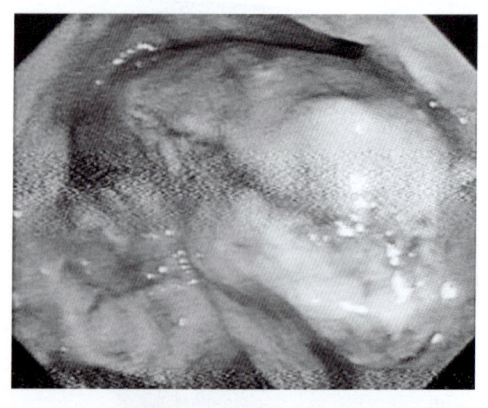

FIGURA 86.6 Retossigmoidoscopia flexível em idoso em quimioterapia para neoplasia de próstata, vítima de atropelamento e fratura do ramo púbico, com lesão de reto médio.

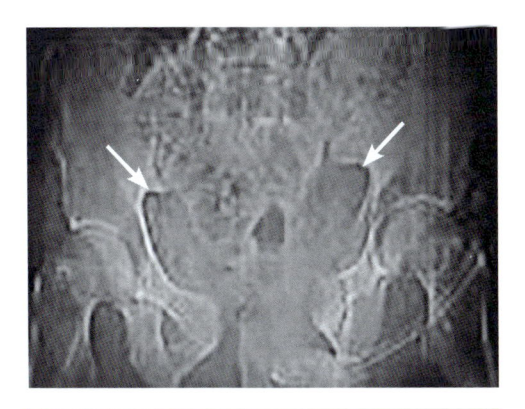

FIGURA 86.7 Radiografia simples de pelve em trauma contuso com importante fratura em ossos da hemipelve esquerda e suspeita de gás de permeio aos tecidos pélvicos, fora da projeção da ampola retal (*setas*).

A uretrocistografia retrógrada também ganha importância nos casos que cursam com hematúria macroscópica pós-trauma. Isso acontece porque, além de ser um exame de fácil e rápida execução, os achados de lesão vesical, principalmente de lesões retroperitoneais, devem ser associados a alto índice de suspeita, pois a força capaz de lesar segmentos da parede vesical também pode lesar o reto extraperitoneal. Portanto, seus achados devem ser seguidos de estudo mais aprofundado.

Alguns casos não diagnosticados precocemente e que evoluem com clínica variável, como infecções urinárias de repetição, fecalúria e pneumatúria, podem exigir RM, que representa importante ferramenta para confirmar a presença de fístulas retovesicais, decorrentes da evolução de um trauma nessa topografia.

Tratamento

A baixa incidência de lesões nessa topografia do tubo digestivo está demonstrada em séries de levantamentos retrospectivos. Essas séries apontam para um conjunto de opções terapêuticas bem-definidas, que variam conforme a

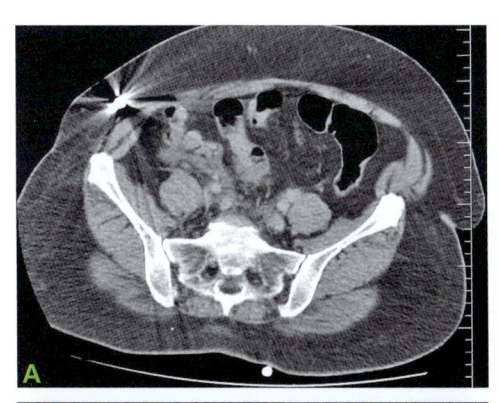

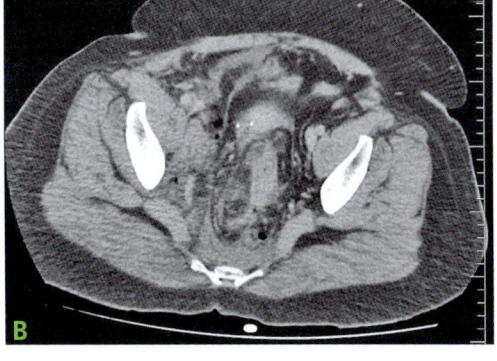

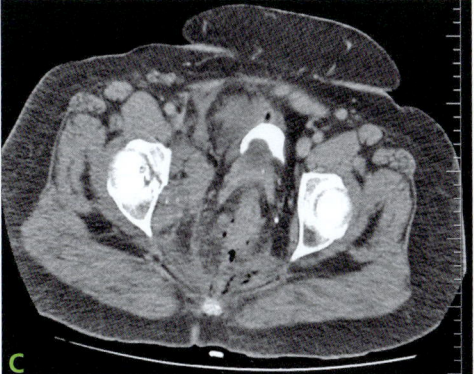

FIGURA 86.8 (A) Tomografia computadorizada sem contraste em paciente vítima de ferimento por projétil de arma de fogo, com orifício de entrada na nádega inferior esquerda. Observam-se **(B)** corpo estranho metálico no plano músculo-aponeurótico da parede abdominal inferior à direita, com esparsos fragmentos ósseos no interior da cavidade pélvica, e **(C)** gás nos espaços pélvicos e aumento de densidade dos tecidos perirretais.

experiência e os protocolos particularmente desenvolvidos e de acordo com o grau de disponibilidade de recursos humanos e materiais dos serviços. Além disso, fatores de cunho prático interferem diretamente na opção terapêutica a ser adotada.

É importante definir o grau de comprometimento parietal do reto, bem estabelecido pela American Association for the Surgery of Trauma (AAST) (**TAB. 86.2**).

A partir do grau de comprometimento parietal, soma-se o grau de contaminação dos tecidos perilesionais, bem como seu grau de vitalidade, impondo variantes terapêuticas hoje bem definidas.

Assim, além do uso de antibióticos que cubram a flora gram-negativa e anaeróbia, desbridamento e sutura (quando acessível) – acompanhada ou não de colostomia protetora, seguida de irrigação do reto distal para limpeza mecânica do conteúdo – constituem as opções de escolha em lesões até grau III.

Lesões com maior grau de comprometimento da parede e dos tecidos perirretais (graus IV e V) envolvem, além das opções já citadas, cirurgias de maior porte (p. ex., retossigmoidectomias). Também pode ser considerada a realização de drenagem pré-sacral, uma opção por vezes contestada por alguns autores, mas que pode representar um fator que minimiza a morbimortalidade.

Discussão não menos acalorada diz respeito à opção de sutura primária ou colostomia. Algumas séries mostram que a sutura primária sem desvio do trânsito, associada à lavagem do coto distal, não compromete a evolução dos casos em que não há destruição dos tecidos perirretais em traumas penetrantes.

As suturas após desbridamento de tecidos desvitalizados podem ser realizadas em 1 ou 2 planos, usando fios de preferência inabsorvíveis e monofilamentares, ou absorvíveis no plano mucoso e inabsorvíveis monofilamentares no plano muscular.

Do ponto de vista prático, quando indicado, o desvio do trânsito deve seguir o princípio do "quanto menos, melhor". As derivações em alça do sigmoide (**FIG. 86.9**) têm sido as mais

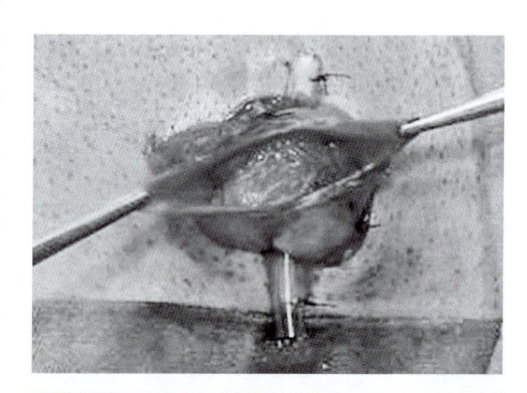

FIGURA 86.9 Sigmoidostomia em alça.

TABELA 86.2 Graduação das lesões de reto segundo a American Association for the Surgery of Trauma

Grau	Tipo de lesão	Descrição
I	Hematoma	Contusão ou hematoma sem desvascularização
II	Laceração	< 50% da circunferência
III	Laceração	> 50% da circunferência
IV	Laceração	Laceração de espessura total com extensão para o períneo
V	Comprometimento vascular	Segmento vascular desvascularizado

Fonte: American Association for the Surgery of Trauma.[3]

executadas em lesões até grau III. Para lesões de maior magnitude (graus IV e V), ficam reservadas opções mais agressivas, como as ressecções segmentares (p. ex., Hartmann) (**FIG. 86.10**).

Em março de 2016, a Eastern Association for the Surgery of Trauma (EAST) publicou uma revisão sistemática, entre 1900 e 2014 (114 anos), totalizando 306 artigos, dos quais 18 foram utilizados para sugerir diretrizes para conduta nos casos sem grande destruição tecidual.[4] Seguem três recomendações com base nessa extensa revisão, que devem ser sempre consideradas com sensatez e experiência:

1. Desvio do trânsito fecal;
2. Drenagem pré-sacral de rotina;
3. Irrigação com limpeza ("*washout*") do reto distal.

É pertinente comentar que muitos trabalhos possuem "n" limitado e existem controvérsias acerca da drenagem pré-sacral, quando não há destruição tecidual dos espaços perirretais. Entretanto, já existe comprovação de que a sutura simples com ou sem limpeza do reto distal, nos traumas até grau III, pode dispensar o desvio do trânsito, sem prejuízo da evolução. O fluxograma sugerido por diversos autores para diagnóstico e tratamento de lesões no reto, segue as linhas gerais do que foi discutido no texto (**FIG. 86.11**).

As lesões que comprometem o reto extraperitoneal são pouco frequentes (3-5%), por conta da proteção conferida a esse segmento pelo anel pélvico, necessitando de mecanismo de maior energia para sua violação, motivo pelo qual as FPAFs lideram as estatísticas de ocorrência (80%). Por esse motivo, o dano perineal profundo tende a ser limitado na maioria dos casos, permitindo investigação com métodos relativamente simples (exame físico, exames endoscópicos e radiológicos com ou sem contraste) que possam confirmar a possível lesão.

Assim, as opções terapêuticas, além de cobertura antibiótica adequada para a flora envolvida, dependem do grau de comprometimento parietal, contaminação fecal e destruição tecidual. As condutas variam desde simples sutura com limpeza do reto distal, com ou sem desvio do trânsito (sob condições especiais, conforme comentário em nota da **FIG. 86.1**), até a realização de ressecções do segmento comprometido e/ou reparos com amplo desbridamento dos tecidos envolvidos e drenagem pré-sacral via perineal, com ou sem limpeza mecânica do reto.

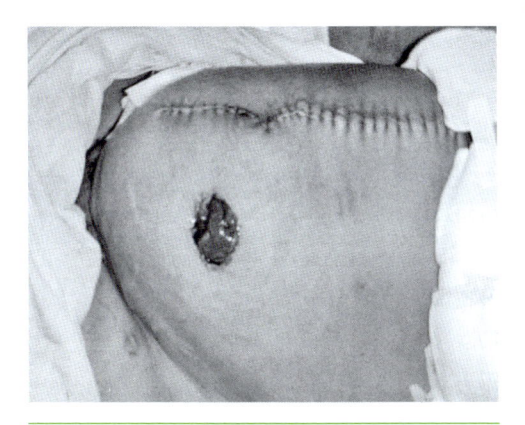

FIGURA 86.10 Ressecção segmentar conforme Hartmann.

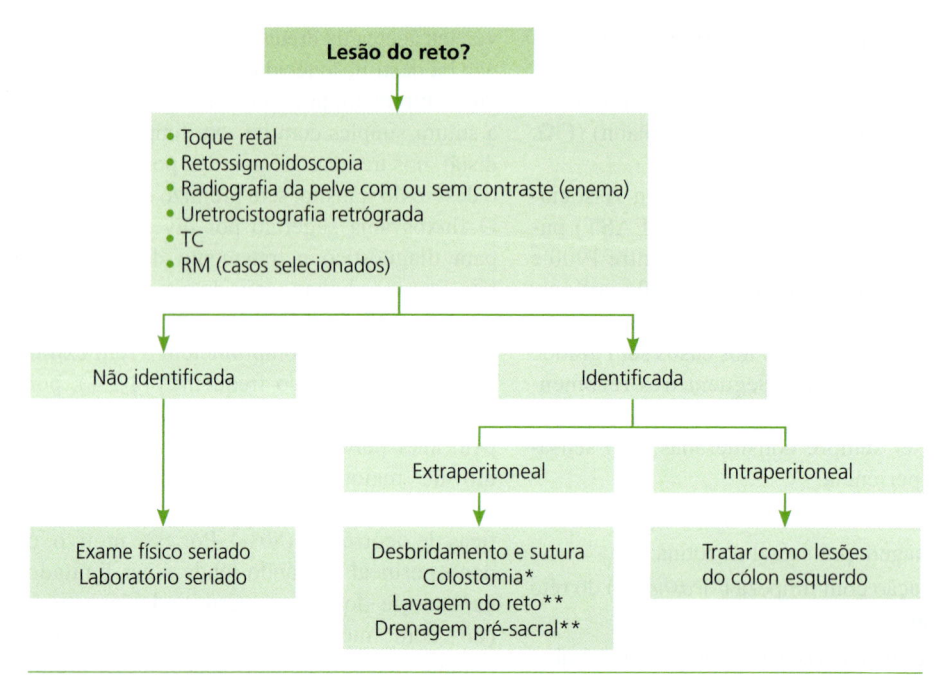

```
                    ┌─────────────────┐
                    │  Lesão do reto? │
                    └────────┬────────┘
                             ▼
        • Toque retal
        • Retossigmoidoscopia
        • Radiografia da pelve com ou sem contraste (enema)
        • Uretrocistografia retrógrada
        • TC
        • RM (casos selecionados)
```

```
        Não identificada                 Identificada
               │                    ┌─────────┴─────────┐
               │              Extraperitoneal      Intraperitoneal
               ▼                    ▼                   ▼
       Exame físico seriado   Desbridamento e sutura   Tratar como lesões
       Laboratório seriado    Colostomia*              do cólon esquerdo
                              Lavagem do reto**
                              Drenagem pré-sacral**
```

FIGURA 86.11 Fluxograma para diagnóstico e tratamento de lesões do reto.
*Usar sob condições excepcionais grosseiras de contaminação e/ou abordagens tardias (após 8 horas).
**Evitar condicionalmente, até que séries com "n" mais significativo possam embasar o uso rotineiro.
RM, ressonância magnética; TC, tomografia computadorizada.

Referências

1. Dangelo JG, Fatinni CA. Anatomia humana sistêmica e segmentada. 2. ed. São Paulo: Atheneu; 2005.
2. Mattox KL, Moore EE, Feliciano DV. Trauma. 7th. ed. New York: McGraw-Hill; 2012.
3. American Association for the Surgery of Trauma. Injury scoring scale: a resource for trauma care professionals [Internet]. AAST; c2017 [capturado em 01 ago. 2017]. Disponível em: http://www.aast.org/library/traumatools/injuryscoringscales.aspx
4. Bosarge PL, Como JJ, Fox N, Falk-Ytter Y, Haut ER, Dorion, et al. Management of penetrating extraperitoneal rectal injuries: an eastern association for the surgery of trauma practice management guideline. J Trauma Acute Care Surg. 2016;80(3):546-51.

Leituras recomendadas

Ahmed N, Thekkeurumbil S, Mathavan V, Janzen M, Tasse J, Chung R. Simplified management of low-energy projectile extraperitoneal rectal injuries. J Trauma. 2009;67(6):1270-1.

Gonzales RP, Phelan H 3rd, HassanM, Ellis CN, Rodning CB. Is fecal diversion necessary for non-destructive penetrating extraperitoneal rectal injuries? J Trauma. 2006; 61(4):815-9.

Gümüs M, Böyük A, Kapan M, Önder A, Taskesen F, Aliosmano˙glu, et al. Unusual extraperitoneal injuries: a retrospective study. Eur J Trauma Emerg Surg. 2012;38(3):295-9.

Gümüs M, Kapan M, Önder A, Böyük A, Girgin S, Tacyildiz I. Factors affecting morbidity in penetrating rectal injuries: a civilian experience. Ulus Travma Acil Cerrahi Derg. 2011;17(5):401-6.

Papadopoulos VN, Michalopoulos A, Apostolidis S, Paramythiotis D, Ioannidis A, Mekras A, et al. Surgical management of colorectal injuries: colostomy or primary repair ? Tech Coloproctol. 2011;15 Suppl 1:S63-6.

Samuk I, Steiner Z, Feigin E, Baazov A, Dlugy E, Freud E. Anorectal injuries in children: a 20-year experience in two centers. Pediatr Surg Int. 2015;31(9):815-9.

Parte VIII

Parede abdominal

Coordenador:
Leandro Totti Cavazzola

Acesso à cavidade peritoneal

Maurício Cardoso Zulian
Oly Campos Corleta
Leandro Totti Cavazzola

O acesso à cavidade peritoneal é fundamental para a realização das cirurgias do trato digestivo.

A via de acesso laparotômica, empregada com sucesso pela primeira vez há mais de 200 anos para a ressecção de um tumor de ovário, antes ainda do advento da anestesia, é a mais tradicional. As diferentes incisões possibilitam acesso adequado a todos os órgãos abdominais do aparelho digestivo.

A abordagem videolaparoscópica teve seu desenvolvimento impulsionado a partir da primeira colecistectomia realizada por esse método, em 1987. Essa via de acesso demonstrou diversas vantagens ao longo dos anos de observação, como menos dor no pós-operatório, melhor resultado estético, menor tempo de hospitalização e retorno mais precoce do paciente às suas atividades habituais.

O desenvolvimento tecnológico dos materiais de videocirurgia e endoscopia, somado ao desejo dos cirurgiões de realizar as cirurgias abdominais sem deixar cicatrizes cutâneas, vêm gerando inúmeras pesquisas sobre alternativas ainda menos invasivas do que a laparoscopia. Alternativas em fase de desenvolvimento clínico têm sido relatadas, como a cirurgia endoscópica transluminal por orifícios naturais (NOTES, do inglês *natural orifice transluminal endoscopic surgery*) e a cirurgia laparoscópica por acesso único (LESS, do inglês *laparoendoscopic single-site surgery*).

As complicações relacionadas às incisões contribuem de forma importante para a morbidade relacionada ao ato cirúrgico. Essas complicações podem ser imediatas, como a lesão de vísceras que em alguns casos podem estar aderidas à parede abdominal; precoces, como a infecção de ferida operatória e a evisceração; ou tardias, como as hérnias incisionais e a formação de aderências. A redução dessas possíveis complicações está entre os objetivos da realização de procedimentos por técnicas minimamente invasivas. É indispensável ressaltar, todavia, que as vias de acesso menos invasivas são novas ferramentas para o cirurgião; porém, jamais o procedimento cirúrgico ideal para o tratamento do paciente deve ser sacrificado em favor de determinado método de acesso.

Preparação

Após a definição da indicação cirúrgica e a escolha da via de acesso, têm lugar o planejamento do ato cirúrgico e, posteriormente, uma sequência de condutas preparatórias na sala de cirurgia, conforme descrito a seguir.

O exame físico abdominal deve ser repetido na vigência de anestesia geral, porque o relaxamento muscular secundário ao ato anestésico permite a obtenção de informações que não poderiam ser conseguidas com o paciente com dor abdominal intensa.

O posicionamento do paciente é essencial para um adequado ato cirúrgico. Na maioria das cirurgias abdominais, é utilizada a posição de decúbito dorsal, mas especialmente em cirurgias pélvicas podem ser adotadas outras posições, como a de litotomia. Manobras adicionais para melhor exposição – como o cefaloaclive, a posição de Trendelenburg ou os decúbitos laterais – são realizadas conforme a necessidade, tanto em acessos por laparotomia como por técnicas minimamente invasivas. A fixação do paciente à mesa cirúrgica também é importante, pois permite as alterações de posição mencionadas com maior segurança. Devem ser evitadas posições viciosas que possam levar a compressões nervosas, vasculares ou lesões tenomusculares.

A tricotomia (remoção dos pelos) deve ser realizada apenas se estiver prevista alguma dificuldade para a visualização adequada do campo operatório ou do fechamento da incisão e para a aplicação de curativo pela presença dos pelos. Quando indicada, deve ser realizada preferencialmente na sala de cirurgia ou até 2 horas antes do procedimento cirúrgico para evitar a colonização da ferida operatória e o consequente aumento no risco de infecção de ferida operatória.

O local da incisão e a área próxima a ele devem ser submetidos à antissepsia com soluções e técnicas apropriadas para reduzir ao máximo a população bacteriana. A colocação de campos cirúrgicos esterilizados para prevenir a exposição desnecessária da pele também tem importância, mas é fundamental lembrar que, assim como na delimitação da área submetida à antissepsia, devem ser levados em conta todos os eventos esperados para o procedimento (colocação de drenos, ampliação da incisão, ostomias, etc.).

Escolha da incisão para laparotomia

A escolha de uma incisão apropriada nas cirurgias abdominais é essencial para a realização segura do procedimento e para a prevenção de complicações.

Os fatores iniciais nessa determinação são o diagnóstico preciso da doença intra-abdominal e a definição dos órgãos ou dos locais que necessitam ser manipulados ou expostos para o tratamento do paciente. Outros fatores consideráveis são a necessidade de rapidez da obtenção do acesso (como exigido nas hemorragias graves), a conformação física do paciente e seus hábitos, o uso de medicamentos imunossupressores e a presença de incisões abdominais prévias.

Os três princípios básicos relacionados com a própria incisão são: (1) a exposição ótima, que deve permitir o acesso direto ao órgão doente ou à área lesada com espaço suficiente para manipulação, colocação de afastadores e iluminação adequada; (2) a flexibilidade, que deve possibilitar a ampliação da incisão se a complexidade do procedimento exigir maior exposição do que a prevista inicialmente; e (3) a possibilidade de proceder a um fechamento que devolva à parede abdominal uma integridade comparável à do estado pré-operatório. Além disso, a incisão deve ser realizada de modo que não interfira em etapas da cirurgia; por exemplo, sem incorporar trajetos fistulosos ou evitando locais de realização de ostomias.

Alguns aspectos da anatomia cirúrgica da parede anterolateral devem ser contextualizados para que se possa optar pelas diferentes incisões. As fibras das fáscias musculares da parede abdominal anterolateral estão dispostas em orientação transversa e oblíqua. A vascularização superficial e profunda é ofertada por ramos que se dirigem predominantemente no sentido longitudinal, enquanto a inervação é metamérica, ou seja, apresenta-se em estratos transversais provenientes da região posterior do tronco. Essas características serão valiosas para o entendimento das diferentes incisões discutidas a seguir.

As incisões abdominais podem ser longitudinais, transversas ou oblíquas. Os critérios para escolha da incisão podem ser resumidos conforme o **QUADRO 87.1**.

> **QUADRO 87.1**
> **Fatores para a escolha da incisão**
>
> - Tipo de cirurgia
> - Órgão a ser abordado
> - Característica da cirurgia (urgência/emergência)
> - Biotipo do paciente
> - Incisões abdominais prévias
> - Experiência e preferência do cirurgião

As incisões longitudinais medianas proporcionam rápido acesso à cavidade peritoneal, não requerem a transecção de fibras musculares ou nervos e estão associadas a uma mínima perda sanguínea por serem realizadas sobre a linha alba, que é avascular. A incisão mediana supraumbilical permite a exposição do hiato esofágico, do esôfago abdominal, do estômago, do duodeno, da vesícula biliar, do pâncreas e do baço. Já a incisão mediana infraumbilical permite a exposição do abdome inferior e dos órgãos pélvicos. Quando é necessária ampla exposição de toda a cavidade abdominal, como na exploração cirúrgica dos traumas abdominais, a incisão mediana é estendida do apêndice xifoide à sínfise púbica.

As incisões paramedianas são incisões longitudinais realizadas à direita ou à esquerda da linha média, no abdome inferior ou superior. Exigem maior dissecção e demandam mais tempo para sua realização em relação à incisão mediana e, em geral, apresentam maior possibilidade de sangramento. A vantagem teórica sobre a incisão mediana seria o menor risco de evisceração e hérnia incisional devido à permanência do músculo reto abdominal íntegro e interposto entre suas bainhas anterior e posterior que são seccionadas na incisão. Todavia, em reoperações sobre incisões paramedianas, esse achado não é confirmado, e, frequentemente, a borda medial do músculo reto encontra-se aderida à cicatriz da bainha posterior, não realizando, de forma eficaz, o reforço esperado sobre a incisão. Por esses motivos, as incisões paramedianas têm encontrado poucos defensores atualmente.

As incisões transversas e oblíquas também podem oferecer exposição bastante adequada às estruturas intra-abdominais. As vantagens sobre as incisões longitudinais estão apoiadas em princípios anatômicos e cirúrgicos. Essas incisões são realizadas paralelamente à orientação das fibras fasciais da parede abdominal anterolateral, fato que possibilita reaproximação com suturas perpendiculares a essas fibras durante seu fechamento, conferindo maior firmeza. Outro aspecto interessante seria o fato de a tensão e a contração da musculatura serem paralelas à incisão e não tenderem a afastar suas bordas, como ocorre nas incisões longitudinais. Além disso, as incisões transversas e oblíquas oferecem menor possibilidade de lesão de ramos nervosos e, em consequência, menor atrofia muscular. Essas características justificam a superioridade das incisões transversas e oblíquas sobre as longitudinais em relação a desfechos como dor no pós-operatório, complicações pulmonares e incidência de evisceração e hérnia incisional. Estudos retrospectivos têm corroborado esses dados; porém, estudos prospectivos têm sido menos conclusivos. Outro benefício das incisões transversas e longitudinais seria o melhor resultado estético, por serem realizadas paralelamente às linhas de força da pele.

As desvantagens em relação às incisões medianas seriam a exposição mais limitada, especialmente quando é necessário abordar os abdomes superior e inferior, além da ampliação mais trabalhosa e demorada.

Sempre que possível, desde que a qualidade da incisão não seja comprometida, deve-se evitar a secção da musculatura da parede anterolateral do abdome, dando preferência às incisões que afastam os músculos das camadas mais profundas. Para incisões transversas pequenas (para apendicectomia, p. ex.), as incisões com separação muscular (e não a secção) são os procedimentos de escolha.

Para procedimentos mais complexos, são realizadas incisões diferenciadas, como as subcostais bilaterais para patologias pancreáticas (incisão de Chevron) ou sua variante com extensão cranial na linha média (incisão de Mercedes-Benz, em referência à marca de automóveis), utilizada para transplantes hepáticos. As **FIGURAS 87.1** a **87.4** mostram exemplos de incisões cirúrgicas utilizadas rotineiramente e seus epônimos.

A realização da incisão propriamente dita pode ser feita com bisturi ou eletrocautério. A literatura disponível não mostra aumento no número de complicações com o uso de eletrocirurgia, e demonstra que as incisões podem ser feitas mais rapidamente e com menos perda sanguínea, sugerindo esse método como o de escolha para proceder à laparotomia.

Durante uma laparotomia mediana que necessariamente envolva a cicatriz umbilical, pode-se optar pela incisão contornando o umbigo ou através dele. Não há relatos de maior índice de complicações com qualquer uma das abordagens. A região próxima ao umbigo é o local mais fácil para acessar o peritônio durante uma laparotomia mediana após a abertura das demais camadas da parede. Após a abertura inicial do peritônio, a sua superfície interna é palpada para excluir aderências, e a incisão é finalizada.

Cuidados específicos devem ser tomados, dependendo da extensão da laparotomia. Na laparotomia mediana supraumbilical, deve-se ter cuidado com o ligamento falciforme, pois sua secção pode resultar em sangramento. Na laparotomia mediana infraumbilical, é preciso cuidado para evitar lesão vesical durante a extensão da incisão para a região próxima ao púbis.

Também é importante observar que, especialmente em pacientes com história prévia

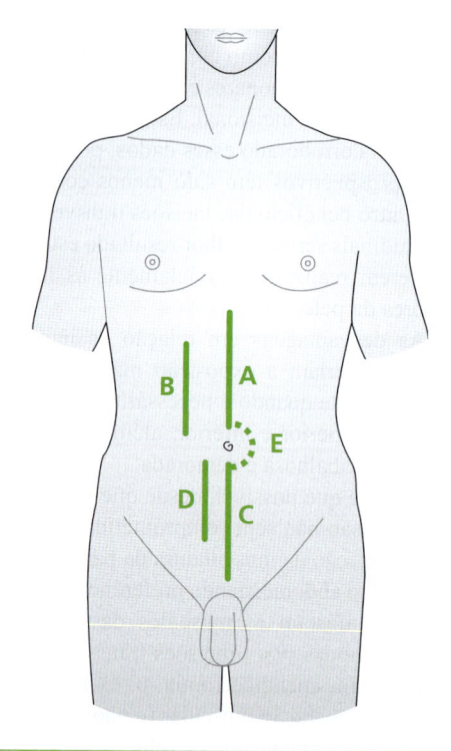

FIGURA 87.1 Incisões longitudinais. **(A)** Mediana supraumbilical. **(B)** Pararretal externa (quando realizada infraumbilicalmente, é denominada incisão de Jalaguier). **(C)** Mediana infraumbilical. **(D)** Pararretal interna (incisão de Lennander). **(E)** Xifopúbica (compreende **A** + **C**).
Fonte: Adaptada de Gray.[1]

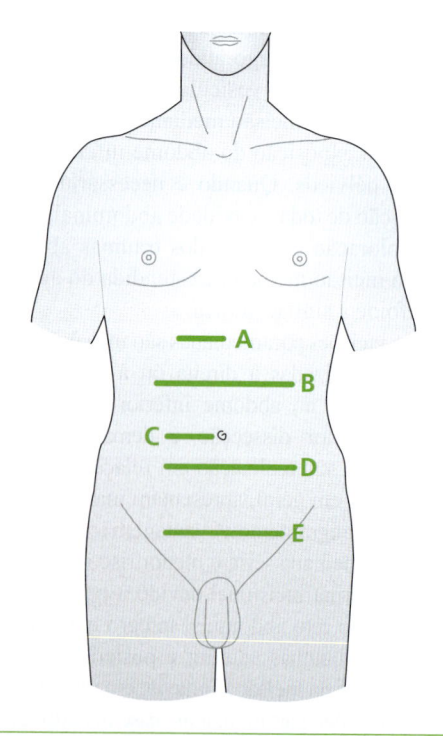

FIGURA 87.2 Incisões transversas. **(A)** Transversa supraumbilical ou incisão de Sprengel. **(B)** Sprengel-Heuser (quando cruza a linha média). **(C)** Transversa parcial infraumbilical (incisão de Davis). **(D)** Transversa umbilical de flanco a flanco (incisão de Gurd). **(E)** Transversa suprapúbica (incisão de Pfannenstiel).
Fonte: Adaptada de Gray.[1]

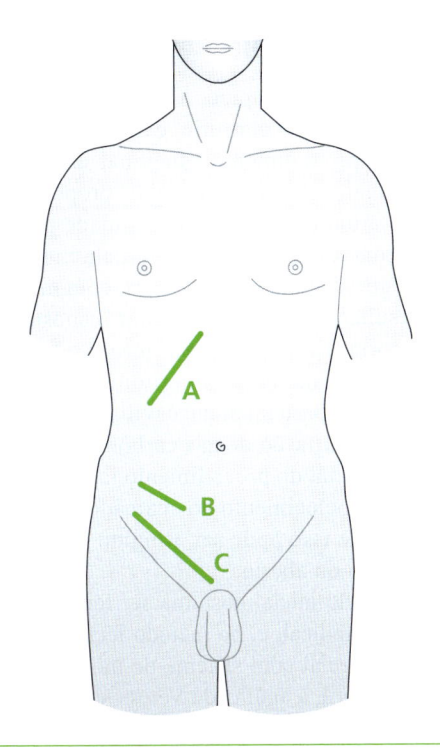

FIGURA 87.3 Incisões oblíquas. **(A)** Incisão de Kocher. **(B)** Incisão de McBurney. **(C)** Incisão de Roux ou Albarrán.
Fonte: Adaptada de Gray.[1]

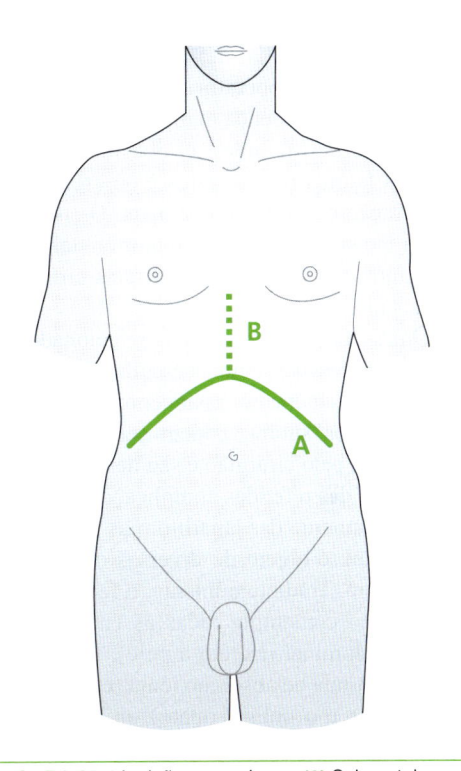

FIGURA 87.4 Incisões complexas. **(A)** Subcostal bilateral (incisão de Chevron). **(B)** Subcostal bilateral com prolongamento epigástrico **(A + B)** (incisão de Mercedes).
Fonte: Adaptada de Gray.[1]

de laparotomia, pode haver enterotomias acidentais durante uma nova operação, aumentando substancialmente as complicações pós-operatórias. Nesses pacientes, é preferível estender a incisão para uma área virgem de tratamento na tentativa de evitar o processo de aderência.

O acesso pode ser maximizado com o uso de retratores ou afastadores, que podem ser classificados em dinâmicos (manipulados constantemente pelo auxiliar), como os afastadores de Farabeuf, as válvulas de Doyen, os afastadores do tipo Deaver, entre outros; ortostáticos (Balfour, Finocchietto); retratores "em anel" (Turner-Warwick); e fixos, como o de Thompson. Para manter as vísceras distantes do local onde se está operando, podem ser utilizadas compressas cirúrgicas.

É fundamental ressaltar que a adequada exposição deve ser avaliada, lembrando da ocorrência de dor pós-operatória, que está intimamente relacionada não apenas com o tamanho da incisão, mas também com a sua localização. Deve-se ter isso em mente e elaborar uma estratégia com a equipe anestésica para o controle adequado da dor no pós-operatório. Para isso, podem ser utilizados cateteres peridurais, bloqueios locorregionais, analgesia controlada pelo paciente e diferentes esquemas analgésicos.

As complicações relacionadas à incisão cirúrgica têm contribuição preponderante para a morbidade pós-operatória. A complicação precoce mais comum das cirurgias abertas é a infecção da ferida operatória, enquanto a hérnia incisional representa a complicação tardia mais frequente. Outra importante complicação associada à alta morbidade e à mortalidade é a evisceração que ocorre frequentemente dentro dos primeiros 10 dias de pós-operatório e por um mecanismo semelhante ao causador das hérnias incisionais. Infecções da ferida operatória, diabetes melito, idade avançada, doença maligna, desnutrição, uso de corticosteroides e obesidade estão entre os fatores relacionados à ocorrência de evisceração e hérnias incisionais. O risco de hérnia incisional também é maior em tabagistas e após evisceração ou múltiplas cirurgias sobre a mesma cicatriz.

Outros fatores importantes relacionados a essas complicações, como a escolha do fio e do método de fechamento, assim como a qualidade técnica da sutura, podem ser totalmente controlados pelo cirurgião e são determinantes na redução das referidas complicações.

O fechamento das laparotomias medianas, em especial, é objeto de diversas discussões na literatura. Tradicionalmente, o fechamento mais aceito contempla todas as camadas da parede abdominal (exceto a pele), utilizando sutura contínua de absorção lenta (como a polidioxanona e o poligliconato) ou inabsorvível (como o polipropileno e o náilon) em distâncias não superiores a 1 cm entre uma passagem na aponeurose e outra. Indica-se a aplicação da chamada regra de Jenkins, segundo a qual são respeitadas as distâncias de 1 cm entre os pontos e 1 cm do ponto em relação à margem da aponeurose, e o comprimento do fio deve ser quatro vezes maior do que o tamanho da incisão. Trabalhos recentes têm demonstrado que a sutura contínua envolvendo apenas a aponeurose – ou seja, não incluindo o tecido subcutâneo e o plano muscular –, associada à utilização de menor espaçamento entre os pontos da sutura (4-5 mm) e da borda da incisão até o ponto (5-8 mm), está relacionada à menor incidência de hérnias incisionais. Essa recomendação tem forte nível de evidência, estando também incluída nas diretrizes da European Hernia Society, porém, ainda não está difundida entre grande parte dos cirurgiões.

Em pacientes com risco muito elevado de evisceração, o fechamento da cavidade associado ao uso de pontos de ancoragem ou à colocação profilática de tela são defendidos por diversos autores e devem ser considerados.

Laparoscopia

O acesso laparoscópico, assim como o laparotômico, deve permitir exposição ótima sem comprometimento funcional da parede abdominal. A laparoscopia proporciona acesso a todos os locais da cavidade peritoneal, com ampliação da visão pela maximização gerada pela microcâmera, com melhores resultados estéticos e menor resposta inflamatória. Ela consiste em tornar o espaço virtual existente entre o peritônio visceral e o peritônio parietal uma cavidade real por meio da insuflação de gás carbônico. Assim, o passo inicial do procedimento laparoscópico é o estabelecimento do chamado pneumoperitônio, e isso pode ser atingido por técnica fechada ou aberta.

A incisão inicial costuma ser feita junto à cicatriz umbilical, e, no método fechado, uma agulha especial com sistema de mola e ponta romba retrátil, a agulha de Veress, é introduzida diretamente na cavidade peritoneal após elevação manual da parede abdominal. A correta posição da agulha é sugerida pela percepção de dois pontos de resistência durante a sua introdução (correspondentes à linha alba e ao peritônio) e reforçada ao ser ouvido um estalido devido ao disparo da ponta romba pelo sistema de mola. Em seguida, uma seringa com solução salina é conectada à agulha, e realiza-se aspiração. Não sendo aspirado conteúdo entérico, sangue ou urina, realiza-se a instilação do soro fisiológico pela agulha. Logo após, coloca-se 1 gota de solução salina na entrada da agulha, e, se esta encontrar-se adequadamente posicionada na cavidade peritoneal, espera-se que a gota desça livremente para a cavidade devido ao gradiente de pressão. Posteriormente, o sistema de insuflação com sensor de pressão é conectado à agulha, e uma pressão inicial abaixo de 10 mmHg confirma adicionalmente a posição intraperitoneal. O passo seguinte é a insuflação de gás carbônico pela agulha até a pressão de 12 a 15 mmHg. Após atingir esse valor, a agulha é retirada e o primeiro trocarte é introduzido na cavidade às cegas, preferencialmente com tração da parede abdominal. A maioria das complicações ocorre neste momento; por isso, a introdução deve ser realizada com cautela e o sítio de entrada necessita ser revisado após a passagem da óptica. Os demais trocartes necessários para os diferentes procedimentos são sempre inseridos sob visualização através da óptica com microcâmera colocada no primeiro portal. Um local alternativo para a punção com a agulha de Veress é o quadrante superior esquerdo do abdome (espaço de Palmer).

A técnica aberta para a obtenção do pneumoperitônio tem a vantagem teórica de minimizar o potencial risco de lesões vasculares e de vísceras abdominais. Neste método, é efetuada uma incisão com cerca de 1,5 cm, a fáscia é identificada e apreendida com uma pinça forte, e realiza-se a abertura dela, bem como do peritônio, sob visão. A entrada na cavidade peritoneal é confirmada pela palpação digital e o trocarte é inserido diretamente pela incisão, acoplando, em seguida, o sistema de insuflação no trocarte.

O acesso laparoscópico pode ser combinado com uma incisão maior, com a colocação de um portal especial que permite a introdução de uma mão na cavidade peritoneal sem o vazamento do pneumoperitônio. É a chamada cirurgia laparoscópica com assistência manual (HALS, do inglês *hand-assisted laparoscopic surgery*), que possibilita a manipulação intracavitária de órgãos e está associada à diminuição do tempo cirúrgico em relação à laparoscopia convencional. Além disso, tem a vantagem adicional de propiciar a remoção de espécimes cirúrgicos (produto de colectomias, hepatectomias ou esplenectomia) pela mesma incisão do portal, dispensando a realização de outra incisão para esse fim.

Assim como a laparotomia, a laparoscopia apresenta complicações específicas, que podem ser classificadas em imediatas, como a insuflação extraperitoneal de gás carbônico e a lesão de vísceras ou vasos (intra-abdominais, parietais ou retroperitoneais); precoces, como a dor no ombro secundária à irritação diafragmática; e tardias, como as hérnias incisionais e as metástases em portais cirúrgicos.

A necessidade de fechamento dos orifícios dos portais vem sendo estudada por diversos autores, não havendo forte nível de evidência para diferentes recomendações. Em geral, indica-se a aproximação com sutura de defeitos de 10 mm ou maiores, especialmente na linha média ou abaixo da linha arqueada e em pacientes com fatores de risco para hérnias incisionais. Muitas vezes, há dificuldade de visualização devido às pequenas incisões, mas diversas técnicas têm sido descritas para facilitar esse procedimento.

Minilaparoscopia

A minilaparoscopia segue os mesmos princípios da laparoscopia convencional. O que a distingue da convencional é basicamente a utilização de instrumentais mais delicados, de 2 e 3 mm, reduzindo, assim, o tamanho das incisões e o trauma causado pelo procedimento.

Do ponto de vista estético, as vantagens estão bem estabelecidas, e a literatura atualmente disponível sugere menos ocorrência de dor pós-operatória do que na laparoscopia, em que são utilizados materiais de 5 e 10 mm. Pelo menor tamanho das incisões, a ocorrência de hérnia incisional, que já é pequena com a laparoscopia, também é menor com essa abordagem.

Cirurgia endoscópica transluminal por orifícios naturais

Outro método emergente que visa ser menos invasivo é a cirurgia endoscópica transluminal por orifícios naturais (NOTES, do inglês *natural orifice translumenal endoscopic surgery*). Com ele, o cirurgião é capaz de acessar a cavidade abdominal pela perfuração intencional de uma víscera (estômago, cólon, bexiga ou vagina) e, com o uso de instrumental laparoscópico convencional ou material endoscópico, realizar o procedimento proposto, removendo o órgão operado e fechando a víscera acessada sem que seja necessário um acesso pela parede abdominal. Devido à eliminação das incisões abdominais, poderia ocorrer menor dor no pós-operatório e menos complicações e morbidade relacionadas às incisões (como infecções de ferida operatória e hérnias incisionais), se comparado à laparoscopia. Além disso, uma possível menor resposta inflamatória ao trauma também está sendo objeto de investigação.

Do ponto de vista prático, ainda existem grandes limitações para a aplicação do método NOTES, a maior parte delas decorrente da ausência de tecnologia adequada. Entre as desvantagens potenciais em relação à laparoscopia, é possível citar a diminuição da triangulação, a necessidade de maior habilidade cirúrgica combinada com grande conhecimento de endoscopia flexível, bem como o risco de peritonite e de fístulas digestivas.

Portal único

As limitações tecnológicas impostas pelo método NOTES e a solicitação de melhores resultados estéticos cada vez maior pelos pacientes impulsionaram o desenvolvimento da laparoscopia por acesso único à cavidade com múltiplos instrumentos transitando por um mesmo portal (LESS, do inglês *laparo-endoscopic single-site surgery*, ou *single-port laparoscopy*).

A incisão para colocação desse portal é feita em uma cicatriz previamente existente – a cicatriz umbilical –, o que torna o resultado estético melhor do que o da laparoscopia convencional. Ainda não há literatura suficiente para definir a real incidência de complicações pós-operatórias relacionadas com a ferida operatória nesses pacientes, que, em teoria, deve ser maior do que na laparoscopia, tendo em vista que os materiais disponíveis até o momento utilizam incisão de cerca de 2,5 cm na fáscia.

Estudos controlados estão demonstrando resultados comparáveis à laparoscopia convencional com múltiplos portais para cirurgias como colectomia e esofagectomia. Já em relação à apendicectomia, um ensaio clínico evidenciou menor taxa de conversão e menor tempo operatório na laparoscopia convencional com as complicações e as demais variáveis sendo semelhantes nos dois métodos.

Apesar de poder ser utilizado em vários procedimentos, o portal único apresenta algumas desvantagens, como redução da amplitude de movimentos pela diminuição da triangulação, número limitado de canais disponíveis para os instrumentos e necessidade de maior habilidade do cirurgião.

Robótica

Consiste no procedimento que conta com a presença de um dispositivo eletromecânico situado entre o paciente e o cirurgião, que o utiliza de forma remota. É importante diferenciá-lo dos procedimentos realizados com a simples utilização de equipamentos de última geração, como microscópios e dispositivos de imagem e de geração de energia.

A qualidade das imagens da laparoscopia é bastante ampliada pela utilização do robô mediante captura em três dimensões, filtrando os tremores nas manobras do cirurgião e permitindo maior amplitude de movimentos, o que possibilita fazer ressecções, suturas e anastomoses de alta precisão. Os acessos para sua utilização são realizados por laparoscopia ou portal único, sendo que o robô apresenta potencial vantagem pela chance de reduzir a colisão entre os instrumentos de forma substancial.

Não existem estudos prospectivos randomizados controlados que demonstrem que o robô é superior à laparoscopia convencional. Ele diminui a curva de aprendizado dos procedimentos e melhora a ergonomia para o cirurgião, mas não há comprovação de que possa reduzir complicações, pelo menos no estado atual do conhecimento. Como outra vantagem potencial, pode-se citar a aplicação a longas distâncias, permitindo ao cirurgião a realização do procedimento longe do campo cirúrgico.

Um limitante bastante importante à sua ampla utilização é o custo, ainda proibitivo para a maioria dos serviços cirúrgicos no mundo.

Discussão

As intervenções abdominais vêm sendo realizadas há mais de 200 anos com segurança e resolubilidade pela via laparotômica. O advento da laparoscopia revolucionou o tratamento cirúrgico nas últimas três décadas, e que impossibilita questionar os benefícios advindos dessa abordagem. Procedimentos antes considerados impossíveis de serem realizados por essa via, agora são executados sem necessidade de extensas incisões. A evolução das técnicas cirúrgicas, do instrumental e do treinamento dos cirurgiões permitiu não apenas que a cirurgia videoendoscópica se desenvolvesse, mas também modificou a maneira de tratar cirurgicamente doenças localizadas nas mais diferentes partes do organismo – tórax, abdome, pelve, etc. – em uma velocidade nunca antes vista em nenhuma fase da história da cirurgia. Para citar um exemplo bem-sucedido dessa abordagem, apenas 4 anos após sua descrição, a colecistectomia videolaparoscópica já era o procedimento de escolha em mais de 80% dos serviços de cirurgia dos Estados Unidos.

Os benefícios secundários a essa nova abordagem, como diminuição da dor no pós-operatório, redução da resposta inflamatória ao trauma, retorno mais rápido às atividades de rotina, diminuição das complicações de ferida operatória (infecções e hérnias incisionais), entre outros, foram extensivamente demonstrados em pesquisas científicas realizadas ao redor do mundo. Estão sendo propostas e desenvolvidas novas alternativas para minimizar o já pequeno trauma cirúrgico imposto pela laparoscopia.

Um modelo matemático bastante preciso criado recentemente justificou o raciocínio lógico da redução das incisões cirúrgicas, demonstrando que o somatório de várias pequenas incisões não é equivalente a uma única incisão linear quando se compara a tensão da incisão. Isso significa que, pelo menos teoricamente, haveria vantagem em utilizar a menor incisão efetiva ou, no caso da laparoscopia, o menor trocarte mais efetivo. Demonstrou-se também que a área de trauma de um cilindro com os diferentes calibres é muito distinta: a lesão provocada por um trocarte de 10 mm não é duas vezes maior do que um de 5 mm, nem cinco vezes maior do que um de 2 mm. Isso ocorre porque a lesão ou a destruição tecidual não são apenas lineares, equivalentes ao diâmetro do trocarte, e sim correspondentes ao volume de um cilindro, ou seja, são diretamente proporcionais ao quadrado do raio do trocarte para paredes de mesma espessura. Isso reforça a ideia de que, em procedimentos laparoscópicos, modificar um trocarte de 5 mm por um de 10 mm tem impacto importante.

A diminuição do diâmetro dos instrumentos, com a utilização de materiais de 2 e 3 mm, é um fator de redução da agressão à parede abdominal. A pouca resistência dos materiais disponíveis, quando estes começaram a ser utilizados, no início da década de 1990, fez as frequentes avarias dos instrumentos diminuírem o entusiasmo inicial com seu emprego, só recrudescendo recentemente com o desenvolvimento de novas ligas de metais mais resistentes e com a possibilidade de sua utilização como coadjuvantes em outras técnicas menos invasivas, como a LESS ou as cirurgias por orifícios naturais.

A utilização de orifícios naturais para a realização de procedimentos na tentativa de minimizar o trauma cirúrgico foi inicialmente demonstrada em modelos animais em 2004. O interesse por essa técnica aumentou com a apresentação da primeira casuística em humanos realizada na Índia. Uma nova era na cirurgia minimamente invasiva poderia ser vislumbrada: uma era sem cicatrizes, na qual o cirurgião abordaria as estruturas intracavitárias (qualquer que seja a cavidade) após intencionalmente perfurar uma víscera oca. A mudança de paradigma é evidente: o que antes era uma complicação do ato operatório e endoscópico (a perfuração visceral) torna-se algo preconizado e fundamental nessa via de acesso. No entanto, essa técnica ainda deve responder a uma série de importantes questionamentos – por exemplo, a definição do real papel da abertura visceral como fator gerador de complicações graves, como sepse e desenvolvimento de fístulas digestivas.

Nesse contexto, parece lógico determinar alternativas que se assemelhem ao conceito do método NOTES (invasibilidade mínima, orifício único, múltiplos instrumentos trafegando pelo mesmo acesso, etc.) sem, no entanto, contemplar as complicações da abertura visceral. O agrupamento dos portais laparoscópicos em uma incisão cutânea única – seja por meio de dispositivos especiais (os portais de acesso único) ou por incisões separadas na aponeurose (o conceito de *single incision*) – surge como alternativa plausível aos procedimentos laparoscópicos convencionais e ao método NOTES. O fato de ser realizado com instrumental laparoscópico adaptado (em alguns casos, com articulações que permitem maior mobilidade do material quando está dentro da cavidade) faz essa alternativa ser mais familiar ao cirurgião laparoscopista do que os materiais endoscópicos flexíveis necessários (pelo menos no estágio atual do desenvolvimento do instrumental) para a realização do método NOTES.

Quando se analisa criticamente a formação necessária para que se produza um cirurgião "NOTES", percebe-se que são fundamentais conhecimentos e vivência em laparoscopia e endoscopia avançada, o que não é atingido pela maior parte dos cirurgiões ao longo do seu treinamento nos moldes atuais. Definitivamente, o fato de o método LESS aproximar-se muito mais do conceito da laparoscopia convencional (ensinada na maior parte dos serviços de residência em cirurgia) do que o método NOTES pode tornar a aceitação pelo cirurgião mais "natural" do que a necessidade do desenvolvimento de uma nova habilidade que não faz parte de sua rotina. Obviamente, a ciência e o tempo dirão se essa abordagem é superior ou comparável à cirurgia laparoscópica dita "convencional", à minilaparoscopia e ao método NOTES. Somente o tempo e o rigor científico trarão essa resposta.

Referência

1. Gray H. Anatomy of the human body. Phyladelphia: Lea &Febiger; 1918.

Leituras recomendadas

Agrawal CS, Tiwari P, Mishra S, Rao A, Hadke NS, Adhikari S, et al. Interrupted abdominal closure prevents burst: randomized controlled trial comparing interrupted-x and conventional continuous closures in surgical and gynecological patients. Indian J Surg. 2014;76(4):270-6.

Aly OE, Black DH, Rehman H, Ahmed I. Single incision laparoscopic appendicectomy versus conventional three-port laparoscopic appendicectomy: a systematic review and meta-analysis. Int J Surg.2016;35:120-8.

Arroyo Vázquez J, Bergström M, Dot J, Abu-Suboh-Abadia M, Fonseca C, Esteves M, et al. Surgical trauma caused by different abdominal access routes-comparison of open surgical, laparoscopic, and NOTES transgastric techniques in a porcine model. J Laparoendosc Adv Surg Tech A. 2016;26(7):511-6.

Baker RJ. Abdominal wall incisions and repair. In: Fischer JE, Bland K, editors. Mastery of surgery. 5th ed. Philadelphia: Lippincott Williams & Wilkins; 2007. v. 1, p. 131-47.

Blinman T. Incisions do not simply sum. Surg Endosc. 2010;24(7):1746 51.

Brockhaus AC, Sauerland S, Saad S. Single-incision versus standard multi-incision laparoscopic colectomy in patients with malignant or benign colonic disease: a systematic review, meta-analysis and assessment of the evidence. BMC Surg. 2016;16(1):71.

Caro-Tarrago A, Olona Casas C, Jimenez Salido A, Duque Guilera E, Moreno Fernandez F, Vicente Guillen V. Prevention of incisional hernia in midline laparotomy with an onlay mesh: a randomized clinical trial. World J Surg. 2014; 38(9):2223-30.

Carvalho GL, Cavazzola LT. Can mathematic formulas help us with our patients? Surg Endosc. 2011;25(1):336-7.

Cavazzola LT. Laparoendoscopic Single Site Surgery (LESS): is it a bridge to Natural Orifice Translumenal Endoscopic Surgery (NOTES) or the final evolution of minimally invasive surgery? Braz J Videoendosc Surg. 2008;1(3):93-4.

Deerenberg EB, Harlaar JJ, Steyerberg EW, Lont HE, van Doorn HC, Heisterkamp J, et al. Small bites versus large bites for closure of abdominal midline incisions (STITCH): a double-blind, multicentre, randomised controlled trial. Lancet. 2015;386(10000):1254-60.

Fortelny RH, Baumann P, Thasler WE, Albertsmeier M, Riedl S, Steurer W, et al. Effect of suture technique on the occurrence of incisional hernia after elective midline abdominal wall closure: study protocol for a randomized controlled trial. Trials. 2015;16:52.

Israelsson LA, Millbourn D. Prevention of incisional hernias: how to close a midline incision. Surg Clin North Am. 2013; 93(5):1027-40.

Kudsi OY, Castellanos A, Kaza S, McCarty J, Dickens E, Martin D, et al. Cosmesis, patient satisfaction, and quality of life after da Vinci Single-Site cholecystectomy and multiport laparoscopic cholecystectomy: short-term results from a prospective, multicenter, randomized, controlled trial. Surg Endosc. 2017;31(8):3242-50.

Lee JM, Chen SC, Yang SM, Tseng YF, Yang PW, Huang PM. Comparison of single- and multi-incision minimally invasive esophagectomy (MIE) for treating esophageal cancer a propensity-matched study. Surg Endosc. 2017;31(7):2925-31.

Müller EM, Cavazzola LT, Machado Grossi JV, Mariano MB, Morales C, Brun M. Training for laparoendoscopic single site surgery (LESS). Int J Surg. 2010;8(1):64 8.

Muysoms FE, Antoniou SA, Bury K, Campanelli G, Conze J, Cuccurullo D, et al. European Hernia Society guidelines on the closure of abdominal wall incisions. Hernia. 2015; 19(1):1-24.

Petter-Puchner AH. The state of midline closure of the abdominal wall. Br J Surg. 2015;102(12):1446-7.

Podda M, Saba A, Porru F, Pisanu A. Systematic review with meta-analysis of studies comparing single-incision laparoscopic colectomy and multiport laparoscopic colectomy. Surg Endosc. 2016;30(11):4697-720.

Roses RE, Morris JB. Incisions, closures and management of the abdominal wound. In: Zinner MJ, Ashley SW, editors. Maingot's abdominal operations. 12th ed. New York: McGraw-Hill; 2013. p. 99-122.

Rosin D. Prevention of incisional hernia in midline laparotomy with onlay mesh: a randomized clinical trial. World J Surg. 2014;38(9):2231-2.

Watanabe J, Ota M, Fujii S, Suwa H, Ishibe A, Endo I. Randomized clinical trial of single-incision versus multiport laparoscopic colectomy. Br J Surg. 2016;103(10):1276-81.

Hérnia incisional da parede abdominal

Henrique Rasia Bosi
José Ricardo Guimarães
Alceu Migliavacca
Leandro Totti Cavazzola

A hérnia incisional caracteriza-se pela presença de protrusão do peritônio parietal através de um hiato na musculatura da parede abdominal secundário a uma intervenção cirúrgica prévia. Representa cerca de 10% de todas as hérnias da parede abdominal, embora essa incidência provavelmente seja subestimada.

De ocorrência relativamente comum, as hérnias incisionais constituem uma das mais frequentes complicações pós-operatórias da cirurgia abdominal. Estudos prospectivos estimam que 2 a 15% das laparotomias medianas resultam em hérnia incisional, e que 40% delas ocorrem no primeiro ano após a cirurgia.

Várias técnicas cirúrgicas têm sido aplicadas com o objetivo de prevenir hérnias incisionais, e, até que essas técnicas sejam estabelecidas, o reparo desses defeitos abdominais continuará sendo um importante dilema para os cirurgiões.

Etiologia

A origem da hérnia incisional é bastante complexa e ainda não está totalmente compreendida. Em geral, desenvolve-se como resultado de um processo cicatricial inadequado ou da ação excessiva de uma força sobre uma incisão prévia em fase evolutiva, causando deiscência da aponeurose muscular, acompanhada de perda progressiva da força da parede abdominal.

Qualquer fator que atue sobre o processo de cicatrização pode contribuir para o desenvolvimento de uma hérnia incisional. Alguns desses fatores predisponentes estão relacionados com o paciente; outros estão relacionados com complicações pós-operatórias; e alguns deles devem-se às decisões cirúrgicas tomadas quanto à técnica e ao material empregados.

Fatores relacionados com o paciente

Inúmeros são os fatores relacionados com o paciente que predispõem ao desenvolvimento da hérnia incisional. A obesidade e a infecção da ferida operatória são as duas principais causas dessa condição.

Pacientes com comorbidades submetidos ao reparo de hérnias ventrais são mais propensos a ter complicações do que os pacientes hígidos, elevando, assim, os custos hospitalares. A avaliação e a preparação pré-operatória são imperativas para a melhora dos desfechos.[1]

Obesidade

A obesidade atua como fator mecânico: o conteúdo abdominal exerce força contínua e aumentada sobre a parede abdominal, favorecendo o rompimento da incisão cirúrgica. Além disso, muitos obesos apresentam perda significativa de massa muscular e redução do seu tônus, levando à diminuição da força aponeurótica, que se mostra inadequada para compensar o aumento da pressão abdominal.

Infecção

A presença de um processo infeccioso no sítio da incisão cirúrgica impede a correta cicatrização da ferida operatória, levando a um subsequente enfraquecimento da incisão. Cerca de metade das infecções de ferida operatória terá como consequência a formação de uma hérnia incisional.

Diabetes melito

O diabetes, especialmente quando associado à aterosclerose, pode levar à diminuição local do aporte sanguíneo, causando redução da oxigenação e da nutrição da ferida operatória.

Deficiência de colágeno

Ocorre defeito no metabolismo do colágeno envolvendo a hidroxiprolina, principal aminoácido formador do colágeno, cuja concentração reduzida em pacientes com hérnias parece ter papel importante no desenvolvimento de um processo cicatricial menos vigoroso.

Distúrbio metabólico

Assim como a diminuição de colágeno, a má-nutrição e a deficiência vitamínica podem levar ao enfraquecimento dos planos aponeuróticos, o que possivelmente favorece o surgimento de hérnia incisional.

Outros fatores

Eventos que causam aumento da pressão intra-abdominal, como tosse crônica, constipação, distensão abdominal, ascite, diálise peritoneal e gravidez, são apontados como possíveis fatores.

O tabagismo é um fator de risco isolado para a ocorrência de complicações pós-operatórias e está associado ao maior risco de recorrência, devendo ser descontinuado pelo menos 3 semanas antes do procedimento.

O uso crônico de corticoides ou quimioterápicos e as deficiências da vitamina C e do fator de coagulação VIII também estão implicados no desenvolvimento da hérnia incisional. Idade avançada, sexo masculino e doenças crônicas também são fatores de risco.

Fatores relacionados com a técnica cirúrgica

Tipo de incisão

Exerce importante influência na ocorrência de hérnia incisional. Sabe-se que incisões longitudinais medianas resultam mais frequentemente em hérnias incisionais quando comparadas com incisões paramedianas. Incisões transversas apresentam menor incidência de hérnia.

Tipo de fio cirúrgico

Idealmente, os fios cirúrgicos devem permanecer no sítio da incisão por tempo superior ao da segunda fase de cicatrização – a fase proliferativa –, que ocorre entre 5 e 20 dias. Nesse período, a cicatriz cirúrgica possui apenas 15 a 30% da força de tensão original. A maioria das suturas realizadas com fios rapidamente absorvíveis (categute, categute cromado) perde boa parte da sua força de tensão entre 14 e 21 dias, estando, portanto, mais sujeita a desenvolver hérnia incisional.

As suturas com fios lentamente absorvíveis (VICRYL®, PDS® e Maxon®), que persistem no sítio da ferida operatória por um período de 90 a 180 dias, e com fios inabsorvíveis (PROLENE®, ETHIBOND®) perduram ao longo da terceira fase de cicatrização. Esta inicia aproximadamente após o 20º dia de pós-operatório, quando o rearranjo das fibras de colágeno oferece à cicatriz mais de 80% da força de tensão original.

Tipo de sutura

Estudos comparativos envolvendo sutura contínua e os vários tipos de sutura interrompida não demonstraram superioridade de nenhuma técnica quanto à incidência de hérnia incisional. No entanto, a evisceração, quando ocorre, parece ser maior e mais impactante se a sutura for contínua.

A realização de sutura em plano único ou em dois planos também é controversa, embora pareça existir incidência maior de hérnia incisional quando utilizada a sutura em planos separados.

Hérnia no sítio de trocarte

A cirurgia laparoscópica reduziu a ocorrência de hérnias ventrais de forma drástica, notadamente pela menor agressão à parede abdominal característica dessa abordagem. A hérnia no sítio de inserção dos trocartes de laparoscopia tem incidência que varia de 0,02 a 1,2%, de acordo com a literatura, podendo chegar a cerca de 6% nos pacientes com obesidade mórbida. Embora seja de ocorrência incomum, pode trazer importantes repercussões para o paciente por tratar-se de uma hérnia de orifício estreito, mais predisposta a encarceramento e estrangulamento.

A identificação de fatores que podem favorecer o surgimento dessa condição possivelmente contribui para a diminuição da sua incidência. Alguns desses fatores são:

- Uso de instrumentos que requerem trocartes de 10 ou 12 mm (clipadores, *staplers*);
- Tempo cirúrgico aumentado com maior manipulação dos trocartes, podendo favorecer o alargamento das incisões;
- Uso de múltiplos trocartes auxiliares;
- Procedimentos que exigem ampliação das incisões para retirada de peça cirúrgica (esplenectomia, nefrectomia, colectomia);
- Utilização de "pontos de ancoragem" para melhor fixação do trocarte, os quais podem alargar as incisões em 1 a 2 mm.

Tipos de hérnia incisional

Embora toda hérnia recidivada possa ser considerada uma hérnia incisional, seja ela umbilical, femoral, inguinal ou ventral, a classificação dos tipos de hérnia descrita a seguir faz referência apenas às hérnias que se originaram de incisões cirúrgicas onde não existia defeito aponeurótico prévio:

- **Hérnia incisional** – Pode ser dividida em transversa, ventral ou oblíqua, dependendo do tipo de incisão utilizada para a realização do procedimento cirúrgico;
- **Hérnia incisional paraestomal** – Caracteriza-se pela herniação de conteúdo intra-abdominal, comumente alças intestinais, em orifício por onde se exteriorizou um segmento intestinal. A hérnia paraestomal ocorre em cerca de 20% das colostomias e em 10% das ileostomias, e é mais propensa a desenvolver-se quando o orifício é realizado lateralmente ao músculo reto abdominal, e não através dele. O manejo cirúrgico é bastante complexo;
- **Hérnia no sítio de trocarte** – De ocorrência incomum, desenvolve-se em 0,02 a 0,7% dos pacientes submetidos à laparoscopia, embora existam relatos cuja incidência atinge índices de até 1,2%.

Sinais e sintomas

O diagnóstico de uma hérnia incisional completamente desenvolvida não reapresenta nenhuma dificuldade, por mostrar-se de forma óbvia tanto para o paciente quanto para o médico. Entretanto, hérnias pequenas ou incipientes podem ser de difícil percepção em um tecido cicatricial, o que é especialmente verdadeiro no paciente obeso.

Muitas vezes, o primeiro sinal de hérnia incisional é a observação, pelo paciente, de um abaulamento abdominal assintomático que se torna mais evidente em posição ortostática. A dor não é um sintoma precoce, mas pode preceder o surgimento do abaulamento abdominal sentido durante um esforço físico vigoroso.

As hérnias incisionais tendem a tornar-se sintomáticas à medida que aumentam de tamanho. A dor pode ser mais frequente, desencadeada principalmente por movimentação, esforço físico ou tosse. Embora incomuns, sintomas como vômitos, obstrução intestinal e dor intensa podem estar presentes e geralmente são associados a quadros de encarceramento e estrangulamento do conteúdo herniário.

A história clínica e o exame físico – mediante inspeção, palpação do orifício herniário e ausculta de seu conteúdo – são os principais métodos empregados no diagnóstico da hérnia incisional.

Na presença de achados clínicos inconclusivos, a ultrassonografia mostra-se um bom método na identificação de um provável orifício aponeurótico e de seu conteúdo. Com frequência bem menor, podem ser necessários, no diagnóstico de pequenas hérnias incisionais, exames radiológicos contrastados como trânsito intestinal e enema ou, ainda, tomografia computadorizada (TC) e ressonância magnética.

Nas hérnias de grandes proporções, sintomas vagos de desconforto abdominal podem ser as únicas queixas do paciente. Por outro lado, defeitos herniários aparentemente insignificantes podem mostrar-se extremamente dolorosos se estiverem associados a uma gama de sintomas que acompanham quadros de obstrução intestinal parcial ou completa.

Hérnias incisionais volumosas podem causar lordose e dor lombar. A redução da habilidade de aumento voluntário da pressão intra-abdominal, devido à perda da integridade da parede abdominal, interfere na defecação e na micção, podendo levar à ineficiência da musculatura diafragmática. A presença de sacos herniários volumosos imediatamente abaixo da pele pode ocasionar alterações tróficas e até mesmo úlceras cutâneas pela necrose avascular da região cicatricial.

Entretanto, os sintomas da hérnia incisional frequentemente são leves, considerando a rigidez do defeito aponeurótico e o volume da protrusão herniária. As hérnias incisionais são menos propensas ao estrangulamento mesmo quando encarceradas. Tendem a aumentar gradualmente de tamanho, sendo mais difícil corrigi-las com o passar do tempo.

Embora a identificação de uma massa redutível sob uma cicatriz abdominal seja suficiente para o diagnóstico de hérnia incisional, o diagnóstico diferencial inclui lipoma, seroma, linfadenomegalia e tumor, condições que devem ser levadas em consideração diante de abaulamento ou sinais dolorosos em sítio de cicatriz cirúrgica.

Em hérnias grandes, é aconselhável a realização de TC do abdome para avaliar o volume do conteúdo herniário, tendo em vista a possibilidade de recolocação das vísceras dentro da cavidade abdominal.

Cuidados pré-cirúrgicos

A condição pré-operatória do paciente pode impactar fortemente o resultado das correções das hérnias ventrais. Diversos fatores de risco devem ser avaliados, e a sua otimização é uma etapa crucial, visando ao melhor resultado. Os fatores de risco modificáveis devem ser abordados.

Obesidade

É o principal fator de risco modificável associado com infecção do sítio cirúrgico (ISC). Não existe um ponto de corte para o índice de massa corporal (IMC). Alguns grupos não realizam reparos ventrais eletivos em pacientes com IMC acima de 35; outros são mais liberais e têm IMC de 40 como ponto de corte. As diretrizes da International Endohernia Society para tratamento de hérnias ventrais apontam que IMC acima de 30 traz risco aumentado de defeitos maiores e recorrência.[2]

Uma estratégia para perder peso deve ser implementada no período pré-operatório de correção de hérnias incisionais eletivas. Dietas realizadas pelo próprio paciente e exercícios têm taxa de falha muito alta. Um médico especialista em perda de peso deve ser consultado, mas bons resultados geralmente acontecem apenas em pacientes muito motivados.

A cirurgia bariátrica é uma opção, e uma gastrectomia vertical (*sleeve gastrectomy*, em inglês) é o procedimento de escolha, uma vez que o tradicional *bypass* gástrico requer mobilização do intestino delgado, exigindo a mobilização do conteúdo herniário. O defeito da hérnia e o gerenciamento de seu conteúdo são muito críticos durante a cirurgia bariátrica. Se possível, o conteúdo e o defeito não devem ser tocados. Se a mobilização de conteúdo for necessária, o defeito deixado aberto pode levar à obstrução do intestino delgado. Fechamento primário do defeito pode evitar essa complicação, mas, quando não é viável, um *patch* omental pode ser suturado nas bordas do defeito, evitando novo encarceramento do intestino.

O reparo definitivo da hérnia deve ser feito quando a perda de peso estiver estável, geralmente após 6 meses.

Controle glicêmico

Os níveis de glicose podem afetar significativamente a cicatrização de feridas. O nível de hemoglobina glicada (HbA1c) correlaciona-se com a ISC: quando maior do que 8, é correlacionado à incidência duas vezes maior. Deve-se implementar controle pré-operatório rigoroso dos níveis de glicose e de HbA1c.

Tabagismo

Fumar resulta na cicatrização anormal de feridas, com redução na contagem de neutrófilos, alteração no metabolismo do colágeno e níveis reduzidos de vitamina C.

O consumo de tabaco é um preditor independente significativo na infecção da ferida no reparo de hérnias ventrais.[3] A abstinência reverte parcialmente os efeitos e deve ser solicitada pelo menos 4 a 6 semanas antes da cirurgia. O exame de sangue com nicotina deve ser feito na semana anterior à da cirurgia para provar a abstinência.

Prevenção de infecção

A descolonização de *Staphylococcus aureus* resistente à meticilina (MRSA, do inglês *methicillin-resistant* Staphylococcus aureus) com mupirocina e clorexidina mostrou diminuição de ISC por *S. aureus*, devendo ser realizada universalmente.

Nunca foi realizado ensaio randomizado que compare o uso da profilaxia antibiótica contra nenhum antibiótico na reparação da hérnia incisional protética. No entanto, a maioria dos cirurgiões considera a melhor prática administrar uma dose sistêmica de antibióticos pré-operatórios. Quando combinada com uma segunda dose de antibióticos, a redução significativa na infecção da ferida ocorre mesmo no contexto de uma operação limpa sem contaminação.[4] A necessidade de profilaxia antibiótica torna-se imperativa quando há outros fatores de risco, como diabetes, obesidade e infecção de ferida anterior.

Nutrição

O estado nutricional pré-operatório é muito importante para qualquer operação.

A albumina pré-operatória é o melhor preditor de risco global do procedimento. Além da nutrição adequada, a suplementação de arginina parece diminuir as taxas de infecção geral e a permanência hospitalar em cirurgia eletiva e pode ser administrada por 5 a 7 dias antes da cirurgia.

Perda de domínio

O diagnóstico da perda de domínio, que ocorre quando os conteúdos abdominais extrapolam os limites da cavidade abdominal, tem sido muito subjetivo, e nenhum critério realista foi publicado.

Em casos de hérnias muito volumosas não é difícil estabelecer o diagnóstico; no entanto, isso pode não ser tão fácil em alguns casos em que elas são menores. O cálculo do volume do saco herniário e da cavidade abdominal pela TC pode fornecer uma relação entre essas duas variáveis, que, quando atinge mais de 25%, dá o diagnóstico de perda de domínio.[5]

Pneumoperitônio

O uso de pneumoperitônio antes de tentar reparar definitivamente hérnias gigantes foi originalmente sugerido por Moreno.[6] As vantagens da técnica são:

- Alongamento da parede abdominal, criando uma cavidade maior na qual o conteúdo herniário pode ser devolvido;
- Redução do edema no mesentério, no omento e nas vísceras do saco herniário, criando menos massa a ser reduzida;
- Alongamento do saco herniário, levando ao alongamento das aderências e facilitando a dissecção e a redução do conteúdo;
- Aumento do tônus do diafragma, permitindo adaptação pré-operatória respiratória e circulatória à elevação do diafragma.

A técnica tem evoluído nas últimas décadas, mas, recentemente, foi popularizada uma técnica mais simples, utilizando um cateter intra-abdominal de duplo-lúmen inserido por uma agulha de Veress no hipocôndrio esquerdo. As insuflações diárias de ar ambiente são utilizadas durante um período ou uma média de 9 dias. Um total de 1.000 a 4.000 cm^3 de ar é insuflado, dependendo do conforto do paciente. A pressão intra-abdominal máxima atingida não deve ser superior a 15 mmHg (medida pelo esfigmomanômetro). O reparo bem-sucedido da hérnia é possível posteriormente na maioria dos pacientes.

Na prática, o paciente está pronto para ser operado cerca de 2 semanas após a indução do pneumoperitônio, sendo o ponto final julgado pela tensão da parede abdominal. O paciente deve ser operado nesta fase. Se possível, a maior parte da dissecção deve ser realizada com o saco herniário não perfurado e distendido. O ar é lentamente absorvido da cavidade peritoneal, e, após os primeiros 2 ou 3 dias, muitas vezes a absorção é tão reduzida que se torna imperceptível.

As contraindicações ao pneumoperitônio incluem sepse da parede abdominal, descompensação cardiorrespiratória prévia e suspeita de estrangulamento do conteúdo herniário. As complicações – que são muito raras – incluem punção visceral, hematoma e risco de embolia em um órgão sólido se o fígado ou o baço forem perfurados antes da insuflação. Os enfisemas mediastinal e retroperitoneal são complicações raras.

Toxina botulínica

As injeções de toxina botulínica mostraram ser uma medida pré-operatória potencial para neutralizar a tensão da parede abdominal, reduzir o tamanho da hérnia e facilitar o fechamento fascial durante o procedimento definitivo.

Uma metanálise recente mostrou redução significativa da largura da hérnia (quase 6 cm) e aumento no alongamento muscular da parede abdominal lateral (mais de 3 cm), mostrando uso potencial especialmente no tratamento da hérnia ventral complexa.[7]

Tratamento

Na busca de uma técnica cirúrgica adequada, discutem-se várias questões, como o momento ideal para realização da cirurgia, o tipo de reparo cirúrgico, o tipo de material protético a ser utilizado e a via de acesso.

Embora muitas técnicas já tenham sido desenvolvidas, os resultados na cirurgia de correção de hérnia incisional continuam desapontadores. Durante muito tempo, o reparo da hérnia incisional foi acompanhado de altos índices de recidiva. Reparos cirúrgicos envolvendo sutura simples apresentavam taxas de recorrência de 12 a 54%. Com o emprego de telas de polipropileno para o reforço da correção, esses índices ficam entre 10 e 20%.

Procurando associar os melhores resultados obtidos na correção da hérnia incisional ao incremento das próteses, o reparo laparoscópico surgiu na década de 1990 com a expectativa de que fossem alcançados índices de recorrência similares aos da técnica aberta. Seu uso tem aumentado consideravelmente, e os resultados têm demonstrado que essa técnica é tão efetiva e segura quanto a técnica aberta, com menores tempos de permanência hospitalar, dor pós-operatória e recuperação.

Tratamento não operatório

O baixo risco do desenvolvimento de complicações de uma hérnia ventral, como estrangulamento e/ou obstrução intestinal, tem fortalecido o tratamento não operatório (ou *watchful waiting*) em pacientes assintomáticos. Além disso, a avaliação das comorbidades e dos riscos pós-operatórios deve nortear a tomada de decisão do cirurgião.

Bellows e colaboradores avaliaram 23 pacientes durante 24 meses e observaram que não ocorreram alterações nos questionários de qualidade de vida durante o período, e apenas 1 episódio de encarceramento foi identificado.[8]

Uma coorte com 636 pacientes (295 com hérnia incisional e 341 com hérnia umbilical/epigástrica) demonstrou que a vigilância ativa é uma estratégia segura no tratamento das hérnias da parede abdominal anterior.[9] No entanto, a cirurgia precoce para pacientes com hérnia umbilical mostra-se uma estratégia interessante em relação à redução dos custos e da utilização de recursos, como número de consultas médicas e idas a unidades de emergência, além de dias de afastamento do trabalho.[10]

Reparo convencional sem tela

O reparo cirúrgico simples da hérnia incisional apresenta um número considerável de técnicas. A mais simples delas envolve o uso de sutura contínua ou interrompida para aproximação das bordas do defeito aponeurótico. Mesmo que seu emprego deva ser limitado a defeitos herniários de até 5 cm em seu maior diâmetro, a taxa de recorrência atinge índices de até 50%.

Outras técnicas – Mayo, Keel, Nuttal – utilizam transposições aponeuróticas e musculares e incisões de relaxamento. São muito pouco utilizadas atualmente. Nessas técnicas de reparo, a aproximação das bordas dos defeitos aponeuróticos com o uso de sutura pode levar à formação de tensão excessiva com consequente isquemia tecidual e secção de fibras aponeuróticas.

Um conceito importante é que mesmo as hérnias pequenas têm índices de recorrência bastante elevados quando não são utilizadas próteses. Um trabalho de Luijendijk e colaboradores[11] demonstra que os melhores resultados em termos de índice de recidiva são os defeitos herniários menores que 10 cm².

Reparo convencional com tela

Vários tipos de próteses têm sido desenvolvidos desde que Usher introduziu pela primeira vez o uso desse material no reparo de hérnias abdominais, destacando-se as próteses de polipropileno (Marlex®, PROLENE®) e a de politetrafluoretileno (PTFE). A utilização de telas de reforço introduziu o conceito da sutura sem tensão (do inglês, *tension-free repair*), diminuindo a isquemia tecidual e a ruptura de fibras aponeuróticas. Com o uso de próteses, qualquer defeito aponeurótico pode ser reparado sem tensão.

É consenso que esse reparo deve ser realizado de forma que a prótese se estenda por no mínimo 3 a 4 cm sobre a superfície da parede abdominal normal. Essa conduta permite uma área de contato maior e posterior envolvimento com o tecido conectivo, levando à fixação permanente da prótese na parede abdominal, além de diminuir o risco de hérnia recorrente lateralmente à prótese.

Além disso, certos tipos de telas, como a de polipropileno, promovem uma reação inflamatória tecidual que favorece a síntese de colágeno, conferindo mais resistência à cicatriz cirúrgica.

As principais técnicas que utilizam próteses no reparo da hérnia incisional são:

- **Prótese de substituição (*inlay mesh*)** – A prótese é suturada nas bordas do defeito. Porém, essa técnica caiu em desuso por seus elevados índices de recidiva;
- **Prótese de reforço (*onlay mesh*)** – A prótese é fixada sobre a aponeurose superior do músculo reto abdominal após aproximação total ou parcial do defeito aponeurótico. Tem a vantagem de manter a prótese afastada do conteúdo abdominal. Cirurgiões contrários a essa técnica afirmam que o reparo é feito sob tensão, além de exigir grande descolamento de tecido subcutâneo, favorecendo formação de seroma, hematoma e infecção da ferida operatória;
- **Prótese extraperitoneal ou subfascial** – Conhecida como técnica de Stoppa, o posi-

cionamento da prótese é realizado entre o músculo reto abdominal e o peritônio ou entre o músculo reto abdominal e a bainha do músculo reto. Nessa técnica, a prótese ainda é mantida afastada das estruturas abdominais, embora apenas por uma fina fáscia, principalmente quando o defeito estiver abaixo da linha arqueada de Douglas. O descolamento tecidual ainda existe, embora seja menor, e a dor ocasionada pelos pontos de fixação da tela é a complicação mais frequente;

- **Prótese intraperitoneal** – O desenvolvimento de próteses de uso seguro dentro da cavidade abdominal permitiu não somente uma redução maior nos índices de recorrência da hérnia incisional (de 10 para 5%), mas também possibilitou o uso da técnica laparoscópica no reparo dessa condição. O emprego de próteses intraperitoneais permite a utilização de grandes telas, o que diminui a recorrência. Diversos materiais não aderentes e telas mistas (polipropileno na face parietal e uma substância não aderente na face peritoneal) estão atualmente disponíveis, como a carboximetilcelulose (Proceed®), o polietilenoglicol (Parietex Composite®), o ácido graxo ômega-3 (C-QUR®), o PTFE (Bard Composix®), entre outros. A literatura demonstra possíveis complicações decorrentes do uso de polipropileno intraperitoneal, especialmente em reintervenções. A utilização de telas de dupla-face tem o intuito de diminuir as complicações intraperitoneais do contato do polipropileno com as vísceras.

Reparo laparoscópico

Os altos índices de recorrência com os reparos sem prótese e as amplas dissecções teciduais para a fixação de próteses – o que contribui para alta incidência de seroma, hematoma e infecção de ferida operatória – estimularam a busca por novas técnicas de reparo da hérnia incisional. O atual interesse pela cirurgia laparoscópica e o surgimento de novas próteses contribuíram para que os benefícios alcançados com a cirurgia minimamente invasiva em outras áreas pudessem ser estendidos à hernioplastia incisional laparoscópica.

A cirurgia consiste na introdução de trocartes laterais o mais distante possível do defeito herniário. Com o uso de óptica de 30 ou 45° e o auxílio de uma tesoura, são desfeitas as aderências, e o conteúdo do saco pode ser reduzido, expondo todas as bordas do defeito herniário. Uma prótese pelo menos 4 cm maior que o defeito aponeurótico deve ser utilizada para sua correção, fixando-a com clipes e sutura.[12]

O reparo laparoscópico, quando comparado à técnica aberta de correção de hérnias ventrais, apresenta menor incidência de complicações perioperatórias, readmissões pós-operatórias e necessidade de reparo herniário revisional.[13]

Cirurgia robótica

A robótica adicionou à laparoscopia o enriquecimento dos movimentos, a facilidade das manobras e dos procedimentos, a visualização em três dimensões e a ergonomia para o cirurgião.[14] Recentemente, o robô começou a ser utilizado nos reparos retromusculares de hérnias ventrais, sendo uma opção à cirurgia laparoscópica, principalmente em casos complexos.

Carbonell e colaboradores[15] demonstraram redução no tempo de internação pós-operatória ao comparar a cirurgia robótica com a cirurgia convencional. Novos estudos avaliando o efeito em longo prazo na recorrência das hérnias ventrais, bem como complicações, custos e satisfação do paciente, ainda necessitam ser realizados.

Situações especiais

Em pacientes com perda de domínio do conteúdo abdominal, pode ser necessária a utilização de outros procedimentos mais complexos sobre a parede abdominal para possibilitar o retorno do conteúdo visceral à cavidade abdominal e o fechamento da parede sem o desenvolvimento de hipertensão intra-abdominal.

Para isso, em alguns casos é necessário realizar procedimentos de separação dos componentes da parede abdominal, o que pode ser efetuado mediante cirurgia convencional ou videoendoscópica. Esses procedimentos permitem readquirir cerca de 5 a 10 cm de cada lado da parede abdominal para colaborar no fechamento parietal, o que pode ser decisivo no momento da aproximação das bordas do defeito em grandes eventrações.

Nos procedimentos de separação de componentes da parede abdominal, utiliza-se a secção dos músculos da parede anterolateral em diferentes níveis e situações com intuito de obter aproximação da musculatura na linha média sem tensão.

A técnica mais utilizada consiste na abertura da lâmina posterior da bainha do reto e sua liberação do músculo, o que permite aproximar essa lâmina e posicionar a tela acima dela (reparo retromuscular – entre o reto e sua bainha).

Outra técnica bastante utilizada consiste na secção do músculo oblíquo externo lateralmente à formação da linha semilunar. Esse procedimento permite a medialização do conjunto formado pelo músculo reto e pelos músculos oblíquos interno e transverso, gerando potencial de aproximação em torno de 8 a 10 cm de cada lado na região próxima ao umbigo. Isso leva à possibilidade de reaproximação da linha média em um percentual elevado de pacientes.

De fato, alguns autores, como Rosen e colaboradores,[16] têm proposto essa técnica de separação dos componentes com colocação de tela de reforço como rotina, pois propicia um reparo mais "funcional" para a correção dos defeitos ventrais, tendo em vista que ela reaproxima os músculos retos da linha média e melhora a atuação biomecânica da parede anterolateral do abdome.

Complicações

A ampla dissecção necessária para a obtenção de bordas aponeuróticas adequadas para o reparo cirúrgico da hérnia incisional contribui para a marcada morbidade da técnica convencional. As complicações mais frequentes estão relacionadas com a ferida operatória, incluindo seroma ou hematoma, infecção e deiscência ou recidiva de hérnia. Os índices de infecção variam de 5 a 21%, não sendo incomum a necessidade de reintervenção cirúrgica ou até mesmo a retirada da prótese infectada.

Complicações sistêmicas são observadas com a mesma incidência quando comparadas a cirurgias de porte similar. Atelectasia e pneumonia são as mais frequentemente observadas, seguidas de tromboflebite e retenção urinária. Embora incomuns, perfuração ou erosão de alça intestinal, formação de fístulas enterocutâneas e obstrução intestinal são relatadas na literatura e geralmente relacionadas com deslocamento da prótese ou manipulação excessiva do saco herniário.

Resultado dos tratamentos cirúrgicos

A recorrência após reparo da hérnia incisional atinge índices de 4 a 50%, sendo mais frequente após o reparo simples do que após o reparo com prótese. Quando utilizados de forma correta, não há diferença entre as recorrências dos procedimentos realizados por via convencional ou laparoscópica, e os índices ficam em torno de 5 a 10%.

Entretanto, a redução na taxa de recorrência tem sido acompanhada de aumento na incidência de complicações locais. A necessidade de ampla dissecção para a correta fixação da prótese contribui para índices mais elevados de sangramento, favorecendo a formação de hematomas. Da mesma forma, a presença de corpo estranho facilita o desenvolvimento de seroma. No entanto, a maioria dos estudos demonstra não haver aumento na incidência de infecção de ferida operatória. As complicações de ferida operatória são bem menos frequentes na cirurgia laparoscópica, o que tem determinado seu uso como técnica preferencial nos Estados Unidos para a correção de defeitos ventrais.

Estudos mais recentes analisando a técnica laparoscópica no reparo da hérnia incisional têm apresentado resultados bastante promissores, com índices de recorrência de 0 a 10% e com menor morbidade quando comparada à técnica convencional, especialmente em relação à ferida operatória. Esses resultados são atribuídos ao reparo sem tensão e à ampla prótese fixada intraperitonealmente cobrindo todo o defeito herniário de modo adequado, com o mínimo de dissecção do tecido celular subcutâneo. Além disso, a hernioplastia laparoscópica possibilita a visualização clara de toda a extensão da ferida operatória prévia, que normalmente apresenta não apenas um, mas vários orifícios ao longo da linha da incisão (o chamado defeito em "queijo suíço"), os quais poderiam ser não diagnosticados em uma dissecção mais econômica por via aberta.

Quando realizada de maneira apropriada, a hernioplastia incisional laparoscópica não compromete os princípios de um adequado reparo cirúrgico convencional, conferindo ao paciente as vantagens da cirurgia minimamente invasiva e demonstrando ser tão eficaz e segura quanto a técnica aberta.

Ainda não há consenso na literatura sobre o material a ser utilizado na correção das hérnias incisionais. Estudos recentes têm demonstrado excelentes resultados com as telas de baixa densidade (com menor quantidade de polipropileno por cm^2), associados aos mais diferentes tipos de revestimentos na face da prótese que fica em contato com a superfície peritoneal, conforme previamente citado.

Até o momento, nenhum material ou técnica foi afirmado como padrão-ouro, e o reparo da hérnia incisional geralmente é determinado pelos costumes locais e pela tradição cirúrgica de cada centro. Entretanto, importantes avanços têm sido obtidos no reparo da hérnia incisional, e possivelmente as respostas para essas controvérsias serão encontradas na literatura durante a próxima década.

Referências

1. Cox TC, Blair LJ, Huntington CR, Colavita PD, Prasad T, Lincourt AE, et al. The cost of preventable comorbidities on wound complications in open ventral hernia repair. J Surg Res. 2016;206(1):214-22.
2. Bittner R, BingenerCasey J, Dietz U, Fabian M, Ferzli GS, Fortelny RH, et al. Guidelines for laparoscopic treatment of ventral and incisional abdominal wall hernias (International Endohernia Society (IEHS)-part 1. Surg Endosc. 2014;28(1):2-29.
3. Finan KR, Vick CC, Kiefe CI, Neumayer L, Hawn MT. Predictors of wound infection in ventral hernia repair. Am J Surg. 2005;190(5):676-81.
4. Rios A, Rodriguez JM, Munitz V, Alcaraz P, Perez FD, Parrilla P. Antibiotic prophylaxis in incisional hernia repair using a prosthesis. Hernia. 2001;5(3):148-52.
5. Tanaka EY, Yoo JH, Rodrigues AJ Jr, Utiyama EM, Birolini D, Rasslan S. A computerized tomography scan method for calculating the hernia sac and abdominal cavity volume in complex large incisional hernia with loss of domain. Hernia. 2010;14(1):63-9.
6. Moreno IG. Chronic eventuation and large hernias; preoperative treatment by progressive pneumoperitoneum; original procedure. Surgery. 1947;22(6):945-53.
7. Weissler JM, Lanni MA, Tecce MG, Carney MJ, Shubinets V, Fischer JP. Chemical component separation: a systematic review and meta-analysis of botulinum toxin for management of ventral hernia. J Plast Surg Hand Surg. 2017:1-9.
8. Bellows CF, Robinson C, Fitzgibbons RJ, Webber LS, Berger DH. Watchful waiting for ventral hernias: a longitudinal study. Am Surg. 2014;80(3):245-52.
9. Kokotovic D, Sjølander H, Gögenur I, Helgstrand F. Watchful waiting as a treatment strategy for patients with a ventral hernia appears to be safe. Hernia. 2016; 20(2):281-7.
10. Strosberg DS, Pittman M, Mikami D. Umbilical hernias: the cost of waiting. Surg Endosc.2017;31(2):901-6.
11. Luijendijk RW, Hop WC, van den Tol MP, de Lange DC, Braaksma MM, IJzermans JN, et al. A comparison of suture repair with mesh repair for incisional hernia. N Engl J Med. 2000;343(6):392-8.
12. Rosen MJ, Cavazzola LT. Minimally invasive ventral hernia repair. In: Losken A, Janis JE, organizadores. Advances in abdominal wall reconstruction. Saint Louis: Quality Medical Publishing; 2012. v. 1, p. 195-214.
13. Ecker BL, Kuo LE, Simmons KD, Fischer JP, Morris JB, Kelz RR. Laparoscopic versus open ventral hernia repair: longitudinal outcomes and cost analysis using statewide claims data. Surg Endosc. 2016;30(3):906-15.
14. Bosi HR, Guimarães JR, Cavazzola LT. Robotic assisted single site for bilateral inguinal hernia repair. Arq Bras Cir Dig. 2016;29(2):109-11.
15. Carbonell AM, Warren JA, Prabhu AS, Ballecer CD, Janczyk RJ, Herrera J, et al. Reducing length of stay using a robotic-assisted approach for retromuscular ventral hernia repair: a comparative analysis from the Americas Hernia Society Quality Collaborative. Ann Surg. 2017 Mar 27. [Epub ahead of print].
16. Rosen MJ, Fatima J, Sarr MG. Repair of abdominal wall hernias with restoration of abdominal wall function. J Gastrointest Surg. 2010;14(1):175 85.

Leituras recomendadas

Al Chalabi H, Larkin J, Mehigan B, McCormick P. A systematic review of laparoscopic versus open incisional henria repair, with meta-analysis of randomized controlled trials. Int J Surg. 2015;20:65-74.

Alexander AM, Scott DJ. Laparoscopic ventral hernia repair. Surg Clin North Am. 2013;93(5):1091-110.

Awaiz A, Rahman F, Hossain MB, Yunus RM, Khan S, Memon B, et al. Meta-analysis and systematic review of laparoscopic versus open mesh repair for elective incisional hernia. Hernia. 2015;19(3):449-63.

Bencini L, Sanchez LJ, Bernini M, Miranda E, Farsi M, Boffi B, et al. Predictors of recurrence after laparoscopic ventral hernia repair. Surg Laparosc Endosc Percutan Tech. 2009;19(2):128-32.

Cheng H, Rupprecht F, Jackson D, Berg T, Seelig MH. Decision analysis model of incisional hernia after open abdominal surgery. Hernia. 2007;11(2):129-37.

den Hartog D, Dur AH, Tuinebreijer WE, Kreis RW. Open surgical procedures for incisional hernias. Cochrane Database Syst Rev. 2008;(3):CD006438.

DuBay DA, Wang X, Adamson B, Kuzon WM Jr, Dennis RG, Franz MG. Mesh incisional herniorrhaphy increases abdominal wall elastic properties: a mechanism for decreased hernia recurrences in comparison with suture repair. Surgery. 2006;140(1):14-24.

Forbes SS, Eskicioglu C, McLeod RS, Okrainec A. Meta-analysis of randomized controlled trials comparing open and laparoscopic ventral and incisional hernia repair with mesh. Br J Surg. 2009;96(8):851-8.

Franz MG. The biology of hernia formation. Surg Clin North Am. 2008;88(1):1-15, vii.

Gurusamy KS, Allen VB. Wound drains after incisional hernia repair. Cochrane Database Syst Rev. 2013;(12):CD005570.

Halm JA, de Wall LL, Steyerberg EW, Jeekel J, Lange JF. Intraperitoneal polypropylene mesh hernia repair complicates subsequent abdominal surgery. World J Surg. 2007;31(2):423-9.

Harth KC, Rosen MJ. Endoscopic versus open component separation in complex abdominal wall reconstruction. Am J Surg. 2010;199(3):342-6.

Heniford BT, Park A, Ramshaw BJ, Voeller G. Laparoscopic repair of ventral hernias: nine years' experience with 850 consecutive hernias. Ann Surg. 2003;238(3):391-9.

Kapischke M, Schulz T, Schipper T, Tensfeldt J, Caliebe A. Open versus laparoscopic incisional hernia repair: something different from a meta-analysis. Surg Endosc. 2008;22(10):2251-60.

Israelsson LA, Milbourn D. Prevention of incisional hernias: how to close a midline incision. Surg Clin North Am. 2013;93(5):1027-40.

LeBlanc KA, Elieson MJ, Corder JM 3rd. Enterotomy and mortality rates of laparoscopic incisional and ventral hernia repair: a review of the literature. JSLS. 2007;11(4):408-14.

Liang MK, Holiha JL, Itani K, Alawadi ZM, Gonzalez JR, Askenasy EP, et al. Ventral hernia management: expert consensus guided by systematic review. Ann Surg. 2017; 265(1):80-9.

Lindström D, Sadr Azodi O, Wladis A, Tønnesen H, Linder S, Nåsell H, et al. Effects of a perioperative smoking cessation intervention on postoperative complications: a randomized trial. Ann Surg. 2008;248(5):739-45.

Mcadory RS, Cobb WS, Carbonell AM. Progressive preoperative pneumoperitoneum for hernias with loss of domain. Am Surg. 2009;75(6):504-8.

Muysoms FE, Miserez M, Berrevoet F, Campanelli G, Champault GG, Chelala E, et al. Classification of primary and incisional abdominal wall hernias. Hernia. 2009; 13(4):407-14.

Nieuwenhuizen J, Halm JA, Jeekel J, Lange JF. Natural course of incisional hernia and indications for repair. Scand J Surg. 2007;96(4):293-6.

Penttinen R, Grönroos JM. Mesh repair of common abdominal hernias: a review on experimental and clinical studies. Hernia. 2008;12(4):337-44.

Saber AA, Rao AJ, Itawi EA, Elgamal MH, Martinez RL. Occult ventral hernia defects: a common finding during laparoscopic ventral hernia repair. Am J Surg. 2008; 195(4):471-3.

Sajid MS, Bokhari SA, Mallick AS, Cheek E, Baig MK. Laparoscopic versus open repair of incisional/ventral hernia: a meta-analysis. Am J Surg. 2009;197(1):64-72.

Turner PL, Park AE. Laparoscopic repair of ventral incisional hernias: pros and cons. Surg Clin North Am. 2008; 88(1):85-100, viii.

van't Riet M, Steyerberg EW, Nellensteyn J, Bonjer HJ, Jeekel J. Meta-analysis of techniques for closure of midline abdominal incisions. Br J Surg. 2002;89(11):1350-6.

Hérnias inguinal e femoral

Leandro Totti Cavazzola
José Ricardo Guimarães
Alceu Migliavacca

A região inguinal é o local da parede abdominal onde surgem hérnias com maior frequência. A sua incidência é em torno de 100 a 300 novos casos a cada 100 mil habitantes por ano, o que acaba gerando grande impacto econômico. Estima-se que existam 200 milhões de pessoas convivendo com hérnias, das quais cerca de 20 milhões serão operadas todos os anos. Os homens têm até 27% de chance de desenvolver hérnia inguinal durante suas vidas; para as mulheres, essa porcentagem é de 5%.

Dois terços das hérnias inguinais são indiretas. A hérnia direta é rara nas mulheres. A bilateralidade chega a 22% segundo alguns estudos com videolaparoscopia, dos quais pelo menos 28% tornam-se sintomáticas. A probabilidade de estrangulamento é de 2,8% após 3 meses do diagnóstico e de 4,5% após 2 anos para as hérnias inguinais.

As hérnias femorais são quatro a cinco vezes mais comuns em mulheres. Multiparidade é um fator de risco. As hérnias femorais compreendem 2 a 8% das hérnias inguinocrurais. Cerca de 10% das mulheres e 50% dos homens com hérnia femoral têm ou terão hérnia inguinal.

Etiologia

O principal elemento na patogenia da hérnia inguinal é um defeito na fáscia transversal. As hérnias inguinais têm origens distintas. As hérnias indiretas decorrem de um defeito congênito do fechamento do conduto peritoneovaginal, patente em cerca de 20% dos adultos. Manifestam-se em momentos variáveis da vida de acordo com fatores de aumento da pressão abdominal, que levam à dilatação do anel inguinal profundo e à protrusão de estruturas abdominais através dele. As hérnias diretas são adquiridas pelo enfraquecimento da parede posterior da região inguinal, sendo mais comuns em idosos.

Fatores predisponentes para o desenvolvimento de hérnia inguinal incluem constipação, sintomas prostáticos obstrutivos, ascite, envelhecimento, tabagismo, doenças do tecido conectivo e doenças sistêmicas. Estudos recentes demonstram alterações no metabolismo do colágeno – especialmente na relação entre os colágenos tipo I e tipo III – como possíveis fatores predisponentes para o aparecimento de hérnias inguinocrurais.

Em relação à hérnia femoral, a verdadeira causa é desconhecida. A teoria mais aceita atualmente diz que ela é adquirida. A elevação da pressão intra-abdominal, como na gestação, poderia levar à dilatação da veia femoral e do anel femoral.

Conceitos anatômicos

O canal inguinal tem orientação inferomedial e posteroanterior, inicia no anel inguinal profundo (abertura na fáscia transversal) e termina no anel inguinal superficial. Sua parede anterior é formada pela aponeurose do músculo oblíquo externo, cuja extremidade inferior sofre espessamento e constitui o ligamento inguinal (ligamento de Poupart), o qual forma a parede inferior do canal inguinal. Corresponde internamente ao trato iliopúbico.

O arco aponeurótico transverso constitui o teto do canal inguinal. A parede posterior, ou assoalho, é composta principalmente pela fáscia transversal. O cordão espermático é composto pelo ducto deferente e sua artéria, vasos testiculares, linfáticos, quantidade variável de gordura, plexo venoso pampiniforme, nervos e músculo cremaster. Os nervos ílio-hipogástrico e ilioinguinal apresentam posição variável, estando este último sobre o cordão espermático em 60% dos casos. O ramo genital do genitofemoral acompanha os vasos cremastéricos. O triângulo de Hesselbach (**FIG. 89.1**) é delimitado medialmente pela borda lateral da bainha do músculo reto abdominal, superolateralmente pelos vasos epigástricos inferiores e inferolateralmente pelo ligamento inguinal.

O anel femoral é delimitado anteriormente pelo trato iliopúbico, medialmente pelo ligamento lacunar, posteriormente pela linha iliopectínea e medialmente pela veia femoral. Frequentemente contém um ou dois linfonodos, sendo o maior denominado linfonodo de Cloquet.

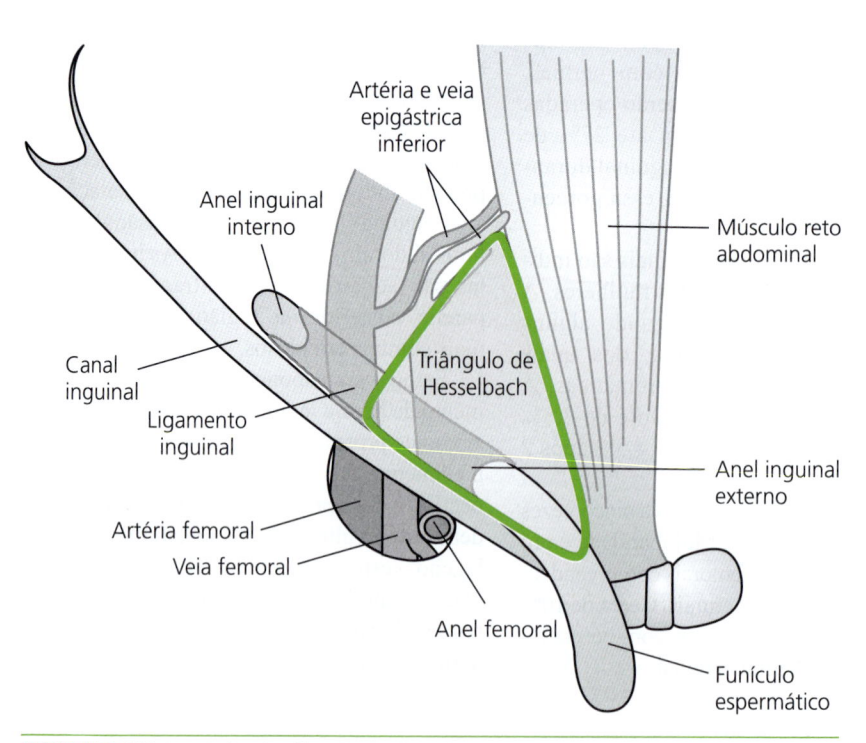

FIGURA 89.1 Vista anterior do triângulo de Hesselbach – região inguinal direita.

A cirurgia da hérnia por via laparoscópica traz um problema adicional, uma vez que a maioria dos cirurgiões ainda não está adaptada à visualização das estruturas e dos órgãos pelvicoinguinais pela via abdominal. Estruturas normalmente visualizadas pelo acesso anterior (ligamento inguinal, tubérculo púbico) não são observadas pela laparoscopia, ocorrendo o contrário com outras estruturas (ligamento de Cooper, trato iliopúbico). De modo semelhante, o saco herniário é visualizado como um "orifício", o que pode gerar erros de interpretação. Nesta abordagem, a possibilidade de lesão nervosa envolve a correta identificação do nervo cutâneo lateral da coxa, do ramo femoral do nervo genitofemoral e do nervo femoral.

O orifício miopectíneo (OMP) de Fruchaud (**FIG. 89.2**) compreende a área por onde ocorrem todos os tipos de hérnia inguinocrurais. É delimitado medialmente pela bainha do reto abdominal, superiormente pelas fibras arqueadas dos músculos oblíquos interno e transverso, lateralmente pelo músculo iliopsoas e inferiormente pela linha iliopectínea do púbis. Esse conceito é fundamental para o cirurgião, pois muitos autores afirmam que a cura da hérnia deve comportar a oclusão completa do OMP com a utilização de grandes próteses colocadas no espaço pré-peritoneal e livres de tensão.

Tipos e subtipos

Existem vários sistemas de classificação das hérnias inguinais. Podem ser classificadas de acordo com a localização anatômica, o tamanho do orifício, o tamanho do saco herniário, o conteúdo e conforme situações especiais (encarceramento, estrangulamento, recidiva, bilateralidade).

Segundo sua localização anatômica, as hérnias indiretas encontram-se lateralmente aos vasos epigástricos inferiores, no anel inguinal profundo, e acompanham o trajeto do cordão espermático em distância variável, podendo atingir a bolsa escrotal (hérnia inguinoescrotal ou completa). Frequentemente é encontrada gordura pré-peritoneal junto à hérnia, também conhecida como "lipoma de cordão". A hérnia

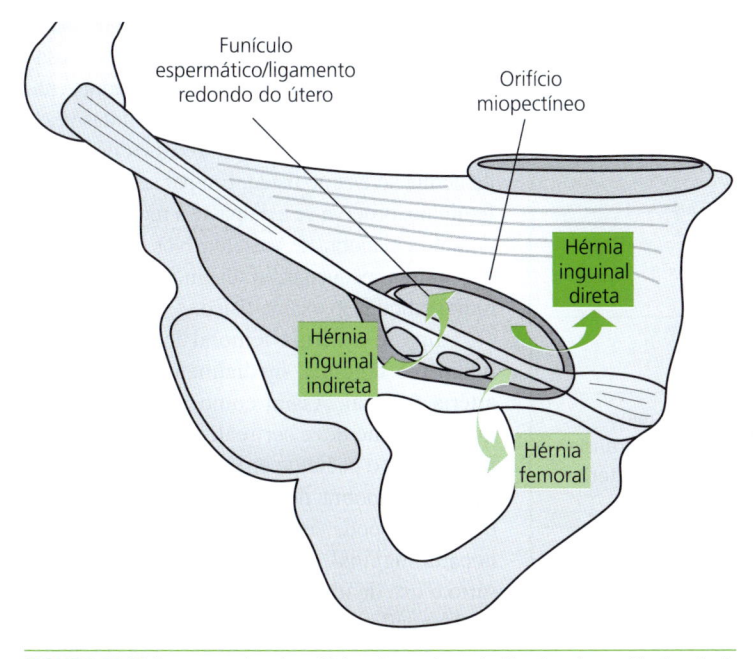

FIGURA 89.2 Vista posterior do orifício miopectíneo de Fruchaud – região inguinal esquerda.

direta situa-se medialmente aos vasos epigástricos inferiores, insinuando-se por dentro do triângulo de Hesselbach no assoalho do canal inguinal. Hérnias mistas podem ocorrer quando há associação dos defeitos direto e indireto.

Na hérnia femoral, o defeito da parede situa-se no anel femoral, exteriorizando-se, portanto, abaixo do ligamento inguinal. A hérnias femorais são mais comuns à direita.

De acordo com o tamanho do anel herniário, as hérnias podem ser pequenas (< 1,5 cm), médias (1,5 a 3-4 cm) e grandes (> 3-4 cm ou duas polpas digitais).

O tamanho do saco herniário pode ser classificado como restrito ao canal inguinal, além do anel inguinal externo e, por último, na bolsa escrotal.

As hérnias podem ser redutíveis ou irredutíveis (encarceradas). O estrangulamento é caracterizado pela impossibilidade de redução associada à isquemia de seu conteúdo. Na hérnia de deslizamento, parte do saco herniário é composta pela parede de alguma víscera intra-abdominal, mais frequentemente o cólon, seguido da bexiga.

A classificação de Nyhus tem sido bastante utilizada (**TAB. 89.1**).

TABELA 89.1 Classificação de Nyhus

Tipo	Características
Tipo I	Indireta, pequena Anel interno normal Saco no canal
Tipo II	Indireta, média Anel interno alargado
Tipo III	A – Direta, apenas assoalho B – Combinada, indireta grande Compromete a parede posterior C – Femoral
Tipo IV	Recorrente A – Direta B – Indireta C – Femoral D – Combinação de A, B e C

Semiologia da hérnia

As hérnias inguinais frequentemente são assintomáticas. Nesses casos, o paciente nota aumento de volume local ou o diagnóstico constitui um achado casual de exame físico, frequentemente em exames admissionais.

Hérnias de muito pequeno volume, principalmente quando surgem em pacientes do sexo feminino e obesas, podem fazer parte do diagnóstico diferencial de dor pélvica. A dor característica das hérnias inguinais, quando ocorre, é de pequena intensidade, em peso e associada à posição ortostática ou aos esforços físicos. Dor intensa, contínua e associada a náuseas sugere a presença de encarceramento ou estrangulamento. O aumento de volume na região inguinal que aumenta às manobras de Valsalva e desaparece ao deitar é característico de hérnia inguinal.

O exame físico é fundamental para o diagnóstico da hérnia inguinal. O paciente deve ser colocado em posição ortostática e orientado a realizar manobra de Valsalva. Quando o paciente é do sexo masculino, o examinador introduz o dedo indicador no canal inguinal através da bolsa escrotal, e procura palpar o conteúdo herniário que protrui. Nas hérnias diretas, essa protrusão será sentida na polpa digital do examinador e, nas hérnias indiretas, na ponta do dedo. Muitas vezes não é possível diferenciar entre esses dois tipos de hérnia ao exame físico. Em pacientes do sexo feminino, observa-se e palpa-se a região inguinal durante a manobra de Valsalva. Nos casos de hérnias muito pequenas, o diagnóstico pode ser muito difícil pelo exame físico.

Palpa-se a hérnia femoral logo abaixo do ligamento inguinal, medialmente ao pulso da artéria femoral. Assim como nas demais hérnias, o exame deve ser realizado preferencialmente com o paciente em posição ortostática e durante manobra de Valsalva. O diagnóstico diferencial pode ser difícil com lipoma e adenopatia inguinal, sendo algumas vezes necessário o uso de ultrassonografia (US).

Havendo dúvida diagnóstica ao exame físico, pode-se utilizar a US da parede abdominal como exame complementar. Ela apresenta acurácia diagnóstica de cerca de 100%. Em raras situações, é necessária a utilização de ressonância magnética dinâmica, notadamente em pacientes obesas com hérnias pequenas.

Tratamento

A cirurgia é o tratamento de escolha para os pacientes com diagnóstico clínico de hérnia inguinal. Em contrapartida ao conceito de que o estrangulamento é um evento frequente, estudos recentes bem-conduzidos demonstraram que a chance de encarceramento é rara em pacientes oligossintomáticos ou assintomáticos.

Atualmente, o principal critério para a indicação cirúrgica é a piora nos escores de qualidade de vida desses pacientes quando observados ao longo do tempo, com limitação de suas atividades cotidianas pela presença da hérnia. Além disso, a evolução natural da hérnia deve ser levada em conta, tendo em vista que há tendência ao crescimento progressivo. Pacientes idosos ou de alto risco cirúrgico e portadores de hérnias assintomáticas podem ser seguidos conservadoramente, mas a maioria dos pacientes tem indicação cirúrgica no momento do diagnóstico. O uso de cintas não previne o crescimento nem diminui o risco de encarceramento, embora elas possam proporcionar alívio sintomático e melhor resultado estético.

As técnicas para hernioplastia inguinal podem ser divididas em reparos primários clássicos, reparos anteriores (abertos) com o uso de prótese e reparos pré-peritoneais, nos quais se enquadra a maior parte das técnicas laparoscópicas.

Existem mais de 80 técnicas cirúrgicas descritas para correção da hérnia inguinal. Não existe consenso na literatura cirúrgica a respeito da técnica preferencial, variando de acordo com a experiência de cada serviço. Independentemente da técnica a ser adotada, espera-se que a incidência de recidiva esteja abaixo de 5% e, preferencialmente, próximo a 1%.

Os reparos clássicos têm sido relegados ao segundo plano com o conceito do reparo sem tensão introduzido por Lichtenstein com o uso da tela. Ausência de tensão significa que a musculatura inguinal não é tracionada na tentativa de cobrir o defeito herniário, sendo este recoberto com uma prótese (tela). Isso diminui a intensidade da dor pós-operatória. Os reparos primários têm taxas de recorrência de 10 a 15% para hérnias primárias e até maiores para recidivadas (cerca de 30%). Para os reparos com tela, a recorrência fica próximo a 1%, independentemente do local e da maneira de colocação da prótese.

A técnica de Bassini consiste no fechamento da parede posterior pela aproximação com pontos separados da fáscia transversal, da aponeurose do oblíquo interno e do músculo transverso ao ligamento inguinal. Atualmente, está em desuso, mas tem importante valor histórico.

A técnica de Shouldice envolve dissecção ampla de toda a parede posterior e do anel inguinal profundo, abertura da parede posterior do canal inguinal e correção primária em quatro planos com fio inabsorvível. É utilizada por muitos centros, sendo representada principalmente pelo Shouldice Hospital, no Canadá, que a utiliza na maioria das hérnias com excelentes resultados (recorrência de 1%), porém, dificilmente reproduzíveis por outros serviços. É a técnica que apresenta melhores resultados na literatura entre as técnicas com tensão.

O reparo de McVay pode ser utilizado na herniorrafia inguinal, principalmente em mulheres e na presença de ligamento inguinal deficiente ou recidivas com grande distorção das estruturas anatômicas. A fáscia transversal é suturada ao ligamento de Cooper, o que permite o fechamento do anel femoral.

O reparo de Lichtenstein permite reparo rápido e sem tensão. Defeitos diretos são imbricados. Defeitos indiretos são dissecados e excisados ou invertidos. Então, é colocada uma tela grande fixada no ligamento inguinal, no tubérculo púbico, na bainha do músculo reto e na aponeurose dos músculos oblíquos interno e transverso e a tela é lateralmente seccionada para envolver o cordão espermático, reconstituindo o anel inguinal profundo, sendo fixada lateralmente a este novamente no ligamento inguinal.

Os reparos com a utilização de plugues (porções ou "tampões" de tela inseridos diretamente no defeito herniário) são extremamente comuns nos Estados Unidos por sua praticidade e rapidez.

Outra técnica que atualmente tem cada vez mais aceitação é a que utiliza telas bilaminares com um interconector posicionado no defeito herniário. Com esse reparo, por meio de uma cirurgia por via anterior (inguinotomia), disseca-se o espaço pré-peritoneal e coloca-se uma tela que oclui o OMP (simulando os reparos pré-peritoneais), complementada por um conector (que simula a técnica de plugues) e uma tela no espaço intermuscular entre o oblíquo interno e o oblíquo externo (simulando a técnica de Lichtenstein).

Independentemente da técnica de reparo do defeito herniário, em geral, os sacos herniários diretos são apenas invertidos e os indiretos são dissecados até sua origem e ligados. Essa técnica é conhecida como ligadura alta do saco herniário.

As hérnias indiretas em crianças e jovens podem, algumas vezes, ser tratadas apenas com ligadura alta do saco ou com ligadura alta do saco associada ao fechamento medial do anel inguinal profundo com um ou dois pontos (técnica de Marcy).

Devem-se evitar dissecções além do tubérculo púbico pelo risco de orquite isquêmica. Grandes sacos que se prolongam até o escroto podem, em alguns casos, ser seccionados deixando o coto distal aberto. Deve-se tomar cuidado com a hemostasia.

O reparo laparoscópico baseia-se na técnica de Stoppa, na qual é colocada uma grande tela pré-peritoneal cobrindo toda a região inguinal. As técnicas utilizadas atualmente são a transabdominal pré-peritoneal (TAPP) e a totalmente extraperitoneal (TEP). Na técnica TAPP, os trocartes são colocados em posição intraperitoneal, o saco herniário é dissecado e uma tela é colocada de forma que cubra o anel inguinal interno, o triângulo de Hesselbach e o anel femoral. Na técnica TEP, a tela é colocada na mesma posição que na TAPP, diferindo apenas pelo fato de os trocartes serem colocados em posição pré-peritoneal. Em relação às técnicas endoscópicas, quando comparadas entre si, não há superioridade documentada de uma em relação à outra.

As indicações da eleição das técnicas laparoscópicas são iguais às das técnicas abertas. As vantagens de cada uma delas são muito discutidas. As técnicas laparoscópicas tendem a oferecer retorno mais precoce à atividade laborativa, por estarem associadas a menos dor no pós-operatório. Há vantagem clara também no tratamento de hérnias bilaterais, que podem ser abordadas com os mesmos portais sem aumento da morbidade. Além disso, há vantagem nos casos de hérnias recidivadas, em que é possível abordar a região por uma via ainda virgem. Por outro lado, as técnicas laparoscópicas apresentam maiores custos, obrigando ao uso de anestesia geral e exigindo maior treinamento do cirurgião, que é fundamental para que os resultados possam ser comparáveis aos das técnicas abertas. Estudos recentes têm ampliado a utilização das técnicas endoscópicas mesmo para hérnias primárias unilaterais, demonstrando benefícios na sua utilização nesse contexto, desde que o cirurgião seja proficiente nessa técnica. Somadas a essa tendência, novas alternativas em cirurgia minimamente invasiva, como o uso da minilaparoscopia e dos portais únicos, têm sido relatadas, sempre respeitando os preceitos da correção endoscópica clássica com uso de instrumentais regulares (ampla dissecção, cobertura completa do OMP de Fruchaud com grandes próteses). Neste contexto, a cirurgia robótica surge também como alternativa minimamente invasiva, especialmente nos casos mais complexos com grandes defeitos e hérnias inguinoescrotais. Todas essas alternativas ainda carecem de comprovação de sua eficácia em longo prazo, mas os resultados precoces são extremamente animadores.

A hérnia femoral deve ser operada o quanto antes devido ao maior risco de estrangulamento quando comparada com as hérnias da região inguinal. As formas de abordagem das hérnias femorais são: abordagem femoral, abordagem inguinal e abordagem pré-peritoneal.

No reparo femoral primário, o saco herniário é dissecado a partir da região crural, abaixo do ligamento inguinal, sem abrir a aponeurose do músculo oblíquo externo. Está associado à alta taxa de recidiva. O reparo via femoral com colocação de tampão de tela tem sido associado com bons resultados.

O reparo mais classicamente utilizado para o reparo das hérnias é o de McVay. Pode ser utilizado reforço com tela ou até mesmo como substituição da parede posterior. Incisão de relaxamento na bainha anterior do reto às vezes é necessária para diminuição da tensão quando a opção for não utilizar tela.

O reparo laparoscópico também é um método eficaz para a correção das hérnias femorais, proporcionando reparo sem tensão.

Conforme já ressaltado, existe uma tendência mundial – tendo em vista que estudos recentes demonstram um papel importante de alterações do metabolismo do colágeno na gênese das hérnias inguinocrurais – de os reparos só serem considerados eficazes quando promoverem a oclusão completa do OMP de Fruchaud. Se esse conceito for observado, as técnicas que realizam essa tarefa incluem os reparos endoscópicos, os reparos pré-peritoneais abertos (técnica de Stoppa) e as telas bilaminares posicionadas por via anterior.

Na **FIGURA 89.3**, é apresentado o algoritmo de tratamento proposto pela European Hernia Society em reunião de consenso realizada em Berlim, e revisado em 2014.

Cuidados pré-operatórios e pós-operatórios

Fatores associados com aumento da pressão intra-abdominal, como prostatismo, tosse crônica ou constipação, devem ser corrigidos ou atenuados, se possível antes da herniorrafia eletiva.

A anestesia utilizada pode ser geral, condutiva ou local, dependendo da técnica e da experiên-

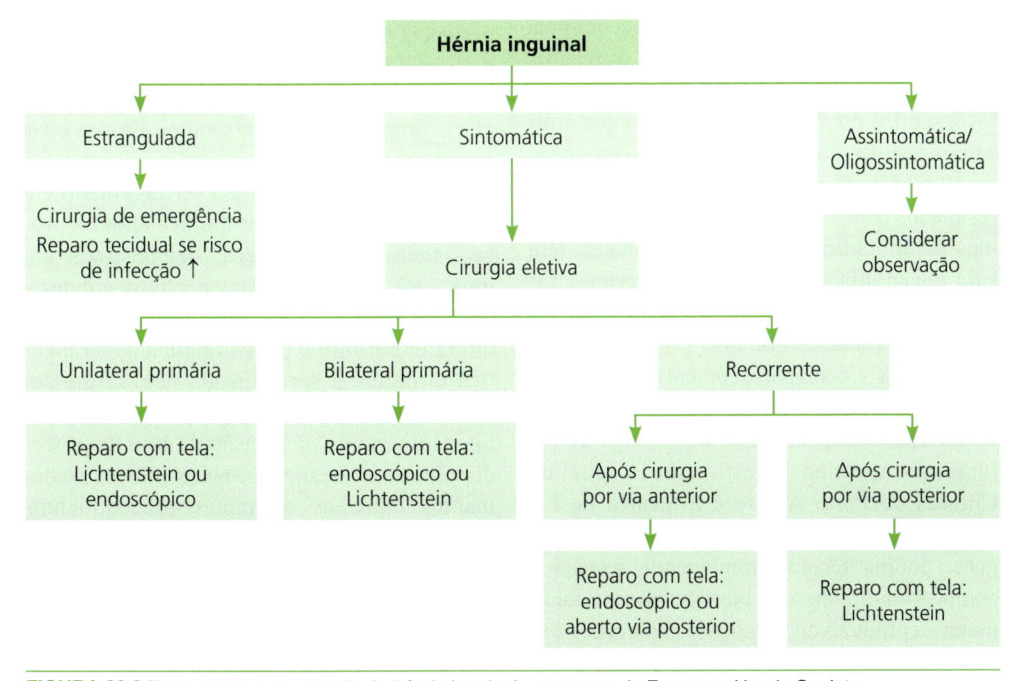

FIGURA 89.3 Fluxograma para manejo da hérnia inguinal – proposta da European Hernia Society.
Nota: em qualquer situação considerar cirurgia endoscópica se há proficiência por parte do cirurgião.
Fonte: Modificada de Simons e colaboradores[1] e Miserez e colaboradores.[2]

cia do serviço. A anestesia local assistida está associada com menor risco de complicações como retenção urinária e infecção respiratória.

A literatura é controversa em relação ao uso da antibioticoterapia profilática de rotina. Ela é realizada pela maior parte dos serviços quando há uso da tela, o que é praticamente a rotina na maior parte dos casos. Nesses casos, utiliza-se cefalotina ou cefazolina intravenosa no momento da indução anestésica.

Os reparos sem tensão com tela permitem alta no mesmo dia ou no dia seguinte, sem restrição das atividades rotineiras, exceto pela dor nos primeiros dias. Não existe recomendação específica sobre o retorno às atividades que necessitem de esforço abdominal, ficando a critério do cirurgião a restrição ou não dessas atividades.

Resultados dos tratamentos cirúrgicos comparados entre si

Atualmente, para ser considerado efetivo, um reparo deve apresentar índices de recorrência próximos a 1%. Praticamente todos os reparos com tela apresentam taxas de recorrência aceitáveis de 1% ou menos. Nas técnicas que utilizam reparo tecidual, esse índice está em torno de 10 a 15%. O Shouldice Hospital apresenta resultados com 1,5% de recorrência com a técnica de Shouldice. Esses bons resultados têm sido pouco atingidos por outros serviços. Lichtenstein apresentou seus resultados iniciais com recorrência menor que 1%. Estudos da herniorrafia videolaparoscópica têm demonstrado recorrência de cerca de 1% ou menos.

O reparo mais utilizado no Serviço de Cirurgia do Aparelho Digestivo do Hospital de Clínicas de Porto Alegre é a técnica de Lichtenstein. Ela apresenta as seguintes vantagens: é uma técnica amplamente testada e comprovada, com seus bons resultados facilmente reproduzíveis; dispensa dissecções extensas; e produz reparo rápido e sem tensão.

Quando comparadas as técnicas sem tensão (seja por via laparoscópica ou por cirurgia convencional) com os reparos clássicos com tensão, uma metanálise da literatura (EU *Hernia Trialists Collaboration*) demonstra que o reparo com tela é superior às técnicas com sutura, seja qual for sua via de acesso.

A correção laparoscópica parece associar-se com custos mais elevados e maior tempo cirúrgico, porém, com recuperação pós-operatória mais rápida e com menos dor. Vantagens da videolaparoscopia são o diagnóstico e o tratamento de hérnias bilaterais ocultas, presentes em 20 a 50% em alguns estudos. Também para as hérnias recorrentes, ela permite a dissecção em uma região virgem de cirurgia. A desvantagem do método é a longa curva de aprendizado para que os resultados sejam excelentes. O reparo com tela convencional e o reparo laparoscópico apresentam incidência semelhante de complicações, desde que realizados por cirurgiões bem-treinados. O reparo laparoscópico apresenta maior risco potencial de complicações graves, porém, raras, como perfuração de víscera abdominal, obstrução intestinal e lesão vascular. Convém ressaltar que essas complicações foram relatadas no início da experiência da cirurgia laparoscópica (não apenas da hérnia inguinal), e estão mais relacionadas ao acesso laparoscópico do que à correção herniária propriamente dita, sendo cada vez mais incomuns suas descrições.

Um ponto importante a ser ressaltado é a menor ocorrência de dor crônica após os procedimentos endoscópicos, demonstrada em uma série de estudos prospectivos conduzidos nos últimos anos. A recorrência pode ser um fator definitivo para a escolha da terapêutica cirúrgica a ser utilizada pelo cirurgião. No entanto, ela não representa atualmente um fator importante na decisão do tipo de procedimento a ser realizado, pelos índices semelhantes entre os diferentes procedimentos sem tensão.

Em geral, as técnicas mais utilizadas são Lichtenstein, plugue, laparoscópica, outras técnicas com tela e reparo sem tela.

Por não encontrar um consenso na literatura, o cirurgião possui uma imensa gama de técnicas à sua disposição para o tratamento das hérnias inguinal e femoral. A escolha será feita com base na sua experiência, no tipo de paciente e no tipo de hérnia a ser tratada.

Complicações

As complicações são pouco frequentes para a maioria das técnicas. Podem ocorrer hematoma, infecção, edema genital/escrotal, hidrocele, recorrência, dor inguinal, infecção respiratória, infecção urinária e trombose venosa profunda. Hematoma e infecção da ferida operatória ocorrem em cerca de 2% e 1,3% dos casos, respectivamente.

A dor inguinal crônica, ou inguinodinia, pode ser neurálgica ou neuropática. A neuralgia é caracterizada por hiperestesia sobre o dermátomo, com dor intensa sobre um neuroma ou nervo que foi incluído em uma sutura ou sob a tela. Pode ocorrer em até 12% dos pacientes após cirurgia aberta e em até 4% das cirurgias endoscópicas. Se não houver resposta ao tratamento clínico, deve ser realizada exploração cirúrgica com secção dos três nervos da região inguinal. A dor neuropática é caracterizada por um período inicial de anestesia e posterior hiperestesia da região e dor paroxística. Esta, por sua vez, não tem causa e tratamento estabelecidos. O uso da tela na herniorrafia inguinal parece diminuir a inguinodinia, e o reparo laparoscópico tem sido demonstrado como fator de diminuição da ocorrência de dor crônica. Atualmente, a possibilidade de ocorrência de dor crônica tem sido considerada o fator mais importante na escolha das técnicas cirúrgicas, tendo em vista que o problema da recidiva herniária parece ter sido contornado com o uso de técnicas com prótese e sem tensão.

É fundamental entender que a palavra final em relação às hérnias inguinocrurais ainda está sendo escrita. Por exemplo, um conceito defendido por muitas publicações nos últimos 10 anos é a utilização de telas com menor densidade de polipropileno do que as telas geralmente empregadas, tendo em vista que trabalhos clínicos e experimentais demonstraram que estas são cerca de 10 a 12 vezes mais resistentes do que a força de ruptura da parede abdominal. Inicialmente, as novas telas – denominadas telas de baixa densidade (ou telas de "baixo peso") – demonstraram ser superiores às telas de "alto peso" quando comparadas em relação às queixas do paciente sobre a sensação da presença da tela. No entanto, os estudos em longo prazo e em curto prazo com maior rigor científico não demonstraram essa superioridade, e hoje a escolha recai na preferência do cirurgião. Achados desse tipo demonstram que esse é um tema em constante evolução e que, devido à sua prevalência, deve ser acompanhado de perto pelo cirurgião.

Referências

1. Simons MP, Aufenacker T, Bay-Nielsen M, Bouillot JL, Campanelli G, Conze J, et al. European Hernia Society guidelines on the treatment of inguinal hernia in adult patients. Hernia. 2009;13(4):343-403.
2. Miserez M, Peeters E, Aufenacker T, Bouillot JL, Campanelli G, Conze J, et al. Update with level 1 studies of the European Hernia Society guidelines on the treatment of inguinal hernia in adult patients. Hernia. 2014;18(2):151-63.

Leituras recomendadas

Amato B, Moja L, Panico S, Persico G, Rispoli C, Rocco N, et al. Shouldice technique versus other open techniques for inguinal hernia repair. Cochrane Database Syst Rev. 2009;(4):CD001543.

Arcerito M, Changchien E, Bernal O, Konkoly-Thege A, Moon J. Robotic Inguinal Hernia Repair: Technique and Early Experience. Am Surg. 2016;82(10):1014-7.

Bansal VK, Krishna A, Manek P, Kumar S, Prajapati O, Subramaniam R, et al. A prospective randomized comparison of testicular functions, sexual functions and quality of life following laparoscopic totally extraperitoneal (TEP) and trans-abdominal preperitoneal (TAPP) inguinal hernia repairs. Surg Endosc. 2017;31(3):1478-86.

Bittner R, Arregui ME, Bisgaard T, Dudai M, Ferzli GS, Fitzgibbons RJ, et al. Guidelines for laparoscopic (TAPP) and endoscopic (TEP) treatment of inguinal hernia [International Endohernia Society (IEHS)]. Surg Endosc. 2011; 25(9):2773-843.

Bittner R, Montgomery MA, Arregui E, Bansal V, Bingener J, Bisgaard T, et al. Update of guidelines on laparoscopic (TAPP) and endoscopic (TEP) treatment of inguinal hernia (International Endohernia Society). Surg Endosc. 2015; 29(2):289-321.

Bosi HR, Guimarães JR, Cavazzola LT. Robotic assisted single site for bilateral inguinal hernia repair. Arq Bras Cir Dig. 2016;29(2):109-11.

Cavazzola LT, Rosen M. L Laparoscopic versus open inguinal hernia repair. Surg Clin North Am. 2013;93(5):1269-79.

EU Hernia Trialists Collaboration. Repair of groin hernia with synthetic mesh: meta-analysis of randomized controlled trials. Ann Surg. 2002;235(3):322-32.

Ferzli GS, Edwards E, Al-Khoury G, Hardin R. Postherniorrhaphy groin pain and how to avoid it. Surg Clin North Am. 2008;88(1):203-16.

Fitzgibbons RJ Jr, Giobbie-Hurder A, Gibbs JO, Dunlop DD, Reda DJ, McCarthy M Jr, et al. Watchful waiting vs repair of inguinal hernia in minimally symptomatic man: a randomized clinical trial. JAMA. 2006;295(3):285-92.

Franz MG. The biology of hernia formation. Surg Clin North Am. 2008;88(1):1-15

Fitzgibbons RJ Jr, Forse RA. Clinical practice. Groin hernias in adults. N Engl J Med. 2015;372(8):756-63.

Gilbert AI, Graham MF, Young J, Patel BG, Shaw K. Closer to an ideal solution for inguinal hernia repair: comparison between general surgeons and hernia specialists. Hernia. 2006;10(2):162-8.

Grossi JV, Cavazzola LT, Breigeiron R. Inguinal hernia repair: can one identify the three main nerves of the region? Rev Col Bras Cir. 2015;42(3):149-53.

Karthikesalingam A, Markar SR, Holt PJ, Praseedom RK. Meta-analysis of randomized controlled trials comparing laparoscopic with open mesh repair of recurrent inguinal hernia. Br J Surg. 2010;97(1):4-11.

Li J, Ji Z, Li Y. Comparison of laparoscopic versus open procedure in the treatment of recurrent inguinal hernia: a meta-analysis of the results. Am J Surg. 2014;207(4):602-12.

Löfgren J, Matovu A, Wladis A, Ibingira C, Nordin P, Galiwango E, et al. Cost-effectiveness of groin hernia repair from a randomized clinical trial comparing commercial versus low-cost mesh in a low-income country. Randomized controlled trial. Br J Surg. 2017;104(6):695-703.

Malcher F, Cavazzola LT, Carvalho GL, Araujo GD, Silva JA, Rao P, et al. Minilaparoscopy for inguinal hernia repair. JSLS. 2016;20(4):e2016.00066.

Matthews RD, Neumayer L. Inguinal hernia in the 21st century: an evidence-based review. Curr Probl Surg. 2008; 45(4):261-312.

Muschalla F, Schwarz J, Bittner R. Effectivity of laparoscopic inguinal hernia repair (TAPP) in daily clinical practice: early and long-term result. Surg Endosc. 2016;30(11):4985-94.

Neumayer L, Giobbie-Hurder A, Jonasson O, Fitzgibbon Jr R, Dunlop D, Gibbs J, et al. Open mesh versus laparoscopic mesh repair of inguinal hernia. N Engl J Med. 2004;350(18):1819-27.

Nienhuijs S, Staal E, Strobbe L, Rosman C, Groenewoud H, Bleichrodt R. Chronic pain after mesh repair of inguinal hernia: a systematic review. Am J Surg. 2007; 194(3): 394-400.

O'Dwyer PJ, Norrie J, Ahmed A, Duffy F, Horgan P. Observation or operation for patients with an asymptomatic inguinal hernia: a randomized clinical trial. Ann Surg. 2006;244(2):167-73.

Rutkow IM. Demographic and socioeconomic aspects of hernia repair in the United States in 2003. Surg Clin N Am. 2003;83(5):1045-51.

Tadaki C, Lomelin D, Simorov A, Jones R, Humphreys M, da Silva M, et al. Perioperative outcomes and costs of laparoscopic versus open inguinal hernia repair. Hernia. 2016;20(3):399-404.

van Hanswijck de Jonge P, Lloyd A, Horsfall L, Tan R, O'Dwyer PJ. The measurement of chronic pain and health-related quality of life following inguinal hernia repair: a review of the literature. Hernia. 2008;12(6):561-9.

Hérnias primárias da parede abdominal

Antônio Rebello Horta Görgen
Leandro Totti Cavazzola
José Ricardo Guimarães
Alceu Migliavacca

As hérnias primárias da parede abdominal compreendem um conjunto de defeitos fasciais que acomete a parede anterolateral do abdome. Sua característica comum é o fato de não haver história de trauma cirúrgico ao abdome antes do seu aparecimento, o que as diferencia das hérnias incisionais.

Também serão abordadas neste capítulo hérnias raras da parede abdominal.

Hérnias umbilicais

As hérnias umbilicais do adulto ocorrem por enfraquecimento gradual do tecido cicatricial do anel umbilical. Na criança, a maioria das hérnias umbilicais é congênita, devido à não obliteração do anel umbilical. São mais comuns no sexo feminino e em negros.

O conteúdo herniário está associado ao tamanho da hérnia. As de pequeno volume geralmente são constituídas de gordura pré-peritoneal e omento. Já nas maiores, pode haver intestino delgado ou cólon.

Os fatores predisponentes às hérnias umbilicais do adulto estão ligados a condições que causam aumento da pressão intra-abdominal, como gestação, ascite, obesidade e distensão abdominal por tumor.

Sinais e sintomas

Os achados clínicos das hérnias umbilicais são dependentes do tamanho do defeito aponeurótico, sendo assintomáticas na maioria dos casos. Quando o defeito aponeurótico é pequeno, a dor é mais presente pelo encarceramento intermitente de gordura pré-peritoneal. Hérnias de maior volume em geral não são dolorosas. A dor está associada a manobras de aumento da pressão abdominal, como a tosse e a manobra de Valsalva. A intensidade da dor quando não há estrangulamento é de pequena monta. Aumento repentino da dor, principalmente se estiver associado a náuseas e vômitos e a sinais inflamatórios sobre o local da hérnia, é um sinal de alerta para a possibilidade de estrangulamento. As hérnias umbilicais apresentam risco aumentado de encarceramento e estrangulamento devido à relativa rigidez de seu anel herniário.

O diagnóstico é feito por inspeção e palpação do abdome. Muito raramente são necessários exames de imagem, restritos somente a pacientes muito obesos com hérnias de pequeno volume.

Tratamento

A hérnia umbilical do recém-nascido, na maior parte dos casos, fecha espontaneamente até os

2 anos de idade. Assim, não há indicação de correção cirúrgica antes dessa idade. A exceção a essa regra é o surgimento de encarceramento ou estrangulamento.

No adulto, exceto durante a gestação e o puerpério imediato, sempre está indicada a correção cirúrgica das hérnias umbilicais. As técnicas cirúrgicas para a sua correção podem ou não utilizar próteses. Nas hérnias de pequeno volume (< 2 cm de diâmetro), pode ser realizada uma sutura simples do defeito herniário, com a dissecção e a aproximação das suas bordas, apesar de atualmente existir uma tendência de utilizar próteses mesmo em hérnias entre 1 e 2 cm, reservando a sutura para defeitos menores do que 1 cm. Pode também ser utilizada a técnica de Mayo, em que é feita uma superposição de duas camadas aponeuróticas com o objetivo de aumentar a resistência da sutura.

As técnicas para a colocação de próteses são as mesmas das hérnias incisionais, podendo ser utilizado o espaço acima (técnica *onlay*) da musculatura ou atrás da parede abdominal (reparo denominado *sublay*, que pode ser subdividido em retromuscular, pré-peritoneal ou intraperitoneal, este último necessitando da utilização de telas separadoras de tecidos para evitar o contato com as vísceras abdominais).

O tratamento cirúrgico pode ser realizado ambulatorialmente na maior parte dos casos.

As complicações pós-operatórias mais comuns são infecção, seroma e hematoma de ferida operatória.

A recorrência é comum em pacientes obesos, nos portadores de doença intra-abdominal (cirrose com ascite, p. ex.), nos pacientes com idade avançada, nos que apresentam defeitos herniários grandes e nos pacientes criticamente doentes.

Hérnias epigástricas

As hérnias epigástricas são as que ocorrem na linha alba, acima da cicatriz umbilical. São mais comuns em homens entre 20 e 50 anos. Podem ser múltiplas em 20% dos casos, e sua prevalência é de 3 a 5% na população geral.

As hérnias epigástricas, na maioria dos casos, são de pequeno volume e com conteúdo herniário composto por gordura pré-peritoneal.

Sinais e sintomas

As hérnias epigástricas são geralmente assintomáticas. A dor localizada é o principal sintoma, normalmente com alívio na posição supina (devido ao retorno do conteúdo herniário à cavidade abdominal). Assim como nas demais hérnias, a dor está associada a manobras de aumento da pressão abdominal. Alguns pacientes referem dor após a alimentação, quando o aumento do volume gástrico pressiona a parede abdominal; por isso, as hérnias epigástricas podem ser confundidas com outras doenças intra-abdominais.

Quanto menor o anel herniário, maior o risco de encarceramento e estrangulamento, que podem ser as primeiras manifestações das hérnias epigástricas. Já nas hérnias maiores, a sintomatologia pode variar de dor abdominal localizada a sintomas gastrintestinais.

Devido ao pequeno volume do conteúdo herniário, o diagnóstico frequentemente é difícil, sobretudo em pacientes obesos. O exame da região deve ser minucioso para que se chegue ao diagnóstico. O paciente deve ser estimulado exaustivamente a realizar manobras de Valsalva com palpação simultânea do local da dor. Em alguns casos, são necessários exames de imagem para estabelecer o diagnóstico.

A hérnia epigástrica não deve ser confundida com a diastase do músculo reto do abdome. Em ambas, encontra-se aumento de volume da região epigástrica. Entretanto, na diastase, esse abaulamento apresenta formato caracteristicamente alongado, acompanhando as bordas mediais dos músculos retos do abdome. Na diastase, não há solução de continuidade da camada aponeurótica. Assim, não existe conteúdo herniário; em consequência, é impossível ocorrer encarceramento. Além disso, a diastase muito raramente é acompanhada de dor.

A hérnia epigástrica deve ser incluída no diagnóstico diferencial dos tumores subcutâneos localizados na região epigástrica. Em alguns casos, somente é possível fazer a diferenciação no momento da cirurgia.

Tratamento

Geralmente, as hérnias epigástricas apresentam defeitos aponeuróticos pequenos; assim, a sutura simples do anel herniário é suficiente para a sua correção. O cirurgião deve estar atento para a possibilidade de multiplicidade da hérnia. O uso de próteses também tem se tornado mais frequente nos últimos anos, e pode-se utilizar o mesmo critério sugerido para as hérnias umbilicais:

- **Menos de 1 cm** – Apenas sutura;
- **Entre 1 e 2 cm** – A tendência atual é que se utilize prótese;
- **Acima de 2 cm** – Sempre se deve utilizar prótese.

As técnicas de colocação de prótese são as mesmas das hérnias incisionais.

Na maior parte dos casos, o tratamento cirúrgico pode ser realizado ambulatorialmente e com anestesia local.

A recorrência pode chegar a 20% e está associada ao não reconhecimento de múltiplas hérnias epigástricas ou à obesidade.

As complicações pós-operatórias mais comuns são infecção, seroma e hematoma de ferida operatória.

Outras hérnias menos frequentes da parede abdominal

Hérnia de Spiegel

A hérnia de Spiegel ocorre na linha semilunar, na borda lateral do músculo reto do abdome. Afeta ambos os sexos igualmente, com mais frequência na quinta década de vida.

O diagnóstico muitas vezes pode ser difícil, por tratar-se de localização intermuscular, sendo que ainda pode haver aponeurose íntegra do músculo oblíquo externo. Em até 50% dos casos, ocorre erro diagnóstico. Dor localizada é o principal sintoma. Ultrassonografia (US) ou tomografia computadorizada (TC) do abdome auxiliam no diagnóstico, e a hérnia de Spiegel pode ser um achado ocasional desses exames.

As hérnias de Spiegel têm alto índice de encarceramento, devendo ser tratadas cirurgicamente logo após o diagnóstico. O reparo com sutura simples é eficaz, necessitando de tela sintética para reforço nos casos de hérnias maiores ou fraqueza aponeurótica. Tendo em vista que essa hérnia normalmente apresenta ruptura no músculo oblíquo interno e no músculo transverso, o manejo laparoscópico também é uma excelente opção para seu tratamento.

Hérnia de Littré

Hérnia de Littré é aquela em que um divertículo ileal (de Meckel) está presente no saco herniário. Esse tipo de hérnia – assim como a hérnia de Richter, descrita adiante – pode ocorrer em qualquer localização, com a seguinte distribuição: 50% inguinal, 20% femoral, 20% umbilical e 10% em outros locais.

É uma hérnia extremamente rara, sendo de difícil diagnóstico pela falta de sintomas obstrutivos, exceto quando há qualquer espécie de sofrimento do divertículo. Pode ocorrer estrangulamento do divertículo de Meckel, causando dor, febre, abscesso ou até mesmo fístula entérica.

O tratamento é a correção do defeito herniário, normalmente com uso de próteses, com ou sem a ressecção do divertículo de Meckel. Nos casos sintomáticos ou de sofrimento do divertículo, deve-se fazer sua ressecção.

Hérnia de Amyand e hérnia de Garengeot

Representam a presença do apêndice cecal inflamado dentro de um saco herniário inguinal (hérnia de Amyand) ou femoral (hérnia de Garengeot). Sua ocorrência é rara: 0,3 a 1% dos casos de apendicite aguda.

Pela patologia de base, as hérnias de Amyand e de Garengeot requerem tratamento emergencial. Discute-se a utilização de telas nesses casos, tendo em vista a vigência de processo infeccioso. A maioria dos autores sugere a realização de reparos teciduais, apesar de haver uma tendência atual ao uso de próteses em casos iniciais.

Hérnia do forame obturador

As hérnias do canal obturador ocorrem com mais frequência em mulheres idosas e são de difícil diagnóstico pré-operatório. Geralmente se apresentam com sintomas obstrutivos de intestino delgado. Encarceramento e estrangulamento são comuns nesses casos. Pode haver compressão do nervo obturador com dor na face medial da coxa (sinal de Howship-Romberg), principalmente durante abdução, extensão ou rotação interna do joelho. A TC do abdome e da pelve pode auxiliar no diagnóstico. A hérnia do forame obturador raramente é palpável no exame abdominal, podendo ser sentida no exame perineal ou no toque retal.

O reparo cirúrgico tem várias abordagens. A abordagem abdominal (convencional ou laparoscópica) é a mais utilizada nos casos de obstrução intestinal. Alguns cirurgiões preferem a via retropúbica (pré-peritoneal) nos casos em que não há comprometimento intestinal.

A hérnia do forame obturador é considerada a mais letal das hérnias abdominais, com mortalidade de 10 a 40%, tendo em vista sua apresentação clínica e o diagnóstico tardio em pacientes gravemente enfermos.

Hérnia lombar (dorsal)

As hérnias lombares primárias ocorrem principalmente em dois pontos: triângulo de Grynfeltt-Lesshaft (superior) e triângulo de Petit (inferior) (**FIG. 90.1**). O primeiro é localizado inferiormente ao último arco costal. Sua face medial é o músculo serrátil posterior inferior; sua face

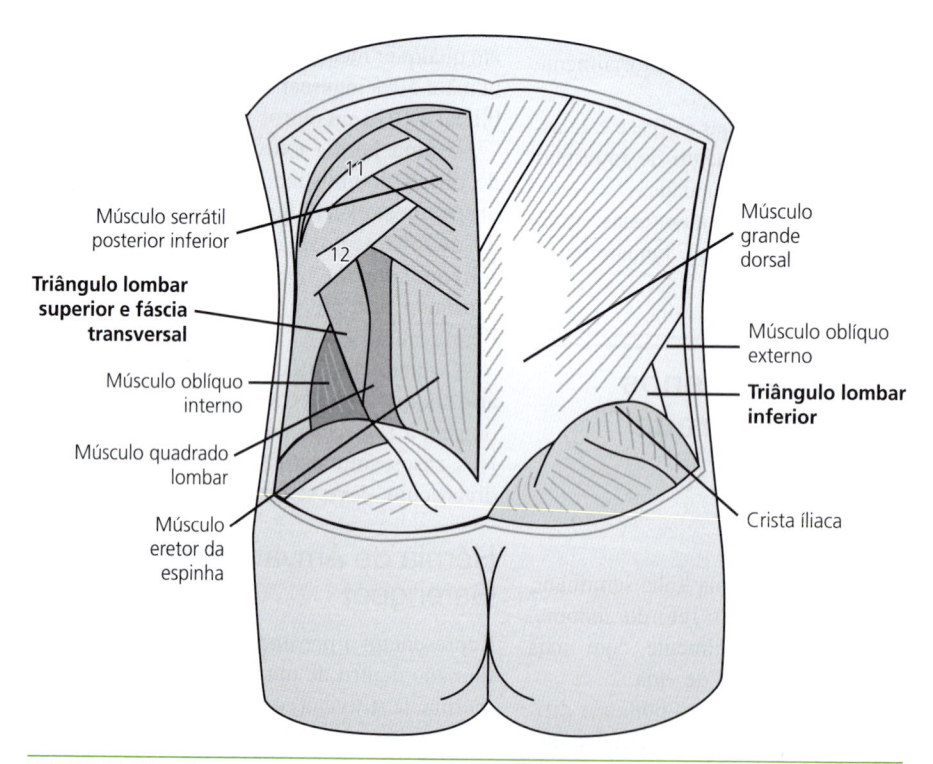

FIGURA 90.1 Localização anatômica dos triângulos de Grynfeltt-Lesshaft (superior) e de Petit (inferior), principais locais de ocorrência de hérnias lombares primárias.

lateral, o músculo oblíquo interno. Está abaixo do músculo grande dorsal. Já o segundo tem, em sua face medial, o músculo grande dorsal; em sua face lateral, o músculo oblíquo externo; e inferiormente, a crista ilíaca.

É importante não confundir esses defeitos primários com as hérnias incisionais lombares ou pós-traumáticas, que possuem fisiopatogenia completamente diferente (que normalmente inclui denervação da musculatura abdominal e grandes defeitos) e representam uma doença bem mais complexa que as hérnias lombares primárias.

A maioria das hérnias que ocorrem no triângulo de Petit é pequena e atinge atletas e mulheres jovens. Elas podem ser consequência de trauma lombar ou congênitas. Encarceramento ocorre em 10% dos casos.

Hematomas, abscessos e tumores de tecidos moles devem fazer parte do diagnóstico diferencial.

O tratamento deve ser cirúrgico logo após o diagnóstico, pela tendência de aumento do tamanho e possível encarceramento. Como normalmente essas hérnias são pequenas ao diagnóstico, o reparo pode ser realizado com sutura simples. Porém (assim como na maioria das hérnias da parede abdominal), o uso de tela sintética de reforço está indicado nos casos de hérnias maiores, havendo tendência atual para seu uso quase rotineiro. A recorrência é rara com o uso de próteses. O tratamento laparoscópico é uma alternativa para os defeitos do triângulo inferior.

Hérnia do forame ciático

Como o próprio nome diz, a hérnia do forame ciático é uma hérnia localizada no orifício por onde passa o nervo ciático. É extremamente rara e pode ser assintomática até que ocorram sintomas intestinais por obstrução ou comprometimento vascular. Compressão do nervo é rara.

O reparo pode ser feito pela via transabdominal ou pela via transglútea, geralmente usando um enxerto de fáscia superficial do músculo piriforme como reforço ou substituição com prótese.

Hérnia de Richter

Nas hérnias de Richter, a borda antimesentérica do intestino é o conteúdo herniário, não estando presente em sua total circunferência. Esse tipo de hérnia pode ocorrer com qualquer hérnia da parede abdominal, e é mais frequente nas hérnias femorais.

A sintomatologia varia de acordo com o grau de sofrimento da alça intestinal, podendo ser desde assintomática até com estrangulamento.

O tratamento da hérnia de Richter é feito de acordo com sua localização. O ponto principal no reparo dessas hérnias é o reconhecimento da viabilidade da alça intestinal envolvida. Em alguns casos, é necessária uma incisão abdominal mediana para melhor avaliação e reparo do dano intestinal.

Leituras recomendadas

Aslani N, Brown CJ. Does mesh offer an advantage over tissue in open repair of umbilical hernias ? A systematic review and meta-analysis. Hernia. 2010;14(5):455-62.

Berger RL, Li LT, Hicks SC, Liang MK. Suture versus preperitoneal polypropylene mesh for elective umbilical hernia repairs. J Surg Res. 2014;192(2):426-31.

Bessa SS, El-Gendi AM, Ghazal AH, Al-Fayoumi TA. Comparison between the short-term results of onlay and sublay mesh placement in the management of uncomplicated para-umbilical hernia: a prospective randomized study. Hernia. 2015;19(1):141-6.

Brewer S, Williams T. Finally, a sense of closure? Animal models of human ventral body wall defects. Bioessays. 2004;26(12):1307-21.

Cavallaro G, Sadighi A, Paparelli C, Miceli M, D'Ermo G, Polistena A, et al. Anatomical and surgical considerations on lumbar hernias. Am Surg. 2009;75(12):1238-41.

Christoffersen MW, Helgstrand F, Rosenberg J, Kehlet H, Bisgaard T. Lower reoperation rate for recurrence after mesh versus sutured elective repair in small umbilical and epigastric hernias. A nationwide register study. World J Surg. 2013;37(11):2548-52.

Earle DB, Mclellan JA. Repair of umbilical and epigastric hernias. Surg Clin North Am. 2013;93(5):1057-89.

Gillion JF, Bornet G, Hamrouni A, Jullès MC, Convard JP. Amyand and de Garengeot' hernias. Hernia. 2007;11(3): 289-90.

Hope WW, Hooks III B. Atypical hernias: suprapubic, suxiphoid and flank. Surg Clin North Am. 2013;93(5):1135-62.

Losanoff JE, Basson MD. Amyand hernia: a classification to improve management. Hernia. 2008;12(3):325-6.

Nguyen MT, Berger RL, Hicks SC, Davila JA, Li LT, Kao LS, et al. Comparison of outcomes of synthetic mesh vs suture repair of elective primary ventral herniorrhaphy: a systematic review and meta-analysis. JAMA Surg. 2014;149(5):415-21.

Patle NM, Om T, Sasmal PK, Khanna S, Sen B. Laparoscopic repair of spigelian hernia: our experience. J Lap Endosc Adv Surg Tech. 2010;20(2):1-5.

Rahn S, Bahr M, Schalamon J, Saxena AK. Single-center 10-year experience in the management of anterior abdominal wall defects. Hernia. 2008;12(4):345-50.

Repta R, Hunstad JP. Diastasis recti: clinical anatomy. Plast Reconstr Surg. 2009;123(6):1885; author reply 1885-6.

Roll S, Cavazzola LT. Lumbar hernia: laparoscopic approach. In: Nahabedian M, Bhanot P, editors. Abdominal wall reconstruction. Woodbury: Ciné-Med Publishing;. p. 149-54.

Shankar DA, Itani KMF, O'Brien WJ, Sanchez VM. Factors associated with long-term outcomes of umbilical hernia repair. JAMA Surg. 2017;152(5):461-6.

Stabilini C, Stella M, Frascio M, De Salvo L, Fornaro R, Larghero G, et al. Mesh versus direct suture for the repair of umbilical and epigastric hernias. Ten-year experience. Ann Ital Chir. 2009;80(3):183-7.

Strosberg DS, Pittman M, Mikami D. Umbilical hernia: the cost of waiting. Surg Endosc. 2017;31(2):901-6.

Parte IX

Cirurgia metabólica e bariátrica

Coordenador:
Manoel R. M. Trindade

Obesidade mórbida

Márcia Vaz
Eduardo Neubarth Trindade
Vinicius von Diemen
Manoel R. M. Trindade

Em 1991, o National Institutes of Health (NIH) dos Estados Unidos[1] definiu os pacientes obesos mórbidos como aqueles com índice de massa corporal (IMC) igual ou superior a 35 kg/m² que tinham doenças associadas relacionadas com a obesidade, ou aqueles com IMC igual ou superior a 40 kg/m², sem comorbidades. Os pacientes são considerados superobesos quando o IMC é superior a 50 kg/m². Em 2013, a American Medical Association classificou a obesidade – definida como IMC igual ou superior a 30 kg/m² – como uma doença.[2]

O IMC, que é calculado dividindo o peso do paciente (em quilogramas) pela sua altura (em metros) ao quadrado, é usado para definir, descrever e avaliar a obesidade. Porém, não leva em conta fatores potencialmente importantes, como a estrutura corporal ou a massa corporal magra, e é relativamente pouco afetado pela estatura. Em adultos, o IMC saudável varia de 18,5 a 24,9 kg/m². Apesar de o sobrepeso tecnicamente referir-se ao excesso de peso e a obesidade referir-se ao excesso de gordura, essas duas palavras podem ser definidas operacionalmente em termos de IMC.

A acurácia do IMC – e, portanto, sua validade – pode variar em algumas populações de pacientes, de acordo com suas características demográficas (afinidade étnica e idade), mas esse índice provou ser uma medida de relevância clínica da obesidade, e pode ser relacionado com a condição de saúde do indivíduo.

Epidemiologia

A obesidade é uma doença crônica cuja prevalência aumentou em adultos, adolescentes e crianças nos últimos 20 anos, sendo considerada uma epidemia global, devido ao aumento na quantidade e na melhor qualidade dos alimentos ingeridos e à diminuição da atividade física. Além disso, os gastos com saúde são significativamente mais elevados para os indivíduos com sobrepeso e obesidade. Segundo a Organização Mundial da Saúde (OMS),[3] a prevalência da obesidade no mundo mais do que dobrou nas últimas quatro décadas: em 2014, 39% dos homens e 40% das mulheres do mundo com mais de 18 anos eram obesos; em 1980, esse índice era de 5% para os homens e de 8% para as mulheres.

Nos Estados Unidos, o risco de um indivíduo ter sobrepeso ou obesidade é de cerca de 50 e 25%, respectivamente. Mais de dois terços dos adultos norte-americanos estão tentando perder peso ou manter o peso. No entanto, apenas 20% conseguem ingerir menos calorias e realizar atividade física regularmente. A prevalência da obesidade também tem aumentado entre as crianças e os adolescentes nos Estados Unidos. Segundo um estudo realizado em adultos norte-americanos em 2009 e 2010, a prevalência de obesidade em ambos os sexos foi de aproximadamente 35% em adultos; em crianças e adolescentes, ficou em torno de 15%.[4,5]

Dados do National Health and Nutrition Examination Survey[6] revelaram que entre 2011 e 2014, a prevalência da obesidade nos EUA foi de 36,5 % em adultos e em 17% em jovens. As mulheres apresentaram uma prevalência maior de obesidade (38,3%) do que os homens (34,3%), sendo que esta diferença não ocorreu entre os jovens. De modo geral, a prevalência da obesidade entre adultos de meia idade (40-59 anos) foi de 40,2%, e de adultos mais velhos ($\geq$ 60 anos) foi de 37,0%. Esse percentual dos adultos mais velhos foi maior do que entre adultos jovens (20-39 anos), cuja prevalência foi de 32,3%. De 1999 a 2014, a prevalência de obesidade aumentou entre adultos e jovens. No entanto, entre os jovens, a prevalência não mudou de 2003 a 2014.

No Brasil, em pesquisa por amostragem da população realizada em 2007, constatou-se 51% de sobrepeso (51% em mulheres e 50% em homens), 14% de obesidade entre as mulheres e 11% entre os homens, e 3% de obesos mórbidos (2% em homens e 4% em mulheres). Em 2009, o Ministério da Saúde realizou nova amostragem da população com mais de 18 anos por meio do VIGITEL (Vigilância de Fatores de Risco e Proteção para Doenças Crônicas por Inquérito Telefônico) e apontou uma frequência de excesso de peso de 46,6%, sendo ele maior entre homens (51,0%) do que entre mulheres (42,3%). Estudos mais recentes com amostras que possam ser representativas da população brasileira não foram publicados. No entanto, um estudo conduzido em 2010, no município de Duque de Caxias (RJ), cujo objetivo era investigar as diferenças de gênero e idade na associação entre dimensões do apoio social e o índice de massa corporal em adultos (20-59 anos), evidenciou que a prevalência de obesidade era de 28% entre mulheres e de 16,2% entre homens.[7] Outro estudo com adolescentes de 12 a 18 anos, de escolas públicas e privadas de Goiânia (GO), realizado em 2011 para avaliar a prevalência de excesso de peso e fatores associados, evidenciou uma prevalência de excesso de peso de 21,2%, sendo 14,1% de sobrepeso e 7,1% de obesidade, com diferenças significativas entre gêneros (26,3% dos meninos vs. 16,8% das meninas).[8] Em 2014, investigação feita com crianças e adolescentes em idade escolar (6 meses a 15 anos), do município de Itatiba (SP), verificou em crianças menores de 5 anos, prevalência de sobrepeso de 13,9%; com idade entre 5 anos e menos de 10 anos, de 33,9%; e com 10 anos ou mais, 34,0%. Nos meninos, obesidade (10,7%) e obesidade severa (3,7%) estavam mais presentes do que nas meninas (9,5% e 1,9%, respectivamente).[9]

A obesidade é um problema de saúde pública, pois as elevadas taxas de morbidade e mortalidade atribuíveis à obesidade, ou às doenças relacionadas com a obesidade, excedem as do tabaco, do álcool, do sedentarismo ou dos níveis de colesterol elevados. Estudos epidemiológicos avaliando a relação entre obesidade e mortalidade mostraram que, em geral, um IMC maior está associado a aumento da taxa de mortalidade por todas as causas em geral e também por doenças cardiovasculares. Isso é particularmente verdadeiro para pacientes com obesidade mórbida, embora a presença apenas de sobrepeso também pareça determinar menor sobrevida.

Efeitos da obesidade sobre a saúde

A obesidade grave está relacionada com vários problemas sistêmicos, o que fez surgir o termo **obesidade mórbida**. A relação entre o sobrepeso e a obesidade e a incidência de condições clínicas, como DM2, hipertensão e artrose, é bem reconhecida.

Em geral, a obesidade aumenta o risco de mortalidade em qualquer idade, embora seu efeito seja mais importante até os 50 anos. Vários desses problemas são as causas subjacentes para a morte prematura ligada à obesidade, incluindo doença coronariana, hipertensão arterial, redução da função ventricular, diabetes melito (DM) do adulto, síndrome da apneia e hipoventilação relacionada com obesidade, hipercoagulabilidade com risco aumentado para trombose venosa profunda, embolia pulmonar e pancreatite necrosante.

A obesidade central (androide) está associada a uma morbidade significativamente maior do que a obesidade periférica (ginecoide). Essa morbidade elevada é secundária ao aumento do metabolismo da gordura visceral, que provoca elevação dos níveis de glicemia, secreção de insulina, resistência à insulina e reabsorção de sódio induzido pela insulina, causando hipertensão arterial.

O DM2 está fortemente relacionado com a obesidade em todos os grupos étnicos. Mais de 80% dos casos de DM2 podem ser atribuídos à obesidade, a qual também está ligada a muitas mortes relacionadas com o DM. O risco de desenvolver a doença, mesmo com ganho de peso moderado, é substancial, e o aumento de peso precede o seu aparecimento. Inversamente, a perda de peso está associada à diminuição no risco de DM2.

A resistência à insulina com hiperinsulinemia é característica da obesidade e está presente antes do início da hiperglicemia. Após o aparecimento da obesidade, as primeiras mudanças demonstráveis são a diminuição na remoção da glicose e o aumento da resistência à insulina, o que resulta em hiperinsulinemia. A hiperinsulinemia, por sua vez, aumenta a síntese hepática da lipoproteína de muito baixa densidade (VLDL, do inglês *very low density lipoprotein*), a atividade do sistema nervoso simpático e a reabsorção de sódio. Essas mudanças contribuem para a hiperlipidemia e para a hipertensão arterial em indivíduos obesos. A resistência à insulina característica do DM2 provavelmente resulta da combinação da obesidade e de fatores genéticos. Ainda não está totalmente claro como a obesidade induz a resistência à insulina, mas diversos mecanismos podem estar envolvidos.

O risco de hipertensão é maior nos indivíduos com obesidade central ou abdominal. O mecanismo pelo qual a obesidade central aumenta a pressão arterial (PA) é pouco conhecido. Uma teoria propõe um papel central para a resistência à insulina, levando à intolerância à glicose e à hiperinsulinemia. A hiperinsulinemia poderia, então, elevar a PA, aumentando a atividade simpática, a reabsorção renal de sódio ou o tônus vascular. A perda de peso em indivíduos obesos está associada à diminuição na PA.

A obesidade está ligada a diversas alterações deletérias no metabolismo lipídico, embora a prevalência da obesidade associada à dislipidemia pareça diminuir. Os efeitos desfavoráveis relacionados com a obesidade incluem concentrações séricas elevadas de colesterol, lipoproteína de baixa densidade (LDL, do inglês *low density lipoprotein*), VLDL e triglicerídeos, e redução de cerca de 5% no soro da lipoproteína de alta densidade (HDL, do inglês *high density lipoprotein*). Este último efeito pode ser o mais importante, já que a baixa concentração de HDL leva a maior risco relativo de doença arterial coronariana do que a hipertrigliceridemia.

A obesidade mórbida pode provocar mudanças na morfologia cardíaca, as quais podem alterar o traçado do eletrocardiograma. Os indivíduos obesos (IMC > 30 kg/m^2) são significativamente mais propensos a desenvolver fibrilação atrial do que aqueles com IMC normal (< 25 kg/m^2). A perda de peso, mediante alteração do estilo de vida, uso de medicamentos ou cirurgia, está associada à melhora nos fatores de risco cardiovasculares. Os efeitos cardiovasculares da obesidade podem ser vistos em indivíduos relativamente jovens.

A obesidade afeta o sistema hepatobiliar, principalmente por causar colelitíase. O risco aumentado de cálculos biliares em indivíduos obesos é explicado, em parte, pelo aumento da produção e da excreção biliar de colesterol. A produção de colesterol está linearmente relacionada com a gordura corporal, com cerca de 20 mg de colesterol adicionais sendo sintetizados por dia para cada quilograma extra de gordura corporal. O excesso de colesterol é excretado na bile. Altas concentrações biliares de colesterol em relação aos ácidos biliares e aos fosfolipídeos aumentam a probabilidade de precipitação de colesterol no interior da vesícula biliar. A perda de peso também pode aumentar o risco de colelitíase, uma vez que o fluxo de colesterol pelo sistema biliar aumenta.

A quantidade de gordura no fígado também pode estar aumentada em indivíduos obesos. A esteatose é uma alteração comum vista na biópsia hepática, sendo causada pela deposição de triglicerídeos nos hepatócitos na forma de gotículas lipídicas. Em indivíduos obesos, o excesso de triglicerídeos pode ser produzido em razão do aumento da lipólise periférica. Os triglicerídeos são normalmente carregados por VLDL; no entanto, se a taxa de síntese de triglicerídeos exceder a capacidade de transporte, o excesso acumula-se no fígado. A esteatose desaparece com a perda de peso, exceto após o *bypass* intestinal.

A incidência da osteoartrite está aumentada em indivíduos obesos. A osteoartrite em geral se desenvolve em joelhos e tornozelos, o que pode estar diretamente relacionado com o trauma associado ao excesso de peso sobre essas articulações. No entanto, também ocorre frequentemente em outras articulações, sugerindo que há componentes da síndrome da obesidade que alteram o metabolismo de cartilagem e osso independentemente da ação do peso sobre as articulações.

A apneia do sono é o problema respiratório mais importante ligado à obesidade, com vários estudos confirmando que o excesso de peso é um importante fator de risco para o desenvolvimento da apneia obstrutiva do sono. Outras alterações na função pulmonar podem ocorrer, incluindo volume residual pulmonar alto ligado ao aumento da pressão abdominal sobre o diafragma, diminuição da complacência pulmonar, aumento da tensão da parede torácica, anormalidades de ventilação-perfusão, diminuição da força e da resistência dos músculos respiratórios e broncoespasmo (asma). Esses efeitos sobre a função respiratória são considerados relativamente benignos ou pouco frequentes em comparação com os problemas associados à hipoventilação ou à apneia obstrutiva do sono.

Certas formas de câncer ocorrem com maior frequência em homens e mulheres obesos, incluindo os cânceres de esôfago, cólon e reto, fígado, vesícula, pâncreas e rim, linfoma não Hodgkin e mieloma múltiplo. Os homens também têm risco maior de mortalidade por câncer de estômago e próstata, enquanto as mulheres apresentam risco aumentado de morte por câncer de mama, útero, colo do útero e ovário.

Várias outras alterações endócrinas estão associadas à obesidade, além do DM e da hiperlipidemia. Menstruações irregulares e ciclos anovulatórios são comuns em mulheres obesas, e a fertilidade pode estar diminuída. Disfunções sexuais podem ser mais comuns em indivíduos com sobrepeso e obesos. Nos homens, a obesidade é um fator de risco para disfunção erétil.

A obesidade está ligada a várias outras doenças conhecidas por causarem comprometimento da função renal, incluindo hipertensão, DM e síndrome metabólica. A glomeruloesclerose focal e a glomerulopatia relacionada com a obesidade com proteinúria associada têm sido descritas em pacientes com obesidade grave. A glomerulopatia relacionada com a obesidade pode ser reversível mediante perda de peso.

A obesidade pode estar ligada ao risco aumentado de demência mais tardiamente. Indivíduos obesos costumam ser discriminados devido ao seu excesso de peso. Esse preconceito os expõe publicamente na escola, no trabalho e no atendimento de saúde, entre outras áreas, sendo comum haver desajustes psicossociais. A depressão também tem sido vista em associação com a obesidade grave, sobretudo em pacientes mais jovens e nas mulheres.

Etiologia e fisiopatogenia

A causa da obesidade é multifatorial. Sua fisiopatologia é complexa, não se tratando apenas de um problema de excesso de consumo de calorias. Fatores genéticos, comportamentais, psicológicos, físicos e outros contribuem para o ganho de peso de cada paciente. Além disso, o consumo de alimentos de baixo custo e ricos em calorias fez a obesidade tornar-se um problema para as populações mais pobres da sociedade. Embora os fatores genéticos possam desempenhar um importante papel na obesidade, a rapidez do crescimento dessa epidemia indica claramente uma forte interação entre o ambiente e a suscetibilidade genética da população.

O fato de nem todas as pessoas expostas a condições facilitadoras da obesidade se tornarem obesas sugere a existência de mecanismos genéticos subjacentes individuais. Trabalhos mostram estimativas de 40 a 70% na taxa de herança de IMC alto entre gêmeos, famílias e indivíduos adotados. A influência de fatores genéticos na obesidade ocorre de duas maneiras. Primeiramente, há genes que são fatores primordiais no desenvolvimento da obesidade, como a rara deficiência de leptina e a síndrome de Prader-Willi. As mutações heterozigóticas no gene do receptor melanocortina-4 são, atualmente, a causa mais comum de obesidade monogênica, aparecendo em 2 a 5% das crianças com obesidade grave. Em segundo lugar, existem genes de suscetibilidade, em que os fatores ambientais atuam levando à obesidade. Há estudos mostrando que filhos de pais com peso normal têm chance de 10% de se tornarem obesos, enquanto filhos com os dois pais obesos têm chance de 80 a 90% de desenvolverem obesidade na idade adulta. O peso das crianças adotadas correlaciona-se fortemente com o peso de seus pais biológicos.

Há evidências de que as vias para o desenvolvimento da adiposidade começam antes do nascimento e são influenciadas por fatores genéticos, epigenéticos e ambientais pré-natais. Essas vias podem ter efeitos duradouros sobre o tamanho, a adiposidade e o metabolismo da prole, e têm utilidade na identificação de indivíduos suscetíveis à obesidade e à doença metabólica mais tardiamente na vida.

Nas últimas décadas, fatores ambientais e/ou comportamentais têm favorecido o ganho de peso, como:

- Aumento do consumo *per capita* de alimentos com alto teor calórico e servidos em grandes porções;
- Redução do tempo gasto com atividades físicas e substituição das atividades físicas de lazer por atividades sedentárias (televisão, jogos eletrônicos, etc.);
- Uso de medicações que têm como efeito colateral o ganho de peso;
- Sono insuficiente.

Um estilo de vida sedentário, que se caracteriza por pouco gasto de energia, associado à composição da dieta desempenha um papel de importância variável na patogenia da obesidade. Esta é mais prevalente em grupos socioeconômicos mais baixos, nos Estados Unidos e em outros países, sendo desconhecida a razão para essa associação. O fator étnico também influencia a incidência de obesidade: os homens negros são menos obesos do que os homens brancos. Ao contrário, as mulheres negras de todas as idades são mais obesas do que as mulheres brancas.

O ciclo vital, em determinados momentos que variam entre homens e mulheres, pode predispor ao sobrepeso e à obesidade, embora estes possam ocorrer em qualquer idade. O padrão de ingestão calórica pela mãe durante a gravidez pode influenciar o tamanho, o formato e a composição corporal posterior da criança. O tabagismo ou o diabetes materno aumentam o risco de obesidade do recém-nascido na infância e na vida adulta. A amamentação está associada ao menor risco de sobrepeso; além disso, quanto mais longo o período de amamentação, menor o risco de sobrepeso mais tarde.

A obesidade na infância pode indicar obesidade na vida adulta, dependendo da idade do seu início e da história familiar. O grau de sobrepeso (> percentil 95) na infância e principalmente na adolescência aumenta o risco de obesidade na vida adulta, pois está ligado ao aumento no número de adipócitos.

A maioria das mulheres adultas com sobrepeso adquiriu o excesso de peso após a puberdade, causado por uma série de eventos, incluindo gravidez, uso de anticoncepcionais e menopausa. O ganho de peso durante a gestação é um evento importante na história de sobrepeso das mulheres. Algumas poucas mulheres ganham grande quantidade de peso durante a gravidez, por vezes até 50 kg. A própria gravidez pode deixar como legado o excesso de peso. No entanto, o risco geral de aumento de peso associado à gravidez após a idade de 25 anos é bastante pequeno. Não existem evidências de que o uso de contraceptivos orais esteja relacionado com ganho excessivo de peso. Em geral, o aumento de peso e as alterações na distribuição da gordura corporal, de forma significativa, ocorrem após a menopausa. A redução da secreção de estrogênio e progesterona altera a biologia dos adipócitos, aumentando a deposição de gordura central, a qual é um determinante significativo de risco cardiovascular. A terapia estrogênica não impede o aumento de peso em mulheres na pós-menopausa, embora possa minimizar a redistribuição da gordura.

Para homens adultos, a transição de um estilo de vida ativo na adolescência e na faixa dos 20 anos para uma vida mais sedentária está associada ao aumento de peso continuado até a sexta década de vida que, então, começa a diminuir.

Algumas medicações podem causar aumento de peso, incluindo fármacos psicoativos, antiepilépticos, hipoglicemiantes e hormônios.

Vários distúrbios neuroendócrinos podem estar ligados ao desenvolvimento de obesidade (obesidade hipotalâmica, síndrome de Cushing, hipotireoidismo, síndrome dos ovários policísticos).

Os fatores psicológicos são importantes no desenvolvimento da obesidade, embora as tentativas de definir um tipo de personalidade específica associado à obesidade não tenham sido bem-sucedidas. A obesidade está associada à maior prevalência de distúrbios de humor, ansiedade e outros tipos de distúrbios psiquiátricos, particularmente entre as pessoas com obesidade grave e que procuram a cirurgia bariátrica. No entanto, essa relação entre obesidade e transtornos psiquiátricos pode ser bidirecional. Além disso, os tratamentos farmacológicos para tratar transtorno bipolar, depressão maior e alguns transtornos psicóticos podem ser acompanhados por ganho de peso substancial.

A obesidade é acompanhada por aumento de macrófagos e de outras células imunes no tecido adiposo, devido, em parte, à remodelação do tecido em resposta à morte celular programada (apoptose) dos adipócitos. A secreção excessiva de adipocinas pró-inflamatórias por adipócitos e macrófagos dentro do tecido adiposo leva a um estado inflamatório sistêmico de baixo grau em algumas pessoas com obesidade. Essas citocinas pró-inflamatórias contribuem para a resistência à insulina que está frequentemente presente em pacientes com obesidade. Com excesso de adiposidade, os lipossomas nos hepatócitos podem aumentar de tamanho (esteatose), formando vacúolos grandes que são acompanhados por uma série de estados patológicos, incluindo a doença hepática gordurosa não alcoólica, a esteato-hepatite e a cirrose. O acúmulo de intermediários lipídicos (p. ex., ceramidas) em alguns tecidos não adiposos pode levar à lipotoxicidade com disfunção celular e apoptose.

A gordura visceral armazena menor quantidade de lipídeos do que o tecido adiposo subcutâneo; no entanto, essa gordura intra-abdominal está ligada a muitos dos distúrbios metabólicos e desfechos adversos associados à obesidade.

Muitas vezes, a obesidade é acompanhada por aumento dos tecidos moles faríngeos, que podem bloquear as vias aéreas durante o sono e levar à apneia obstrutiva do sono. O excesso de adiposidade também impõe carga mecânica sobre as articulações, tornando a obesidade um fator de risco para o desenvolvimento da osteoartrite.

A hiperatividade crônica do sistema nervoso simpático está presente em alguns pacientes com obesidade e pode explicar, em parte, múltiplos processos fisiopatológicos, incluindo hipertensão arterial. Doenças cardíacas, acidentes vasculares encefálicos e doenças renais crônicas têm como principais mecanismos fisiopatológicos a PA elevada e o conjunto de achados relacionados à resistência à insulina, à dislipidemia associada à obesidade e ao DM2.

Esse conjunto de achados metabólicos e anatômicos é um dos vários mecanismos fisiopatológicos subjacentes à dislipidemia da obesidade (níveis elevados de triglicerídeos plasmáticos em jejum e colesterol LDL, e baixos níveis de colesterol HDL), DM2, doença hepática relacionada à obesidade e osteoartrite. Níveis elevados do fator de crescimento semelhante à insulina-1 e de outras moléculas promotoras de tumores têm sido implicados no desenvolvimento de alguns tipos de tumores.

Avaliação da obesidade

Alguns pacientes obesos não apresentam efeitos cardiometabólicos evidentes, ao passo que outros apresentam achados relacionados à resistência à insulina e ao aumento da massa adiposa subcutânea e intra-abdominal, sendo diagnosticados como portadores de uma síndrome metabólica.

De qualquer forma, a avaliação de um paciente com excesso de peso deve incluir estudos clínicos e laboratoriais. Esse conjunto de informações é utilizado para caracterizar o tipo e a gravidade da obesidade, determinar o risco para a saúde e fornecer uma base para a seleção do tratamento.

Para determinados pacientes com sobrepeso ou obesos e com risco de doenças associadas à obesidade, existem medidas eficazes disponíveis para promover a perda de peso, incluindo alterações no estilo de vida, uso de medicações e cirurgia.

A avaliação do sobrepeso e da obesidade deve incluir o cálculo do IMC, a medida da circunferência abdominal, a medida do quadril e a avaliação de risco clínico geral. Qualquer avaliação posterior, se necessária, será realizada com base na avaliação de risco global.

O cálculo do IMC é o primeiro passo para determinar o grau de obesidade. O IMC é fácil de aferir, confiável e altamente correlacionado com a porcentagem de gordura corporal. É usado para identificar adultos com maior risco de morbidade e mortalidade devido à obesidade. O IMC também pode ser usado para orientar a escolha do tratamento.

A classificação do IMC aprovada pelo NIH e pela OMS e apoiada pela maioria dos grupos médicos é apresentada na **TABELA 91.1**.

Ao estimar o risco cardiovascular ligado à obesidade a partir do IMC, a distribuição da gordura regional e as condições mórbidas associadas devem ser levadas em consideração:

TABELA 91.1 Classificação do índice de massa corporal

Classificação	IMC (kg/m²)
Baixo peso	< 18,5
Peso normal	18,5-24,9
Sobrepeso	25-29,9
Obesidade classe I	30-34,9
Obesidade classe II	35-39,9
Obesidade classe III (obesidade grave, extrema ou mórbida)	40-49,9
Obesidade classe IV (superobesos mórbidos)	≥ 50

- **IMC de 20 a 25,9 kg/m²** – Associado a pouco ou nenhum risco aumentado, a menos que a gordura visceral seja alta, ou o paciente tenha ganhado mais de 10 kg desde os 18 anos;
- **IMC de 25 a 29,9 kg/m²** – Indivíduos considerados de baixo risco;
- **IMC de 30 a 34,9 kg/m²** – Indivíduos com risco moderado;
- **IMC de 35 a 39,9 kg/m²** – Indivíduos com alto risco;
- **IMC acima de 40 kg/m²** – Indivíduos com risco muito elevado.

As definições de sobrepeso e obesidade variam de acordo com a etnia. As orientações da OMS e do NIH são frequentemente aplicadas a brancos, hispânicos e negros. Para asiáticos, o excesso de peso é IMC entre 23 e 29,9 kg/m², e a obesidade, IMC acima de 30 kg/m².

A circunferência abdominal é medida em torno do abdome no nível da cicatriz umbilical, com o paciente em pé. São considerados normais valores de até 88 cm para as mulheres e até 102 cm para os homens. Estudos recentes têm identificado que esses valores devem ser padronizados para diferentes grupos étnicos. As atuais referências para a América Latina são de 80 cm para as mulheres e 90 cm para os homens. Pacientes com valores maiores que esses são considerados com obesidade abdominal, também conhecida como obesidade central, visceral, androide ou do tipo masculino, e apresentam risco aumentado de comorbidades. Embora a tomografia computadorizada (TC) e a ressonância magnética (RM) sejam mais precisas do que a medida da circunferência abdominal para avaliar a distribuição da gordura corporal, são exames muito dispendiosos para serem realizados apenas com esse fim.

A maioria dos casos de obesidade está relacionada com distúrbios não médicos, como estilo de vida sedentário e aumento da ingestão calórica. Para determinar a etiologia e planejar a conduta, a história médica deve incluir a idade de início do ganho de peso, tentativas anteriores de perda de peso, mudança de hábitos alimentares, história de atividade física, uso de medicamentos no presente e no passado e história de interrupção do tabagismo.

Tratamento

O objetivo do tratamento é prevenir as complicações clínicas associadas ou causadas pela obesidade. A escolha do tratamento adequado para indivíduos com excesso de peso é baseada na avaliação inicial dos riscos. As principais opções de tratamento são mudança no estilo de vida, farmacoterapia e cirurgia bariátrica.

Todos os pacientes devem ser avaliados quanto à sua disponibilidade para a aceitação – característica essencial para que haja sucesso com o tratamento. Aqueles que ainda estão em fase inicial de pensar sobre o assunto provavelmente não são candidatos ao programa; os que estão prontos para perder peso devem receber todas as informações básicas sobre modificação de comportamento, dieta e exercícios físicos.

Alguns indivíduos podem desejar perder peso, mesmo que não estejam com sobrepeso. Para esse grupo, o exercício é a primeira recomendação. Além disso, as técnicas de modificação de comportamento e uma dieta podem ser úteis.

O tratamento da obesidade mórbida deve começar com mudanças de estilo de vida, incluindo alteração na dieta e início de exercícios físicos regulares, como caminhadas. As comorbidades associadas devem ser tratadas de forma específica. No entanto, essas medidas clínicas iniciais também são as primeiras a serem tomadas com o objetivo de preparação do paciente para a cirurgia.

Dieta e mudança comportamental

O tratamento para a obesidade tem como objetivo diminuir a ingestão de calorias e/ou aumentar o gasto energético. Aqueles que diminuem a ingestão de calorias têm maior potencial para perder peso do que os que apenas aumentam o gasto energético por meio de exercícios.

Assim, para perda de peso inicial, o tratamento deve visar à diminuição da ingestão alimentar e, quando possível, ao aumento do gasto energético. O primeiro pode ser conseguido por meio de dieta, com ou sem a adição de medicação.

A modificação do comportamento, ou terapia comportamental, é um ponto importante no tratamento da obesidade. Esse aspecto normalmente está incluído nos programas conduzidos por psicólogos ou outros profissionais qualificados, bem como em muitos grupos de autoajuda.

O paciente deve perder peso se cumprir uma dieta de 800 a 1.200 kcal/dia. A seleção de uma dieta depende de preferências subjetivas, devendo, para tanto, ser orientada e acompanhada por um nutricionista.

Como acontece com qualquer tratamento, as expectativas do paciente devem ser avaliadas. Muitos pacientes – e alguns médicos – têm expectativas irreais acerca das taxas de peso que os pacientes podem perder. Uma perda de 5% ou mais em 6 meses de tratamento é realista, embora, muitas vezes, possa ser visto mais do que isso. Se a perda de peso é mantida e está associada à melhora nos fatores de risco, então a terapia está sendo bem-sucedida. Uma perda de peso de mais de 5% do peso corporal inicial é satisfatória, mas menos da metade dos pacientes perderá 10% ou mais do peso corporal inicial, antes de chegar a um platô. Um acompanhamento dietético pode facilitar a perda de peso, especialmente durante o primeiro ano.

O aumento do gasto de energia mediante atividade física tem potencial capacidade de manter menor peso corporal por longo prazo.

Um bom programa de mudança de hábitos resulta em perda de peso média de 5 a 8%, e 60 a 65% dos pacientes perdem 5% ou mais do peso inicial.

Tratamento medicamentoso

O uso de medicamentos é indicado como adjuvante para dieta de baixo teor calórico associada ao aumento da atividade física.

A maioria dos medicamentos atualmente disponíveis tem efeitos colaterais menores, que diminuem com a duração do tratamento. No entanto, alguns efeitos colaterais mais graves foram identificados, impedindo a utilização de curto prazo em indivíduos que desejam perder pequenas quantidades de peso (indivíduos com sobrepeso).

A utilização de medicamentos pode ser útil no programa de tratamento dos doentes que não conseguem atingir a meta de perda de peso somente com dieta e exercícios físicos. Os medicamentos podem ser indicados para aqueles com IMC maior do que 30 kg/m² ou IMC de 27 a 30 kg/m² com comorbidades associadas. O papel da terapia medicamentosa tem sido questionado quanto à sua eficácia, ao seu potencial para abuso e aos seus efeitos colaterais.

A fentermina é a medicação de controle de peso mais amplamente prescrita nos Estados Unidos; tem baixo custo e foi aprovada pela Food and Drug Administration (FDA) em 1959 para uso de curto prazo ($\leq$ 3 meses). No entanto, a disponibilidade de cinco novos medicamentos para o controle de peso, aprovados pela FDA, levou alguns profissionais a desencorajarem o seu uso por longo prazo. Estes incluem orlistate, lorcasserina, liraglutida, fentermina-topiramato e naltrexona-bupropiona.

O orlistate (120 mg, via oral, 3 ×/dia, antes das refeições) é um inibidor potente e seletivo das lipases gástrica e pancreática, que reduz a absorção intestinal de lipídeos. A lorcasserina (10 mg, via oral, 2 ×/dia) é um agonista serotoninérgico seletivo do receptor 5-HT2c, que promove a saciedade e reduz a ingestão de alimentos. A liraglutida (dose inicial de 0,6 mg, via subcutânea, com aumento de 0,6 mg/semana até atingir 3 mg) é agonista do peptídeo semelhante ao glucagon-1 (GLP-1, do inglês *glucagon-like peptide-1*), que retarda o esvaziamento gástrico e potencializa a secreção de insulina dependente de glicose pelas células β-pancreáticas. Fentermina-topiramato (dose inicial: 3,75 mg/23 mg/dia durante 2 semanas; dose recomendada: 7,5 mg/46 mg/dia; dose máxima: 15 mg/92 mg/dia) é a combinação de uma amina simpaticomimética (fentermina) com um modulador do receptor do ácido gama-aminobutírico (GABA, do inglês *gamma-aminobutyric acid*) (topiramato), que reduz o apetite. Naltrexona-bupropiona (dose inicial: 1 comprimido com 8 mg de naltrexona e 90 mg de bupropiona/dia durante 1 semana; doses subsequentes: aumentar a cada semana 1 comprimido/dia até a dose de manutenção de 2 comprimidos, 2 ×/dia) é a combinação de um antagonista opioide (naltrexona) com um inibidor da recaptação da dopamina e da noradrenalina (bupropiona), que age sobre o sistema nervoso central para reduzir a ingestão de alimentos.

Em importantes ensaios com 1 ano de acompanhamento, a perda de peso total para as três monoterapias (orlistate, lorcasserina e liraglutida) variou de 5,8 a 8,8 kg, enquanto a perda de peso com placebos, determinada a partir de uma metanálise, variou de 2,6 a 5,3 kg. A perda de peso total em terapia com fármacos combinados (fentermina-topiramato e naltrexona-bupropiona), em ensaios importantes com 1 ano de acompanhamento, variou de 6,2 a 10,2 kg (6,4-9,8% do peso corporal inicial); já a perda de peso comparada com placebo foi de 8,8 kg para fentermina-topiramato e de 5 kg para naltrexona-bupropiona. A perda média de peso em ensaios, com 1 ano de acompanhamento, para fentermina-topiramato foi de 8,1 kg (7,8% do peso corporal inicial) na dose recomendada e

10,2 kg (9,8% do peso corporal inicial) na dose máxima, enquanto a perda de peso com placebo de uma metanálise foi 1,4 kg (1,2% do peso corporal inicial). Com naltrexona-bupropiona, a perda média de peso foi 6,2 kg (6,4% do peso corporal inicial), e a perda de peso com o placebo de uma metanálise, 1,3 kg (1,2% do peso corporal inicial).

Em geral, a perda de peso obtida com o uso dessas medicações é associada a melhorias nos fatores de risco e doenças crônicas. Por uma série de razões, os médicos não usam esses medicamentos como se poderia esperar, considerando-se a importância do problema da obesidade. Com frequência, os pacientes decepcionam-se com a perda moderada de peso associada ao uso dos medicamentos. A insatisfação com os resultados, aliada aos custos substanciais, pode levar ao uso dessas medicações apenas por curtos períodos. Além disso, alguns médicos parecem ter preocupações persistentes sobre a segurança com o uso desse tipo de fármaco. Finalmente, a recuperação de peso é comum após o término do tratamento e desencoraja pacientes e profissionais. O uso por longo prazo de medicamentos para perda de peso, conforme aprovado pela FDA, pode ser necessário para o controle de peso.

A reincidência, que é a recuperação do peso perdido, é um problema comum no tratamento da obesidade. Os pacientes que perdem peso durante todo um programa de tratamento clínico não conseguem manter o peso alcançado. Os pacientes mais bem-sucedidos são aqueles em que há perda de peso de mais de 2 kg em 4 semanas, que compareçam regularmente ao programa de perda de peso e que acreditam que podem controlar o seu peso. Intervenções comportamentais podem ajudar os pacientes a manter o peso alcançado. A realização de exercícios físicos de forma regular é um fator importante na manutenção da perda de peso.

Cirurgia

Nenhum manejo dietético da obesidade mórbida tem tido resultados uniformes e duradouros. Embora muitos indivíduos possam perder peso com sucesso mediante manejo dietético, apenas 5 a 10% dos pacientes com obesidade extrema são capazes de manter redução significativa de peso.

A cirurgia bariátrica provou ser eficaz no tratamento da obesidade, resultando em perda de peso em longo prazo, melhoria ou resolução de comorbidades e aumento da expectativa de vida.

Diversas abordagens cirúrgicas, coletivamente referidas como **cirurgia bariátrica**, têm sido utilizadas para tratar a obesidade mórbida que não respondeu às condutas clínicas. As indicações para o tratamento cirúrgico da obesidade mórbida foram delineadas pelo NIH Consensus Development Panel, em 1991.[1] Embora sejam repetidamente revistas e ampliadas,[10-12] permaneceram substancialmente inalteradas nos princípios fundamentais, especialmente em relação ao IMC e à idade dos pacientes, e continuam a ser as orientações aceitas de modo geral. Os pacientes potencialmente elegíveis para esse tipo de tratamento devem ter:

- IMC igual ou superior a 40 kg/m² sem comorbidades ou IMC igual ou superior a 35 kg/m² com comorbidades, como hipertensão, doenças cardíacas isquêmicas, DM2, síndrome da apneia obstrutiva do sono, síndrome da obesidade com hipoventilação (síndrome de Pickwick), doença hepática gordurosa não alcoólica e esteato-hepatite, dislipidemia, doenças do refluxo gastresofágico, asma, doenças venosas de estase, incontinência urinária grave, artropatia incapacitante e qualidade de vida muito reduzida;
- Idade entre 18 e 60 anos;
- Obesidade de longa data (> 5 anos);
- Falha em tratamentos clínicos de redução de peso anteriores;
- Motivação, capacidade de fornecer um consentimento válido, disposição e aptidão para cumprir recomendações dietéticas, para desenvolver atividade física e para manter acompanhamento médico e nutricional no período pós-operatório;
- Ausência de contraindicações importantes, como risco operatório muito elevado, espe-

rança de vida limitada devido à doença, cirrose grave, abuso de álcool ou drogas, etc.

No Brasil, o Ministério da Saúde[11] regulamenta a indicação dos procedimentos cirúrgicos para tratamento da obesidade mórbida. Está prevista a indicação do procedimento cirúrgico para pacientes entre 16 e 18 anos e para pacientes com mais de 65 anos, mas a avaliação pré-operatória dessa indicação deverá ser criteriosa.

O tratamento cirúrgico oferece a melhor possibilidade de sucesso por longo prazo para a maioria dos pacientes com obesidade mórbida. A perda de peso com a cirurgia bariátrica é o tratamento mais eficaz e duradouro para DM2. Além disso, a cirurgia bariátrica tem demonstrado diminuir em 89% o risco relativo de morte em pacientes com obesidade mórbida.

A maioria dos pacientes submetidos à cirurgia bariátrica para obesidade experimenta resolução completa ou melhora significativa de DM, hipertensão, hiperlipidemia e apneia do sono. A melhora dessas condições clínicas relacionadas com a obesidade ocorre particularmente após o *bypass* gástrico em Y de Roux, após a gastrectomia vertical (em inglês, *sleeve gastrectomy*) e, em menor grau, com a banda gástrica. As perdas de peso sustentadas e as melhorias metabólicas após o *bypass* gástrico em Y de Roux e a gastrectomia vertical devem-se principalmente ao aumento na saciedade e à hipofagia de longo prazo. Os possíveis mecanismos que explicam esses efeitos incluem alterações no sabor, preferências alimentares, taxas de esvaziamento da bolsa gástrica, estímulo vagal, atividade hormonal gastrintestinal, ácidos biliares circulantes e microbioma intestinal.

Os pacientes recuperam, em média, 5 a 10% de seu peso mais baixo com 10 anos de seguimento, com maior frequência de recuperação de peso total relatada com a banda gástrica ajustável do que com o *bypass* gástrico em Y de Roux e com a gastrectomia vertical. As preocupações com a eficácia e as altas taxas de reoperação levaram à diminuição no uso da banda gástrica nos Estados Unidos, em comparação com a gastrectomia vertical e o *bypass* gástrico em Y de Roux, que representaram 49 e 43% dos procedimentos, respectivamente.

Devido à crescente utilização de procedimentos laparoscópicos, as taxas de mortalidade com 30 dias diminuíram para todas as cirurgias bariátricas. A banda gástrica ajustável tem a menor taxa de mortalidade perioperatória (aproximadamente 0,002%); o *bypass* gástrico em Y de Roux e a gastrectomia em manga têm taxas de 0,2 e 0,3%, respectivamente. Cerca de um quarto dos pacientes tratados com banda gástrica ajustável e *bypass* gástrico em Y de Roux requer revisões cirúrgicas com 10 ou mais anos de seguimento. Quanto à gastrectomia vertical, os dados ainda são limitados.

As limitações das cirurgias atuais incluem custos elevados, riscos de complicações em curto e longo prazos e recuperação de peso em 5 a 20% dos pacientes. No entanto, o *bypass* gástrico em Y de Roux e a gastrectomia em manga são os tratamentos de longo prazo mais eficazes para a obesidade grave, condição associada com alta morbidade, mortalidade e custos com os cuidados de saúde.

O tratamento da obesidade mórbida exige uma abordagem multidisciplinar, incluindo psicólogos, nutricionistas, grupo de enfermagem especializado, clínicos e cirurgiões experientes. Os pacientes devem ser estimulados a manter um compromisso de mudança de comportamento para o resto da vida, com prática regular de exercícios e acompanhamento médico. Protocolo padronizado, critérios de seleção e abordagem multidisciplinar são de extrema importância.

Referências

1. NIH Conference. Gastrintestinal surgery for severe obesity. Consensus Development Conference Panel. Ann Intern Med. 1991;115(12):956-61.
2. American Medical Association. AMA adopts new policies on second day of voting at annual meeting [Internet]. Press release of the American Medical Association, June 18, 2013 [capturado em 18 ago. 2017]. Disponível em: http://www.npr.org/documents/2013/jun/ama-resolution-obesity.pdf
3. World Health Organization. Global Health Observatory (GHO) data: Obesity: situation and trends. Geneva: WHO; [c2017]. Disponível em: http://www.who.int/gho/ncd/risk_factors/obesity_text/en/
4. Flegal KM, Carroll MD, Kit BK, Ogden CL. Prevalence of obesity and trends in the distribution of body mass index among us adults, 1999-2010. JAMA. 2012;307(5):491-7.
5. Ogden CL, Carroll MD, Kit BK, Flegal KM. Prevalence of obesity and trends in body mass index among US children and adolescents, 1999-2010. JAMA. 2012;307(5):483-90.
6. Ogden CL, Carroll MD, Fryar CD, Flegal KM. Prevalence of obesity among adults and youth: United States, 2011-2014. NCHS Data Brief. 2015;(219):1-8.
7. França-Santos D, Oliveira AJ, Salles-Costa R, Lopes CS, Sichieri R. Gender and age differences social support and body mass index in adults in Greater Metropolitan Rio de Janeiro, Brazil. Cad Saude Publica. 2017;33(5):e00152815.
8. Carneiro CS, Peixoto MRG, Mendonça KL, Póvoa TIR, Nascente FMN, Jardim TSV, et al. Excesso de peso e fatores associados em adolescentes de uma capital brasileira. Rev Bras Epidemiol. 2017;20(2):260-73.
9. Pozza FS, Nucci LB, Enes CC. Identifying overweight and obesity in Brazilian Schoolchildren, 2014. J Public Health Manag Pract. 2017 Aug 21. [Epub ahead of print].
10. De Luca M, Angrisani L, Himpens J, Busetto L, Scopinaro N, Weiner R, et al. Indications for surgery for obesity and weight-related diseases: position statements from the International Federation for the Surgery of Obesity and Metabolic Disorders (IFSO). Obes Surg. 2016;26(8):1659-96.
11. Brasil. Ministério da Saúde. Portaria nº 424, de 19 de março de 2013. Redefine as diretrizes para a organização da prevenção e do tratamento do sobrepeso e obesidade como linha de cuidado prioritária da Rede de Atenção à Saúde das Pessoas com Doenças Crônicas. Brasília: MS; 2013. Disponível em: http://bvsms.saude.gov.br/bvs/saudelegis/gm/2013/prt0424_19_03_2013.html.
12. Conselho Federal de Medicina. Resolução CFM nº 2.131/2015. Altera o anexo da Resolução CFM nº 1.942/10, publicada no D.O.U. de 12 de fevereiro de 2010, Seção I, p. 72. Brasília: CFM; 2015. Disponível em: https://sistemas.cfm.org.br/normas/visualizar/resolucoes/BR/2015/2131.

Leituras recomendadas

American College of Cardiology/American Heart Association Task Force on Practice Guidelines, Obesity Expert Panel, 2013. Expert Panel Report: guidelines (2013) for the management of overweight and obesity in adults. Obesity (Silver Spring). 2014;22 Suppl 2:S41-410.

Associação Brasileira para o Estudo da Obesidade e da Síndrome Metabólica [Internet]. São Paulo, Abeso; 2017 [capturado em 14 abr. 2017]. Disponível em: http://www.abeso.org.br/uploads/downloads/24/552fe9fd73248.pdf

Baker MK, Byrne TK, Feldmann ME. Surgical treatment of obesity. Prim Care. 2009;36(2):41727.

Bray GA. Overview of therapy for obesity in adults [Internet]. Waltham: UpToDate; 2010 [capturado em 12 jul. 2010]. Disponível em: http://www.uptodate.com/patients/content/topic.do?topicKey=~7v7nc.Tgz9h_i

Bray GA. Etiology and natural history of obesity adults [Internet]. Waltham: UpToDate, Inc; 2010 [capturado em 12 jul. 2010]. Disponível em: http://www.uptodate.com/patients/content/topic.do?topicKey=~xxnWc.Tgz9h_i

Bray GA. Screening for and clinical evaluation of obesity in adults [Internet]. Waltham: UpToDate; 2010 [capturado em 12 jul. 2010]. Disponível em: http://www.uptodate.com/patients/content/topic.do?topicKey=~WlzzK4HLotD71.

Bray MS, Loos RJ, McCaffery JM, Ling C, Franks PW, Weinstock GM, et al. NIH working group report-using genomic information to guide weight management: from universal to precision treatment. Obesity (Silver Spring). 2016;24(1):14-22.

Bult MJ, van Dalen T, Muller AF. Surgical treatment of obesity. Eur J Endocrinol. 2008;158(2):135-45.

Clinical guidelines on the identification, evaluation, and treatment of overweight and obesity in adults: the evidence report. Obes Res. 1998;6 Suppl 2:51S-209S. Erratum in Obes Res. 1998;6(6):464.

DeMaria EJ. Morbid obesity. In: Mulholland MW, Greenfield LJ, editors. Greenfield's surgery: scientific principles and practice. 4th ed. Philadelphia: Lippincott Williams & Wilkins; 2006. p. 736-43.

Devlin MJ, Yanovski SZ, Wilson GT. Obesity: what mental health professionals need to know. Am J Psychiatry. 2000;157(6):854-66.

Donahue M, Fuster V, Califf RM. Introduction: cardiologists should target obesity. Am Heart J. 2001;142(6):1088-90.

Elte JW, Castro Cabezas M, Vrijland WW, Ruseler CH, Groen M, Mannaerts GH. Proposal for a multidisciplinary approach to the patient with morbid obesity: the St. Franciscus Hospital Morbid Obesity Program. Eur J Intern Med. 2008;19(2):92-8.

Faith MS, Butryn M, Wadden TA, Fabricatore A, Nguyen AM, Heymsfield SB. Evidence for prospective associations among depression and obesity in population-based studies. Obes Rev. 2011;12(5):e438-e453.

Fisher BL, Schauer P. Medical and surgical options in the treatment of severe obesity. Am J Surg. 2002;184(6B):9S-16S.

Garvey WT, Mechanick JI, Brett EM, Garber AJ, Hurley DL, Jastreboff AM, et al. American Association of Clinical Endocrinologists and American College of Endocrinology comprehensive clinical practice guidelines for medical care of patients with obesity. Endocr Pract. 2016;22 Suppl 3:1-203.

Grundy SM, Cleeman JI, Daniels SR, Donato KA, Eckel RH, Franklin BA, et al. Diagnosis and management of the metabolic syndrome: an American Heart Association/National Heart, Lung, and Blood Institute Scientific Statement. Circulation. 2005;112(17):2735-52.

Heymsfield S, Wadden T. Mechanisms, pathophysiology and management of obesity. N Eng J Med. 2017;376:254-266.

Jacobs DO, Robinson MK. Morbid obesity and operations for morbid obesity. In: Zinner MJ, Ashley SW, editors. Maingot's abdominal operations. 11th ed. New York: McGraw-Hill; 2007. p. 455-78.

Kramer CK, Zinman B, Retnakaran R. Are metabolically healthy overweight and obesity benign conditions? A systematic review and meta-analysis. Ann Intern Med. 2013; 159(11):758-69.

Lin X, Lin IY, Wu Y, Teh AL, Chen L, Aris IM, et al. Developmental pathways to adiposity begin before birth and are influenced by genotype, prenatal environment and epigenome. BMC Medicine. 2017;15(1):50.

Manson JE, Willett WC, Stampfer MJ, Colditz GA, Hunter DJ, Hankinson SE, et al. Body weight and mortality among women. N Engl J Med. 1995;333(11):677-85.

McTigue KM, Harris R, Hemphill B, Lux L, Sutton S, Bunton AJ, et al. Screening and interventions for obesity in adults: summary of the evidence for the U.S. Preventive Services Task Force. Ann Intern Med. 2003;139(11):933-49.

Pigeyre M, Yazdi FT, Kaur Y, Meyre D. Recent progress in genetics, epigenetics and metagenomics unveils the pathophysiology of human obesity. Clin Sci (Lond). 2016;130(12): 943-86.

Popkin BM, Hawkes C. Sweetening of the global diet, particularly beverages: patterns, trends, and policy responses. Lancet Diabetes Endocrinol. 2016;4(2):174-86.

Sociedade Brasileira de Cirurgia Bariátrica e Metabólica. Consenso Brasileiro Multissocietário em Cirurgia da Obesidade [Internet]. São Paulo: SBCBM; 2006 [capturado em 12 jul. 2010]. Disponível em: http://www.sbcb.org.br/membros_consenso_bariatrico.php

Stunkard AJ, Harris JR, Pedersen NL, McClearn GE. The bodymass index of twins who have been reared apart. N Engl J Med. 1990;322(21):148-37.

Stunkard AJ, Sørensen TI, Hanis C, Teasdale TW, Chakraborty R, Schull WJ, et al. An adoptive study of human obesity. N Engl J Med. 1986;314(4):193-8.

Tavakkolizadeh A, Mun E. Surgical management of severe obesity [Internet]. Waltham: UpToDate; 2007 [capturado em 24 set. 2010]. Disponível em: http://www.uptodate.com/home/index.html

Tessier DJ, Eagon JC. Surgical management of morbid obesity. Curr Probl Surg. 2008;45(2):68-137.

van der Klaauw AA, Farooqi IS. The hunger genes: pathways to obesity. Cell. 2015;161(1):119-32.

Yanovski SZ, Yanovski JA. Long-term drug treatment for obesity: a systematic and clinical review. JAMA. 2014;311(1): 74-86.

Cirurgia bariátrica

Eduardo Neubarth Trindade
Cácio Ricardo Wietzycoski
Márcia Vaz
Vinicius von Diemen
Manoel R. M. Trindade

As indicações para o tratamento cirúrgico da obesidade mórbida foram delineadas pelo National Institutes of Health (NIH) Consensus Development Panel,[1] em 1991, e continuam a ser as orientações aceitas pelo Consenso Brasileiro Multissocietário em Cirurgia da Obesidade,[2] publicado em 2006. Os pacientes são considerados candidatos ao tratamento cirúrgico quando:

- Têm índice de massa corporal (IMC) igual ou superior a 40 kg/m² sem comorbidades, ou IMC igual ou superior a 35 kg/m² com comorbidades relacionadas com a obesidade;
- Os tratamentos clínicos de redução de peso realizados anteriormente não obtiveram resultado;
- São psicologicamente estáveis;
- Não são dependentes de drogas ou álcool;
- Têm risco cirúrgico aceitável.

Os candidatos à terapia cirúrgica devem estar dispostos e aptos a, no período pós-operatório, cumprir recomendações dietéticas, desenvolver atividade física e manter acompanhamento médico e nutricional.

O tratamento cirúrgico oferece a melhor possibilidade de sucesso em longo prazo para a maioria dos pacientes. A perda de peso com a cirurgia bariátrica é o tratamento mais eficaz e duradouro. Além disso, tem demonstrado diminuir em 89% o risco relativo de morte.

Os pacientes obesos mórbidos devem ter acesso e ser avaliados por uma equipe multidisciplinar composta por cirurgião, clínico, endocrinologista, psiquiatra, psicólogo, nutricionista e fisioterapeuta. A avaliação e a educação nutricional são extremamente importantes na preparação pré-operatória. O atendimento psiquiátrico ajuda a preparar os pacientes para a operação e sua recuperação pós-operatória, e também auxilia na identificação de pacientes com transtornos alimentares, depressão grave, psicose ou outros transtornos de humor que possam afetar negativamente os resultados.

Os centros de referência – onde um grande número de procedimentos é realizado a cada ano por cirurgiões com experiência em cirurgia bariátrica e que dispõem de um grupo de apoio e de acompanhamento dos pacientes – oferecem um tratamento mais seguro e os melhores resultados globais. O hospital deve estar adequadamente equipado com mesas cirúrgicas que comportem pacientes obesos, instrumentos laparoscópicos extralongos, grampeadores especiais e camas extragrandes. O serviço de radiologia deve ser capaz de acomodar pacientes obesos.

A avaliação pré-operatória é mandatória, considerando que a taxa de mortalidade perioperatória para pacientes com obesidade mórbida é duas a três vezes maior do que para indivíduos com peso normal.

A obesidade aumenta o risco de infecções da ferida operatória, sendo recomendada a profilaxia com antibióticos de acordo com a probabilidade de contaminação da ferida e o tipo de procedimento planejado.

Os pacientes obesos têm risco aumentado (cerca de 3%) de desenvolver trombose venosa profunda (TVP), e o risco de embolia pulmonar (EP) é estimado em aproximadamente 1%. Por conseguinte, a profilaxia da TVP é considerada de rotina, podendo ser realizada de duas formas: (1) heparina fracionada, 5.000 unidades, administrada por via subcutânea (SC) a cada 8 horas, iniciando no pré-operatório e mantendo no pós-operatório; ou (2) heparina de baixo peso molecular em dose de 40 mg administrada 2 ×/dia por via subcutânea (SC), embora uma dose única de 40 mg SC pareça ser suficiente para prevenção na maioria dos pacientes, sem aumentar o risco de sangramentos.

Técnicas cirúrgicas

O tratamento cirúrgico da obesidade é feito com base em três objetivos fundamentais:

1. Reduzir a absorção calórica excluindo porções do intestino delgado – procedimentos mal-absortivos;
2. Reduzir a capacidade gástrica – procedimentos restritivos;
3. Induzir a má-absorção e diminuir o reservatório gástrico – procedimentos combinados.

Os mecanismos de ação de muitos dos procedimentos da cirurgia bariátrica podem envolver mais do que exclusões de porções do trato gastrintestinal ou restrição da ingestão de alimentos, e incluem alterações das vias metabólicas e hormonais, além de outros processos que podem modular o apetite e a ingestão alimentar.

Cada um desses procedimentos tem seu próprio conjunto de resultados esperados e possíveis complicações. A maioria das operações bariátricas laparoscópicas apresenta resultados de longo prazo equivalentes a seus homólogos pela técnica aberta.

Bypass gástrico em Y de Roux

O *bypass* gástrico em Y de Roux (BGYR) é um procedimento restritivo e disabsortivo. A perda de peso eficaz e persistente e um grau aceitável de complicações fazem dele o padrão-ouro ao qual todos os outros procedimentos cirúrgicos devem ser comparados.

Durante a década de 1990, o BGYR suplantou a gastroplastia vertical bandada (cirurgia de Mason, não mais utilizada na atualidade) e tornou-se o procedimento mais realizado para a obesidade, representando atualmente até 70% dos procedimentos bariátricos executados. Pode ser feito tanto por via laparoscópica como aberta.

Uma pequena bolsa gástrica (± 30-50 mL) é criada ao longo da pequena curvatura com grampeadores lineares. Depois, realiza-se a reconstrução do trânsito com uma gastrojejunostomia com um estoma de 1,5 a 2 cm para restabelecer o trânsito com a bolsa. Com a técnica de BGYR, faz-se a transecção do jejuno 100 cm distalmente ao ligamento de Treitz (alça biliopancreática), e a enteroenteroanastomose é realizada laterolateralmente de 100 a 150 cm abaixo, na alça do Y de Roux (alça alimentar), conforme a **FIGURA 92.1**. A integridade da anastomose é testada por instilação de azul de metileno na bolsa gástrica por uma sonda de Fouchet orogástrica. Perda de peso adicional pode ser obtida em pacientes superobesos (IMC ≥ 50 kg/m^2) com uma alça de jejuno para o Y de Roux com 150 cm (BGYR com alça longa) ou 200 cm (BGYR com alça superlonga).

O BGYR por videolaparoscopia é considerado o padrão-ouro na cirurgia bariátrica atual e é a técnica mais utilizada no mundo, embora a gastrectomia vertical (descrita a seguir) venha suplantando o BGYR em muitos locais, como Estados Unidos, Chile e alguns países da Europa. Na técnica laparoscópica BGYR, são utilizados geralmente cinco portais. A técnica aberta, embora ainda seja realizada em alguns serviços, normalmente está sendo oferecida apenas a pacientes do sistema público.

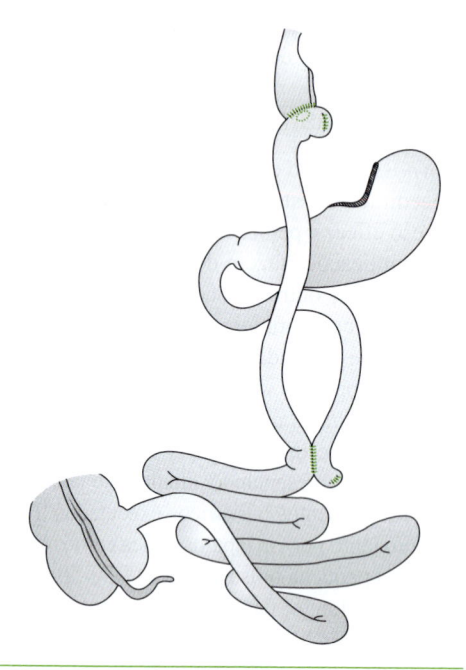

FIGURA 92.1 *Bypass* gástrico em Y de Roux.
Fonte: Adaptada de desenho elaborado por Guilherme S. Mazzini.

A técnica por videolaparoscopia resulta em redução no tempo de hospitalização, retorno mais rápido às atividades e diminuição da incidência de infecção na ferida operatória e de hérnia incisional, quando comparada com a técnica aberta. Além disso, vários estudos já demonstraram a custo-efetividade do *bypass* gástrico videolaparoscópico. A frequência de hérnia interna pode aumentar como resultado da menor formação de aderências. Em relação à perda de peso, o BGYR por videolaparoscopia apresenta resultados semelhantes aos encontrados com a técnica aberta.

Há controvérsia no BGYR quanto à drenagem da gastrojejunoanastomose. A maioria dos cirurgiões prefere deixar drenos para monitorizar uma deiscência ou o início de sangramento pós-operatório. A drenagem de rotina poderá evitar a necessidade de reexploração ou drenagem percutânea, que pode ser difícil em um paciente com obesidade mórbida.

Gastrectomia vertical

A gastrectomia vertical (GV), ou gastrectomia em manga (derivada do nome original em inglês, *sleeve gastrectomy*), vem sendo bastante utilizada pelos autores, e alguns serviços já a colocam como técnica de escolha. Nos Estados Unidos, a GV já é a cirurgia mais realizada, superando o BGYR nos últimos anos. A técnica consiste na formação de uma bolsa gástrica tubular ("em manga", ou *sleeve*), com capacidade de 150 a 200 mL, por meio da ressecção de 80 a 90% do estômago (principalmente fundo e corpo gástrico) com uso de grampeadores lineares, como mostra a **FIGURA 92.2**.

Como a GV é uma técnica relativamente nova, descrita inicialmente em 2002 como o primeiro passo da derivação biliopancreática (DBP) com *switch* duodenal (descrição a seguir), não há estudos de muito longo prazo comparando-a com o BGYR em termos de manutenção da perda de peso e resolução de comorbidades. Estudos recentes demostram que a perda de peso na GV é muito semelhante à do BGYR no curto prazo, embora alguns artigos ainda demonstrem superioridade do BGYR no controle de peso em médio e longo prazos. Os resultados concernentes à resolução das comorbidades também se mostram controversos: embora alguns artigos demonstrem efeitos me-

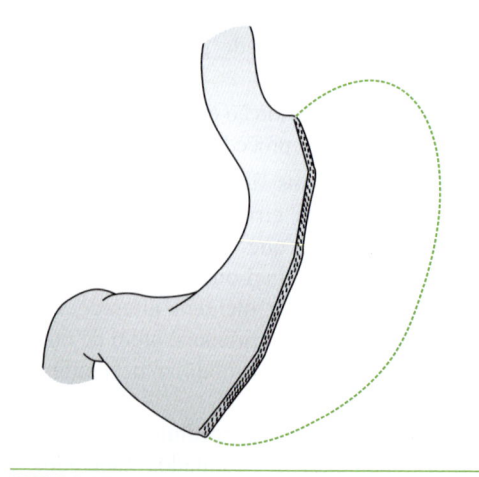

FIGURA 92.2 Gastrectomia vertical (*sleeve gastrectomy*).
Fonte: Adaptada de desenho elaborado por Guilherme S. Mazzini.

tabólicos importantes, a GV ainda não conseguiu demonstrar significativamente os mesmos resultados em termos de resolução das comorbidades importantes, como diabetes e doença do refluxo, por exemplo.

A GV parece ser uma cirurgia muito promissora desde que bem indicada, parecendo ter melhores resultados em pacientes com IMCs menores, homens (comedores de grande volume), indivíduos com idade avançada (> 60 anos) e em pacientes super-superobesos (IMC > 60 kg/m^2), que se beneficiariam de DBP com *switch* duodenal, nos casos em que a GV sozinha não tiver resultado satisfatório. Cuidado especial deve ser tomado ao indicar GV ao paciente com doença do refluxo, principalmente com esofagite mais avançada, pois essa cirurgia é conhecidamente refluxogênica e pode piorar a esofagite e os sintomas de refluxo no pós-operatório.

Derivação biliopancreática (cirurgia de Scopinaro)

A DBP atinge o seu objetivo – a perda de peso – pela aceleração tanto do esvaziamento gástrico (gastrectomia) como do trânsito intestinal (enteroileostomia). Variações desse procedimento têm sido utilizadas, com alterações na extensão da gastrectomia realizada e do comprimento do canal entérico comum a partir da enteroileostomia.

Nessa cirurgia (**FIG. 92.3**), a quantidade de comida ingerida passa para o intestino sem condições de ser digerida ou absorvida até que receba a bile e o suco pancreático, 50 cm antes da válvula ileocecal, onde a digestão e a absorção vão ocorrer. Os pacientes submetidos a esse procedimento geralmente apresentam 4 a 6 evacuações por dia, que são malcheirosas e flutuam, indicando a má-absorção de gordura. Esse procedimento produz redução do excesso de peso de 70 a 80%. O resultado dessa cirurgia deve-se à combinação da restrição pela gastrectomia, das mudanças de comportamento alimentar devidas à síndrome do *dumping* e da má-absorção pela grande quantidade de intestino delgado excluído. A redução adicional da fome pode estar relacionada com efeitos hormonais devido a alterações no fornecimento de um conteúdo intestinal rico em calorias diretamente ao íleo.

Devido à maior incidência de desnutrição proteicocalórica e às complicações pós-gastrectomia da DBP, essa técnica foi modificada para aumentar o comprimento do canal distal comum (100 cm) e evitar a ressecção do piloro, criando a DBP com *switch* duodenal (**FIG. 92.4**). Nela é executada GV (ver **FIG. 92.2**), e o duodeno é seccionado distalmente ao piloro. Isso proporciona ao paciente a sensação de saciedade precoce e reduz a população de células parietais, resultando em mais perda de peso e menos problemas com úlceras de estoma, respectivamente. Apesar dessa modificação, ainda se observam má-nutrição e deficiências de vitaminas lipossolúveis e cálcio.

A DBP raramente é utilizada devido à maior incidência de desnutrição proteicocalórica e deficiências de vitaminas lipossolúveis. Tem sido apontada como um procedimento adequado

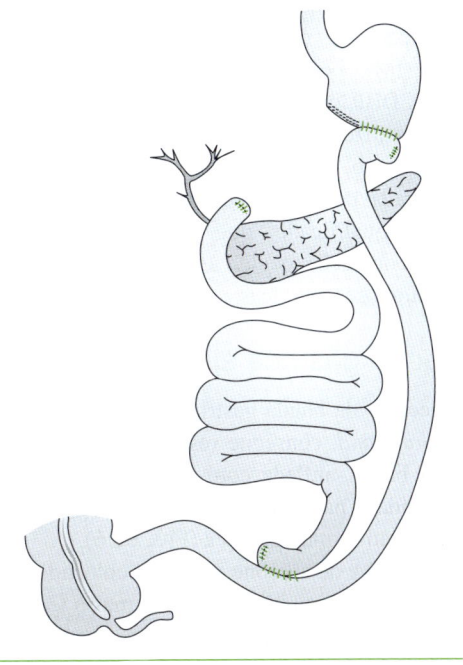

FIGURA 92.3 Derivação biliopancreática.
Fonte: Adaptada de desenho elaborado por Guilherme S. Mazzini.

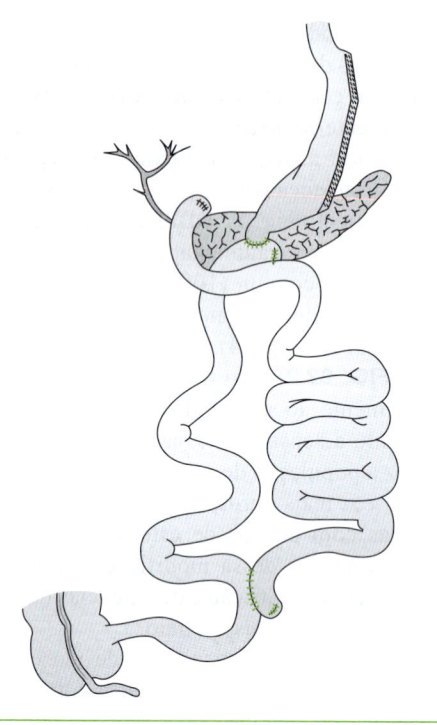

FIGURA 92.4 Derivação biliopancreática com *switch* duodenal.
Fonte: Adaptada de desenho elaborado por Guilherme S. Mazzini.

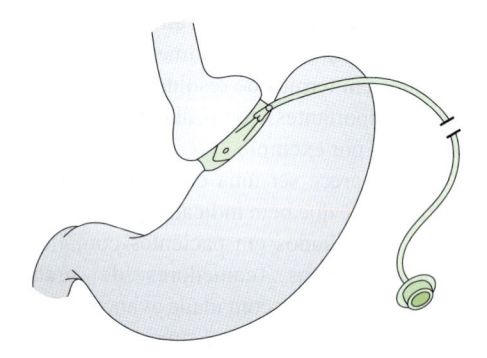

FIGURA 92.5 Banda gástrica ajustável.
Fonte: Adaptada de desenho elaborado por Guilherme S. Mazzini.

para pacientes com obesidade super-supermórbida (IMC > 60 kg/m^2).

A DBP, com ou sem *switch* duodenal, tem sido realizada com sucesso por laparoscopia. No entanto, a técnica laparoscópica só deve ser realizada por cirurgiões laparoscópicos altamente qualificados que estão familiarizados com a operação, devido às várias transecções e anastomoses entéricas.

Banda gástrica ajustável

A técnica da banda gástrica ajustável (BGA), ou *lap-band*, consegue restrição por meio de uma banda, inflada com solução salina, que circunda a parte superior do estômago, perto da junção esofagogástrica (**FIG. 92.5**).

A BGA de silicone pode ser colocada por técnica aberta ou laparoscópica, mas a técnica laparoscópica é a mais utilizada. Consiste na colocação da banda em torno do estômago proximal para criar uma bolsa de aproximadamente 15 mL. O grau de restrição é ajustado pela injeção de solução fisiológica em um portal implantado no tecido subcutâneo.

Entre os benefícios da BGA, destacam-se os seguintes:

- É fácil de colocar;
- É uma técnica minimamente invasiva e reversível;
- Tem fácil adaptação;
- É uma técnica segura;
- Apresenta baixo índice de deficiências em vitaminas e sais minerais;
- Tem taxa de mortalidade perioperatória muito baixa.

A perda de peso com a BGA não tem sido tão efetiva quanto o esperado, e complicações de longo prazo são mais comuns, incluindo a elevada necessidade de retirada da banda.

Devido à falha em manter a perda de peso em longo prazo, aos problemas na adaptação da dieta (vômitos, intolerâncias, impactação alimentar) e principalmente às complicações da banda (erosão, perfuração, estenose, migração), essa cirurgia está em desuso no Serviço de Cirurgia do Aparelho Digestivo do Hospital de Clínicas de Porto Alegre.

Balão intragástrico

O balão intragástrico (BIG) é uma alternativa temporária não cirúrgica para perda de peso em indivíduos com sobrepeso (liberado para uso em pacientes com IMC > 27 kg/m^2) ou moderadamente obesos. Tem durabilidade de 6 meses a 1 ano, dependendo do balão utilizado. Trata-se de um balão macio que é colocado por via endoscópica e distendido com solução salina, promovendo sensação de saciedade e restrição. É necessária a utilização de inibidores da bomba de prótons durante sua permanência, para diminuir a chance de erosões e ulceração, diminuindo também os sintomas de refluxo que são comuns após a colocação do BIG.

A perda de peso com o uso do BIG relatada na literatura é de 15 a 20% do peso total. O tratamento com BIG, como todo tratamento da obesidade, deve estar associado à alteração dos hábitos alimentares, à prática de atividades físicas e ao seguimento com equipe multidisciplinar. Mesmo que os pacientes atinjam perda de peso bastante satisfatória durante o uso do BIG, os resultados indicam que a perda de peso é transitória, com apenas 26% dos pacientes mantendo-a ao longo de 1 ano após sua retirada. O BIG também pode ser usado no preparo pré-operatório de pacientes graves, pois pode reduzir o risco de complicações intraoperatórias em pacientes superobesos que usam o BIG antes da realização do procedimento cirúrgico definitivo.

As complicações do BIG incluem náuseas, vômitos, dor abdominal, ulceração e migração do balão. A necessidade de retirada precoce do BIG – que ocorre em torno de 3 a 5% dos pacientes que usam balão não ajustável – pode ser minimizada com a utilização de balão gástrico mais moderno e ajustável, que pode ter seu volume modificado dependendo da necessidade do paciente. Em casos de intolerância ao balão, o seu volume pode ser diminuído; quando o paciente atinge um platô de perda de peso, pode-se aumentar o volume do BIG para buscar maior saciedade. Além disso, o balão ajustável está liberado pela Agência Nacional de Vigilância Sanitária (Anvisa) para ser utilizado por até 1 ano.

Outras técnicas

Cabe ressaltar que as demais técnicas, que não estão descritas neste capítulo e não constam na resolução do Conselho Federal de Medicina (CFM) n° 2.131/2015[3] como cirurgias liberadas para tratamento da obesidade, devem ser realizadas apenas em estudos científicos devidamente registrados no comitê de ética local, na Comissão Nacional de Ética em Pesquisa (Conep) e nos registros de ensaios clínicos.

Escolha da técnica cirúrgica

A definição da técnica a ser utilizada em cada paciente deve ser feita com base em:

- Experiência do serviço;
- Perfil do paciente;
- Comorbidades apresentadas.

Como não existe uma técnica ideal para todos os pacientes, a seleção apropriada do paciente para indicar determinada técnica deve ser feita considerando os riscos e os benefícios de cada uma delas.

Complicações cirúrgicas e pós-operatórias

Embora a grande maioria dos pacientes submetidos à cirurgia alcance sucesso nos resultados e reverta muitas das comorbidades, há risco significativo de complicações pós-operatórias. Nos últimos anos – com o treinamento mais aprimorado das equipes, o desenvolvimento de equipamentos de alta precisão, a consolidação da videocirurgia como padrão-ouro e a formação de serviços de referência –, os índices de complicações caíram significativamente, e hoje a cirurgia bariátrica é considerada um procedimento com alto índice de segurança. O espectro de complicações e sua frequência relativa são muito semelhantes aos verificados após outras cirurgias gastrintestinais, salientando que toda a população investigada está com obesidade mórbida no pré-operatório. Logo, o risco de complicações aumenta como resultado dessa seleção de pacientes. A evolução das complicações pós-operatórias geralmente é atípica; portanto, justifica-se um alto nível de suspeição clínica.

A observação cuidadosa no pós-operatório é imprescindível. Pacientes selecionados (com maiores comorbidades clínicas) devem ser admitidos em uma unidade de cuidados intermediários ou de terapia intensiva pós-operatória. As complicações imediatas mais graves são a deiscência de anastomose e a EP, as quais devem ser consideradas sempre que a evolução pós-operatória não for a esperada.

Devido às alterações anatômicas e fisiológicas resultantes da cirurgia, e de forma a evitar o desenvolvimento de complicações graves, o acompanhamento por longo prazo de todos os pacientes é obrigatório.

Atualmente, complicações menores podem ocorrer em até 10% dos pacientes. A necessidade de reoperação durante a mesma admissão é pouco comum, principalmente em serviços que utilizam a drenagem das anastomoses, possibilitando o tratamento conservador que vem ganhando cada dia mais espaço em complicações após a cirurgia bariátrica. As complicações sistêmicas ocorrem em 3 a 7% dos pacientes, e mais comumente envolvem o sistema respiratório. A conversão da técnica laparoscópica para a técnica aberta é extremamente infrequente em serviços de alto volume (centros de referência); em geral, esse índice fica abaixo de 1% na maioria dos estudos.

Complicações precoces

Fístulas

Fístulas são a complicação mais temida. Embora possam ocorrer em até 4% das cirurgias bariátricas em que uma linha de grampos ou anastomose é criada, diversos artigos recentes mostram taxas de fístulas muito próximas de 0%. As fístulas são mais frequentes na anastomose gastrojejunal ou na linha de grampos no ângulo de His, embora potencialmente possam ocorrer na enteroenteroanastomose e no estômago excluído. Na GV, a fístula ocorre muito mais frequentemente no ângulo de His, e frequentemente está associada a um componente de aumento da pressão intragástrica, secundária a estreitamento, estenose ou torção na incisura angular.

A peritonite secundária à deiscência de anastomose ou fístula é a complicação cirúrgica com mais risco de morte após cirurgia bariátrica. Os sinais e sintomas iniciais decorrentes dessa complicação podem ser mínimos e extremamente difíceis de detectar. Se o paciente se queixa de aumento da dor no abdome, ou de dor nas costas ou no ombro, ou de pressão no baixo ventre, ou apresenta soluços, deve-se suspeitar de deiscência de anastomose. Taquicardia, taquipneia, dispneia, queda da saturação de oxigênio, febre, ansiedade e leucocitose estão presentes, embora não seja incomum que a deiscência se manifeste apenas como uma taquicardia persistente em um paciente assintomático. Os exames radiológicos são frequentemente falso-negativos, motivo pelo qual a deiscência de anastomose não pode ser excluída com base apenas em um estudo contrastado negativo. Logo, se a suspeita clínica for alta, uma laparotomia ou laparoscopia exploratória deverá ser realizada com urgência.

As fístulas podem ocorrer em dois momentos na evolução pós-operatória. As precoces ocorrem 24 a 48 horas após a cirurgia e estão associadas à deterioração clínica rápida, havendo necessidade urgente de reoperação. Geralmente estão relacionadas com problemas técnicos da anastomose. As deiscências tardias ocorrem 5 a 10 dias após a cirurgia e podem estar relacionadas com isquemia ou má-cicatrização da linha de grampos ou da linha de sutura. Embora essas deiscências possam resultar em colapso cardiovascular grave, mais frequentemente apresentam curso de evolução subagudo, podendo produzir pouca ou nenhuma sintomatologia. A fístula que ocorre na GV normalmente é mais tardia, de mais difícil tratamento. A abordagem endoscópica é o tratamento-padrão na atualidade, mas cirurgias mais radicais – como gastrectomia total com anastomose esofagojejunal – podem ser necessárias em casos mais difíceis.

Embolia pulmonar

A TVP e a EP no período perioperatório ocorrem em 0,3 a 2,2% dos pacientes em grandes séries. Atualmente, a EP já é a causa mais frequente de morte após cirurgia bariátrica: nos últimos anos, superou a deiscência da anastomose, e é responsável por cerca de 40% das mortes. A EP pode ocorrer em até 1% dos pacientes, mesmo com uso de medidas profiláticas adequadas.

As incidências de TVP e EP podem ser reduzidas com o uso de heparina SC profilática, botas de compressão pneumática, meias de compressão intermitente e deambulação precoce.

Os fatores de risco independentes incluem obesidade extrema (IMC $\geq$ 50 kg/m^2), estase venosa, tempo cirúrgico maior do que 3 horas, sexo masculino e tabagismo.

Infarto agudo do miocárdio

Os pacientes submetidos à cirurgia bariátrica têm risco aumentado de infarto agudo do miocárdio (IAM), devido à obesidade e à alta prevalência de fatores de risco cardíacos. Mesmo que a média de idade da maioria desses pacientes seja de 30 a 40 anos, a incidência de IAM no pós-operatório é de 0,5 a 1%, e alto grau de suspeita deve ser mantido durante esse período. Os sintomas típicos podem estar ausentes, especialmente nos pacientes diabéticos.

Complicações pulmonares

Pacientes obesos mórbidos têm maior risco de desenvolver disfunção pulmonar nos primeiros dias após a cirurgia, devido à restrição aos movimentos ventilatórios imposta pelo excesso de peso. As complicações pulmonares incluem as atelectasias, as pneumonias e a insuficiência respiratória, exigindo ventilação mecânica prolongada. Os pacientes submetidos a procedimentos laparoscópicos terão menos dor e, consequentemente, menor comprometimento pulmonar. A deambulação pós-operatória precoce, a fisioterapia respiratória e a interrupção do tabagismo no pré-operatório ajudam a diminuir a probabilidade dessas complicações.

Infecção da ferida

A infecção da ferida é uma das complicações pós-operatórias mais comuns, ocorrendo em 5 a 20% dos pacientes. O acesso laparoscópico detém vantagem sobre a abordagem aberta em relação à redução da frequência (3-4%) e da gravidade das infecções da ferida. A incidência de infecções da ferida pode ser diminuída pela administração de antibióticos profiláticos.

Hemorragia digestiva

A hemorragia digestiva é uma complicação rara, e as possíveis causas incluem sangramento na anastomose gastrojejunal, na linha de sutura da bolsa gástrica, no remanescente gástrico ou na anastomose jejunojejunal. A endoscopia pode facilmente identificar e tratar muitas fontes de sangramento.

Complicações tardias

Obstrução intestinal

A incidência da obstrução intestinal varia de 2 a 8%. Ocorre com mais frequência após técnicas envolvendo anastomoses do intestino delgado e abordagem laparoscópica.

Apesar de a obstrução da alça biliopancreática ser rara após um BGYR (< 1%), pode causar distensão aguda do remanescente gástrico, resultando em perfuração. Esses pacientes frequentemente se queixam de distensão e soluços persistentes, e a radiografia simples do abdome pode mostrar dilatação do estômago. Uma reoperação de urgência é necessária nesses casos.

As hérnias internas e a formação de aderências também são causas raras de obstrução intestinal e podem ocorrer tanto após a técnica laparoscópica como após a aberta, geralmente meses a anos após a cirurgia. As hérnias internas parecem ser particularmente prevalentes após a cirurgia laparoscópica (0-5%), independentemente da orientação da alça alimentar (antecólica ou retrocólica). A obstrução intestinal exige tratamento cirúrgico em qualquer momento.

Náuseas e vômitos

Náuseas e vômitos são queixas comuns após a cirurgia bariátrica e podem ser graves em até 30% dos pacientes. Com cirurgias restritivas, os pacientes devem adaptar-se a um novo hábito alimentar, que inclui a ingestão de porções pequenas. Não é incomum que o paciente coma muito rápido ou ingira uma quantidade maior de alimento e apresente náuseas, dor epigástrica e/ou vômitos, configurando um erro alimentar que deve ser corrigido por meio de orientação pela equipe multidisciplinar.

O momento mais comum desses sintomas é das primeiras semanas até 3 meses depois da cirurgia, quando os pacientes tentam experimentar novos alimentos ou se esquecem de comer porções pequenas. Alguns alimentos têm mais propensão a induzir esse problema, incluindo carne vermelha, pão e massas.

Outras causas frequentes incluem obstrução da anastomose, impactação de alimento, hérnia interna e obstrução intestinal. No caso de vômitos persistentes, uma avaliação com endoscopia digestiva alta é justificada para avaliar a possibilidade de estenose ou impactação alimentar.

Estenose do estoma

A estenose do estoma pode ocorrer após o BGYR, com incidência de 4 a 20%. Os sintomas geralmente se apresentam nos primeiros 6 meses após a cirurgia, e as queixas são de início gradual com intolerância aos sólidos ou aos líquidos, dor epigástrica e vômitos.

Uma radiografia contrastada pode ser realizada inicialmente, embora a endoscopia seja o procedimento diagnóstico de escolha, porque é mais sensível e permite a intervenção terapêutica. A dilatação endoscópica é recomendada com base na importância dos sintomas e na presença de estoma com diâmetro inferior a 15 mm. Em 70 a 80% dos pacientes, uma única dilatação é suficiente.

Úlceras marginais

As úlceras marginais ocorrem em 0,6 a 16% dos pacientes com BGYR, mesmo quando são tratados com inibidores da bomba de prótons no pós-operatório. Podem sobrevir várias semanas a muitos anos ao período pós-operatório.

Os sintomas são semelhantes aos encontrados nas úlceras pépticas, incluindo dor epigástrica e pirose. Essa complicação geralmente responde à utilização de bloqueadores da bomba de prótons por 6 semanas, mas pode ser necessário o uso de sucralfato em casos mais graves ou recidivantes. A endoscopia é o exame diagnóstico de escolha, e a biópsia deve ser realizada para excluir a presença de *Helicobacter pylori*.

Refluxo gastresofágico

O refluxo gastresofágico é frequentemente observado após BGA e GV, embora também ocorra após BGYR. Para avaliação diagnóstica desses pacientes, deve-se realizar endoscopia digestiva alta. Alguns pacientes precisarão ter sua GV revertida ou sua banda gástrica retirada. Nesses casos, a conversão para um BGYR pode ser indicada.

Síndrome de *dumping*

A síndrome de *dumping* ocorre mais comumente após o BGYR (50-85% dos casos). Os pacientes que experimentam essa complicação muitas vezes não seguem a dieta recomendada. Os sintomas típicos incluem diarreia, cólicas abdominais, náuseas e vômitos, bem como efeitos sistêmicos de hipotensão arterial, taquicardia, tontura, rubor e síncope.

Acredita-se que a síndrome de *dumping* seja causada pela exposição do intestino delgado proximal a alimentos ou líquidos hiperosmolares. Embora por vezes seja considerada uma complicação, na maioria dos casos é considerada um potente reforço negativo ao desejo de ingerir doces concentrados, em decorrência dos sintomas desconfortáveis que produz. Raramente os sintomas são tão graves a ponto de serem debilitantes, e, em geral, respondem bem com o controle da dieta.

Cálculos biliares

A rápida perda de peso após a cirurgia bariátrica está associada à alta incidência de formação de cálculos na vesícula biliar, que varia de 22 a 71%; em até 41% dos casos, será necessária uma colecistectomia por cólica biliar ou colecistite. Por causa disso, muitos cirurgiões recomendam uma colecistectomia logo após o diagnóstico de colelitíase, mesmo sem a presença de sintomas importantes, pois uma complicação como a coledocolitíase pode ser muito mais difícil de ser tratada em pacientes com *bypass* gástrico. Além disso, durante a colecistectomia, o cirurgião terá a oportunidade de revisar as brechas do mesentério e realizar o devido fechamento, prevenindo a hérnia interna. Na DBP, a colecistectomia é realizada rotineiramente.

Hérnia incisional

Hérnias clinicamente significativas ocorrem em pelo menos 15 a 24% dos pacientes após uma cirurgia bariátrica aberta e em até 1,8% dos casos nos portais após cirurgia laparoscópica.

O fator de risco mais importante é a infecção da ferida operatória. A detecção ao exame físico é mais comum no período de 3 meses a 1 ano de pós-operatório.

Deficiências nutricionais e alterações metabólicas

Após o BGYR e a DBP, existe o risco de desenvolver desnutrição proteicocalórica, depleção de cálcio e deficiências de vitaminas lipossolúveis e de outros micronutrientes. Uma dieta rica em proteína é necessária para evitar má-nutrição proteica. Os pacientes devem receber suplementação oral de vitaminas e sais minerais indefinidamente.

As principais deficiências nutricionais e alterações metabólicas estão descritas a seguir:

- **Desnutrição proteicocalórica** – Pode ocorrer depois de DBP com ou sem *switch* duodenal e, menos comumente, após BGYR. Os sintomas incluem fadiga excessiva, edema periférico, aumento na frequência das evacuações (> 4-5 por dia) ou esteatorreia;
- **Desidratação** – É uma queixa comum, mas raras vezes se torna clinicamente significativa. Os pacientes devem ser orientados desde o pré-operatório sobre a necessidade de ingerir pequenos volumes de líquidos frequentemente durante o dia, sobretudo no pós-operatório imediato;
- **Deficiência de ferro** – É a deficiência mais comum após cirurgia bariátrica. Sua etiologia é multifatorial, incluindo a redução da absorção do ferro da dieta devido principalmente à exclusão gástrica e duodenal. A absorção de ferro também é inibida por bloqueadores da histamina e inibidores da bomba de prótons, que são comumente prescritos após a cirurgia. A prevalência de deficiência de ferro aumenta com o tempo, ocorrendo em 25 a 75% dos pacientes em 5 a 10 anos. O principal sintoma é a fadiga, secundária à anemia ferropriva. Na grande maioria dos casos, a anemia é leve e muitas vezes assintomática, mas a suplementação de ferro pode ser necessária se a anemia for diagnosticada;
- **Deficiência de vitamina B_{12}** – O BGYR, a GV e a DBP podem produzir deficiência de vitamina B_{12}. Os mecanismos de ação incluem a acloridria, o baixo consumo da vitamina e a diminuição na produção de fator intrínseco. Alteração laboratorial pode ocorrer em 5 a 25% dos casos, embora a deficiência de vitamina B_{12} sintomática com neuropatia periférica ou anemia megaloblástica sobrevenha em menos de 5% dos pacientes. Pode ser evitada com suplementação oral diária ou injeção intramuscular mensal;
- **Deficiência de vitaminas lipossolúveis** – Após BGYR em alça longa ou DBP, podem ocorrer esteatorreia significativa e perda associada de vitaminas lipossolúveis (A, D, E e K). A deficiência clínica é rara se um suplemento multivitamínico for utilizado diariamente. A deficiência de vitamina A é relatada em 11% dos pacientes, e a deficiência de vitamina D, em 7%;
- **Deficiência de cálcio** – O risco é maior após a realização de BGYR e DBP. Grandes estudos têm demonstrado que a densidade do osso não cai a níveis em que fraturas patológicas sejam esperadas. Pode haver osteoporose em longo prazo; portanto, a suplementação de cálcio é recomendada como rotina no pós-operatório. Deve-se fazer controle anual dos níveis séricos do cálcio e do paratormônio;

- **Hipoglicemia por hiperinsulinemia funcional** – Uma complicação recentemente descrita após a cirurgia de BGYR é a hiperplasia das células β do pâncreas (nesidioblastose). A causa é desconhecida, podendo estar relacionada com mudanças nas concentrações e/ou atividade dos hormônios intestinais decorrentes das alterações promovidas no trato gastrintestinal pelo procedimento cirúrgico. Os sintomas ocorrem no período pós-prandial tardio (1-4 horas após uma refeição) e incluem palpitações, tremores, sudorese, ansiedade e fome. Pode haver sintomas mais graves decorrentes da neuroglicopenia, como confusão, convulsões ou perda de consciência;
- **Obesidade persistente ou recorrente** – Os pacientes devem ser orientados quanto às expectativas sobre o grau e a velocidade da perda de peso que poderão ser atingidos com os vários procedimentos cirúrgicos. O resultado da perda de peso deve ser analisado considerando o tipo de procedimento cirúrgico executado e o intervalo de tempo desde a sua realização. Uma pequena porcentagem estará fora do intervalo de perda de peso esperado, apresentando obesidade mórbida persistente ou recorrente. Devem-se descartar complicações técnicas (fístula gastrogástrica, ruptura da banda ou dilatação da bolsa gástrica) e avaliar a dieta;
- **Perda excessiva de peso/caquexia** – A perda de quantidades excessivas de peso, com desenvolvimento de caquexia, com IMC inferior a 20, é rara e tende a ocorrer em pacientes que estavam perto do limite inferior do IMC no pré-operatório, estando frequentemente associada a vômitos persistentes ou anorexia. Deverá ser realizada uma investigação para descartar estenose da anastomose ou obstrução intestinal crônica. Depressão e outras doenças psiquiátricas subjacentes devem ser investigadas e tratadas. A revisão cirúrgica ou a reversão do procedimento está indicada se os sintomas persistirem após uma adequada avaliação.

Mortalidade operatória

A mortalidade depende dos seguintes fatores:

- Técnica realizada;
- Experiência da equipe cirúrgica;
- Volume cirúrgico do serviço;
- Características do paciente (idade, sexo e condições cardiorrespiratórias).

A mortalidade da cirurgia bariátrica (dentro de 30 dias após a cirurgia) atualmente não ultrapassa 0,5%, segundo metanálise envolvendo mais de 22 mil pacientes. A maioria das grandes séries atuais mostra mortalidade entre 0,03 e 0,3% – muito inferior à da maioria das demais cirurgias do aparelho digestivo, como colectomia (6%), esofagectomia (16%) ou gastrectomia total (12%).

As principais causas de morte são a EP, a deiscência de anastomose e o infarto do miocárdio.

Resultados da cirurgia bariátrica

A cirurgia bariátrica claramente promove intensa perda de peso, além de melhorar e reduzir as comorbidades relacionadas com a obesidade.

Redução de peso

A porcentagem de perda do excesso de peso (PEP) é a medida mais utilizada para avaliar o resultado da cirurgia.

As cirurgias bariátricas podem resultar em redução satisfatória de peso, com perda média de dois terços do excesso de peso em 12 a 18 meses, tornando-se estável na maioria dos pacientes que reduzem a ingestão calórica com associação de atividade física.

O BGYR e a GV produzem perda de peso significativa, variando de 57 a 70% de PEP corporal em 1 ano. Estudo recente avaliando mais de 20 mil pacientes demonstrou PEP de

59, 46 e 36%, respectivamente, para BGYR, GV e BGA. Embora alguns autores demonstrem resultados de PEP semelhantes entre BGYR e GV, o *bypass* permanece com certa vantagem na capacidade de manutenção do peso perdido em médio e longo prazos.

A DBP resultou em PEP de 74% após 2 anos, e 72% em 8 anos após a cirurgia. Quando comparada com o BGYR, a DBP tem demonstrado resultar em PEP significativamente maior na população de superobesos. Embora a DBP seja muito mais eficaz do que o BGYR em promover perda de peso significativa, o índice de complicações perioperatórias torna esse procedimento menos indicado em pacientes com IMC abaixo de 60 kg/m^2.

Em resumo, o BGYR produz perda de peso em longo prazo mais significativa do que a GV, com riscos perioperatórios e pós-operatórios similares. A PEP varia de 60 a 70% com o BGYR, ficando entre 40 e 50% com a GV. Além disso, o BGYR é mais efetivo do que a GV em corrigir a intolerância à glicose em pacientes com diabetes melito tipo 2 (DM2) e ainda traz melhores resultados no controle dos sintomas de refluxo.

A média de perda de peso é máxima depois de 1 a 2 anos, estabilizando-se até os primeiros 5 anos. Depois disso, tende a haver um reganho chamado "fisiológico", que não deve ser maior que 5 a 10% do peso.

Correção do diabetes

Após a cirurgia bariátrica, nenhuma comorbidade apresenta melhora mais significativa do que o diabetes. Os pacientes apresentam redução rápida nos níveis glicêmicos e na necessidade de medicações hipoglicemiantes. Esse efeito começa a aparecer dentro de poucos dias da cirurgia, bem antes que a perda de peso significativa ocorra. O mecanismo dessa melhora não decorre apenas da restrição calórica: ela é secundária a alterações hormonais que são desencadeadas pela alteração na anatomia digestiva produzida pela cirurgia.

A correção do DM2 ocorre em 76,8% dos pacientes que se submetem à cirurgia bariátrica.

Esse resultado está relacionado com o procedimento cirúrgico realizado: a BGA e a GV promovem a resolução do diabetes em cerca de 40 e 60% dos pacientes, respectivamente. Os pacientes submetidos à DBP com *switch* duodenal apresentam 98,8% de remissão completa do diabetes.

A melhora dos níveis glicêmicos após o BGYR ocorre em 83 a 84% dos pacientes, sendo que em um terço a glicemia está dentro dos limites da normalidade, sem o uso de medicamentos antidiabéticos, antes da alta hospitalar.

Os mecanismos específicos de resolução do diabetes e os resultados após a cirurgia serão mais bem descritos no próximo capítulo (ver Cap. 93, Cirurgia metabólica).

Lipídeos

Há resolução da dislipidemia em 58,9% dos pacientes submetidos à BGA. Nos pacientes com dislipidemias submetidos à DBP com *switch* duodenal, encontram-se 99,9% de resolução da hiperlipidemia e 100% da hipertrigliceridemia. A melhora da hiperlipidemia após o BGYR e a GV é semelhante, ocorrendo em 75% dos pacientes.

Hipertensão

O tempo de melhora dessa comorbidade é consideravelmente mais lento do que o visto para o diabetes, pois depende substancialmente da perda de peso.

Dados recentes descrevem a resolução da hipertensão em 43,2% dos pacientes submetidos à BGA. A remissão completa da doença hipertensiva ocorre em 67,5% dos pacientes submetidos ao BGYR, com melhora nos níveis pressóricos em até 87% dos casos. Melhora semelhante ocorre após a GV: 63% dos pacientes não necessitam mais de medicações anti-hipertensivas após a cirurgia. Daqueles submetidos à DBP com *switch* duodenal, 83% apresentam melhora.

Apneia do sono

A apneia do sono está presente em 70% dos pacientes submetidos à cirurgia bariátrica, embora muitos desses pacientes estejam subdiagnosticados ou subtratados.

A remissão ou melhora ocorre em 85 a 95% dos pacientes após BGYR ou GV. Quase todos os pacientes que utilizam pressão positiva contínua nas vias aéreas (CPAP, do inglês *continuous positive airway pressure*) antes da cirurgia dispensam o aparelho 6 meses após a cirurgia bariátrica.

Qualidade de vida

Observa-se melhora significativa na qualidade de vida entre os pacientes submetidos ao tratamento cirúrgico para a obesidade, especialmente no desempenho psicológico, na atividade física e na saúde geral.

Esteatose hepática não alcoólica

A prevalência da esteatose hepática não alcoólica é extremamente elevada nos pacientes obesos, podendo estar presente em até 91% dos casos no momento da cirurgia. Há evidências de resolução de 84% dos casos de esteatose e 75% dos casos de fibrose 2 anos após a realização do BGYR.

Doença do refluxo gastresofágico

A doença do refluxo gastresofágico (DRGE) afeta um número significativo de pacientes com obesidade mórbida, com até 36% deles queixando-se de sintomas no pré-operatório. Mais de 95% dos pacientes submetidos à BGYR tiveram resolução de seus sintomas, e isso ocorre imediatamente após a operação.

Os efeitos da GV na DRGE ainda são bastante controversos: enquanto a maioria dos autores afirma que a GV é uma cirurgia refluxogênica, alguns artigos demonstram melhora do refluxo após a GV. Isso ocorre, provavelmente, devido à retirada de uma das causas mais importantes do refluxo gastresofágico: o excesso de peso. Mesmo assim, recomenda-se que a GV seja evitada em pacientes com refluxo grave.

Osteoartrite

A cirurgia bariátrica melhora os sintomas de osteoartrite na maioria dos pacientes. Embora a perda de peso não produza melhora das condições das cartilagens articulares, a redução da pressão sobre as articulações é suficiente para retardar a necessidade de uma cirurgia. Nos casos em que a substituição da articulação é necessária, a cirurgia bariátrica oferece a esses pacientes melhores resultados, com melhor qualidade de vida subsequente.

Depressão

Existe alta prevalência de depressão na população de pacientes obesos mórbidos. No primeiro ano após a cirurgia bariátrica, há nítida melhora dos sintomas depressivos, com estudos demonstrando até 30% de melhora. A prevalência de depressão na população submetida à cirurgia é igual à prevalência da depressão no período pré-operatório, decorridos 3 a 5 anos da cirurgia.

Mortalidade

As evidências mostram que, para pacientes obesos – com ou sem diabetes melito –, o tratamento cirúrgico da obesidade leva à redução na mortalidade geral e, principalmente, cardiovascular.

Em pacientes obesos não diabéticos, têm ocorrido 40 a 89% de redução da mortalidade após a cirurgia bariátrica em comparação com o tratamento clínico. Estudo recente com mais de 6 mil pacientes demonstrou redução de 49% no risco de infarto fatal e não fatal e diminuição de 59% no risco de morte cardiovascular em pacientes com DM2 submetidos à cirurgia bariátrica.

A cirurgia bariátrica é o tratamento mais eficaz para redução e manutenção do peso corporal em longo prazo em pacientes obesos mórbidos e está associada à diminuição importante da mortalidade geral. Há redução significativa na prevalência e na incidência de comorbidades, restaurando a qualidade de vida desses pacientes.

Atualmente, a cirurgia bariátrica por videolaparoscopia é realizada com alto índice de segurança e mostrou-se custo-efetiva para tratar a obesidade. Apesar de o BGYR ainda ser a técnica mais realizada pelos autores deste capítulo, a GV vem sendo cada vez mais utilizada como técnica-padrão em muitos serviços.

Referências

1. NIH Consensus Conference. Gastrintestinal surgery for severe obesity: Consensus Development Panel. Ann Intern Med. 1991;115(12):956-61.
2. Sociedade Brasileira de Cirurgia Bariátrica e Metabólica. Consenso Brasileiro Multissocietário em Cirurgia da Obesidade [Internet]. São Paulo: SBCBM; 2006. [capturado em 12 jul. 2010]. Disponível em: http://www.sbcbm.org.br/membros_consenso_bariatrico.php.
3. Conselho Federal de Medicina (BR). Resolução nº 2.131/2015. Diário Oficial da União. 2016;Seção I;66. Republicado 2016;Seção I;287.

Leituras recomendadas

Abir F, Bell R. Assessment and management of the obese patient. Crit Care Med. 2004;32(4 Suppl):S87-91.

Baker MK, Byrne TK, Feldmann ME. Surgical treatment of obesity. Prim Care. 2009;36(2):417-27.

Bartlett MA, Mauck KF, Daniels PR. Prevention of venous thromboembolism in patients undergoing bariatric surgery. Vasc Health Risk Manag. 2015;11:461-77.

Bult MJ, van Dalen T, Muller AF. Surgical treatment of obesity. Eur J Endocrinol. 2008;158(2):135-45.

Ceelen W, Walder J, Cardon A, Van Renterghem K, Hesse U, El Malt M, et al. Surgical treatment of severe obesity with a low-pressure adjustable gastric band: experimental data and clinical results in 625 patients. Ann Surg. 2003;237(1):10-6.

Clinical guidelines on the identification, evaluation, and treatment of overweight and obesity in adults: the evidence report. National Institutes of Health. Obes Res. 1998;6 Suppl 2:51S-209S.

Cummings DE, Flum DR. Gastrintestinal surgery as a treatment for diabetes. JAMA. 2008;299(3):341-3.

Elte JW, Castro Cabezas M, Vrijland WW, Ruseler CH, Groen M, Mannaerts GH. Proposal for a multidisciplinary approach to the patient with morbid obesity: the St. Franciscus Hospital morbid obesity program. Eur J Intern Med. 2008;19(2):92-8.

Eliasson B, Liakopoulos V, Franzén S, Näslund I, Svensson AM, Ottosson J, et al. Cardiovascular disease and mortality in patients with type 2 diabetes after bariatric surgery in Sweden: a nationwide, matched, observational cohort study. Lancet Diabetes Endocrinol. 2015;3(11):847-54.

Fernandez AZ Jr, DeMaria EJ, Tichansky DS, Kellum JM, Wolfe LG, Meador J, et al. Multivariate analysis of risk factors for death following gastric bypass for treatment of morbid obesity. Ann Surg. 2004;239(5):698-702.

Frachetti KJ, Goldfine AB. Bariatric surgery for diabetes management. Curr Opin Endocrinol Diabetes Obes. 2009; 16(2):119-24.

Gagner M, Deitel M, Erickson AL, Crosby RD. Survey on laparoscopic sleeve gastrectomy (LSG) at the Fourth International Consensus Summit on Sleeve Gastrectomy. Obes Surg. 2013;23(12):2013-7.

Trindade E, Zanella E, Blume C, von Diemen V, Cardoso S, Belline V, et al. Cirurgia para tratamento da obesidade mórbida: princípios básicos. Clin Biomed Res. 2013;33(2): 142-49.

Jacobs DO, Robinson MK. Morbid obesity and operations for morbid obesity. In: Zinner MJ, Ashley SW, editors. Maingot's abdominal operations. 11th ed. New York: McGraw-Hill; 2007. p. 455-78.

Jones D, Andrews RA. Surgical management of severe obesity [Internet]. Waltham: UpToDate; c2010 [capturado em 12 jul. 2010]. Disponível em: http://www.uptodate.com/patients/content/topic.do?topicKey=~6t6su1n_b1nbAN

Jones D, Adair JD. Complications of bariatric surgery [Internet]. Waltham: UpToDate; c2010 [capturado em 12 jul. 2010]. Disponível em: http://www.uptodate.com/patients/content/topic.do?topicKey=~tkssu1n_b1nbAN

Morino M, Toppino M, Forestieri P, Angrisani L, Allaix ME, Scopinaro N. Mortality after bariatric surgery: analysis of 13,871 morbidly obese patients from a national registry. Ann Surg. 2007;246(6):1002-7; discussion 1007-9.

Nguyen NT, Goldman C, Rosenquist CJ, Arango A, Cole CJ, Lee SJ, et al. Laparoscopic versus open gastric bypass: a randomized study of outcomes, quality of life, and costs. Ann Surg. 2001;234(3):279-89.

Rebecchi F, Allaix ME, Giaccone C, Ugliono E, Scozzari G, Morino M. Gastroesophageal reflux disease and laparoscopic sleeve gastrectomy: a physiopathologic evaluation. Ann Surg. 2014;260(5):909-1.

Ren CJ, Weiner M, Allen JW. Favorable early results of gastric banding for morbid obesity: the American experience. Surg Endosc. 2004;18(3):543-6.

Rosenthal RJ; International Sleeve Gastrectomy Expert Panel, Diaz AA, Arvidsson D, Baker RS, Basso N, et al. International Sleeve Gastrectomy Expert Panel Consensus Statement: best practice guidelines based on experience of >12,000 cases. Surg Obes Relat Dis. 2012;8(1): 8-19.

Schauer PR, Ikramuddin S, Gourash W, Ramanathan R, Luketich J. Outcomes after laparoscopic roux-en-y gastric bypass for morbid obesity. Ann Surg. 2000;232(4):515-29.

Tessier DJ, Eagon JC. Surgical management of morbid obesity. Curr Probl Surg. 2008;45(2):68-137.

Ukleja A, Stone RL. Medical and gastroenterologic management of the post-bariatric surgery patient. J Clin Gastroenterol. 2004;38(4):312-21.

Cirurgia metabólica

Manoel R. M. Trindade
Pedro Funari Pereira
Vinicius von Diemen
Eduardo Neubarth Trindade
Cácio Ricardo Wietzycoski

A cirurgia bariátrica e a cirurgia metabólica compartilham as mesmas técnicas cirúrgicas. O que as diferencia é a intenção do tratamento: da obesidade e de suas comorbidades ou das alterações metabólicas. Assim, quando o objetivo é o tratamento de doenças relacionadas à resistência insulínica, a classificação mais correta é cirurgia metabólica; porém, se o objetivo for tratar a obesidade e outras comorbidades – como artrose, doença do refluxo gastresofágico, asma e estase venosa periférica –, a classificação mais adequada é cirurgia bariátrica.

Neste capítulo, o foco será a discussão do emprego da cirurgia metabólica nas suas diversas finalidades, principalmente com destaque para o diabetes melito tipo 2 (DM2), tema de pesquisas e descobertas atuais.

Epidemiologia

As mudanças de estilo de vida da população, associadas às alterações dos hábitos alimentares e ao sedentarismo, implicam o desenvolvimento e a manutenção de um perfil metabólico que leva não somente ao DM2, mas também à obesidade.

Somente no Brasil, calcula-se que mais da metade da população esteja acima do peso ideal, conforme dados da Associação Brasileira para o Estudo da Obesidade e da Síndrome Metabólica (Abeso).[1]

Novas pesquisas sugerem que, quando obedecidos os critérios adequados de seleção dos pacientes, o tratamento cirúrgico pode ser um pilar central no controle dessas doenças metabólicas quando apenas o tratamento clínico não tiver sido eficiente.

Cirurgia gastrintestinal como tratamento do diabetes melito tipo 2

Os resultados da cirurgia gastrintestinal no controle do DM2 foram percebidos por acaso no seguimento de pacientes diabéticos submetidos a cirurgias que derivavam de alguma forma o intestino. Em 1995, Pories[2] apresentou os resultados de longo prazo de 608 pacientes obesos mórbidos submetidos a *bypass* gástrico em Y de Roux (BGYR) e seguidos por 14 anos. Ocorreu perda de peso de 30% dos casos nesse período; dos 146 pacientes com diabetes, 83% tornaram-se euglicêmicos sem o uso de medicação. Além disso, a melhora do diabetes ocorria poucos dias após a cirurgia, mesmo antes de haver perda significativa de peso.

Logo depois, Scopinaro e colaboradores[3] publicaram seus primeiros resultados da cirurgia bariátrica na remissão do diabetes. Em 1999, Mason[4] publicou revisão questionando a possibilidade de que uma cirurgia de derivação intestinal pudesse tratar o DM2, mas vários trabalhos surgiam na literatura tentando comprovar a eficiência da cirurgia bariátrica no tratamento dessa doença. Nenhum desses estudos teve tanta repercussão quanto o publicado por Rubino e colaboradores[5] em 2004, quando demonstraram uma técnica cirúrgica realizada em ratos diabéticos não obesos para tratamento do DM2.

Em 2002, Rubino e Gagner[6] publicaram artigo chamando a atenção para a possibilidade de uma cirurgia para a cura do diabetes, o qual foi seguido por vários outros estudos. Em 2004, foi publicado um estudo[5] bem-delineado de cirurgia experimental que demonstrou bom controle glicêmico em ratos Goto-Kakizaki, cuja característica principal é serem diabéticos e não obesos. Assim, vários grupos que há muitos anos percebiam os resultados práticos da cirurgia bariátrica no controle glicêmico de seus pacientes começaram a publicar esses resultados. Esses estudos demonstraram que o DM2 tem melhora ou remissão completa em 70 a 90% dos indivíduos obesos submetidos à cirurgia bariátrica, e que as técnicas com maior potencial de cura do DM2 são a derivação biliopancreática (DBP) e o BGYR.

Na última década, surgiram muitas evidências demonstrando que o trato gastrintestinal contribui de forma importante para a homeostase da glicose e que a cirurgia bariátrica/metabólica pode trazer benefícios no tratamento e na prevenção do DM2.

Com o intuito de comparar os resultados do tratamento cirúrgico com os do tratamento clínico, em 2015, Courcoulas e colaboradores[7] publicaram os resultados de 3 anos de seguimento de um ensaio clínico randomizado organizado em três diferentes braços de intervenção: BGYR; banda gástrica ajustável (BGA); e modificações intensivas de estilo de vida para perda de peso. Os critérios de eleição para a pesquisa incluíam faixa etária dos 25 aos 55 anos; IMC entre 30 e 40 kg/m^2; e diagnóstico de DM2 confirmado laboratorialmente ou pelo uso de hipoglicemiantes. Foram randomizados 61 pacientes nos três grupos; ao fim dos 3 anos, permaneceram 52 pacientes. A média de IMC foi de 35 kg/m^2, sendo que 26 pacientes (43%) apresentavam obesidade de grau I. A média da glicemia de jejum foi de 171 mg/dL. Foi demonstrado, ao fim dos 3 anos, que, tanto para a remissão parcial quanto total do DM2, as terapêuticas cirúrgicas foram superiores ao tratamento clínico – salientando-se novamente que mais de 40% da amostra apresentava IMC entre 30 e 35 kg/m^2.

Recentemente, em 2017, Schauer e colaboradores[8] publicaram os resultados finais de 5 anos de acompanhamento do *STAMPEDE Trial*, em que pacientes obesos e diabéticos foram randomizados para comparação entre o tratamento apenas medicamentoso e o tratamento cirúrgico acompanhado do medicamentoso no manejo do DM2. Os critérios de inclusão do estudo foram idade entre 20 e 60 anos; nível de hemoglobina glicada maior do que 7%; e IMC entre 27 e 43 kg/m^2. Completou o estudo um número total de 134 pacientes – dos 150 iniciais – randomizados em três diferentes grupos: BGYR associado a tratamento medicamentoso intensivo; gastrectomia vertical também associada ao tratamento medicamentoso intensivo; e tratamento medicamentoso intensivo apenas. A média do IMC foi de 37 kg/m^2, sendo que 49 pacientes (37%) tiveram IMC menor que 35 kg/m^2. Ao fim dos 5 anos, concluiu-se que o tratamento cirúrgico associado ou não ao uso de medicações foi superior ao uso apenas de medicação no alcance e na manutenção de valores séricos de hemoglobina glicosilada inferiores a 6%, não somente para o BGYR, como também para o gastrectomia vertical. Além disso, quanto ao uso de medicações hipoglicemiantes, insulina ou medicações protetoras cardiovasculares, os pacientes dos grupos cirúrgicos reduziram significativamente seu uso em comparação com o grupo do tratamento clínico. Por fim, a análise somente entre os grupos cirúrgicos demonstrou que os pacientes submetidos ao BGYR que não estavam em uso de medicações hipoglicemiantes foi significativamente maior do que no grupo do a gastrectomia vertical ao fim do estudo.

Em obesos submetidos à cirurgia bariátrica, a melhora da sensibilidade à insulina é um fator que contribui para a restauração da tolerância normal à glicose. O papel da célula, relacionado com a sensibilidade à insulina, e a contribuição desse fator para a melhora da tolerância à glicose ainda não estão claramente estabelecidos. A DBP e o BGYR alteram a secreção de peptídeos intestinais orexígenos e anorexígenos, os quais interagem com os centros do hipotálamo, reduzindo o apetite.

Identificar fatores preditivos pré-operatórios de resolução do diabetes é crítico para determinar quais pacientes irão obter o maior benefício com a cirurgia. Longa duração do diabetes (> 10 anos), controle glicêmico inadequado no pré-operatório e uso de insulina reduzem a probabilidade de resolução do diabetes após BGYR. Em relação à duração do diabetes, muitos autores sugerem que a dosagem do peptídeo C possa ser um marcador mais importante do que o tempo de diagnóstico, com o objetivo de avaliar a carga de célula β ainda em atividade. Assim, um peptídeo C menor do que 1 ng/mL no pré-operatório é considerado critério de exclusão para cirurgia do diabetes, pois esses pacientes parecem já ter evoluído para a insuficiência endócrina do pâncreas, sendo a cirurgia provavelmente ineficaz nesses casos.

É de extrema importância distinguir os pacientes portadores de DM2 daqueles com diabetes autoimune latente do adulto (LADA, do inglês *latent autoimmune diabetes in adults*). Essa condição está presente em até 10% dos diabéticos, com início da doença entre 30 e 55 anos, mas o percentual é muito maior naqueles sem obesidade grave. De maneira semelhante ao diabetes tipo 1 juvenil, o LADA é uma doença autoimune, mas com lenta destruição das células pancreáticas. Ela pode ter o seu início em indivíduos de peso normal ou com sobrepeso e progredir lentamente até a perda total da massa de células. A introdução desses pacientes em um protocolo de cirurgia metabólica pode levar a resultados bons de curto prazo, mas com retorno do diabetes na evolução da doença. Para evitar a inclusão inadvertida desses pacientes em protocolos de pesquisa de tratamento cirúrgico do DM2, muitos preconizam a avaliação do anticorpo antidescarboxilase do ácido glutâmico (anti-GAD) rotineiramente no pré-operatório. Os pacientes com anti-GAD positivo são excluídos do estudo, pois se considera que tenham diabetes autoimune.

Papel das incretinas

Os hormônios intestinais que controlam o metabolismo dos carboidratos, dos níveis glicêmicos e de insulina vêm recebendo a denominação de incretinas. Nesse grupo, estão incluídos peptídeo semelhante ao glucagon-1 (GLP-1, do inglês *glucagon-like peptide-1*), peptídeo inibidor gástrico (GIP, do inglês *gastric inhibitory peptide*), peptídeo YY (PYY), grelina, leptina e peptídeo semelhante ao glucagon-2 (GLP-2, do inglês *glucagon-like peptide-2*). O conceito de incretinas foi definido como fatores secretados pelo intestino, em resposta à glicose oral ou à sobrecarga de lipídeos, capazes de aumentar a secreção de insulina.

Os dois principais hormônios intestinais que foram identificados como incretinas são o GIP e o GLP-1. O GIP é secretado pelas células K localizadas principalmente no duodeno, e o GLP-1 é secretado pelas células L encontradas sobretudo no íleo. As incretinas são rapidamente secretadas durante uma refeição, circulam no sangue e têm meia-vida relativamente curta (3-7 minutos), pois sofrem rápida inativação pela enzima dipeptidil peptidase-IV (DPP-IV).

Além de seus efeitos insulinotróficos, o GLP-1 exerce seus efeitos de redução da glicose por meio da inibição do esvaziamento gástrico, da restauração da sensibilidade à insulina e da inibição da secreção de glucagon. Muitos estudos têm tentado definir o papel do GLP-1 no controle da glicemia, e vários deles mostram aumento desse hormônio após a cirurgia bariátrica. No entanto, isso não é consenso, pois ainda há inconsistência dos dados, principalmente devido à falta de padronização do teste, ao tempo de jejum, ao horário de coleta e à provável presença de um ritmo circadiano na secreção do GLP-1. A resposta pós-prandial do GLP-1 após a cirurgia bariátrica tem sido mais consistente: todos os estudos relatam aumento dos seus níveis durante um teste oral de tolerância à glicose (TOTG). O aumento de GLP-1 ocorre precocemente após BGYR (2 dias), mostrando que as alterações hormonais são efeitos diretos da cirurgia e não estão relacionadas com a perda de peso. Esse efeito persiste por até 1 ano. Procedimentos puramente restritivos não resultam em aumento do GLP-1.

Poucos estudos têm relatado os efeitos da cirurgia bariátrica sobre os níveis de GIP. Além disso, os resultados não foram tão consistentes quanto os relatados para o GLP-1, pois em alguns estudos ocorre redução do GIP, enquanto em outros não há mudanças.

São recentes também os conceitos de efeito incretínico e de eixo enteroinsular, ou seja, a interação entre os hormônios, o intestino e as glândulas anexas ao sistema digestório. O eixo enteroinsular é uma estreita interação entre os hormônios produzidos localmente nas células intestinais que controlam a produção e a liberação de insulina pelo pâncreas. O efeito incretínico é a capacidade que determinados procedimentos ou medicamentos têm de alterar alguns dos componentes do eixo enteroinsular, levando à melhora dos níveis glicêmicos e, consequentemente, ao controle do diabetes. Laferrère e colaboradores[9] relataram que o BGYR aumenta simultaneamente os níveis de incretinas e o efeito incretínico na secreção de insulina em pacientes com DM2. O efeito incretínico foi similar ao encontrado em participantes sem diabetes, o que sugere que o BGYR normaliza a resposta incretínica e a secreção de insulina.

O desvio do intestino superior exclui o duodeno e o jejuno proximal, o que reduz a secreção de grelina e GIP. A exclusão da passagem do alimento pelo duodeno e pela porção proximal do jejuno configura a chamada teoria do intestino proximal, ou *foregut theory*. Por outro lado, o desvio do intestino delgado proximal expõe precocemente o íleo distal aos nutrientes, aumentando a secreção de GLP-1 e PYY. Teoria do intestino distal, ou *hindgut theory*, é o nome que se dá a esse estímulo precoce do alimento no íleo que leva à produção de hormônios intestinais locais. A acentuada melhora imediata e sustentada da ação insulínica após a DBP é evidente, mas ainda não se dispõe de estudos de longo prazo com pacientes diabéticos obesos operados. Após essa cirurgia, a insulina plasmática e a glicemia frequentemente voltam ao normal com a restituição da ingesta via oral, muito antes de uma perda de peso significativa ocorrer. Isso sugere que o controle do diabetes deve-se a um efeito específico da alteração hormonal decorrente da cirurgia que, somado à perda de peso, colabora para a melhora do estado metabólico.

Cirurgia metabólica nos diferentes graus da obesidade

A cirurgia bariátrica deve ser recomendada como uma intervenção precoce no manejo dos obesos (IMC > 35 kg/m^2) com DM2 se os tratamentos clínicos tiverem sido incapazes de alcançar e manter uma perda de peso significativa. No entanto, o tratamento cirúrgico de pacientes com DM2 sem obesidade mórbida deve ser analisado com cautela, visto que a cirurgia metabólica influencia em várias funções hormonais intestinais. Embora o consenso atual para cirurgia bariátrica seja indicar o procedimento para pacientes com IMC acima de 35 kg/m^2 e DM2, existem autores que têm sugerido que o critério seja reduzido para IMC superior a 30 kg/m², visto que foi possível confirmar resultados satisfatórios no controle e na regressão da glicemia mesmo nos pacientes diabéticos com obesidade grau I.[7,8]

As três principais técnicas cirúrgicas utilizadas para tratar a obesidade – BGYR, DBP e BGA – já foram utilizadas em pacientes sem obesidade mórbida com o intuito de tratar o DM2. O maior estudo em diabéticos com IMC inferior a 35 kg/m² submetidos à cirurgia metabólica foi relatado por Cohen e colaboradores.[10] Um total de 37 pacientes submetidos ao BGYR foi avaliado e seguido por 6 e 48 meses. Desses pacientes, 36 tiveram resolução de suas comorbidades – não apenas do DM2, mas também da hipertensão e da hipercolesterolemia. Esses autores sugerem que essa modalidade terapêutica deve ser oferecida a esse grupo de pacientes.

No consenso realizado em Londres em 2015, o *2nd Diabetes Surgery Summit*,[11] estão contidas as recomendações de avaliação e utilização da cirurgia gastrintestinal para tratamento do DM2. Suas principais recomendações estão sumarizadas na **TABELA 93.1**.

A utilização do IMC como critério definidor da indicação de cirúrgica bariátrica e metabólica parece estar com os dias contados. Apesar de ainda não haver definição, os estudos apontam para o desenvolvimento de um escore metabólico (**TAB. 93.2**) que deverá ser baseado na gravidade das comorbidades, como DM2, hipertensão arterial sistêmica (HAS), dislipidemia, apneia do sono, esteatose hepática, entre outros, além do IMC. Espera-se atingir uma melhor seleção dos pacientes que poderão se beneficiar com a cirurgia bariátrica e metabólica.

Cirurgia metabólica e outras doenças

A doença hepática gordurosa não alcoólica – que tem relação direta com a obesidade – está em crescente prevalência entre as causas de cirrose hepática. Sugere-se, conforme a revisão da literatura de Sasaki e colaboradores,[13] de 2014, que haja regressão dos estágios da doença (como a esteato-hepatite e a fibrose) após a cirurgia metabólica. No Hospital de Clínicas de Porto Alegre (HCPA), o Serviço de Cirurgia Bariátrica padronizou a realização de biópsia hepática transoperatória para avaliação diagnóstica, e foram desenvolvidas pesquisas com intuito de seguimento desses pacientes e validação de métodos diagnósticos não invasivos para utilização no período pós-operatório.

TABELA 93.1 Indicações de cirurgia metabólica para tratar o diabetes melito tipo 2	
Pacientes com indicação de cirurgia	Classificação da obesidade
Todos, independentemente do nível de controle glicêmico e da complexidade do tratamento clínico de controle da glicemia	Obesidade classe III (IMC ≥ 40 kg/m²)
Pacientes com inadequado controle da hiperglicemia tratada com modificação do estilo de vida e medicamentos	Obesidade classe II (IMC 35-39,9 kg/m²)
Pacientes com DM2 com inadequado controle da hiperglicemia tratada com medicamentos orais e injetáveis	Obesidade classe I (IMC 30-34,9 kg/m²)

DM2, diabetes melito tipo 2; IMC, índice de massa corporal.
Fonte: Adaptada de Rubino e colaboradores.[11]

TABELA 93.2 Escore de risco metabólico		
Indicadores obrigatórios	Diagnóstico de DM2	
	Idade 30-65 anos	
	IMC ≥ 30 kg/m²	
	Peptídeo C basal > 1 ng/dL e anti-GAD negativo	
	Hemoglobina glicada 2 pontos acima do valor de referência do método, a despeito de tratamento clínico regular	
	Indicação cirúrgica referendada por equipe multiprofissional	
Indicadores complementares	IMC:	
	30-30,9 kg/m²	0 ponto
	31-31,9 kg/m²	+ 1 ponto
	32-32,9 kg/m²	+ 2 pontos
	33-33,9 kg/m²	+ 3 pontos
	34-34,9 kg/m²	+ 4 pontos
	Albuminúria > 30 mg/g de creatinina em amostra isolada	+ 1 ponto
	Peptídeo C após teste de refeição mista 50% maior que o basal	+ 1 ponto
	HAS	+ 1 ponto
	Dislipidemia	+ 1 ponto
	Evidência de doença macrovascular	+ 1 ponto
	Doença gordurosa hepática não alcoólica	+ 1 ponto
	Apneia do sono comprovada	+ 1 ponto
	Tempo de diabetes:	
	2-5 anos	+ 2 pontos
	5-10 anos	+ 1 ponto
	10-15 anos	– 1 ponto (negativo)
	> 15 anos	– 2 pontos (negativos)
	Uso de insulina > 5 anos	– 1 ponto (negativo)

Fica estabelecido que, para ter indicação cirúrgica, o paciente deve preencher todos os critérios obrigatórios, com o total ≥ 7 pontos de indicadores complementares.

A derivação gastrojejunal em Y de Roux será a técnica indicada, exceto diante de contraindicações, quando então a gastrectomia vertical deve ser considerada.

Nota: o escore de risco metabólico foi estabelecido pela diretriz intersocietária elaborada em conjunto pela Sociedade Brasileira de Cirurgia Bariátrica e Metabólica (SBCBM), Colégio Brasileiro de Cirurgiões (CBC) e Colégio Brasileiro de Cirurgia Digestiva (CBCD).
anti-GAD, anticorpo antidescarboxilase do ácido glutâmico; DM2, diabetes melito tipo 2; HAS, hipertensão arterial sistêmica; IMC, índice de massa corporal.
Fonte: Campos e Colaboradores[12]

Com relação à dislipidemia e à HAS, Courcoulas e colaboradores[7] também conseguiram demonstrar resultados satisfatórios para cirurgia. O BGYR foi superior à BGA e às modificações intensivas no estilo de vida para melhoria dos triglicerídeos, da lipoproteína de alta densidade (HDL, do inglês *high density lipoprotein*) e das pressões arteriais sistólica e diastólica.

Perspectivas futuras

Ainda é necessário aumentar a acurácia dos critérios de seleção dos pacientes que poderão tirar o maior benefício da cirurgia metabólica com o objetivo de melhora não apenas do diabetes, mas também das outras comorbidades da síndrome metabólica.

Referências

1. Associação Brasileira para o Estudo da Obesidade e da Síndrome Metabólica [Internet]. São Paulo: Abeso; 2017 [capturado em 18 ago. 2017]. Disponível em: http://www.abeso.org.br/
2. Pories WJ, Swanson MS, MacDonald KG, Long SB, Morris PG, Brown BM, et al. Who would have thought it? An operation proves to be the most effective therapy for adult onset diabetes melito. Ann Surg. 1995; 222(3):339 50.
3. Scopinaro N, Adami GF, Marinari GM, Gianetta E, Traverso E, Friedman D, et al. Biliopancreatic diversion. World J Surg. 1998;22(9):936 46.
4. Mason EE. Ileal [correction of ilial] transposition and enteroglucagon/GLP 1 in obesity (and diabetic?) surgery. Obes Surg. 1999;9(3):223 8.
5. Rubino F, Marescaux J. Effect of duodenal jejunal exclusion in a non obese animal model of type 2 diabetes: a new perspective for an old disease. Ann Surg. 2004;239(1):1 11.
6. Rubino F, Gagner M. Potential of surgery for curing type 2 diabetes melito. Ann Surg. 2002;236(5):554 9.
7. Courcoulas A, Belle S, Neiberg R, Pierson S, Eagleton J, Kalarchian M, et al. Three-Year Outcomes of Bariatric Surgery vs Lifestyle Intervention for Type 2 Diabetes melito Treatment. A randomized clinical trial. JAMA Surgery. 2015;150(10):931-40.
8. Schauer P, Bhatt D, Kirwan J, Wolski K, Aminian A, Brethauer S, et al. Bariatric surgery versus intensive medical therapy for diabetes – 5-Year Outcomes. N Engl J Med. 2017;376:641-651
9. Laferrère B, Heshka S, Wang K, Khan Y, McGinty J, Teixeira J, et al. Incretin levels and effect are markedly enhanced 1 month after Roux en Y gastric bypass surgery in obese patients with type 2 diabetes. Diabetes Care. 2007;30(7):1709 16.
10. Cohen R, Pinheiro JS, Correa JL, Schiavon CA. Laparoscopic Roux en Y gastric bypass for BMI < 35 kg/m(2): a tailored approach. Surg Obes Relat Dis. 2006;2(3):401 4.
11. Rubino F, Nathan DM, Eckel RH, Schauer PR, Alberti KGMM, Zimmet PZ, et all. Metabolic surgery in the treatment algorithm for type 2 diabetes: a joint statement by international diabetes organizations. Diabetes Care. 2016;39(6):861-77.
12. Campos J, Ramos A, Szego T, Zilberstein B, Feitosa H, Cohen R. O Papel da cirurgia metabólica para tratamento de pacientes com obesidade grau I e Diabetes Tipo 2 não controlados clinicamente. ABCD Arq Bras Cir Dig. 2016;29(1):102-6
13. Sasaki A, Nitta H, Otsuka K, Umemura A, Baba S, Obuchi T. Bariatric surgery and non-alcoholic fatty liver disease: current and potential future treatments. Front Endocrinol. 2014;5:164.

Leituras recomendadas

Adams TD, Gress RE, Smith SC, Halverson RC, Simper SC, Rosamond WD, et al. Long term mortality after gastric bypass surgery. N Engl J Med. 2007;357(8):753 61.

Bose M, Oliván B, Teixeira J, Pi Sunyer FX, Laferrère B. Do Incretins play a role in the remission of type 2 diabetes after gastric bypass surgery: what are the evidence? Obes Surg. 2009;19(2):217 29.

Buchwald H, Avidor Y, Braunwald E, Jensen MD, Pories W, Fahrbach K, et al. Bariatric surgery: a systematic review and meta analysis. JAMA. 2004;292(14):1724 37.

Buchwald H, Estok R, Fahrbach K, Banel D, Jensen MD, Pories WJ, et al. Weight and type 2 diabetes after bariatric surgery: systematic review and meta analysis. Am J Med. 2009;122(3):248 256.e5.

Camastra S, Manco M, Mari A, Greco AV, Frascerra S, Mingrone G, et al. Beta cell function in severely obese type 2 diabetic patients: long term effects of bariatric surgery. Diabetes Care. 2007;30(4):1002 4.

Chiellini C, Rubino F, Castagneto M, Nanni G, Mingrone G. The effect of bilio pancreatic diversion on type 2 diabetes in patients with BMI <35 kg/2. Diabetologia. 2009;52(6): 1027 30.

Geloneze B, Geloneze SR, Fiori C, Stabe C, Tambascia MA, Chaim EA, et al. Surgery for nonobese type 2 diabetic patients: an interventional study with duodenal–jejunal exclusion. Obes Surg. 2009;19(8):1077 83.

Heymsfield S, Wadden T. Mechanisms, pathophysiology and management of obesity. N Eng J Med. 2017;376(1): 254-66

Hickey MS, Pories WJ, MacDonald KG Jr, Cory KA, Dohm GL, Swanson MS, et al. A new paradigm for type 2 diabetes melito: could it be a disease of the foregut? Ann Surg. 1998;227(5):637 43.

Lee WJ, Wang W, Lee YC, Huang MT, Ser KH, Chen JC. Effect of laparoscopic mini gastric bypass for type 2 diabetes melito: comparison of BMI>35 and <35 kg/m2. J Gastrointest Surg. 2008;12(5):945 52.

Mari A, Manco M, Guidone C, Nanni G, Castagneto M, Mingrone G, et al. Restoration of normal glucose tolerance in severely obese patients after bilio pancreatic diversion: role of insulin sensitivity and beta cell function. Diabetologia. 2006;49(9):2136 43.

Mingrone G. Role of the incretin system in the remission of type 2 diabetes following bariatric surgery. Nutr Metab Cardiovasc Dis. 2008;18(8):574 9.

Mingrone G, Panunzi S, De Gaetano A, Guidone C, Iaconelli A, Leccesi L, et al. Bariatric surgery versus conventional therapy for type 2 diabetes. N Eng J Med. 2012;366(4):1577-85.

Scopinaro N, Marinari GM, Camerini GB, Papadia FS, Adami GF. Specific effects of biliopancreatic diversion on the major components of metabolic syndrome: a long term follow up study. Diabetes Care. 2005;28(10):2406 11.

Sjöström L, Narbro K, Sjöström CD, Karason K, Larsson B, Wedel H, et al. Effects of bariatric surgery on mortality in Swedish obese subjects. N Engl J Med. 2007;357(8):741 52.

Thaler JP, Cummings DE. Minireview: hormonal and metabolic mechanisms of diabetes remission after gastrintestinal surgery. Endocrinology. 2009;150(6):2518 25.

Parte X

Emergências em cirurgia do aparelho digestivo

Coordenador:
Carlos Otavio Corso

Investigação radiológica em emergência

Marvin Nessi Maurer
Aline Spader Casagrande

A avaliação diagnóstica inicial por meio da história e do exame físico, por vezes com o auxílio de exames laboratoriais, orienta o médico na formulação de hipóteses diagnósticas e na solicitação do exame de imagem mais indicado para cada situação clínica. Entre os métodos, destacam-se radiografias de abdome agudo, ultrassonografia (US), tomografia computadorizada (TC) e ressonância magnética (RM).

Radiografias de abdome agudo

Radiografias de abdome agudo foram amplamente utilizadas em décadas passadas. Atualmente, esse método de imagem foi amplamente substituído por exames de US e TC.

A grande maioria das radiografias demonstra alterações inespecíficas. Além disso, um resultado negativo não exclui a possibilidade de alguma patologia importante, muitas vezes sendo necessária avaliação adicional com outro método de imagem. Porém, esse exame é amplamente disponível e continua sendo um método simples, rápido e barato, com baixa dose de radiação ionizante quando comparado à TC. Ainda é um método bastante utilizado em algumas instituições como exame inicial, principalmente quando TC e US não estão disponíveis. Caso contrário, radiografias de abdome agudo devem ser utilizadas apenas para algumas indicações específicas:[1]

- Excluir pneumoperitônio;
- Excluir obstrução intestinal ou fecaloma;
- Ingestão de corpo estranho;
- Cálculos urinários.

Ultrassonografia

A US é bastante utilizada como método inicial em diversos centros. É amplamente disponível, sendo operador-dependente e apresentando resultados variáveis dependendo da experiência do examinador e da qualidade do equipamento disponível.

É um exame não dispendioso, que vem ganhando maior importânciacom impacto na redução geral de custos, otimizando e racionalizando o uso da TC. Também apresenta a vantagem de não utilizar radiação ionizante.

A US desempenha papel importante especialmente para avaliação das vias biliares, na suspeita de patologia ginecológica, em pacientes gestantes e em crianças.

A avaliação ultrassonográfica tem limitações em pacientes obesos ou com distensão abdominal, pois o ar impede a propagação da onda e há atenuação do feixe quando tecidos profundos são avaliados. Não é a primeira escolha em pacientes com suspeita de obstrução intestinal e perfuração de víscera oca.

Tomografia computadorizada

O uso de TC como modalidade diagnóstica na emergência aumentou muito nos últimos anos. É um exame rápido, com achados reprodutíveis e com alta acurácia para algumas doenças específicas. Permite avaliar ampla variedade de possibilidades diagnósticas em casos de abdome agudo, tanto inflamatório como isquêmico, obstrutivo e perfurativo. Porém, utiliza radiação ionizante e é um exame de alto custo.

O estudo pode ser realizado sem contraste intravenoso (IV), em especial em casos de litíase urinária, pacientes com antecedentes alérgicos ou outras contraindicações (p. ex., insuficiência renal). A aquisição tomográfica sem contraste também tem maior valor em pacientes com índice de massa corporal elevado, ao contrário da US. Isso ocorre porque há maior definição das estruturas devido ao maior acúmulo de gordura intra-abdominal, possibilitando a avaliação de patologias comuns, como apendicite e diverticulite, sem a necessidade de complementação com contraste IV.

O uso de contraste IV aumenta a acurácia diagnóstica[1] e contribui com informações adicionais, podendo ser realizado em casos de TC sem contraste com resultado negativo. Ele é fortemente recomendado em algumas situações, como suspeita de isquemia mesentérica, obstrução intestinal e trauma abdominal.

A utilização de contraste por via oral (VO) ou retal vem perdendo valor diagnóstico devido aos avanços tecnológicos. Atualmente, os aparelhos com múltiplos detectores são amplamente disponíveis, permitindo aquisições volumétricas com cortes mais finos e com reconstruções multiplanares e melhor avaliação das alças intestinais e do mesentério.

O contraste positivo VO pode prejudicar a avaliação do trato gastrintestinal (GI), impedindo adequada avaliação do padrão de realce parietal das alças intestinais. Outra limitação é o atraso na realização do exame. Ele tem papel em alguns casos selecionados, como na pesquisa de fístulas intestinais.

A TC é particularmente útil quando há necessidade de rapidez e precisão diagnóstica. Deve ser a primeira escolha na avaliação por imagem de pacientes com quadros mais graves. A desvantagem é a exposição à radiação ionizante, especialmente em pacientes jovens.

Ressonância magnética

É útil na suspeita de doenças pélvicas ginecológicas e em pacientes gestantes, por evitar a exposição à radiação ionizante, geralmente utilizada após a realização de US não diagnóstica. É realizada com protocolo específico dependendo da suspeita diagnóstica, com ou sem utilização de contraste paramagnético.

A RM é mais acurada do que a TC no diagnóstico de colecistite aguda e na avaliação das vias biliares.[1] Na maioria dos casos, também é realizada após avaliação inicial por US.

A sua maior vantagem em relação à TC é a não exposição à radiação ionizante. Porém, o tempo de realização do estudo é maior e requer maior cooperação do paciente.

Não apresenta papel diagnóstico na pesquisa de litíase urinária.

Em relação à utilização de contraste em gestantes, a literatura é controversa sobre o risco para o feto. A recomendação atual é limitar o uso somente para casos específicos, com potencial benefício e na menor dose possível.[2]

Síndromes abdominais

Dor abdominal aguda difusa e febre ou suspeita de abscesso abdominal

Como a gama de patologias que podem causar dor abdominal aguda difusa e febre é muito ampla – desde pneumonia até isquemia intestinal –, a escolha do primeiro estudo de investigação por imagem é muito variável. Na maioria dos casos, a TC com contraste IV é o exame de escolha, especialmente em neutropênicos e no acompanhamento de pacientes em período pós-operatório.[3,4]

Dor no quadrante superior direito do abdome

A primeira hipótese diagnóstica geralmente é a de colecistite aguda, visto que é a causa mais comum de dor no quadrante superior direito do abdome.

A US é a modalidade de imagem de escolha,[5] capaz de demonstrar cálculos, dilatação da via biliar e características que sugerem processo inflamatório agudo. A US apresenta sensibilidade de 81% e especificidade de 83% para o diagnóstico de colecistite aguda.[6] A combinação de alterações ultrassonográficas aumenta a acurácia diagnóstica.[7]

Os achados que podem ser observados são cálculo impactado no infundíbulo ou ducto cístico, espessamento parietal, líquido pericolecístico, delaminação parietal, densificação da gordura adjacente e sinal de Murphy ultrassonográfico positivo. Alterações menos específicas incluem distensão da vesícula e presença de lama biliar[8] (**FIG. 94.1**).

A RM é uma alternativa. Ela tem maior utilidade nos pacientes em que o estudo ultrassonográfico é limitado, sendo útil também para avaliar alterações ductais, quando mais detalhes forem necessários para planejamento terapêutico.

A sensibilidade e a especificidade da RM no diagnóstico de colecistite aguda é de 85 e 81%, respectivamente. As porcentagens em relação à TC são de 94 e 59%, respectivamente.[6]

Nos exames de TC e RM com contraste IV, também é possível observar maior realce mural e alterações perfusionais do parênquima hepático adjacente ao processo inflamatório, devido à hiperemia reativa.[8]

Apesar da menor sensibilidade da TC na identificação de cálculos, já que grande parte deles é radiotransparente, o estudo também pode confirmar ou excluir a presença de colecistite. Tem papel importante na avaliação de complicações, como gangrena, abscesso e perfuração, contribuindo para o planejamento cirúrgico (cirurgia aberta ou laparoscópica).[9,10]

Dor no flanco de início agudo – suspeita de ureterolitíase

O quadro clínico de litíase urinária tende a ser recorrente. Dor no flanco é um sintoma não específico que pode ser associado com outras condições; portanto, a avaliação com exame de imagem é recomendada na apresentação inicial.

A TC sem contraste IV tem alta acurácia para identificar litíase urinária, para detectar obstrução ureteral e para identificar outras potenciais etiologias de dor no flanco.[11] A desvantagem é a exposição à radiação ionizante, que se torna mais significativa em pacientes com crises recorrentes.

O uso de contraste IV fica restrito aos raros casos em que não é possível avaliar adequadamente a porção distal dos ureteres, especialmente em pacientes com baixo índice de gordura corporal e na diferenciação entre cálculo ureteral e calcificações vasculares.

Em pacientes com o diagnóstico conhecido de urolitíase e/ou apresentação clássica de cólica renal, a combinação de estudo radiológico de abdome e US pode ser uma alternativa aceitável e com menor exposição à radiação.

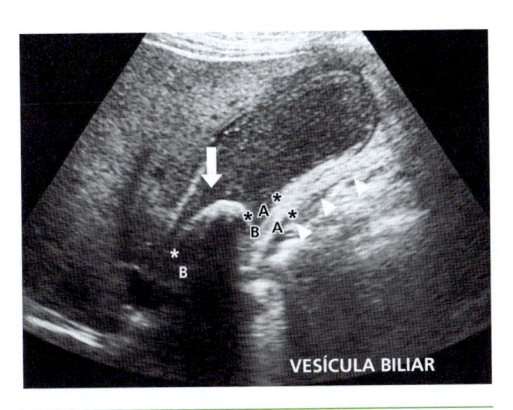

FIGURA 94.1 Colecistite aguda. A ultrassonografia mostra vesícula biliar com cálculo no infundíbulo (seta), repleta de barro biliar e com paredes espessadas (0,9 cm – A), fina lâmina líquida pericolecística e infiltração da gordura adjacente (pontas de seta).

Se for necessária a realização de TC sem contraste IV, pode-se optar pelo protocolo de baixa dose.

A RM tem capacidade limitada para detectar cálculos urinários.

Dor no quadrante inferior direito do abdome

A maior parte da literatura centra-se na investigação de apendicite aguda, a causa mais comum de dor aguda no quadrante inferior direito que requer cirurgia.[12]

Os resultados dos estudos que comparam a realização de TC *versus* US como primeiro exame de investigação são variáveis. A sensibilidade da US varia de 44 a 98%, e a especificidade, de 47 a 95%. Para a TC, esses índices variam de 87 a 100% e 89 a 99%, respectivamente,[13] pois os achados de TC são reprodutíveis e consistentes. Em contrapartida, a investigação por US demonstra variabilidade, devido à importante dependência do operador e às características do paciente avaliado.

Apesar de o estudo tomográfico em geral ser mais acurado para o diagnóstico, reduzindo o número de apendicectomias brancas,[14] cada caso poderá ser avaliado individualmente, considerando-se a disponibilidade da realização de US e as características do paciente, dando-se preferência para a US especialmente em crianças, adultos jovens e gestantes.

A TC pode ser reservada a pacientes com US com resultado negativo ou duvidoso, quando o quadro clínico for atípico, ou para pacientes com alto índice de massa corporal e idosos, permitindo o diagnóstico de complicações e otimizando a conduta. Também é mais preciso para diagnóstico de etiologias alternativas de dor abdominal em quadrante inferior direito.

O protocolo da TC pode variar de acordo com a instituição, mas geralmente um estudo com contraste IV em aparelho com múltiplos detectores é o mais adequado.

Em gestantes, a realização de RM sem contraste IV é útil após US negativa. Nos demais pacientes, não costuma ser considerada como segunda opção de investigação.

Os achados ultrassonográficos de apendicite são apêndice aumentado de calibre (> 7 mm) e não compressível, sinal de McBurney ultrassonográfico, presença de apendicolito, aumento do fluxo parietal do apêndice ao estudo Doppler e aumento da ecogenicidade do tecido adiposo periapendicular.

Muitos autores têm extrapolado o valor do diâmetro do apêndice utilizado para US para estudos tomográficos. Porém, o primeiro é realizado com compressão, alterando o diâmetro aferido; portanto, o limite de 7 mm pode não ser apropriado. Assim, um diâmetro de 6 a 10 mm na TC é indeterminado e deve ser avaliado junto com outros achados.[15]

Outras alterações observadas na TC são apêndice distendido por líquido, de paredes espessadas e com aumento do realce parietal – ou ausência de realce se há necrose da parede

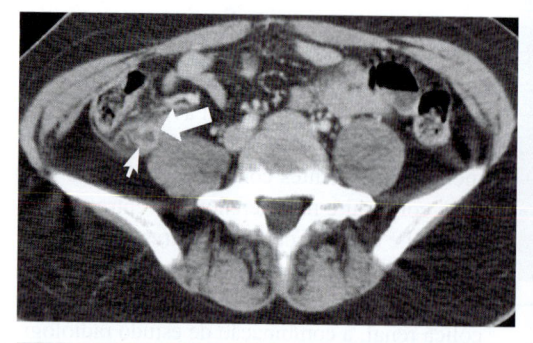

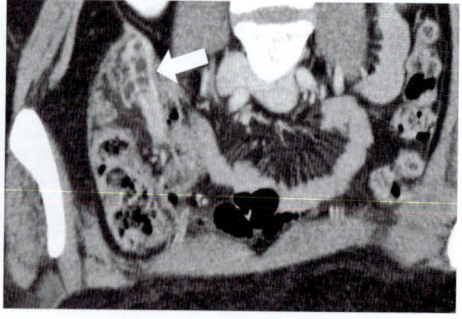

FIGURA 94.2 Apendicite aguda retrocecal. A tomografia computadorizada com contraste intravenoso no plano axial e reconstrução coronal mostra apêndice de calibre aumentado, com maior realce parietal e pequena área de perfuração e necrose (*seta pequena*), infiltração de gordura e lâminas líquidas periapendiculares.

– e infiltração do tecido adiposo periapendicular (**FIG. 94.2**).

Espessamento parietal do ceco e do íleo terminal, distensão localizada de alças e adenopatias são achados reacionais que também podem ser encontrados.

Complicações são decorrentes do diagnóstico tardio e da perfuração, como abscesso, peritonite difusa, pieloflebite do sistema venoso portal e abscesso hepático.

Dor no quadrante inferior esquerdo do abdome

A causa mais comum de dor no quadrante inferior esquerdo em adultos é a diverticulite aguda do cólon descendente ou sigmoide, que são geralmente os segmentos mais comprometidos por doença diverticular. Essa condição ocorre quando há perfuração de divertículo, resultando em processo inflamatório e/ou infeccioso intramural ou pericolônico.

O exame mais apropriado é a TC com contraste IV, com alta sensibilidade e especificidade – 97 e 98%, respectivamente.[16] A TC confirma o diagnóstico, avalia a extensão e detecta complicações. Ela também pode revelar diagnósticos alternativos, como apendagite epiploica e neoplasia de cólon. Este último pode simular diverticulite aguda radiologicamente, sobretudo em casos de perfuração.

A US tem limitações na avaliação de diverticulite e diagnósticos alternativos de dor no quadrante inferior esquerdo, assim como o estudo radiológico abdominal, embora o último possa avaliar a presença de algumas complicações como perfuração ou obstrução.

Os achados de TC na diverticulite aguda são infiltração do tecido adiposo pericolônico adjacente a um divertículo de paredes espessadas, espessamento parietal do segmento colônico envolvido e ingurgitação dos vasos mesentéricos. Algumas vezes, há sinais de microperfuração (pequenas bolhas gasosas pericolônicas) e coleção extraluminal de gás e líquido, e, quando o omento falha em obliterar a perfuração, há líquido e gás livre na cavidade peritoneal. Outras complicações que podem ser observadas incluem formação de abscesso, fístulas, obstrução intestinal por bridas, tromboflebite infecciosa e abscesso hepático.[17]

Dor pélvica aguda em mulheres em idade reprodutiva

Mulheres em idade reprodutiva com dor pélvica representam um dilema diagnóstico, já que muitas vezes apresentam sinais e sintomas pouco específicos, acrescentando causas ginecológicas e obstétricas às demais possibilidades (patologias gastrintestinais e urinárias).

O método de avaliação de escolha depende da correlação com história, exame físico e testes laboratoriais – em especial, fração β da gonadotrofina coriônica humana (β-hCG, do inglês *human chorionic gonadotropin*).

US pélvica transvaginal e transabdominal são as modalidades de escolha quando há suspeita de etiologia ginecológica ou obstétrica. Em alguns casos, quando existem dúvidas no estudo ultrassonográfico, a RM pode acrescentar dados no diagnóstico, evitando o uso de contraste em pacientes com β-hCG positiva.[18]

Após a exclusão de gestação, pacientes com dor pélvica e suspeita de patologia não ginecológica podem realizar TC com contraste IV como modalidade de escolha, já que apresenta boa acurácia para a maior parte das patologias.

Obstrução intestinal

A obstrução intestinal acomete, com mais frequência, o intestino delgado (80%) e pode ser secundária a inúmeras causas, mas a maior parte das vezes acontece devido à presença de bridas ou aderências. O restante dos casos (20%) resulta da obstrução do intestino grosso, mais comumente por neoplasia.

A maioria dos pacientes com suspeita de obstrução intestinal inicia a investigação com um estudo radiológico abdominal pela disponibilidade do estudo, boa acurácia e baixo custo. A acurácia do estudo radiológico varia muito entre os estudos realizados (50-86%).[19] Ele deve ser obtido com incidências em decúbito e ortostatismo e pode demonstrar alças intestinais distendidas proximalmente à obstrução (calibre do intestino delgado > 2,5-3 cm) e níveis hidroaéreos em diferentes alturas no mesmo segmento de alça.

A TC é a melhor opção de imagem, pois, além de confirmar o diagnóstico de obstrução intestinal, permite avaliar o local e a causa, bem como complicações.[19]

O estudo deve ser realizado preferencialmente com contraste IV, com o benefício de avaliar sinais de inflamação e isquemia. Um exame sem contraste IV também é útil, caso haja contraindicação.

A presença de obstrução é definida pela presença de dilatação de alças intestinais, formação de níveis hidroaéreos e mudança abrupta do calibre intestinal.

O nível da obstrução pode ser avaliado pelo local da mudança de calibre, mas também pelo padrão de distribuição das alças dilatadas.

Muitas vezes, a causa da obstrução pode ser definida. Entre as possibilidades, é possível encontrar hérnias, lesões tumorais, invaginação intestinal e processos inflamatórios. Se todas as causas forem descartadas, na maioria das vezes considera-se a existência de bridas e aderências, que em geral não são diretamente visualizadas em estudos de imagem.

A utilização de contraste VO no estudo tomográfico nem sempre é recomendada devido ao atraso na realização do exame, ao desconforto do paciente e ao aumento do risco de complicações (como aspiração). Geralmente, o contraste VO não adiciona informações e reduz a capacidade de avaliar o padrão de realce parietal do TGI.

Apesar de não ser necessário para diagnóstico tomográfico da obstrução intestinal, o contraste VO pode ser útil como preditor de cirurgia em casos de obstrução do intestino delgado por aderências ou bridas quando não há sinais de sofrimento de alça. Estudos recentes avaliam, por meio de estudo radiológico simples, a evolução do contraste e sugerem taxas altas de resolução espontânea quando este for identificado no cólon direito em 4 a 24 horas após a administração.[20]

Não há muitos estudos que avaliem o papel da RM em detectar e caracterizar obstrução intestinal. Portanto, esta não deve ser considerada na avaliação inicial em obstrução intestinal de alto grau, somente recomendada como alternativa em crianças e gestantes.[21]

Imagem da isquemia mesentérica

A isquemia mesentérica é a causa mais comum de abdome agudo vascular. As etiologias são variáveis, sendo que a oclusão arterial acontece em 60 a 70% por várias causas, como tromboembolismo, dissecção, vasculite e outros. A oclusão venosa ocorre em 20 a 30% (por trombose venosa ou flebite), e as causas não oclusivas, em 5 a 10% (obstrução intestinal, pancreatite, choque, trauma, entre outras).

Com os avanços na tecnologia, a angiotomografia computadorizada (ATC) tornou-se o estudo inicial para avaliação do quadro agudo e crônico de isquemia mesentérica. Ela permite o estudo tanto das alterações vasculares como das suas consequências no TGI, e também exclui outras patologias abdominais.

A angiografia convencional ainda é considerada o padrão de referência para se avaliar isquemia mesentérica aguda e crônica, permitindo o diagnóstico e o tratamento em um único procedimento.[22] Ela é menos disponível e apresenta indicações restritas. Muitas vezes, há necessidade de se realizar outro estudo de imagem antes do procedimento.

Apesar de a etiologia mais frequentemente observada na isquemia mesentérica ser êmbolo arterial cardíaco ou séptico (40-50%), a identificação da oclusão arterial na ATC é pouco frequente, já que geralmente as oclusões ocorrem em ramos distais.

As alterações menos específicas são mais frequentes em exames de imagem, como distensão luminal e mudanças na espessura e no realce parietal de alças intestinais, variando conforme a etiologia e na presença de reperfusão por vasos colaterais.

Na isquemia arterial, observam-se redução do realce parietal e da espessura da alça comprometida por vasoespasmo e perda do tônus. Na isquemia arterial com reperfusão* por vasos colaterais, há maior realce parietal, por vezes com espessamento parietal (**FIG. 94.3**).

Na isquemia venosa, o realce parietal da alça envolvida pode estar mantido ou reduzido. Frequentemente, há espessamento parietal por congestão vascular, densificação do tecido adiposo mesentérico e ascite.

A pneumatose intestinal (presença de gás na parede) geralmente representa isquemia irreversível, transmural, especialmente se associada a gás no sistema venoso portal.[23]

A angiorressonância tem alta sensibilidade e especificidade para estenose de alto grau e oclusão da origem do tronco celíaco e da artéria mesentérica superior. Por outro lado, tem papel limitado na avaliação de estenoses distais, na isquemia mesentérica não oclusiva e no comprometimento da artéria mesentérica inferior.[24] A angiorressonância sem contraste pode ser realizada em casos selecionados, mas com perda de acurácia em relação ao estudo com contraste.

A US de abdome com Doppler pode avaliar trombose mesentérica proximal e sinais secundários de comprometimento de alças, mas é limitada no diagnóstico de oclusão e estenose distal. Não é recomendada como estudo inicial na avaliação de isquemia mesentérica aguda.[25]

Pneumoperitônio e perfuração de víscera oca

A presença de pneumoperitônio no setor de emergência geralmente indica perfuração do TGI, sendo as causas mais comuns a úlcera péptica gastroduodenal e a diverticulite.

Na suspeita de perfuração, a TC é o principal método diagnóstico e vem substituindo as radiografias de abdome agudo. A TC é mais sensível na detecção de pneumoperitônio, principalmente quando em pequena quantidade.[26] Ela também pode apresentar sinais diretos e indiretos que indicam o local de perfuração,[27] informação importante no planejamento cirúrgico.

A TC pode demonstrar a causa da perfuração e, quando isso não ocorre, a quantidade e a localização do gás podem auxiliar. Perfurações gástricas e duodenais geralmente resultam em gás livre no abdome superior (acima do mesocólon transverso). Perfurações jejunal, ileal e colônica resultam em gás livre abaixo do mesocólon transverso.[28]

Quando a TC não estiver disponível, podem ser utilizadas radiografias de abdome agudo, que incluem radiografias de tórax e abdome em ortostatismo. Para demonstração de ar livre na cavidade peritoneal no estudo radiológico simples, é importante que seu acúmulo esteja em região favorável à sua delimitação, sendo que os achados variam com a quantidade. Quando as condições do paciente permitem a realização de estudo em posição ortostática, pequenas coleções gasosas podem ser identificadas entre a cúpula frênica direita e o fígado e/ou entre a cúpula frênica esquerda e o estômago, especialmente na radiografia frontal de tórax. Na impossibilidade de o paciente ficar em pé, é necessária radiografia em decúbito lateral esquerdo com raios horizontais.

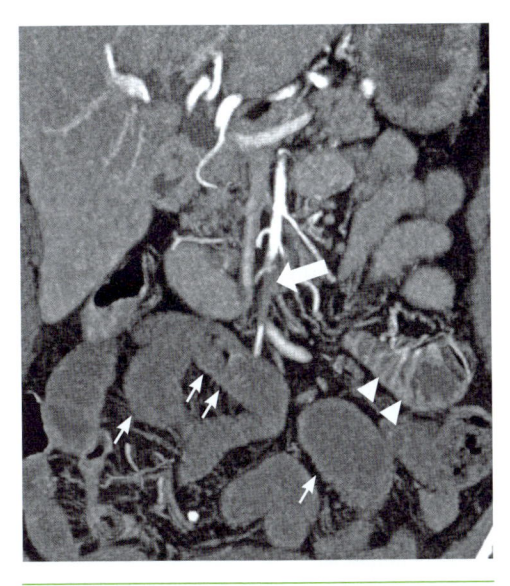

FIGURA 94.3 Isquemia mesentérica. A tomografia computadorizada com contraste intravenoso (reconstrução por projeção de intensidade máxima [MIP]) mostra trombo na artéria mesentérica superior (*seta grande*). Há alças do intestino delgado distendidas e sem sinais de realce parietal (*setas pequenas*). Nota-se alça do intestino delgado com realce parietal habitual (*pontas de seta*).

*Investigação radiológica em urgência, 22/02/17, 13 pg

Referências

1. Stoker J, van Randen A, Laméris W, Boermeester MA. Imaging patients with acute abdominal pain. Radiology. 2009;253(1):31-46.
2. American College of Radiology. ACR manual on contrast media: version 10.2. ACR; 2016.
3. Antevil JL, Egan JC, Woodbury RO, Rivera L, Oreilly EB, Brown CV. Abdominal computed tomography for postoperative abscess: is it useful during the first week? J Gastrointest Surg. 2006;10(6):901-5.
4. Spencer SP, Power N, Reznek RH. Multidetector computed tomography of the acute abdomen in the immunocompromised host: a pictorial review. Curr Probl Diagn Radiol. 2009;38(4):145-55.
5. Laing FC, Federle MP, Jeffrey RB, Brown TW. Ultrasonic evaluation of patients with acute right upper quadrant pain. Radiology. 1981;140(2):449-55.
6. Kiewiet JJ, Leeuwenburgh MM, Bipat S, Bossuyt PM, Stoker J, Boermeester MA. A systematic review and meta-analysis of diagnostic performance of imaging in acute cholecystitis. Radiology. 2012;264(3):708-20.
7. Ralls PW, Colletti PM, Lapin SA, Chandrasoma P, Boswell WD Jr, Ngo C, et al. Real-time sonography in suspected acute cholecystitis: prospective evaluation of primary and secondary signs. Radiology. 1985; 155(3):767-71.
8. Smith EA, Dillman JR, Elsayes KM, Menias CO, Bude RO. Cross-sectional imaging of acute and chronic gallbladder inflammatory disease. Am J Roentgenol. 2009;192(1):188-96.
9. Shakespear JS, Shaaban AM, Rezvani M. CT findings of acute cholecystitis and its complications. *AJR* Am J Roentgenol. 2010;194(6):1523-29.
10. Fuks D, Mouly C, Robert B, Hajji H, Yzet T, Regimbeau JM. Acute cholecystitis: preoperative CT can help the surgeon consider conversion from laparoscopic to open cholecystectomy. *Radiology*. 2012;263(1): 128-38.
11. Cheng PM, Moin P, Dunn MD, Boswell WD, Duddalwar VA. What the radiologist needs to know about urolithiasis: part I: pathogenesis, types, assessment, and variant anatomy. AJR Am J Roentgenol. 2012; 198(6):w540-7.
12. Purysko AS, Remer EM, Filho HM, Bittencourt LK, Lima RV, Racy DJ. Beyond appendicitis: common and uncommon gastrointestinal causes of right lower quadrant abdominal pain at multidetector CT. Radiographics. 2011;31(4):927-47.
13. Hernanz-Schulman M. CT and US in the diagnosis of appendicitis: an argument for CT. Radiology. 2010; 255(1):3-7.
14. Van Randen A, Bipat S, Zwinderman AH, Ubbink DT, Stoker J, Boermeester MA. Acute appendicitis: meta-analysis of diagnostic performance of CT and graded compression US related to prevalence of disease. Radiology. 2008;249(1):97-106.
15. Brown MA, Tamburrini S, Furtado CD, Nanigan D, Sirlin CB, Casola G. Prospective evaluation of normal appendiceal diameter on CT. AJR. 2003;180[American Roentgen Ray Society 103rd Annual Meeting Abstract Book suppl]:2s.
16. Werner A, Diehl SJ, Farag-Soliman, Duber C. Multi-slice spiral CT in routine diagnosis of suspected acute left-sided colonic diverticulitis: a prospective study of 120 patients. Eur Radiol. 2003;13(12):2596-603.
17. Horton KM, Corl FM, Fischman EK. CT evaluation of the colon: inflammatory disease. Radiographics. 2000;20(2):399-418.
18. Long SS, Long C, Lai H, Macura KJ. Imaging strategies for right lower quadrant pain in pregnancy. AJR Am J Roentgenol. 2011;196(1):4-12.
19. Paulson EK, Thompson WM. Review of small-bowel obstruction: the diagnosis and when to worry. Radiology. 2015;275(2):332-42.
20. Branco BC, Barmparas G, Schnuriger B, Inaba K. Chan LS, Demetriades D. Systematic review and meta-analysis of the diagnostic and therapeutic role of water-soluble contrast agent in adhesive small bowel obstruction. Br J Surg. 2010;97(4):470-80.
21. Masselli G, Gualdi G. MR imaging of the small bowel. *Radiology*. 2012;264(2):333-48.
22. Khoshini R, Garrett B, Sial S, Eysselein VE. The role of radiologic studies in the diagnosis of mesenteric ischemia. MedGenMed. 2004,6(1):23.
23. Furukawa A, Kanasaki S, Kono N, Wakamiya M, Tanaka T, Takahashi M, et al. CT diagnosis of acute mesenteric ischemia from various causes. AJR Am J Roentgenol. 2009;192(2):408-16.
24. Shih MC, Hagspiel KD. CTA and MRA in mesenteric ischemia: part 1, Role in diagnosis and differential diagnosis. AJR Am J Roentgenol. 2007;188(2):452-61.
25. Horton KM, Fishman EK. Multi-detector row CT of mesenteric ischemia: can it be done? Radiographics. 2001;21(6):1463-73.
26. Stapakis JC, Thickman D. Diagnosis of pneumoperitoneum: abdominal CT vs. upright chest film. J Comput Assist Tomogr. 1992;16(5):713-6.
27. Hainaux B, Agneessens E, Bertinotti R, De Maertelaer V, Rubesova E, Capelluto E, et al. Accuracy of MDCT in predicting site of gastrointestinal tract perforation. AJR Am J Roentgenol. 2006;187(5):1179-83.
28. Kim SH, Shin SS, Jeong YY, Heo SH, Kim JW, Kang HK. Gastrointestinal tract perforation: MDCT findings according to the perforation sites. Kor J Radiol. 2009;10(1):63-70.

Dor e síndromes abdominais agudas

Mário Sérgio Borges da Costa
Alessandro Bersch Osvaldt
Luiz Rohde

A dor abdominal é uma das queixas que mais frequentemente levam pacientes aos serviços de emergência hospitalar. Estimativas norte-americanas revelam que cerca de 7 milhões de pessoas procuram um serviço de emergência hospitalar por esse sintoma, perfazendo entre 7 e 10% de todas as consultas de urgência em algumas regiões.[1,2]

Quadros de dor abdominal apresentam etiologias variadas; embora sejam autolimitados ou de pouca gravidade na maioria dos casos, algumas vezes prenunciam situações de morbidade e mortalidade elevadas. "Abdome agudo" é uma expressão consagrada que indica um quadro de instalação recente cuja manifestação principal é a dor abdominal e para o qual a necessidade de cirurgia é lembrada com frequência. Na maioria das vezes, o diagnóstico apoia-se na anamnese completa e no exame físico minucioso, os quais vão nortear a utilização de outros recursos quando necessários.

Conceitos básicos sobre dor

Dor visceral

A dor visceral é geralmente descrita como profunda, mal delimitada ou difusa. É provocada por distensão, tração, isquemia e inflamação do peritônio visceral. O espasmo da musculatura lisa das estruturas tubulares intra-abdominais também causa dor. Fibras aferentes do sistema nervoso autônomo – principalmente do simpático – conduzem esses estímulos dolorosos; por exemplo, na dor periumbilical da fase inicial da apendicite aguda.

Dor parietal

A dor parietal manifesta-se com maior intensidade do que a dor visceral e tem localização bem-definida, sendo sentida no local de irritação do peritônio parietal. Surge pelo estímulo doloroso do peritônio parietal que segue pelas fibras aferentes do sistema nervoso cerebrospinal localizadas nos seis últimos nervos intercostais. Como esses nervos são os responsáveis pela motricidade dos músculos abdominais, explica-se por que a irritação do peritônio parietal é seguida de contratura muscular; por exemplo, na dor em fossa ilíaca direita na apendicite aguda.

Dor referida

A dor referida é percebida em local distante daquele onde se originou o estímulo. São exemplos dor no ombro decorrente de irritação do peritônio diafragmático homolateral (úlcera péptica perfurada), dor na bolsa escrotal provocada por cálculo ureteral homolateral e dor escapular direita na cólica biliar.

Síndromes

Os quadros de abdome agudo podem ser classificados em uma das seguintes síndromes: inflamatória, obstrutiva, perfurativa, vascular e hemorrágica. Por síndrome, entende-se um grupo de sinais e sintomas que evoluem em conjunto, provocados por um mesmo mecanismo e dependentes de causas diversas. Essa classificação é útil, embora passível de crítica por haver sobreposição de quadros em certas situações. Alguns autores, por exemplo, entendem que as perfurações do tubo digestivo estariam incluídas no grupo do abdome agudo inflamatório.

A **síndrome inflamatória** mais frequente é a apendicite aguda. A sequência de eventos observada nos casos típicos não tratados é a seguinte:

1. Obstrução da luz apendicular;
2. Aumento da pressão intraluminal, provocando dor periumbilical ou epigástrica (dor visceral);
3. Comprometimento vascular das paredes do apêndice e proliferação bacteriana intraluminal;
4. Irritação do peritônio parietal adjacente, provocando dor na fossa ilíaca direita (dor parietal);
5. Perfuração do apêndice e espalhamento da secreção pela cavidade peritoneal;
6. Irritação difusa tanto do peritônio parietal como do peritônio visceral;
7. Íleo paralítico, reflexo e distensão intestinal, provocando dor abdominal difusa (parietal e visceral).

Dependendo de variações da anatomia, o apêndice cecal inflamado pode irritar o peritônio parietal de outros locais, como o hipocôndrio direito ou a pelve.

A **síndrome perfurativa** típica é aquela comumente vista na úlcera duodenal perfurada. A sequência de eventos observada nos casos não tratados é a seguinte:

1. Dor da doença ulcerosa péptica, causando dor epigástrica leve/moderada e mal-localizada (dor visceral);
2. Perfuração, provocando dor epigástrica intensa e bem-localizada (dor parietal);
3. Descida da secreção gastroduodenal ao longo da goteira parietocólica direita até a fossa ilíaca direita;
4. Irritação do peritônio parietal local, causando dor em flanco e fossa ilíaca direita (dor parietal).

Na **síndrome obstrutiva**, ocorre um tipo especial de dor visceral conhecida como dor espasmódica, caracterizada por surgir repentinamente, de modo intenso, difuso ou com predomínio na porção central do abdome, que aumenta até gradualmente desaparecer, retornando após um período de acalmia de duração variável. Esse tipo de dor é causado por espasmos da musculatura lisa dos segmentos intestinais proximais ao sítio da obstrução. Nas obstruções intestinais altas (proximais), as crises de dor são mais frequentes, assim como os vômitos, que são precoces e de aspecto entérico. Nas obstruções baixas (distais), as crises de dor são mais espaçadas, e os vômitos têm aspecto fecaloide.

O **abdome agudo de origem vascular** tem apresentação variável. Nos casos de oclusão aguda da artéria mesentérica, como na embolia, a dor é intensa, súbita e difusa. Já na oclusão trombótica, a dor pode manifestar-se de modo menos abrupto, com progressiva distensão intestinal seguida de peritonite e choque séptico. Na ruptura de aneurisma de aorta abdominal, a dor é intensa e irradiada para a região lombar, acompanhada de sinais de hipovolemia (taquicardia, hipotensão, sudorese e choque).

No **abdome agudo hemorrágico**, as características da dor e o modo de instalação dos sinais de hipovolemia variam conforme a velocidade do sangramento.

O **QUADRO 95.1** apresenta algumas considerações sobre eventos abdominais e intensidade de dor.

Causas mais frequentes de dor abdominal

Inflamatórias – Apendicite aguda, colecistite aguda, pancreatite aguda, diverticulite, doença inflamatória pélvica;

> **QUADRO 95.1**
>
> **Considerações sobre eventos abdominais e intensidade de dor**
>
> - O sangue e a urina na cavidade peritoneal provocam pouca dor, salvo nas exposições bruscas e maciças
> - A liberação súbita de suco gástrico ácido e estéril na cavidade peritoneal produz mais dor do que material fecal (neutro e contaminado)
> - A secreção pancreática produz mais dor e inflamação do que a bile estéril
> - A reação dolorosa à irritação do peritônio é menos marcada nos extremos da vida (idosos e crianças pequenas)

Obstrutivas – Aderências e bridas, hérnias, neoplasias, volvos, intussuscepções, estenoses inflamatórias. No chamado "íleo biliar", há obstrução intestinal determinada por cálculo biliar que migrou da vesícula biliar para o tubo digestivo por meio de uma fístula colecistoentérica (geralmente com o duodeno). Nesse caso, combinam-se os elementos inflamatório (colecistite) e obstrutivo;

Perfurativas – Perfurações gastroduodenais (úlceras pépticas, tumores) e intestinais (diverticulite, tumores, sofrimento vascular, febre tifoide);

Vasculares – Oclusões arteriais (trombose, embolia, vasculites) ou venosas (trombose) envolvendo os vasos mesentéricos, ruptura de aneurismas (aorta ou artérias viscerais). Nos pacientes com falência cardiovascular acompanhada de baixo fluxo sanguíneo intestinal, pode ocorrer a chamada isquemia não oclusiva, com potencial lesão tecidual;

Hemorrágicas – Gravidez ectópica rota, ruptura de folículo ovariano com sangramento, ruptura hepática espontânea (fim da gestação ou puerpério). As rupturas de aneurismas de aorta ou artérias viscerais também podem figurar nessa classificação;

Doenças extra-abdominais que simulam abdome agudo – Pneumonia basal, embolia pulmonar, infarto do miocárdio (parede diafragmática), pericardite, herpes-zóster, radiculite, distúrbios metabólicos e outros (cetoacidose diabética, porfiria, crises de anemia falciforme, hematoma de parede abdominal, insuficiência suprarrenal aguda).

O **QUADRO 95.2** apresenta as principais doenças de tratamento clínico que provocam dor abdominal.

Aproximadamente 30% dos pacientes com dor abdominal aguda avaliados nos serviços de emergência hospitalar não têm a etiologia do problema definida,[2] mesmo após uma completa avaliação diagnóstica. Esses pacientes costumam apresentar um curso benigno, tendo seu quadro rotulado como dor abdominal inespecífica, indiferenciada ou de etiologia indeterminada. Trata-se de um diagnóstico de exclusão, exigindo muita cautela – sobretudo em idosos, devido à maior prevalência de doenças abdominais graves nesse grupo de pacientes. Nesses casos, é importante esclarecer a situação para o paciente e orientá-lo para que retorne na hipótese de recrudescimento da dor. Em uma recente análise retrospectiva de 5.340 casos de dor abdominal aguda realizada na Itália, os diagnósticos mais frequentes foram dor abdominal inespecífica (31,4%), cólica renal (31,1%), cólica biliar/colecistite (7,7%), apendicite (3,8%), diverticulite (3,6%), infecção urinária e outras dores urológicas, como testicular e prostática (2,7%).[2]

> **QUADRO 95.2**
>
> **Principais doenças de tratamento clínico que provocam dor abdominal aguda**
>
> - Pancreatite aguda não complicada
> - Diverticulite aguda não complicada
> - Doença inflamatória pélvica
> - Ovulação dolorosa
> - Ileíte regional (Crohn)
> - Cólica renal/ureteral

Avaliação diagnóstica

Anamnese

A anamnese identifica os seguintes aspectos:

- **Características principais da dor** – Localização, irradiação, intensidade, tipo, modo de início e evolução, fatores desencadeantes, agravantes e atenuantes, correlação com outras manifestações;
- **Sintomas gastrintestinais** – Anorexia, náuseas, vômitos, evacuações, gases;
- **Doenças associadas ou pregressas**;
- **Medicamentos em uso** – Corticoides, anticoagulantes, imunossupressores, analgésicos, anti-inflamatórios e antibióticos exigem especial atenção;
- **Antecedentes ginecológicos** – Leucorreia, alterações menstruais, métodos contraceptivos, doenças prévias, etc.;
- **Sintomas urinários** – Disúria, polaciúria, eliminação de cálculos.

A correlação da dor abdominal com outras manifestações pode direcionar o diagnóstico. São exemplos desses casos: dor geralmente antecedendo o surgimento de vômitos e febre na apendicite aguda, ocorrendo o inverso na gastrenterite; vômitos precoces e mínima distensão nas obstruções altas do tubo digestivo; vômitos tardios de aspecto fecaloide e marcada distensão abdominal indicando obstruções baixas; e febre alta precocemente observada na pielonefrite e na colangite, sendo rara em outros quadros abdominais.

Exame físico

O exame físico envolve a avaliação do estado geral, sinais vitais, abdome (inspeção, ausculta, palpação e percussão), exame ginecológico, toque retal e tórax (inspeção, percussão, ausculta pulmonar e cardíaca). É necessário explicar ao paciente como será feito o exame.

Antes da percussão e da palpação, deve-se realizar a ausculta abdominal e avaliar a reação do paciente ao tossir (dor intensa é indicativa de peritonite). A palpação deve ser iniciada de forma bem suave e no local mais distante daquele referido como o mais doloroso. Durante a palpação – e particularmente nas manobras de descompressão súbita –, deve-se conversar com o paciente para distraí-lo, evitando a defesa voluntária. A inspeção e a palpação devem pesquisar sinais de hérnias nas regiões inguinocrurais e na parede abdominal (cicatrizes cirúrgicas e umbilical, epigástrio e linha de Spiegel).

Manobras especiais para pesquisar os sinais do psoas e do obturador podem auxiliar no diagnóstico de processos inflamatórios adjacentes a esses músculos. O toque retal é especialmente útil quando há suspeita de obstrução intestinal ou processo inflamatório na região pélvica, podendo detectar tumores, fecalomas, estenoses, compressões extrínsecas e abaulamentos quentes e dolorosos sugestivos de abscesso. A inspeção das fezes na luva também permite detectar a presença de sangue, muco ou pus. O exame ginecológico é indispensável nas pacientes com sintomas sugestivos de problemas ginecológicos e para o diagnóstico diferencial entre anexite e apendicite aguda. Dor intensa à mobilização da cérvice uterina e à palpação bimanual dos anexos é indicativa de doença inflamatória pélvica.

Exames complementares

Os exames complementares são solicitados em menor quantidade e com maior adequação se a anamnese e o exame físico forem bem feitos. A **FIGURA 95.1** apresenta uma proposta de conduta no abdome agudo inflamatório e perfurativo.

Exames laboratoriais

Os principais exames são hemograma, glicemia, creatinina sérica e exame qualitativo de urina (EQU). Conforme o caso, outros exames devem ser solicitados:

- **Amilasemia** – Dores difusas ou abdome superior;
- **Fração β da gonadotrofina coriônica humana (β-hCG, do inglês *human chorionic gonadotropin*)** – Mulheres em idade reprodutiva;

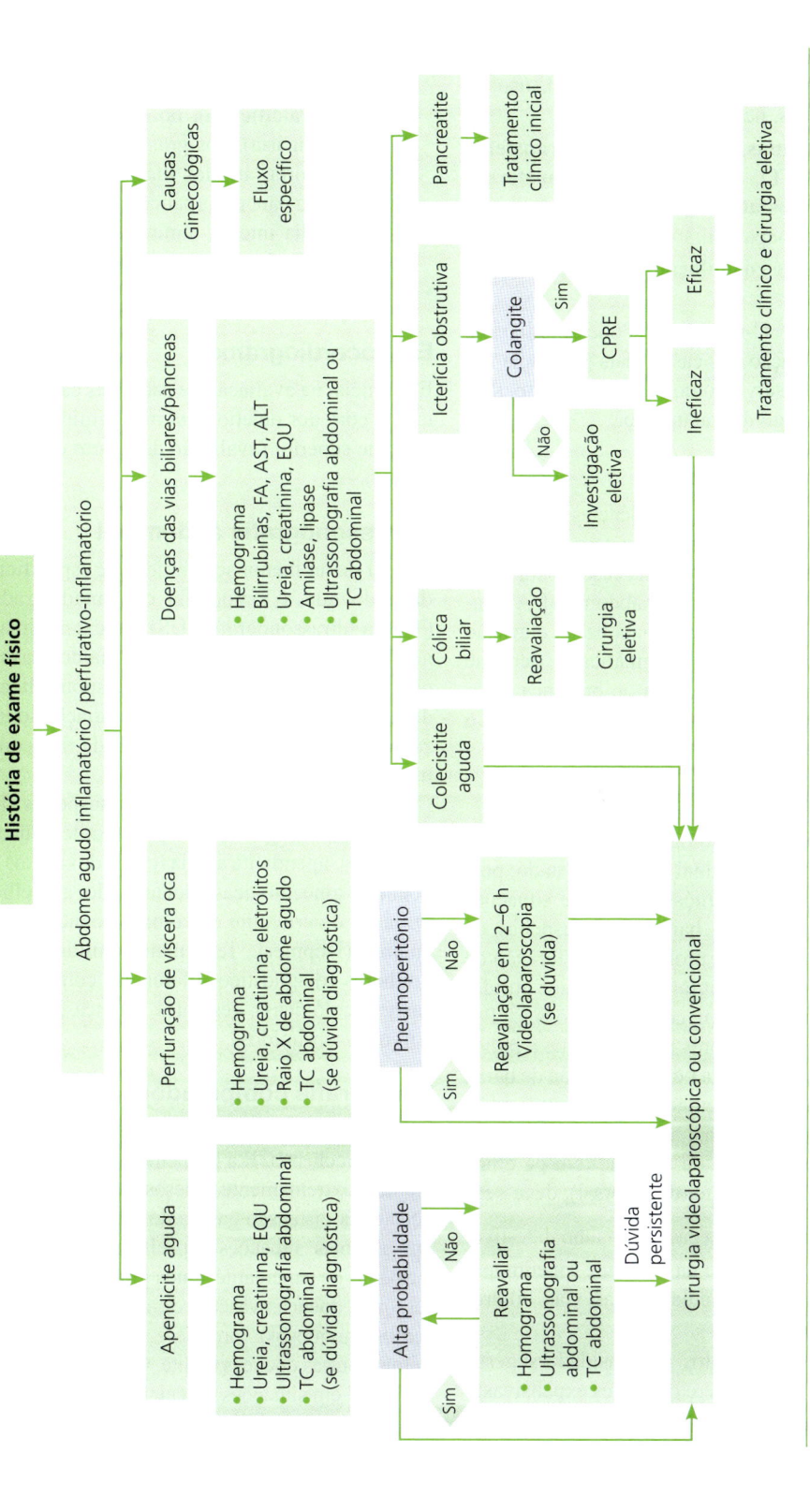

FIGURA 95.1 Fluxograma para conduta no abdome agudo inflamatório e perfurativo.

ALT, alanino-aminotransferase; AST, aspartato-aminotransferase; CPRE, colangiopancreatografia retrógrada endoscópica; EQU, exame qualitativo de urina; FA, fosfatase alcalina; TC, tomografia computadorizada; US, ultrassonografia.

Fonte: Adaptada do protocolo assistencial do Hospital de Clínicas de Porto Alegre (HCPA).

- **Eletrólitos** – Casos de vômitos, diarreia, desidratação, obstrução intestinal, uso de diuréticos, nefropatia;
- **Bilirrubinas**, **aspartato-aminotransferase (AST)**, **alanino-aminotransferase (ALT)**, **fosfatase alcalina (FA)** – Casos de doenças hepatobiliares;
- **Provas de coagulação** – Suspeitas de coagulopatia;
- **Proteína C-reativa** – Pode auxiliar na identificação dos casos mais graves na admissão e servir como referência comparativa ao longo do tratamento.

Radiografia de tórax

A radiografia de tórax (incidências anteroposterior e de perfil) é importante para a avaliação cardiopulmonar e, em alguns casos, para a determinação da causa da dor abdominal. Alterações indicativas de pneumonia basal, elevação das hemicúpulas diafragmáticas, derrame pleural, aneurisma da aorta ou presença de ar subdiafragmático são fortes indicativos para o diagnóstico etiológico da dor abdominal.

Radiografia de abdome

O uso indiscriminado das radiografias na avaliação da dor abdominal deve ser evitado, pois seu rendimento diagnóstico fora de situações específicas é muito baixo. Nas suspeitas de obstrução intestinal, urolitíase e perfuração de víscera oca, as radiografias têm maior utilidade, mas ainda assim com limitações.[3,4] Por esse motivo, há autores propondo que a radiografia seja substituída pela tomografia de baixa dose na rotina de avaliação de pacientes adultos com dor abdominal aguda não traumática.[5]

Nas radiografias de abdome (em pé e nos decúbitos lateral esquerdo e dorsal), deve-se:

- Analisar o padrão gasoso do tubo digestivo;
- Pesquisar ar livre na cavidade (pneumoperitônio), na vesícula ou nas vias biliares (pneumobilia);
- Observar aumentos de densidade sugestivos de líquido livre ou lesões expansivas;
- Avaliar os contornos dos músculos psoas e dos rins;
- Pesquisar calcificações na topografia da vesícula biliar (colelitíase), no fígado (cisto hidático calcificado), no sistema urinário (litíase urinária), nos grandes vasos abdominais (aorta, artérias ilíacas, esplênica e outras), no pâncreas (pancreatite crônica) e na genitália interna feminina (miomas ou tumores ovarianos com calcificações);
- Pesquisar corpos estranhos.

Eletrocardiograma

É essencial na avaliação de pacientes cardiopatas ou com dor de etiologia indeterminada em abdome superior (avaliação de infarto do miocárdio).

Ultrassonografia abdominal

Apesar de ter menor sensibilidade e especificidade do que a tomografia computadorizada (TC), a ultrassonografia (US) é o exame imagem de primeira escolha na maioria dos casos pelo seu baixo custo, pela maior disponibilidade e por não expor o paciente à radiação ionizante ou à potencial nefrotoxicidade dos contrastes intravenosos.[3]

É um exame importante nas suspeitas de colecistite/colangite aguda, pancreatite aguda, abscessos, apendicite aguda (casos duvidosos), doenças ginecológicas, doenças do aparelho urinário, diverticulite de cólon e doenças vasculares (Doppler). Tem maior utilidade em mulheres (diagnóstico diferencial com doenças ginecológicas), gestantes, crianças, idosos e imunossuprimidos.

Tomografia computadorizada

A TC deve ser empregada quando a US tiver sido inconclusiva. É a primeira escolha nos pacientes extremamente obesos, nos casos de acentuada distensão gasosa do tubo digestivo e em algumas situações específicas. É útil nas suspeitas de pancreatite aguda grave, abscessos, tumores, doenças vasculares, apendicite aguda (casos duvidosos), urolitíase, diverticulite de cólon e outras doenças (tiflite, Crohn, obstrução intestinal em situações especiais, etc.).

Em uma análise prospectiva envolvendo quatro centros médicos norte-americanos, constatou-se que a TC modificou a conduta adotada na admissão em 25% dos pacientes com dor abdominal aguda (116 de 457).[6] O uso sistemático de TC abdominal sem contraste em 401 pacientes idosos consecutivos (> 75 anos) foi avaliado prospectivamente por autores franceses. Nessa amostra, o exame diagnosticou 30,3% de doenças agudas insuspeitas, sendo que 3,4% delas demandaram cirurgia não esperada.[7] Esses autores preconizam a realização da TC como rotina de avaliação dos pacientes idosos com dor abdominal aguda.

Ressonância magnética do abdome

O alto custo e a pouca disponibilidade da ressonância magnética (RM) ainda limitam seu emprego maior nas situações de urgência. Contudo, o fato de não expor o paciente à radiação ionizante torna esse exame um recurso importante na avaliação de gestantes, crianças e pacientes que demandam frequentes exames de imagens, como na doença de Crohn e na pancreatite aguda grave.[8,9] A colangiorressonância é fundamental na investigação das doenças biliares, especialmente naqueles pacientes não elegíveis à colangiopancreatografia retrógrada endoscópica (como pacientes gastrectomizados à Billroth II).

Enema opaco ou colonoscopia

Esses exames são pouco utilizados, mas podem ser úteis no diagnóstico diferencial entre obstrução mecânica colorretal e pseudo-obstrução (funcional).

Laparoscopia

Até agora, não há evidências que recomendem o uso da laparoscopia como recurso diagnóstico nos pacientes em que não foram previamente empregados os exames de imagens adequados. Seu uso deve limitar-se aos pacientes com alta suspeita de doença cirúrgica e exames de imagem inconclusivos.[3] A laparoscopia tem maior utilidade nos casos de dúvida diagnóstica persistente (geralmente em mulheres na menacme e indivíduos imunossuprimidos) e nos obesos. Tem como principal vantagem permitir a revisão de toda a cavidade; além disso, pode evitar laparotomia, ser terapêutica e facilitar a abordagem cirúrgica, resultando em incisões menores. Os riscos são anestesia, punções e pneumoperitônio.

O **QUADRO 95.3** apresenta a priorização das etapas do atendimento ao paciente com dor abdominal aguda.

QUADRO 95.3

Prioridades no atendimento ao paciente com dor abdominal aguda

- Determinar o diagnóstico sindrômico
- Definir se o caso é de manejo clínico ou cirúrgico
- Avaliar e corrigir desequilíbrios clínicos determinados pela doença abdominal dolorosa e por eventuais doenças preexistentes
- Lembrar das apresentações atípicas: imunodeprimidos (incluindo aqueles recebendo quimioterápicos ou corticosteroides), idosos, pacientes sob antibioticoterapia e gestantes; para essas pessoas, recomenda-se uma atitude mais liberal na indicação de ultrassonografia, tomografia computadorizada e laparoscopia
- Lembrar de fatores associados à alta probabilidade de doença de tratamento cirúrgico: dor abdominal com mais de 6 horas de duração, dor de início súbito e intenso, pouca resposta à administração intravenosa de analgésicos potentes, pacientes idosos

Referências

1. Bhuiya FA, Pitts SR, McCaig LF. Emergency department visits for chest pain and abdominal pain: United States, 1999-2008. NCHS Data Brief. 2010;(43):1-8.
2. Cervellin G, Mora R, Ticinesi A, Meschi T, Comelli I, Catena F, et al. Epidemiology and outcomes of acute abdominal pain in a large urban Emergency Department: retrospective analysis of 5,340 cases. Ann Trans Med. 2016;4(19):362.
3. Gans SL, Pols MA, Stoker J, Boermeester MA; Expert Steering Group. Guideline for the diagnostic pathway in patients with acute abdominal pain. Dig Surg. 2015;32(1):23-31.
4. Natesan S, Lee J, Volkamer H, Thoureen T. Evidence-Based Medicine Approach to Abdominal Pain. Emerg Med Clin North Am. 2016;34(2):165-90.
5. Alshamari M, Norrman E, Geijer M, Jansson K, Geijer H. Diagnostic accuracy of low-dose CT compared with abdominal radiography in non-traumatic acute abdominal pain: prospective study and systematic review. Eur Radiol. 2016;26(6):1766-74.
6. Pandharipande PV, Reisner AT, Binder WD, Zaheer A, Gunn ML, Linnau KF, et al. CT in the emergency department: a real-time study of changes in physician decision making. Radiology. 2016;278(3):812-21.
7. Millet I, Sebbane M, Molinari N, Pages-Bouic E, Curros-Doyon F, Riou B, et al. Systematic unenhanced CT for acute abdominal symptoms in the elderly patients improves both emergency department diagnosis and prompt clinical management. Eur Radiol. 2017;27(2):868-77.
8. Ditkofsky NG, Singh A, Avery L, Novelline RA. The role of emergency MRI in the setting of acute abdominal pain. Emerg Radiol. 2014;21(6):615-24.
9. Yu HS, Gupta A, Soto JA, LeBedis C. Emergency abdominal MRI: current uses and trends. Br J Radiol. 2016;89(1061):20150804.

Manejo cirúrgico das complicações da doença ulcerosa péptica

Fernando Herz Wolff
Carlos Cauduro Schirmer
Henrique Rasia Bosi

A úlcera péptica (UP) é uma solução de continuidade da mucosa que ultrapassa a camada muscular da mucosa, alcançando a submucosa. Lesões mais superficiais são chamadas de erosões. A UP está associada à exposição cloridopéptica, geralmente no estômago e no duodeno.[1] É uma importante causa de morbidade e de custos em cuidado à saúde. A sua etiologia é multifatorial, com predomínio de fatores agressivos sobre defensivos da mucosa. Até a descoberta do *Helicobacter pylori*, era considerada uma doença crônica e recidivante. Na década de 1980, identificou-se o *H. pylori* como agente etiológico das UPs. Cerca de 85 a 95% dos indivíduos com úlceras duodenais e de 60 a 70% daqueles com úlceras gástricas estão infectados por essa bactéria.[2] Os anti-inflamatórios não esteroides (AINEs) são os responsáveis pela maior parte das úlceras não associadas ao *H. pylori*, sendo, em conjunto, os agentes etiológicos em mais de 95% das úlceras gastroduodenais.

Outras causas menos frequentes de úlceras são uso de bifosfonados (alendronato e outros), uso de *crack*, estados hipersecretores, gastrinoma, mastocitose sistêmica, doenças mieloproliferativas com basofilia e hiperfunção de células G antrais. Ainda há controvérsias sobre a associação independente de UP com tabagismo, doença pulmonar crônica, insuficiência renal, hiperparatireoidismo, cirrose e síndrome de Cushing.

Quadro clínico

O sintoma característico da úlcera gastroduodenal é a dor epigástrica.[3] Ocasionalmente o desconforto abdominal localiza-se nos quadrantes superiores direito e esquerdo.[3] Na úlcera duodenal, geralmente a dor ocorre 2 a 3 horas após as refeições e é aliviada pela ingesta de alimentos ou antiácidos. Cerca de dois terços dos pacientes relatam episódios de dor que os acordam durante a noite, especialmente entre 23 e 2 horas, quando, devido ao ritmo circadiano, a secreção ácida é maior e o estômago costuma estar vazio.[4] É raro haver emagrecimento.

Em geral, a dor característica da úlcera gástrica ocorre mais precocemente após a alimentação, e o alívio com a ingesta de antiácidos ou alimentos é menos nítido. Sintomas noturnos na úlcera gástrica são menos frequentes. Anorexia e perda de peso podem ocorrer sem que representem necessariamente malignidade, mas, sim, alterações secundárias da motilidade gástrica.

Apesar da sintomatologia "clássica" recém-descrita, é importante destacar que até 20% dos pacientes com úlcera são assintomáticos, apresentam sintomas atípicos ou apresentam-se diretamente com as complicações.[5] Além disso, a sintomatologia da úlcera é inespecífica, podendo ocorrer sintomas semelhantes em casos de colelitíase, colecistite, pancreatite, dispepsia funcional, neoplasias do trato gastrintestinal, doença do refluxo gastresofágico, doença de Crohn do trato digestivo alto e isquemia mesentérica.

As complicações da UP podem ser anunciadas por novos sintomas, pela alteração da sintomatologia já existente ou na ausência de sintomas típicos. Pacientes com sangramento podem apresentar-se com náusea, hematêmese ou melena. Em casos raros, pode ocorrer hemorragia maciça com enterorragia e hipotensão. Nos quadros obstrutivos, os sintomas incluem saciedade precoce, distensão abdominal, vômitos e náusea, epigastralgia e perda ponderal quando o quadro é prolongado. As UPs que se apresentam com penetração ou fistulização para outros órgãos geralmente estão associadas à mudança no quadro álgico. A dor intensifica-se e torna-se mais prolongada, podendo ser referida no tórax inferior ou na porção superior da coluna lombar. Essa alteração no padrão dos sintomas pode ser gradual ou súbita. Fístulas gastrocólicas ou duodenocólicas podem causar halitose, vômitos fecaloides, diarreia pós-prandial e perda ponderal.[6] A perfuração livre para a cavidade peritoneal deve ser considerada em pacientes com dor abdominal aguda, difusa e intensa.[7]

Diagnóstico

A endoscopia digestiva alta (EDA, ou esofagogastroduodenoscopia) é o exame de escolha para o diagnóstico de UP, sendo mais sensível e específica do que os exames radiológicos (radiografia ou tomografia computadorizada [TC]). Além do diagnóstico visual endoscópico, a EDA permite a coleta dirigida de material para exames microscópicos a fim de descartar neoplasia associada à lesão e identificar a presença de H. pylori.[1]

Nas úlceras gástricas, é necessário obter, no mínimo, seis ou sete fragmentos da borda (margem) da úlcera, o que confere sensibilidade de 98% na identificação de neoplasias.[8] Certas características endoscópicas – como bordas lisas, arredondadas e regulares, ou pregas simétricas e macias que se estendem até a margem da úlcera – sugerem benignidade. Porém, esses achados não dispensam a realização de biópsias, já que mesmo endoscopistas experientes podem considerar como benignas até 30% das lesões neoplásicas. Nas úlceras duodenais, devido ao risco mínimo de malignidade, não está recomendada a biópsia da úlcera, realizando-se apenas a pesquisa do H. pylori no estômago.

Para a pesquisa do H. pylori, são recomendadas pelo menos quatro biópsias do antro. Dois fragmentos são utilizados para o teste da urease, e dois, para o exame histopatológico. Caso o resultado do primeiro seja positivo, o que ocorre em até 24 horas nos kits comercialmente disponíveis, os outros fragmentos podem ser desprezados – desde que o objetivo da biópsia seja exclusivamente a detecção da bactéria. Essa sequência alcança sensibilidade e especificidade superiores a 90% e melhor relação custo-benefício. Em pacientes usuários de inibidores da bomba de prótons (IBPs), fragmentos da mucosa do corpo gástrico também devem ser enviados para exame, já que o H. pylori pode ter sua concentração aumentada nesse segmento e diminuída no antro. Nesses casos, recomenda-se a obtenção de fragmentos de quatro diferentes locais do estômago. Deve-se destacar que, mesmo em pacientes com úlcera duodenal, as biópsias para pesquisa da bactéria são obtidas do estômago, não havendo motivo para realização de biópsias de úlceras duodenais não complicadas.[9]

A EDA não é mandatória em todos os pacientes com suspeita de doença ulcerosa péptica. Pode-se tratar empiricamente, por 4 a 8 semanas, um seleto grupo de pacientes com menos de 50 anos de idade e não portadores de sinais de alarme para malignidade ou complicações (p. ex., saciedade precoce, disfagia, emagrecimento, sangramento, anemia). Nesses casos, há indicação para pesquisa do *H. pylori* por método não invasivo, como teste respiratório e pesquisa de anticorpos séricos ou do antígeno fecal.[10] Entretanto, a investigação deve prosseguir com endoscopia se não ocorrer alívio dos sintomas depois do início do tratamento ou caso as queixas reiniciem precocemente após o seu término.

Manejo do paciente com diagnóstico de úlcera

Cicatrização da úlcera

A suspensão do uso de AINEs está indicada sempre que possível. O tabagismo atrasa a cicatrização das UPs, devendo ser interrompido. Repouso e dietas brandas não mostraram benefício no tratamento da doença ulcerosa péptica; recomendam-se, portanto, dieta e atividades conforme a tolerância do paciente.

Os antagonistas dos receptores H_2 da histamina (bloqueadores H_2) e os IBPs são altamente eficazes na cicatrização da UP. Os bloqueadores H_2 administrados em dose única à noite alcançam mais de 90% de cicatrização das úlceras duodenais em 8 semanas. Os fármacos e as doses recomendadas são cimetidina (800 mg/dia), ranitidina ou nizatidina (300 mg/dia), ou famotidina (40 mg/dia).

Apesar da eficácia dos bloqueadores H_2, os IBPs tornaram-se a terapêutica mais utilizada mundialmente. Ambos apresentam taxas de cicatrização equivalentes, mas o IBP apresenta resultado mais rápido e com alívio mais precoce dos sintomas. Com uma dose diária em jejum matinal, espera-se a cicatrização de 60 a 90% das úlceras duodenais em 2 semanas, e de 100% em 4 semanas. Nas úlceras gástricas, esperam-se taxas de cicatrização semelhantes, porém ao fim de períodos de tratamento maiores (4-8 semanas). Os IBPs disponíveis apresentam eficácia semelhante, desde que utilizados em doses farmacoequivalentes: omeprazol (20 mg/dia), lansoprazol (30 mg/dia), pantoprazol, rabeprazol ou esomeprazol (40 mg/dia). Alguns estudos, geralmente patrocinados pelo fabricante de um dos produtos, têm a tendência de afirmar a superioridade dos IBPs mais novos (e mais caros) sobre os mais antigos e baratos. No entanto, nenhum desfecho clinicamente relevante (p. ex., mortalidade, necessidade de cirurgia, ressangramento, satisfação do paciente) teve sua incidência significativamente alterada pelo uso de um ou outro IBP.[11]

Em pacientes nos quais os AINEs (incluindo aqui os antiplaquetários como o ácido acetilsalicílico) não podem ser suspensos, também são alcançadas taxas de cicatrização satisfatórias, porém com uso mais prolongado de IBP.

Erradicação do *Helicobacter pylori*

Todo paciente com úlcera gastroduodenal e diagnóstico de infecção por *H. pylori* deve ser tratado visando à erradicação da bactéria, independentemente de a úlcera estar ou não associada também ao uso de AINEs.[12] Aceitam-se esquemas terapêuticos que tenham demonstrado taxa de erradicação superior a 90% em ensaios clínicos. Entre os mais usados está a combinação de claritromicina (500 mg), amoxicilina (1.000 mg) e um IBP, todos 2 ×/dia. Devido ao crescente aumento da resistência do *H. pilory* a antibióticos e à consequente diminuição das taxas de erradicação, diretrizes recentes indicam o prolongamento do tratamento para 14 dias, em vez dos 7 a 10 dias sugeridos até recentemente. Esse esquema deve ser reservado para pacientes que não foram previamente expostos a macrolídeos e para áreas onde a resistência a essa classe de antibióticos é baixa. Em outras situações ou áreas, o esquema de primeira linha sugerido é a terapia quádrupla acrescentando bismuto ou metronidazol ao esquema. A escolha para os pacientes alérgicos à penicilina segue o esquema, por 14 dias, de metronidazol + claritromicina + IBP, ou bismuto + metronidazol + tetraciclina + IBP, sendo este último esquema também uma opção para falhas ao primeiro esquema terapêutico. O aumento da resistência mundial a determinados componentes do esquema antimicrobiano torna necessário o conhecimento da prevalência local de sensibilidade do *H. pylori* para a escolha do melhor regime terapêutico, já que antibiogramas individualizados não estão disponíveis.[13]

Além das medicações antissecretoras e da erradicação do *H. pylori*, outras medidas terapêuticas – ainda que popularmente difundidas, como é o caso das recomendações dietéticas e do tratamento de fatores emocionais ou psiquiátricos ("diminuição do estresse") – não mostraram nenhum benefício na cicatrização ou na prevenção da UP.

A erradicação do *H. pylori* é recomendada como forma de prevenção para a recorrência da UP, considerando que esta ocorre somente em 0 a 2% dos casos de erradicação da bactéria.[12] Outras causas possíveis de recorrências também devem ser eliminadas, como reinfecção por *H. pylori*, tabagismo e uso de AINE.

Seguimento

Nos pacientes com boa resposta clínica ao tratamento da úlcera duodenal, o controle clínico é suficiente. Naqueles com lesão gástrica, está indicada nova EDA para constatar sua cicatrização completa e sua benignidade. Considera-se prudente repetir o exame em 4 a 8 semanas em pacientes de etnias com incidência aumentada de câncer gástrico, história familiar dessa neoplasia, que não usaram AINEs, não tiveram úlcera duodenal concomitante, com úlcera maior do que 2 a 3 cm, sem história crônica de UP e nos quais o endoscopista ou o patologista tenham mencionado dúvida quanto à benignidade dos achados.

A confirmação da erradicação do *H. pylori* está indicada em todo paciente com história de UP. Podem ser usados testes não invasivos, como o respiratório ou o antígeno fecal, desde que se respeite um período superior a 4 ou 8 semanas do fim do tratamento, a fim de minimizar resultados falso-negativos. O teste sorológico não está indicado para avaliação da erradicação, já que anticorpos séricos seguirão detectáveis por longo prazo, a despeito de a erradicação ter sido alcançada.

A terapia antissecretora de manutenção está indicada nos casos em que o fator etiológico não pode ser eliminado (*H. pylori* ou AINE) ou em pacientes que tiveram úlceras complicadas e nos quais a recorrência teria repercussões clínicas graves. Nesses casos, costuma-se manter bloqueador H_2 ou IBP na metade da dose-padrão, em tomada única diária (p. ex., omeprazol, 10 mg/dia).

Manejo cirúrgico da úlcera péptica

Antigamente, a UP era uma das principais indicações de cirurgias gástricas. Porém, com o desenvolvimento de fármacos antissecretores e com o reconhecimento de que o tratamento da infecção pelo *H. pylori* pode reduzir a maioria das recorrências, a necessidade de cirurgia eletiva diminuiu drasticamente.[14]

No entanto, complicações relacionadas com a UP continuam a acontecer e incluem sangramento, perfuração e obstrução.[15] A refratariedade ao tratamento clínico e as complicações da UP são as indicações clássicas para o tratamento cirúrgico.

Atualmente, o tratamento cirúrgico da UP é uma conduta de exceção. A técnica cirúrgica indicada nesses raros casos que não respondem ao tratamento clínico é a que apresenta menores índices de recidiva: antrectomia acompanhada de vagotomia troncular ou seletiva e reconstrução em Y de Roux. Em alguns casos selecionados de úlceras duodenais sem deformação importante do duodeno, pode-se realizar a reconstrução com uma anastomose gastroduodenal (Bilroth 1 [B1]). Na úlcera gástrica, indica-se rotineiramente o exame anatomopatológico de congelação com o paciente e o cirurgião preparados para uma gastrectomia seguida de linfadenectomia (D2), pois, nessas situações, é frequente que se trate de uma neoplasia gástrica não diagnosticada nas biópsias endoscópicas. Nos centros de referência e em condições ideais – equipe cirúrgica habilitada, material cirúrgico disponível (inclusive grampeadores) –, a técnica videolaparoscópica é aceita.

No entanto, não há nenhum estudo que forneça os riscos e os benefícios relativos do tratamento medicamentoso comparado ao tratamento cirúrgico para UP recorrente ou refratária.[16]

Intratabilidade clínica

Essa indicação tornou-se rara com a melhora dos resultados obtidos com o tratamento clínico antissecretor e com o tratamento do *H. pylori*. A terapia cirúrgica é reservada para as úlceras gástricas que não apresentam cicatrização após terapia com IBP por 24 semanas em pacientes com outros fatores corrigíveis que foram abordados.

Deve-se ter o cuidado de diferenciar pacientes que apenas persistem sintomáticos daqueles que persistem com úlcera ao exame endoscópico. Para o primeiro grupo, a cirurgia não está indicada, devendo ser buscadas outras causas de dor, especialmente a associação com dispepsia funcional. É fundamental, antes da indicação de cirurgia por intratabilidade, confirmar se realmente não ocorreu uso sub-reptício de AINE (em uma das diversas formas disponíveis no mercado) e se houve adesão ao tratamento antissecretor proposto. As úlceras gástricas gigantes (> 3 cm) são as que apresentam maior chance de exigir tratamento cirúrgico, tanto por intratabilidade quanto pelo risco de sangramento e perfuração.[9]

Sangramento

O sangramento é a complicação mais comum da UP.[17] A maioria dos pacientes consegue ser manejada com reanimação volêmica, transfusão de hemoderivados, IBP e intervenção endoscópica. A cirurgia é indicada quando ocorre falha do tratamento endoscópico, instabilidade hemodinâmica, hemorragias recorrentes após controle inicial do sangramento (duas tentativas) ou sangramento contínuo de baixo fluxo com necessidade de transfusão (mais de 3 concentrados de hemácias por dia).[18]

O manejo das hemorragias digestivas será tratado no Capítulo 98, Hemorragia digestiva alta e baixa.

Perfuração

A perfuração ocorre em 2 a 14% dos pacientes que apresentam alguma complicação da UP.[7] A maioria dos casos de úlcera perfurada ocorre em idosos, e o uso de AINEs está presente em cerca de 50%. Alguns pacientes (até 25%) negam sintomas prévios sugestivos de úlcera ou doença péptica. Os locais mais frequentes de perfuração são o bulbo duodenal e a pequena curvatura do antro gástrico.[19]

O quadro clínico costuma ser exuberante, iniciando com dor abdominal aguda e intensa, hipotensão, defesa à palpação e dor à descompressão súbita. Caso não ocorra intervenção cirúrgica imediata, pode seguir-se um período de melhora clínica passageira, com alívio da dor e estabilização dos sinais vitais, porém com manutenção dos sinais de irritação peritoneal ao exame físico.

O diagnóstico de perfuração baseia-se fundamentalmente na história clínica e no exame físico. Estima-se que a radiografia do abdome demonstre pneumoperitônio em 70% das vezes. Em pacientes estáveis e nos quais o diagnóstico é duvidoso, pode-se recorrer à radiologia com contraste hidrossolúvel ou tomografia computadorizada (TC) do abdome para identificação da perfuração.[20]

O tratamento cirúrgico nos casos de perfuração de úlcera aguda, muitas vezes secundária ao uso de AINEs, deve ocorrer o mais cedo possível. A técnica mais utilizada é a sutura com lavagem ampla da cavidade peritoneal, associada ao tratamento clínico da UP. A videolaparoscopia tem indicação diagnóstica e terapêutica precisa nesses casos, com os benefícios de menor índice de infecção de ferida operatória, menor tempo de uso de sonda nasogástrica (SNG) e redução da dor pós-operatória.[21-22] A sutura da perfuração e a limpeza da cavidade são facilmente realizadas com apenas três ou quatro portais. Técnicas com utilização de cola de fibrina e plugues de esponjas de gelatina também já foram descritas, mas apresentam maior taxa de fístula.[23]

Estudos demonstraram que 40 a 80% das UPs perfuradas irão cicatrizar espontaneamente com manejo conservador, apresentando morbidade e mortalidade comparáveis às do tratamento cirúrgico.[19] O tratamento conservador inclui SNG, reposição volêmica, antibióticos e avaliação clínica seriada. Radiografia com contraste por via oral é necessária para confirmar a ausência de extravasamento. Se no período de observação (24 horas) o paciente apresentar piora clínica, a cirurgia torna-se imperativa.[12,19] Os pacientes com úlcera duodenal apresentam melhores resultados de tratamento não operatório quando comparados aos pacientes com lesão gástrica.

Penetração

A penetração da úlcera em órgãos adjacentes costuma causar alteração no padrão da dor, que se torna mais intensa e persistente, irradiando para as costas e não aliviando com a alimentação. Úlceras da parede posterior do bulbo podem penetrar no pâncreas, e as úlceras da parede posterior, no estômago e no lobo esquerdo do fígado (**FIG. 96.1**). O diagnóstico é feito por exame de imagem (TC do abdome) ou cirurgia. O manejo da úlcera penetrada é o mesmo da UP em geral, não havendo indicação cirúrgica, exceto nos raros casos de formação de fístula biliar ou colônica.

Obstrução

Obstrução é a forma mais rara de complicação da UP. A obstrução do trânsito gastroduodenal pode ocorrer em casos de UP localizada no antro gástrico, no piloro ou no duodeno, tanto por edema como por retração cicatricial e distorção da anatomia.[9] Em todos os casos de obstrução, a possibilidade de neoplasia deve ser excluída. O quadro clínico de obstrução alta consiste em distensão abdominal moderada, dor epigástrica, saciedade precoce e vômitos, que são geralmente tardios e pioram após as refeições. Os pacientes podem apresentar-se mais magros e com distúrbios hidreletrolíticos graves devido aos vômitos repetidos. O exame diagnóstico de escolha é a EDA, pela possibilidade de realizar o diagnóstico diferencial com neoplasia e poder direcionar a passagem de sonda nasoentérica (SNE) quando indicada. A colocação de SNG e a mensuração da drenagem servem, também, como parâmetros para a identificação da presença ou não de obstrução. Drenagem pós-prandial de 4 horas maior do que 300 mL ou de jejum maior do que 200 mL é sugestiva de obstrução pilórica.

O manejo inicial da obstrução é clínico. Deve ser usada terapia antissecretora potente e SNG aberta em frasco para reversão de qualquer edema associado à atividade ulcerosa. A nutrição parenteral total (NPT) está indicada quando exigida pelo quadro nutricional do paciente ou quando o tempo esperado para a resolução do edema for longo. Na maioria dos casos passíveis de reversão com tratamento medicamentoso, isso ocorre em 1 semana; porém, úlceras ativas podem levar 4 a 8 semanas para cicatrizar. Com a possibilidade de suporte nutricional prolongado por NPT, a decisão de cirurgia tem sido adiada até que não haja mais possibilidade de a resolução do pro-

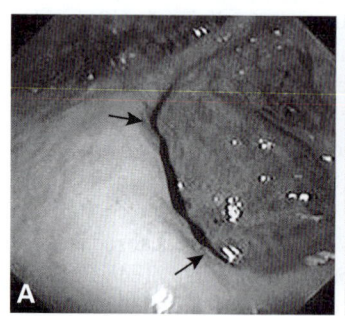

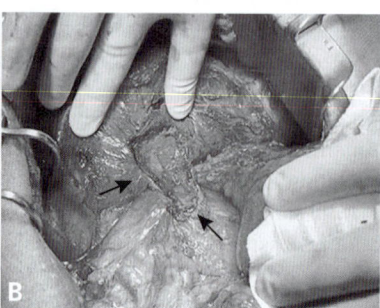

FIGURA 96.1 Úlcera penetrada para o lobo esquerdo do fígado. **(A)** Visão endoscópica da úlcera. **(B)** Transoperatório após descolamento da parede do estômago para realização de gastrectomia.

cesso inflamatório resultar em reversão da obstrução. Antes ainda da opção cirúrgica, muitos casos podem ser tratados com dilatação endoscópica pneumática (balões) ou dilatadores rígidos (velas como as de Savary-Gilliard®).[24] Dados históricos sugerem que 30% das estenoses gastroduodenais pépticas necessitarão de tratamento cirúrgico.

O tratamento cirúrgico nos casos de estenose e estase gástrica é, de preferência, a antrectomia com vagotomia seletiva ou troncular com reconstrução em Y de Roux. Várias outras técnicas podem ser empregadas, mas esta é a que apresenta menor índice de recidiva (2%) e de complicações tardias. O cirurgião não deve esquecer de realizar gastrostomia descompressiva nem de colocar SNE, pois esses pacientes frequentemente apresentam atonia gástrica importante e de resolução demorada.

Referências

1. Lanas A, Chan FK. Peptic ulcer disease. Lancet. 2017; 390(10094):613-24.
2. Graham DY. Changing patterns of peptic ulcer, gastro-oesophageal reflux disease and Helicobacter pylori: a unifying hypothesis. Eur J Gastroenterol Hepatol. 2003;15(5):571-2.
3. Barkun A, Leontiadis G. Systematic review of the symptom burden, quality of life impairment and costs associated with peptic ulcer disease. Am J Med. 2010; 123(4):358-66.e2.
4. Kang JY, Yap I, Guan R, Tay HH. Acid perfusion of duodenal ulcer craters and ulcer pain: a controlled double blind study. Gut. 1986;27(8):942-5.
5. Lu CL, Chang SS, Wang SS, Chang FY, Lee SD. Silent peptic ulcer disease: frequency, factors leading to "silence," and implications regarding the pathogenesis of visceral symptoms. Gastrointest Endosc. 2004; 60(1):34-8.
6. Laosebikan AO, Govindasamy V, Chinnery G, Ghimenton F, Thomson SR. Giant gastric ulcer: an endoscopic roller coaster. Gut 2005;54(4):468.
7. Chung KT, Shelat VG. Perforated peptic ulcer: an update. World J Gastrointest Surg. 2017;9(1):1-12.
8. Graham DY, Schwartz JT, Cain D, Gyorkey F. Prospective evaluation of biopsy number in the diagnosis of esophageal and gastric carcinoma. Gastroenterology. 1982;82(2):228-31.
9. ASGE Standards of Practice Committee; Banerjee S, Cash BD, Dominitz JA, Baron TH, Anderson MA, et al. The role of endoscopy in the management of patients with peptic ulcer disease. Gastrointest Endosc. 2010;71(4):663-8.
10. Agréus L, Talley NJ, Jones M. Value of the "Test & Treat" strategy for uninvestigated dyspepsia at low prevalence rates of Helicobacter pylori in the population. Helicobacter. 2016;21(3):186-91.
11. Dekkers CP, Beker JA, Thjodleifsson B, Gabryelewicz A, Bell NE, Humphries TJ. Comparison of rabeprazole 20 mg versus omeprazole 20 mg in the treatment of active duodenal ulcer: a European multicentre study. Aliment Pharmacol Ther. 1999;13(2):179-86.
12. Satoh K, Yashino J, Akamatsu T, Itoh T, Kato M, Kamada T, et al. Evidence-based clinical practice guidelines for peptic ulcer disease 2015. J Gastroenterol. 2016; 51(3):177-94.
13. Chey WD, Leontiadis GI, Howden CW, Moss SF. ACG clinical guideline: treatment of Helicobacter pylori infection. Am J Gastroenterol. 2017;112(2):212-39.
14. Kauffman GL Jr. Duodenal ulcer disease: treatment by surgery, antibiotics, or both. Adv Surg. 2000;34:121-35.
15. Lau JY, Sung J, Hill C, Henderson C, Howden CW, Metz DC. Systematic review of the epidemiology of complicated peptic ulcer disease: incidence, recurrence, risk factors and mortality. Digestion. 2011;84(2): 102-13.
16. Gurusamy KS, Pallari E. Medical versus surgical treatment for refractory or recurrent peptic ulcer. Cochrane database Syst Rev. 2016;(3):CD011523.
17. Wang YR, Richter JE, Dempsey DT. Trends and outcomes of hospitalizations for peptic ulcer disease in the United States, 1993 to 2006. Ann Surg. 2010; 251(1):51-8.
18. Lau, JY, Sung JJ, Lam Yh, Chan AC, Ng EK, Lee DW, et al. Endoscopic retreatment compared with surgery in patients with recurrent bleeding after initial endoscopic control of bleeding ulcers. N Engl J Med. 1999; 340(10):751-6.
19. Bertleff MJ, Lange JF. Perforated peptic ulcer disease: a review of history and treatment. Dig Surg. 2010; 27(3):161-9.
20. Grassi R, Romano S, Pinto A, Romano L. Gastro-duodenal perforations: conventional plain film, US and CT findings in 166 consecutive patients. Eur J Radiol 2004; 50:30.
21. Zhou C, Wang W, Wang J, Zhang X, Zhang Q, Li B, et al. An updated meta-analyses of laparoscopic versus open repair for perforated peptic ulcer. Sci Rep. 2015;5:13976.
22. Tan S, Wu G, Zhuang Q, Xi Q, Meng Q, Jiang Y, et al. Laparoscopic versus opne repair for perforated peptic ulcer: a meta analysis of randomized controlled trials. Int J Surg. 2016;33 Pt A:124-32.
23. Lee FY, Leung KL, Lai PB, Lau JW. Selection of patients for laparoscopic repair of perforated peptic ulcer. Br J Surg. 2001;88(1):133-6.
24. Cherian PT, Cherian S, Singh P. Long-term follow-up of patients with gastric outlet obstruction related to peptic ulcer disease treated with endoscopic balloon dilatation and drug therapy. Gastrointest Endosc. 2007;66(3):491-7.

97

Obstrução intestinal em adultos

Oly Campos Corleta
Leandro Totti Cavazzola

A obstrução intestinal pode ser definida como a incapacidade de o intestino promover o trânsito do seu conteúdo luminar no sentido aboral. Existem dois tipos básicos de obstrução intestinal: (1) funcional, quando há deficiência da motilidade do intestino; e (2) mecânica, causada por restrição da luz intestinal, que pode ser completa ou incompleta (suboclusão intestinal). A distinção entre esses dois tipos é muito importante, pois, na maioria das vezes, a obstrução funcional terá tratamento clínico, enquanto a obstrução mecânica frequentemente exigirá cirurgia (**FIG. 97.1**). Este capítulo aborda, com mais ênfase, a obstrução intestinal mecânica.

```
                    Síndrome clínica
                  • Dor abdominal
                  • Vômitos
                  • Distensão abdominal
                  • Parada de eliminação de gases e fezes
                            ↓
                  Anamnese e exame físico
                            +
                  Radiografia de abdome agudo
                    ↙               ↘
```

Cirurgia abdominal recente
Doença sistêmica grave
Distúrbio hidreletrolítico
Uso de fármacos que diminuem a motilidade
Radiografia de abdome agudo:
- Níveis na mesma altura em uma alça
- Ar no reto

→ **Obstrução funcional**

História de cirurgia abdominal
Presença de hérnia ecarcerada
Radiografia:
- Níveis "em escada"
- Ausência de ar no reto
- Segmento de intestino grosso distendido

→ **Obstrução mecânica**

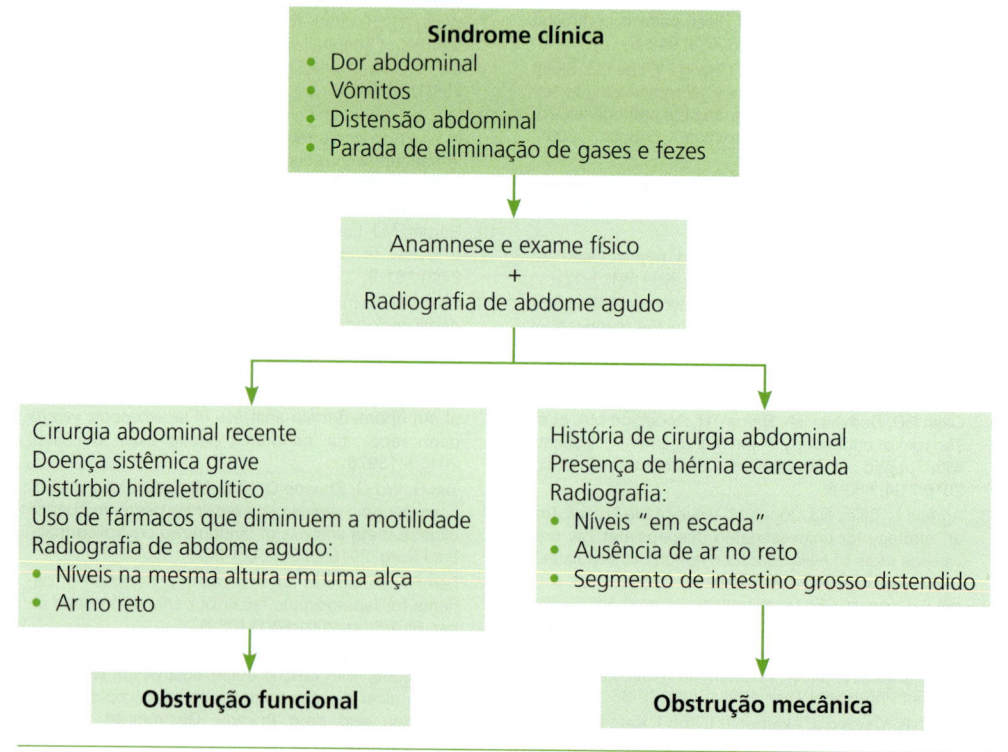

FIGURA 97.1 Fluxograma para diagnóstico diferencial entre obstrução intestinal funcional e obstrução intestinal mecânica.

Fisiopatologia

Quando o fluxo luminal normal é interrompido, o intestino proximal à obstrução começa a se dilatar, e as consequências dependem do local da interrupção do fluxo. Obstruções jejunais em geral provocam náuseas e vômitos, o que leva precocemente à cessação da ingestão via oral. Esses sintomas são menos proeminentes nas obstruções mais distais. O processo potencializa-se com a deglutição de ar e a fermentação de bactérias, o que aumenta a dilatação. O crescimento bacteriano que ocorre no intestino proximal pode dar origem aos vômitos fecaloides.

Com a manutenção da obstrução, a parede intestinal edemacia-se e ocorre perda do processo absortivo normal do intestino, sequestrando mais líquido para o lúmen. Isso leva ao aumento na secreção de fluido no intestino proximal. Com a piora do edema, inicia-se a perda de fluido para dentro da cavidade peritoneal, inicialmente um transudato. O efeito final é a piora na desidratação com concomitante alteração hidreletrolítica e diminuição da diurese. Taquicardia, oligúria, hipotensão e azotemia são frequentes. Nas obstruções mais proximais, o vômito com conteúdo gástrico pode resultar em alcalose metabólica pela perda de sódio, potássio e ácido clorídrico do estômago.

Entende-se por estrangulamento o comprometimento da perfusão do intestino, em geral secundário ao edema que ocorre progressivamente na parede intestinal, associado ao aumento na pressão intraluminal causado pela distensão progressiva. Pode ocorrer evolução para necrose, com potencial para perfuração da víscera. Nesse contexto, a morbidade e a mortalidade estão bastante aumentadas.

Obstrução em alça fechada refere-se à situação em que um segmento intestinal está obstruído em dois locais, criando uma porção sem possibilidade de descompressão proximal ou distal. Pode ocorrer rápida progressão para estrangulamento, pois não há descompressão – ainda que parcial – por vômitos, por exemplo.

Etiologia

A obstrução intestinal tem múltiplas causas. Enquanto a maioria das obstruções do intestino delgado é causada por lesões benignas, as obstruções do intestino grosso frequentemente estão associadas ao carcinoma do cólon e a neoplasias pélvicas. Portanto, para o planejamento terapêutico, é útil distinguir entre obstrução do intestino delgado e obstrução do intestino grosso.

As causas mais comuns de obstrução do intestino delgado são:

- Aderências (bridas) congênitas ou adquiridas em laparotomias prévias (operações ginecológicas pélvicas, apendicectomia, colectomia, etc.), responsáveis por aproximadamente 60% dos casos de obstrução do intestino delgado;
- Hérnias da parede abdominal (inguinal, femoral, incisional e outras), responsáveis por cerca de 10% dos casos de obstrução intestinal;
- Doença de Crohn;
- Infecções abdominais (apendicite, abscessos);
- Comprometimento secundário em neoplasias abdominais (carcinomatose, tumores de bexiga, colo do útero, etc.);
- Miscelânea – Intussuscepção, bezoar, corpo estranho, cálculo biliar, tumor primário de intestino delgado, hematoma, endometriose, bolo de áscaris e outras.

As causas mais frequentes de obstrução do intestino grosso são:

- Carcinoma do cólon (a causa de aproximadamente 20% de todas as obstruções intestinais e 60% das obstruções do intestino grosso);
- Tumores pélvicos;
- Volvo;
- Complicação de doença diverticular;
- Outras.

Tipos de obstrução intestinal

Obstrução intestinal mecânica

Manifestações clínicas

O quadro clínico específico da obstrução intestinal mecânica tem quatro componentes, cuja manifestação é inconstante e variada:

1. Dor abdominal;
2. Vômitos;
3. Distensão abdominal;
4. Parada de eliminação de gases e fezes.

A variação dessas manifestações clínicas está relacionada com a localização da obstrução, com o tempo decorrido entre o início dos sintomas e o atendimento e, ainda, com o fato de a obstrução ser completa ou parcial.

A dor abdominal na obstrução mecânica costuma ser em cólica e de forte intensidade. As obstruções mais proximais tendem a ser associadas a cólicas mais frequentes (intervalos de 4-5 minutos), vômitos desde o início do quadro, distensão abdominal leve ou moderada e parada de eliminação de gases e fezes tardiamente. No início do quadro, por mecanismo reflexo, pode haver diarreia ou polievacuações. Nas obstruções mais distais (íleo distal ou cólon), a dor em cólica ocorre em intervalos maiores, o vômito é mais tardio e a distensão é mais marcada. Precocemente, há parada de eliminação de gases e fezes nas obstruções distais completas.

O tempo entre o início dos sintomas e o atendimento deve ser considerado na avaliação: as cólicas tendem a ceder por fadiga do intestino, o vômito tende a se tornar fecaloide, a distensão fica mais proeminente e as eliminações intestinais param completamente. Nas obstruções de cólon, sendo a válvula ileocecal competente, a distensão é causada somente pelo segmento de cólon entre a obstrução e o piloro ileocecal; portanto, não muito proeminente no início do quadro. As manifestações clínicas são menos intensas nas obstruções parciais. Em geral, a suboclusão intestinal está associada a alguma eliminação intestinal e quadro clínico mais arrastado.

As manifestações clínicas sistêmicas da obstrução intestinal estão relacionadas com a desidratação e, algumas vezes, com a doença que a causou. O acúmulo de líquidos ingeridos e secreções digestivas nas porções distais do intestino provoca hiperatividade motora reativa e edema da mucosa, com consequente diminuição da absorção. Com a continuidade do processo, a perda pelo vômito leva à desidratação com hipocloremia, hipopotassemia e alcalose metabólica. Não havendo reposição volêmica, o quadro evolui para colapso circulatório e insuficiência renal. A distensão abdominal também pode levar à síndrome compartimental abdominal, contribuindo para o agravamento do quadro com restrição respiratória e diminuição do fluxo sanguíneo renal e mesentérico.

A lesão que causa a obstrução também pode contribuir para a apresentação clínica. Tumores malignos tendem a causar anemia e desnutrição, o que também pode ocorrer nas doenças inflamatórias intestinais.

O comprometimento circulatório do intestino, que pode ser crítico em caso de hérnia estrangulada, volvo e oclusão vascular, tende a agravar os sintomas e estar associado à leucocitose intensa e ao desvio à esquerda.

O exame clínico pode ser de grande valor na determinação da causa da obstrução. No exame do abdome, deve-se avaliar a presença de cicatrizes de cirurgias prévias e hérnia de parede, que devem ser inspecionadas quanto à possibilidade de encarceramento ou estrangulamento. A presença de ruídos hidroaéreos afasta a possibilidade de obstrução funcional por íleo adinâmico, enquanto ruídos intensos e metálicos estão associados aos estágios iniciais da obstrução mecânica.

À palpação, o abdome costuma estar distendido e apresenta dor difusa. Dor localizada em fossa ilíaca direita pode indicar apendicite aguda com abscesso, enquanto dor em flanco esquerdo, diverticulite complicada. Massas abdominais devem chamar a atenção para investigação de etiologia neoplásica. Na presença de irritação peritoneal, deve-se suspeitar de perfuração de alça intestinal por isquemia. Ao toque retal, pode-se identificar a presença de tumores de reto. A presença de gases ou fezes na ampola retal sugere obstrução incompleta ou quadro inicial de obstrução intestinal mecânica.

Exames complementares

Os pacientes com suspeita ou diagnóstico de obstrução intestinal devem ser submetidos inicialmente à avaliação laboratorial (hemograma, provas de função renal e eletrólitos) e à radiografia do abdome.

No hemograma, a presença de anemia pode estar associada a perdas crônicas, como ocorre nas neoplasias e nas doenças inflamatórias. Leucocitose com desvio à esquerda pode significar comprometimento vascular do intestino ou presença de uma causa infecciosa para a obstrução, como diverticulite ou abscesso abdominal. As dosagens de eletrólitos, ureia e creatinina têm como objetivo avaliar os distúrbios hidreletrolíticos.

O exame radiológico do abdome deve ser realizado em posição supina, ortostática, em decúbito lateral e com incidência focada nas cúpulas diafragmáticas. É útil na distinção entre obstrução mecânica e funcional e também pode sugerir o diagnóstico específico, como no caso do íleo biliar ou do volvo de sigmoide. A presença de distensão gasosa do intestino com formação de níveis hidroaéreos é muito sugestiva de obstrução intestinal. Em geral, os níveis hidroaéreos – quando em diferentes alturas em um mesmo segmento – sugerem obstrução intestinal, ao passo que níveis na mesma altura estão associados à obstrução funcional. As válvulas coniventes do intestino delgado distendido formam imagens circulares superpostas, gerando um aspecto radiológico conhecido como "pilha de moedas".

Outro sinal radiológico de obstrução intestinal é a presença, no interior do intestino delgado, de imagem clara com círculos escuros de vários tamanhos. Essa imagem é característica de fezes e normalmente aparece no intestino grosso. No idioma inglês, esse sinal radiológico tem sido chamado de "fecalização" (*fecalization*) do intestino delgado. Pode ser visto também na tomografia computadorizada (TC). O ar no intestino grosso aparece como imagens arredondadas separadas por septos mais claros, que são a expressão radiológica das haustrações. A presença de ar no reto é indicativa de obstrução parcial, mas pode ocorrer nas fases iniciais de uma obstrução completa. Em aproximadamente 30% dos casos, o exame radiológico do abdome pode ser inespecífico (**FIGS. 97.2** e **97.3**).

A TC do abdome tem maior valor preditivo para identificar a causa da lesão, mas não costuma ser necessária para estabelecer os passos iniciais do tratamento. É bastante útil nas suspeitas de causas inflamatórias, como nos abscessos e na diverticulite do cólon. Indica-se TC nos casos de sintomas atípicos, ausência de causa provável ao exame, como hérnia encarcerada, ausência de cirurgia abdominal prévia, no diagnóstico diferencial de obstrução funcional e nos pacientes cujo exame radiológico teve achados inespecíficos.

O exame contrastado do intestino delgado pode ser utilizado quando houver dúvida entre

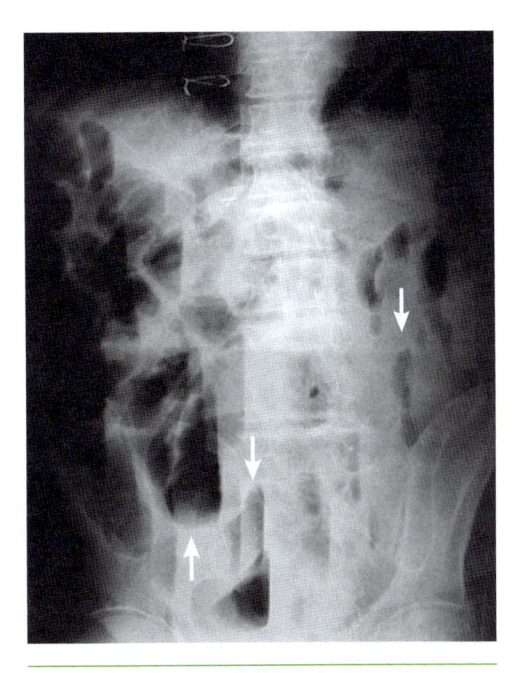

FIGURA 97.2 Exame radiológico do abdome em decúbito lateral revelando distensão e formação de níveis hidroaéreos (*setas*) em diferentes alturas em um segmento de intestino delgado, sugestivos de obstrução intestinal mecânica.

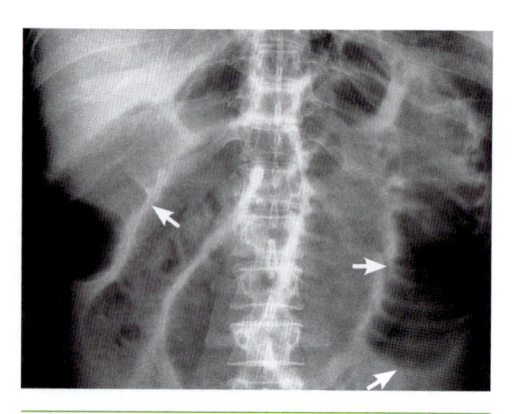

FIGURA 97.3 Exame radiológico do abdome em posição supina revelando distensão colônica com haustrações visíveis (*seta* no hipocôndrio direito) e grande distensão de intestino delgado (aspecto em "pilha de moedas", indicado pelas *setas*), sugerindo obstrução intestinal mecânica.

obstrução completa e suboclusão. Esse exame é realizado pela administração de contraste por sonda nasogástrica (SNG). Imagens seriadas são obtidas, e a ausência de contraste nas porções distais do intestino mais de 6 horas após a sua administração indica oclusão completa (**FIG. 97.4**). Ele também pode identificar a causa, como nos casos de obstrução por enterite regional.

A colonoscopia ou a retossigmoidoscopia podem ter valor no diagnóstico e no tratamento da obstrução. Estão indicadas nas obstruções distais, especialmente quando o quadro clínico e radiológico sugere volvo de sigmoide, caso em que a endoscopia pode ser terapêutica. Em tumores obstrutivos do intestino grosso, a colocação endoscópica de próteses transtumorais tem ensejado levar o paciente à cirurgia em melhores condições clínicas e, em alguns casos, também possibilitado a limpeza do cólon com vistas à cirurgia. Esse procedimento tem o potencial de tornar a anastomose do intestino mais segura após a ressecção da lesão, evitando, com

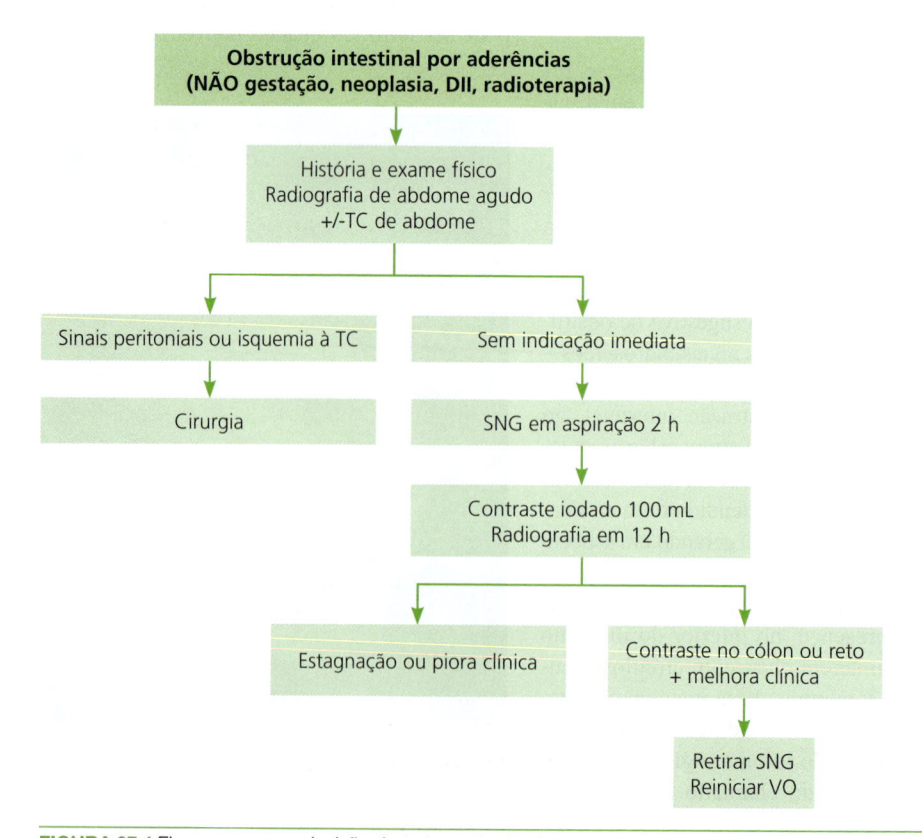

FIGURA 97.4 Fluxograma para decisão do tratamento da obstrução intestinal com uso de contraste radiológico.
TC, tomografia computadorizada; SNG, sonda nasogástrica; VO, via oral.

isso, a cirurgia em dois tempos, com a colostomia no primeiro. Porém, seu uso é limitado, seja por indisponibilidade do material, seja por impossibilidade de passagem segura do cateter-guia pelo tumor. Uma alternativa que tem sido descrita e utilizada é a desobstrução pela ressecção endoscópica parcial do tumor com raios *laser*. A indisponibilidade do equipamento é a principal limitação do método.

Tratamento

Pacientes com quadro clínico e radiológico sugestivo de obstrução incompleta (suboclusão) devem ser tratados conservadoramente. Os sinais que indicam que a obstrução não é completa são a eliminação de gases ou fezes e a presença de ar no intestino distal. Na TC, pode-se quantificar o conteúdo intestinal aboral à obstrução, e sua avaliação seriada pode ser diagnóstica do grau de obstrução. O tratamento clínico consiste em colocação de SNG e reposição hidreletrolítica com correção dos desequilíbrios diagnosticados. A perda pela SNG pode ser compensada com administração de solução fisiológica (cloreto de sódio a 0,9%). O débito urinário deve ser controlado e é adjunto importante no controle clínico do paciente. O aspecto do efluente da SNG também pode ser útil na avaliação sequencial. Drenagem de secreção clara e biliosa é sugestiva de evolução favorável, enquanto drenagem de secreção amarronzada e fétida (fecaloide) é indicativa de obstrução completa.

As obstruções mecânicas completas do intestino delgado terão tratamento cirúrgico na maioria dos casos. Em recente publicação de Zielinski e colaboradores,[1] um fluxograma é proposto para a indicação de laparotomia na obstrução do intestino delgado. A presença de indicativos de isquemia (peritonite, hipotensão, acidose láctica, alça fechada, pneumatose intestinal ou gás na veia porta) ou de quatro sinais (líquido livre, edema de mesentério, sinal de fezes no intestino delgado à TC e vômitos) seria indicação de cirurgia. Pacientes que não apresentam os quatro sinais, mas não têm cirurgia abdominal prévia, também são considerados para tratamento cirúrgico, bem como os pacientes que têm cirurgia prévia e apresentam três dos quatro sinais. Pacientes com cirurgia prévia que apresentam menos de três sinais são candidatos à observação.

Mais recentemente, o emprego de exame radiológico com o contraste gastrografina mostrou-se eficaz para acelerar a decisão de indicar cirurgia ou tratar conservadoramente e, assim, diminuir o tempo de internação hospitalar. O protocolo do emprego dessa modalidade de investigação está na **FIGURA 97.4**. Em recente artigo, parte da educação médica continuada do American College of Surgeons, endossa-se o uso dessa técnica.

Na ausência de grande distensão, o que ocorre nas obstruções proximais ou incompletas, pode-se considerar a videolaparoscopia, especialmente se a suspeita for de obstrução por aderência intestinal. As contraindicações são presença de grande distensão, colapso circulatório, coagulopatia estabelecida e múltiplas cirurgias abdominais prévias. O índice de conversão para laparotomia varia de 8 a 52%. Em recente revisão, não foram encontrados ensaios clínicos randomizados comparando a laparoscopia e a laparotomia no tratamento da obstrução intestinal. Nos casos de obstrução secundária a abscessos, a drenagem percutânea ou extraperitoneal pode ser suficiente para o tratamento da obstrução. Como já mencionado, a retossigmoidoscopia ou a colonoscopia podem descomprimir o intestino e reduzir volvo de sigmoide. Na grande maioria dos demais casos, a laparotomia exploradora será o procedimento de escolha (**FIG. 97.5**). O procedimento específico dependerá da etiologia da obstrução. A lise de aderências é o tratamento da obstrução secundária a elas. Quando há comprometimento vascular do intestino – o que, no cenário da obstrução intestinal, ocorre predominantemente nas hérnias encarceradas –, deve-se liberar a obstrução e avaliar a recuperação circulatória. A presença de cianose fixa e a ausência de peristalse, após liberação da obstrução e aquecimento do segmento isquêmico com compressas úmidas, tornam mandatória a ressecção do segmento intestinal.

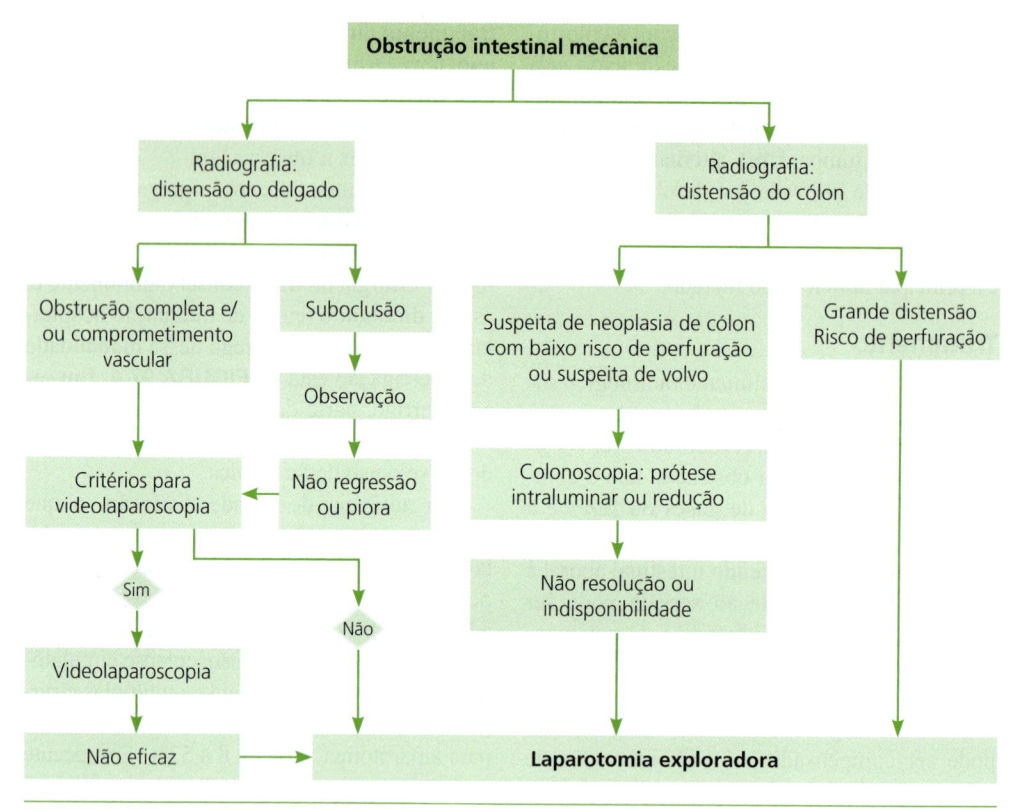

```
                    Obstrução intestinal mecânica
                                │
                ┌───────────────┴───────────────┐
         Radiografia:                     Radiografia:
      distensão do delgado             distensão do cólon
                │                               │
     ┌──────────┴──────────┐          ┌─────────┴─────────┐
  Obstrução completa e/  Suboclusão   Suspeita de neoplasia   Grande distensão
  ou comprometimento        │         de cólon com baixo      Risco de perfuração
  vascular                  │         risco de perfuração
                         Observação   ou suspeita de volvo
                            │                 │
  Critérios para      Não regressão     Colonoscopia: prótese
  videolaparoscopia ← ou piora          intraluminar ou redução
       │                                      │
     Sim                                Não resolução ou
       │                Não             indisponibilidade
  Videolaparoscopia
       │
  Não eficaz  ────────────→   Laparotomia exploradora
```

FIGURA 97.5 Fluxograma para indicação de laparotomia na obstrução intestinal mecânica.

Os tumores obstrutivos do intestino grosso devem ser preferencialmente ressecados quando o quadro clínico for estável. Nas lesões consideradas irressecáveis e na presença de instabilidade clínica, um desvio do trânsito intestinal deve ser realizado. Esse desvio pode ser externo, na forma de colostomia ou ileostomia, ou interno, na forma de anastomose ileocolônica, realizada em segmento colônico distal à obstrução. Nas lesões do cólon esquerdo em que a ressecção foi possível, a colostomia ou a ileostomia são frequentemente realizadas. Uma alternativa cirúrgica bastante empregada após a ressecção do reto superior e do cólon sigmoide é o fechamento do coto de reto com colostomia terminal do cólon descendente ou sigmoide, procedimento conhecido como cirurgia de Hartmann. Habitualmente, a colectomia direita, utilizada para as lesões do cólon direito, é seguida de anastomose ileocolônica primária.

Na tentativa de evitar a colostomia em pacientes com ressecção do cólon esquerdo, estratégias foram descritas, e duas delas têm adeptos. A primeira é representada pela colectomia direita tática, levando à colectomia subtotal com íleorretal ou à ileossigmoidostomia primária. A segunda consiste em colocar endopróteses através da área obstruída, aliviando a distensão e permitindo realizar cirurgia eletiva. Para pacientes instáveis hemodinamicamente ou naqueles em que há grande edema da parede do intestino proximal à obstrução, a colostomia representa a alternativa mais segura.

Obstrução intestinal funcional

Íleo adinâmico

O íleo adinâmico é uma condição reflexa, secundária à hiperatividade simpática, frequente e normal após cirurgias abdominais. Outras causas de íleo adinâmico são as infecções intraperitoneais ou retroperitoneais, os distúrbios metabólicos e o sangramento abdominal. O tratamento é dirigido à causa etiológica. Nos casos de íleo adinâmico pós-operatório, o tratamento costuma ser conservador, exceto para as complicações cirúrgicas, como abscesso.

Pseudo-obstrução intestinal

A pseudo-obstrução intestinal, ou síndrome de Ogilvie, é uma condição que está tendo reconhecimento crescente. Costuma ocorrer em pacientes hospitalizados por doença grave, mais frequentemente após o terceiro dia da internação. A causa, como no íleo adinâmico, parece ser um distúrbio autonômico com hiperatividade simpática e hipoatividade parassimpática. Os sintomas são similares aos da obstrução intestinal mecânica. O diagnóstico é feito pelo exame radiológico do abdome, que revela a presença de distensão maciça de todo ou quase todo o cólon, com presença de ar no reto. O tratamento inicial consiste na correção dos distúrbios e no suporte clínico, associados a toque retal a cada 6 horas. Se a condição não regredir, deve-se considerar a administração de neostigmina na dose de 2 mg IV, mediante monitorização da frequência cardíaca. Outra opção é a colonoscopia descompressiva, que pode ser repetida se necessário, sendo o melhor método quando não se pode descartar obstrução intestinal mecânica.

Referência

1. Zielinski MD, Eiken PW, Bannon MP, Heller SF, Lohse CM, Huebner M, et al. Small bowel obstruction-who needs an operation? A multivariate prediction model. World J Surg. 2010 May;34(5):910-9.

Leituras recomendadas

Azagury, D; Liu, R; Morgan, A; Spain, D. Small bowel obstruction: A practical step-by-step evidence-based approach to evaluation, decision making, an management. J Trauma Acute Care Surg 2015; 79(4):661-668.

Chopra R, McVay C, Phillips E, Khalili TM. Laparoscopic lysis of adhesions. Am Surg. 2003 Nov;69(11):966-8.

Cirocchi R, Abraha I, Farinella E, Montedori A, Sciannameo F. Laparoscopic versus open surgery in small bowel obstruction. Cochrane Database Syst Rev. 2010 Feb 17;2: CD007511.

Corsale I, Foglia E, Mandato M, Rigutini M. Intestinal occlusion caused by malignant neoplasia of the colon: surgical strategy. G Chir. 2003 Mar;24(3):86-91.

de Aguilar-Nascimento JE, Caporossi C, Nascimento M. Comparison between resection and primary anastomosis and staged resection in obstructing adenocarcinoma of the left colon Arq Gastroenterol. 2002 Oct-Dec;39(4):240-5.

Delgado-Aros S, Camilleri M. Pseudo-obstruction in the critically ill. Best Pract Res Clin Gastroenterol. 2003 Jun;17(3):427-44.

Franklin ME Jr, Gonzalez JJ Jr, Miter DB, Glass JL, Paulson D. Laparoscopic diagnosis and treatment of intestinal obstruction. Surg Endosc. 2004 Jan;18(1):26-30.

Grafen FC, Neuhaus V, Schöb O, Turina M. Management of acute small bowel obstruction from intestinal adhesions: indications for laparoscopic surgery in a community teaching hospital. Langenbecks Arch Surg. 2010 Jan;395 (1):57-63.

Kahi CJ, Rex DK. Bowel obstruction and pseudo-obstruction. Gastroenterol Clin North Am. 2003 Dec;32(4):1229-47.

Keymling M. Colorectal stenting. Endoscopy. 2003 Mar; 35(3):234-8.

Law WL, Chu KW, Ho JW, Tung HM, Law SY, Chu KM. Self-expanding metallic stent in the treatment of colonic obstruction caused by advanced malignancies. Dis Colon Rectum. 2000 Nov;43(11):1522-7.

Lee IK, Kim do H, Gorden DL, Lee YS, Jung SE, Oh ST, et al. Selective laparoscopic management of adhesive small bowel obstruction using CT guidance. Am Surg. 2009 Mar;75(3):227-31.

Pisanu A, Piu S, Altana ML, Uccheddu A. One-stage treatment of obstructing colorectal cancer. Chir Ital. 2002 May-Jun;54(3):267-74.

Rocha FG, Theman TA, Matros E, Ledbetter SM, Zinner MJ, Ferzoco SJ. Nonoperative management of patients with a diagnosis of high-grade small bowel obstruction by computed tomography. Arch Surg. 2009 Nov;144(11): 1000-4.

Saverio, S; Catena, F; Ansaloni, L; Gavioli, M; Valentino, M; Pinna, A. Water-soluble constrast médium (Gastrografin) value in adhesive small intestine obstruction (Asio): a prospective, randomized, controlled, clinical trial. World J Surg 2008; 32:2293-2304.

Hemorragia digestiva alta e baixa

Fabio Segal
Ilton Vicente Stella
Fernando Herz Wolff

A hemorragia digestiva é uma das emergências médicas mais comuns e uma grave complicação em pacientes internados gravemente enfermos.

A hemorragia digestiva alta (HDA) é definida como a perda sanguínea do trato gastrintestinal (GI) com origem proximal ao ângulo de Treitz (demarcação anatômica da junção duodenojejunal).

A HDA pode ser dividida em HDA varicosa (secundária à hipertensão portal, quando o sangramento ocorre por ruptura de varizes esofágicas e/ou gástricas) e HDA não varicosa (geralmente, por lesões agudas da mucosa do esôfago, do estômago e do duodeno).

A úlcera péptica está entre as principais causas da HDA, sendo que 80% dos pacientes param espontaneamente de sangrar. Entretanto, em cerca de 20% dos casos, a endoscopia digestiva alta (EDA) de urgência é necessária para controle do sangramento, devendo ser realizada após a estabilização hemodinâmica. Nas lesões em que não ocorre a parada do sangramento, a taxa de mortalidade permaneceu inalterada (6-10%) nas últimas décadas, mesmo com os avanços nos métodos diagnósticos e nos cuidados em unidades de terapia intensiva (UTIs) e com o surgimento de novas técnicas cirúrgicas e novos agentes farmacológicos.

O **QUADRO 98.1** apresenta as principais causas de HDA.

As manifestações clínicas mais comuns são a hematêmese – eliminação de sangue fresco, vermelho-vivo ou escuro, tipo "borra de café", pelo vômito – e a melena – evacuação de fezes pretas, fétidas, pastosas e brilhantes. Melena pode ser vista com graus variáveis de perda sanguínea, a qual pode ser de apenas 50 mL de sangue. Nos casos mais graves, pode ocorrer enterorragia, com evacuação de sangue vivo, o que geralmente é associada à hipotensão ortostática. Nos casos graves, pode ocorrer choque hipovolêmico com sudorese profusa, taquicardia e hipotensão.

Os fatores de risco para mortalidade devida à hemorragia digestiva por úlcera podem ser classificados de acordo com a apresentação clínica ou relacionados ao aspecto endoscópico da lesão (**QUADRO 98.2**).

QUADRO 98.1

Principais causas de hemorragia digestiva alta

- Úlcera péptica (35-50%) (duodenal > gástrica)
- Varizes esofágicas/gástricas (5-10%)
- Gastroduodenite erosiva (8-15%)
- Síndrome de Mallory-Weiss relacionada à esofagite (5-15%)
- Más-formações vasculares (± 5%)
- Não determinada (± 5%)

Observa-se que dados clínicos associados aos endoscópicos permitem identificar os pacientes com risco de hemorragia persistente ou de ressangramento, sendo indicadores prognósticos, e isso permite realizar o planejamento terapêutico.

Busca-se uma associação entre fatores da história do paciente, do exame físico e dados laboratoriais com a gravidade do sangramento. Recomenda-se identificar os principais fatores de risco para os piores desfechos, como sangramento grave, recorrência, necessidade de intervenção endoscópica ou cirúrgica e mortalidade, existindo escores de estratificação de risco para esses pacientes.

Em relação aos achados endoscópicos das úlceras sangrantes, utiliza-se a classificação de Forrest, de acordo com a atividade do sangramento e o risco de ressangramento (**TAB. 98.1**).

As características endoscópicas, clínicas e laboratoriais podem ser úteis para a estratificação de risco dos pacientes que apresentam HDA. Vários pesquisadores desenvolveram regras de decisão e modelos preditivos que permitem a identificação de pacientes com baixo risco de hemorragia ou aqueles com episódios potencialmente fatais. A eficácia desses modelos foi avaliada em uma variedade de contextos clínicos, com a maioria dos estudos sugerindo que os pacientes considerados de baixo risco podem ser seguramente liberados precocemente ou tratados como pacientes ambulatoriais. Além disso, essa abordagem está associada com a redução dos custos em comparação com a hospitalização de todos os pacientes com HDA.

Um dos modelos de estratificação de riscos mais utilizados é o de Rockall, baseado na análise multivariada das informações clínicas e endoscópicas. Nesse sistema, a pontuação é calculada a partir da idade do paciente, da presença ou ausência de choque hipovolêmico e comorbidades, bem como dos achados endoscópicos; quanto maior a pontuação, maior o risco de mortalidade (**TAB. 98.2**).

TABELA 98.1 Classificação de Forrest modificada

Características endoscópicas	Risco de ressangramento (%)
Ia – Sangramento em jato ("*spurting*")	40-90
Ib – Sangramento tipo porejamento ("*oozing*")	20
IIa – Vaso visível ou protuberância pigmentada	40-50
IIb – Coágulo vermelho	20-30
IIc – Coágulo escuro ou mancha pigmentada plana	< 10
III – Ausência de estigma de sangramento	2

Fonte: Forrest e colaboradores.[1]

QUADRO 98.2

Fatores de risco para ressangramento e mortalidade

- Idade acima de 60 anos
- Doenças associadas
- Sangramento em hospitalizados
- Hematêmese volumosa ou enterorragia
- Hipotensão postural ou choque
- Ressangramento durante a internação
- Transfusão > 6 unidades de concentrado de hemácias
- Coagulopatia grave

Conduta inicial

- Estabilização clínica e hemodinâmica:
  - Obter dois acessos venosos calibrosos periféricos – 16 G ou maior;
  - Iniciar infusão de solução salina – 1.000 a 2.000 mL em 30 a 45 minutos;
  - Fornecer oxigênio suplementar por cateter ou óculos nasal;

TABELA 98.2 Sistema de classificação de riscos de Rockall				
Parâmetro	**Pontos**			
	0	1	2	3
Idade (anos)	< 60	60-79	> 80	–
Pulsação (bpm)	< 100	> 100	–	–
Pressão arterial sistólica (mmHg)	> 100	> 100	< 100	–
Comorbidade	Nenhuma	CI/ICC	Insuficiência renal/hepática	Neoplasia metastática
Sinais endoscópicos de sangramento recente	Nenhum/ponto vermelho-escuro	–	Qualquer outro sinal	–
Escore da soma dos pontos	**Mortalidade (%)**			
0	0			
1	3			
2	6			
3	12			
4	24			
5	36			
6	62			
7	75			

bpm, batimentos por minuto; CI, cardiopatia isquêmica; ICC, insuficiência cardíaca congestiva.
Fonte: Rockall e colaboradores.[2]

- Colheita de exames laboratoriais na admissão, como hemograma, contagem de plaquetas, tempo de protrombina e provas de função hepática e renal. A tipagem sanguínea e a reserva de hemoderivados, principalmente de concentrado de hemácias, deverão ser feitas de acordo com as condições clínicas do paciente;
- Transfusão de hemoderivados na presença de hipotensão arterial ou choque persistente, após a infusão rápida de soluções salinas. A necessidade de transfusão deve ser individualizada. Nos pacientes sem doenças concomitantes ou com doenças crônicas estabilizadas, busca-se manter a concentração de hemoglobina (Hb) acima de 7 g/dL. Já em pacientes com fatores de risco ou instáveis, deve-se manter a concentração de Hb acima de 9 g/dL. Deve-se ter em mente que nos pacientes com hipertensão portal não se deve transfundir em excesso, pois isso pode precipitar novos episódios de sangramento;
- Administração de inibidor da bomba de prótons (IBP) intravenoso (IV); por exemplo, omeprazol 40 mg de 12/12 horas até a confirmação da causa da hemorragia. A manutenção do pH intragástrico acima de 6 é fundamental para a agregação plaquetária e para a estabilização do coágulo. A administração de IBPs, por via oral (VO) ou IV, está associada à redução da mortalidade, ao ressangramento e à necessidade de cirurgia na HDA, sendo superiores aos bloqueadores H_2. Quando o paciente retomar a VO, o IBP pode passar a ser administrado por essa via;

- O uso de fármacos procinéticos, como a eritromicina, demonstrou aumento no esvaziamento gástrico e redução da necessidade de uma segunda endoscopia, de transfusão de sangue e do tempo de internação. Dessa forma, recomenda-se o uso de eritromicina IV – na dose de 250 mg, diluída em 100 mL de solução fisiológica 0,9% em 30 minutos – em pacientes com suspeita de grande quantidade de sangue e coágulos na câmara gástrica. A dificuldade é a obtenção da apresentação IV da eritromicina;
- Não há indicação formal para passagem de sonda nasogástrica (SNG) ou realização de lavagem gástrica em todos os pacientes com HDA. O uso da SNG pode ajudar na remoção de coágulos, permitindo melhor exame endoscópico.

Tratamento endoscópico – hemostasia da área sangrante

A endoscopia é o método diagnóstico e terapêutico de escolha, com grande vantagem em relação ao tratamento clínico isolado, sendo indicada rotineiramente para pacientes com HDA. Pacientes com história de malignidade ou cirrose, na presença de hematêmese e sinais de hipovolemia (hipotensão, choque, taquicardia e Hb < 8 g/dL), têm indicação de endoscopia de urgência após estabilização inicial.

Nos casos de úlcera péptica, a injeção endoscópica de soluções esclerosantes e vasoativas constitui uma opção de fácil execução, rápida, eficaz e de baixo custo, obtendo-se a parada do sangramento em mais de 90% dos casos. Entre as opções terapêuticas, existem métodos térmicos, por eletrocoagulação monopolar e bipolar e mecânicos, pelo uso de clipes metálicos. Existe tendência a favor da utilização conjunta de um método injetável e um método térmico ou mecânico.

Deve-se ressaltar que o maior risco de ressangramento (15-20%) ocorre nas primeiras 72 horas após a hemostasia endoscópica das lesões.

Diferentes fatores clínicos e endoscópicos estão associados ao ressangramento e à mortalidade, como pacientes idosos (> 70 anos), presença de doenças concomitantes, presença de choque hipovolêmico na admissão, presença de sangramento ativo em "jato" (Forrest Ia) e úlceras maiores do que 2 cm.

No ressangramento, o retratamento endoscópico reduz a necessidade de cirurgia, sem aumentar o risco de morte e com menos complicações.

Vários agentes hemostáticos tópicos foram desenvolvidos nos últimos 50 anos, com diversas aplicações médicas, principalmente em cirurgia. Recentemente, foram descritos na literatura diversos trabalhos utilizando o TC-325 (Hemospray, da Cook Medical Inc. Bloomington Ind) na hemostasia endoscópica de lesões no TGI. É um nanopó mineral que se torna adesivo em contato com a umidade (sangue ou tecidos), cobre o ponto sangrento formando uma barreira mecânica sobre ele, além de ativar a cascata da coagulação. Outros agentes tópicos foram lançados no mercado (Ankaferd Blood Stopper e Endocloth) com objetivos semelhantes. Resultados promissores foram obtidos no sangramento digestivo por diversas etiologias; entretanto, faltam estudos randomizados e controlados que confirmem esses resultados.

As recomendações relativas ao manejo da HDA não varicosa (**FIG. 98.1**) podem ser seguidas com base em diferentes níveis de embasamento da literatura:

- A conduta inicial na hemorragia é feita por meio de medidas de reanimação e estabilização hemodinâmica (grau de recomendação C);
- Pacientes com alto risco (instabilidade hemodinâmica, coagulopatia, idosos, comorbidades) requerem cuidados intensivos (grau de recomendação B);
- Pacientes com baixo risco clinicoendoscópico podem ser tratados ambulatorialmente (grau de recomendação A);
- A endoscopia é efetiva no diagnóstico e no tratamento da HDA (grau de recomendação A). Recomenda-se a endoscopia na maioria dos pacientes com HDA, sendo

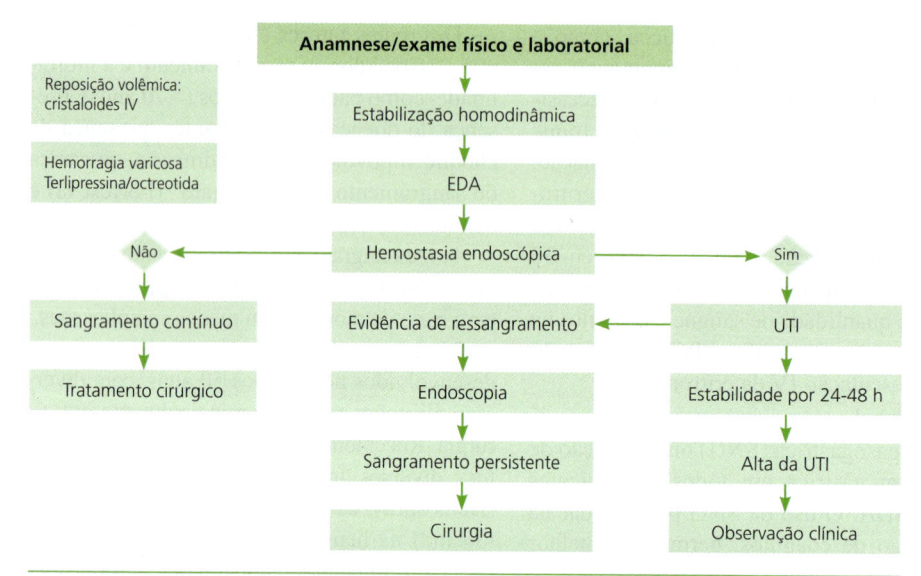

FIGURA 98.1 Fluxograma para conduta na hemorragia digestiva alta não varicosa.
EDA, endoscopia digestiva alta; GI, gastrintestinal; IV, intravenoso; UTI, unidade de terapia intensiva.

que deve ser feita endoscopia de urgência nas primeiras 24 horas da apresentação em pacientes com história de malignidade ou cirrose e na presença de hematêmese e sinais de hipovolemia (hipotensão, choque, taquicardia e Hb < 8 g/dL);
- Iniciar terapia antissecretória com IBP no momento do diagnóstico do sangramento digestivo (grau de recomendação A);
- O uso de procinéticos antes da endoscopia auxilia no esvaziamento gástrico em pacientes com coágulos e sangue fresco no estômago;
- Sinais endoscópicos como sangramento em jato, vaso visível e coágulo aderido estão associados ao maior risco de ressangramento e indicam necessidade de tratamento endoscópico (grau de recomendação A);
  - As diferentes modalidades de tratamento endoscópico (injeções, métodos térmicos e mecânicos) são eficientes na hemostasia das lesões (grau de recomendação A). Nenhuma modalidade demonstrou superioridade em relação à outra, embora o tratamento combinado (injetável + térmico ou mecânico) seja superior ao injetável isolado (grau de recomendação A);
- Endoscopia de revisão precoce (*second-look*) não está rotineiramente indicada (grau de recomendação A). Pode-se considerar o exame de revisão em pacientes com alto risco de ressangramento, especialmente quando o procedimento inicial teve a visualização prejudicada pela presença de sangue na luz do trato digestivo e nos quais houve dúvida quanto à efetividade do tratamento administrado;
- Pacientes com úlcera péptica devem ser investigados e tratados, quando positivos, para *Helicobacter pylori* (grau de recomendação A).

Tratamento cirúrgico na úlcera péptica sangrante

Atualmente, é cada vez menos frequente a indicação de tratamento cirúrgico por úlcera péptica sangrante devido ao sucesso terapêutico dos IBPs. A maioria das abordagens terapêuticas tem dois objetivos principais: (1) resolução do sangramento e (2) prevenção da recorrência. Deve-se pesar a relação risco-benefício antes de escolher o tipo de procedimento. Em algumas situações, o tratamento cirúrgico por via laparoscópica realizado em centros especializados tem demonstrado ótimos resultados.

São consideradas úlceras sangrantes de mais difícil controle endoscópico aquelas maiores de 2 cm e as situadas na porção alta do corpo gástrico ou na parede posterior do bulbo duodenal, por poderem lesar artérias calibrosas. Nesses casos, o tratamento cirúrgico deve ser considerado precocemente.

Nas situações de maior urgência, a melhor opção terapêutica cirúrgica é a gastrotomia ou duodenotomia com localização do sangramento e ulcerorrafia, principalmente nas situações em que o paciente está com condições hemodinâmicas comprometidas devido ao sangramento. Nessas situações, o tratamento medicamentoso deverá ser instituído já no pré-operatório e mantido no pós-operatório a fim de prevenir a recidiva do sangramento.

Em caso de sangramento incontrolável por meio da endoscopia em pacientes de alto risco cirúrgico, a embolização por radiologia intervencionista é uma alternativa.

Sangramento por varizes esofagogástricas sangrantes

Nos pacientes com cirrose, as varizes esofagogástricas formam-se a uma taxa de 5 a 15% por ano, e um terço dos pacientes com varizes desenvolverá hemorragia varicosa.

Atualmente, dispõe-se de um amplo arsenal terapêutico para o controle do sangramento varicoso: fármacos vasoativos, esclerosantes, injeção de adesivos teciduais (cianoacrilato), anéis para ligadura elástica, *spray* hemostático, tamponamento com balão de Sengstaken-Blakemore, derivação portossistêmica intra-hepática transjugular (TIPS, do inglês *transjugular intrahepatic portosystemic shunt*) e tratamento cirúrgico.

O manejo deve ser realizado em UTI com equipe médica multidisciplinar, e a endoscopia terapêutica deve ser feita em caráter emergencial nas primeiras 12 horas, pois 30 a 50% dos casos de sangramento são fatais e até 70% dos sobreviventes ressangram no primeiro ano de vida após o episódio hemorrágico.

A proteção da via aérea e a reposição volêmica são essenciais no manejo inicial desses pacientes. A pronta restauração dos parâmetros hemodinâmicos modifica a história natural da doença e reduz significativamente a mortalidade. O uso de antibióticos profiláticos também é parte do manejo inicial desses pacientes (p. ex., norfloxacino 400 mg VO de 12/12 horas; ciprofloxacino 400 mg IV de 12/12 horas).

A terapêutica farmacológica deve ser iniciada precocemente em todos os pacientes com suspeita de sangramento varicoso, e não se deve aguardar a confirmação endoscópica da etiologia do sangramento. Deve-se suspeitar de etiologia varicosa em pacientes com conhecimento de varizes esofagogástricas ou naqueles com história de hepatopatia crônica ou alcoolismo, especialmente na cirrose avançada. Os medicamentos vasoativos diminuem o fluxo sanguíneo esplâncnico e portal e são usados para o tratamento da hemorragia aguda de varizes. Incluem vasopressina, somatostatina e seus análogos (terlipressina e octreotida). Os fármacos e esquemas mais utilizados são:

- Terlipressina 2 mg IV de 4/4 horas. A dose pode ser reduzida para 1 mg IV de 4/4 horas, uma vez que a hemorragia tenha sido controlada, mantendo o tratamento por 3 a 5 dias;
- Octreotida 50 µg em bólus IV, seguido por infusão contínua de 50 µg por hora também por 3 a 5 dias. A infusão de 50 µg por hora pode ser obtida pela diluição de 4 ampolas de 50 µg e octreotida em 196 mL de soro glicosado, administrado a 50 mL/hora.

Em uma metanálise de 30 ensaios randomizados em mais de 3.000 pacientes com sangramento agudo por varizes, em comparação com o placebo, o uso de medicamentos vasoativos foi associado com melhora da hemostasia, redução da mortalidade no 7º dia e redução do tempo de hospitalização.[3] Uma metanálise encontrou redução estatisticamente significativa na mortalidade por todas as causas com terlipressina em comparação com placebo.[4]

O tratamento endoscópico é fundamental na obtenção da hemostasia duradoura. A escleroterapia com ligadura elástica das varizes esofágicas obtém 80 a 90% de sucesso na hemostasia e redução na recidiva hemorrágica. Entretanto, a ligadura elástica é considerada o tratamento de primeira linha, pois é superior à escleroterapia na taxa de ressangramento, efeitos adversos e sobrevida.

Nos casos de varizes fúndicas (fórnice gástrico) e nos casos de cirróticos com importante perda na função hepática (Child C), a injeção nas varizes de cianoacrilato é a melhor opção terapêutica no sangramento ativo, tendo resultados superiores em relação à ligadura elástica e à escleroterapia. No **QUADRO 98.3**, observam-se os fatores de risco para ressangramento precoce (5 dias até 6 semanas do episódio inicial).

Em caso de falha da hemostasia endoscópica, dependendo das condições clínicas e do volume de sangramento, pode-se repetir a endoscopia ou usar, temporariamente, o balão de Sengstaken-Blakemore, que serve como uma "ponte" até o tratamento definitivo, por meio da TIPS ou por via cirúrgica. O uso de *spray* hemostático pode ser uma opção, ainda sem resultados consistentes.

O tratamento precoce com TIPS está indicado em casos com sangramento persistente ou recorrente, mesmo na vigência de fármacos vasoativos e após tentativa de tratamento endoscópico. Essa modalidade de tratamento exige a presença de radiologista intervencionista com experiência nesse tipo de procedimento e condições mínimas de estabilidade hemodinâmica para o transporte do paciente até a sala de hemodinâmica.

As recomendações relativas ao manejo da HDA varicosa (**FIG. 98.2**) podem ser seguidas com base em diferentes níveis de embasamento da literatura:

- A HDA em pacientes cirróticos é uma emergência médica que demanda atendimento intensivo por equipe multidisciplinar (grau de recomendação A);
- A reposição volêmica imediata e a transfusão sanguínea têm como objetivo manter o nível de Hb > 8 g/dL, a fim de reduzir a mortalidade (grau de recomendação D);
- Sangramento ativo maciço, alteração do nível de consciência por encefalopatia hepática e/ou choque hipovolêmico, incapacidade de manter saturação de oxigênio maior do que 90% e/ou evidência de aspiração são indicações de intubação traqueal;
- Todo paciente cirrótico com hemorragia digestiva deve receber antibioticoprofilaxia por 7 dias (grau de recomendação B). Norfloxacino 400 mg VO 2 ×/dia ou ciprofloxacino IV (na impossibilidade de VO) são os antibióticos de escolha (grau de recomendação B). Em pacientes cirróticos graves, a ceftriaxona (1 g/dia IV) pode ser a primeira escolha (grau de recomendação A);
- O uso de fármacos vasoativos (somatostatina, octreotida e terlipressina) deve ser iniciado na suspeita de hemorragia varicosa e mantido por 3 a 5 dias (grau de recomendação A);
- A endoscopia deve ser realizada nas primeiras 12 horas de admissão, assim que o

---

QUADRO 98.3

Fatores de risco para o ressangramento precoce em pacientes com varizes

- Idade superior a 60 anos
- Cirrose devido à doença hepática alcoólica
- Hemorragia inicialmente grave (Hb < 8 g/dL)
- Trombocitopenia
- Encefalopatia
- Ascite
- Sangramento observado no momento da endoscopia
- Sangramento de varizes gástricas
- Varizes calibrosas
- Sinais de cor vermelha ou coágulo plaquetário (branco) nas varizes
- Gradiente de pressão venosa hepática elevado
- Insuficiência renal

Hb, hemoglobina.

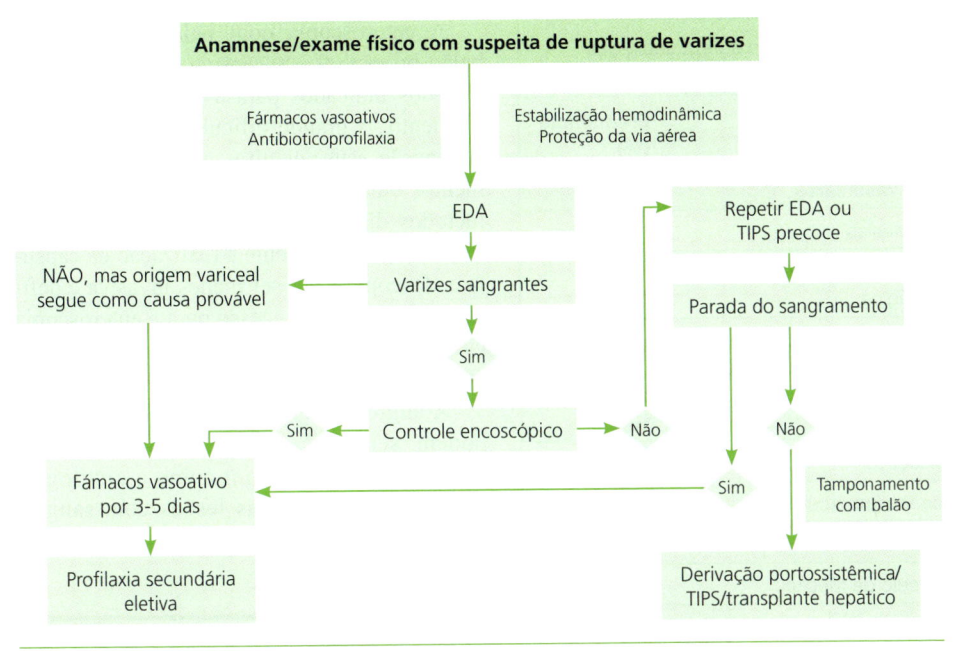

FIGURA 98.2 Fluxograma para conduta na hemorragia digestiva alta varicosa.
EDA, endoscopia digestiva alta; TIPS, derivação portossistêmica intra-hepática transjugular (do inglês *transjugular intrahepatic portosystemic shunt*).

paciente estiver hemodinamicamente estável (grau de recomendação A);
- A ligadura elástica é a terapia endoscópica de primeira escolha, ficando a escleroterapia reservada quando a ligadura for tecnicamente difícil ou não estiver disponível (grau de recomendação A);
- Para o tratamento das varizes de fundo gástrico, especialmente em pacientes cirróticos graves (Child C) e com sangramento volumoso, recomenda-se a injeção nas varizes de cianoacrilato (grau de recomendação A);
- O tamponamento com balão de Sengstaken-Blakemore no sangramento incontrolável é uma medida temporária (máximo 24 horas) de resgate, enquanto uma terapia mais definitiva, como TIPS ou derivação cirúrgica, é planejada (grau de recomendação A);
- A TIPS é uma alternativa a ser considerada precocemente (nas primeiras horas) nos casos de sangramento refratário à terapia farmacológica e endoscópica (grau de recomendação A).

Hemorragia digestiva média e hemorragia digestiva de origem obscura

O sangramento gastrintestinal obscuro ocorre em 5% dos casos de hemorragia, sendo caracterizado pelo sangramento persistente ou recidivante não esclarecido após avaliação por EDA e colonoscopia. Na maioria das vezes, o intestino delgado é o principal sítio de sangramento (75%), sendo denominada hemorragia digestiva média quando comprometer distalmente a papila de Vater até o íleo distal. Sugere-se a repetição da EDA e da colonoscopia antes de se iniciar a investigação do intestino delgado. A etiologia é indeterminada em 25% dos casos.

As causas da hemorragia digestiva média estão na **TABELA 98.3**.

A complexidade na abordagem do intestino delgado, na ausência de um diagnóstico etiológico, implica maior número de procedimentos, múltiplas transfusões sanguíneas, repetidas in-

TABELA 98.3 Etiologia e frequência das lesões hemorrágicas intestinais	
Lesões	**Frequência (%)**
Lesões vasculares	70-80
Angioectasias	
Telangiectasia hereditária hemorrágica	
Hemangioma	
Dieulafoy	
Miscelânea	10-25
Medicações	
Infecções (tuberculose)	
Doença de Crohn	
Divertículo de Meckel	
Síndrome de Zollinger-Ellison	
Vasculites	
Enterite actínica	
Divertículo jejunal	
Isquemia mesentérica	
Tumores	**5-10**

ternações hospitalares e custo elevado por paciente, além de pior prognóstico quando comparados aos pacientes com HDA e hemorragia digestiva baixa (HDB). O tempo médio estimado para o diagnóstico etiológico no paciente portador de sangramento de origem obscura é estimado em 2 anos.

A probabilidade de definir a causa do sangramento é maior quando o procedimento é realizado próximo ao episódio de sangramento.

Para orientar a sequência propedêutica no sangramento do intestino médio, recomenda-se separar os pacientes em dois grupos:

1. Sem sangramento visível – Geralmente determinado por anemia ferropriva não explicada ou pela pesquisa positiva de sangue oculto nas fezes;
2. Com sangramento visível persistente ou recorrente sem sítio identificável à endoscopia e à colonoscopia.

A enteroscopia com balão único, duplo balão ou espiral e a cápsula endoscópica são métodos indicados para avaliação desse sangramento. A grande dificuldade para essa investigação está nos altos custos dos procedimentos e na dificuldade de acesso a todos os métodos diagnósticos. Quando possível, está indicada primeiramente a realização da cápsula endoscópica, por ser menos invasiva e definir qual é o melhor acesso para a enteroscopia (VO ou anal) quando houver necessidade de procedimento terapêutico.

A angiotomografia e a enterotomografia podem ser úteis para a identificação de lesões volumosas, assim como a cintilografia e a angiografia nas lesões com sangramento ativo.

Hemorragia digestiva baixa

Historicamente, a HDB era definida pelo sangramento distal originado a partir do ângulo de Treitz. Recentemente, definiu-se quando a origem do sangramento ocorre a partir da válvula ileocecal – isto é, quando se origina no cólon, no reto ou no canal anal.

O sangramento tende a ser autolimitado em cerca de 80% dos casos.

A colonoscopia é considerada o procedimento de escolha na investigação inicial da HDB, com acurácia que varia de 72 a 86% e possibilidade de ser diagnóstica e terapêutica.

Como descrito na terapêutica da HDA, podem ser utilizadas as mesmas técnicas pela colonoscopia para se obter a hemostasia: métodos térmicos (termocoagulação), por meio da passagem de corrente elétrica (monopolar, bipolar e coagulação por plasma de argônio), métodos injetáveis com soluções vasoativas e esclerosantes, métodos mecânicos (clipes metálicos e *endoloop*) e terapia tópica.

Recomenda-se tatuar com nanquim próximo da área tratada para se facilitar a localização do sítio do sangramento em uma possível repetição da colonoscopia ou em caso de tratamento cirúrgico.

Rotinas em cirurgia digestiva

A **FIGURA 98.3** apresenta a rotina de investigação e tratamento da HDB. As causas potenciais de HDB estão listadas na **TABELA 98.4** e as porcentagens referem-se a uma revisão de vários grandes estudos que incluíram 1.559 pacientes com hematoquezia aguda.

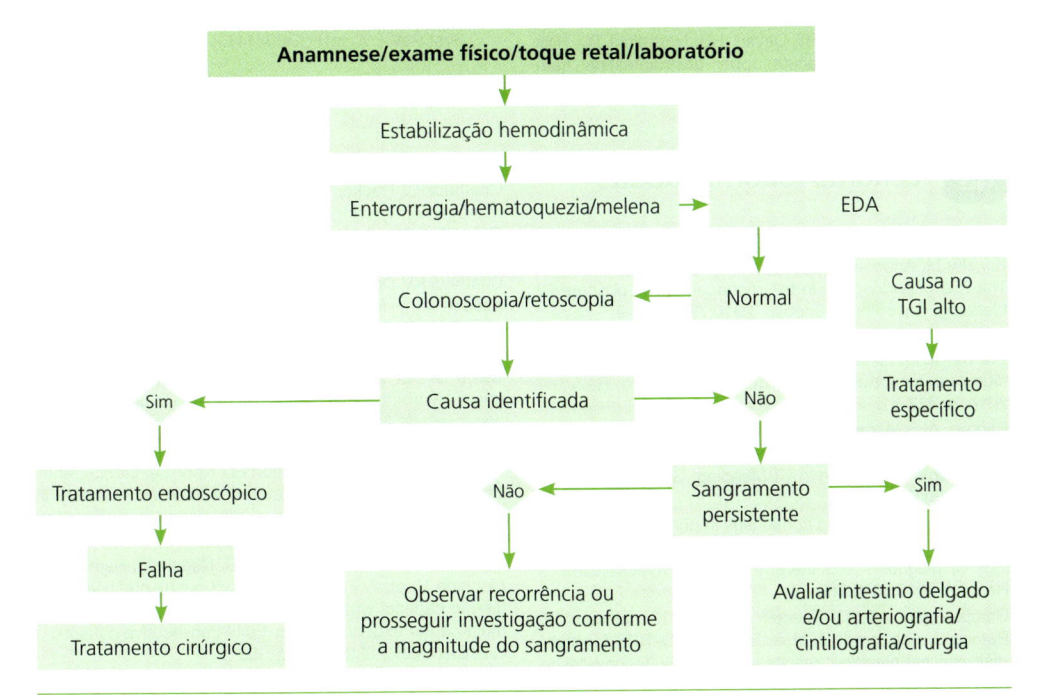

FIGURA 98.3 Fluxograma para conduta na hemorragia digestiva baixa.
EDA, endoscopia digestiva alta; TGI, trato gastrintestinal.

TABELA 98.4 Etiologia da hemorragia digestiva baixa	
Lesões	**Frequência**
Diverticulose	5-42
Isquemia	6-18
Patologia anorretal (hemorroidas, fissuras anais, úlceras retais)	6-16
Neoplasia (pólipos e tumores)	3-11
Angiodisplasia	0-3
Pós-polipectomia	0-13
Doença inflamatória intestinal	2-4
Colite por radiação	1-3
Outras colites (infecciosas, associadas a antibióticos, colite de etiologia pouco clara)	3-29
Intestino delgado/trato gastrintestinal superior	3-13
Outras causas	1-9
Causa desconhecida	6-23

Referências

1. Forrest JA, Finlayson ND, Shearman DJ. Endoscopy in gastrointestinal bleeding . Lancet . 1974;2(7877):394-97.
2. Rockall TA, Logan RF, Devlin HB, Northfield TC. Risk assessment after acute upper gastrointestinal haemorrhage. Gut. 1996;38(3):316-21.
3. Wells M, Chande N, Adams P, Beaton M, Levstik M, Boyce E, et al. Meta-analysis: vasoactive medications for the management of acute variceal bleeds. Aliment Pharmacol Ther. 2012;35(11):1267-78.
4. Ioannou G, Doust J, Rockey DC. Terlipressin for acute esophageal variceal hemorrhage. Cochrane Database Syst Rev. 2003;(1):CD002147.

Leituras recomendadas

ASGE Standards of Practice Committee, Fisher L, Lee Krinsky M, Anderson MA, Appalaneni V, Banerjee S, et al. The role of endoscopy in the management of obscure GI bleeding. Gastrointest Endosc. 2010;72(3):471-9.

Averbach M, Correa P. Colonoscopia na hemorragia digestiva baixa. In: Luna LL, editor. Atualização em endoscopia digestiva: hemorragia digestiva. Rio de Janeiro: Revinter; 2014. p. 233-51.

Barkun AL, Moosavi S, Martel M. Topical hemostatic agents: a systematic review with particular emphasis on endoscopic application in GI bleeding. Gastroint Endosc. 2013;77(5):692-700.

De Franchis R. Revising consensus in portal hypertension: report of the Baveno V Consensus Workshop on methodology of diagnosis and therapy in portal hypertension. J Hepatol. 2010;53(4):762-68.

Garcia-Pagán JC, Di Pascoli M, Caca K, Laleman W, Bureau C, Appenrodt B, et al. Use of early-TIPS for high--risk variceal bleeding: results of a post-RCT surveillance study. J Hepatol. 2013;58(1):45-50.

Holster IL, Kuipers EJ, Tjwa ETTI. Hemospray in the treatment of upper gastrointestinal hemorrhage in patients on antithrombotic therapy. Endoscopy. 2013;45(1):63-6.

Hwang JH, Fisher DA, Ben-Menachem T, Chandrasekhara V, Chathadi K, Decker GA, et al. The role of endoscopy in the management of acute non-variceal upper GI bleeding. Gastrointest Endosc. 2012;75(6):1132-8.

Hwang JH, Shergill AK, Acosta RD, Chandrasekhara V, Chathadi KV, Decker GA, et al. The role of endoscopy in the management of variceal hemorrhage. Gastrointest Endosc. 2014;80(2):221-7.

Hwang JH, Shergill AK, Acosta RD, Chandrasekhara V, Chathadi KV, Decker GA, et al. The role of endoscopy in the patient with lower GI bleeding. Gastrointest Endosc. 2014;79(6):875-85.

Jairath V, Kahan RFA, Logan SA, Hearnshaw SA, Doré CJ, Travis SP, et al. Outcomes following acute nonvariceal upper gastrointestinal bleeding in relation to time to endoscopy: results from a nationwide study. Endoscopy. 2012;44(8):723-30.

Lim LG, Ho KY, Chan YH, Teoh PL, Khor CJ, Lim LL, et al. Urgent endoscopy is associated with lower mortality in high risk but not low risk nonvariceal upper gastrointestinal bleeding. Endoscopy. 2011;43(4):300-6.

Okazaki H, Fujiwara Y, Sugimori S, Nagami Y, Kameda N, Machida H, et al. Prevalence of mid-gastrointestinal bleeding in patients with acute overt gastrointestinal bleeding: multi-center experience with 1,044 consecutive patients. J Gastroenterol. 2009;44(6):550-55.

Paulo GA. Endoscopia digestiva alta emergencial no diagnostico da hemorragia digestiva alta não varicosa. In: Luna LL, editor. Atualização em endoscopia digestiva: hemorragia digestiva. Rio de Janeiro: Revinter; 2014. p. 51-75.

Strate LL. Lower GI bleeding: epidemiology and diagnosis. Gastroenterol Clin North Am. 2005;34(4):643-64.

Isquemia mesentérica

Marco Aurélio Grudtner
Adamastor H. Pereira

A isquemia mesentérica é uma entidade clínica relativamente rara, decorrente do comprometimento da circulação intestinal por três mecanismos bem-definidos: oclusão, vasoespasmo e/ou hipoperfusão. Independentemente da etiologia, a resposta fisiológica à isquemia é sempre a mesma, com potencial comprometimento da viabilidade intestinal, especialmente em quadros de evolução aguda. Seu espectro varia desde colite isquêmica transitória, com bom prognóstico, até infarto intestinal maciço, de elevada mortalidade.

Mesmo com as modernas técnicas cirúrgicas, as intervenções endovasculares percutâneas e os cuidados intensivos, a isquemia mesentérica continua sendo uma doença fatal, com índices de mortalidade que variam entre 60 e 90%, principalmente nos quadros de evolução aguda e com circulação colateral deficiente (**FIG. 99.1**). Como a mortalidade não diminuiu significativamente nas últimas décadas, certamente por afetar uma população idosa e com várias comorbidades, o diagnóstico precoce continua sendo o principal desafio médico, já que a mortalidade é nitidamente menor antes do estabelecimento do infarto intestinal e de suas consequências sistêmicas.

As síndromes clínicas de isquemia mesentérica são didaticamente classificadas pelo tempo de evolução (aguda vs. crônica), pela fisiopatologia (arterial vs. venosa), pela gravidade (necrose de mucosa vs. necrose transmural), pela localização (intestino delgado vs. cólon) e pelo mecanismo de lesão vascular (oclusiva vs. não oclusiva). A existência de diferenças demográficas, prognósticas e terapêuticas entre os vários

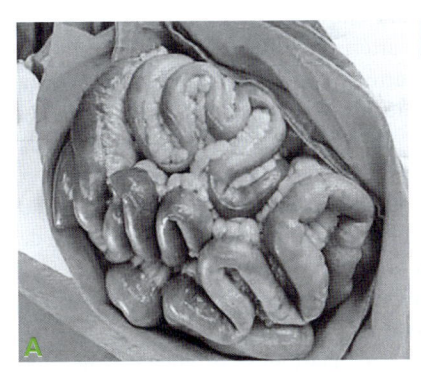

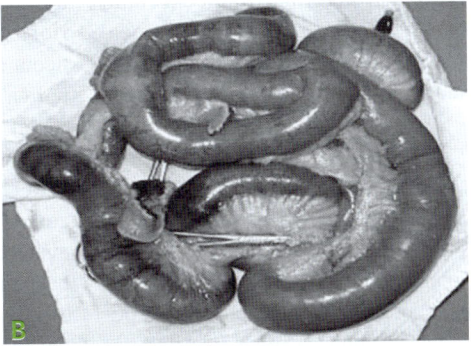

FIGURA 99.1 Segmentos de intestino delgado com nítidas áreas de necrose transmural.

tipos de isquemia mesentérica torna essencial a caracterização adequada da síndrome clínica. Geralmente, os quadros agudos são considerados os fenômenos de rápida evolução, como algumas horas ou dias. Os quadros de lenta evolução, com desenvolvimento progressivo e sintomático da isquemia intestinal por semanas a meses, são considerados crônicos.

Conforme a localização, a isquemia mesentérica é tradicionalmente dividida de acordo com o comprometimento do intestino delgado ou do cólon, não raramente com envolvimento mútuo. Quanto ao mecanismo de lesão vascular, as síndromes clínicas são consideradas oclusivas (embolia, trombose) ou não oclusivas (vasoespasmo). A aterosclerose visceral, a doença tromboembólica, os estados de hipoperfusão e os distúrbios de hipercoagulabilidade são as causas mais comuns. A reperfusão, os radicais livres de oxigênio e os eicosanoides contribuem para as patogenia da lesão intestinal e da resposta sistêmica que ocorrem após o insulto isquêmico.

Somente o reconhecimento precoce das diversas apresentações clínicas, a reanimação adequada e a instituição de uma terapêutica individualizada podem diminuir os inaceitáveis índices de mortalidade. Infelizmente, os melhores níveis atuais de evidência científica sobre o tratamento da isquemia mesentérica estão apoiados em estudos retrospectivos com séries de casos ou em estudos comparativos entre as técnicas cirúrgicas e endovasculares, com critérios de tratamento não claramente definidos e, portanto, com avaliação inconsistente dos desfechos. Dessa forma, e também como consequência da relativa raridade da doença, as recomendações terapêuticas atuais estão baseadas fundamentalmente na opinião de especialistas.

Considerações anatômicas

A circulação arterial mesentérica é dependente do tronco celíaco, da artéria mesentérica superior, da artéria mesentérica inferior e dos vários sistemas colaterais existentes, tornando difícil definir o que é normal em relação às redes colaterais.

O tronco celíaco origina-se da aorta ao nível de T12 e divide-se em três ramos: artéria gástrica esquerda, artéria esplênica e artéria hepática comum. Existem cerca de oito variações do tronco celíaco e de seus ramos; entre estes, a origem da artéria frênica inferior como um 4º ramo arterial (35%) ou uma origem comum do tronco celíaco e da artéria mesentérica superior (< 1%). Variações da artéria hepática incluem uma origem aberrante de uma artéria hepática direita ou esquerda da artéria mesentérica superior (10-17%) ou da artéria gástrica esquerda (10-12%). Além disso, também têm sido descritas artérias hepáticas direita ou esquerda originárias da artéria mesentérica superior (6-8%) ou da artéria gástrica esquerda (8-13%).

A artéria mesentérica superior origina-se da aorta ao nível de L1-L2. Seu primeiro ramo é a artéria pancreaticoduodenal anterior e posteroinferior. A artéria mesentérica superior divide-se nas artérias jejunais, nas artérias ileais, na artéria cólica média, na artéria cólica direita e na artéria ileocólica, seu ramo terminal.

A artéria mesentérica inferior origina-se da aorta ao nível de L3-L4. Seu primeiro ramo é a artéria cólica esquerda e seu ramo terminal é a artéria retal (hemorroidária) superior.

Existem vários sistemas colaterais, como o arco de Buhler e o arco de Barkow, que conectam o tronco celíaco com a artéria mesentérica superior, decorrentes da persistência de um sistema arterial embriológico. A artéria marginal de Drummond é uma importante comunicação entre a artéria mesentérica superior e a artéria mesentérica inferior. Ela conecta a artéria cólica esquerda com a artéria cólica média – que nutre os vasos retos do cólon –, localizada na região mais periférica do cólon, adjacente à parede colônica.

O ângulo esplênico do cólon, conhecido como ponto de Griffiths, é um sítio potencial de eventos isquêmicos, uma vez que em 5% dos pacientes essa anastomose está ausente e em 20% pode não existir a artéria cólica média. Outro vaso anastomótico inconstante que também conecta a artéria mesentérica superior com a inferior é a chamada arcada de Riolan, conhecida como artéria mesentérica serpiginosa ("*meandering mesenteric artery*"). Esse arco acessório une o ramo descendente da artéria cólica direita com o ramo ascendente da artéria cólica esquerda. Localizada medialmente à borda mesentérica do cólon, segue junto com a veia mesentérica inferior dentro da raiz do mesentério, sendo uma comunicação potencialmente eficiente em cerca de 70% dos pacientes. Outra região potencial de eventos isquêmicos é o ponto de Sudeck, na transição entre o sigmoide e o reto, limite entre o território das artérias sigmóideas e a artéria retal superior. A artéria retal superior, ramo da artéria mesentérica inferior, e a artéria retal inferior, ramo da artéria hipogástrica, também podem estabelecer colateralização entre esses dois sistemas circulatórios.

De qualquer forma, não existe dúvida de que a artéria mesentérica superior é o principal vaso da circulação arterial mesentérica e de que a sua oclusão abrupta apresenta drásticas consequências. Como o tempo de tolerância do intestino à isquemia é curto no caso de uma oclusão aguda, é fundamental que as medidas diagnósticas e terapêuticas sejam instituídas o mais rapidamente possível. Por outro lado, nas oclusões de lenta evolução, a viabilidade intestinal é mantida pelos sistemas colaterais existentes, permitindo que haja tempo para uma avaliação diagnóstica adequada. Em ambos os casos, o tratamento visa fundamentalmente ao alívio dos sintomas e à prevenção do infarto intestinal.

Isquemia mesentérica aguda

As síndromes clínicas de isquemia mesentérica aguda ocorrem mais comumente como resultado de embolia arterial, trombose de placa aterosclerótica preexistente ou de um estado de baixo fluxo causado por um processo sistêmico. Raramente, podem ser causadas por arterites ou estados pró-trombóticos. Entretanto, a abordagem diagnóstica é similar, e as alterações patológicas na parede intestinal são idênticas (**FIG. 99.2**).

A isquemia mesentérica aguda é uma doença incomum, representando 1 a 2 de cada 1.000 admissões hospitalares. No entanto, continua sendo um problema clínico complexo, de

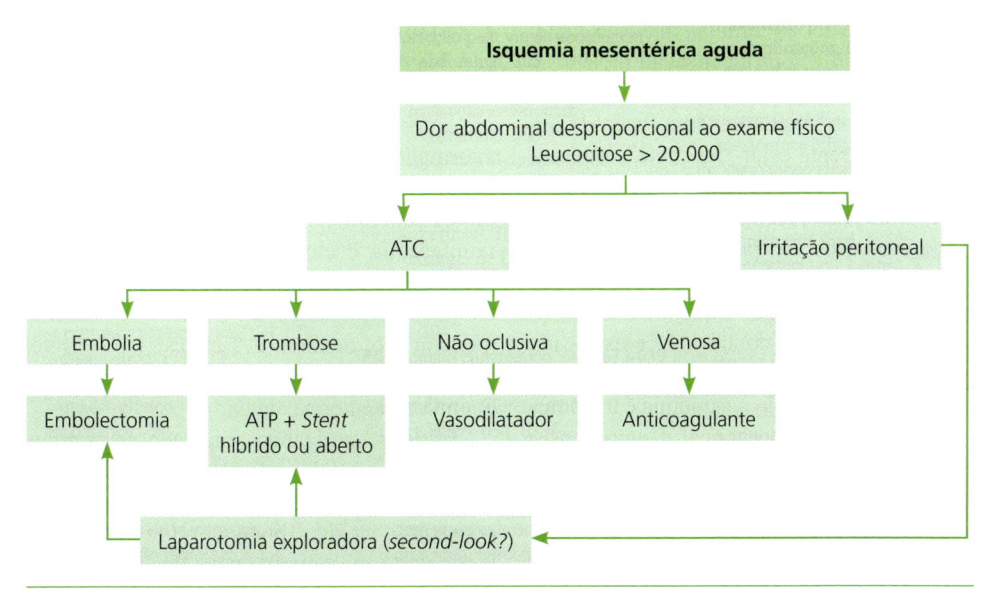

FIGURA 99.2 Fluxograma para conduta na isquemia mesentérica aguda.
ATC, angiotomografia computadorizada; ATP, angioplastia transluminal percutânea.

elevada mortalidade, apesar de uma abordagem atual mais agressiva com diagnóstico precoce, restauração da perfusão arterial, ressecção de intestino inviável, *second-look* e cuidados em unidade de terapia intensiva (UTI). A maioria das séries não demonstrou melhora da mortalidade nas últimas duas décadas, com índices que se mantêm acima de 50%.

Isquemia mesentérica aguda embólica

A oclusão embólica da artéria mesentérica superior é a causa mais comum de isquemia mesentérica aguda, sendo responsável por 40 a 50% dos casos. Os êmbolos normalmente são de origem cardíaca. A embolia afeta preferencialmente a artéria mesentérica superior por uma questão puramente anatômica: sua saída na aorta ocorre em um ângulo agudo de cerca de 45 graus. Os pacientes com história de fibrilação atrial, infarto agudo do miocárdio (IAM) recente, insuficiência cardíaca congestiva (ICC), valvulopatia, endocardite ou aneurisma estão em risco para embolia mesentérica.

Quadro clínico

A apresentação clínica quase sempre inclui o início súbito de dor abdominal, que é de característica visceral e sem localização (75-90%). Classicamente, a dor abdominal é descrita como desproporcional ao exame físico do abdome, que aparenta estar "inocente". Náuseas e vômitos estão frequentemente presentes, e sangue oculto nas fezes é observado em mais de 50% dos casos. No paciente com perfil de risco, essa incompatibilidade com o exame físico deve ser considerada isquemia mesentérica até que se prove o contrário, e é explicada porque a dor somática e localizada ocorre apenas tardiamente, quando a isquemia é transmural e existe irritação peritoneal. Como consequência, sinais clínicos de irritação peritoneal e sepse são indicativos de infarto intestinal. A dor abdominal pode ainda ser discreta ou ausente, e os únicos sinais que sugerem o diagnóstico são a distensão abdominal e a diarreia sanguinolenta em um paciente com concomitância de quadro embólico para os membros inferiores ("chuveiro embólico").

A história e o exame físico são fundamentais, pois definem características importantes dessa doença. Os pacientes acometidos frequentemente referem história de doença cardíaca que pode resultar em eventos tromboembólicos, como fibrilação atrial, miocardiopatia, valvulopatia e IAM, e até 30% têm história de eventos embólicos no passado. Da mesma forma, o diagnóstico deve ser lembrado em todo paciente submetido a cateterismo arterial recente que apresente dor abdominal súbita, decorrente de embolia arterioarterial. A presença de um balão intra-aórtico também pode ser causa de chuveiro embólico se o seu implante foi associado à manipulação extensa de uma aorta aterosclerótica.

Diagnóstico

O diagnóstico precoce da isquemia mesentérica aguda é um desafio constante para o cirurgião. O fato de haver poucos achados no exame físico abdominal nas fases iniciais é responsável pelo diagnóstico normalmente tardio.

Nenhum exame laboratorial é diagnóstico no início, embora leucocitose marcante (> 20.000/mm^3) em paciente afebril e previamente assintomático sugira fortemente essa condição. Nenhum teste laboratorial é capaz de confirmar ou excluir o diagnóstico de isquemia mesentérica aguda em uma fase inicial. As anormalidades laboratoriais mais comuns são hemoconcentração, leucocitose, acidose metabólica com ânion *gap* e lactato elevados, hiperamilasemia e elevação da aspartato aminotransferase, da lactato desidrogenase (LDH) e da creatinofosfocinase. Como previamente mencionado, nenhum desses testes é sensível ou específico o suficiente para diagnosticar isquemia mesentérica aguda.

Estudos utilizando marcadores séricos como lactato, LDH ou D-dímeros foram inconsistentes. O lactato sérico, um marcador de hipoperfusão tecidual, pode ser retirado da circulação porto-mesentérica pelo fígado, e, como resultado, seus níveis séricos não se correlacionam com infarto intestinal. Os D-dímeros não diferenciam pacientes com isquemia mesentérica aguda daqueles com isquemia mesentérica não aguda, e não existe diferença nos níveis de D-dímeros entre pacientes com necrose intestinal ressecável e irressecável. Hiperamilasemia, elevação do lactato sérico e acidose metabólica são indicadores inespecíficos de hipoperfusão tecidual e inadequados para o diagnóstico precoce. A acidose láctica desenvolve-se tardiamente no curso da isquemia mesentérica aguda com extenso infarto transmural e hipoperfusão tecidual devido à sepse. Neste ponto, a mortalidade já se encontra em torno de 75%.

A radiografia simples do abdome não apresenta alterações específicas nas fases iniciais e pode ser normal em 25% dos pacientes com infarto intestinal. Distensão de alças de intestino delgado ou cólon pode ser um achado inicial consistente com isquemia mesentérica e, em casos avançados, pode demonstrar edema de parede ou pneumatose. Entretanto, é mais útil na exclusão de outras causas de dor abdominal, como obstrução intestinal ou perfuração.

A ultrassonografia (US) Doppler das artérias viscerais tem papel muito restrito e não está bem estabelecida no diagnóstico da isquemia mesentérica aguda por algumas razões. Além de ser um exame altamente dependente do examinador, a presença de gás intestinal (a regra em qualquer paciente sem jejum) e a dor abdominal limitam o exame, comprometendo seu resultado. Entretanto, a US Doppler pode demonstrar a presença de placas ou trombo ou a ausência de fluxo nas artérias envolvidas e tem sido mais utilizada no rastreamento de pacientes com suspeita de isquemia mesentérica crônica.

O método diagnóstico atualmente mais sensível e específico para a isquemia mesentérica aguda é a angiotomografia computadorizada (ATC) com uso de contraste intravenoso. O uso de contraste oral adiciona um atraso importante na tomografia computadorizada (TC) e deve ser evitado. Atualmente, a ATC apresenta sensibilidade de 96% e especificidade de 94%. Na literatura recente, nenhum estudo relevante considerou o uso da angiografia para o diagnóstico da isquemia mesentérica aguda. A ATC permite a aquisição de imagens antes da administração de contraste, durante a fase arterial e a fase venosa. As imagens pré-contraste detectam calcificações vasculares, trombo intravascular hiperatenuado e hemorragia intramural. As imagens com contraste identificam trombos nas artérias e nas veias, anormalidades da parede intestinal e presença de embolismo ou infarto de outros órgãos. As reconstruções de imagem permitem avaliar as origens das artérias viscerais e programar a intervenção endovascular e/ou cirúrgica. Essa modalidade diagnóstica também possibilita excluir outras causas de dor abdominal e deve ser realizada imediatamente na suspeita de isquemia mesentérica aguda (**FIG. 99.3**).

A angiografia não deve ser utilizada para o diagnóstico inicial de isquemia mesentérica aguda, exceto quando existe forte suspeita de isquemia não oclusiva e o paciente não apresenta sinais de irritação peritoneal.

Conduta

Os principais objetivos no manejo do paciente com isquemia mesentérica aguda podem ser resumidos pelos 3 Rs: rápido diagnóstico, reanimação e revascularização precoce. Na última revisão da Cochrane, em 2013, não se demonstrou demonstrou vantagens dos coloides sobre os cristaloides na redução da morbimortalidade; logo, por questões econômicas, os cristaloides são preferíveis.[1] Vasopressores devem ser evi-

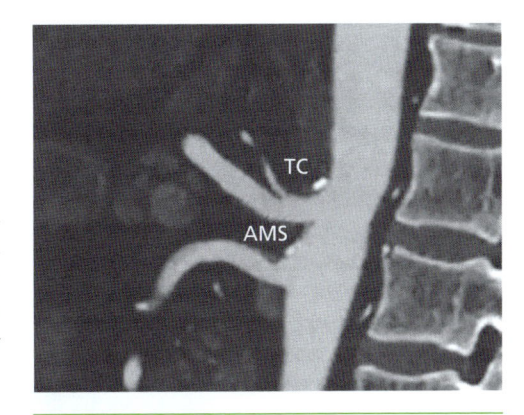

FIGURA 99.3 Angiotomografia computadorizada demonstrando pequenas placas calcificadas nos óstios viscerais sem determinar estenoses relevantes.
AMS, artéria mesentérica superior; TC, tronco celíaco.

tados sempre que possível. Caso sejam necessários após adequada reposição de volume, a preferência deve ser dada àqueles com mínimo efeito sobre a perfusão esplâncnica. A perda da integridade da mucosa intestinal facilita a translocação bacteriana e ocorre nos estágios iniciais do quadro. Embora nenhum estudo específico tenha avaliado o uso de antibióticos profiláticos, a utilização de penicilina ou cefalosporinas de terceira geração em combinação com metronidazol, para reduzir as consequências da translocação bacteriana, é fortemente recomendada.

A revascularização, na imensa maioria dos casos, é cirúrgica e consiste na tromboembolectomia pelo cateter de Fogarty. A abordagem é feita por meio de uma laparotomia mediana com exposição da artéria mesentérica superior abaixo do pâncreas, na raiz do mesentério, com uma arteriotomia transversa (**FIG. 99.4**). Após a tromboembolectomia concluída, é realizada a anticoagulação regional com heparina, e a arteriotomia é fechada.

Caracteristicamente, o jejuno proximal está poupado, e, se a cirurgia foi indicada precocemente, as alças podem estar apenas edematosas, pouco distendidas e com movimentos peristálticos preservados. Os ramos proximais da artéria mesentérica superior estão geralmente preservados (artérias jejunais e artéria cólica média) porque o êmbolo se localiza 3 a 10 cm após a origem da artéria mesentérica superior, onde a artéria reduz de calibre, logo após o seu primeiro ramo principal (artéria cólica média). Como resultado, o intestino delgado proximal e o cólon estão poupados. Nos pacientes com infarto intestinal, a ressecção cirúrgica impõe-se e a necessidade de um *second-look* deve ser considerada sempre que houver dúvida no transoperatório quanto à viabilidade intestinal, independentemente da evolução clínica pós-operatória. É preferível a reexploração "branca" à reexploração tardia com sepse abdominal instalada.

Opções endovasculares, como a aspiração mecânica percutânea e a trombólise, seguidas de angioplastia com *stent*, são utilizadas em casos selecionados, em instituições onde existam as condições técnicas e a disponibilidade dos materiais e no paciente que não apresente indicações claras de intervenção cirúrgica imediata.

Isquemia mesentérica aguda trombótica

A oclusão trombótica ocorre geralmente em pacientes com lesões ateroscleróticas ostiais concomitantes do tronco celíaco e das artérias mesentéricas superior e inferior. As estenoses podem causar dor abdominal pós-prandial de longa duração (angina intestinal), medo de comer e, consequentemente, perda de peso. Esses sintomas podem ser observados em até 80% dos pacientes que desenvolvem trombose arterial. A trombose arterial representa cerca de 25% dos casos de isquemia mesentérica aguda.

Quadro clínico

Como nos casos de embolia mesentérica, o paciente refere dor abdominal desproporcional aos achados do exame físico abdominal; todavia, a dor é de início mais insidioso. A circulação colateral que se estabelece previamente à trombose aguda é responsável pelo quadro de dor mais insidiosa.

Por outro lado, os dados da história clínica também são extremamente significativos. Os

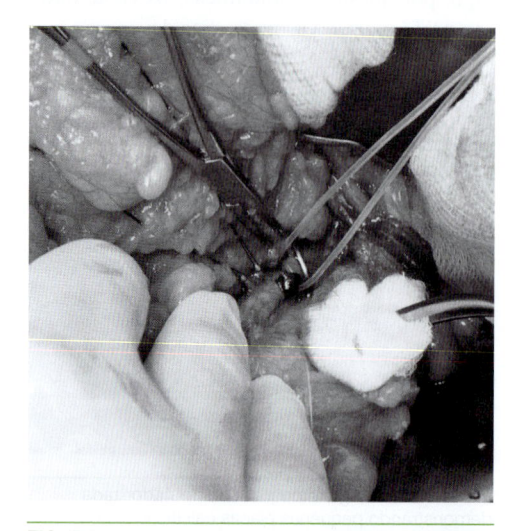

FIGURA 99.4 Trombo de aspecto recente em artéria mesentérica superior durante embolectomia arterial.

pacientes com frequência referem história de dor abdominal pós-prandial crônica (angina intestinal), perda de peso ou alteração do hábito intestinal sugestivas de isquemia mesentérica crônica. Em geral, os pacientes têm mais de 60 anos e apresentam evidência de doença aterosclerótica oclusiva em outros leitos arteriais, como coronárias, carótidas e circulação periférica. O exame físico pode revelar sinais de má-nutrição, e o exame detalhado dos pulsos frequentemente revela sopros e ausência de pulsos periféricos.

Diagnóstico

A forte suspeita clínica ainda é a maior responsável por um diagnóstico precoce. Muitas vezes, o diagnóstico diferencial com outras causas de dor abdominal é difícil. Os casos mais graves são normalmente aqueles em que a circulação colateral é insuficiente. Deve-se suspeitar do diagnóstico nos casos em que o quadro clínico é confuso, a radiografia simples de abdome é inexpressiva e existe marcada leucocitose com desvio.

Como em todas as síndromes de isquemia mesentérica aguda, nenhum exame laboratorial serve como marcador da isquemia. Os D-dímeros têm sido estudados como potenciais marcadores para o diagnóstico precoce; todavia, podem estar elevados em uma variedade de doenças que ativam o sistema de coagulação.

A isquemia mesentérica aguda trombótica pode ocorrer após colonoscopia. A diminuição do volume intravascular resultante do jejum e do preparo do cólon, a redução do tônus vascular pelas medicações utilizadas na sedação consciente e os efeitos mecânicos da colonoscopia podem determinar estado de baixo fluxo. As condições predisponentes possíveis incluem doença do tecido conectivo, idade avançada, doença cardiovascular e imunossupressão. Atualmente, a ATC com contraste venoso é o exame diagnóstico padrão-ouro e, na suspeita clínica, deve ser considerado em caráter de emergência, pois evidencia os locais de oclusão e recanalização, fundamentais para o planejamento terapêutico.

Conduta

O tratamento endovascular deve ser considerado rapidamente após a trombose aguda da artéria mesentérica superior, antes que o infarto intestinal ocorra e quando a isquemia é potencialmente reversível. As intervenções mais comuns são a angioplastia associada ao implante de *stent*. Outras técnicas são a trombectomia com aspiração percutânea, a fibrinólise local ou a perfusão intra-arterial com heparina ou papaverina. Se a intervenção cirúrgica for necessária para a ressecção de intestino inviável ou se o tratamento percutâneo anterógrado não tiver sucesso, um procedimento híbrido com abordagem cirúrgica da artéria mesentérica superior e implante de *stent* por acesso retrógrado é uma alternativa (**FIG. 99.5**).

A cirurgia de *bypass* convencional (aortomesentérico) é outra opção e consiste no tratamento da trombose distal por meio do cateter de Fogarty e na derivação arterial com enxerto sintético ou veia autóloga, com fluxo anterógrado ou retrógrado. A opção mais prática é um *bypass* retrógrado da artéria ilíaca comum com um enxerto sintético. Raramente se emprega a endarterectomia dos óstios viscerais. Os procedimentos de

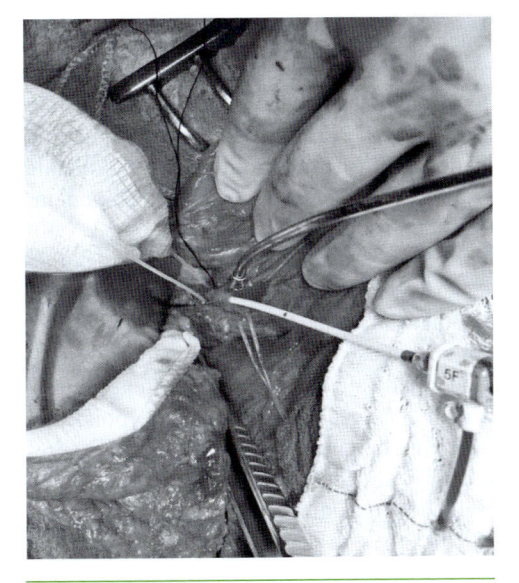

FIGURA 99.5 Tratamento híbrido: angioplastia transluminal percutânea por acesso retrógrado direto na artéria mesentérica superior.

bypass somente estão indicados em pacientes com potencial viabilidade intestinal, uma vez que a ressecção maciça de alças necróticas raras vezes resulta em sobrevida. Caracteristicamente, o jejuno proximal está envolvido, já que a trombose que inicia nos óstios viscerais não poupa os primeiros ramos jejunais da artéria mesentérica superior. Após a revascularização cirúrgica, a viabilidade intestinal é analisada, a ressecção de segmentos intestinais inviáveis é realizada e a definição de um *second-look* é tomada.

Isquemia mesentérica aguda não oclusiva

A isquemia mesentérica aguda não oclusiva é responsável por cerca de 20% dos casos de isquemia mesentérica aguda. O vasoespasmo intenso e persistente da circulação visceral ocorre como resultado direto de processos sistêmicos sobre a circulação mesentérica. Em geral, o vasoespasmo ocorre em pacientes criticamente enfermos, sedados e sob ventilação mecânica, e seu diagnóstico é difícil. Para que a isquemia intestinal ocorra, na ausência de um processo oclusivo local, é necessário um estado de baixo débito cardíaco e/ou de vasoconstrição mesentérica prolongada que vença os mecanismos compensatórios que mantêm a perfusão intestinal normal. Várias situações que levam à situação de hipoperfusão sistêmica – trauma craniano, IAM, arritmia cardíaca, hipovolemia prolongada, ICC descompensada, pós-operatório de cirurgia de grande porte, etc. – podem estar associadas ao vasoespasmo mesentérico, provavelmente como tentativa de manutenção da perfusão cardíaca e cerebral. Por isso, o uso de vasopressores deve ser desencorajado até que o paciente esteja adequadamente ressuscitado com volume, pois, apesar de melhorarem a função cardíaca, apresentam vasoconstrição mesentérica como efeito adverso adicional.

Quadro clínico

A sintomatologia é semelhante à dos pacientes com isquemia mesentérica aguda oclusiva. A apresentação mais comum é o início insidioso de dor abdominal periumbilical, difusa, desproporcional aos achados do exame físico. Assim que a isquemia progride, a dor torna-se constante.

A avaliação é obviamente prejudicada e difícil de ser interpretada se o paciente já apresenta uma doença grave e se encontra sob ventilação mecânica em UTI. Nessa situação, a possibilidade de isquemia mesentérica é muitas vezes lembrada somente quando aparece a distensão abdominal, invariavelmente em uma fase tardia da evolução da doença. Portanto, dor abdominal insidiosa ou aguda, edema, distensão abdominal e sangue oculto nas fezes em um paciente criticamente enfermo são consistentes com isquemia mesentérica aguda não oclusiva.

Diagnóstico

É fundamental um elevado índice de suspeição para o diagnóstico, mas a frequente associação de doença cardiovascular com quadros oclusivos pode tornar o diagnóstico clínico diferencial praticamente impossível. A angiografia tradicional como exame de imagem na avaliação diagnóstica foi suplantada pela ATC nas formas oclusivas da isquemia mesentérica aguda. Em pacientes com forte suspeita de isquemia mesentérica aguda não oclusiva, a angiografia é o exame diagnóstico de eleição quando não existem sinais de irritação peritoneal, pois pode confirmar o diagnóstico e ter finalidade terapêutica no vasoespasmo.

Infelizmente, o diagnóstico precoce é incomum, e, na presença de sinais peritoneais, o paciente deve ser submetido à exploração cirúrgica de urgência. Deve-se suspeitar de isquemia mesentérica aguda não oclusiva no paciente criticamente enfermo com inesperada deterioração de sua condição clínica.

Conduta

O tratamento do vasoespasmo mesentérico inicia com a correção das condições clínicas ou farmacológicas que causam a vasoconstrição esplâncnica. O tratamento preconizado é a infusão direta de vasodilatadores na artéria mesentérica superior. O melhor fármaco vasodilatador parece ser a prostaglandina E1 (alprostadil) indicada em bólus de 20 µg seguido de 60 a 80 µg a cada 24 horas. Alternativamente, a papaverina na dose de 30 a 60 mg por hora demonstrou redução na mortalidade de 70% para 50 a 55%.

A monitorização hemodinâmica e o exame físico devem ser repetidos continuamente, com angiografia de controle em cerca de 24 horas, e a infusão mantida por mais 24 horas caso a vasoconstrição seja persistente. Em qualquer momento, a laparotomia exploradora estará indicada se os sintomas do paciente progredirem, se o exame físico apresentar piora ou se houver sinais claros de irritação peritoneal.

Trombose venosa mesentérica

A trombose venosa mesentérica é a forma menos frequente de isquemia mesentérica aguda (5-15%), mas também apresenta índices de mortalidade elevados (até 40%), principalmente quando de início insidioso e de diagnóstico tardio.

A trombose venosa mesentérica é mais comum em jovens e, embora ocasionalmente idiopática, a maioria dos pacientes possui um fator de risco definido. Até 50% dos pacientes com trombose venosa mesentérica relatam trombose venosa profunda ou embolia pulmonar prévia. Outros fatores incluem estados hipercoaguláveis (deficiência de proteínas C e S, policitemia ou mutação do fator V de Leiden), cirrose, hipertensão portal, sepse abdominal, trauma abdominal, pancreatite aguda, síndrome nefrótica, doença inflamatória intestinal, neoplasia abdominal e uso de contraceptivos, entre outros. Um estado hipercoagulável (deficiência de proteína S, proteína C, antitrombina III, distúrbios mieloproliferativos, fator V de Leiden) é o fator de risco mais importante. Anatomicamente, a trombose da veia mesentérica superior ocorre em mais de 95% dos casos.

Quadro clínico

A apresentação clínica é similar à dos casos de isquemia mesentérica de origem arterial quando se apresenta na forma aguda, sendo a dor abdominal insidiosa e desproporcional aos achados do exame físico. A seguir, aparecem náuseas e vômitos em cerca de 50% dos casos. Sinais de irritação peritoneal são clara indicação de infarto intestinal. Da mesma forma, não existem marcadores laboratoriais para a doença, sendo a leucocitose com desvio um achado comum, porém inespecífico.

Na forma subaguda, a dor abdominal evolui por semanas, e, na forma crônica, o paciente pode ser totalmente assintomático, exceto se houver comprometimento da veia porta ou esplênica, sendo o diagnóstico casual.

Diagnóstico

A trombose venosa mesentérica é mais comumente diagnosticada por métodos de imagem **(FIG. 99.6)** ou no momento da exploração cirúrgica por um quadro de abdome agudo. Pela US, a ascite e o edema intestinal são facilmente reconhecidos no modo B. Entretanto, o diagnóstico de trombos na veia mesentérica superior e/ou na esplênica exigem o uso da US Doppler, que pode ser insatisfatória na presença de obesidade acentuada ou de alças distendidas com gás e líquido.

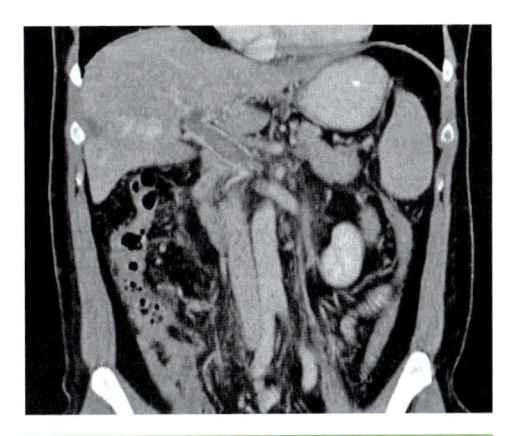

FIGURA 99.6 Angiotomografia computadorizada abdominal (fase venosa) demonstrando trombose da veia mesentérica superior com extensão para a veia porta em paciente com trombofilia.

A ATC é a modalidade diagnóstica de escolha para a trombose venosa mesentérica e também demonstra a ascite e o edema da parede intestinal (**FIG. 99.6**). Além disso, pode afastar outras causas de dor abdominal crônica, sendo praticamente anormal em todos os pacientes, sugerindo fortemente o diagnóstico em 80 a 90% dos casos. A angiografia pode ser realizada em um pequeno grupo de pacientes (10-20%) com apresentação mais insidiosa e sintomas menos típicos.

Conduta

Na ausência de indicação cirúrgica para ressecção intestinal, o paciente deve receber anticoagulação sistêmica com heparina convencional ou fracionada seguida de anticoagulante oral por pelo menos 3 a 6 meses. A trombose venosa isolada da veia mesentérica superior é geralmente compensada pela circulação colateral. Entretanto, a associação com trombose completa da veia porta causa infarto venoso segmentar do intestino delgado de variada gravidade com eventual necessidade de laparotomia.

Concomitantemente, deve ser investigada a causa da trombose venosa mesentérica, se ainda não tiver sido identificada. Caso se confirme uma anormalidade específica do sistema de coagulação, pode ser indicada terapia anticoagulante permanente. Os pacientes com deterioração clínica podem ser considerados para tratamento endovascular, em centros com domínio da técnica e disponibilidade de material de alto custo. Muitas técnicas são descritas, como derivação portossistêmica intra-hepática transjugular (TIPS, do inglês *transjugular intrahepatic portosystemic shunt*) com trombectomia mecânica aspirativa e trombólise direta, trombólise trans-hepática percutânea, trombólise indireta pela artéria mesentérica superior e trombólise venosa via cateter implantado cirurgicamente na veia mesentérica superior.

Quando os sintomas de irritação peritoneal estão presentes e a exploração cirúrgica é realizada, frequentemente será necessário um *second-look*. O tratamento da forma subaguda ou crônica que evolui com hipertensão portal ou hiperesplenismo deve ser direcionado às complicações.

Isquemia mesentérica crônica

Entre as várias causas de dor abdominal crônica, a isquemia mesentérica é uma das mais difíceis de reconhecer. A síndrome clínica de isquemia mesentérica crônica, cuja verdadeira incidência é desconhecida, ocorre mais frequentemente em pacientes com lesões ateroscleróticas dos óstios das artérias viscerais, afetando no mínimo duas dessas artérias.

Os fatores de risco incluem tabagismo, diabetes e hiperlipidemia. Entretanto, é uma doença incomum, representando menos de 2% dos procedimentos de revascularização cirúrgica. Raramente tem sido descrita após lesões traumáticas, doença fibromuscular, dissecção, poliarterite nodosa, doença de Takayasu ou síndrome do ligamento arqueado mediano. Devido à extensa colateralização mesentérica, não é raro identificar significativo comprometimento de duas ou até três artérias viscerais em um paciente assintomático. Todavia, em cerca de 9% dos casos, apenas um dos vasos viscerais está envolvido (artéria mesentérica superior – 5% – e tronco celíaco – 4%).

A isquemia mesentérica crônica sintomática é uma doença grave que, se não tratada, pode causar morte por desnutrição ou infarto intestinal, sendo um preditor de futuros eventos agudos. Portanto, a revascularização mesentérica é recomendada fortemente na presença de sintomas e raramente como medida profilática, já que o risco de isquemia intestinal é mínimo quando o paciente é assintomático. Ao contrário da doença arterial oclusiva periférica ou carotídea, a isquemia mesentérica crônica sintomática é mais frequente em mulheres (3:1).

Quadro clínico

Em geral, a tríade de dor abdominal pós-prandial, perda de peso e diarreia é considerada um marcador da angina intestinal. Entretanto, as manifestações clínicas da isquemia mesentérica crônica são incomuns devido à extensa rede colateral das arcadas mesentéricas.

O termo angina intestinal tem sido utilizado para descrever a dor abdominal pós-prandial associada à aterosclerose visceral crônica. A descrição clássica é dor em cólica ou desconforto na região epigástrica, que inicia 15 a 30 minutos após a alimentação, dura cerca de 2 a 3 horas e diminui gradativamente. O paciente refere que se alimenta menos e em menores quantidades e desenvolve medo de comer, alimentando-se com menos gordura e proteínas. A perda significativa de peso é a regra, apesar de não demonstrar má absorção em mais de 50% dos pacientes. Diarreia, úlceras gástricas inexplicadas ou até gastroparesia também podem ser sintomas presentes.

O exame físico revela emagrecimento importante, assim como os achados associados à aterosclerose generalizada, como sopros em trajetos arteriais e diminuição ou ausência de pulsos periféricos. Na investigação diagnóstica, é fundamental excluir outras doenças gastrintestinais e até neoplasias ocultas antes de atribuir os sintomas à isquemia mesentérica.

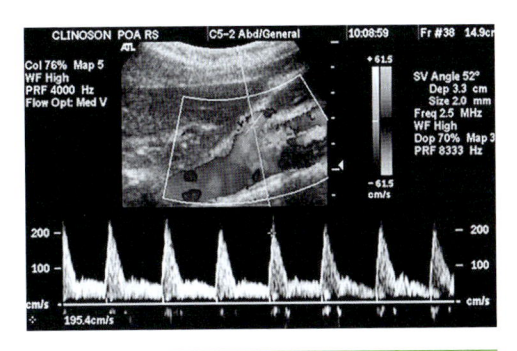

FIGURA 99.7 Ultrassonografia Doppler evidenciando fluxo com morfologia e velocidades normais no tronco celíaco.

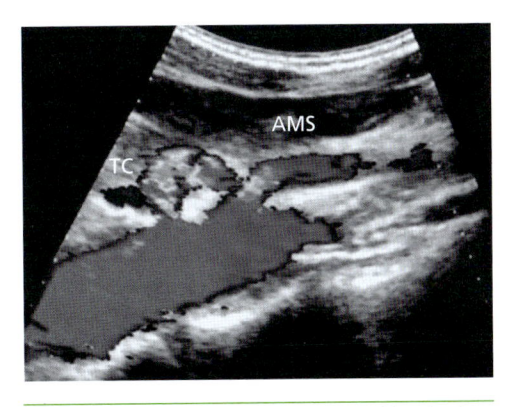

FIGURA 99.8 Ultrassonografia Doppler evidenciando fluxo extremamente turbulento na origem do tronco celíaco, o que sugere estenose hemodinamicamente significativa (> 50%).
AMS, artéria mesentérica superior; TC, tronco celíaco.

Diagnóstico

A identificação de doença oclusiva nas artérias viscerais não é diagnóstica de isquemia mesentérica se não existirem sintomas clínicos associados. A maioria dos pacientes é submetida a uma ampla investigação diagnóstica, pois não existe um teste diagnóstico patognomônico para a isquemia mesentérica crônica.

Embora a radiografia simples de abdome, a endoscopia, os estudos contrastados gastrintestinais e a TC sejam utilizados para excluir outros diagnósticos, a US Doppler das artérias viscerais serve como triagem para determinar a presença e o significado hemodinâmico das lesões ostiais no tronco celíaco e na artéria mesentérica superior (**FIGS. 99.7** e **99.8**). As velocidades de pico sistólica de 275 cm/s e 200 cm/s na artéria mesentérica superior e no tronco celíaco, respectivamente, correspondem a estenoses angiográficas > 70%. A US Doppler apresenta a vantagem de ser um exame totalmente não invasivo, sem necessidade de exposição à radiação ou uso de contraste nefrotóxico. As principais desvantagens são a variabilidade interobservador e a dificuldade técnica para visualizar os vasos viscerais em pacientes obesos, com cirurgias abdominais prévias ou sem preparo intestinal adequado. Essas limitações podem ser minimizadas com a realização do exame no início da manhã no paciente em jejum de pelo menos 8 horas para diminuir a interferência dos gases intestinais. Entretanto, a US Doppler deve ser considerada um exame de rastreamento e sempre associada a um exame adicional confirmatório quando positivo. O elevado valor preditivo negativo da US Doppler (cerca de 99%) justifica a pesquisa de outras causas de dor abdominal quando seu resultado for negativo.

A ATC é uma modalidade diagnóstica não invasiva com mais de 90% de sensibilidade para detecção de estenose de artérias viscerais. É atualmente considerada a primeira escolha na avaliação da isquemia mesentérica crônica devido à rapidez na sua realização, à sua disponibilidade e à sua natureza não invasiva. As desvantagens da ATC incluem a exposição à radiação, as contraindicações potenciais ao uso de contraste e a nefropatia induzida pelo contraste.

Atualmente, a angiografia é raramente utilizada com finalidade puramente diagnóstica, pois é um exame invasivo, com risco de complicações relacionadas à punção arterial e também expõe o paciente à radiação (**FIG. 99.9**). Para planejamento terapêutico, as informações necessárias são prontamente obtidas pela ATC.

A angiorressonância magnética também apresenta elevada sensibilidade na detecção de estenoses ostiais no tronco celíaco e na artéria mesentérica superior, mas é menos confiável no diagnóstico de lesões ostiais. É um método diagnóstico de maior custo e pouco utilizado nesse contexto.

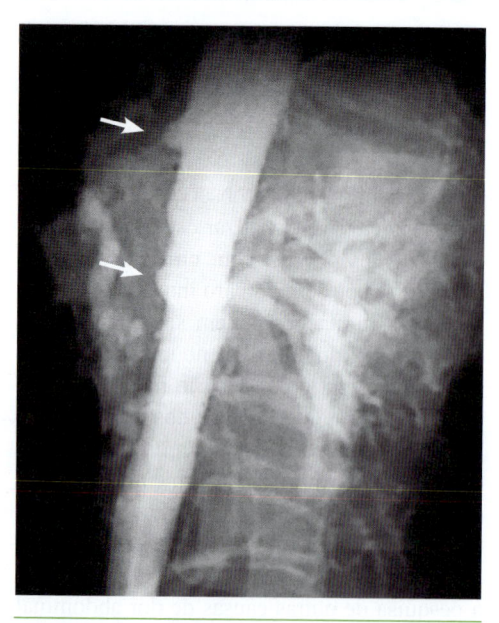

FIGURA 99.9 Aortografia em perfil evidenciando oclusão do óstio do tronco celíaco e da artéria mesentérica superior (setas).

Conduta

O tratamento da isquemia mesentérica crônica é indicado para evitar o desenvolvimento da isquemia mesentérica aguda que pode evoluir para infarto intestinal e óbito. Portanto, os objetivos do tratamento são o alívio da dor, a restauração do peso normal e a prevenção do infarto intestinal. Os pacientes com isquemia mesentérica crônica são normalmente de idade avançada e com elevada prevalência de fatores de risco cardiovasculares e de aterosclerose comprometendo outros leitos vasculares. A escolha do tratamento deve ser baseada nas comorbidades do paciente, na preferência do intervencionista e na experiência da instituição (**FIG. 99.10**).

O tratamento cirúrgico clássico (*bypass* ou endarterectomia), indicado para pacientes sintomáticos, utiliza a derivação (*bypass*) com veia safena ou prótese a partir da aorta abdominal ou a endarterectomia transaórtica que envolve o tronco celíaco e a artéria mesentérica superior. Apesar de questionável, a revascularização simultânea do tronco celíaco e da artéria mesentérica superior é preferível ao tratamento isolado de um dos dois vasos. Entretanto, a morbidade (15-33%) e a mortalidade (0-21%) com as intervenções cirúrgicas são relativamente altas, e estão relacionadas às comorbidades e à depleção nutricional dos pacientes.

Os procedimentos endovasculares também são indicados para pacientes sintomáticos e são considerados como alternativas menos invasivas de tratamento para pacientes idosos ou de maior risco cirúrgico, apesar de apresentarem maiores taxas de reestenose, recorrência sintomática e reintervenção. Em pacientes assintomáticos nos quais haverá o tratamento endovascular de patologias associadas, como no caso do aneurisma da aorta abdominal com exclusão da artéria mesentérica inferior ou da artéria hipogástrica, a revascularização prévia da artéria mesentérica superior tem como objetivo melhorar a circulação colateral.

A angioplastia transluminal percutânea (ATP) com implante de *stent* é atualmente a

```
                    ┌─────────────────────────────┐
                    │ Isquemia mesentérica crônica │
                    └──────────────┬──────────────┘
                                   ▼
                    ┌─────────────────────────────┐
                    │ Dor abdominal pós-prandial  │
                    │      (angina intestinal)    │
                    │        Perda de peso        │
                    │           Diarreia          │
                    └─────────────────────────────┘
```

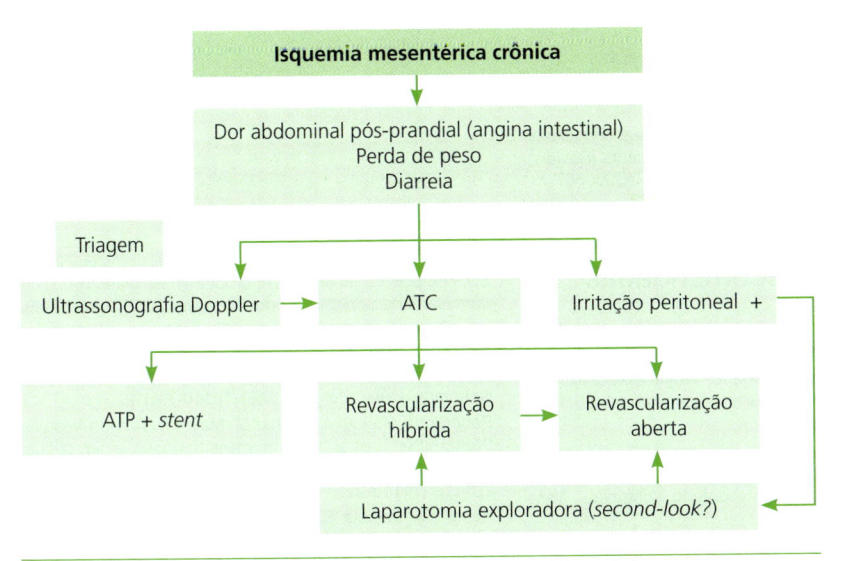

FIGURA 99.10 Fluxograma para conduta na isquemia mesentérica crônica.
ATC, angiotomografia computadorizada; ATP, angioplastia transluminal percutânea; US, ultrassonografia.

técnica recomendada. Entretanto, a falta de padronização nos estudos, incluindo a definição de sucesso técnico e de desfechos como perviedade, recorrência, reestenose e reintervenção, interfere na interpretação dos resultados quando comparada à cirurgia aberta. Além disso, como a seleção dos pacientes para determinada técnica (cirúrgica ou endovascular) depende da preferência do cirurgião e das comorbidades do paciente, os resultados das duas técnicas podem não ser comparáveis.

Finalmente, alguns estudos apresentam número pequeno de pacientes e incluem casos de isquemia mesentérica aguda com crônica e diferentes etiologias, além da aterosclerótica. Apesar disso, a terapia endovascular pode ser atualmente considerada a primeira linha de tratamento em pacientes com anatomia favorável. Na Mayo Clinic, por exemplo, os procedimentos endovasculares como tratamento para a isquemia mesentérica crônica são a primeira escolha desde 2002, sendo indicados em mais de 70% dos pacientes, incluindo os pacientes de baixo risco cirúrgico. De qualquer forma, independentemente da intervenção indicada (cirúrgica ou endovascular), a sobrevida precoce e tardia parece ser semelhante e a mortalidade não é relacionada ao tipo de revascularização realizada.

Colite isquêmica

A colite isquêmica é a forma mais comum de isquemia mesentérica, e sua incidência é provavelmente subestimada, já que formas brandas da doença costumam não ser diagnosticadas. A colite isquêmica pode envolver tanto o cólon direito quanto o cólon esquerdo. Ambas cursam com dor abdominal, sendo mais comum a presença de diarreia sanguinolenta na colite isquêmica que envolve o cólon esquerdo. No cólon direito, geralmente está associada à estenose ou à oclusão da artéria mesentérica superior. A descrição mais detalhada do quadro clínico, a investigação diagnóstica e o tratamento serão abordados em capítulo específico.

Referência

1. Perel P, Roberts I, Ker K. Colloids versus crystalloids for fluid resuscitation in critically ill patients (Review). Cochrane Database Syst Rev. 2013;(2):CD000567.

Leituras recomendadas

AbuRahma AF, Mousa AY, Stone PA, Hass SM, Dean LS, Keiffer T. Duplex velocity criteria for native celiac/superior mesenteric artery stenosis vs in-stent stenosis. J Vasc Surg. 2012;55(3):730-8.

Beaulieu RJ, Arnaoutakis KD, Abularrage CJ, Efron DT, Schneider E, Black JH 3rd. Comparison of open and endovascular treatment of acute mesenteric ischemia. J Vasc Surg. 2014;59(1):159-64.

Chandra A, Quinones-Baldrich WJ. Chronic mesenteric ischemia: how to select patients for invasive treatment. Semin Vasc Surg. 2010;23(1):21-8.

Cudnik MT, Darbha S, Jones J, Macedo J, Stockton SW, Hiestand BC. The diagnosis of acute mesenteric ischemia: a systematic review and meta-analysis. Acad Emerg Med. 2013;20(11):1087-100.

Eslami MH, Rybin D, Doros G, McPhee JT, Farber A. Mortality of acute mesenteric ischemia remains unchanged despite significant increase in utilization of endovascular techniques. Vascular. 2016;24(1):44-52.

Gibbons CP, Roberts DE. Endovascular treatment of chronic arterial mesenteric ischemia: a changing perspective? Semin Vasc Surg. 2010;23(1):47-53.

Jaster A, Choudhery S, Ahn R, Sutphin P, Kalva S, Anderson M, et al. Anatomic and radiologic review of chronic mesenteric ischemia and its treatment. Clin Imaging. 2016;40(5):961-9.

Lejay A, Georg Y, Tartaglia E, Creton O, Lucereau B, Thaveau F, et al. Chronic mesenteric ischemia: 20 year experience of open surgical treatment. Eur J Vasc Endovasc Surg. 2015;49(5):587-92.

Oderich GS, Gloviczki P, Bower TC. Open surgical treatment for chronic mesenteric ischemia in the endovascular era: when it is necessary and what is the preferred technique? Semin Vasc Surg. 2010;23(1):36-46.

Oliva IB, Davarpanah AH, Rybicki FJ, Desjardins B, Flamm SD, Francois CJ, et al. ACR appropriateness criteria imaging of mesenteric ischemia. Abdom Imaging. 2013; 38(4):714-9.

Peck MA, Conrad MF, Kwolek CJ, LaMuraglia GM, Paruchuri V, Cambria RP. Intermediate-term outcomes of endovascular treatment for symptomatic chronic mesenteric ischemia. J Vasc Surg. 2010;51(1):140-7.e1-2.

Pecoraro F, Rancic A, Lachat M, Mayer D, Amann-Vesti B, Pfammatter T, et al. Chronic mesenteric ischemia: critical review and guidelines for management. Ann Vasc Surg. 2013;27(1):113-22.

Resch TA, Acosta S, Sonesson B. Endovascular techniques in acute arterial mesenteric ischemia. Semin Vasc Surg. 2010;23(1):29-35.

Ryer EJ, Kalra M, Oderich GS, Duncan AA, Gloviczki P, Cha S, et al. Revascularization for acute mesenteric ischemia. J Vasc Surg. 2012;55(6):1682-9.

Saedon M, Saratzis A, Karim A, Goodyear S. Endovascular versus surgical revascularization for the management of chronic mesenteric ischemia. Vasc Endovascular Surg. 2015;49(1-2):37-44.

Singh M, Koyfman A, Martinez JP. Abdominal Vascular Catastrophes. Emerg Med Clin North Am. 2016;34(2):327-39.

Tallarita T, Oderich GS, Gloviczki P, Duncan AA, Kalra M, Cha S, et al. Patient survival after open and endovascular mesenteric revascularization for chronic mesenteric ischemia. J Vasc Surg. 2013 ;57(3):747-55.

Tilsed JV, Casamassima A, Kurihara H, Mariani D, Martinez I, Pereira J, et al. ESTES guidelines: acute mesenteric ischaemia. Eur J Trauma Emerg Surg. 2016;42(2):253-70.

van den Heijkant TC, Aerts BA, Teijink JA, Buurman WA, Luyer MD. Challenges in diagnosing mesenteric ischemia. World J Gastroenterol. 2013;19(9):1338-41.

Wyers MC. Acute mesenteric ischemia: diagnostic approach and surgical treatment. Semin Vasc Surg. 2010;23(1):9-20.

Zacharias N, Eghbalieh SD, Chang BB, Kreienberg PB, Roddy SP, Taggert JB, et al. Chronic mesenteric ischemia outcome analysis and predictors of endovascular failure. J Vasc Surg. 2016;63(6):1582-7.

Apendicite aguda

Guilherme Pretto
Lidia Marques Silveira

A apendicite aguda é uma das causas mais comuns de dor abdominal que necessitam de tratamento cirúrgico, devendo ser uma hipótese diagnóstica em todos os casos de dor abdominal. Pelas diferentes posições anatômicas possíveis desse órgão, um processo inflamatório pode manifestar-se de diferentes maneiras. Os sintomas são muito variados, por vezes insidiosos, outras vezes de evolução rápida, com uma vasta gama de diagnósticos diferenciais. O diagnóstico inicial é fundamental para a adequada evolução desses casos.

É importante frisar que, apesar da evolução das diversas áreas da medicina, a apendicite aguda segue sendo causa de morte nos dias atuais, reforçando a necessidade de atenção para essa patologia tão comum e mesmo assim desafiadora.

Epidemiologia

Apendicite aguda é a principal causa de abdome agudo cirúrgico em todo o mundo, com uma prevalência de aproximadamente 7% da população. Ocorre com maior frequência entre 10 e 20 anos de idade. É ligeiramente mais comum no sexo masculino, com relação homens:mulheres de 1,4:1. Pode-se esperar que 8,6% dos homens e 6,7% das mulheres desenvolvam apendicite aguda durante a vida. O pico de incidência ocorre em adolescentes e adultos jovens; no entanto, um novo aumento na incidência de apendicite ocorre na sexta década de vida, e nenhuma faixa etária pode ser excluída. A pouca idade é um fator de risco: quase 70% dos pacientes que desenvolvem apendicite aguda têm menos de 30 anos. A maior incidência de apendicite no sexo masculino está na faixa etária dos 10 aos 14 anos; no sexo feminino, a maior incidência ocorre na faixa dos 15 aos 19 anos. Os pacientes das faixas etárias extremas são mais suscetíveis a desenvolver apendicite perfurada. De modo geral, a perfuração ocorre em 19,2% dos casos de apendicite aguda; porém, em pacientes com menos de 5 anos e com mais de 65 anos, esse índice é significativamente maior.

A apendicectomia está entre as cirurgias abdominais mais comuns; de fato, é o procedimento cirúrgico mais comum realizado em caráter de emergência nos países ocidentais. A cada ano, nos Estados Unidos, aproximadamente 300 mil apendicectomias são realizadas. A morbidade e a mortalidade associadas à apendicite aguda diminuíram ao longo dos anos, desde a introdução de antibióticos de largo espectro, novas técnicas cirúrgicas, anestesia mais segura e melhora dos cuidados pós-operatórios. Mas, quando não é tratada adequadamente, a apendicite continua a ser uma condição potencialmente letal. Dados da literatura norte-americana apontam taxa de mortalidade de 0,0002%, com morbidade de 3% nos casos de apendicite aguda. Quando a perfuração ocorre, esses números crescem para

3% de mortalidade e o impressionante número de 47% de morbidade.[1]

Etiologia e fisiopatogenia

A verdadeira etiopatogenia da apendicite aguda permanece desconhecida. Tradicionalmente, a causa mais comum e a explicação mais aceita para o desenvolvimento da apendicite são a obstrução da luz apendicular, mas isso não explica todos os casos. A obstrução da luz apendicular – seja por hiperplasia folicular de sua parede, por impactação fecal ou de um fecálito em sua base ou, mais raramente, por obstrução por tumor – desencadearia uma série de alterações que culminaria com o processo inflamatório. Foi proposta uma sequência de eventos para explicar a apendicite:

1. A obstrução do apêndice é causada por fecálito, edema da mucosa ou tecido linfoide localizado na mucosa e na submucosa da base do apêndice;
2. A pressão intraluminal aumenta à medida que a mucosa apendicular secreta fluidos com um óstio apendicular obstruído;
3. O aumento da pressão na parede apendicular supera a pressão capilar e causa isquemia da mucosa;
4. O supercrescimento bacteriano intraluminal e a translocação de bactérias através da parede do apêndice resultam em inflamação, edema e, em última instância, necrose. Se o apêndice não for removido, a perfuração ocorre.

A hiperplasia linfoide tem sido apontada como uma possível causa para a obstrução luminal que inicia o processo de apendicite. Essa condição é especialmente comum na adolescência, o que se correlacionaria com a alta incidência de apendicite nessa faixa etária. Acredita-se que tanto as infecções virais como as bacterianas (*Shigella*, *Salmonella*, mononucleose) possam preceder o episódio de apendicite, presumivelmente iniciando a hiperplasia linfoide e a obstrução luminal subsequentes. Além de hiperplasia linfoide, os fecálitos também podem levar à obstrução do apêndice e à subsequente apendicite. Acredita-se que aproximadamente 30% dos casos de apendicite aguda em adultos estejam ligados a fecálitos.

Embora a obstrução do apêndice seja amplamente aceita como a principal causa de apendicite, as evidências sugerem que esta pode ser apenas uma das possíveis etiologias. Visto que alguns pacientes com apendicite parecem ter uma luz patente por meio de exame radiológico e histológico, alguns doentes com fecálito têm apêndice histologicamente normal e, além disso, a maioria dos pacientes com apendicite não apresenta evidência de fecálito. Um estudo que aferiu a pressão luminal em pacientes com apendicite mostrou aumento de pressão em apenas 25% dos pacientes.[2] Evidências crescentes sugerem que a perfuração não é necessariamente o resultado inevitável da obstrução apendicular. A apendicite perfurada e a apendicite não perfurada podem ser entidades diferentes, com a perfuração ocorrendo mais comumente em pacientes com respostas inflamatórias alteradas ou alterações no microbioma colônico.

Nunca foi identificada uma alteração genética que expresse risco aumentado para apendicite; no entanto, em estudos epidemiológicos, percebe-se que membros de famílias com história de apendicite aguda apresentam risco três vezes maior de terem essa patologia do que membros de famílias sem essa história. Em estudos de gêmeos, sugere-se que efeitos genéticos sejam responsáveis por 30% na variação de risco de desenvolver apendicite.

Fatores ambientais podem ter influência no desenvolvimento de apendicite, uma vez que se percebe aumento da incidência dessa patologia no verão, por exemplo. Questiona-se a possibilidade de o nível de poluição do ar e os níveis de ozônio terem relação.

Diagnóstico

Embora a apendicite aguda seja uma patologia frequente, o seu diagnóstico continua a ser difícil em muitos casos. Alguns dos sinais e sintomas podem ser sutis e, inclusive, podem não estar presentes em todas as apresentações clínicas. Dor abdominal é o carro-chefe nas manifestações. Teoricamente, em qualquer contexto clínico de dor abdominal, a hipótese de apendicite aguda deve ser considerada. O diagnóstico pode ser desafiador com todas as nuances diagnósticas; por isso, sugere-se a participação de profissionais experientes na tomada de decisões logo no início da avaliação desses pacientes.

O diagnóstico precoce continua a ser o objetivo mais importante, pois um atraso no diagnóstico pode permitir a perfuração do apêndice e aumentar significativamente a morbidade e a mortalidade. Embora as taxas de mortalidade sejam bem inferiores a 1%, a morbidade da apendicite perfurada é muito maior do que nos casos em que não ocorre perfuração. Esse aumento da morbidade está relacionado ao aumento nas taxas de infecção de ferida operatória, formação de abscessos intra-abdominais e tempo de permanência hospitalar, e ao retardo no retorno às atividades habituais. O diagnóstico incorreto de apendicite, embora não seja catastrófico, muitas vezes submete o paciente a uma operação desnecessária.

O diagnóstico de apendicite aguda baseia-se em história e exame físico completos.

Manifestações clínicas

A apresentação clássica da apendicite aguda começa com dor abdominal em cólica, provavelmente devido à obstrução da luz apendicular. A dor pode ser periumbilical ou epigástrica, vaga e difícil de localizar, seguida de anorexia, náuseas e vômitos, que podem ou não estar presentes. A seguir, a dor desloca-se para o quadrante inferior direito do abdome, à medida que o processo inflamatório avança, com extensão transmural da inflamação, levando à inflamação do peritônio parietal adjacente. Isso geralmente ocorre dentro de 12 a 24 horas após o início dos sintomas. O movimento ou a manobra de Valsalva frequentemente pioram a dor; em alguns casos, os pacientes relatam piora da dor com os solavancos durante o transporte.

Se a náusea e os vômitos precederem a dor, é mais provável que a causa para os sintomas não seja apendicite. Os vômitos, quando presentes, geralmente são limitados na apendicite, o que os diferencia dos pacientes com gastrenterite viral. Diarreia pode ser uma das manifestações. Sua ocorrência é explicada pela irritação do intestino (delgado ou grosso) adjacente ao apêndice cecal ou mesmo por irritação do intestino pela presença de secreção purulenta adjacente às alças. A manifestação de diarreia, da mesma forma que as náuseas e os vômitos, costuma ocorrer depois do início da dor; sua presença previamente à dor sugere outra etiologia.

Às vezes, os pacientes podem apresentar febre baixa, de até 38,3 °C, mas geralmente ocorre mais tarde no curso da doença e sinaliza situações mais complexas, como peritonite ou abscesso. Temperaturas mais elevadas e tremores devem alertar o cirurgião para outros diagnósticos, como pielonefrite, por exemplo. Quando questionados, os pacientes com apendicite geralmente relatam anorexia, sendo esse diagnóstico improvável nos pacientes com o apetite preservado.

No entanto, deve-se ter em mente que, na prática, a apresentação clássica da apendicite aguda não ocorre em todos os pacientes; estima-se que ocorra somente em 66% dos casos. Os pacientes podem apresentar apenas alguns dos sintomas descritos: nem todos os pacientes vão apresentar anorexia; alguns poderão ter queixas urinárias e diarreia, pela proximidade do apêndice inflamado com o ureter e/ou bexiga e com o cólon sigmoide e/ou reto, respectivamente. Quando a dor se torna constante, pode estar localizada em outros quadrantes do abdome, devido a variações na anatomia do apêndice. Por ser uma doença comum, deve-se manter um índice elevado de suspeita clínica em todos os pacientes com dor abdominal.

Se não for diagnosticada precocemente, a inflamação do apêndice tende a progredir para necrose e, por fim, para perfuração. O tempo de evolução da apendicite para necrose e perfuração varia. A taxa média de perfuração na apresentação do quadro está entre 16 e 30%, mas aumenta significativamente em pessoas idosas e crianças jovens, em geral devido a um atraso no diagnóstico. Cerca de 20% dos pacientes com apendicite perfurada apresentam-se para atendimento menos de 24 horas após o início dos sintomas. Após as primeiras 36 horas, a taxa média de perfuração está entre 16 e 36%, e o risco de perfuração aumenta em 5% para cada período subsequente de 12 horas. Embora a perfuração seja uma preocupação quando se avaliam pacientes com sintomas há mais de 24 horas, a perfuração pode desenvolver-se mais rapidamente e deve ser sempre considerada.

Os pacientes com apendicite perfurada apresentam-se com quadro agudo, com desidratação e anormalidades eletrolíticas importantes, especialmente se febre e vômito estiveram presentes por um tempo considerável. Em geral, a dor abdominal tem evolução de 2 dias ou mais; na maioria dos casos, localiza-se no quadrante inferior direito, se a perfuração tiver sido bloqueada pelo omento ou outras estruturas intra-abdominais, ou pode ser difusa, se ocorreu peritonite generalizada. Muitas vezes, ocorrem calafrios e febre.

A maioria dos pacientes com apendicite perfurada apresenta sintomas relacionados com a inflamação do próprio apêndice ou de um abscesso intraperitoneal localizado. No entanto, outras formas de apresentação mais raras podem ocorrer, especialmente em pacientes muito jovens ou idosos. A perfuração apendicular pode apresentar-se de formas incomuns, como formação de abscesso retroperitoneal pela perfuração de apêndice retrocecal ou formação de abscesso hepático pela disseminação hematogênica da infecção pelo sistema venoso portal. Febre alta e icterícia podem ser vistos com pileflebite (trombose séptica da veia porta), que pode ser confundida com colangite. Essas apresentações raras devem alertar o cirurgião para a possibilidade de apendicite como fator etiológico.

Exame físico

O paciente deve ser submetido a um cuidadoso exame físico, incluindo exame retal e, nas mulheres, ginecológico. À inspeção, os pacientes parecem levemente doentes e podem apresentar a temperatura e a frequência cardíaca ligeiramente elevadas.

O exame físico geralmente é o indicador mais confiável de apendicite. Os pacientes com apendicite – excluindo crianças, idosos, imunodeprimidos e pacientes com alterações neurológicas – apresentam algum grau de sensibilidade à palpação do abdome. O cirurgião deve analisar sistematicamente todo o abdome, iniciando pelo quadrante superior esquerdo, longe do local onde o paciente descreve a dor. Em geral, a sensibilidade máxima está no quadrante inferior direito, ou perto de ponto de McBurney, localizado na união do terço lateral com o terço médio da linha entre a espinha ilíaca anterossuperior e a cicatriz umbilical (sensibilidade: 50-94%; especificidade: 75-86%). Essa sensibilidade está frequentemente associada à rigidez muscular localizada e a sinais de inflamação peritoneal. A irritação peritoneal pode ser evidenciada no exame físico pela produção de dor à percussão e/ou à descompressão do abdome (sinal de Blumberg, quando na fossa ilíaca direita). Qualquer movimento, incluindo tosse (sinal de Dunphy), pode causar aumento da dor. No entanto, o indicador mais confiável de irritação peritoneal é a defesa involuntária, um reflexo de contração da musculatura da parede abdominal que está sobre o peritônio inflamado. A natureza involuntária dessa resposta é menos dependente da variação individual observada em resposta a estímulos externos. Outros sinais físicos associados à apendicite incluem:

- **Sinal de Rovsing** – Dor no quadrante inferior direito durante a palpação do quadrante inferior esquerdo, com sensibilidade de 22 a 68% e especificidade de 58 a 96%;
- **Sinal do obturador** – Dor na rotação interna da coxa flexionada sobre o quadril, sugerindo apêndice pélvico. Tem sensibilidade de 8% e especificidade de 94%;
- **Sinal do psoas** – Dor na flexão do membro inferior direito sobre o quadril, típica de apêndice retrocecal. A sensibilidade é de 13 a 42%, e a especificidade, de 79 a 97%.

A dor no quadrante inferior direito é o mais consistente de todos os sinais de apendicite aguda; assim, sua presença deve sempre levantar a suspeita de apendicite, mesmo na ausência de outros sinais e sintomas. No entanto, devido às várias localizações anatômicas do apêndice, é possível que a dor se manifeste no flanco direito ou no quadrante superior direito, na região suprapúbica, ou no quadrante inferior esquerdo. No caso de apêndice localizado na pelve, a sensibilidade no exame abdominal pode ser mínima, mas esta será evidente no exame retal, com a manipulação do peritônio pélvico. Ao exame ginecológico, com a mobilização do colo do útero e a consequente manipulação do peritônio pélvico, a sensibilidade será evidente quando o apêndice estiver localizado nessa região. Assim, o achado de dor à mobilização do colo do útero não indica necessariamente patologia ginecológica, mas é um sinal inespecífico de inflamação na pelve, em que a apendicite deve ser considerada.

Exames laboratoriais

O diagnóstico de apendicite aguda é predominantemente clínico; logo, poucos exames laboratoriais são necessários. Não existe exame específico, mas o uso criterioso de alguns exames permite a exclusão de outras patologias e fornece evidências adicionais para confirmar o diagnóstico clínico de apendicite.

Além da história e do exame físico, o leucograma talvez seja o teste laboratorial mais útil. Na maioria dos pacientes, há leve leucocitose, embora possa estar dentro dos limites da normalidade nas fases iniciais do quadro de apendicite. Leucocitose acima de 20.000 leucócitos por mL sugere apendicite complicada por necrose ou perfuração. A proteína C-reativa (CRP, do inglês *C-reactive protein*) é um marcador inflamatório, não específico para apendicite; porém, níveis elevados (> 7 mg/dL) estão associados a casos de apendicite complicada.

Um exame comum de urina pode ser útil para excluir infecção urinária ou nefrolitíase. Piúria, bacteriúria ou hematúria podem ser vistos em até 40% dos pacientes, podendo dificultar a diferenciação entre apendicite aguda e infecções urinárias. No entanto, pacientes com pielonefrite apresentam febre e leucocitose muito mais elevadas que as observadas na apendicite; além disso, sintomas de disúria estarão presentes, e a sensibilidade estará mais localizada no flanco ou na região do ângulo costovertebral. A infecção urinária, por outro lado, não é incomum em pacientes com apendicite; assim, sua presença não exclui o diagnóstico de apendicite aguda, mas deve ser identificada e tratada. Piúria sugere infecção urinária; porém, não é incomum que o exame de urina de um paciente com apendicite evidencie alguns leucócitos, devido à presença do apêndice inflamado junto ao ureter. Embora a hematúria microscópica seja comum na apendicite, a hematúria macroscópica é incomum e pode indicar a presença de litíase renal. Como um cálculo renal desce do trato urinário pelo ureter distal, a dor pode ser referida para o quadrante inferior direito e, ocasionalmente, para o testículo. Entretanto, a dor decorrente de cálculo renal muito mais intensa e totalmente visceral quanto à sua natureza, resultando que os sinais de irritação peritoneal não devem existir no paciente com nefrolitíase (**FIG. 100.1**).

As dosagens de enzimas hepáticas e amilase podem ser úteis no diagnóstico de doenças do fígado, da vesícula ou do pâncreas em pacientes com queixa de dor no quadrante superior direito do abdome ou no epigástrio. Em

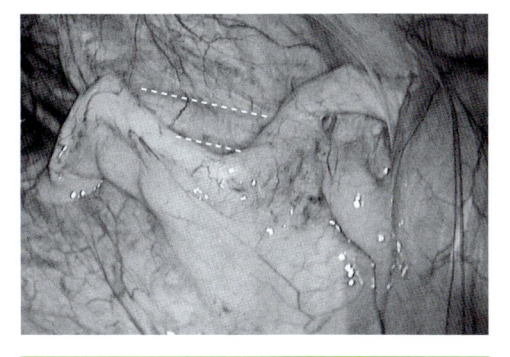

FIGURA 100.1 Apêndice localizado sobre o ureter direito (*entre as linhas tracejadas*). A inflamação de um apêndice nessa topografia pode provocar sintomas urinários e achados no exame de urina que podem confundir o diagnóstico.

mulheres em idade fértil, a dosagem urinária da gonadotrofina coriônica humana (hCG, do inglês *human chorionic gonadotropin*) está indicada para excluir a possibilidade de gravidez ectópica ou de gravidez simultânea. A gravidez ectópica é outra causa de dor no quadrante inferior direito que requer diagnóstico e tratamento imediatos.

Vários questionários e escores foram elaborados para tentar auxiliar no diagnóstico de apendicite. O mais conhecido deles é o escore de Alvarado, que se baseia em história clínica, achados do exame físico e alterações laboratoriais para determinar com menor ou maior probabilidade o risco do diagnóstico de apendicite. Entretanto, nenhum método apresenta acurácia adequada, e nenhum substitui a impressão diagnóstica de um profissional experiente na avaliação de abdome agudo. Por essa razão, esses escores não são usualmente utilizados na prática clínica.

Exames de imagem

Os resultados da história, do exame físico e dos exames laboratoriais frequentemente podem levar um médico experiente ao diagnóstico de apendicite, sem necessidade de exames de imagem. A utilização de métodos de imagem tem melhorado a acurácia diagnóstica, diminuindo o número de apendicectomias brancas. Por questões médico-legais, os exames de imagem têm sido sempre utilizados; porém, como se verá a seguir, não se pode postergar o tratamento cirúrgico em casos com história clínica evidente se os exames de imagem não forem determinantes.

Os exames de imagem são particularmente úteis em alguns grupos de pacientes, incluindo crianças, idosos, mulheres em idade fértil e pacientes com comorbidades, como diabetes, obesidade e imunossupressão, nos quais há maior ocorrência de apresentação atípica de apendicite.

Os exames de imagem que potencialmente contribuem para o diagnóstico de apendicite aguda incluem a ultrassonografia (US) e a tomografia computadorizada (TC) do abdome. A radiografia simples do abdome não é mais utilizada na avaliação do paciente com suspeita de apendicite, mas poderia evidenciar um fecálito no quadrante inferior direito. Esse achado é raro e, de qualquer forma, não estabelece o diagnóstico de apendicite quando presente.

A US do abdome é um método de imagem popular para a avaliação de uma suspeita de apendicite aguda. No Serviço de Cirurgia do Aparelho Digestivo do Hospital de Clínicas de Porto Alegre (SCAD/HCPA), é o primeiro exame a ser realizado. É preciso levar em consideração que é um método dependente do operador. A US tem sensibilidade de 75 a 95%, especificidade de 85 a 100%, e acurácia entre 90 e 96%. Os achados que sugerem apendicite incluem:

- Espessamento da parede do apêndice;
- Diâmetro total do órgão acima de 6 mm;
- Perda da compressibilidade da sua parede;
- Aumento da ecogenicidade de gordura periapendicular e líquido pericecal;
- Visualização de apendicolito.

A incapacidade de detectar um apêndice na US não exclui a possibilidade de um processo inflamatório. Em casos mais avançados, podem ser identificados líquido intraperitoneal e até mesmo abscesso. Hiperfluxo pode ser evidenciado ao Doppler. Além disso, a US do abdome e a US transvaginal são particularmente úteis na avaliação das causas obstétricas e ginecológicas da dor abdominal em mulheres em idade fértil. Se a US evidenciar sinais de abscesso tubo-ovariano, torção de ovário ou mesmo complicações raras relacionadas com miomas uterinos, então o diagnóstico de apendicite pode ser excluído. As vantagens da US incluem a ampla disponibilidade, a não exposição do paciente a radiações ionizantes e aos efeitos colaterais do contraste intravenoso (IV) de outros métodos de imagem, e o fato de poder ser realizada à beira do leito, se necessário. A capacidade de a US fornecer diagnóstico alternativo em um caso suspeito de apendicite é frequentemente subestimada. A utilização da US é particularmente adequada para avaliar crianças, adultos não obesos e mulheres em idade reprodutiva.

A TC abdominal e pélvica é outro método de imagem indicado para avaliar uma suspeita de apendicite aguda. As vantagens da TC são sua alta precisão diagnóstica para apendicite e a visualização ou diagnóstico de muitas outras causas de dor abdominal que fazem parte do diagnóstico diferencial. A TC pode diagnosticar apendicite aguda com sensibilidade de 90 a 100%, especificidade de 91 a 99%, valor preditivo positivo (VPP) de 95 a 97%, e acurácia global de 90 a 98%. Os achados de apendicite na TC incluem:

- Aumento do diâmetro do órgão: > 6 mm;
- Aumento da espessura da parede do apêndice: > 2 mm;
- Aumento da densidade do tecido adiposo adjacente, sugerindo inflamação;
- Visualização de apendicolito.

A apendicite é altamente improvável caso o lúmen do apêndice se encha de contraste e nenhuma inflamação adjacente esteja presente. Porém, uma TC realizada nas fases iniciais pode não mostrar os achados de rotina; em caso de dúvida, uma alternativa é observar e reavaliar. A TC ganhou bastante atenção na literatura médica por uma série de estudos que documentaram sua efetividade. Em termos logísticos, a TC pode ser realizada em uma instituição e ter suas imagens encaminhadas a uma central, onde o exame pode ser interpretado por um radiologista. Uma grande desvantagem da TC é a utilização de radiação e, às vezes, contraste IV. O uso indiscriminado da TC traz preocupação em relação ao risco da irradiação em longo prazo, principalmente em jovens.

A ressonância magnética (RM) tem sido utilizada na avaliação de apendicite há mais de duas décadas. Os principais obstáculos para seu uso são a disponibilidade limitada dos aparelhos em instituições de menor porte, o custo do exame, o tempo necessário para sua realização e a pouca experiência dos radiologistas com a investigação dessa queixa específica. A RM é particularmente adequada em pacientes grávidas em que a US foi inconclusiva e há dúvida diagnóstica. No SCAD/HCPA, entretanto, percebeu-se que, nessa situação, a pouca experiência com o método limita a acurácia do exame.

Considerações sobre as opções diagnósticas por imagem

Um estudo ultrassonográfico que visualize o apêndice com aspecto normal exclui a possibilidade de apendicite aguda. Infelizmente, nem sempre o apêndice é identificado; nesse cenário, o contexto clínico volta a ter fundamental importância. Em situações com baixa probabilidade clínica de apendicite, a não visualização do apêndice na US pode ser conduzida com observação clínica. Em casos clínicos não tão claros, em que a US não identifica o apêndice, a repetição de US após intervalos de 6 a 12 horas de observação intra-hospitalar, ou mesmo domiciliar, é uma opção antes de considerar modalidades como TC ou RM. Em situações clínicas cuja suspeita clínica de apendicite é forte, pode-se considerar a intervenção cirúrgica por laparoscopia ou a complementação com TC ou RM.

O SCAD/HCPA conta com um grupo experiente de cirurgiões acostumados a avaliar esses casos clínicos e um grupo vasto de radiologistas que está habituado à realização de US nesse cenário. Nesse modo operante, por meio da correlação clínica para conduzir o caso com reavaliação, repetição de US ou posterior TC ou RM, a US pode ser considerada o método diagnóstico menos invasivo e mais adequado. A utilização da TC como modalidade primária para o diagnóstico de apendicite aguda pode ser significativamente reduzida sem comprometer a qualidade dos cuidados de saúde. A TC, em particular aquela com múltiplos detectores, tem maior acurácia do que a US para o diagnóstico de apendicite, mas essa relativa superioridade não pode ser motivo para justificar o uso indiscriminado da TC para todos os casos suspeitos.

Diagnóstico diferencial

O diagnóstico diferencial da apendicite aguda inclui todas as prováveis causas de abdome agudo, pois muitos dos sinais e sintomas da apendicite são inespecíficos. Entre as outras causas de dor abdominal estão diversas outras condições cirúrgicas (obstrução intestinal, colecistite, úlcera perfurada, diverticulite, pancreatite), urológicas (cálculo ureteral, pielonefrite, infecção urinária), ginecológicas (gravidez ectópica, ruptura de folículo ovariano, doença inflamatória pélvica) e clínicas (adenite mesentérica, gastrenterite, ileíte terminal, cetoacidose diabética).

Alguns diagnósticos são mais prováveis do que outros em determinados grupos de doentes. Em pacientes jovens, do sexo masculino, com história e exame físico sugestivos, a apendicite aguda é a causa mais provável da dor no quadrante inferior direito. A diverticulite de Meckel provoca sintomas semelhantes, mas é relativamente incomum. A gastrenterite é significativamente mais comum e deve ser considerada quando náuseas e vômitos precedem a dor abdominal ou quando a diarreia é um sintoma proeminente. A doença de Crohn, afetando o íleo terminal, pode assemelhar-se à apendicite em sua apresentação inicial; no entanto, com uma investigação mais detalhada, o paciente normalmente descreve um curso mais subagudo do quadro, incluindo febre, perda de peso e dor.

Em pacientes na meia-idade e idosos, outras condições inflamatórias devem ser consideradas, incluindo a úlcera péptica, a colecistite e a pancreatite. Além disso, a diverticulite (tanto do ceco quanto do lado esquerdo) pode confundir-se com apendicite aguda. A diverticulite cecal é bastante similar à apendicite na patogenia e na apresentação, devido ao fato de o divertículo cecal, assim como o apêndice, ser um verdadeiro divertículo contendo todas as camadas da parede intestinal. Pacientes com cólon sigmoide redundante, que pode estender-se para o lado direito do abdome, e que desenvolvem quadro de diverticulite podem apresentar dor no quadrante inferior direito. Esses pacientes geralmente descrevem progressão mais rápida para a dor localizada, bem como alteração nos hábitos intestinais previamente à dor. As neoplasias malignas podem apresentar dor abdominal aguda no quadrante inferior devido à perfuração de um carcinoma de ceco ou apendicite provocada pela obstrução do óstio apendicular pelo tumor, como tumor carcinoide ou adenocarcinoma de apêndice. Em geral, esses pacientes também têm pesquisa de sangue oculto nas fezes positiva, anemia e história de perda de peso.

Nas mulheres em idade fértil, o diagnóstico da dor no quadrante inferior direito do abdome pode ser ainda mais difícil. Além das causas de dor no quadrante inferior, as mulheres jovens também podem ter dores de causas obstétricas e ginecológicas, como ruptura de cisto de ovário ou de folículo ovariano, torção do ovário, gravidez ectópica, salpingite aguda e abscesso tubo-ovariano. História completa, incluindo a história menstrual recente, e exame pélvico são úteis na diferenciação entre essas causas de dor da apendicite aguda. No entanto, a apendicite pode ser de difícil diagnóstico nesse grupo de pacientes, com taxas maiores de erro diagnóstico descritas.

Considerações especiais

Crianças

O diagnóstico de apendicite aguda é, geralmente, mais difícil nas crianças pequenas do que nos adultos. É difícil obter uma história precisa desses pacientes, e alguns dos sinais de apendicite, como náuseas, vômitos, dor e desconforto abdominais, estão frequentemente associados a doenças próprias da infância, como adenite mesentérica, pneumonia, meningite bacteriana, otite média e faringite estreptocócica.

A dificuldade em estabelecer o diagnóstico preciso em crianças é a razão provável para que haja maior taxa de perfuração do apêndice nesses pacientes – cerca de 50%. Em crianças com história e exame físico duvidosos, a utilização de exames de imagem, como a TC, pode ser particularmente útil. Índice de apendicectomia branca de apenas 4% pode ser atingido com o uso rotineiro da US ou da TC abdominais.

Pacientes idosos

Embora a apendicite aguda seja mais comum em faixas etárias mais jovens, permanece sendo uma importante causa de dor abdominal no idoso: 1:2.000 adultos com mais de 65 anos irá desenvolver apendicite anualmente.

Como esses pacientes podem ter problemas cardíacos, pulmonares e renais, a associação de apendicite perfurada pode resultar em considerável morbidade e mortalidade. Esse fato justifica que a dor no quadrante inferior direito em paciente idoso seja agressivamente investigada. Os idosos tendem a ter diminuição da resposta inflamatória; devido a isso, eles referem menos dor e apresentam poucos sinais de peritonite ao exame físico, bem como leucocitose baixa e tardia na evolução do quadro, quando comparados com pacientes jovens. Logo, a perfuração do apêndice é mais comum nessa faixa etária, ocorrendo em até 50% dos pacientes com mais de 65 anos, e as taxas de morbidade e mortalidade associadas a essa condição clínica são mais elevadas. A apendicite aguda em pacientes com mais de 50 anos, em relação aos pacientes mais jovens, tem taxa de complicações 2,5 vezes maior (20% vs. 8%) e mortalidade 12 vezes maior (2,9% vs. 0,2%).

A apendicectomia laparoscópica é preferida nesses pacientes. Alguns trabalhos demonstraram diminuição em morbidade e mortalidade, com menor tempo de internação, tanto para a apendicite simples como para a perfurada.

Pacientes imunodeprimidos

A condição de imunossupressão altera a resposta normal à infecção aguda e à cicatrização de feridas. A apendicite afeta todos os tipos de pacientes e também deve ser considerada nos pacientes transplantados, em tratamento quimioterápico e portadores de neoplasias malignas, ou infectados pelo vírus da imunodeficiência humana (HIV, do inglês *human immunodeficiency virus*).

O paciente com comprometimento do sistema imune que se queixa de dor abdominal representa um problema particularmente difícil. Os pacientes com síndrome da imunodeficiência adquirida (Aids) ou os que tenham sido submetidos à quimioterapia são suscetíveis a doenças específicas que afetam mais comumente o íleo terminal e o ceco, e que podem muitas vezes ser confundidas com apendicite aguda. O diagnóstico diferencial da dor abdominal nesse grupo de pacientes é amplo, incluindo hepatite, pancreatite, colecistite acalculosa, infecções oportunistas intra-abdominais (colite por citomegalovírus ou ileíte por micobactérias), neoplasias secundárias (linfoma ou sarcoma de Kaposi) e tiflite (colite neutropênica).

A apendicite em pacientes com HIV e Aids representa um desafio único. A dor abdominal não é um sintoma incomum nesses pacientes, tornando difícil a diferenciação entre causas cirúrgicas e não cirúrgicas. Não obstante, os pacientes imunocomprometidos com apendicite apresentam sintomas semelhantes aos da população geral, e a apendicite deve ser considerada caso haja dor no quadrante inferior direito do abdome com náuseas e anorexia. A presença de febre e o leucograma podem não ser úteis nesses pacientes, mas os exames de imagem, sobretudo a TC, podem ser particularmente benéficos nesses casos – não apenas para diagnosticar a apendicite, mas para excluir ou diagnosticar outras causas possíveis para os sintomas do paciente, embora em alguns casos os achados de inflamação pericecal sejam inespecíficos.

Não existe contraindicação específica para a realização de cirurgia em pacientes imunodeprimidos. Assim, uma vez feito o diagnóstico de apendicite, a apendicectomia deve ser executada imediatamente.

Gravidez

A apendicite afeta 1:1.400 gestações, incidência semelhante à das mulheres não grávidas; é a emergência cirúrgica não obstétrica mais comum na gravidez, com incidência de 0,15 a 2,10:1.000 gestações. Pode ocorrer em qualquer trimestre, com ligeiro aumento na frequência durante o segundo trimestre, tendo a perfuração como complicação mais comum no terceiro trimestre.

O diagnóstico de apendicite aguda na paciente grávida pode ser particularmente difícil, uma vez que náuseas, anorexia e dores abdominais podem ser sintomas tanto da apendicite como da gravidez normal, especialmente no início desta. Os achados ao exame físico podem ser menos importantes, porque o útero gravídico distende a parede abdominal anteriormente, dificultando o contato direto entre o apêndice inflamado e o peritônio parietal. O útero gravídico também pode inibir o contato entre o omento e o apêndice inflamado. No primeiro trimestre e no início do segundo, a apresentação de apendicite é semelhante à observada em mulheres não grávidas. No terceiro trimestre, a dor pode não apresentar-se no quadrante inferior direito, pois o útero aumentado desloca o apêndice para cima ou pode encobri-lo, diminuindo os sinais de inflamação peritoneal. Discreta leucocitose é normal na gravidez, acrescentando mais dificuldades para estabelecer o diagnóstico de apendicite.

Devido a esses fatores, a taxa de apendicite perfurada durante a gravidez é provavelmente maior do que na população geral e, consequentemente, também está associada às mortalidades fetal e materna mais elevada. A mortalidade materna é insignificante em casos de apendicite simples, mas sobe para 4% em gestação avançada com perfuração. A mortalidade fetal varia de 1,5 a 10% nos casos de apendicite simples, e de 20 a 35% nos casos de perfuração. A suspeita de apendicite em uma gestante é suficiente para que haja a indicação de apendicectomia precoce, pois o retardo de mais de 24 horas na intervenção aumenta o risco de perfuração, que ocorre em 14 a 43% desses pacientes. Assim, é melhor recomendar a exploração cirúrgica em gestantes com suspeita de apendicite, especialmente porque uma apendicectomia branca não terapêutica é bem tolerada, com mínima morbidade para a mãe e para o feto.

O diagnóstico diferencial da apendicite na paciente grávida também deve incluir as condições específicas de gestação: gravidez ectópica, corioamnionite, parto prematuro, descolamento prematuro da placenta, pré-eclâmpsia, síndrome HELLP (síndrome caracterizada por hemólise, enzimas hepáticas elevadas e plaquetopenia – do inglês *h*emolysis, *e*levated *l*iver enzymes, *l*ow *p*latelet count) e dor do ligamento redondo. A US é o primeiro método radiológico utilizado, por ser preciso e não apresentar nenhum efeito adverso conhecido para o feto. Nos casos de US inconclusiva, a RM – quando disponível – é o método diagnóstico mais indicado. A RM evita a exposição à radiação ionizante e pode diagnosticar com precisão a apendicite durante a gravidez, apesar de, na prática, os radiologistas não estarem habituados com esse exame para essa avaliação específica. Além da falta de experiência, a RM não está disponível em todos os centros e é um exame de realização demorada. Em situações específicas, devem ser considerados protocolos de TC, com imagens mais direcionadas que usam menor dose de irradiação – sempre pesando o risco de um procedimento não terapêutico (apendicectomia branca), de atraso diagnóstico e de um possível agravamento do caso. A internação hospitalar com observação da progressão dos sintomas é uma alternativa viável se os riscos de radiação de uma TC forem considerados excessivos ou se a RM não estiver disponível.

Quando o diagnóstico de apendicectomia é relativamente certo, sugere-se o tratamento cirúrgico. O tratamento clínico exclusivo não foi testado nesse cenário, apesar de alguns relatos de tratamento clínico exclusivo em situações de pacientes clinicamente estáveis com formação de abscesso contido. A opção entre cirurgia laparoscópica ou laparotômica é contraditória, e não há ensaios clínicos comparando ambas as opções. A decisão deve ser tomada pelo cirurgião responsável com base no seu nível de experiência.

A abordagem laparoscópica é segura durante a gravidez. Relatos de casos, séries de casos e pequenos estudos de coorte sugerem que a laparoscopia pode ser realizada com sucesso em todos os trimestres e com poucas complicações. As sugestões para a modificação da técnica laparoscópica durante a gravidez incluem um ligeiro posicionamento lateral esquerdo da paciente durante a segunda metade da gestação, o uso de técnicas abertas para colocação de trocartes e a limitação da pressão intra-abdominal para menos de 12 mmHg. As diretrizes da Society of American Gastrointestinal and Endoscopic Surgeons (Sages) recomendam pressões de insuflação de 10 a 15 mmHg e adaptação da posição da entrada para a altura do fundo uterino.[3,4] A evidência de que a laparoscopia aumenta a incidência de perda fetal foi contraditória em duas metanálises retrospectivas, não caracterizando contraindicação para esse método.

A cirurgia aberta pode ser realizada com incisão transversal no ponto de McBurney ou sobre o ponto de maior sensibilidade, que em alguns casos é mais alto conforme a idade gestacional.

Apêndice normal

Historicamente, mais de 15% dos pacientes com suspeita de apendicite têm apêndice normal na laparotomia, com porcentagens mais elevadas em crianças, mulheres jovens e idosos. No entanto, a utilização de métodos diagnósticos de imagem parece reduzir a taxa de apendicectomia branca para menos de 10%.
Se um apêndice não inflamado for encontrado na laparotomia ou na laparoscopia, o cirurgião deve buscar outras causas para os sintomas do paciente, incluindo ileíte terminal, diverticulite de ceco ou de sigmoide, carcinoma de cólon perfurado, diverticulite de Meckel e adenite mesentérica a (**FIG. 100.2**); em mulheres, devem ser consideradas doenças de útero, tubas ou ovários. Em geral, realiza-se apendicectomia. Assim, se a dor recorrer após a remoção do apêndice, fica excluída essa possibilidade diagnóstica. Outro aspecto a ser considerado é que, mesmo que o apêndice pareça normal, alterações inflamatórias iniciais intramurais ou da serosa podem ser encontradas no exame histopatológico.

Tratamento

A melhor maneira de tratar a apendicite aguda é fazê-lo na fase precoce da doença. No entanto, como já foi visto, esse objetivo nem sempre é facilmente atingido devido à complexidade das manifestações da doença e ao fato de muitos pacientes não procurarem atendimento médico em tempo hábil. No passado, aceitava-se um número de apendicectomias brancas de até 10%. A melhora na realização dos métodos de imagem tem reduzido essa taxa.

Os pacientes com apendicite aguda exigem hidratação adequada com líquidos IV, correção de distúrbios eletrolíticos, medicações sintomáticas e antibióticos perioperatórios.

Todos os pacientes devem receber antibióticos profiláticos de amplo espectro, que diminuem a incidência de infecção da ferida pós-operatória nas apendicites iniciais e diminuem a formação de abscesso intra-abdominal nas apendicites complicadas. O antibiótico deve ser escolhido de forma empírica com base na flora específica do cólon e do apêndice cecal, que inclui bactérias gram-negativas (principalmente *Escherichia coli*) e anaeróbias (*Bacteroides* sp.), devendo ser administrado por via IV pelo menos 30 a 60 minutos antes da incisão. No HCPA, o protocolo de atendimento sugere a utilização de cefoxitina (2 g) na indução anestésica. Esse antibiótico é utilizado em casos de apendicite a princípio não complicados que serão encaminhados brevemente ao bloco cirúrgico. Confirmando os achados de apendicite não complicada no transoperatório, o antibiótico pode ser descontinuado. No SCAD/HCPA, o esquema antibiótico é iniciado assim que o diagnóstico é estabelecido. Pela experiência adquirida no SCAD/HCPA, no qual há um grande fluxo de procedimentos, os autores deste capítulo recomendam que em situações semelhantes o tratamento seja iniciado já na

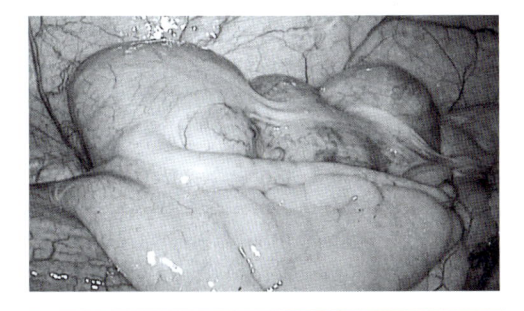

FIGURA 100.2 Imagem laparoscópica de apêndice com aspecto macroscópico normal. No canto inferior esquerdo da imagem, é possível observar aumento da trama vascular do íleo terminal que, associado a adenopatias mesentéricas – as quais não podem ser vistas na fotografia –, justificavam o quadro de dor do paciente.

emergência com amoxicilina (1 g) + clavulanato de potássio (200 mg) a cada 8 horas. Caso se confirme apendicite não complicada, o antibiótico é descontinuado. Em casos de apendicite perfurada, os antibióticos são mantidos por 4 a 5 dias. Independentemente do esquema antibiótico inicial escolhido, ele deve ser revisto quando o exame de cultura e os resultados de sensibilidade estiverem disponíveis.

Nos últimos anos, o estudo do tratamento conservador da apendicite tem se propagado. Alguns estudos randomizados foram feitos, principalmente em centros europeus, comparando a antibioticoterapia com a ressecção cirúrgica.[5-7]

A maioria desses estudos foi realizada em casos específicos, caracterizando apendicite aguda inicial. Gestantes e pacientes com função imunológica comprometida foram sempre excluídos. Pacientes com evidência de abscesso ou perfuração nos exames de imagem ou doentes com evidência de sepse ou peritonite disseminada na avaliação clínica também foram sempre excluídos. De maneira geral, os pacientes eram internados e recebiam antibióticos IV por 48 horas. Vários esquemas foram utilizados. Após a alta, um curso de 7 dias de antibioticoterapia por via oral era mantido. Os doentes eram reavaliados em intervalos de 6 a 12 horas para a progressão dos sintomas ou desenvolvimento de sepse. Em caso de piora clínica, sepse ou choque, piora da febre, peritonite disseminada ao exame físico, piora da dor, elevação dos leucócitos ou intolerância alimentar, os pacientes eram submetidos a tratamento cirúrgico.

Algumas metanálises foram elaboradas para avaliar esses estudos. Existe um consenso de que os ensaios realizados são muito heterogêneos. Uma revisão elaborada pela Cochrane,[5] que incluía cinco estudos randomizados totalizando 901 pacientes, constatou que 73,4% (intervalo de confiança [IC] 95%, 62,7-81,9) dos pacientes tratados com antibióticos e 97,4% (IC 95%, 94,4-98,8) dos pacientes operados apresentaram-se curados em 2 semanas e não tiveram complicações importantes (incluindo recorrência) dentro de 1 ano.

Complicações maiores foram definidas como as que necessitaram de tratamento adicional (invasivo) ou admissão prolongada (p. ex., abscessos, íleo, infecção de ferida profunda, recorrência, [re]operação, perfuração secundária). Não houve maiores complicações em 83,2% (IC 95%, 72-90,5) dos pacientes que receberam antibióticos. Já no grupo cirúrgico, nenhuma complicação maior foi descrita em 97,1% dos casos (IC 95%, 92,6-98,9). Complicações consideradas menores foram infecções superficiais de ferida operatória, apendicectomias brancas não terapêuticas (exame histopatológico negativo), diarreia, infecção por *Clostridium* ou fungos e infecção do trato urinário. No total, 95,6% (IC 95%, 93,1-97,3) dos pacientes do grupo com antibióticos não tiveram complicações, e 91,4% (IC 95%, 82,9-95,9) dos pacientes operados não apresentaram complicações menores. Além disso, os pacientes que foram submetidos à apendicectomia tiveram período de internação hospitalar significativamente menor, apesar de os pacientes tratados com antibióticos terem retomado suas atividades laborais com maior precocidade. Um detalhe relevante é que, nos estudos em que a técnica operatória foi informada, a maioria dos procedimentos foi feita por técnica aberta.

Uma metanálise mais recente, incluindo um ensaio clínico randomizado publicado no *JAMA* realizado por Salimen e colaboradores,[8] demonstrou resultados semelhantes aos da metanálise da Cochrane.

Com base nesses estudos, é possível concluir que o tratamento da apendicite não complicada é seguro quando realizado com antibioticoterapia exclusiva. É importante frisar que:

- Foram testados somente casos específicos, sem gravidade;
- Os resultados de longo prazo (mais de 1 ano de seguimento) são desconhecidos;
- Quase um terço dos pacientes necessitará de tratamento cirúrgico no prazo de 1 ano.

Não há dados que avaliem a qualidade de vida desses pacientes e que analisem como eles se comportam em situações de dor abdominal após um tratamento conservador. Alguns autores levantam o receio de haver nova crise apendicular em um momento de viagem, por exemplo, quando não houver acesso a um atendimento médico de qualidade. Alguns estudos levantaram a possibilidade de o tratamento clínico da apendicite ter aumentado o número de mucoceles de apêndice.

No SCAD/HCPA, a conduta é a de indicação de tratamento cirúrgico imediato. A única exceção consiste em casos com evolução subaguda que já desenvolveram abscesso ou outras situações clínicas específicas, conforme julgamento da equipe responsável pelo paciente.[9-10]

A apendicectomia pode ser realizada pela técnica laparoscópica ou aberta – seja laparotomia mediana, incisão transversa (Davis) ou incisão oblíqua (McBurney). Apesar de ser tecnicamente mais exigente e requerer equipamentos especializados disponíveis e uma equipe cirúrgica com experiência, a abordagem laparoscópica está se tornando mais comum, e vem sendo aceita como o padrão-ouro para o tratamento da apendicite aguda.

A abordagem laparoscópica proporciona vantagem em pacientes nos quais o diagnóstico é incerto, uma vez que permite a inspeção de outros órgãos abdominais, estabelecendo o diagnóstico de apendicite ou de outros processos que podem resultar em dor abdominal aguda. Assim, a laparoscopia pode ser diagnóstica e terapêutica. Esse benefício é mais evidente para as mulheres em idade fértil, que tradicionalmente têm maiores taxas de apendicectomia branca, e nas quais a laparoscopia pode identificar outras causas de patologia pélvica, incluindo o cisto ou a torção de ovário, a endometriose ou a doença inflamatória pélvica. A apendicectomia laparoscópica também é muito útil em pacientes obesos, em que a exposição adequada do quadrante inferior direito exige incisões maiores, com maior morbidade. Outro grupo de pacientes que parece beneficiar-se significativamente da apendicectomia laparoscópica é o dos idosos, por proporcionar internação mais curta.

Para a técnica laparoscópica, são utilizados três portais: um na cicatriz umbilical; um na região suprapúbica; e um terceiro, que pode ser colocado tanto no quadrante inferior esquerdo como no direito. Costuma-se colocar um trocarte de 10 mm na cicatriz umbilical, outro de 10 mm suprapúbico, e um de 5 mm bem baixo na fossa ilíaca direita. Com essa triangulação, a óptica é inserida pelo portal suprapúbico, permitindo visualização direta da base cecal. Esse posicionamento é muito útil nos casos de apêndice retrocecal. Por outro lado, em casos de ceco redundante, com apêndice pélvico, a colocação da óptica por um portal posicionado na fossa ilíaca esquerda facilita a dissecção. De maneira geral, o posicionamento preferido pelos cirurgiões é a colocação de um trocarte de 5 mm suprapúbico e um de 10 mm na fossa ilíaca esquerda.

Se a técnica aberta for escolhida, o cirurgião deve decidir sobre a localização e o tipo de incisão. O paciente deve ser reexaminado após a indução da anestesia geral, o que permite a palpação profunda do abdome sem a contratura muscular comum. Se for palpada uma massa que indique o apêndice inflamado, a incisão pode ser centrada nesse local. Se não houver massa palpável, a incisão deve ser centrada sobre o ponto de McBurney, situado na união dos terços lateral e médio da linha que une a espinha ilíaca anterossuperior à cicatriz umbilical. Em geral é realizada uma incisão transversa nessa topografia, classicamente denominada incisão de Davis. Uma incisão oblíqua na mesma topografia é chamada de incisão de McBurney. Conforme a história e o estado clínico do paciente, o cirurgião poderá optar por uma incisão mediana, que dará melhor acesso a toda a cavidade abdominal.

Tanto na abordagem aberta quanto na laparoscópica, o objetivo é remover qualquer material infectado e drenar todas as cavidades do abscesso. Se a apendicite evoluir para perfuração (**FIG. 100.3**), a conduta dependerá da resposta do organismo. Se a perfuração for contida, formando uma coleção periapendicular (**FIG. 100.4**), será preciso (além de retirar o apêndice infectado) fazer uma limpeza adequada da região e possivelmente deixar um dreno na região. Se ocorrer uma perfuração livre, causando disseminação intraperitoneal de pus e mate-

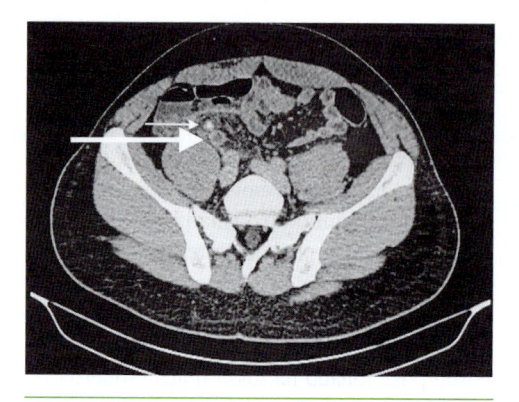

FIGURA 100.3 Tomografia computadorizada de um paciente com apendicite aguda perfurada. A *seta maior* indica apêndice com diâmetro aumentado e com paredes com impregnação maior do que a usual. A *seta menor* aponta apendicolito que já se encontra livre na cavidade abdominal. Observa-se aumento da densidade no tecido adiposo adjacente demonstrando processo inflamatório local.

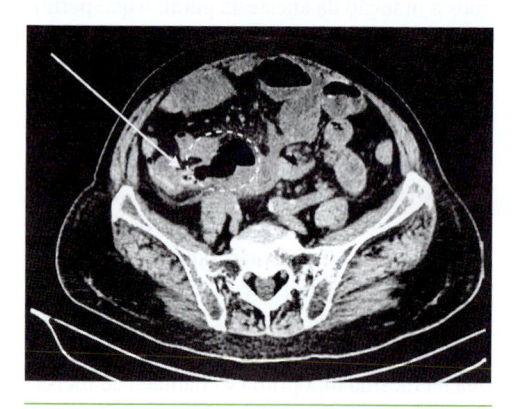

FIGURA 100.4 Coleção periapendicular. A *seta* indica a base do apêndice, enquanto o *círculo tracejado* identifica coleção entre alças.

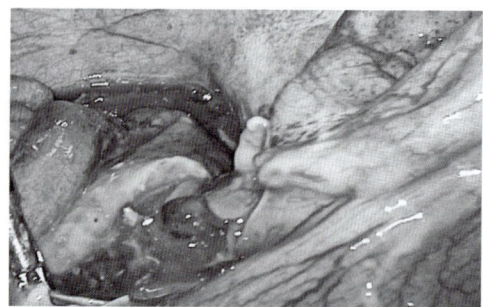

FIGURA 100.5 Caso de apendicite aguda perfurada. Presença de secreção purulenta e conteúdo fecal na pelve.

rial fecal (**FIG. 100.5**), será necessário realizar uma aspiração das secreções de maneira mais abrangente, e a colocação de dreno não é indicada. Se o diagnóstico de apendicite perfurada já estiver estabelecido, a apendicectomia pode ser realizada por meio de incisão no quadrante inferior direito, mas uma incisão maior pode ser necessária. A evidência de perfuração não é contraindicação de cirurgia videolaparoscópica. A capacidade de visualização das diferentes áreas do abdome para limpeza é mais adequada pela laparoscopia do que por uma incisão na fossa ilíaca direita. A exigência técnica e o tempo para limpeza adequada são maiores, mas factíveis por cirurgiões habilitados (**FIG. 100.6**).

Um detalhe técnico de suma importância no tratamento cirúrgico da apendicite é o tratamento da base apendicular. Uma das complicações mais temidas por qualquer cirurgião é o vazamento de conteúdo fecal pelo coto apendicular por dificuldade de cicatrização. Isso pode acarretar a formação de abscesso intra-abdominal, peritonite difusa ou mesmo fístula enterocutânea. Em casos de apendicite perfurada, o processo inflamatório intenso pode tornar a área da base apendicular muito friável; em alguns casos, seu fechamento pode demandar maior capacidade técnica, incluindo até sutura laparoscópica, trazendo dificuldade para cirurgiões menos experientes. Esse é um dos motivos principais de conversão para cirurgia aberta. Por outro lado, a manutenção de coto apendicular muito longo pode ocasionar recidiva da apendicite aguda (**FIG. 100.7**).

O tratamento da base apendicular pode ser feito de diferentes maneiras. A maior parte dos cirurgiões opta pela colocação de clipes metálicos, os mesmos utilizados na colecistectomia videolaparoscópica. Em alguns casos, devido ao diâmetro do apêndice, pode ser necessária a utilização de clipes maiores. Em casos de processo inflamatório mais intenso, os autores preferem o tratamento com sutura – seja com nós simples, pontos transfixantes ou até sutura contínua (cecorrafia). Clipes de plástico (*hemo-lock*) ou grampea-

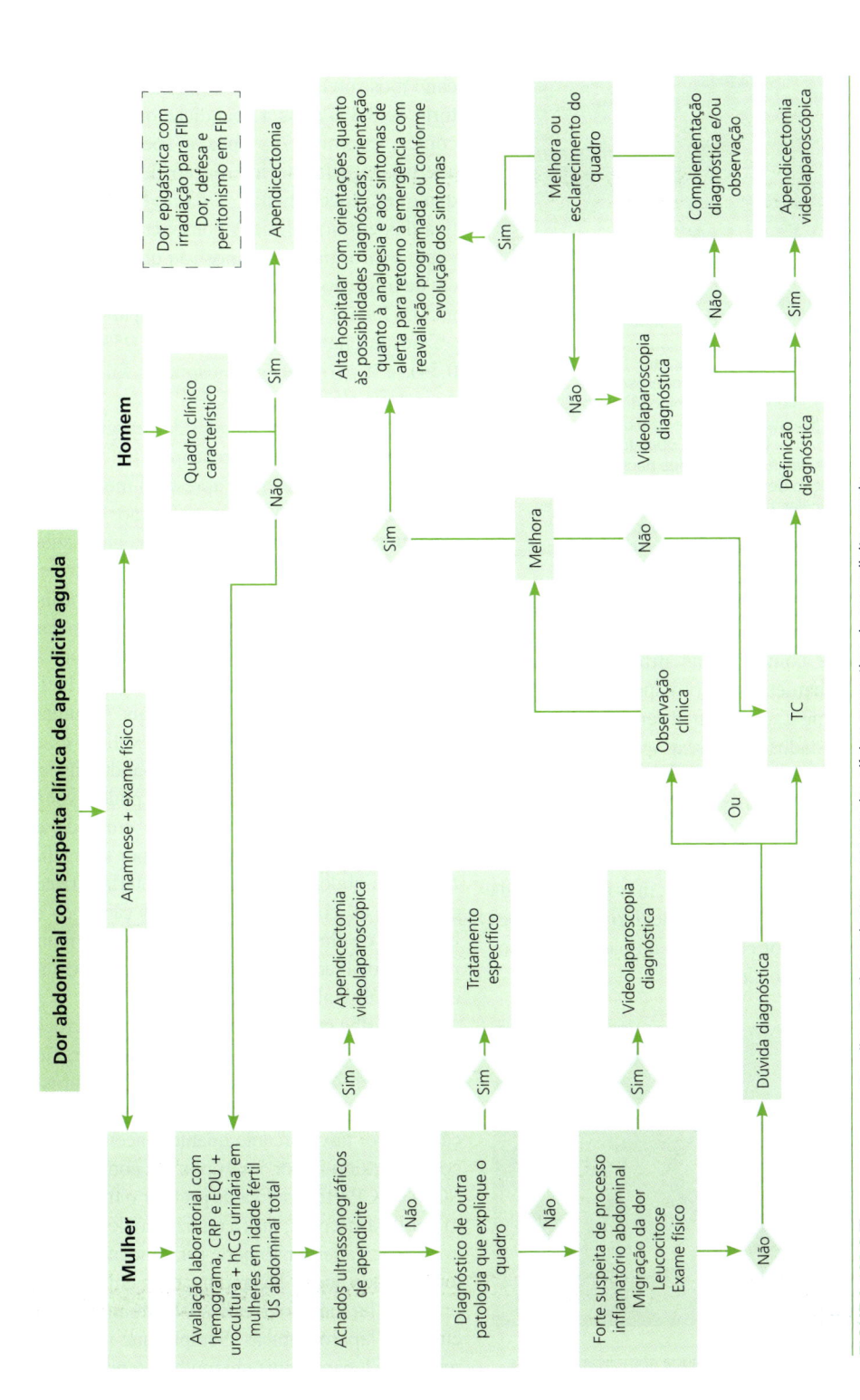

FIGURA 100.6 Fluxograma para atendimento de pacientes com quadro clínico sugestivo de apendicite aguda.

CRP, proteína C-reativa (do inglês *C-reactive protein*); EQU, exame qualitativo de urina; FID, fossa ilíaca direita; hCG, gonadotrofina coriônica humana (do inglês *human chorionic gonadotropin*); TC, tomografia computadorizada; US, ultrassonografia.

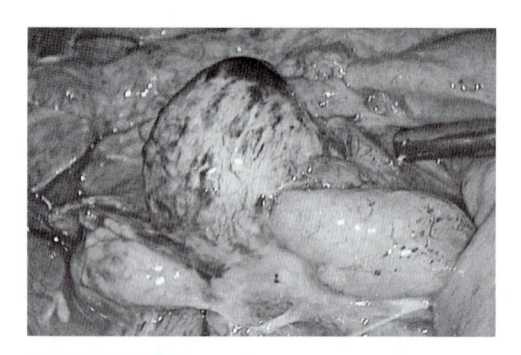

FIGURA 100.7 Situação clínica rara. Paciente submetido à apendicectomia laparoscópica 2 anos antes e apresentando caso clínico idêntico. O diagnóstico foi estabelecido por meio de tomografia computadorizada. Na laparoscopia, foi identificado coto apendicular já com paredes necróticas. Esse tipo de complicação deve-se à dissecção inadequada da base apendicular. Um coto de apêndice remanescente longo permaneceu neste paciente, o que permitiu o desencadeamento de outro quadro de inflamação.

dor endoscópico (**FIG. 100.8**) são alternativas efetivas, mas mais dispendiosas. Nenhum trabalho que comparou as diferentes técnicas para o fechamento do coto apendicular conseguiu demonstrar diferenças em complicações.

Nos Estados Unidos, a apendicectomia laparoscópica é realizada em 60 a 80% dos casos, com hospitalização média de 1 a 2 dias e taxa de complicações de 1 a 3%. A maioria dos procedimentos abertos realizados nos Estados Unidos foi iniciada por laparoscopia, mas foi convertida para a abordagem aberta devido a limitações técnicas, seja por condições do paciente ou por inexperiência do cirurgião.

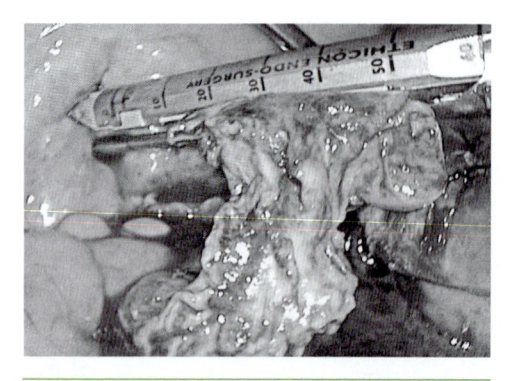

FIGURA 100.8 Apendicite aguda complicada tratada com o uso de grampeador endoscópico ressecando parte do ceco.

Um grande estudo de coorte norte-americano mostrou taxa de infecção de ferida operatória de 3,3% após a apendicectomia laparoscópica, contra 6,7% após a apendicectomia aberta, e média de internação de 1 dia após qualquer procedimento. Uma revisão sistemática dos ensaios clínicos comparando laparoscopia e cirurgia aberta mostrou que a incidência de infecção cutânea foi de aproximadamente 50% menor com a abordagem laparoscópica (razão de chances [RC] 0,43; IC 95%, 0,34-0,54), e a permanência hospitalar foi 1,1 dia mais curta (IC 95%, 0,7-1,5).[11]

Comparando os resultados da cirurgia aberta com a cirurgia videolaparoscópica, de maneira geral a cirurgia por vídeo apresenta menor taxa de infecção de ferida operatória, menos dor pós-operatória, retorno mais precoce às atividades laborais e, em longo prazo, melhor resultado estético, menor incidência de hérnias e menor incidência de quadros obstrutivos por aderências intestinais. Entretanto, a cirurgia laparoscópica apresenta maior custo hospitalar e maior incidência de abscessos intra-abdominais. Algumas hipóteses foram levantadas para explicar esse risco aumentado de abscessos intra-abdominais: a insuflação de dióxido de carbono pode levar à disseminação de fluido purulento em todo o abdome; a dissecção do apêndice, por ser realizada intra-abdominalmente, aumentaria o risco potencial de contaminação; e a sucção após a irrigação de fluidos purulentos pode contribuir para a propagação de microrganismos na cavidade abdominal.

A escolha entre a técnica aberta ou a técnica laparoscópica deve ser tomada pelo cirurgião responsável. A preferência pela técnica laparoscópica tem sido uma tendência, mas sua aceitação não foi tão marcante quanto a aceitação da colecistectomia, por exemplo. A conduta no SCAD/HCPA tem sido a de preferir o tratamento por laparoscopia, mas a realização de cirurgia por técnica aberta não pode ser condenada. Ela tem salvado vidas há muitos anos em centros onde não há material ou pessoal habilitado para cirurgias laparoscópicas. Sempre que possível, realiza-se laparoscopia em mulheres, por razões estéticas e para melhor avaliação da cavidade abdominal, tendo em vista a possibilidade de doenças anexiais. Em pacientes idosos e obesos, essa técnica também é preferida. Nos casos de dúvida diagnóstica, a laparoscopia facilita o inventário de toda a cavidade, sendo uma opção inteligente. Pelo fato de o SCAD/HCPA ser um centro de formação de novos cirurgiões, os profissionais/professores desse Serviço não podem abandonar a técnica de cirurgia aberta que, com frequência, é utilizada em homens magros.

Técnicas supostamente menos invasivas foram desenvolvidas. Cirurgias endoscópicas transluminais por orifícios naturais (NOTESs, do inglês *natural orifice transluminal endoscopic surgeries*) e cirurgias laparoscópicas por acesso único (LESS, do inglês *single-site surgeries*) foram desenvolvidas. No entanto, por necessitar de equipamento específico, esses procedimentos tornam-se mais dispendiosos, sem nenhuma vantagem consistente em relação à técnica laparoscópica convencional. Adaptações foram criadas, inclusive por um dos autores associados a outros colegas, com bons resultados em casos específicos e com excelente resultado estético.

Pacientes que procuram atendimento com evolução mais longa dos sintomas (geralmente > 5 dias), com situação clínica estável e com sinais de doença localizada na fossa ilíaca direita podem ser tratados de maneira específica. Inicia-se jejum, hidratação e uso de medicamentos sintomáticos e de antibioticoterapia. Assim que possível, em centros com esse recurso, a inserção de drenos percutâneos por método de imagem deve ser utilizada para a drenagem da coleção. O tratamento cirúrgico ficaria para um segundo momento, 6 a 8 semanas após o episódio, para prevenir a recorrência de apendicite e excluir a possibilidade de neoplasia subjacente. A necessidade da apendicectomia de intervalo é questionada por alguns autores, mas de maneira geral é a prática recomendada.

A cirurgia imediata em pacientes com formação de flegmão (**FIG. 100.9**) e abscesso está associada com aumento da morbidade, devido a aderências densas e inflamação. Nessas circunstâncias, em alguns casos, a intervenção cirúrgica requer dissecção extensa e pode levar a lesões de estruturas adjacentes. Podem ocorrer complicações como abscesso pós-operatório ou fístula enterocutânea, necessitando de ileocolectomia ou cecostomia. Devido à dificuldade técnica nessas circunstâncias e às possíveis complicações, uma abordagem não cirúrgica pode ser considerada se o paciente estiver clinicamente estável. Alguns estudos sugerem que essa abordagem resulta em menos complicações e menor tempo total de internação, sendo bem sucedida em até 80% dos pacientes. Séries de coorte coreana e holandesa defendem a realização de cirurgia imediata com menor tempo de internação, sem diferença no tipo de procedimento cirúrgico realizado e com a definição histopatológica estabelecida (que, nesse cenário, pode demonstrar patologia oncológica em até 6% dos pacientes). No SCAD/HCPA, o tratamento geralmente é a indicação cirúrgica, seja por laparoscopia ou técnica aberta, apesar de ser tecnicamente exigente. O tratamento conservador inicial com drenagem percutânea da coleção e posterior tratamento cirúrgico é uma possibilidade para casos específicos.

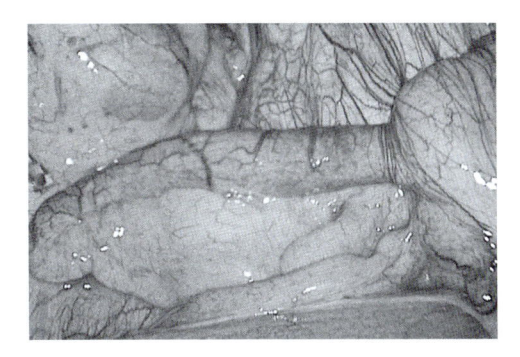

FIGURA 100.9 Apendicite aguda inicial – flegmonosa. É possível observar aumento da trama vascular e edema das paredes do apêndice.

Cuidados pós-operatórios

Os pacientes com apendicite não perfurada normalmente permanecem hospitalizados por 24 a 48 horas. Os cuidados pós-operatórios são semelhantes tanto para a técnica laparoscópica como para a aberta. O início da dieta com líquidos claros pode ser imediato e, se bem tolerada, pode evoluir. Antibióticos no período pós-operatório não são necessários se não houver perfuração do apêndice. Os pacientes podem ter alta quando estiverem tolerando a dieta e com dor controlada.

Muitas vezes, os pacientes com apendicite perfurada apresentam quadro de íleo adinâmico no pós-operatório, e a dieta só deve ser instituída conforme a evolução clínica. A alta hospitalar só deve ocorrer quando o paciente estiver aceitando uma dieta regular, o que ocorre geralmente dentro de 5 a 7 dias nesses casos.

A complicação mais comum após apendicectomia é a infecção, seja uma simples infecção da ferida operatória ou um abscesso intra-abdominal. Ambos geralmente ocorrem em pacientes com apendicite perfurada, sendo muito raros naqueles com apendicite simples. A lavagem abundante da cavidade e a utilização de antibióticos de largo espectro minimizam a incidência das infecções pós-operatórias. A taxa de infecção de ferida pós-operatória é determinada pela sua contaminação no transoperatório, variando de menos de 5% na apendicite simples a mais de 20% nos casos com perfuração e gangrena. O paciente com abscessos intra-abdominais ou pélvicos se apresenta com febre intermitente, e o diagnóstico pode ser confirmado por US ou TC. Os abscessos podem ser tratados radiologicamente com a colocação de um dreno flexível (*pigtail*), embora uma drenagem aberta ou retal possa ser necessária para um abscesso pélvico.

Uma complicação rara é a trombose com infecção dentro do sistema venoso portal (pileflebite), que pode ocorrer após qualquer infecção intra-abdominal. Essa complicação tornou-se extremamente rara com a evolução dos antibióticos, mas deve ser considerada em pacientes com febre e provas de função hepática alteradas.

Referências

1. Tannoury J, Abboud B. Treatment options of inflammatory appendiceal masses in adults. World J Gastroenterol. 2013;19(25):3942-50.
2. Bhangu A, Søreide K, Di Saverio S, Assarsson JH, Drake FT. Acute appendicitis: modern understanding of pathogenesis, diagnosis, and management. Lancet. 2015;386(10000):1278-87.
3. Society of American Gastroinstestinal and Endoscopic Surgeons. Guidelines for the use of laparoscopy during pregnancy [Internet]. Los Angeles: SAGES; 2017 [capturado em 03 set. 2017]. Disponível em: https://www.sages.org/publications/guidelines/guidelines-for-diagnosis-treatment-and-use-of-laparoscopy-for-surgical-problems-during-pregnancy.
4. Rebarber A, Jacob BP. Appendicitis in pregnancy [Internet]. Waltham: UpToDate, 2017 [capturado em 29 jul. 2017]. Disponível em: https://www.uptodate.com/contents/acute-appendicitis-in-pregnancy.
5. Wilms IMHA, de Hoog DENM, de Visser DC, Janzing HMJ Appendectomy versus antibiotic treatment for acute appendicitis (Review). Cochrane Database Syst Rev. 2011;(11):CD008359.
6. Findlay JM, Kafsi JE, Hammer C, Gilmour J, Gillies RS, Maynard ND.. Nonoperative management of appendicitis in adults: a systematic review and meta-analysis of randomized controlled trials. J Am Coll Surg. 2016;223(6):814-24.
7. Rollins KE, Varadhan KK, Neal KR, Lobo DN. Antibiotics versus appendicectomy for the treatment of uncomplicated acute appendicitis: an updated meta-analysis of randomised controlled trials. World J Surg. 2016;40(10):2305-18.
8. Salminen P, Paajanen H, Rautio T, Nordström P, Aarnio M, Rantanen T, et al. Antibiotic therapy vs appendectomy for treatment of uncomplicated acute appendicitis the APPAC randomized clinical trial. JAMA. 2015;313(23):2340-8.
9. Gorter RR, Eker HH, Gorter-Stam MA, Abis GS, Acharya A, Ankersmit M, et al. Diagnosis and management of acute appendicitis. EAES consensus development conference 2015. Surg Endosc. 2016;30(11):4668-90.
10. Smink D, Soybel DI. Management of acute appendicitis in adults [Internet]. Waltham: UpToDate, 2017 [capturado em 29 jul. 2017]. Disponível em: https://www.uptodate.com/contents/management-of-acute-appendicitis-in-adults.
11. Flum DR. Acute appendicitis: appendectomy or the "Antibiotics First" Strategy. N Engl J Med. 2015;372:1937-43.

Leituras recomendadas

Chandrasekaran TV, Johnson N. Acute appendicitis. Surgery. 2014;32(8): 413-17.

Debnath J, George RA, Ravikumar BR. Imaging in acute appendicitis: what, when, and why? Med J Armed Forces India. 2017;73:74-9.

Deelder JD, Richir MC, Schoorl T, Schreurs WH. How to treat an appendiceal inflammatory mass: operatively or nonoperatively? J Gastrointest Surg. 2014;18(4):641-5.

Gorter RR, Eker HH, Gorter-Stam MA, Abis GS, Acharya A, Ankersmit M, et al. Diagnosis and management of acute appendicitis. EAES consensus development conference 2015. Surg Endosc. 2016;30(11):4668-90.

Gorter RR, Heij HA, Eker HH, Kazemier G.Laparoscopic appendectomy: state of the art. Tailored approach to the application of laparoscopic appendectomy? Best Pract Res Clin Gastroenterol. 2014;28(1):211-24.

Horn AE, Ufberg JW. Appendicitis, diverticulitis, and colitis. Emerg Med Clin North Am. 2011;29(2):347-68.

Jacob BP. Appendicitis in pregnancy [Internet]. Waltham: UpToDate, 2017 [capturado em 29 jul. 2017]. Disponível em: https://www.uptodate.com/contents/acute-appendicitis-in-pregnancy.

Martin RF. Acute appendicitis in adults: clinical manifestations and differential diagnosis [Internet]. Waltham: UpToDate, 2017 [capturado em 29 jul. 2017]. Disponível em: https://www.uptodate.com/contents/acute-appendicitis-in-adults-clinical-manifestations-and-differential-diagnosis.

Olijnyk JG, Pretto GG, da Costa Filho OP, Machado FK, Silva Chalub SR, Cavazzola LT. Two-port laparoscopic appendectomy as transition to laparoendoscopic single site surgery. J Minim Access Surg. 2014; 10(1):23-6.

Parks NA, Schroeppel TJ. Update on imaging for acute appendicitis. Surg Clin North Am. 2011;91(1):141-54.

Abscessos intra-abdominais

Marcio Brandão
Paulo Roberto Reichert

Abscessos são coleções de conteúdo fibrinopurulento, contendo material necrótico, habitualmente de origem bacteriana.

Os abscessos intraperitoneais são patologias graves, e resultam de complicações cirúrgicas na maioria dos casos. Podem ser divididos em primários e secundários. Os primários ocorrem normalmente devido à evolução de processos inflamatórios ou infecciosos intrínsecos – por exemplo, na apendicite supurada e nos abscessos pericolônicos decorrentes das diverticulites agudas. Os abscessos secundários ou extrínsecos geralmente decorrem de complicações de cirurgias do tubo digestivo ou do trato biliar, entre outros, decorrentes de fístulas anastomóticas.

O diagnóstico e a terapêutica precoces permitem evitar a evolução para sepse, causa principal de óbito nesses casos.

Classificação anatômica

As coleções abdominais podem ser classificadas em intraperitoneais, retroperitoneais ou da parede abdominal. As coleções pélvicas podem ser intraperitoneais ou extraperitoneais. Já as coleções viscerais podem ser intra-hepáticas, intrarrenais ou subcapsulares (hepático, renal, etc.).

Podem ainda ser divididas pela sua topografia. No andar supramesocólico, os abscessos são chamados de subfrênicos, sendo divididos em supra-hepáticos e infra-hepáticos.

As coleções são também divididas em potencialmente infectadas ou infectadas, sendo estas representadas pelos abscessos. Já as potencialmente infectadas incluem hematomas, seromas, linfoceles, bilomas, transudatos e exsudatos.

Sinais e sintomas

No abscesso intraperitoneal primário, costuma haver exacerbação dos sintomas da doença de base. Assim, uma apendicite aguda com abscesso periapendicular costuma gerar uma reação peritoneal maior que uma apendicite não supurada. Isso também ocorre em um caso de diverticulite em que a presença do abscesso pericolônico agrava o quadro clínico. Os abscessos secundários habitualmente ocorrem entre o 7º e o 10º dia após o procedimento cirúrgico. São mais comuns após cirurgias em que houve abertura do tubo digestivo e podem estar associados a fístulas anastomóticas.

A sintomatologia dos abscessos secundários inclui dor de intensidade variável que depende de diversos fatores; em geral, os pacientes queixam-se de anorexia, prostração, calafrios e outros. Nos casos de abscessos pélvicos, pode-se ainda observar a associação com quadros diarreicos, infecções do trato urinário e outros.

Ao exame clínico, pode-se observar dor à palpação devido ao bloqueio de alças intestinais na tentativa de conter a disseminação dos processos infecciosos. Pode-se, ainda, identificar aumento da peristalse intestinal nos casos de infecções, que, por translocação bacteriana, determinam infecções intestinais associadas com diarreia, assim como quadros de hipotermia, calafrios e taquicardia – ou seja, quadro de bacteriemia.

Diagnóstico

O reconhecimento dos abscessos abdominais no pós-operatório requer suspeição clínica apurada para um diagnóstico precoce. Essa é a principal mensagem a ser valorizada com relação a este aspecto. Os sinais e sintomas confundem-se com os de outras intercorrências pós-cirúrgicas, como febre e íleo paralítico, secundários a uma pneumonia de base, por exemplo, comum em pós-cirurgias abdominais. Um elemento a ser lembrado é a resistência do cirurgião em reconhecer uma complicação de seu procedimento; esse comportamento pode atrasar o diagnóstico e permitir a evolução do quadro infeccioso.

A suspeita clínica pode ser fortalecida pelo achado de hemograma infeccioso. Embora exista limitação à hemossedimentação no pós--operatório, habitualmente esta se encontra elevada. Muitas vezes, existe consumo da série vermelha e aumento das bilirrubinas, da desidrogenase láctica, da proteína C-reativa e da glicemia. Na vigência de bacteriemia, a cultura em duas amostras deve ser solicitada antes do início da antibioticoterapia.

No que diz respeito às técnicas de imagem utilizadas para detecção dos abscessos abdominais, deve-se percorrer o raciocínio clínico aplicado ao exame de imagem. Os principais fatores relacionados às coleções intra-abdominais estão ligados a perfurações viscerais, mas ainda podem ser resultado da resposta intra-abdominal à contaminação bacteriana. Os principais diagnósticos a serem excluídos incluem apendicite, diverticulite, trauma abdominal fechado, úlceras gástricas e duodenais, neoplasias, colecistectomias, complicações de pancreatite, complicações pós-cirúrgicas em geral e doenças inflamatórias intestinais complicadas.

Os métodos de diagnóstico por imagem de coleções intra-abdominais incluem radiografia, ultrassonografia (US) (**FIG. 101.1**), US contrastada (**FIG. 101.2**), tomografia computadorizada (TC) (**FIG. 101.3**) e ressonância magnética (RM).

A radiografia de tórax pode, por vezes, demonstrar derrames pleurais encontrados nas coleções subfrênicas ou infecção respiratória concomitante. Pode também demonstrar elevação da cúpula e atelectasia de base (fatores com-

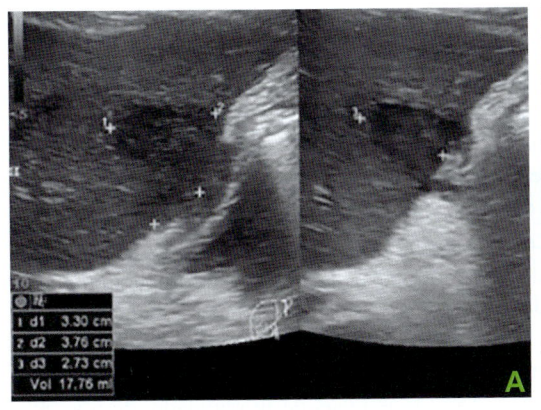

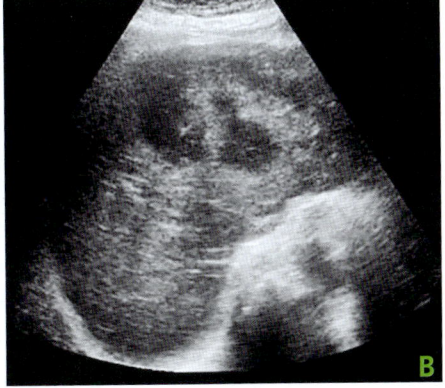

FIGURA 101.1 Ultrassonografia modo "B".

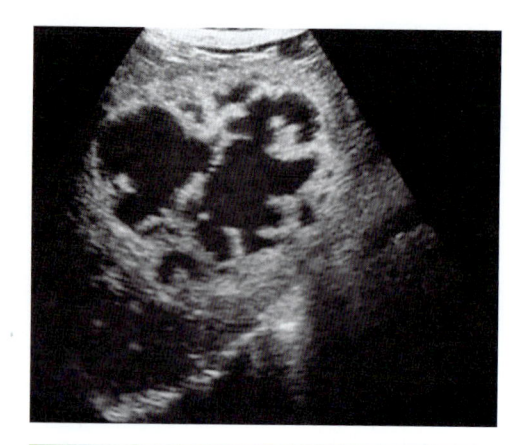

FIGURA 101.2 Ultrassonografia contrastada.

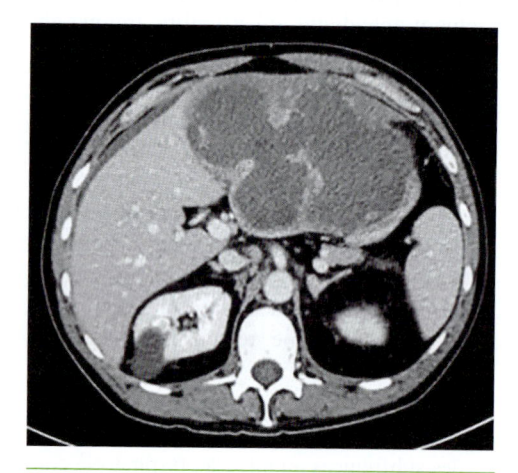

FIGURA 101.3 Tomografia computadorizada contrastada (série portal).

pressores relacionados a coleções subfrênicas). Ainda na radiografia simples do abdome, podem-se observar achados relacionados a íleo paralítico, borramento de psoas e coleções com níveis hidroaéreos.

A análise da US abdominal representa um método barato, acessível, inócuo e de rápida realização. Sua associação com as novas técnicas de Doppler colorido, elastografia e contrastes ultrassonográficos permite ao profissional adequadamente treinado diferenciar as diversas etiologias relacionadas aos abscessos intra-abdominais.

A TC mostra-se como principal método na investigação de febre de origem indeterminada, sendo o principal método associado à avaliação dos pós-operatórios com complicações intra-abdominais. Entre as principais limitações desse método, estão os pacientes com obesidade mórbida e a sua relação com o uso de radiação. Sabe-se que esse exame não se encontra disponível em muitos serviços de pequeno ou médio porte, e ainda é uma técnica significativamente mais cara do que a US. Ela apresenta risco de hipersensibilidade e nefrotoxicidade causada pelo contraste, além da dose elevada de radiação já citada.

A cintilografia com gálio também pode ser utilizada em casos especiais e quando estiver disponível, especialmente em casos de suspeita clínica não confirmada por US e/ou TC. O exame é mais caro e a obtenção do resultado pode demorar até 48 horas ou mais.

A RM tem ganhado importância nos últimos tempos devido ao aumento de sua acessibilidade. Tem papel relevante sobretudo nos casos em que a TC é contraindicada ou naqueles em que não foi possível a individualização do processo infeccioso pela US.

Tratamento

O tratamento dos abscessos intra-abdominais exige drenagem associada ao uso de antibioticoterapia. Além disso, é fundamental a correlação entre o fator causal, a situação hemodinâmica do paciente e seu estado nutricional.

A drenagem deve ser feita preferencialmente por via percutânea, guiada por US ou, às vezes, por TC.

Entre as principais técnicas utilizadas para permitir a drenagem das coleções intra-abdominais, destacam-se US contrastada associada a Doppler colorido, utilizando principalmente as técnicas de Seldinger e de Trocar.

Diversos estudos documentaram a capacidade de drenagem percutânea dos abscessos para tratar essas coleções intra-abdominais de diferentes origens. As taxas de sucesso mostram-se consistentes e reprodutíveis em 70 a 93%; as taxas de complicação foram de 1 a 15%; e as taxas de mortalidade, de 1 a 11%. Alguns fatores mostram-se relacionados a essas diferenças de resultados, provavelmente relacionados às variações no estado geral do paciente, à topografia dos abscessos, à etiologia e à ausência de fístulas.

Na era pré-radiologia intervencionista, as drenagens cirúrgicas abertas reportavam sucesso entre 51 e 70%, e as taxas de mortalidade mantinham-se entre 11 e 43%. As taxas de complicação giravam em torno de 4 a 35%. O tempo de drenagem e a relação entre o tamanho do abscesso estabelecem uma linearidade geral, mas podem ser observadas variações importantes dentro dessas duas características.

A drenagem cirúrgica aberta também pode ser realizada por via videolaparoscópica. No entanto, as aderências pós-operatórias dificultam o procedimento, que é especialmente útil em coleções subfrênicas e naquelas com contraindicações ao procedimento percutâneo.

Os abscessos na região pélvica e no fundo do saco de Douglas também podem ser drenados por via vaginal ou, em alguns casos, retal. Em geral, esse procedimento pode ser realizado com sedação, com o paciente em posição ginecológica e punção inicial para localização da coleção no fundo de saco vaginal posterior. Nos casos em que a coleção causa abaulamento no reto e este é perceptível ao toque retal, a drenagem pode ser realizada por essa via.

O dreno a ser utilizado é importante, dando preferência aos tubulares, que permitem a lavagem da cavidade infectada, como o tipo *pigtail*.

Nos abscessos múltiplos e/ou recidivantes e nas peritonites difusas por fístulas digestivas operadas por via aberta, opta-se por deixar o abdômen aberto, com peritoniostomia, ao invés de realizar fechamento primário. Apesar de poder ser utilizada tela de Márlex ou bolsa de Bogotá, a preferência no Serviço de Cirurgia do Aparelho Digestivo do Hospital de Clínicas de Porto Alegre é do uso do curativo à vácuo, com ressutura progressiva da parede abdominal na medida em que ocorre a melhora do processo de peritonite.

A antibioticoterapia deve ser criteriosa e empiricamente de amplo espectro até a obtenção da cultura.

Drenagem percutânea

A drenagem percutânea apresenta taxas de sucesso de aproximadamente 95%, com resolução dos sintomas clínicos ocorrendo em 80 a 90% dos pacientes. Os abscessos recorrem em 5 a 10% dos casos.

O impacto positivo da drenagem percutânea no tempo de internação e na morbidade e mortalidade foi bastante significativo nos últimos anos; assim, deve ser fortemente considerada como primeira opção terapêutica nos casos em que se encontra aplicável.

Drenagem urgente de coleções extra-abdominais

Deve ser realizada a drenagem com urgência de coleções fluidas que apresentam realce nas séries pós-contraste na TC ou aumento da captação do contraste à US contrastada ou Doppler colorido.

Drenagem eletiva de coleções fluidas

A drenagem poderá ser realizada 24 a 48 horas após diagnóstico nos seguintes casos:

- Coleção fluida (abscesso potencial) com realce das suas paredes ao estudo tomográfico, US contrastada ou Doppler colorido, com febre (sem sepse);
- Coleção fluida sem febre (sem sepse);
- Coleção fluida determinando deslocamento de órgãos adjacentes e dor;
- Coleção fluida com fístula suspeita (sem sepse);
- Coleção fluida no pós-operatório (sem sepse);
- Drenagem para análise de líquidos (infectados ou não, malignos ou não, etc.).

Contraindicações

As contraindicações à drenagem percutânea são apresentadas no **QUADRO 101.1**.

Avaliação pré-procedimento

A avaliação laboratorial antes de realizar a drenagem percutânea pode diminuir as chances de complicações relacionadas ao procedimento, auxiliando na exclusão de coagulopatia. Os limites sugeridos de coagulopatia para drenagem de abscessos extraviscerais são:

- Índice normalizado internacional (INR) ≤ 1,7-1,8;
- Plaquetas ≥ 50.000;
- Tempo de tromboplastina parcial ativada (TTPa) ≤ 50 segundos;
- Tempo de protrombina (TP) > 70%, preferencialmente.

> **QUADRO 101.1**
> **Contraindicações à drenagem percutânea**
>
> **Contraindicação relativa**
> - Coagulopatia não corrigida (depende do grau da coagulopatia, do estado clínico e da urgência para a drenagem)
>
> **Contraindicações absolutas**
> - Hematomas em expansão (ao exame de imagem ou queda do hematócrito)
> - Hematoma retroperitoneal sem evidência de infecção
> - Hematomas em localização anatômica que podem ser resultado de pseudoaneurismas

Pós-procedimento

O paciente deve ser mantido em repouso por 1 a 2 horas, com monitorização dos sinais vitais durante o período. O material aspirado deve ser enviado para análise. Devem ser observados diariamente o volume drenado e seu aspecto. A lavagem do dreno com solução salina estéril deve ser realizada 2 ×/dia.

Complicações

Em geral, ocorrem complicações em menos de 10% dos pacientes após drenagem percutânea. As principais complicações são:

- **Febre/bacteriemia** – 2 a 5% dos casos;
- **Sepse** – 1 a 2% dos casos;
- **Perfuração intestinal** – 1% dos procedimentos realizados;
- **Hemorragia com necessidade de transfusão sanguínea ou embolização** – Até 1% dos casos.

A prevenção e o diagnóstico precoce dos abscessos intra-abdominais são importantes devido ao risco de óbito. Devem-se confeccionar anastomoses perfeccionistas e obedecer criteriosamente aos critérios de antissepsia e assepsia.

Leituras recomendadas

Bakal CW, Sacks D, Burke DR, Cardella JF, Chopra PS, Dawson SL, et al. Quality improvement guidelines for adult percutaneous abscess and fluid drainage. J Vasc Interv Radiol. 2003;14(9 Pt 2):S223-5.

Barr RG. Off-label use of ultrasound contrast agents for abdominal imaging in the United States. J Ultrasound Med. 2013;32(1):7-12.

Brook I. Microbiology and management of abdominal infections. Dig Dis Sci. 2008;53(10):2585-91.

Cinat ME, Wilson SE, Din AM. determinants for successful percutaneous image-guided drainage of intra-abdominal abscess. Arch Surg. 2002;137(7):845-9.

Huang DY, Yusuf GT, Daneshi M, Husainy MA, Ramnarine R, Sellars ME, et al. Contrast-enhanced Us-guided interventions: improving success rate and avoiding complications using us contrast agents. Radiographics. 2017;37(2):652-64

Jaffe TA, Nelson RC. Image-guided percutaneous drainage: a review. Abdom Radiol (NY). 2016;41(4):629-36.

Kim YJ, Han JK, Lee JM, Kim SH, Lee KH, Park SH, et al. Percutaneous drainage of postoperative abdominal abscess with limited accessibility: preexisting surgical drains as alternative access route. Radiology. 2006;239(2):591-8.

Lambiase RE, Deyoe L, Cronan JJ, Dorfman GS. Percutaneous drainage of 335 consecutive abscesses: results of primary drainage with 1-year follow-up. Radiology. 1992;184(1):167-79.

Macha DB, Thomas J, Nelson RC. Pigtail catheters used for percutaneous fluid drainage: comparison of performance characteristics. Radiology. 2006;238(3):1057-63.

Mazuski JE, Solomkin JS. Intra-abdominal infections. Surg Clin North Am. 2009;89(2):421-37, ix.

Solomkin JS, Mazuski JE, Bradley JS, Rodvold KA, Goldstein EJ, Baron EJ, et al. Diagnosis and management of complicated intra-abdominal infection in adults and children: guidelines by the Surgical Infection Society and the Infectious Diseases Society of America. Surg Infect (Larchmt). 2010;11(1):79-109.

Solomkin JS. Evaluating evidence and grading recommendations: the SIS/IDSA guidelines for the treatment of complicated intra-abdominal infections. Surg Infect (Larchmt). 2010;11(3):269-74.

Soop M, Carlson GL. Recent developments in the surgical management of complex intra-abdominal infection. Br J Surg. 2017;104(2):e65-e74

Índice

Abscesso(s), 25-26, 369-373, 414-417, 497, 910-914
  anorretais, 369-373
    definição e epidemiologia, 369
    diagnóstico, 370, 371f
    etiopatogenia, 369, 370f
    gangrena de Fournier, 372-373
    infecções em imunossuprimidos, 373
    quadro clínico, 369-370
    tratamento, 370-372
  esplênico, 25-26
  hepáticos, 414-417
    amebianos, 416-417
    piogênicos, 414-416, 417f
  intra-abdominais, 910-914
    classificação anatômica, 910
    diagnóstico, 911-912
    drenagem percutânea, 912-913
    sinais e sintomas, 910-911
    tratamento, 913-914
  vias biliares, 497
Abdome aberto, 733-738
  contenção das vísceras abdominais, 734-735
  controle de danos, 734
  hipertensão intra-abdominal (PIA), 734
  ocorrência de fístula enteroatmosférica, 735-738
  reconstrução da parede abdominal, 738
  sepse abdominal, 733-734
  síndrome compartimental abdominal, 734
Abdome agudo, radiografias de, 835
Ablação percutânea, 447
Acalásia, 186-189
  diagnóstico, 186-187
  sintomas, 186
  tratamento, 187-189
Acesso à cavidade peritoneal ver Cavidade peritoneal, acesso à
Aconselhamento genético, 30-31
Adalimumabe, 309, 311, 312
Adenocarcinoma, 217-221, 258-259, 340-341, 506-507
  da junção esofagogástrica, 217-221
  de apêndice, 340-341
  de intestino delgado, 258-259
  do pâncreas, 506-507
Adenomas hepáticos, 135, 315-319, 401-404, 434-436
  em crianças, 135
Agenesia, 128
  anorretal sem fístula, 128
  retal sem fístula, 128
Alimentação enteral, 113-114
Alongamento intestinal, cirurgias de, 117-119
Alterações metabólicas, 819-820
  e cirurgia bariátrica, 819-820
Aminossalicilatos (ou compostos 5-ASA), 307, 311-312, 313
  mesalazina, 307
Anastomose biliodigestiva, 6-7
Anéis esofágicos, 162-163
Anomalias congênitas em crianças, 61-79
  gastroduodenais, 61-67
  pâncreas, 74-79
  vias biliares, 68-73
Antropometria nutricional, 41-42
  circunferência braquial, 41
  circunferência muscular braquial, 41-42
  estatura, 41
  IMC, 42
  peso, 41
  pregas cutâneas, 42
Apêndice cecal, neoplasia do, 336-341
  adenocarcinoma, 340-341
  mucocele, 338-340
  tumores neuroendócrinos, 336-338
Apendicite aguda, 891-908
  cuidados pós-operatórios, 907-908
  diagnóstico, 892-901
    considerações especiais, 898-901
      apêndice normal, 900-901
      crianças, 898
      gravidez, 899-900
      pacientes idosos, 898-899
      pacientes imunodeprimidos, 899
    diagnóstico diferencial, 897-898
    exame físico, 894-895
    exames de imagem, 896-897
    exames laboratoriais, 895-896
    manifestações clínicas, 893-894
  epidemiologia, 891-892
  etiologia e fisiopatogenia, 892
  tratamento, 901-907
Apneia do sono e cirurgia bariátrica, 822
Arteriografia com embolização, 714
Ascite pancreática, 542-543

Atresia em crianças, 65-67, 68-70, 80-85, 121-122, 128
  de esôfago, 80-85
  de vias biliares, 68-70
  duodenal, 65-67
  jejunoileais, 121-122
  retal, 128

Baço, abordagem cirúrgica, 24-27
  abscesso esplênico, 25-26
  técnica cirúrgica por videolaparoscopia, 27
  tumores benignos e cistos esplênicos, 26
  tumores malignos, 26-27
Balão hemostático, 712
Bile, extravasamento de, 497
Bioimpedância elétrica, 43, 44
Budenosida, 307, 309

Cálculos biliares, 818-819
  e cirurgia bariátrica, 818-819
Canal anal, câncer, 350-353
  apresentação clínica e diagnóstico, 351
  definições anatômicas, 350
  etiologia e fatores de risco, 350-351
  tratamento, 351-353
Câncer, ver também Neoplasia(s)
  colorretal, 279-287, 322-328, 480
  de cólon, 329-334
  de esôfago, 151-152, 195, 217-235
  de estômago, 195-198
  de fígado, 134, 438-448
  de pâncreas, 33-34
  de reto, 342-347
  familial, 33-34
  gástrico, 33, 152-154, 246-255
Carcinogênese colorretal, 319
Carcinoma, 134, 222-235, 438-448, 473-478, 493-494, 510-511, 651-659
  da vesícula biliar, 493-494
  do esôfago, 222-235
  do pâncreas, 510-511, 651-659
  escamoso do esôfago, 222-235
  hepatocelular, 134, 438-448, 473-478
Cateter venoso central, infecção associada, 115
Cavidade peritoneal, acesso à, 757-766
  cirurgia endoscópica transluminal por orifícios naturais, 763-764

Índice

laparoscopia, 762-763
laparotomia – escolha da incisão, 758-762
minilaparoscopia, 763
portal único, 764
preparação, 757-758
robótica, 764
Ciclosporina, 312
Cirrose biliar primária, 489 ver também Carcinoma hepatocelular
Cirurgia antirrefluxo, 205-208
  de Belsey Mark IV, 207
  de Hill, 207
  de Lortat-Jacob, 207-208
  de Nissen, 206
  de Toupet, 206
Cirurgia bariátrica, 810-823
  complicações cirúrgicas e pós, 815-820
  resultados, 820-823
  técnicas, 811-815
Cirurgia de controle de danos, 727-732, 734
  controle do paciente na terapia intensiva, 731
  história, 727
  indicações, 727-728
  objetivos futuros, 732
  reabordagem, 731-732
  técnicas, 728-731
  tempos, 727, 728f
Cirurgia metabólica, 824-830
  cirurgia gastrintestinal como tratamento do DM2, 824-826
  epidemiologia, 824
  nos diferentes graus de obesidade, 827-828, 829t
  outras doenças, 828-830
  papel das incretinas, 826-827
  perspectivas futuras, 830
Cirurgia robótica, 9-13, 333, 638, 640, 764, 775
  história, 9-10
  robô cirurgião, 10-12
  aplicações, 12-13
Cistoadenocarcinomas, 428-429
Cistoadenomas, 428-429, 506, 647-648
  serosos, 506, 647-648
Cistos biliares, 609-614
Cistos de Colédoco, 492
Cistos esofágicos e duplicações, 180-181
Cistos esplênicos, 26
Cistos hepáticos, 404-405, 419-429
  cistoadenocarcinomas, 428-429
  cistoadenomas, 428-429
  doença policística, 427-428
  hidáticos, 419-425
  simples, 404-405, 425-427

Cistos pancreáticos, 504-506, 512-513, 514f
  cistoadenoma seroso, 506
  estratificação, 506
  neoplasia cística mucinosa, 505
  neoplasia papilar mucinosa intraductal, 505
  US endoscópica, 512-513, 514f
Cloaca, persistência de cloaca, 128
Colágeno, deficiência de, 769
  e predisposição à hérnia incisional, 769
Colangiocarcinomas, 493, 586-593
  Conduta e tratamento, 590-593
  diagnóstico diferencial, 590
  epidemiologia, 586
  fisiopatogenia, 586-587
  investigação, 587-589, 590q
  prognóstico, 593
  quadro clínico, 587
Colangiopatia(s), 489-490, 542
  benignas autoimunes, 489-490
    cirrose biliar primária, 489
    colangiopatia isquêmica, 490
    colangiopatia portal, 490
    colangiopatia relacionada à IgG4, 490
    colangite esclerosante primária, 489-490
  pancreática, 542
Colangite supurativa, 618-619
  e drenagem biliar endoscópica, 618-619
Colecistite aguda, 487-488, 554-563
  alitiásica, 561-563
  litiásica, 487-488, 554-560
    complicações, 556-557
    diagnóstico, 554-556
    exames de imagem, 557-558
    fisiopatologia, 554, 555f
    tipos especiais, 559-560
      colecistite enfisematosa, 559-560
      em idosos, 560
      em pacientes cirróticos, 560
      na gestação, 560
      xantogranulomatosa, 560
    tratamento, 558-559
      antibioticoterapia, 559
      cirúrgico, 558-559
      colecistostomia, 559
Colecistite crônica calculosa, 545-552
  diagnóstico, 547-549
    colecistograma oral, 548
    exames laboratoriais, 549
    ressonância magnética, 549
    tomografia computadorizada, 548
    ultrassonografia endoscópica, 549
    ultrassonografia, 548
  fatores de risco, 545-546
  patogenia, 546-547
  quadro clínico, 547

  tratamento, 549-552
Colecistograma oral, 548
Coledocolitíase, 496, 515, 619-620
  e drenagem biliar endoscópica, 619-620
  e US endoscópica, 515
Colite isquêmica, 889
Cólon, câncer de, 329-334
  diagnóstico e estadiamento, 330-331,332t
  distribuição e patologia, 330
  etiologia, 329-330
  fatores de risco, 329
  incidência e epidemiologia, 329
  manifestações clínicas, 330
  prognóstico, 330
  seguimento, 334
  tratamento, 331, 333-334
Colonografia por tomografia computadorizada, 280
  e diagnóstico de câncer colorretal, 280
Colonoscopia, 381, 390, 849
  e dor abdominal na emergência, 849
Colopatia isquêmica, 387-392
  classificação, 390, 391t
  exame clínico, 389
  exames complementares, 389-390
    colonoscopia, 390
    laboratoriais, 389
    tomografia computadorizada, 389-390
  fatores de risco, 387-388
  fisiopatogenia, 387
  patologia, 388
  tratamento, 390-392
    cirurgia, 392
    observação, 391
    tratamento clínico, 391-392
Competência imunológica, avaliação, 46
Controle, 772
  de danos ver Cirurgia de controle de danos
  glicêmico pré-cirúrgico, 772
Corpo estranho gastresofágico, 169-171
  diagnóstico, 170
  manejo, 170-171
  quadro clínico, 170
Corticoides sistêmicos, 309
  prednisona ou prednisolona, 309
Corticosteroides, 312
Crianças, cirurgia digestiva, 61-144
  anomalias gastroduodenais congênitas, 61-67
  anomalias congênitas das vias biliares, 68-73
  anomalias congênitas do pâncreas, 74-79
  atresia de esôfago, 80-85

Índice

estenose hipertrófica de piloro, 86-90
obstrução intestinal, 121-130
parede abdominal, 91-107
síndrome do intestino curto e falência intestinal, 109-119
transplante hepático, 138-144
tumores hepáticos malignos e benignos, 131-137

Defecografia convencional, 382
Deficiência, 116, 769
   de colágeno, 769
   de nutrientes, 116
Depressão e cirurgia bariátrica, 822
Desbridamento resseccional, 712
Desnutrição ver Risco nutricional
Diabetes melito, 769, 821
   e cirurgia bariátrica, 821
   e predisposição à hérnia incisional, 769
Diagnóstico por imagem, 147-154, 275-287, 397-409
   câncer colorretal, 279-287
   doenças inflamatórias intestinais, 275-279
   esôfago, 147-152
      anormalidades estruturais, 148-150
      avaliação de doenças motoras, 147-148
      avaliação de emergências, 151
      câncer, 151-152
   estômago, 152-154
      câncer gástrico, 152-154
   fígado, 397-409
Dilatação, 70-72, 616
   congênita das vias biliares, 70-72
   papilar com balão, 616
Distúrbio metabólico, 769
   e predisposição à hérnia incisional, 769
Diverticulite aguda, 291-298
   diagnóstico diferencial, 293
   exames complementares, 292-293
   história e exame físico, 292
   tratamento cirúrgico eletivo, 294-295
   tratamento da diverticulite complicada, 295-298
   tratamento da diverticulite não complicada, 293-294
Divertículo(s), 97-99, 163-197
   de Meckel, 97-99
   epifrênicos, 166-167
   esofágicos (ou medioesofágicos), 166
   faringoesofágico, hipofaríngeo ou de Zenker, 163-166
   pseudodiverticulose intramural, 167
Diverticulose, 291-298
Doença cística do fígado, 419-429

Doença de Caroli, 492
Doença de Crohn, 276-278, 305-313
   diagnóstico por imagem, 276-278
   quadro clínico, 305-306
   tratamento, 307, 309-311
      indução de remissão, 307, 309
      manutenção da remissão, 309-311
Doença de Hirschsprung, 127
Doença diverticular do cólon, 289-298
   diverticulite aguda, 291-298
   e diverticulose, 291-298
   epidemiologia, 290
   etiologia e fisiopatologia, 290-291
Doença do refluxo gastresofágico (DRGE) ver também Hérnia hiatal
   e cirurgia bariátrica, 822
Doença hemorroidária, 362-368
   diagnóstico, 363-364
   quadro clínico e classificação, 363
   situações especiais, 366-367
      distúrbios de coagulação e imunocomprometidos, 367
      doença inflamatória intestinal, 367
      estrangulamento hemorroidário, 367
      gravidez, 367
      hipertensão portal, 367
      trombose hemorroidária externa, 366-367
   tratamento, 364-366
Doença perianal, 310
Doença policística autossômica dominante, 491-492
Doença ulcerosa péptica, 851-857, 870-871
   diagnóstico, 852-853
   manejo cirúrgico, 854-857
      intratabilidade, 855
      obstrução, 856-857
      penetração, 856
      perfuração, 855-856
      sangramento, 855
   manejo do paciente, 853-854
      cicatrização da úlcera, 853
      erradicação do H. pylori, 853-854
   quadro clínico, 851-852
   seguimento, 854
   úlcera péptica sangrante, tratamento cirúrgico, 870-871
Doenças fibrocísticas, 490-492
Doenças inflamatórias intestinais, 275-279, 305-313, 367
   diagnóstico, 306-307, 308t
   diagnóstico por imagem, 275-279
      doença de Crohn, 276-278
      retocolite ulcerativa, 278-279
   quadro clínico, 305-306
      doença de Crohn, 305-306
      retocolite ulcerativa, 306
   tratamento, 307-313

   doença de Crohn, 307, 309-311
   retocolite ulcerativa, 311-313
Dor abdominal na emergência, 836-839, 843-849
   avaliação diagnóstica, 846-849
      anamnese, 846
      exame físico, 846
      exames complementares, 836-839, 846-849
         eletrocardiograma, 848
         enema opaco ou colonoscopia, 849
         investigação radiológica, 836-839
         laboratório, 846, 848
         laparoscopia, 849
         radiografia de abdome, 848
         radiografia de tórax, 848
         ressonância magnética do abdome, 849
         tomografia computadorizada, 848-849
         ultrassonografia abdominal, 848
   causas mais frequentes, 844-845
      doenças extra-abdominais que simulam abdome agudo, 844
      hemorrágicas, 844
      inflamatórias, 844
      obstrutivas, 844
      perfurativas, 844
      vasculares, 844
   parietal, 843
   referida, 843
   visceral, 843
   síndrome(s), 844, 845q
      abdome agudo de origem vascular, 844
      abdome agudo hemorrágico, 844
      inflamatória, 844
      obstrutiva, 844
      perfurativa, 844
Drenagem, 517-519, 615-623, 636, 912-913
   biliar endoscópica, 615-623
      complicações, 623
      dilatação papilar com balão, 616
      dreno nasobiliar, 616-617
      endoprótese metálica, 617-618
      endoprótese plástica, 617
      esfincterotomia, 615-616
      situações específicas, 618-623
         colangite supurativa, 618-619
         coledocolitíase, 619-620
         estenose biliar benigna, 620-622
         estenose biliar maligna, 622-623
   endoscópica de pseudocisto pancreático, 636
   guiada por US endoscópica, 517-519
   da via biliar e pancreática, 517-519

de pseudocistos e coleções
  pancreáticas, 517
percutânea, 636, 912-913
  de abscessos intra-abdominais,
    912-913
    avaliação pré-procedimento, 913
    complicações, 913
    contraindicações, 913
    indicações, 912-913
    pós-procedimento, 913
    pós-procedimento, 913
  de pseudocisto pancreático, 636
Dreno(s), 19-23, 616-617
  de Kehr ou em T, 21-22
  de Penrose, 20
  nasobiliar, 616-617
  tipo pigtail, 22-23
  tipo sump, 22
  tubulares de sistema fechado, 20-21
Ducto onfalomesentérico, 97-99
  divertículo de Meckel, 97-98
    manifestações clínicas e
      diagnóstico, 98-99
    tratamento, 99
Duodeno, trauma ver Trauma
  duodenopancreático complexo
Duodenopancreatectomia, 7
Duplicações, 62-63
  duodenal, 63
  gástrica, 62-63

Ecoendoscopia ver Ultrassonografia
  endoscópica
Eletrocardiograma, 848
  e dor abdominal na emergência, 848
Eletromiografia, 381-382
Embolia pulmonar, 816-817
Emergências, 835-914
Empiema, 556
Endoprótese(s), 617-618
  metálica, 617-618
  plástica, 617
Endoscopia digestiva alta, 247
  e câncer gástrico, 247
Enema opaco, 280, 849
  e diagnóstico de câncer colorretal,
    280
  e dor abdominal na emergência, 849
Esfíncter magnético, uso no
  tratamento da DRGE, 209
Esfincteroplastia anal, 384
Esfincterotomia, 615-616
  pré-corte e infundibulotomia, 615-
    616
Esofagectomia, 6
Esôfago, 80-85, 147-235
  acalásia, 186-189
  adenocarcinoma, 217-221
  anéis, 162-163
  atresia em crianças, 80-85
  carcinoma escamoso, 222-235
  de Barrett, 212-216

com displasia de alto grau, 215-
  216
com displasia de baixo grau, 215
epidemiologia, 212
etiologia, 212-213
tratamento, 213-215
vigilância, 213, 214f
diagnóstico por imagem, 147-152
divertículos, 163-167
esôfago hipercontrátil, 190-191
espasmo esofágico difuso, 189-190
membranas, 161-162
neoplasias, 158-159, 192-195
  estadiamento com US
    endoscópica, 158-159
  tratamento, 192-195
tumores benignos, 174-184
  características clínicas, 174-175
  cistos esofágicos e duplicações,
    180-181
  diagnóstico, 175
  hemangiomas, 183
  leiomiomas, 175-177
  linfangiomas, 184
  papilomas de células escamosas,
    182
  pólipos adenomatosos, 183
  pólipos fibrovasculares, 181-182
  pólipos inflamatórios, 183
  pseudotumores inflamatórios,
    182-183
  schwanomas, 180
  tumor estromal gastrintestinal,
    177-179
  tumores de células granulares,
    183-184
Espasmo esofágico difuso, 189-190
  diagnóstico, 189
  sintomas, 189
  tratamento, 189-190
Espessamento das pregas gástricas,
  160
  avaliação com US endoscópica, 160
Esplenectomia videolaparoscópica, 27
Esplenose hepática, 436
Estado nutricional, avaliação do, 40-
  47
  antropometria nutricional, 41-42
  avaliação bioquímica, 44-46
  avaliação da competência
    imunológica, 46
  avaliação subjetiva global, 42-43,
    44q
  bioimpedância elétrica, 43, 44
  espessura do músculo adutor do
    polegar, 46-47
  hand-grip ou força de preensão
    palmar, 47
  história clínica e exame físico, 40-
    41
  perda de peso não intencional, 43
Esteatose focal, 436

Estenose, 65-67, 86-90, 494-496, 542,
  620-623, 818, 822
  biliar benigna, 620-622
  biliar maligna, 622-623
  diferenciação, 494-496
    benignas, 495-496
      coledocolitíase, 496
      iatrogenia, 495-496
      pancreatite, 496
    malignas, 496
  do estoma, 818
  duodenal, 542
  em crianças, 65-67, 86-90
    duodenal, 65-67
    hipertrófica de piloro (EHP), 86-
      90
  hepática não alcoólica, 822
Estômago, 152-154, 159-160, 195-
  198, 237-255
  câncer, tratamento, 195-198
  diagnóstico por imagem, 152-154
  lesões subepiteliais, 237-239
  neoplasia, 159-160
    estadiamento com US
      endoscópica, 159-160
  pólipos gástricos, 241-244
  tumores estromais gastrintestinais,
    239-241

Falência intestinal ver Síndrome do
  intestino curto
Ferimento(s), 691-692, 700
  por arma branca, 691-692, 700
  por projétil de arma de fogo, 692,
    700-703
    toracoabdominal direito, 701-703
    tangenciais, 701
Fibrose hepática congênita, 491
Fígado, 397-497, 586-593, 705-714
  abscessos, 414-417
  carcinoma hepatocelular, 438-448
  cirurgia da hipertensão portal, 468-
    472
  colangiocarcinomas, 586-593
  diagnóstico por imagem, 397-409
    bases de interpretação
      clinicorradiológica, 399
    contraste à base de gadolínio,
      398-399
    lesões focais, 399-409
      benignas, 399-405
      malignas, 405-409
    ressonância magnética, 398
    tomografia computadorizada
      (TC), 397-398
    ultrassonografia, 397
  doença cística, 419-429
  lesões focais, 399-409, 473-483
    diagnóstico por imagem, 399-409
    tratamento locorregional, 473-483
  ressecções, classificação das, 410-
    413

metástases, 449-456
transplante hepático adulto, 458-466, 592
trauma complexo, 705-714
tumores benignos, 430-437
  adenoma, 434-436
  diagnóstico, 430-431
  esplenose hepática, 436
  esteatose focal, 436
  hemamgioma, 431-432
  hiperplasia nodular focal, 433-434
  hiperplasia nodular regenerativa, 436
  novas abordagens terapêuticas, 436-437
  laparoscopia, 436-437
  peliose hepática, 436
vias biliares, radiologia, 487-497
Fissura anal, 355-359
  exame clínico, 356-357
    anamnese, 356
    exame físico, 356
    exames complementares, 356-357
      manometria anorretal, 356
      outros exames, 356-357
  fisiopatogenia, 355-356
  tratamento, 357-359
    anestésicos e corticoides tópicos, 357
    banhos de assento, 357
    cirurgia, 359
      esfincterotomia lateral interna, 359
    formadores do bolo fecal, 357
    relaxantes do esfíncter anal, 357-359
      bloqueadores dos canais de cálcio, 358
      doadores de óxido nitroso, 357
      toxina botulínica, 359
Fístula(s), 128, 264-271, 373-377, 557, 580-583, 735-738, 816
  anorretal, 373-377

  biliar interna, 580-583
  colecistoentérica, 557
  cutânea, 128
  em cirurgias bariátricas, 816
  enteroatmosférica, 735-738
  intestinais, 264-271
  perineal, 128
  retouretral, 128
  retovesical, 128
  vaginal, 128
  vestibular, 128
Fluxogramas,
  atendimento de pacientes com quadro sugestivo de apendicite aguda, 905f
  avaliação do candidato a doador de fígado, 142f

conduta na colelitíase, 552f
conduta na dor da pancreatite crônica, 543f
conduta na hemorragia digestiva alta não varicosa, 870f
conduta na hemorragia digestiva alta varicosa, 873f
conduta na hemorragia digestiva baixa, 875f
conduta na isquemia mesentérica crônica, 889f
conduta na lesão polipoide da vesícula biliar, 607f
conduta na neoplasia maligna de vesícula biliar, 603f
conduta nas complicações da pancreatite crônica, 543f
condutas indicadas para acalásia, 188f
decisão do tratamento da obstrução intestinal com uso de contraste radiológico, 862f
desfechos clínicos baseados nos tratamentos-padrão para uma coorte hipotética de 1.000 pacientes com diverticulite aguda, 2398f
diagnóstico diferencial entre obstrução intestinal funcional e obstrução intestinal mecânica, 858f
diagnóstico do carcinoma hepatocelular, 440f
diagnóstico e tratamento das lesões hepáticas nas crianças, 136f
diagnóstico e tratamento de lesões do reto, 754f
indicação de laparotomia na obstrução intestinal mecânica, 864f
manejo da hérnia inguinal, 785f
manejo de lesões subepiteliais, 156f
manejo do carcinoma escamoso do esôfago (CEE), 230f
manejo proposto para pacientes com icterícia, tumor na cabeça do pâncreas e suspeita de carcinoma, 655f
manejo proposto para pacientes com tumor no corpo ou na cauda do pâncreas, 656f
tratamento da coledocolitíase, 567f
tratamento da gastrosquise simples, não complicada, 96f
tratamento da onfalocele, 94f
tratamento da pancreatite aguda, 531f
tratamento das dilatações císticas das vias biliares, 611f
tratamento de pacientes com metástases de carcinoma colorretal, 453f

tratamento do trauma toracoabdominal direito do trauma abdominal penetrante por ferimento por projétil de arma de fogo, 702f
tratamento dos abscessos hepáticos, 417f
tratamento dos cistos hepáticos, 429f

Gangrena, 372-373, 556
  de Fournier, 372-373
Gastrectomia, 3-5, 252
  parcial, 3-4
  total, 4, 5f
  videolaparoscópica, 252
Gastrinoma, 673-675, 676f
  conduta, 674-675, 676f
  diagnóstico, 673
  localização, 673-674
Gastrosquise ver Onfalocele e gastrosquise
Gastrostomia, sonda de, 17-18
Glucagonoma, 675-676, 677f
  conduta, 675-676, 677f
  diagnóstico, 675
Gravidez e doença hemorroidária, 367

Hamartomas, 135-137, 319-320, 491
  biliares, 491
  mesenquimal hepático em crianças, 135-137
Hand-grip ou força de preensão palmar, 47
Hemangioendotelioma hepático, 135
  em crianças, 135
Hemangiomas, 183, 399-401, 431-432
  de esôfago, 183
  hepáticos, 399-401, 431-432
Hemorragia digestiva, 817, 866-875
  baixa, 874-875
  conduta inicial, 867-869
  de origem obscura, 873
  e cirurgia bariátrica, 817
  média, 873-874
  tratamento cirúrgico na úlcera péptica sangrante, 870-871
  tratamento endoscópico, 869-870
  varizes esofagogástricas sangrantes, 871-873
Hemorroidas ver Doença hemorroidária
Hepatoblastoma, 132-134
Hepatocarcinoma, 405-407
Hepatorrafia com digitoclasia, 712
Hérnia diafragmática congênita, 99-107
  diagnóstico pós-natal, 101-102
  diagnóstico pré-natal, 101
  embriogênese, 99-100
  epidemiologia, 101

Índice

estabilização pré-operatória com retardo do reparo cirúrgico, 106
fisiopatologia, 102
oxigenação por membrana extracorpórea, 105
resultados em longo prazo, 107
sobrevida, 106
tratamento cirúrgico, 106, 107f
tratamento da hipertensão pulmonar, 104-105
tratamento na sala de parto, 103
tratamento na UTI neonatal, 103-104
tratamento pré-natal, 102
tratamento pré-operatório pós-natal, 102-103
Hérnia hiatal, 200-210
classificação, 200-201
diagnóstico, 202-203
resultados, 209-210
sintomas, 201-202
tratamento cirúrgico, 204-209
avaliação pré-operatória, 204-205
cirurgia antirrefluxo, 205-207
cirurgia antirrefluxo de Hill, 207
cirurgia antirrefluxo de Lortat-Jacob, 207-208
fundoplicatura à dor, 207
indicação, 204
supressão ácida e derivação duodenal, 208
uso de esfíncter magnético, 209
uso de tela no hiato, 208-209
tratamento clínico, 203-204
Hérnia incisional da parede abdominal, 768-777, 819
complicações, 776
cuidados pré-cirúrgicos, 771-773
etiologia, 768-770
fatores relacionados com a técnica cirúrgica, 769-770
fatores relacionados com o paciente, 768-769
resultado dos tratamentos cirúrgicos, 776-777
sinais e sintomas, 770-771
tipos, 770
tratamento, 773-776
cirurgia robótica, 775
não operatório, 773-774
reparo convencional com tela, 774-775
reparo convencional sem tela, 774
reparo laparoscópico, 775
situações especiais, 775-776
Hérnias inguinal e femoral, 779-787
comparação dos tratamentos cirúrgicos, 786-787
complicações, 787
conceitos anatômicos, 780-781

cuidados pré e pós-operatórios, 785-786
etiologia, 779-780
semiologia da hérnia, 782-783
tipos e subtipos, 781-782
tratamento, 783-785
Hérnias primárias da parede abdominal, 789-793
hérnia de Amyand e hérnia de Garengeot, 791-792
hérnia de Littré, 791
hérnia de Richter, 793
hérnia de Spiegel, 791
hérnia do forame ciático, 793
hérnia do forame obturador, 792
hérnia lombar, 792-793
hérnias epigástricas, 790-791
hérnias umbilicais, 789-790
Hiperplasia nodular, 134, 401, 402, 433-434, 436
focal, 134, 401, 402, 433-434
em crianças, 134
regenerativa, 436
Hipertensão, 367, 468-472, 734, 821
e cirurgia bariátrica, 821
intra-abdominal (PIA), 734
portal, 367, 468-472
cirurgia da, 468-472
anastomose coronariocava, 471
derivação esplenorrenal distal, 471, 472f
derivação mesocava, 471
derivação mesoporta, 471
derivação portocava, 471
TIPS, 469-472
e doença hemorroidária, 367
Hipoglicemia hiperinsulinêmica persistente da infância, 77-78
Hipoplasia das vias biliares, 72-73

Iatrogenia, 495-496
íleo, 124-125
biliar, 583-584
diagnóstico, 583-584
incidência e patogenia, 583
quadro clínico, 583
tratamento, 584
meconial, 124-125
Imunossupressores, 309-310, 313
6-mercaptopurina, 309-310, 313
azatioprina, 309-310, 313
metotrexato, 309-310
Incontinência anal, 378-384
etiologia, 378-379
exame clínico, 379-381
anamnese, 379-380
escores de incontinência, 380
exame físico, 380-381
exames complementares, 381-382
colonoscopia, 381
manometria anorretal, 381

outros exames, 381-382
defecografia convencional, 382
eletromiografia, 381-382
ressonância magnética, 382
tempo de latência terminal do nervo pudendo, 382
ultrassonografia anorretal, 381
tratamento, 382-384
cirúrgico, 384
esfincteroplastia anal, 384
neuromodulação sacral, 384
não cirúrgico, 382-384
cuidados locais, 382
exercícios de reabilitação, 383-384
medicamentos, 383
modificações dietéticas, 382-383
orientações comportamentais, 382
Infarto agudo do miocárdio, 817
e cirurgia bariátrica, 817
Infecção(ões), 769, 817
cuidados pré-cirúrgicos, 772
e cirurgia bariátrica, 817
e predisposição à hérnia incisional, 769
Infliximabe, 309, 310-311, 312, 313
Insulinoma, 672-673, 674f
conduta, 673, 674f
diagnóstico, 672
localização, 672-673
Intestino delgado, tumores do, 257-262
adenocarcinomas, 258-259
benignos, 262
carcinoides, 259-261
diagnóstico, 257-258
linfomas, 261
sarcomas, 261-262
sintomas, 257, 258f
Invaginação intestinal, 125-126
Investigação radiológica em emergência, 835-841
radiografias de abdome agudo, 835
ressonância magnética, 836
síndromes abdominais, 836-841
dor abdominal aguda difusa e febre, 836-837
dor no flanco de início agudo, 837-838
dor no quadrante inferior direito, 838-839
dor no quadrante inferior esquerdo, 839
dor no quadrante superior direito, 837
dor pélvica aguda em mulheres em idade reprodutiva, 839
isquemia mesentérica, 840-841
obstrução intestinal, 839-840

Índice

pneumoperitônio e perfuração de víscera oca, 841
tomografia computadorizada, 836
ultrassonografia, 835-836
Isquemia mesentérica, 840-841, 877-889
  aguda, 879-886
    embólica, 880-882
      conduta, 881-882
      diagnóstico, 880-881
      quadro clínico, 880
    não oclusiva, 884-885
      conduta, 884-885
      diagnóstico, 884
      quadro clínico, 884
    trombose venosa mesentérica, 885-886
      conduta, 886
      diagnóstico, 885-886
      quadro clínico, 885
    trombótica, 882-884
      conduta, 883-884
      diagnóstico, 883
      quadro clínico, 882-883
  colite isquêmica, 889
  considerações anatômicas, 878-879
  crônica, 886-889
    conduta, 888-889
    diagnóstico, 887-888
    quadro clínico, 886-887
  investigação radiológica na emergência, 840-841

Janela pericárdica, 743
Jejum, 37-38
Jejunostomia, sonda de, 18

Laparoscopia, 248, 436-437, 707-708, 762-763, 849
  acesso à cavidade peritoneal, 762-763
  e citologia peritoneal, 248
    no câncer gástrico, 248
  e dor abdominal na emergência, 849
  e lesões hepáticas benignas, 436-437
  e trauma hepático, 707-708
Laparotomia, 743, 758-762
  escolha da incisão, 758-762
  exploradora, 743
Leiomiomas, 175-177
  de esôfago, 175-177
Lesões focais hepáticas, 399-409, 473-483
  diagnóstico por imagem, 399-409
    benignas, 399-405
      adenoma hepatocelular, 401-404
      cisto hepático simples, 404-405
      hemangioma, 399-401
      hiperplasia nodular focal, 401, 402f
    malignas, 405-409

hepatocarcinoma, 405-407
    metástases, 407-409
  tratamento locorregional, 473-483
    carcinoma hepatocelular, 473-478
    metástases hepáticas, 478-483
Lesões iatrogênicas da via biliar, 571-578
Lesões justa-hepáticas (grau V), 713-714
Lesões subepiteliais, 156-158, 237-239
  avaliação com US endoscópica, 156-158
    anecoicas, 156-157
    hiperecogênicas, 158
    hipoecogênicas, 157-158
Ligadura seletiva da artéria hepática, 713
Linfadenectomias, 252-253
Linfangiomas, 184
  esofágicos, 184
Linfomas, 261, 508
  do intestino delgado, 261
  pancreáticos, 508
Lipídeos, 821
  e cirurgia bariátrica, 821
Litíase biliar, 487-489
  colecistite aguda litiásica, 487-488
  extra-hepática, 489
  intra-hepática, 489
  síndrome de Mirizzi, 488
  vesicular não complicada, 487
Litíase das vias biliares, 564-570
  extra-hepática, 564-569
    conduta terapêutica, 565-569
      tratamento cirúrgico laparoscópico, 567-568
      tratamento cirúrgico por laparotomia, 568-569
      tratamento endoscópico, 566-567
    diagnóstico, 564-565, 567f
  intra-hepática, 569-570

Má-formação anorretal, 127-130
  agenesia anorretal sem fístula, 128
  agenesia retal sem fístula, 128
  atresia retal, 128
  fístula cutânea, 128
  fístula perineal, 128
  fístula retouretral, 128
  fístula retovesical, 128
  fístula vaginal, 128
  fístula vestibular, 128
  persistência de cloaca, 128
Má-rotação intestinal, 63-65, 123-124
Manobra de Pringle, 711-712
Manometria anorretal, 381
Megacólon tóxico, 279, 312
Membranas esofágicas, 161-162
Metástases hepáticas, 449-456, 478-483

neoplasia maligna colorretal, 449-455
    história natural, 449
    metástases sincrônicas, 453
    quimioterapia pré-operatória, 452-453
    recorrência, 453-454
    ressecção associada a doença extra-hepática, 450-452
    seleção e estadiamento de pacientes para ressecção, 450
    terapias locorregionais, 454
    técnica cirúrgica, 454-455
  outras neoplasias, 456
  tratamento locorregional, 478-483
    terapias intra-arteriais, 480-483
      complicações, 482-483
      indicações e contraindicações, 481-482
      outras lesões, 483
      resultados, 483
      técnica, 481, 482f
    tratamento percutâneo, 478-480
      câncer colorretal, 480
      resultados, 478-479
      técnica, 479, 480f
  tumores neuroendócrinos, 455-456
Metástases pancreáticas, 508
Minilaparoscopia, 763
  acesso à cavidade peritoneal, 763
Mucocele do apêndice cecal, 338-340
Músculo adutor do polegar, espessura do, 46-47

Náuseas e vômitos, 817-818
  e cirurgia bariátrica, 817-818
Necrose pancreática bem-delimitada, 639-640
  diagnóstico, 639
  quadro clínico, 639
  tratamento, 639-640
    endoscopia, 640
    laparoscopia e cirurgia robótica, 640
Neoplasia(s),
  císticas do pâncreas, 643-649
    cistoadenoma seroso, 647-648
    neoplasia cística mucinosa, 647
    neoplasia cística neuroendócrina, 648
    neoplasia papilar mucinosa intraductal, 645-646
    neoplasia sólida pseudopapilar, 648
    outras lesões, 648
  da vesícula biliar, 595-603
  das vias biliares, 493-494
  de esôfago, tratamento, 192-195
    tumores de esôfago cervical, 193
    tumores de esôfago torácico, 193-194
    câncer de esôfago T2N0, 195

TC por emissão de pósitrons, 195
tratamento sistêmico para doença
irressecável ou metástica, 195
de estômago, 159-160
do apêndice cecal, 336-341
do pâncreas, 505
periampulares, 661-666
colangiocarcinoma distal, 665-666
da ampola de Vater, 662-664
do duodeno, 664-665
Neuromodulação sacral, 384
Nutrição, 114-115, 772
cuidados pré-cirúrgicos, 772
parenteral, 114-115

Obesidade, 769, 771-772, 797-823
cirurgia bariátrica, 810-823
cuidados pré-cirúrgicos, 771-772
e predisposição à hérnia incisional, 771-772
mórbida, 797-807
avaliação da, 802-804
efeitos sobre a saúde, 798-800
epidemiologia, 797-798
etiologia e fisiopatogenia, 800-802
tratamento, 804-807
cirurgia, 806-807
dieta e mudança comportamental, 804
tratamento medicamentoso, 804-806
Obstrução intestinal, 121-130, 817, 839-840, 858-865
e cirurgia bariátrica, 817
em crianças, 121-130
atresias jejunoileais, 121-122
doença de Hirschsprung, 127
íleo meconial, 124-125
invaginação intestinal, 125-126
má-formação anorretal, 127-130
má-rotação intestinal, 123-124
etiologia, 859
fisiopatologia, 859
investigação radiológica em emergência, 839-840
tipos de, 860-865
obstrução intestinal funcional, 864-865
íleo adinâmico, 864-865
pseudo-obstrução, 865
obstrução intestinal mecânica, 860-864
exames complementares, 861-863
manifestações clínicas, 860-861
tratamento, 863-864
Obstruções, 61-62, 255
congênitas, 61-62
antral, 61-62
pilórica, 61-62

e câncer gástrico, 255
Onfalocele e gastrosquise, 91-97
embriogênese, 92
epidemiologia, 92
estratificação de risco, 92
indicações de cesárea, 93
prognóstico, 97
tratamento, 93-97
ultrassonografia e conduta pré-natal, 92-93
Osteoartrite, 822
e cirurgia bariátrica, 822

Pâncreas, 33-34, 74-79, 499-521, 633-685
anomalias congênitas em crianças, 74-79
embriologia, 74-75
hipoglicemia hiperinsulinêmica persistente da infância, 77-78
pâncreas anular, 75-76
pâncreas divisum, 76-77
pâncreas ectópico, 78-79
câncer de, 33-34
carcinoma, 651-659
diagnóstico diferencial, 653
diagnóstico, 651-653, 654t
exames de imagem, 652-653
exames laboratoriais, 652
laparoscopia, 653
punção aspirativa percutânea, 653, 654t
quadro clínico, 651-652
processo investigativo e condutas, 653-655, 656f
prognóstico, 658-659
rastreamento, 659
tratamento com intenção curativa, 655-658
adjuvante, 657
cirúrgico, 655-657
neoadjuvante, 658
tratamento paliativo, 658
cirúrgico, 658
não cirúrgico, 658
quimioterapia, 658
necrose pancreática bem-delimitada, 639-640
diagnóstico, 639
quadro clínico, 639
tratamento, 639-640
endoscopia, 640
laparoscopia e cirurgia robótica, 640
neoplasias císticas, 643-649
cistoadenoma seroso, 647-648
neoplasia cística mucinosa, 647
neoplasia cística neuroendócrina, 648
neoplasia papilar mucinosa intraductal, 645-646

neoplasia sólida pseudopapilar, 648
outras lesões, 648
neoplasias periampulares, 661-666
colangiocarcinoma distal, 665-666
da ampola de Vater, 662-664
do duodeno, 664-665
pseudocisto, 633-639
complicações, 638-639
diagnóstico diferencial, 634
diagnóstico, 634, 635f
quadro clínico, 634
tratamento, 634-638
radiologia do, 499-508
alterações focais, 504-508
cistos, 504-506
lesões sólidas, 506-508
alterações inflamatórias, 499-504
pancreatite aguda, 499-502
pancreatite autoimune, 503-504
pancreatite crônica, 502-503
pancreatite do sulco, 504
síndrome do ducto desconectado, 640-642
diagnóstico, 641
tratamento, 642
transplante, 679-685
trauma ver Trauma duodenopancreático complexo
tumores neuroendócrinos, 668-677
classificação, 670
conduta, 670-671
diagnóstico, 668-670
gastrinoma, 673-675, 676f
glucagonoma, 675-676, 677f
insulinoma, 672-673, 674f
não funcionantes, 671-672
somatostatinoma, 677
vipoma, 676-677
ultrassonografia endoscópica, 510-521
diagnóstica, 510-516
carcinoma pancreático, 510-511
cistos neoplásicos, 512-513, 514f
coledocolitíase, 515
pancreatite aguda, 511-512
pancreatite crônica, 512
tumores ampulares e periampulares, 515-516
tumores neuroendócrinos, 513-514
novas tecnologias, 520-521
contraste harmônico, 520
elastografia, 521
microscopia confocal, 521
terapêutica, 516-520
drenagem da via biliar e pancreática, 517-519
drenagem de pseudocistos e coleções pancreáticas, 517

Índice

neurólise do plexo celíaco no tratamento da dor, 516-517
Pancreatectomia central, 8
Pancreatite, 8, 496, 499-503, 511-512, 523-533, 535-543
  aguda, 499-502, 511-512, 523-533
    diagnóstico, 525
    etiologia, 523-524
    exames complementares, 526-527
    fisiologia do pâncreas exócrino, 523
    fisiopatologia, 524-525, 526f
    gravidade, 527-528, 529f
    quadro clínico, 525-526
    tratamento, 528-533
  crônica, 502-503, 512, 535-543
    complicações, 541-543
      ascite pancreática, 542-543
      colangiopatia pancreática, 542
      estenose duodenal, 542
      pseudocisto pancreático, 541
      sangramento digestivo alto, 541
    etiologia, 535
    exames de imagem, 536-538, 539
    quadro clínico, 535-536
    tratamento, 538-541
Pancreatoblastoma, 508
Papilomas de células escamosas, 182
  do esôfago, 182
Parede abdominal, 91-107, 757-793
    ver também Abdome aberto
  cavidade peritoneal, acesso à, 757-766
  cirurgias na criança, 91-107
    ducto onfalomesentérico, 97-99
    hérnia diafragmática congênita, 99-107
    onfalocele e gastrosquise, 91-97
  hérnia incisional da, 768-777
  hérnias inguinal e femoral, 779-787
  hérnias primárias, 789-793
Peliose hepática, 436
Perda, 43, 772, 820-821
  de domínio, 772
  de peso, 43, 820-821
    e cirurgia bariátrica, 820-821
    não intencional, 43
Perfuração, 73, 171-173
  e ruptura gastroesofágica, 171-173
    diagnóstico, 171-172
    manejo, 172-173
    quadro clínico, 171
  espontânea, 73
  das vias biliares, 73
Persistência de cloaca, 128
Pneumoperitônio, 772-773, 841
  e perfuração de víscera oca, 841
  investigação radiológica em emergência, 841
Pólipos, 181-183, 241-244, 315-320, 604-607

adenomatosos, 183, 242-243, 315-319
  de esôfago, 183
  do estômago, 242-243
  manejo da malignidade associada, 317, 318f
  planos e deprimidos, 317-319
colorretais, 315-320
  da vesícula biliar, 604-607
fibrovasculares, 181-182
  de esôfago, 181-182
gástricos, 241-244
  adenomatosos, 242-243
  conduta, 243-244
  das glândulas fúndicas, 242
  hiperplásicos, 242
  polipose gástrica, 243
inflamatórios, 183, 320
  de esôfago, 183
serrilhados, 319
  carcinogênese colorretal, 319
Poliposes hereditárias, 34-35, 322-324
  adenomatosa familiar, 34, 322-323
  associada a mutações no gene MUTYH, 35, 323-324
  juvenil, 35
  síndrome de Peutz-Jeghers, 34-35
Pregas gástricas, espessamento das, 160
  avaliação com US endoscópica, 160
Prolapso retal, 300-304
  diagnóstico, 301-302
  epidemiologia, 300
  etiopatogenia, 300-301
  quadro clínico, 301
  tratamento, 302-304
    correção pela via de abordagem abdominal, 303
      ressecção anterior, 303
      ressecção e retopexia abdominal, 303
      retopexia abdominal, 303
      retopexia com tela, 303
    correção pela via de abordagem perineal, 303-304
      cirurgia de Delorme, 304
      cirurgia de Thiersch, 303-304
      retossigmoidectomia perineal, 304
Pseudocisto pancreático, 541, 633-639
  complicações, 638-639
  diagnóstico diferencial, 634
  diagnóstico, 634, 635f
  quadro clínico, 634
  tratamento, 634-638
    cirurgia, 636-638
    drenagem endoscópica, 636
    drenagem percutânea, 636
Pseudotumores inflamatórios, 182-183
  de esôfago, 182-183

Quimioembolização intra-arterial, 447-448
Quimiorradioterapia, 193-194, 232-233, 254
  adjuvante e câncer gástrico, 254
  definitiva, 193
  pré-operatória, 193-194
  sequencial, 194
Quimioterapia, 194, 234-235, 253-254, 452-453
  e câncer gástrico, 253-254
    intraperitoneal hipertérmica, 254
    perioperatória, 253-254
    pré-operatória, 452-453

Radiografia(s),
  com contraste, 247
    e câncer gástrico, 247
  de abdome, 835, 848
    e dor na emergência, 848
  simples do tórax, 742, 848
    e dor abdominal na emergência, 848
    e trauma da transição toracoabdominal, 742
Radiologia intervencionista, 625-631, 708
  e trauma hepático, 708
  em vias biliares, 625-631
    abordagem percutânea das obstruções benignas, 627-629
    abordagem percutânea das obstruções malignas, 629-630, 631f
    aspectos técnicos, 625-627
    avaliação pré-procedimento, 625
    complicações, 630-631
    cuidados após procedimento, 631
Radioterapia, 235
Reconstruções digestivas, 3-8
  anastomose biliodigestiva, 6-7
  duodenopancreatectomia, 7
  esofagectomia, 6
  gastrectomia parcial, 3-4
    gastrectomia total, 4, 5f
  pancreatectomia central, 8
  pancreatite crônica, cirurgia na, 8
  reconstrução pós-ressecção intestinal, 4-8
Redução de peso, 820-821
Refluxo gastresofágico, 818, 822 ver também Hérnia hiatal
  e cirurgia bariátrica, 818
Ressecções hepáticas, 410-413, 713
  anatomia funcional do fígado, 410-411
  classificação, 411-413
Ressonância magnética,
  avaliação hepática, 398
  e diagnóstico de câncer colorretal, 282-286

e diagnóstico de colecistite, 549
e dor abdominal na emergência, 849
e incontinência anal, 382
investigação na emergência, 836
Retalho omental, 712
Reto, câncer de, 342-347
  avaliação e estadiamento pré-tratamento, 343
  definições anatômicas, 342-343
  manifestações clínicas, 343
  tratamento cirúrgico, 343-347
    cirurgia minimamente invasiva, 346-347
    excisão local, 344-345
    excisão total do mesorreto, 345
    preservação esfincteriana em tumores ultrabaixos, 345-346
  radical, 345
  tratamento não cirúrgico, 343-344
Reto extraperitoneal, trauma do, 747-754
  aspectos anatômicos, 747-748
  diagnóstico, 750-751
  mecanismo de trauma, 748-750
  tratamento, 751-754
Retocolite ulcerativa, 278-279, 305-313
  diagnóstico por imagem, 278-279
  quadro clínico, 306
  tratamento, 311-313
Risco nutricional, 36-55
  avaliação do estado nutricional, 40-47
    antropometria nutricional, 41-42
    avaliação bioquímica, 44-46
    avaliação da competência imunológica, 46
    avaliação subjetiva global, 42-43, 44q
    bioimpedância elétrica, 43, 44
    espessura do músculo adutor do polegar, 46-47
    hand-grip ou força de preensão palmar, 47
    história clínica e exame físico, 40-41
    perda de peso não intencional, 43
  classificação dos pacientes desnutridos, 38
  etiologia e epidemiologia, 36-37
  fisiopatologia do jejum e desnutrição, 37-38
  terapia nutricional perioperatória, 47-55
    imunonutrientes, 52-55
    intervenção nutricional imediata, 48-49
    nutrição oral e enteral, 50-51
    nutrição parenteral, 51-52
    objetivos, 49-50
    quando iniciar, 48
  triagem, 38-40

Robótica, 764
Ruptura esofágica ver Perfuração e ruptura gastresofágica

Sangramento(s), 254, 497, 541, 871-873
  digestivo alto, 541
  e câncer gástrico, 254
  por varizes esofagogástricas sangrantes, 871-873
  vias biliares, 497
Sarcomas do intestino delgado, 261-262
Schwanomas de esôfago, 180
Sengstaken-Blakemore, sonda, 19
Sepse abdominal, 733-734
Síndrome(s), 29-35, 109-119, 324-325, 488, 640-642, 734, 818, 836-841, 844
  abdominais, 836-841, 844
    dor abdominal aguda difusa e febre, 836-837
    dor no flanco de início agudo, 837-838
    dor no quadrante inferior direito, 838-839
    dor no quadrante inferior esquerdo, 839
    dor no quadrante superior direito, 837
    dor pélvica aguda em mulheres em idade reprodutiva, 839
    isquemia mesentérica, 840-841
    obstrução intestinal, 839-840
    pneumoperitônio e perfuração de víscera oca, 841
  compartimental abdominal, 734
  da polipose juvenil, 324-325
  de câncer colorretal hereditário, 322-328
    polipose adenomatosa familiar, 322-323
    polipose associada ao gene MUTYH, 323-324
    síndrome da polipose juvenil, 324-325
    síndrome de Lynch, 325-328
    síndrome de Peutz-Jeghers, 324
    síndrome de polipose serrátil, 325
    síndrome de tumor PTEN-hamartoma, 325
  de dumping, 818
  e cirurgia bariátrica, 818
  de Lynch, 31-33, 325-328
  de Mirizzi, 488
  de Peutz-Jeghers, 34-35, 324
  de polipose serrátil, 325
  de tumor PTEN-hamartoma, 325
  do ducto desconectado, 640-642
  do intestino curto, 109-119
    cirurgias, 116-119
      acessos centrais, 116-117

      acessos enterais, 117
      cirurgias de alongamento intestinal, 117-119
      transplante intestinal, 119
    complicações decorrentes de falência intestinal, 114-116
      complicações da nutrição parenteral, 114-115
      deficiência de nutrientes, 116
      infecção associada a cateter venoso central, 115
      supercrescimento bacteriano, 116
    cuidados pós-operatórios, 113-114
      alimentação enteral, 113-114
      medicações, 114
      nutrição parenteral, 114
    etiologia e fisiopatologia, 110-112
    manejo médico da falência intestinal, 112
    prognóstico, 119
  hereditárias de tumores do aparelho digestivo, 29-35
    aconselhamento genético, 30-31
    câncer familial associado a maior risco de câncer de pâncreas, 33-34
    câncer familial associado a maior risco de câncer gástrico, 33
    importância da identificação precoce dos portadores, 30
    poliposes hereditárias, 34-35
    quando suspeitar de, 29-30
    síndrome de Lynch, 31-33
Somatostatinoma, 677
Sondas, 15-19
  de gastrostomia, 17-18
  de jejunostomia, 18
  nasobiliares, 19
  nasoentéricas, 18
  nasogástricas, 15-17
  retais, 18-19
  Sengstaken-Blakemore, 19
Sono, apneia do, 822
Sorafenibe, 448
Supercrescimento bacteriano, 116
Supressão ácida e derivação duodenal, 208

Tabagismo, cuidados pré-cirúrgicos, 772
Tamponamento peri-hepático prolongado, 713
Terapia nutricional perioperatória, 47-55
  imunonutrientes, 52-55
    ácidos graxos de cadeia curta, ω-3 e ω-6, 54-55
    arginina, 53-54
    glutamina, 52-53
    nucleotídeos, 54

intervenção nutricional imediata, 48-49
nutrição oral e enteral, 50-51
nutrição parenteral, 51-52
objetivos, 49-50
quando iniciar, 48
Tomografia computadorizada,
e câncer gástrico, 247
e colopatia isquêmica, 389-390
e diagnóstico de câncer colorretal, 281-282, 286-287
e diagnóstico de colecistite, 548
e dor abdominal na emergência, 848-849
e trauma hepático, 707
e trauma da transição toracoabdominal, 742
na avaliação hepática, 397-398
Tomografia computadorizada por emissão de pósitrons (PET-TC), 195, 248, 286-287
e câncer gástrico, 248
e diagnóstico do câncer colorretal, 286-287
Toxina botulínica no cuidado pré-cirúrgico, 773
Transição toracoabdominal, trauma, 740-745
complicações, 744-745
precoces, 744-745
tardias, 745
mecanismo de trauma, 741
métodos diagnósticos, 741-743
avaliação clínica, 741-742
avaliação ultrassonográfica focada para o trauma, 742
janela pericárdica, 743
laparotomia exploradora, 743
radiografia simples do tórax, 742
tomografia computadorizada, 742
videotoracoscopia e videolaparoscopia, 742-743
mortalidade, 745
tratamento, 743-744
ferimentos penetrantes na região toracoabdominal direita, 744
lesões do diafragma, 744
Transplante de pâncreas, 679-685
cirurgia de captação, 681-682
imunologia, 681
preservação, 682
critérios de seleção de doadores, 680-681
história, 679
indicações, 679-680
resultados e complicações, 683-685
coleções abdominais e fístulas, 684
hemorragia, 684
infecção, 684-685
rejeição, 684

trombose do enxerto pancreático, 683-684
seleção de candidatos, 680
transplante de ilhotas, 685
autotransplante, 685
de doadores falecidos, 685
transplante simultâneo de rim, 682-683
implante, 682-683
preparação dos órgãos em mesa fria, 682
Transplante hepático, 138-144, 446-448, 458-466, 592, 714
adulto, 458-466
cirurgia do receptor, 462-463
complicações pós-operatórias, 465-466
contraindicações, 459-460
hepatectomia do doador, 461-462
indicações, 459
manejo do doador, 461
pós-operatório, 463-464
preparo anestésico, 462
seleção de doadores, 460-461
técnicas cirúrgicas alternativas, 464-465
e carcinoma hepatocelular, 446-448
e colangiocarcinomas, 592
em crianças, 138-144
alocação de órgãos, 139-140
cirurgia do receptor, 141
indicações e avaliação pré-transplante, 138-139
pós-operatório, 142-144
complicações biliares, 143
complicações tardias e qualidade de vida, 143-144
complicações vasculares, 142-143
infecções, 143
não funcionamento primário do enxerto, 142
rejeição aguda, 143
técnicas cirúrgicas, 140-141
transplante intervivos, 140-141
transplante ortotópico de fígado, 140
uso de fígado bipartido (split), 140
uso de fígado inteiro, 140
uso de fígado reduzido, 140
no trauma, 714
Transplante intestinal, 119
Trauma, cirurgia de controle de danos, 727-732
Trauma abdominal grave na sala de emergência, 689-694
anatomia, 690
diagnóstico e decisão terapêutica, 691-694
ferimentos por arma branca, 691-692

ferimentos por projétil de arma de fogo, 692
trauma com grave repercussão hemodinâmica, 693-694
trauma contuso, 692-693
exame físico, 690-691
história e biomecânica, 689-690
Trauma abdominal penetrante, 696-703
anatomia topográfica do abdome, 697
tratamento não operatório, 699-703
ferimento por arma branca, 700
ferimento por projétil de arma de fogo, 700-703
Trauma da transição toracoabdominal, 740-745
Trauma do reto extraperitoneal, 747-754
Trauma duodenopancreático complexo, 716-725
diagnóstico, 718-720
graduação da lesão, 716-718
mecanismo de trauma, 718
morbimortalidade, 723
relato de experiência, 723-725
tratamento, 720-723
Trauma hepático complexo, 705-714
anatomia hepática, 705-706
avaliação inicial, 706-707
classificação do trauma, 706
diagnóstico, 707-708
laparoscopia, 707-708
radiologia intervencionista, 708
tomografia computadorizada, 707
ultrassonografia, 707
tratamento cirúrgico, 710-714
indicações, 711
procedimentos, 711-714
acesso cirúrgico e medidas iniciais, 711
arteriografia com embolização, 714
balão hemostático, 712
compressão manual e "packing" temporário, 711
desbridamento resseccional, 712
drenagem, 714
hepatorrafia com digitoclasia, 712
lesões justa-hepáticas (grau V), 713-714
ligadura seletiva da artéria hepática, 713
manobra de Pringle, 711-712
ressecção hepática, 713
retalho omental, 712
suturas profundas, 712
tamponamento peri-hepático prolongado, 713
transplante hepático, 714

tratamento conservador no trauma contuso, 708-710
  indicações, 708-709
  monitorização e complicações, 709-710
tratamento conservador no trauma penetrante, 710
Trombose, 366-367, 885-886
  hemorroidária externa, 366-367
  venosa mesentérica, 885-886
Tumor(es),
  ampulares e periampulares, 515-516
  benignos, 26, 174-184, 430-437
    do baço, 26
    do esôfago, 174-184
    do fígado, 430-437
    do intestino delgado, 262
  carcinoides, 259-261
    do intestino delgado, 259-261
  de células granulares, 183-184
    de esôfago, 183-184
  de esôfago, tratamento, 193-195
    cervical, 193
    torácico, 193-194
      quimiorradioterapia definitiva, 193
      quimiorradioterapia pré-operatória, 193-194
      quimiorradioterapia sequencial, 194
      quimioterapia, 194
      radioterapia, 193
  do intestino delgado, 257-262
  estromal gastrintestinal, 177-179, 239-241
    do estômago, 239-241
  hepáticos benignos na criança, 134-137
    adenoma, 135
    hamartoma mesenquimal, 135-137
    hemangioendotelioma, 135
    hiperplasia nodular focal, 134
  hepáticos malignos na criança, 131-134
    carcinoma hepatocelular, 134
    hepatoblastoma, 132-134
  malignos do baço, 26-27
  neuroendócrinos, 336-338, 508, 513-514, 668-677
    do pâncreas, 508, 513-514, 668-677
  pseudopapilar sólido, 508

Úlcera(s), 818
  marginais e cirurgia bariátrica, 818
  péptica (UP) ver Doença ulcerosa péptica
Ultrassonografia, 155-160, 247, 281, 381, 397, 510-521, 548, 549, 707, 742, 848
  anorretal, 381

  avaliação hepática, 397
  avaliação ultrassonográfica focada para o trauma (FAST), 742
  e diagnóstico de câncer colorretal, 281
  e diagnóstico de colecistite, 548
  e dor abdominal na emergência, 848
  e trauma hepático, 707
  endoscópica, 155-160, 247, 510-521, 549
    diagnóstico de colecisite, 549
    do pâncreas e das vias biliares, 510-521
    e câncer gástrico, 247
    e espessamento das pregas gástricas, 160
    e lesões subepiteliais, 156-158
      lesões anecoicas, 156-157
      lesões hiperecogênicas, 158
      lesões hipoecogênicas, 157-158
    e neoplasia de esôfago, 158-159
      estadiamento M, 159
      estadiamento N, 159
      estadiamento T, 159
      reestadiamento pós-tratamento neoadjuvante, 159
    e neoplasia de estômago, 159-160
  transoperatória, e diagnóstico de câncer colorretal, 281
  transretal, e diagnóstico de câncer colorretal, 281

Vedolizumabe, 309, 312
Vesícula biliar, 516, 520, 545-563, 595-607
  colecistite aguda, 554-563
  colecistite crônica calculosa, 545-552
  e ultrassonografia endocópica, 516, 520
  neoplasia, 595-603
    diagnóstico, 597-598
    epidemiologia, 595-596
    estadiamento, 598-599
    patologia, 596-597
    quadro clínico, 597
    tratamentocirúrgico, 601-602
    tratamento sistêmico, 602
  pólipos, 604-607
    associação com outras doenças, 605
    conduta, 606-607
    diagnóstico, 605-606
    sintomas, 604-605
Via(s) biliar(es), 68-76, 487-497, 564-593, 609-631
  anomalias congênitas em crianças, 68-73
    atresia, 68-70
    dilatação congênita, 70-72
    embriologia, 68
    hipoplasia, 72-73

    perfuração espontânea, 73
  cistos, 609-614
    apresentação clínica e doenças associadas, 611-612
    classificação, 610-611
    fisiopatologia, 609-610
    investigação, 612-613
    tratamento, 613-614
  colangiocarcinomas, 586-593
  drenagem biliar endoscópica, 615-623
  íleo biliar, 583-584
  fístulas biliares, 580-583
  lesões iatrogênicas, 571-578
    estenose da anastomose biliodigestiva, 577
    identificadas durante cirurgia, 571-574
    identificadas no pós-operatório, 574-577
    profilaxia da lesão, 578
  litíase, 564-570
    extra-hepática, 564-569
      conduta terapêutica, 565-569
      diagnóstico, 564-565, 567f
    intra-hepática, 569-570
  radiologia, 487-497
    alterações pós-cirúrgicas, 496-497
      abscesso, 497
      cálculo residual, 496-497
      extravasamento de bile, 497
      sangramento, 497
    colangiopatias benignas, 489-490
    diferenciação entre estenoses, 494-496
    doenças fibrocísticas, 490-492
    intervencionista, 625-631
      abordagem percutânea das obstruções benignas, 627-629
      abordagem percutânea das obstruções malignas, 629-630, 631f
      aspectos técnicos, 625-627
      avaliação pré-procedimento, 625
      complicações, 630-631
      cuidados após procedimento, 631
    litíase biliar, 487-489
    neoplasias, 493-494
Videolaparoscopia, 742-743
  e trauma da transição toracoabdominal, 742-743
Videotoracoscopia, 742-743
  e trauma da transição toracoabdominal, 742-743
Vipoma, 676-677
  conduta, 677
  diagnóstico, 676